Das große Mosaik Gesundheitsbuch

Das große
Mosaik
Gesundheitsbuch

Krankheiten vorbeugen, erkennen,
behandeln, heilen
Mit Checklisten zur Selbstkontrolle

Mosaik

Ein Dorling Kindersley Buch

Originaltitel: Family Medical Guide

Übersetzung: Volkward E. Strauß, Petra Sporbeck-Hörning
Bearbeitung und Originaltexte: Volkward E. Strauß, Prof. Dr. med. Martin Hörning

Einbandgestaltung: Heinz Kraxenberger
Einbandfotos: Bild-Archiv Kraxenberger

in der Verlagsgruppe Bertelsmann GmbH
Satz: Filmsatz Schröter GmbH, München
Druck und Bindung: Mladinska, Knjiga, Ljubljana
Printed in Slowenien
ISBN 3-576-11398-3

Vorwort

»Häufigste Krankheitsursache: Weder Unfälle noch Infektionen, sondern das Lesen der Illustriertenspalte ›Der Hausarzt rät‹.« – Dieses geflügelte Wort hat natürlich einen ernsten Hintergrund: Viel zu vieles und dabei teilweise grundlegend Falsches wird über Medizin in den Medien berichtet.
Mit dem Buch »Selbstdiagnose« hatten wir uns vor mehr als zehn Jahren die Aufgabe gestellt, ein Nachschlagewerk für die ganze Familie zu schaffen, das eine wirkliche Hilfe im Alltag sein kann und das sich deutlich abhebt von manch gefährlichen Ratschlägen, die im Bereich Selbstdiagnose und -behandlung gegeben werden. Um diesem Anspruch gerecht zu werden und nicht veraltete und falsche Informationen zu vermitteln, ist es notwendig, das Werk in regelmäßigen Abständen zu überarbeiten. In dieser zweiten, aktualisierten und erweiterten Ausgabe, »Die neue Selbstdiagnose«, wurden daher medizinische Inhalte auf den neuesten Stand gebracht.
Außerdem wurde eine Reihe von Themen neu aufgenommen – so zum Beispiel das Kapitel über Naturheilverfahren. Damit wurde dem Trend Rechnung getragen, der sich in den letzten zehn Jahren immer deutlicher abzeichnet: Die Bundesbürger sind bereit, mehr für die eigene Gesundheit zu tun. Sie haben das grenzenlose Vertrauen in eine technisierte Medizin verloren und interessieren sich verstärkt für natürliche, in der Regel nebenwirkungsarme und doch – bei richtiger Anwendung – höchst wirksame Verfahren.
Mit diesem Kapitel haben wir einen Schwerpunkt dieses Buches – den Bereich Vorbeugung und gesunde Lebensweise – noch weiter betont, einen Schwerpunkt, der in den nächsten Jahren für das deutsche Gesundheitssystem immer mehr an Bedeutung gewinnen wird.
Dieses Buch soll und kann natürlich – auch in der überarbeiteten Version – nicht den Gang zum Arzt ersetzen. Es liefert Ihnen jedoch wichtige Informationen über Symptome und Krankheiten und macht Sie damit auch zu einem kompetenten Gesprächspartner Ihres Arztes. Denn eines ist wichtig: Nicht der Arzt allein macht Sie gesund, Sie tragen erheblich selbst dazu bei, Erkrankungen vorzubeugen und bestehende Krankheiten zu überwinden. Das erfordert einen mündigen Patienten, einen Patienten, der nicht nur passiv Hilfe von außen erwartet, sondern Partner des Arztes ist. Ich wünsche Ihnen, daß dieses Handbuch der Gesundheit Sie dabei unterstützen möge.

Prof. Dr. med. Martin Hörning

Inhalt

Teil I

Der gesunde Mensch

Teil II

Diagnosetafeln zur Selbstkontrolle

Teil III

Krankheiten und Probleme der seelischen, geistigen und körperlichen Gesundheit

Teil IV

Krankenpflege und Erste Hilfe, Invasionskrankheiten, AIDS, Naturheilverfahren, Nebenwirkungen von Medikamenten

Teil I

Der gesunde Mensch mit Atlas der Anatomie

Der gesunde Körper

Einführung

Die Menschen in der westlichen Welt leben heute länger als je zuvor. Viele erfreuen sich bis weit über die Achtzig bester körperlicher und geistiger Gesundheit.

Manche Menschen jedoch erkranken oder sterben früher als der Durchschnitt ihrer Altersgenossen. Das ist zum einen vom Zufall oder von Umwelt- und Erbfaktoren abhängig, zum anderen aber auch von Faktoren, die wir selbst beeinflussen können.

Einige positive Veränderungen in der Lebensweise und regelmäßige ärztliche Untersuchungen, die der Früherkennung und rechtzeitigen Behandlung von Krankheiten dienen, können bereits die Grundlage für ein insgesamt gesünderes Leben schaffen.

Prävention heißt jedoch nicht einfach nur »Krankheitsvorbeugung«, der Gefahr von Krankheiten, Verletzungen und sogar vorzeitigem Tod kann man sich auch auf andere Art und Weise aussetzen. So sind Körperbehinderungen bzw. Todesfälle bei jungen Menschen heute oft weniger die Folge von Krankheiten als von Verkehrs- und Arbeitsunfällen sowie Gewaltanwendung, bei denen Alkohol und Drogen im Spiel sind. Und auch das Sexualverhalten ist, nicht zuletzt durch AIDS, zu einem wichtigen Gesundheits- bzw. Risikofaktor geworden.

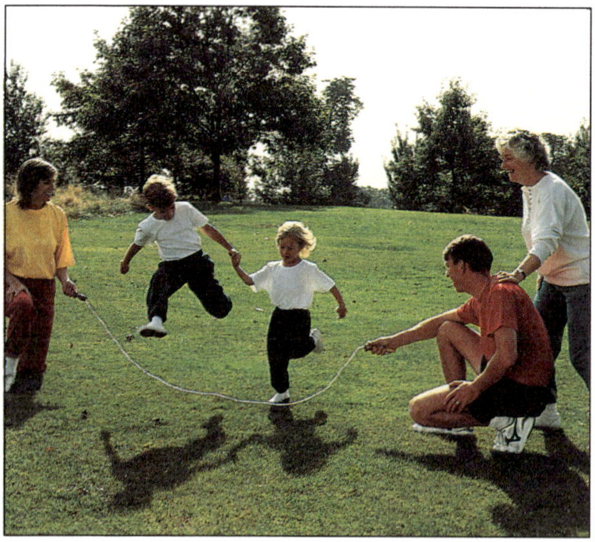

Eine gesunde Lebensweise ist die wichtigste Voraussetzung, um der Entstehung von Krankheiten vorzubeugen.

Eine gesunde Lebensweise anzunehmen heißt nicht, das Leben nicht mehr zu genießen. Es bedeutet vielmehr, die Verantwortung für sein eigenes Handeln zu tragen: Wenn Sie rauchen, dann hören Sie jetzt damit auf. Rauchen ist eine der Haupttodesursachen in der Altersklasse bis zu fünfundsechzig Jahren. Tips zur Raucherentwöhnung finden Sie auf Seite 52. Gesunde Ernährung heißt, sich abwechslungsreich und ausgewogen zu ernähren und sein Gewicht in einem akzeptablen Rahmen zu halten. Regelmäßige körperliche Betätigung wie beispielsweise flottes Gehen bzw. Walking führen schrittweise zu einer deutlichen Konditionssteigerung sowie zu einer Verbesserung der geistigen Gesundheit. Dieser Teil des Buches will Sie zu einer insgesamt gesünderen Lebensführung anleiten.

Die letzten zwanzig Jahre medizinischer Forschung haben ganz klar gezeigt, daß durch eine gesunde Lebensweise einer ganzen Bandbreite von Erkrankungen vorgebeugt werden kann, beispielsweise Herz-Kreislauf- (siehe Herzkranzgefäßerkrankung Seite 412) und Krebserkrankungen (Seite 12).

Je früher eine Krankheit erkannt wird, desto effektiver ist auch ihre Behandlung. Die Erkennung und Behandlung von Störungen, die asymptomatisch verlaufen, wie etwa Bluthochdruck, hat bereits Millionen von Leben gerettet. Und auch zur Erkennung von Herz-, Lungen- und vieler Krebserkrankungen stehen uns heute sehr gute Diagnoseverfahren zur Verfügung. Ein weiterer wichtiger Bestandteil regelmäßiger Gesundheits-Checkups sind Seh- und Hörtests. Auf den Seiten 10 und 11 finden Sie verschiedene Screening- und Früherkennungsuntersuchungen, die allen Erwachsenen zur allgemeinen Gesundheitsvorsorge empfohlen werden.

Die Empfehlungen in diesem Teil des Buches sind das Ergebnis wissenschaftlicher Forschung. Die sechs Grundregeln gesunder Lebensführung werden im Kasten auf der nächsten Seite beschrieben. Sie klingen nicht nur einfach – sie sind es auch. Und doch sind es wertvolle Richtlinien, wenn es darum geht, sein Leben so umzustellen, daß dies kurz- und langfristig der eigenen Gesundheit zugute kommt.

Für viele Leser bieten Naturheilverfahren eine gute Möglichkeit, ihren Lebensstil in Richtung Gesundheit zu ändern. Aus diesem Grund wurde in der vorliegenden, überarbeiteten Auflage am Ende ein Kapitel aufgenommen, das Ihnen die gängigen und wichtigen Verfahren vorstellt. Lassen Sie es nicht beim Lesen bewenden, sondern wenden Sie das Gelesene auf Ihr Leben an – dann werden Sie den größtmöglichen Nutzen aus diesem Buch ziehen.

Sechs Grundregeln für eine gesunde Lebensweise

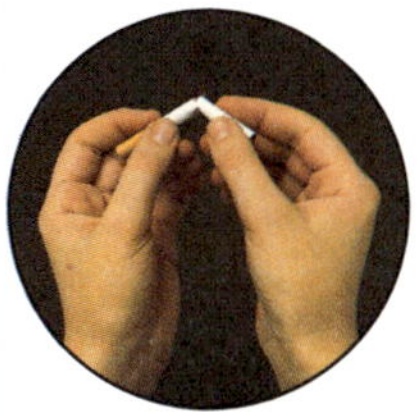

Hören Sie mit dem Rauchen auf. Rauchen ist eine der Haupttodesursachen und im wesentlichen mitverantwortlich für die Entstehung der koronaren Herzerkrankung sowie von Lungen-, Mund-, Speiseröhren-, Rachen-, Blasen und Gebärmutterhalskrebs. Darüber hinaus beschleunigt Rauchen die Alterung von Haut, Knochen und Lungen.

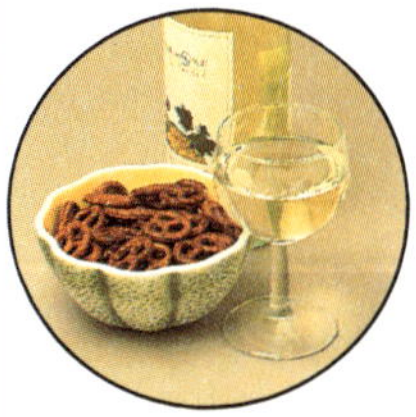

Trinken Sie Alkohol nur in Maßen. In der Schwangerschaft, am Steuer oder bei der Arbeit mit Maschinen sollten Sie ihn ganz meiden. Glauben Sie, ein Alkoholproblem zu haben, wenden Sie sich an die Anonymen Alkoholiker oder an Ihren Hausarzt.

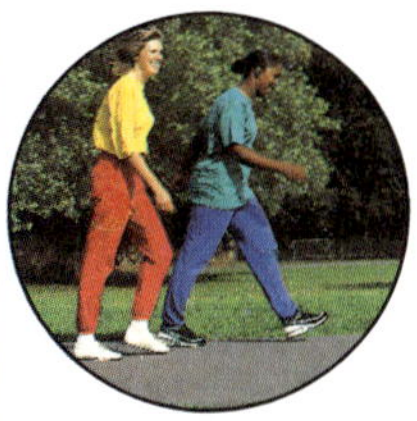

Suchen Sie sich eine Form der körperlichen Betätigung, die Ihnen Spaß macht, etwa flottes Gehen/Walking oder Schwimmen, und üben Sie diese wenigstens fünfmal pro Woche mindestens 30 Minuten aus. Diese halbe Stunde läßt sich – falls das besser in Ihren Tagesablauf paßt – in 10- bis 15minütige Abschnitte unterteilen.

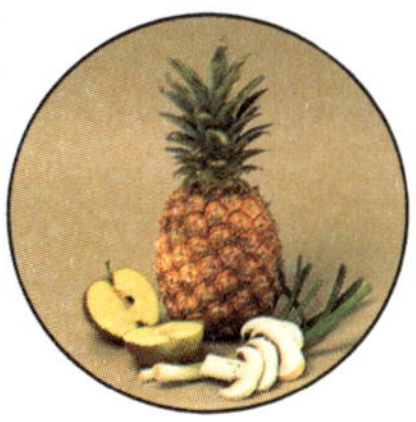

Wählen Sie aus dem Angebot an natürlichen Nahrungsmitteln eine große Vielzahl aus; dazu gehören Vollkornprodukte sowie frisches Obst und Gemüse. Schränken Sie Ihren Konsum an fettreicher Nahrung ein. Der Nahrungsmittelkreis auf Seite 23 gibt Ihnen Anregungen zur gesunden Ernährung.

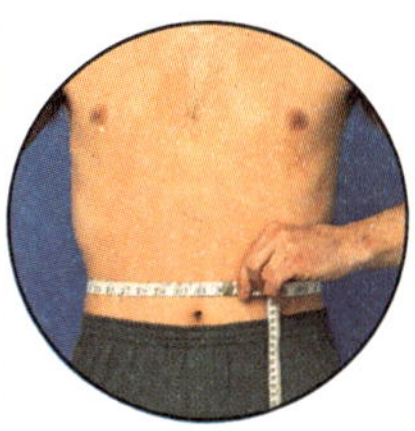

Halten Sie Ihren Körper in Form. Achten Sie darauf, daß weder Sie noch Ihre Kinder übergewichtig sind. Fettleibigkeit (Seite 300) steht in ursächlichem Zusammenhang mit vielen ernsthaften Gesundheitsstörungen. Versuchen Sie bei Übergewicht , Ihre Ernährung umzustellen und sich regelmäßig körperlich zu betätigen.

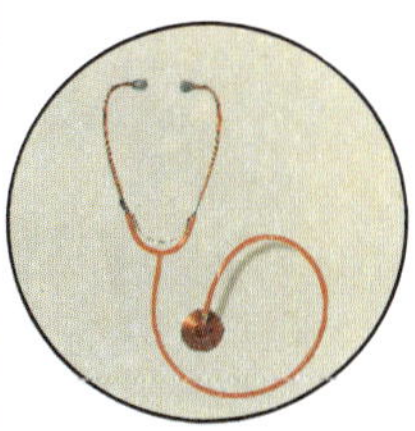

Gehen Sie regelmäßig zur Vorsorge (Seite 10 f.). Screeningtests helfen, viele Erkrankungen in einem frühen Stadium, in dem eine Behandlung relativ erfolgversprechend ist, zu erkennen.

Der Gesundheits-Fragebogen

- Ist Ihr Gewicht für Ihre Größe optimal? (siehe Gewichtstabellen, Seite 29)
- Steigen Sie täglich mindestens 40 Stufen?
- Betätigen Sie sich wenigstens fünfmal pro Woche mindestens 30 Minuten lang körperlich?
- Gehen Sie täglich zumindest ein paarmal um den Block?
- Haben Sie normalerweise einen gesunden Schlaf und wachen erfrischt und energiegeladen auf?
- Fühlen Sie sich nach einem Arbeitstag normalerweise noch energievoll genug, um auszugehen und einen geselligen Abend zu verbringen?
- Halten Sie Ihren Alkoholkonsum in Grenzen?
- Sind und waren Sie in den letzten 15 Jahren Nichtraucher?
- Schaffen Sie es, mindestens drei Etagen (mit jeweils 15 bis 20 Stufen) zu Fuß hochzugehen, ohne eine Atempause einlegen zu müssen oder außer Atem zu kommen?
- Fahren Sie vorsichtig, und legen Sie immer den Sicherheitsgurt an?
- Sind Sie glücklich und zufrieden mit Ihrem Leben, und schauen Sie im großen und ganzen beruhigt in die Zukunft?
- Lassen Sie sich regelmäßig ärztlich untersuchen?
- Liegt der Anteil an Nahrungsfett bei Ihnen unter 30 Prozent der Gesamtkalorienzufuhr (Seite 25)?
- Achten Sie darauf, daß Sie sich nie nach dem Konsum von Alkohol oder der Einnahme von die Fahrtüchtigkeit beeinträchtigenden Medikamenten ans Steuer setzen?
- Ist es richtig, daß Sie keine stimmungsaufhellenden Medikamente einnehmen?
- Benutzen Sie – sofern Sie keine monogame Beziehung haben – beim Geschlechtsverkehr Kondome?
- Kennen Sie und Ihre Familie die wichtigsten lebensrettenden Erste-Hilfe-Maßnahmen, z. B. den Heimlich-Handgriff und die kardiopulmonale Reanimation (Herz-Lungen-Wiederbelebung)?

Bewertung:
Können Sie alle Fragen mit JA beantworten, haben Sie die besten Chancen, gesund zu bleiben. Je öfter Sie mit NEIN antworten müssen, desto wichtiger ist es, über Veränderungen in Ihrer Lebensweise nachzudenken.

Vorsorge und Screening-Verfahren

Zwei Schlüsselkomponenten der Prävention sind eine gesunde Lebensweise und regelmäßige Gesundheits-Checkups zur Erkennung von Krankheiten in einem noch heilbaren Stadium. Zu den regelmäßigen Gesundheits-Checkups sollten Untersuchungen gehören, die Ihr Alter, Ihren sozialen Background und Ihre Krankengeschichte berücksichtigen. Bei diesen Gesundheits-Checkups können Sie Ihren Arzt auch um Rat in Sachen Streß, Alkoholkonsum, Rauchen und Gewicht fragen.

Auf allgemeine Störungen wie zum Beispiel Bluthochdruck, der bei allen Menschen unabhängig von Rasse und Herkunft auftritt, untersucht der Arzt alle seine Patienten. Es gibt aber auch Störungen, die innerhalb bestimmter ethnischer Gruppen und Berufsstände häufiger vorkommen – auf diese werden nur die Risikopersonen untersucht. Die Thalassämie oder Mittelmeeranämie beispielsweise tritt fast ausschließlich bei Personen aus dem Mittelmeerraum und Vorderasien auf, Nordeuropäer dagegen bleiben von ihr verschont (siehe auch Genetische Beratung, S. 606).

Wer beispielsweise über einen längeren Zeitraum mit Asbest gearbeitet hat, sollte sich in regelmäßigen Abständen auf eine Asbestose oder Lungenkrebs untersuchen lassen. Verschiedene Krebs- und auch Herzerkrankungen kommen familiär gehäuft vor. Deshalb werden auch die entsprechenden Untersuchungen früher und häufiger bei Personen mit einer solchen Familienanamnese vorgenommen.

Fragen Sie Ihren Arzt, wie zuverlässig ein bestimmter Test überhaupt sein kann. Das ideale Screening-Verfahren weist praktisch jede Krankheit nach, auf die sich ein Patient hin untersuchen läßt. Ein irrtümlich positiver Befund ist praktisch ausgeschlossen.

Welche Untersuchungsverfahren insgesamt empfohlen werden, lesen Sie in der Tabelle rechts.

Selbstuntersuchung

Neben den normalen Vorsorgeuntersuchungen und Screeningtests, die Ihr Arzt bzw. Gynäkologe und Zahnarzt durchführen, sollten Sie regelmäßig verschiedene Formen der Selbstuntersuchung vornehmen, mit denen sich Frühwarnzeichen für Brust-, Haut- oder Hodenkrebs feststellen lassen. Da Sie selbst Ihren Körper am besten kennen, finden Sie selbst wahrscheinlich auch am ehesten auffällige Veränderungen. Da die Früherkennung die Chancen für eine erfolgreiche Behandlung vergrößert, ist eine regelmäßige Selbstuntersuchung auch der sicherste Weg, einen Tumor in einem so frühen Stadium aufzuspüren, in dem Heilung noch möglich ist.

Untersuchung der Brüste

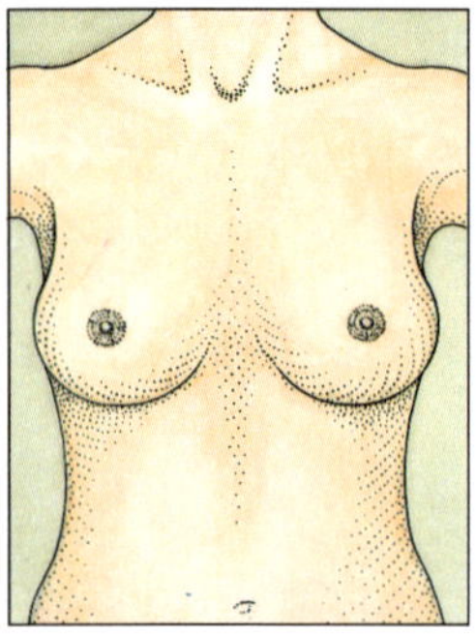

Hier untersuchen Sie, ob sich Ihre Brüste in der Form verändert haben, sich anders anfühlen oder Knötchen aufweisen. Dies nämlich können Krebsfrühzeichen sein (siehe Kasten »Selbstuntersuchung der Brüste«, Seite 565).
Diese Untersuchung sollten generell alle, ganz speziell aber jene Frauen vornehmen, in deren Familie Fälle von Brustkrebs vorkamen. Beginnen Sie in der Pubertät damit, und wiederholen Sie die Untersuchung jeden Monat im selben Abschnitt Ihres Menstruationszyklus.

Untersuchung der Haut

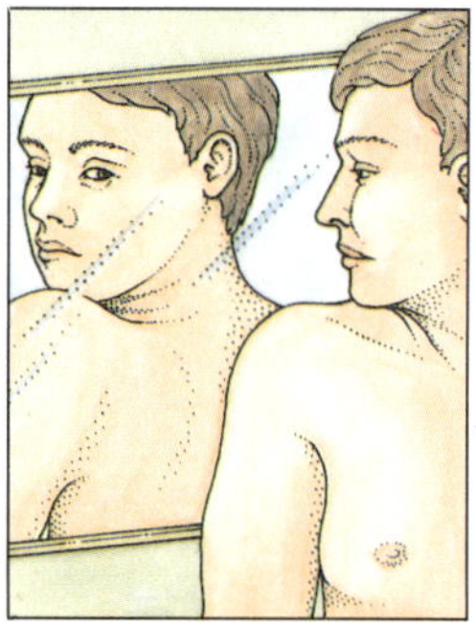

Hier suchen Sie nach neuen Muttermalen oder Leberflecken bzw. nach Veränderungen bereits bestehender (beginnen sie zu bluten, zu jucken oder zu wachsen?), die ein Zeichen von Hautkrebs sein können (siehe auch die Diagnosetafel auf Seite 251).
Jeder Erwachsene über 20 Jahre sollte seine Haut regelmäßig untersuchen, besonders sorgfältig aber jene, die ihre Haut häufig und über längere Zeit der Sonne aussetzen.

Untersuchung der Hoden

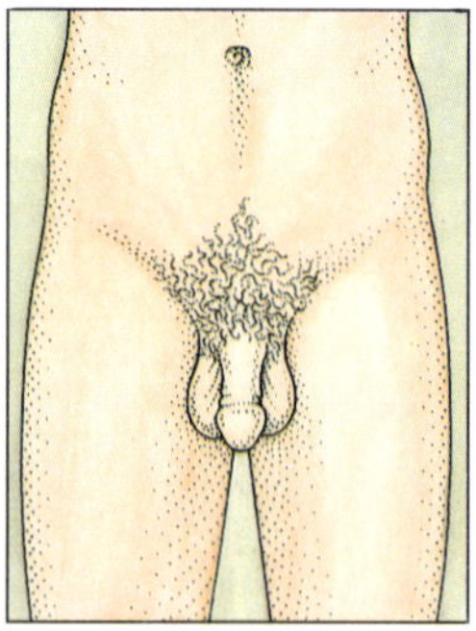

Hier suchen Sie nach Veränderungen, die auf Hodenkrebs hinweisen könnten (siehe Seite 544). Alle Männer sollten dies tun. Beginnen Sie bereits in der Pubertät damit, und wiederholen Sie die Untersuchung jeden Monat einmal, am besten nach einem Bad oder dem Duschen.

Gesundheits-Checkup

Ihr Alter und Ihre Krankengeschichte bestimmen, welche speziellen Screening-Verfahren für Sie in Frage kommen.

- **Augenuntersuchung**
Um Sehstörungen und Augenmuskelschwächen zu erkennen und nach Anzeichen von Krankheiten zu suchen.
Risikopatienten: Personen mit Diabetes oder Bluthochdruck oder in deren Familienanamnese Fälle von Glaukom (grüner Star) vorkommen.

- **Zahnärztliche Untersuchung**
Um die Gesundheit von Zähnen, Kiefer, Zunge und Mund zu überprüfen und nach Krebserkrankungen im Mund-Rachen-Raum zu suchen.
Risikopatienten für Krebs: Raucher und Konsumenten von Kautabak.

- **Zervix-(Papanicolaou-)Abstrich – nur bei Frauen**
Um nach präkanzerösen Zellveränderungen in der Gebärmutterhalsschleimhaut zu suchen.
Risikopatienten: Frauen mit *Herpes genitalis* oder Feigwarzen.

- **Blutdruckmessungen**
Um Bluthochdruck in einem frühen Stadium nachzuweisen.
Risikopatienten: Personen, in deren Familiengeschichte Fälle von Bluthochdruck, Herz- oder Nierenerkrankung oder Schlaganfall zu finden sind. Wer an Diabetes oder Übergewicht leidet oder die Antibabypille einnimmt.

- **Cholesterinmessungen**
Um die Gefahr einer Herzkranzgefäßerkrankung festzustellen.
Risikopatienten: Personen, deren Familiengeschichte frühe Fälle von Herzkranzgefäßerkrankungen aufweist, Übergewichtige.

- **Mammographie (Röntgenuntersuchung der Brust) – nur bei Frauen**
Um Brustkrebs in einem frühen Stadium, noch bevor er durch Ertasten erkannt werden könnte, nachzuweisen.
Risikopatienten: Frauen, in deren enger Verwandtschaft Fälle von Brustkrebs zu finden sind.

- **Untersuchung von Mast- und Dickdarm**
Um nach Rektum- und Kolonkarzinomen zu suchen. Es gibt drei Tests: a) rektale Untersuchung durch Abtasten, b) Untersuchung nach okkultem Blut im Stuhl und c) flexible Sigmoidoskopie.
Risikopatienten: Personen mit nahen Verwandten, die Mastdarm- oder Dickdarmkrebs, Dickdarmpolypen oder eine lang anhaltende und ausgedehnte *Colitis ulcerosa* hatten.

Prävention ist ein – leider immer noch nicht in seiner Bedeutung angemessen berücksichtigter – Bestandteil unseres Gesundheitssystems. Wem seine Gesundheit am Herzen liegt, der sollte auf jeden Fall für sich das Angebot der Krankenkassen an Vorsorgeleistungen wahrnehmen.

1. Kurse
Viele Kassen führen Kurse für ihre Versicherten durch: Ernährungsberatung, Raucherentwöhnung, Entspannung und Antistreßkurse, Gymnastik, Sport und andere mehr. Sie sollten diese Angebote – Ihren Bedürfnissen entsprechend – wahrnehmen. Kosten dafür entstehen entweder nicht oder sind sehr gering. Mit zunehmendem Konkurrenzdruck der Krankenkassen untereinander wird das Angebot an solchen Vorsorgeangeboten sicherlich noch größer werden.

2. Gesundheits-Check-up
Ab dem 35. Lebensjahr können sich die Versicherten einer Check-up-Untersuchung bei ihrem Arzt unterziehen. Bei dieser Untersuchung wird besonders auf Anzeichen für die sogenannten Zivilisationskrankheiten – Herz-Kreislauf-Leiden und *Diabetes mellitus* zum Beispiel – geachtet. Dabei werden nicht nur verschiedene Laborparameter gemessen. Wichtig beim Check-up ist auch die ärztliche Beratung, die auf Ihre individuelle Lebensweise und Ihr Profil an Risikofaktoren abgestimmt sein sollte.

3. Krebsvorsorge
Frauen haben ab dem 20. Lebensjahr, Männer ab dem 45. Lebensjahr Anrecht auf eine Krebsfrüherkennungsuntersuchung pro Jahr. Bei Männern werden dabei u. a. Dickdarm, Mastdarm und Prostata untersucht, bei Frauen u. a. Dickdarm, Mastdarm, Gebärmutterhals und Brustdrüsen.

4. Früherkennung bei Kindern
Das Krankheits-Früherkennungsprogramm bei Säuglingen und Kleinkindern umfaßt neun festgelegte ärztliche Untersuchungen – angefangen bei der Geburt bis hin zum sechsten Lebensjahr. Es ist sinnvoll, daß Ihr Kind alle Untersuchungen, bei denen auch auf Entwicklungs- und Verhaltensstörungen geachtet wird, wahrnimmt.

5. Zahnvorsorge
Neu ist bei der Zahnvorsorge, daß die Krankenkassen jetzt auch für die Versiegelung der Backenzähne zum Schutz vor Karies aufkommen. Mittlerweile gibt es außerdem einen Vorsorgebonus beim Zahnarzt. Weist der Versicherte nach, daß er regelmäßig Zahnvorsorge betreibt, erhält er nicht nur einen Zuschuß von 50 Prozent auf die Kosten des notwendigen Zahnersatzes, sondern 10 Prozent mehr, also 60 Prozent

6. Kuren
In Deutschland hat das Kurwesen eine große Verbreitung gefunden. Bei uns werden zur Zeit die Kosten für stationäre Kuren in Kurkliniken und ähnlichen Versorgungseinrichtungen übernommen, wenn sie aus medizinischer Sicht erforderlich sind. Bis auf eine Zuzahlung (zur Zeit 12 DM pro Tag in den westlichen und DM 9 in den neuen Bundesländern) tragen die Krankenkassen die dabei entstehenden Kosten. Diese Regelung gilt auch für die meisten Vorsorgekuren für Mütter.

7. Vorsorgeuntersuchungen in der Schwangerschaft
Von ihrem Arzt erhält jede Schwangere einen sogenannten Mutterpaß, der einen genauen Termin für die vorgeschriebenen Untersuchungen enthält und in den die wichtigen Ergebnisse der Vorsorgeuntersuchungen eingetragen werden. Diese Untersuchungen tragen dazu bei, mögliche gesundheitliche Veränderungen, die die Gesundheit von Mutter und/oder Kind beeinträchtigen könnten, möglichst frühzeitig zu erkennen und zu behandeln.

Fakten zum Thema Krebs

Nach den Herz-Kreislauf-Erkrankungen stehen die Krebserkrankungen in der Bundesrepublik mit 173 708 Todesfällen im Jahr 1992 an zweiter Stelle der Todesursachenstatistik (fast 25 Prozent aller Sterbefälle). Daß die Krebsinzidenz im 20. Jahrhundert zugenommen hat, ist im wesentlichen darauf zurückzuführen, daß Krebs vor allem bei älteren Menschen auftritt und der Anteil dieser Bevölkerungsgruppe angestiegen ist. Kommt diese Krankheit im zweiten Lebensjahrzehnt noch sehr selten vor, ist das Risiko, eine Krebserkrankung zu entwickeln, bereits zwischen dem 30. und 40. Lebensjahr etwa doppelt so hoch und verdoppelt sich mit jedem weiteren Lebensjahrzehnt. Das bedeutet, daß das Risiko der Altersgruppe der 70- bis 80jährigen, Krebs zu bekommen, doppelt so hoch ist wie das der Personen im Alter von 60 bis 70 Jahren und sechzehnmal höher als das der 30- bis 40jährigen.

Was ist Krebs?

Unter Krebs versteht man unkontrolliertes Zellwachstum. Fast alle unsere Zellen müssen regelmäßig ersetzt werden. Manche Zellen (zum Beispiel die der Darmschleimhaut) teilen sich alle paar Stunden und werden bereits nach nur wenigen Tagen wieder abgestoßen, andere Zellen dagegen leben Jahre. Der Prozeß von Zellteilung und Zellwachstums wird durch Gene kontrolliert, die den Wachstumsprozeß in Gang setzen und beenden. Manche dieser wachstumskontrollierenden Gene können sich in einer Form verändern, das heißt mutieren, die zu Fehlfunktionen führt: Das Zellwachstum gerät außer Kontrolle, die Zelle teilt sich und bildet mit denselben mutierten Genen neue Zellen. Ein zu starkes Zellwachstum allein führt nur zu einer relativ harmlosen, gutartigen Wucherung wie einer Warze oder Polypen. Zwei oder drei (oder noch mehr) Gene in einer einzelnen Zelle können sich jedoch so verändern, daß damit ein Wachstum ausgelöst wird, das bösartig ist und Blutgefäße, Nerven und anderes Körpergewebe befällt und schädigt.

Es dauert gewöhnlich zehn Jahre oder länger, bis ein solcher Tumor so groß geworden ist, daß er Symptome verursacht. Die Zellen eines malignen Tumors können über den Blutkreislauf weitertransportiert werden oder sich über das lymphatische System im Körper ausbreiten und neue Tumoren bilden, man spricht dann von Metastasenbildung. Sobald ein Karzinom, eine Krebsgeschwulst, Metastasen gebildet hat, ist es sehr schlecht heilbar. Aber auch in solchen Fällen kann eine Behandlung das Leben verlängern und die Lebensqualität verbessern.

Wodurch wird Krebs verursacht?

Die drei Hauptverursacher für krebsartige Veränderungen sind Viren, Chemikalien und Strahlung. Verschiedene humanpathogene Viren haben sich als krebserregend herausgestellt. Das Hepatitis-B-Virus beispielsweise verursacht eine Form des Leberkrebs, einige Papillomaviren stehen in enger Verbindung mit Gebärmutterhalskrebs, und ein weiteres Virus ist für die Entwicklung einer seltenen Leukämieform verantwortlich.

Der wichtigste chemische Krebserreger ist der Tabak: Rauchen ist die Ursache der meisten Lungenkarzinome und ein wichtiger Faktor bei der Entstehung von Zungen-, Kehlkopf-, Speiseröhren-, Gebärmutterhals- und Blasenkrebs. Wer von Berufs wegen oft chemischen Substanzen wie Benzol, Steinkohleteer, Kautschuk und verschiedenen Kunststoffarten ausgesetzt ist, kann Blut-, Nieren-, Blasen- oder Leberkrebs entwickeln. Auch Bestrahlung mit radioaktiven Isotopen und Röntgenstrahlen kann Krebs, und zwar besondere Formen der Leukämie, verursachen. Eine weitere Gefahr geht vom Sonnenlicht aus, das die meisten Fälle von Hautkrebs verursacht. Helle Haut-

Krebswarnzeichen

Im folgenden werden einige Zeichen und Symptome beschrieben, die möglicherweise auf eine Krebserkrankung im Frühstadium hinweisen. Obwohl all diese Warnzeichen auch eine andere Ursache haben können, sollten Sie sofort Ihren Arzt aufsuchen, wenn Sie eines davon festgestellt haben. Denken Sie immer daran, daß Ihre Heilungschancen mit einer frühen Erkennung und Behandlung deutlich steigen.

- Eine schorfige Kruste, ein Geschwür oder Ulkus, die nicht innerhalb von drei Wochen abheilen
- Ein Hautfleck oder Muttermal, das größer wird, blutet oder juckt
- Ein Knoten oder eine Schwellung unter der Haut
- Stets wiederkehrende Verdauungsstörungen oder Schluckbeschwerden
- Heiserkeit, die länger als eine Woche bestehen bleibt
- Ein anhaltender Husten oder blutiger Auswurf
- Jede Veränderung der Stuhlgewohnheiten und beim Wasserlassen
- Blut in Stuhl oder Urin
- Zwischen- oder Vaginalblutungen nach der Menopause

typen, die sich wiederholt und lange direktem Sonnenlicht aussetzen, haben ein erhöhtes Risiko für Hautkrebs.

Nicht jeder, der diesen Faktoren ausgesetzt ist, bekommt jedoch auch Krebs. So erkrankt nur ein Bruchteil derer, die jemals geraucht haben, auch an Lungenkrebs. Das liegt daran, daß manche für ein bestimmtes Risiko stärker oder weniger stark genetisch prädisponiert sind als andere. Weitere Variablen, die die Widerstandsfähigkeit gegen Krebs beeinflussen, sind die Höhe des Alkoholkonsums und die Fähigkeit des körpereigenen Immunsystems, Krebszellen in einem frühen Stadium zu erkennen und abzutöten.

Wie groß sind die Heilungschancen?

Der Schlüssel zur Heilung mancher Krebsarten ist eine frühe Diagnose und Behandlung. Haben sich die bösartigen Zellen erst einmal vom Ursprungstumor verbreitet und anderswo im Körper Tochtergeschwülste gebildet, sind die Heilungschancen natürlich weitaus geringer.

Der Schlüssel zum Erfolg ist eine möglichst frühe Diagnose. Mit der Mammographie beispielsweise lassen sich bei der Frau Brustkarzinome in einem so frühen Stadium erkennen, in dem sie noch nicht ertastet werden können. Die Heilungsrate, das geht aus wissenschaftlichen Untersuchungen hervor, beträgt über 80 Prozent, wenn der Brusttumor bei Diagnosestellung einen Durchmesser von weniger als 1,27 Zentimetern hat.

Mit Hilfe des Zervixabstrichs (Seite 563) lassen sich präkanzeröse Veränderungen der Gebärmutter in einem noch so frühen Stadium feststellen, daß die Behandlung einfach und erfolgreich ist. Die Früherkennungsuntersuchungen für ein Zervixkarzinom haben seit ihrer Einführung vor über vierzig Jahren Tausenden von Frauen das Leben gerettet.

Ebenso hat es sich erwiesen, daß regelmäßige Vorsorgeuntersuchungen des Dickdarms in der Gruppe der über Fünfzigjährigen deren Überlebensrate beim Mastdarm- und Kolonkarzinom verbessert.

Bei Verdacht auf Krebs gibt es verschiedene bildgebende Verfahren (Seite 257), mit denen sich die Tumoren bis ins Detail exakt nachweisen lassen, womit die Chancen für eine erfolgreiche Behandlung steigen. Zu diesen Verfahren zählen die Computertomographie, die Kernspintomographie oder die Szintigraphie, darunter auch die Positronenemissionstomographie. Darüber hinaus können heute auch viele innere Organe mittels Endoskop direkt untersucht werden.

Doch Fortschritte wurden nicht nur im Bereich der Diagnose, sondern auch in dem der Behandlung erzielt. Mittlerweile kann man Medikamente direkt in die Arterien injizieren, die den Tumor mit Blut versorgen, und damit ganz gezielt die Zerstörung des Tumors angehen. Darüber hinaus ermöglicht es die plastische Chirurgie, auch nach einem größeren Eingriff im Brust-, Kopf- oder Halsbereich das Aussehen einer Person weitestgehend wiederherzustellen.

Verschiedene Formen der Chemotherapie und Hormonbehandlung sind effektiver und für den Patienten weniger belastend als frühere Behandlungen. Auch die Strahlentherapie ist heute um einiges präziser und damit auch effektiver geworden und verursacht darüber hinaus weniger Nebenwirkungen.

Was Sie selbst gegen Krebs tun können

Auch wenn uns einige Krebsursachen noch unbekannt sind und wir auf andere nicht einwirken können, so sind wir mit unserem heutigen Wissen doch in der Lage, unser Krebsrisiko erheblich zu verringern. Die Krebsprävention setzt sich aus zwei Komponenten zusammen: einer gesunden Lebensweise und einer effektiven und frühen Krebserkennung.

Letztere erfordert regelmäßige Gesundheits-Checkups, Selbstuntersuchung und -beobachtung. Müssen Sie von Berufs wegen mit chemischen Substanzen umgehen, fragen Sie Ihren Arbeitgeber oder die zuständige Berufsgenossenschaft, ob Sie Schutzkleidung tragen und sich regelmäßig auf bestimmte Krebsformen untersuchen lassen müssen.

Im folgenden sechs Maßnahmen, die Sie selbst zur Krebsprävention ergreifen können:

1. Rauchen oder kauen Sie keinen Tabak. Zum Entwöhnen ist es nie zu spät!
2. Wählen Sie eine ausgewogene, fett- und salzarme Kost, die sich vorwiegend aus naturbelassenen Nahrungsmitteln, viel frischem Obst und Gemüse und nur wenig geräuchertem Fleisch und Fisch zusammensetzt (siehe unten).
3. Halten Sie Ihr Gewicht in dem für Ihre Größe und Ihren Körperbau normalen Rahmen (Seite 29).
4. Trinken Sie Alkohol, wenn überhaupt, nur in Maßen (Seite 42).
5. Setzen Sie Ihre Haut nicht wiederholt über längere Zeit dem direkten Sonnenlicht aus.
6. Praktizieren Sie gegebenenfalls »Safer Sex« (Kasten Seite 732), um sich vor sexuell übertragbaren Krankheiten zu schützen.

Wie sich mit der Ernährung das Krebsrisiko senken läßt

Die Deutsche Gesellschaft für Ernährung e.V. (DGE) hat Richtlinien erarbeitet, die Ihnen nicht nur helfen, sich ausgewogen zu ernähren, sondern auch, Ihr Krebsrisiko zu senken:

- Essen Sie weniger Fett: Reduzieren Sie Ihren Fettkonsum auf 30 Prozent der täglichen Energiezufuhr!
- Essen Sie mehr Obst, Gemüse und Vollkornprodukte. Damit führen Sie sich nicht nur mehr Vitamin A, C und E zu, sondern steigern auch Ihre Ballaststoffaufnahme, wodurch die Darmpassage beschleunigt und die Ausscheidung von Abfallstoffen aus dem Körper unterstützt wird.
- Trinken Sie Alkohol nur in Maßen. Ein überhöhter Alkoholkonsum steigert das Risiko für Mund-, Kehlkopf-, Speiseröhren- und Leberkrebs.

Rückenkräftigungsübungen

Auch durch Kräftigung Ihrer Bauchmuskulatur können Sie Ihren Rücken vor Verletzungen schützen und Ihre Rückenmuskulatur beweglich halten. Am effektivsten sind solche Rückenkräftigungsübungen, wenn sie mindestens dreimal pro Woche absolviert werden. Bereiten Ihnen die Übungen Beschwerden, oder haben Sie am Folgetag Schmerzen und sind steif, klären Sie das mit Ihrem Arzt ab. Vielleicht tun Sie zuviel des Guten, üben nicht korrekt oder sind einfach außer Form. Wiederholen Sie jede Übung zwei- oder dreimal, und steigern Sie sich über mehrere Tage oder Wochen langsam bis auf zehn Wiederholungen pro Übung.

Beugeübungen

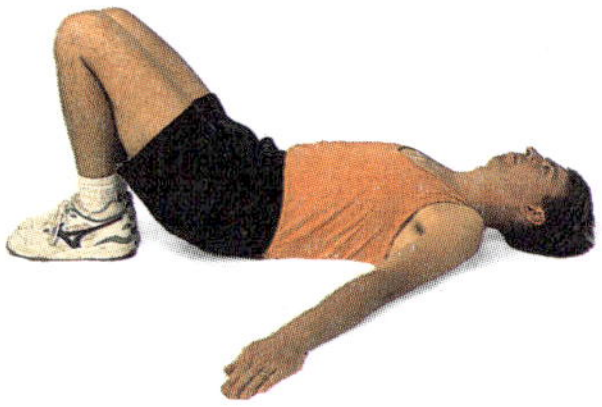

1 Sie liegen auf dem Rücken, die Knie gebeugt. Bauch einziehen und Becken über den Boden rollen, um den Lendenwirbelbereich möglichst nah zum Boden zu bringen. Halten und bis 5 zählen. Entspannen.

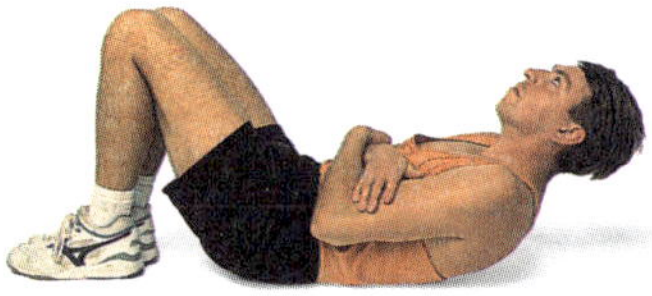

2 Ausgangsposition ist dieselbe, nur daß die Arme über der Brust gekreuzt sind. Kopf und Schultergürtel vom Boden in einem Winkel von 45 Grad heben. Halten und bis 5 zählen. Entspannen.

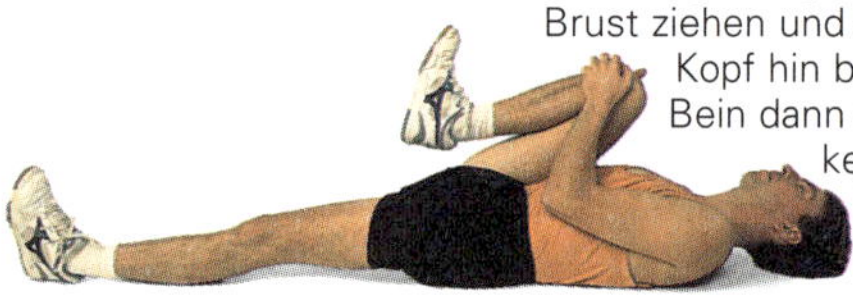

3 Sie liegen auf dem Rücken, ein Knie ist gebeugt. Das Knie an die Brust ziehen und den Fuß zum Kopf hin beugen. Das Bein dann wieder strekken. Halten und bis 5 zählen. Entspannen und mit dem anderen Bein wiederholen.

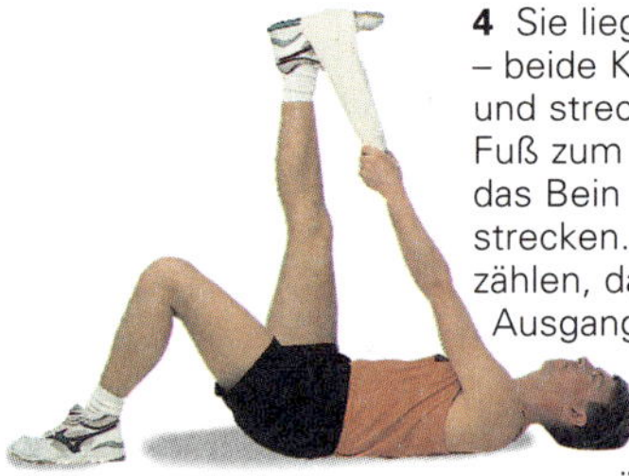

4 Sie liegen auf dem Rücken – beide Knie sind gebeugt – und strecken ein Bein. Den Fuß zum Kopf hin beugen und das Bein möglichst hoch strecken. Halten und bis 5 zählen, dann langsam in die Ausgangsposition zurückkommen. Mit dem anderen Bein wiederholen. Sie können die Übung abwandeln, indem Sie ein Handtuch um Ihren Fuß legen und mit beiden Händen am Handtuch ziehen, um die Muskeln an der Oberschenkelrückseite zu dehnen.

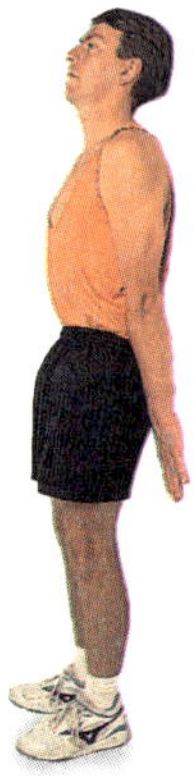

5 Sie stehen mit dem Rücken an einer Wand, die Fersen im Abstand von 10 Zentimetern, und führen die Übung 1 aus, drücken sich dabei aber gegen die Wand statt gegen den Boden.

Streckübungen

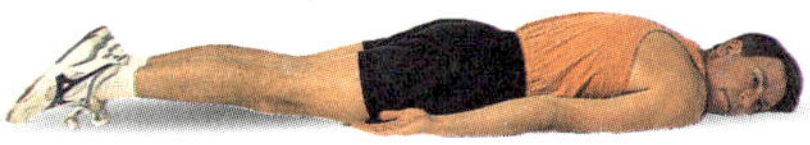

6 Sie liegen auf dem Bauch, die Arme seitlich am Körper. Gesäßmuskulatur fest anspannen und bis 5 zählen. Entspannen.

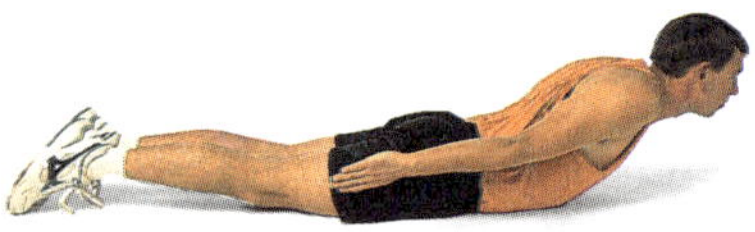

7 Sie liegen auf dem Bauch, die Arme seitlich am Körper. Schulter zum Rücken hin zusammendrücken und Kopf und Brust heben. Halten und bis 5 zählen. Entspannen.

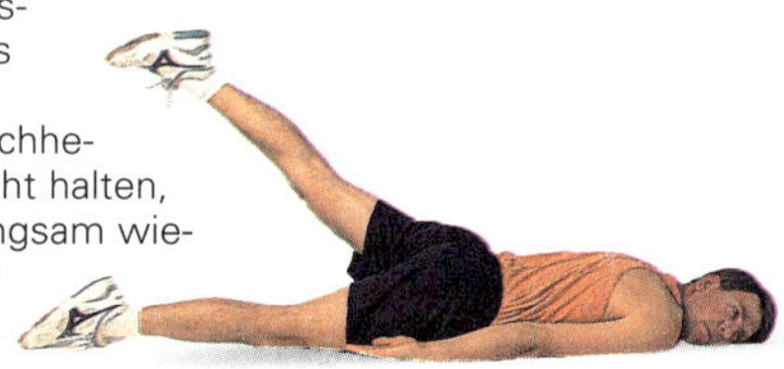

8 Aus derselben Ausgangsposition heraus langsam ein Bein so weit wie möglich hochheben. Die Position nicht halten, sondern das Bein langsam wieder zu Boden sinken lassen. Mit dem anderen Bein wiederholen.

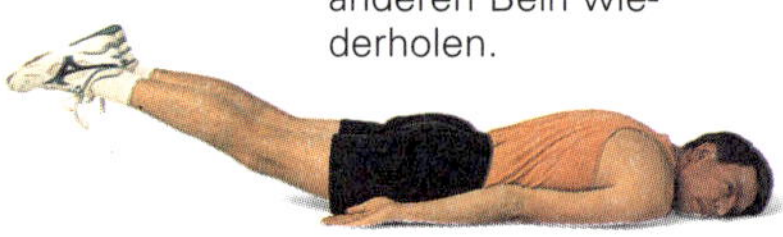

9 Derselbe Ablauf wie Übung 8, nur daß beide Beine gleichzeitig gehoben werden.

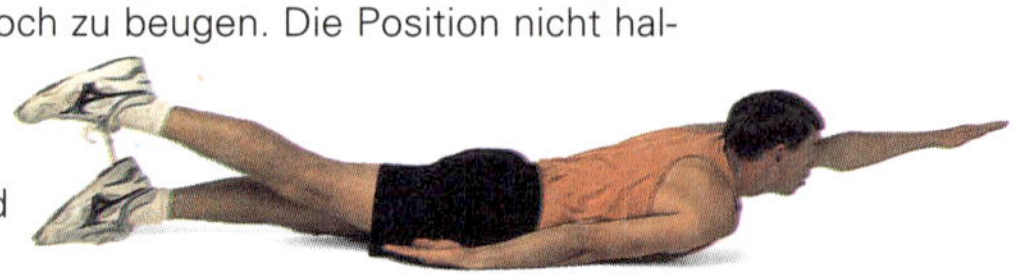

10 Sie liegen auf dem Bauch, ein Arm nach vorn ausgestreckt. Diesen Arm und das Bein der Gegenseite so hoch wie möglich heben, ohne sie dabei jedoch zu beugen. Die Position nicht halten, sondern Arm und Bein langsam wieder zu Boden sinken lassen. Mit dem anderen Arm und Bein wiederholen.

Warum körperliche Betätigung gut für Sie ist

Körperlich aktive Menschen sind stärker und ausdauernder als ihre inaktiven Mitmenschen. Aber körperliche Betätigung hat auch noch andere Vorteile für die Gesundheit: Sie schützt vor Herzkranzgefäßerkrankungen. Dieser Schutz ist zum Teil auf eine verbesserte Pumpleistung des Herzens zurückzuführen: Eine Person, die körperlich fit ist, pumpt mit jedem Herzschlag mehr Blut durch den Körper und weist bei anstrengender körperlicher Betätigung eine niedrigere Herzfrequenz auf als jemand, der außer Form ist.

Regelmäßige, in Maßen betriebene körperliche Betätigung verbessert die Ausdauer. Und auch der Blutdruck wird durch körperliche Betätigung gesenkt – der Gesundheitsnutzen liegt hier klar auf der Hand, da hoher Blutdruck mit Herzerkrankung und Schlaganfall assoziiert ist.

Außerdem verbrennt körperliche Betätigung Fett, hilft also, das Gewicht zu kontrollieren, und sorgt für einen günstigen Cholesterinspiegel (siehe Fette und Cholesterin, Seite 26). Darüber hinaus hat die Forschung auch gezeigt, daß körperlich aktive Menschen weniger anfällig für den Diabetestyp sind, der sich erst im Alter entwickelt, der sogenannte Typ-II-Diabetes.

Und schließlich kräftigt körperliche Betätigung auch die Knochen, indem sie die knochenbildenden Zellen, die Osteoblasten, zum Aufbau neuer Knochenmasse stimuliert. Das ist besonders für Frauen nach der Menopause wichtig, wenn nämlich ein Östrogenmangel zur Osteoporose (Dünner- und Schwächerwerden der Knochen) führen kann.

Und schließlich verbessert körperliche Betätigung auch das allgemeine Wohlbefinden. Wer sich regelmäßig körperlich betätigt, fühlt sich gesund und ist weniger anfällig für depressive Verstimmungen.

Der Gesundheitsnutzen körperlicher Betätigung

Sport

Gymnastik kombiniert Kraft, Ausdauer und Beweglichkeit und führt zu einem hohen Grad an körperlicher Fitneß. Andere Sportarten, wie etwa Laufen, erfordern in erster Linie Ausdauer.

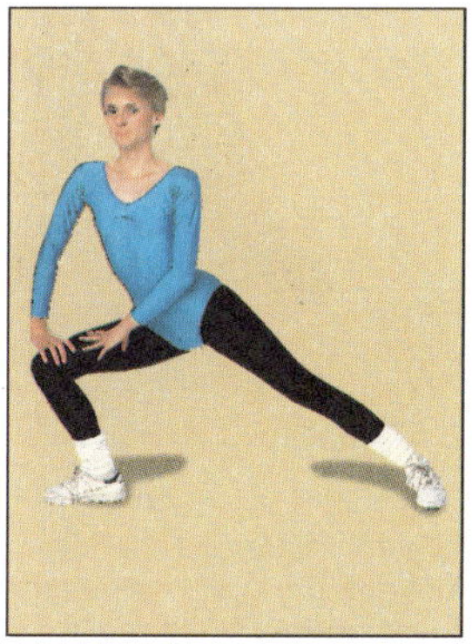

Gelenke

Regelmäßig trainierte Gelenke bleiben beweglich und gesund. Regelmäßige körperliche Betätigung kräftigt auch die Muskeln, die die Gelenke bewegen, und die Bänder, die sie halten. Flottes Gehen bzw. Walking und Schwimmen fördern die Gelenkbeweglichkeit.

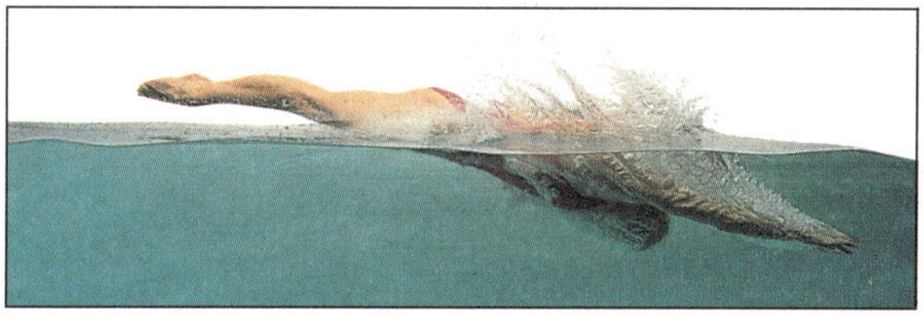

Herz, Lungen und Arterien

Regelmäßige, in Maßen betriebene körperliche Betätigung stärkt Herz und Lungen und macht sie widerstandsfähiger. Vermag körperliche Betätigung auch nicht die in den Arterien abgelagerte Menge an Fett zu reduzieren, so kann sie doch für eine Erhöhung des HDL-Cholesterins (des »guten« Cholesterins) sorgen, die Arterien weiten und einer kompletten Verstopfung, etwa durch ein Blutgerinnsel, vorbeugen.

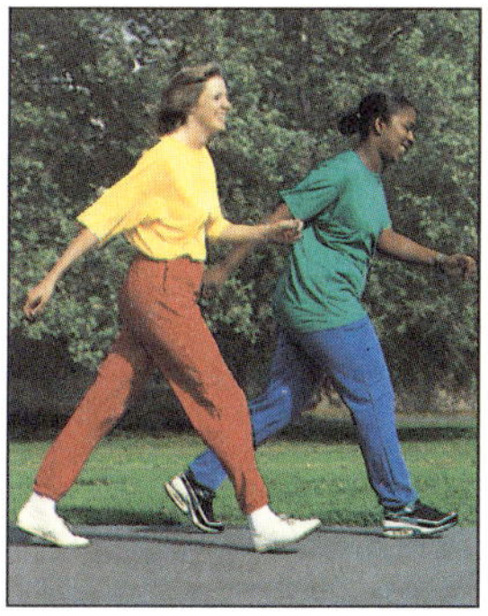

Muskeln

Da die Muskeln, die unsere Beine bewegen, zu den größten Muskeln im Körper zählen, sind Aktivitäten, die die Beine trainieren, wie etwa flottes Gehen bzw. Walking, Radfahren und Aerobic, ideal dazu geeignet, Herz und Lungen in einer gesunden Weise zu fordern und unsere Fitneß zu steigern.

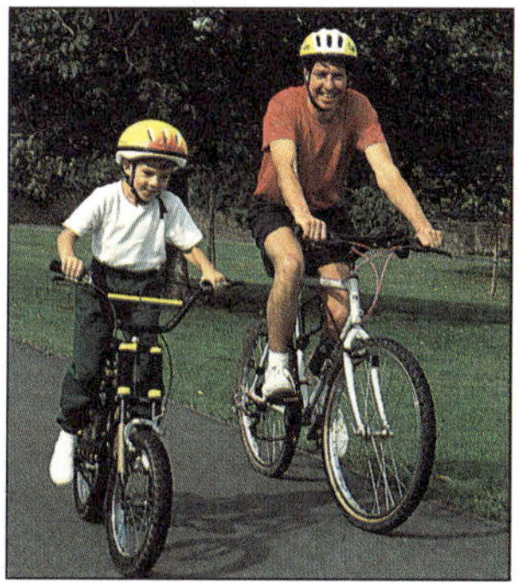

Die Auswahl des richtigen Trainingsprogramms

Am effektivsten ist körperliche Betätigung, die Ihnen Spaß macht und die Sie regelmäßig ausüben. Die folgenden Empfehlungen basieren auf Richtlinien, die für die meisten Menschen Gültigkeit haben.

1 Absolvieren Sie Ihr Training mindestens fünfmal pro Woche 30 Minuten täglich. Sie können die Übung auch in mehrere Einheiten aufteilen. Trainieren Sie in Maßen. Wird Ihnen schlecht oder schwindlig, oder bekommen Sie Schmerzen, brechen Sie die Übung ab. All dies sind Zeichen für ein Übertraining. Wärmen Sie sich vor dem Training immer erst auf, und machen Sie Dehnübungen (siehe nächste Seite), nach dem Training entsprechend Abkühl- und erneut Dehnübungen (Seite 17 f.).

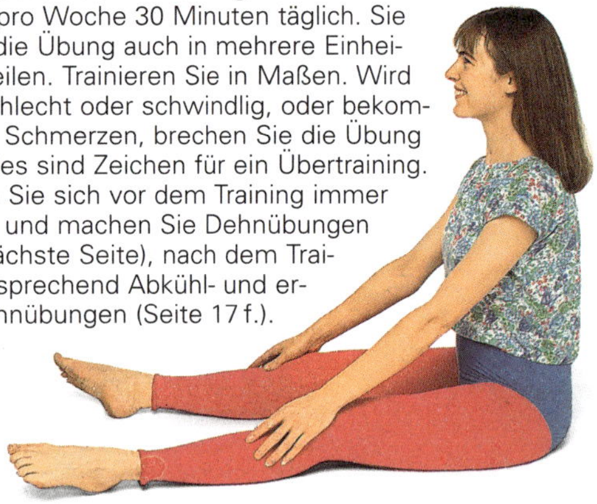

2 Suchen Sie eine Form der körperlichen Betätigung, die Ihnen Spaß macht und sich problemlos in den Alltag integrieren läßt. Wenn Sie keine Wettbewerbssportarten mögen, sollten Sie es mit flottem Gehen bzw. Walking, Radfahren oder Schwimmen versuchen. Aber auch Gartenarbeit, den Arbeitsweg zu Fuß oder mit dem Rad zurückzulegen oder Treppensteigen statt Aufzug können – je nach Intensitätsgrad – gute Übungen sein. Ziel ist es, sich körperliche Betätigung zur Gewohnheit zu machen.

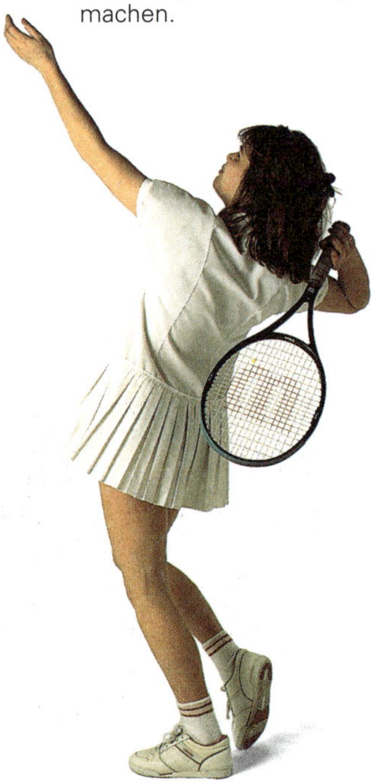

3 Erwarten Sie nicht, in Null Komma nichts in Form zu kommen. Beginnen Sie langsam, und trainieren Sie gerade so intensiv, daß Sie sich dabei leicht anstrengen müssen. Steigern Sie Ihre Trainingsintensität ganz allmählich im Verlauf der ersten vier Wochen. Wenn Sie außer Form sind und mit einer für Sie neuen Sportart beginnen, sollten Sie alle Sportarten vermeiden, die ungesunden, plötzlichen Kraft- und Energieaufwand erfordern.

Vor dem Training

Gesunde Menschen jeden Alters können ihre Trainingsroutine im allgemeinen relativ gefahrlos steigern. Das erfordert keine vorherige ärztliche Konsultation. Gehören Sie jedoch zu einer der folgenden Risikogruppen, dann sollten Sie vor Beginn eines Trainingsprogramms Ihren Arzt um Rat fragen:

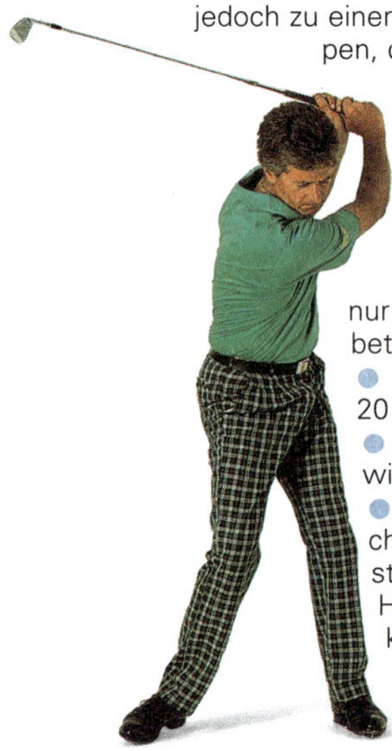

- Personen über 50 Jahre oder auch schon, wenn Sie erst 40 sind, die sich seit frühestem Erwachsenenalter körperlich nur wenig oder gar nicht betätigt haben.
- Starke Raucher (mehr als 20 Zigaretten täglich).
- Übergewichtige (siehe Gewichtstabellen, Seite 29);
- Personen, die wegen einer chronischen Gesundheitsstörung, wie Bluthochdruck, Herz-, Lungen- oder Nierenerkrankung sowie Diabetes, in Behandlung sind bzw. unter ärztlicher Beobachtung stehen.

Aerobische Übungen

Der Begriff »aerobisch« wird im Bereich der Trainingsphysiologie angewandt. Muskeln, die ununterbrochen und im gleichbleibenden Tempo arbeiten, gewinnen die notwendige Energie durch chemische Prozesse, an denen Sauerstoff, Glukose und Fette beteiligt sind. Man spricht hier vom aerobischen Stoffwechsel. Ein regelmäßiges Training mit mittelschweren aerobischen Übungen ist wichtig zur Gesunderhaltung: Aerobische Übungen tun Knochen und Muskeln, vor allem aber auch Ihrem Herz-Kreislauf-System gut.

Suchen Sie sich eine aerobische Übung aus, die Ihnen Spaß macht, und bauen Sie sie in Ihr regelmäßiges Trainingsprogramm ein. Trainieren Sie mindestens fünfmal pro Woche 30 Minuten täglich. Ideal wäre es, wenn alle Muskeln in einem noch angenehmen Tempo eingesetzt würden. Das läßt sich durch Aktivitäten wie Gehen bzw. Walking, Schwimmen oder Radfahren erreichen.

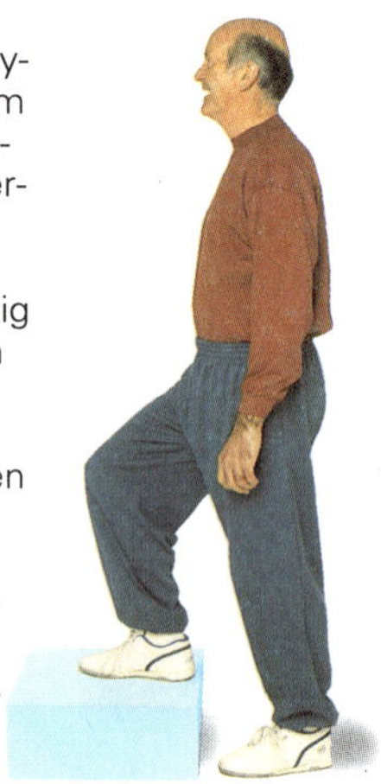

Aufwärmübungen

Wärmen Sie sich vor jedem Training mindestens 10 Minuten lang auf. Langsames Dehnen der Muskeln verbessert die Durchblutung und hilft, Muskeln, Sehnen und Bänder vor Verletzungen zu schützen. Versuchen Sie, vor jedem Training alle größeren Muskelgruppen (Brust, Bauch, Schultern, Arme und Beine) zu dehnen. Beginnen Sie die Aufwärmübungen behutsam, dehnen Sie sich langsam und vorsichtig. Achten Sie auf Ihr Körpergefühl und darauf, nichts zu überdehnen. Wippen und federn Sie beim Aufwärmen nie nach. Wenn das eigentliche Training Gehen bzw. Walking ist, dann beginnen Sie langsam und steigern sich schrittweise, bis Sie Ihr Lieblingstempo erreicht haben. Arbeiten Sie, nachdem Sie ein paar Minuten gegangen sind, einige Dehnübungen ein – Sie verbessern damit Ihre Beweglichkeit. Und nach dem Training das Abkühlen nicht vergessen (siehe Kasten Seite 18 oben).

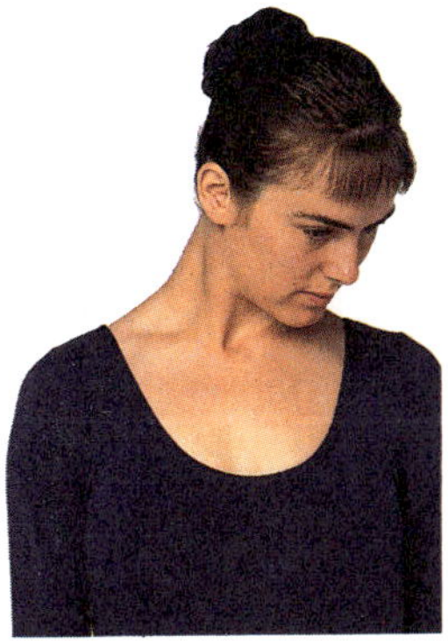

1 Kopf und Nacken
Neigen Sie Ihren Kopf langsam von links nach rechts und von vorn nach hinten. 5- bis 10mal wiederholen.

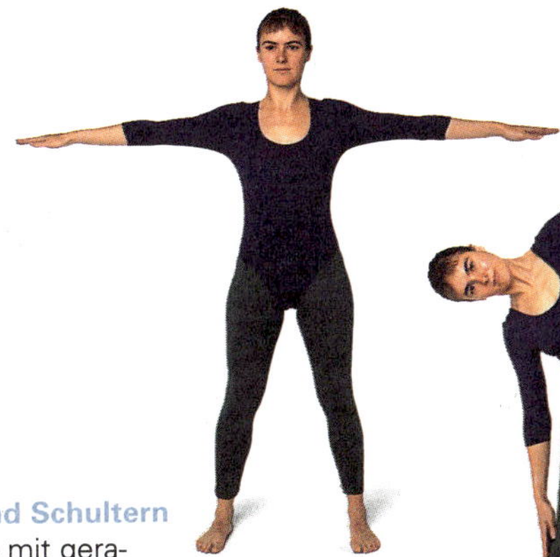

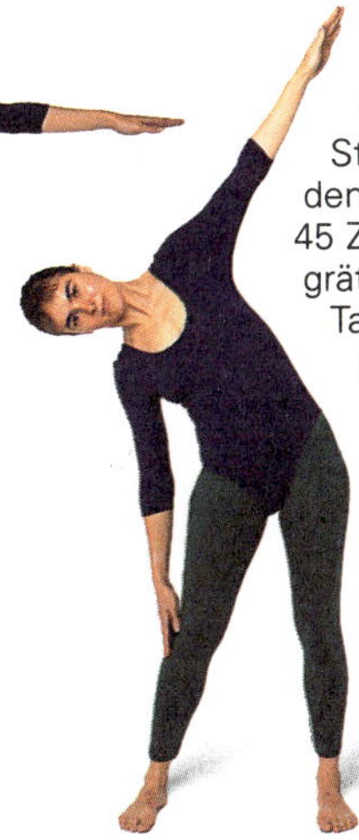

4 Rumpf
Stehen Sie mit geradem Rücken und etwa 45 Zentimeter breit gegrätschten Beinen. In der Taille nach rechts beugen und dabei die rechte Hand das Bein bis knapp unter das Knie hinuntergleiten lassen. Erneut Ausgangsposition einnehmen, dann dieselbe Bewegung nach links durchführen. 5- bis 10mal wiederholen.

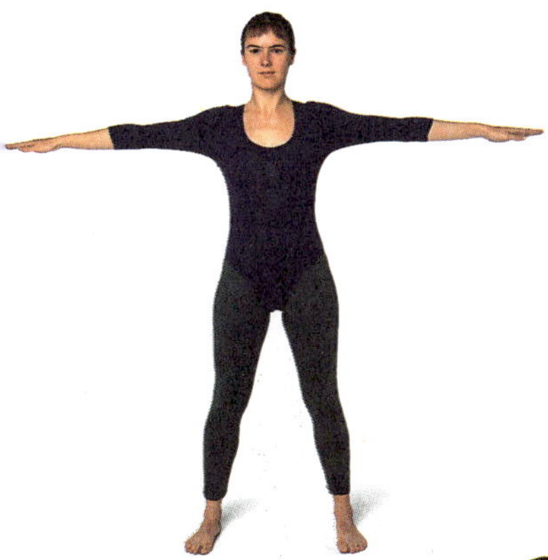

2 Arme und Schultern
Stehen Sie mit geradem Rücken und etwa 30 Zentimeter breit gegrätschten Beinen. Arme heben und ausstrecken und langsam 5- bis 10mal nach hinten, dann 5- bis 10mal nach vorn kreisen lassen.

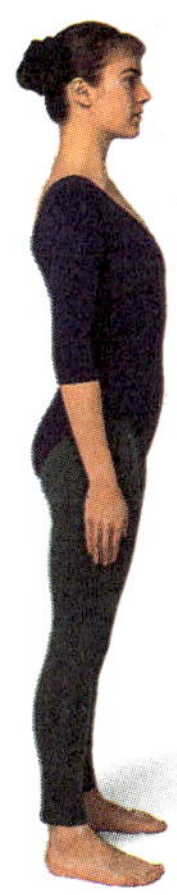

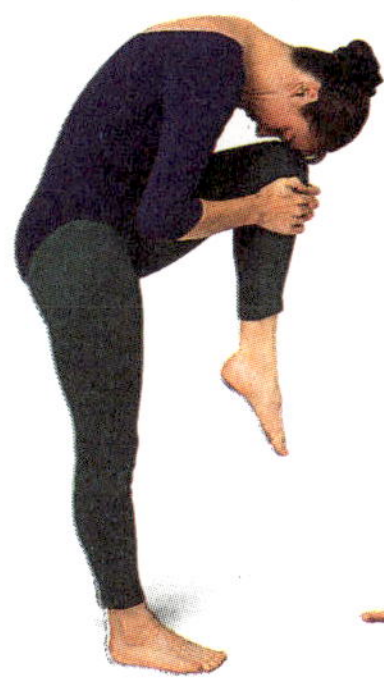

5 Hüfte und Rumpf
Stehen Sie mit geradem Rücken, beugen Sie sich in der Taille nach vorn, und bringen Sie ein Bein so hoch, daß Sie mit dem Gesicht das Knie berühren. Erneut Ausgangsposition einnehmen. Mit dem anderen Bein wiederholen. 5- bis 10mal wiederholen.

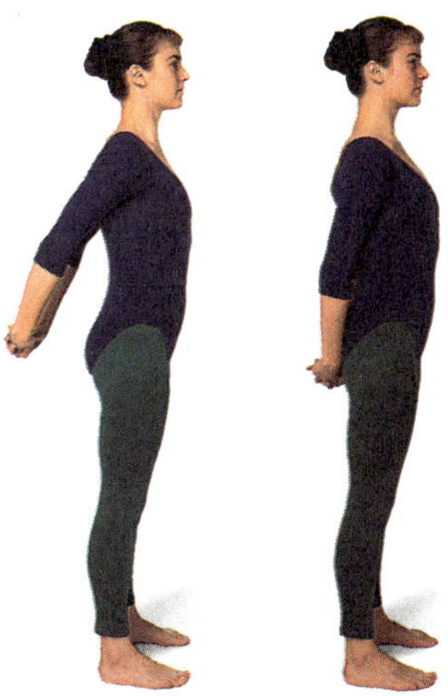

3 Schultern und Brust
Stehen Sie mit geradem Rücken und etwa 30 Zentimeter breit gegrätschten Beinen. Hände hinter dem Rücken ineinander verschränken und langsam die Arme so weit heben, bis man die Dehnung in der Muskulatur des oberen Brustbereichs und der Schultern spürt. 5- bis 10mal wiederholen.

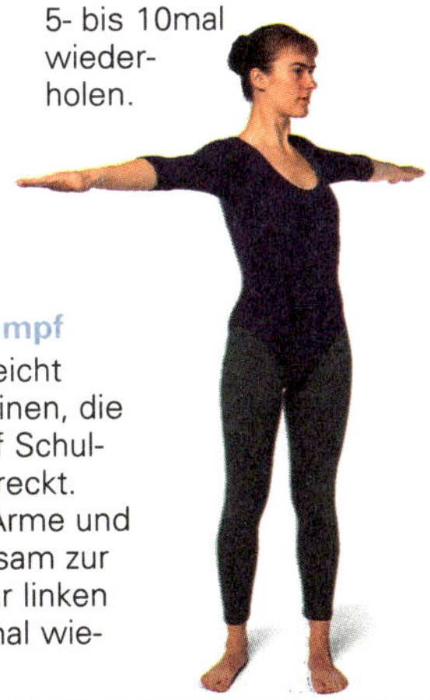

6 Hüfte und Rumpf
Stehen Sie mit leicht gegrätschten Beinen, die Arme seitlich auf Schulterhöhe ausgestreckt. Schwingen Sie Arme und Oberkörper langsam zur rechten, dann zur linken Seite. 5- bis 10mal wiederholen.

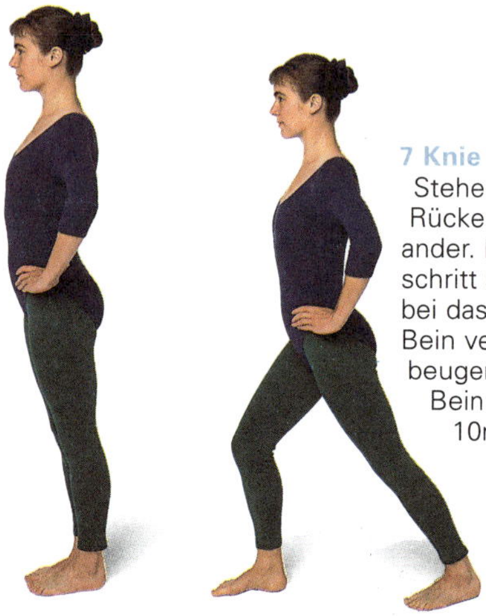

7 Knie und Waden
Stehen Sie mit geradem Rücken, die Füße nebeneinander. Langsam einen Ausfallschritt nach vorn machen, dabei das Gewicht auf dieses Bein verlagern und das Knie beugen. Mit dem anderen Bein wiederholen. 5- bis 10mal wiederholen.

Abkühlen

Das Abkühlen ist so wichtig, weil es Muskelkrämpfen und -verletzungen vorbeugen hilft und den Blutrückfluß zum Herzen unterstützt. Lassen Sie Ihr Training immer langsam auslaufen, hören Sie nie plötzlich und abrupt auf. Werden Sie nach einem langen Lauf ganz allmählich langsamer, bis Sie eine leichte Gehgeschwindigkeit erreicht haben, und gehen Sie dann noch ein paar Minuten. Eine Muskelmassage nach dem Abkühlen unterstützt die Durchblutung.

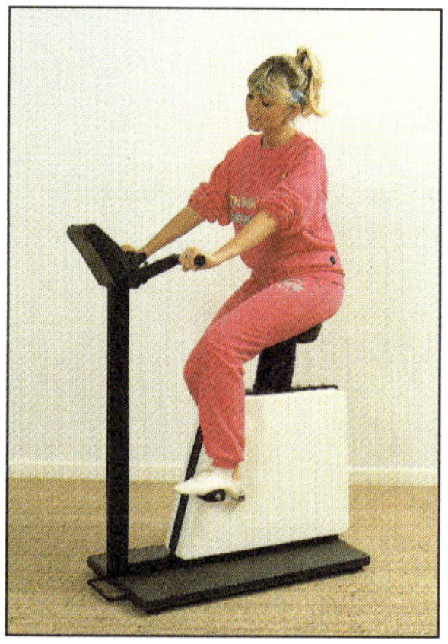

Trainingsrad
Ein stationäres Trainingsrad ist ein nützliches Trainingsgerät für jedes Wetter. Messen Sie stets Ihre Tagesleistung, und vergleichen Sie sie mit der des Vortags. Ziel ist eine langsame, wöchentliche Trainingssteigerung. Passen Sie dann die am Rad einstellbare Trainingsintensität Ihrem gesteigerten Fitneßgrad an.

8 Kniegelenksbeugemuskulatur
Stehen Sie mit geradem Rücken, die Füße nebeneinander. Langsam ein Bein heben, das Knie dabei beugen. Mit beiden Händen das Knie umschlingen und langsam zur Brust hinziehen. Das Bein langsam wieder sinken lassen und mit dem anderen Bein wiederholen. 5- bis 10mal wiederholen.

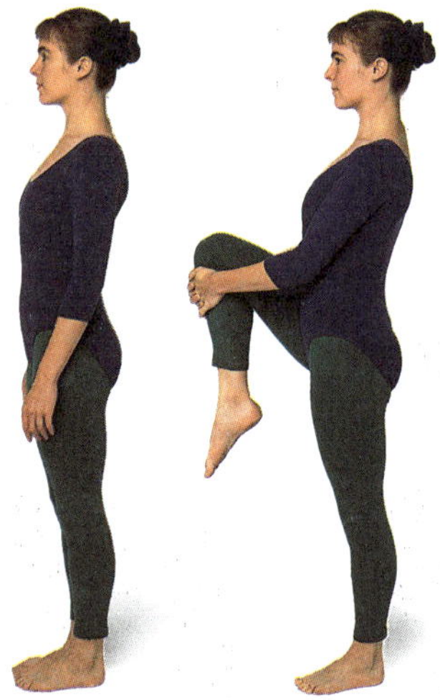

Flottes Gehen/Walking
Flottes Gehen bzw. Walking ist eine einfache Methode, eine aerobische Übung in Ihren Alltag einzubauen. Beginnen Sie zunächst langsam, und gehen Sie dann allmählich immer größere Strecken über immer längere Zeiträume. Flottes Gehen/Walking verbessert die Ausdauer, die Durchblutung und die Herz-Kreislauf-Fitneß.

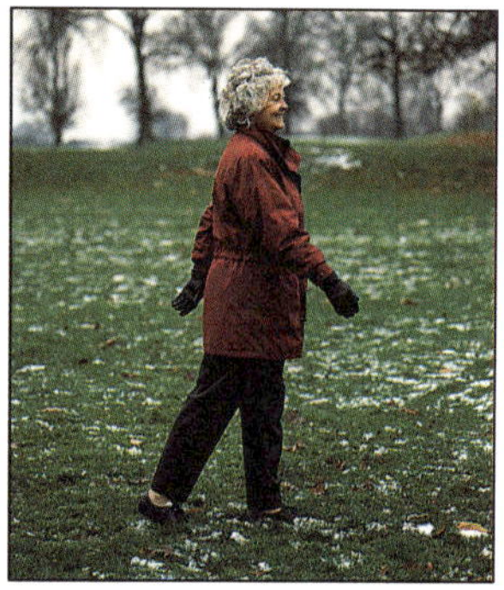

Wann Sie das Training abbrechen müssen

Egal, wie körperlich fit Sie sind oder wie lange Sie einen bestimmten Sport schon ausüben, übergehen Sie niemals die Warnzeichen eines Übertrainings. Die im folgenden aufgeführten Warnzeichen können sehr ernsthafter Natur sein und auf einen Herzinfarkt oder einen anderen medizinischen Notfall hinweisen. Wenn Sie sich eine Verletzung zugefügt haben, brechen Sie das Training unverzüglich ab. Einfach nur die Zähne zusammenbeißen und weitermachen, würde den Schaden nur noch verschlimmern. Verspüren Sie beim Tennisspielen etwa ein Reißen oder Ziehen in der Schulter, dann brechen Sie das Spiel ab. Schmerzt die Verletzung nach einigen Tagen Ruhe und nachdem Sie das PECH-Erste-Hilfe-Programm (siehe Kasten, Seite 278) angewandt haben, immer noch, dann konsultieren Sie Ihren Arzt.

Brechen Sie das Training unverzüglich ab, wenn Sie eines der nachfolgenden Symptome feststellen:

- Schmerzen oder Druck in der Brust
- Schmerzen in Nacken oder Kiefer oder den linken Arm hinunterstrahlend
- Herzklopfen
- Schwindel oder Benommenheit
- Übelkeit
- Sehstörungen
- starke Kurzatmigkeit
- Herannahen einer Ohnmacht oder Bewußtlosigkeit

Osteoporose vorbeugen

Das Risiko, an Osteoporose zu erkranken, steigt mit zunehmendem Alter. So haben etwa 25 bis 30 Prozent aller Frauen nach dem 60. Lebensjahr Osteoporose. Nach Schätzungen leiden etwa fünf bis sieben Millionen Bundesbürger an dieser schmerzhaften Erkrankung. Eine typische Folge des Knochenschwunds bei Osteoporose ist beispielsweise der Bruch des Oberschenkelhalses (ca. 68000 Fälle pro Jahr in Deutschland). Da beim alten Menschen mit allgemein schlechtem Gesundheitszustand solche Knochenbrüche einen tödlichen Ausgang nehmen können, ist es um so wichtiger, dieser Erkrankung rechtzeitig vorzubeugen.

Osteoporose läßt sich nicht einfach nur als Kalziummangel der Knochen bezeichnen. Vielmehr wird bei der Osteoporose der Knochen als Ganzes weniger dicht,

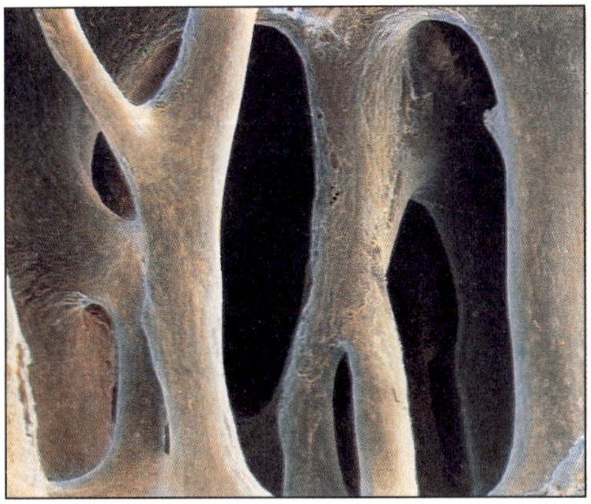

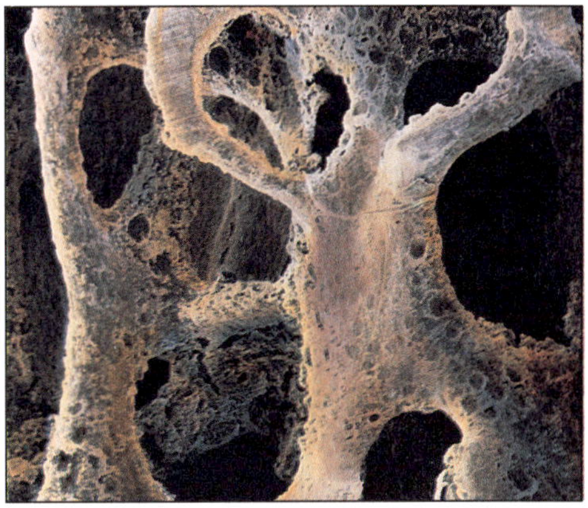

Veränderungen im Knochen
Gesunde Knochen (rechts) sehen dicht aus. Bei der Osteoporose verlieren die Knochen an Dichte, die Bälkchenstruktur wird schwächer (außen rechts), die Bruchgefahr steigt.

Wie Sie selbst der Osteoporose vorbeugen können

Sie selbst können den Knochenschwund mit Hilfe verschiedener Präventivmaßnahmen verlangsamen. Wichtig ist es vor allem für Frauen bis zum Alter von zirka 25 bis 30 Jahren – dann nämlich wird die maximale Knochendichte erreicht –, etwas für ihre Knochen zu tun.

Im Teenageralter sowie im zweiten und dritten Lebensjahrzehnt sollten sich vor allem Frauen Kalzium- und Vitamin-D-reich ernähren, ganz besonders wichtig sind magere Milchprodukte, grünes Blattgemüse, Vollkornprodukte, Zitrusfrüchte und Bohnen. Diese Form der Ernährung ist nicht nur knochengesund, sondern kommt Ihrer Gesundheit insgesamt zugute und sollte ein Leben lang eingehalten werden. Ein weiterer Einflußfaktor ist das Sonnenlicht, das heißt die UV-Strahlen, die in Ihrer Haut das für Ihren Kalziumhaushalt so wichtige Vitamin D produzieren.

Und auch körperliche Betätigung ist überaus wichtig: Fangen Sie damit bereits in der Kindheit an, und behalten Sie diese Gewohnheit ein Leben lang bei. Frauen, die körperlich immer aktiv waren, haben kräftigere Knochen und erleiden seltener Brüche als körperlich inaktive Frauen. Praktisch jede Übung mit Gewichtsbelastung scheint die Knochendichte zu erhöhen. Suchen Sie sich deshalb am besten eine Bewegungsform, wie flottes Gehen bzw. Walking, Jogging oder Treppensteigen, die gleichzeitig auch Ihr Herz-Kreislauf-System trainiert.

Rauchen Sie nicht, und drosseln Sie Ihren Alkoholkonsum. Beide Faktoren erhöhen das Osteoporoserisiko.

Vor der Menopause sollten sich Frauen über die Vor- und Nachteile einer Hormonsubstitutionstherapie (siehe Kasten Seite 20) informieren. Mit dieser Form der Behandlung läßt sich der – durch den Östrogenmangel bedingte – nach der Menopause auftretende Knochenschwund in den meisten Fällen aufhalten.

Nicht jeder entwickelt eine Osteoporose, verschiedene Faktoren gehen jedoch mit einem erhöhten Risiko für diese Störung einher. Der wichtigste Faktor ist das Geschlecht: Frauen haben, da der Knochenaufbau im wesentlichen von den Geschlechtshormonen abhängt, ein wesentlich höheres Erkrankungsrisiko als Männer; denn sie produzieren auch im Alter noch genügend Testosteron, während nach der Menopause die Östrogenproduktion bei der Frau fast vollständig zum Erliegen kommt. So tritt die Osteoporose bei der Frau meist wesentlich früher auf als beim Mann und ist auch stärker ausgeprägt.

Sonstige bekannte Risikofaktoren:

- Zuwenig körperliche Betätigung. Regelmäßige körperliche Betätigung stimuliert den Knochenaufbau.
- Frühe Menopause. Je früher die Eierstöcke die Östrogenproduktion einstellen, desto früher verliert der Knochen an Dichte.
- Zigarettenrauchen
- Alkoholkonsum
- Kinderlosigkeit
- Weiße oder asiatische Rasse
- Geringe Kalziumzufuhr oder Vitamin-D-Mangel
- Kortikosteroid-Langzeitbehandlung
- Stoffwechselstörungen
- Mehrere Osteoporosefälle in der Familie.

schwächer und damit eben auch bruchanfälliger. Die sogenannte Knochengrundsubstanz wird zum Teil durch Stimulierung männlicher und weiblicher Geschlechtshormone im Kindesalter, in der Adoleszenz und während des gesamten Erwachsenenalters gebildet und durch Einlagerung von Kalzium und anderen Mineralstoffen gekräftigt. Der Knochen ist also ein lebendes Gewebe, dessen Zellen ständig erneuert werden und dessen Form sich verändert. Dieser Wachstumsprozeß wird durch Hormone gesteuert und durch Faktoren wie körperliche Betätigung und Ernährung beeinflußt. Einfluß auf den Knochen hat – genau wie auf andere Gewebearten etwa das Muskelgewebe – auch der Grad seiner Beanspruchung. Wird der Knochen nicht genügend beansprucht, führt dies zu einem Abbau von Knochenmasse. Darüber hinaus unterliegt auch der Knochen – ebenso wie Haut und Muskeln – dem natürlichen Alterungsprozeß, der ihn dünner werden läßt. Damit ist es bis zu einem gewissen Grad ganz natürlich und auch unvermeidbar, daß die Knochen im Alter brüchiger werden. Individuelle Einflußfaktoren jedoch können diesen altersbedingten Knochenabbau forcieren oder bremsen (siehe Kasten Seite 19).

Hormonsubstitutionstherapie

In der Menopause stellen die Eierstöcke ihre Produktion des weiblichen Geschlechtshormons Östrogen ein, womit der Östrogenspiegel auf etwa 20 Prozent seines prämenopausalen Standes abfällt. Verschiedene der sogenannten Wechseljahrsbeschwerden wie Hitzewallungen, nächtliche Schweißausbrüche und eine trockene Scheide gehen auf diesen Östrogenmangel zurück. Und auch an der Entstehung der Osteoporose (siehe Seite 19) ist dieser Faktor maßgeblich beteiligt.

Bei der Hormonsubstitutionstherapie wird Östrogen zusammen mit Gestagen (eine Progesteron-ähnliche Form) künstlich zugeführt, um die Folgen eines Östrogenmangels zu behandeln oder ihnen vorzubeugen. Die zusätzliche Gabe von synthetischem Progesteron läßt sich damit begründen, daß eine Östrogen-Monotherapie das Risiko eines Endometriumkarzinoms (Krebserkrankung der Gebärmutterschleimhaut) erhöht. Eine reine Östrogensubstitutionstherapie – ohne die zusätzliche Gabe von Gestagenen – empfiehlt sich nur für Frauen, bei denen eine Hysterektomie (Entfernung der Gebärmutter) vorgenommen worden ist.

Eine Hormonsubstitutionstherapie zur Behandlung schwerer Wechseljahrsbeschwerden dauert etwa ein Jahr. Sollten die Symptome nach einigen Monaten erneut auftreten, wird die Behandlung wieder aufgenommen. Zur Osteoporoseprophylaxe empfiehlt sich die Hormonsubstitutionstherapie für die Dauer von mindestens fünf bis zehn Jahren oder, je nach Fall, sogar lebenslang. Östrogen schützt die Frau auch vor Herzerkrankungen und Arteriosklerose (Seite 414). Es gibt aber einige Hinweise darauf, daß Progesteron dieser Schutzwirkung entgegenwirkt. Wenn Sie sich für eine Hormonsubstitutionstherapie entscheiden, sollten Sie die regelmäßigen Kontrolluntersuchungen – Blutdruckmessungen, Mammographien, gynäkologische Untersuchung, Zervixabstrich – einhalten.

Zu den möglichen Nebenwirkungen der Hormonsubstitutionstherapie zählen Kopfschmerzen, Übelkeit, Aufgedunsensein, Brustempfindlichkeit, Gewichtszunahme und depressive Verstimmungen. Stellen Sie eines dieser Symptome an sich fest, sprechen Sie mit Ihrem Arzt darüber. Möglicherweise muß die Dosierung reduziert oder die Medikation ganz abgesetzt werden.

Manche Ärzte raten nur in Fällen mit wirklich starken Beschwerden zu einer Hormonsubstitutionstherapie, andere wiederum empfehlen sie den meisten Frauen, um einer Osteoporose vorzubeugen. Generell nicht zu empfehlen ist sie Frauen, die bereits wegen eines Endometriumkarzinoms oder Brustkrebs in Behandlung waren, oder bei bestimmten Bluterkrankungen. Auch Fettleibige oder starke Raucherinnen kommen wegen des erhöhten Komplikationsrisikos für diese Therapie im allgemeinen nicht in Frage.

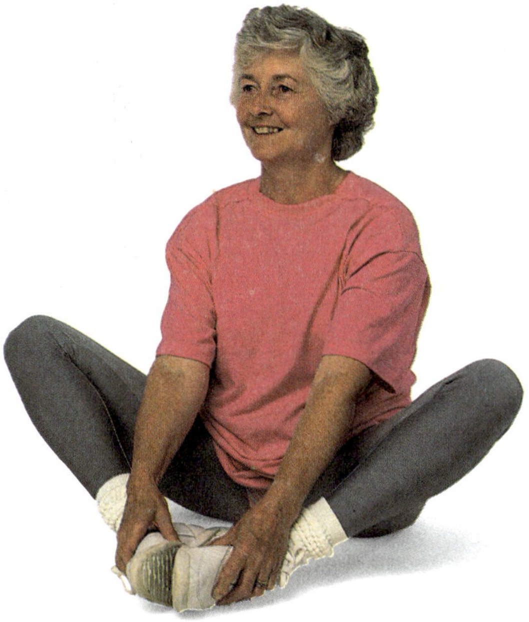

Die Hormonsubstitutionstherapie kann den Knochenverlust bremsen, wichtig sind aber auch Bewegung und knochengesunde Ernährung.

Die Hormonsubstitutionstherapie gibt es in unterschiedlicher Form: Die Östrogene können oral verabreicht oder injiziert, über ein Pflaster in die Haut oder als Creme oder Zäpfchen appliziert, die Gestagene dann zusätzlich eingenommen, injiziert oder aber – neuerdings – zusammen mit den Östrogenen per Pflaster verabreicht werden.

Hat die Hormonsubstitutionstherapie auch die Lebensqualität vieler Frauen verbessert und ihr Leben vielleicht sogar verlängert, so sind doch ihre Langzeitfolgen in bezug auf Krebserkrankungen noch nicht endgültig geklärt. Bevor Sie sich für diese Behandlung entscheiden, sprechen Sie mit Ihrem Arzt darüber und mit Frauen, die diese Therapie in Anspruch genommen haben; informieren Sie sich genau – und wägen Sie dann sorgfältig Vor- und Nachteile ab.

Ernährung und Gesundheit

Unser vielleicht größtes Ernährungsproblem ist, daß wir, gemessen an unserem Energiebedarf, einfach zuviel essen. Das führt zu einer großen Zahl von Übergewichtigen und Menschen, die ihr Gewicht nur mit zeitweiligen Diäten halten können. Eine gesunde Ernährung aber vermag mehr, als nur unsere Energiezufuhr dem Energieverbrauch anzupassen: Sie versorgt uns mit allen zur Gesunderhaltung wichtigen Substanzen.

Essen und Trinken mit Vernunft
Wenn Sie sich ausgewogen ernähren – eine möglichst große Auswahl an naturbelassenen Nahrungsmitteln verzehren –, befolgen Sie bereits die erste Regel einer vernünftigen Ernährung. An die zweite Regel »Essen Sie nur soviel, wie Sie brauchen« jedoch halten sich viele nicht. Eine ausgewogene und den Energieanforderungen angepaßte Ernährung ist der Gesundheit in vielerlei Hinsicht förderlich.

Die Bausteine einer gesunden Ernährung

Eine gesunde Ernährung setzt sich aus sechs Gruppen essentieller Substanzen im jeweils richtigen Verhältnis zueinander zusammen. Bei diesen sechs Gruppen handelt es sich um Eiweiß, Kohlenhydrate und Fette, die allesamt Kalorien enthalten (energieproduzierende Nährstoffe), sowie Ballaststoffe, Vitamine und Mineralstoffe, die, obwohl für eine gesunde Ernährung unerläßlich, ohne Kalorien sind. Darüber hinaus müssen wir uns auch noch viel Wasser, ohne das kein Leben möglich wäre, zuführen.

Nahrungsmittelrichtlinien

Die Deutsche Gesellschaft für Ernährung e.V. (DGE) hat Richtlinien für eine gesunde Ernährung erarbeitet, die dem allgemeinen Wohlbefinden förderlich ist und das Risiko für bestimmte Erkrankungen wie Bluthochdruck, Herzerkrankungen, Schlaganfall, *Diabetes mellitus* und möglicherweise auch verschiedene Formen der Krebserkrankung senkt.

- Essen Sie eine Vielzahl an Nahrungsmitteln.
- Achten Sie auf ein gesundes Gewicht (siehe Gewichtstabellen, Seite 29).
- Sorgen Sie für eine Ernährung mit einem insgesamt niedrigen Fettanteil, der darüber hinaus arm an gesättigten Fettsäuren und Cholesterin ist (Seite 26).
- Essen Sie viel Obst, Gemüse und Getreideprodukte.
- Verzehren Sie Zucker nur in Maßen.
- Verzehren Sie Salz (Natrium) nur in Maßen.
- Trinken Sie Alkohol nur in Maßen (siehe »Gefahren des Alkohols«, Seite 42).

Eiweiß
Für die Erneuerung, den Ersatz und das Wachstum der Körperzellen und überhaupt für die reibungslose Funktion unseres Körpers müssen wir uns täglich regelmäßig eine bestimmte Menge an Eiweiß (Protein) zuführen. Tierisches Eiweiß (Fleisch, Fisch, Eier und Käse) enthält die wichtigen, sogenannten essentiellen Aminosäuren, die der Körper selbst nicht herstellen kann. Da viele dieser tierischen Eiweißquellen aber auch einen hohen Fettgehalt haben, ist hier Maßhalten geboten. Zur Verfügung steht uns auch eine Vielzahl an pflanzlichem Eiweiß, das in Erbsen, Bohnen und anderen Hülsenfrüchten, aber auch in Getreideprodukten reichlich enthalten ist. Überschüssiges Eiweiß wird entweder in Glukose umgewandelt – und versorgt uns so mit Energie – oder aber in Fett – und wird im Körper gespeichert.

Wasser
Unser Körper besteht zu 65 bis 70 Prozent aus Wasser. Da wir jeden Tag etwa zwei Liter Wasser mit der Ausatemluft, dem Urin, Stuhl und Schweiß ausscheiden, müssen wir diese verlorengegangene Flüssigkeit immer wieder ersetzen. Dazu reicht es, täglich sechs bis acht Gläser Wasser zu trinken.

Kohlenhydrate
Diese Substanzen setzen sich aus Kohlen-, Wasser- und Sauerstoff zusammen. Alle stärke- wie zuckerhaltigen Nahrungsmittel bestehen zu einem hohen Prozentsatz aus Kohlenhydraten. Beispiele hierfür sind Zucker, Brot, Teigwaren, Reis, Kartoffeln und Getreideprodukte. Sie sind die Hauptenergiequelle unseres Körpers, und manche von ihnen enthalten auch noch andere Elemente einer ausgewogenen Ernährung, wie etwa Vitamine oder Mineralstoffe. So enthalten Kartoffeln und Vollkornbrot beispielsweise Ballaststoffe und Eisen, Frühstücksflocken dagegen relativ viel Eiweiß.

Ballaststoffe
Der menschliche Verdauungstrakt ist nicht in der Lage, Ballaststoffe, das heißt also pflanzliche Substanzen wie Zellulose und Pektin, die in nicht weiterverarbeiteten Getreideflocken, Obst, Gemüse und Hülsenfrüchten vorkommen, zu verdauen. Ballaststoffe sind sehr wichtig, da sie den Darminhalt vergrößern und somit die Weiterbeförderung von Abfallprodukten durch den Darm anregen. Darüber hinaus helfen sie, Divertikulose (Seite 485) und Dickdarmkrebs (Seite 486) vorzubeugen.

Fette
Fette kommen in pflanzlichen Nahrungsmitteln wie Oliven und Erdnüssen ebenso vor wie in tierischen Produkten. Fette liefern Energie, und winzige Men-

Koffein

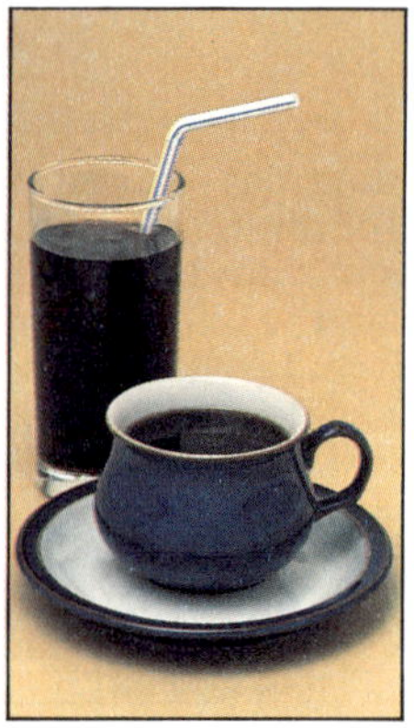

Koffein, eine stimulierende Droge, die in Kaffee, Tee, Kakao und manchen Limonaden vorkommt, regt das zentrale Nervensystem an und sorgt dafür, daß Sie sich temporär energievoller fühlen. Darüber hinaus erhöht es den Blutfluß durch die Nieren, die dadurch mehr Urin produzieren. Im allgemeinen wirken bereits ein bis zwei Tassen Kaffee oder Tee stimulierend.

Große Koffeinmengen – 1000 mg (etwa zehn Tassen starker Kaffee) – können Ruhelosigkeit, Zittern, Schlaflosigkeit, Herzklopfen und Durchfall verursachen. Eine durchschnittlich große Tasse Kaffee enthält etwa 100 mg Koffein. Wesentlich weniger Koffein ist in Tee und Kakao und noch weniger sogar in den meisten koffeinhaltigen Limonaden enthalten. Versuchen Sie, täglich im Schnitt nicht mehr als zwei Tassen Kaffee zu trinken, vor allem, wenn Sie merken, daß Sie davon zittrig werden. Oder trinken Sie einfach grundsätzlich koffeinfreien Kaffee.

Wer regelmäßig Kaffee, Tee oder Colagetränke konsumiert, kann psychisch und auch körperlich abhängig (mit Entzugsymptomen) vom Koffein werden. Da in diesen Getränken weder Vitamine noch Mineralstoffe enthalten sind, sind Fruchtsäfte und Wasser in jedem Fall die bessere Alternative, wenn man durstig ist.

gen davon werden ebenfalls zum Wachstum und zur Reparatur von Körperzellen benötigt. Darüber hinaus machen sie die Nahrung schmackhafter und sättigender. Überschüssiges Fett wird im Körper in Form von Fettgewebe gespeichert. Ein überhöhter Fettkonsum kann ernsthafte Gesundheitsstörungen zur Folge haben (siehe Fettsucht, Seite 300).

Man unterteilt die Fette, je nach ihrer chemischen Zusammensetzung, in gesättigte oder ungesättigte Fettsäuren. Der Genuß gesättigter Fettsäuren soll die Cholesterinkonzentration im Blut erhöhen (Seite 26) und damit für die Entstehung der Arteriosklerose (Seite 414) mitverantwortlich sein. Tierische Fette, vor allem die in Milch, Butter, Käse und Fleisch enthaltenen, sind vorwiegend gesättigt. Fisch und manche Pflanzenöle dagegen enthalten viele ungesättigte Fettsäuren (siehe Abb. Seite 27), ebenso Geflügelfleisch. Die wichtigste Quelle der ungesättigten Fettsäuren sind die Pflanzenöle, die sich in zwei Kategorien unterteilen lassen: jene, die mehrfach ungesättigte Fettsäuren enthalten, und jene mit einfach ungesättigten Fettsäuren – gesund für das Herz sind beide Öltypen. Davon abgesehen enthalten alle Fette gleich viele Kalorien: 135 pro Teelöffel!

Vitamine

Manche Vitamine kann unser Körper in kleinen Mengen selbst herstellen, so zum Beispiel Vitamin D, das von der ultravioletten Strahlung in der Haut produziert wird. Die meisten Vitamine jedoch können wir nur aus der Nahrung beziehen. Eine ausgewogene Ernährung, die sich aus frischem Obst und Gemüse, Getreide, Milchprodukten, Fisch und Fleisch zusammensetzt, sichert normalerweise auch die Vitaminversorgung. Wenn Sie zusätzlich noch eine Extraportion frisches Obst und Gemüse essen, wird Ihre Ernährung genügend Vitamin A, C und D enthalten, um Sie vor Osteoporose und vielleicht sogar vor Krebs zu schützen. Obst und Gemüse enthalten darüber hinaus wertvolle Ballaststoffe und bewahren Sie so vor Heißhunger auf die weniger gesunden fett- und zuckerhaltigen Nahrungsmittel.

Mineralstoffe

Mindestens 20 Mineralstoffe sind an der Stoffwechselkontrolle beteiligt. Manche davon braucht der Körper in sehr großen Mengen, andere dagegen, die sogenannten Spurenelemente, nur in winzigen. Aus ernährungstherapeutischer Sicht von besonders großer Bedeutung sind Eisen, Kalzium, Jod und Natrium, mit denen uns eine wirklich ausgewogene Ernährung normalerweise ausreichend versorgt.

Viele Menschen führen sich zuviel Natrium (im Speisesalz) zu, was bei bestehendem Bluthochdruck das Risiko einer Herzerkrankung erhöht. Der Salzkonsum läßt sich bereits wesentlich einschränken, indem man auf das Nachsalzen beim Kochen oder bei Tisch verzichtet.

Erläuterungen zum Ernährungskreis

Was wir essen und trinken, ist für eine vollwertige Ernährung von großer Bedeutung. Das Angebot an Lebensmitteln ist bei uns fast unüberschaubar groß. Notwendig sind einfache, klare Hinweise, um eine Bewertung der einzelnen Produkte vorzunehmen. Der rechts abgebildete Ernährungskreis ist dabei eine große Hilfe. Er gibt einen Überblick über die verschiedenen Nahrungsmittel und die Bedeutung, die sie für die tägliche Ernährung haben. Alle Lebensmittel sind hier in sieben verschiedene Gruppen eingeteilt. Wählen Sie aus jeder Gruppe täglich mindestens ein Lebensmittel aus, und wechseln Sie im Lauf der Woche die Lebensmittel innerhalb einer Gruppe.

Wer sich gesund ernähren möchte, der bevorzugt aus den jeweiligen Gruppen die qualitativ hochwertigen Lebensmittel. Hochwertig, das sind nicht etwa die kalorienreichen Nahrungsmittel, sondern diejenigen, die viele lebensnotwendige Nährstoffe (Vitamine, Mineralstoffe, Ballaststoffe) enthalten – die Nahrungsmittel also, die den Namen »Lebensmittel« wirklich verdienen. Lebensmittel von hoher Qualität sind »nährstoffdicht«, das heißt: Sie enthalten relativ viele der lebensnotwendigen Nährstoffe und relativ wenig Kalorien. Vollkornprodukte, Kartoffeln, Gemüse, Hülsenfrüchte, fettarme Milchprodukte, Obst, Fisch und mageres Fleisch sind im allgemeinen nährstoffdicht. Allerdings kann die unpassende Koch- und Zubereitungsmethode auch aus hochwertigen Lebensmitteln kalorienreiche Nahrungsmittel mit geringer Nährstoffdichte machen.

1. Getreide, Getreideprodukte und Kartoffeln

Brot und andere Getreideerzeugnisse versorgen uns mit pflanzlichem Eiweiß, Ballaststoffen, Mineralien und natürlich Vitaminen, ebenso wie Kartoffeln und Reis. Hier ist naturbelassen allerdings nicht das Optimum. Reis und Kartoffeln müssen gekocht werden. Verwenden Sie Vollkornreis, und ziehen Sie die nicht allzusehr verarbeiteten Kartoffelzubereitungen vor.

2. Gemüse und Hülsenfrüchte

Gemüse gilt – zu Recht – als Inbegriff des gesunden Essens. Es enthält viele Ballaststoffe, ist vitamin- und mineralstoffreich, sättigend und kalorienarm. Da auch hier frische Produkte besonders gesund sind, bauen Sie regelmäßig Salate in Ihre Ernährung ein.

3. Obst

Obst ist ein unentbehrliches Lebensmittel, das vitamin- und mineralstoffreich und wegen seines natürlichen Zuckergehalts auch ein idealer Energieträger ist. Auch hier gilt: je naturbelassener, um so besser. Je frischer die Früchte sind, um so größer ist ihr Vitamingehalt. Trockenobst, obwohl nicht frisch, enthält viele Ballaststoffe und kann – regelmäßig gegessen – auf natürliche Weise Verstopfung beseitigen. Vermeiden Sie »Pseudofruchtiges«, wie zum Beispiel stark gesüßte Obstkonserven.

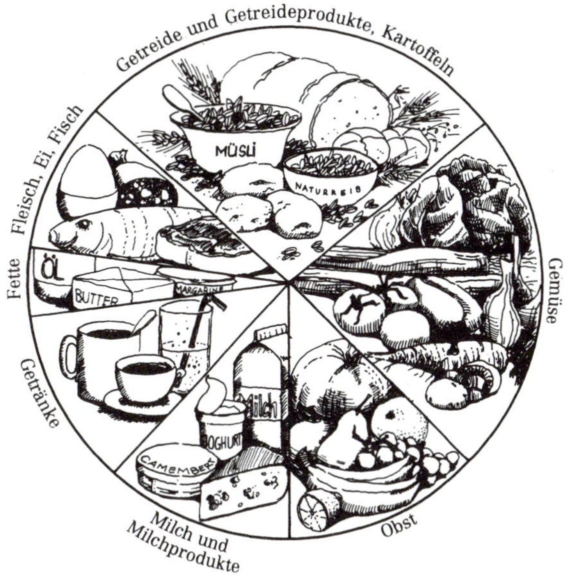

4. Getränke

Das Einfachste und Natürlichste ist meist auch das Beste. Dies gilt auch für die Gruppe »Getränke«. Einen besonders hohen Stellenwert hat hier Mineralwasser. Es ist kalorienfrei und versorgt Sie mit wichtigen Mineralstoffen. Gesüßte Getränke sind dagegen nicht nur kalorienreich, sondern schaden auch Ihren Zähnen. Zuviel Kaffee und Tee belasten Sie mit Koffein, und Alkohol ist kein Durstlöscher!

5. Milch und Milchprodukte

Eiweiß, Fett, Kohlenhydrate, Mineralstoffe und Vitamine sind in Milch und Milchprodukten enthalten. Daher ist es wichtig, daß Sie diese Lebensmittel täglich verzehren.

6. Fleisch, Fisch und Eier

Bislang essen die Bundesdeutschen zuviel fettes Fleisch und Wurst, Fisch wird eher selten und häufig in nicht empfehlenswerter Zubereitungsform verzehrt. Ganz verzichten müssen Sie auf Fleisch aber nicht, da es leichter ist, sich mit etwas Fleisch vollwertig zu ernähren als ganz ohne. Das ist zwar auch möglich, bedarf dann aber einer gründlicheren Lebensmittelauswahl. Vorsicht vor Wurst: Sie enthält meist sehr viel verstecktes Fett. Seefisch hingegen enthält oft viel der für die Gesundheit wichtigen Omega-3-Fettsäuren und Jod.

7. Fette und Öle

Fett ist nicht überflüssig – auch wenn die Kaloriendiskussion der letzten Jahre und ungezählte fettarme Diäten dies vermuten lassen könnten. Fette sind – in Maßen – für uns lebensnotwendig. Wichtig ist die Menge und die Art der Fette. Achten Sie auf verborgene Fette, bevorzugen Sie fettarme Zubereitungsarten, und verwenden Sie Pflanzenöle und -margarine mit einem hohen Anteil an ungesättigten Fettsäuren.

Die richtige Lebensmittelauswahl

Heute fehlt vielen Familien die Zeit, alle Mahlzeiten zusammen zu Hause einzunehmen. Immer mehr von uns essen in der Arbeit, in der Schule oder im Restaurant – sich dabei an die Grundsätze einer ausgewogenen Ernährung zu halten, fällt oft schwer. Obwohl uns ein großes Angebot an gesunden Nahrungsmittelalternativen zur Verfügung steht, wählen wir häufig einfach nur Fast food aus, das meist ausgesprochen fett-, cholesterin-, zucker- und salzhaltig ist. Da unsere Ernährungsgewohnheiten großen Einfluß auf unsere Gesundheit haben, muß uns allen bewußt gemacht werden, wie wichtig es für unsere Gesundheit ist, sich jeden Tag vernünftig zu ernähren.

Frühstück

Lassen Sie das Frühstück möglichst nie ausfallen – es liefert die nötige Energie für den bevorstehenden Tag. Auf ein traditionell englisches Frühstück, das sich vornehmlich aus fett- und cholesterinreichen Nahrungsmitteln wie Speck, Eiern, Wurst und Hackfleisch zusammensetzt, sollten Sie aber verzichten. Wählen Sie lieber die gesunde Alternative wie frisches Obst, mit Magermilch angerührte ballaststoffreiche Frühstücksflocken und Vollkorntoast.

Mittagessen

Viele von uns essen mittags außer Haus, und das oft auf die Schnelle. Da ist die Versuchung natürlich groß, nach fettreichen Nahrungsmitteln wie Hot dogs, Hamburgern oder Pommes frites zu greifen. Doch auch hier gibt es nährstoffreichere und dennoch genauso schmackhafte Alternativen, wie beispielsweise Salat, Vollkornbrot und frisches Obst. Eine solche Mahlzeit können Sie auch problemlos von zu Hause mitbringen oder an der Salattheke kaufen.

Zwischenmahlzeiten

Wenn Sie zwischen den Hauptmahlzeiten hungrig werden oder einen kleinen Energieschub brauchen, verzichten Sie auf fett- und kalorienreiche Zwischenmahlzeiten, und wählen Sie statt dessen gesunde Alternativen wie frisches Obst, unbehandeltes Popcorn oder ein Früchtebrötchen. Mag sein, daß Apfelkrapfen und Kartoffelchips besser schmecken, dafür enthalten sie aber in erster Linie leere Kalorien und können zu Fettleibigkeit und Karies führen.

Abendessen

Das Abendessen stellt für immer mehr Menschen die Hauptmahlzeit des Tages dar und sollte sich deshalb auch aus den Hauptnahrungsmittelgruppen zusammensetzen. Große Portionen fetten roten Fleisches – einst Hauptbestandteil unserer Ernährung – sollten durch kleinere Portionen mageren roten Fleisches, Geflügel oder Fisch ersetzt und durch große Gemüseportionen ergänzt werden. Wählen Sie zum Nachtisch besser frisches Obst oder fettarmen Joghurt als fetthaltige Produkte wie etwa Eis.

Traditionelle Auswahl

Schinken, Eier, Hackfleisch und Weißbrot

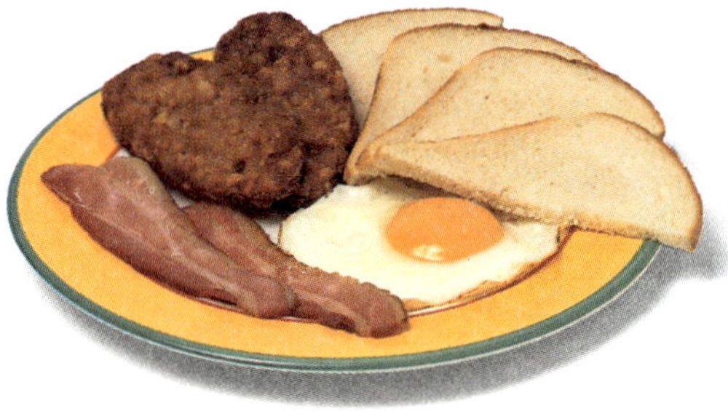

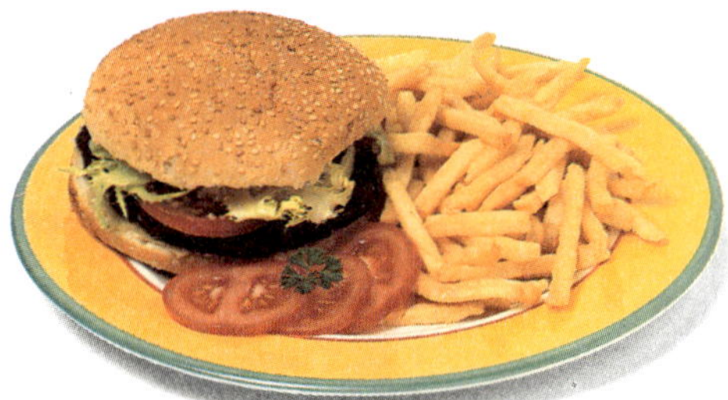

Hamburger und Pommes frites

Apfelkrapfen und Kartoffelchips

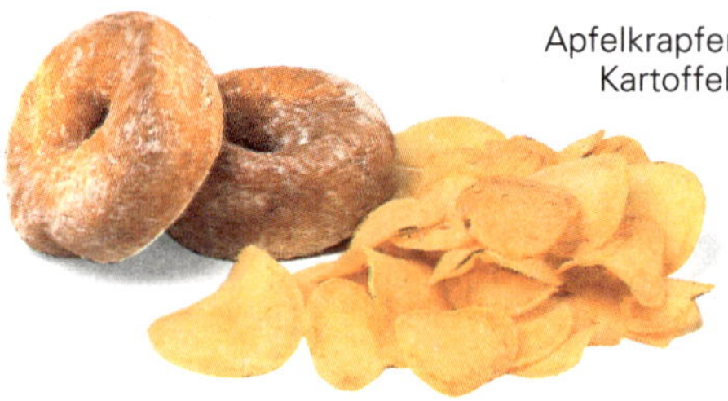

Schweinefleisch süß-sauer, Frühlingsrolle, weißer Reis und Eis

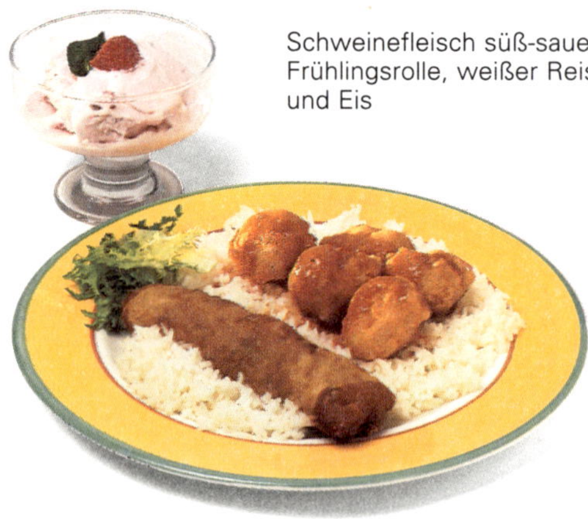

Gesunde Alternative

Grapefruit, Kleieflocken mit Magermilch und Vollkorntoast

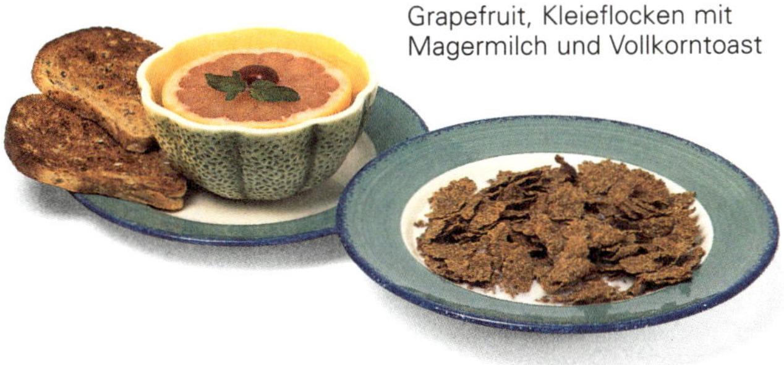

Gemischter Salat im Pita-Brot

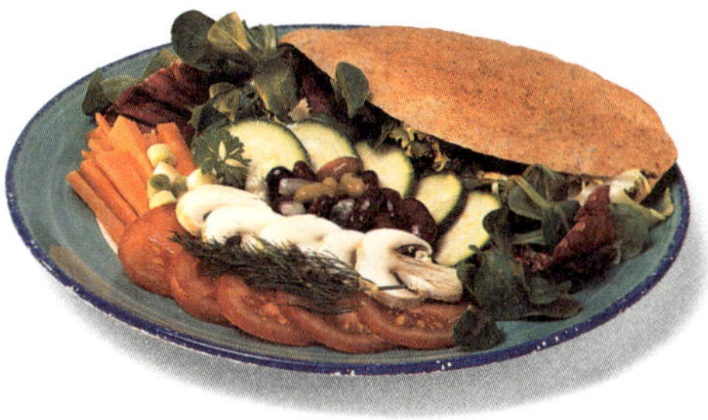

Apfel, Früchtekringel und ungesalzenes, fettarmes Popcorn ohne Butter

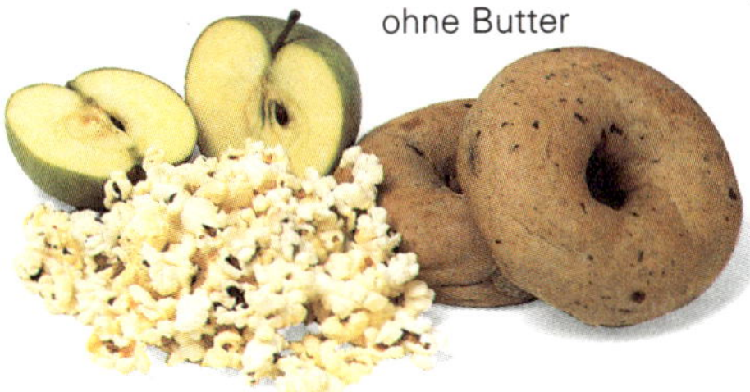

Gegrilltes Hähnchen, Backkartoffel, Ratatouille, Vollkornbrötchen, frischer Obstsalat mit fettarmem Joghurt garniert

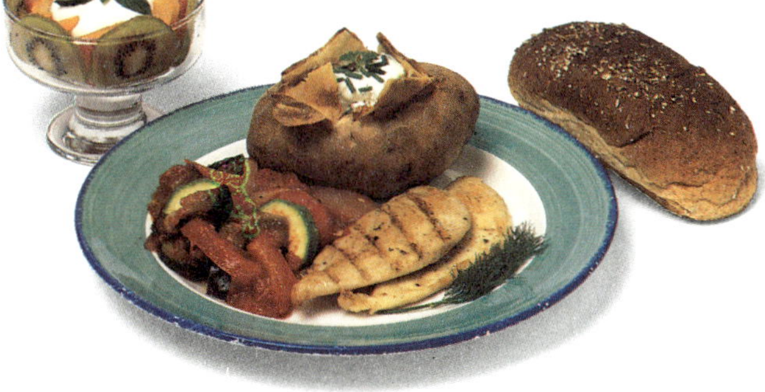

Gesunde Getränkealternativen

Wesentlicher Bestandteil jeder gesunden Ernährung ist auch die Zufuhr von reichlich Flüssigkeit. Versuchen Sie immer, eine der unten aufgeführten gesunden Getränkealternativen auszuwählen.

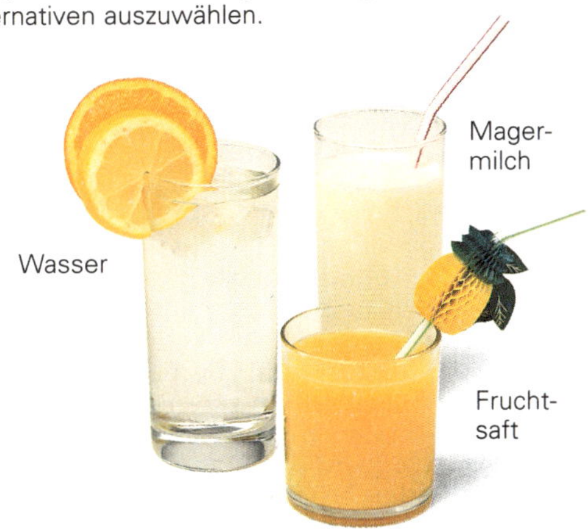

Kalorienzählen

Wenn Sie ein Stück Kohle verbrennen, läßt sich die verbleibende Energie (in Form von Hitze freigesetzt) messen. Ähnlich verbrennt auch Ihr Körper eine bestimmte Menge an Nahrungsmitteln, um damit eine bestimmte Menge an Kalorien freizusetzen. Eine Kilokalorie (= 1000 Kalorien) ist der traditionelle Meßwert für Nahrungsenergie. Die international gebräuchliche Maßeinheit Joule (1 Joule entspricht 0,239 Kalorien) hat sich bei uns nicht recht durchsetzen können.

Die drei Nahrungsmittelkomponenten – Eiweiß, Kohlenhydrate und Fette – produzieren unterschiedliche Mengen an Energie. Eiweiß- und kohlenhydratreiche Nahrungsmittel haben weniger Kalorien als dieselbe Menge an Fett.

Wie viele Kalorien Sie brauchen, hängt weitestgehend davon ab, wie körperlich aktiv Sie sind (siehe Fettsucht, Seite 300). So braucht eine Frau mit vorwiegend sitzender Tätigkeit durchschnittlich 1600 Kalorien pro Tag, eine körperlich aktive Frau etwa 2200 Kalorien täglich und eine Frau, die körperlich sehr aktiv ist, etwa 2800 Kalorien. Ein Mann mit vorwiegend sitzender Tätigkeit benötigt durchschnittlich 2200 Kalorien täglich, ein körperlich aktiver Mann 2800. Ein heranwachsendes Mädchen braucht etwa 2200 Kalorien täglich, ein heranwachsender Junge etwa 2800. Sie nehmen bereits an Gewicht zu, wenn Sie sich täglich nur einige hundert Kalorien mehr zuführen, als Sie tatsächlich benötigen. In der Schwangerschaft oder Stillzeit können Sie bis zu 800 Kalorien täglich mehr brauchen. Mit zunehmendem Alter werden Sie feststellen, daß es Ihnen bei gewohnter Kalorienzufuhr immer schwerer fällt, Ihr Gewicht zu halten. Das kann zum Teil daran liegen, daß Sie bei gleichbleibender Kalorienzufuhr jetzt weniger aktiv sind. Ihr Körper speichert diese überschüssigen Kalorien dann als Körperfett. Wenn Sie sich jetzt regelmäßig und in Maßen körperlich betätigen, etwa mit flottem Gehen/Walking oder Schwimmen, hilft Ihnen das, Ihr Gewicht zu kontrollieren.

Fette und Cholesterin

Gesundheitsbewußt, wie wir heute sind, wissen wir natürlich auch, daß hohe Cholesterinspiegel im Blut unser Risiko für eine Herzerkrankung erhöhen. Jedoch wissen viele von uns nicht, was Cholesterin eigentlich genau ist und was es bewirkt bzw. wie sich der Cholesterinspiegel kontrollieren läßt.

Cholesterin selbst ist kein Fett, jedoch eng damit verwandt. Diese chemische Substanz ist essentieller Bestandteil der Zellstruktur und an der Bildung wichtiger Hormone beteiligt. Würden wir uns über die Ernährung überhaupt kein Cholesterin zuführen, würde die Leber immer noch so viel Cholesterin produzieren, wie wir brauchen.

Hohe Cholesterinspiegel können zur Arteriosklerose (Seite 414) führen. Hierbei werden die Blutgefäße durch Ablagerungen verengt. Eine solche Verengung durch Fettablagerungen in den Wänden der Herzkranzgefäße kann eine *Angina pectoris* auslösen (Seite 416). Dadurch steigt außerdem das Risiko, daß eine Arterie durch ein Blutgerinnsel verstopft wird. Allgemein läßt sich sagen, daß die Gefahr einer Herzerkrankung mit der Höhe der Cholesterinkonzentration im Blut steigt (siehe Kasten Seite 27 unten).

Die Höhe der Cholesterinkonzentration im Blut hängt von verschiedenen Faktoren ab, etwa der erblichen Veranlagung, der Ernährung und der Lebensweise.

Auch genetische Faktoren spielen eine Rolle. Manche Familien haben eine angeborene Neigung zu hohen Cholesterinspiegeln – frühe Fälle von Herzinfarkt sind dort keine Seltenheit. Eine Ursache für diese Neigung ist eine genetische Störung, die sogenannte Hyperlipoproteinämie (Seite 292), doch gibt es noch eine Reihe anderer genetischer Störungen, die mit hohen Cholesterinspiegeln in Zusammenhang steht.

Abgesehen davon jedoch beeinflußt auch die Menge an Nahrungsfett, die wir uns zuführen, unseren Cholesterinspiegel. So wie es sogenanntes »gutes« (HDL-Cholesterin) und »schlechtes« Cholesterin (LDL-Cholesterin) gibt, gibt es auch gutes und schlechtes Fett. Unsere Leber produziert den größten Teil des Cholesterins im Blut aus den gesättigten Fettsäuren. Diese kommen in Fleisch und fettreichen Milchprodukten vor und lassen sich daran leicht erkennen, daß sie bei Zimmertemperatur immer fest sind. Ungesättigte Fettsäuren, die bei Zimmertemperatur flüssig sind, kommen in Fisch und Geflügel und in Pflanzenölen vor und führen zu keinem Anstieg des Cholesterinspiegels. Insgesamt sollte der Fettanteil nicht mehr als 30 Prozent der täglichen Kalorienzufuhr betragen und in erster Linie aus ungesättigten Fettsäuren bestehen. Um den Cholesterinspiegel und damit das Herzerkrankungsrisiko niedrig zu halten, gibt es einige einfache Ernährungsrichtlinien.

Der dritte Faktor, der die Höhe des Cholesterinspiegels beeinflußt, ist unsere Lebensweise: Je mehr wir uns körperlich betätigen, um so höher ist der HDL- und desto niedriger wahrscheinlich der LDL-Cholesterinspiegel. Eine inaktive Lebensweise dagegen scheint mit hohen LDL-Cholesterinspiegeln korreliert zu sein, die zur Entwicklung von Arteriosklerose und Herzerkrankungen beitragen.

Eine herzgesunde Ernährung

Ernähren Sie sich wirklich gesund? In dem Lebensmittelkreis auf Seite 23) wird das ideale Verhältnis der verschiedenen Lebensmittelgruppen zueinander dargestellt. Decken Sie einen Großteil Ihres täglichen Kalorienbedarfs mit Kohlenhydraten, vor allem mit Vollkornprodukten, Bohnen, Obst und Gemüse. Der Fettanteil Ihrer Ernährung sollte maximal 30 Prozent Ihrer Gesamtkalorienzufuhr betragen. Verzichten Sie auf Nahrungsmittel mit hohem Gehalt an gesättigten Fettsäuren. Diese tierischen Fette kommen in Fleisch, Butter, Schlagsahne, saurer Sahne, Käse und Vollmilch vor. Wenn Sie Fleisch essen, dann wählen Sie Geflügel ohne Haut oder magere Stücke vom Rind oder Schwein, und entfernen Sie alles sichtbare Fett.

Wählen Sie Nahrungsmittel mit niedrigem Fettgehalt oder solche, die ungesättigte Fettsäuren enthalten. Essen Sie mehr Fisch und weniger rotes Fleisch sowie mehr Obst und Gemüse. Nehmen Sie bei der Zubereitung bzw. beim Garen möglichst Öl, und trinken Sie Magermilch statt Vollmilch.

Grundbaustein einer gesunden Ernährung ist die Auswahl einer Vielzahl natürlich vorkommender Nahrungsmittel wie Obst, Gemüse und Vollkornprodukte.

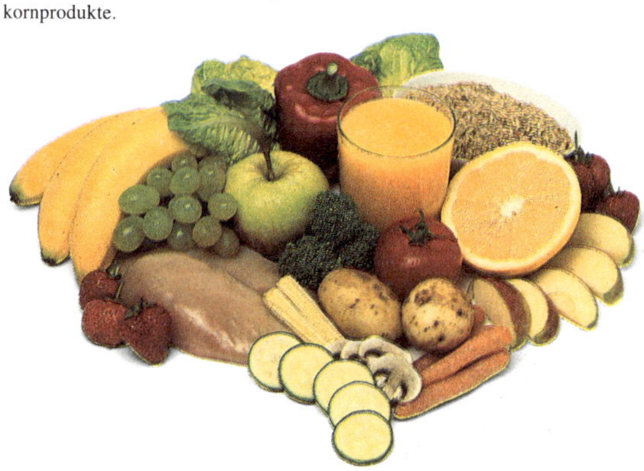

Essen Sie Nahrungsmittel mit hohem Cholesteringehalt in Maßen; drei bis vier Eier pro Woche sind das Maximum.

Fett ist nicht gleich Fett

Fette sollten nicht mehr als 30 Prozent der täglichen Kalorienzufuhr ausmachen und sich zum größten Teil aus ungesättigten Fettsäuren zusammensetzen. Die meisten Pflanzenöle sind zwar reich an ungesättigten Fettsäuren, es gibt aber auch einige mit hohem Gehalt an gesättigten Fettsäuren.

Zu welchem Prozentsatz die verschiedenen Fetttypen in den beliebtesten Pflanzenölen enthalten sind, zeigt die Abbildung unten.

Schlüssel

- Gesättigte Fettsäuren
- Mehrfach ungesättigte Fettsäuren
- Einfach ungesättigte Fettsäuren

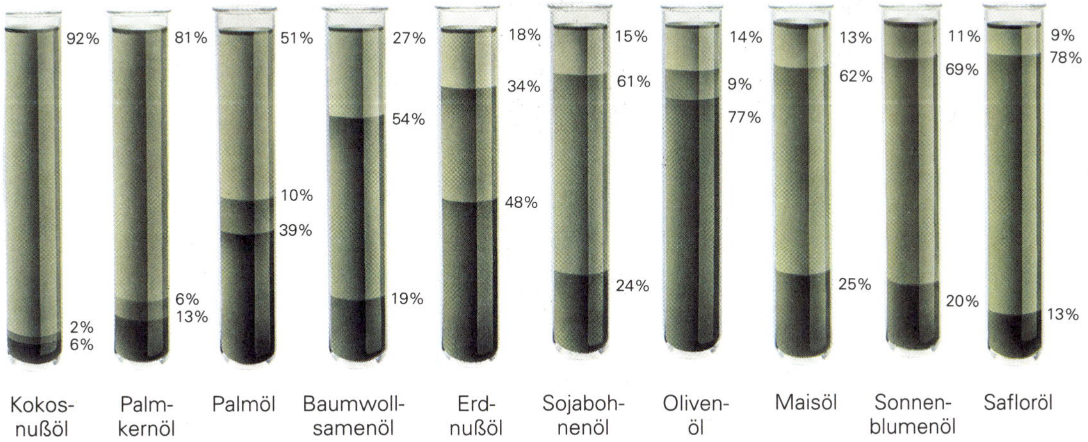

Kennen Sie Ihren Cholesterinspiegel?

Mit etwa Zwanzig sollten Sie Ihren Cholesterinspiegel erstmals messen lassen. Bewegt sich der Wert im normalen Bereich, sollte der Test alle fünf bis zehn Jahre wiederholt werden (siehe Gesundheits-Checkup, Seite 11). Liegt ein krankhafter Befund vor, wird Ihr Arzt Ihnen sicherlich zu einer Ernährungsumstellung und mehr körperlicher Betätigung raten. Ihr Cholesterinspiegel muß dann öfter gemessen werden, um zu überprüfen, ob die Behandlung anschlägt.

Beträgt Ihr Cholesterinspiegel weniger als 200 mg pro Deziliter (mg/dl), können Sie ganz unbesorgt sein. Bei Werten zwischen 200 und 239 mg/dl wird Ihr Arzt Ihren Gesundheitszustand und Ihren Lebensstil einer Prüfung unterziehen. Wenn Gewicht und Blutdruck normal sind, Sie keinen Diabetes haben und nicht rauchen, sich regelmäßig körperlich betätigen und nie jemand in Ihrer Familie bis 55 Jahre an einer Herzerkrankung gelitten hat, dann wird die einzige Behandlungsempfehlung eine Ernährungsumstellung sein. Sobald aber einer oder mehrere dieser Risikofaktoren vorliegen oder Ihr Cholesterinspiegel mehr als 240 mg/dl beträgt, wird Ihr Arzt zusätzliche Untersuchungen vornehmen, um mit diesen Tests Ihr Risiko für eine Herzerkrankung genauer feststellen zu können.

Fette und fettähnliche Substanzen wie Cholesterin sind nicht wasserlöslich. Um sie nun aber im Blutstrom zu transportieren, produziert der Körper sogenannte Lipoproteine, die aus Fetten, Cholesterin und Eiweiß bestehen. Es gibt verschiedene Typen von Lipoproteinen, die nach Dichteklassen eingeteilt werden. Die wichtigsten sind die *low density lipoproteins*, das heißt Lipoproteine mit niedriger Dichte (LDL-Cholesterin, das »schlechte« Cholesterin) und die *high density lipoproteins*, das heißt Lipoproteine mit hoher Dichte (HDL-Cholesterin, das »gute« Cholesterin). Wenn Sie einen hohen Cholesterinspiegel haben, wird Ihr Arzt Untersuchungen vornehmen, mit denen sich die Lipoproteine und Fette in Ihrem Blut analysieren lassen. Wird dabei eine hohe Konzentration an *low density lipoproteins* festgestellt, unterstreicht das die Ernsthaftigkeit der Cholesterinstörung. Anhand dieser Untersuchungsergebnisse läßt sich auch Ihr Risiko für eine Herzerkrankung beurteilen.

Gewichtskontrolle

Übergewicht erhöht das Risiko für Herzerkrankungen, Schlaganfall, Diabetes, Krebs und andere Krankheiten. Je stärker das Übergewicht, desto höher auch das Risiko (siehe Fettsucht, Seite 300).

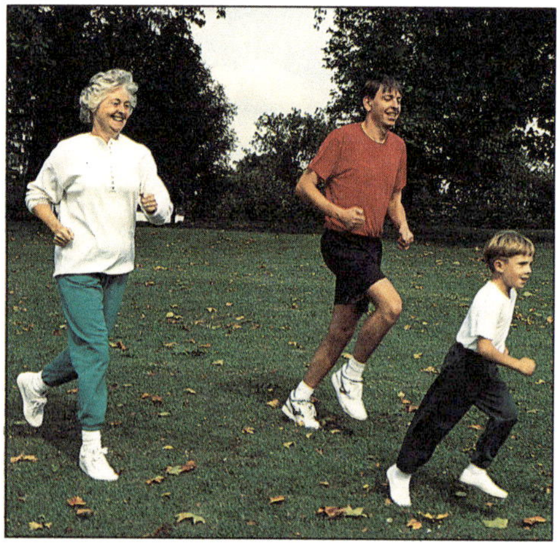

Regelmäßige körperliche Betätigung und eine gesunde Ernährung halten Sie fit.

Um sicher und dauerhaft abzunehmen, müssen Sie Ihren Lebensstil ändern, indem Sie Ihre Ernährung umstellen und sich stärker körperlich betätigen.

Um sich wirklich ausgewogen zu ernähren, sollten Sie eine Vielzahl natürlich vorkommender Nahrungsmittel essen (Seite 23). Beginnen Sie gleichzeitig mit einem Trainingsprogramm, das Ihren persönlichen Bedürfnissen und Fähigkeiten angepaßt ist. Ihr Ziel sollte es sein, nicht mehr als ein bis zwei Pfund pro Woche abzunehmen. Lesen Sie die Empfehlungen zur körperlichen Betätigung (Seite 15), und versuchen Sie, eine Vielzahl verschiedener Übungen in Ihren Alltag zu integrieren. Gehen Sie zu Fuß zum Bus oder Zug, steigen Sie die Treppe hoch, statt den Aufzug zu nehmen, oder fahren Sie einfach mit dem Rad zum Einkaufen. Tägliches Training hilft Ihnen, das einmal beim Diäten mühevoll erreichte Gewicht auf Dauer zu halten.

Diäten leichtgemacht

Im folgenden lesen Sie einige nützliche Tips, die Ihnen das Diäthalten erleichtern.

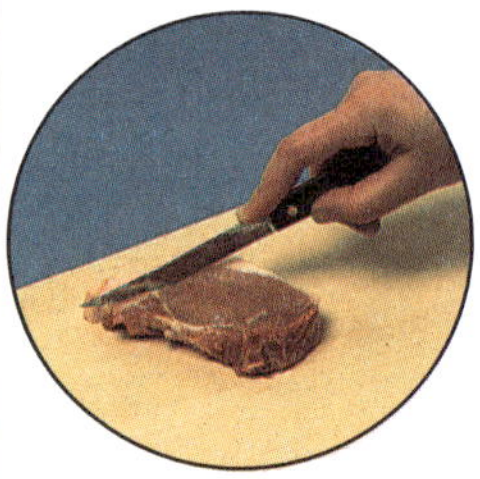

Garen

- Backen, grillen, rösten, schmoren, dünsten Sie Ihr Essen, oder garen Sie es in der Mikrowelle.
- Verwenden Sie zum Braten nur ganz wenig Pflanzenöl oder eine Pfanne mit Antihaftbeschichtung. Nehmen Sie weder Butter noch Margarine.
- Wählen Sie magere Stücke rotes Fleisch, und schneiden Sie alles sichtbare Fett weg. Entfernen Sie vor dem Garen die Haut vom Geflügel, um so verstecktes Fett einzusparen.
- Würzen Sie Ihr Essen mit Kräutern und Gewürzen sowie Zitronensaft. Gehen Sie sparsam mit Salz um.

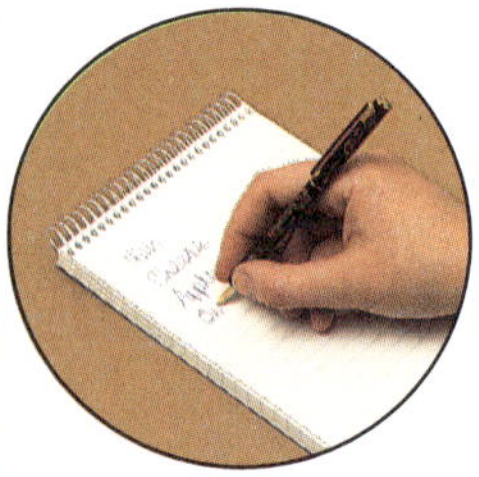

Einkaufen

- Gehen Sie niemals hungrig einkaufen.
- Machen Sie eine Einkaufsliste, und halten Sie sich auch daran. Vorsicht vor Spontankäufen.

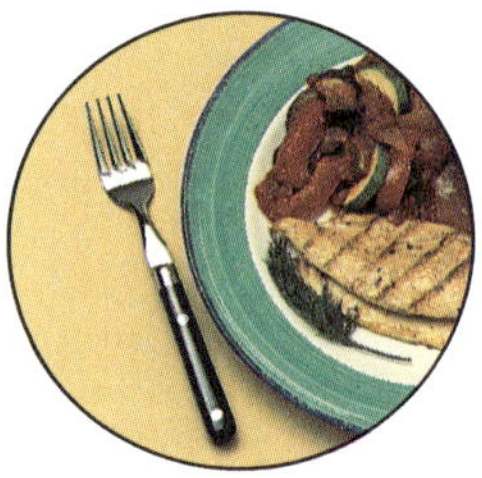

Essen

- Planen Sie Ihre Mahlzeiten im voraus. Essen Sie lieber fünf oder sechs kleine, wohlausgewogene Mahlzeiten am Tag als drei üppige.
- Essen Sie nur, wenn Sie hungrig sind.
- Lassen Sie keine Mahlzeit ausfallen, sonst drohen Heißhungerattacken.
- Nehmen Sie einen Bissen, legen Sie die Gabel zur Seite, und kauen Sie langsam und gründlich, bevor Sie schlucken. Nehmen Sie Ihre Gabel erst dann wieder zur Hand und mit ihr den nächsten Bissen.
- Versuchen Sie, jeden Tag zur selben Zeit zu essen. Essen Sie im Sitzen und mit Messer und Gabel.
- Essen Sie jeden Tag frisches Obst zum Nachtisch.

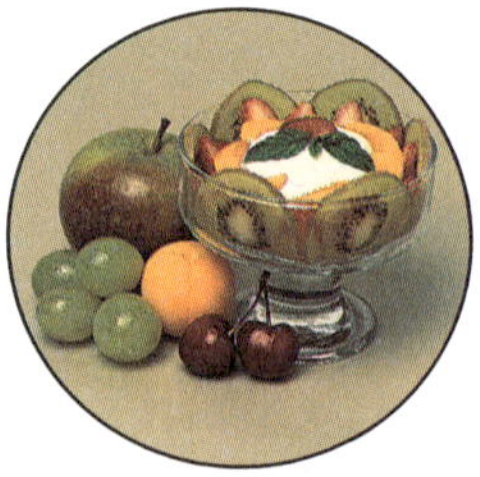

Gewichtstabellen

Statistische Daten belegen, daß Menschen mit deutlichem Unter- oder Übergewicht nicht so gesund sind wie Menschen, die ein ihrem Geschlecht, ihrer Größe und ihrem Knochenbau entsprechendes Gewicht haben. Übergewichtige sind anfälliger für Herzerkrankungen, Diabetes, rheumatoide Arthritis und viele andere Erkrankungen. Untergewichtige dagegen sind anfälliger für Atemwegserkrankungen und andere Störungen. Laut einem Bericht des Bundesministeriums für Gesundheit verursachen ernährungsbedingte Krankheiten fast ein Drittel aller Kosten im Gesundheitswesen (1990 in den alten Bundesländern 83,5 Milliarden Mark)!
Welches Gewicht für Ihre Größe ideal ist, hängt von Ihrem Körperbau ab. Manche Menschen haben schwerere Knochen als andere. Zu erkennen ist dies an den Knochen am Handgelenk, an Ellbogen, Knien und Knöchel.
Um zu überprüfen, ob Ihr Körpergewicht im normalen Bereich liegt, müssen Sie Ihren Körperbau zunächst ehrlich einschätzen. Suchen Sie dann unter dem entsprechenden Geschlecht nach Ihrer Größe und Ihrem Körperbau.

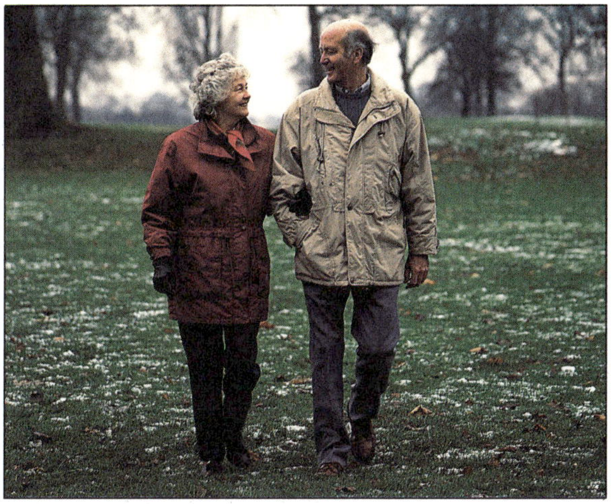

Regelmäßige Bewegung und gesunde Ernährung halten Sie fit.

Männer

Wünschenswerter Gewichtsbereich

Größe (in cm)	Schmaler Körperbau (in Pfund)	Mittlerer Körperbau (in Pfund)	Schwerer Körperbau (in Pfund)
155	112–117	114–122	121–132
157	113–119	116–125	122–134
160	115–121	118–127	124–137
163	117–122	120–130	126–141
165	119–124	122–132	127–144
168	121–127	124–135	131–148
170	122–130	127–138	133–152
173	124–132	130–141	136–155
175	126–135	132–143	139–159
178	128–138	135–146	142–162
180	131–141	138–150	144–166
183	133–144	141–153	148–170
185	136–148	144–157	152–174
188	139–152	147–161	155–179
191	142–155	151–165	160–183

Frauen

Wünschenswerter Gewichtsbereich

Größe (in cm)	Schmaler Körperbau (in Pfund)	Mittlerer Körperbau (in Pfund)	Schwerer Körperbau (in Pfund)
145	90–98	96–107	104–116
147	91–100	98–109	106–119
150	92–102	100–112	108–122
152	93–104	102–114	110–124
155	95–107	104–117	113–127
157	98–110	107–120	116–131
160	100–112	110–122	119–134
163	103–115	112–125	122–138
165	106–118	115–128	124–142
168	109–121	118–131	127–145
170	112–123	121–133	130–149
173	114–126	123–136	132–152
175	117–129	126–139	135–154
178	120–132	129–142	139–157
180	122–134	132–144	141–160

Sexualität und Gesundheit

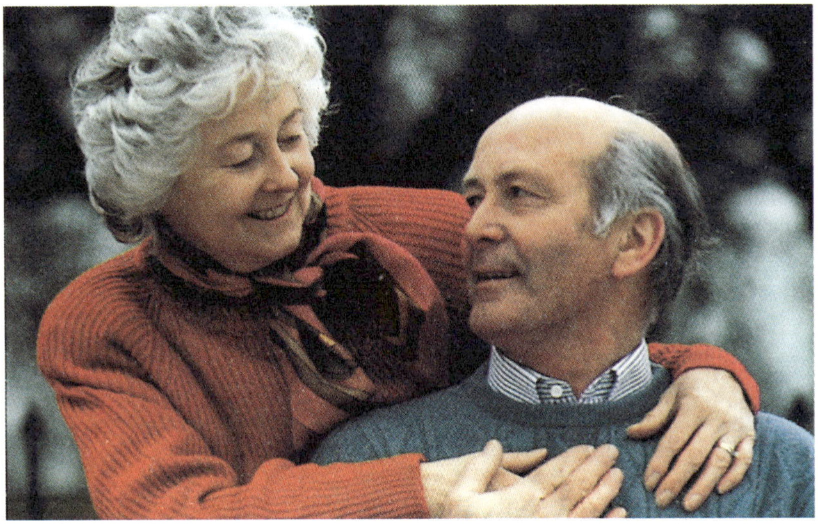

Das Bedürfnis nach Zärtlichkeit und Zuneigung kennt keine Altersgrenze.

Sexualität ist ein normaler und natürlicher Bestandteil unseres Lebens. Ein ausgefülltes Sexualleben trägt bei Mann und Frau zu körperlichem und psychischem Wohlbefinden bei. Ein harmonisches Sexualleben jedoch hängt nicht vom Zufall ab und kann auch nicht immer nur perfekt sein. Denken Sie daran, daß Ihr Partner seine eigenen Erwartungen, Bedürfnisse und Wünsche hat. Eine offene und ehrliche Kommunikation sowie gegenseitiger Respekt und Wertschätzung sind die Grundlagen für eine gesunde und befriedigende Sexualbeziehung.

Seine ersten Erfahrungen mit Sexualität und Beziehungen zu machen, gehört mit zum Erwachsenwerden (siehe »Sexuelle Aufklärung«, Seite 651). Die meisten Teenager werden heute, das geht aus wissenschaftlichen Untersuchungen hervor, früher sexuell aktiv als ihre Eltern. Deshalb ist es wichtig, daß sich Eltern die Sexualität ihrer Kinder bewußt machen und sich die Zeit nehmen, mit ihnen darüber zu reden. Erklären Sie ihnen die Risiken und die Verantwortung, die mit Sex verbunden sind: Heranwachsende brauchen genaue Informationen zu bestimmten Themen, wie etwa Schwangerschaft (Seite 589), Verhütung (Seite 584), Geschlechtskrankheiten (Seite 568), »Safer Sex« (Kasten, Seite 732) und sexuelle Orientierung (Seite 574).

Beginnen Sie, im Rahmen Ihres Wertsystem, Ihre Kinder so früh, wie es Ihnen sinnvoll erscheint, im Sexualbereich zu erziehen, und führen Sie dies während der gesamten Adoleszenz und dem frühen Erwachsenenalter fort. Eine offene Kommunikation mit Ihren Kindern ist die Basis für gegenseitiges Vertrauen. Seien Sie ehrlich und direkt, und antworten Sie, so gut Sie können. Wissen Sie keine Antwort auf eine Frage, bitten Sie Ihren Arzt um Rat. Er kann Ihre Fragen beantworten oder Ihnen die besten Informationsquellen im Bereich der Sexualerziehung nennen. Über Sex zu reden, heißt nicht, Ihre Kinder zu ermutigen oder Ihnen zu erlauben, sexuell aktiv zu werden. Vielmehr geben Sie ihnen damit die Informationen, Wertvorstellungen, die Unterstützung und Erziehung mit auf den Weg, die sie brauchen, um heute und in der Zukunft verantwortungsbewußte Entscheidungen im Sexualbereich zu treffen.

Wider den Alltagsstreß

Sind Sie und Ihr Partner berufstätig, investieren Sie wahrscheinlich viel Zeit in Ihre Jobs und die damit verbundenen Aktivitäten. Wenn Ihr Leben hektisch und stressig ist, kann das Sexualleben leicht zu kurz kommen. Selbst wenn einer von Ihnen zu Hause arbeitet – das ist dann der Fall, wenn Sie eine Familie gründen wollen –, scheint oft kein Platz mehr für Intimitäten zu sein. Vor allem kleine Kinder erfordern viel Aufmerksamkeit, und häufig ist es schon ein Problem, sich einmal in Ruhe zurückzuziehen. Vielleicht fühlen Sie sich zu gehetzt, zu müde oder beides zusammen, und Sie fragen sich, wie sich Sex überhaupt in Ihren hektischen Zeitplan einbauen läßt. Überlegen Sie zusammen mit Ihrem Partner, wann sich gemeinsame Zeit für Ihre Beziehung erübrigen läßt. Hier im voraus zu planen, heißt nicht, Abschied von jeder Spontaneität zu nehmen. Es verhindert lediglich, daß Sie Ihr Sexualleben auf Eis legen, während andere Dinge den Vorrang haben.

Manche Paare haben in der Mitte ihres Lebens, wenn die Kinder aus dem Haus sind, wieder mehr Zeit füreinander und für ihr Sexualleben. Doch viele Paare in dieser sogenannten »Sandwich generation« müssen ihre alten Eltern pflegen, während sie selbst noch dabei sind, eine Familie zu gründen; oder aber ihre erwachsenen Kinder kommen nach einer Scheidung mit ihren eigenen Kindern ins Elternhaus zurück. Viel Zeit für Intimität und Sex scheint da nicht zu bleiben. Und in manchen Fällen tragen Müdigkeit, Streß und Ängste dazu bei, daß das Interesse an Sex überhaupt verlorengeht und andere sexuelle Störungen, wie beispielsweise Impotenz (Seite 578 f.), auftreten. Deshalb ist es, wenn Sie merken, daß Sie Ihre Beziehung vernachlässigen, auch so wichtig, daß Sie und Ihr Partner nach möglichen Problemen suchen, Ihre Gefühle offen und ehrlich diskutieren und alles daran setzen, regelmäßig Zeit miteinander zu verbringen.

Sex im Alter

Sex ist nicht nur etwas für junge Leute, das Bedürfnis nach Zärtlichkeit und Sex nimmt im Alter nicht ab. Aus wissenschaftlichen Untersuchungen geht hervor, daß Männer wie Frauen noch weit über die 70, 80 und sogar über die 90 hinaus ein durchaus befriedigendes Sexualleben haben können. Es gibt keinen Grund, darauf zu verzichten, nur weil Sie glauben, zu alt für Sex zu sein, oder weil Sie an einer sexuellen Störung leiden. Sex ist für jeden da, und praktisch jede sexuelle Störung läßt sich auch behandeln. Denken Sie daran, daß Sexualität nicht allein aus Geschlechtsverkehr besteht: Küsse, Umarmungen und Petting sind ebenfalls Zeichen gegenseitiger Liebe.

Altersbedingte körperliche Veränderungen müssen Ihr Sexualleben nicht beeinträchtigen, wenn Sie aufgeschlossen sind und sich vorhersehbaren Veränderungen anzupassen bereit sind. Tatsächlich können manche Veränderungen die Freude am Sex sogar noch erhöhen. So macht Sex beispielsweise nach der Menopause beiden Partnern mehr Spaß, da sie sich nicht mehr um Verhütung kümmern müssen. Und auch der Umstand, daß ältere Männer manchmal länger brauchen, um zu einer Erektion zu kommen, kann Vorspiel und Geschlechtsverkehr mehr Raum geben und damit für beide Partner lustvoller sein. (Mehr zum Thema Impotenz Seite 578 f.) Setzen Sie auf Qualität statt auf Quantität, und arbeiten Sie gemeinsam an Ihrer sexuellen Erlebnisfähigkeit, probieren Sie verschiedene Positionen aus, seien Sie phantasievoll – so kann Sex befriedigender sein als je zuvor.

Wenn Sie Hilfe brauchen

Wenn Sie Probleme im sexuellen Bereich haben, sprechen Sie mit Ihrem Arzt darüber. Er wird Sie dann untersuchen, um festzustellen, ob das Problem körperlicher, psychischer oder psychosomatischer Art ist und Sie dann entsprechend behandeln oder an einen Facharzt überweisen, zum Beispiel einen Psychotherapeuten, Psychiater oder Sexualtherapeuten. In der Therapie werden oft beide Partner einbezogen, so daß beide letztlich auch davon profitieren.

Mehr zum Thema Sex erfahren Sie im Abschnitt über Sexualität (Seite 574). Es gibt aber noch weitere gute Informationsquellen. So kann Ihnen beispielsweise Ihr Hausarzt Fragen aus diesem Bereich beantworten. Jugendliche sprechen am besten mit ihren Eltern oder anderen Familienangehörigen ihres Vertrauens oder ihrem Arzt.

HIV-Infektion und AIDS

Das HIV *(human immunodeficiency virus)* ist das Virus, das AIDS *(acquired immune deficiency syndrome*, Seite 731) verursacht. Eine HIV-Infektion führt zu einer immer stärker werdenden Schwächung der natürlichen Abwehrkräfte des Körpers. Das HIV-Virus kann durch ungeschützten Geschlechtsverkehr (Sex ohne Präservative) mit einer bereits infizierten Person oder das Benutzen von HIV-infiziertem Injektionsbesteck bei Drogenmißbrauch, aber auch von einer HIV-infizierten Schwangeren auf ihr Kind oder durch eine Transfusion mit infiziertem Blut übertragen werden.

Gelangt die HIV-Infektion in ein fortgeschrittenes Stadium, und bricht das Immunsystem der infizierten Person endgültig zusammen, kommt es zum Ausbruch von AIDS.

Sie selbst können sich durch verschiedene Maßnahmen gegen eine HIV-Infektion schützen (siehe Kasten, »Safer Sex«, Seite 732):

- Verwenden Sie beim Sex immer Präservative.
- Achten Sie darauf, daß Ihr Sexualpartner monogam lebt.
- Injizieren Sie keine Drogen.
- Lassen Sie beim Sex Alkohol und Drogen aus dem Spiel.

Befürchten Sie, HIV-infiziert zu sein, sprechen Sie mit Ihrem Arzt, oder rufen Sie das lokale Gesundheitsamt an. Mit einem Bluttest läßt sich feststellen, ob Sie wirklich infiziert sind. Bei positivem Befund kann frühzeitig die Behandlung eingeleitet werden.

Psychosoziale Gesundheit

Wie halte ich mich psychosozial fit?

Keiner von uns kann psychosozialem Streß entrinnen – er ist so alt wie die Menschheit. Seien es berufliche oder finanzielle Schwierigkeiten, Probleme in der Partnerschaft, mit Kindern, Eltern, Freunden, Verwandten oder Kollegen, sei es der Verlust eines geliebten Menschen durch Trennung oder Tod, sei es ein Unfall oder eine lebensverändernde Krankheit, sei es die Unfähigkeit oder Unmöglichkeit, sich selbst zu verwirklichen. Psychosozialer Streß ist abhängig von der Persönlichkeit und von der Umwelt beziehungsweise der Gesellschaft. Jedes Individuum und jede Gesellschaft zeigen ein anderes Streßmuster, jedes Individuum und jede Gesellschaft halten andere Lösungen für psychosoziale Streßsituationen bereit.

Unsere Gesellschaft ist zwar Meister in der Schaffung von Streßsituationen, nicht aber in deren Bewältigung. Psychosozialer Streß ist es, der etwa 30 bis 50 Prozent unserer Schüler, Lehrlinge oder Studenten neurotisch macht, der ältere Menschen vereinsamen und verkümmern läßt – während ihnen gleichzeitig von der medizinischen Wissenschaft eine höhere Lebenserwartung geboten wird –, der Depressionen verursacht, Existenzangst und Aggressionen schürt. Psychosozialer Streß ist es, der die immer häufiger werdenden vegetativen Störungen provoziert und aufrechterhält. Bis zu 50 Prozent der Patienten eines niedergelassenen Facharztes für Allgemeinmedizin oder Innere Krankheiten lassen sich wegen vegetativer Störungen behandeln, also wegen Schlafstörungen, psychovegetativ bedingter Kopfschmerzen, Formen von Herzrhythmus- und Kreislaufstörungen, »Magenschleimhautentzündung«, psychogener Impotenz, Ermüdungserscheinungen u. a.

Fassen wir die Signale zusammen, mit denen Psyche und Körper vor übermäßigem, gesundheitsschädigendem Streß warnen:

- Ermüdungserscheinungen
- vegetative Störungen
- Ängste und Depressionen
- Neurosen

Grundsätzlich weisen diese Störungen darauf hin, daß das psychisch-körperliche Gleichgewicht nicht mehr stimmt. Nun könnte man meinen, daß eine streßerfahrene Gesellschaft auch Mittel zur Streßbewältigung entwickelt hat. Doch gerade hier beginnt der Teufelskreis, der die gesundheitsschädigende Wirkung des Stresses noch potenziert. Betrachten wir einmal die Mittel zur »Streßbewältigung«:

- An der Spitze stehen Drogen wie Alkohol und Nikotin, bei Jugendlichen auch Haschisch oder gar Heroin, bei Künstlern und der »Schickeria« Kokain;
- fast gleichauf mit Alkohol und Nikotin liegen Medikamente als »Problemlöser«, vor allem Beruhigungsmittel oder andere Psychopharmaka, aber auch Schlaf-, Schmerz- und Aufputschmittel;
- manche Arten von Streß versuchen wir durch eine andere Streßart zu bewältigen und zu »vergessen« – zum Beispiel den Verlust einer geliebten Person, indem wir uns unkontrolliert in den Leistungsstreß werfen.

Klar ist indes, daß keines dieser Mittel die Ursache der oben genannten Streßsymptome, eben den Streß, bewältigt oder löst. Es werden lediglich Symptome kupiert oder kaschiert und in manchen Fällen gar der Beelzebub mit dem Teufel ausgetrieben.

Nun ist in Einzelfällen nichts gegen eine Kupierung psychosozialen Stresses einzuwenden, wenn adäquate Mittel gezielt und individuell dosiert eingesetzt werden – etwa im Sinne einer Atempause oder einer Umpolung. Doch Vorsicht ist geboten: Selbst die harmlosesten Mittel wie Kaffee auf der einen oder Baldriantabletten auf der anderen Seite können bei Überdosierung nachteilige Folgen haben.

Die beste Behandlung ist immer noch die Therapie, die die Ursachen ausschaltet. Beim psychosozialen Streß als Ursache ist das jedoch mehr als schwierig, denn er hat zwei steuernde Komponenten, die noch dazu in undurchsichtigen Wechselbeziehungen stehen: die Persönlichkeit des Patienten und seine soziale Umwelt. So kapitulieren auch manche Ärzte – sie verordnen einfach kupierende, die Symptome bekämpfende Medikamente, vor allem Psychopharmaka (zum Beispiel *Valium*), sowie Schmerztabletten oder Herzmittel. Oft läßt es ihre Zeit nicht zu, sich intensiver mit der psychosozialen Situation des Patienten auseinanderzusetzen.

Diese Ärzte wundern sich dann, wenn ihr Patient auf einmal mit einem Magengeschwür oder gar als Krebspatient wiederkommt. Doch inzwischen ist es kein Geheimnis mehr, daß psychosozialer Streß bei immer mehr Mitmenschen, deren Streßsymptome nicht an den Wurzeln behandelt wurden, schwerwiegendere Streßfolgen verursacht: Sie bekommen ein Magen- oder Zwölffingerdarmgeschwür beziehungsweise eine geschwürige Dickdarmentzündung (Colitis ulcerosa). Noch mehr: Unbehandelter psychosozialer Streß ist ein erheblicher Risikofaktor für Krebs, Herzinfarkt oder Schlaganfall. Der Vollständigkeit halber sei erwähnt, daß psychosozialer Streß auch das Unfallrisiko fördert – seien es Arbeits-, Verkehrs- oder Unfälle im Haushalt.

Allzulange wurde der Risikofaktor psychosozialer Streß von der Medizin vernachlässigt. Zum einen paßte er schlecht ins abendländische Weltbild, das eine strenge Trennung von Psyche und Körper beinhaltete. Zum anderen konzentrierte sich das medizinische Denken auf direkt kausale und organische Wirkungen – und psychosozialer Streß wirkt nun einmal nicht immer direkt. Es war das Verdienst der psychosomatischen Medizin, die Zusammenhänge zwischen Psyche, Geist und Körper erkannt zu haben.

Wie wirkt Streß auf Psyche und Körper?

Lediglich durch Ermüdungserscheinungen, Erschöpfung oder nervöse Unruhe macht sich psychosozialer Streß direkt bemerkbar. Ansonsten sind seine Wirkungen mehr indirekt: Mittler ist das vegetative Nervensystem. Auf psychosozialen Streß reagiert es mit vermehrter Ausschüttung der Hormone Adrenalin und Noradrenalin; es regt außerdem die Nebennieren zur vermehrten Abgabe dieser Hormone an, die den Körper in Alarmbereitschaft versetzen. Psychosozialer Streß zeigt sich so zunächst einmal durch die Symptome Unruhe und Aufregung. Wirken die psychischen Stressoren – zum Beispiel ein beruflicher Konflikt – längere Zeit oder wiederholt ein, kommt es nicht zu den notwendigen Erholungs- und Aufbauphasen des Organismus. Folge sind zunächst Ermüdungserscheinungen – doch dabei bleibt es nicht. Über das vegetative Nervensystem kommt es schließlich zu funktionellen Störungen des Organismus, zu vegetativen Störungen. Es entsteht eine Daueralarmbereitschaft des vegetativen Nervensystems mit Kettenreaktionen:

- Die langdauernde oder wiederholte Funktionsstörung der Organe macht diese anfälliger für Erkrankungen;
- dasselbe bewirkt die Störung des Hormon- und die Schwächung des Abwehrsystems;
- die Daueralarmbereitschaft des vegetativen Nervensystems fördert die Entstehung verschiedener anderer Risikofaktoren, zum Beispiel Bluthochdruck oder Fettstoffwechselstörungen (Risikofaktoren für Herzinfarkt);
- ebenso fördert sie den gesundheitsschädigenden Mißbrauch von Drogen – hierzu zählen auch Kaffee, Alkohol und Nikotin – und Medikamenten;
- die Beeinträchtigung der psychisch-körperlichen Fitness fördert neue psychosoziale Streßsituationen;
- Krankheitsdispositionen – vererbte Anlagen für eine bestimmte Krankheit, zum Beispiel Rheuma oder Diabetes mellitus – können zum Durchbruch kommen.

Der letzte Punkt war der entscheidende Beweis für die Wirkung psychosozialen Stresses. Ihn erbrachte die Erforschung des Schicksals eineiiger Zwillinge, die ja dieselben Krankheits-Dispositionen haben. Ein oft angeführtes Beispiel: Einer von eineiigen Zwillingen litt unter starkem psychosozialem Streß – seine zweite Frau, von der er stark abhängig war, ließ sich scheiden; belastender Arbeitsplatz. Zu dieser Zeit – er war gerade 40 Jahre alt geworden – bekam er Rheuma. Sein Bruder dagegen, der ein ausgeglichenes Leben führte, blieb bei gleicher vererbter Anlage vom Rheuma verschont.

Streß und Persönlichkeit

Die Reaktionen der Menschen auf Streß sind so unterschiedlich wie ihre Persönlichkeit. Wagen wir dennoch eine grobe Einteilung und setzen sie in Verbindung mit dem Erkrankungsrisiko.

Den ersten Persönlichkeitstypus haben Sie sicher schon bewundert: Es ist der »Lebenskünstler«, der jede Art von Streß ziemlich schnell »wegstecken« kann, Probleme rasch verarbeitet und eine glückliche Hand bei Konfliktlösungen hat. Er ist eher extrovertiert, schnellebig, lebenslustig, ein guter Gesellschafter, lacht gerne und hat meist ein Lächeln auf den Lippen; er entwickelt keinen besonderen beruflichen Ehrgeiz und mag auf viele recht oberflächlich wirken. Sein Risiko, an streßbedingten vegetativen Störungen, Magengeschwüren, Magen- oder Darmkrebs zu erkranken, ist höchst gering.

Aus dem zweiten Typus werden Sie nicht ganz klug: Es ist der ruhige, angepaßte, mehr introvertierte Zeitgenosse, der nach außen hin kaum je streßgeschädigt wirkt – und doch lebt er gefährlich: Er »frißt« Streß in Form von Ärger, ständiger Konfliktspannung und Frustrationen in sich hinein, fühlt sich leicht ungerecht behandelt, vermag sich aber kaum zu wehren. So ist er ein bevorzugter Kandidat für Neurosen, »Magenschleimhautentzündungen«, Magen- oder Zwölffingerdarmgeschwüre, Colitis ulcerosa, Magen- oder Darmkrebs.

Der dritte Typus ist der sozial überangepaßte Mitmensch, der im »Schaffen« und im Prestige seinen Lebensinhalt sieht. Er ist unfähig, sich vitale Wünsche zu erfüllen und zu genießen oder Gefühle auszuleben. Diese psychisch unbefriedigende Situation kompensiert er durch Arbeitsstreß und Leistungszwang; er flüchtet geradezu in den Streß und nimmt am liebsten noch in den Urlaub Arbeitsunterlagen mit. Er findet sich unersetzbar, und wenn er über Streß klagt, klingt das eher nach Angabe. Diese Menschen, die sich nicht entspannen können, sind Kandidaten für einen Herzinfarkt im mittleren Lebensalter, aber auch für Darmkrebs.

Ein reiner Herzinfarkttyp ist der vierte Persönlichkeitstypus: der cholerische, dominierende, egozentrische, meist extrovertierte Zeitgenosse. Auch er ist meist dem Prestige- und Leistungsdenken verfallen, doch seine Herzinfarktgefährdung ergibt sich eher aus einem anderen Persönlichkeitsmerkmal:

Wie Streß auf den Organismus wirkt

Die Abbildung unten zeigt, wie Streß sich auf verschiedene Körperbereiche bzw. -funktionen auswirken kann, der genaue Wirkungsmechanismus ist meist jedoch nicht bekannt.

Gehirn
Viele Verhaltens- und psychische Störungen wie Angstzustände und Depression können durch Streß ausgelöst werden.

Haar
Verschiedene Formen der Kahlköpfigkeit wie die *Alopecia areata* werden mit starkem Streß in Verbindung gebracht.

Herz
Periodisch auftretende *Angina-pectoris*-Anfälle und Herzrhythmusstörungen treten oft während oder kurz nach Streßphasen auf.

Verdauungstrakt
Erkrankungen des Verdauungstrakts können durch Streß verursacht oder verschlimmert werden. Hierzu zählen nervöse Verdauungsstörungen, Dyspepsie, Magen- und Zwölffingerdarmgeschwüre und das Reizdarmsyndrom.

Blase
Die Blase kann auf Streß »gereizt« reagieren, was sich in heftigem Harndrang manifestiert.

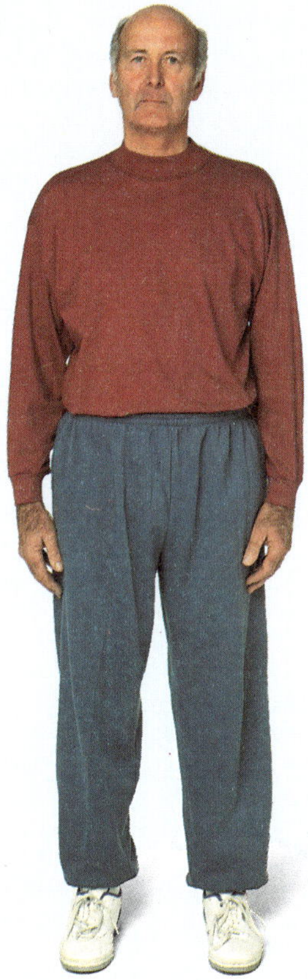

Mund
Bestimmte Störungen im Mundraum, wie etwa nächtliches Zähneknirschen und Geschwürbildung, scheinen in Zeiten von Streß häufig aufzutreten.

Haut
Bei manchen Menschen kommt es unter Streß zu regelrechten Schüben von Hauterkrankungen wie Ekzeme und Psoriasis.

Lungen
Auch Asthma verschlimmert sich oft unter Streß.

Fortpflanzungstrakt
Zu den streßbedingten Störungen gehören Menstruationsstörungen wie Ausbleiben der Regel oder Impotenz und vorzeitige Ejakulation.

Muskeln
Streß kann verschiedene kleinere Muskelzuckungen und -ticks, vor allem im Gesicht und an den Händen, auslösen.

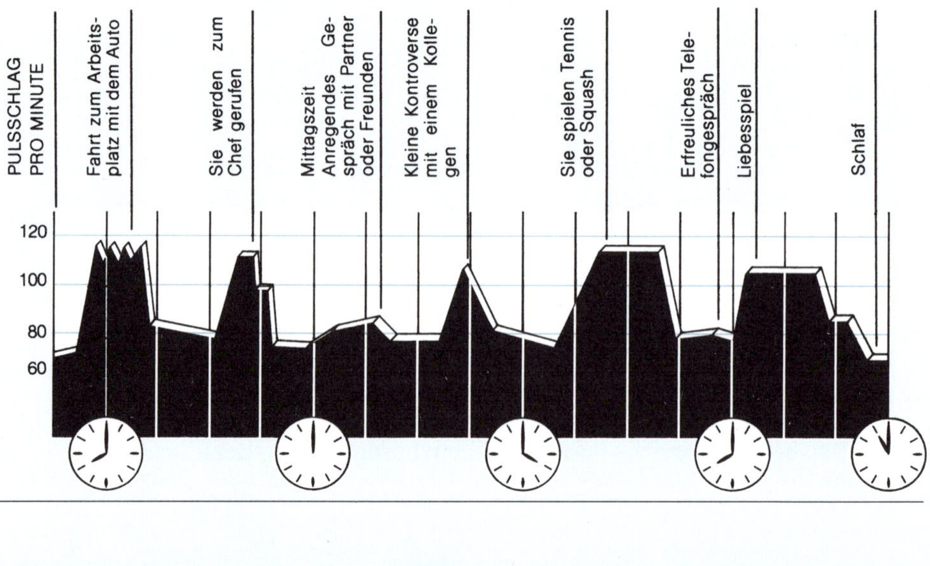

Der Pulsschlag im Tagesverlauf
Die Grafik zeigt, wie Ihr Pulsschlag während eines durchschnittlichen Tages variiert. Jede Spitze zeigt erhöhten Streß, der an Herz und Gefäße erhöhte Anforderungen stellt. In manchen Fällen, so zum Beispiel beim abendlichen Tennis- oder Squash-Spiel, ist die Erhöhung der Pulsschläge mit gesunder körperlicher Aktivität verknüpft. In anderen Fällen, so zum Beispiel beim Ärger mit Chef oder Kollegen, bedeutet der erhöhte Pulsschlag ungesunden Streß.

Seine Emotionen, die zwischen Sentimentalität und aufbrausender Aggressivität schwanken, entziehen sich fast immer der Ichkontrolle. Er lebt unter einer hohen Spannung mit extremen Spitzen – da ist ein Zusammenbruch vorprogrammiert. Medizinisch gesehen: Blutdruckerhöhung, Adrenalinstöße, bisweilen auch eine provozierte Fettstoffwechselstörung führen irgendwann zum Herzinfarkt.

Zum fünften Persönlichkeitstypus gehören überangepaßte, ängstliche, sensible Mitmenschen mit mangelnder Ichstärke; einmal neigen sie zu Selbstbeschuldigungen, das andere Mal machen sie Gott und die Welt für ihre Situation verantwortlich (»wie mir mitgespielt wird!«). Ansonsten aber ist dieses Völkchen in der Mentalität gemischt: Es gibt wahre Unschuldslämmer, aber auch Intriganten unter ihnen, Altruisten, aber auch Egozentriker. Viele von ihnen haben eine starke Mutterbindung (dominierende Mutter) und einen starken Drang nach Anerkennung; ihre Weltanschauung ist eher pessimistisch, oder sie schwanken ständig zwischen extremem Pessimismus und Optimismus. Für sie kann bereits ein unbedeutendes Problem zum Desaster werden; ihre Klage über psychosozialen Streß wirkt bisweilen wie ein Hilferuf. Werden sie mit starkem Streß – zum Beispiel Verlust des Arbeitsplatzes, Tod eines geliebten Menschen oder Trennung von ihm – belastet, drohen sie unterzugehen. Diese Menschen sind vor allem Kandidaten für vegetative Störungen, für Neurosen, schwere Depressionen und – wenn eine entsprechende vererbte Anlage vorliegt – für Schizophrenie. Auch liegt ihr Krebsrisiko ziemlich hoch.

Übrigens: Diese Persönlichkeitstypen liegen nicht immer rein vor, oft kommen zu einem Typus Merkmale eines oder zweier anderer Typen hinzu.

Rennpferd- und Schildkrötentypen

Gehören Sie zum zweiten bis fünften Typus, dann produziert Ihre Persönlichkeit gleichsam Streß selber. Hinzu kommt noch der unvermeidbare Streß durch Gesellschaft und Umwelt. Wollen Sie Ihr streßbedingtes Erkrankungsrisiko einschränken, müssen Sie also einmal die »Eigenproduktion« an Streß minimieren, zum anderen sollten Sie versuchen, den unvermeidlichen Streß besser zu verarbeiten.

Daß Sie Streß nicht einfach meiden können wie zum Beispiel übermäßigen Alkoholkonsum, ist klar. Ein gewisses Maß an Streß brauchen Sie auch, um psychisch-geistig nicht zu stagnieren, sondern zu reifen. Wenn Sie, um mit dem Vater der Streßforschung, Hans Selye, zu sprechen, ein »Rennpferdtyp« sind, brauchen Sie mehr Streß – sind Sie dagegen ein »Schildkrötentyp«, vertragen Sie weniger Streß. Allgemein gesagt: »Schildkrötentypen« haben es in einer streßbetonten Gesellschaft schwerer als »Rennpferdtypen«.

Allerdings ist die Art, die Qualität des Stresses meist entscheidender als seine Quantität. Zwei überharte Arbeitswochen stressen letzten Endes weniger als der Verlust des Arbeitsplatzes und dieser Verlust wiederum weniger als der Tod eines geliebten Menschen oder die Trennung von ihm. Auch hier kommt es auf die Persönlichkeit an: Ein »Rennpferdtyp« steckt zwei überharte Arbeitswochen schnell weg, ein »Schildkrötentyp« braucht danach eine Woche Erholung; ein »Rennpferdtyp« trauert vielleicht genauso tief um den Tod einer geliebten Person, aber er trauert nicht so lange wie ein »Schildkrötentyp«.

Streßverarbeitung beziehungsweise -bewältigung ist immer auch ein Erfolgserlebnis. Solche Erfolgserlebnisse kennt vor allem der fünfte Persönlichkeitstypus (überangepaßt, ängstlich, sensibel) recht wenig: So beantwortet er zum Beispiel den Tod eines geliebten Menschen mit Schuldgefühlen, verstärkten vegetativen Störungen und Depressionen. In dieser Zeit steigt sein Risiko, einen Krebs zu entwickeln. Der vierte Typus (cholerisch, dominierend, egozentrisch) erleidet ein paar extreme Streßspitzen, überwindet den Verlust jedoch relativ schnell. Der dritte Typus kompensiert den Verlust mit vermehrtem Leistungsstreß, verdrängt ihn also – Folge: Erhöhung des Herzinfarkt- und Darmkrebsrisikos. Beim zweiten Typus »bohrt« der Verlust immer weiter bis zur Entwicklung eines Magengeschwürs oder gar Magen- oder Darmkrebses. Der erste Typus dagegen, der Lebenskünstler, verarbeitet den Verlust ziemlich schnell (»das Leben geht ja weiter«).

Die Unfähigkeit, starken psychosozialen Streß angemessen zu verarbeiten, ist ein Dilemma unserer Zeit. Der Hilfen, die es früher noch gab – zum Beispiel religiöser Glaube, Halt in der Großfamilie –, haben wir uns selbst beraubt. Trotzdem, Psyche und Körper haben eine große Leistungsreserve, um gegen starken psychosozialen Streß gewappnet zu sein. Es gilt nur, diese Reserven nicht zu verschütten, sondern sie aufzufinden und zu gebrauchen.

Was können Sie tun? Legen Sie sich ein Programm zur individuellen Streßbewältigung und -ver-

Suchen Sie selbstkritisch Ihren Persönlichkeitstypus aus (eventuell einen Mischtyp). Dann können Sie Ihr Erkrankungsrisiko einschätzen – natürlich nur das persönlichkeits- und streßbedingte. Doch Sie können Ihre Gefährdung weiter hochrechnen, wenn Sie Ihre zusätzlichen Risikofaktoren berücksichtigen – zum Beispiel starkes Zigarettenrauchen, übermäßigen Alkoholkonsum, Exposition gegenüber chemischen Dämpfen, starkes Übergewicht, Bluthochdruckkrankheit, Fettstoffwechselstörung, mangelnde Bewegung. Beispiel: Gehören Sie dem vierten Typus (cholerisch, dominierend, egozentrisch) an und sind Sie außerdem ein starker Raucher, steigt Ihr Risiko, in mittleren Lebensjahren einen Herzinfarkt zu erleiden, immens.

Ein Tip: Lassen Sie Ihren Persönlichkeitstypus vom Partner bestimmen – so schalten Sie die Möglichkeit aus, sich selbst zu beschummeln.

arbeitung zurecht. Das folgende Sieben-Punkte-Programm soll Ihnen dabei eine gewisse Hilfe bieten; modifizieren Sie es nach Ihren Bedürfnissen.

1. Analysieren Sie Ihren Persönlichkeitstypus. Wenn Sie Ihre spezielle Gefährdung kennen, können Sie versuchen, die Gefahrenquellen zu minimieren.
2. Welches Maß an Streß Sie vertragen, erkennen Sie an auftretenden Streßsymptomen oder Streßkrankheiten. Leiden Sie längere Zeit an nervöser Unruhe, Schlafstörungen, Konzentrationsschwäche oder Erschöpfung, Ängsten oder Magenbeschwerden, wird es höchste Zeit zu handeln. Selbst wenn Sie bereits an einem Magen- oder Zwölffingerdarmgeschwür leiden oder gar einen Herzinfarkt hinter sich haben, lohnt es sich noch, Ihre Verhaltensweisen zu ändern.
3. Lernen Sie, sich zu entspannen – psychisch und körperlich. Anleitungen dazu finden Sie auf den nächsten Seiten. Legen Sie nach einer Phase ungewöhnlich starken Arbeitsstresses ein paar Tage Urlaub ein, oder arbeiten Sie zumindest in gemächlicherem Gang. Treiben Sie in dieser Zeit Sport, besuchen Sie kulturelle Veranstaltungen, führen Sie Gespräche mit Freunden. Die Zeit, die Sie dadurch »verlieren«, holen Sie leicht wieder ein. Noch mehr: Wenn Sie diese Zeit nicht »opfern«, wird Ihre Leistungskraft auf Monate hinaus gemindert – nicht zu reden von möglichen Streßkrankheiten.
   Befinden Sie sich in einer Phase starken psychischen Stresses, brauchen Sie ebenfalls eine Phase der Entspannung – sonst »drehen Sie sich im Kreis«. Entspannung und Meditation führen Sie zu den verborgenen oder verschütteten psychisch-geistigen und körperlichen Kraftreserven, zum »Arzt in Ihnen«.
4. Versuchen Sie nach der Phase der Entspannung, Ihre Lage oder Ihr Fehlverhalten zu durchdenken und die notwendigen Konsequenzen zu ziehen – zum Beispiel Arbeitsplatzwechsel, Wahl eines anderen Berufes, neuer Freundeskreis, Aussprache mit Ihrem Partner oder Trennung von ihm. Arbeiten Sie an sich selbst, und versuchen Sie, persönliche Fehlerquellen zu minimieren. Arbeit an sich selbst mehrt Ichstärke, Lebenswillen und Lebensfreude, wappnet Sie gegen neue Streßphasen.
5. Gehören Sie zum zweiten oder fünften Persönlichkeitstypus, lernen Sie, sich durchzusetzen. Starten Sie mit einem Versuch: Hauen Sie auf den Tisch, wenn Sie sich unterdrückt fühlen, schreien Sie zurück, wenn Sie Ihr Partner oder Ihr Chef anschreit, tun Sie etwas, das man Ihnen nicht zutraut. Sie werden über Reaktionen und plötzliches Entgegenkommen Ihrer Mitmenschen erstaunt sein – und auch darüber, wie Ihre psychisch-körperliche Gesundheit wächst.
6. Haben Sie die Kraft oder Möglichkeit zur Selbsttherapie nicht, vermögen Sie Ihre Probleme nicht selbst zu lösen, suchen Sie einen Psychotherapeuten auf. Wenn Sie entsprechend mitarbeiten, kann er eine Steigerung Ihres Selbstwertgefühls und Ihrer Ichstärke erreichen.
7. Versuchen Sie zu lächeln, wann immer es geht– das macht Sie gelassener und freier. Suchen Sie das Lachen – das lädt Sie mit neuer vitaler Energie auf. Vitale Energie erreichen Sie auch durch körperliche Bewegung und Rhythmus sowie durch eine richtige Ernährung. Lesen Sie dazu die Kapitel »Warum körperliche Betätigung gut für Sie ist« (Seite 15) und »Ernährung und Gesundheit« (Seite 21).

Der gestörte Schlaf

Fast die Hälfte aller Menschen – vor allem die Großstadtbewohner – ist mit der Qualität ihres Schlafes unzufrieden. 20 bis 30 Prozent aller Großstadtbewohner nehmen auf Dauer oder häufig Schlaf- oder Beruhigungstabletten ein.

Man unterscheidet zwischen Einschlaf- und Durchschlafstörungen. Häufigste Ursachen von Schlafstörungen sind *psychosozialer Streß,* Spannungen und Ängste. Man spricht dann von *psychoreaktiven Schlafstörungen.*

Wichtig: Vorübergehende psychoreaktive Schlafstörungen brauchen Sie nicht zu beunruhigen. Sie sind eher positiv zu bewerten, da sie meist mit einer Konfliktverarbeitung oder -lösung einhergehen – Ihnen also bei der Streßverarbeitung helfen. Chronische Schlafstörungen hingegen bedürfen einer Änderung beziehungsweise Umstellung der Lebensweise und der Haltung gegenüber psychosozialem Streß. Empfehlungen:

- Versuchen Sie nie, mit aller Macht einzuschlafen, das verstärkt die Schlafstörung nur. Denken Sie nicht daran, daß Sie schlafen *müssen,* daß Sie unbedingt sieben Stunden Schlaf brauchen. Das er-

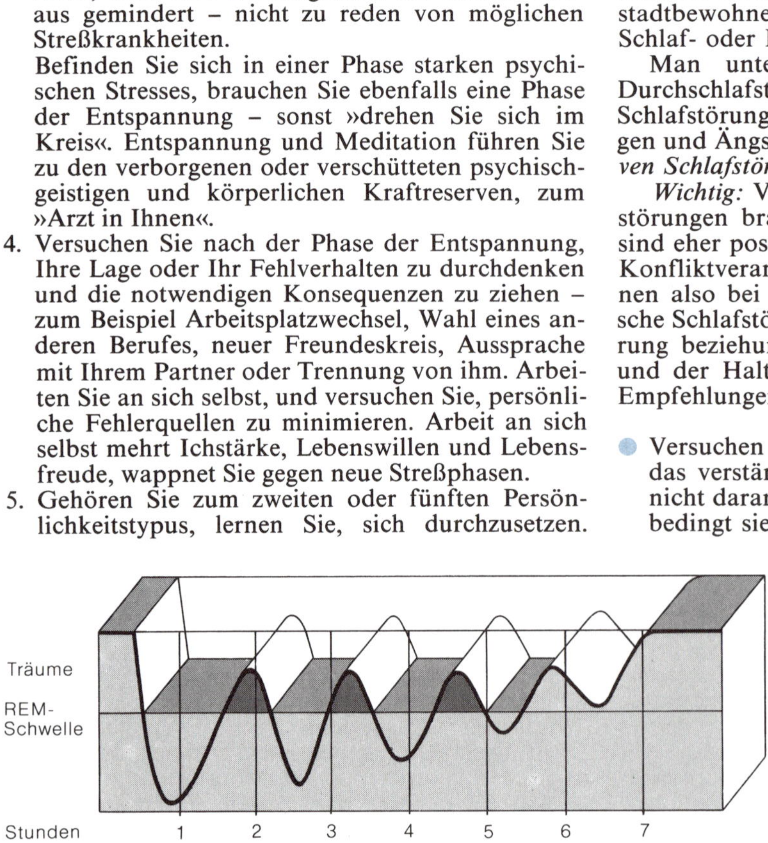

Schlafmuster
Das Diagramm zeigt, wie sich die Hirnaktivität während des Schlafes ändert. Phasen des Tiefschlafs wechseln mit Phasen des REM- (»Rapid-Eye-Movement«-)Schlafs ab. In den REM-Phasen träumen Sie. Gegen Morgen wird der Schlaf immer flacher, bis Sie erwachen.

Checkliste für Ihre Streßsituation

Jeder Mensch ist mehr oder weniger streßanfällig – es kommt nur auf Intensität und Dauer des psychosozialen Stresses an. Doch während manche Menschen schweren psychosozialen Streß nach einer gewissen belastenden Zeit schnell »wegstecken« können (oder auch verdrängen), belastet er andere jahrelang. Manche zucken höchstens mit den Achseln, für andere wird selbst ein kleines Problem zum Desaster. Manche sind geschickt darin, Streß zu verarbeiten und Lösungen zu finden, andere »bohren sich in ein Loch«, bis sie nicht mehr herausfinden.

Ihre Streßsituation hängt von mehreren Faktoren ab, die auch untereinander korrespondieren, von

- Ihrer Persönlichkeit,
- der Art Ihrer Streßverarbeitung,
- Art, Intensität und Dauer des Stresses.

In der folgenden Checkliste können Sie die Intensität Ihrer Streßsituation abschätzen – und ebenso Ihre Gefährdung, an einer streßbedingten oder durch Streß geförderten Krankheit zu erkranken.

A Persönlichkeit und Streßverarbeitung

1 Sind Sie sozial angepaßt, erfüllen Sie die Forderungen, die man an Sie stellt? Sind Sie ein ruhiger Typus, fressen Sie Ärger, Ängste und Sorgen eher in sich hinein, als sie zu äußern? Wehren Sie sich so gut wie nie gegen Ungerechtigkeiten?

Ja 50 Punkte
Nein 0 Punkte

Punkte ☐

2 Sind Sie sozial überangepaßt, spielen Sie voll die Rolle, die man Ihnen auferlegt hat? Sind Sie ängstlich, und verlieren Sie schnell den Mut? Suchen Sie die Schuld eher bei sich als bei anderen? Würden Sie sich als unterdrückt bezeichnen?

Ja 30 Punkte
Nein 0 Punkte

Punkte ☐

3 Sind Sie sozial überangepaßt, suchen Sie ständig nach Bestätigung und Anerkennung? Suchen Sie die Schuld eher bei anderen als bei sich, neigen Sie zu Selbstmitleid (»wie man mir mitspielt!«)? Sind Sie oft neidisch und unzufrieden, wünschen Sie anderen öfter etwas Schlechtes?

Ja 40 Punkte
Nein 0 Punkte

Punkte ☐

4 Würden Sie sich als cholerisch bezeichnen? Sind Sie dynamisch, ein Leistungsmensch? Könnten Sie »aus der Haut fahren«, wenn etwas nicht nach Ihren Vorstellungen verläuft?

Ja 40 Punkte
Nein 0 Punkte

Punkte ☐

5 Sind Sie lebensfroh, aber lieben Sie feste Ordnungen? Setzen Sie gerne Ihre Vorstellungen auch gegen Widerstände durch – wenn es nicht anders geht, mit List und Raffinesse?

Ja 10 Punkte
Nein 0 Punkte

Punkte ☐

6 Sind Sie lebensfroh, eher zum Typ »Bruder Leichtfuß« gehörend? Sind Sie kontaktfreudig, aber unbeständig? Lassen Sie sich nicht gerne »anketten«? Wenn Sie diese Frage mit *Ja* beantworten, ziehen Sie sich von Ihrer Gesamtpunktzahl 20 Punkte ab.

Punkte ☐

Wichtig: Können Sie sich in keinen Persönlichkeitstypus voll einordnen, »splitten« Sie: Wählen Sie zum Beispiel Typ 4 und 5, haben Sie 25 Punkte [(40 + 10) : 2 = 25].

Punktzahl ☐ Persönlichkeit ☐

B Art und Intensität des Stresses

Maßgebend ist im allgemeinen, daß die Ereignisse innerhalb der letzten sechs Monate stattfanden, also noch »aktuell« sind. Doch müssen Sie sich an diese zeitliche Begrenzung nicht halten, wenn das Ereignis für Sie noch einen Bezug in die Gegenwart hat.

1 Haben Sie einen geliebten Menschen durch Tod verloren?

Ja, durch natürlichen Tod 15 Punkte
Ja, durch Unfall 20 Punkte
Ja, durch Selbstmord 30 Punkte
Nein 0 Punkte

Punkte ☐

2 War dieser geliebte Mensch dominierend, waren Sie von ihm stark abhängig?

Ja 15 Punkte
Nein 0 Punkte

Punkte

3 Hat sich ein geliebter Mensch von Ihnen getrennt?

Ja 15 Punkte
Nein 0 Punkte

Punkte

4 Haben Sie im letzten halben Jahr einen die Gesundheit beeinträchtigenden Unfall durch eigenes Verschulden erlitten?

Ja, mit schwerer Beeinträchtigung der Gesundheit 20 Punkte
Ja, mit leichter Beeinträchtigung der Gesundheit 10 Punkte
Ja, und andere Menschen starben 20 Punkte
Ja, und andere Menschen wurden schwerer verletzt 20 Punkte
Nein 0 Punkte

Punkte

5 Haben Sie im letzten halben Jahr einen die Gesundheit beeinträchtigenden Unfall ohne eigenes Verschulden erlitten?

Ja 10 Punkte
Nein 0 Punkte

Punkte

6 Haben Sie größere finanzielle Schwierigkeiten?

Ja 15 Punkte
Nein 0 Punkte

Punkte

7 Haben Sie in letzter Zeit Ihren Arbeitsplatz verloren?

Ja 20 Punkte
Nein 0 Punkte

Punkte

8 Haben Sie größere Schwierigkeiten mit Ihrem Chef oder mit Arbeitskollegen?

Ja 10 Punkte
Nein 0 Punkte

Punkte

9 Fühlen Sie sich beruflich stark überlastet?

Ja 10 Punkte
Nein 0 Punkte

Punkte

10 Haben Sie mit Ihrem Partner öfter Kontroversen oder Schwierigkeiten, die die Beziehung beeinträchtigen?

Ja 10 Punkte
Nein 0 Punkte

Punkte

11 Haben Sie sexuelle Schwierigkeiten?

Ja 15 Punkte
Nein 0 Punkte

Punkte

12 Wurden Sie im letzten halben Jahr zum Invaliden?

Ja 20 Punkte
Nein 0 Punkte

Punkte

13 Gibt es einen oder mehrere Menschen, zu denen Sie eine Beziehung der Abneigung oder des Hasses haben, denen Sie aber öfter begegnen?

Ja 10 Punkte
Nein 0 Punkte

Punkte

14 Haben Sie eine andere Belastung als die hier genannten, die Sie ziemlich streßt?

Ja 10 Punkte
Nein 0 Punkte

Punkte

15 Haben Sie Freunde und einen größeren Bekanntenkreis?

Ja 0 Punkte
Nein, bin ziemlich einsam 15 Punkte

Punkte

Gesamtpunktzahl

(Punktwertung siehe nächste Seite)

Punktwertung

- Haben Sie 10 oder weniger Punkte, sind Sie ein Glückspilz.
- Bei 15 bis 30 Punkten sind Sie so gut wie nicht gefährdet, jemals eine streßbedingte Krankheit zu erleiden.
- Bei 35 bis 50 Punkten sind Sie zur Zeit kaum gefährdet, eine streßbedingte Krankheit zu erleiden. Für die Zukunft aber haben Sie keinen Freibrief.
- Bei 55 bis 80 Punkten leiden Sie wahrscheinlich bereits unter streßbedingten vegetativen Störungen (zum Beispiel unter Kopfschmerzen, »Magenschleimhautentzündung«, Herzschmerzen oder Impotenz). Ihr Risiko, eine streßbedingte organische Krankheit (zum Beispiel ein Magengeschwür) zu bekommen, liegt über dem Durchschnitt.
- Bei 85 und mehr Punkten sind Sie zur Zeit ernsthaft gefährdet, eine streßbedingte organische Krankheit (zum Beispiel ein Magen- oder Zwölffingerdarmgeschwür) zu erleiden. Ihr Herzinfarkt- oder Krebsrisiko ist überdurchschnittlich.

Wichtig: Wenn Sie 100 und mehr Punkte erreicht haben, sollten Sie Ihre Persönlichkeit und Ihre Fähigkeit, Streß zu verarbeiten, überprüfen. Ihre hohe Punktzahl ist kein unglücklicher Zufall mehr. Suchen Sie auf jeden Fall einen Psychotherapeuten auf.

zeugt nur Schuldgefühle und verstärkt den psychosozialen Streß am nächsten Tag.

- Gehen Sie also *nie zu früh* ins Bett, auch fünf Stunden Schlaf können für Sie zu bestimmten Zeiten ausreichend sein.
- Machen Sie tagsüber Muskelentspannungs- und Atemübungen, meditieren Sie auch (siehe Seite 41). Das befreit Sie von innerer Verspannung.
- Gehen Sie jeden Abend etwas spazieren, oder treiben Sie Sport – das dämpft psychosozialen Streß.
- Nehmen Sie keine Schlaftabletten. Die stören nur die natürlichen Schlafphasen und machen abhängig. Wenn Sie ohne Medikamente nicht auskommen, nehmen Sie eine Zeitlang pflanzliche Schlafmittel (z. B. aus Hopfen- und Baldrianextrakt).
- Versuchen Sie es mit Lesen im Bett – das entzieht Sie Grübeleien und Ängsten.
- Machen Sie öfter Liebe – befriedigender Sexualverkehr entspannt und fördert das Einschlafen.

Wichtig: Helfen Ihnen diese Ratschläge nicht, leiden Sie wahrscheinlich an schwereren psychischen Störungen – ausgelöst durch extremen psychosozialen Streß oder mangelnde Fähigkeit der Streßverarbeitung. Lassen Sie sich von Ihrem Arzt beraten. Eventuell sollten Sie einen Psychotherapeuten aufsuchen.

Wie Sie eine bedrohende Streßkrise meistern können

Bei übermäßigem psychosozialem Streß – noch dazu wenn er lange dauert – können Sie in eine Streßkrise geraten: Sie glauben, von Ängsten und Depressionen erdrückt zu werden und sehen keinen Ausweg; all Ihre Leistungsreserven sind aufgebraucht, alles scheint hoffnungslos. Sie haben zwar früher auch schon Krisen gehabt – doch die waren nach einiger Zeit irgendwie überwunden. Wie können Sie aus der jetzigen Krise wieder herausfinden? Machen Sie sich zunächst drei Dinge klar:

1. Als Sie inmitten der früheren Krisen steckten, schien die Lage für Sie ebenfalls ausweglos. Erst im nachhinein – als Sie wieder herausgefunden hatten – merkten Sie, daß es so schlimm gar nicht war. Mit Sicherheit ist es jetzt nicht anders.
2. Krisen und Ängste hat jeder Mensch. Allem Lebendigen sind sie Aufgabe und Forderung. Aber was *ich* mitmache, macht kein anderer Mensch mit, werden Sie einwenden. Denken Sie über diese Klage nach, so merken Sie bald, wie falsch und ungerecht sie ist. Betrachten Sie die Krise als Reifeprüfung, und malen Sie sich aus, daß Ihnen auch eine schlimmere hätte auferlegt werden können.
3. Jede schwere Streßkrise ist bis zu einem gewissen Grad »hausgemacht«, das heißt, sie hängt auch von Ihrer Persönlichkeitsstruktur ab – sei es, daß Sie sich nicht wehren können, eine Ichschwäche haben oder zur Selbstbemitleidung neigen. Vielleicht haben Sie sich lange Jahre nur angepaßt und nicht selbst verwirklicht. Jetzt, wo Sie die Kraft bräuchten, die aus der Selbstverwirklichung kommt, fehlt sie Ihnen. Doch wenn Sie die jetzige Krise überwinden, werden Sie auf einmal diese Kraft fühlen, und Sie werden einen großen Schritt zu Ihrer Selbstverwirklichung tun.

Haben Sie sich diese drei Punkte überlegt, wissen Sie ungefähr, wo Sie stehen. Analysieren Sie Ihren Persönlichkeitstyp weiter (siehe dazu Seite 33), und ziehen Sie je nach Typ die Konsequenzen daraus.

- Wehren Sie sich sofort und aggressiv, wenn Sie sich ungerecht behandelt fühlen.
- Fressen Sie nichts mehr in sich hinein. »Explodieren« Sie lieber, und stellen Sie sofort die Dinge klar.
- Lassen Sie Ihre Persönlichkeit nicht mehr unterdrücken! Leiden Sie zum Beispiel unter einem dominierenden Ehepartner, gehen Sie auch einmal eigene Wege.
- Suchen Sie nicht immer nur die Schuld bei sich selbst – das fordert andere dazu heraus, Sie zu unterdrücken.
- Suchen Sie die Schuld nicht immer nur bei den anderen, und bekämpfen Sie Ihr Selbstmitleid.

Diese Konsequenzen sollten Sie sofort ziehen. Denn wenn sich in Ihrer Krise weitere Streßsituationen aufpfropfen, wird es noch schwieriger für Sie, da herauszukommen.

Wie kommen Sie jetzt aus der Krise heraus? Überdenken Sie folgende Ratschläge:

- Echten Erfolg bringt nur eine Änderung Ihrer Verhaltensweisen gegenüber Streß. Lernen Sie Streß zu verarbeiten und zu lösen.
- Das erreichen Sie weder mit Psychopharmaka noch mit Alkohol oder Erhöhung des Zigarettenkonsums und erst recht nicht mit Schlaftabletten. Mit diesen vermeintlichen »Problemlösern« verschärfen Sie nur Ihre Krise.
- Suchen Sie Entspannung im Freundes- und Bekanntenkreis, durch Sport und Wanderungen, durch Besuche kultureller Veranstaltungen.
- Lösen Sie Ihre Verspannungen durch Entspannungsübungen (siehe unten und Seite 41).
- Belasten Sie Ihre Freunde und Bekannte nicht mit Ihren Problemen durch weinerliches Klagen; teilen Sie Ihre Probleme eher nüchtern mit, und bedenken Sie Meinung und Ratschläge der Mitmenschen.
- Suchen Sie Kontakt zu fremden Menschen.
- Diskutieren Sie über Lebensprobleme, die mit den Ihrigen nichts zu tun haben. Diskutieren Sie über Politik, Kultur und das Leben heute.
- Halten Sie sich an die tägliche Routine, bemühen Sie sich um Ordnung. Brechen Sie nur abends bisweilen aus dem üblichen Trott aus. Schalten Sie

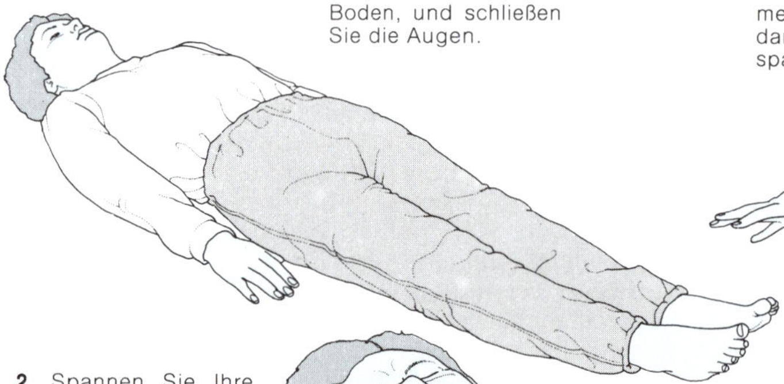

1 Entfernen Sie jede beengende Kleidung. Legen Sie sich mit dem Rücken auf den Boden, und schließen Sie die Augen.

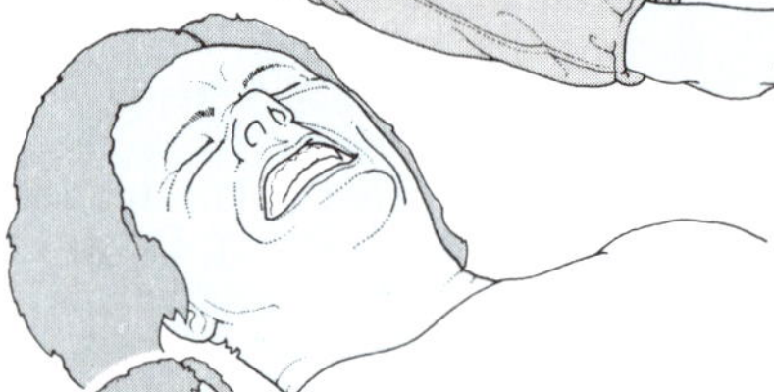

2 Spannen Sie Ihre Gesichtsmuskeln an, und entspannen Sie sie wieder. Versuchen Sie, sich so zu fühlen, als ob Ihre Gesichtshaut auf den Boden rutscht.

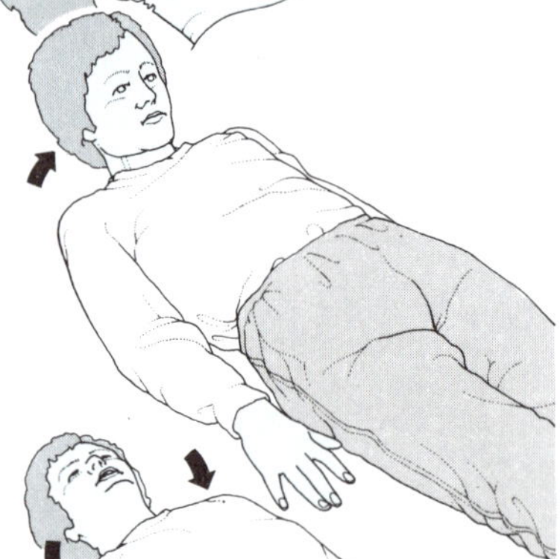

3 Heben Sie Ihren Kopf, und lassen Sie ihn sanft zurücksinken. Entspannen Sie dabei Kiefer und Nakken, so daß Sie Ihren Gaumen und Rachen fühlen.

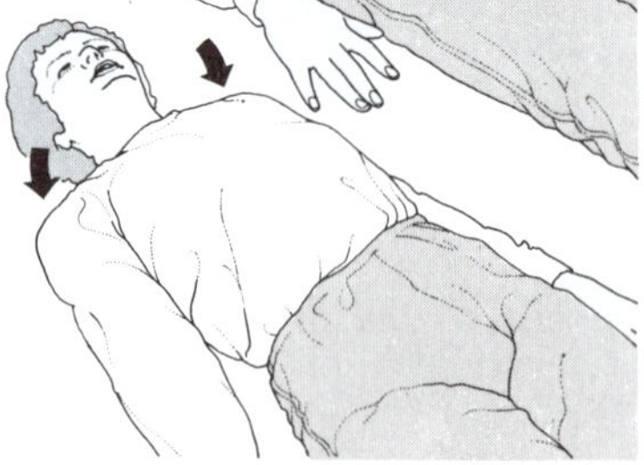

4 Pressen Sie Ihre Schultern auf den Boden, dann entspannen Sie die Schultern wieder.

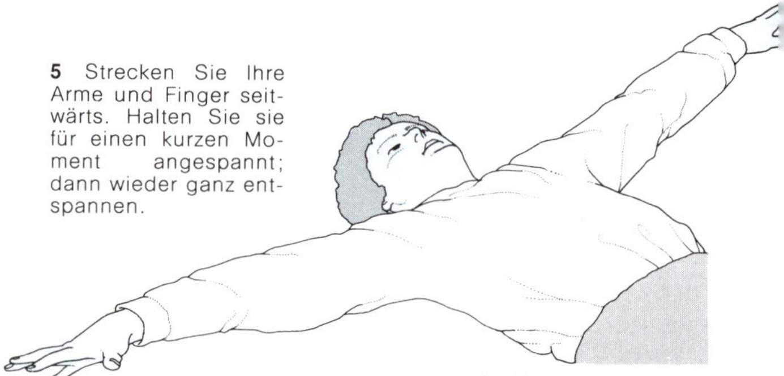

5 Strecken Sie Ihre Arme und Finger seitwärts. Halten Sie sie für einen kurzen Moment angespannt; dann wieder ganz entspannen.

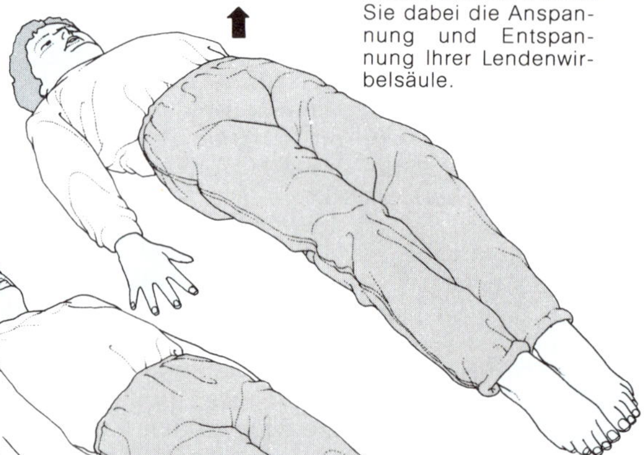

6 Heben Sie Ihr Bekken, und lassen Sie es wieder sinken. Fühlen Sie dabei die Anspannung und Entspannung Ihrer Lendenwirbelsäule.

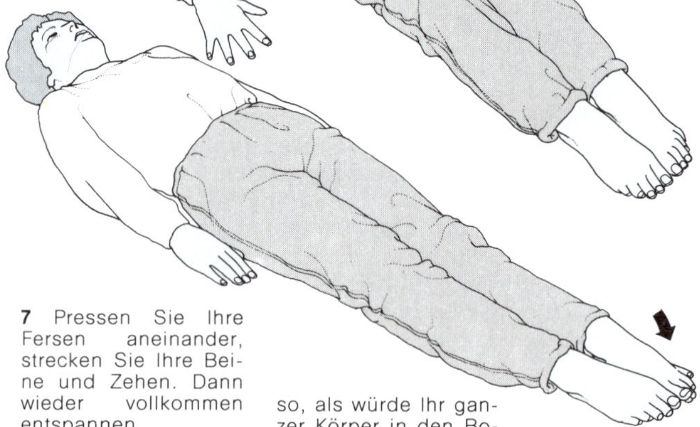

7 Pressen Sie Ihre Fersen aneinander, strecken Sie Ihre Beine und Zehen. Dann wieder vollkommen entspannen.

Machen Sie diese Übungen 8 bis 10 Minuten lang. Liegen Sie dann für ein paar Minuten schlaff am Boden, fühlen Sie sich so, als würde Ihr ganzer Körper in den Boden sinken. Legen Sie sich dann 2 bis 3 Minuten auf die Seite, bevor Sie aufstehen. – Machen Sie diese Übungen jeden Tag!

zum Beispiel nicht den Fernseher ein, sondern gehen Sie mit Bekannten ins Theater und hinterher in eine Bar oder eine Kneipe. Brechen Sie auch am Wochenende aus, fahren Sie zum Beispiel »irgendwo hin«.
- Freuen Sie sich an den »kleinen Dingen« – an einer Blume, am Gesang eines Vogels, am Klang einer anderen Stimme, am Duft einer Frau oder eines Mannes.
- Kaufen Sie sich ein neues Parfüm, neue Schuhe oder irgend etwas Besonderes.
- Versuchen Sie, Ihre sexuelle Aktivität zu verstärken und sie durch mehr Phantasie neu zu beleben.

Wichtig: Werden Sie von Ihren Ängsten und Hoffnungslosigkeit so erdrückt, daß Sie sie beim besten Willen selbst nicht mehr in den Griff bekommen, suchen Sie sofort einen Psychotherapeuten auf.

Entspannungsübungen

Streß verursacht Verspannungen der Muskeln, aber auch der Psyche und des Geistes. Und diese Verspannungen unterminieren die Möglichkeit der Streßverarbeitung. Die beste Behandlung und Vorbeugung solcher Verspannungen sind Entspannungsübungen:

- Muskelentspannungsübungen im Sinne von Yoga oder autogenem Training
- Atemübungen
- Meditation

Muskelentspannungsübungen

Muskelentspannungsübungen bringen, richtig durchgeführt, auch emotionelle Spannungen und Ängste unter Kontrolle. Wenn möglich, sollten Sie einen Kurs im autogenen Training mitmachen. Gewisse autogene Trainingsmethoden sind nur unter ärztlicher Anleitung und Aufsicht möglich. Die auf Seite 40 aufgeführte Methode jedoch können Sie auch zu Hause durchführen; sie ist zwar einfach, aber gut wirksam

Nehmen Sie sich jeden Tag etwa zehn Minuten Zeit für diese Übung, wenden Sie sie also auch zur Vorbeugung an.

Atemübungen

»Atme erst einmal tief durch« – so mag Ihnen ein Freund raten, wenn Sie unter einer unerträglichen Spannung leiden. Richtiges Atmen hat eine heilsame Wirkung auf körperliche und psychische Verspannungen.

Nehmen Sie sich jeden Tag zwei bis drei Minuten Zeit für Atemübungen. Empfehlung:

Eine vertiefte Einatmung erzielen Sie mit folgenden kleinen Tricks: Öffnen Sie beim Ausatmen die Lippen minimal, und lassen Sie den Atemstrom fließend heraus. Nicht stoßend ausatmen! Ist ein kleiner Teil der Atemluft schon herausgeströmt, legen Sie durch Lippenschluß eine kleine Pause ein und atmen dann weiter aus. Statt die Lippen kurz zu schließen, können Sie auch einmal oder wiederholt einen Konsonanten (zum Beispiel p, t, k) flüstern. Jetzt lassen Sie die natürliche Pause zwischen Ein- und Ausatmung verstreichen und dann die Einatmungsluft unwillkürlich einströmen. – Sie merken jetzt, wie die Einatmung viel tiefer als beim normalen Atmen ist. Wiederholen Sie diese Übung fünfmal – nicht öfter!

Atemübungen sollten immer bei offenem Fenster oder im Freien durchgeführt werden. Günstige Körperhaltungen dabei sind:

1. Stehen in mittel gespannter (nicht schlaffer, aber auch nicht gespannter) Körperhaltung;
2. verkehrt auf einem Stuhl sitzen und den Schultergürtel auf die Stuhllehne stützen.

Atemübungen bringen Sie mit der Zeit der naturgemäßen Vollatmung immer näher, das heißt der harmonischen Kombination von Brust-, Flanken- und Bauchatmung. Die Reihenfolge ist dabei: Füllung von Bauch-, Flanken- und Brustregion.

Meditation

Es gibt viele Meditationstechniken, aber alle haben ein Ziel: Geist und Psyche von belastenden Gedanken, Grübeleien und Ängsten zu befreien. Die einfache Meditation ist nicht schwer zu erlernen. Versuchen Sie es:

1. Setzen Sie sich aufrecht und entspannt (aber nicht erschlafft!) auf einen Stuhl in einem ruhigen Raum. Schließen Sie die Augen.
2. Wählen Sie ein Wort, das für Sie keine emotionale Bedeutung hat, zum Beispiel »bringen« oder »Baum«. Wiederholen Sie das Wort schweigend (ohne die Lippen zu bewegen), und lenken Sie Ihre ganze Aufmerksamkeit auf dieses Wort als Wort, nicht auf seine Bedeutung. Anderen Gedanken folgen Sie nicht. Bleiben Sie fünf Minuten so sitzen; bei einiger Übung können Sie die Meditation mit der Zeit auf 20 Minuten ausdehnen.
   Statt ein Wort zu wählen, können Sie auch Ihre Aufmerksamkeit auf einen Gegenstand fixieren, zum Beispiel auf ein Tapetenmuster oder eine Kerze.

Gefahren des Alkohols

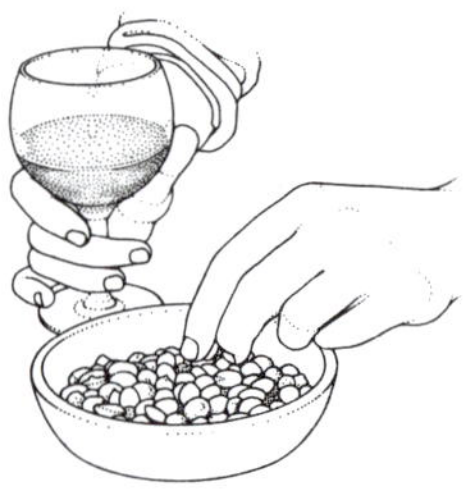

Essen Sie etwas »dazu«
Nahrung – auch Erdnüsse, Pistazien oder Käsegebäck und Salzstengel während einer Party – verlangsamt die Alkoholaufnahme ins Blut.

Alkohol ist eine ständige »Erfindung der Natur« – und die Menschheit wird dem Alkoholproduzenten Natur nie Konkurrenz machen können. Der Mensch hat lediglich die Erfindung der Natur ausgebeutet – unter anderem zur Desinfektion, zu industriellen Zwecken, zu medizinischen Kräuterauszügen, abschwellenden und entzündungshemmenden Umschlägen und eben auch zu Alkoholika. Übrigens ist Alkohol ein regelmäßiges Stoffwechselprodukt des menschlichen Körpers und so in kleinsten Mengen auch im Blut eines Antialkoholikers enthalten.

Alkohol wurde schon früh als »soziales«, die Gemeinschaft förderndes Mittel entdeckt. Und Mönche widmeten sich im Mittelalter oft mehr dem Bierbrauen und dem gemeinsamen Biertrinken als Gebeten. Schon Göttervater Zeus hatte seinen »Mundschenk«, den schönen Jüngling Ganymedes. Nun ja, das soziale Moment des Alkohols, der Alkoholkonsum in der Gemeinschaft, ist etwas, das die Menschheit nicht mehr missen mag – eine Feier ohne Alkohol ist kaum denkbar. Und manchen Alkoholika, vor allem dem Wein, sind neben romantischen direkt mythische Züge eigen.

So weit, so gut. Doch das Problem Alkohol, das sich die Menschheit aufgrund ihres Hanges zur Maßlosigkeit geschaffen

Welche Organe kann der Alkohol schädigen?

Die Auswirkungen eines exzessiven Gelages gehen bald vorüber – doch ständiges unmäßiges Trinken über Jahre hinweg führt unweigerlich zu schweren organischen Schäden. Einige dieser Schäden sind hier stichwortartig aufgeführt. Mehr darüber erfahren Sie im Kapitel »Alkoholismus« auf Seite 360.

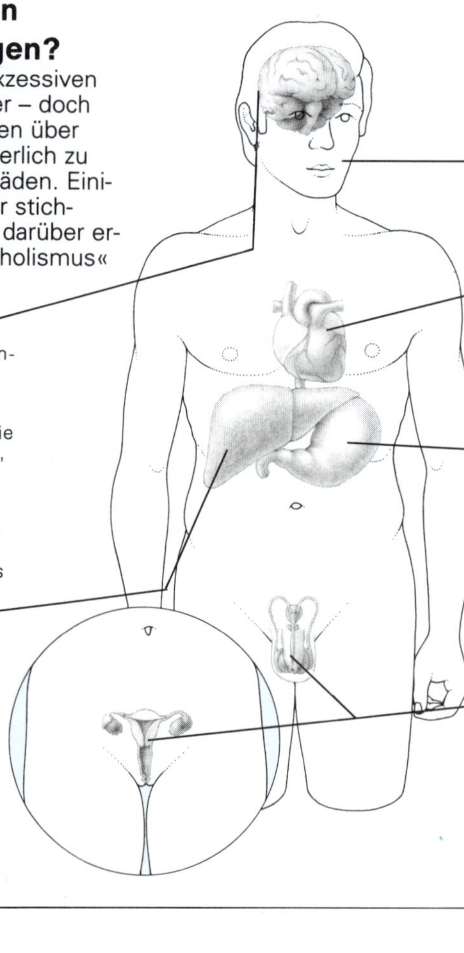

Gehirn und Nervensystem
- Schwere Persönlichkeitsveränderungen durch Schädigung der Hirnzellen: Gedächtnisstörungen, Abnahme der Kritikfähigkeit, Labilität, Euphorie wechselnd mit Depressionen, Mißtrauen und wahnhaften Verdächtigungen.
- Alkoholdelirium (Desorientierung und optische Halluzinationen).
- Tremor: Zittern der Hände bis zum Delirium tremens.

Leber
Fettleber bis zur Leberzirrhose.

Haut
Alkohol erweitert die Blutgefäße (rotes Gesicht).

Herz
Schwere Trinker können an einem Herzmuskelschaden erkranken, da sie kaum mehr genügend Nährstoffe, Vitamine und Mineralstoffe zu sich nehmen.

Magen
Chronische Gastritis.

Bauchspeicheldrüse
Schwere, lebensbedrohende Erkrankungen der Bauchspeicheldrüse (Pankreatitis).

Genitalorgane
- Impotenz.
- Eine werdende Mutter, die während der Schwangerschaft übermäßig Alkohol zu sich nimmt, gefährdet ihr Kind (Alkoholembryopathie).

Wieviel Alkohol ist in verschiedenen alkoholischen Getränken

Reinen Alkohol können nur Masochisten vertragen – Mundschleimhaut und Speiseröhre machen das »Feuer« reinen Alkohols kaum mit. Der Alkohol in Alkoholika ist Äthylalkohol. (Ein weiterer bekannter Alkohol ist Methylalkohol – aus Holz destilliert; er ist schwerstens gesundheitsschädlich bis tödlich.) Das Risiko, einen Leberschaden zu entwickeln, gehen Sie – je nach Körpergröße, Konstitution, und Beschaffenheit Ihrer Leber – dann ein, wenn Sie über 20 Jahre hinweg täglich mehr als 40–60 Gramm Alkohol zu sich nehmen. Diese Alkoholmenge ist etwa in 4 bis 7 Flaschen Exportbier (oder Pils), in 0,75 bis 1,6 Liter Wein oder 0,2 bis 0,5 Liter Schnaps (je nach Prozent) enthalten.

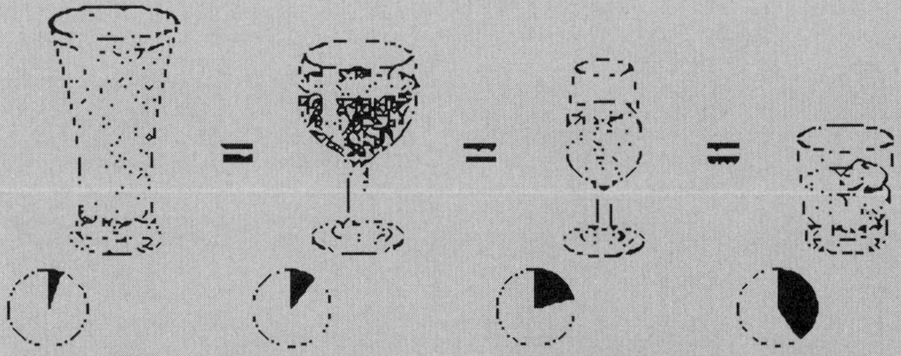

Bier
Bier enthält etwa 4,5 bis 5,5 Prozent Alkohol, Starkbier bis 8 Prozent. »Alkoholfreies« Bier ist nie wirklich alkoholfrei, mit 0,5 bis 1,0 Prozent Alkohol müssen Sie auch hier rechnen, selbst Malzbier kann bis 0,3 Prozent Alkohol enthalten.

Wein
Es gibt »schwache« Weine, die lediglich 7 bis 10 Prozent Alkohol enthalten (zum Beispiel Lambrusco), aber auch »stärkere« Weine, die 13 bis 15 Prozent Alkohol vermitteln.

Portwein, Wermut
Bei diesen »verstärkten« Weinen können Sie mit 17 bis 20 Prozent Alkohol rechnen.

Schnaps
Normale Schnäpse (Klare) enthalten 30 bis 45 Prozent Alkohol, Whisky, Wodka, Kognak oder Gin 40 Prozent oder mehr, Kräuterschnäpse 30 bis 70 Prozent.

Für den Hausgebrauch können Sie den Alkoholgehalt verschiedener Alkoholika nach folgender Richtschnur berechnen:
5 Prozent Bier
10 Prozent Wein
20 Prozent Portwein, Wermut
40 Prozent Schnaps
Das entspricht einem Verhältnis von 1 (Bier) : 2 (Wein) : 4 (Portwein) : 8 (Schnaps).

Alkohol-Blutprobe

In winzigen Mengen ist Alkohol immer im Blut enthalten. Entscheidende Auswirkungen auf das Verhalten und vor allem auf das Reaktionsverhalten kann Alkohol auch schon haben, bevor der Alkoholspiegel auf 0,8 Gramm pro Liter (0,8 Promille) steigt. Dies ist nach heutigen Verkehrsgesetzen die Grenze, ab der eine Strafverfolgung (Führerscheinentzug usw.) einsetzt.

Besteht ein Verdacht auf Alkoholisierung des Fahrers, kann die Polizei den Atem-Test (»ins Röhrchen blasen«) durchführen.

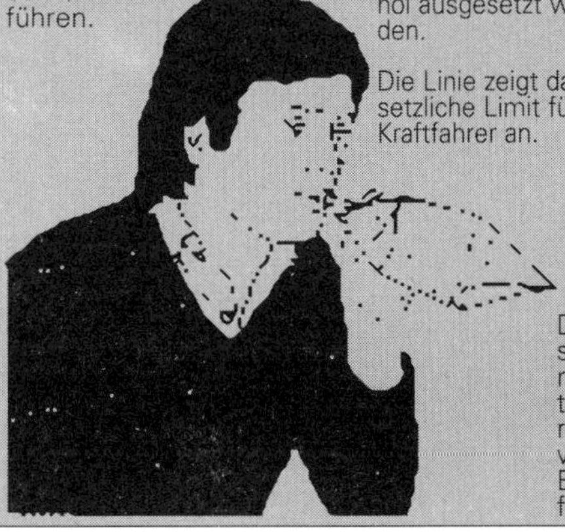

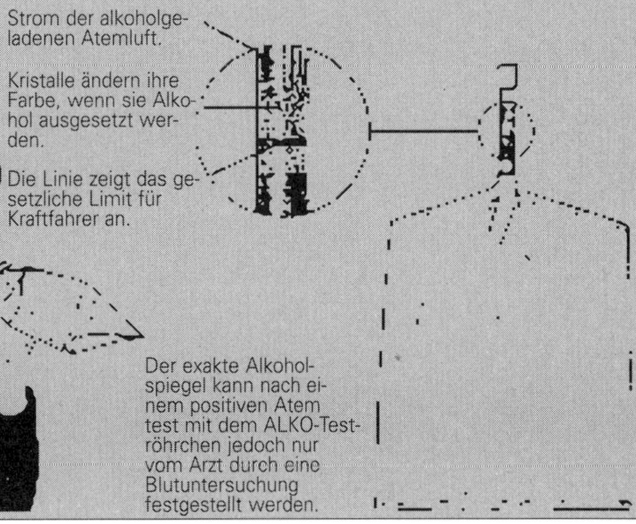

Verdünnen Sie starke Alkoholika
Mit »Longdrinks« verringern Sie auf einer Party die stündliche Alkoholaufnahmemenge gegenüber dem Genuß unverdünnter starker Alkoholika.

hat, fängt schon beim *social drinker* an. Es gibt Menschen, die sich in der Gemeinschaft regelmäßig »besaufen«, allein aber keinen Tropfen anrühren. Irgendwann einmal aber – wenn psychosozialer Streß oder Depressionen sie dazu verleiten – trinken sie auch allein. Und schließlich trinken sie allein mehr als in der Gemeinschaft – bis sie zur echten Gemeinschaft nicht mehr fähig sind und in der sozialen Isolation und später in der Klinik landen. Der *social drinker* ist nicht – wie es oft dargestellt wird – eine andere Spezies als der Alkoholiker, sondern er ist eine Entwicklungsstufe des Alkoholikers.

Doch die Tatsache, daß Alkohol zum Alkoholismus (siehe Seite 360) führen kann, ist kein Grund, den Alkohol zu ver-

Wirkungen des Alkohols bei steigendem Blutspiegel

Aufgrund exakter Untersuchungen zum Verhalten und Reaktionsverhalten bei steigendem Alkoholspiegel wurden folgende Wirkungen des Alkohols in Abhängigkeit vom jeweiligen Alkoholspiegel herausgearbeitet. Es handelt sich hier um Durchschnittswerte bei einem Körpergewicht um 70 Kilogramm. Das heißt: Es gibt zum Beispiel Menschen, die bereits bei 0,5 Promille eine entscheidend verringerte Reaktion haben, andere jedoch erst bei etwa 1,0 Promille. Neben der *individuellen Alkoholtoleranz* (die nicht nur vom Körpergewicht abhängig ist), kann die Toleranz auch beim einzelnen Individuum je nach der *momentanen Verfassung* schwanken.

Wenn Sie Wein trinken, halbieren Sie die Angaben für Bier. Bei einem kräftigen Wein ziehen Sie von diesem Ergebnis noch einmal 20 Prozent ab.

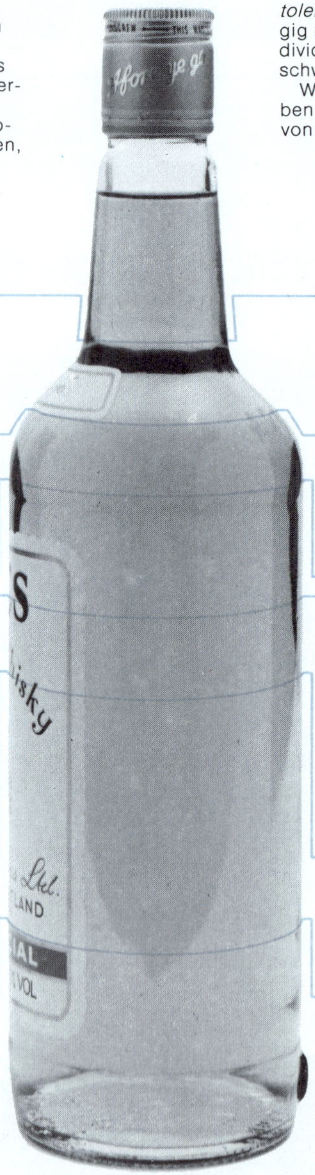

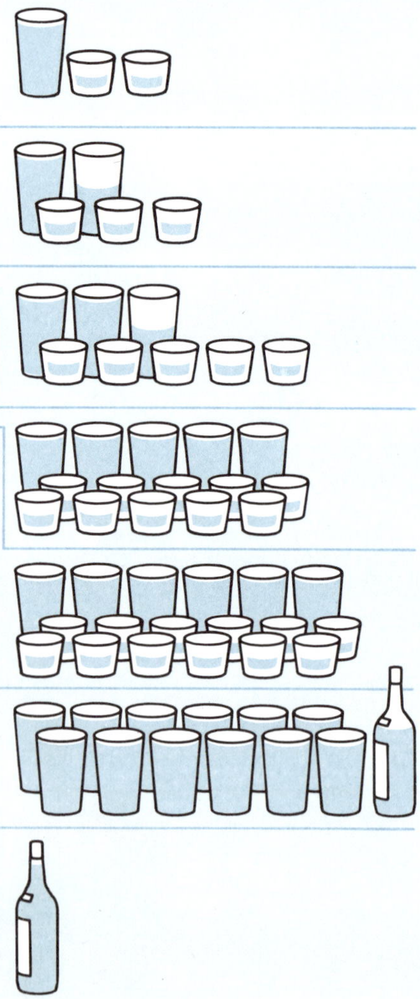

0,3 bis 0,5 Liter Bier oder 2 einfache Klare — 0,3 Promille
Verhalten und Reaktionsfähigkeit werden sehr leicht verändert.

0,4 bis 0,8 Liter Bier oder 3 bis 4 einfache Klare — 0,5 Promille
Verhalten und Reaktionsfähigkeit werden leicht verändert.

0,7 bis 1,5 Liter Bier oder 5 bis 7 einfache Klare — 0,8 Promille
Urteilsfähigkeit und Selbstkritik werden gemindert (leichte Euphorie), die Reaktionsfähigkeit kann entscheidend verlangsamt werden.

1,4 bis 2,8 Liter Bier oder 8 bis 15 einfache Klare — 1,0 bis 2,0 Promille
Die Euphorie verstärkt sich, auch aggressive Tendenzen können auftreten; Selbstkritik und Selbstkontrolle schwinden zunehmend, die Reaktionsfähigkeit nimmt stark ab.

1,8 bis 4,5 Liter Bier oder 12 bis 20 einfache Klare — 2,0 bis 2,5 Promille
Exzessive Euphorien können mit Aggressivität wechseln. Der Gleichgewichtssinn leidet merklich, der Angetrunkene sieht Gegenstände verschwommen oder bereits doppelt.

3,6 bis 10 Liter Bier oder 20 einfache Klare bis 0,75 Liter — 3,0 bis 4,0 Promille
Bewußtseinsverlust (Alkoholvergiftung!).

0,75 bis 1,0 Liter und mehr klarer Schnaps — bis zu 6,0 und mehr Promille
Tod durch Alkoholvergiftung ist bei diesem Schnapsmißbrauch wahrscheinlich. (Tod durch Alkoholvergiftung infolge alleinigen Biermißbrauchs ist aufgrund der dazu notwendigen Mengen höchst selten.)

teufeln. Denn abgesehen von seiner mythischen Tradition, seinen wohltuenden und gemeinschaftsfördernden Wirkungen, seinem industriellen und medizinischen Nutzen, hat Alkohol für die Menschheit zwei positive Effekte:

1. Mäßig konsumiert hat er eine vorbeugende Wirkung gegen Arteriosklerose, Herzinfarkt und Schlaganfall.
2. Bei älteren Menschen fördert Alkohol – natürlich ebenfalls mäßig genossen – die intellektuelle Leistungsfähigkeit, die Kontaktfreudigkeit (bei der »Vereinsamung der Alten« in unserer Gesellschaft ein unschätzbarer Vorteil) und erhellt leichte Depressionen; überdies ist er durch die Anregung der Magensaftbildung wertvoll.

Medizinisch gesehen lebt deshalb ein Antialkoholiker keineswegs gesünder als ein Mitmensch, der mäßig, aber regelmäßig sein Glas Bier oder Wein trinkt.

Von der Entspannung bis zum Vollrausch

Alkohol wird aus dem Magen-Darm-Kanal ins Blut aufgenommen; konzentrierte (hochprozentige) alkoholische Getränke wie Schnaps wirken schneller als geringer konzentrierte wie Bier. Ein leerer Magen, hastiges Trinken, Zucker und Kohlensäure beschleunigen die Alkoholaufnahme ins Blut und damit die Wirkung. Der größte Teil des Alkohols wird durch die Leber abgebaut; lediglich etwa 5 Prozent werden durch Lungen und Haut abgeatmet und durch die Nieren ausgeschieden: So wird in jeder Stunde der Blutalkoholspiegel um 0,1 bis 0,2 Promille gesenkt.

Alkohol wirkt direkt auf das Zentralnervensystem. Er regt in kleineren Mengen an und entspannt zugleich, außerdem enthemmt er leicht.

Steigende – auf einmal genossene – Mengen Alkohol führen dagegen zuerst zum »Schwips« und dann zum Alkoholrausch, der meist mit verschiedenen Graden der Enthemmung anfängt – variierend von der »Bombenstimmung« und Verbrüderungsritualen bis zu höchster Erregung und Aggressivität. Auf das Entspannungs- beziehungsweise Erregungsstadium des Zentralnervensystems folgt in der Regel das Lähmungsstadium, das vom Lallen und Schwanken bis zur totalen Apathie und Bewußtlosigkeit beim Vollrausch reicht. Oft wird es dem Be-

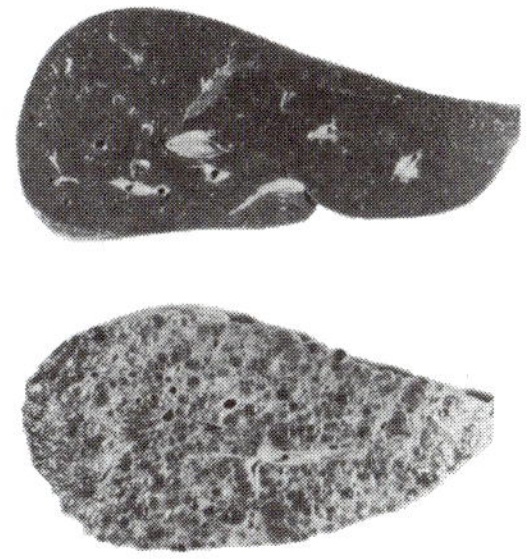

Alkohol und Leberschäden
Das obere Bild zeigt einen Schnitt durch eine gesunde Leber, das untere Bild die Leber eines verstorbenen Alkoholikers. Dessen Leber ist zirrhotisch, funktionierendes Lebergewebe (dunkel) ist extrem verringert.

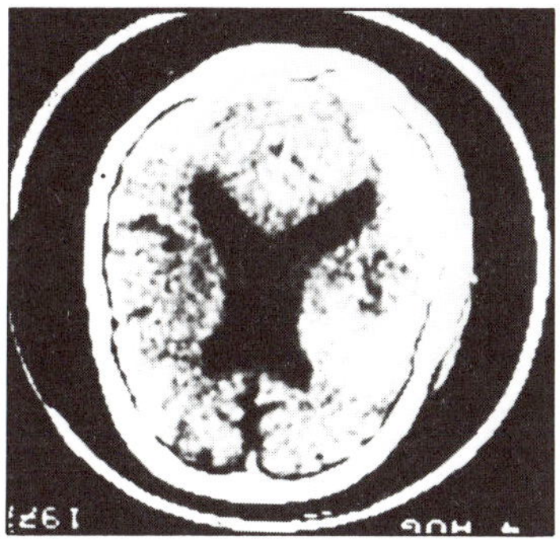

Alkohol und Gehirn
Ständiger Alkoholmißbrauch hat einen schädigenden Effekt auf Gehirn und Nervensystem. Das Computertomogramm zeigt das Gehirn eines langjährigen starken Alkoholikers: Das Gehirn ist geschrumpft, die Ventrikelräume haben sich vergrößert.

Denken Sie daran: Blutalkohol baut sich nur langsam ab.
Wenn Sie zum Mittagessen zwei Viertel Wein trinken, haben Sie um 14 Uhr etwa 0,8 Promille und um 16 Uhr noch etwa 0,5 Promille. Nehmen Sie nach Arbeitsschluß um 16 Uhr dann zum Beispiel ein Pils und einen Schnaps zu sich, beträgt Ihr Blutalkoholspiegel bei der Heimfahrt um 18.30 Uhr mehr als 1,0 Promille. Erst gegen 20 Uhr sinkt Ihr Blutalkoholspiegel wieder unter die 0,8-Promille-Grenze.

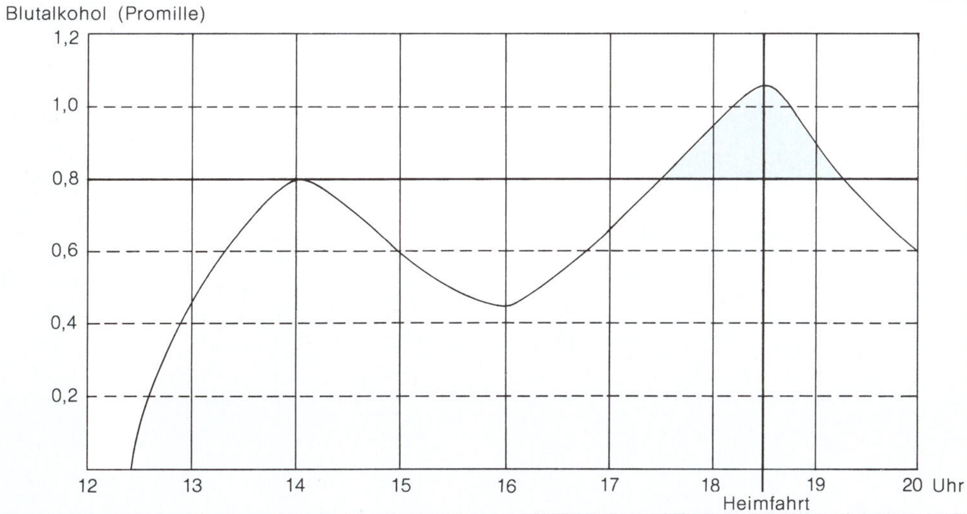

Was machen Sie bei einem Kater?

Daß Alkohol auch durchaus positive Effekte für die Gesundheit hat, wurde schon besprochen. Der Teufelsfuß des Alkohols ist jedoch der, daß er psychisch und körperlich abhängig machen kann. Diese Abhängigkeit steht aber – das sei zur »Ehrenrettung« des Alkohols gesagt – immer in einer bestimmten Beziehung zur jeweiligen Gesellschaft und ihrer Streßproduktion beziehungsweise zu der Fähigkeit einer Gesellschaft, Streß zu verarbeiten (siehe dazu Seite 32 ff.). Zu Alkoholikern werden in der Regel nur die Menschen, die von ihrer Persönlichkeit her besonders streßanfällig sind (siehe dazu die Streß-Checkliste auf Seite 37 f.) und die bereitwillig die von der jeweiligen Gesellschaft angebotenen Mittel zur Streßbewältigung annehmen. Das kann Alkohol, das können aber auch Psychopharmaka, Schmerz- und Schlafmittel oder Kokain sein. Inwieweit Sie gefährdet sind, zum Alkoholiker zu werden, können Sie aus dem Kapitel »Alkoholismus« (Seite 360) und aus der Streß-Checkliste (Seite 37 f.) ersehen.

Ansonsten können wir hier für die Mitmenschen, die gelegentlich bei sozialen Anlässen einen über den Durst trinken (überprüfen Sie auch in diesem Fall Ihre Gefährdung!), einige Ratschläge geben:

- Ein »Kater« wird durch folgende Effekte exzessiven Alkoholgenusses erzeugt: Austrocknung des Organismus durch Wasserverlust (Sie urinieren häufiger!) und Sinken des Blutzuckerspiegels (erzeugt Schwäche, Benommenheit und Kopfschmerzen). Trinken Sie also bei einem Kater Mineralwasser oder besser ein zukkerhaltiges Getränk (sparen Sie damit nicht!). Kopfschmerztabletten sollten Sie vermeiden. Glauben Sie, ohne Schmerztabletten nicht auskommen zu können, nehmen Sie keine Acetylsalizylsäure (Aspirin u. a.), sondern paracetamolhaltige Mittel. Acetylsalizylsäure irritiert den sowieso schon irritierten Magen noch mehr!
- Essen Sie vor oder während des »Trinkgelages« ausreichend. Ein voller Magen verringert die Aufnahme von Alkohol ins Blut.
- Trinken Sie langsam, und bevorzugen Sie leichtere Alkoholika wie Bier oder Wein (Schnaps wird schneller resorbiert!).
- Trinken Sie zwischendurch einmal eine Limonade.
- Ein Übermaß an Alkohol verringert die Erektionsfähigkeit beim Mann. Sie müssen selbst entscheiden, was Ihnen lieber ist! Allein Bier — natürlich nicht in Unmengen! — hat des öfteren einen positiven Effekt, lediglich die Ejakulationsfähigkeit wird hinausgezögert. Bei Frauen wirkt ein gewisses Maß an Alkohol libidosteigernd.
- Der »Kater« ist teilweise auch dem Umstand zuzuschreiben, daß der Alkoholspiegel, in dem das Gehirn »badet«, plötzlich sinkt. So kann auch ein vormittäglicher Kater-Trunk, ein »Frühschoppen«, die Kopfschmerzen verjagen (der »Alkoholpegel« wird leicht angehoben). Aber übertreiben Sie nicht, sonst besucht Sie der Kater abends oder am nächsten Morgen wieder. Am besten ist ein Glas Weinschorle (Wein mit Mineralwasser) oder eine Radlerhalbe (Bier mit Zitronenlimonade). Wenn Sie allerdings öfter diese Hilfe brauchen, sollten Sie das Kapitel »Alkoholismus« lesen (Seite 360).
- *Warnung:* Es gibt kein Mittel, das den Blutalkoholspiegel schneller sinken läßt (auch nicht die berühmte Tasse Kaffee mit Zucker oder chemische Mittel, die bisweilen angeboten werden).

Fahren Sie also konsequent mit dem Taxi heim, wenn Sie mehr als 0,8 Promille haben (und die haben Sie schnell!). Eine leichtere »Alkoholfahne« unterdrücken Sie zwar durch das Rauchen von Zigaretten und das Kauen von Gewürznelken — doch hilft das nicht darüber hinweg, wenn Sie einen Unfall bauen und andere Menschen gefährden oder gar verletzen.

trunkenen schon während des Gelages übel, er muß erbrechen – ein Zeichen der Vergiftung des Magen-Darm-Traktes.

Bei etwa 2 Promille spricht man von einem Vollrausch, ab 2,5 Promille von einer akuten Alkoholvergiftung. Wann jemand diese Werte erreicht, hängt ab von Gesundheitszustand, Körpergröße und Gewicht, Ernährung, seelischer Verfassung und Zeitspanne des Alkoholmißbrauchs, aber auch von der Gewöhnung an Alkohol. So schafft nicht jeder Wert bei jedem Menschen dieselben Symptome: Mancher hat mit 2,5 Promille erst einen Vollrausch, während ein anderer schon an Alkoholvergiftung leidet.

Teenager und Alkohol

Unsere Kinder trinken heute immer früher Alkohol. Haben sie vor Jahren ihre erste Alkoholerfahrung noch mit 13, 14 Jahren gemacht, sind sie heute im Durchschnitt erst 12. Die Deutsche Hauptstelle gegen Suchtgefahren schätzte die Zahl der behandlungsbedürftigen Alkoholiker 1993 auf 2,5 Millionen, davon etwa 500 000 Kinder und Jugendliche von 12 bis 21 Jahren. Zehn Prozent der jährlich behandelten Vergiftungen von Kindern sind alkoholbedingt.

Alkohol schadet nicht nur der Gesundheit, sondern verursacht auch Verhaltensstörungen, beeinträchtigt die Konzentrationsfähigkeit, das Lernverhalten und die Leistungsfähigkeit, macht reizbar, feindselig und aggressiv. Wer in jungen Jahren zu Alkohol oder anderen Drogen greift, ist stark suchtgefährdet. Außerdem besteht bei Alkohol die Gefahr, daß er als Einstiegsdroge dient.

Neben den durch Alkohol verursachten Gesundheitsschäden gehören auch Verkehrs- und Arbeitsunfälle, Stürze im Haushalt, Brände und Vergiftungen sowie Tod durch Ertrinken zu den direkten Folgen des Alkoholkonsums. Jeder vierte Unfallfahrer hatte 1992 mehr als zwei Promille Alkohol im Blut, 74 Prozent mindestens ein Promill. Darüber hinaus war auch bei einem Großteil der von Jugendlichen begangenen Straftaten Alkohol im Spiel.

Viele junge Menschen experimentieren mit Alkohol und anderen Drogen. Eltern müssen mit ihren Kindern über die Gefahren des Alkohol- und Drogenmißbrauchs reden und dabei vor allem die ernsthaften Folgen von Alkohol am Steuer und die mit Alkoholkonsum verbundenen Gesundheitsrisiken ansprechen (Seite 42).

Setzen Sie sich selbst vernünftige Grenzen

Setzen Sie sich selbst eine Grenze, wieviel Alkohol Sie trinken dürfen. Sofern Sie nicht alkoholabhängig sind, sollten zwei Bier oder ein Longdrink am Tag das Maximum sein. Wenn Sie jedoch bereits Alkoholiker sind, gehen Sie zu einem Treffen der Anonymen Alkoholiker.

Lernen Sie, nein zu sagen
Viele Leute trinken einfach noch ein Glas, nur weil andere auch noch was trinken oder sie jemand unter Druck setzt. Wenn Sie die Grenze erreicht haben, die Sie sich selbst gesetzt haben, lehnen Sie höflich, aber bestimmt jedes weitere Glas Alkohol ab.

Trinken Sie langsam
Stürzen Sie Alkohol nie hinunter. Genießen Sie Ihren Drink langsam Schluck für Schluck.

Trinken Sie nicht allein
Trinken Sie nur in Gesellschaft. Es mag zwar oft schwerfallen, der Versuchung zu widerstehen, sich nach einem harten Tag abends allein einen Drink zu gönnen – viele Trinker haben jedoch die Erfahrung gemacht, daß sich dieses Bedürfnis durch eine Tasse Kaffee, Tee, Wasser, Saft oder einen Softdrink genausogut befriedigen läßt wie durch Alkohol.

Alkohol am Steuer

Neben der individuellen Gesundheitsgefährdung verursacht Alkoholkonsum auch im Bereich der öffentlichen Gesundheit und Sicherheit viele Probleme. Da bereits kleine Mengen von Alkohol das Urteilsvermögen, die Reaktionszeit und das Koordinationsvermögen beeinträchtigen, kann es in Sachen Promille gar kein Sicherheitslimit geben.

Denken Sie immer daran: kein Alkohol am Steuer! Der Genuß von Alkohol ist jedes Jahr verantwortlich für viele schwere Unfälle mit Verletzungen, die zum Teil lebenslange Behinderung zur Folge haben, oder tödlichem Ausgang.

Diskutieren Sie mit Ihren heranwachsenden Kindern die Gefahren von Alkohol am Steuer, und legen Sie ihnen ans Herz, niemals mit jemandem mitzufahren, der Alkohol getrunken hat.

Alkohol und Schwangerschaft

Von einer Alkoholembryopathie spricht man bei Geburtsschäden, die durch den Konsum von Alkohol während der Schwangerschaft verursacht sind. Diese Störung kommt zwar meist bei sogenannten Quartalssäuferinnen oder ständigen Trinkerinnen vor, ein Maß jedoch, in dem Alkohol in der Schwangerschaft noch unbedenklich ist, gibt es dennoch nicht. Selbst kleine Mengen von Alkohol können ein niedrigeres Geburtsgewicht zur Folge haben und zudem das Risiko von Geburtsschäden und Fehlgeburten erhöhen. Mögliche Symptome einer Alkoholembryopathie sind: niedriges Geburtsgewicht, Gesichtsanomalien inklusive Wolfsrachen und Hasenscharte, kurze Lidspalten und kleiner Kiefer, kleines Gehirn, Herzfehler, Arm- und Beinanomalien, unterentwickelter Saugreflex, Reizbarkeit, kleine Statur, Schlafstörungen, unterdurchschnittliche Intelligenz.

Etwa 20 Prozent aller Babys mit Alkoholembryopathie sterben innerhalb der ersten Wochen nach der Geburt. Viele der Überlebenden tragen körperliche oder geistige Behinderungen davon.

Wo Sie Hilfe bekommen können

Wenn Sie glauben, Sie, Ihr Kind oder ein anderes Familienmitglied könnte ein Alkohol- oder sonstiges Drogenproblem haben, sprechen Sie möglichst schnell mit Ihrem Arzt darüber, oder nehmen Sie Kontakt mit einer der folgenden Organisationen auf:

- Anonyme Alkoholiker
- Beratungsstelle für Suchtkranke
- Narcotics Anonymous

Drogenmißbrauch und -abhängigkeit

Schon seit Menschengedenken werden Drogen wegen ihrer bewußtseinsverändernden Wirkung genommen. Doch jede Droge – ob nun Kokain, Marihuana, Nikotin oder Alkohol – kann in die Abhängigkeit führen. Es gibt zwei Formen der Abhängigkeit: die physische und die psychische. Psychisch abhängig sind Sie, wenn Sie eine starke Begierde und großen emotionalen Streß verspüren, wenn die jeweilige Droge nicht verfügbar ist. Bei der körperlichen Abhängigkeit kommen zusätzlich zu diesen beschriebenen psychischen Entzugserscheinungen noch körperliche Symptome wie Krämpfe und Schweißausbrüche hinzu, die durch den Entzug der Droge ausgelöst werden.

Drogen mit starkem Suchtpotential haben eine solch starke Wirkung auf das Gehirn, daß die Funktions- und Denkfähigkeit sowie das Koordinationsvermögen beeinträchtigt werden. (Ähnliches gilt für den Mißbrauch von verschreibungspflichtigen Medikamenten wie Schlaftabletten oder Tranquilizern). Mehr zum Thema Drogen lesen Sie im Kasten »Drogen: Wirkungen und Nebenwirkungen« auf Seite 359.

Wer glaubt, nur gelegentlich einmal Marihuana zu rauchen oder Kokain zu schnupfen, sei relativ harmlos, der irrt: Drogenmißbrauch, welcher Art auch immer, schadet definitiv der Gesundheit. So haben Studien gezeigt, daß Marihuana für die Lungen genauso schädlich ist wie Tabak.

Gefahren des Drogenmißbrauchs

Mit dem Mißbrauch von Drogen sind ernsthafte Gesundheitsschädigungen verbunden. So können beispielsweise auch so beliebte Genußmittel wie Alkohol, Nikotin und Koffein in einem gewissen Maß zur Abhängigkeit führen. Wie diese Drogen Ihrer Gesundheit schaden können, lesen Sie in den Kästen »Welche Organe kann der Alkohol schädigen« auf Seite 42, »Wie Rauchen Ihrer Gesundheit schadet« auf Seite 50 und »Koffein« auf Seite 22.

Auch der Konsum von Amphetaminen (Stimulanzien, die früher häufig als Appetitzügler eingesetzt wurden) und Opiaten (Schmerzmittel wie Morphin) führt häufig zur Abhängigkeit. Drogen wie Marihuana oder Kokain, die nur von geringem medizinischem Nutzen sind, werden oft wegen ihrer bewußtseinsverändernden Wirkung genommen. Mehr über den Mißbrauch dieser und anderer Drogen lesen Sie im Kasten »Drogen: Wirkungen und Nebenwirkungen« auf Seite 359.

Anabolika sind synthetische Hormone, die die Wirkung des männlichen Geschlechtshormons Testosteron imitieren. Diese Drogen, die Muskelmasse und -stärke aufbauen, werden oft von Sportlern genommen, um damit eine rasche Leistungssteigerung zu erreichen. Mit der Einnahme dieser Anabolika sind jedoch viele ernsthafte Gesundheitsrisiken verbunden, so etwa Flüssigkeitsretention, Arterienverhärtung, Schädigung der Nebenniere, Unfruchtbarkeit, Impotenz, Schädigung der Hoden, Leberschäden, einige Formen der Krebserkrankung und in manchen Fällen sogar frühzeitiger Tod. Darüber hinaus besteht bei männlichen Heranwachsenden, die Anabolika einnehmen, die Gefahr einer gestörten Entwicklung des Knochen- und Muskelwachstums.

Der Gebrauch von Anabolika im Sport wird von Ärzten stark kritisiert und ist von den Sportverbänden weltweit verboten.

Die Gefahren illegalen Drogenmißbrauchs

Wer von einer Droge abhängig wird, setzt sich damit einer Vielzahl von Gefahren aus. Zunächst einmal hat die Abhängigkeit zur Folge, daß die Droge in immer größeren Mengen und damit mehrmals am Tag genommen werden muß. Und da die meisten Drogen zumindest zeitweise die Leistungsfähigkeit – ob nun im Beruf oder in der Schule – beeinträchtigen, fühlt sich der Drogenkonsument schnell als Außenseiter der Gesellschaft.

Zweitens lassen sich illegale Drogen natürlich auch nur auf illegalem Weg beschaffen und sind damit zwangsläufig sehr kostspielig. Wer regelmäßig Drogen nimmt, gerät schnell auf die schiefe Bahn oder findet sich im Prostitutionsgewerbe wieder, um seine Sucht finanzieren zu können.

Der dritte und wichtigste Punkt ist, daß eine drogenabhängige Person ihre Gesundheit schädigt. Illegale Drogen sind von unterschiedlich guter Qualität und Reinheit; Vergiftungen oder Überdosierungen sind keine Seltenheit und enden oft tödlich. Die Drogendealer strecken die Droge häufig mit einer gefährlichen Substanz, um mehr Profit zu machen. Werden die Drogen intravenös injiziert, besteht außerdem die Gefahr einer bakteriellen oder viralen Infektion von Lungen, Herz, Gehirn, Nieren oder anderen Organen, wenn Nadeln oder Spritzen verunreinigt sind und von mehreren Personen benutzt werden. Damit setzt sich der Drogenkonsument außerdem der erhöhten Gefahr einer Hepatitis- oder HIV-Infektion (das Virus, das AIDS verursacht) aus. Aber selbst wenn dieser Gefahr durch die nötigen Sicherheitsvorkehrungen vorgebeugt wird, sind die gesundheitlichen Folgen wiederholten Drogenmißbrauchs immer noch schlimm genug.

Gefahren des Rauchens

Rauchen ist eine der häufigsten vermeidbaren Todesursachen. Wenn Sie regelmäßig rauchen, verringern Sie möglicherweise mit jeder Zigarette Ihre Lebenserwartung um fünfeinhalb Minuten. Bis zum 65. Lebensjahr ist die Sterberate von Personen, die täglich 20 Zigaretten oder mehr rauchen, doppelt so hoch wie die gleichaltriger Nichtraucher. Zigarettenrauchen ist die Hauptursache für Lungenkrebs (Seite 466). Trotz dieses Wissens rauchen die meisten starken Raucher ungehemmt weiter. Haben sich inzwischen auch viele Menschen das Rauchen abgewöhnt, fangen doch jedes Jahr Tausende von Heranwachsenden neu damit an. Und etwa 85 Prozent dieser jugendlichen Raucher, das geht aus wissenschaftlichen Untersuchungen hervor, greifen auch als Erwachsene zur Zigarette.

Auf den folgenden Seiten werden die Gesundheitsgefahren, die mit dem Rauchen verbunden sind, erläutert, die im Tabak enthaltenen gefährlichen Substanzen vorgestellt und Wege zur Raucherentwöhnung aufgezeigt.

Rauchen in der Schwangerschaft

Wer eine Familie gründen will, der muß sich über die Gefahren des Rauchens in der Schwangerschaft und nach der Geburt im klaren sein. Raucht einer der beiden Partner, sollte er damit jetzt aufhören. Der heranreifende Fetus wird über die Plazenta ernährt; wissenschaftliche Untersuchungen haben gezeigt, daß der Blutfluß durch die Plazenta bei rauchenden Schwangeren beeinträchtigt ist. Da die wichtigsten Entwicklungsschritte des Fetus in der achten Schwangerschaftswoche abgeschlossen sind, sollten Sie über diese Gefahren nachdenken, bevor Sie schwanger werden. Einige der mit dem Rauchen einhergehenden Risiken sind:

- verringerte Fruchtbarkeit und damit weniger Chancen für eine Empfängnis
- Hemmung des fetalen Wachstums
- erhöhte Gefahr von Schwangerschaftskomplikationen
- erhöhte Gefahr von Fehlgeburten, vorzeitigen Wehen und Fruchttod
- erhöhte Gefahr eines niedrigen Geburtsgewichts
- erhöhte Gefahr eines akuten Atemnotsyndroms des Neugeborenen (Atemnot nach der Geburt wegen mangelnder Lungenreife)
- Gesundheitsgefahr für das Neugeborene in den kritischen ersten Tagen oder Wochen nach der Geburt
- erhöhte Gefahr des plötzlichen Kindstods (Krippentod, Seite 641)

Neben den oben aufgeführten Risiken haben Untersuchungen gezeigt, daß Kinder von Frauen, die während der Schwangerschaft geraucht haben, sich körperlich und auch geistig langsamer entwickeln als solche von Nichtraucherinnen. Und Kinder, die in Haushalten leben, in denen geraucht wird, sind in den ersten zwei Jahren häufiger aufgrund von Atemwegserkrankungen in ärztlicher Behandlung als Kinder, die in einer rauchfreien Umgebung aufwachsen.

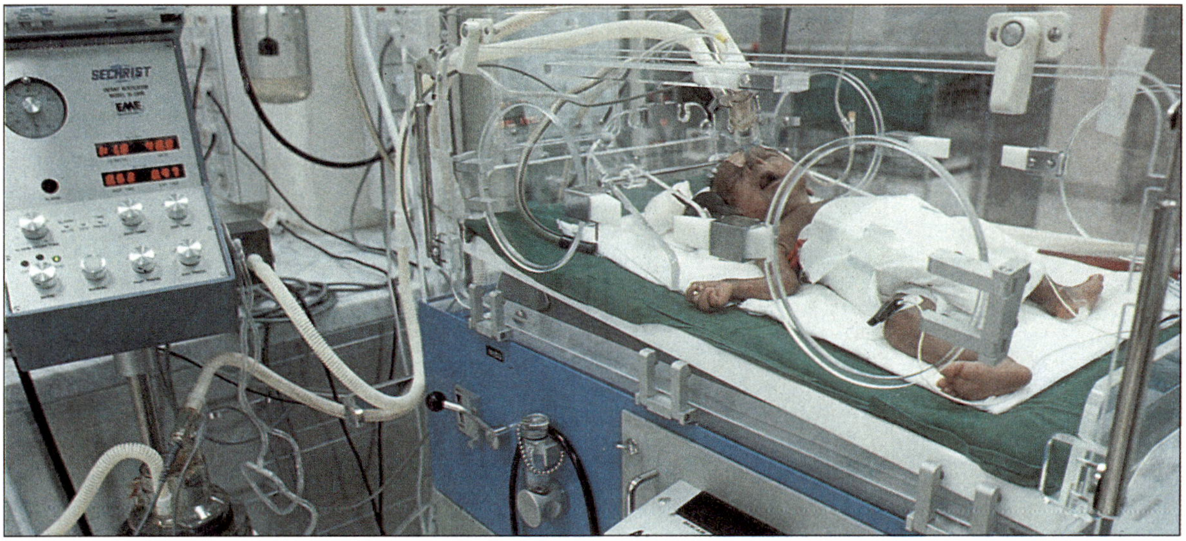

Wie Rauchen Ihrer Gesundheit schadet

Tabakrauch besteht im wesentlichen aus drei gefährlichen Substanzen: Teer, Nikotin und Kohlenmonoxid. Teer ist eine Mischung aus verschiedenen Substanzen, die in den Lungen zu einer klebrigen Substanz kondensieren. Nikotin ist eine suchterzeugende Droge, die von den Lungen absorbiert wird und in erster Linie auf das Nerven- und Herz-Kreislauf-System einwirkt. Das Kohlenmonoxid schließlich senkt den Sauerstoffgehalt im Blut.

Betrachten wir einmal den Durchschnittsraucher, eine Person also, die 15 bis 20 Zigaretten am Tag raucht: Im Vergleich zu seinen nichtrauchenden Mitmenschen ist das Risiko dieser Person etwa vierzehnmal so hoch, an Lungen-, Rachen- oder Mundkrebs zu sterben. Viermal so hoch ist sein Risiko, an Speiseröhrenkrebs zu sterben, doppelt so hoch, an Blasenkrebs, und ebenfalls doppelt so hoch, an einem Herzinfarkt zu sterben. Zigarettenrauchen ist eine der Hauptursachen für die Entstehung einer chronischen Bronchitis und eines Lungenemphysems. Eine chronische Lungenerkrankung wiederum macht anfälliger für Lungenentzündungen und Herzinsuffizienz. Die normalerweise recht geringe Thrombosegefahr bei der Einnahme von oralen Kontrazeptiva steigt bei Raucherinnen stark an (Seite 586), weshalb Raucherinnen über 35 Jahre auch von dieser Form der Verhütung abgeraten wird. Und schließlich erhöht Rauchen die Gefahr von Bluthochdruck.

Auf eine leichtere Zigarettenmarke mit einem geringeren Teer- und Nikotingehalt umzusteigen, hilft für gewöhnlich nichts. Starke Raucher gleichen das im allgemeinen wieder aus, indem sie länger und tiefer inhalieren und mehr Zigaretten rauchen.

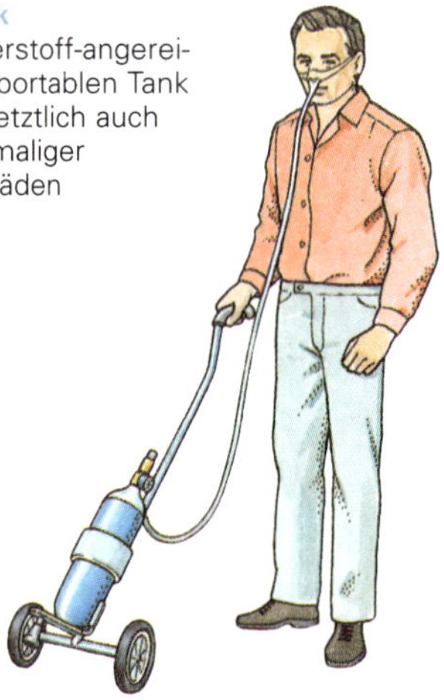

Mobiler Sauerstofftank
Das Inhalieren von Sauerstoff-angereicherter Luft aus einem portablen Tank kann die Mobilität und letztlich auch die Überlebenszeit ehemaliger Raucher mit Lungenschäden verbessern.

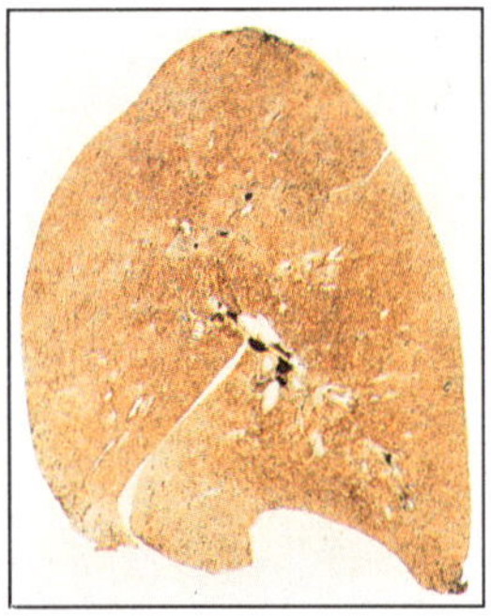

Gesunde Lungen
Diese Abbildung zeigt ein Stück gesundes Gewebe aus der Lunge eines Nichtrauchers.

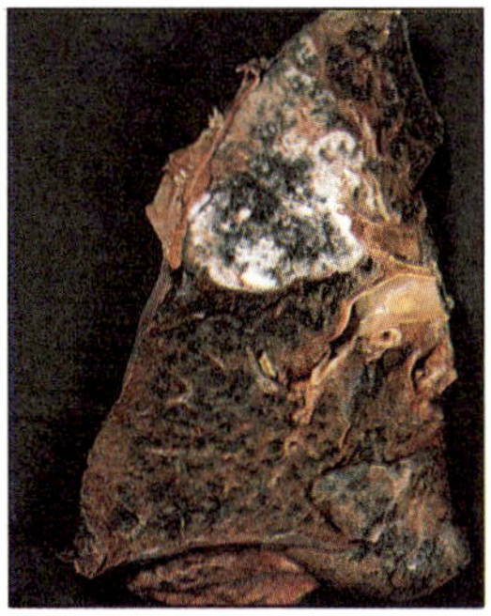

Lungenkarzinom
Dieses Gewebestück aus einer Raucherlunge zeigt karzinogene Zellveränderungen.

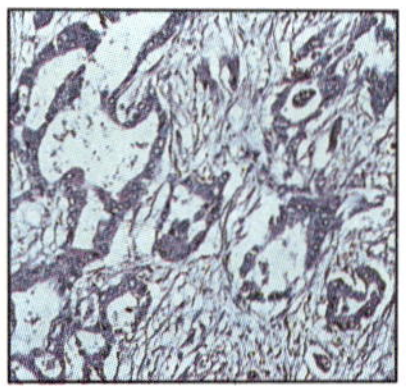

Pankreaskarzinom
Langjährige Raucher haben ein hohes Risiko, Krebs der Bauchspeicheldrüse zu entwickeln. Diese Abbildung zeigt einen Gewebeschnitt durch ein solches Karzinom.

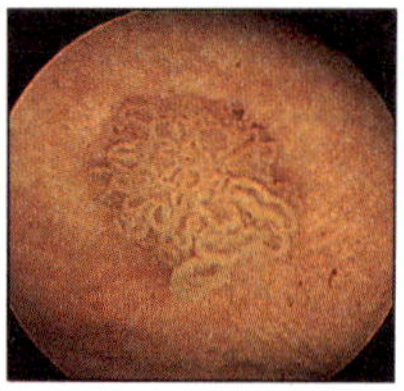

Blasenkrebs
Rauchen erhöht die Gefahr für Blasenkrebs. Ein Blick durch das Zytoskop macht das Blasenkarzinom sichtbar.

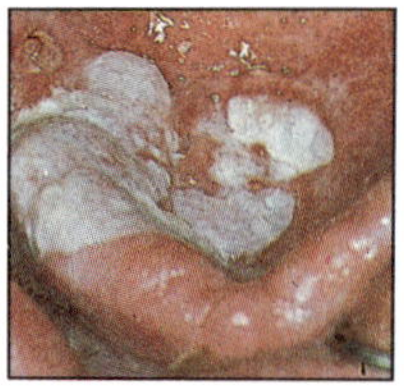

Mundkrebs
Der wiederholte Kontakt mit heißem Tabakrauch verursacht Zellveränderungen, die zu Mund-, Rachen- oder Kehlkopfkrebs führen können.

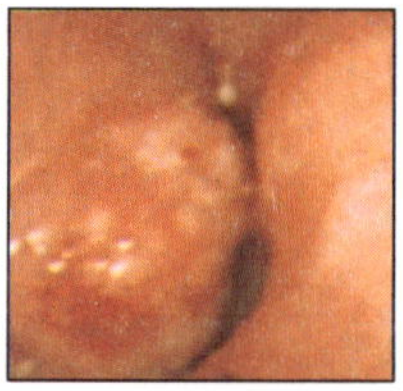

Speiseröhrenkrebs
Auch dieser Krebstyp kommt häufiger bei Rauchern als bei Nichtrauchern vor.

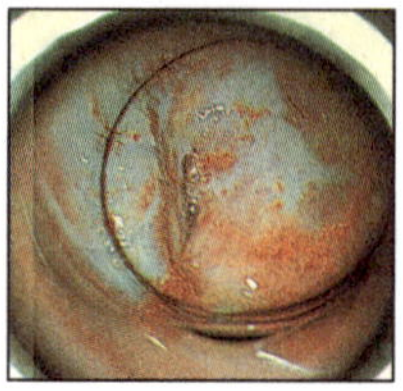

Zervixkrebs
Die Gebärmutterschleimhaut einer Raucherin enthält Substanzen, die präkanzeröse Zellveränderungen verursachen können.

Passivrauchen

Vor nicht allzulanger Zeit hat sich keiner Gedanken darüber gemacht, daß Nichtraucher permanent mit Zigarettenrauch in Kontakt kommen, wo auch immer sie hingehen und ob sie es mögen oder nicht. Völlig gedankenlos und unbekümmert wurde immer und überall geraucht, an keinem Ort entkam man dem blauen Dunst, weder im Restaurant noch in öffentlichen Gebäuden, noch in Büros oder Fabriken.

Heute jedoch hat sich an dieser Einstellung einiges geändert, gilt es doch mittlerweile als erwiesen, daß Nichtraucher durch Einatmen des Zigarettenrauchs Dritter ernsthaft gesundheitlich gefährdet sind.

So haben Untersuchungen ergeben, daß ständiges Passivrauchen bei Erwachsenen das Risiko für Lungenkrebs oder eine koronare Herzerkrankung und bei Kindern das Risiko für Atemwegserkrankungen und plötzlichen Kindstod erhöht, da der Rauch verbrennenden Tabaks teilweise sogar mehr Schadstoffe enthält, als der vom Raucher inhalierte.

Wissenschaftliche Studien haben weiter gezeigt, daß Nichtraucher, die in einem Haushalt mit Rauchern zusammenleben, um etwa 10 bis 30 Prozent stärker gefährdet sind, an Lungenkrebs zu erkranken, wie Nichtraucher, die in einer rauchfreien Umgebung leben.

Wie gefährlich ist Tabakrauch?

Tabakrauch enthält etwa 4000 verschiedene chemische Substanzen, von denen zumindest 200 bekanntermaßen für Menschen giftig sind. Beim Rauchen werden zwei verschiedene Arten von Rauch freigesetzt: zum einen der Rauch, der erst vom Raucher inhaliert und dann ausgeatmet wird, zum anderen jener, der durch die verbrennende Zigarette, Pfeife oder Zigarre selbst freigesetzt wird. Diese letzte Art des Rauchs weist tatsächlich höhere Konzentrationen einiger schädlicher chemischer Substanzen auf als der zuvor inhalierte Rauch, da dieser ja im Atemwegstrakt des Rauchers zum Teil bereits gereinigt wurde, bevor er wieder ausgeatmet wird.

Untersuchungen mit Rauchern haben gezeigt, daß die Hauptgesundheitsgefahren des Rauchens – Lungenkrebs, Lungenemphysem, chronische Bronchitis und Herzgefäßerkrankungen – davon abhängen, wieviel die betreffende Person raucht. Je mehr sie raucht, desto höher steigt auch ihr Risiko, eine oder mehrere dieser Erkrankungen zu bekommen. Gezeigt werden konnte weiterhin, daß es beim Rauchen so etwas wie ein Sicherheitslimit nicht gibt: Auch Gelegenheitsraucher sind stärker gesundheitsgefährdet als Nichtraucher. Tabakrauch läßt sich ein bißchen mit radioaktiver Strahlung vergleichen: Das Risiko nimmt mit zunehmendem Strahlenkontakt zu, doch schon der geringste Kontakt birgt bereits ein Risiko für Ihre Gesundheit und Ihr Leben in sich.

Medikamentenunterstützte Raucherentwöhnung

Haben Sie bereits auf konventionellem Weg erfolglos versucht, sich das Rauchen abzugewöhnen, dann helfen Ihnen vielleicht Nikotinkaugummis oder -pflaster bei der erfolgreichen Entwöhnung. Beide Methoden wirken über eine langsame Freisetzung kleiner Nikotinmengen in den Blutstrom und steuern so den körperlichen Entzugssymptomen entgegen. Ganz allmählich wird die Zahl der Kaugummis reduziert, oder die Intervalle, in denen man die Pflaster austauscht, werden verlängert bzw. die Pflastergröße wird verringert und so der Nikotinspiegel im Blut schrittweise gesenkt. Vor allem aber müssen Sie sich in den Situationen, in denen Sie sonst rauchen, ein anderes Verhalten antrainieren – nur so können Sie Ihre psychische Abhängigkeit wirksam und nachhaltig bekämpfen. Rauchen Sie aber trotz Nikotinkaugummis oder -pflaster weiter, besteht die Gefahr einer Nikotinüberdosis und damit ernsthafter Gesundheitsschäden.

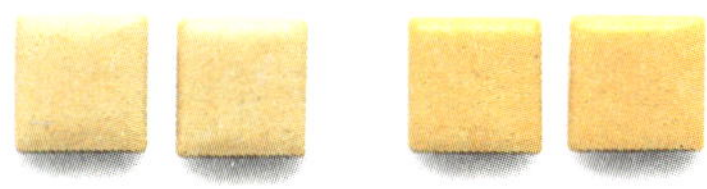

Bei unbezwingbarem »Japp« nach Nikotin können Sie einen Nikotinkaugummi kauen.

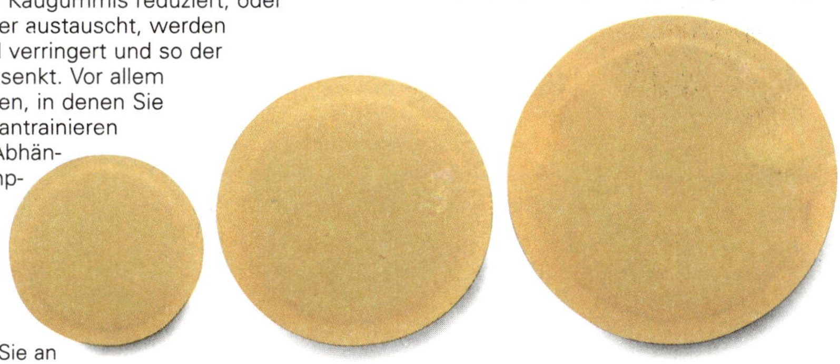

Das Nikotinpflaster können Sie an Oberarm, Rücken oder Brust tragen.

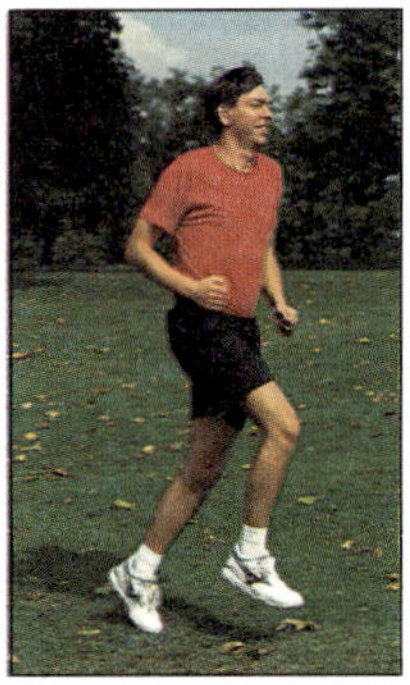

Wer nicht mehr raucht, verfügt über mehr Energien.

Tips für die Raucherentwöhnung

Rauchen, das wissen Sie, ist in höchstem Maß gesundheitsschädlich. Eine Fülle von Krankheiten wird durch den Tabakrauch verursacht. Das Risiko, an schweren und tödlichen Leiden zu erkranken, ist für Raucher um vieles höher als für Nichtraucher. Die Haut altert vorzeitig, die Fruchtbarkeit wird vermindert und vieles mehr. Doch dieses Wissen hat bislang nur bei wenigen Rauchern dazu geführt, daß sie mit dem Rauchen aufhören. Denn es gibt leider eine Reihe von recht guten Gründen weiterzurauchen: Der Genuß, der mit dem Rauchen verbunden ist; der »Kick«, wenn das Nikotin das Gehirn erreicht; die entspannende Wirkung in stressigen und die aufmunternde Wirkung in ermüdenden Situationen. Hinzu kommt noch das Rauchen als sozialer und kommunikativer Faktor. Sie haben – wegen dieser »guten Gründe« – erst dann eine wirkliche Chance, mit dem Rauchen aufzuhören, wenn Sie wirklich gefühlsmäßig genug haben von Zigaretten & Co. Solange Sie nur mit dem Verstand die Gefahren gegen den viel geringeren Nutzen aufwiegen, sind vergebliche Entwöhnungsversuche programmiert, da Sie im Innern noch nicht wirklich bereit sind aufzuhören. Wenn Sie den Wunsch, die Abhängigkeit von der Zigarette zu beenden, noch nicht stark genug spüren, beschäftigen Sie sich mit Ihren Rauchgewohnheiten. So spüren Sie stärker die Abhängigkeit, in der Sie sich befinden. Und verdrängen Sie nicht Ihre Angst vor möglichen gesundheitlichen Folgen des Rauchens; lassen Sie sie zu, und beschäftigen Sie sich damit. Das alles wird letztlich Ihren Wunsch verstärken, wieder zum Nichtraucher zu werden. Wenn Sie glauben, daß er groß genug ist, planen Sie die Entwöhnung. Machen Sie sich Gedanken über die dafür notwendigen Schritte.

Schritt 1

Analysieren Sie Ihre Rauchgewohnheiten. Notieren Sie, zu welchen Gelegenheiten Sie rauchen: bei Langeweile, Streß, vor dem Fernseher, nach dem Essen, in Gesellschaft.

Achten Sie auf ausreichende Flüssigkeitszufuhr.

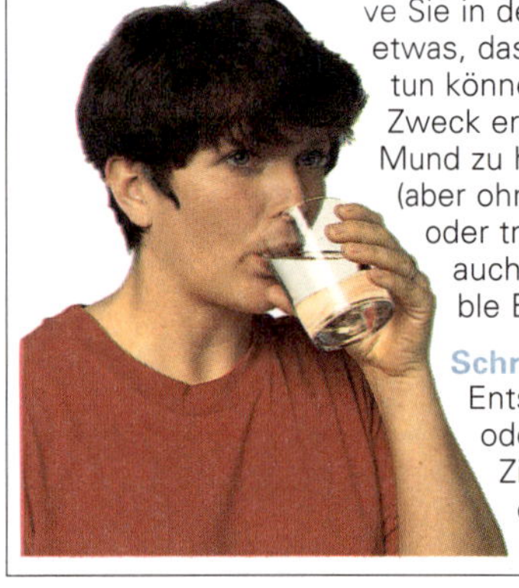

Schritt 2

Überlegen Sie dann, welche Verhaltensalternative Sie in den Rauchsituationen haben. Gibt es etwas, das Sie anstelle des Griffs zur Zigarette tun können, etwas, das einen ähnlichen Zweck erfüllt? Für das Bedürfnis, etwas im Mund zu haben, kauen manche Kaugummi (aber ohne Zucker!), knabbern rohes Gemüse oder trinken eine Menge. Sicher finden auch Sie mit etwas Überlegung akzeptable Ersatzhandlungen.

Schritt 3

Entscheiden Sie, ob Sie sofort aufhören oder kontrolliert und kontinuierlich Ihren Zigarettenkonsum verringern wollen, ob Sie es allein oder mit anderen in einer Gruppe versuchen wollen.

Schritt 4

Suchen Sie Unterstützung bei Freunden und Familienmitgliedern. Wenn Sie es für sinnvoll erachten, schließen Sie Verträge ab. Meiden Sie Personen, die Sie zum Weiterrauchen verführen – solche gibt es leider immer wieder.

Schritt 5

Versuchen Sie dann konsequent, das Rauchen einzustellen (je nach Methode allmählich oder sofort). Vielleicht werden Sie rückfällig. Dann ist es wichtig, daß Sie nicht gleich die Flinte ins Korn werfen und weiterrauchen wie bisher. Ein Rückfall ist möglich und nicht schlimm, wenn Sie danach weiter mit Ihrem Entwöhnungsprogramm fortfahren.

Schritt 6

Wenn Sie Hilfe brauchen, wenden Sie sich an Ihren Arzt. Glauben Sie, daß Sie körperlich vom Nikotin abhängig sind, können Sie auch kurzfristig Nikotinkaugummi oder -pflaster einsetzen, um die Entzugserscheinungen bei der Entwöhnung zu vermeiden. Auch Verfahren wie Akupunktur oder Hypnose können Ihre Entwöhnungsbemühungen unterstützen – sie können aber nicht Ihren Willen aufzuhören ersetzen. Außerdem sind diese Verfahren nicht ganz billig und erfordern einen guten Therapeuten. Im Normalfall reicht es aber auch, wenn Sie selbst auf

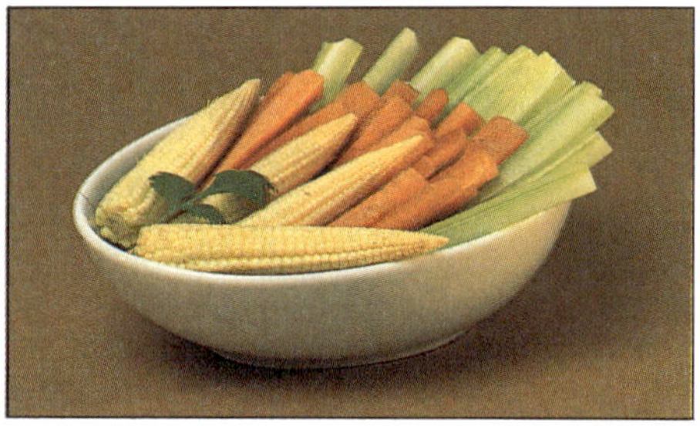

Als Zigarettenersatz bietet sich rohes Gemüse an.

ausreichend Entspannung, Bewegung und gesunde Ernährung achten, um dem Entwöhnungsstreß entgegenzuwirken.

Schritt 7

Herzlichen Glückwunsch, wenn Sie bereits einige Wochen auf den blauen Dunst haben verzichten können. Werden Sie aber nicht gleich unvorsichtig. Viele Exraucher lassen sich noch Monate nach Ihrer vermeintlich letzten Zigarette wieder zum Rauchen verführen. Manche dürfen selbst Jahre nach der Entwöhnung keine Zigarette ohne Rückfallgefahr anfassen. Nach soviel Zeit haben Sie aber sicher schon die Vorteile des Nichtrauchens spüren können – mehr Energie, gesündere Haut, bessere Atmung und vieles andere mehr. Deshalb sinkt Ihr Rückfallrisiko auch im Laufe der Zeit kontinuierlich – übrigens auch Ihr Risiko, die typischen Raucherleiden zu entwickeln.

Sicherheit und Umwelt

Jeden Tag sind Sie und Ihre Familie einer ganzen Reihe von – teils ganz offensichtlichen, teils weniger auffallenden – Gesundheitsgefährdungen ausgesetzt. Ihre Lebensumstände, Ihr Beruf, Ihr Alltagsablauf und Ihr Freizeitverhalten sind nur einige Beispiele für die Vielzahl an Faktoren, die Einfluß auf Ihre Gesundheit und Lebensqualität haben können. Auch Faktoren wie die Trinkwasserqualität, die Menge und Intensität an UV-Strahlen, denen Sie regelmäßig ausgesetzt sind, und die Transportmittel, die Sie benutzen, können Auswirkungen auf Ihre Gesundheit und Ihr Wohlbefinden haben. Vieles davon können Sie selbst beeinflussen. Rauchen Sie beispielsweise, dann hören Sie einfach damit auf. Fahren Sie Auto, dann denken Sie daran, immer den Sicherheitsgurt anzulegen.

Ihren Beitrag zur Bekämpfung der Luft- und Wasserverschmutzung und damit zur Reduzierung von Gesundheitsrisiken können Sie leisten, indem Sie sich kommunalen Umweltverbänden anschließen und dort aktiv werden.

Auch Unfälle stellen einen großen Risikofaktor für Ihre Familie dar. Aber auch hier können Sie im privaten Bereich, im Verkehr und am Arbeitsplatz Vorkehrungen treffen, um die Welt für sich und Ihre Familie sicherer zu machen. Welche Schritte Sie zur Verminderung der Verletzungsgefahr unternehmen können, lesen Sie weiter unten.

Wasser- und Luftverschmutzung

Sauberes Wasser und saubere Luft sind die wichtigsten Grundvoraussetzungen für eine gesunde Umwelt. Wenn wir diese natürlichen Ressourcen verunreinigen, setzen wir damit unsere eigene Gesundheit und unser Leben aufs Spiel.

Die Verschmutzung unserer Atmosphäre ist in der zweiten Hälfte des 20. Jahrhunderts durch entsprechende Umweltgesetze möglicherweise leicht zurückgegangen. Hauptquelle der Luftverschmutzung sind jedoch Autoabgase, die Kohlenmonoxid und -dioxid, Stickoxide und Blei – wenn dessen Anteil auch immer geringer wird – sowie Kohlenwasserstoffpartikel enthalten.

Auspuffgase können verschiedene Gesundheitsstörungen verursachen. So kann Smog, der durch Einwirkung von Sonnenlicht auf diese Abgase entsteht, bei manchen Menschen Atembeschwerden, Asthma, Bronchitis oder gar Herzerkrankungen auslösen. Überhaupt scheint das Ansteigen der Asthmainzidenz bei jungen Menschen damit in Zusammenhang zu stehen. Eine Verbesserung der Luftqualität und eine weitere Reduzierung der Autoabgase muß Kernpunkt jeder Umweltpolitik sein.

Die Verunreinigung der Luft im Innenraumbereich ist in den letzten Jahren immer stärker in den Blickpunkt gerückt, da zunehmend mehr Menschen ihren gesamten Arbeitstag in Gebäuden mit Klimaanlagen und geschlossenen Lüftungssystemen verbringen, das heißt in Räumen, deren Fenster sich nicht öffnen lassen. Im Innern dieser Gebäude wird die Luft neu aufbereitet und wieder verbraucht, so daß Schadstoffe in der Luft sich sukzessive ansammeln können, wenn sie nicht herausgefiltert werden. Beispiele für solch mögliche Schadstoffe sind Rückstände von Baumaterialien, Isoliermaterial, Teppich- und Fliesenklebern, Reinigungsmitteln sowie chemische Substanzen von Fotokopierern und anderen Büromaschinen. Krankheitssymptome, die durch eine Luftverschmutzung dieser Art verursacht werden, faßt man unter dem Begriff »Sick-building-Syndrom« zusammen. In Neubauten läßt sich die Luftqualität gewöhnlich verbessern, indem man zum Beispiel die Zufuhr frischer Luft erhöht.

Die größte Gefahr bei unserer Trinkwasserversorgung ist, daß die Quelle, aus der sie gespeist wird – Flüsse, Seen und unterirdische Trinkwasserreservoirs – durch Abflüsse mit Düngemitteln, Pestiziden und Herbiziden sowie durch sauren Regen und Industrieabfälle verunreinigt wird. Unsere heutigen Trinkwasserzubereitungstechniken sollen uns vor durch das Wasser übertragbar Erkrankungen wie Typhus oder Ruhr schützen, zu denen es bei Verunreinigung des Wassers mit menschlichen oder tierischen Abfallprodukten kommen kann. Chemische Schadstoffe lassen sich damit häufig jedoch nicht aus dem Wasser entfernen. Wenn Sie wegen Ihrer Trinkwasserqualität beunruhigt sind, können Sie diese durch unabhängige Labors analysieren lassen. Wenn die Schadstoffkonzentration hoch zu sein scheint, wenden Sie sich so schnell wie möglich an das für Ihren Bezirk zuständige Wasserwerk.

Gesundheitsgefahr durch berufliche und Umweltfaktoren

Arbeitsunfälle und -verletzungen bleiben eine Haupttodes- und Invaliditätsursache. Verschiedene Berufsgruppen – vor allem im Bauwesen, der Off-Shore-Ölindustrie und der Tiefseefischerei – sind schon von Natur aus gefährdet. Dennoch läßt sich die Verletzungsgefahr durch strikte Einhaltung aller Sicherheitsvorschriften herabsetzen.

Lärm, Vibration, radioaktive Strahlen und der Kontakt mit chemischen Substanzen und Stäuben – all dies stellt eine Gesundheitsgefahr dar. In vielen Fällen ist die Industrie vom Gesetzgeber dazu gezwungen worden, das Gesundheitsrisiko für den Arbeitnehmer einzuschränken. So ist für Bergarbeiter beispielsweise die Gefahr, eine Staublunge zu bekommen, nach Einführung von Staubkontrollmessungen gesunken. Manche Industriezweige haben sogar ein spezielles Gesundheitsprogramm zur Erkennung von Berufskrankheiten entwickelt, bei dem die Angestellten regelmäßig auf Krankheitsfrühzeichen hin untersucht werden. Achten auch Sie darauf, daß Sie sich in regelmäßigen Abständen solchen Screening-Tests unterziehen.

Doch trotz aller Sicherheitsmaßnahmen werden Berufskrankheiten nichts Ungewöhnliches bleiben. Denn selbst Masken können etwa bei Steinbruch- und Grubenarbeitern nicht vollständig vor den Gesundheitsgefahren schützen, die vom ständigen Kontakt mit Asbest, Silizium und anderen Stäuben (siehe Pneumokoniose, Seite 465) ausgehen. Landarbeiter haben es gleich mit mehreren Gesundheitsrisiken zu tun: Zum einen droht manchen die Gefahr der Farmerlunge, zum anderen stellt die Arbeit mit Landmaschinen und Tieren eine beständige Unfallgefahr dar. Wer mit Rüttelapparaten arbeitet, kann die Raynaud-Krankheit entwickeln und möglicherweise schwerhörig werden (Seite 390). Wer mit Asbest, Teer oder Teerabkömmlingen, bestimmten Chemikalien oder radioaktiven Verbindungen umgeht, weist ein erhöhtes Risiko für bestimmte Formen der Krebserkrankung auf. Diese Arbeiter müssen sich ihr Leben lang regelmäßigen Gesundheits-Checks unterziehen, da die berufsbedingten Krebsformen sich noch dreißig Jahre nach dem letzten Kontakt mit dem Karzinogen entwickeln können.

Zwar sind auch Büroangestellte bestimmten Gesundheitsgefahren ausgesetzt, in diesem Bereich steckt die Forschung allerdings noch in den Kinderschuhen. Wer an Computern und Textverarbeitungssystemen arbeitet, ist anfälliger für Kopfschmerzen und Rückenprobleme. Auch besteht die Gefahr von Überlastungsschäden am Handgelenk, auch wenn eine eindeutige Korrelation hier nicht nachgewiesen werden konnte.

Haben Sie ein erhöhtes Gesundheitsrisiko?
Keine Liste mit möglichen beruflichen Gesundheitsrisiken könnte je komplett sein. Schon deshalb nicht, weil neue Industriezweige neue, andersgeartete Arbeitsplätze schaffen, die wiederum mit neuen Gesundheitsrisiken verbunden sind. Die Zukunft wird bislang nicht vermutete Zusammenhänge zwischen bestimmten Berufen und Krankheiten aufdecken. Tatsächlich hat praktisch jeder Job seine eigenen Gesundheitsrisi-

Sichern Sie sich ausreichend gegen Unfälle ab?

Unfälle verursachen jedes Jahr eine große Zahl von Todesfällen. Wie gut schützen Sie sich und Ihre Familie vor Unfällen? Die nachfolgenden Sicherheitsrichtlinien beschäftigen sich mit möglichen Unfallquellen zu Hause, im Straßenverkehr und am Arbeitsplatz. Halten Sie sich an diese Richtlinien, Sie senken damit Ihre Unfallgefahr.

Sicherheitsgrundregeln für zu Hause

Sicherheit im Badezimmer

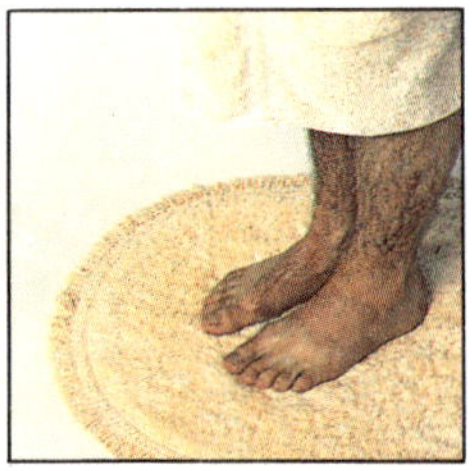

Legen Sie rutschfeste Gummimatten in Dusche und Badewanne, und bringen Sie Handgriffe an, um die Sturzgefahr zu vermindern. Wenn Sie aus der Wanne oder Dusche steigen, treten Sie immer auf eine rutschfeste Badematte.

Sichere Treppen

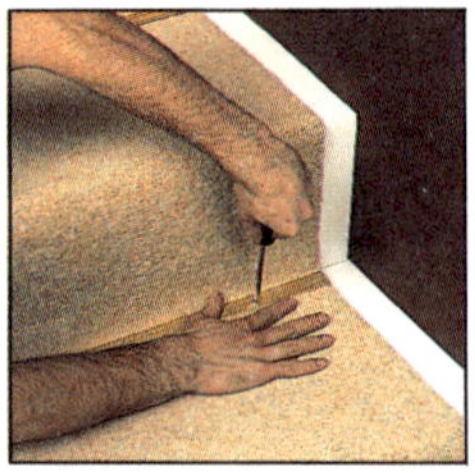

Um Stürzen vorzubeugen, stellen Sie sicher, daß der Teppichbelag auf den Treppenstufen fest liegt, etwa indem Sie ihn mit Leisten festnageln. Auch rutschfeste Gummikanten können hier sinnvoll sein.

Sicherheit zu Hause

- Rauchen Sie nie im Bett.
- Bringen Sie vor offenen Feuerstellen Sicherheitsgitter an.
- Lassen Sie Pfannenstiele nicht über den Herdrand ragen, um einem Umkippen und damit möglichen Verbrennungen vorzubeugen.
- Wenn Sie eine Waffe besitzen, bewahren Sie sie ungeladen an einem sicheren Ort fern der Munition auf.
- Sorgen Sie dafür, daß der Teppichboden fest aufliegt, keine Wellen wirft oder sonstige Stolperfallen in sich birgt. Legen Sie Brücken auf den Boden, wo Rutsch- und Sturzgefahr bestehen.
- Sorgen Sie für ausreichende Beleuchtung in Treppenaufgängen, Korridoren und anderen Gängen.
- Lassen Sie auf Stufen nichts herumliegen.
- Wischen Sie Flüssigkeiten, die Sie auf dem Boden vergossen haben, sofort auf.
- Legen Sie rutschfeste Gummimatten in Dusche und Badewanne.
- Tragen Sie beim Heimwerken gegebenenfalls Schutzbrille, Ohrenschützer und Sicherheitskleidung.
- Lesen Sie Gebrauchsanweisungen sorgfältig, bevor Sie mit neuen Werkzeugen oder Maschinen hantieren.
- Entfernen Sie nie die Schutzvorrichtungen von elektrischen Maschinen.

ken. Wenn Sie den ganzen Tag am Schreibtisch sitzen, steigt damit Ihr Risiko für eine koronare Herzerkrankung. Deshalb ist es so wichtig, sich regelmäßig nach der Arbeit körperlich zu betätigen.

Ganz allgemein gesprochen ist Ihr Risiko für eine Berufserkrankung dann erhöht, wenn in Ihrem Beruf

- Ihr Atemwegssystem Chemikalien, Stäuben oder schädlichen Gasen,
- Ihre Haut Chemikalien oder
- Ihre Ohren Lärm aussetzt sind oder
- Sie Maschinen bedienen müssen.

Was man selbst tun kann

Die meisten offensichtlichen gesundheitlichen Berufsrisiken sind heute bekannt, und die Arbeitgeber sind von Gesetzes wegen zur Risikominderung verpflichtet. Ihrer eigenen Verantwortung obliegt es, sich über die Risiken, die mit Ihrem Arbeitsplatz verbunden sind, zu informieren. Achten Sie darauf, alle empfohlenen Sicherheitsvorkehrungen zu beachten und die richtige Schutzkleidung zu tragen. Benutzen Sie die bereitgestellten Ohrstöpsel oder -schützer, wenn Sie mit lauten Maschinen arbeiten, um so berufsbedingter Schwerhörigkeit vorzubeugen (Seite 390). Vertrauen Sie am Bau nicht Ihrem Glück, tragen Sie einen Schutzhelm!

Wenn Sie Bedenken haben, ob an Ihrem Arbeitsplatz wirklich alle Maßnahmen zur Verhinderung der Verletzungs- und Unfallgefahr getroffen wurden, zögern Sie nicht, das Thema anzusprechen. Reden Sie zuerst mit Ihrem Betriebsrat darüber. Wenn Sie mit der Antwort nicht zufrieden sind, nehmen Sie Kontakt mit dem zuständigen Gesundheitsamt oder Ihrer Berufsgenossenschaft auf.

Bleivergiftung

Blei wirkt stark giftig, und Arbeiter, die mit hohen Konzentrationen dieses Metalls in Kontakt kommen, können Schäden an Nieren und Nervensystem davontragen. Rostschutzanstriche, Farben auf Bleibasis, die in älteren Häusern zum Anstrich benutzt wurden, und das Blei, das aus lecken Wasserleitungen in das Trinkwasser sickert, stellen eine Gefahr für die Gesundheit, vor allem die von Kindern, dar.

Sicherheit im Straßenverkehr

- Sorgen Sie dafür, daß Sie und alle Mitfahrenden im Auto Sicherheitsgurte tragen.
- Kinder nur in Kindersitzen mitnehmen.
- Trinken Sie nie Alkohol, wenn Sie Auto fahren, und fahren Sie nie mit einem alkoholisierten Fahrer.
- Halten Sie sich an Tempolimits, fahren Sie defensiv.
- Halten Sie immer einen angemessenen Sicherheitsabstand.
- Setzen Sie sich nicht ans Steuer, wenn Sie sich krank oder übermüdet fühlen oder wenn Sie Medikamente eingenommen haben, die benommen machen.
- Machen Sie Pause, wenn Sie sich schläfrig fühlen.
- Lassen Sie alle 10000 Kilometer oder mindestens alle sechs Monate eine Inspektion durchführen.
- Führen Sie immer ein Ersatzrad und einen Wagenheber mit sich, und lassen Sie sich zeigen, wie man einen Reifen wechselt.
- Schaffen Sie Ihren Wagen bei einer Panne so schnell wie möglich von der Straße.
- Überprüfen Sie mindestens einmal pro Woche, ob an Ihrem Wagen Fenster, Beleuchtung, Spiegel und Reflektoren sauber sind.
- Wenn Sie in der Dämmerung, im Morgengrauen oder in der Dunkelheit auf der Straße gehen, knipsen Sie eine Taschenlampe an, oder tragen Sie helle und/oder reflektierende Kleidung.

Sicherheit am Arbeitsplatz

- Beachten Sie stets alle Sicherheitsvorschriften.
- Tragen Sie Schutzkleidung wie Schutzhelm, -brille und -schuhe, wenn Ihre Arbeit gefährlich ist.
- Tragen Sie Schutzhandschuhe, -maske und -brille, wenn Sie mit gefährlichen Stoffen hantieren.
- Tragen Sie eine Maske, wenn Sie in staubiger Umgebung arbeiten.
- Kontrollieren Sie jede Maschine, mit der Sie arbeiten, um sicherzustellen, daß keine Schutzvorrichtung fehlt.
- Lassen Sie Gerätschaften wie Leitern und Gerüste regelmäßig überprüfen und gegebenenfalls austauschen.
- Lassen Sie alle elektrischen Geräte regelmäßig warten, und überprüfen Sie Kabel, Stecker und Steckdosen routinemäßig.
- Achten Sie darauf, daß die Bediener gefährlicher Maschinen nicht übermüden.
- Achten Sie mit darauf, daß alle Angestellten firm in Erster Hilfe sind und wissen, an wen sie sich im Notfall wenden müssen.
- Melden Sie Verletzungen dem Sicherheitsbeauftragten Ihrer Firma.
- Vergewissern Sie sich, daß alle Mitarbeiter die Fluchtwege kennen.
- Lassen Sie alle empfohlenen Screening-Tests machen, um Frühzeichen einer Berufskrankheit aufzudecken.

Schützen Sie Ihre Kinder

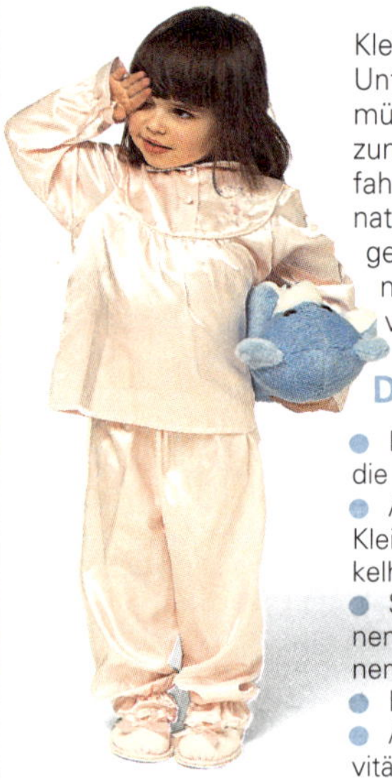

Wählen Sie schwer entflammbare Kleidung.

Kleine Kinder können sich selbst noch nicht vor Unfällen und Verletzungen bewahren – das müssen die Erwachsenen für sie tun. Erst mit zunehmendem Alter lernen sie mögliche Gefahren zu erkennen und zu vermeiden. Die natürliche Neugierde von Kindern macht zwar gelegentliche kleinere Verletzungen unvermeidbar, Sie selbst aber können die Gefahr von ernsthaften Verletzungen reduzieren, indem Sie das direkte Umfeld Ihres Kindes so sicher wie möglich gestalten. Erklären Sie Ihrem Kind, warum manches einfach gefährlich ist. Sorgen Sie dafür, daß es für den Fall, daß es sich verläuft, seine Adresse und Telefonnummer auswendig kennt, und bringen Sie ihm bei, im Notfall die 112 der Rettungsleitstelle zu wählen.

Draußen

- Bringen Sie Ihrem Kind bei, wann und wie es die Straße sicher überquert.
- Achten Sie darauf, daß Ihr Kind gut sichtbare Kleidung trägt, wenn es nach Einbruch der Dunkelheit noch draußen ist.
- Schärfen Sie Ihrem Kind ein, sich nie von einem Fremden ansprechen zu lassen und zu keinem Fremden ins Auto zu steigen.
- Bringen Sie Ihrem Kind das Schwimmen bei.
- Achten Sie darauf, daß Ihr Kind für Freizeitaktivitäten wie Skateboard- oder Rollschuhfahren richtig angezogen ist und die richtige Schutzausrüstung trägt.
- Achten Sie auf die Verkehrssicherheit des Fahrrads Ihres Kindes und auch darauf, daß es beim Fahren einen Schutzhelm trägt.
- Setzen Sie bei Autofahrten mit Kindern stets die Kindersicherung ein. Kleinere Kinder sind nur in den entsprechenden Kindersitzen, größere – genau wie die Erwachsenen – nur mit angelegtem Sicherheitsgurt zu befördern.
- Sorgen Sie dafür, daß Sie immer wissen, wo und mit wem Ihr Kind spielt.

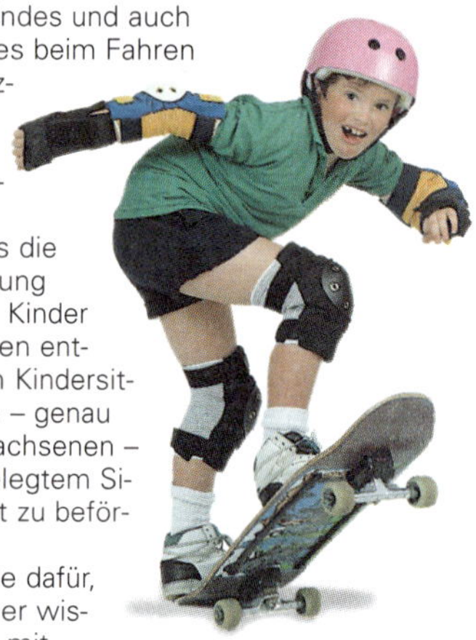

Wichtig ist die richtige Schutzausrüstung.

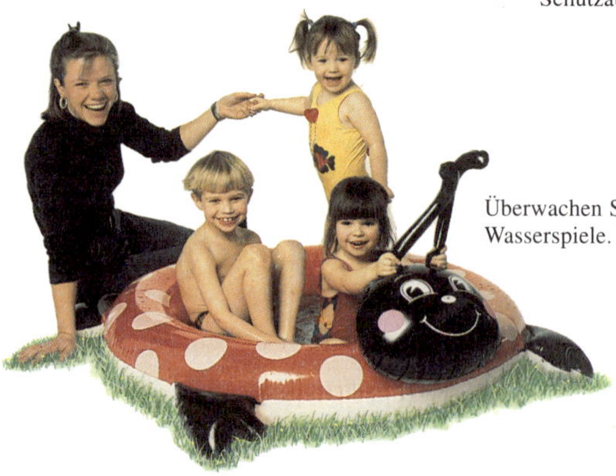

Überwachen Sie alle Wasserspiele.

Zu Hause

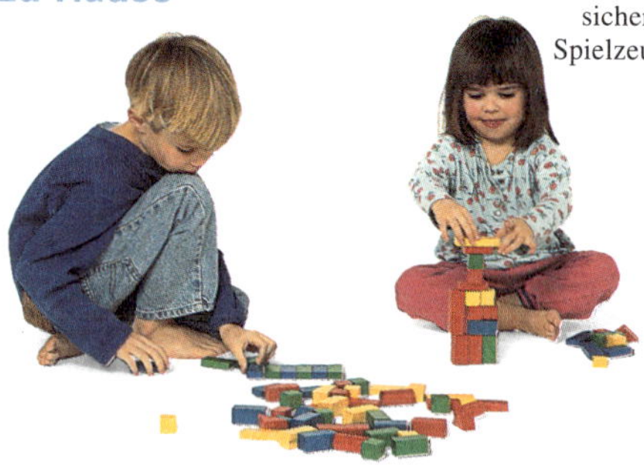

Wählen Sie kindersicheres Spielzeug.

- Bringen Sie an Treppenauf- und -abgängen Sicherheitsgitter an.
- Bringen Sie an Fenstern und Schränken Kindersicherungen an.
- Lassen Sie ein Kleinkind niemals unbeaufsichtigt in Badezimmer, Küche, Hof oder Garten und am Swimmingpool.
- Bringen Sie vor offenen Feuerstellen Sicherheitsgitter an.
- Schärfen Sie Ihrem Kind ein, nicht auf den Ofen oder Herdplatten zu fassen.
- Stellen Sie Pfannen bzw. Töpfe mit dem Stiel zur Wand.

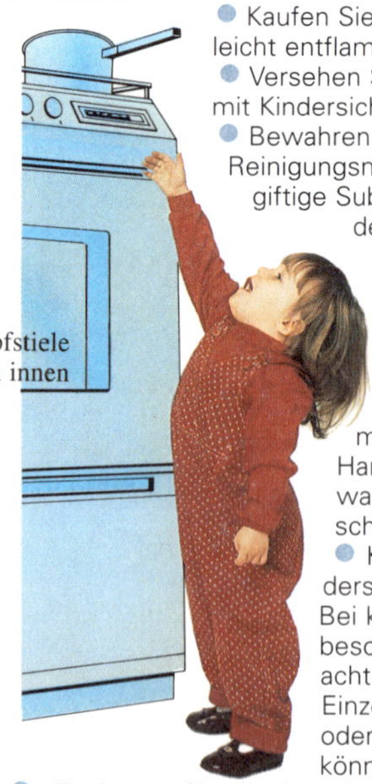

Drehen Sie Topfstiele nach innen

- Kaufen Sie möglichst keine leicht entflammbare Kleidung.
- Versehen Sie alle Steckdosen mit Kindersicherungen.
- Bewahren Sie Medikamente, Reinigungsmittel und sonstige giftige Substanzen vor Kindern sicher auf.
- Legen Sie die Nummer der nächstgelegenen Giftzentrale in Telefonnähe.
- Haben Sie immer Brechmittel zur Hand, falls Ihr Kind etwas Giftiges verschluckt hat.
- Kaufen Sie nur kindersicheres Spielzeug. Bei kleinen Kindern ist besonders darauf zu achten, daß keine Einzelteile verschluckt oder inhaliert werden können.
- Entfernen Sie alle Anstriche auf Bleibasis.
- Lernen Sie selbst Erste-Hilfe-Maßnahmen.

Atlas der Anatomie

Einleitung

Die Anatomie, der Aufbau des Körpers, ist heute bis in die letzten elektronenmikroskopischen Details geklärt. Letzte anatomische Details wurden dank des Elektronenmikroskops erst in den sechziger Jahren unseres Jahrhunderts entdeckt – so beispielsweise die Synapsen (Spaltverbindungen der Nervenzellen) oder die Beta-Zellen der Bauchspeicheldrüse.

Erst die unbekümmerte Entdeckungsfreude und der Wissensdurst der Renaissance brachten eigentliche anatomische Erkenntnisse über den menschlichen Körper. Zuvor war das Sezieren von Leichen vor allem aus religiösen Gründen tabuisiert. Leonardo da Vinci sezierte um 1500 die ersten Leichen überhaupt, und von ihm stammen die ersten detaillierten anatomischen Studien.

Bis zur Renaissance galten in etwa noch die Lehren der alten griechischen Ärzte Hippokrates und Galen. Es war eine Erfahrungsmedizin, die vor allem Galen zur Blüte trieb. Sie basierte neben der reinen Empirie auf verschiedenen theoretischen Konzepten, so beispielsweise auf der Lehre von den vier Körperflüssigkeiten: Blut, Schleim, gelbe und schwarze Galle. 1543 gestaltete der belgische Wissenschaftler Andreas Vesalius den ersten Anatomie-Atlas *(De humani corporis fabrica)*, die Basis der heutigen Anatomie. Damit jedoch war die Physiologie, die Funktion des menschlichen Körpers, noch keineswegs geklärt. Erst 1628 wurde durch den englischen Arzt William Harvey der Blutkreislauf verstanden. Und heute noch gibt es Funktionen des Körpers, so die des Gehirns und der Nervenzellen, die physiologisch noch nicht voll analysiert sind.

Neben dem folgenden Atlas der Anatomie erhalten Sie in den einzelnen Kapiteln Informationen über anatomische Details. Näheres über die Physiologie einzelner Organsysteme erfahren Sie am Anfang der jeweiligen Kapitel.

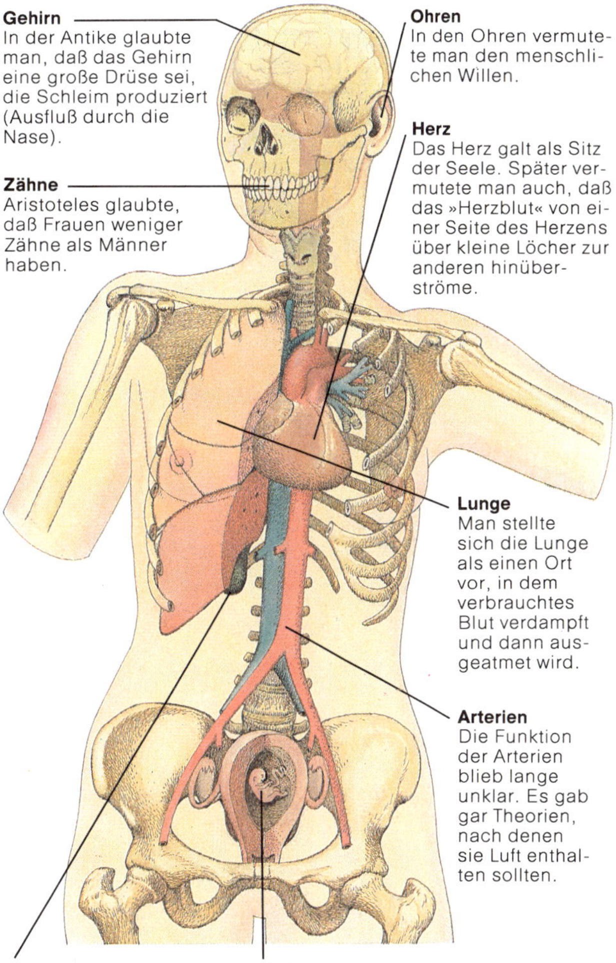

Was man im Mittelalter über den Körper und seine Organe dachte
Die Medizin des Mittelalters war eine reine Erfahrungsmedizin, wissenschaftlich im heutigen Sinn war der Körper nicht erforscht.
Es war schon ziemlich abenteuerlich, was man sich im Altertum und im Mittelalter über die Funktion einzelner Organe »ausdachte« (siehe nebenstehende Graphik).

Das Skelett

Das Knochengerüst (Skelett) gibt dem Körper Halt und Form und einzelnen Organen Schutz. Beim Erwachsenen beträgt das Skelett etwa ein Siebentel bis ein Fünftel des Körpergewichts. Das Skelett besteht aus etwa 209 einzelnen Knochen. Jeder Arm (einschließlich der Hand) setzt sich aus 32, jedes Bein aus 31 Knochen zusammen. Der knöcherne Schädel ist aus 29 Einzelknochen zusammengefügt, die Wirbelsäule aus 29 Wirbeln. Der Brustkorb formt sich aus 25 Einzelknochen (Brustbein und Rippen). Manche Menschen haben ein paar Knöchelchen mehr, andere ein paar weniger.

Manche Knochen (so die Schädelknochen mit Ausnahme des Unterkiefers) sind durch Knochennähte verbunden, andere sind zusammengewachsen (so die fünf Kreuzbeinwirbel), und wiederum andere dienen – durch Gelenke verbunden – der Bewegung. Zu den Gelenken siehe auch Seite 512; dort finden Sie eine detaillierte Graphik eines Kniegelenks.

Das männliche Knochengerüst unterscheidet sich vom weiblichen nur geringfügig. So ist das knöcherne Becken bei der Frau breiter, und der Beckeninnenraum ist weiter, was den notwendigen Raum für das Kind beim Durchpressen durch den Geburtskanal schafft.

Knochenwachstum
Das Wachstum der Knochen geht von bestimmten Knorpeln aus, so das Längenwachstum der langen Röhrenknochen von den Verknöcherungskernen (Ossifikationskernen) des sogenannten Epiphysenknorpels (Epiphyse = Gelenkende). Im Alter von 15 bis 17 Jahren ist das Wachstum abgeschlossen. Die untenstehenden Röntgenaufnahmen zeigen Bildung und Wachstum der Fußknochen. Beim Kleinkind sind zwischen den Knochenenden noch breite Zwischenräume zu sehen – hier liegen die knorpeligen Wachstumsfugen. Beim 15jährigen Jugendlichen sind die Knochen voll ausgebildet.

Der knöcherne Schädel
Die Einzelknochen des knöchernen Schädels sind durch Knochennähte fest zusammengefügt. Der Schädel umschließt schützend das Gehirn.

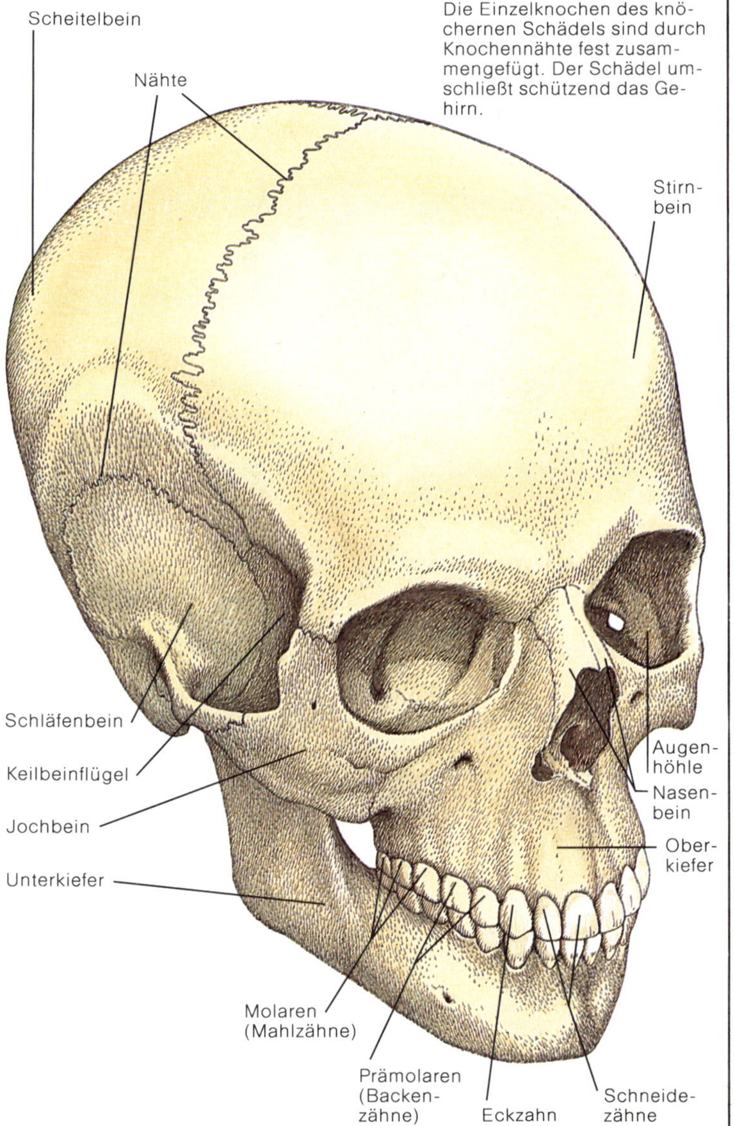

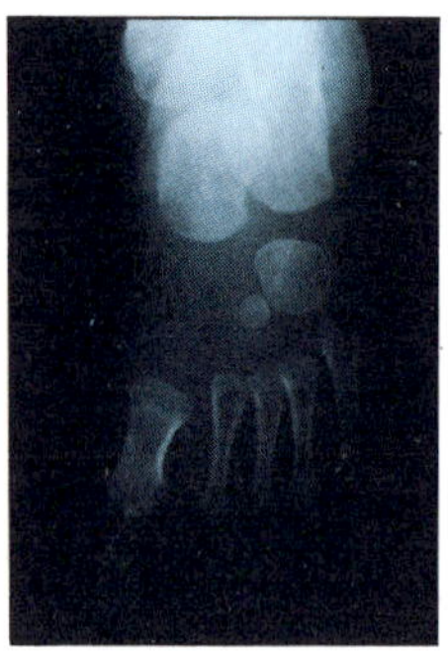
1 Jahr

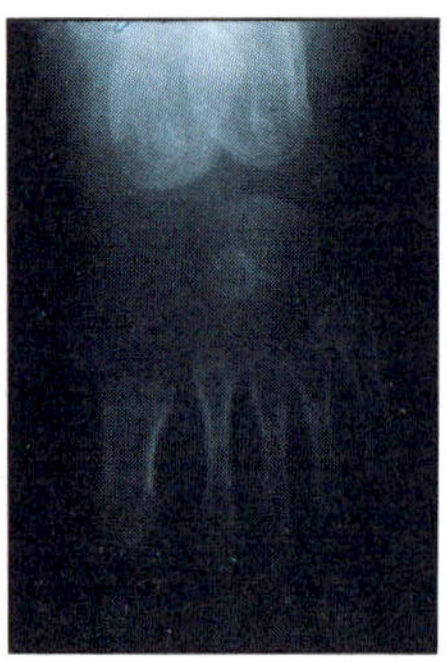
2 Jahre

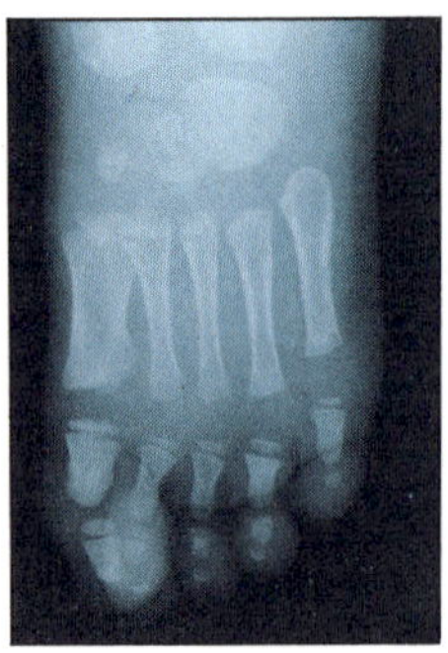
4 Jahre

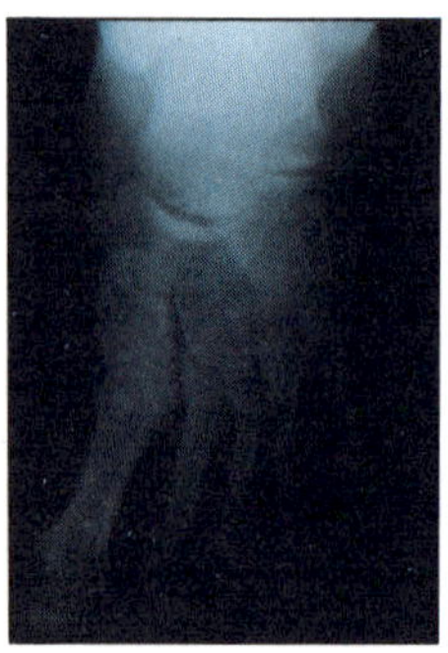
9 Jahre

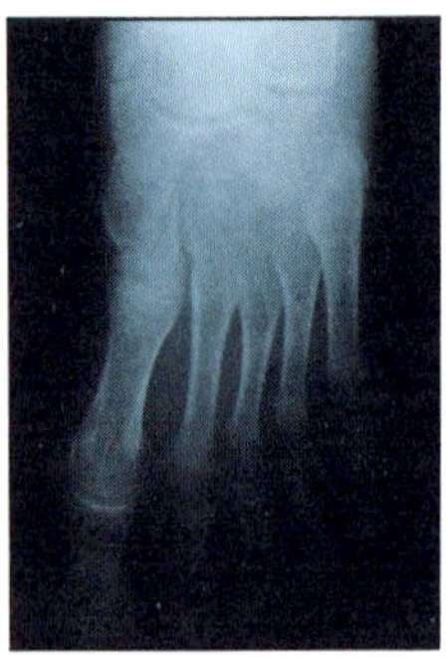
15 Jahre

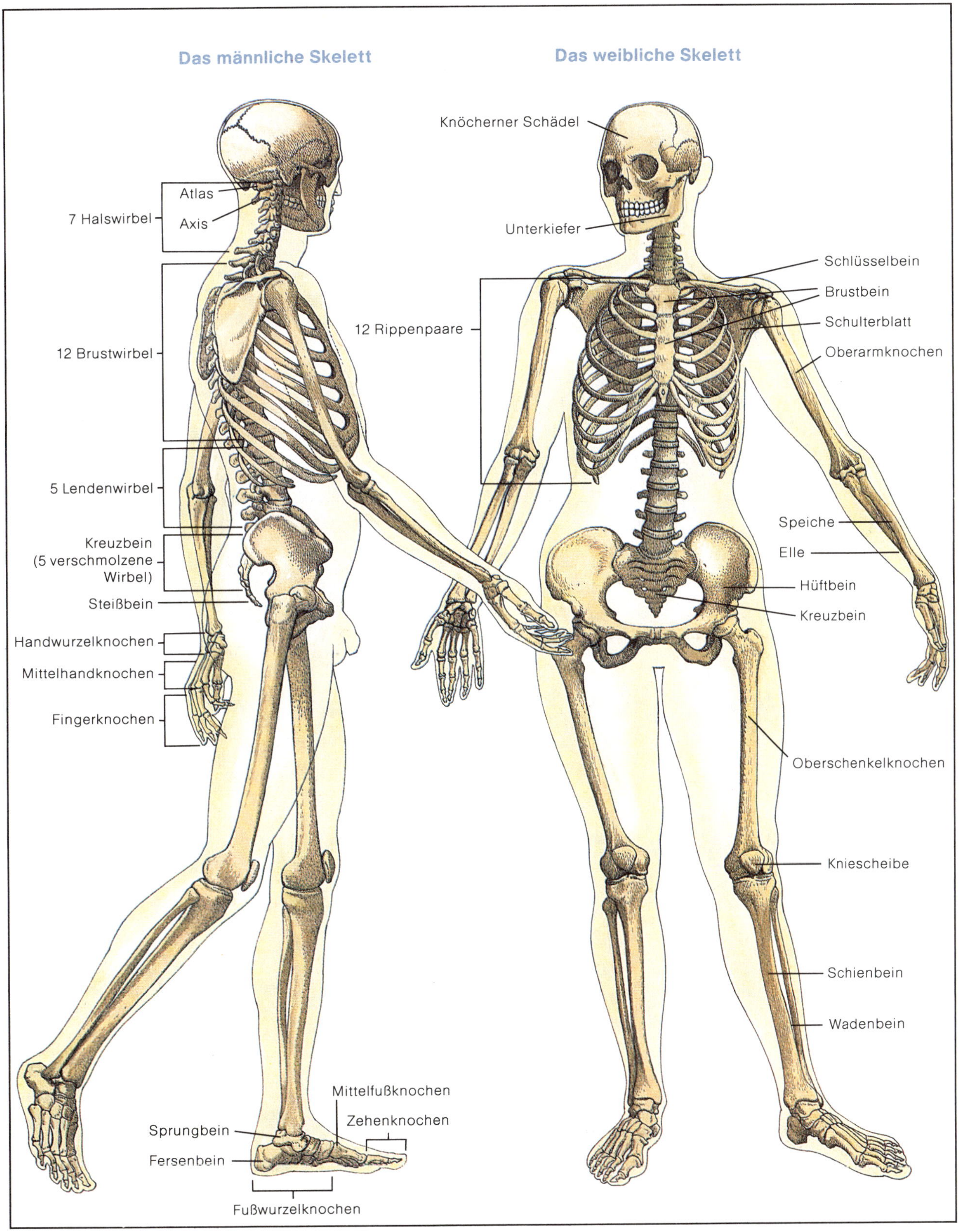
Das männliche Skelett
Das weibliche Skelett
Atlas
Axis
7 Halswirbel
12 Brustwirbel
5 Lendenwirbel
Kreuzbein
(5 verschmolzene
Wirbel)
Steißbein
Handwurzelknochen
Mittelhandknochen
Fingerknochen
Sprungbein
Fersenbein
Fußwurzelknochen
Mittelfußknochen
Zehenknochen
Knöcherner Schädel
Unterkiefer
12 Rippenpaare
Schlüsselbein
Brustbein
Schulterblatt
Oberarmknochen
Speiche
Elle
Hüftbein
Kreuzbein
Oberschenkelknochen
Kniescheibe
Schienbein
Wadenbein

Die Muskeln

Muskeln sind die aktiven Elemente des Bewegungsapparats und der Hohlorgane (Herz, Blase, Magen, Darm, Gebärmutter usw.). Unser Körper hat weit über 600 einzelne Muskeln. Man unterscheidet die glatte Muskulatur der Hohlorgane und Gefäße von der quergestreiften Muskulatur der Skelettmuskeln. Die Muskelschicht des Herzens nimmt eine Sonderstellung zwischen den beiden Formen ein. Zu den Formen und zur Funktion der Muskeln siehe Seite 511 und 513.

Die glatte Muskulatur besteht aus spindelförmigen Zellen, die quergestreifte Skelettmuskulatur aus langen Fasern. So sind beispielsweise die Fasern des großen Gesäßmuskels etwa 30 Zentimeter lang.

Die Skelettmuskeln setzen mit Hilfe von Sehnen an den Knochen an. Sehnen sind aus weißem, nicht dehnbarem Bindegewebe bestehende Muskelendstücke. Sie ermöglichen die Kraftübertragung von den Muskeln auf das Skelett und so die Bewegungen.

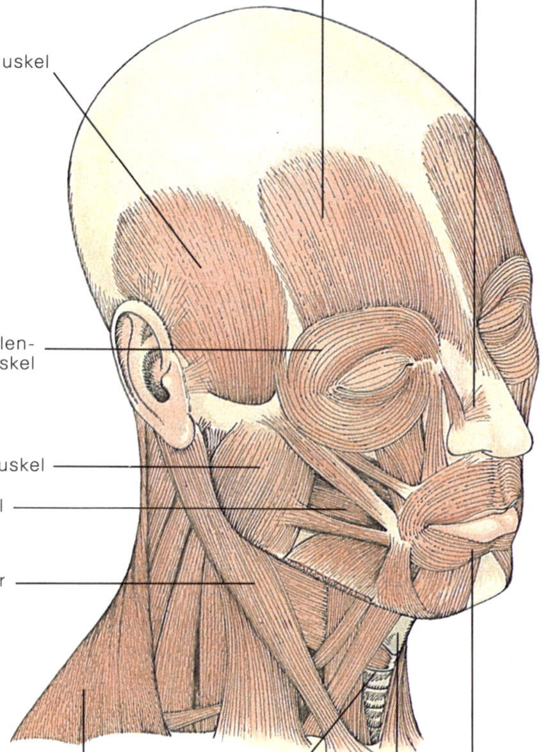

Die Kopf- und Halsmuskulatur
Die Halsmuskulatur dient vor allem der Stellung, Drehung und Haltung des Kopfes. Die Gesichtsmuskulatur besteht aus den Kaumuskeln und den mimischen Muskeln; letztere ermöglichen die Ausdrucksbewegungen des Gesichts.

Muskel-Kontraktion
Die Kontraktion (Zusammenziehung) der Muskeln wird durch Nervenimpulse ausgelöst. Die nebenstehenden Bilder zeigen einen winzigen Ausschnitt (8000mal vergrößert) einer quergestreiften Muskelfaser, exakt einen Ausschnitt einer Myofibrille (Fäserchen) einer Muskelfaser. Bei der Kontraktion gleiten die hellen und die dunklen Querfäden (Aktin- und Myosinfilamente) der Myofibrille teleskopartig aneinander vorbei, die hellen Aktinfilamente sind schließlich nicht mehr zu sehen.

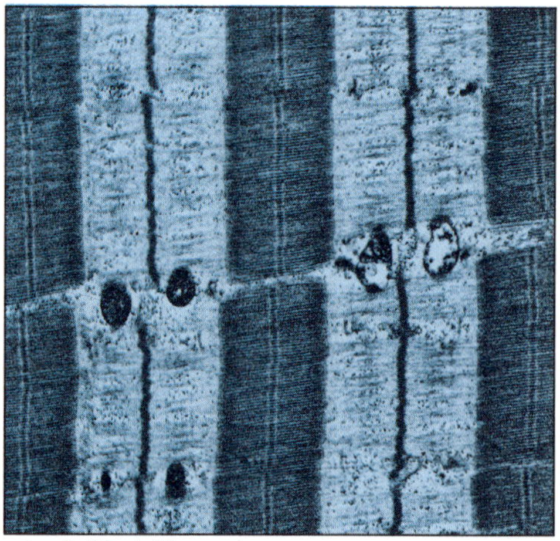
ruhende Muskelfaser

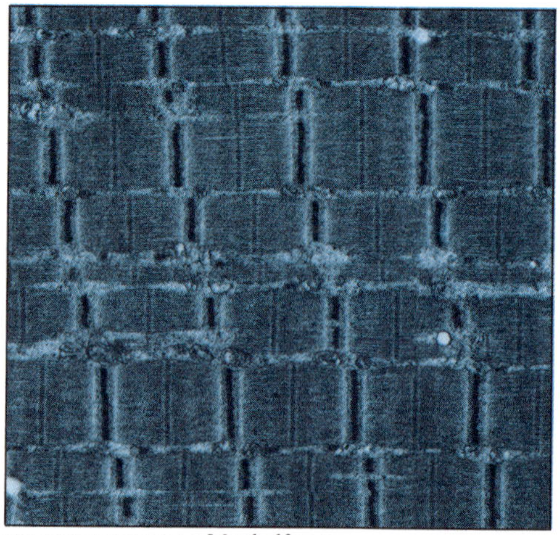
zusammengezogene Muskelfaser

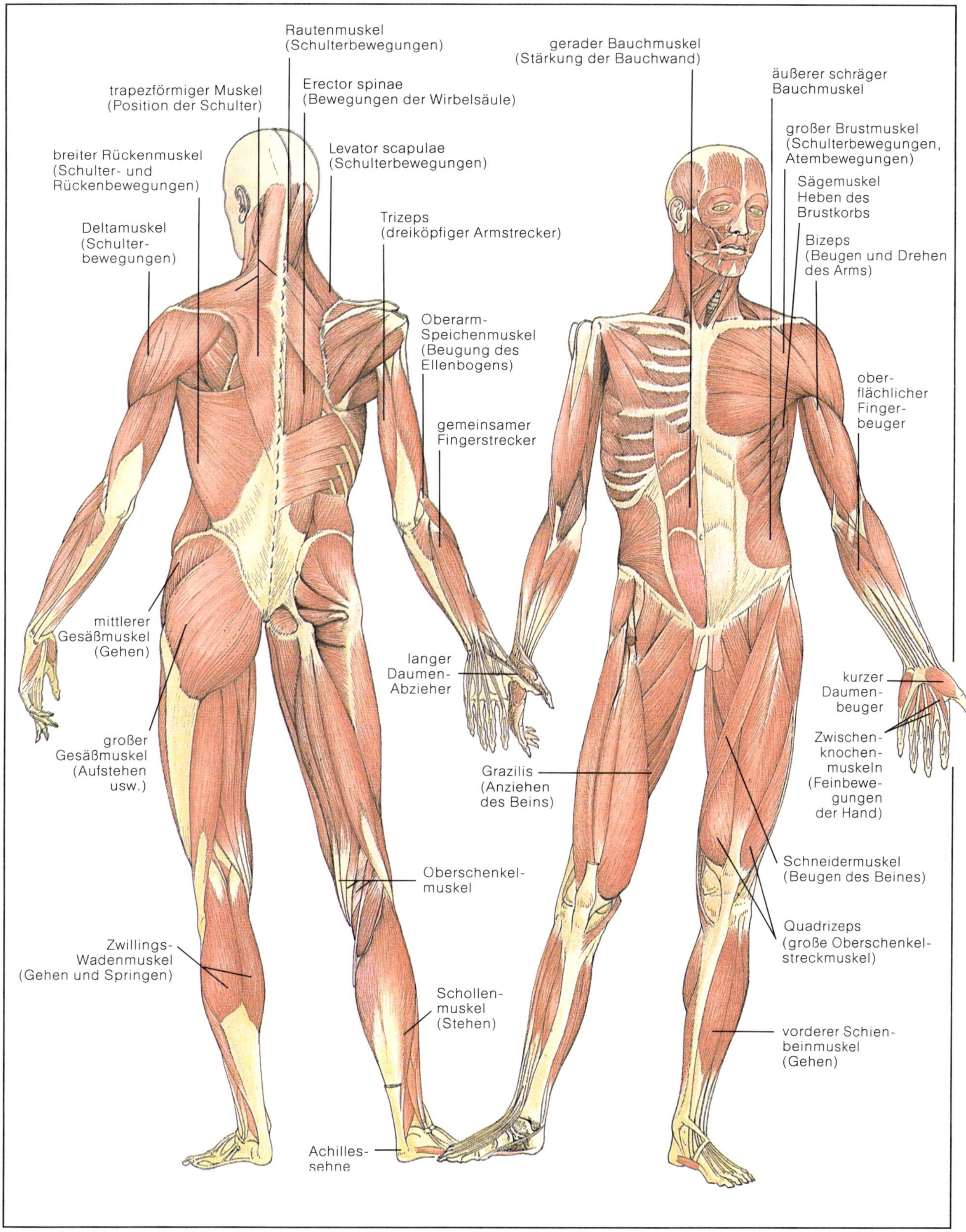
Rautenmuskel (Schulterbewegungen)
trapezförmiger Muskel (Position der Schulter)
Erector spinae (Bewegungen der Wirbelsäule)
breiter Rückenmuskel (Schulter- und Rückenbewegungen)
Levator scapulae (Schulterbewegungen)
Deltamuskel (Schulter-bewegungen)
Trizeps (dreiköpfiger Armstrecker)
Oberarm-Speichenmuskel (Beugung des Ellenbogens)
gemeinsamer Fingerstrecker
mittlerer Gesäßmuskel (Gehen)
langer Daumen-Abzieher
großer Gesäßmuskel (Aufstehen usw.)
Oberschenkel-muskel
Zwillings-Wadenmuskel (Gehen und Springen)
Schollen-muskel (Stehen)
Achilles-sehne
gerader Bauchmuskel (Stärkung der Bauchwand)
äußerer schräger Bauchmuskel
großer Brustmuskel (Schulterbewegungen, Atembewegungen)
Sägemuskel Heben des Brustkorbs
Bizeps (Beugen und Drehen des Arms)
ober-flächlicher Finger-beuger
kurzer Daumen-beuger
Zwischen-knochen-muskeln (Feinbewe-gungen der Hand)
Grazilis (Anziehen des Beins)
Schneidermuskel (Beugen des Beines)
Quadrizeps (große Oberschenkel-streckmuskel)
vorderer Schien-beinmuskel (Gehen)

Gehirn und Nervensystem

Gut geschützt ist unser Gehirn in der knöchernen Schädelhöhle eingebettet, weiteren Schutz bieten die drei Hirnhäute und die Hirnflüssigkeit zwischen der mittleren und der weichen Hirnhaut. So wird das Gehirn vor Druck und Erschütterung weitgehend bewahrt.

Die beiden etwa symmetrischen halbkugeligen Hirnhälften *(Hemisphären)* sind durch einen »Balken« *(Corpus callosum)*, der aus Nervenfasern besteht, miteinander verbunden. Jede Hirnhälfte ist etwa 15 Zentimeter lang. Beim Mann wiegt das Gehirn etwa 1400 Gramm, bei der Frau etwa 1300 Gramm.

Das Gehirn teilt sich auf in Großhirn *(Cerebrum)*, Kleinhirn *(Cerebellum)* und Hirnstamm mit Mittelhirn und verlängertem Mark. Es besteht aus über zehn Milliarden Nervenzellen.

Die Rinde des Großhirns ist ein typisches Relief von Windungen und Furchen (Vergrößerung der Oberfläche!). Die Großhirnrinde ist neben anderen Funktionen der Sitz unseres Denkens, Bewußtseins, Willens, unseres Gedächtnisses und unserer Emotionen.

Die vier Hirnkammern bilden ein zusammenhängendes System, das mit Flüssigkeit gefüllt ist.

Als Hirnnerven werden bestimmte Nervenstränge bezeichnet, die aus dem Gehirn durch besondere Kanäle und Lücken des knöchernen Schädels austreten. Es gibt zwölf Paare von Hirnnerven, die mit römischen Zahlen (I bis XII) bezeichnet werden. Einige von ihnen sind für die Sinne zuständig – so der Sehnerv (II. Hirnnerv, Seite 364), der Hör- und Gleichgewichtsnerv (VIII. Hirnnerv, Seite 383) oder der Riechnerv (Riechkolben und Riechtrakt, I. Hirnnerv). Der V. Hirnnerv, der Trigeminus, sorgt für die Sensibilität des Gesichts und der Mundhöhle und bringt der Kaumuskulatur Impulse. Der VII. Hirnnerv, der Fazialis, versorgt die mimische Gesichtsmuskulatur und ist überdies für die Geschmacksempfindung auf den vorderen zwei Dritteln der Zunge zuständig. Der Hauptgeschmacksnerv der Zunge ist der IX. Hirnnerv und der Nerv der Zungenmuskulatur, der XII. Der III., IV. und VI. Hirnnerv versorgen die Augenmuskulatur. Hinzu kommt der Vagus-Nerv (X. Hirnnerv) mit seiner Ergänzung, dem XI. Hirnnerv. Der Vagusnerv ist Teil des vegetativen Nervensystems (Seite 317).

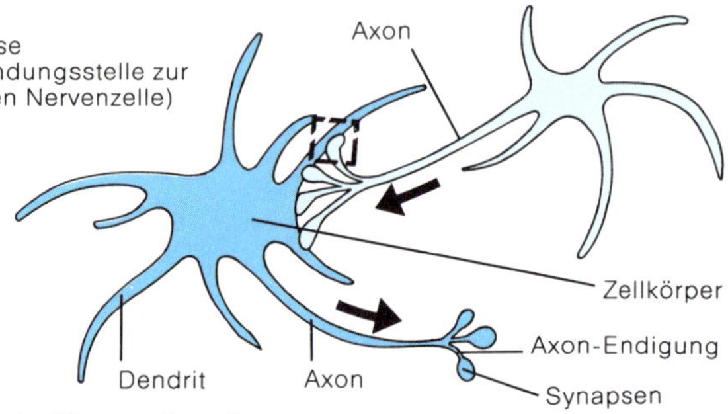

Aufbau der Nervenzelle und Impulsübertragung
Eine Nervenzelle besteht aus einem Zellkörper und Fortsätzen. Ein langer Fortsatz, das Axon, überträgt Impulse (Informationen) auf andere Nervenzellen. Kürzere Fortsätze, die Dendriten, empfangen Impulse vom Axon anderer Nervenzellen. Die Impulse werden mit Hilfe von chemischen Überträgerstoffen (Neurotransmitter) über den synaptischen Spalt, die Verbindungsstelle der Axon-Endigung zu einer nachgeschalteten Nervenzelle, übertragen. Die Pfeile weisen auf die Richtung der Impulsübertragung hin.

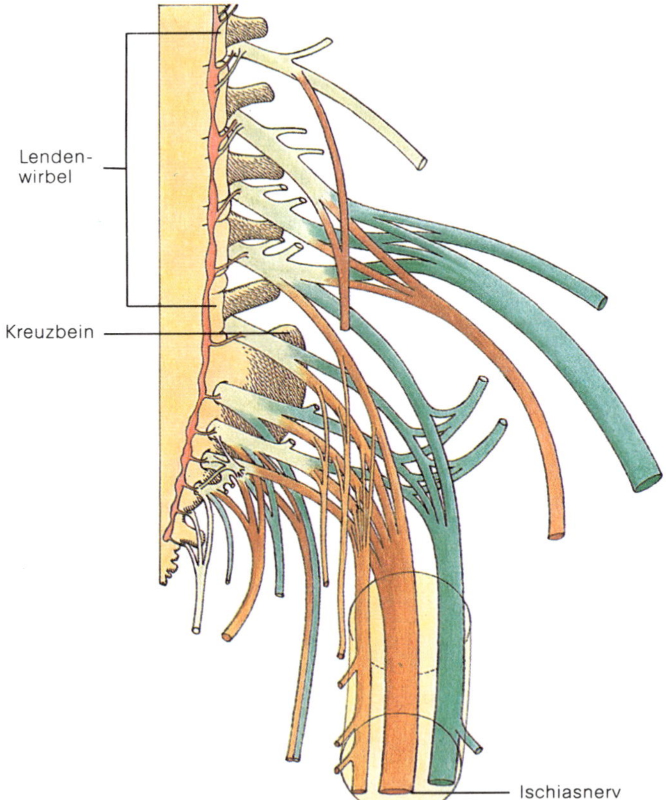

Nervengeflechte
Ein Nervengeflecht *(Plexus)* ist eine komplexe Verknüpfung von Nervenfasern. Seinen Ausgang hat ein Plexus von mehreren Nervenwurzeln, die aus dem Rückenmark entspringen. Vom Plexus aus laufen dann verschiedene Nervenstränge mit sensiblen (für die Sensibilität zuständigen) und motorischen (für die Bewegung zuständigen) Nervenfasern in die Gliedmaßen. Bekannt sind der Solarplexus, das Darm-Sonnen-Geflecht sympathischer Nervenfasern in der Oberbauchgegend, der Schulter-Arm-Plexus am Übergang der Hals- in die Brustwirbelsäule und der Sakralplexus im Bereich der letzten Lendenwirbel und der Wirbel des Kreuzbeins. Aus diesem letzteren Plexus »entspringt« auch der Ischiasnerv mit seinen sensiblen und motorischen Fasern (Abbildung).

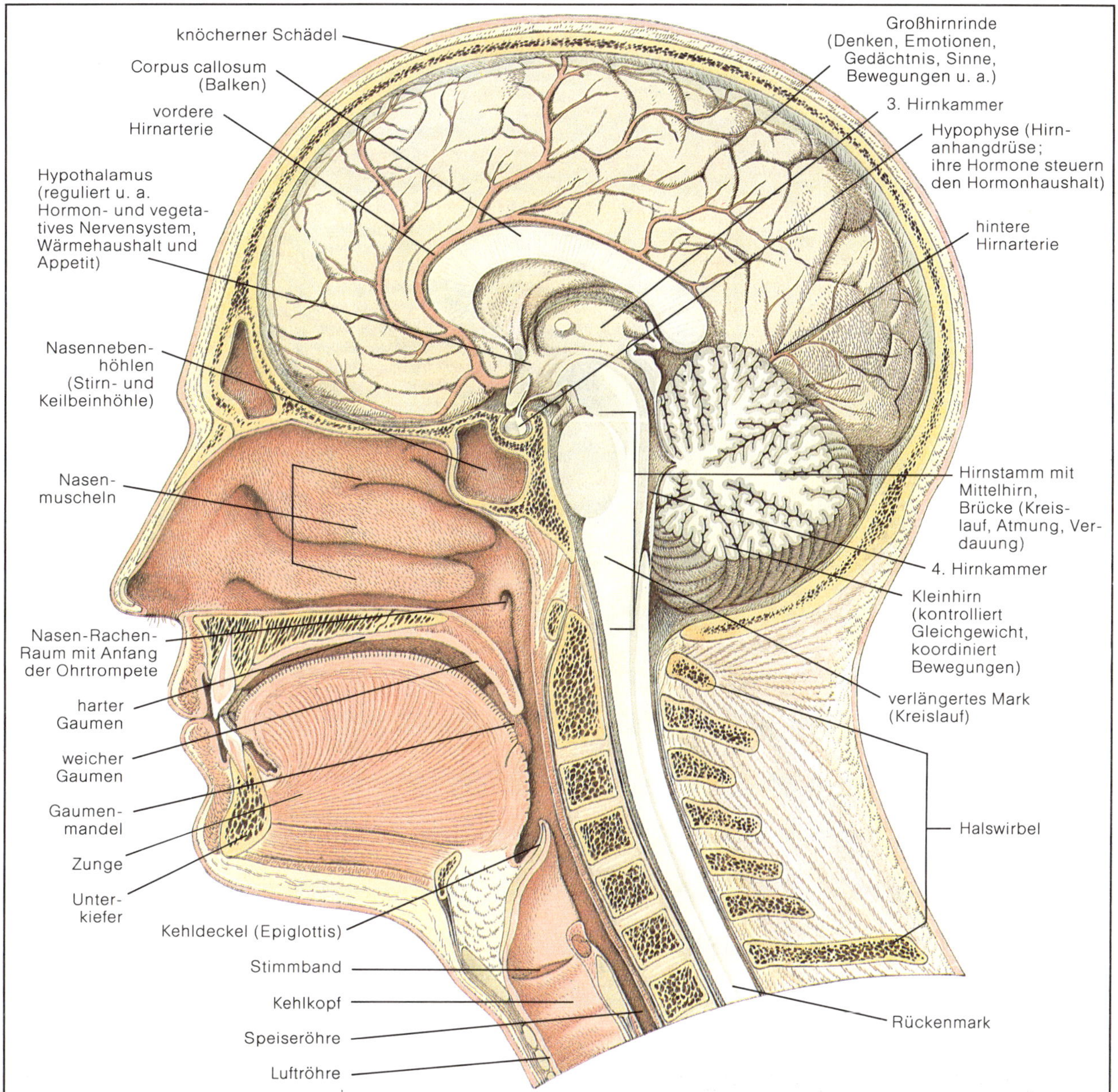

Computer-Tomographie des Gehirns
Mit Hilfe der Computer-Tomographie (CT, siehe Seite 328) lassen sich Hirnstrukturen und deren Veränderungen gut erkennen. Die dunkleren Bereiche sind weniger dichte Gewebe, die helleren Bereiche sind dichte Gewebe wie beispielsweise der knöcherne Schädel.

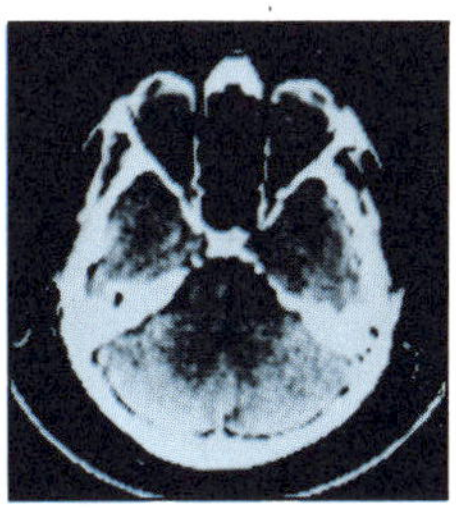

In Augenhöhe sind der knöcherne Schädel, Nasenbein und knöcherne Augenhöhle gut dargestellt.

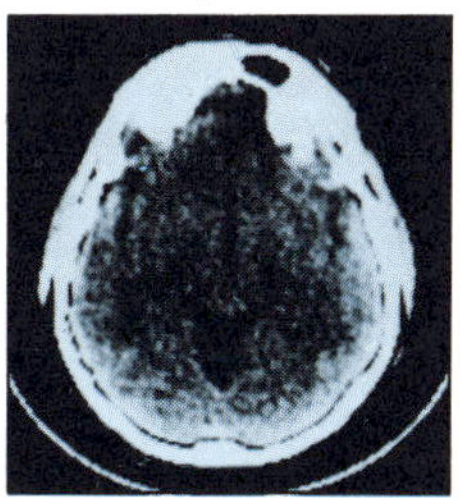

In Höhe der Augenbrauen ist beim CT die luftgefüllte Stirnhöhle als dunkler Fleck erkennbar.

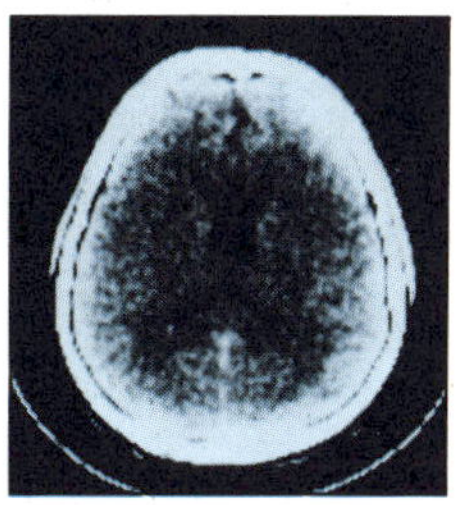

In der Stirnmitte stellen sich beim CT die flüssigkeitsgefüllten Hirnkammern als dunkle Flecke dar.

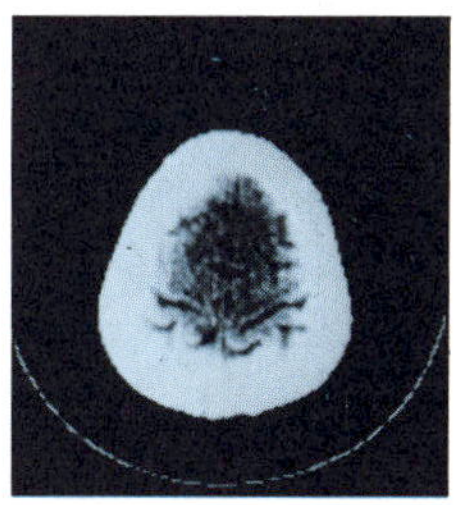

In Höhe des Haaransatzes sieht man beim CT die Furchen und Windungen der Hirnrinde.

Herz, Lungen und Blutgefäße

Das Herz ist ein muskuläres Hohlorgan, das im Herzbeutel des Brustraumes liegt. Es ist das Antriebsorgan des Blutkreislaufes. Durch Zusammenziehen seiner Muskelschicht pumpt es das Blut in den großen (Körper-)Kreislauf und in den Lungenkreislauf.

Die Lunge ist ein paariges Organ (zwei Flügel), das vom Lungenfell überzogen in der linken und rechten Brustfellhöhle liegt. Auf beiden Seiten ragt die Lungenspitze in die Schlüsselbeingegend empor. In die Mittelflächen der beiden Lungenflügel treten die beiden sich von der Luftröhre abgabelnden Stammbronchien ein. Die Bronchien teilen sich immer weiter bis in die kleinen Bronchiolen, die in die Gänge der Lungenbläschen (Alveolen) übergehen. Die etwa 500 Millionen Lungenbläschen bilden zusammen eine Fläche von etwa 200 Quadratmetern für den Gasaustausch.

Röntgen-Kontrastmittel-Darstellung der Bronchien
Zu sehen ist ein Teil der Bronchien mit den feinen Verzweigungen (Bronchialbaum).

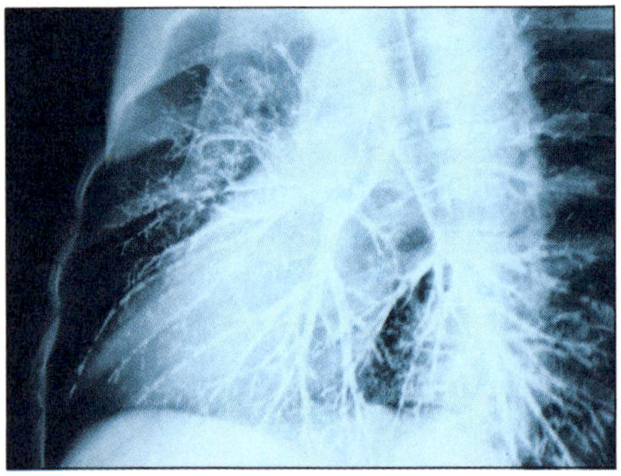

Bronchoskopie
Mit Hilfe eines Bronchoskops (optisches Instrument zur Bronchienbetrachtung) lassen sich Veränderungen der Bronchien erkennen. Das Bild zeigt die Abzweigung der beiden Hauptbronchien von der Luftröhre.

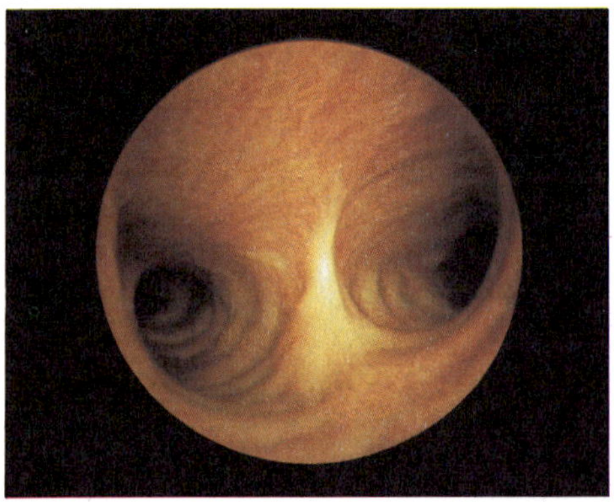

Blutkreislauf
Arterien (rot) führen das Blut vom Herzen weg, Venen (blau) führen es dem Herzen zu. Arterien enthalten sauerstoffangereichertes Blut, Venen sauerstoffarmes und kohlendioxidreiches. Ausnahme ist der Lungenkreislauf.
Rechtes Herz = blau, linkes Herz = rot.
Einzelheiten zum Blutkreislauf Seite 412.

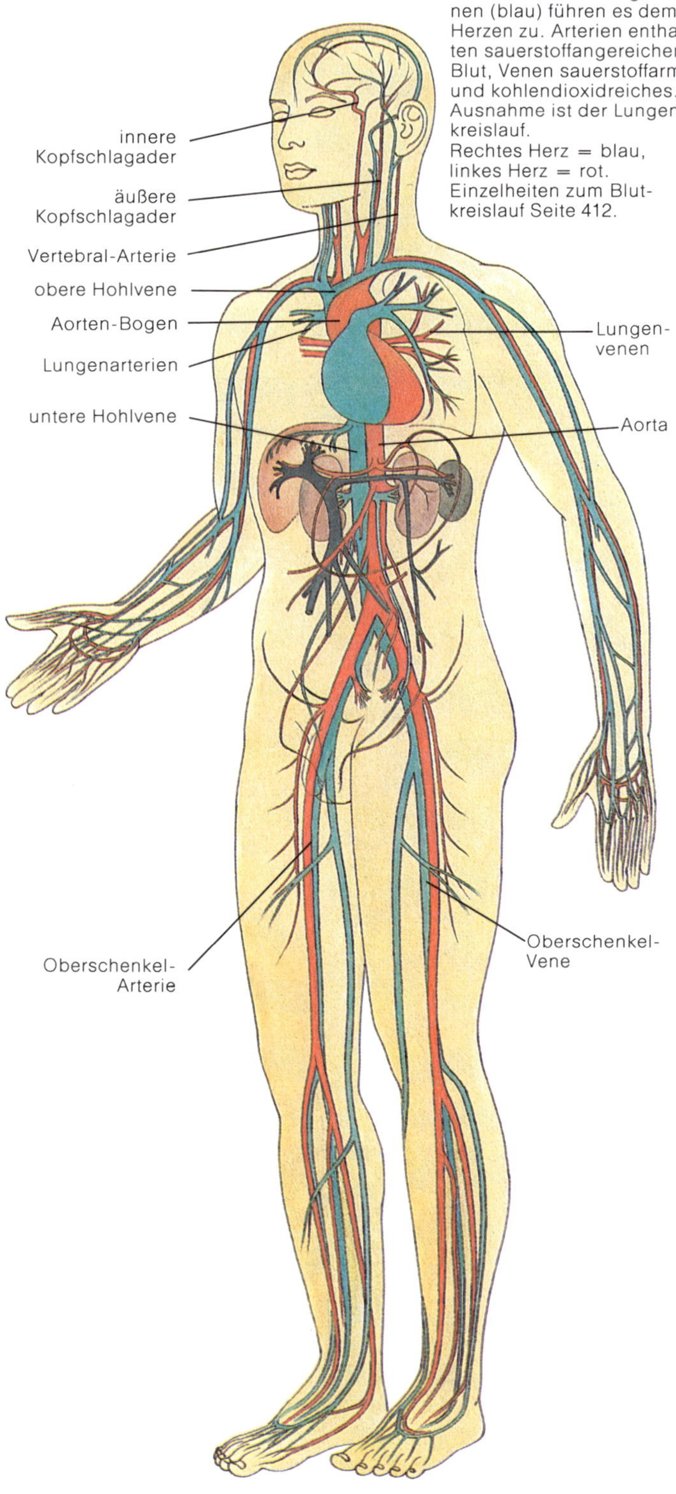

Herz und Lunge

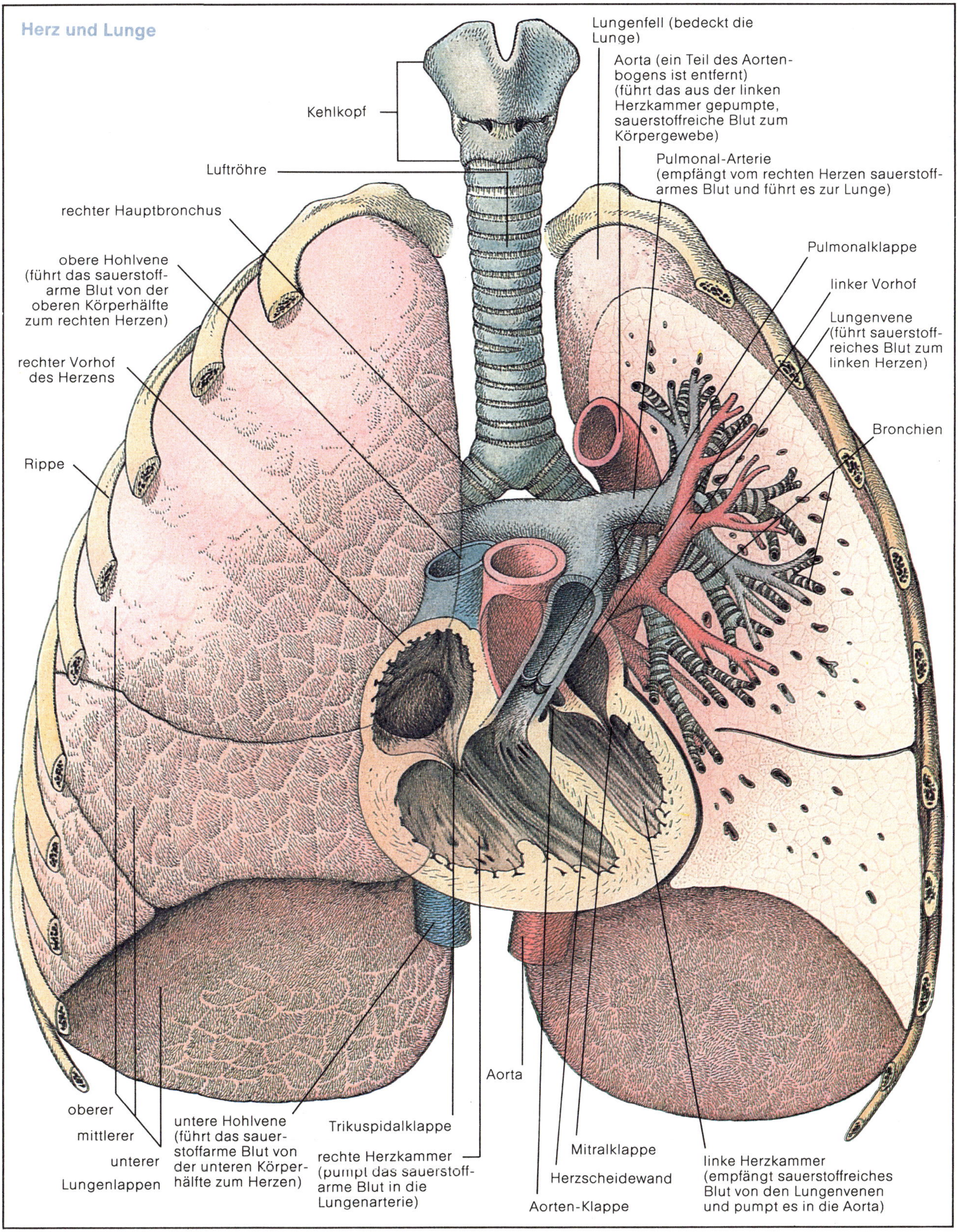

Der Rumpf

Der obere Teil des Rumpfes ist der Brustkorb. Die Organe der Brust wie Herz und Lungen werden von der Wirbelsäule und den Rippen geschützt (siehe auch vorangehende Seite). Die Brust ist vom unteren Rumpfteil durch das Zwerchfell getrennt. Zur Funktion des Zwerchfells beim Atmen siehe Seite 448. Unterhalb des Zwerchfells liegen die Bauchorgane: Leber und Bauchspeicheldrüse, Magen, Darm und Milz. Beiderseits der Lendenwirbelsäule befinden sich die Nieren. Im Unterbauch, geschützt vom knöchernen Beckenring, liegen die Blase und bei der Fau die inneren Geschlechtsorgane (Eierstöcke, Gebärmutter).

Computer-Tomographie des Rumpfes
Die untenstehenden Aufnahmen stellen dünne horizontale Scheiben in verschiedener Höhe des Rumpfes dar. Zur Computer-Tomographie (CT) siehe Seite 328.

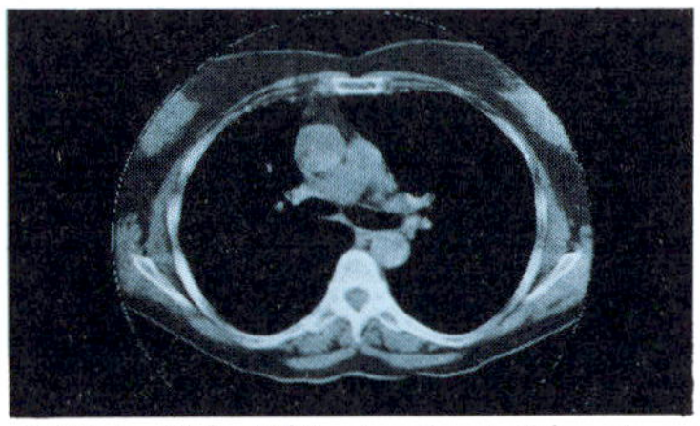

CT-Schnitt in Mitte der Brust: Die sehr hellen Bereiche sind ein Wirbel der Wirbelsäule und ein Rippenpaar; das Herz erscheint mittelhell, die luftgefüllten Lungen schwarz.

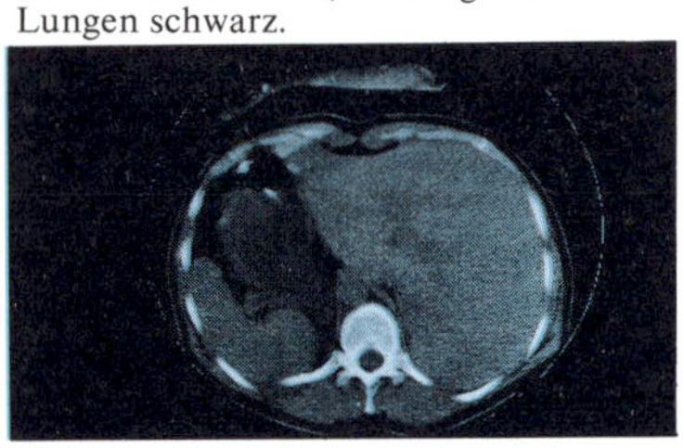

CT-Schnitt unterhalb des Brustbeins: Wirbel (sehr helles Gebilde), Leber (groß, mittelhell, links), Milz (kleiner, mittelhell, rechts), Magen (dunkler Fleck rechts).

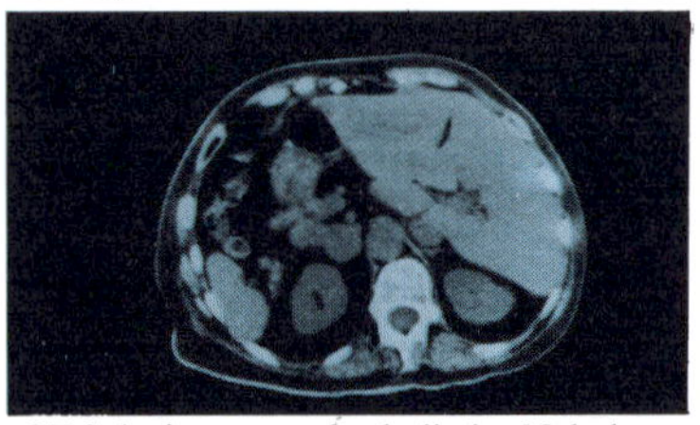

CT-Schnitt etwas oberhalb des Nabels: Leber (groß, mittelhell), Wirbel (helles Gebilde unten), Nieren (dunklere Gebilde beiderseits des Wirbels), Dünndarmschlingen (Mitte rechts).

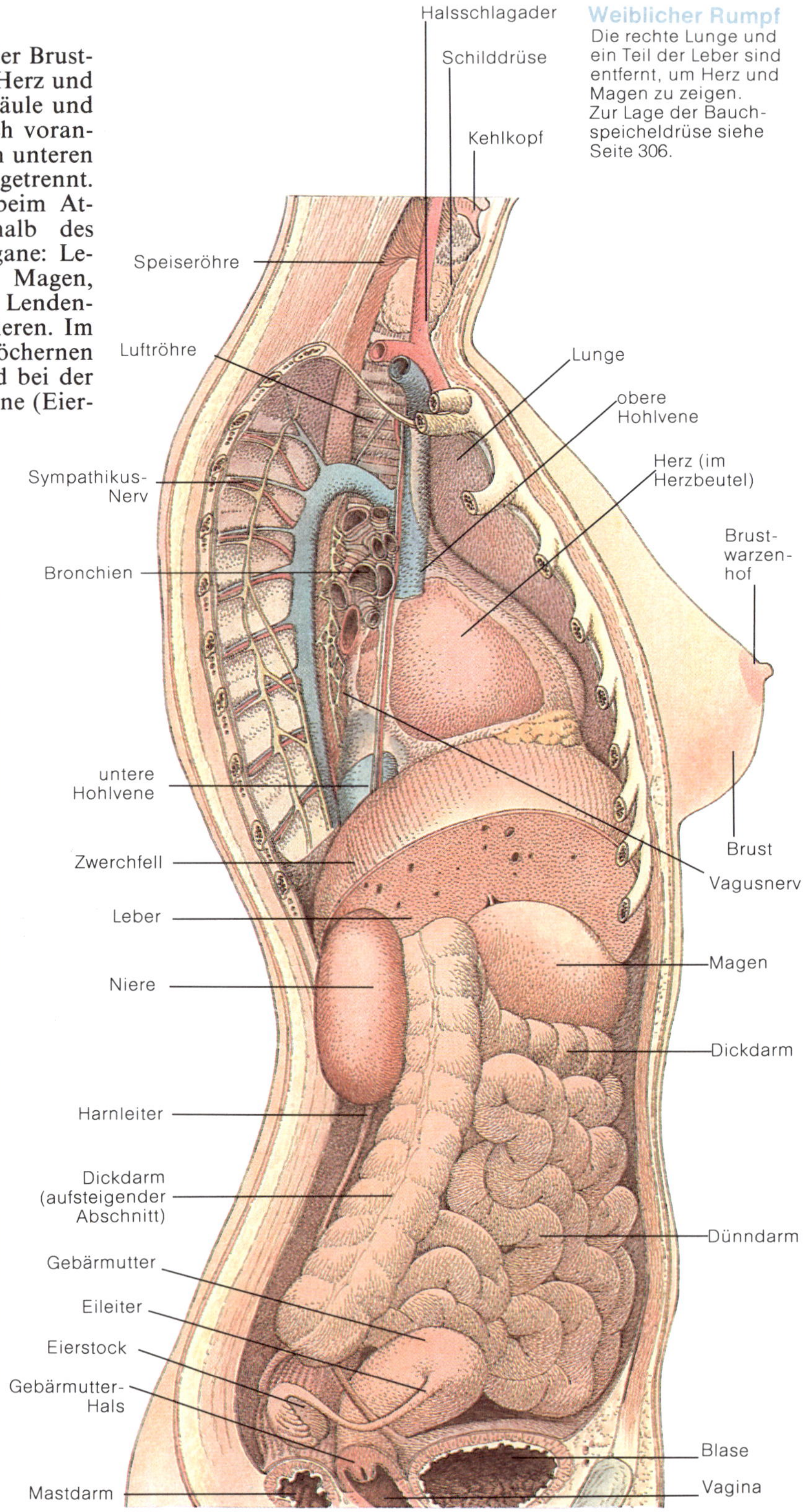

Weiblicher Rumpf
Die rechte Lunge und ein Teil der Leber sind entfernt, um Herz und Magen zu zeigen.
Zur Lage der Bauchspeicheldrüse siehe Seite 306.

Männlicher Rumpf

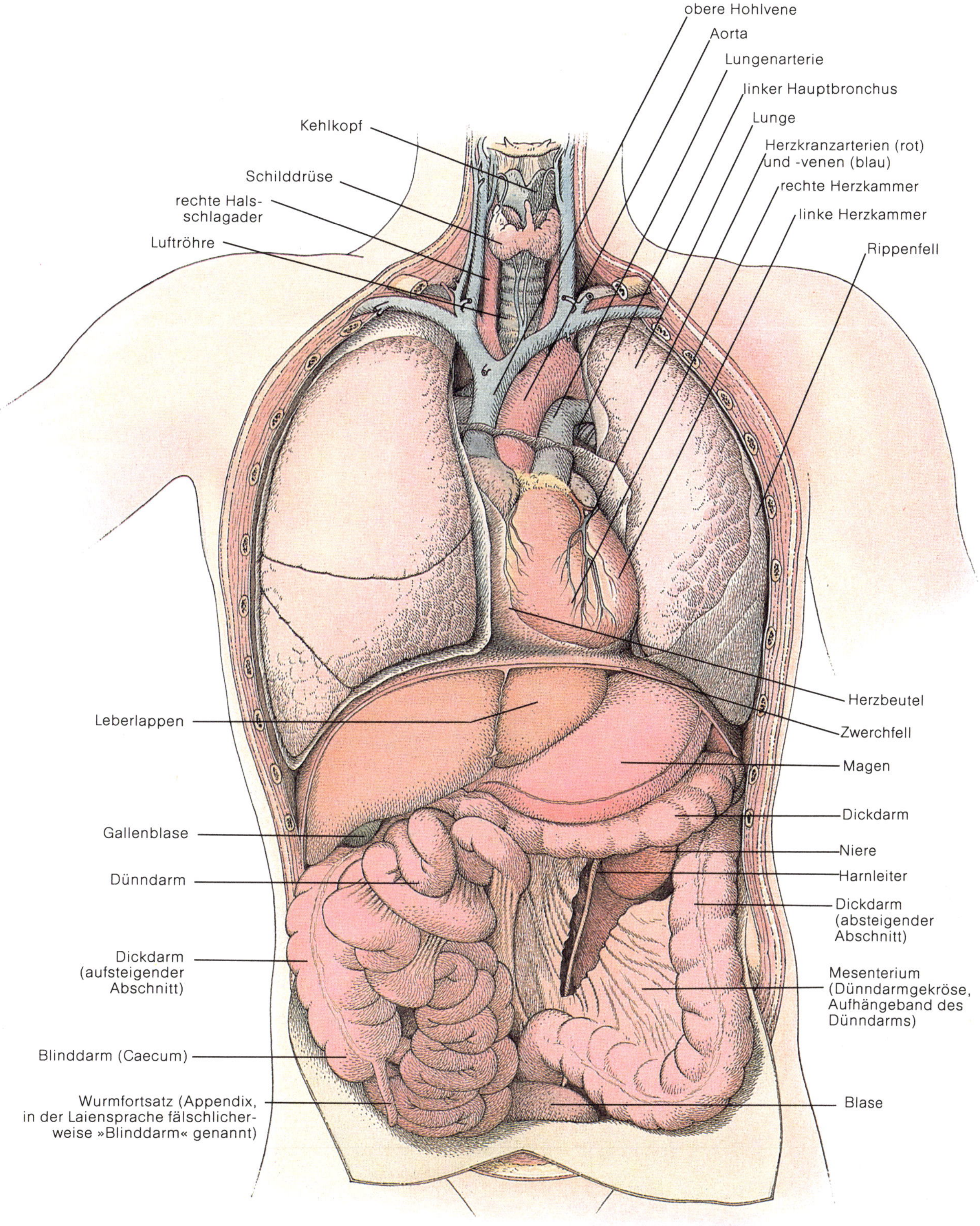

Der Verdauungstrakt

Der Verdauungstrakt fängt bereits in der Mundhöhle an: Die Zähne zerschneiden und zermahlen die Nahrung, der Mundspeichel verdaut Kohlenhydrate an. Durch den Schluckakt wird der grobe Nahrungsbrei in die Speiseröhre befördert. Der muskulöse Schlauch der Speiseröhre transportiert ihn dann in den Magen, wo er durchgeknetet und durch den Magensaft angedaut wird.

Die eigentliche Verdauung findet dann im sechs bis sieben Meter langen Dünndarm statt. Durch Darmsäfte, Bauchspeichel von der Bauchspeicheldrüse, Galle und Enzyme werden die Nahrungsbestandteile gespalten, von den Gefäßen der Darmzotten aufgenommen und rhythmisch in die zur Leber führenden Gefäße ausgepreßt. Siehe dazu Seite 467.

Im 1,50 Meter langen Dickdarm werden dem Speisebrei Wasser, Salze und wasserlösliche Vitamine entzogen; der Nahrungsbrei wird durchgeknetet und langsam zum Mastdarm transportiert, wo bei Füllung Stuhldrang entsteht. Nähere Einzelheiten siehe Seite 468.

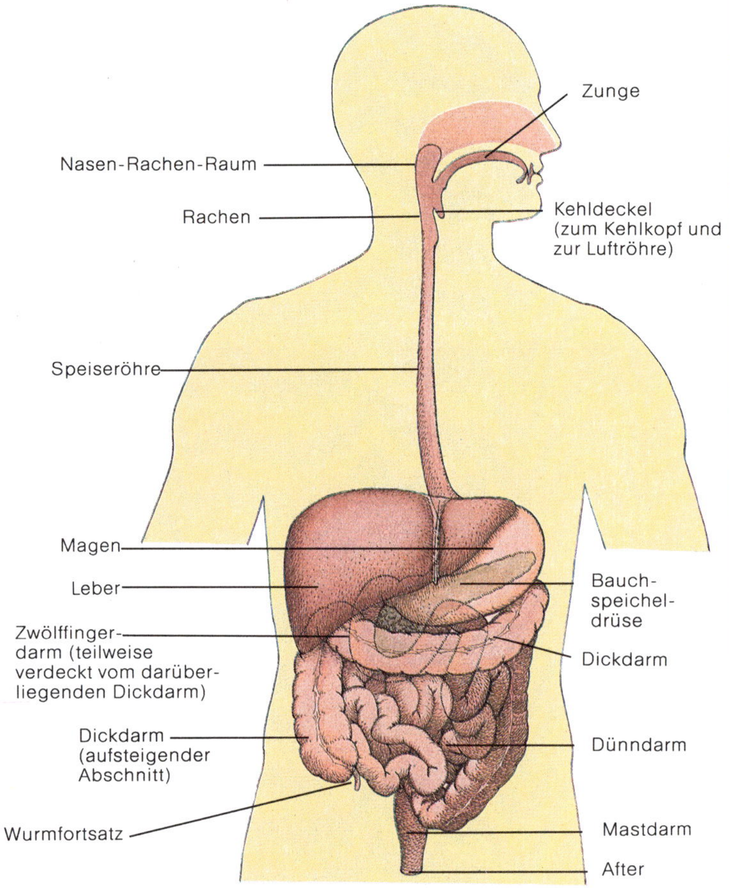

Einblick in den Verdauungstrakt
Mit Hilfe eines Endoskops, eines biegsamen Rohres mit Optik und Lichtquelle, lassen sich Veränderungen von Magen- und Darmschleimhaut erkennen.

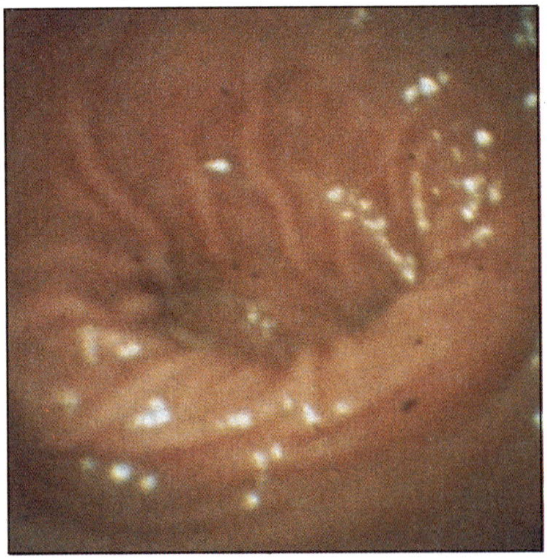
Gesunde Magenschleimhaut

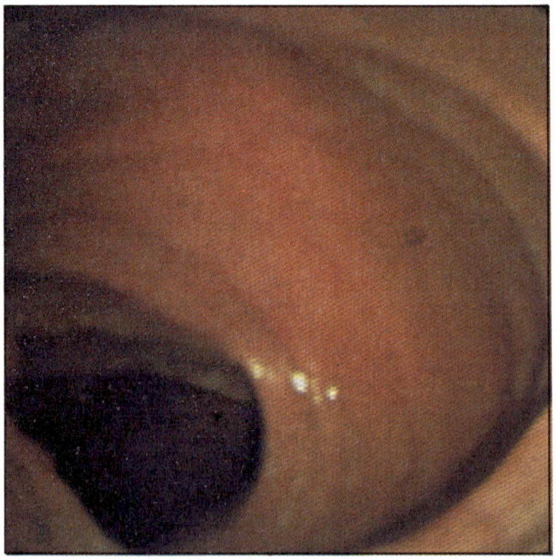
Blick in den Zwölffingerdarm

Die Bauchorgane

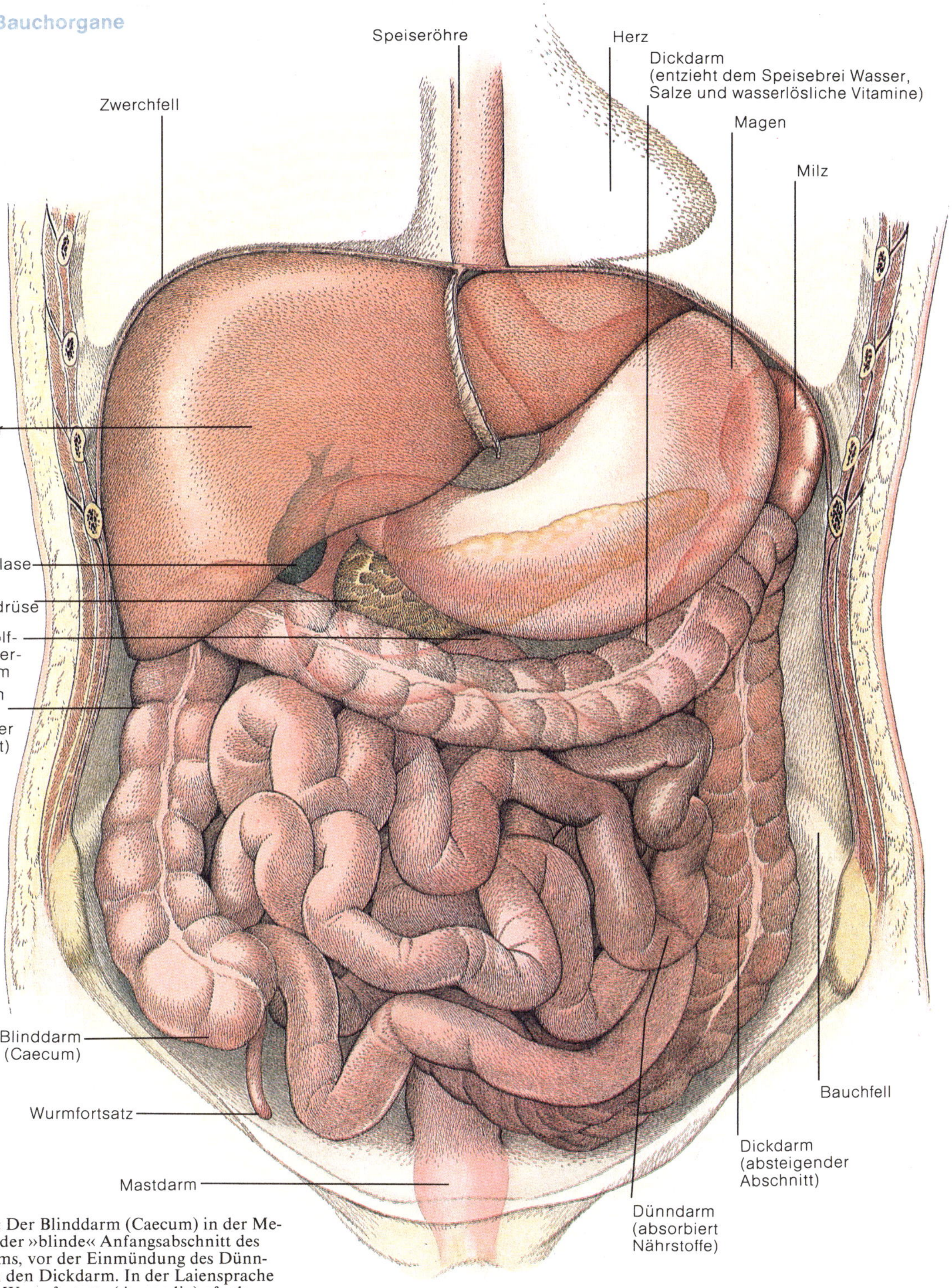

Wichtig: Der Blinddarm (Caecum) in der Medizin ist der »blinde« Anfangsabschnitt des Dickdarms, vor der Einmündung des Dünndarms in den Dickdarm. In der Laiensprache wird der Wurmfortsatz (Appendix) oft als Blinddarm bezeichnet. Doch eine »Blinddarmentzündung« (Appendizitis) ist eine Entzündung des Wurmfortsatzes, nicht des Blinddarms (Caecum)!

Die Organe des Unterbauchs

Im Unterbauch liegen einmal die letzte Dickdarmkrümmung (Sigmoid) und der Mastdarm mit dem After sowie die Blase mit der Harnröhre – Organe also, deren Funktion die Ausscheidung von Schlakken ist. Bei der Frau ist die Harnröhre lediglich 2,5 bis 4 Zentimeter lang, beim Mann dagegen 22 bis 25 Zentimeter.

Im Unterbauch der Frau liegen auch ihre Fortpflanzungsorgane: die beiden Eierstöcke und Eileiter, Gebärmutter und Vagina. Beim Mann befinden sich nur die beiden Samenleiter (nicht in der Abbildung), die in die Prostata münden, die Prostata und die beiden Samenbläschen im Inneren des Beckens. Der Beckenring legt sich schützend um die Organe des Unterbauchs. Näheres über die Genitalorgane von Mann und Frau erfahren Sie auf den Seiten 542 und 549.

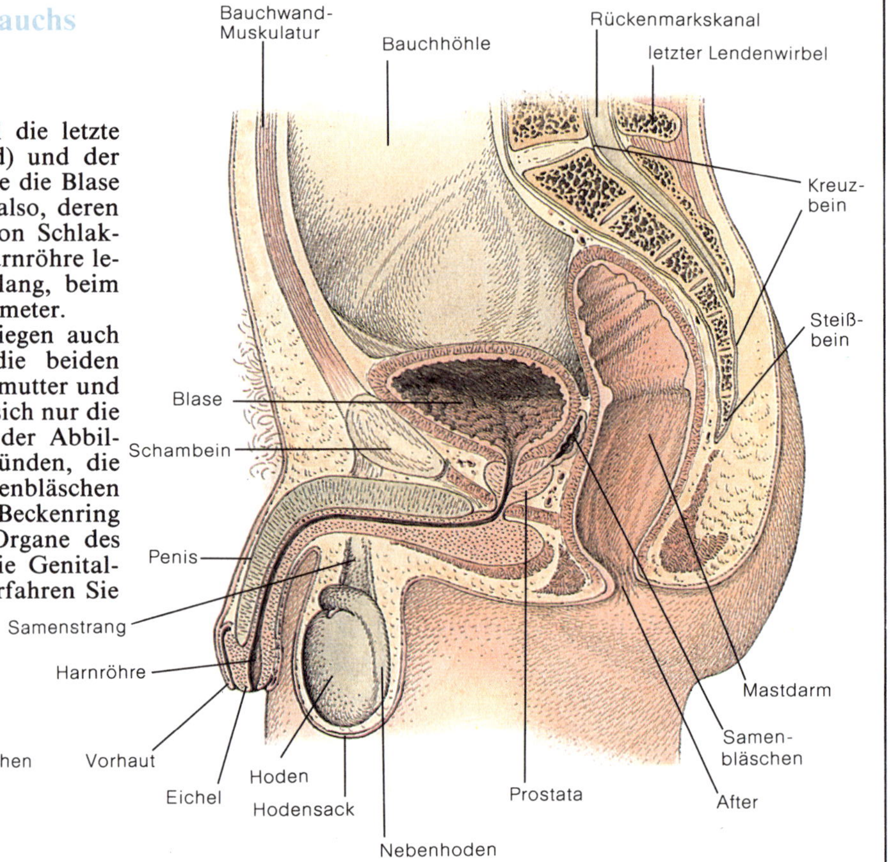

Männliche Genitalorgane

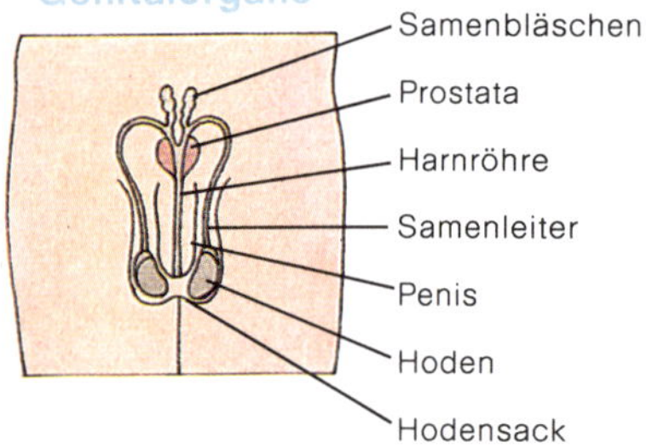

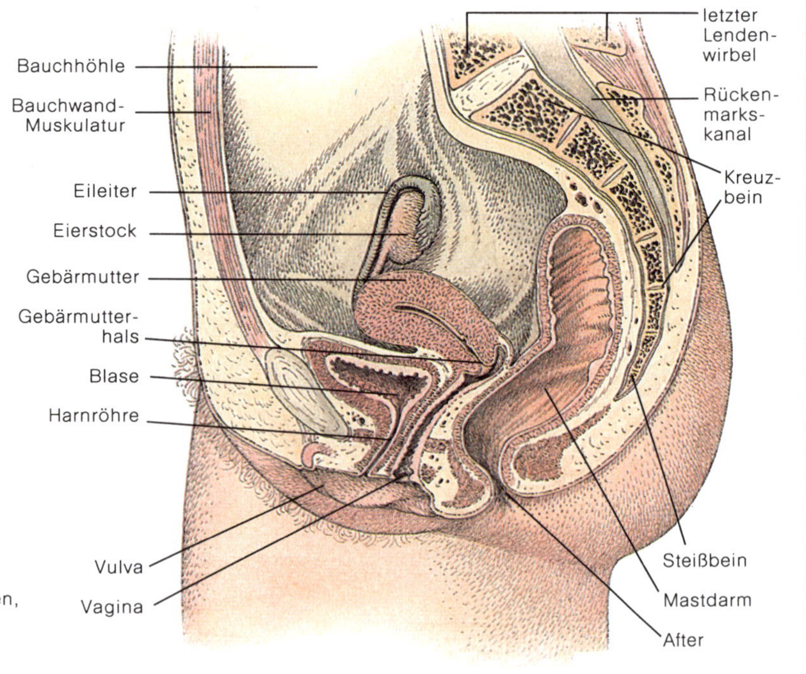

Weibliche Genitalorgane

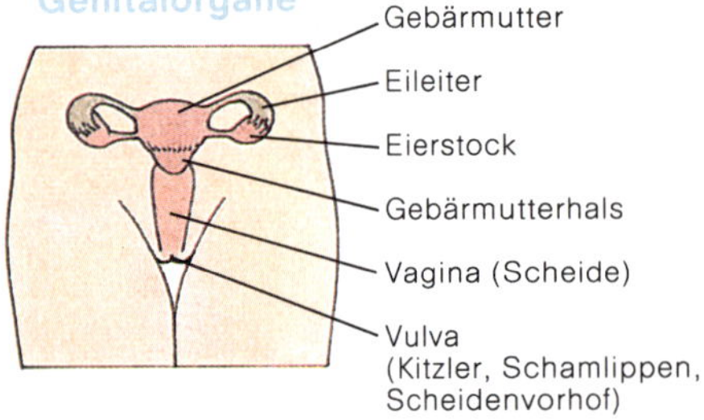

Das Kind im Mutterleib
Die Grafik zeigt einen Fetus kurz vor der Geburt, in der richtigen Geburtslage. Zur Geburt siehe Seite 608. Fetus heißt ein Kind im Mutterleib ab dem vierten Monat. In den ersten drei Schwangerschaftsmonaten spricht man vom Embryo. Zur Schwangerschaft siehe Seite 589.

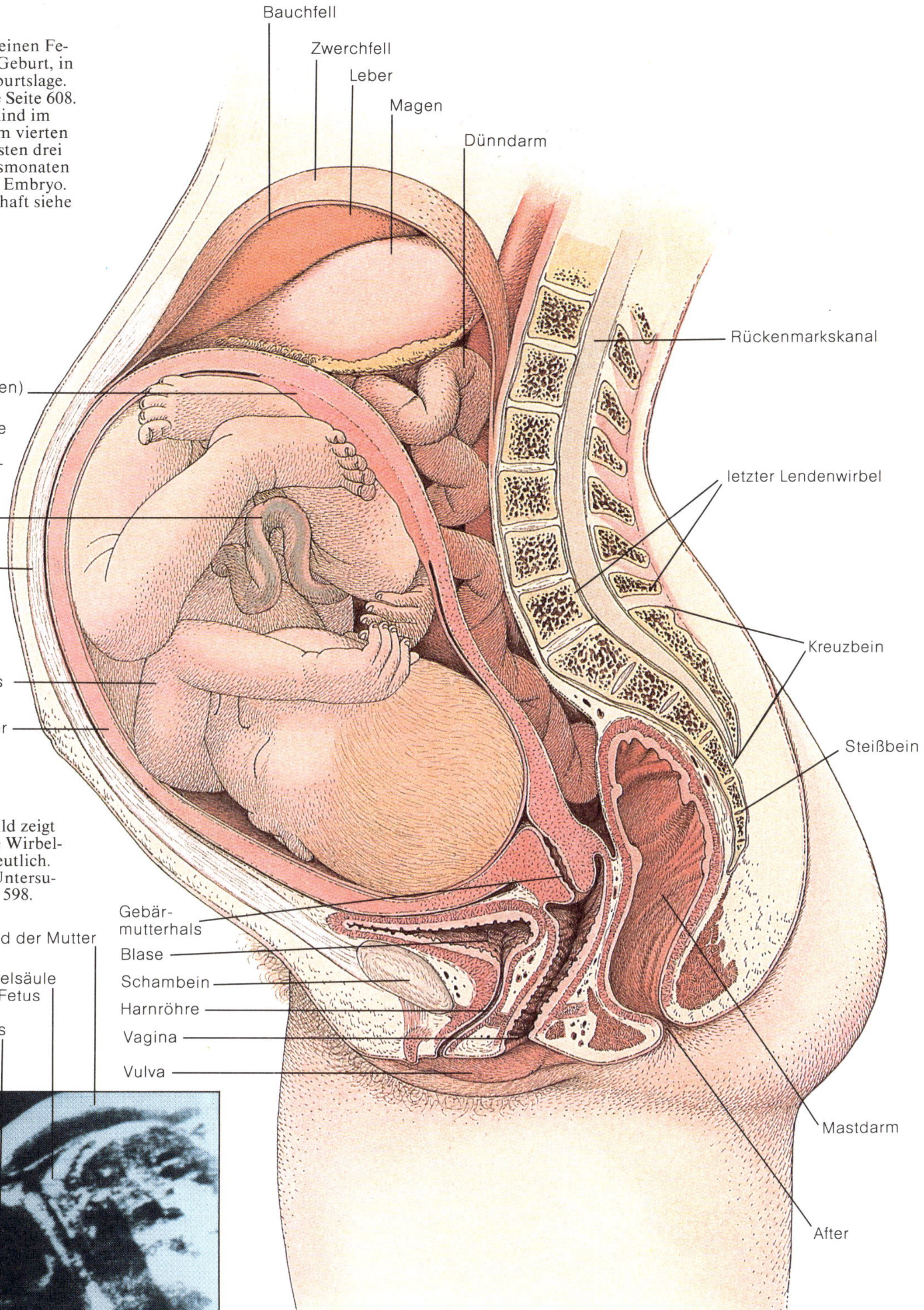

Ultraschall-Untersuchung des Fetus
Das Ultraschallbild zeigt den Kopf und die Wirbelsäule des Fetus deutlich. Zur Ultraschall-Untersuchung siehe Seite 598.

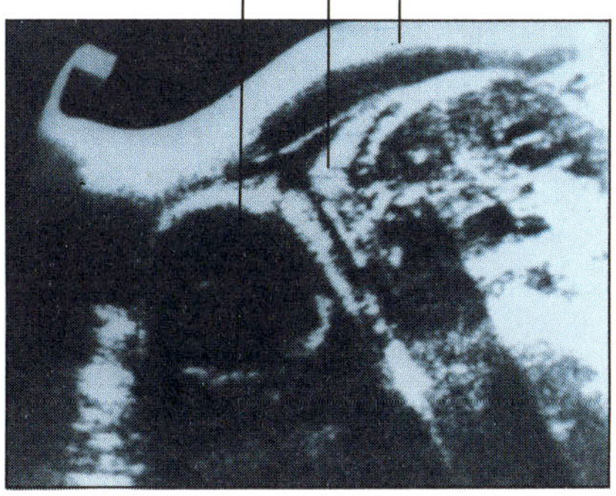

Augen, Ohren und Gleichgewichtsorgan

Die meisten und wichtigsten Informationen über die Außenwelt erhalten wir über den Seh- und Hörsinn. Das komplexe und subtile Gebilde des Auges nimmt das Licht, Hell-Dunkel-Kontraste und Farben wahr. Das auf der Netzhaut »abgelichtete« Bild der Außenwelt wird über den Sehnerv an das Sehzentrum der Hirnrinde vermittelt. Der Gehörgang und das Mittelohr leiten den Schall, das Hörorgan des Innenohrs empfindet den Schall und sendet die Informationen über den Hörnerv über die Hörbahnen zur Hirnrinde. Die Bogengänge des Innenohres enthalten das Gleichgewichtsorgan. Nähere Informationen zum Auge und zum Ohr siehe Seite 364 und Seite 383.

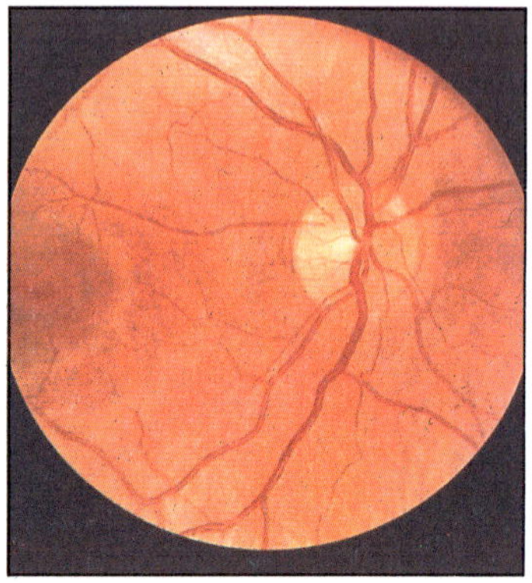

Netzhaut
Mit Hilfe eines Ophthalmoskops (»Augenspiegel«) sieht der Augenarzt die Netzhaut des Auges mit den versorgenden Gefäßen. Der gelbe Kreis in der Mitte ist die Sehnervenscheibe.

Das Auge

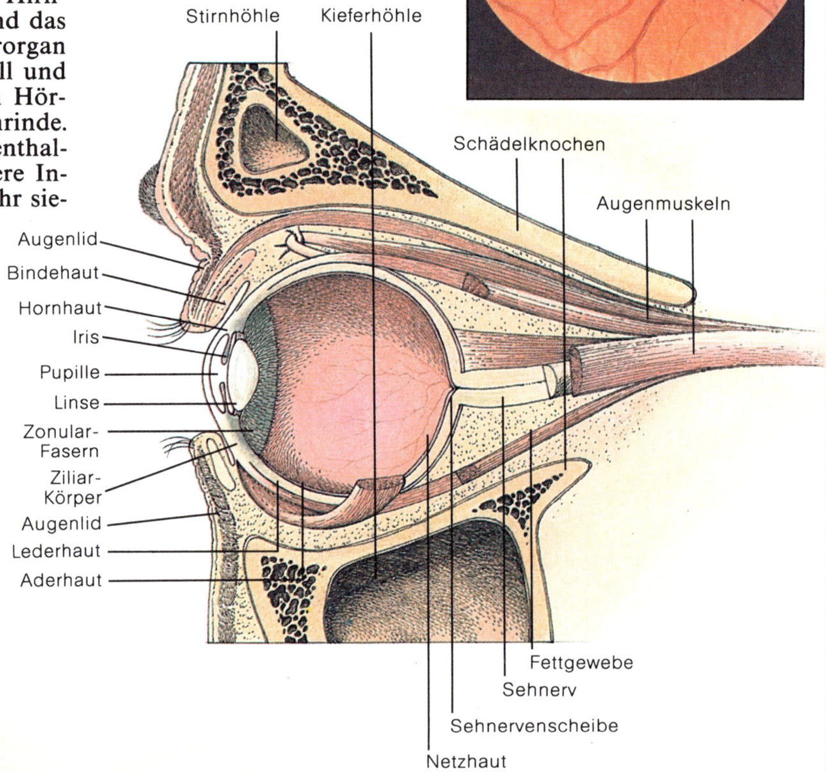

Das Ohr

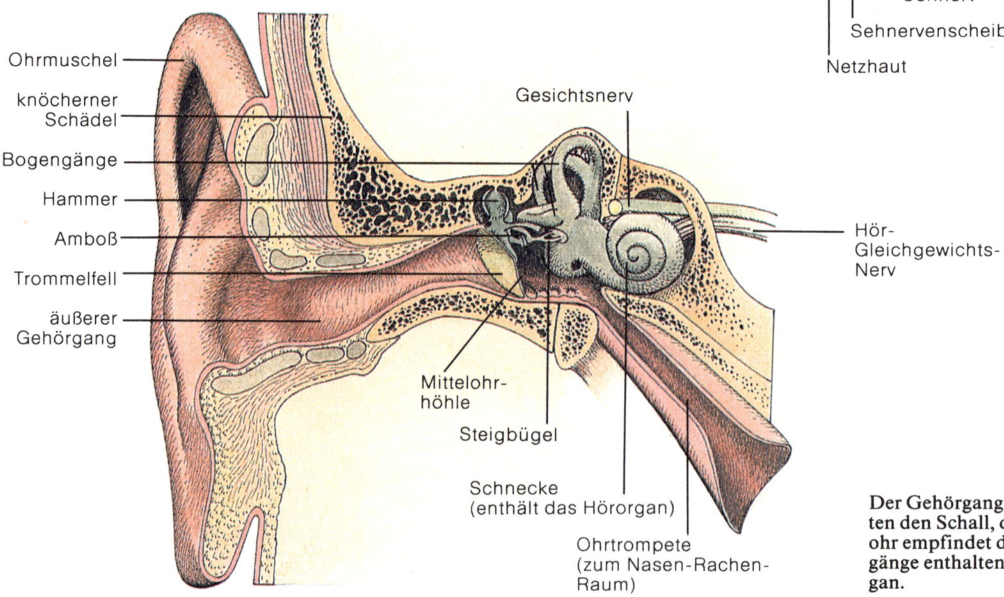

Der Gehörgang und das Mittelohr leiten den Schall, das Hörorgan im Innenohr empfindet den Schall. Die Bogengänge enthalten das Gleichgewichtsorgan.

Teil II

Diagnosetafeln zur Selbstkontrolle und Bildgebende Diagnoseverfahren

Hinweise zu den Diagnosetafeln

Im allgemeinen kann ein Laie den Ernst einer gesundheitlichen Störung oder einer beginnenden Krankheit kaum abschätzen. Immer wieder wenden sich Patienten erst relativ spät an einen Arzt; bei manchen Krankheiten kann das fatal sein, zumindest aber die Behandlung erschweren.

Viele Krankheiten haben ihre Frühwarnzeichen – so beispielsweise ein drohender oder beginnender Herzinfarkt. Rechtzeitiges Handeln und frühzeitige ärztliche Therapie können manchmal gar lebensrettend sein.

Ziel der folgenden 98 Diagnosetafeln ist es, dem Leser bei der Selbstkontrolle seiner eigenen Gesundheit und der seiner Familienangehörigen zu helfen. Sie besitzen also eine Ratgeberfunktion und sol-

Nummer der Diagnosetafel
Die Diagnosetafeln sind von 1 bis 98 durchnumeriert. Die Nummern erleichtern das Auffinden auch bei Verweisen auf andere Diagnosetafeln (Checklisten).

Patientengruppe
Hier finden Sie den Hinweis, für welche Alters- oder Geschlechtsgruppe die Diagnosetafel bestimmt ist.

Titel der Diagnosetafel
Der Titel nennt die Symptomengruppe, die in der Diagnosetafel behandelt wird. Ein Verzeichnis der Titel sowie ein Register der Symptome finden Sie auf den Seiten 76 und 77.

Die Fragen
Die Fragen nach Ihren Beschwerden sind so formuliert, daß sie entweder mit einem Ja oder mit einem Nein beantwortet werden können. Folgen Sie den Pfeilen, die Sie entweder zur nächsten Frage oder zu einer Antwort führen.

Die Antworten
In den Antworten finden Sie die möglichen Ursachen für Ihre Beschwerden. Wenn die Ursache eine Erkrankung sein könnte, wird die Konsultation eines Arztes empfohlen. Beachten Sie dazu bitte die Erläuterungen rechts (Seite 75). Den Hinweisen auf die ausführlichen Artikel im Teil III dieses Buches sollten Sie zu Ihrer Information stets nachgehen.

Visuelle Diagnosehilfe
Äußerlich sichtbare Anzeichen sind in der »Visuellen Diagnosehilfe« auf den Seiten 241 bis 256 in farbigen Abbildungen dargestellt. Die Verweise erleichtern Ihnen das Auffinden der betreffenden Abbildung.

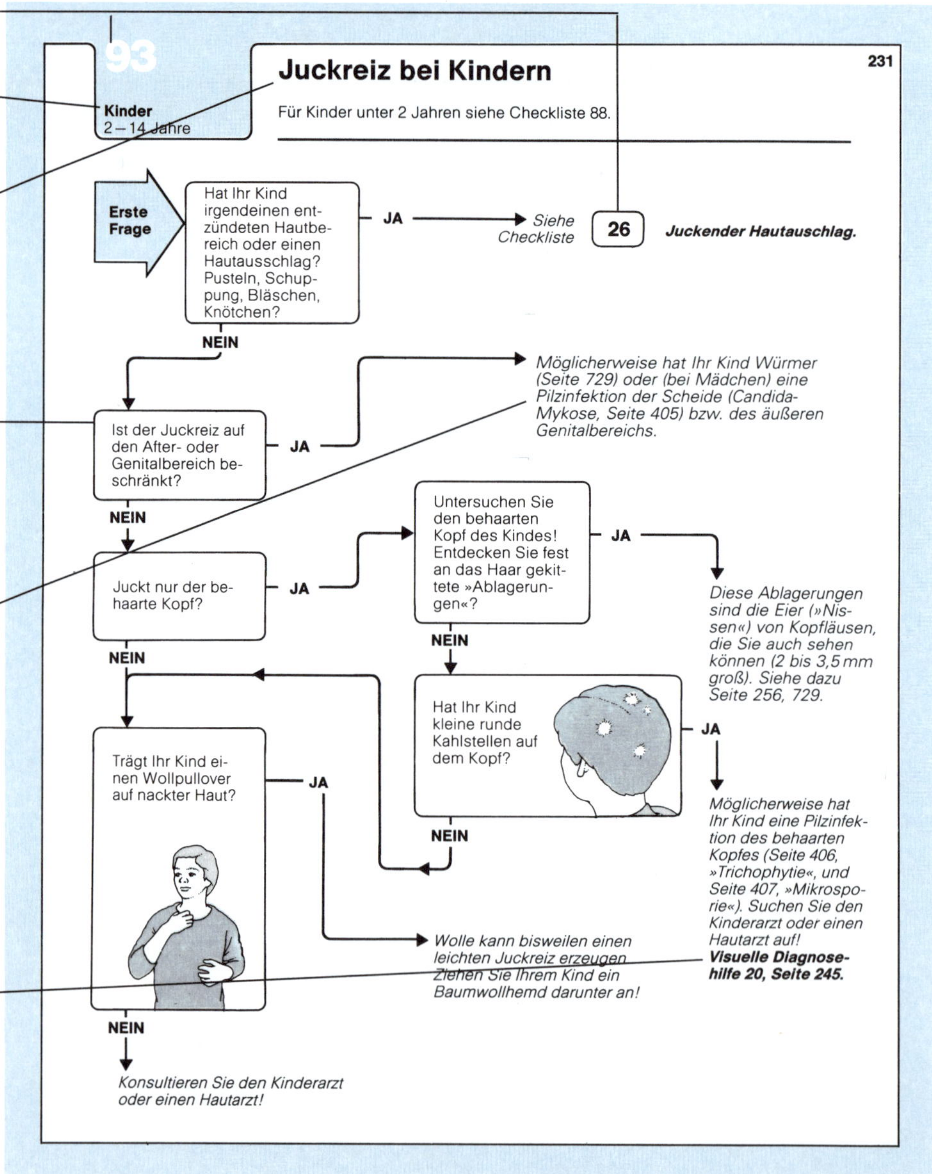

len nicht zu einer fragwürdigen „Selbstdiagnose“ oder gar zur „Selbstbehandlung“ führen. Die Tafeln sagen Ihnen, ob Sie baldmöglichst einen Arzt aufsuchen oder den Rettungsdienst rufen sollten.

Auch bei leichteren Beschwerden finden Sie in den Diagnosetafeln die entsprechenden Hinweise. Hier gibt es zudem eine Faustregel: Dauern die Beschwerden – beispielsweise Kopf- oder Rückenschmerzen – über Wochen an, sollten Sie grundsätzlich einen Arzt aufsuchen. Wo die Behandlung durch einen Facharzt – zum Beispiel einen Hautarzt oder einen Psychotherapeuten – empfohlen wird, können Sie sich selbstverständlich zunächst auch an Ihren Hausarzt wenden.

142 38

Husten mit blutigem Auswurf

Beide Geschlechter
Alle Altersgruppen

Erste Frage

Haben Sie Fieber?

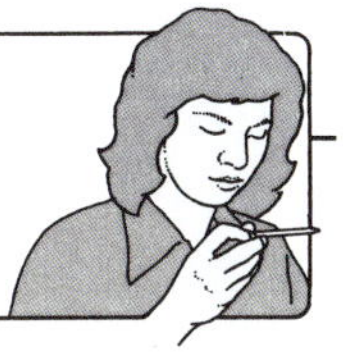

JA → ***Rufen Sie unverzüglich Ihren Arzt!***
Wahrscheinlich haben Sie eine Lungenentzündung (Seite 463) – vor allem, wenn der Auswurf rostig-braun ist.

NEIN

Sind Sie kurzatmig, auch im Ruhezustand?

JA → Ist Ihr Auswurf rosa und schaumig?

JA → ***Notfall! Unverzügliche Einweisung in eine Klinik!***
Wahrscheinlich haben Sie ein Lungenödem (Seite 465).

NEIN (→ Notfall! Unverzügliche Einweisung in eine Klinik!)

NEIN

Wurden Sie kürzlich operiert? Oder waren Sie infolge einer Verletzung oder Krankheit lange ans Bett gefesselt?

JA → ***Notfall! Unverzügliche Einweisung in eine Klinik!***
Wahrscheinlich haben Sie eine Lungenembolie (Lungeninfarkt, Seite 464).

NEIN

Haben Sie seit einem grippalen Infekt im letzten Monat einen hartnäckigen Husten?

JA → *Suchen Sie einen Arzt auf! Wahrscheinlich ist durch den Husten ein Blutgefäß geplatzt.*

NEIN

Haben Sie seit mehreren Wochen oder Monaten einen hartnäckigen Husten?

JA → ***Suchen Sie unverzüglich einen Arzt auf!***
Möglicherweise haben Sie Tuberkolose (Seite 273) oder einen Lungenkrebs (Seite 466).

NEIN

Suchen Sie grundsätzlich bei jedem hartnäckigen Husten mit blutigem Auswurf sofort einen Arzt auf!

Krebs-Warnsignale

Hartnäckiger, über Wochen oder Monate währender Husten mit blutigem Auswurf kann ein Warnsignal für Lungenkrebs sein. Vor allem dann, wenn Sie ein starker Raucher oder beruflich chemischen Dämpfen ausgesetzt sind.

Erläuterungen der Diagnose-Hinweise

Alle fett gedruckten Hinweise erfordern sofortiges Handeln. Zögern Sie jedoch nicht, auch in weniger dringend erscheinenden Fällen Ihren Arzt zu konsultieren. Nur er kann eine sichere Diagnose stellen.

Rufen Sie unverzüglich Ihren Arzt!
Dieser Hinweis bedeutet, daß Ihre Beschwerden auf eine Erkrankung schließen lassen, die eine möglichst baldige ärztliche Behandlung erfordert. Ihr Fieber erlaubt Ihnen nicht, selbst einen Arzt aufzusuchen.

Notfall! Unverzügliche Einweisung in eine Klinik!
Es besteht die Möglichkeit einer schweren, eventuell lebensbedrohenden Erkrankung. Rufen Sie sofort Ihren Arzt oder das nächstgelegene Krankenhaus an, lassen Sie gegebenenfalls einen Notarztwagen kommen.

Suchen Sie unverzüglich einen Arzt auf!
Ihre Beschwerden machen eine möglichst baldige ärztliche Untersuchung erforderlich. Zögern Sie den Arztbesuch keinesfalls länger hinaus.

Erste Hilfe
Bei Fällen, in denen Erste Hilfe notwendig ist, finden Sie in den Diagnosetafeln einen Hinweis auf die zu treffenden Maßnahmen.

Kasteninformation
Einige der Diagnosetafeln enthalten Kästen mit zusätzlichen Informationen, zum Beispiel über mögliche Selbsthilfemaßnahmen. Hier finden Sie auch Hinweise auf Krebs-Warnsignale, die eine Früherkennung erleichtern können, aber stets der Abklärung durch einen Arzt bedürfen.

Titelverzeichnis der Diagnosetafeln

Die Titel der Diagnosetafeln nennen Symptomengruppen, die Ihnen einen Ansatzpunkt für das Auffinden Ihrer speziellen Beschwerden geben. Ein Beispiel: Wenn Sie Schmerzen im Lendenbereich verspüren, so schlagen Sie zunächst in der Diagnosetafel »Rückenschmerzen« nach. Folgen Sie dann – bei der ersten Frage beginnend – den Pfeilen, bis Sie die Ihren Beschwerden entsprechende Frage gefunden haben.

Eine Hilfe beim Auffinden der richtigen Checkliste bietet Ihnen das »Register der Diagnosetafeln«, in dem die behandelten Symptome in alphabetischer Folge aufgeführt sind; die Zahlen verweisen auf die Nummer der Diagnosetafel (nicht auf die Seite).

Wenn Ihre Beschwerden durch mehrere Symptome gekennzeichnet sind – zum Beispiel Husten, Schnupfen und Fieber –, so beginnen Sie bei dem Problem, das Ihr Befinden am stärksten beeinträchtigt.

Beachten Sie bitte auch die »Hinweise zu den Diagnosetafeln« auf den Seiten 74 und 75.

Register der Diagnosetafeln

1

Beide Geschlechter
Alle Altersgruppen

Allgemeine Abgeschlagenheit

Vage Müdigkeit und »Wetterfühligkeit«

Erste Frage

Haben Sie eine Temperatur von 38°C oder mehr?

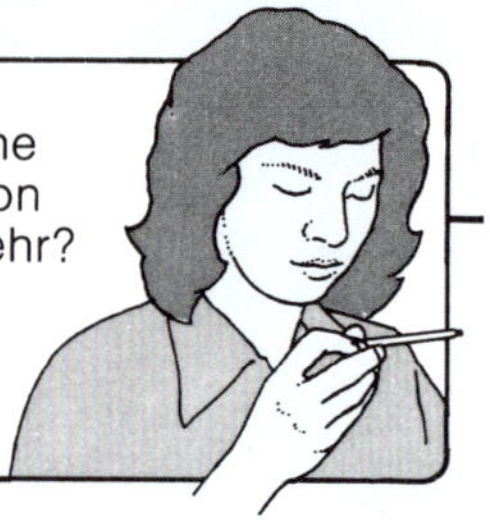

JA → *Siehe Checkliste* **5** ***Fieber.***

NEIN ↓

Verspüren Sie neben einer plötzlichen Abgeschlagenheit auch einen eigenartigen Druck im Brustbereich und/oder Schmerzen in einem Arm oder im Kieferbereich?

JA → ***Möglicher Notfall!***
Rufen Sie unverzüglich Ihren Hausarzt! Solche Symptome können Frühwarnsignale eines Herzinfarktes sein (siehe Seite 417).

Siehe aber auch Checkliste **63** ***Schmerzen in Armen oder Händen.***

NEIN ↓

Haben Sie den Eindruck, daß Ihre Abgeschlagenheit vom Wetter (Wetterwechsel, Föhn, Regenperioden) abhängig ist?

JA → *Sie leiden unter Wetterfühligkeit oder unter psychischen Störungen.*

Siehe Checkliste **20** ***Angstzustände und Depressionen.***

NEIN ↓

Fühlen Sie sich häufig energielos?

JA → Fühlen Sie sich fast ständig deprimiert, sehen Sie Ihre Zukunft meist düster?

JA ↓

Sie leiden unter psychischen Störungen.

Siehe Checkliste **20** ***Angstzustände und Depressionen.***

NEIN ↓

Leiden Sie unter Arbeitsstreß, oder erholen Sie sich gerade von einer Infektionskrankheit?

JA ↓

Lassen Sie die Dinge langsamer anlaufen, versuchen Sie, eine Erholungspause einzulegen.

NEIN ↓

2 *Fortsetzung nächste Seite, Spalte 2*

(Fühlen Sie sich häufig energielos?) NEIN ↓

1 *Fortsetzung nächste Seite, Spalte 1*

1 Fortsetzung der linken Seite, Spalte 1

2 Fortsetzung der linken Seite, Spalte 2

Haben Sie eines oder mehrere der folgenden Symptome?

- O Schlafstörungen
- O Konzentrations- und Entscheidungsschwäche
- O Sex-Schwierigkeiten
- O häufige Kopfschmerzen

JA → *Sie leiden unter psychischen oder psychovegetativen Störungen (siehe Seite 32–41).*

Siehe Checkliste **20** ***Angstzustände und Depressionen.***

NEIN ↓

Sind Sie übergewichtig? Siehe dazu Seite 39–41 (Übergewicht).

JA → *Übergewicht und vor allem Fettsucht (Seite 300) können verschiedene Organsysteme belasten und »schlapp« machen.*

NEIN ↓

Sind Sie körperlich nie oder sehr wenig aktiv?

JA → *Körperliche Bewegung macht Körper und Psyche leistungsfähig. Siehe »Warum körperliche Betätigung gut für Sie ist«, Seite 15–18*

NEIN ↓

Nehmen Sie ständig Drogen (Alkohol, Nikotin u. a.), Schlaf-, Schmerz-, Abführmittel oder andere Medikamente ein?

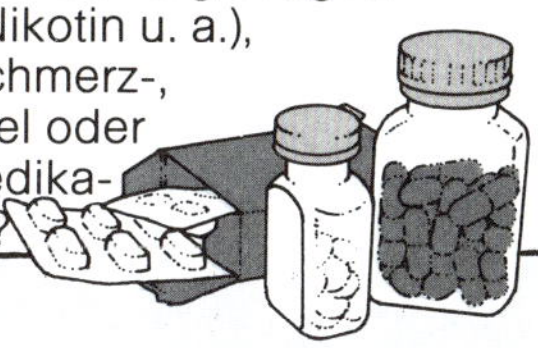

JA → *Lesen Sie dazu die Kapitel »Gefahren des Alkohols« (Seite 42–47), »Gefahren des Rauchens« (Seite 49–52) sowie »Nebenwirkungen von Medikamenten« (Seite 745). Leiden Sie gleichzeitig unter geschwollenen Beinen (Ödemen) oder unter Ödemen im Gesicht, könnte die chronische Einnahme von Abführmitteln daran schuld sein. Konsultieren Sie Ihren Arzt!*

NEIN ↓

Nehmen Sie zur Zeit laufend ab (ohne »Schlankheitsdiät«)?

JA → *Siehe Checkliste* **2** ***Unerklärlicher Gewichtsverlust.***

NEIN ↓

Hilft Ihnen diese Checkliste nicht weiter, konsultieren Sie Ihren Arzt!

Beide Geschlechter
Alle Altersstufen

Unerklärlicher Gewichtsverlust

Erste Frage

Ist Ihr Appetit so gut wie immer?

JA → Sind Sie in letzter Zeit körperlich aktiver geworden?

JA → *Körperliche Aktivität (Fitness-Training, Gartenarbeit, Sport) kostet »Kalorien«, wie Gewichtsverlust ist also normal (siehe »Warum körperliche Betätigung gut für Sie ist«, Seite 15–18, und »Gewichtskontrolle«, Seite 28–29).* ***Ist jedoch dieser Gewichtsverlust extrem, und fühlen Sie sich auch sonst unwohl, konsultieren Sie unverzüglich einen Arzt!***

NEIN ↓

Leiden Sie unter zwei oder mehr der folgenden Symtpome?
- exzessives Schwitzen
- Schwäche und Zittrigkeit
- Müdigkeit, oftmals aber auch starke Agilität
- glänzende, leicht hervortretende Augäpfel

JA → *Möglicherweise leiden Sie an einer Schilddrüsen-Überfunktion (Seite 314)* ***Suchen Sie sofort Ihren Arzt auf.***

NEIN ↓

Leiden Sie unter einem oder mehreren der folgenden Symptome?
- häufiges und »überschießendes« Wasserlassen
- wachsender extremer Durst
- unerklärbare Müdigkeit
- Juckreiz mit Rötung an den Genitalien (oder im Genitalbereich)

JA → *Sind Sie nicht gerade ein extremer Biertrinker, lassen diese Symptome auf einen Diabetes mellitus (Zuckerkrankheit) schließen, in der Regel vom juvenilen (»jugendlichen«) Typ. Siehe dazu Seite 294–298.* ***Suchen Sie unverzüglich Ihren Arzt auf.*** *Eine weitere Möglichkeit ist der recht seltene Diabetes insipidus (Seite 304).*

NEIN ↓

Fühlen Sie sich insgesamt wohl, hat Ihr Gewichtsverlust wahrscheinlich keine ernste Ursache. Trotzdem sollten Sie mit Ihrem Arzt darüber sprechen!

(Erste Frage: **NEIN** ↓)

Beantworten Sie die Fragen der nächsten Seite.

Ab welchem Grad sollte ein Gewichtsverlust beachtet werden?

Ein Gewichtsverlust sollte Ihnen dann zu denken geben, wenn Sie in einem Zeitraum von ein paar Wochen 5 kg oder mehr abnehmen, ohne daß Sie entscheidend weniger essen oder entscheidend mehr Sport treiben. Einen solchen Gewichtsverlust bemerken Sie auch ohne regelmäßiges Wiegen. Übrigens: Regelmäßiges Wiegen sollte heute selbstverständlich sein.

Fortsetzung der linken Seite

Haben Sie häufig Schübe von Durchfällen?

JA → Ist Ihr Stuhl fahlgelb und fettig?

JA → *Möglicherweise haben Sie eine fehlerhafte Verdauung, eine Virus-Infektion, die die Bauchspeicheldrüse in Mitleidenschaft zieht, eine Pankreas-Insuffizienz (Seite 497) oder eine chronische Pankreatitis (Seite 496).*

NEIN ↓

NEIN ↓

Haben Sie unter Verstopfung gelitten und/oder haben Sie jetzt dünne oder blutig-schleimige Durchfälle, leichtes Fieber, und sind Sie appetitlos?

JA → *Sie leiden möglicherweise unter einer bestimmten Darmentzündung (Morbus Crohn, gekennzeichnet durch dünne Durchfälle und Krämpfe, siehe Seite 483) oder einer geschwürigen Dickdarmentzündung (Colitis ulcerosa, gekennzeichnet durch blutig-schleimige Durchfälle, siehe Seite 484). Suchen Sie Ihren Arzt auf.* ***Wichtig:*** *Geht grundsätzlich mit Ihrem Stuhl dunkles Blut ab und/oder scheiden Sie mit Ihren Winden öfter kleine Stuhlmengen aus, besteht Verdacht auf Dickdarmkrebs (Seite 486)!*

NEIN ↓

Haben Sie häufig Schmerzattacken im Oberbauch?

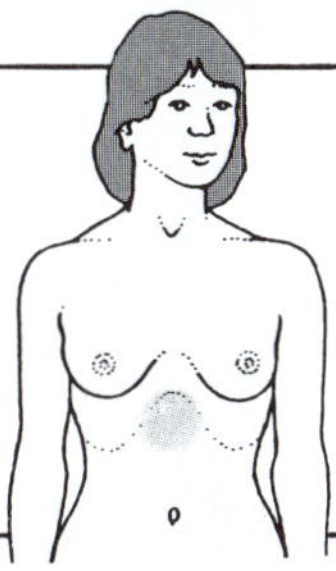

JA → *Möglicherweise haben Sie eine Gastritis (Seite 473) oder ein Magen- bzw. Zwölffingerdarmgeschwür (Seite 475); es kann sich jedoch auch um Magenkrebs handeln (Seite 476).*
Suchen Sie unverzüglich einen Arzt auf!

NEIN ↓

Haben Sie zwei oder mehr der folgenden Symptome?

- ○ Nachtschweiß
- ○ wiederholte Temperaturerhöhungen
- ○ Gefühl, krank zu sein
- ○ häufiger Husten
- ○ Blut im Auswurf

JA → *Möglicherweise haben Sie eine chronische Infektion wie z. B. Tuberkulose (Seite 273). Bei Blut im Auswurf besteht auch Verdacht auf Lungenkrebs (Seite 466).*
Suchen Sie unverzüglich einen Arzt auf!

NEIN ↓

Wenn Sie keine dieser Fragen mit Ja beantworten konnten, besteht der Verdacht auf eine andere Krebsart oder eine andere Erkrankung.
Suchen Sie unverzüglich Ihren Arzt auf!

Krebswarnsignal

Jeder starke unerklärliche Gewichtsverlust kann ein Warnsignal für Krebs sein!

Suchen Sie also grundsätzlich bei jedem unerklärlichen Gewichtsverlust sofort Ihren Arzt auf!

3

Beide Geschlechter
Alle Altersgruppen

Übergewicht

Aus der Gewichts-Checkkarte auf Seite 41 können Sie ablesen, ob Sie übergewichtig sind. Als Übergewicht gilt: mehr als 5 Prozent über Normalgewicht (Körpergröße minus 100).

Erste Frage

Sind Sie die meiste Zeit Ihres Lebens übergewichtig gewesen?

JA → Waren Ihre Eltern auch mehr oder weniger übergewichtig?

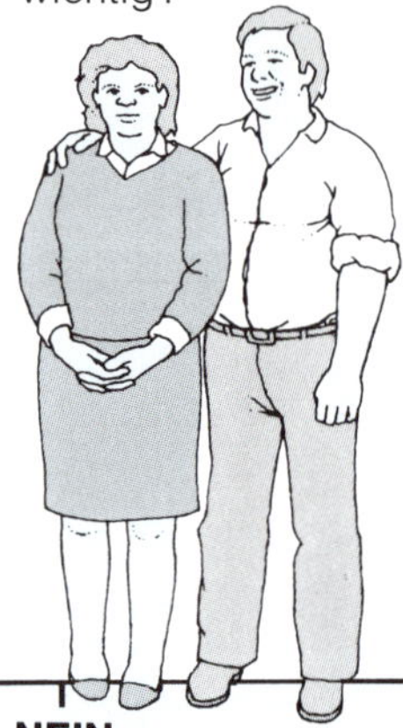

JA → *Eine familiäre Häufung von Übergewicht ist nicht selten. Die Gründe dafür können sehr vielfältig sein. Falsche Eßgewohnheiten spielen nach neuesten Erkenntnissen nicht die große Rolle, die ihnen bislang zugeschrieben wurde. Siehe dazu »Fettsucht« (Seite 300) und »Gewichtskontrolle« (Seite 28–29).*

NEIN → *Wahrscheinlich essen Sie mehr, als Sie brauchen, oder Sie scheuen jede körperliche Aktivität; doch können auch andere Mechanismen eine Rolle spielen (siehe »Fettsucht«, Seite 300, und »Gewichtskontrolle«, Seite 28–29).*

NEIN → Haben Sie zugenommen, nachdem Sie das Rauchen aufgegeben haben?

JA → *Machen Sie sich keine Sorgen, bemühen Sie sich lediglich um mehr körperliche Aktivität (Fitness-Training, Sport). So bekommen Sie die Kalorien, die Sie jetzt als »Ausgleich« für den Verzicht mehr zu sich nehmen, wieder runter.*

NEIN → Sind Sie eine Frau?

JA → Hat sich Ihr Übergewicht nach der Geburt eines Kindes eingestellt?

JA → *Viele Frauen nehmen während einer Schwangerschaft übermäßig zu. Nach der Geburt haben sie Schwierigkeiten, wieder ihr altes Gewicht zu erzielen. Durch den weitgehenden Verzicht auf »leere Kohlenhydrate« (Zucker, Stärkemehl) und durch mehr körperliche Aktivität fällt es Ihnen sicher leichter, Ihr Gewicht zu reduzieren (siehe dazu »Gewichtskontrolle«, Seite 28–29).*

NEIN → Wurden Sie in einer Zeit übergewichtig, in der Sie deprimiert waren?

NEIN (Sind Sie eine Frau?) → Wurden Sie in einer Zeit übergewichtig, in der Sie deprimiert waren?

JA → *Sie haben »Kummerspeck«, weil Sie sich durch übermäßiges Essen einen »Ausgleich« für die psychische Depression geschaffen haben (viele Menschen essen in Zeiten von Depressionen allerdings auch weniger). Siehe dazu »Psychosoziale Gesundheit« (Seite 32–41) und* Checkliste **20** ***Angstzustände und Depressionen.***

NEIN

Fortsetzung nächste Seite

Fortsetzung der linken Seite

Hatten Sie einen physisch anstrengenden Job (z. B. Bergbauarbeiter), und haben Sie jetzt eine Schreibtischarbeit?

JA → *Obwohl Sie bei Ihrer neuen Arbeit (z. B. infolge einer Umschulung aus gesundheitlichen oder »Aufstiegs«-Gründen) weniger Kalorien verbrauchen, haben Sie Ihre alten Eßgewohnheiten beibehalten. Essen Sie bewußt etwas weniger (siehe »Gewichtskontrolle«, Seite 28–29). Außerdem: Vermehrte körperliche Aktivität (Fitness-Training, Sport) können Sie in Ihrem Bemühen, Ihr früheres Gewicht wiederzubekommen, unterstützen.*

NEIN ↓

Haben Sie irgendeines der folgenden Symptome seit Ihrer Gewichtszunahme bemerkt?
- O verstärkte Kälteempfindlichkeit
- O häufige Müdigkeit und schnelle Ermüdung
- O trockene Haut

JA → *Möglicherweise leiden Sie an Schilddrüsen-Unterfunktion (Seite 313). Suchen Sie Ihren Arzt auf!*

NEIN ↓

Haben Sie in der letzten Zeit Kortison bzw. Kortikosteroide eingenommen (z. B. als Rheumatiker oder Asthmatiker)?

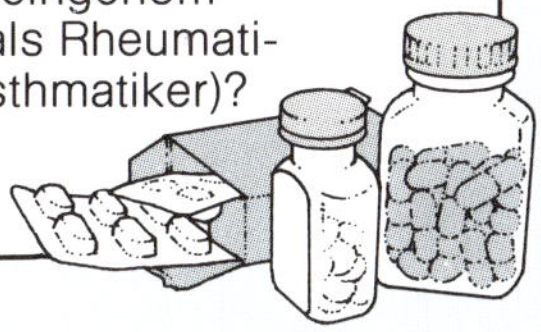

JA → *Diese Hormone können eine Gewichtszunahme verursachen (siehe »Nebenwirkungen von Medikamenten«, Seite 745). Sprechen Sie mit Ihrem Arzt darüber, vielleicht kann er Ihnen weniger Kortison oder andere Medikamente verordnen.*

NEIN ↓

Sind Sie über 30 Jahre alt?

JA → *Ab etwa dem 30. Lebensjahr nehmen die meisten Menschen etwas zu. Die Gründe können vielfältiger Natur sein (ruhigeres Leben, alles hat sich in etwa eingespielt — auch in der Ehe —, weniger körperliche Aktivität bei gleicher oder gar größerer Kalorienaufnahme, bessere Nahrungsverwertung u. a.)*

NEIN ↓

Sind Sie unter 30 Jahren und haben Sie keine der Fragen mit Ja beantwortet, können verschiedene hormonelle Ursachen oder die Einnahme einer Pille mit zuviel Östrogen schuld an Ihrem Übergewicht sein. Besprechen Sie ggf. mit Ihrem Frauenarzt die Verordnung eines anderen Präparats. In den meisten Fällen allerdings ist die Kalorienaufnahme nicht dem Kalorienverbrauch angepaßt. Sie essen einfach über Ihren Bedarf – sei es, daß Sie ein guter Nahrungsverwerter oder kaum körperlich aktiv sind. Besprechen Sie Ihren Fall mit Ihrem Arzt!

Wie kommen Sie von Ihrem Übergewicht herunter?

1. Hormonelle Ursachen (z. B. Schilddrüsenunterfunktion) können durch eine adäquate Therapie ausgeschaltet werden.
2. Frauen können mit Ihrem Arzt die Verordnung einer östrogenarmen Pille oder der Minipille besprechen.
3. »Gute Futterverwerter« essen vielleicht weniger als andere, nehmen aber trotzdem zu. So gibt es für Sie nur zwei Möglichkeiten: weniger essen, körperlich sehr aktiv sein.
   Warnung: Meiden Sie einseitige Diäten, Schlankheitsmedikamente oder gar Abführmittel (siehe »Gewichtskontrolle«, Seite 28–29).
4. Spielen psychische Gründe eine Rolle, ist eine psychotherapeutische Behandlung von Vorteil.
5. Echte »Vielfraße« sollten, wie alle anderen Leser auch, die Kapitel »Gewichtskontrolle« (Seite 28–29) und »Fettsucht« (Seite 300) lesen.

Beide Geschlechter
Alle Altersgruppen

Schlafstörungen

Arbeiten Sie diese Checkliste durch, wenn Sie häufig unter Einschlaf- und/oder Durchschlafstörungen leiden.

Erste Frage

Schlafen Sie schlecht ein?

- **JA** → Fühlen Sie sich tagsüber oft zu angespannt, unter zuviel Streß?
  - **JA** → *Sie leiden unter streßbedingten psychischen Störungen. Lesen Sie »Psychosoziale Gesundheit« (Seite 32–41), und beachten Sie die Checkliste*
    20 ***Angstzustände und Depressionen.***
  - **NEIN** → weiter zur nächsten Frage
- **NEIN** → weiter zur nächsten Frage

Wachen Sie des Nachts oder sehr früh am Morgen auf, und finden Sie nur schlecht Ihren Schlaf wieder?

- **JA** → Grübeln Sie, wenn Sie aufwachen, über Ihre Probleme nach, und haben Sie Angst vor der Zukunft?
  - **JA** → *Siehe Checkliste* **20** ***Angstzustände und Depressionen.***
  - **NEIN** → weiter zur nächsten Frage
- **NEIN** → weiter zur nächsten Frage

Wachen Sie öfter mehr oder weniger atemlos auf?

- **JA** → *Möglicherweise haben Sie eine Störung der Herz- oder Lungenfunktion.*
  Suchen Sie unverzüglich Ihren Arzt auf!
- **NEIN** → weiter

Sind Sie über 60 Jahre alt?

- **JA** → *Keine Sorge, ab 60 brauchen die meisten Menschen weniger Schlaf. Nutzen Sie Ihre Abende, und machen Sie mehr aus Ihrem Leben!*
- **NEIN** → weiter

Sind Sie schwanger?

- **JA** → *Keine Sorge, gewisse Schlafstörungen während der Schwangerschaft sind normal (vor allem in den letzten drei, vier Wochen). Denken Sie an Ihr Kind, streicheln Sie Ihren Bauch.*
  Siehe dazu »Schwangerschaftsbeschwerden«, Seite 595.
- **NEIN** →

Fortsetzung nächste Seite

Fortsetzung der linken Seite

Leiden Sie unter Schlafstörungen, wenn Sie nachmittags oder abends viel Tee oder Kaffee getrunken haben?

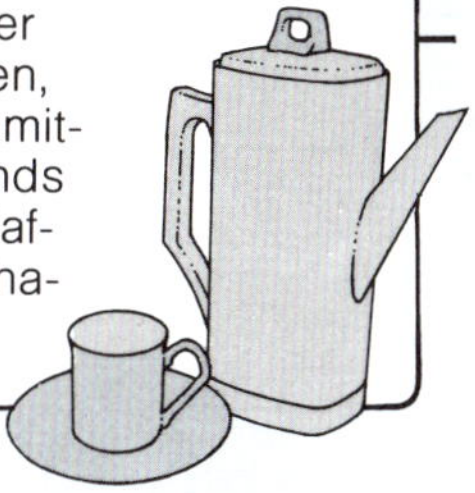

JA → *Sie sprechen auf das Koffein im Kaffee oder im Tee gut an. Koffein ist eine Wachhalte-Droge. Trinken Sie also abends lieber etwas anderes, z. B. Kräutertee oder Mineralwasse etc.*

NEIN ↓

Haben Sie dann Schlafstörungen, wenn Sie spät abends ein schweres Mahl zu sich nehmen?

JA → *Das ist eine allgemeine Erfahrung. Etwa drei, vier Stunden vor dem Schlafengehen sollten Sie keine große Mahlzeit mehr zu sich nehmen.*

NEIN ↓

Nehmen Sie regelmäßig Schlafmittel, oder haben Sie vor kurzem damit aufgehört?

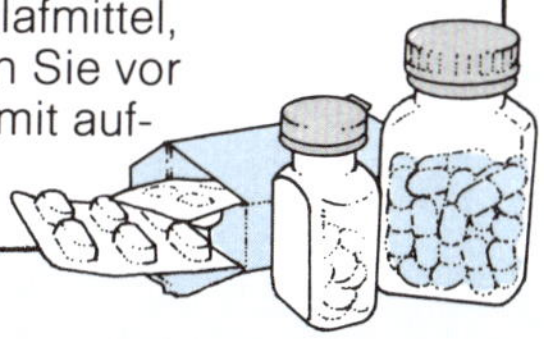

JA → *Normale Schlaftabletten verlieren nach einer gewissen Zeit ihre Wirkung – es sei denn, Sie gefährden Ihre Gesundheit durch eine Dosiserhöhung. Hören Sie plötzlich mit der Einnahme von Schlafmitteln auf, braucht Ihr Körper eine gewisse Zeit, um zu einem normalen Schlafmuster zu finden.*

NEIN ↓

Haben Sie einen ruhigen Job und so gut wie keine körperliche Bewegung?

JA → *Ihr Körper ist noch nicht richtig müde, wenn Sie zu Bett gehen. Ein bißchen Jogging, Squash oder Tennis wäre gut für Sie. Siehe »Warum körperliche Betätigung gut für Sie ist«, Seite 15–18.*

NEIN ↓

Hilft Ihnen diese Checkliste nicht, besprechen Sie Ihre Schlafstörungen mit Ihrem Hausarzt.

Selbsthilfe bei Schlafstörungen

Normale Einschlaf- oder Durchschlafstörungen durch eine Änderung des gewohnten Schlaf-Wach-Rhythmus, anderes Klima oder ungewohnte Umgebung, Geräusche oder Helligkeit brauchen Sie nicht zu beunruhigen. Bei Schlafstörungen in gewohnter Umgebung sollten Sie folgende Punkte berücksichtigen:

- Versuchen Sie, psychosoziale Spannungen zu verarbeiten oder zu lösen
- Meiden Sie zu späte Mahlzeiten
- Trinken Sie abends lieber keinen Kaffee oder schwarzen Tee mehr
- Sorgen Sie abends für ausreichende körperliche Bewegung
- Gehen Sie nicht zu früh ins Bett, warten Sie, bis sich die richtige Müdigkeit einstellt

Lesen Sie das Kapitel »Der gestörte Schlaf« auf Seite 36!

5

Beide Geschlechter
über 14 Jahre

Fieber

Körpertemperatur von 38 Grad Celsius und darüber. Siehe auch Fieber bei Babys und Kleinkindern, Checkliste 90, und Fieber bei Kindern, Checkliste 91.

Erste Frage

Haben Sie Husten?

JA → Sind Sie kurzatmig, auch wenn Sie ruhen?

JA → *Rufen Sie den Arzt! Möglicherweise haben Sie eine Lungenentzündung (evtl. Schmerzen beim Atmen!). Siehe Seite 463.*

NEIN → Haben Sie einen hartnäckigen Reizhusten mit Auswurf (zuerst zähglasig, dann schleimig-eitrig)?

JA → *Wahrscheinlich haben Sie eine akute Bronchitis (Seite 457). Rufen Sie den Arzt, oder suchen Sie ihn auf (bei Fieber unter 39 °C).*

NEIN → Haben Sie Kopfschmerzen und/oder Gliederschmerzen?

JA → *Wahrscheinlich haben Sie eine Grippe (Seite 267).*

NEIN

NEIN → Haben Sie Kopfschmerzen?

JA → Haben Sie zwei oder mehrere der folgenden Symptome?
- Schmerzen und Druckgefühl, wenn Sie den Kopf nach vorn beugen
- Übelkeit oder Erbrechen
- Mißempfindungen bei hellem Licht
- Schläfrigkeit oder Verwirrtheit

JA → ***Rufen Sie unverzüglich den Arzt!*** *Wahrscheinlich leiden Sie unter einer Grippe (Seite 267), möglich ist aber auch eine Hirnhautentzündung (Meningitis, Seite 324).*

NEIN → Haben Sie Brechdurchfall?

JA → *Sie leiden an einer Infektion des Magen-Darm-Trakts (Gastroenteritis, Seite 476–480).*

NEIN

NEIN

Fortsetzung nächste Seite

Fiebermessung

Fieber unter der Zunge oder im After messen (3 bis 5 Minuten lang).

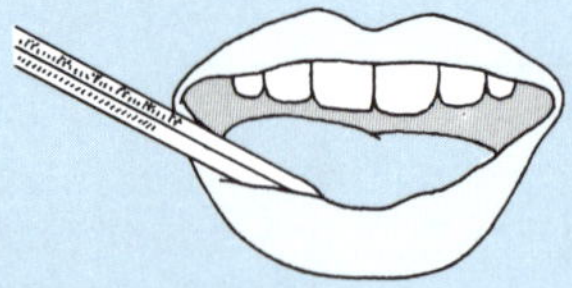

Zeitpunkt:

Morgens nach dem Erwachen,

mittags und um 17 Uhr.

Fortsetzung der linken Seite

Haben Sie Gliederschmerzen?

JA → *Wahrscheinlich haben Sie eine Grippe (Seite 267).*

NEIN ↓

Haben Sie einen Hautausschlag?

JA → *Siehe Checkliste* **27** ***Hautausschlag mit Fieber.***

NEIN ↓

Haben Sie Halsschmerzen?

JA → *Sie haben eine Infektion im Rachenraum: Rachenentzündung (Seite 454), Angina oder Mandelentzündung (Seite 454).*

NEIN ↓

Haben Sie Nierenschmerzen (siehe Bild)?

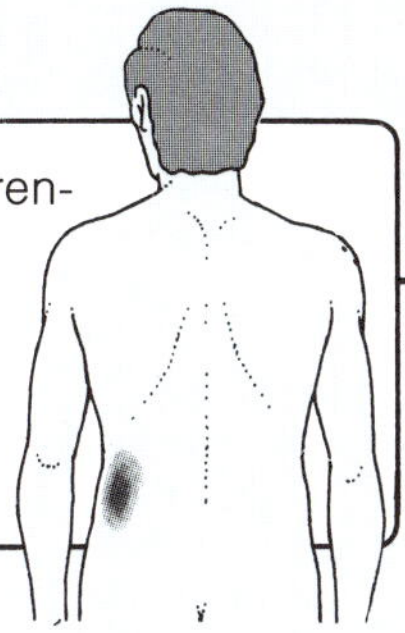

JA → ***Rufen Sie den Arzt!*** *Sie haben eine Niereninfektion (akute Nephritis) oder Nierenbeckenentzündung (akute Pyelonephritis). Siehe Seite 502/504.*

NEIN ↓

Haben Sie Schmerzen beim Wasserlassen, und/oder urinieren Sie häufiger als normal?

JA ↓ *Wahrscheinlich haben Sie eine Infektion der Blase oder der Harnwege. Siehe Blasenentzündung und Harnleiterentzündung, Seite 500/501, sowie Trichomoniasis, Seite 573f.*

NEIN ↓

Haben Sie ein ausgedehntes Sonnenbad oder eine Wanderung bei großer Hitze hinter sich?

JA ↓ *Sie haben einen Sonnenstich oder einen Hitzschlag.*

⊕ ***Erste Hilfe, Seite 723, 718.***

NEIN ↓

Konnten Sie keine dieser Fragen mit Ja beantworten und fällt das Fieber nicht innerhalb von 24 Stunden oder steigt es sogar an, konsultieren Sie Ihren Arzt!

Hohes Fieber

Hohes Fieber bedeutet eine Temperatur von 39 °C bis 40 °C. Keine Fiebermittel unter 39 °C einnehmen (siehe Seite 267/268)! Ab 40,5 °C spricht man von sehr hohem Fieber. Fieber über 40 °C ist stark kreislaufbelastend. Rufen Sie sofort den Arzt.

Fieber in fremden Ländern

Bei jedem Fieber in heißen oder tropischen Ländern sofort den Arzt rufen!

6

Beide Geschlechter
Alle Altersgruppen

Exzessives Schwitzen

Krankhaftes Schwitzen, also kein Schwitzen bei großer Hitze oder starker körperlicher Aktivität.

Erste Frage

Schwitzen Sie viel und regelmäßig?

JA → Sind Sie übergewichtig (siehe Seite 28)?

JA → *Bei größerem Übergewicht oder Fettsucht (Seite 300) ist das normal.*

NEIN (Schwitzen Sie viel und regelmäßig?) → Haben Sie Fieber?

NEIN (Sind Sie übergewichtig?) →

Leiden Sie unter zwei oder mehr der folgenden Symptome?
- O unerklärlicher Gewichtsverlust
- O zunehmender Appetit
- O Schwäche und Zittern
- O glänzende, hervortretende Augäpfel

JA → *Wahrscheinlich leiden Sie unter einer Schilddrüsen-Überfunktion (siehe Seite 314). Suchen Sie einen Arzt auf!*

NEIN →

Leiden Sie unter Nachtschweiß, auch wenn Sie nackt und nur mit leichter Zudecke schlafen?

JA → Haben Sie einen ständigen Reizhusten, und/oder haben Sie an Gewicht verloren?

JA → ***Konsultieren Sie unverzüglich Ihren Arzt!*** *Möglicherweise haben Sie Tuberkulose (Seite 273), eine andere Lungenerkrankung oder die Hodgkin-Krankheit (Seite 446).*

NEIN → Haben Sie Fieber?

NEIN (Nachtschweiß) → Haben Sie Fieber?

Haben Sie Fieber?

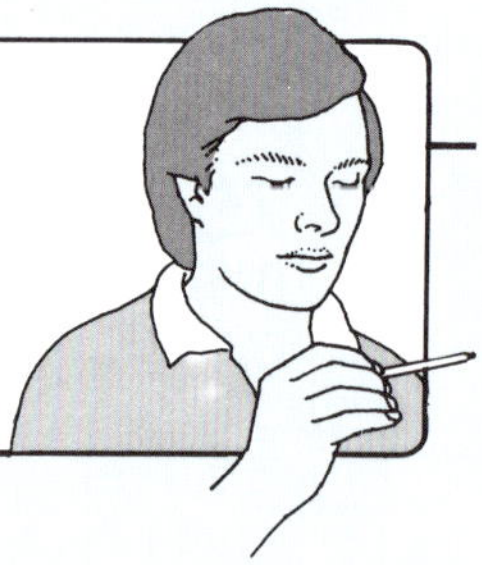

JA → *Siehe Checkliste* **5** ***Fieber.***

NEIN →

Sind Sie eine Frau über 35 Jahre?

JA → Sind Ihre Perioden unregelmäßig geworden?

JA → *Zunehmendes Schwitzen ist häufig, wenn Sie sich der Menopause (Seite 553 f.) nähern.*

NEIN (Sind Ihre Perioden unregelmäßig geworden?) → **2** *Fortsetzung nächste Seite, Spalte 2*

NEIN (Sind Sie eine Frau über 35 Jahre?) → **1** *Fortsetzung nächste Seite, Spalte 1*

1 *Fortsetzung der linken Seite, Spalte 1*

2 *Fortsetzung der linken Seite, Spalte 2*

Schwitzen Sie nur während der Perioden?

JA → *Das ist eine allgemeine Erfahrung — ohne Bedeutung.*

NEIN → (weiter zu Spalte 1)

Schwitzen Sie nach Alkoholgenuß oder nach größeren Dosen an Azetylsalizylsäure (Aspirin u. a.)?

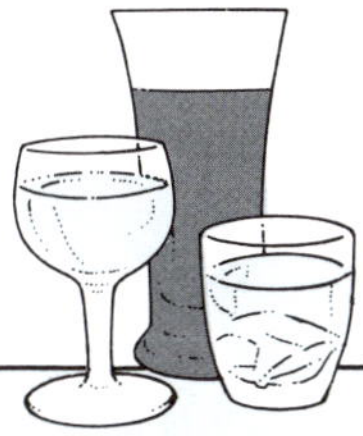

JA → *Schwitzen nach Alkoholgenuß ist häufig. Schwitzen Sie nach Aspirin-Einnahme, konsultieren Sie Ihren Arzt!*

NEIN

Tragen Sie Kleider oder Schlafanzüge (Nachthemden) aus synthetischen Fasern (Polyacryl, Polyamid, Polyester u. a.)?

JA → *Kaufen Sie sich — wenn möglich — Kleider aus Baumwolle oder Wolle.*

NEIN

Leiden Sie nur unter Fußschweiß?

JA → *Wie Ihnen geht es vielen Menschen. Waschen Sie jeden Tag Ihre Füße, und tragen Sie — soweit möglich — Strümpfe oder Socken aus Baumwolle oder Wolle. Meiden Sie Schuhe aus synthetischen Materialien, bevorzugen Sie Ledersohlen.*

NEIN

Schwitzen Sie nur, wenn Sie ängstlich oder erregt sind?

JA → *Das ist normal. Lesen Sie »Psychosoziale Gesundheit«, Seite 32–41 und*

Checkliste **20** ***Angstzustände und Depressionen.***

NEIN

Sind Sie ein Teenager?

JA → *In diesem Alter ist vermehrtes Schwitzen normal.*

NEIN

Hat Ihnen diese Checkliste nicht weitergeholfen, konsultieren Sie Ihren Arzt!

7

Beide Geschlechter
über 14 Jahre

Schwellungen oder Knoten unter der Haut

Bei Kindern siehe Checkliste 95, Geschwollene Lymphknoten oder Drüsen bei Kindern.

Erste Frage

Ist die Schwellung schmerzhaft und rot?

JA → *Wahrscheinlich haben Sie eine Infektion in oder unter der Haut; siehe Furunkel (Seite 392), Erysipel und Phlegmone (Seite 393 f.). Juckt die gerötete Schwellung, deutet das auf einen nicht bemerkten Insektenstich hin. Suchen Sie Ihren Arzt auf, vor allem bei Furunkeln, Erysipeln und Phlegmonen oder wenn Sie Fieber haben, aber auch bei schlimm aussehenden Folgen eines Insektenstiches oder Zeckenbisses! Siehe dazu Seite 287, 443 (Lymphangitis) und Seite 325 oben (Zeckenenzephalitis).*

NEIN ↓

Haben Sie Schwellungen an diesen Stellen bemerkt?

- O seitlicher Halsbereich
- O Achselhöhlen
- O Leistengegend

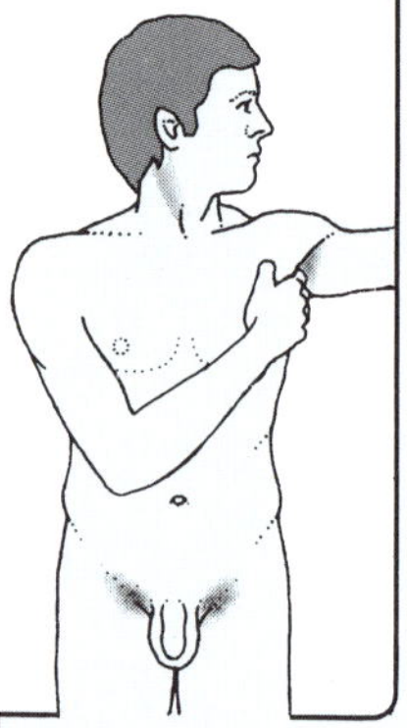

JA → Haben Sie Fieber?

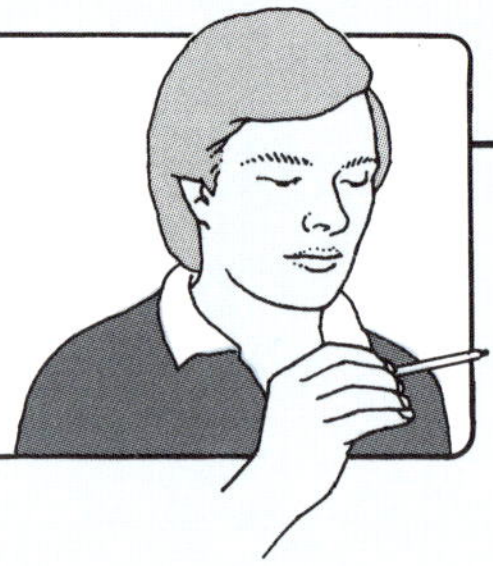

JA → *Konsultieren Sie Ihren Arzt! Sie leiden wahrscheinlich unter einer akuten Virus-Infektion (Pfeiffer-Drüsenfieber, Seite 271).*

NEIN ↓

Wurden Sie in den letzten Tagen geimpft?

JA → *Die Schwellungen können eine Impffolge sein. Sprechen Sie mit Ihrem Arzt!*

NEIN ↓

Nehmen Sie zur Zeit Medikamente?

JA → *Manche Medikamente, beispielsweise solche gegen Epilepsie oder bestimmte Schilddrüsenerkrankungen, können Lymphknotenschwellungen verursachen. Sprechen Sie mit Ihrem Arzt!*

NEIN ↓

Vielleicht haben Sie eine Lymphangitis oder Lymphadenitis (Seite 443) aufgrund einer Infektion.
Suchen Sie unverzüglich Ihren Arzt auf!
Die Ursache Ihrer Lymphknotenschwellungen (Seite 446) kann auch eine Hodgkin-Krankheit (Seite 446) oder ein Lymphkrebs sein (Lymphom, Seite 446).

NEIN ↓

Fortsetzung nächste Seite

Warnsignale bei Krebs

Jeder unerklärliche Knoten unter der Haut oder jede unerklärliche Lymphknotenschwellung kann ein Signal für Krebs sein.
Lassen Sie den Knoten unverzüglich vom Arzt abklären!

Fortsetzung der linken Seite

Ist die Schwellung zwischen Ohr und Kieferwinkel?

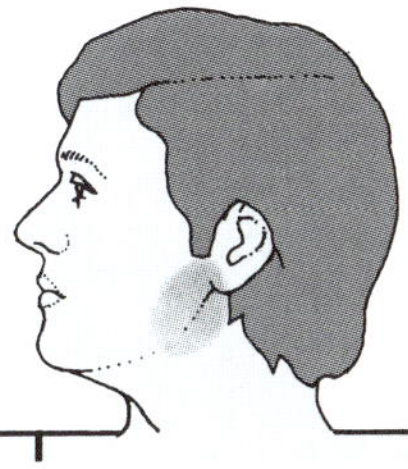

JA → Ist die Schwellung zuerst an einer, dann auch auf der anderen Seite?

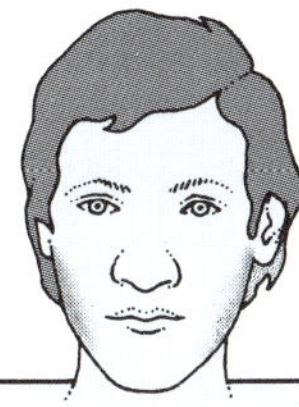

JA → *Sie haben Mumps, Seite 661.*

NEIN ↓

Konsultieren Sie unverzüglich Ihren Arzt!
Wenn nach Abklingen der Schwellung auf der einen Seite auch die andere Seite befallen wird, haben Sie Mumps (Seite 661). Ein einseitig bleibender Befall kann auf einen Abszeß im Zahn- bzw. Kieferbereich oder einen Stein-Verschluß der Speicheldrüse (Seite 469) hindeuten. Möglich ist aber auch ein gutartiger oder bösartiger (Krebs) Tumor der Speicheldrüse.

NEIN ↓

Haben Sie eine Schwellung auf beiden Seiten des Nackens?

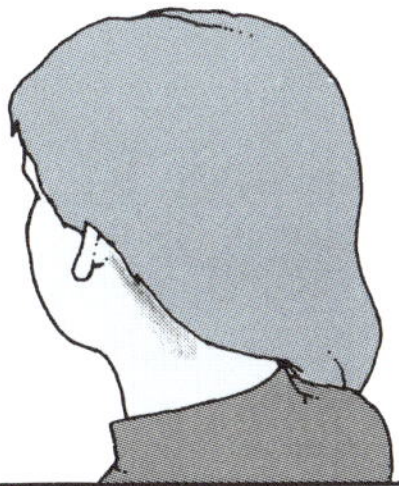

JA → Haben Sie Fieber, Kopfschmerzen, Husten und Schnupfen sowie einen hellroten, kleingepunkteten Ausschlag im Nacken (später im Gesicht und schließlich am ganzen Körper)?

JA → *Wahrscheinlich haben Sie die Masern (Seite 657 ff.).*

NEIN ↓

NEIN ↓

Haben Sie auf beiden Halsseiten Schwellungen?

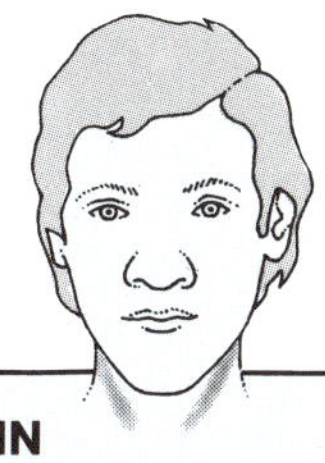

JA → Haben Sie einen rauhen Hals?

JA → *Wahrscheinlich haben Sie eine Racheninfektion (siehe Rachenentzündung, Seite 454, Angina oder Mandelentzündung, Seite 454) oder eine infektiöse Mononukleose (Pfeiffer-Drüsenfieber, Seite 277), es kann aber auch in seltenen Fällen ein Verdacht auf AIDS (Seite 731 f.) bestehen.*

NEIN ↓

Konsultieren Sie unverzüglich Ihren Arzt!
Wahrscheinlich haben Sie nur eine gut therapierbare Infektion, ein gewisser – in den allermeisten Fällen letztlich unbegründeter – Verdacht auf Lymphkrebs (Lymphom, Seite 446) oder AIDS (Seite 731) muß jedoch erst entkräftet werden.

NEIN ↓

Fortsetzung nächste Seite

Schwellungen oder Knoten unter der Haut

Fortsetzung der vorangehenden Seite

Ist Ihr vorderer Halsbereich verdickt, und bewegt sich diese »Schwellung«, wenn Sie schlucken?

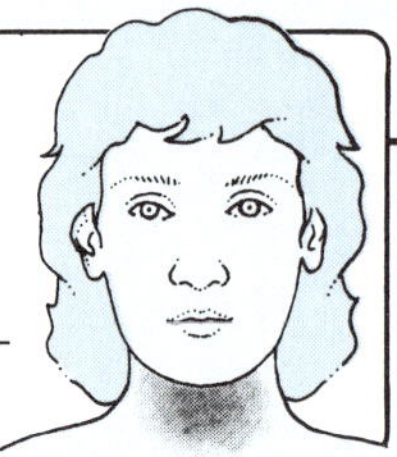

JA → *Wahrscheinlich haben Sie einen »Kropf« oder eine andere Schilddrüsenerkrankung (Seite 311 ff.). Suchen Sie einen Arzt auf!*

NEIN ↓

Haben Sie nur unter der Achsel eine Schwellung?

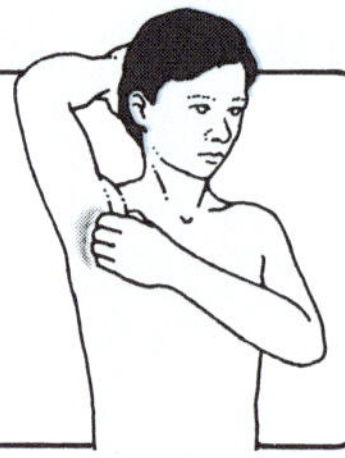

JA → *Dies kann eine Lymphknotenschwellung infolge einer Infektion (bakteriell zersetzter Achselschweiß oder Wunde am Arm!) sein, in seltenen Fällen aber auch ein Zeichen von Brustkrebs (Seite 564 ff.). Suchen Sie Ihren Arzt auf!*

NEIN ↓

Haben Sie in der Leistengegend eine Schwellung?

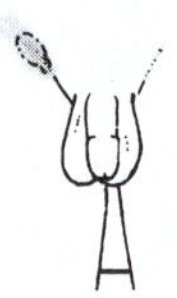

JA → Fühlt sich die Schwellung wie ein weicher Klumpen an, der auf Druck verschwindet und/oder der sich beim Husten vergrößert?

- **JA** → *Möglicherweise haben Sie eine Hernie (»Bruch«), Seite 517 ff.*
- **NEIN** → ***Konsultieren Sie unverzüglich Ihren Arzt!*** *Ihre Lymphknoten sind wahrscheinlich infolge einer Infektion geschwollen (Seite 446). Siehe dazu auch »Ulcus molle« und andere seltene Geschlechtskrankheiten (Seite 572/573).*

NEIN ↓

Fühlen Sie einen Knoten in einer Brust?

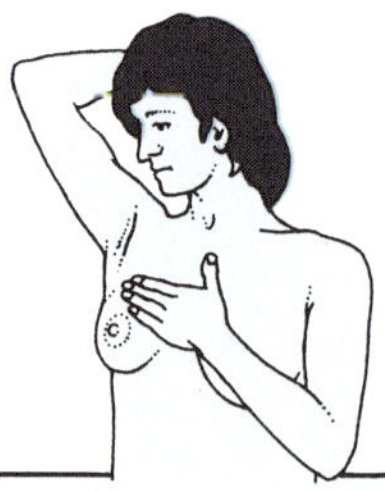

JA → ***Suchen Sie sofort Ihren Frauenarzt auf!*** *Der Knoten ist wahrscheinlich nur eine harmlose Zyste (Seite 564); die Möglichkeit eines Brustkrebses (Seite 564) muß jedoch überprüft werden.*

NEIN ↓

Haben Sie keine Frage mit Ja beantwortet, sprechen Sie mit Ihrem Arzt!

Juckreiz ohne Hautrötung

Bei Kindern siehe Checkliste 93, Juckreiz bei Kindern.

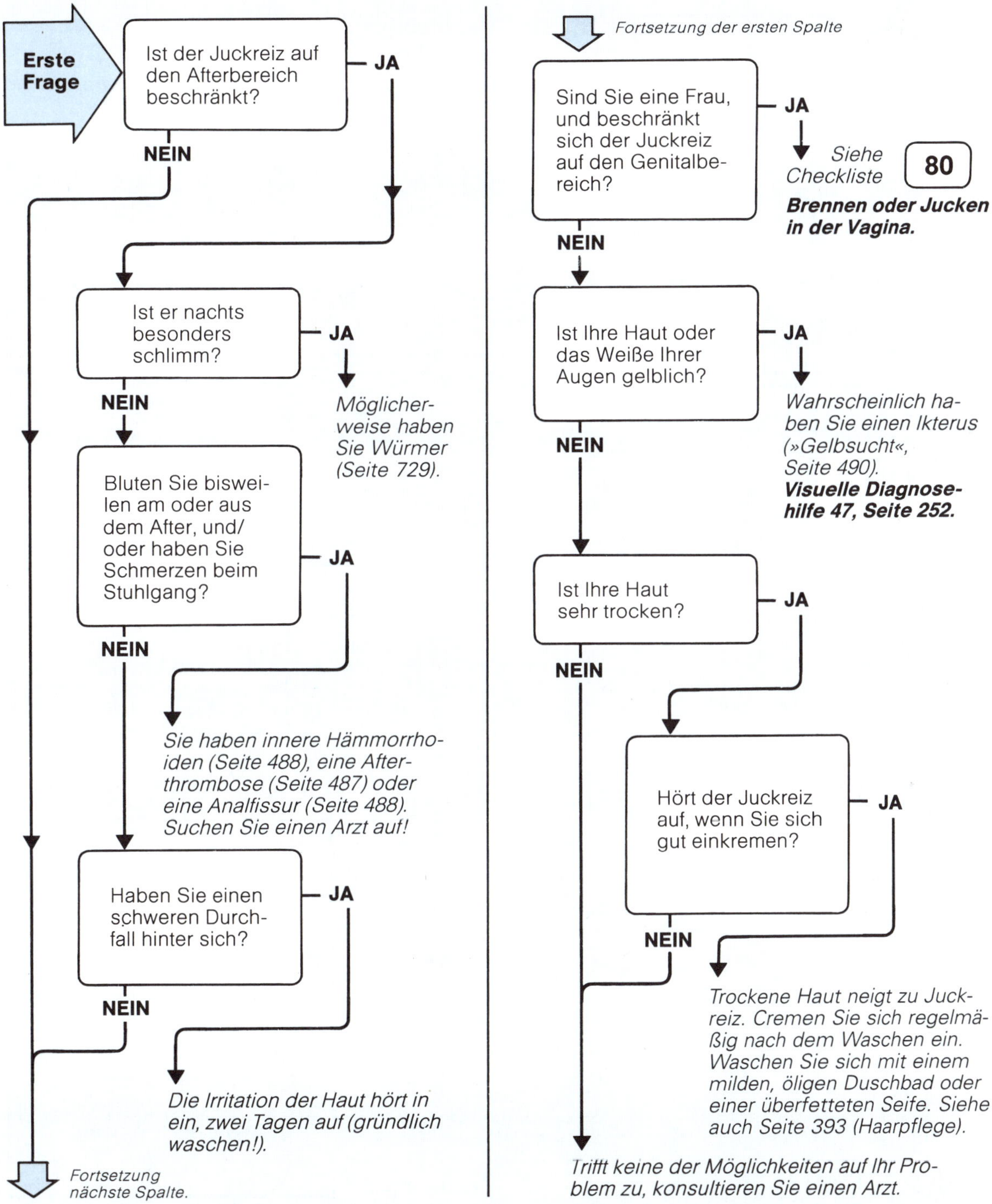

9

Beide Geschlechter
Alle Altersgruppen

Schwächegefühl und Ohnmacht

Plötzliches Schwächegefühl, das in einem kurzen Verlust des Bewußtseins (Ohnmacht) gipfeln kann.

Erste Frage

Ist das Schwächegefühl von Schwindel begleitet?

JA → *Siehe Checkliste* **10** ***Schwindel oder Drehschwindel.***

NEIN

Sind Sie abrupt aufgestanden, aus einem Stuhl oder aus dem Bett? Oder waren Sie gerade ein paar Tage bettlägerig?

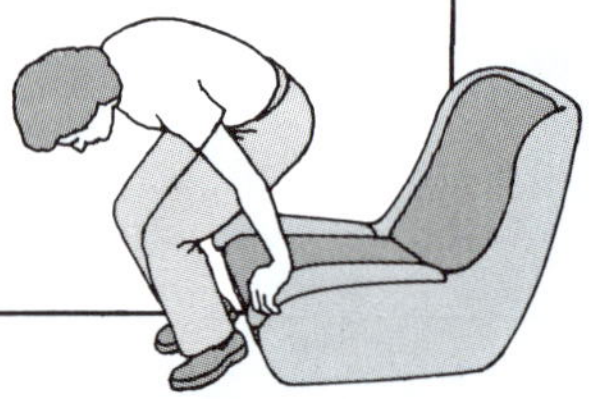

JA → *Wahrscheinlich wurde der Schwächeanfall durch einen plötzlichen Blutdruckabfall verursacht.*

NEIN

Waren Sie körperlich ungewohnt aktiv, so daß Sie kurzatmig wurden (überschnell atmeten)?

JA → *Sehr schnelles Atmen kann vorübergehend die Blutchemie stören. Ein dadurch verursachter Schwächeanfall ist ohne Bedeutung.*

NEIN

Nehmen Sie Medikamente gegen Bluthochdruck ein?

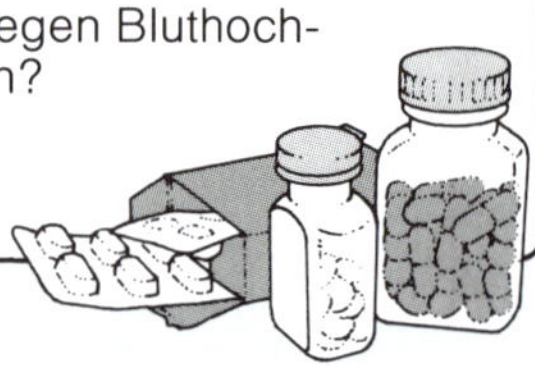

JA → *Sprechen Sie mit dem verordnenden Arzt. Ihr Blutdruck wurde durch eine nicht angemessene Dosis zu sehr gesenkt. Siehe »Bluthochdruck«, Seite 422 ff.*

NEIN

Fortsetzung nächste Seite

Ohnmacht

Ein kurzfristiger Verlust des Bewußtseins (Ohnmacht) ist relativ harmlos, wenn der Betroffene innerhalb von ein, zwei Minuten wieder zu sich kommt. Verliert jemand in Ihrer Gegenwart für längere Zeit das Bewußtsein, rufen Sie schnellstens einen Arzt.

⊕ Siehe auch »Erste Hilfe«, Seite 720.

Fortsetzung der linken Seite

Sind Sie Diabetiker, oder ist es ungewöhnlich lange her, daß Sie etwas gegessen haben?

JA → *Ihr Schwächeanfall wurde wahrscheinlich durch einen niedrigen Blutzuckerspiegel verursacht. Ein süßes Getränk, Würfelzucker oder Schokolade bringen Sie schnell wieder zu sich.* ***Haben Sie als Diabetiker öfter solche Schwächeanfälle (Hypoglykämien, d. h. Unterzuckerungszustände), konsultieren Sie unverzüglich Ihren Arzt.*** *Siehe dazu Seite 296.*

NEIN

Haben Sie vor dem Schwächeanfall länger in starker Sonne gelegen, sich in heiß-stickigen Räumen aufgehalten, waren Sie bei schwüler Witterung zu aktiv?

JA → *Sie leiden an einem Sonnenstich, einem Hitzschlag oder einfach an Hitze-Erschöpfung.*

⊕ **»Erste Hilfe«, Seite 718 und 723.**

NEIN

Was tun bei einem Schwächeanfall?

Legen Sie sich auf den Rükken, die Beine hochgelagert.

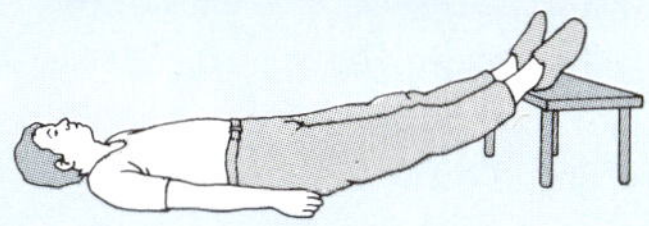

Wenn das nicht möglich ist, setzen Sie sich hin und beugen Ihren Kopf bis zu den Knien.

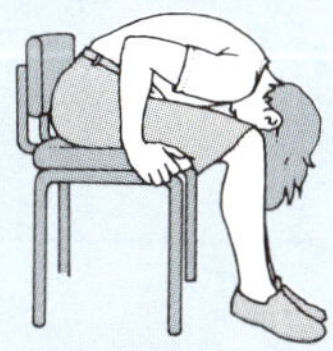

Leiden Sie seit dem Schwächeanfall unter einem oder mehreren der folgenden Symptome?

- Lähmung eines Beines oder eines Beines und eines Armes auf derselben Körperseite
- Prickeln oder Sensibilitätsstörungen einer Gliedmaße
- Sehstörungen
- Sprachstörungen
- Konzentrationsschwäche

JA → ***Rufen Sie sofort Ihren Hausarzt!*** *Sie haben einen Schlaganfall oder eine vorübergehende schlaganfallähnliche Attacke (»TIA« – die Symptome bilden sich wieder zurück) erlitten. Siehe dazu Seite 319–321!*

NEIN

Leiden Sie unter irgendeiner Herzkrankheit, und/oder haben Sie bemerkt, daß Ihr Herzschlag vor dem Schwächeanfall schneller wird oder sich verlangsamt?

JA → War der Schwächeanfall mit Bewußtlosigkeit verbunden?

JA → ***Rufen Sie unverzüglich Ihren Arzt!*** *Sie haben wahrscheinlich einen Adams-Stokes-Anfall (extreme Verlangsamung des Herzschlages) erlitten. Siehe dazu Seite 431.*

NEIN → *Suchen Sie Ihren Arzt auf. Er wird ein EKG anfertigen. Wahrscheinlich leiden Sie unter Herzrhythmusstörungen, siehe dazu Seite 429/430.*

NEIN

Fortsetzung nächste Seite

Schwächegefühl und Ohnmacht

Fortsetzung der vorangehenden Seite

Atmeten Sie sehr tief oder sehr schnell ein, bevor Sie den Schwächeanfall hatten?

JA → *Diese »Hyperventilation« kann einen Schwächeanfall provozieren (Störungen der Blutchemie). Ursache einer Hyperventilation können Angstzustände (Seite 347) und Streß (Seite 32–41) sein.*

NEIN ↓

Erlitten Sie nach einem psychischen Schock einen Schwächeanfall?

JA → *Stärkste psychische Spannungen können den Blutdruck bisweilen so stark senken, daß ein Schwächeanfall provoziert wird.*

NEIN ↓

Hatten Sie Ihren Schwächeanfall bei einer der folgenden Situationen bzw. Tätigkeiten?
- beim Husten
- beim Urinieren
- beim Strecken
- beim Atemanhalten

JA → *Jede dieser Situationen kann die Sauerstoffzufuhr zum Gehirn einschränken. Gewöhnlich ist das harmlos. Passiert es Ihnen aber öfter, sollten Sie mit Ihrem Arzt darüber sprechen.*

NEIN ↓

Sind Sie über 50 Jahre alt?

JA → Haben Sie ein Schwächegefühl, wenn Sie den Kopf langsam drehen?

JA → *Diese Symptome lassen eine Schädigung der Halswirbelsäule mit einer Beeinflussung der Nerven- und Blutversorgung vermuten (siehe Seite 331).*

NEIN ↓

Fühlen Sie sich unerklärlich müde, und/oder sind Sie öfter kurzatmig?

JA → *Möglicherweise leiden Sie an Eisenmangel-Anämie (Seite 441).*
Suchen Sie unverzüglich einen Arzt auf!

NEIN ↓

Haben Sie keine der Fragen mit Ja beantworten können, konsultieren Sie Ihren Arzt.

10

Beide Geschlechter
Alle Altersgruppen

Schwindel oder Drehschwindel

Erste Frage

Fühlen Sie sich oft so, als ob alles um Sie herum sich dreht?

JA → Haben Sie eines oder mehrere der folgenden Symptome seit Beginn Ihrer Schwindelanfälle?
- O Schwäche bis Lähmung in Armen oder Beinen (meist nur einseitig)
- O Kribbeln oder Sensibilitätsstörungen in Gliedmaßen
- O Sehstörungen
- O Sprachstörungen

JA → ***Konsultieren Sie unverzüglich Ihren Arzt!*** *Wahrscheinlich hatten Sie einen Schlaganfall (Seite 319) oder eine vorübergehende schlaganfallähnliche Attacke (»TIA«, Seite 320).*

NEIN ↓

NEIN → *Siehe Checkliste* **9** ***Schwächegefühl und Ohnmacht.***

Hören Sie etwas schlechter, »rauscht« es bisweilen in den Ohren?

JA → *Wahrscheinlich leiden Sie unter der Ménière-Krankheit (Seite 390).* ***Suchen Sie unverzüglich einen Ohrenarzt auf.***

NEIN ↓

Sind Sie über 50 Jahre alt?

JA → Haben Sie ein Schwindelgefühl, wenn Sie den Kopf langsam drehen?

JA → *Diese Symptome lassen eine Schädigung der Halswirbelsäule mit einer Beeinflussung der Nerven- und Blutversorgung vermuten (siehe Seite 331).*

NEIN ↓

NEIN ↓

Haben Sie morgens häufig Kopfschmerzen mit Übelkeit oder Erbrechen?

JA → ***Konsultieren Sie unverzüglich einen Arzt!*** *Möglicherweise haben Sie eine subdurale Hirnblutung (Blutung unter der harten Hirnhaut, Seite 322) oder einen Hirntumor (Seite 329).*

NEIN ↓

Haben Sie keine Frage mit Ja beantwortet, sprechen Sie mit Ihrem Arzt!

Krebs-Warnsignale

Schwindelattacken können ein Warnsignal für Hirntumore (gut- oder bösartige) sein – vor allem, wenn Sie mit morgendlichen Kopfschmerzen, Übelkeit und Erbrechen verbunden sind.

11

Beide Geschlechter
Alle Altersgruppen

Kopfschmerzen

Erste Frage

Haben Sie Fieber?

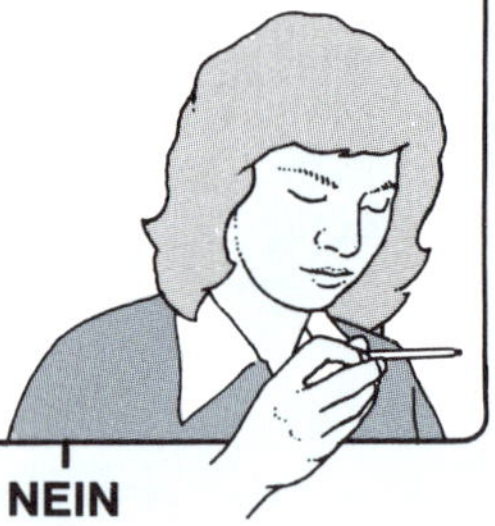

JA → Sind die Schmerzen stark?

- JA → Verstärkt sich der Schmerz, wenn Sie den Kopf nach vorne beugen, und/oder sind Sie stark lichtempfindlich?

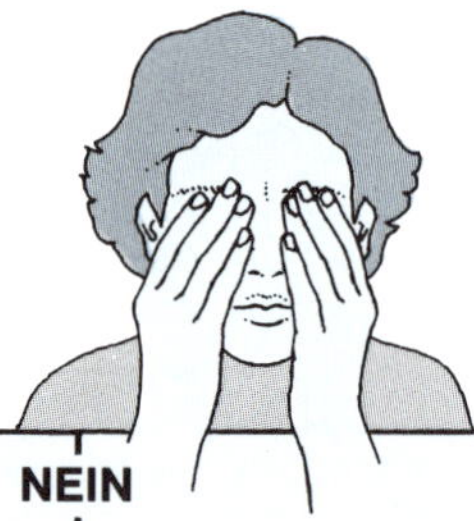

  - JA → ***Rufen Sie unverzüglich Ihren Arzt!*** *Möglicherweise haben Sie eine Hirnhautentzündung (Meningitis, Seite 324).*
  - NEIN → *Kopfschmerzen sind bei fieberhaften Erkrankungen häufig.*
- NEIN → *Kopfschmerzen sind bei fieberhaften Erkrankungen häufig.*

Siehe Checkliste **5** ***Fieber.***

NEIN → Hatten Sie in den letzten Tagen eine Kopfverletzung?

- JA → Fühlen Sie sich ungewöhnlich schläfrig, und/oder ist Ihnen übel oder haben Sie erbrochen?
  - JA → ***Notfall! Rufen Sie schnellstens Ihren Arzt an!*** *Eiligste Einweisung in eine (neurochirurgische) Klinik und sofortige Operation kann notwendig sein. Denn wahrscheinlich haben Sie eine Hirnblutung (Seite 322).*
  - NEIN → *Ständiges Kopfweh ist nach einer Kopfverletzung häufig (Seite 326).*
- NEIN ↓

Fortsetzung nächste Seite

Krebs-Warnsignale

Ständiges starkes oder immer wiederkehrendes Kopfweh, das nicht erst im Tagesverlauf einsetzt, sondern Sie bereits beim Erwachen quält, kann ein Warnsignal für einen (gut- oder bösartigen) Hirntumor sein — vor allem, wenn es von Übelkeit oder Erbrechen begleitet ist. Lassen Sie sich unverzüglich in eine neurologische Klinik zur Abklärung überweisen.

Fortsetzung der linken Seite

Leiden Sie unter Übelkeit, und haben Sie erbrochen?

JA → Haben Sie starke Schmerzen im Bereich eines Auges, und leiden Sie unter Sehstörungen?

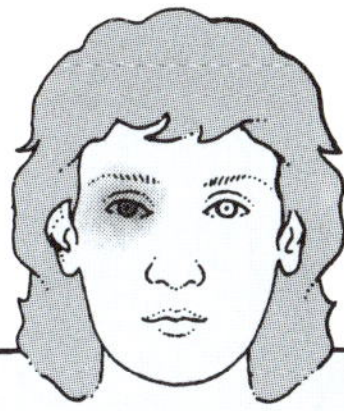

JA → ***Suchen Sie sofort einen Augenarzt auf!*** *Wahrscheinlich leiden Sie unter einem Grünen Star (Glaukom, Seite 376).*

NEIN ↓

Leiden Sie unter einem oder mehreren der folgenden Symptome?
- Schmerzen beim Vorwärtsbeugen des Kopfes
- Mißempfinden bei hellem Licht
- Schläfrigkeit oder Verwirrung

JA → ***Notfall!*** *Eiligste Einweisung in eine (neurochirurgische) Klinik und sofortige Operation kann notwendig sein. Denn wahrscheinlich haben Sie eine Hirnblutung (Seite 322).*

NEIN ↓

Kommen die Kopfschmerzen anfallartig mit bestimmten Vorzeichen (z. B. Sehstörungen), oder sind sie krampfartig?

JA → *Sie leiden unter Migräne (Seite 334) oder unter migräneähnlichen, sogenannten vasomotorischen Kopfschmerzen (Seite 334).*

NEIN ↓

Haben Sie bereits mit dem Aufwachen (nicht allzu starke) Kopfschmerzen — oft mit Schwindelgefühlen?

JA → *Wahrscheinlich leiden Sie unter hohem Blutdruck (Seite 422–425). Nur bei stärkeren Kopfschmerzen kann auch ein Hirntumor vermutet werden.*

NEIN ↓

Setzen die Kopfschmerzen meist erst am Nachmittag ein, und sind sie auf Augen und Stirnbereich beschränkt?

JA → *Suchen Sie einen Augenarzt auf! Sie haben nicht erkannte oder nicht richtig behandelte Augenfehler.*

NEIN ↓

(Übelkeit/Erbrechen: **NEIN** ↓)

Nehmen Sie zur Zeit Medikamente ein?

JA → *Manche Medikamente, auch Kopfschmerztabletten bei Dauereinnahme (!), können Kopfschmerzen provozieren. Siehe »Nebenwirkungen von Medikamenten« (Seite 745).*

NEIN ↓

Fortsetzung nächste Seite

Kopfschmerzen

Fortsetzung der vorangehenden Seite

Ist Ihre Nase zur Zeit verstopft, oder »läuft« sie?

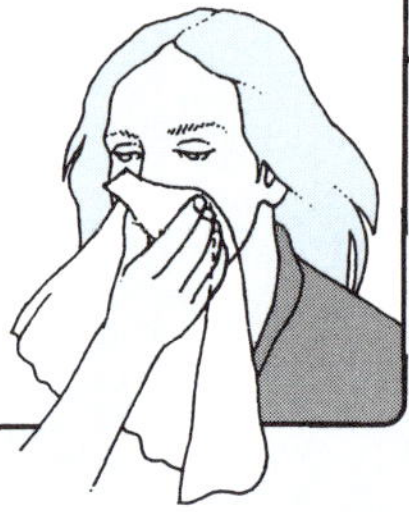

JA → Haben Sie beim Vorwärtsbeugen Schmerzen im Backenknochen-, Stirn- und Augenbereich?

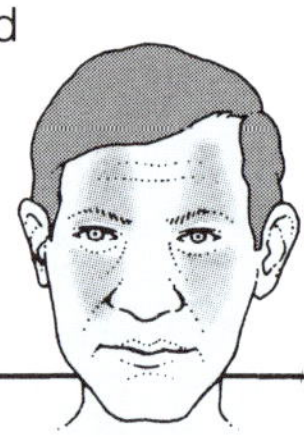

JA → *Sie haben eine Nasennebenhöhlenentzündung bzw. -eiterung (Seite 451). Hals-Nasen-Ohren-Arzt aufsuchen!*

NEIN → *Leichtere Kopfschmerzen sind oft Begleiterscheinungen einer »Erkältung«.*

NEIN ↓

Fühlen Sie sich unter zuviel Streß, und/oder haben Sie Schlafstörungen?

JA → *Psychische Spannungen provozieren oft Kopfschmerzen (siehe Seite 32–41, 334).*

NEIN ↓

Haben Sie nach Lesen, Nähen oder anderen Tätigkeiten, bei denen Sie den Kopf beugen, Kopfschmerzen?

JA → *Zug auf die Nackenmuskulatur und deren mögliche Verspannung können Hinterhaupt-Kopfschmerzen erzeugen. Am wahrscheinlichsten aber sind solche Kopfschmerzen bei einer geschädigten Halswirbelsäule mit dauernd verspannter Nackenmuskulatur (siehe Seite 331).*

NEIN ↓

Haben Sie vor dem Einsetzen der Kopfschmerzen längere Zeit ohne ausreichenden Kopfschutz in praller Sonne zugebracht? Oder haben Sie sich in einer stickigen, rauchigen oder lärmenden Umgebung (Fabrikhalle, Diskothek) aufgehalten?

JA → *Bei empfänglichen Menschen können diese Situationen (vor allem die Sonnenexposition) vorübergehende Kopfschmerzen auslösen.*

NEIN ↓

Wenn Sie keine dieser Fragen mit Ja beantworten konnten, liegt das auch daran, daß die Ursachen leichterer Kopfschmerzen höchst vielfältig sein können: z. B. verbrauchte Luft, Auslassen einer Mahlzeit, übermäßiger Alkohol- und Nikotingenuß. Konsultieren Sie Ihren Arzt!

12

Beide Geschlechter
Alle Altersgruppen

Sensibilitätsstörungen

Erste Frage

Haben Sie längere Zeit Ihren Arm oder Ihr Bein in unbequemer Stellung aufgestützt oder gehalten?

JA → *Solche Sensibilitätsstörungen infolge unbequemer Positionen sind normal. Sie entstehen durch den längerfristigen Druck auf einen Nerv und Unterbrechung seiner Blutzufuhr.*

NEIN ↓

Betrifft die Sensibilitätsstörung nur Arme oder Hände?

JA → Ist Ihre Nackenmuskulatur verspannt?

JA → *Sie haben eine geschädigte Halswirbelsäule (z. B. Bandscheibenschaden). Siehe Seite 331.*

NEIN ↓

Haben Sie starke Schmerzen in einer Hand oder einem Arm?

JA → *Wahrscheinlich haben Sie ein »Karpaltunnel-Syndrom« (Seite 521) — häufig vor allem bei Sekretärinnen.*

NEIN ↓ (weiter mit: Ist die Sensibilitätsstörung nur auf einer Körperseite?)

NEIN ↓

Ist die Sensibilitätsstörung nur auf einer Körperseite?

JA → Haben Sie eines oder mehrere der folgenden Symptome bemerkt?

- Seh- oder Sprachstörungen
- Verwirrung
- Schwindel
- Schwäche (leichte Lähmung) des Armes und/oder Beines einer Körperseite

JA → ***Suchen Sie unverzüglich Ihren Arzt auf!*** *Sie haben möglicherweise einen Schlaganfall oder eine schlaganfallähnliche Attacke (»TIA«) erlitten. Siehe dazu Seite 319 – 321.*

NEIN ↓ (weiter mit: Werden bei kaltem Wetter …)

NEIN ↓

Werden bei kaltem Wetter Ihre Finger und Zehen taub und bläulich und anschließend — wenn das Gefühl wiederkehrt — rot und schmerzhaft?

JA → *Sie leiden wahrscheinlich an der Raynaud-Krankheit (Störung der kleinen Blutgefäße der Extremitäten mit Gefäßkrämpfen). Siehe auch Seite 407 f. (Sklerodermie).*

NEIN → *Für Sensibilitätsstörungen der Beine kommen auch Verletzungen oder Erkrankungen der Wirbelsäule sowie Durchblutungsstörungen in Betracht. Konsultieren Sie Ihren Arzt.*

13

Beide Geschlechter
Alle Altersgruppen

Unwillkürliches Zittern und Zucken

Alle unwillkürlichen, automatisch und stereotyp wirkenden Bewegungen während des Wachzustandes: Zittern, Schütteln, Zucken.

Erste Frage

Nehmen Sie irgendein verordnetes Medikament ein?

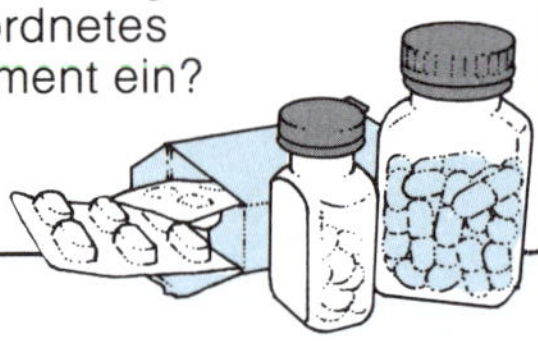

JA → *Manche Medikamente können unter Umständen Zittern und Zuckungen provozieren. Fahren Sie trotzdem mit der Checkliste fort.*

NEIN ↓

Bemerken Sie gelegentlich ein kurzes Zittern Ihrer Augenlider oder der Gesichtsmuskeln (vor allem der Mund- und Kinnmuskeln)?

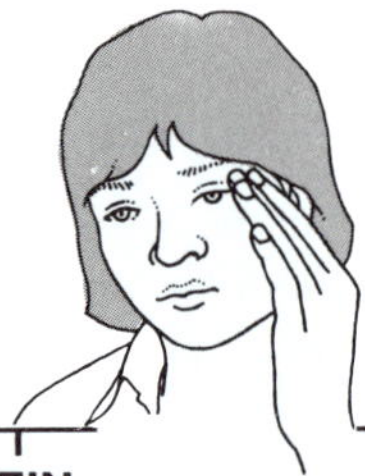

JA → *Ursache solch unbedeutender Bewegungen ist meist Müdigkeit oder übermäßiger Streß. Schalten Sie einen Gang zurück, und verarbeiten Sie Ihre Probleme. Kommen Zuckungen der Gesichtsmuskeln häufiger vor, spricht man von einem »Tick« (zwanghafte Ausdrucks- oder Abwehrbewegung). Siehe aber auch: Fazialiskrämpfe (Krämpfe der Gesichtsnerven), Seite 329. Bei Fazialiskrämpfen handelt es sich um stärkere, oft schmerzhafte Zuckungen der Augenlider, der Mund- und Kinnmuskulatur. Suchen Sie einen Arzt auf!*

NEIN ↓

Leiden Sie an zitternden oder schüttelnden Bewegungen (z. B. der Hände)?

JA →

Verstärkt sich das Zittern im Ruhezustand?

JA → *Sie leiden an der Parkinson-Krankheit (Seite 339f.). Zusätzliche Symptome dieser Krankheit sind: nach vorn gebeugte Rumpfhaltung, angewinkelte Arme.* ***Konsultieren Sie sofort einen Arzt!*** *(Durch ein bestimmtes Medikament bessert sich das Leiden.)*

NEIN ↓

Waren Sie Alkoholiker, und sind Sie jetzt in einer Entziehungsphase?

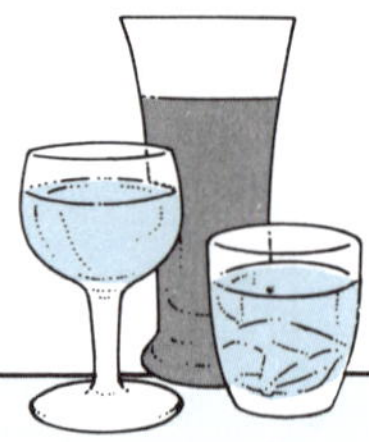

JA → *Sie haben ein Alkohol-Entzugs-Syndrom. Siehe »Alkoholismus« Seite 360f.*

NEIN ↓ 2 *Fortsetzung nächste Seite, Spalte 2*

NEIN ↓ 1 *Fortsetzung nächste Seite, Spalte 1*

1 Fortsetzung der linken Seite, Spalte 1

2 Fortsetzung der linken Seite, Spalte 2

Haben Sie zuviel Kaffee (mehr als 5 Tassen) oder Tee (mehr als 10 Tassen) getrunken?

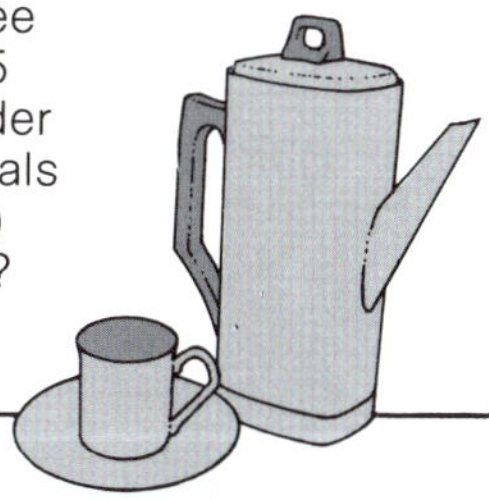

JA → *Sie haben eine milde Form der Koffein-Vergiftung (Koffein ist eine Droge, die das Nervensystem erregt). Das legt sich in ein paar Stunden.*

NEIN ↓

Haben Sie zwei oder mehr der folgenden Symptome?

- O exzessives Schwitzen
- O unerklärlicher Gewichtsverlust
- O starke Agilität wechselt mit Ermüdung
- O glänzende, hervortretende Augäpfel

JA → *Wahrscheinlich leiden Sie an einer Schilddrüsen-Überfunktion (Seite 314).* ***Suchen Sie unverzüglich einen Arzt auf!***

NEIN ↓

Eine familiäre, ererbte Tendenz zu zitternden oder schüttelnden Bewegungen ist nicht allzu selten. Durch eine streßbeladene Kindheit, Jugend oder Gegenwart kann diese Tendenz voll zur Entwicklung kommen. Sprechen Sie mit Ihrem Arzt darüber!

Machen Ihnen gewisse Muskelzuckungen und -verkrampfungen — vor allem der Beine — Sorgen?

JA → Treten diese Muskelzuckungen und -verkrampfungen beim Einschlafen auf?

JA → *Beim Einschlafen sind diese Phänomene ohne Bedeutung.*

NEIN → *Wachen Sie an Muskelverkrampfungen in der Nacht auf, können in einigen Fällen Durchblutungsstörungen die Ursache sein (mit dem Arzt besprechen!). Muskelzuckungen und -verkrampfungen der Beine während des Wachzustandes können aber auch durch ein rheumatisches Fieber (RF) oder Muskelrheuma bedingt sein. Siehe dazu Seite 532/533. Suchen Sie dann einen Arzt auf!*

NEIN → *Konnten Sie keine dieser Fragen mit Ja beantworten, arbeiten Sie die Checkliste noch einmal durch. Sprechen Sie in Zweifelsfällen mit Ihrem Arzt.*

14

Beide Geschlechter
Alle Altersgruppen

Schmerzen im Gesichtsbereich

Alle Arten von Schmerzen im Gesichts- oder Vorderkopfbereich – seien sie dumpf, pochend, stechend oder krampfend.

Erste Frage

Haben Sie einen schmerzhaft entzündeten Bereich im Gesicht (z. B. um den Mund) mit lauter kleinen Bläschen?

JA → *Sie leiden unter einer Herpes-Infektion (Seite 396). Suchen Sie einen Hautarzt auf! Siehe dazu:* ***Visuelle Diagnose-Hilfe 24, Seite 246.***

NEIN ↓

Haben Sie ein rotes, entzündetes Auge, von dem starke Schmerzen ausstrahlen?

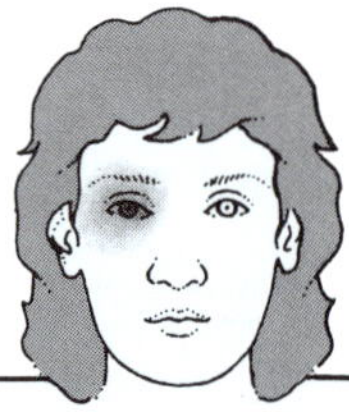

JA → *Sie haben wahrscheinlich einen Grünen Star (Glaukom). Siehe dazu Seite 376.* ***Suchen Sie unverzüglich einen Augenarzt auf!***

NEIN ↓

Haben Sie Schmerzen zwischen dem Auge und der Nase in einer Gesichtshälfte?

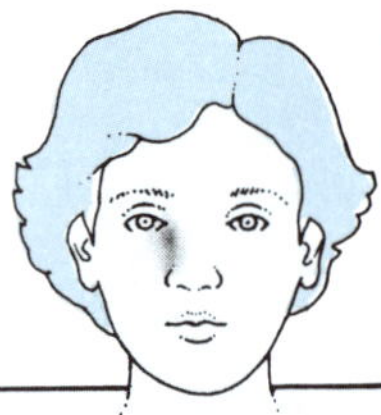

JA → Tränt zusätzlich das Auge, und läuft die Nase leicht?

- **JA** → *Möglicherweise leiden Sie unter einer selteneren Form der Migräne (Seite 335, »Cluster-Kopfschmerz«).*
- **NEIN** ↓

NEIN ↓

Haben Sie einen dumpfen Schmerz um die Augen, die Backenknochen und im Stirnbereich, der sich beim Beugen des Kopfes nach vorne verstärkt?

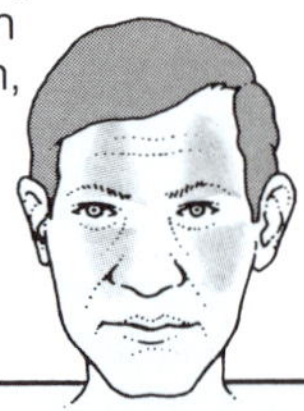

JA → *Sie leiden an einer Entzündung oder Eiterung der Nasennebenhöhlen. Siehe Seite 451 f.* ***Suchen Sie unverzüglich einen Hals-Nasen-Ohren-Arzt auf!***

NEIN ↓

Fortsetzung nächste Seite

Fortsetzung der linken Seite

Haben Sie einen pochenden Schmerz im Kieferbereich einer Gesichtshälfte?

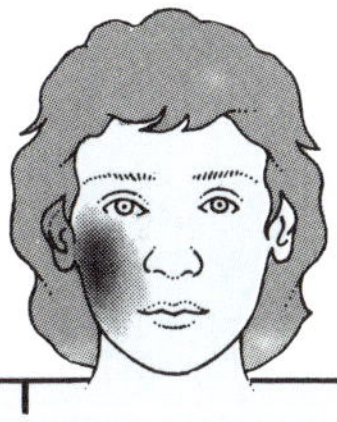

JA → Wird der Schmerz in der Nacht, beim Essen oder dann, wenn Sie einen bestimmten Zahn berühren, stärker?

JA → *Sie haben einen Zahnabszeß (im Kieferbereich).*
Suchen Sie unverzüglich einen Zahnarzt auf!

NEIN ↓

NEIN ↓

Leiden Sie unter einem plötzlichen pochenden Schmerz im Schläfenbereich einer oder beider Gesichtshälften?

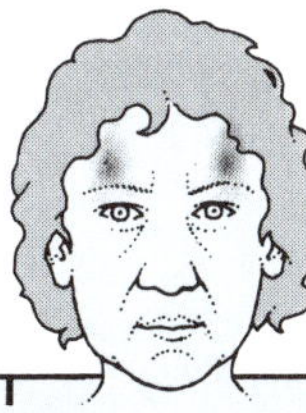

JA → Fühlen Sie sich abgeschlagen und unwohl, und/oder schmerzt Ihr Schläfenbereich bei Berührung?

JA → ***Suchen Sie unverzüglich einen Arzt auf!***
Wahrscheinlich leiden Sie unter einer Entzündung der Schläfenarterien (Seite 435).

NEIN ↓

NEIN ↓

Haben Sie attackenweise Schmerzanfälle im Gesichtsbereich (meist einseitig), die vor allem beim Kauen, Niesen, Gähnen oder Sprechen ausgelöst werden?

JA → *Wahrscheinlich haben Sie eine Trigeminus-Neuralgie (Seite 329).*
Suchen Sie sofort einen Neurologen auf!

NEIN ↓

Schmerzen im Gesichtsbereich können vielfältiger Natur sein. Es gibt noch eine Reihe anderer Ursachen als die hier genannten. Besprechen Sie Ihren Fall mit Ihrem Arzt, wenn Sie keine der Fragen dieser Checkliste mit Ja beantworten konnten.

15

Beide Geschlechter
Alle Altersgruppen

Verwirrung, Desorientierung, Delirium

Verwirrung bzw. Verwechslung von Zeit, Ort und Ereignissen, Verlust des Realitätsgefühls, »Delirium«

Erste Frage

Trat der Verwirrungszustand innerhalb der letzten Stunden ein?

JA → Haben Sie vor ein paar Tagen eine Kopfverletzung erlitten?

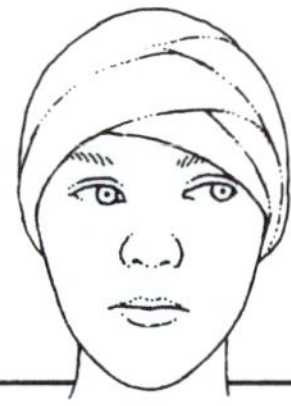

JA → ***Rufen Sie unverzüglich einen Arzt, oder lassen Sie sich in eine Klinik bringen.***
Sie können unter einem Hirnödem (Seite 327 unter »Behandlung«) oder einer Hirnblutung (Seite 322) leiden.
Ihr Leben ist gefährdet!

NEIN → Haben Sie Fieber?

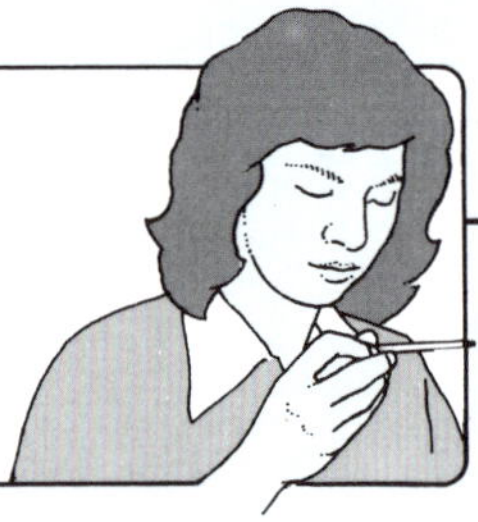

JA → *Hohes Fieber kann oft einen Verwirrungszustand provozieren.*
Rufen Sie sofort Ihren Arzt!

Siehe Checkliste **5** ***Fieber.***

NEIN → Leiden Sie an einer Herz- oder Lungenkrankheit oder an Diabetes mellitus?

JA → ***Lassen Sie sich sofort in eine Klinik bringen! Ihr Krankheitszustand ist lebensgefährlich!***
Als Diabetiker können Sie zwei Stücke Würfelzucker retten (Seite 296).

NEIN → **2**

NEIN (Erste Frage) → **1**

1 *Fortsetzung nächste Seite, Spalte 1*

2 *Fortsetzung nächste Seite, Spalte 2*

1 *Fortsetzung der linken Seite, Spalte 1*

2 *Fortsetzung der linken Seite, Spalte 2*

Haben Sie irgendeines der folgenden Symptome?

- Lähmung
- Schwäche der Arme oder Beine (meist einseitig!) – also eine leichte Lähmung
- Sehstörungen
- Sprachstörungen

JA → ***Rufen Sie unverzüglich einen Arzt, oder lassen Sie sich sofort in eine Klinik bringen.*** *Wahrscheinlich haben Sie einen Schlaganfall oder eine schlaganfallähnliche Attacke (»TIA«) erlitten, siehe Seite 319–321.*

NEIN

Sind Sie ein schwerer Trinker, oder nehmen Sie starke Medikamente ein?

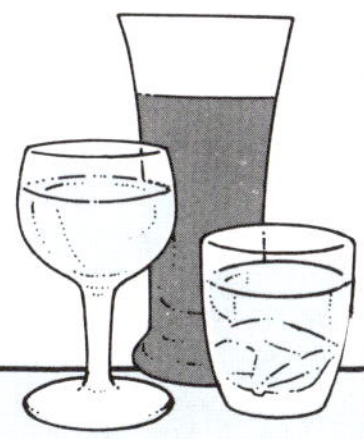

JA → *Die Wirkung von Alkoholmißbrauch ist allgemein bekannt (Seite 42–47). Treten bei Ihnen immer wieder Verwirrungszustände auf, lesen Sie das Kapitel »Alkoholismus«, Seite 360f. Manche Medikamente können Verwirrungszustände provozieren. Einige von ihnen sind inzwischen aus dem Markt gezogen. Konsultieren Sie unbedingt Ihren Arzt!*

NEIN

Sind Sie über 65 Jahre alt?

JA → *Siehe Checkliste* **98** ***Verwirrungszustände bei älteren Menschen.***

NEIN

Wenn Sie häufig unter Verwirrungszuständen leiden, suchen Sie unverzüglich Ihren Arzt auf!

Delirium und Koma

Nimmt der Betroffene seine Umgebung nicht mehr wahr und verhält er sich seltsam übererregt und desorientiert oder hat er schlimmste Halluzinationen – dann befindet er sich in einem Delirium. Vom Delirium spricht man in der Regel nur bei Alkoholikern.
Ein ähnliches Verhalten zeigen oft Menschen, die in einem Koma infolge einer schweren chronischen Krankheit sind, so z. B. Diabetiker (Seite 294), Leber- oder schwer Nierenkranke.

Bei einem Koma besteht akute Lebensgefahr! Rufen Sie bei jedem Delirium oder deliriumähnlichen Zustand eines Menschen unverzüglich einen Arzt an!

16

Beide Geschlechter
Alle Altersgruppen

Gedächtnisstörungen

Von kurzen Perioden der »Abwesenheit« bis zur Amnesie (Gedächtnislücken eines längeren Zeitraums).

Erste Frage

Haben Sie nur eine relativ kurze Zeitperiode vergessen?

JA → Können Sie sich an die Geschehnisse, die unmittelbar vor oder nach einer Kopfverletzung stattfanden, nicht mehr erinnern?

- **JA** → ***Suchen Sie unbedingt einen Arzt, am besten einen Neurologen, auf!*** *Siehe »Schädel-Hirnverletzung«, Seite 326 ff.*
- **NEIN** → Haben Sie nach exzessivem Alkoholgenuß eine Gedächtnislücke?

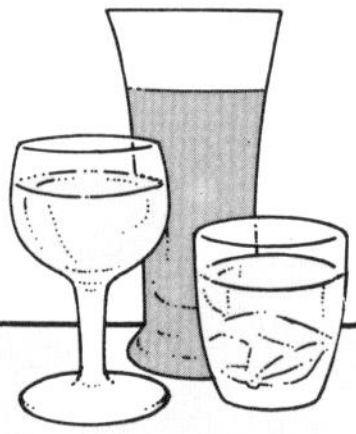

- **JA** → *Das ist nach einer Alkoholvergiftung die Regel. Lesen Sie die Kapitel »Gefahren des Alkohols« (Seite 42–47) und »Alkoholismus« (Seite 360 f.).*
- **NEIN** → Haben Sie Ereignisse vergessen, die
  - während einer schweren fieberhaften Erkrankung (z. B. einer Lungenentzündung),
  - vor oder nach einer Operation
  - oder eines epileptischen Anfalls
  - oder eines leichteren Komas abliefen?

- **JA** → *Gedächtnislücken sind in solchen Fällen normal oder können vorkommen. Sie sind nicht weiter besorgniserregend.*
- **NEIN** → (weiter unten)

NEIN (zur ersten Frage) → Leiden Sie lediglich unter Konzentrationsstörungen? Vergessen Sie beispielsweise, was Sie einkaufen wollten?

- **JA** → Leiden Sie an Depressionen, oder stehen Sie gerade unter starkem psychischem Streß?
  - **JA** → *Konzentrationsstörungen sind in Phasen psychischen Stresses normal (Seite 32–41).*
  - **NEIN** → 2 *Fortsetzung nächste Seite, Spalte 2*
- **NEIN** → 1 *Fortsetzung nächste Seite, Spalte 1*

1 Fortsetzung der linken Seite, Spalte 1

2 Fortsetzung der linken Seite, Spalte 2

Erinnern Sie sich leichter an lange vergangene Lebensphasen als an frische Ereignisse?

JA → Treffen drei oder mehr der folgenden Symptome auf Sie zu?

- ○ Schwierigkeiten im Alltagsleben
- ○ Änderung der Persönlichkeit
- ○ mangelndes Achten auf Aussehen, Kleidung und Sauberkeit
- ○ Schwierigkeit, Anweisungen folgen zu können
- ○ Unfähigkeit, an komplexeren Unterhaltungen oder Diskussionen teilzunehmen

JA → *Ihre geistigen und psychischen Kräfte haben nachgelassen, entweder altersbedingt (senile Demenz, Seite 686) oder infolge Alkoholismus (Seite 360 f.).*

NEIN

Hat sich Ihr Gedächtnis in den letzten zehn Jahren allmählich verschlechtert?

JA → *Das ist eine allgemeine Erfahrung beim Älterwerden. Aber das Gedächtnis ist trainierbar. Führen Sie ein Tagebuch, nehmen Sie an Diskussionen teil, legen Sie sich ein neues Hobby zu. Notieren Sie sich wichtige Sachen, machen Sie sich eine Einkaufsliste usw.*

NEIN

Haben Sie einen totalen Gedächtnisverlust? Ist Ihre Vergangenheit wie ausgelöscht?

JA → *Eine solche Amnesie ist meist psychisch bedingt. Siehe dazu »Hysterische Neurose«, Seite 349.*

NEIN

Nehmen Sie ein Medikament ein?

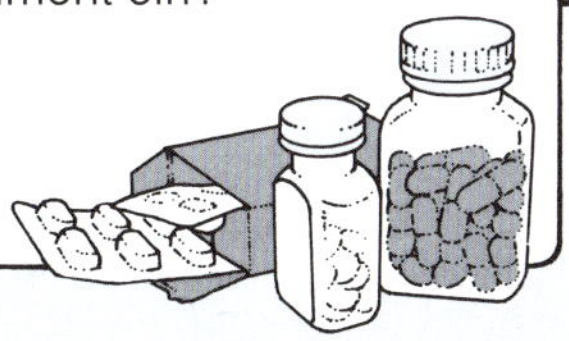

JA → *Manche Medikamente, beispielsweise bestimmte Schlafmittel oder Psychopharmaka, können Gedächtnisstörungen provozieren. Sprechen Sie mit Ihrem Arzt darüber.*

NEIN

Konnte Ihnen diese Checkliste nicht helfen, konsultieren Sie einen Arzt (Neurologen) bzw. einen Psychotherapeuten.

17

Beide Geschlechter
Alle Altersgruppen

Sprechstörungen

Schwierigkeit, Worte zu finden, richtig zu gebrauchen und auszusprechen.

Erste Frage

Haben Sie eines oder mehrere der folgenden Symptome?
- O Schwindel
- O Schwäche (leichte Lähmung) in Armen oder Beinen, in der Regel einseitig
- O Sensibilitätsstörungen (Kribbelgefühl oder kein Berührungs- und Schmerzempfinden)
- O Sehstörungen

JA → ***Rufen Sie unverzüglich Ihren Arzt!*** *Wahrscheinlich haben Sie einen Schlaganfall oder eine schlaganfallähnliche Attacke (»TIA«) erlitten. Siehe Seite 319–321.*

NEIN

Sind die Worte normal ausgesprochen, ist aber der Sinn der Sätze mehr oder weniger unsinnig und verwirrt?

JA → Haben Sie zwei oder mehr der folgenden Symptome?
- O Schwierigkeit mit dem Alltagsleben
- O »schmuddelige« Erscheinung, mangelnde Sauberkeit
- O Schwierigkeiten, einer Unterhaltung oder Anweisungen zu folgen

JA → *Das Zusammentreffen dieser Symptome läßt auf ein altersbedingtes Nachlassen der geistig-psychischen Kräfte schließen (senile Demenz, Seite 686).*

NEIN → *Möglicherweise liegt diesen Symptomen eine schwere psychische Störung (z. B. Schizophrenie, Seite 353) zugrunde.*

NEIN

Sind Ihre Sprechstörungen durch Schmerzen der Zunge oder im Mund bedingt?

JA → *Siehe Checkliste* **43** ***Mund-, Zungen- und Lippenschmerzen.***

NEIN

Trinken Sie sehr viel Alkohol?

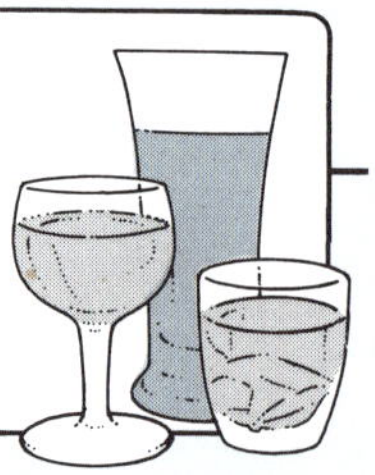

JA → *Alkoholmißbrauch kann gewisse Sprechstörungen verursachen (siehe »Gefahren des Alkohols«, Seite 42–47, und »Alkoholismus«, Seite 360 f.).*

NEIN

Fortsetzung nächste Seite

Fortsetzung der linken Seite

Nehmen Sie zur Zeit irgendein stark wirksames Medikament?

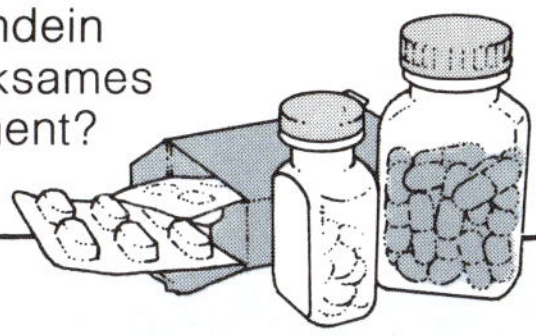

JA → *Manche Medikamente können Sprechstörungen provozieren.*

NEIN ↓

Fällt Ihnen das Sprechen schwer, weil die Muskeln einer Gesichtshälfte wie gelähmt erscheinen?

JA → *Sie haben wahrscheinlich eine Fazialis-Parese, eine Lähmung des Gesichtsnervs (Seite 329) oder eine Trigeminus-Erkrankung (Seite 329). Diese Lähmung kann auch psychisch bedingt sein (psychosozialer Streß).*

NEIN ↓

Wirkt Ihre Stimme ausdruckslos und verwaschen (ohne Betonung, Klarheit und Pausen)?

JA → Zittern Ihre Hände? Haben Sie eine gebeugte Haltung?

JA → *Sie leiden wahrscheinlich an der Parkinson-Krankheit (Seite 339 f.).* ***Suchen Sie unverzüglich einen Arzt auf!*** *Bestimmte Medikamente verringern die Symptome.*

NEIN ↓

Können Sie manchmal nicht sprechen, obwohl Sie genau wissen, was Sie sagen wollen, und/oder stottern bzw. stammeln Sie manchmal?

JA → *Sprechen Sie mit Ihrem Arzt, und suchen Sie gegebenenfalls einen Psychotherapeuten auf. Stammeln und Stottern (Seite 649) entwickelt sich in der frühen Kindheit und kann bei Erwachsenen in Zeiten von starken Streßphasen (Arbeitsüberlastung, psychische Spannungen) wieder zum Vorschein kommen.*

NEIN ↓

Trifft keine der genannten möglichen Diagnosen auf Sie zu, konsultieren Sie Ihren Arzt.

18

Beide Geschlechter
Alle Altersgruppen

Störende Gedanken und Gefühle

Selbstmordgedanken, unter denen Sie bisweilen leiden; Vorstellung, verfolgt zu werden; Angst, krank zu sein oder sich anzustecken; Aggressionen

Erste Frage

Sind Sie des Lebens überdrüssig, haben Sie Angst vor der Zukunft?

JA → *Sie leiden an psychischen Störungen.*
Siehe Checkliste **20** ***Angstzustände und Depressionen.***

NEIN ↓

Leiden Sie öfter unter Angstzuständen?

JA → *Siehe Checkliste* **20** ***Angstzustände und Depressionen.***

NEIN ↓

Fühlen Sie sich beunruhigt, weil Sie glauben, daß Ihre sexuellen Phantasien abnorm und abwegig sind?

JA → *Sexuelle Phantasien sind etwas ganz Natürliches. Wenn Sie allerdings den quälenden Wunsch haben, Phantasien in die Tat umzusetzen, die Gewaltakte oder sexuellen Umgang mit Kindern einschließen, sollten Sie mit einem Psychotherapeuten sprechen. Siehe dazu »Sexualität« (Seite 574).*

NEIN ↓

Glauben Sie ernstlich krank zu sein, obwohl Ihnen die Ärzte immer wieder versichern, Sie seien gesund?

JA → *Sie leiden an Hypochondrie (Seite 349).*

NEIN ↓

Fühlen Sie sich beunruhigt, weil Sie in sich einen starken Hang zu Gewalt und Aggressionen verspüren?

JA → *Wenn Sie merken, daß Ihre Aggressivität häufig außer Kontrolle gerät, sollten Sie einen Psychotherapeuten aufsuchen.*

NEIN ↓

Kommen Sie zu keiner schlüssigen Selbstdiagnose, konsultieren Sie Ihren Arzt.

19

Beide Geschlechter
Alle Altersgruppen

Verhaltensstörungen

Verhaltensstörungen sind vom Betroffenen oft nicht selbst zu erkennen. So wendet sich diese Checkliste auch an Angehörige.

Erste Frage

Merken Sie, daß Sie bisweilen regelrecht in einem Verwirrungszustand sind?

JA → *Siehe Checkliste* **15** ***Verwirrung, Desorientierung, Delirium.***

NEIN ↓

Ziehen Sie sich immer mehr von anderen Menschen zurück?

JA → *Wahrscheinlich leiden Sie an Angstzuständen oder Depressionen.*
Siehe Checkliste **20** ***Angstzustände und Depressionen.***

NEIN ↓

Sind Sie die meiste Zeit ganz normal und nur gelegentlich verhaltensgestört?

JA → Trinken Sie öfter übermäßig viel Alkohol, oder nehmen Sie irgendwelche Drogen oder bestimmte Medikamente zu sich?

JA → *Mißbrauch von Alkohol, Drogen und Medikamenten kann starke Verhaltensänderungen hervorrufen. Siehe »Drogenabhängigkeit« (Seite 356).*

NEIN ↓

Sind Sie immer mehr von einer einzigen Idee oder Aktivität zwanghaft besessen?

JA → *Sie leiden unter einer Zwangsneurose (Seite 348).*

NEIN ↓

Sind Sie seltsam ruhelos, unfähig, sich zu entspannen oder zu konzentrieren?

JA → *Siehe Checkliste* **20** ***Angstzustände und Depressionen.***

NEIN → *Fällt Ihnen eine Diagnose schwer, konsultieren Sie Ihren Arzt.*

20

Beide Geschlechter
Alle Altersgruppen

Angstzustände und Depressionen

Erste Frage

Sind Sie die meiste Zeit in Angstzuständen?

JA → Traten diese Angstzustände ein, nachdem Sie das Rauchen, übermäßigen Alkoholgenuß oder die Einnahme irgendwelcher Drogen (Schlaftabletten, Psychopharmaka) aufgegeben haben?

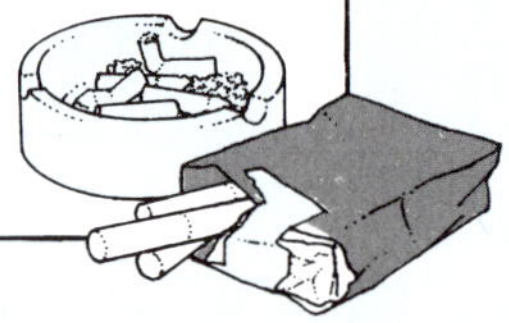

JA → *Angstzustände können des öfteren Teil eines Entzugssyndroms sein. Sprechen Sie mit Ihrem Arzt darüber.*

NEIN → Haben Sie Gewicht verloren, und/oder haben Sie glänzende, hervortretende Augäpfel?

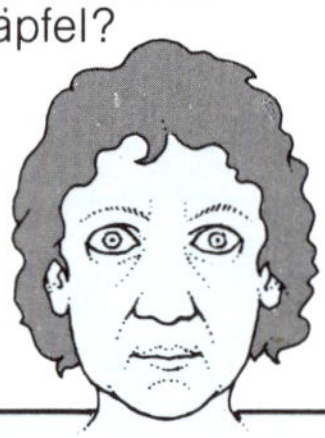

JA → *Sie leiden an einer Überfunktion der Schilddrüse (Seite 314 f.). Suchen Sie Ihren Arzt auf!*

NEIN → *Viele Menschen bekommen als Reaktion auf einen spezifischen psychosozialen Streß Angstzustände. Andere wiederum können sich ihre Angstzustände nicht erklären (Seite 347).*

NEIN (zur ersten Frage) →

Fühlen Sie sich nur bei ganz bestimmten Situationen ängstlich – z. B. in geschlossenen Räumen oder den oberen Stockwerken eines Hochhauses?

JA → *Sie haben eine Phobie (sehr starke Angst, Seite 347), oder eine Zwangsneurose (Seite 348).*

NEIN

Fortsetzung nächste Seite

Panik

Menschen, die unter großen Ängsten leiden, können leicht in Panik geraten. Panik ist eine sehr starke, plötzliche Angstattacke – mit körperlichen Symptomen (wie Atemlosigkeit, Herzjagen und Schwitzen). Diese Attacken können manchmal so stark sein, daß sie fälschlicherweise als Herzattacken angesehen werden.

Fortsetzung der linken Seite

Folgte der Zustand einer Depression, einem starken psychosozialen Streß (z. B. Verlust eines geliebten Menschen)?

JA → *Eine solche Reaktion ist normal und natürlich. Ist die Depression allerdings sehr tief (bis zu Selbstmordgedanken) und klingt sie nach einiger Zeit nicht aus, suchen Sie einen Psychotherapeuten auf! Siehe dazu Seite 347, 350/351.*

NEIN

Sind Sie vor kurzem von einer schweren Krankheit genesen?

JA → *Auf manche starken Infektionen kann eine Phase der Depression folgen. Sprechen Sie mit Ihrem Arzt darüber, vor allem, wenn die Depression schlimmer wird oder nicht innerhalb von zwei Wochen ausklingt.*

NEIN

Setzte die Depression kurz nach der Geburt eines Kindes ein?

JA → *Viele Frauen machen nach einer Geburt eine mehr oder weniger depressive Phase durch. Bei Verschlimmerung oder Fortdauer der Depression sollten Sie unverzüglich einen Psychotherapeuten aufsuchen! Siehe Seite 350.*

NEIN

Haben Sie übermäßig Alkohol getrunken oder irgendein starkes Medikament eingenommen?

JA → *Übermäßiger Alkoholgenuß und eine Reihe von Medikamenten können Depressionen provozieren. Siehe »Nebenwirkungen von Medikamenten«, Seite 745. Sprechen Sie mit Ihrem Arzt über die Nebenwirkungen des verordneten Medikaments.*

NEIN

Konnten Sie keine der Fragen mit Ja beantworten, leiden Sie wahrscheinlich an einer endogenen (von innen kommenden) Depression (Seite 350). Suchen Sie einen Psychiater auf!

Depression

Anzeichen einer starken Depression sind:

- tiefe Niedergeschlagenheit, Auswegslosigkeit und Hoffnungslosigkeit
- Schlafstörungen
- Appetitverlust
- Verlust von Energie und Durchsetzungsvermögen

Stark depressive Menschen sind grundsätzlich selbstmordgefährdet!

Diagnostizieren Sie bei sich eine starke Depression, sollten Sie sich unbedingt in psychotherapeutische Behandlung begeben. Sprechen Sie mit Ihrem Arzt!

21

Beide Geschlechter
Alle Altersgruppen

Halluzinationen

Hören, Fühlen und Sehen von Dingen, die von anderen Menschen nicht gehört, gefühlt oder gesehen werden – von Dingen also, die nicht real sind.

Erste Frage

Haben Sie zusätzlich neben Ihren Halluzinationen noch eines oder mehrere der folgenden Symptome?
- allgemeine Verwirrung
- extrem agiles Verhalten
- Anzeichen körperlichen Krankseins

JA → *Möglicherweise sind Sie im Delirium.* ***Sie brauchen schnellstens eine ärztliche Behandlung!***

Siehe Checkliste **15** ***Verwirrung, Desorientierung, Delirium.***

NEIN

Haben Sie nur kurz vor dem Einschlafen oder kurz nach dem Aufwachen Halluzinationen?

JA → *Das kann vorkommen und ist ohne Belang.*

NEIN

Sind Sie ein schwerer Trinker?

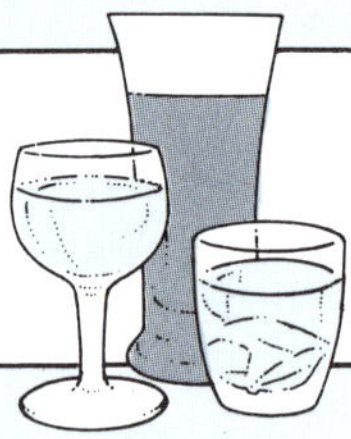

JA → *Alkoholmißbrauch provoziert häufig Halluzinationen. Siehe »Gefahren des Alkohols«, Seite 42–47, und »Alkoholismus«, Seite 360f.*

NEIN

Haben Sie den Eindruck, als ob Sie einen vor kurzem verstorbenen Menschen gesehen oder gehört hätten?

JA → *Keine Sorge – vor allem beim Verlust eines geliebten Menschen können solche Halluzinationen bisweilen auftreten.*

NEIN

Hören Sie ab und zu Stimmen, die Sie mit Anschuldigungen und »Verleumdungen« verfolgen?

JA → *Sie leiden unter einer (endogenen) Depression (Seite 350) oder unter Schizophrenie (Seite 353).* ***Eine sofortige psychiatrische Behandlung ist notwendig!***

NEIN

Bot Ihnen diese Checkliste keine Diagnose-Hilfe, konsultieren Sie Ihren Arzt.

22

Beide Geschlechter
Alle Altersgruppen

Alpträume

Träume, die Sie in Angst und Schrecken versetzen, so daß Sie an ihnen aufwachen.

Erste Frage

Haben Sie nur gelegentlich Alpträume?

JA → *Keine Sorge – Ihre Psyche muß sich manchmal »austollen«.*

NEIN ↓

Hatten Sie ein mehr oder weniger schreckliches Erlebnis?

JA → *Alpträume nach schrecklichen Erlebnissen sind normal.*

NEIN ↓

Fühlen Sie sich unter starkem psychischem Streß (Verlust des Arbeitsplatzes, Verlust eines geliebten Menschen usw.), und leiden Sie an Lebensangst?

JA → *Sie leiden an Depressionen (Seite 347, 350). Suchen Sie einen Psychiater oder Psychotherapeuten auf.*

NEIN ↓

Sind Sie zur Zeit krank?

JA → *Alpträume sind vor allem bei fieberhaften Erkrankungen häufig.*

NEIN ↓

Fortsetzung nächste Spalte

Fortsetzung der ersten Spalte

Haben Sie kürzlich mit der Einnahme von Schlaftabletten aufgehört?

JA → *Ihre Schlaf- und Traumphasen wurden durch das Schlafmittel beeinträchtigt. Sie holen Träume nach. In einigen Tagen ist Ihre Traumwelt wieder normal.*

NEIN ↓

Haben Sie zuviel Alkohol getrunken, oder sind Sie seit kurzem »trocken«?

JA → *Alkoholmißbrauch oder plötzlicher Alkoholentzug stört das Schlaf- und Traummuster.*

NEIN ↓

Nehmen Sie zur Zeit irgendwelche starken Medikamente?

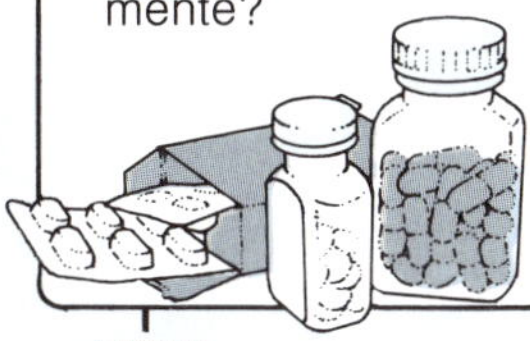

JA → *Manche Medikamente können die Häufigkeit von schlechten Träumen erhöhen. Sprechen Sie mit Ihrem Arzt!*

NEIN ↓

Konnten Sie keine Frage mit Ja beantworten, konsultieren Sie Ihren Arzt!

23

Beide Geschlechter
Alle Altersgruppen

Haarausfall

Erste Frage

Ist Ihr Haar generell schütter geworden?

JA → Geschah dies 2–3 Monate nach einer fieberhaften Erkrankung?

JA → *Das kann gelegentlich vorkommen. In ein paar Monaten stoppt der Haarausfall wieder. Sprechen Sie mit Ihrem Arzt, wenn Sie beunruhigt sind.*

NEIN → Nehmen Sie laufend Medikamente ein?

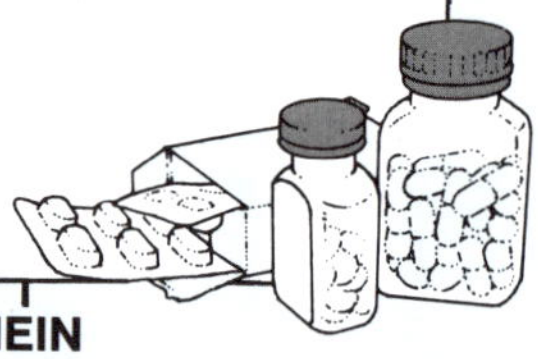

JA → *Einige Medikamente (z. B. Kreislaufmittel oder Chemotherapeutika gegen Krebs) können einen Haarverlust provozieren. Sprechen Sie mit Ihrem Arzt darüber.*

NEIN → Sind Sie eine Frau?

JA → Stellte sich Ihr Haarverlust 2–3 Monate nach einer Geburt ein?

JA → *Die Ursache Ihres Haarausfalles ist hormonell bedingt. Nach einiger Zeit stoppt er von selbst.*

NEIN (Haar generell schütter geworden?) → 1

NEIN (Sind Sie eine Frau?) → 2

NEIN (Haarverlust nach einer Geburt?) → 3

1 *Fortsetzung nächste Seite, Spalte 1*

2 *Fortsetzung nächste Seite, Spalte 2*

3 *Fortsetzung nächste Seite, Spalte 3*

1 *Fortsetzung der linken Seite, Spalte 1*

2 *Fortsetzung der linken Seite, Spalte 2*

3 *Fortsetzung der linken Seite, Spalte 3*

Wurde Ihr Haarkleid ganz allmählich im Laufe der Jahre schütter?

JA → *Das kann ein ganz normaler Prozeß beim Älterwerden sein. Einem schnelleren Haarausfall können hingegen eine Pilzerkrankung (Trichophytie, Seite 406) oder zu aggressive Shampoos zugrunde liegen.*

NEIN

Entwickelt sich bei Ihnen allmählich eine Stirn- und Oberkopf-Glatze?

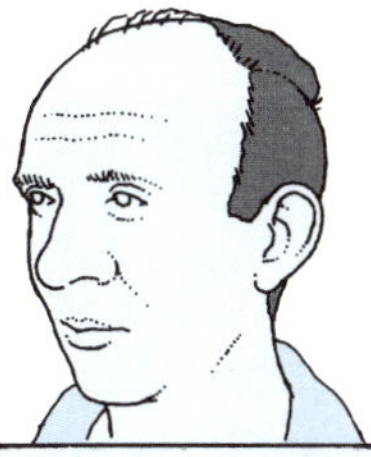

JA → *Ihr eklatanter Haarausfall hat hormonelle Ursachen (überdurchschnittlicher Spiegel an männlichen Hormonen). Siehe Seite 394.*

NEIN

Haben sich bei Ihnen plötzlich kahle Flecken (vielleicht auch nur ein Fleck) entwickelt?

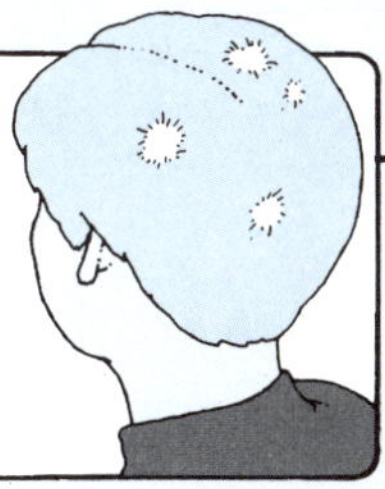

JA → *Dieses Haarproblem kann durch ein Hautekzem (z. B. Lichen, Seite 400), durch Pilze (Trichophytie, Seite 406; Mikrosporie, Seite 407) oder eine spezielle Kondition des Haarbodens (Alopecia areata = »kreisrunder Haarausfall«, Seite 394) verursacht werden.*

NEIN

Unterziehen Sie sich häufig speziellen Frisurtechniken, zum Beispiel:

- O zu heißes Fönen
- O Dauerwellenbehandlung
- O Färben

JA → *Jede dieser Techniken kann Ihr Haar schädigen — ebenso wie das Waschen mit aggressiven Shampoos. Lassen Sie sich mit der »schuldigen« Technik nicht mehr behandeln, stoppen Haarschädigung und Haarausfall von selbst.*

NEIN

Lesen Sie das Kapitel »Haarausfall« (Seite 394). Sicher fällt Ihnen dann die Diagnose leichter. Es gibt auch noch einige seltenere Ursachen für Haarausfall (z. B. Vergiftung oder Therapie mit Chemotherapeutika bei Krebs). Empfehlung: Suchen Sie bei größeren Haarproblemen einen Hautarzt auf.

24
Beide Geschlechter
Alle Altersgruppen über 2 Jahre

Allgemeine Hautprobleme

Für Babys und Kleinkinder bis zu 2 Jahren siehe Checkliste 88, Hautprobleme bei Kindern.

Erste Frage

Haben Sie Hautprobleme im Gesicht?
- **JA** → *Siehe Checkliste* **25** ***Probleme der Gesichtshaut.***
- **NEIN** ↓

Haben Sie einen roten (entzündeten) Hautausschlag?
- **JA** → Haben Sie Fieber?

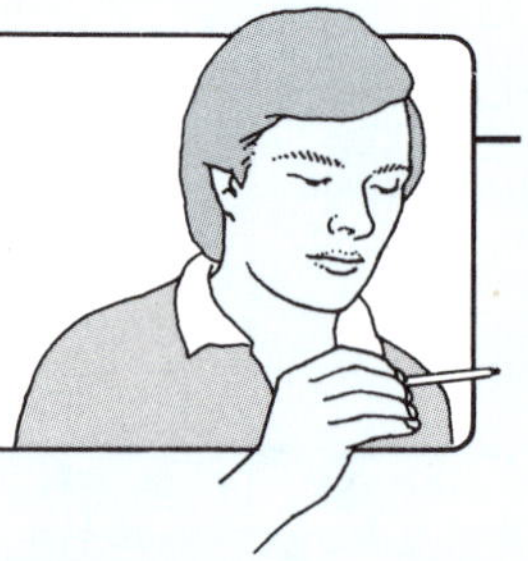

  - **JA** → *Siehe Checkliste* **27** ***Hautausschlag mit Fieber.***
  - **NEIN** → Juckt der Ausschlag?
    - **JA** → *Siehe Checkliste* **26** ***Juckender Hautausschlag.***
    - **NEIN** → Nehmen Sie laufend ein Medikament ein?

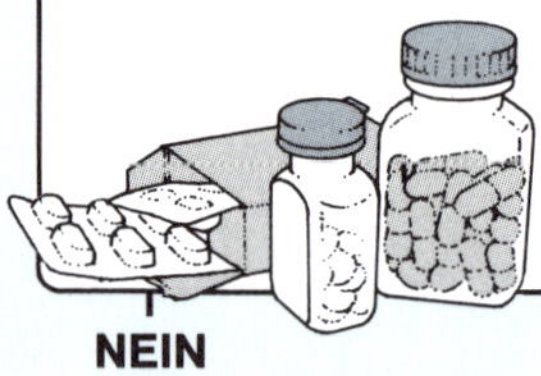

      - **JA** → *Manche Medikamente können bei empfänglichen Menschen einen Hautausschlag verursachen. Siehe »Nebenwirkungen von Medikamenten«, Seite 745. Sprechen Sie mit Ihrem Arzt darüber!*
      - **NEIN** ↓ **2** *Fortsetzung nächste Seite, Spalte 2*
- **NEIN** ↓

Sind nur Ihre Füße betroffen?
- **JA** → *Siehe Checkliste* **69** ***Fußprobleme.***
- **NEIN** ↓

Haben Sie einen oder mehrere Knoten, eine Wucherung oder erhabene Flecken auf der Haut?
- **JA** → *Siehe Checkliste* **28** ***Erhabene Knoten, Schwellungen, Warzen und Wucherungen.***
- **NEIN** ↓

Juckt Ihre Haut lediglich – ohne jede Hautveränderung?
- **JA** → *Siehe Checkliste* **8** ***Juckreiz ohne Hautrötung.***
- **NEIN** ↓ **1** *Fortsetzung nächste Seite, Spalte 1*

1 *Fortsetzung der linken Seite, Spalte 1*

2 *Fortsetzung der linken Seite, Spalte 2*

Sind Sie über 12 Jahre alt?

JA → Haben Sie einen neuen »Leberfleck« entdeckt – mit einem entzündeten Hof? Oder haben sich ein altes Mal oder ein alter »Leberfleck« eigenartig verändert?

- **JA** → ***Suchen Sie unverzüglich einen Hautarzt auf!*** *Es besteht die Möglichkeit, daß Sie ein seltenes malignes Melanom (sehr bösartiger Hautkrebs) haben. Siehe Seite 410.* ***Visuelle Diagnosehilfe 43, Seite 251.***
- **NEIN** ↓

NEIN ↓

Wurden bestimmte Zonen Ihrer Haut viel blasser oder dunkler als die umgebende Haut?

JA → *Sie leiden wahrscheinlich unter einer Störung der Hautpigmentierung (Seite 402). Sprechen Sie mit Ihrem Arzt.* ***Visuelle Diagnosehilfe 44–46, Seite 252.***

NEIN ↓

Haben Sie eine Hautentzündung mit Bläschen, und schmerzt der Bereich ein paar Tage sehr?

JA → *Wahrscheinlich leiden Sie unter Gürtelrose (Zoster, Seite 272). Suchen Sie Ihren Hausarzt auf!* ***Visuelle Diagnosehilfe 25, Seite 246.*** *Vergleiche auch Herpes (Seite 396).* ***Visuelle Diagnosehilfe 24, Seite 246.***

NEIN ↓

Haben Sie leicht entzündete (rote) Hautbereiche mit silbrigen Schüppchen? Oder kreisrunde, entzündliche Flecke mit winzigen Knötchen oder Eiterbläschen und leichter Schuppung?

JA → *Suchen Sie einen Hautarzt auf! Im ersten Fall leiden Sie unter Psoriasis (Schuppenflechte, Seite 401):* ***Visuelle Diagnosehilfe 32, Seite 249.*** *Im zweiten Fall leiden Sie wahrscheinlich unter Trichophytie, einer Pilzerkrankung der Haut (Seite 406).*

NEIN ↓

Haben Sie bräunlichrote oder blaßrosa Hautflecke mit Schuppung, blutige Bläschen am Rumpf oder rauhe, schuppende Hautbereiche mit Juckreiz?

JA → *Sie leiden – je nach Erscheinungsbild – an einer bestimmten Form der Pityriasis (Seite 400):* ***Visuelle Diagnosehilfe 19, Seite 244.***

NEIN ↓

Hauterkrankungen sind oft schwer zu unterscheiden. Sichergehen können Sie nur, wenn Sie einen guten Hautarzt aufsuchen.

Früherkennung von Hautkrebs

Suchen Sie bei jeder eigenartigen Hautveränderung oder -wucherung einen Hautarzt auf! Dunkle Wucherungen (z. B. eines »Leberflecks«) mit einem entzündlich geröteten Hof können ein Melanom, einen sehr bösartigen Hautkrebs, signalisieren (Seite 410).
Sofort Hautarzt aufsuchen!

25

Beide Geschlechter
über 2 Jahre

Probleme der Gesichtshaut

Jede Rötung bzw. jeder Hautausschlag und jedes Hautproblem der Gesichts- und Stirnhaut. Für Babys und Kinder bis zu 2 Jahren siehe Checkliste 88.

Erste Frage

Haben Sie einen geröteten Ausschlag mit Bläschen, Knötchen Schuppen, evtl. mit Juckreiz?

JA → *Möglicherweise haben Sie ein seborrhoisches Ekzem (gelbliche Schuppung, kein oder geringer Juckreiz), siehe Seite 398. Dieses Ekzem kann auch den behaarten Kopf befallen. Oder Sie haben ein allergisches Kontaktekzem (mit Bläschen, Knötchen oder juckenden, geröteten Hauterhebungen); siehe Seite 280. In Frage kommen kann auch die Psoriasis (Schuppenflechte, Seite 401) – vor allem im Stirnbereich. Sie ist durch silbrigweiße Schüppchen auf geröteten Feldern gekennzeichnet. Suchen Sie einen Hautarzt auf!*

NEIN ↓

Beschränkt sich der Ausschlag auf den Bartbereich (Eiterpusteln, Schuppen)?

JA → *Sie haben eine Bartflechte (je nach Erscheinungsbild sind Bakterien oder Pilze die Ursache). Siehe Seite 395. Suchen Sie einen Hautarzt auf!*

NEIN ↓

Haben Sie große »Mitesser« mit schwarzen Köpfen, talgige »Rubbel« und kleinere Abszesse im Gesichtsbereich?

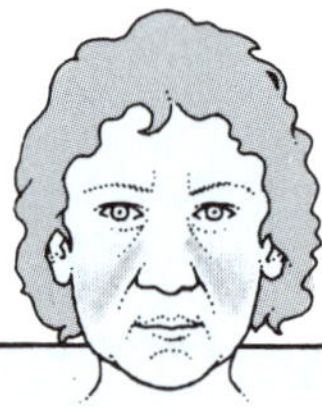

JA → *Sie leiden unter Akne (Seite 678). Suchen Sie einen Hautarzt auf!*
Visuelle Diagnosehilfe 30, Seite 248.
Zur Differentialdiagnose: Ähnlich, aber seltener ist Rosazea. Siehe nächste Frage.

NEIN ↓

Haben Sie bläulich-rote Bereiche im Gesicht mit Gefäßreisern, Talgdrüsenwucherungen, Knötchen oder Eiterpusteln?

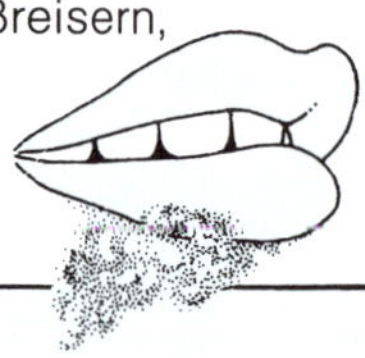

JA → *Wahrscheinlich leiden Sie unter Rosazea (Seite 408). Suchen Sie einen Hautarzt auf!*

NEIN ↓

Haben Sie einen Bläschenausschlag im Mund- oder Nasenbereich?

JA → *Wahrscheinlich haben Sie eine Herpes-Infektion. Bei der leichteren Form (Herpes-simplex-Virus) juckt der Ausschlag nicht, oder er irritiert nur. Bei der schweren Form brennt er. Siehe dazu Seite 396. Suchen Sie einen Hautarzt auf!*
Visuelle Diagnosehilfe 24, 25 Seite 246.
Siehe auch nächste Frage (Impetigo)!

NEIN ↓

Fortsetzung nächste Seite

Fortsetzung der linken Seite

Hatten Sie zuerst kleine Bläschen, die schnell vergingen, und haben Sie jetzt honiggelbe Borkenauflagerungen auf kleinen, oberflächlichen Geschwüren?

JA → *Sie leiden unter der kleinblasigen Impetigo (Kontaktinfektion mit Eitererregern), siehe Seite 393. Suchen Sie einen Hautarzt auf!* ***Visuelle Diagnosehilfe 22, Seite 245.*** *Siehe auch nächste Frage!*

NEIN ↓

Hatten Sie größere schlaffe Blasen, und haben Sie jetzt wenig verkrustete Flächen mit randweißen Blasenresten?

JA → *Sie leiden unter der großblasigen Impetigo, die sehr infektiös ist. Siehe Seite 393. Hautarzt aufsuchen!*

NEIN ↓

Hat sich ein »Muttermal« oder »Leberfleck« in Ihrem Gesicht stark verändert, und hat er jetzt einen entzündlichen roten Hof?

JA → ***Suchen Sie unverzüglich einen Hautarzt auf!*** *Möglicherweise haben Sie ein Melanom, einen sehr bösartigen Hautkrebs (Seite 410).* ***Visuelle Diagnosehilfe 43, Seite 251.***

NEIN ↓

Haben Sie ein Geschwür in Ihrem Gesicht, das sich nach 3 Wochen noch nicht bessert, oder eine Wucherung, die langsam größer wird?

JA → ***Suchen Sie unverzüglich Ihren Hautarzt auf!*** *Wahrscheinlich haben Sie einen gutartigen Hauttumor, möglicherweise Hautkrebs (siehe Seite 409 und 410).* ***Visuelle Diagnosehilfe (Beispiele) 41 und 42, Seite 251.***

NEIN ↓

Es gibt noch andere, seltenere Hautveränderungen im Gesicht. Konnten Sie keine dieser Fragen mit Ja beantworten, suchen Sie Ihren Hautarzt auf.

Hautkrebs

Verdächtig auf Hautkrebs (Seite 410) sind folgende Erscheinungen:

- Geschwür, das innerhalb von drei Wochen nicht heilt und statt dessen größer wird
- eine langsam wachsende warzige Wucherung
- rauhe Stellen mit Schuppung, die wiederholt bluten
- dunkle knotenartige Wucherungen mit rotem Hof und Blutungsneigung (Melanom!)

Hautkrebse schmerzen in der Regel nicht!

26

Beide Geschlechter
über 2 Jahre

Juckender Hautausschlag

Hautausschlag bedeutet: Rötung (Entzündung) oder gerötete Schwellung und/ oder Bildung von Bläschen, Knötchen, Pusteln, Schuppen und anderen Hautveränderungen.

Erste Frage

Haben Sie Fieber?

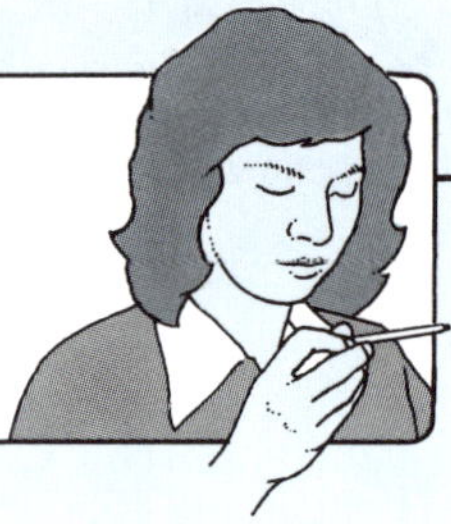

JA → *Siehe Checkliste* **27** ***Hautausschlag mit Fieber.***

NEIN ↓

Haben Sie einen Hautausschlag, der unscharf zur Umgebung abgegrenzt ist?

JA → Sitzt dieser Ausschlag an einer Stelle, an der Sie ein Kosmetikum benutzen, Schmuck tragen oder mit Blumen, Kunstfasern oder Tierhaaren in Berührung kommen?

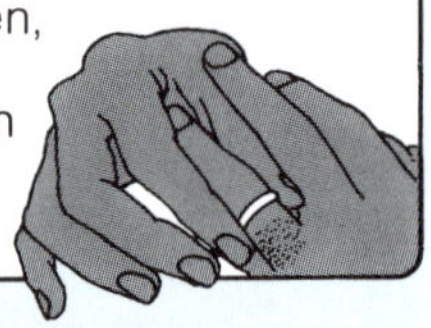

JA ↓ *Wahrscheinlich haben Sie ein Kontaktekzem (Seite 280). Suchen Sie einen Hautarzt auf!* ***Visuelle Diagnosehilfe 13—15, Seite 243.***

NEIN ↓ Haben Sie entzündlich gerötete Bereiche mit feiner Schuppung, hautfarbenen Knötchen und quälendem Juckreiz?

JA ↓ *Wahrscheinlich leiden Sie unter einem endogenen Ekzem (Seite 398).* ***Suchen Sie sofort Ihren Hautarzt auf!***

NEIN ↓ Haben Sie rötliche Knötchen (bisweilen mit Schüppchen), die stark jucken?

JA ↓ *Wahrscheinlich leiden Sie an einer Form von Lichen ruber (Seite 399/400). Suchen Sie Ihren Hautarzt auf!*

NEIN ↓ *Sie haben irgendein anderes Ekzem oder eine andere juckende Hauterkrankung. Suchen Sie einen Hautarzt auf!*

NEIN ↓

Haben Sie eine gerötete Schwellung, die scharf begrenzt ist?

JA ↓ *Wahrscheinlich haben Sie Urtikaria oder ein Quincke-Ödem (flächenhafte Schwellung) — beide allergisch bedingt. Siehe Seite 286. Suchen Sie einen Hautarzt auf.* ***Visuelle Diagnosehilfe 16, 18, Seite 244.***

NEIN ↓

Fortsetzung nächste Seite

Fortsetzung der linken Seite

Nehmen Sie zur Zeit ein Medikament ein?

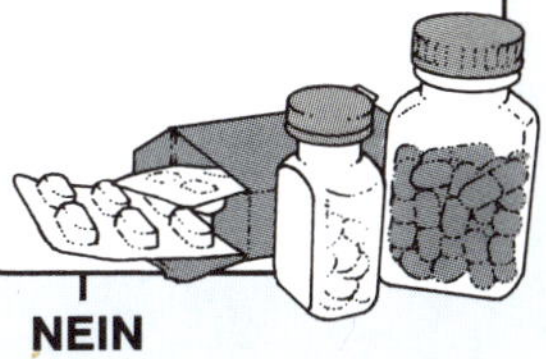

JA → *Möglicherweise haben Sie ein Arzneimittel-Exanthem (Seite 282). Die Hauterscheinungen können mannigfacher Art sein: z. B. Urtikaria (siehe linke Seite unten und Seite 286) oder Knötchen-Ausschlag.*

NEIN ↓

Haben Sie scharf begrenzte rötliche Flecke mit Schuppung (bisweilen auch mit kleinen Knötchen oder Bläschen)?

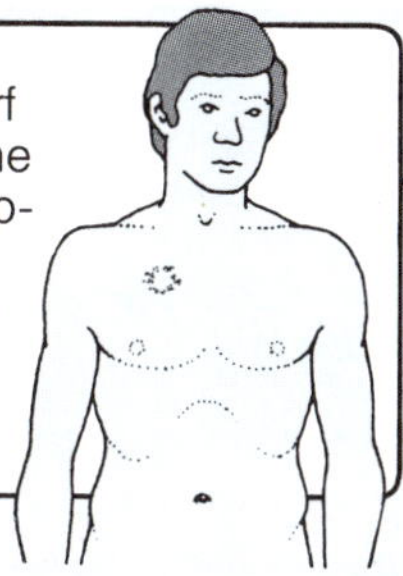

JA → *Wahrscheinlich leiden Sie unter einer Pilzerkrankung der Haut (Seite 404/407). Suchen Sie einen Hautarzt auf!*
Visuelle Diagnosehilfe 20, Seite 245.

NEIN ↓

Haben Sie eine flächige Rötung, die besonders nachts stark juckt?

JA → Bemerken Sie innerhalb des geröteten Bereichs leicht erhabene Linien oder infizierte Stellen?

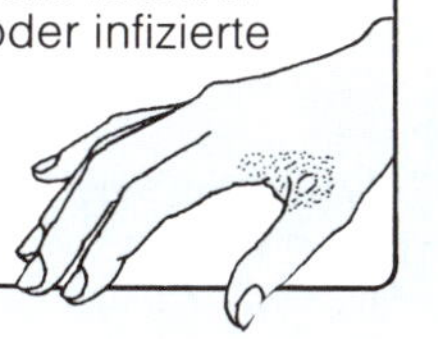

JA ↓ *Sie leiden an Skabies (Krätze), einer Parasiten-Erkrankung (Seite 729). Suchen Sie einen Hautarzt auf!*
Visuelle Diagnosehilfe 67, Seite 256.

NEIN ↓

Haben Sie einen oder mehrere entzündlich gerötete »Hubbel«?

JA → *Wahrscheinlich wurden Sie von einem Insekt gestochen bzw. gebissen.*
Visuelle Diagnosehilfe 68, Seite 256.
⊕ Erste Hilfe, Seite 718.
Bei schweren oder sich verschlimmernden Fällen suchen Sie Ihren Arzt auf!

NEIN ↓

Haben Sie Ihren Fall hier nicht gefunden, konsultieren Sie einen Arzt!

27

Beide Geschlechter
Alle Altersgruppen

Hautausschlag mit Fieber

Erste Frage

Haben Sie kleine rote Flecken im Gesicht und am Rumpf?

JA → Haben Sie Schnupfen und/oder trockenen Husten sowie gerötete Augen?

JA → *Sie haben wahrscheinlich Masern (Seite 657). Rufen Sie einen Arzt!* ***Visuelle Diagnosehilfe 27, Seite 247. Seite 247.***

NEIN → Haben Sie Lymphknotenschwellungen, besonders im seitlichen Nakkenbereich, und nur leichtes Fieber?

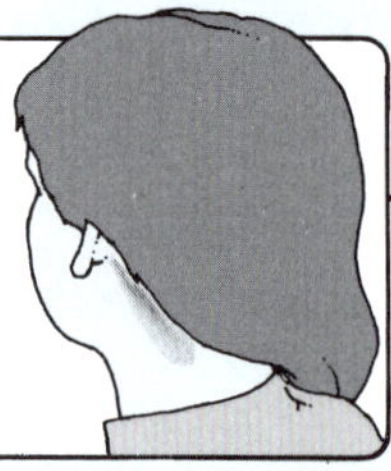

JA → *Sie haben Röteln (Seite 659).* ***Visuelle Diagnosehilfe 27, Seite 247.*** *Rufen Sie einen Arzt zur Abklärung der Diagnose!*

NEIN → Haben Sie linsengroße rote Flecke, die sich innerhalb von Stunden in Knötchen und später in Bläschen verwandeln und jucken?

NEIN (Erste Frage) → Haben Sie linsengroße rote Flecke, die sich innerhalb von Stunden in Knötchen und später in Bläschen verwandeln und jucken?

JA → *Wahrscheinlich haben Sie Windpocken (Seite 660). Rufen Sie einen Arzt.* ***Visuelle Diagnosehilfe 28, Seite 247.***

NEIN → Haben Sie einen purpurnen Hautausschlag (purpurne Flecken)?

JA → Haben Sie daneben zwei oder drei der folgenden Symptome?
- Erbrechen
- Kopfschmerzen
- Mißempfindung bei hellem Licht
- starke Schmerzen, wenn Sie versuchen, den Kopf nach vorn zu beugen

JA → ***Notfall! Einlieferung in eine Klinik notwendig.*** *Wahrscheinlich haben Sie Meningitis (Hirnhautentzündung). Siehe Seite 324.*

NEIN → ***Konsultieren Sie unverzüglich Ihren Arzt!*** *Möglicherweise leiden Sie an einer »anaphylaktoiden Purpura«, einer Blutzell-Störung.*

NEIN → *Kommt keine der genannten Diagnosen in Frage, konsultieren Sie Ihren Arzt!*

28

Beide Geschlechter
Alle Altersgruppen

Erhabene Knoten, Schwellungen, Warzen und Wucherungen

Erste Frage

Haben Sie in der Haut einen geröteten, schmerzhaften »Buckel« mit einer eitrigen Einschmelzung?

JA → *Sie haben einen Furunkel (Seite 392).* ***Visuelle Diagnosehilfe 23, Seite 245.*** *Eine spannende rötliche Anschwellung verweist auf ein allergisches Quincke-Ödem (Seite 286), rötliche Schwellungen mit Fieber auf ein Erysipel (Seite 393) oder ein Phlegmon (Seite 394). Arzt rufen!*

NEIN ↓

Hat sich auf Ihrer Haut eine dunkelfarbene Wucherung entwickelt, die langsam wächst und von einem entzündlichen Hof umgeben ist? Oder hat sich ein »Leberfleck« eigenartig verändert?

JA → ***Suchen Sie sofort einen Hautarzt auf!*** *Möglicherweise verbirgt sich hinter diesen Hauterscheinungen ein Melanom, ein bösartiger Hautkrebs. Siehe Seite 410.* ***Visuelle Diagnosehilfe 43, Seite 251.***

NEIN ↓

Haben Sie rauh-zerklüftete verhornte Wucherungen an Händen und Füßen?

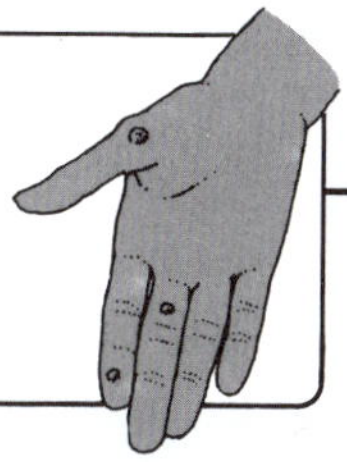

JA → *Sie haben harmlose Warzen (Seite 395).* ***Visuelle Diagnosehilfe 37, Seite 250.*** *Sind Sie über 40 Jahre, sollten Sie bei eigenartigen oder immer wieder nachwachsenden Warzen den Hautarzt aufsuchen (möglicher Hauttumor!).*

NEIN ↓

Haben Sie verdickte, hornartige Schwielen an den Füßen, vor allem am Ballen der großen Zehe?

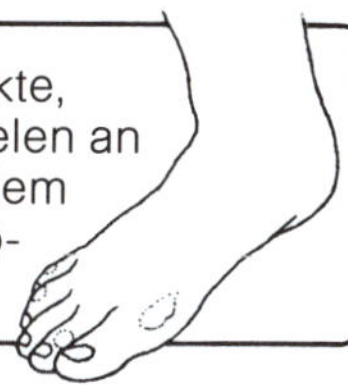

JA → *Sie haben Hornschwielen. Siehe Seite 395.*

NEIN ↓

Haben Sie eine einzelne warzenartige Wucherung, die immer weiter wächst?

JA → ***Suchen Sie unverzüglich einen Hautarzt auf!*** *Wahrscheinlich handelt es sich um eine Warze, aber möglicherweise auch um einen Hauttumor (Seite 409), der bösartig entarten, d. h. zum Hautkrebs werden kann. Besonders wenn das Zentrum der warzenartigen Wucherung geschwürig zerfallen ist, liegt der Verdacht auf einen Hautkrebs nahe (siehe Seite 410).* ***Visuelle Diagnosehilfe 37, 41, 42 (Seite 250 und 251).***

NEIN ↓

Es gibt eine Reihe von Tumoren der Haut. Die meisten sind gutartig, einige von ihnen können aber bösartig werden oder sind von Haus aus bösartig (Seite 409/410). Doch außer dem Melanom (Seite 410) sind alle Hautkrebse hundertprozentig heilbar, wenn sie rechtzeitig entfernt werden. Suchen Sie deshalb bei jeder eigenartigen Hautveränderung einen Hautarzt auf.

29 Augenschmerzen

Beide Geschlechter
Alle Altersgruppen

Erste Frage

Haben Sie Ihr Auge verletzt?

JA → Ist die Verletzung »augenscheinlich«?

JA → ***Suchen Sie unverzüglich einen Augenarzt auf!*** *Jede Augenverletzung erfordert eine sofortige Behandlung. Siehe dazu Seite 372 f. (Hornhauterkrankungen).*

NEIN → Haben Sie starke Schmerzen oder Sehstörungen?

JA → ***Suchen Sie unverzüglich einen Augenarzt auf!*** *Jede Augenverletzung erfordert eine sofortige Behandlung. Siehe dazu Seite 372 f. (Hornhauterkrankungen).*

NEIN → *Bei leichten Schmerzen siehe* ⊕ ***Erste Hilfe, Seite 709.*** *Hören die Schmerzen nicht auf oder stellen sich Sehstörungen ein,* ***suchen Sie unverzüglich einen Augenarzt auf!***

NEIN → Haben Sie Sehstörungen, ist das Auge gerötet, und/oder tut Licht weh?

JA → ***Suchen Sie unverzüglich einen Augenarzt auf!*** *Wahrscheinlich haben Sie ein akutes Glaukom (Grüner Star, Seite 376) oder eine Iritis (Entzündung der Iris, Seite 374).*

NEIN → Ist ein Auge oder ein Augenlid rot?

JA → Ist das Augenlid einwärts gekehrt?

JA → *Sie leiden unter einem Entropium des Lids (Seite 371). Suchen Sie einen Augenarzt auf!* ***Visuelle Diagnosehilfe 59, Seite 255.***

NEIN → Ist ein Lid entzündlich geschwollen?

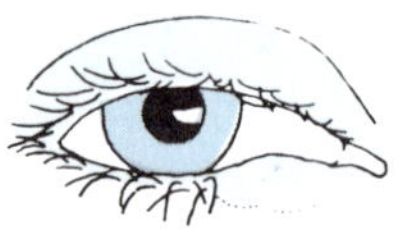

JA → *Sie haben ein »Gerstenkorn«, eine akute eitrige Entzündung von Liddrüsen (Seite 370).* ***Visuelle Diagnosehilfe 53, Seite 254.***

NEIN → 2 *Fortsetzung nächste Seite, Spalte 2*

NEIN → 1 *Fortsetzung nächste Seite, Spalte 1*

1 Fortsetzung der linken Seite, Spalte 1

2 Fortsetzung der linken Seite, Spalte 2

Ist das Auge entzündet?

JA → Kommt es zu einer schleimigen Absonderung?

JA → *Wahrscheinlich haben Sie eine Augenbindehautentzündung (Konjunktivitis, Seite 371). Suchen Sie einen Augenarzt auf!* ***Visuelle Diagnosehilfe 55, Seite 254.***

NEIN → *Sie leiden wahrscheinlich an einem »trockenen Auge«. Suchen Sie einen Augenarzt auf!*

NEIN → Ist das Auge »wäßrig«?

JA → *Wahrscheinlich haben Sie einen Fremdkörper im Auge. Siehe auch Seite 371 (nasses Auge).*

⊕ ***Erste Hilfe, Seite 709.***

NEIN →

Scheint der Schmerz hinter dem Augen zu liegen?

JA → Haben Sie zwei oder mehr der folgenden Symptome?
- ○ schwere Kopfschmerzen
- ○ Mißempfinden bei hellem Licht
- ○ Schläfrigkeit oder Verwirrungszustand
- ○ Schmerzen, wenn Sie Ihren Kopf nach vorn beugen

JA → ***Notfall! Sofortige Einweisung in eine Klinik ist notwendig.*** *Wahrscheinlich haben Sie eine Hirnhautentzündung (Meningitis, Seite 324) oder eine bestimmte Hirnblutung (Seite 322).*

NEIN → Schmerzt der Schläfenbereich bei Berührung?

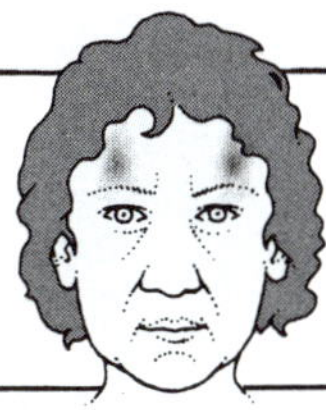

JA → ***Suchen Sie unverzüglich einen Arzt auf!*** *Wahrscheinlich haben Sie eine Entzündung der Schläfenarterie (Seite 435).*

NEIN → Haben Sie Schmerzen bei Berührung im Backenknochen-, Nasen- oder Stirnbereich?

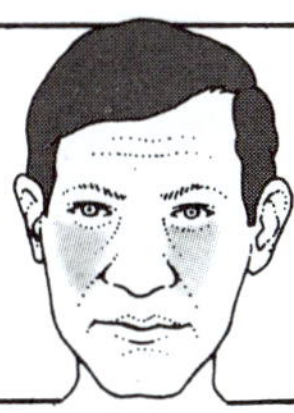

JA → *Wahrscheinlich haben Sie eine Entzündung der Nasennebenhöhlen (Seite 451). Diese Diagnose liegt besonders dann nahe, wenn Sie unter einem hartnäckigen Schnupfen leiden oder litten. Hals-Nasen-Ohren-Arzt aufsuchen!*

NEIN →

Es gibt noch eine Reihe seltenerer Ursachen für Schmerzen im Augenbereich. Konsultieren Sie unbedingt Ihren Arzt!

30

Beide Geschlechter
Alle Altersgruppen

Sehstörungen

Jede Einschränkung des Sehvermögens, verschwommenes Sehen, Doppeltsehen, Verzerrtsehen, verschleiertes Sehen, Sehen von Blitzen, Funken usw.

Erste Frage

Hatten Sie vor kurzem eine Kopfverletzung?

JA → ***Möglicher Notfall!***
Rufen Sie unverzüglich Ihren Arzt an, damit er das Nötige veranlassen kann. Denn es besteht die Möglichkeit, daß Sie eine Hirnblutung haben (Seite 322).

NEIN ↓

Haben Sie einen plötzlichen Gesichtsfeld-Ausfall erlitten (siehe dazu Seite 378 oben)?

JA → ***Suchen Sie unverzüglich einen Augenarzt oder eine Augenklinik auf!***
Selbst wenn der Gesichtsfeld-Ausfall (in einer bestimmten Blickrichtung liegt das, was Sie sehen könnten, plötzlich teilweise oder total »wie hinter einem Vorhang«) nur vorübergehend war, besteht die Möglichkeit, daß Sie an einer schwerwiegenden Erkrankung leiden (z. B. an einem arteriellen Verschluß, Seite 381). Möglicherweise hatten Sie auch eine schlaganfallähnliche Attacke (»TIA«, Seite 320).

NEIN ↓

Sehen Sie verzerrt oder verschleiert?

JA → Ist nur ein Auge betroffen?

- **JA** → Schmerzt das Auge, und ist es gerötet?

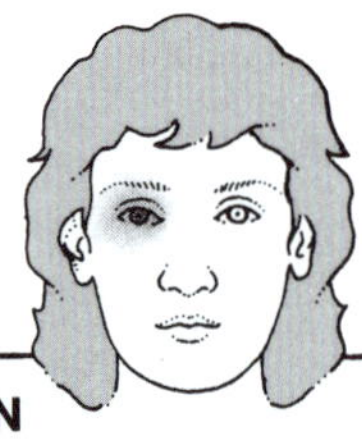

  - **JA** → ***Suchen Sie unverzüglich einen Augenarzt auf!***
    Wahrscheinlich haben Sie einen akuten Grünen Star (Glaukom, Seite 376).
  - **NEIN** → ***Suchen Sie unverzüglich einen Augenarzt auf!***
    Wahrscheinlich haben Sie eine Netzhauterkrankung (z. B. eine Netzhautablösung, Seite 380).

- **NEIN** → Schmerzen beide Augen? Traten die Sehstörungen innerhalb der beiden letzten Tage auf?
  - **JA** → ***Suchen Sie unverzüglich einen Augenarzt auf!***
    Sie haben eine ernstzunehmende Augenerkrankung, z. B. eine Iridozyklitis (Entzündung der Iris und des Glaskörpers, Seite 374).
  - **NEIN** → 2

NEIN → 1

1 *Fortsetzung nächste Seite, Spalte 1*

2 *Fortsetzung nächste Seite, Spalte 2*

1 Fortsetzung der linken Seite, Spalte 1

2 Fortsetzung der linken Seite, Spalte 2

Nehmen Sie irgendein Medikament ein?

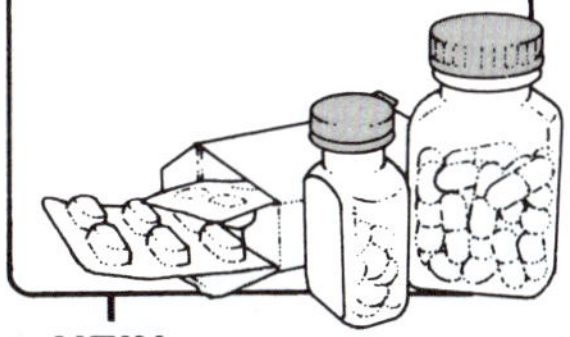

JA → ***Konsultieren Sie unverzüglich Ihren Arzt!*** *Manche Medikamente können Sehstörungen hervorrufen. Siehe »Nebenwirkungen von Medikamenten« (Seite 745).*

NEIN ↓

Sind Sie Diabetiker?

JA → *Möglicherweise haben Sie eine diabetesbedingte Netzhauterkrankung (Seite 295/296).*

NEIN ↓

Sind Sie über 50 Jahre alt?

JA → *Suchen Sie einen Augenarzt auf! Möglicherweise entwickelt sich bei Ihnen ein Grauer Star (Seite 374) oder eine andere Augenkrankheit.*

NEIN ↓

Sehen Sie plötzlich doppelt?

JA → *Suchen Sie einen Augenarzt auf! Wahrscheinlich leiden Sie unter einer plötzlichen Augenmuskellähmung (Seite 382).*

NEIN ↓

Sehen Sie »fliegende Mücken«?

JA → *Suchen Sie einen Augenarzt auf. Wahrscheinlich haben Sie eine Glaskörpertrübung, wie sie z. B. bei der Iritis (Entzündung der Iris, Seite 374) vorkommt.*

NEIN ↓

Sehen Sie Blitze oder Funken?

JA → ***Suchen Sie sofort einen Augenarzt auf!*** *Wahrscheinlich leiden Sie an einer Netzhautablösung (Seite 380). Flimmern mit einem Gesichtsfeldausfall ist oft ein Zeichen eines beginnenden Migräneanfalls (Seite 334).*

NEIN → *In diese Checkliste wurden nur die wichtigsten Sehstörungen und einige ihrer möglichen Ursachen eingearbeitet. Am harmlosesten ist das unscharfe Sehen infolge Weit- oder Kurzsichtigkeit, das durch Brillen oder Kontaktlinsen behoben werden kann (Seite 366–368). Grundsätzlich gilt: Alle Formen von Sehstörungen bedürfen der sofortigen Abklärung durch einen Augenarzt! Siehe auch Zusammenstellung auf Seite 382.*

31

Beide Geschlechter
Alle Altersgruppen

Ohrenschmerzen

Erste Frage

Werden die Schmerzen stärker, wenn Sie an Ihrem Ohrläppchen ziehen?

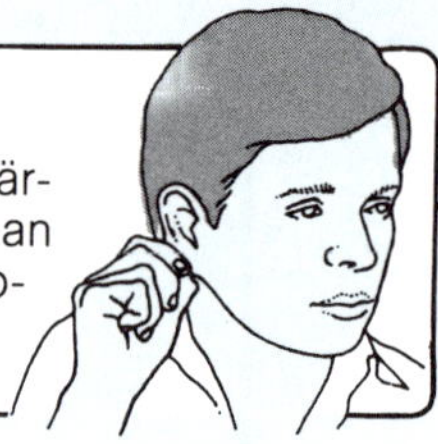

JA → *Wahrscheinlich haben Sie eine Infektion des äußeren Gehörganges (z. B. ein Gehörgangsfurunkel, Seite 387). Suchen Sie einen Ohrenarzt auf!*

NEIN ↓

Haben Sie ein Blockadegefühl in einem oder in beiden Ohren, das durch Schlucken nicht gemindert wird?

JA → Begann das Blockadegefühl während eines Fluges?

- **JA** → *Luftdruckänderungen können vorübergehende Beeinträchtigungen des Mittelohrs bewirken.*
- **NEIN** ↓ Hat sich Ihre Hörfähigkeit im Laufe der letzten Wochen oder Monate verschlechtert?
  - **JA** → *Wahrscheinlich leiden Sie einfach unter einem Ohrenschmalzpfropf (Seite 385).*
  - **NEIN** → *Wahrscheinlich haben Sie eine akute Mittelohrentzündung (Seite 387).*

NEIN ↓

Haben Sie einen schleimig-eitrigen Ausfluß aus dem schmerzenden Ohr?

JA → *Wahrscheinlich haben Sie eine Eiterung im äußeren Gehörgang oder eine Mittelohrentzündung (Seite 387).* ***Suchen Sie unverzüglich einen Ohrenarzt auf!***

NEIN ↓

Sind Sie »erkältet«?

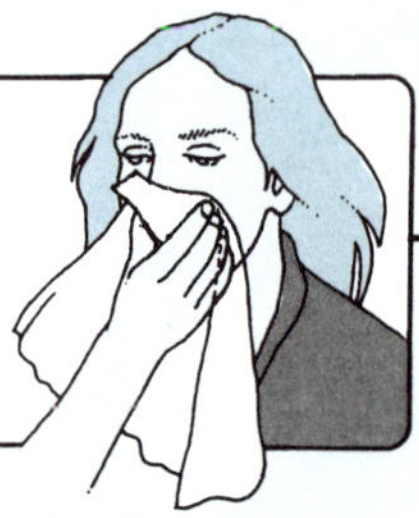

JA → *Leichtere Ohrenschmerzen sind bei grippalen Infekten häufig. Bei schwereren Schmerzen ist jedoch an eine akute Entzündung des Mittelohrs (Seite 387) zu denken.*

NEIN ↓

Haben Sie auch starke Zahnschmerzen?

JA → *Zahnschmerzen können bisweilen bis in den Ohrbereich ausstrahlen.*

NEIN ↓

Möglicherweise haben Sie eine Trommelfellverletzung oder eine Schädigung des Innenohrs infolge extrem starken Knalles in Ohrnähe (Lärmtrauma, Seite 390) oder durch eine extreme Luftdruckveränderung. Aber auch einige seltenere Erkrankungen sind möglich.
Suchen Sie grundsätzlich bei Ohrenschmerzen einen Ohrenarzt auf!

32

Beide Geschlechter
Alle Altersgruppen

Ohrengeräusche

Erste Frage

Hat Ihr Hörvermögen stark nachgelassen?

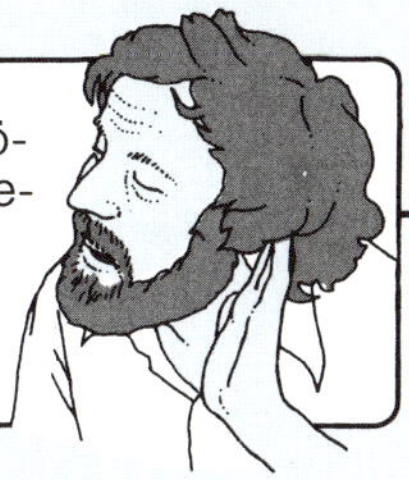

JA → *Siehe Checkliste* **33** ***Schwerhörigkeit und Taubheit.***

NEIN ↓

Saust oder brummt es in einem oder in beiden Ohren?

JA → *Wahrscheinlich haben Sie lediglich einen Gehörgangsverschluß durch einen Ohrenschmalzpfropf (Seite 385). Leiden Sie aber häufig auch unter Drehschwindel, ist eine Ménière-Krankheit (Seite 390) wahrscheinlich. Hat Ihr Hörvermögen nachgelassen, ist eine Otosklerose (Seite 388) anzunehmen.*

NEIN ↓

Pfeift oder zischt es in einem oder in beiden Ohren?

JA ↓

Nehmen Sie Medikamente ein?

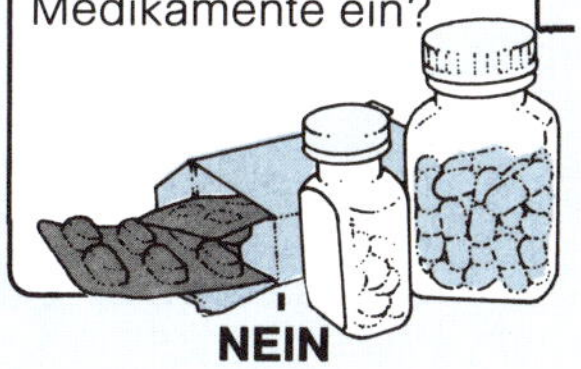

JA → *Bestimmte Medikamente wie manche Antibiotika, Salizylsäuren oder Chinin können eine Schädigung des Innenohrs provozieren. Siehe »Nebenwirkungen von Medikamenten«, Seite 745.*
Konsultieren Sie unverzüglich Ihren Arzt!

NEIN ↓

Dem Zischen und Pfeifen können folgende Erkrankungen bzw. Schädigungen des Innenohrs zugrunde liegen:

- *ein akustisches Trauma durch Explosion, Knall oder Schädelverletzung (Seite 390)*
- *Schädigung durch Infektionskrankheiten (wie Mumps, Meningitis)*
- *Durchblutungsstörungen im Innenohrbereich.*

Suchen Sie unverzüglich einen Ohrenarzt auf!

NEIN ↓

Pulsiert oder klopft es in einem oder in beiden Ohren?

JA ↓

Häufigste Ursachen pulsierender oder klopfender Geräusche sind:

- *Bluthochdruck (Seite 422)*
- *akute Mittelohrentzündung (Seite 387)*

Seltenere Ursachen sind:

- *Mastoiditis (Seite 387 u.)*
- *Aneurysmen (krankhafte sackartige Ausbuchtungen von Gefäßen)*
- *Tumoren im Mittelohrbereich*

Konsultieren Sie unverzüglich einen Ohrenarzt!

NEIN ↓

Grundsätzlich gilt: Bei allen längerdauernden Ohrengeräuschen Ohrenarzt aufsuchen!

33

Beide Geschlechter
Alle Altersgruppen

Schwerhörigkeit und Taubheit

Erste Frage

Haben Sie Ohrenschmerzen?

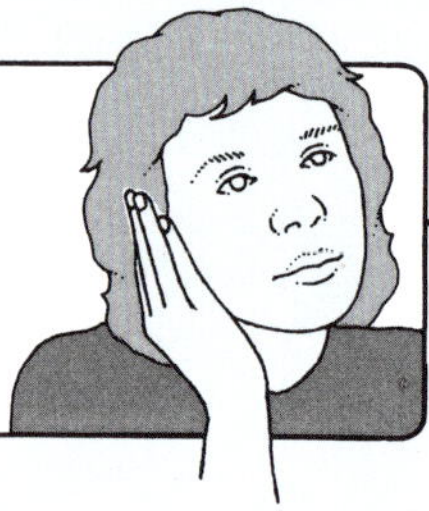

JA → *Siehe Checkliste* **31** ***Ohrenschmerzen.***

NEIN ↓

Hatten Sie eine Mittelohrentzündung, oder haben Sie eine chronische Mittelohreiterung?

JA → *Ihre Schwerhörigkeit ist durch die Mittelohrentzündung (Seite 387) bedingt. Suchen Sie einen Ohrenarzt auf!*

NEIN ↓

Hatten Sie in den letzten Wochen einen grippalen Infekt?

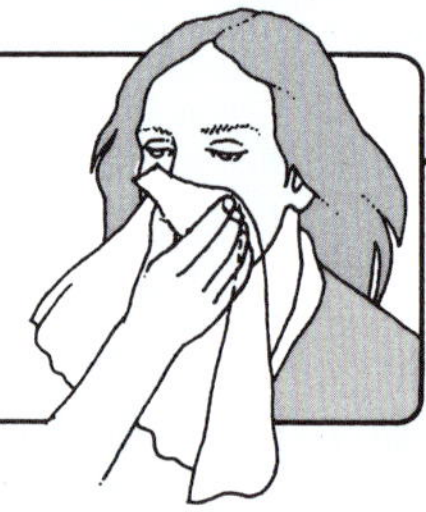

JA → *Möglicherweise ist Ihre Eustachi-Röhre (Verbindungsgang zwischen Mittelohr und Rachen) durch Schleim verlegt. Bessert sich Ihr Hörvermögen nicht innerhalb von drei Tagen, suchen Sie einen Ohrenarzt auf!*

NEIN ↓

Hören Sie Töne niedriger Frequenz (z. B. das Wort »acht«) besser als Töne höherer Frequenz (z. B. das Wort »sieben«)?

JA → Sind Sie beruflich viel Lärm ausgesetzt?

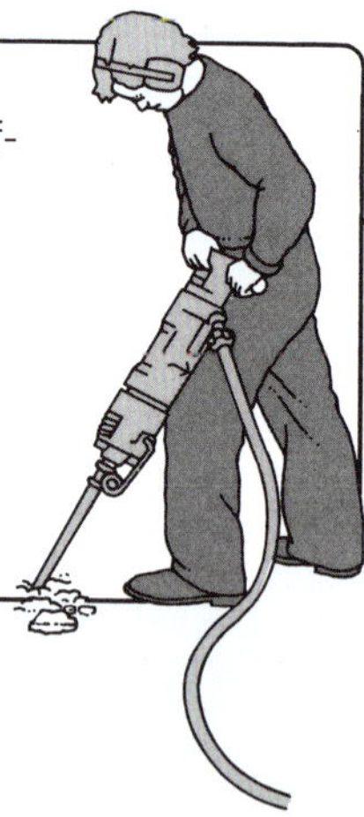

JA → *Wahrscheinlich sind die Haarzellen Ihres Innenohres durch Lärm geschädigt (Schallempfindungsschwerhörigkeit, Seite 384/385). Suchen Sie einen Ohrenarzt auf!*

NEIN ↓

NEIN ↓

Fortsetzung nächste Seite

Fortsetzung der linken Seite

Haben Sie in letzter Zeit Antibiotika, Medikamente mit Chinin oder Salizylsäure eingenommen?

JA → *Möglicherweise sind diese Medikamente die Ursache Ihrer Schallempfindungs-Schwerhörigkeit. Siehe »Nebenwirkungen von Medikamenten«, Seite 745. Sprechen Sie mit Ihrem Ohrenarzt darüber.*

NEIN ↓

Hatten Sie eine Kohlenmonoxidvergiftung, oder sind Sie beruflich Nitrobenzoldämpfen oder anderen chemischen Dämpfen ausgesetzt?

JA → *Wahrscheinlich sind diese akuten bzw. schleichenden Vergiftungen die Ursache Ihrer Schallempfindungs-Schwerhörigkeit. Konsultieren Sie einen Ohrenarzt!*

NEIN ↓

Litten oder leiden Sie unter Mumps, Hirnhautentzündung oder einer Herpes-Virus-Erkrankung?

JA → *Diese Infektionen können eine Schallempfindungs-Schwerhörigkeit verursachen (Seite 388). Konsultieren Sie Ihren Ohrenarzt!*

NEIN ↓

Leiden Sie bisweilen unter Drehschwindel, und haben Sie manchmal sausende oder brummende Ohren?

JA → *Sie leiden unter der Ménière-Krankheit (Seite 390).* ***Suchen Sie unverzüglich einen Ohrenarzt auf!***

NEIN ↓

Sind Sie über 60 Jahre alt?

JA → *Bei älteren Menschen ist eine gewisse Schwerhörigkeit normal. Konsultieren Sie Ihren Ohrenarzt!*

NEIN ↓

Verschlechterte sich Ihr Gehör im Laufe von Wochen oder Monaten?

JA → Waren oder sind beispielsweise Ihr Großvater, Ihre Mutter oder ein Onkel schwerhörig?

- **JA** → *Möglicherweise leiden Sie unter Otosklerose (Seite 388), einer erblichen »Verkalkung« der Labyrinthkapsel des Innenohrs. Konsultieren Sie einen Ohrenarzt: Eine Operation kann Ihre Schwerhörigkeit bessern.*
- **NEIN** → *Sie haben möglicherweise einen Ohrenschmalzpfropf (Seite 385). Ohrenarzt aufsuchen!*

NEIN → *Es gibt noch andere seltenere Ursachen von Schwerhörigkeit (so beispielsweise Schädigungen des Hörnervs oder Tumoren). Suchen Sie grundsätzlich bei jedem Hörverlust einen Ohrenarzt auf!*

34

Beide Geschlechter
Alle Altersgruppen

Schnupfen

Erste Frage

Ist das Nasensekret klar und wäßrig?
- **JA** → Haben Sie Fieber?
- **NEIN** → Ist das Nasensekret dick und gelblich geworden?

Haben Sie Fieber?
- **JA** → Haben Sie Kopfschmerzen, Husten und/oder Gliederschmerzen?
- **NEIN** → Jucken Ihre Augen (Entzündung der Augenbindehaut), leiden Sie unter Tränenfluß und/oder Niesanfällen?

Jucken Ihre Augen (Entzündung der Augenbindehaut), leiden Sie unter Tränenfluß und/oder Niesanfällen?
- **JA** → Haben oder hatten Sie in den vergangenen Tagen eine Rachenentzündung, vielleicht auch nur ein »Kratzen« im Hals?
- **NEIN** → *Sie haben entweder eine einfache »Erkältung«, einen einfachen Schnupfen, d. h. eine Infektion mit bestimmten Viren (Seite 450); oder Sie haben eine Irritation der Nasenschleimhaut durch verschiedene Schadstoffe (Staub, Hitze, chemische Dämpfe oder gechlortes Wasser). Siehe Seite 450 (»Vasomotorischer Schnupfen«).*

Haben oder hatten Sie in den vergangenen Tagen eine Rachenentzündung, vielleicht auch nur ein »Kratzen« im Hals?
- **JA** → *Sie haben eine einfache »Erkältung«, eine Infektion mit bestimmten Viren (Seite 449).*
- **NEIN** → *Sie haben einen »Heuschnupfen«, eine Pollenallergie (Seite 283). Möglich ist auch eine Nahrungsmittelallergie (Seite 284). Suchen Sie Ihren Hausarzt auf!*

Haben Sie Kopfschmerzen, Husten und/oder Gliederschmerzen?
- **JA** → *Sie haben eine Grippe (Seite 267).*
- **NEIN** → *Sie haben eine fieberhafte »Erkältung«, eine Infektion mit bestimmten Viren (Seite 449).*

Ist das Nasensekret dick und gelblich geworden?
- **JA** → Haben Sie Schmerzen im Bereich der Backenknochen, der Nase oder der Stirnhöhle sowie ein Druckgefühl beim Kopfbeugen?
- **NEIN** → *Lesen Sie unbedingt das Kapitel »Schnupfen«, Seite 450.* ***Wichtig:*** *Bei jedem Schnupfen, der länger als 10 – 12 Tage andauert, sollten Sie Ihren Arzt aufsuchen!*

Haben Sie Schmerzen im Bereich der Backenknochen, der Nase oder der Stirnhöhle sowie ein Druckgefühl beim Kopfbeugen?

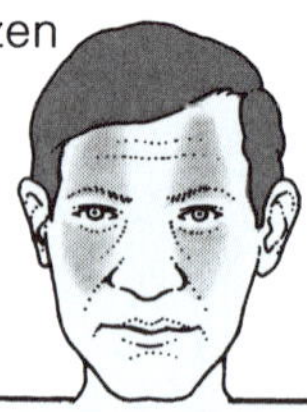

- **JA** → *Sie haben wahrscheinlich eine Entzündung der Nasennebenhöhlen (Seite 451), vor allem wenn Ihr Schnupfen bereits ungewöhnlich lange dauert.* ***Suchen Sie unverzüglich einen Hals-Nasen-Ohren-Arzt auf!***
- **NEIN** → *Sie haben einen gewöhnlichen Schnupfen. Eine zusätzliche Eitererreger-Infektion macht das Sekret gelbgrünlich.*

35

Beide Geschlechter
Alle Altersgruppen

Halsentzündung

Erste Frage

Haben Sie Fieber?

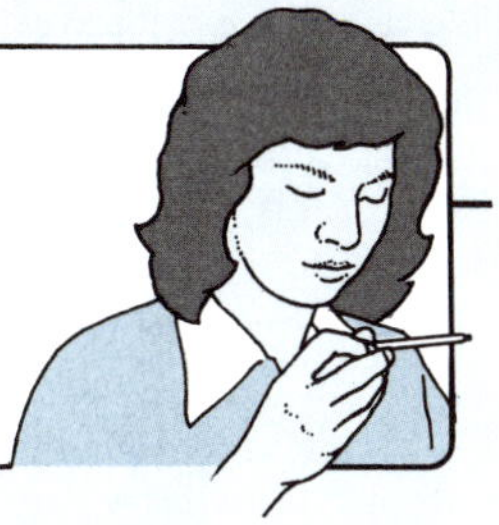

JA → Haben Sie Kopfschmerzen, Husten und/oder Gliederschmerzen?

JA → *Sie haben eine Grippe (Seite 267).*

NEIN ↓

Haben Sie eine Lymphknotenschwellung im Halsbereich?

JA → Ist einer oder sind beide Lymphknoten zwischen Kieferwinkel und Ohr angeschwollen?

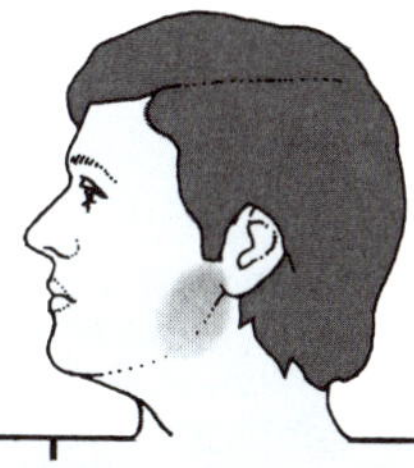

JA → *Wahrscheinlich haben Sie Mumps (Seite 661). Rufen Sie Ihren Arzt!*

NEIN → *Sie haben eine stärkere Rachenentzündung oder eine Mandelentzündung (Seite 454).*
***Wichtig:** Dauern die Symptome länger als eine Woche an, kann ein »Pfeiffer-Drüsenfieber« (Seite 271, »infektiöse Mononukleose«) vorliegen.*

NEIN ↓

Haben Sie Schnupfen, oder müssen Sie niesen?

JA → *Sie haben eine »Erkältung«, eine Virusinfektion, bei der Schnupfen und Kratzen im Hals kombiniert sind (Seite 449).*

NEIN ↓

Sind Sie ein starker Raucher oder Trinker oder haben Sie sich in einer rauchigen Umgebung aufgehalten – z. B. auf einer Party oder am Arbeitsplatz?

JA → *Rauch und Alkohol können eine Rachenentzündung (Pharyngitis, Seite 454) provozieren.*

NEIN ↓

Sind Sie mehr oder weniger heiser, und/oder rauchen Sie Zigaretten?

JA → *Siehe Checkliste* **36** ***Heiserkeit und Stimmverlust.***

NEIN → *Lesen Sie das Kapitel »Rachenentzündung«, Seite 454.
Suchen Sie Ihren Arzt auf, wenn der »rauhe Hals« länger als zwei Tage anhält!*

36

Beide Geschlechter
Alle Altersgruppen

Heiserkeit und Stimmverlust

Erste Frage

Sind Sie seit einem bis zu drei Tagen heiser?

- **JA** → Sind oder waren Sie »erkältet« (Schnupfen, Husten oder Halsentzündung)?

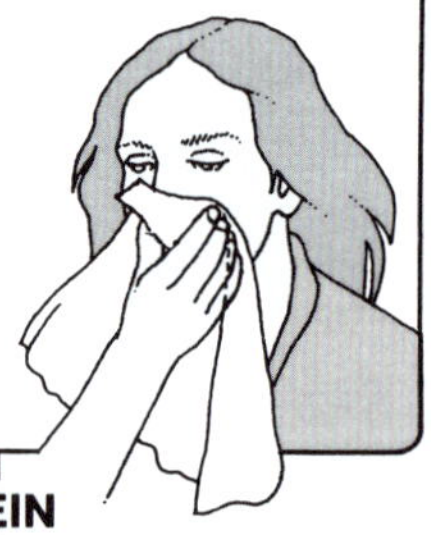

  - **JA** → *Wahrscheinlich haben Sie eine Laryngitis (Kehlkopfentzündung, Seite 456).*
  - **NEIN** → Haben Sie vor der Heiserkeit mehr und länger als gewöhnlich gesprochen?
    - **JA** → *Sie haben Ihre Stimmbänder überbeansprucht. Das gibt sich wieder.*
    - **NEIN** → Stehen Sie unter starkem psychischem Streß? Sind Sie zur Zeit depressiv und ängstlich?
      - **JA** → *Angstzustände können zu einem plötzlichen, vorübergehenden Stimmverlust führen.*
      - **NEIN** → Trinken Sie viel Alkohol?
- **NEIN** → Müssen Sie beruflich viel und laut sprechen oder singen — z. B. als Lehrer oder Sänger?
  - **JA** → *Sie haben eine ständige Irritation bzw. Entzündung der Stimmbänder. Siehe »Laryngitis« (Kehlkopfentzündung), Seite 456.*
  - **NEIN** → Trinken Sie viel Alkohol?

Trinken Sie viel Alkohol?

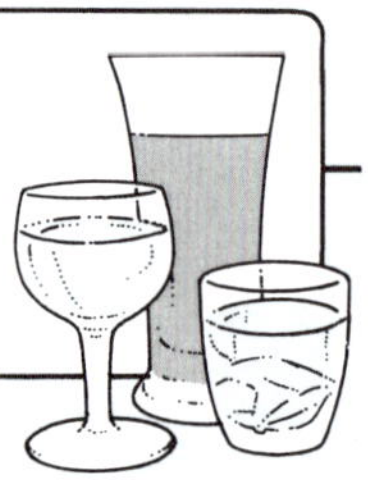

- **JA** → *Alkoholmißbrauch kann den Kehlkopf (mit den Stimmbändern) belasten. Siehe »Laryngitis«, Seite 456.*
- **NEIN**

Fortsetzung nächste Seite

Fortsetzung der linken Seite

Rauchen Sie?

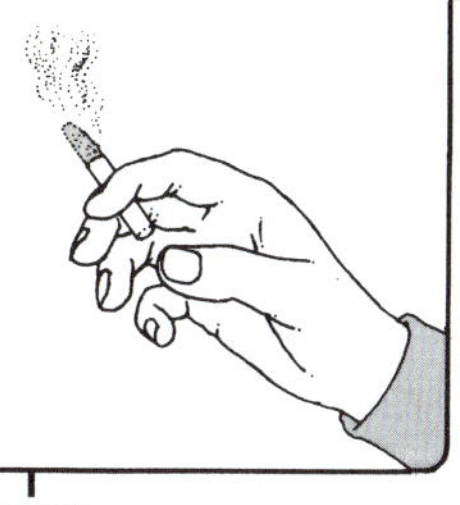

JA → *Zigarettenrauch kann den Kehlkopf (mit den Stimmbändern) belasten bzw. entzünden. Siehe »Laryngitis«, Seite 456.*

NEIN

Haben Sie zwei oder mehr der folgenden Symptome?

- O Kälteempfindlichkeit
- O trockene Haut
- O Gewichtszunahme, ohne daß Sie zuviel essen
- O unerklärliche Müdigkeit

JA → *Möglicherweise haben Sie eine Schilddrüsen-Unterfunktion (Seite 313).*

NEIN

Dauert Ihre Heiserkeit bereits länger als eine Woche an?

JA → ***Suchen Sie unverzüglich einen Hals-Nasen-Ohren-Arzt auf!*** *Wahrscheinlich läßt sich Ihre Heiserkeit einfach erklären (z. B. wenn Sie chemischen Dämpfen ausgesetzt sind). Aber grundsätzlich sollte in Ihrem Fall durch eine exakte Untersuchung die Möglichkeit eines Kehlkopftumors (Seite 456) abgeklärt werden!*

NEIN

Hatten Sie im vergangenen halben Jahr öfter starke Attacken von Heiserkeit oder Stimmverlust?

JA → (siehe oben)

NEIN

Suchen Sie grundsätzlich bei jeder Heiserkeit, die länger als eine Woche dauert, einen Arzt auf!

Krebs-Warnsignale

Häufige Attacken starker Heiserkeit oder jede Heiserkeit, die länger als eine Woche andauert, kann ein Warnsignal für Kehlkopfkrebs sein — besonders wenn Sie ein starker Raucher oder beruflich chemischen Dämpfen ausgesetzt sind!

37

Beide Geschlechter
über 14 Jahre

Husten

Husten bei Kindern siehe Checkliste 94.

Erste Frage

Leiden Sie unter einem trockenen (ohne Auswurf) Reizhusten?

JA → Sind Sie heiser (bis zum vorübergehenden Stimmverlust)?

JA → *Siehe Checkliste* 36 ***Heiserkeit und Stimmverlust.***

NEIN ↓

Haben Sie beim Essen irgendeinen Bissen verschluckt?

JA → *Dann ist Husten eine normale und nützliche Reaktion.*
Siehe dazu auch
⊕ ***Erste Hilfe, Seite 717.***
Steckt der Bissen trotz Hustens fest oder dauert das Husten länger als eine Stunde, ***rufen Sie unverzüglich Ihren Arzt!***

NEIN ↓

Haben Sie chemische Dämpfe oder den Nebel von Insektiziden u. ä. eingeatmet? Oder standen Sie in starkem Rauch oder in einer Staubwolke?

JA → *Chemische Dämpfe (z. B. von starken Reinigungs- bzw. Desinfektionsmitteln), Rauch oder Staub haben Ihre Bronchien irritiert. Das gibt sich wieder.*
Wichtig: *Um zum Teil schwerste Gesundheitsschäden zu vermeiden, sollten Sie die Vorschriften beim Versprühen von Insektiziden u. ä. beachten (gegebenenfalls Maske aufsetzen!).*

NEIN ↓

Haben Sie seit mehr als drei Wochen einen trockenen Reizhusten?

JA → ***Suchen Sie unverzüglich einen Arzt auf!***
Wahrscheinlich haben Sie »nur« eine persistente Entzündung der Luftröhre (Trachetis). Aber ein Lungenkrebs, Asthma oder die Nebenwirkung eines Medikaments könnten die Ursache sein.

NEIN ↓

Krebs-Warnsignale

Ein hartnäckiger, über Wochen währender Husten, der sich plötzlich verschlimmert, ist möglicherweise ein Warnsignal für einen Lungenkrebs. Vor allem dann, wenn Sie ein starker Raucher sind oder beruflich Asbeststaub oder chemischen Dämpfen ausgesetzt sind.

Fortsetzung nächste Seite

Fortsetzung der linken Seite

Husten Sie erst seit ein paar Tagen?

JA → Haben Sie Fieber?

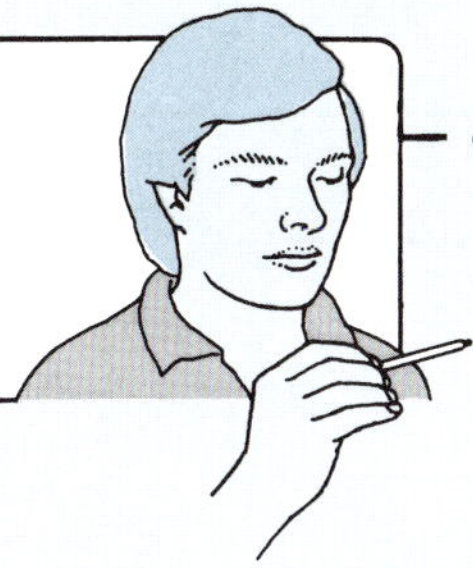

JA → Haben Sie Atemschwierigkeiten und/oder Schmerzen beim Atmen?

JA → ***Rufen Sie unverzüglich Ihren Arzt!*** *Möglicherweise haben Sie eine Lungenentzündung (Seite 463), eine akute Bronchitis (Seite 457) oder eine Grippe (Seite 267 f.).*

NEIN → ***Rufen Sie Ihren Arzt an!*** *Möglicherweise haben Sie eine durch Viren hervorgerufene Lungenentzündung.*

NEIN (Fieber) → Haben Sie Schnupfen und/oder eine Halsentzündung?

JA → *Sie haben eine kombinierte »Erkältung«, verursacht durch bestimmte Viren (Seite 449).*

NEIN (Husten erst seit ein paar Tagen / Schnupfen) → Sind Sie kurzatmig, auch wenn Sie körperlich nicht aktiv sind?

JA → *Siehe Checkliste* **40** ***Atemschwierigkeiten.***

NEIN → Begann Ihr Husten nach einer »Erkältung« oder einem grippalen Infekt? Hatten Sie schon öfter Phasen eines hartnäckigen Hustens (meist mit schleimigem Auswurf)?

JA → *Wahrscheinlich leiden Sie an einer chronischen Bronchitis, Seite 458. Suchen Sie einen Arzt auf!*

NEIN → Haben Sie den Husten bereits Wochen oder gar Monate lang? Wurde der Husten immer schlimmer?

JA → ***Suchen Sie unverzüglich einen Arzt auf!*** *Denn es ist nicht auszuschließen, daß Sie eine Tuberkulose oder gar einen Lungenkrebs haben.*

NEIN → *Suchen Sie grundsätzlich bei jedem über Wochen währenden oder immer wiederkehrenden Husten (mit oder ohne Auswurf) einen Arzt auf. Informieren Sie sich unbedingt über die Gefahren der chronischen Bronchitis auf Seite 458/459. Siehe auch: Checkliste* **38** ***Husten mit blutigem Auswurf.***

38

Beide Geschlechter
Alle Altersgruppen

Husten mit blutigem Auswurf

Erste Frage

Haben Sie Fieber?

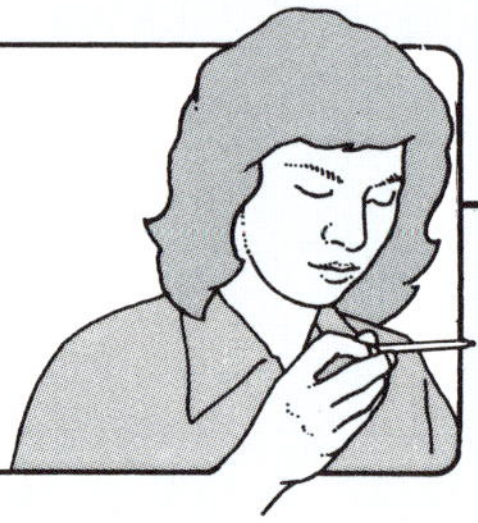

JA → ***Rufen Sie unverzüglich Ihren Arzt!***
Wahrscheinlich haben Sie eine Lungenentzündung (Seite 463) — vor allem, wenn der Auswurf rostig-braun ist.

NEIN ↓

Sind Sie kurzatmig, auch im Ruhezustand?

JA → Ist Ihr Auswurf rosa und schaumig?

JA → ***Notfall!***
Unverzügliche Einweisung in eine Klinik!
Wahrscheinlich haben Sie ein Lungenödem (Seite 465).

NEIN ↓ (weiter zu: Notfall! Lungenembolie)

NEIN ↓

Wurden Sie kürzlich operiert? Oder waren Sie infolge einer Verletzung oder Krankheit lange ans Bett gefesselt?

JA → ***Notfall!***
Unverzügliche Einweisung in eine Klinik!
Wahrscheinlich haben Sie eine Lungenembolie (Lungeninfarkt, Seite 464).

NEIN ↓

Haben Sie seit einem grippalen Infekt im letzten Monat einen hartnäckigen Husten?

JA → *Suchen Sie einen Arzt auf! Wahrscheinlich ist durch den Husten ein Blutgefäß geplatzt.*

NEIN ↓

Haben Sie seit mehreren Wochen oder Monaten einen hartnäckigen Husten?

JA → ***Suchen Sie unverzüglich einen Arzt auf!***
Möglicherweise haben Sie Tuberkulose (Seite 273) oder einen Lungenkrebs (Seite 466).

NEIN ↓

Suchen Sie grundsätzlich bei jedem hartnäckigen Husten mit blutigem Auswurf sofort einen Arzt auf!

Krebs-Warnsignale

Hartnäckiger, über Wochen oder Monate währender Husten mit blutigem Auswurf kann ein Warnsignal für Lungenkrebs sein. Vor allem dann, wenn Sie ein starker Raucher oder beruflich chemischen Dämpfen ausgesetzt sind.

Beide Geschlechter
Alle Altersgruppen

Pfeifender, rasselnder Atem

Lärmende (pfeifende, rasselnde, brummende) Atemgeräusche – vor allem beim Ausatmen. Atemschwierigkeiten.

Erste Frage

Setzten die Atemgeräusche vor ein paar Stunden ein?

JA → Husten Sie schaumigen rosa oder weißen Auswurf heraus?

- **JA** → ***Notfall! Sofortige Einweisung in eine Klinik!*** *Wahrscheinlich haben Sie ein Lungenödem (Seite 465).*
- **NEIN** → Haben Sie schwerste Atemnot?
  - **JA** → ***Notfall! Lassen Sie unverzüglich den Arzt kommen!*** *Sie haben wahrscheinlich einen schweren Asthma-Anfall (Seite 461).*
  - **NEIN** → *Bei nicht allzu schwerer Atemnot liegt die Diagnose eines milden Asthma-Anfalls nahe.*

NEIN → Haben Sie Fieber?

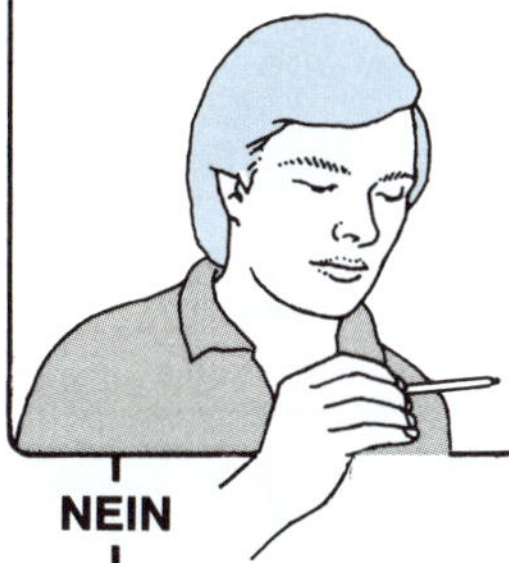

- **JA** → *Wahrscheinlich haben Sie eine akute Bronchitis (Seite 457).*
- **NEIN** → Haben Sie häufig leicht pfeifende Atemgeräusche?
  - **JA** → Husten Sie an den meisten Tagen einen grauen oder grüngelblichen Schleim heraus?
    - **JA** → *Wahrscheinlich leiden Sie unter chronischer Bronchitis oder einem Emphysem (Seite 458/459).*
    - **NEIN** → *Rufen Sie grundsätzlich einen Arzt, wenn Ihre Atemgeräusche »lärmen«.*
  - **NEIN** → *Rufen Sie grundsätzlich einen Arzt, wenn Ihre Atemgeräusche »lärmen«.*

40

Beide Geschlechter
Alle Altersstufen

Atemschwierigkeiten

Atemnot und Engegefühl der Brust

Erste Frage

Traten die Atemschwierigkeiten innerhalb der letzten Tage auf?

JA → Haben Sie Brustschmerzen?

NEIN → 1

Haben Sie Brustschmerzen?

JA → Sind die Schmerzen so, als ob Sie einen eisernen Ring um die Brust hätten? Und/oder strahlen die Schmerzen von einem dumpfen Schmerzzentrum in der Brustmitte in die Arme, den Kieferbereich oder in den Oberbauch aus?

NEIN → Haben Sie Fieber und/oder einen hartnäckigen Husten mit einem grünlich-gelben oder rostig-braunen Auswurf?

Haben Sie Fieber und/oder einen hartnäckigen Husten mit einem grünlich-gelben oder rostig-braunen Auswurf?

JA → ***Rufen Sie unverzüglich den Arzt!***
Wahrscheinlich haben Sie eine sehr schwere akute Bronchitis (Seite 457) oder eine Lungenentzündung (Seite 463).

NEIN → 2

Sind die Schmerzen so, als ob Sie einen eisernen Ring um die Brust hätten? Und/oder strahlen die Schmerzen von einem dumpfen Schmerzzentrum in der Brustmitte in die Arme, den Kieferbereich oder in den Oberbauch aus?

JA → *Das Gefühl des eisernen Rings – ausgelöst bei körperlicher Belastung – deutet auf eine Angina pectoris hin (Seite 416). Läßt dieses Gefühl im Ruhezustand nach 3–5 Minuten nicht nach, kann dies ein Signal für Herzinfarkt sein. Tritt die Angina pectoris mit ausstrahlenden Schmerzen im Ruhezustand auf, ist ein Herzinfarkt wahrscheinlich.*
Notfall! Schnellste Einweisung in eine Klink!
Siehe Seite 417/418.

NEIN → Verstärkt sich der Brustschmerz beim Einatmen?

Verstärkt sich der Brustschmerz beim Einatmen?

JA → ***Notfall!***
Unverzügliche Einweisung in eine Klinik!
Wahrscheinlich haben Sie eine Lungenembolie (Lungeninfarkt, Seite 464) oder einen Pneumothorax (Ansammlung von Luft in einem Brustfellraum, Seite 464).

NEIN → 2

1 *Fortsetzung nächste Seite, Spalte 1*

2 *Fortsetzung nächste Seite, Spalte 2*

1 Fortsetzung der linken Seite, Spalte 1

2 Fortsetzung der linken Seite, Spalte 2

Haben Sie »lärmende« Atemgeräusche?

JA → Siehe Checkliste **39** ***Pfeifender, rasselnder Atem.***

NEIN ↓

Atmen Sie ungeheuer schnell und oberflächlich?

JA → *Wahrscheinlich »hyperventilieren« Sie aufgrund eines Angstzustandes.*

Siehe Checkliste **20** ***Angstzustände und Depressionen.***

NEIN ↓

Wurden Ihre Atemschwierigkeiten in den letzten Wochen oder Monaten stärker?

JA → Haben Sie häufig einen dicken grauen oder grünlichgelben Auswurf?

JA → Arbeiten Sie in einer staubigen Atmosphäre, beispielsweise in einem Steinbruch, einer Mine oder einem Asbestwerk?

JA → ***Suchen Sie unverzüglich einen Lungenspezialisten auf!*** *Wahrscheinlich leiden Sie an einer Staublunge (Seite 465). Für Asbestarbeiter: Das Risiko eines Lungenkrebses (Seite 466) steigt.*

NEIN → *Wahrscheinlich haben Sie eine schwere chronische Bronchitis (Seite 458) oder ein Emphysem (Seite 459).*

NEIN (Auswurf) ↓

Sind Ihre Füße und Unterschenkel angeschwollen, und bleibt nach Fingerdruck kurz eine Eindellung zurück?

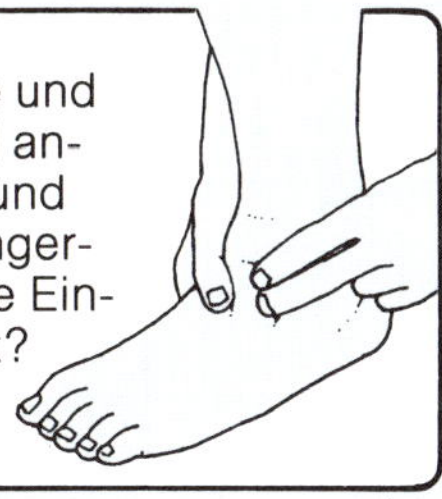

JA → *Wahrscheinlich leiden Sie an einer Herzkrankheit, z. B. an einem Herzklappenfehler (Seite 426).*

NEIN ↓

Grundsätzlich gilt:
Bei allen längerdauernden oder bedrohenden Atemschwierigkeiten unverzüglich einen Arzt rufen!

Warnung

Laufen die Lippen und später die Haut des Betroffenen bläulich an, besteht höchste Lebensgefahr!
Bis zum Eintreffen des Notarztwagens

⊕ ***Erste Hilfe***
Seite 707/708 (Atemnot, Atemstillstand und Atemspende).

41

Beide Geschlechter
Alle Altersgruppen

Zahnschmerzen

Erste Frage

Haben Sie nur während des Essens oder nach dem Essen Schmerzen?

JA

Haben Sie in den letzten Tagen eine Zahnfüllung erhalten?

JA

Schmerzt der Zahn nur, wenn Sie auf ihn beißen?

JA

Möglicherweise ist die Oberfläche der Füllung nicht exakt dem Gebiß-Schluß angepaßt. Suchen Sie noch einmal Ihren Zahnarzt auf.

NEIN

Zahnschmerzen nach einer großen Füllung können normal sein. Hören die Schmerzen nach drei, vier Tagen nicht allmählich auf, konsultieren Sie Ihren Zahnarzt!

NEIN

Wahrscheinlich haben Sie eine große Karieshöhle in einem Backenzahn. Siehe »Karies«, Seite 538.

NEIN

Haben Sie wiederholte Attacken pochender Zahnschmerzen?

JA

Wahrscheinlich haben Sie ein größeres Kariesloch mit bereits entzündeter Zahnpulpa. Siehe »Karies«, Seite 538. Suchen Sie baldmöglichst einen Zahnarzt auf!

NEIN

Leiden Sie unter kontinuierlichen Zahnschmerzen, und/oder haben Sie Fieber?

JA

Lassen Sie sich einen sofortigen Termin bei Ihrem Zahnarzt geben!
Möglicherweise haben Sie ein Zahngranulom (Seite 541), einen Eiterzahn.

NEIN

Lesen Sie das Kapitel »Erkrankungen der Zähne und des Zahnfleisches« auf den Seiten 534–541.

Grundsätzlich gilt:

Lassen Sie sich bei jeder Art von Zahnschmerzen einen sofortigen Termin beim Zahnarzt geben, um eine Verschlimmerung zu vermeiden. Suchen Sie Ihren Zahnarzt alle sechs Monate regelmäßig zur Kontrolle auf! Ein Notfall liegt bei folgenden Symptomen vor:

- ununterbrochene oder stärkste Schmerzattacken
- geschwollenes Zahnfleisch oder geschwollene Wangen
- Fieber

Schluckbeschwerden

Erste Frage

Haben Sie Halsweh?

JA → Haben Sie vielleicht irgend etwas Sperriges geschluckt (beispielsweise eine Fischgräte)?

JA → *Suchen Sie einen Arzt auf!*

NEIN → *Siehe Checkliste* **35** ***Halsentzündung.***

NEIN → Ist es so, als ob ein großer Bissen in Ihrer Speiseröhre stecken würde?

JA → Haben Sie manchmal Schmerzen in der Brust, besonders wenn Sie sich nach vorne beugen oder niederlegen?

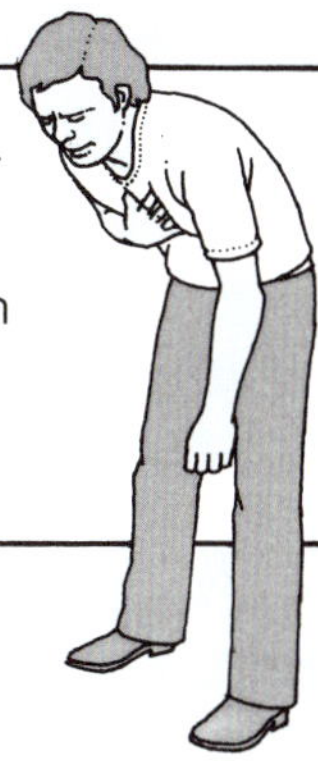

JA → *Möglicherweise haben Sie eine Hiatus-Hernie (Seite 472). Suchen Sie Ihren Arzt auf!*

NEIN → Werden die Schluckbeschwerden laufend stärker, und/oder haben Sie – ohne »Schlankheitskur« – in den letzten 10 Wochen mehr als 5 kg abgenommen?

JA → ***Suchen Sie unverzüglich einen Arzt auf!*** *Möglicherweise haben Sie Speiseröhrenkrebs (Seite 472).*

NEIN → Schlucken Sie normal, aber scheint es Ihnen dann, als ob Ihr Rachen verschlossen wäre?

JA → *Sprechen Sie mit Ihrem Arzt! Wahrscheinlich sind Ihre Beschwerden nur ein Zeichen von Angstzuständen (Phobien, Seite 347).*

NEIN → *Suchen Sie bei allen Schluckbeschwerden, die nicht durch eine Rachenentzündung bedingt sind, den Arzt auf.*

Krebs-Warnsignale

Sich zusehends verschlimmernde Schluckbeschwerden bei schnellem, ungewöhnlichem Gewichtsverlust legen den Verdacht auf einen Speiseröhren-Krebs nahe und müssen abgeklärt werden.

43

Beide Geschlechter
Alle Altersgruppen

Mund-, Zungen- und Lippenschmerzen

Erste Frage

Schmerzt nur Ihre Zunge?

JA → Ist der Schmerz an einer Stelle lokalisiert?

JA → *Sie haben wahrscheinlich Ihre Zunge an einem kantigen, kariösen Zahn verletzt (vielleicht blutet die Zunge leicht). Suchen Sie einen Zahnarzt auf! Schmerzt die Stelle nach 3 Wochen immer noch, suchen Sie Ihren Arzt auf.*

NEIN → Schmerzt Ihre ganze Zunge?

JA → *Wahrscheinlich haben Sie eine Zungenentzündung (Glossitis, Seite 470). Suchen Sie einen Arzt auf!*

NEIN

Haben Sie auf der Mundschleimhaut und/oder auf der Zunge weißgelbliche Flecken?

JA → Sind die Flecken belagartig, kremiggelblich, und lassen sie sich leicht wegkratzen?

JA → *Sie haben Candida-Mykose (eine Pilzerkrankung, Seite 404). Suchen Sie Ihren Arzt auf!*

NEIN → Sind die Flecken klein, rundlich, blaßgelb belegt und kraterförmig mit einem schmerzhaft entzündlichen Wulst umgeben?

JA → Fühlen Sie sich abgeschlagen (mit leichter Temperaturerhöhung)?

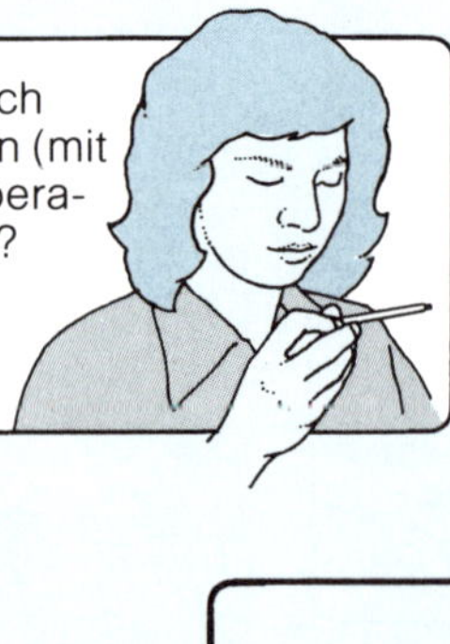

JA → *Wahrscheinlich haben Sie Aphthen, eine schmerzhafte Herpes-Virus-Erkrankung (Seite 396), die immer wiederkehrt. Suchen Sie Ihren Arzt auf!*

NEIN

NEIN

NEIN

Fortsetzung nächste Seite

Fortsetzung der linken Seite

Ist Ihr Zahnfleisch rot und schmerzhaft geschwollen?

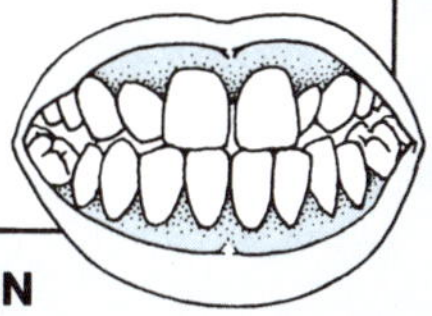

JA → Riecht Ihr Atem schlecht, und/oder haben Sie einen faulig-metallischen Geschmack im Mund?

JA → *Suchen Sie Ihren Zahnarzt auf! Sie haben eine sehr schwere Zahnfleischentzündung (Gingivitis, Seite 535) oder eine fortgeschrittene Parodontitis (Seite 535, fälschlicherweise oft Parodontose genannt).*

NEIN → *Sie haben eine Zahnfleischentzündung (Seite 535) oder eine Parodontitis (Seite 535).*

NEIN ↓

Haben Sie auf der Lippe oder im Lippenbereich einen entzündlich erhabenen Herd?

JA → Entwickeln sich auf dem Herd dichtgestellte Bläschen, die zusammenfließen und schmerzen?

JA → *Sie haben eine Herpes-Virus-Infektion (Seite 396), ››Fieberbläschen‹‹.*

NEIN ↓

Sind Ihre Mundwinkel eingerissen und evtl. leicht entzündet?

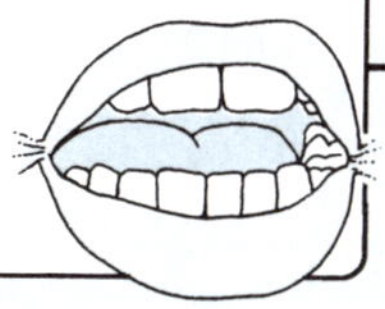

JA → *Bisweilen kann daran ein unzureichender Gebißschluß (schlecht angepaßte Füllungen oder Kronen) schuld sein, öfter aber auch ein Vitamin-B_{12}-Mangel.*

NEIN ↓

Sind Ihre Lippen leicht entzündet?

JA → *Wahrscheinlich haben Sie ein allergisches Kontaktekzem (Allergie auf Substanzen in Ihrem Lippenstift oder in einer Creme (Seite 280). Sprechen Sie mit Ihrer Kosmetikerin darüber.*

NEIN ↓

Wenn Ihnen diese Checkliste nicht weiterhilft, konsultieren Sie einen Arzt.

Krebs-Warnsignale

Jede schmerzende, entzündlich-geschwürige Stelle auf Mundschleimhaut, Zunge oder Lippen, die nicht innerhalb von drei Wochen heilt, kann in bestimmten Fällen auf Krebs hinweisen. **Suchen Sie also unverzüglich einen Arzt auf!**

44

Beide Geschlechter
Alle Altersgruppen

Schlechter Atem

Erste Frage

Blutet Ihr Zahnfleisch?

JA → *Sie haben eine Parodontitis (Seite 535), meist fälschlicherweise als Parodontose bezeichnet.*

NEIN ↓

Sind Ihre Zunge oder die Mundschleimhaut entzündet, und schmerzen sie?

JA → *Siehe Checkliste* **43** ***Mund-, Zungen- und Lippenschmerzen.***

NEIN ↓

Haben Sie nicht behandelte kariöse Zähne bzw. Zahnschmerzen?

JA → *Suchen Sie baldmöglichst einen Zahnarzt auf! Starker Zerfall eines Zahnes (oder mehrerer Zähne) ist wahrscheinlich die Ursache Ihres schlechten Atems. Siehe »Karies«, Seite 538.*

NEIN ↓

Leiden Sie an einem hartnäckigen Husten mit einem faulig riechenden Auswurf?

JA → *Möglicherweise leiden Sie an Bronchiektasen (Seite 465), einer Erkrankung der Bronchien. Suchen Sie einen Arzt auf!*

NEIN ↓

Es gibt viele bekannte Gründe für schlechten Atem (Genuß von Zwiebeln, Knoblauch oder Alkohol; Zigarettenrauchen; mangelnde Zahnhygiene), die hier nicht extra besprochen werden müssen. Zur Zahnhygiene siehe Seite 536.

Haben Sie kontinuierlich trotz guter Zahnhygiene und Zahnbehandlung einen schlechten Atem, suchen Sie einen Arzt auf!

45
Beide Geschlechter
außer Babys
bis zu 6 Monaten

Erbrechen

Für Babys unter sechs Monaten siehe Checkliste 86 – Wenn das Baby erbricht.

Erste Frage

Haben Sie in letzter Zeit öfter erbrochen?

JA → *Siehe Checkliste* **46** ***Häufiges Erbrechen.***

NEIN

Haben Sie starke Bauchschmerzen, und haben sich diese Schmerzen trotz Erbrechens nicht gebessert?

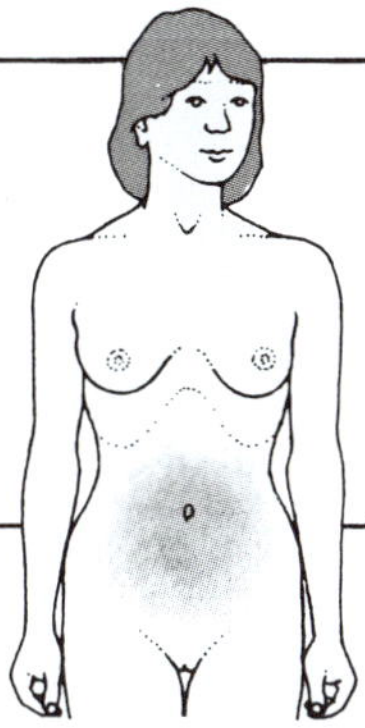

JA → ***Notfall!***
Sofortige Einweisung in eine Klinik!
Möglicherweise haben Sie nur eine schwere Gastritis-Attacke (Seite 473/474). Wahrscheinlich aber ist eine ernste Erkrankung im Bauchraum. Siehe akuter Bauch, Seite 481.

NEIN

Haben Sie Blut erbrochen oder eine kaffeesatzartige Masse?

JA → ***Notfall!***
Sofortige Einweisung in eine Klinik!
Sie haben eine ernste Baucherkrankung oder Erkrankung der Speiseröhre, z. B. ein fortgeschrittenes Magengeschwür (Seite 475) oder Ösophagusvarizen (Blutungen aus »Krampfadern« der Speiseröhre).

NEIN

Haben Sie schweren Durchfall?

JA → *Sie haben eine Infektion oder Vergiftung des Verdauungstraktes. Siehe Seite 477–481.*

NEIN

Haben Sie häufig stechende Oberbauchschmerzen, die sich besonders bei psychosozialem Streß und bisweilen auch bei überreichlichen Mahlzeiten oder Alkoholmißbrauch zeigen?

JA → *Sie haben eine Gastritis (»Magenschleimhautentzündung«, Seite 473/474) oder ein Magen- oder Zwölffingerdarmgeschwür (Seite 475). Suchen Sie einen Arzt auf!*

NEIN

Fortsetzung nächste Seite

Erbrechen

Fortsetzung der vorangehenden Seite

Haben Sie das Gefühl, daß Ihre Übelkeit von einer vor kurzem genossenen Speise herrührt, und ist Ihr Allgemeinbefinden sehr stark beeinträchtigt?

JA → *Wahrscheinlich haben Sie eine sehr starke Vergiftung des Magen-Darm-Trakts, etwa mit Salmonellen (Seite 477) oder Botulini-Bakterien (Botulismus, Seite 480).* ***Konsultieren Sie sofort einen Arzt!***

NEIN ↓

Nehmen Sie Medikamente ein?

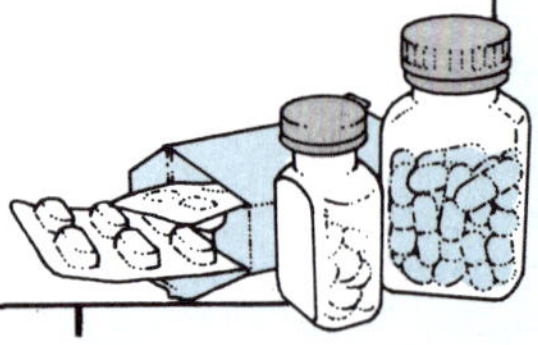

JA → *Manche Medikamente können Übelkeit und Erbrechen provozieren. Siehe Beipackzettel und »Nebenwirkungen von Medikamenten«, Seite 745. Sprechen Sie mit Ihrem Arzt über die möglichen Nebenwirkungen des verordneten Medikaments.*

NEIN ↓

Haben Sie schwere Schmerzen im Bereich eines Auges, ist das Auge gerötet, und leiden Sie unter Sehstörungen?

JA → ***Rufen Sie unverzüglich einen Augenarzt!*** *Wahrscheinlich haben Sie ein akutes Glaukom (Grüner Star, Seite 376).*

NEIN ↓

Haben Sie Kopfschmerzen?

JA ↓

Hatten Sie innerhalb der letzten 24 Stunden eine Kopfverletzung?

JA → ***Notfall!*** ***Einweisung in eine neurologische bzw. neurochirurgische Klinik!*** *Wahrscheinlich haben Sie eine Hirnverletzung erlitten (Seite 326).*

NEIN ↓

2 *Fortsetzung nächste Seite, Spalte 2*

NEIN ↓

1 *Fortsetzung nächste Seite, Spalte 1*

1 Fortsetzung der linken Seite, Spalte 1

Hatten Sie vor dem Erbrechen einen Anfall starken Drehschwindels?

JA →

Suchen Sie unverzüglich einen Ohrenarzt auf!
Sie leiden wahrscheinlich an einer Labyrinthitis, einer Entzündung des Labyrinths im Innenohr, oder an der Menière-Krankheit, einer Erkrankung des Innenohrs mit dem Gleichgewichtsorgan (Seite 390).

NEIN ↓

Ist Ihre Haut oder das Weiße Ihrer Augen gelblich?

JA →

Suchen Sie unverzüglich Ihren Arzt auf!
Möglicherweise haben Sie eine akute Hepatitis (Seite 490) oder Gallensteine (Seite 494).

NEIN ↓

Wenn Sie mit dieser Checkliste zu keiner Diagnose gelangen, konsultieren Sie Ihren Arzt!

2 Fortsetzung der linken Seite, Spalte 2

Haben Sie eines oder mehrere der folgenden Symptome?
- stärkste Schmerzen, wenn Sie Ihren Kopf nach vorn beugen
- Mißempfindung bei hellem Licht
- Schläfrigkeit oder Verwirrung

JA →

Notfall! Einweisung in eine Klinik!
Möglicherweise leiden Sie an Meningitis (Hirnhautentzündung, Seite 324) oder an einer Hirnblutung (Seite 322).

NEIN ↓

Siehe Checkliste **11** ***Kopfschmerzen.***

Hartnäckiges Erbrechen

Haben Sie im Laufe eines Tages mehrmals erbrochen, haben Sie eine große Menge an Flüssigkeit verloren?

Rufen Sie unverzüglich Ihren Arzt!

Bluterbrechen

Jedes Erbrechen von Blut oder halbverdautem Blut (kaffeesatzartige Masse) zeigt eine ernste Erkrankung im Verdauungstrakt an.

Notfall!
Unverzügliche Einweisung in eine Klinik!

46

Beide Geschlechter
außer Babys
bis zu 6 Monaten

Häufiges Erbrechen

Für Babys unter sechs Monaten siehe Checkliste 86 – Wenn das Baby erbricht.

Erste Frage

Sind Sie schwanger, und erbrechen Sie häufig?

JA → *Sie leiden unter Schwangerschafts-Erbrechen. Sprechen Sie mit Ihrem Frauenarzt darüber!*

NEIN ↓

Erbrechen Sie oft schon nach dem Genuß mäßiger Mengen Alkohols?

JA → *Wahrscheinlich leiden Sie an Gastritis (»Magenschleimhautentzündung«, Seite 473/474). Konsultieren Sie einen Arzt.*

NEIN ↓

Haben Sie, wenn Sie liegen oder sich nach vorn beugen, einen brennenden Schmerz in der Brust oder im Oberbauch?

JA → *Möglicherweise leiden Sie an einer Hiatus-Hernie (Seite 472).*

NEIN ↓

Haben Sie gelegentlich starke Schmerzattacken im Oberbauch?

JA → Ist der Schmerz im Zentrum des Oberbauchs lokalisiert, und läßt er durch Erbrechen nach?

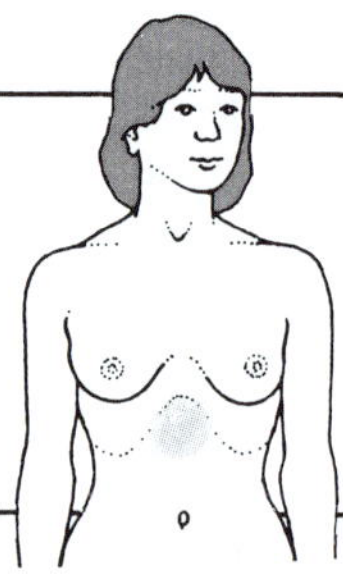

JA → *Wahrscheinlich haben Sie ein Magen- oder Zwölffingerdarmgeschwür (Seite 475).*

NEIN → 3

NEIN ↓

Sind Sie appetitlos?

JA → Sind Ihre Haut oder das Weiße Ihrer Augen gelblich?

JA → *Wahrscheinlich leiden Sie an einer akuten Hepatitis (Seite 490) oder an Gallensteinen (Seite 494).*

NEIN → 2

NEIN → 1

1 *Fortsetzung nächste Seite, Spalte 1*

2 *Fortsetzung nächste Seite, Spalte 2*

3 *Fortsetzung nächste Seite, Spalte 3*

Krebs-Warnsignale

Häufiges Erbrechen kann ein Warnsignal für Magenkrebs sein, wenn drei Symptome hinzukommen:

- Appetitverlust
- ständige Oberbauchschmerzen
- Abmagerung (im Spätstadium auch Bluterbrechen).

Suchen Sie baldmöglichst einen Arzt auf!

Bluterbrechen

Jedes Erbrechen von Blut oder halbverdautem Blut (kaffeesatzartige Masse) kann ein Signal für einen Krebs des Verdauungstrakts sein.

Suchen Sie sofort einen Arzt auf!

1 Fortsetzung der linken Seite, Spalte 1

2 Fortsetzung der linken Seite, Spalte 2

3 Fortsetzung der linken Seite, Spalte 3

Sind die Schmerzen hauptsächlich im rechten Oberbauch lokalisiert?

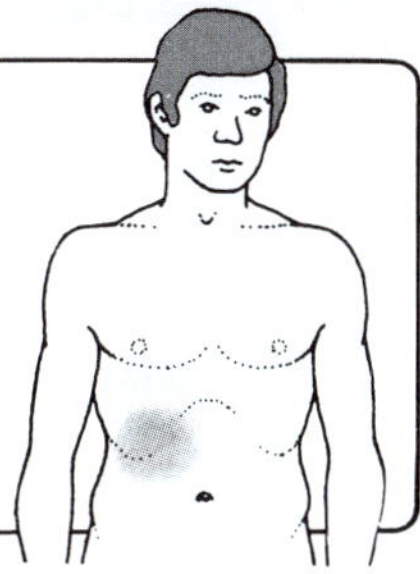

JA → Haben Sie Fieber?

JA → **_Suchen Sie unverzüglich einen Arzt auf!_**
Wahrscheinlich haben Sie eine Gallenblasenentzündung (Seite 496).

NEIN → *Möglicherweise haben Sie Gallensteine (Seite 494). Suchen Sie einen Arzt auf!*

NEIN → *Siehe Checkliste* **47** **_Bauchschmerzen._**

Haben Sie ständige Schmerzen im Oberbauch?

JA → **_Suchen Sie unverzüglich einen Arzt auf!_**
Möglicherweise haben Sie Magenkrebs (Seite 476).

NEIN

Nehmen Sie zur Zeit irgendein Medikament?

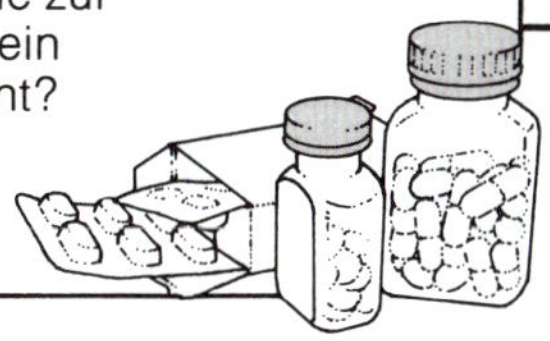

JA → *Manche Medikamente können Übelkeit und Erbrechen provozieren. Siehe Beipackzettel und »Nebenwirkungen von Medikamenten«, Seite 745. Sprechen Sie mit Ihrem Arzt darüber!*

NEIN

Haben Sie wiederholt Kopfschmerzen?

JA → Erbrechen Sie geradezu mühelos, und/oder haben Sie hauptsächlich morgens Kopfschmerzen?

JA → **_Suchen Sie unverzüglich einen Arzt auf!_**
Diese Symptome deuten auf einen Hirntumor (Seite 329) oder eine bestimmte Hirnblutung (Seite 322) hin.

NEIN

Wenn Ihnen diese Checkliste nicht weiterhilft, konsultieren Sie Ihren Arzt!

47 Bauchschmerzen

Beide Geschlechter
über 14 Jahre

Für Kinder siehe Checkliste 92 – Bauchschmerzen bei Kindern.

Erste Frage

Hatten Sie ähnliche Schmerzattacken in der letzten Zeit schon öfter?

JA →

Siehe Checkliste **48**
Wiederkehrende, häufige Bauchschmerzen.

NEIN ↓

Sind die Schmerzen sehr heftig?

JA →

Haben Sie eines oder mehrere der folgenden Symptome?

- Erbrechen
- geschwollener Bauch, weiche oder hart gespannte Bauchdecke
- lokale Blähungen und
- Verstopfung mit Windverhalten

JA →

Möglicher Notfall!
Sofortige Einweisung in eine Klinik!
Sie haben eine akute, möglicherweise lebensgefährliche Baucherkrankung; beispielsweise einen Darmverschluß (Ileus, Seite 482) oder eine Bauchfellentzündung (Peritonitis, Seite 482). Siehe auch »akuter Bauch«, Seite 481 und »Blinddarmentzündung« (Seite 485).

NEIN ↓

Haben Sie Durchfall oder schwersten Durchfall mit Erbrechen?

JA →

Sie leiden an einer Infektion des Magen-Darm-Traktes mit Bakterien oder Viren oder an einer Vergiftung mit Bakterien-Toxinen. Träger dieser Bakterien (meist sind es Salmonellen), Viren oder Bakterien-Toxine sind mit ihnen verunreinigte Nahrungsmittel. Die gefährlichste Art einer solchen »Lebensmittelvergiftung« ist der Botulismus (Seite 480), der nicht durch Durchfall, sondern durch Dünndarmlähmung (Verstopfung, Windverhalten!), Augenmuskellähmung u. a. gekennzeichnet ist!

NEIN ↓

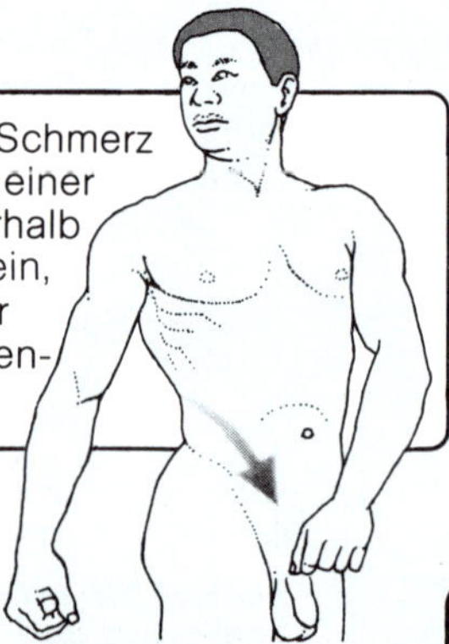

Setzte der Schmerz im Bereich einer Niere (oberhalb der Hüfte) ein, und zieht er in die Leistengegend?

JA →

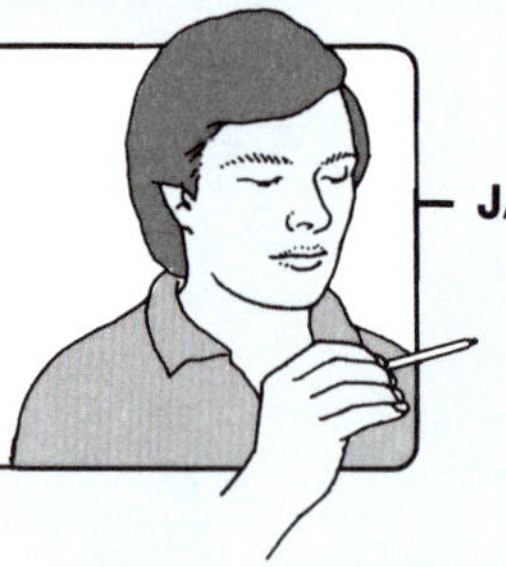

Haben Sie Fieber?

JA →

Sie haben eine Nieren- bzw. Nierenbeckenentzündung (Seite 502–504).
Rufen Sie unverzüglich den Arzt!

NEIN ↓

Vielleicht haben Sie Nierensteine (Seite 508). Suchen Sie einen Arzt auf!

NEIN ↓

Fortsetzung nächste Seite

Fortsetzung der linken Seite

Sitzt der Schmerz im Unterleib?

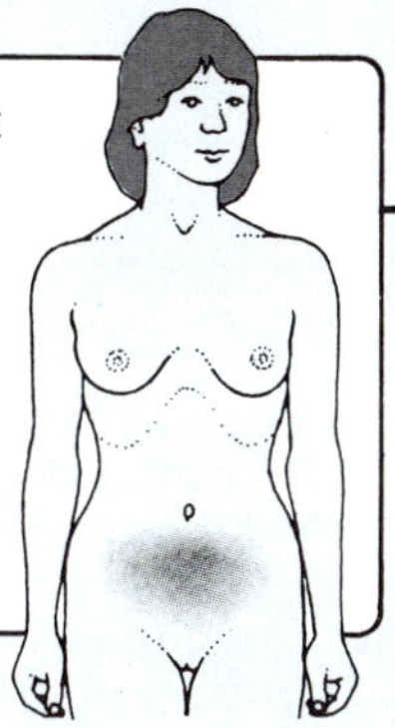

JA → Sind Sie eine Frau im gebärfähigen Alter?

JA → Siehe Checkliste **77** ***Unterleibsschmerzen bei Frauen.***

NEIN → Leiden Sie unter nicht gewohnter Verstopfung, und hatten Sie mehr Blähungen als sonst?

JA → *Meist dürfte hier eine Änderung der Nahrungsgewohnheiten zugrundeliegen. Den Schmerz kann ein »verklemmter Wind« erzeugen!*

NEIN → *Konsultieren Sie Ihren Arzt!*

NEIN → Sitzt der Schmerz unter dem rechten Rippenbogen, und strahlt er von dort aus?

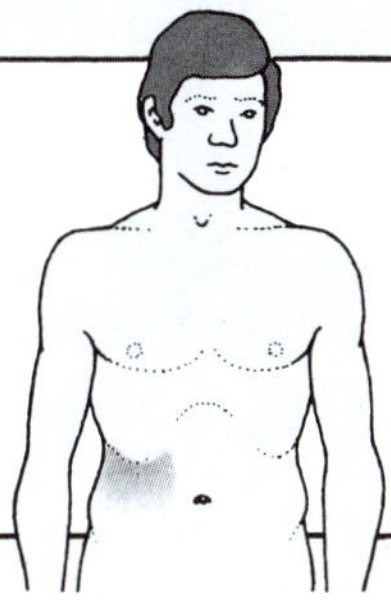

JA → *Möglicherweise haben Sie Gallensteine (Seite 494) oder eine Gallenblasenentzündung (Seite 496).*

NEIN → Haben Sie brennende Schmerzen auf einer Rumpfseite, und ist auch die Haut in diesem Bereich schmerzempfindlich?

JA → *Wahrscheinlich entwikkeln Sie einen Herpes zoster (»Gürtelrose«, Seite 272). Die Schmerzen gehen meist dem Hautausschlag mit Bläschen voraus.*

NEIN → Haben Sie stechende Oberbauchschmerzen?

JA → *Wahrscheinlich haben Sie eine akute Gastritis (»Magenschleimhautentzündung«, Seite 473/474).*

NEIN → *Wenn Ihnen diese Checkliste nicht weiterhilft, konsultieren Sie Ihren Arzt!*

48

Beide Geschlechter
über 14 Jahre

Wiederkehrende, häufige Bauchschmerzen

Für Kinder siehe Checkliste 92 — Bauchschmerzen bei Kindern.

Erste Frage

Haben Sie Oberbauchschmerzen?

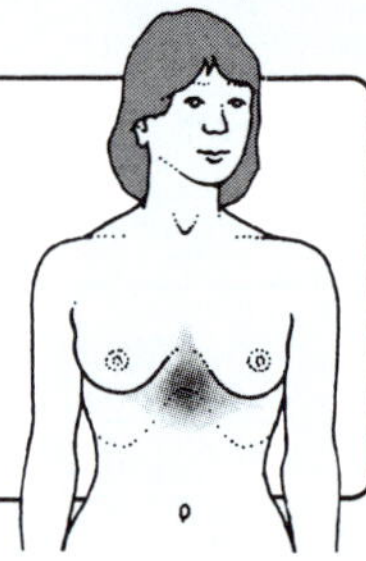

JA → Ist der Schmerz brennend, und wird er stärker, wenn Sie sich nach vorn beugen?

- JA → *Möglicherweise haben Sie eine Hiatus-Hernie (Seite 472). Suchen Sie einen Arzt auf!*
- NEIN → Ist der Schmerz mehr stechend, krampfartig oder kneifend?

Ist der Schmerz mehr stechend, krampfartig oder kneifend?

- JA → *Sie leiden häufig an einer akuten Gastritis, möglicherweise an einer chronischen Gastritis (Seite 473/474). Ebenso aber können Sie auch ein Magen- oder Zwölffingerdarmgeschwür haben (Seite 475).* ***Suchen Sie unverzüglich einen Arzt auf!***
- NEIN → Kommt der Schmerz wie in Wellen, und ist er meist im rechten Oberbauch lokalisiert?

Kommt der Schmerz wie in Wellen, und ist er meist im rechten Oberbauch lokalisiert?

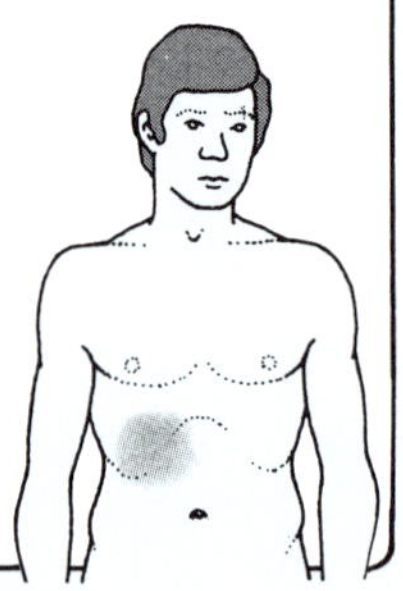

- JA → Haben Sie Fieber?
- NEIN → 2

Haben Sie Fieber?

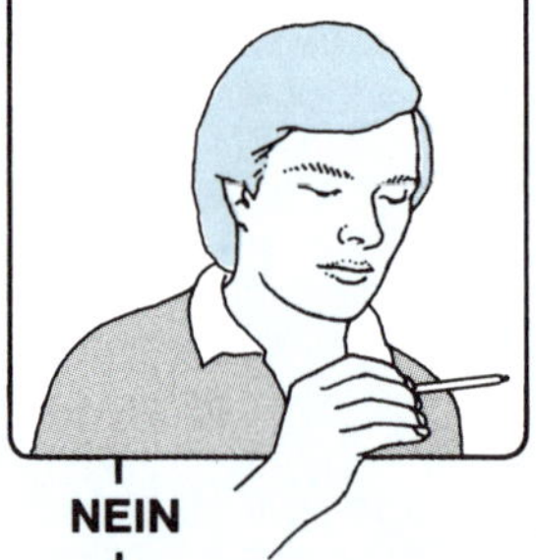

- JA → *Möglicherweise haben Sie eine Gallenblasenentzündung (Seite 496).* ***Suchen Sie unverzüglich einen Arzt auf!***
- NEIN → *Wahrscheinlich haben Sie Gallensteine (Seite 494).* ***Suchen Sie unverzüglich einen Arzt auf!***

NEIN (Oberbauchschmerzen) → 1

1 *Fortsetzung nächste Seite, Spalte 1*

2 *Fortsetzung nächste Seite, Spalte 2*

Krebs-Warnsignale

Chronische Oberbauchschmerzen (oft auch nur ein schmerzhaftes Druckgefühl) — verbunden mit Appetitlosigkeit und/oder Gewichtsverlust — können ein Signal für Magenkrebs sein (Seite 476).
Schmerzen im (unteren) Bauchbereich, Blut- und Schleimabgänge im Stuhl sowie Gewichtsverlust können ein Warnzeichen für Dickdarmkrebs sein (Seite 486).

1 Fortsetzung der linken Seite, Spalte 1

Schmerzt hauptsächlich der untere Bauchbereich bzw. der Unterleib?

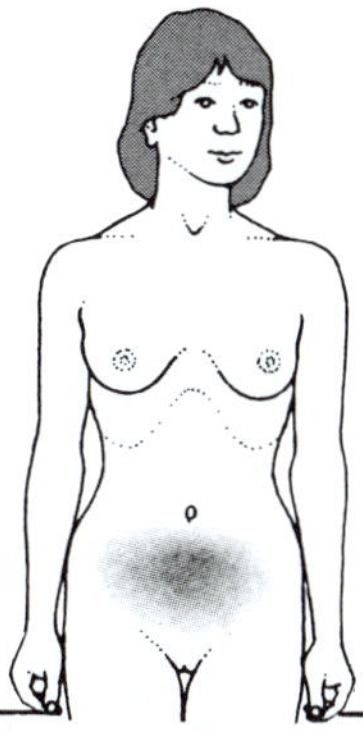

JA → Haben Sie bisweilen Schübe von Durchfall?

JA → Sind manchmal Spuren von Blut und Schleim in Ihrem Stuhl?

JA → Fühlen Sie sich abgeschlagen, und/oder haben Sie Fieber?

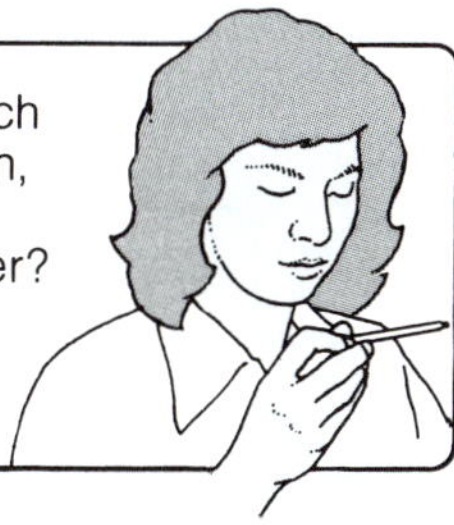

JA → *Möglicherweise haben Sie eine geschwürige Dickdarmentzündung (Colitis ulcerosa, Seite 484) oder Morbus Crohn (Seite 483). Suchen Sie einen Arzt auf!*

NEIN → ***Suchen Sie unverzüglich einen Arzt auf!***
Die Möglichkeit eines Dickdarmkrebses (Seite 486) ist nicht auszuschließen.

NEIN (Blut und Schleim) → *Konsultieren Sie einen Arzt!*

NEIN (Durchfall) → Sind Sie eine Frau im gebärfähigen Alter?

JA → *Siehe Checkliste* **77** ***Unterleibsschmerzen bei Frauen.***

NEIN → *Konsultieren Sie einen Arzt!*

NEIN (Unterleib) → *Konsultieren Sie einen Arzt!*

2 Fortsetzung der linken Seite, Spalte 2

Leiden Sie unter Appetitlosigkeit, und/oder haben Sie einen unerklärlichen Gewichtsverlust (mehr als 5 kg in den letzten 10 Wochen)?

JA → ***Suchen Sie unverzüglich einen Arzt auf!***
Die Möglichkeit eines Magenkrebses (Seite 476) ist vor allem dann nicht auszuschließen, wenn Sie häufig erbrechen.

NEIN → *Konsultieren Sie einen Arzt.*

49

Beide Geschlechter
Alle Altersgruppen

»Aufgeblähter« Bauch

Erste Frage

Entwickelte sich die »Aufblähung« bzw. Anschwellung Ihres Bauches im Laufe der letzten 24 Stunden?

JA → Haben Sie starke Bauchschmerzen?

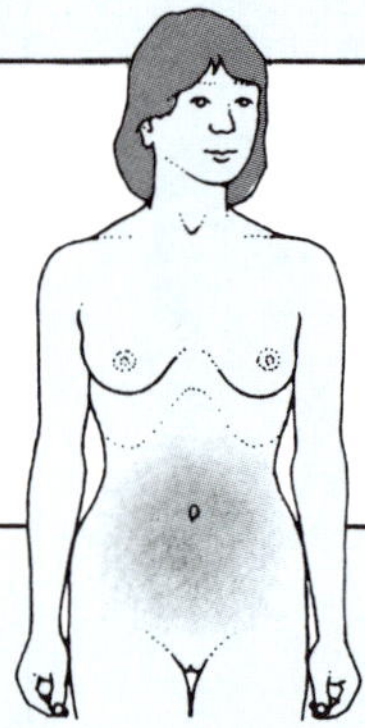

NEIN → Sind Ihre Füße oder Unterschenkel geschwollen? Bleibt nach Fingerdruck kurz eine Delle zurück?

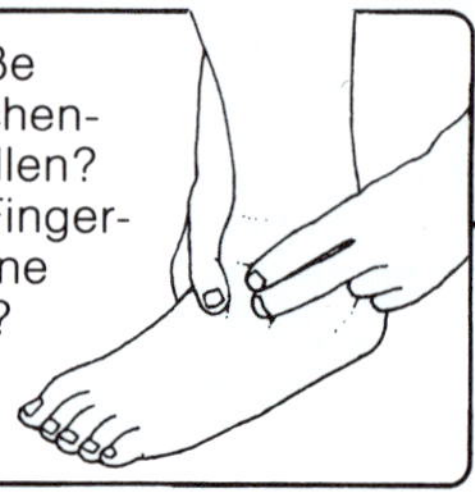

Haben Sie starke Bauchschmerzen?

JA → Haben Sie eines oder mehrere der folgenden Symptome?

- Erbrechen
- schwere Verstopfung mit Windverhalten
- Durchfall
- Fieber

JA → ***Notfall!***
Sofortige Einweisung in eine Klinik!
Wahrscheinlich haben Sie eine ernste Baucherkrankung, beispielsweise einen Darmverschluß (Seite 482). Siehe auch »akuter Bauch«, Seite 481.

NEIN → *Siehe Checkliste* **47** ***Bauchschmerzen.***

NEIN (starke Bauchschmerzen) → Sind Ihre Füße oder Unterschenkel geschwollen?

Sind Ihre Füße oder Unterschenkel geschwollen? Bleibt nach Fingerdruck kurz eine Delle zurück?

JA → Sind Sie kurzatmig?

JA → *Möglicherweise haben Sie einen Herzfehler, beispielsweise einen Herzklappenfehler (Seite 426). In Frage kommen u. a. aber auch: Insuffizienz (Schwäche) des rechten Herzens (Seite 425), Nieren- oder Lebererkrankungen sowie langjähriger Abführmittelkonsum.*
Suchen Sie sofort einen Arzt auf!

NEIN → Urinieren Sie entscheidend weniger als normal?

JA → *Wahrscheinlich haben Sie eine ernste Nierenerkrankung (Seite 502, 508).*
Suchen Sie unverzüglich einen Nierenspezialisten auf!

NEIN → Fortsetzung nächste Seite

NEIN (Füße geschwollen) → Fortsetzung nächste Seite

Fortsetzung nächste Seite

Fortsetzung der linken Seite

Ist Ihre Haut oder das Weiße der Augen gelblich?

JA → ***Suchen Sie unverzüglich einen Arzt auf!***
Wahrscheinlich hat sich bei Ihnen eine ernste Lebererkrankung entwickelt (Seite 489 – 494).

NEIN ↓

Sind Sie eine Frau im gebärfähigen Alter?

JA → *Ein Ausbleiben der Regelblutung über mehr als drei Monate (ab diesem Zeitpunkt zeigt sich eine Schwangerschaft allmählich auch nach außen) dürften Sie ja wohl kaum übersehen haben. Manche Frauen klagen aber auch vor und/oder während der Regelblutung über einen geschwollenen Bauch.*

NEIN ↓

Haben Sie öfter vor oder während Ihrer Periode einen aufgeblähten Bauch?

JA → *Dieses Spannungsgefühl kann vor oder während der Periode bisweilen auftreten und ist ohne Belang.*

NEIN ↓

Leiden Sie an einer hartnäckigen Verstopfung?

JA → *Möglicherweise haben Sie langjährig Abführmittel eingenommen. Lesen Sie unbedingt das Kapitel »Abführmittel«, Seite 488.*

NEIN ↓

Wenn Ihnen diese Checkliste nicht weiterhilft, konsultieren Sie Ihren Arzt.

Sehr schmerzhafter »aufgeschwollener« Bauch

Sehr starke Schmerzen bei einem aufgeschwollenen Bauch signalisieren einen Notfall, der eine sofortige klinische Behandlung erfordert – vor allem, wenn noch eines oder mehrere der folgenden Symptome hinzukommen:

- Erbrechen
- hartnäckige Verstopfung mit Windverhalten
- Fieber
- Durchfall

50

Beide Geschlechter
Alle Altersgruppen

Aufstoßen und Blähungen

Aufstoßen und Blähungen sind normale physiologische Vorgänge. Doch bisweilen können Rülpsschübe oder heftige Blähungen auf eine Erkrankung hindeuten.

Aufstoßen

Erste Frage

Haben Sie neben den Rülpsschüben auch Schmerzen im rechten Oberbauch?

JA → *Möglicherweise leiden Sie an einer Gallenerkrankung, beispielsweise an Gallensteinen (Seite 494). Suchen Sie einen Arzt auf!*

NEIN ↓

Wird das Aufstoßen beim Beugen nach vorn oder beim Liegen schlimmer?

JA → *Möglicherweise haben Sie eine Hiatus-Hernie (Seite 472).*

NEIN ↓

Fühlen Sie sich oft nach einer Mahlzeit unangenehm voll?

JA → *Wahrscheinlich verschlucken Sie unbewußt zuviel Luft!*

NEIN ↓

Konsultieren Sie Ihren Arzt, wenn das Aufstoßen Sie beunruhigt.

Blähungen

Erste Frage

Haben Sie Erbsen, Bohnen, Linsen, Kohl oder Zwiebeln gegessen?

JA → *Die genannten Speisen sind stark blähend. Ungewöhnliche Blähungen sind also nach Genuß dieser Speisen normal.*

NEIN ↓

Haben Sie oft Bauchschmerzen, die durch Ablassung von Winden nachlassen?

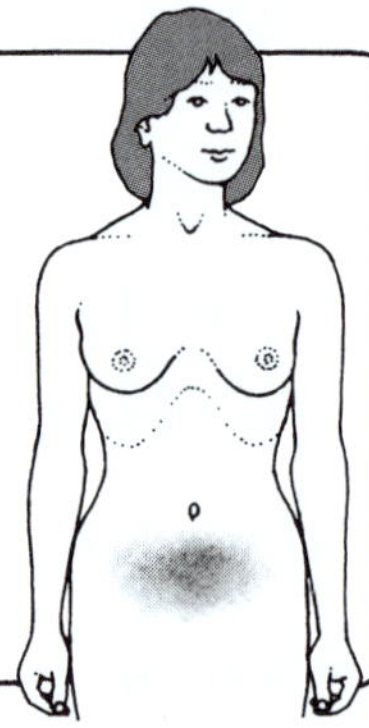

JA → *Möglicherweise leiden Sie an einem »Reizkolon« (Seite 484).*

NEIN ↓

Sind Ihre Stühle oft fahl, massenhaft und fettig?

JA → *Sie haben eine Verdauungsstörung, evtl. eine Virusinfektion, die die Bauchspeicheldrüse mit beeinträchtigt (Seite 449).*

NEIN ↓

Konsultieren Sie Ihren Arzt, wenn Sie die Blähungen beunruhigen.

Durchfall

Für Babys unter sechs Monaten siehe Checkliste 87 – Durchfall bei Babys.

Erste Frage

Hatten Sie in den letzten Wochen öfter Durchfall?
- **JA** → Hingen diese Durchfallschübe irgendwie mit Phasen starken psychischen Stresses zusammen?
  - **JA** → *Viele Menschen reagieren auf starken psychischen Streß mit Durchfällen. Siehe aber auch: »Reizkolon« (Seite 484) und »Colitis ulcerosa« (geschwürige Dickdarmentzündung, Seite 484).*
  - **NEIN** → Haben Sie gleichzeitig öfter Bauchschmerzen?
    - **JA** → *Siehe Checkliste* **48** ***Wiederkehrende, häufige Bauchschmerzen.***
    - **NEIN** → Haben Sie außer dem Brechdurchfall auch starke Bauchschmerzen?
- **NEIN** → Haben Sie blutig-schleimigen Durchfall?
  - **JA** → *Möglicherweise leiden Sie unter einer »Colitis ulcerosa« (geschwürige Dickdarmentzündung, Seite 484), die oft auch mit mäßigem Fieber einhergeht. Suchen Sie einen Arzt auf!*
  - **NEIN** → Leiden Sie nur unter einem einfachen Brechdurchfall (ohne starke Bauchschmerzen oder Fieber)?
    - **JA** → *Sie leiden an einer Infektion oder Vergiftung des Magen-Darm-Trakts mit Bakterien oder Bakteriengiften (Träger sind verunreinigte Lebensmittel). Siehe dazu Seite 476.*
    - **NEIN** → Haben Sie außer dem Brechdurchfall auch starke Bauchschmerzen?
      - **JA** → *Bei starken Bauchschmerzen ohne Fieber leiden Sie möglicherweise an einer Vergiftung des Magen-Darm-Trakts mit Staphylokokken-Toxinen. Siehe Seite 477. Brechdurchfall mit leichtem Fieber deutet auf eine Salmonellen-Infektion (Seite 477) hin. Krampfartige Bauchschmerzen mit Fieber lassen eine Bakterienruhr (Seite 478) vermuten, die außerdem durch blutig-schleimige Durchfälle gekennzeichnet ist.* ***Unverzüglich einen Arzt rufen!***
      - **NEIN** → Nehmen Sie in letzter Zeit regelmäßig ein Medikament zu sich?
        - **JA** → *Manche Medikamente können Durchfälle provozieren. Siehe dazu »Nebenwirkungen von Medikamenten«, Seite 745. Sprechen Sie mit Ihrem Arzt darüber!*
        - **NEIN** → *Konsultieren Sie Ihren Arzt, wenn der Durchfall länger als 2 Tage andauert!* ***Wichtig:*** *Bei jedem starken Durchfall müssen Sie den Wasser-, Salz- und Kaliumverlust ausgleichen. Siehe dazu Seite 477.*

Blutig-schleimige Durchfälle

können ein Zeichen einer »Colitis ulcerosa« (geschwürige Dickdarmentzündung, Seite 484) oder einer Bakterienruhr (Seite 478) sein, möglicherweise aber auch ein Signal für Dickdarmkrebs!
Sofort Arzt aufsuchen!

52

Beide Geschlechter
Alle Altersgruppen

Verstopfung

Die normalen Stuhlgewohnheiten variieren von zweimal am Tag bis zu jeden dritten Tag. Von Verstopfung spricht man erst, wenn Sie nur jeden vierten oder fünften Tag »können«. Siehe dazu Kapitel »Verstopfung« auf Seite 488.

Erste Frage

Leiden Sie schon seit Jahren an Verstopfung?

JA → Drängen Sie oft das Bedürfnis des Stuhlganges zurück, weil Sie zu beschäftigt sind?

JA → *Diese Gewohnheit kann unter Umständen die normalen Stuhlgang-Reflexe auf Dauer beeinträchtigen. Sie »erziehen« quasi Ihren Darm zur Trägheit.*

NEIN → Nehmen Sie bereits seit Jahren Abführmittel?

JA → ***Konsultieren Sie unverzüglich einen Arzt!***
Alle Abführmittel (auch die pflanzlichen!) führen bei längerem Gebrauch zu einer Schädigung der Darmmuskulatur. Sie machen also den Darm träge, was nur durch eine Dosiserhöhung wettgemacht werden kann – mit der Folge von möglichen schweren Gesundheitsschäden.

NEIN → *Wahrscheinlich sind an Ihrer Neigung zu Verstopfung falsche Ernährungsgewohnheiten schuld; Sie essen zu wenig Ballaststoffe (pflanzliche Fasern). Siehe dazu Seite 21. Vielleicht sind Sie überdies körperlich zu wenig aktiv.*

NEIN (Leiden Sie schon seit Jahren an Verstopfung?) → Haben Sie Schmerzen beim Stuhlgang?

JA → *Schuld an den Schmerzen (besonders wenn Sie außerdem bisweilen aus dem Mastdarm oder am After bluten) sind entweder Hämorrhoiden (Seite 487/488), eine Analthrombose (Seite 487) oder eine Analfissur (Seite 488). Suchen Sie einen Arzt auf!*

NEIN → Nehmen Sie zur Zeit regelmäßig ein Medikament ein?

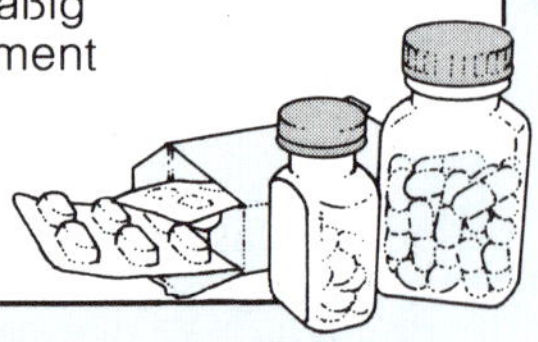

JA → *Manche Medikamente können eine Verstopfung provozieren – auch oder gerade Abführmittel (siehe oben). Siehe dazu das Kapitel »Nebenwirkungen von Medikamenten«, Seite 745. Sprechen Sie mit Ihrem Arzt darüber!*

NEIN

Fortsetzung nächste Seite

Fortsetzung der linken Seite

Essen Sie weniger Ballaststoffe (pflanzliche Fasern in Vollkornbrot, Obst und Gemüse) als früher? Oder bewegen Sie sich viel weniger als früher?

JA → *Wahrscheinlich wird Ihre Verstopfung durch diese veränderte Ernährungs- bzw. Lebensweise verursacht.*

NEIN ↓

Sind Sie schwanger?

JA → *Eine Schwangerschaft kann die Neigung zur Verstopfung verstärken. Sprechen Sie mit Ihrem Frauenarzt über eine geeignete Ernährungsweise.*

NEIN ↓

Haben Sie zwei oder mehr der folgenden Symptome?

- ungewöhnliche Kälteempfindlichkeit
- unerklärliche Gewichtszunahme
- unerklärliche Müdigkeit

JA → *Wahrscheinlich leiden Sie an einer Schilddrüsen-Unterfunktion (Seite 313). Suchen Sie Ihren Arzt auf!*

NEIN ↓

Haben Sie Bauchschmerzen (vor allem im unteren Bauchbereich)?

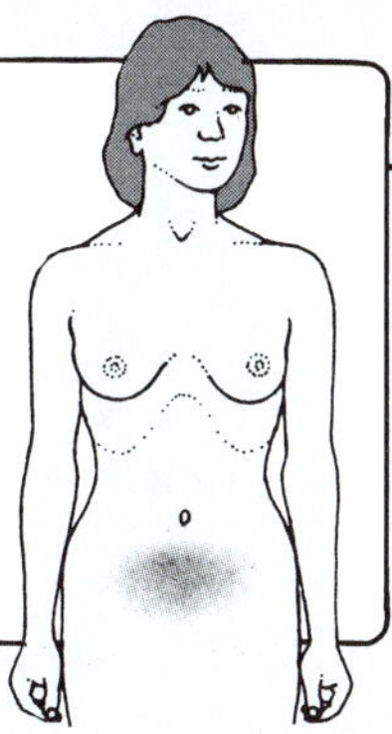

JA → Hatten Sie schon öfter Phasen mit Bauchschmerzen und Verstopfung?

JA → *Wahrscheinlich haben Sie ein »Irritables Kolon« (Reizkolon, Seite 484).*

NEIN ↓

Suchen Sie unverzüglich einen Arzt auf!
Wahrscheinlich haben Sie eine Divertikulitis (Seite 485), möglicherweise aber auch einen Dickdarmkrebs (Seite 486). Ein wichtiges Signal für beide Erkrankungen ist dunkles Blut und Schleim im Stuhl. Eine Divertikulitis ist oft durch den Wechsel von Durchfall und Verstopfung gekennzeichnet.

NEIN ↓

Konsultieren Sie Ihren Arzt!

Krebs-Warnsignale

Eine hartnäckige Verstopfungsperiode nach Jahren normalen Stuhlgangs kann ein Zeichen von Dickdarmkrebs sein, vor allem wenn folgende Symptome hinzukommen:

- Bauchschmerzen und
- Blut im Stuhl

53

Beide Geschlechter
Alle Altersgruppen

Veränderter, eigenartiger Stuhl

Erste Frage

Haben Sie Blut und Schleim im Stuhl bemerkt?

JA → Fühlen Sie sich abgeschlagen, und haben Sie Fieber?

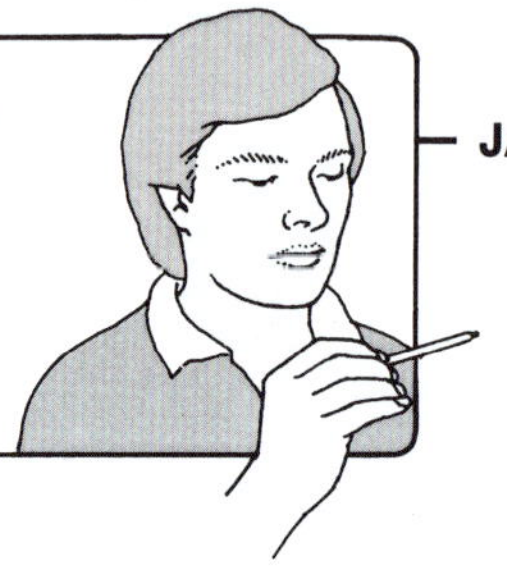

JA → *Wahrscheinlich haben Sie eine geschwürige Dickdarmentzündung (Colitis ulcerosa, Seite 484) oder eine Bakterien-Ruhr (Seite 478).*

NEIN → *Hellrotes Blut deutet auf Hämorrhoiden hin, dunkleres auf eine Divertikulitis (Seite 485) oder auf Dickdarmkrebs (Seite 486). Direkte (venöse) Blutungen am After zeigen eine Analthrombose (Seite 487) oder eine Analfissur (Seite 488) an.* ***Suchen Sie zur Abklärung unverzüglich einen Arzt auf!***

NEIN → Ist der Stuhl oft regelrecht schwarz, oder enthält er schwarzes Material?

JA → Nehmen Sie Eisentabletten ein?

JA → *Eisentabletten verursachen oft eine Schwarzfärbung des Stuhls. Sprechen Sie mit Ihrem Arzt.*

NEIN → ***Suchen Sie unverzüglich einen Arzt auf!*** *Möglicherweise leiden Sie nur an einem Magen- oder Zwölffingerdarm-Geschwür (Seite 475). Es kann sich jedoch auch um einen Magenkrebs handeln.*

NEIN → Ist der Stuhl ungewöhnlich fahlgelb und fettig?

JA → Ist Ihre Haut oder das Weiße Ihrer Augen gelblich?

JA → *Möglicherweise haben Sie eine Lebererkrankung oder eine Gallenblasenentzündung (Seite 496).* ***Visuelle Diagnosehilfe 47, Seite 252.***

NEIN → *Wahrscheinlich haben Sie eine bestimmte Verdauungsstörung, hervorgerufen durch bestimmte Erkältungsviren, die die Bauchspeicheldrüse mit beeinträchtigen.*

NEIN → *Konsultieren Sie einen Arzt!*

Krebs-Warnsignale

Blut im Stuhl kann ein Signal für Dickdarmkrebs sein, besonders bei gleichzeitigen Bauchschmerzen und Gewichtsverlust. Ein schwarzer Stuhl (Teerstuhl) oder schwarzes Material im Stuhl können ebenfalls auf Magenkrebs hindeuten.

54

Beide Geschlechter
Alle Altersgruppen

Herzjagen, Herzstolpern und andere Störungen des Herzrhythmus

Erste Frage

Haben Sie große Mengen Kaffee oder Tee getrunken oder mehr als gewöhnlich geraucht?

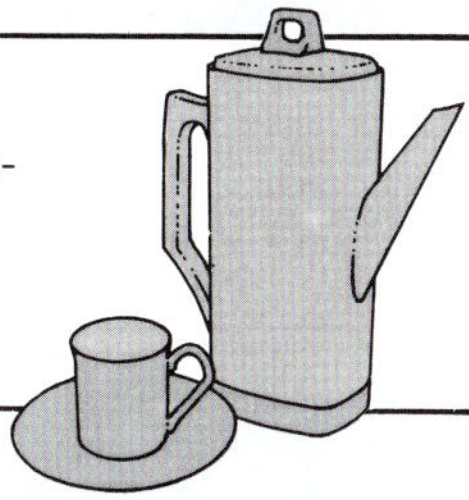

JA → *Ihr Herzjagen wird durch Koffein- oder Nikotinmißbrauch verursacht.*

NEIN ↓

Stehen Sie unter starkem psychosozialem Streß?

JA → *Psychosozialer Streß kann bisweilen Herzjagen verursachen. Siehe dazu Seite 32–41.*

NEIN ↓

Fällt Ihnen ein unerklärlicher Gewichtsverlust auf?

JA → *Sie haben wahrscheinlich eine Schilddrüsen-Überfunktion (Seite 314 f.).* ***Suchen Sie unverzüglich einen Arzt auf!***

NEIN ↓

Wurde bei Ihnen eine Herzkrankheit (z. B. eine Herzinsuffizienz, Seite 425) festgestellt? Fühlen Sie sich plötzlich sehr unwohl, und schlägt Ihr Herz irrsinnig schnell (im Sinne eines Flatterns oder Flimmerns)?

JA → ***Wahrscheinlicher Notfall! Schnellste Einweisung in eine Klinik!*** *Sie können unter einer ernsten oder gar lebensbedrohlichen Herzrhythmusstörung leiden (Seite 429/430).*

NEIN ↓

Leiden Sie bisweilen unter Herzstolpern, einer Verlangsamung des Herzschlags oder unter sonstigen Störungen des Herzrhythmus?

JA → ***Suchen Sie unverzüglich einen Arzt auf!*** Eine genaue Diagnose Ihrer Herzrhythmusstörung (Seite 429/430) ist erforderlich.

NEIN ↓

Wenn Ihnen diese Checkliste nicht weiterhilft, konsultieren Sie Ihren Arzt!

55

Beide Geschlechter
Alle Altersgruppen

Schmerzen im Brustbereich

Alle Arten von Brustschmerzen, einschließlich Herzschmerzen und Warnsignale eines Herzinfarkts.

Erste Frage

Haben Sie stechende oder schneidende Herzschmerzen?

JA → *Keine Sorge — Sie haben keine Herzkrankheit, sondern nur etwas »auf dem Herzen«. Diese »Dyskardien« sind durch psychischen Streß bedingte vegetative Störungen.*

NEIN ↓

Haben Sie ein Druckgefühl in der Brustmitte oder ein Umklammerungsgefühl wie mit eisernen Ringen bis zum »Abschnüren der Kehle«?

JA → Traten diese Schmerzen nach körperlicher Anstrengung auf, und verschwinden Sie nach 1—5 Minuten?

JA ↓ *Sie leiden möglicherweise an Angina pectoris (Seite 416). Suchen Sie einen Arzt auf!*

NEIN ↓ Dauern die Schmerzen länger als 5 Minuten an?

JA ↓ ***Notfall!***
Schnellste Einweisung in eine Klinik — wenn möglich per Notarztwagen!
Wahrscheinlich haben Sie einen Herzinfarkt erlitten, vor allem wenn die Schmerzen im Ruhezustand auftreten und auf Nitroglyzerin-Kapseln nicht ansprechen (Seite 417).

NEIN ↓

Empfinden Sie eher in den Armen, im Hals- und Unterkieferbereich oder im Oberbauch Schmerzen? Und tritt dagegen das Druckgefühl in der Brustmitte zurück?

JA → Dauern die Schmerzen länger als 5 Minuten an?

NEIN ↓

Empfinden Sie ein Herzjagen, Herzstolpern oder sonstige Störungen des Herzrhythmus?

JA → *Siehe Checkliste* **54**
Herzjagen, Herzstolpern und andere Störungen des Herzrhythmus.

NEIN ↓

Sind Sie kurzatmig bzw. leiden Sie unter Atemnot?

JA → Haben Sie eine Operation oder eine schwere Verletzung hinter sich? Oder waren Sie lange bettlägerig?

JA → ***Notfall!***
Unverzügliche Einweisung in eine Klinik!
Möglicherweise haben Sie einen Lungeninfarkt, Seite 464.

NEIN ↓ 2 *Fortsetzung nächste Seite, Spalte 2*

NEIN ↓ 1 *Fortsetzung nächste Seite, Spalte 1*

Krebs-Warnsignale

Brustschmerzen, Reizhusten mit Auswurf und unerklärliche Gewichtsabnahme können unter anderem einen Lungenkrebs signalisieren.

1 Fortsetzung der linken Seite, Spalte 1

Haben Sie Husten, erhöhte Temperatur bzw. mäßiges Fieber? Ist Ihr Auswurf grau-gelblich?

JA → *Möglicherweise haben Sie eine akute Bronchitis (Seite 457). Suchen Sie Ihren Arzt auf!*

NEIN ↓

Haben Sie neben Brustschmerzen und Reizhusten (mit Auswurf) eine unerklärliche Gewichtsabnahme?

JA → ***Notfall!*** *Möglicherweise haben Sie Lungenkrebs, vor allem wenn bereits Blut im Auswurf ist.* ***Unverzügliche Einweisung in eine Spezialklinik!***

NEIN ↓

Haben Sie einen brennenden Brustschmerz, der stärker wird, wenn Sie sich nach vorn beugen?

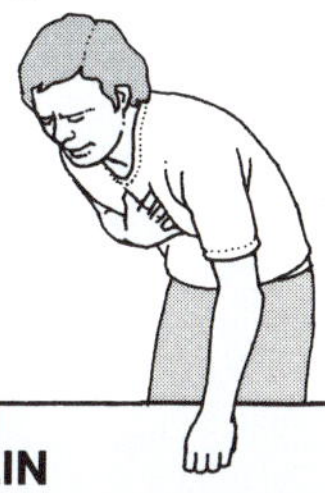

JA → *Wahrscheinlich haben Sie eine Hiatus-Hernie (Seite 472). Suchen Sie Ihren Arzt auf!*

NEIN ↓

Wird der Brustschmerz stärker, wenn Sie schlucken?

JA → *Siehe Checkliste* **42** ***Schluckbeschwerden.***

NEIN ↓

Ist der Schmerz nur einseitig?

JA → Hatten Sie kürzlich eine Brustverletzung (Schlag oder Stoß bzw. Sturz)?

- **JA** → *Möglicherweise haben Sie eine Muskelzerrung (Seite 514) oder eine gebrochene bzw. angebrochene Rippe.* ***Suchen Sie unverzüglich einen Orthopäden auf.***
- **NEIN** ↓ Verspüren Sie einen brennenden Hautschmerz, und bemerken Sie dann bald eine Hautrötung mit Bläschenbildung?
  - **JA** → *Wahrscheinlich leiden Sie an Herpes zoster (»Gürtelrose«), einer Infektion mit Varizellen-Viren (Seite 272).*
  - **NEIN** → ***Konsultieren Sie unverzüglich einen Arzt!***

NEIN ↓

Konsultieren Sie unverzüglich einen Arzt!

2 Fortsetzung der linken Seite, Spalte 2

Haben Sie neben starken Brustschmerzen Husten, Auswurf, Fieber und Herzjagen?

JA → ***Rufen Sie unverzüglich Ihren Arzt!*** *Sie leiden an einer Lungenentzündung (Pneumonie, Seite 463).*

NEIN → ***Rufen Sie unverzüglich Ihren Arzt!*** *Möglicherweise haben Sie einen Pneumothorax (plötzliches Eindringen von Luft in den Brustfellraum, Seite 464).*

56

Beide Geschlechter
Alle Altersgruppen

Ungewöhnlich häufiger Harndrang

Erste Frage

Haben Sie Schmerzen beim Wasserlassen?

JA → *Siehe Checkliste* **58** ***Schmerzen beim Wasserlassen.***

NEIN ↓

Lassen Sie mehr Wasser als sonst, und/oder müssen Sie auch nachts aufgrund von Harndrang aufstehen?

JA → Haben Sie zwei oder mehr der folgenden Symptome?

- O unmäßiger Durst
- O Gewichtsverlust
- O unerklärliche Müdigkeit
- O Juckreiz im Bereich der Genitalien

JA → ***Suchen Sie unverzüglich einen Arzt auf!*** *Wahrscheinlich leiden Sie unter Diabetes mellitus vom »juvenilen Typ« (Seite 294). Bei einem »Altersdiabetes« (Seite 294) – den Sie auch schon mit 30 Jahren bekommen können – tritt kein Gewichtsverlust auf, sonst sind die Symptome gleich.*

NEIN ↓

Trinken Sie in letzter Zeit mehr Kaffee, Tee oder Alkohol (vor allem Bier) als gewöhnlich?

JA → *Koffein (in Kaffee und Tee) sowie Alkohol wirken als »Diuretika«, d. h. sie regen die Harnproduktion an, wirken harntreibend.*

NEIN ↓

Nehmen Sie zur Zeit regelmäßig Medikamente zur Behandlung einer Herzkrankheit oder eines hohen Blutdrucks ein?

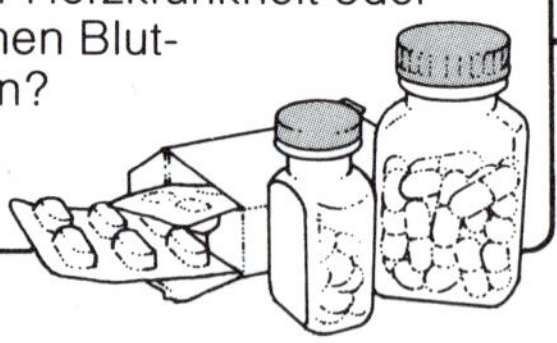

JA → *Manche dieser Medikamente wirken harntreibend – wie auch einige andere Medikamente.*

NEIN ↓

(Lassen Sie mehr Wasser als sonst …? – **NEIN** ↓)

Fortsetzung nächste Seite

Fortsetzung der linken Seite

Ist das Wetter sehr kalt, oder sind Sie in starkem psychosozialem Streß?

- **JA** → *Kälte, Angstzustände oder Übererregtheit wirken harntreibend.*
- **NEIN** ↓

Sind Sie eine Frau?

- **JA** → Sind Sie schwanger?
  - **JA** → *Vermehrtes Wasserlassen während der ersten drei und der letzten drei Monate einer Schwangerschaft ist üblich und kein Grund zur Beunruhigung.*
  - **NEIN** → Haben Sie manchmal einen sehr starken Harndrang, und verlieren Sie dann sofort ein bißchen Urin, bevor Sie aufs WC können?
    - **JA** → *Wahrscheinlich leiden Sie an einer Reizblase. Suchen Sie Ihren Arzt auf!*
    - **NEIN** → Haben Sie Schwierigkeiten, Ihre Blase zu kontrollieren?
- **NEIN** ↓

Sind Sie über 55?

- **JA** → Haben Sie zwei oder mehr der folgenden Symptome?
  - Sie müssen nachts aufstehen, um Wasser zu lassen
  - Schwierigkeiten mit dem Wasserlassen (es dauert lange, bis der erste Strahl kommt)
  - schwacher (manchmal unterbrochener) Strahl
  - nachdem Sie uriniert haben, verlieren Sie unkontrolliert noch ein bißchen Urin

  - **JA** → *Sie haben wahrscheinlich eine Erkrankung der Prostata. Siehe Seite 545.* ***Suchen Sie sofort einen Urologen auf!***
  - **NEIN** → Haben Sie Schwierigkeiten, Ihre Blase zu kontrollieren?
- **NEIN** ↓

Haben Sie Schwierigkeiten, Ihre Blase zu kontrollieren?

- **JA** → *Siehe Checkliste* **59** ***Unwillkürlicher Harnabgang.***
- **NEIN** → *Konsultieren Sie Ihren Arzt.*

57

Beide Geschlechter
Alle Altersgruppen

Veränderter Urin

Erste Frage

Ist Ihr Urin dunkelgelb oder orange?

JA →

Haben Sie Fieber? Oder ist das Wetter sehr heiß?

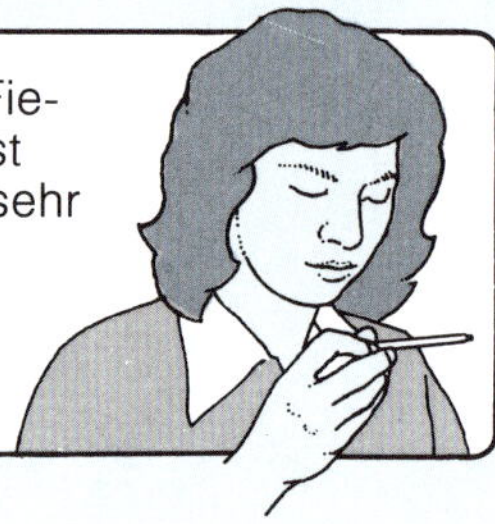

JA → *Flüssigkeitsverlust durch Schwitzen macht Ihren Urin ungewöhnlich konzentriert.* *Siehe Checkliste* **5** ***Fieber.***

NEIN ↓

Haben Sie erbrochen, oder hatten Sie Durchfall?

JA → *Der Flüssigkeitsverlust macht Ihren Urin konzentrierter.* *Siehe auch Checkliste* **45** ***Erbrechen.*** *und Checkliste* **51** ***Durchfall.***

NEIN ↓

Haben Sie Abführmittel eingenommen, die Sennesblätter enthalten, oder Rhabarber gegessen?

JA → *Sennesblätter und Rhabarber können den Urin vorübergehend dunkel färben.*

NEIN ↓

(Erste Frage: **NEIN** ↓)

Ist Ihr Urin bierbraun und klar?

JA →

Ist Ihr Stuhl fahlgelb, und/oder ist Ihre Haut oder das Weiße Ihrer Augen gelblich?

JA → *Sie haben einen Ikterus (»Gelbsucht«, Seite 490), ein Zeichen für Leber- und einige andere Erkrankungen. Suchen Sie einen Arzt auf!*

NEIN ↓

NEIN ↓

Fortsetzung nächste Seite

Fortsetzung der linken Seite

Haben Sie Schmerzen beim Wasserlassen? — **JA** → *Siehe Checkliste* **58** ***Schmerzen beim Wasserlassen.***

NEIN ↓

Enthält Ihr Urin bisweilen kleinste, grießkornartige Steinchen? — **JA** → *Sie haben »Harngrieß« (kleinste Nierensteinchen, Seite 508).*

NEIN ↓

Ist Ihr Urin rosa, rot oder braun? — **JA** → Nehmen Sie in letzter Zeit regelmäßig Medikamente ein?

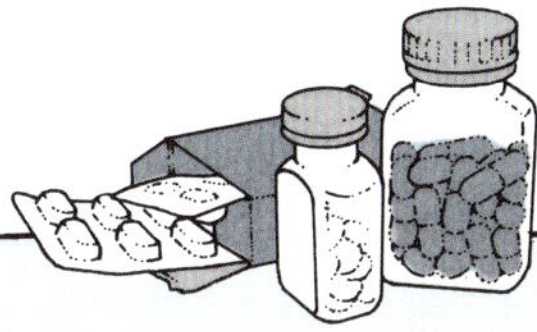

JA ↓ *Manche Medikamente können die Farbe des Urins verändern – das ist ohne Bedeutung. Sprechen Sie mit Ihrem Arzt darüber.*

NEIN ↓

Haben Sie rote Bete (rote Rüben) oder Brombeeren gegessen? — **JA** → *Manche natürlichen, aber auch einige künstliche Farbstoffe färben den Urin – das ist belanglos.*

NEIN ↓

Suchen Sie unverzüglich Ihren Arzt auf!
Wahrscheinlich haben Sie eine Erkrankung der Nieren, der Blase oder der Harnwege (Seite 500 – 509). Möglich ist aber auch eine Erkrankung der Prostata (Seite 545) und in seltenen Fällen auch Nieren- oder Blasenkrebs (Seite 510).

(Ist Ihr Urin rosa, rot oder braun?) **NEIN** ↓

Ist Ihr Urin grün oder blau? — **JA** → *Keine Sorge, der Urin ist lediglich durch künstliche Farbstoffe verfärbt.*

NEIN ↓

Suchen Sie bei jeder auffälligen Farbveränderung des Urins Ihren Arzt auf!

Krebs-Warnsignale

Ist Ihr Urin ohne ersichtlichen Grund rosa, rot oder braun, muß die Möglichkeit eines Prostatakrebses (Seite 546) oder eines (seltenen) Nieren- oder Blasenkrebses ärztlich abgeklärt werden.

58

Beide Geschlechter
Alle Altersgruppen

Schmerzen beim Wasserlassen

Erste Frage

Haben Sie Schmerzen im seitlichen Lendenbereich?

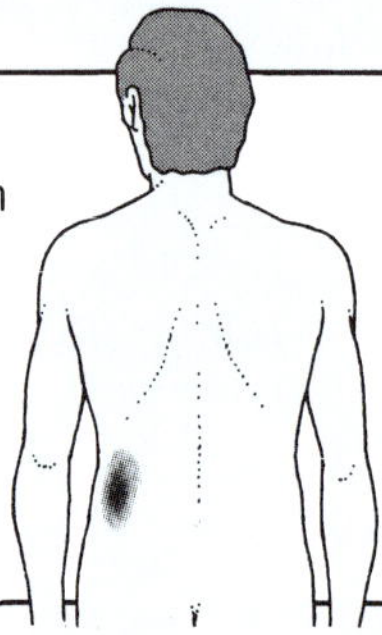

JA → *Wahrscheinlich haben Sie eine Nieren- oder Nierenbeckenentzündung (Seite 502 – 504).* ***Rufen Sie unverzüglich einen Arzt!***

NEIN ↓

Sind Sie ein Mann?

JA → Haben Sie einen Ausfluß aus der Harnröhre?

JA → *Sie haben eine unspezifische Harnröhrenentzündung (Seite 500) oder Tripper (Seite 571). Suchen Sie einen Facharzt für Haut- und Geschlechtskrankheiten auf!*

NEIN ↓

Haben Sie einen dumpfen, schweren Schmerz im Unterleib, Schmerzen und Störungen beim Wasserlassen, roten (blutigen) Urin und meist leichtes Fieber?

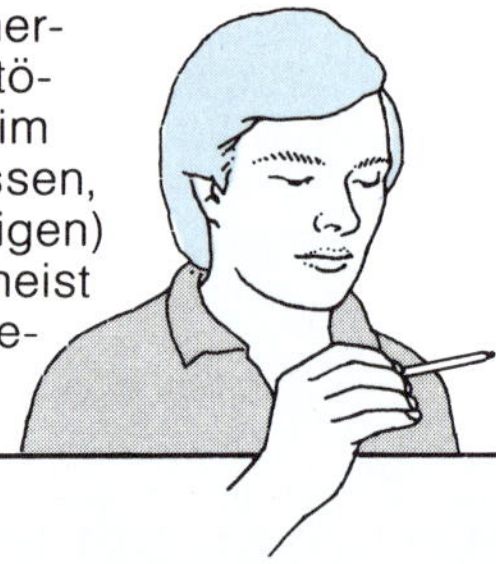

JA → *Wahrscheinlich haben Sie eine Entzündung der Prostata (Prostatitis, Seite 545).* ***Suchen Sie unverzüglich einen Arzt auf!***

NEIN ↓ (weiter zu „Müssen Sie mehr als üblich Wasser lassen?")

NEIN (Sind Sie ein Mann?) ↓

Haben Sie eine Scheidenentzündung mit einem weißlichen Ausfluß und weißen Ablagerungen?

JA → *Sie haben eine Pilzerkrankung des Genitalbereichs (Candida-Mykose, Seite 404/405). Siehe auch Seite 560/561 (Scheidenentzündung)! Suchen Sie Ihren Frauenarzt auf!*

NEIN ↓

Haben Sie eine Scheidenentzündung mit einem schaumig-eitrigen (gelblichen) Ausfluß?

JA → *Sie haben eine Trichomoniasis (Seite 573). Bei einem geringen gelblichen Ausfluß können Sie auch an Tripper (Gonorrhöe, Seite 571) erkrankt sein. Siehe auch Seite 560/561! Suchen Sie Ihren Frauenarzt auf!*

NEIN ↓

Müssen Sie mehr als üblich Wasser lassen?

JA → *Wahrscheinlich haben Sie eine Blasenentzündung (Zystitis, Seite 501). Suchen Sie Ihren Arzt auf!*

NEIN → *Konsultieren Sie grundsätzlich Ihren Arzt, wenn Sie Schmerzen beim Wasserlassen haben.*

59

Beide Geschlechter
bis zu 65 Jahren

Unwillkürlicher Harnabgang

Für Menschen über 65 Jahre siehe Checkliste 97 – Unwillkürlicher Harnabgang (Harninkontinenz) bei älteren Menschen

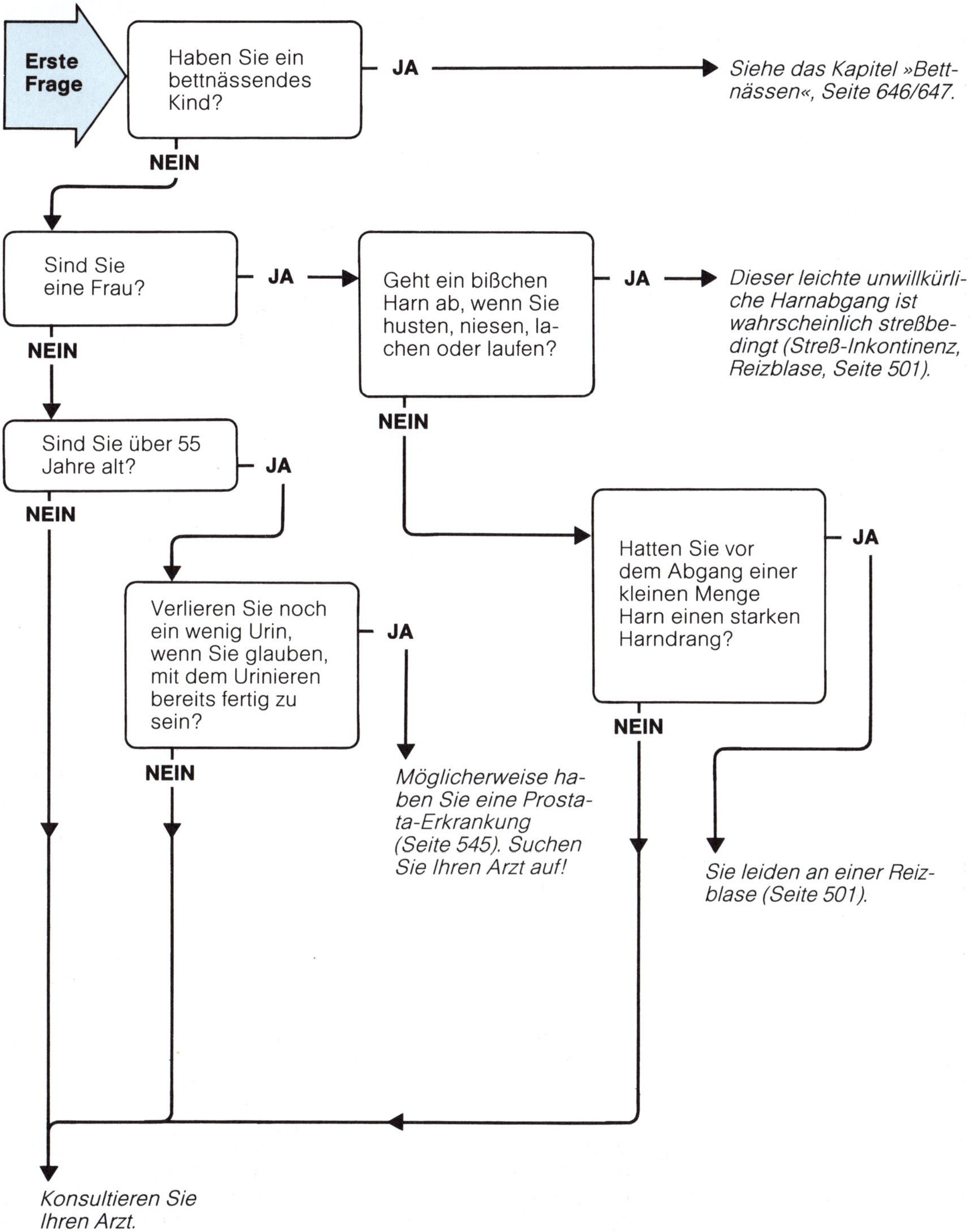

60

Beide Geschlechter
Alle Altersgruppen

Rückenschmerzen

Erste Frage

Trat der Schmerz plötzlich auf?

JA → Spürten Sie den Schmerz nach einem Sturz oder nach einer Verletzung des Rükkens?

NEIN → Fortsetzung nächste Seite

Spürten Sie den Schmerz nach einem Sturz oder nach einer Verletzung des Rükkens?

JA → Leiden Sie an einem oder beiden der folgenden Symptome?
- Lähmung der Beine
- Verlust des Berührungs- oder Schmerzempfindens

JA →

Notfall!
Sie haben einen Wirbelbruch, der das Rückenmark komprimiert.
Bleiben Sie an der Unfallstelle liegen, bis ein Arzt eintrifft und einen Spezialtransport veranlaßt! Lesen Sie unbedingt das Kapitel »Querschnittslähmung« (Seite 341 ff.).

NEIN →

Sie haben eine Prellung oder Quetschung, möglicherweise auch einen Anbruch eines Wirbels (Seite 341). Bei sehr starken Schmerzen oder bei Schmerzen, die länger als drei Tage andauern, sollte die Art der Verletzung unbedingt in einer Klinik abgeklärt werden!

NEIN →

Haben Sie kürzlich schwer gehoben, rutschten Sie aus, oder haben Sie eine sehr lange Autofahrt hinter sich?

JA → Ziehen die Schmerzen vom Rücken in das Bein?

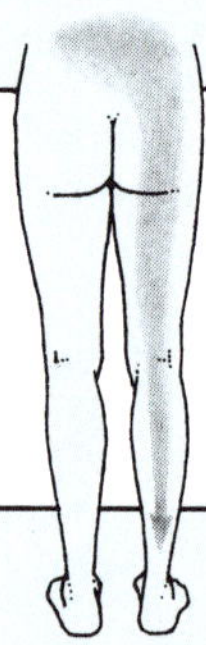

JA →

Suchen Sie unverzüglich einen Orthopäden zur Abklärung des Schmerzes auf!
Durch einen Bandscheibenvorfall (Seite 331) wird die Wurzel eines Beinnervs (z. B. des Ischiasnervs) komprimiert! Eine Bandscheibenoperation ist in der Regel angezeigt.

NEIN → Ist der Schmerz hauptsächlich im Lendenbereich?

JA →

Sie haben einen »Hexenschuß« (Lumbago, Seite 525/527). Auch hier ist meist eine geschädigte Bandscheibe daran schuld. Aber möglicherweise haben Sie ein schlimmer gewordenes Wirbelgleiten (Seite 528) oder eine andere Krankheit der Lendenwirbelsäule (Seite 525 – 528).
Suchen Sie sofort einen Orthopäden zur exkaten Diagnosestellung auf!

NEIN →

Möglicherweise haben Sie nur eine Zerrung oder Verspannung der Rückenmuskulatur. Suchen Sie aber sofort einen Orthopäden auf, wenn der Schmerz nach 3 Tagen nicht nachläßt!

NEIN → Fortsetzung nächste Seite

Fortsetzung nächste Seite

Fortsetzung der linken Seite

Haben Sie Fieber?

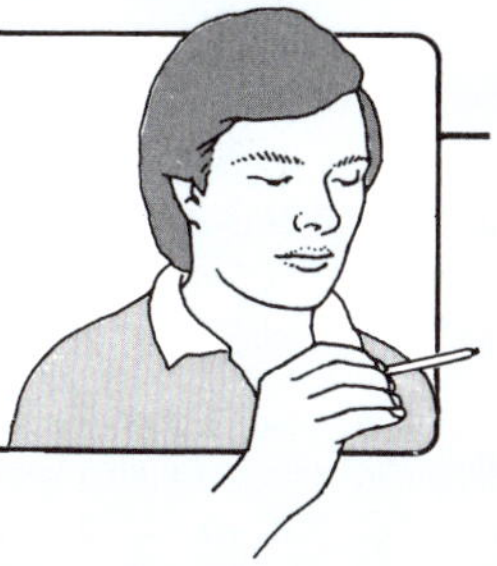

JA → **Rufen Sie Ihren Arzt!** *Möglicherweise haben Sie eine Nieren- bzw. Nierenbeckenentzündung (Seite 502 – 504).*

NEIN

Sitzt der Schmerz hauptsächlich im Lendenbereich?

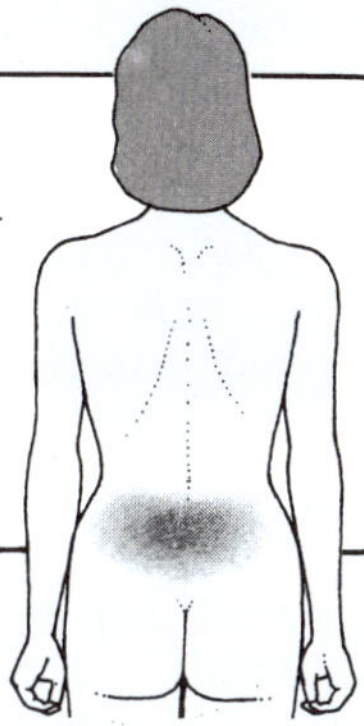

JA → Zieht der Schmerz von der Lende in ein Bein?

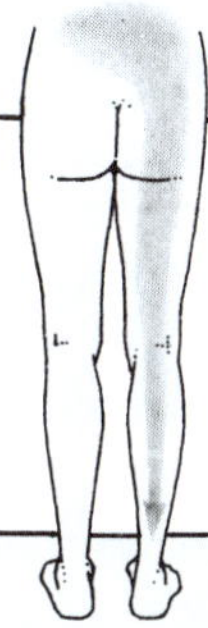

JA → *Sie haben wahrscheinlich einen Bandscheibenvorfall (Seite 331), der eine Nervenwurzel (oft die des Ischiasnervs) komprimiert. Siehe dazu auch Seite 525.*

NEIN → *Sie haben wahrscheinlich einen Bandscheibenschaden (Seite 331) oder ein Wirbelgleiten (Seite 528).*
Wichtig: *Wenn Sie schwanger sind, sprechen Sie mit Ihrem Frauenarzt. Schmerzen des Lendenwirbelsäulenbereichs ab dem 4. Schwangerschaftsmonat sind häufig und ohne ernste Bedeutung.*

NEIN

Sind Sie übergewichtig (siehe Seite 29)?

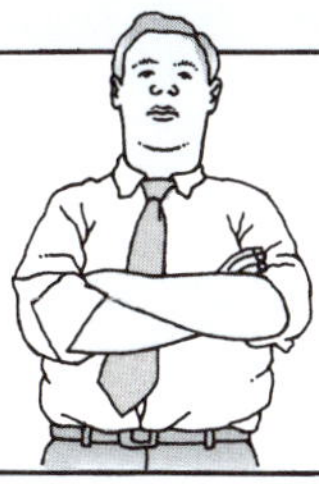

JA → *Übergewicht kann Muskulatur, Bandscheiben, Gelenke und Bänder der Lendenwirbelsäule belasten. Doch bei stärkeren Schmerzen liegt in der Regel eine Erkrankung der Wirbelsäule (z. B. ein Bandscheibenschaden, Seite 331, oder ein Wirbelgleiten, Seite 528) zugrunde. Suchen Sie einen Orthopäden auf!*

NEIN

Fortsetzung nächste Seite

Rückenschmerzen

Fortsetzung der vorangehenden Seite

Haben Sie einen Rundrücken, und sind die Schmerzen teils in der Brust-, teils in der Lendenwirbelsäule lokalisiert?

JA → *Suchen Sie einen Orthopäden auf, oder lassen Sie sich in eine orthopädische Klinik zur exakten Diagnose und Behandlung überweisen! Möglicherweise haben Sie eine Bechterew-Erkrankung (Seite 529), vor allem wenn Sie unter 40 Jahre alt sind. Bechterew ist eine entzündliche Wirbelsäulenversteifung durch entzündliche Veränderungen und Verknöcherungen des gesamten Wirbelsäulenapparates. Oder Sie leiden an Scheuermann (Morbus Scheuermann, Seite 528), vor allem wenn Sie noch unter 19 Jahre alt sind. Scheuermann fällt im Röntgenbild durch eine Keilwirbelbildung und Unregelmäßigkeit der Wirbeldeckplatten auf.*
Ein Rundrücken kann auch eines der Zeichen einer Skoliose sein. Siehe nächste Frage.

NEIN ↓

Haben Sie eine Seitwärtsverbiegung der Wirbelsäule – erkennbar an einem gewissen Beckenschiefstand und einem mehr oder weniger auffallenden Rippenbuckel, wenn Sie sich nach vorn beugen? Und sind die Schmerzen auf die gesamte Brust- und Lendenwirbelsäule verteilt?

JA → *Suchen Sie einen Orthopäden auf, oder lassen Sie sich in eine orthopädische Klinik überweisen! Sie haben eine Skoliose, eine Seitwärtsverbiegung der Wirbelsäule mit Verdrehung der Wirbelkörper. Eine Skoliose fällt meist schon in der Kindheit auf. Doch eine leichte Skoliose (davon sind etwa 50 % aller Menschen betroffen) kann erst ab etwa dem 50. bis 60. Lebensjahr Beschwerden verursachen. Siehe dazu Seite 672 f. (»Skoliose«).*

NEIN ↓

Sind Sie Schreibtischarbeiter oder Hausfrau?

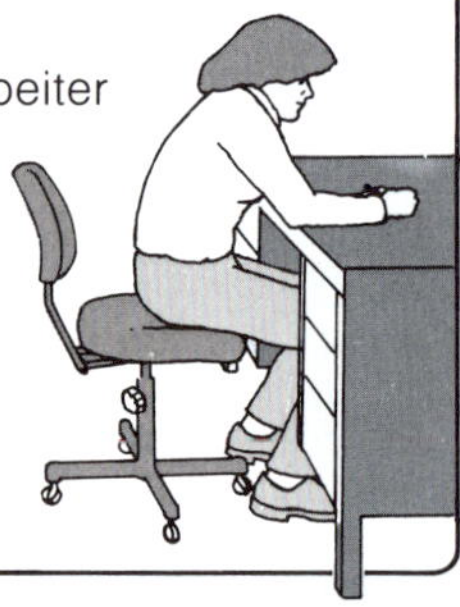

JA ↓ *Sie leiden möglicherweise nur an einer Verspannung der Rückenmuskulatur. Bei stärkeren Schmerzen Orthopäden aufsuchen!*

NEIN ↓

Konsultieren Sie Ihren Arzt! Rückenschmerzen können vielerlei Ursachen haben. Schmerzen im Lendenwirbelsäulenbereich können psychisch bedingt sein, in manchen Fällen aber auch auf einen Krebs des Unterleibs oder auf einen Dickdarmkrebs hinweisen. Ebenso kann ein Tumor im Wirbelsäulenbereich die Ursache sein. Siehe dazu Seite 525–527.

61

Beide Geschlechter
Alle Altersgruppen

Muskelkrämpfe

Erste Frage

Wachen Sie plötzlich nachts an einem Krampf (vor allem der Unterschenkelmuskulatur) auf?

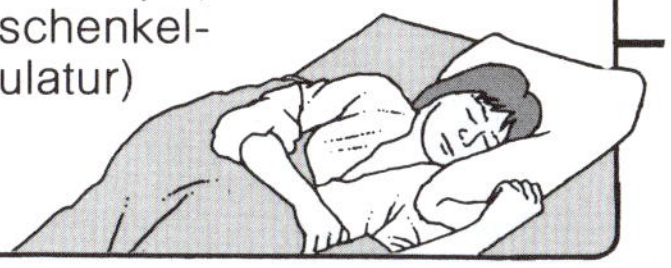

JA → *Solche Krämpfe sind im allgemeinen ohne Bedeutung.*

NEIN

Waren Sie lange in der Sonne oder an einem heißen Ort?

JA → *Ein »Sonnenstich« oder ein Hitzschlag können bisweilen auch Muskelkrämpfe provozieren.*

⊕ ***Erste Hilfe Seite 718 und 723.***

NEIN

Haben Sie den Muskelkrampf während einer körperlichen Aktivität (Sport usw.)?

JA → *Sie haben den Muskel überbeansprucht.*

⊕ ***Erste Hilfe:*** *siehe unten.*

Haben Sie jedoch selbst beim geruhsamen Spazierengehen öfter Krämpfe oder eine gewisse Schwere in den Unterschenkeln, liegen wahrscheinlich Durchblutungsstörungen vor. Suchen Sie dann einen Arzt auf!

NEIN

Saßen oder lagen Sie lange in einer ungeschickten Position?

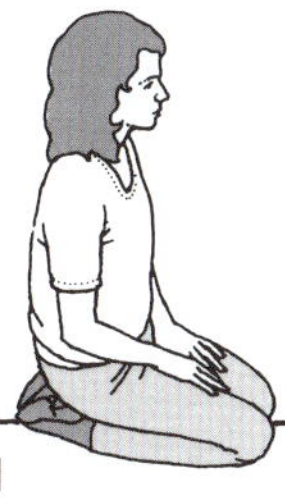

JA → *Dann ist der Muskelkrampf (oder häufig auch ein Kribbeln in einer sonst sich »taub« anfühlenden Gliedmaße) ohne Bedeutung.*

NEIN

Konsultieren Sie Ihren Arzt.

Erste Hilfe bei Muskelkrämpfen

Die meisten Muskelkrämpfe werden Sie schnell los, wenn Sie die entsprechende Gliedmaße (z. B. ein Bein) strecken. Auch durch eine Massage des verkrampften Muskels (mit Sportsalben oder -gels) lassen die Schmerzen schnell nach.

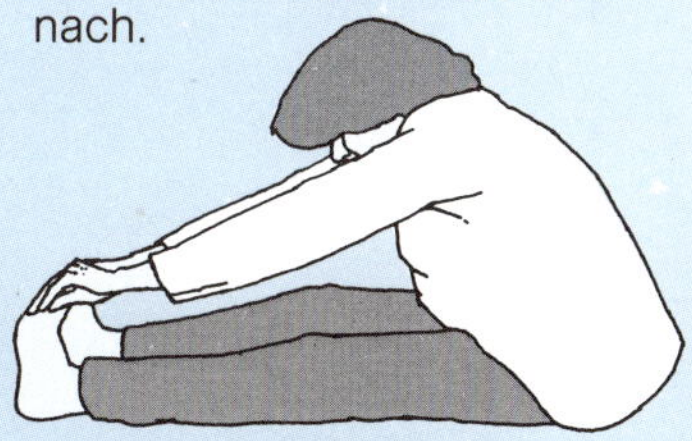

62

Beide Geschlechter
Alle Altersgruppen

Schmerzen oder Steifheit im Nackenbereich

Erste Frage

Traten die Schmerzen innerhalb der letzten 24 Stunden auf?

JA → Haben Sie zwei oder mehr der folgenden Symptome?
- starke Kopfschmerzen
- Übelkeit und/oder Erbrechen
- Mißempfindung bei hellem Licht
- Müdigkeit und/oder Verwirrungszustände

JA →

Notfall!
Wahrscheinlich haben Sie eine Hirnhautentzündung (Meningitis, Seite 324) oder eine Hirnblutung (Seite 322).
Unverzügliche Einweisung in eine (neurologische) Klinik!

NEIN (beide Fragen) →

Haben Sie in den letzten zwei Tagen ein Schleudertrauma oder eine schwere Stoß-, Schlag- oder Sturzverletzung erlitten?
Beispiel für ein Schleudertrauma: Wird ein Auto von hinten angefahren (Auffahrunfall), erleiden der Fahrer und der Beifahrer eine ultraschnelle Rückschleuderung des Kopfs mit Gegenbewegung. Durch die heute obligatorischen Nackenstützen wird ein mögliches Schleudertrauma stark abgeschwächt.

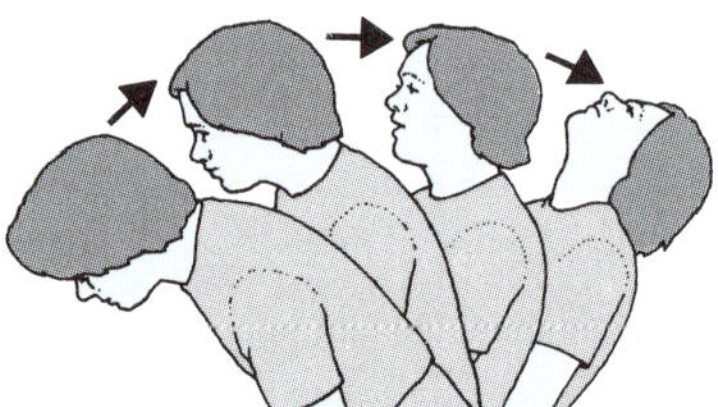

JA → Die Frage gilt für einen gerade durchgemachten Unfall: Sind Beine und Arme leicht oder komplett gelähmt, oder haben Sie stärkste Schmerzen im Halsbereich und in den Armen?

JA →

Notfall!
Bleiben Sie ruhig liegen, bewegen Sie den Kopf nicht! Warten Sie, bis ein Arzt einen Spezialtransport veranlaßt!
Sie haben einen Wirbelbruch mit einer Kompression des Halsmarks erlitten; als Folge haben Sie jetzt eine inkomplette oder komplette Querschnittslähmung, oder es droht bei jeder ungeschickten Bewegung oder Hilfestellung eine Querschnittslähmung. Siehe dazu Seite 341 ff.

NEIN → 3 *Fortsetzung nächste Seite, Spalte 3*

NEIN (Schleudertrauma) → 2 *Fortsetzung nächste Seite, Spalte 2*

NEIN (erste Frage) → 1 *Fortsetzung nächste Seite, Spalte 1*

1 Fortsetzung der linken Seite, Spalte 1

2 Fortsetzung der linken Seite, Spalte 2

3 Fortsetzung der linken Seite, Spalte 3

Haben Sie ungewöhnliche Schwellungen im seitlichen Hals- und im Nackenbereich?

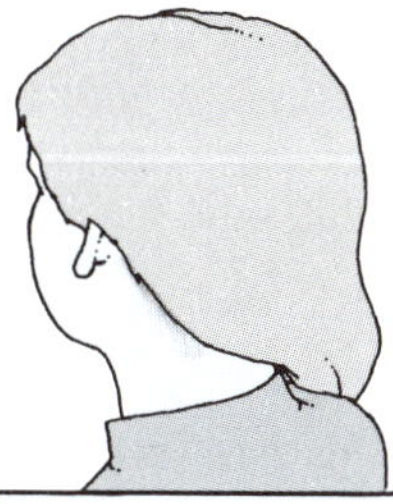

JA → *Sie haben Lymphknotenvergrößerungen, die auf bestimmte Erkrankungen schließen lassen (Seite 446 und »Lymphangitis«, Seite 443).*

Siehe auch Checkliste 7 ***Schwellungen oder Knoten unter der Haut.***

NEIN ↓

Wachen Sie mit einem steifen Hals auf?

JA → *Wahrscheinlich haben Sie in einer ungeschickten Stellung oder bei kaltem Zug geschlafen. Haben Sie nach einem Tag immer noch Schmerzen, suchen Sie einen Arzt auf.*

NEIN ↓

Haben Sie Schmerzen im Hals- und Schulterbereich und in den Armen, wenn Sie Ihren Kopf bewegen? Haben Sie außerdem Hinterhaupt-Kopfschmerzen?

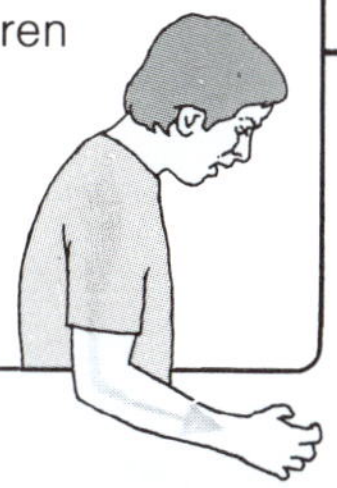

JA → ***Lassen Sie sich sofort in eine orthopädische oder neurochirurgische Klinik überweisen!*** *Wahrscheinlich haben Sie einen Bandscheibenvorfall im Halswirbelbereich (Seite 331) oder einen leichteren Halswirbelbruch (Seite 340).*

NEIN → *Sie haben eine Muskelzerrung. Halten die Schmerzen mehr als zwei Tage an, suchen Sie einen Orthopäden auf. Siehe auch Seite 514.*

Wurden die Schmerzen und/oder die Steifheit in den letzten Monaten immer schlimmer?

JA → Haben Sie auch Schmerzen oder Sensibilitätsstörungen in den Armen? Sensibilitätsstörung bedeutet: gestörtes Schmerz- und Berührungsempfinden.

JA → *Sie haben wahrscheinlich einen Bandscheibenschaden der Halswirbelsäule.* ***Suchen Sie unverzüglich einen Orthopäden auf!***

NEIN ↓

NEIN ↓

Suchen Sie Ihren Arzt auf, wenn die Schmerzen länger als 24 Stunden anhalten.

63

Beide Geschlechter
Alle Altersgruppen

Schmerzen in Armen oder Händen

Schmerzen im Schulterbereich siehe Checkliste 66.

Erste Frage

Trat der Schmerz direkt nach einer Verletzung auf?

– **JA** → Schmerzt der Arm sehr und/oder ist er »verbogen«?

– **JA** → ***Suchen Sie sofort einen Arzt oder eine Klinik auf!*** *Möglicherweise ist der Arm gebrochen. Siehe »Knochenbrüche«, S. 515, »Erste Hilfe«, S. 718ff.*

– **NEIN** → *Wahrscheinlich ist ein Muskel gezerrt (Seite 514) oder geprellt oder ein Gelenk verstaucht (Seite 514).*

NEIN ↓

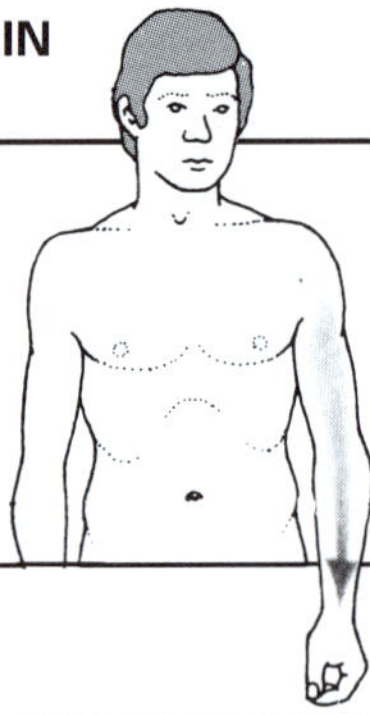

Zieht der Schmerz vom Oberarm zum Handgelenk?

– **JA** → Beginnt der Schmerz nach körperlicher Anstrengung, und hört er nach kurzer Ruhe wieder auf?

– **JA** → ***Suchen Sie unverzüglich einen Arzt auf!*** *Sie leiden möglicherweise an Angina pectoris (Seite 416).*

– **NEIN** ↓

NEIN ↓

Wird der Schmerz bei Bewegung stärker, und läßt er in Ruhe nach?

– **JA** → Sehen die Gelenke nahe den Fingernägeln geschwollen aus?

– **JA** → ***Suchen Sie den Arzt auf!*** *Möglicherweise leiden Sie an Arthrose (Seite 530).*

– **NEIN** ↓

NEIN ↓

Besteht Morgensteifigkeit, die nach dem Duschen schnell verschwindet?

– **JA** → ***Suchen Sie den Arzt auf!*** *Möglicherweise leiden Sie an Arthrose (Seite 530).*

NEIN ↓

Ist der Schmerz besonders morgens sehr stark, und dauert die Steifigkeit länger als 1 Stunde?

– **JA** → Sind die Gelenke nahe Ihrer Knöchel geschwollen?

– **JA** → *Möglicherweise leiden Sie an chronischer Polyarthritis (Seite 532).* ***Suchen Sie Ihren Arzt auf!***

NEIN ↓

Haben Sie ein taubes Gefühl in Händen oder Fingern, und/oder verspüren Sie ein Prickeln darin?

– **JA** → *Möglicherweise leiden Sie am Karpaltunnelsyndrom (Seite 330) oder an einer diabetesbedingten Nervenschädigung (Seite 294).* ***Suchen Sie Ihren Arzt auf!***

NEIN ↓

Fortsetzung nächste Seite

Fortsetzung der linke Seite

Fühlt sich der Arm oder die Hand taub und/oder prickelnd an, möglicherweise ist der Nacken steif?

JA → *Ihre Symptome sind wahrscheinlich auf eine Erkrankung der Wirbelsäule im Nacken zurückzuführen.* ***Suchen Sie Ihren Arzt auf!***

NEIN

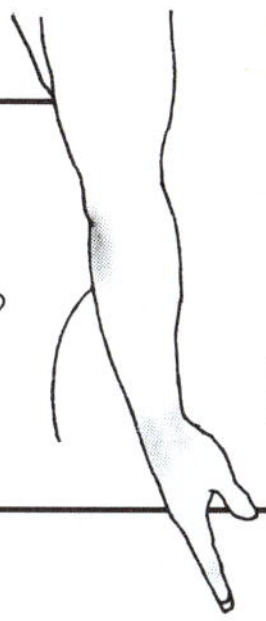

Schmerzen Ellbogen, Handgelenk oder Finger?

JA → Ist der Schmerz von Rötung und Schwellung begleitet?

JA → Ist nur ein Gelenk betroffen?

JA → Haben Sie Fieber, und/oder fühlen Sie sich krank?

JA → ***Suchen Sie Ihren Arzt auf!*** *Möglicherweise leiden Sie an einer Gelenksentzündung (Seite 532).*

NEIN → *Möglicherweise leiden Sie an einer Bursitis (Seite 533) oder an Gicht (Seite 299).*

NEIN (Ist der Schmerz von Rötung und Schwellung begleitet? / Ist nur ein Gelenk betroffen?) → Werden Ihre Hand bzw. Finger erst weiß und dann blau und rot, besonders bei Kälte?

JA → ***Suchen Sie Ihren Arzt auf!*** *Möglicherweise leiden Sie am Morbus Raynaud.*

NEIN → Ist der Schmerz besonders morgens sehr stark, und dauert die Steifigkeit länger als 1. Stunde?

JA → Sind die Gelenke nahe Ihrer Knöchel geschwollen?

JA → ***Suchen Sie Ihren Arzt auf!*** *Möglicherweise leiden Sie an chronischer Polyarthritis (Seite 532).*

NEIN → Haben Sie nur dann Schmerzen, wenn Sie Arm oder Hand in einer bestimmten Weise beugen?

JA → *Wahrscheinlich sind Sehnen gereizt oder entzündet (siehe Sehnenscheidenentzündung, Seite 521).*

NEIN (Schmerzen Ellbogen, Handgelenk oder Finger? / Haben Sie nur dann Schmerzen …?) → ***Konsultieren Sie Ihren Arzt!***

64

Beide Geschlechter
Alle Altersgruppen

Beinschmerzen

Erste Frage

Krampfen bestimmte Beinmuskeln (beispielsweise die des Unterschenkels) für ein paar Minuten?

JA → *Siehe Checkliste* **61** ***Muskelkrämpfe.***

NEIN ↓

Ging dem Schmerz eine Verletzung oder ein Sturz voraus?

JA → Können Sie mit dem betroffenen Bein gehen?

- **JA** → *Sie haben eine Muskelzerrung (Seite 514) oder eine Bänderdehnung bzw. -zerrung (Seite 514, »Verstauchungen und Verrenkungen«).*
- **NEIN** → *Sie haben Ihr Bein gebrochen oder angebrochen (Seite 515).* ⊕ ***Erste Hilfe, Seite 718.***

NEIN ↓

Zieht der Schmerz vom Lendenbereich Ihr Bein hinunter?

JA → *Wahrscheinlich haben Sie einen Bandscheibenschaden der Lendenwirbelsäule, der eine Nervenwurzel komprimiert (beispielsweise die des Ischiasnervs). Siehe Seite 331 und 525.*

NEIN ↓

Haben Sie in einem Bereich Ihres Beines ständig Schmerzen?

JA → Haben Sie Fieber?

- **JA** → ***Suchen Sie unverzüglich einen Orthopäden auf!*** *Möglicherweise haben Sie eine Knochenentzündung (Osteomyelitis, Seite 524).*
- **NEIN** ↓

NEIN ↓

Schmerzen beide Beine, besonders wenn Sie lange stehen?

JA → Haben Sie Krampfadern?

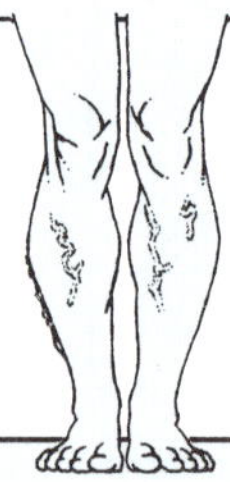

- **JA** → *Die Schmerzen werden durch Ihre Krampfadern verursacht (Seite 436; siehe auch Seite 433–435).*
- **NEIN** ↓

NEIN ↓

Fortsetzung nächste Seite

Fortsetzung der linken Seite

Haben Sie neben Schmerzen im Bein auch Schmerzen im Hüftgelenk?

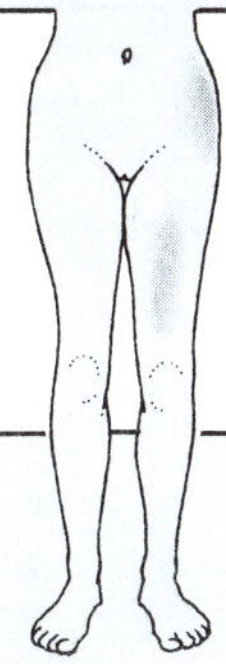

JA → *Sie haben wahrscheinlich eine Hüftgelenks-Arthrose (Seite 530).* ***Suchen Sie unverzüglich einen Orthopäden auf!***

NEIN ↓

Sitzt der Schmerz hauptsächlich in der Wade?

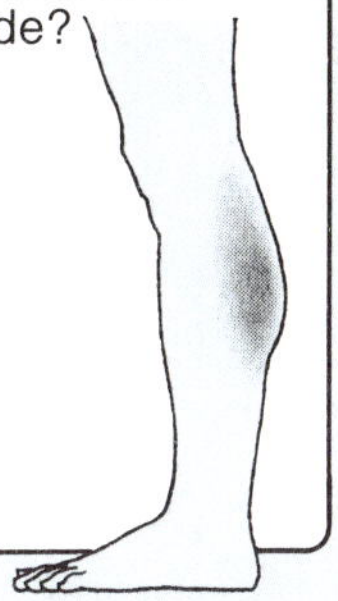

JA → Ist die Wade geschwollen und schmerzempfindlich?

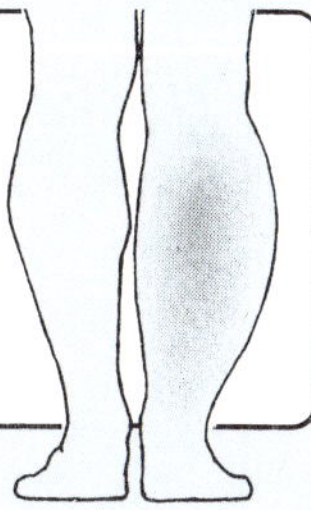

JA → ***Suchen Sie sofort einen Arzt auf!*** *Wahrscheinlich haben Sie eine tiefe Venen-Thrombose (Verschluß einer großen Vene durch einen Blutpfropfen). Siehe Seite 435.*

NEIN ↓

Ist eine Vene rot und entzündet?

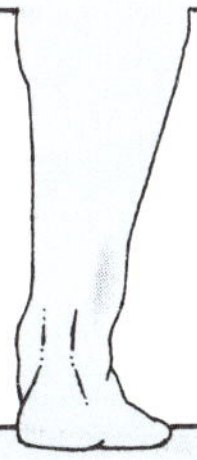

JA → *Wahrscheinlich haben Sie eine Thrombophlebitis (Venenentzündung mit Blutpfropfenbildung). Siehe Seite 435.* ***Suchen Sie unverzüglich einen Arzt auf!***

NEIN ↓

Schmerzt das Bein grundsätzlich beim Gehen, und läßt der Schmerz im Ruhezustand nach?

JA → *Sie haben Durchblutungsstörungen der Beine (Seite 433/434). Suchen Sie einen Arzt auf!*

NEIN → zurück zu „Schmerzt Ihr Bein nur dann …"

NEIN (Sitzt der Schmerz hauptsächlich in der Wade?) ↓

Schmerzt Ihr Bein nur dann, wenn Sie es stark anstrengen (beispielsweise beim Fußballspielen)?

JA → *Wahrscheinlich haben Sie eine Muskelzerrung (Seite 514).*

NEIN ↓

Konsultieren Sie Ihren Arzt, wenn der Beinschmerz innerhalb von zwei Tagen nicht nachläßt oder gar schlimmer wird.

65

Beide Geschlechter
Alle Altersgruppen

Knieschmerzen

Erste Frage

Haben Sie Ihr Knie verletzt?

JA →

Ist Ihr Bein nach dem Unfall im Kniebereich verformt, oder ist jede Bewegung unmöglich?

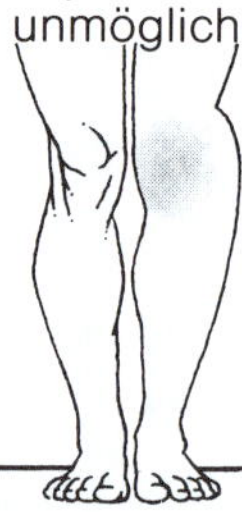

JA →

Sofortige Einweisung in eine orthopädische Klinik!
Sie haben einen Bruch (Seite 515) oder eine Verrenkung (Luxation, Seite 514/515).
⊕ ***Erste Hilfe, Seite 718 und 726.***

NEIN →

Sie haben eine Bänderzerrung bzw. einen Bänderriß (Seite 514, »Verstauchung«). Suchen Sie einen Orthopäden auf!

NEIN →

Ist Ihr Knie entzündlich geschwollen und heiß?

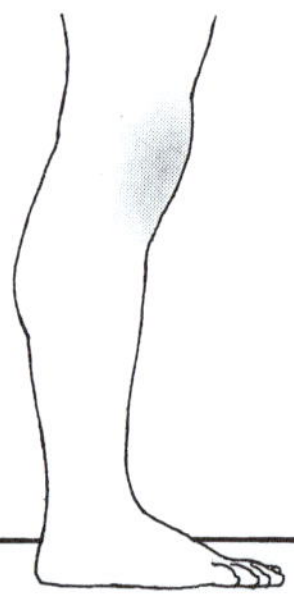

JA →

Sind auch andere Gelenke entzündet?

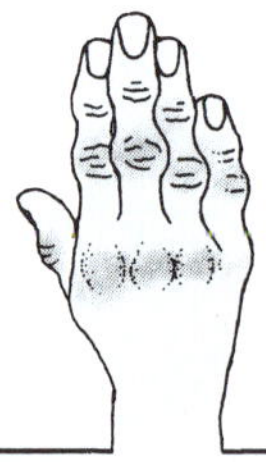

JA →

Haben Sie Fieber?

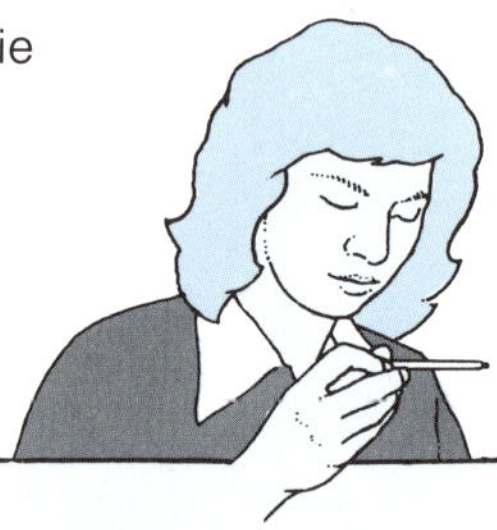

JA →

Suchen Sie unverzüglich einen Arzt auf!
Wahrscheinlich haben Sie rheumatisches Fieber (Seite 533).

NEIN →

Wahrscheinlich haben Sie Rheuma (Progredient chronische Polyarthritis, Seite 532).

NEIN →

2 *Fortsetzung nächste Seite, Spalte 2*

NEIN →

1 *Fortsetzung nächste Seite, Spalte 1*

1 *Fortsetzung der linken Seite, Spalte 1*

2 *Fortsetzung der linken Seite, Spalte 2*

Haben Sie Fieber, und/oder fühlen Sie sich nicht wohl?

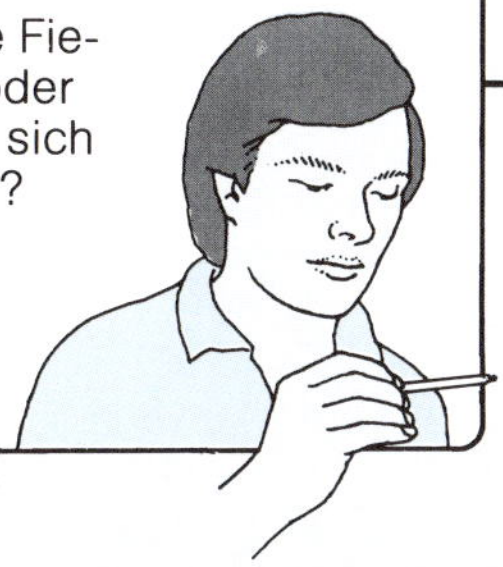

JA → ***Suchen Sie unverzüglich Ihren Arzt auf!***
Möglicherweise haben Sie eine Knochenentzündung bzw. -eiterung (Osteomyelitis, Seite 524).

NEIN → *Möglicherweise haben Sie eine Schleimbeutelentzündung (Seite 533). Suchen Sie einen Arzt auf.*

Ist die Funktion Ihres Kniegelenks manchmal mehr oder weniger stark eingeschränkt?

JA → Schmerzt Ihr Knie fast immer?

JA → *Sie haben wahrscheinlich eine Arthrose des Kniegelenks (Seite 530). Suchen Sie einen Orthopäden auf!*

NEIN → *Suchen Sie einen Orthopäden auf! Möglicherweise haben Sie einen Knorpelschaden oder eine andere Schädigung des Kniegelenks (Seite 530, 533 »Meniskusriß«).*

NEIN → Macht Ihnen das Knie schon lange zu schaffen?

JA → *Sie haben wahrscheinlich eine Arthrose des Kniegelenks (Seite 530). Suchen Sie einen Orthopäden auf!*

NEIN → *Konsultieren Sie Ihren Arzt!*

66

Beide Geschlechter
Alle Altersgruppen

Schmerzen im Schulterbereich

Erste Frage

Haben Sie Ihre Schulter verletzt?

JA → Können Sie Ihre Schulter nicht mehr bewegen, und/oder steht Ihr Arm eigenartig ab?

JA → ***Suchen Sie unverzüglich einen Orthopäden auf!*** *Sie haben Ihr Schultergelenk gebrochen (Seite 515) oder verrenkt (luxiert, Seite 514/515).*

⊕ ***Erste Hilfe, Seite 718 und 726.***

NEIN → *Sie haben eine Muskelzerrung (Seite 514) im Schulterbereich oder eine Bänderzerrung das Schultergelenks (Seite 514/515).* ***Suchen Sie einen Arzt auf!***

NEIN → Trat der Schmerz plötzlich wie aus heiterem Himmel auf?

JA → Haben Sie Fieber, oder fühlen Sie sich unwohl?

JA → *Wahrscheinlich haben Sie eine Arthrose (Seite 530) des Schultergelenks.* ***Suchen Sie einen Orthopäden auf!***

NEIN → *Möglicherweise haben Sie eine Schleimbeutelentzündung (Seite 533) des Schultergelenks. Suchen Sie einen Orthopäden auf!*

NEIN → Haben Sie in anderen Gelenken Schmerzen und Schwellungen?

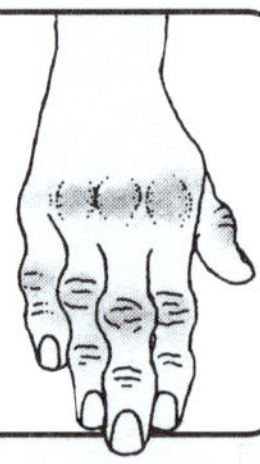

JA → *Wahrscheinlich haben Sie Theuma (Progredient chronische Polyarthritis, Seite 532).* ***Suchen Sie einen Arzt auf!***

NEIN → Haben Sie nur Schmerzen, wenn Sie den Arm bewegen?

JA → Wurde Ihr Schultergelenk in letzter Zeit immer steifer, so daß Sie jetzt kaum den Arm bewegen können?

JA → ***Suchen Sie unverzüglich einen Arzt auf!*** *Wahrscheinlich haben Sie rheumatisches Fieber (Seite 533).*

NEIN → *Möglicherweise haben Sie eine Schleimbeutelentzündung (Seite 533). Suchen Sie einen Orthopäden auf!*

→ Beginnt der Schmerz, wenn Sie gehen oder laufen, und klingt er ab, wenn Sie stehenbleiben?

JA → ***Suchen Sie unverzüglich einen Arzt auf.*** *Möglicherweise haben Sie Angina (Seite 454)*

NEIN → *Konsultieren Sie Ihren Arzt!*

67

Beide Geschlechter
Alle Altersgruppen

Schmerzende Fußgelenke

Erste Frage

Haben Sie Ihr Fußgelenk verletzt?

JA → Ist der Schmerz stark, und/oder können Sie Ihren Fuß nicht bewegen?

JA → ***Suchen Sie unverzüglich einen Orthopäden auf!*** *Wahrscheinlich haben Sie Ihr Fußgelenk gebrochen oder angebrochen (Seite 515).*

⊕ ***Erste Hilfe, Seite 718.***

NEIN → *Wahrscheinlich haben Sie eine Bänderzerrung (Seite 514/515, »Verstauchung und Verrenkungen«) des Fußgelenks. Suchen Sie einen Orthopäden auf.*

NEIN → Ist der Schmerz von einer entzündlichen Rötung und Schwellung begleitet?

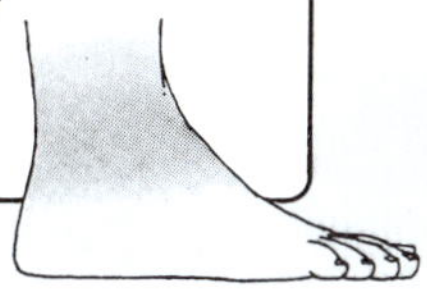

JA → Sind beide Fußgelenke und/oder auch andere Gelenke betroffen?

JA → Haben Sie Fieber, und/oder fühlen Sie sich unwohl?

JA → ***Suchen Sie unverzüglich einen Arzt auf!*** *Möglicherweise leiden Sie an rheumatischem Fieber (Seite 533).*

NEIN → *Wahrscheinlich haben Sie Rheuma (Seite 532). Suchen Sie einen Arzt auf!*

NEIN → Haben Sie Fieber, und/oder fühlen Sie sich unwohl?

JA → ***Suchen Sie unverzüglich einen Orthopäden auf!*** *Wahrscheinlich haben Sie eine Gelenkentzündung (Seite 532).*

NEIN → *Möglicherweise haben Sie Gicht (Seite 299). Suchen Sie einen Arzt auf!*

NEIN → Sind Sie über 50 Jahre alt?

JA → *Wahrscheinlich haben Sie eine Arthrose (Seite 530) des Fußgelenks. Suchen Sie einen Arzt auf!*

NEIN → *Konsultieren Sie einen Arzt!*

68

Beide Geschlechter
Alle Altersgruppen

Geschwollene Fußgelenke

Erste Frage

Haben Sie neben der Schwellung auch Schmerzen?

JA → *Siehe Checkliste* **67** ***Schmerzende Fußgelenke.***

NEIN ↓

Ist nur ein Fußgelenk geschwollen?

JA →

Ist die Wade desselben Beines geschwollen und/oder schmerzempfindlich?

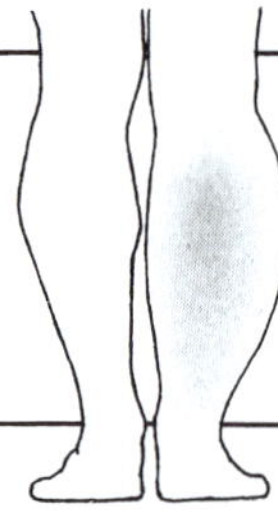

JA ↓

Wahrscheinlich haben Sie eine tiefe Venenthrombose (einen Blutpfropf in einer tiefen Beinvene). Siehe Seite 435.

NEIN ↓

Haben Sie innerhalb der letzten 6 Monate Ihr Fußgelenk verletzt?

JA → *Nach einer Verletzung schwillt ein Fußgelenk bisweilen noch mehrere Monate an. Konsultieren Sie einen Arzt.*

NEIN ↓

(Ist nur ein Fußgelenk geschwollen?) **NEIN** ↓

Sind beide Fußgelenke geschwollen?

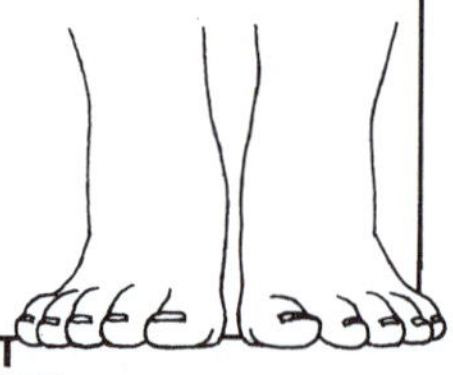

JA →

Sind Ihre Fußgelenke heiß, rötlich entzündet und/oder steif?

JA → *Wahrscheinlich haben Sie Rheuma (Seite 532). Suchen Sie einen Arzt auf!*

NEIN ↓

Leiden Sie an Atemnot, die immer schlimmer wird?

JA → ***Suchen Sie unverzüglich einen Arzt auf!***
Wahrscheinlich haben Sie eine Herzerkrankung, beispielsweise eine Insuffizienz (Schwäche) des rechten Herzens (Seite 425) oder einen Herzfehler (Seite 426).

NEIN ↓

2 *Fortsetzung nächste Seite, Spalte 2*

(Sind beide Fußgelenke geschwollen?) **NEIN** ↓

1 *Fortsetzung nächste Seite, Spalte 1*

1 Fortsetzung der linken Seite, Spalte 1

2 Fortsetzung der linken Seite, Spalte 2

Standen oder saßen Sie mehrere Stunden bei großer Hitze oder Schwüle – beispielsweise in einem Zug?

JA → *Unter solchen Bedingungen können die Fußgelenke anschwellen. Geht die Schwellung jedoch nach spätestens 48 Stunden nicht zurück, suchen Sie einen Arzt auf!*

NEIN ↓

Leiden Sie an chronischen Nieren- oder Lebererkrankungen?

JA → ***Suchen Sie Ihren Arzt auf!*** *Ein Eiweißverlust mit dem Urin kann die Schwellung bewirken.*

NEIN ↓

Sind Sie eine Frau?

NEIN → *Konsultieren Sie Ihren Arzt!*

JA →

Sind Sie seit mehr als 3 Monaten schwanger?

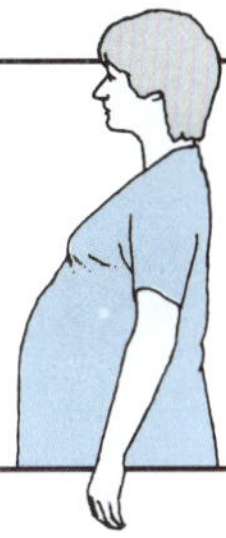

JA → *Sprechen Sie mit Ihrem Frauenarzt. Geschwollene Fußgelenke während einer Schwangerschaft sind nur dann ein ernstes Signal, wenn Ihr Gewicht über Gebühr angestiegen ist. Lesen Sie dazu das Kapitel »Schwangerschaft« (Seite 589 – 607) und hier besonders den Abschnitt »Eklampsie« (Seite 605).*

NEIN ↓

Nehmen Sie »die Pille«?

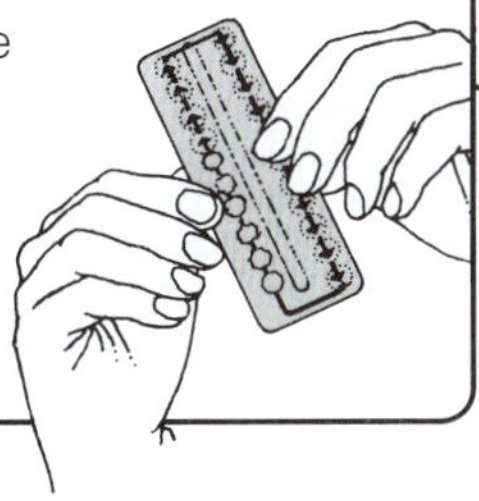

JA → *Hormonelle Veränderungen können ein Zurückhalten von Wasser im Körper provozieren. Bei der heutigen niedrigen Hormonisierung der »Pille« ist jedoch eine solche Wasser-Retention recht selten.*

NEIN ↓

Steht Ihre Periode in wenigen Tagen bevor, und haben Sie zu dieser Zeit meist geschwollene Füße?

JA → *Vor der Periode kann bisweilen Wasser im Körper zurückgehalten werden – vor allem bei Frauen, die auch über Menstruationsbeschwerden klagen (Seite 551 – 553).*

NEIN ↓

Konsultieren Sie Ihren Arzt!

69

Beide Geschlechter
Alle Altersgruppen

Fußprobleme
Schmerzen, Schwellungen, Fußpilze

Siehe auch Checkliste 68 – Geschwollene Fußgelenke.

Erste Frage

Haben Sie Ihren Fuß verletzt, und haben Sie jetzt starke Schmerzen?

JA → ***Suchen Sie sofort einen Orthopäden auf!*** *Wahrscheinlich haben Sie Ihren Fuß gebrochen oder angebrochen (Seite 515) oder Gelenkbänder gezerrt (Verstauchung, Seite 514). Bei einer Verrenkung (Seite 514/515) können auch die Gelenkkapselbänder gerissen sein.*
⊕ ***Erste Hilfe, Seite 718 und 726.***

NEIN ↓

Schmerzen beide Füße?

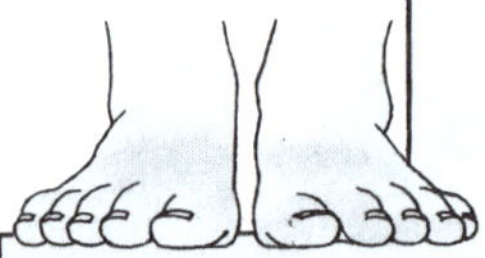

JA → Sind Sie lange gelaufen, oder haben Sie lange gestanden?

JA ↓ *Wahrscheinlich sind Ihre Füße »übermüdet«. Doch besteht die Möglichkeit, daß die Schmerzen durch starken Zug an den Bändern entstehen (so beispielsweise beim Plattfuß).*

NEIN ↓

Sind Sie stark übergewichtig (mehr als 10 Prozent über Normalgewicht, Seite 29)?

JA → *Starkes Übergewicht belastet Hüftgelenk, Kniegelenk und Füße.*

NEIN ↓

NEIN ↓

Schmerzt ein Fuß nach einem langen Marsch?

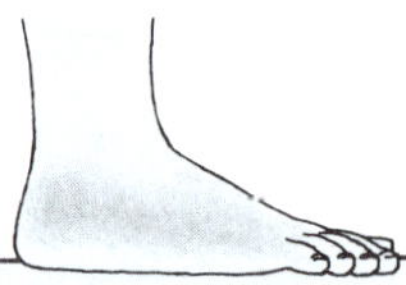

JA → *Suchen Sie einen Orthopäden auf! Sie haben möglicherweise einen Anbruch eines Fußknochens infolge des anstrengenden Marsches. Ist das nicht der Fall und haben Sie solche Schmerzen öfter, dann können Sie an Durchblutungsstörungen der Beine leiden. Suchen Sie Ihren Hausarzt auf!*

NEIN ↓

Haben Sie in einem oder in mehreren Zehengelenken Schmerzen?

JA → Ist der Schmerz von Rötung und Schwellung begleitet?

JA → Ist nur ein Gelenk betroffen?

JA ↓ *Suchen Sie Ihren Hausarzt auf! Wahrscheinlich haben Sie Gicht (Seite 299), vor allem wenn die große Zehe betroffen ist.*

NEIN ↓ 3 *Fortsetzung nächste Seite, Spalte 3*

NEIN ↓ 2 *Fortsetzung nächste Seite, Spalte 2*

NEIN ↓ 1 *Fortsetzung nächste Seite, Spalte 1*

1 *Fortsetzung der linken Seite, Spalte 1*

2 *Fortsetzung der linken Seite, Spalte 2*

3 *Fortsetzung der linken Seite, Spalte 3*

(2) Sind Sie über 45 Jahre alt, und/oder haben Sie auch im Fuß-, Knie- oder Hüftgelenk Schmerzen?

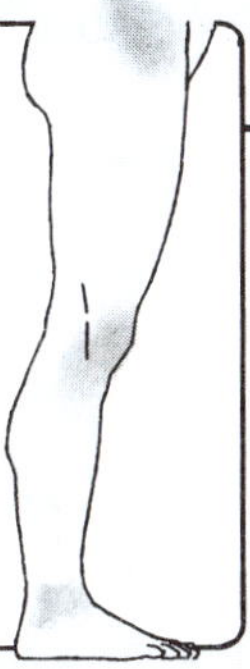

- **JA** → *Suchen Sie einen Orthopäden auf! Wahrscheinlich leiden Sie an Arthrose (Seite 530).*
- **NEIN** → weiter zu „Haben Sie an der Fußsohle Schmerzen?"

(3) Trat der Schmerz plötzlich auf?

- **JA** → ***Suchen Sie unverzüglich Ihren Arzt auf!*** *Möglicherweise leiden Sie an rheumatischem Fieber (Seite 533), besonders dann, wenn Sie sich auch unwohl fühlen.*
- **NEIN** → *Wahrscheinlich leiden Sie an Rheuma (Seite 532).* ***Suchen Sie unverzüglich einen Arzt auf!***

(1) Haben Sie an der Fußsohle Schmerzen?

- **JA** → Haben Sie eine kleine Schwiele an der Fußsohle, die beim Laufen wehtut?

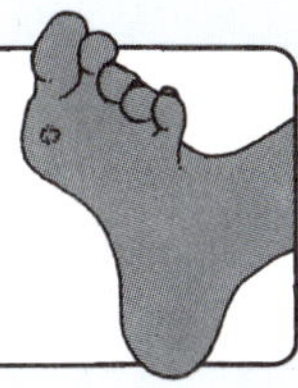

  - **JA** → *Lösen Sie die Schwiele an, dann sehen Sie eine Warze, die dornartig in die Tiefe wächst (Dornwarze).* ***Visuelle Diagnosehilfe 49, Seite 253.***
  - **NEIN** → Haben Sie eine leicht geschwollene, entzündete Stelle an einer Fußsohle?

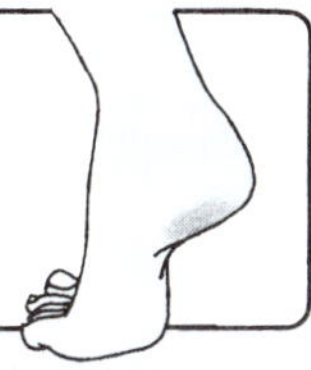

    - **JA** → *Wahrscheinlich haben Sie sich einen kleinen Splitter (z. B. einen Glassplitter) in die Haut getreten, die nun infiziert ist.*
    - **NEIN** → weiter zu „Jucken Ihre Füße?"
- **NEIN** → Jucken Ihre Füße (vor allem zwischen den Zehen)?
  - **JA** → Ist die Haut zwischen den Zehen rot und weich, und schält sich die oberste Hautschicht?
    - **JA** → *Sie haben Fußpilz. Verwenden Sie eine pilztötende Salbe, trocknen Sie die Zwischenzehenräume nach dem Waschen gut ab, und tragen Sie Baumwoll- oder Wollsocken. Siehe Seite 406.* ***Visuelle Diagnosehilfe 48, Seite 253.***
    - **NEIN** → *Konsultieren Sie Ihren Arzt.*
  - **NEIN** → *Konsultieren Sie Ihren Arzt.*

70

Männer

Schmerzender oder vergrößerter Hoden

Erste Frage

Ist plötzlich einer oder sind beide Hoden angeschwollen?

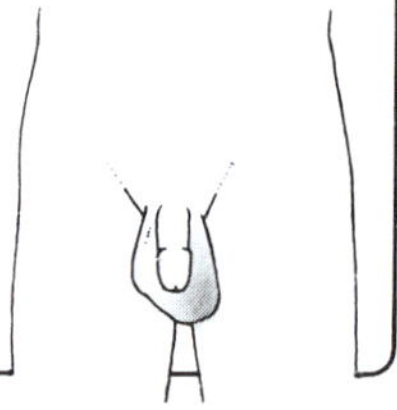

JA → Hatten Sie eine Verletzung an den Hoden?

JA → ***Suchen Sie sofort einen Urologen auf!***
Ihr Hoden ist durch die Verletzung geschädigt (Seite 543).

NEIN → ***Suchen Sie unverzüglich einen Urologen auf!***
Möglicherweise haben Sie eine Hodentorsion (Verdrehung, Seite 543) oder eine Nebenhodenentzündung (Seite 544).

NEIN ↓

Ist der ganze Hodensack schmerzlos angeschwollen?

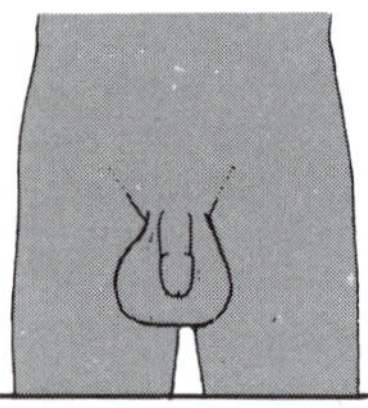

JA → ***Suchen Sie unverzüglich einen Urologen auf!***
Die Schwellung kann verschiedene Ursachen haben, z. B. eine Hydrozele (Seite 544) oder einen bestimmten Bruch (Hernie, Seite 517–519).

NEIN ↓

Ist nur ein Hoden schmerzlos vergrößert?

JA → ***Suchen Sie unverzüglich einen Urologen auf!***
Wahrscheinlich haben Sie nur eine harmlose Zyste (Kapselgeschwulst), möglicherweise aber auch Hodenkrebs (Seite 544).

NEIN ↓

Konsultieren Sie einen Urologen!

Krebs-Warnsignale

Jede schmerzlose Schwellung beziehungsweise Vergrößerung eines Hodens kann ein Signal für Hodenkrebs sein.

Schmerzhafter Geschlechtsverkehr beim Mann

Erste Frage

Haben Sie bei der Ejakulation Schmerzen?

JA → Haben Sie einen brennenden Schmerz beim Urinieren und/ oder einen ungewöhnlichen Ausfluß aus der Harnröhre?

- **JA** → *Sie haben eine Infektion der Harnröhre (z. B. mit Trichomonaden, Seite 573); siehe auch Harnröhrenentzündung (Seite 500). Möglich ist aber auch eine Prostatitis (Prostata-Entzündung, Seite 545). Suchen Sie einen Arzt auf!*
- **NEIN** → Haben Sie beim Geschlechtsverkehr Schmerzen im Penis?

NEIN → Haben Sie beim Geschlechtsverkehr Schmerzen im Penis?

JA → Können Sie irgendeine Rötung, Schwellung, Knötchenbildung oder ein kleines Geschwür auf Eichel oder Vorhaut sehen?

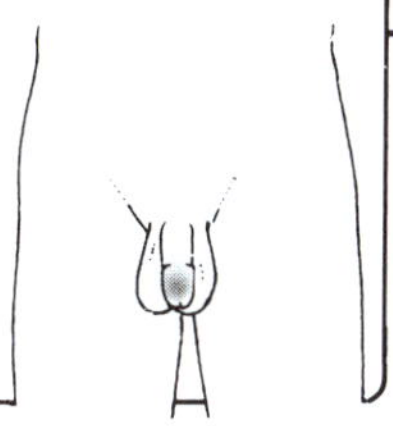

- **JA** → *Wahrscheinlich haben Sie eine Balanitis (siehe »Entzündungen und Geschwüre der Eichel«, Seite 548). **Wichtig:** Ein syphilitischer Primäraffekt (Seite 569) schmerzt nicht!*
- **NEIN** → Ist Ihre Partnerin psychisch belastet oder frigide, und/oder empfindet auch sie Schmerzen beim Geschlechtsverkehr?

NEIN → Wird Ihre Eichel durch den Geschlechtsverkehr wund?

- **JA** → *Benutzt Ihre Partnerin ein chemisches Verhütungsmittel? Dann sind Sie vielleicht gegen eine Substanz in diesem Mittel allergisch. Oder benutzen Sie ein Kondom? Dann sind Sie vielleicht gegen den Gummi allergisch. Siehe »Allergie«, Seite 279 – 283.*
- **NEIN** → *Konsultieren Sie einen Arzt!*

Ist Ihre Partnerin psychisch belastet oder frigide, und/oder empfindet auch sie Schmerzen beim Geschlechtsverkehr?

- **JA** → *Die Vagina Ihrer Partnerin wird aus den nebengenannten Gründen nicht feucht. Verlängern Sie das Vorspiel! Siehe dazu Seite 579 – 581.*
- **NEIN** → *Konsultieren Sie einen Arzt!*

Schmerzen oder Knoten in der weiblichen Brust

Erste Frage

Haben Sie innerhalb der letzten 5 Monate ein Kind geboren?

JA → *Siehe Checkliste* **73** ***Brustprobleme nach einer Entbindung.***

NEIN ↓

Tasten Sie einen oder mehrere Knoten in der Brust?

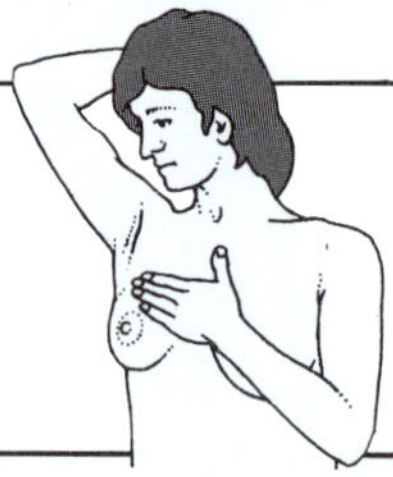

JA → ***Suchen Sie unverzüglich Ihren Frauenarzt auf!*** *Meist handelt es sich bei den Knoten um harmlose Zysten (Seite 564), in einigen Fällen aber kann es Brustkrebs sein (Seite 564). Die Methode der Selbstabtastung nach Knoten finden Sie auf Seite 565.*

NEIN ↓

Schmerzen beide Brüste, und sind sie empfindlich?

JA → Sind Sie schwanger?

JA → *In der Schwangerschaft vergrößern sich die Brüste etwas. Dann spannen sie oft und sind schmerzempfindlich.*

NEIN ↓

Schmerzen Ihre Brüste kurz vor der Periode?

JA → Sind Ihre Perioden unregelmäßig, und/oder sind Sie über 40?

JA → *Vielleicht hat sich das Drüsengewebe in der Brust vergrößert, verdickt oder verändert (Mastopathie). Siehe auch Seite 564. Suchen Sie Ihren Frauenarzt auf!*

NEIN → *Sie leiden unter prämenstruellen (vor der Periode) Beschwerden. Siehe Seite 550 – 553.*

NEIN (Schmerzen beide Brüste …? / Schmerzen Ihre Brüste kurz vor der Periode?) → *Konsultieren Sie Ihren Frauenarzt.*

Krebs-Warnsignale

Tasten Sie bei der Selbstuntersuchung Ihrer Brüste (Seite 565) einen Knoten, sollten Sie unverzüglich Ihren Frauenarzt aufsuchen. Denn in einigen Fällen könnte es Brustkrebs (Seite 564) sein.

Brustprobleme nach einer Entbindung

Schmerzen und Knoten der Brust in den ersten 5 Monaten nach der Geburt eines Kindes.

Erste Frage

Tasten Sie einen oder mehrere schmerzlose Knoten in Ihrer Brust?

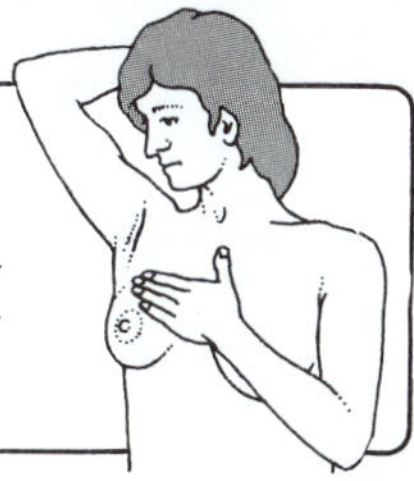

JA → ***Suchen Sie unverzüglich Ihren Frauenarzt auf!***
Meist handelt es sich bei den Knoten um harmlose Zysten (Seite 564), in einigen Fällen aber kann es Brustkrebs sein (Seite 564). Die Methode oder Selbstabtastung nach Knoten finden Sie auf Seite 565.

NEIN ↓

Haben Sie Ihr Baby in den letzten 4 Tagen geboren?

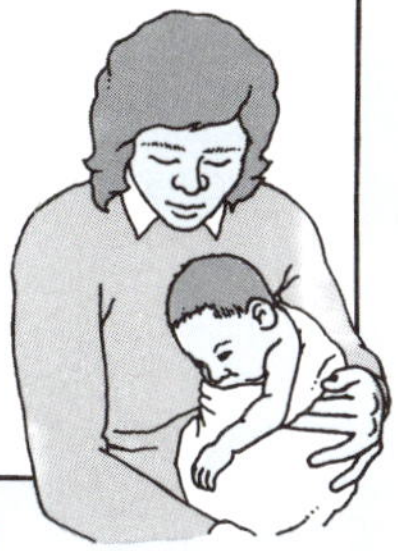

JA → Sind beide Brüste angeschwollen, hart und schmerzempfindlich?

- **JA** → *Keine Sorge – in dieser Zeit »schießt« die Milch ein. So spannen die Brüste oft schmerzhaft.*
- **NEIN** → Haben Sie Fieber und/oder einen pochenden Schmerz in einer geröteten Brust?

NEIN ↓

Tasten Sie einen harten, schmerzempfindlichen Knoten in einer Brust?

JA → Haben Sie Fieber und/oder einen pochenden Schmerz in einer geröteten Brust?

- **JA** → *Sie haben eine Entzündung der Brust (Mastitis, Seite 564). Ursache sind meist kleine Verletzungen der Brustwarze.*
- **NEIN** → *Möglicherweise haben Sie einen blockierten Milchgang.* ***Suchen Sie sofort Ihren Frauenarzt auf!***

NEIN ↓

Schmerzen nur Ihre Brustwarzen?

JA → Schmerzt die Brustwarze während des ganzen Stillens?

- **JA** → *Sie haben eine eingerissene Brustwarze. Suchen Sie Ihren Frauenarzt auf.*
- **NEIN** → *Leichte Schmerzen der Brustwarzen in den ersten Wochen des Stillens sind üblich.*

NEIN ↓

Konsultieren Sie Ihren Frauenarzt, wenn Sie hier Ihr Problem nicht gefunden haben.

Ausbleibende Periode

Ausbleiben der Monatsblutung für mehr als 10 Tage.

Erste Frage

Haben Sie schon Monatsblutungen gehabt?

JA → Besteht die Möglichkeit einer Schwangerschaft?

JA → *Führen Sie einen Schwangerschaftstest (Seite 594) durch, und suchen Sie Ihren Frauenarzt auf.*

NEIN → Haben Sie vor etwa 4 bis 8 Wochen ein Baby geboren?

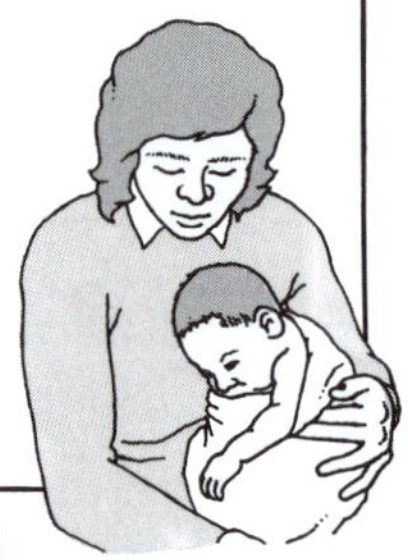

JA → *Nach der Entbindung setzen die Monatsblutungen erst wieder nach 5 bis 8 Wochen ein – wenn Sie stillen, noch später.*

NEIN (Monatsblutungen) → *Die Menstruation setzt heute bereits bei 10- bis 11jährigen Mädchen ein (siehe Pubertät, Seite 676), doch wird es immer auch »Spätentwickler« geben. Konsultieren Sie Ihren Frauenarzt, wenn Ihre Tochter mit 12 oder 13 Jahren noch keine Periode hat. Bisweilen können dann hormonelle Störungen oder Erkrankungen zugrunde liegen. Siehe »Amenorrhöe« (unter »Menstruationsstörungen«, Seite 551).*

NEIN (Baby) → Waren Sie kürzlich krank, oder sind Sie zur Zeit im psychosozialen Streß (Umzug, neuer Arbeitsplatz, Scheidung, neuer Partner usw.)? Oder sind Sie körperlich aktiver als gewohnt?

JA → *Keine Sorge – Phasen psychosozialen Stresses (Seite 551) oder ungewohnte körperliche Aktivität können die Periode beeinflussen. Konsultieren Sie Ihren Frauenarzt, wenn Sie nach 3 Wochen noch immer keine Periode haben.*

NEIN → Haben Sie kürzlich mit der Einnahme der »Pille« aufgehört?

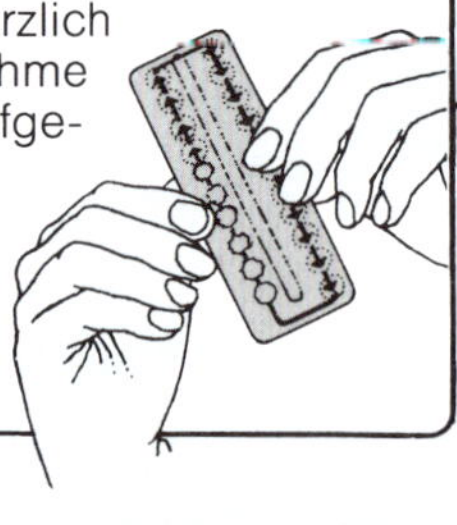

JA → *Selbst bei der heute meist niedrig dosierten »Pille« braucht der Organismus einige Wochen, um sich umzustellen.*

NEIN

Fortsetzung nächste Seite

Fortsetzung der linken Seite

Haben Sie in letzter Zeit durch eine »Schlankheitsdiät« oder starke körperliche Aktivität viel abgenommen?

JA → *Schneller und starker Gewichtsverlust kann eine Verzögerung des Eintritts der Periode bewirken.*

NEIN

Sind Sie über 45?

JA → *Ab etwa diesem Alter werden die Monatsblutungen unregelmäßiger (Eintritt ins Klimakterium, Seite 553), bis Sie zwischen dem 49. und 56. Lebensjahr die letzte Regelblutung haben (Menopause, Seite 553).*

NEIN

Haben Sie zwei oder alle drei der folgenden Symptome?

- nahezu männliche Zunahme der Körperbehaarung
- Tieferwerden der Stimme
- unerklärliche Gewichtszunahme

JA → *Hier liegen hormonelle Störungen zugrunde, möglicherweise bedingt durch einen (gutartigen) Tumor der Nebennierenrinde (adrenogenitales Syndrom) oder eine Erkrankung bzw. Unterfunktion der Hirnanhangdrüse (Seite 307/308). Suchen Sie einen Arzt auf!*

Siehe Checkliste **81** ***Starke Körperbehaarung bei Frauen.***

NEIN

Nehmen Sie zur Zeit regelmäßig ein Medikament ein?

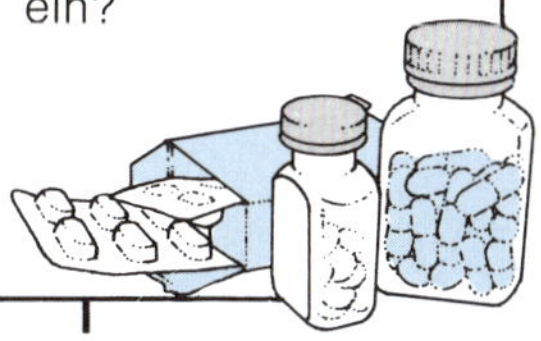

JA → *Manche Medikamente können Ihre Periode beeinflussen. Sprechen Sie mit Ihrem Arzt und Ihrem Frauenarzt darüber. Siehe auch den Beipackzettel des verordneten Medikaments.*

NEIN

Konsultieren Sie Ihren Frauenarzt.

Übermäßig starke Perioden

Regelblutungen, die länger als 7 Tage dauern oder die übermäßig starken Blutverlust mit sich bringen.

Erste Frage

Waren Ihre Regelblutungen immer sehr stark?

JA → Wurden Ihre Monatsblutungen in letzter Zeit noch stärker?

- **JA** → (weiter zur Frage nach der Spirale)
- **NEIN** → *Keine Sorge – hier liegt eine gewisse Veranlagung vor.*
  Wichtig: *Lassen Sie regelmäßig Ihr Blut untersuchen. Starke Monatsblutungen können zu einem Eisenmangel (Seite 441) führen, möglicherweise auch zu einer Eisenmangel-Anämie (Seite 441).*

NEIN → (weiter zur Frage nach der Spirale)

Wurden Ihre Blutungen nach dem Einsetzen einer Spirale (Intra-Uterin-Pessar, IUP) stärker?

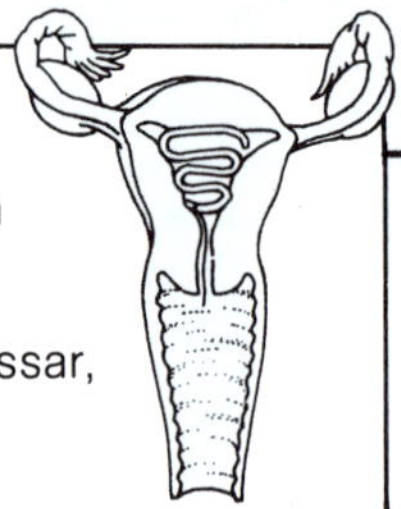

JA → *Eine Spirale verursacht relativ häufig stärkere Blutungen.*
Bei extremen Blutungen und/oder Schmerzen suchen Sie unverzüglich Ihren Frauenarzt auf!
Wichtig: *Aufgrund der verstärkten Blutung kann es zu einem Eisenmangel kommen. Lassen Sie deshalb als Spiralenträgerin öfter Ihr Blutbild untersuchen.*

NEIN

Sind Ihre Periodenschmerzen stärker geworden?

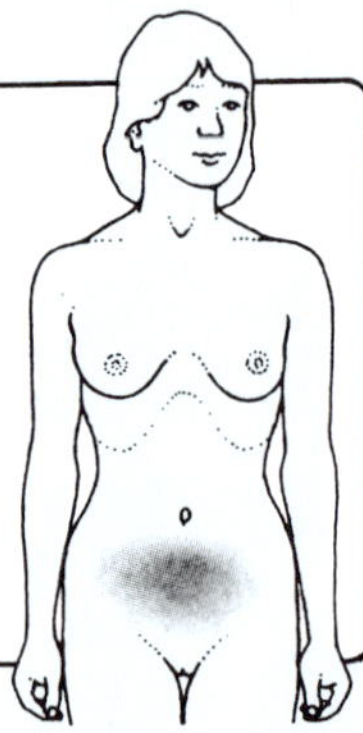

JA → Ist der Schmerz am Ende einer Periode am schlimmsten?

- **JA** → *Möglicherweise haben Sie eine spezielle Wucherung der Gebärmutterschleimhaut (Endometriose, Seite 556). Suchen Sie Ihren Frauenarzt auf!*
- **NEIN** → 2 *Fortsetzung nächste Seite, Spalte 2*

NEIN → 1 *Fortsetzung nächste Seite, Spalte 1*

1 Fortsetzung der linken Seite, Spalte 1

2 Fortsetzung der linken Seite, Spalte 2

Haben Sie einen starken, nicht angenehm riechenden Ausfluß?

JA → *Möglicherweise haben Sie eine Eileiterentzündung (Seite 555). Suchen Sie Ihren Frauenarzt auf!*

NEIN → *Sie haben wahrscheinlich einen gutartigen Tumor der Gebärmutter. Suchen Sie Ihren Frauenarzt auf!*

Hatten Sie nur eine stärkere Periode, und kam diese Periode später (eine Woche oder mehr)?

JA → *Eine verzögerte Periode ist oft stärker. Aber es besteht auch eine gewisse Möglichkeit, daß Sie eine frühe Fehlgeburt (Seite 603) hatten. Sprechen Sie mit Ihrem Frauenarzt!*

NEIN ↓

Haben Sie seit kurzem eine leichte Blutung vor oder nach der Periode?

JA → *Eine Vorblutung kann durch eine leichte Störung der Eierstockfunktion bedingt sein, aber auch durch Entzündung oder Tumoren (Seite 555). Eine Nachblutung deutet meist auf eine Entzündung oder Tumoren hin.*

NEIN ↓

Haben Sie ein Baby?

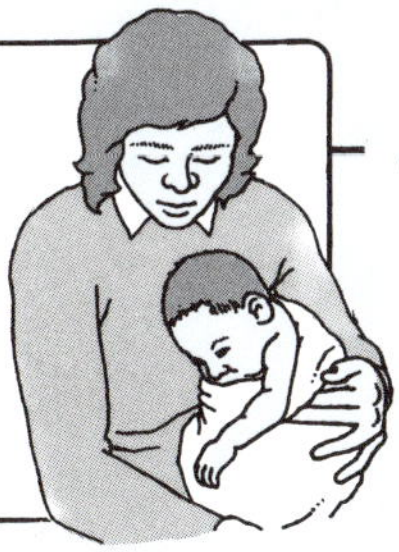

JA → *Viele Frauen haben nach der Entbindung ein paar Monate stärkere Blutungen.*

NEIN ↓

Konsultieren Sie Ihren Frauenarzt.

Siehe auch Checkliste **76** ***Schmerzen während der Periode.***

76

Frauen
Mädchen ab 10/11

Schmerzen während der Periode

Erste Frage

Haben Sie zwischen den Perioden einen ungewöhnlich starken und nicht so angenehm riechenden Ausfluß, und/oder haben Sie erhöhte Temperatur oder mäßiges Fieber?

JA → *Wahrscheinlich haben Sie eine Entzündung, z. B. eine Eileiterentzündung (Seite 555).* ***Wichtig:*** *Diese Diagnose gilt nur bei gleichzeitigen Schmerzen!* ***Suchen Sie sofort einen Frauenarzt auf!***

NEIN ↓

Wird der Schmerz mit dem Fortschreiten der Periode schlimmer?

JA → *Wahrscheinlich haben Sie eine Endometriose, eine Wucherung der Gebärmutterschleimhaut (Seite 556). Frauenarzt aufsuchen!*

NEIN ↓

Menstruieren Sie erst seit kurzem (maximal seit 3 Monaten)?

JA → *Sie leiden an psychisch oder vegetativ bedingten Beschwerden (Seite 551).*

NEIN ↓

Haben Sie schon immer Menstruationsschmerzen? Sind die Schmerzen in etwa gleich geblieben?

JA → *Sie leiden an psychisch oder vegetativ bedingten Beschwerden (Seite 551).*

NEIN ↓

Fortsetzung nächste Spalte

Fortsetzung der linken Spalte

Haben Sie sich kürzlich eine Spirale einsetzen lassen?

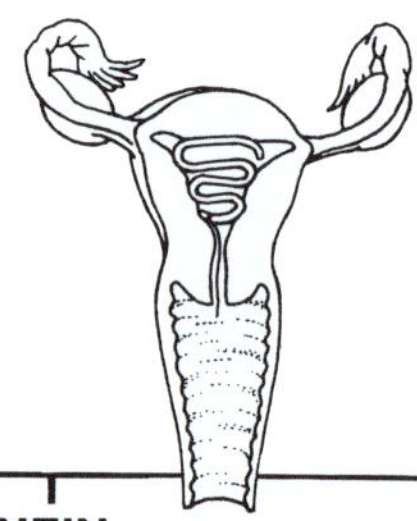

JA → *Bisweilen kann eine Spirale die Menstruationsbeschwerden leicht verstärken.* ***Wichtig:*** *Bei stärkeren Schmerzen oder einer extremen Blutung suchen Sie unverzüglich einen Frauenarzt auf!*

NEIN ↓

Haben Sie kürzlich mit der Einnahme der »Pille« aufgehört?

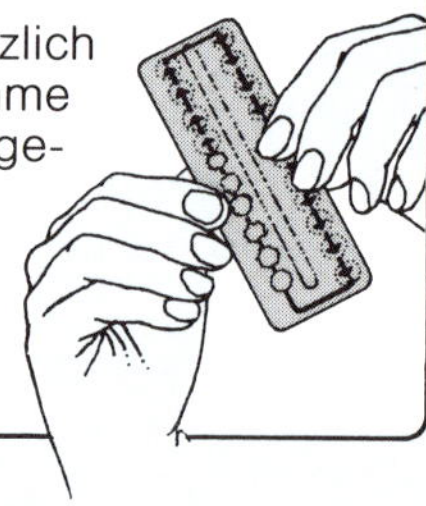

JA → *Keine Sorge – das hängt von den hormonellen Änderungen ab. Und teilweise spielen auch psychische Faktoren eine Rolle.*

NEIN → *Konsultieren Sie Ihren Frauenarzt!*

Unterleibsschmerzen bei Frauen

Erste Frage

Haben Sie eine Blutung außerhalb der Periode?

JA → *Siehe Checkliste* **78** ***Blutungen zwischen den Perioden.***

NEIN ↓

Haben Sie einen ungewöhnlich starken und nicht angenehm riechenden Ausfluß?

JA → ***Suchen Sie unverzüglich Ihren Frauenarzt auf!***
Wahrscheinlich haben Sie eine Entzündung, beispielsweise eine Eileiterentzündung (Seite 555).

NEIN ↓

Müssen Sie öfter als üblich urinieren, und/oder haben Sie dabei Schmerzen?

JA → *Wahrscheinlich haben Sie eine Blasenentzündung (Seite 501). Suchen Sie Ihren Frauenarzt auf!*

NEIN ↓

Treten die Schmerzen kurz vor oder während der Periode ein?

JA → *Siehe Checkliste* **76** ***Schmerzen während der Periode.***

NEIN ↓

Neigen Sie gerade zur Verstopfung, und/oder haben Sie mehr Blähungen als üblich?

JA → *Keine Sorge – durch eine Umstellung in Ihren Ernährungsgewohnheiten haben Sie »verklemmte« Winde. Läßt der Schmerz innerhalb von 3 Stunden nicht nach, sollten Sie einen Arzt aufsuchen.*

NEIN → *Konsultieren Sic Ihren Arzt.*

78

Frauen

Blutungen zwischen den Perioden

Erste Frage

Besteht die Möglichkeit einer Schwangerschaft?

JA → Sind Sie bereits mehr als 3 Monate schwanger?

JA → ***Suchen Sie unverzüglich Ihren Frauenarzt auf!***
Möglicherweise droht Ihnen eine Fehlgeburt oder eine andere Störung der Schwangerschaft. Siehe Seite 604.

NEIN ↓

Haben Sie sehr starke Bauchschmerzen?

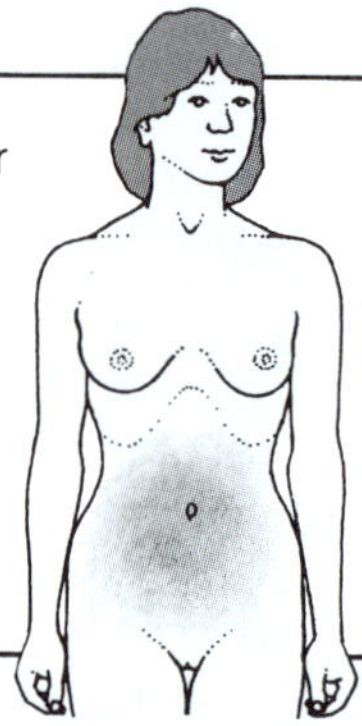

JA → ***Notfall!***
Sofortige Einweisung in eine Frauenklinik!
Möglicherweise haben Sie eine Eileiter- bzw. Bauchhöhlenschwangerschaft (Seite 592).

NEIN ↓

Steht bei Ihnen eine Schwangerschaft fest?

JA → ***Suchen Sie unverzüglich Ihren Frauenarzt auf!***
Wahrscheinlich haben Sie eine frühe Fehlgeburt erlitten (Seite 603).

NEIN ↓ (ebenso NEIN bei der ersten Frage)

Hatten Sie Ihre letzte Periode vor mehr als 6 Monaten?

JA → ***Suchen Sie unverzüglich Ihren Frauenarzt auf!***
Wahrscheinlich haben Sie einen gutartigen Tumor (Seite 555, 557), ein möglicher Verdacht auf Krebs (Seite 556 – 558) muß jedoch überprüft werden.

NEIN ↓

Fortsetzung nächste Seite

Krebs-Warnsignale

Jede Blutung außerhalb der Periode kann unter folgenden Umständen einen Krebs des Gebärmutterhalses oder der Gebärmutter signalisieren:

- Wenn Sie über 45 Jahre alt sind und die letzte Periode mehr als 6 Monate zurückliegt
- wenn Sie einen starken wäßrigen Ausfluß haben oder
- wenn die Blutung unmittelbar einem Geschlechtsverkehr folgt

Fortsetzung der linken Seite

Haben Sie einen starken wäßrigen Ausfluß, oder folgte die Blutung unmittelbar einem Geschlechtsverkehr?

JA → ***Suchen Sie unverzüglich Ihren Frauenarzt auf!*** *Möglicherweise haben Sie nur eine Verletzung des Gebärmutterhalses (zervikale Erosion), eventuell aber auch einen Krebs des Gebärmutterhalses (Zervixkarzinom, Seite 557) oder der Gebärmutter (Korpuskarzinom, Seite 558).*

NEIN ↓

Tragen Sie eine Spirale?

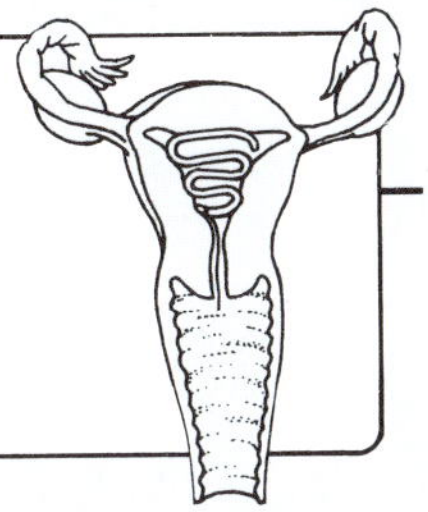

JA → Haben Sie sehr starke Bauchschmerzen?

JA → ***Notfall! Unverzügliche Einweisung in eine Frauenklinik!*** *Möglicherweise haben Sie eine Bauchhöhlenschwangerschaft (Seite 592) oder eine Durchbohrung der Gebärmutterwand durch die Spirale.*

NEIN → *Bisweilen kann eine Spirale leichte irreguläre Blutungen erzeugen, vor allem wenn sie schlecht angepaßt ist.* ***Suchen Sie sofort Ihren Frauenarzt auf!***

NEIN ↓

Nehmen Sie die »Pille«?

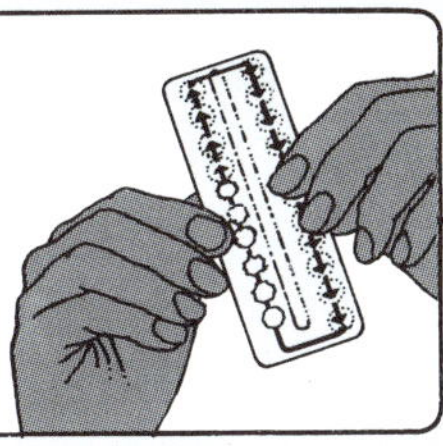

JA → *Möglicherweise liegt eine »Durchbruchblutung« vor, die bei Pilleneinnahme oder sonst bei »anovulatorischen Zyklen« (Seite 553) vorkommen kann. Suchen Sie Ihren Frauenarzt auf!*

NEIN ↓

Gleicht die Blutung der einer Periode?

JA → Haben Sie erst seit ein paar Jahren Regelblutungen?

JA → *In den ersten drei Jahren der Menstruation sind irreguläre Blutungen nicht selten (Seite 551). Suchen Sie Ihren Frauenarzt auf!*

NEIN ↓

Sind Sie über 40 Jahre jung?

JA → *Wenn Sie sich der Menopause (der Zeit nach der letzten Menstruation, Seite 553) nähern, sind irreguläre Blutungen nicht selten.*

NEIN ↓

Konsultieren Sie Ihren Frauenarzt!

Vaginaler Ausfluß

Erste Frage

Ist der Ausfluß normal in Farbe und Beschaffenheit, aber stärker als sonst?

JA → Empfinden Sie ein Brennen oder Jucken im Genitalbereich?

JA → *Siehe Checkliste* **80**
Brennen oder Jucken in der Vagina.

NEIN (zu beiden Fragen) →

Nehmen Sie die »Pille«, oder sind Sie schwanger?

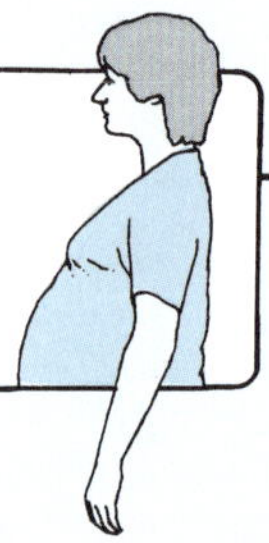

JA → *Sowohl die »Pille« als auch eine Schwangerschaft können über hormonelle Änderungen einen verstärkten Ausfluß bewirken.*

NEIN →

Bemerken Sie den Ausfluß hauptsächlich in der Mitte des Zyklus?

JA → *Etwa in der Mitte zwischen zwei Regelblutungen verstärkt sich der normale Ausfluß etwas – als Zeichen des Eisprungs.*

NEIN →

Ist der Ausfluß weißlich?

JA → *Sie haben eine bakterielle Infektion der Scheide oder des Gebärmutterhalses (»Fluor«, Seite 560). Ist der Ausfluß weißlich-quarkig bei gleichzeitigem Brennen oder Jucken in der Scheide und zusätzlichen weißen Auflagerungen, haben Sie eine Pilzinfektion (Candida-Mykose, Seite 404/05). Suchen Sie Ihren Frauenarzt auf!*

NEIN

Fortsetzung nächste Seite

Fortsetzung der linken Seite

Ist der Ausfluß gelblich, und riecht er nicht angenehm?

JA →

Haben Sie Unterleibsschmerzen?

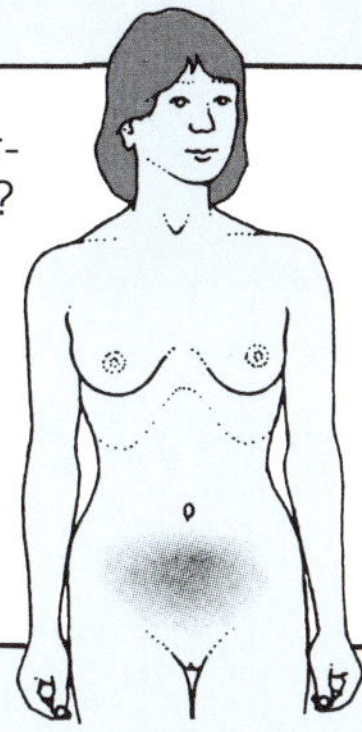

JA →

Suchen Sie unverzüglich Ihren Frauenarzt auf! *Wahrscheinlich haben Sie eine Entzündung, beispielsweise eine Eileiter-Entzündung (Seite 555).*

NEIN →

Bei einem gelbweißlichen Ausfluß haben Sie wahrscheinlich eine bakterielle Infektion der Vagina oder des Gebärmutterhalses (»Fluor«, Seite 560).
Ist der Ausfluß gelblich-schaumig, leiden Sie wahrscheinlich an einer Trichomonaden-Infektion (Seite 573) – grundsätzlich dann, wenn Sie auch ein Brennen in der Scheide empfinden.
Ist der Ausfluß rahmig-gelb, liegt möglicherweise ein Tripper (Gonorrhöe, Seite 571) vor – vor allem dann, wenn Sie vor dem Auftreten des Ausflusses Brennen beim Wasserlassen hatten.
Wichtig: *Bei der Frau ist der Gonorrhöe-Ausfluß oft nur geringfügig und kann so als einfacher bakterieller Ausfluß (Seite 560) fehlgedeutet werden. Suchen Sie Ihren Frauenarzt auf!*

NEIN →

Ist der Ausfluß rot oder braun, und/oder haben Sie zwischen den Monatsblutungen gelegentlich eine geringere Blutung?

JA → *Siehe Checkliste* **78** ***Blutungen zwischen den Perioden.***

NEIN →

Suchen Sie grundsätzlich bei jedem nicht normalen Ausfluß Ihren Frauenarzt auf!

80

Frauen

Brennen oder Jucken in der Vagina

Erste Frage

Haben Sie einen Ausfluß, der in Farbe und Beschaffenheit vom sonst gewohnten Ausfluß abweicht?

JA → *Siehe Checkliste* **79** ***Vaginaler Ausfluß.***

NEIN ↓

Benutzen Sie Vaginal-Duschen, Desodorants oder ein chemisches Verhütungsmittel?

JA → *Alle diese Mittel können die Vagina irritieren. Vaginal-Duschen sollten Sie grundsätzlich nicht verwenden, auch Desodorants stiften mehr Schaden als Nutzen. Reizt ein chemisches Verhütungsmittel die Vagina, probieren Sie ein anderes aus. Sprechen Sie mit Ihrem Frauenarzt!*

NEIN ↓

Bemerken Sie irgendeine Hautveränderung im Genitalbereich?

JA → *Suchen Sie Ihren Frauenarzt auf!*

NEIN ↓

Leiden Sie sonstwo unter Juckreiz?

JA → *Siehe Checkliste* **8** ***Juckreiz oder Hautrötung.***

NEIN ↓

Fortsetzung nächste Spalte

Fortsetzung der linken Spalte

Müssen Sie häufiger als sonst Wasser lassen, und/oder haben Sie auch des Nachts Harndrang?

JA ↓

Haben Sie eines oder mehrere der folgenden Symptome?

- vermehrten Durst
- Gewichtsverlust
- unerklärliche Müdigkeit

JA → ***Suchen Sie unverzüglich Ihren Arzt auf!*** *Möglicherweise leiden Sie unter Diabetes mellitus (Seite 294).*

NEIN ↓ (wie oben NEIN)

NEIN ↓

Sind Sie über 45?

JA → *Wahrscheinlich bewirken hormonelle Veränderungen den Juckreiz (Seite 554). Suchen Sie Ihren Frauenarzt auf!*

NEIN ↓

Konsultieren Sie Ihren Frauenarzt!

Starke Körperbehaarung bei Frauen

Erste Frage

Hat sich die starke Körperbehaarung in den letzten zwei Monaten entwikkelt?

JA → Haben Sie zwei oder mehr der folgenden Symptome?

- unerklärliche Gewichtszunahme
- Tieferwerden der Stimme
- keine Monatsblutung mehr

JA → ***Suchen Sie unverzüglich Ihren Arzt auf!*** *Möglicherweise leiden Sie an einem Tumor der Nebennierenrinde oder einer Störung der Hirnanhangdrüse (Hypophyse).*

NEIN → Entwickelte sich die abnorme Körperbehaarung mit oder nach der Einnahme eines Medikaments gegen eine drohende Fehlgeburt, Blutungen zwischen den Perioden oder gegen Epilepsie?

JA → *Diese und manche anderen Medikamente können bei Frauen eine starke Körperbehaarung provozieren. Sprechen Sie mit Ihrem Frauenarzt und Ihrem Hausarzt darüber.*

NEIN

NEIN → Entwickelte sich die starke Behaarung bereits im Teenager-Alter?

JA → Sind manche Ihrer weiblichen Verwandten auch so »haarig«?

JA → *Sie haben die starke Behaarung geerbt.*

NEIN

NEIN → Sind Sie über 45?

JA → Hat sich bei Ihnen ein Oberlippen- und evtl. ein Kinnbart entwickelt?

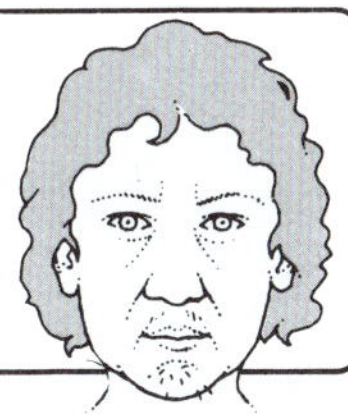

JA → *Ihr »Bart« ist durch hormonelle Veränderungen bedingt.*

NEIN

NEIN → *Konsultieren Sie gegebenenfalls Ihren Arzt.*

Schmerzvoller Geschlechtsverkehr bei Frauen

Erste Frage

Haben Sie Ihre erste oder eine neue sexuelle Beziehung?

- **JA** → *Ihre Beschwerden geben sich wieder.*
- **NEIN** ↓

Haben Sie gerade eine Entbindung hinter sich?

- **JA** → Sind die Schmerzen im Bereich der Dammnaht?
  - **JA** → *Das gibt sich mit der Zeit. Schränken Sie den Sex noch etwa zwei bis drei Wochen etwas ein.*
  - **NEIN** → *Sie sind noch etwas angespannt, ängstlich oder müssen den Sex erst wieder »entdecken«.*
- **NEIN** ↓

Haben Sie einen ungewöhnlichen Ausfluß?

- **JA** → *Siehe Checkliste* **79** ***Vaginaler Ausfluß.***
- **NEIN** ↓

Haben Sie einen ständigen Juckreiz oder Brennen in der Scheide?

- **JA** → *Sie haben eine bakterielle Infektion, eine Trichomonaden-Erkrankung oder eine Pilzinfektion der Scheide – je nach Art des Ausflusses. Zum Ausfluß siehe Checkliste* **79** ***Vaginaler Ausfluß.*** *Suchen Sie Ihren Frauenarzt auf!*
- **NEIN** ↓

Haben Sie einen quälenden Harndrang, und urinieren Sie ungewöhnlich oft?

- **JA** → *Wahrscheinlich haben Sie eine Blasenentzündung (Zystitis, Seite 501). Suchen Sie Ihren Arzt auf!*
- **NEIN** ↓

Fortsetzung nächste Seite

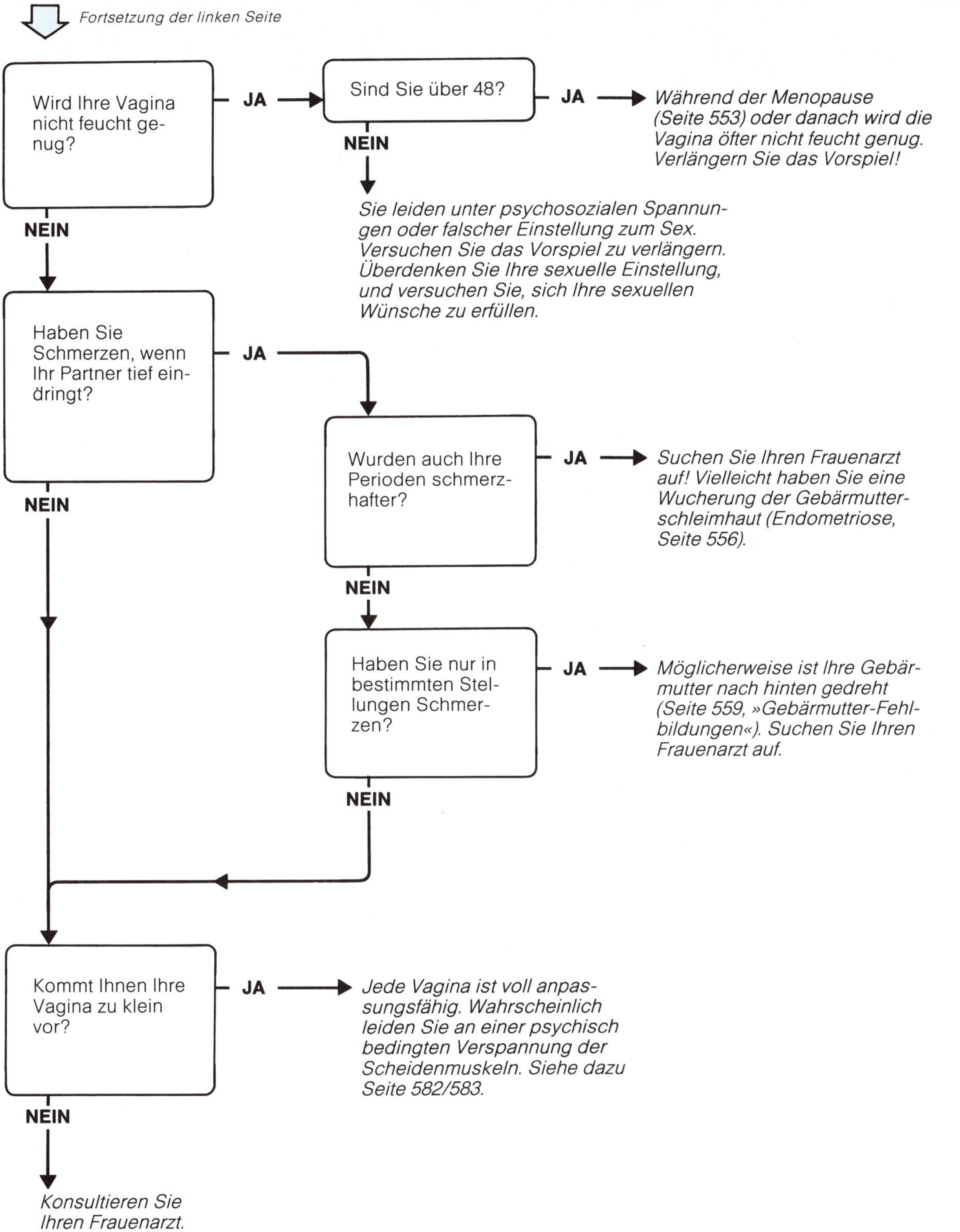
Fortsetzung der linken Seite
Wird Ihre Vagina nicht feucht genug?
JA
Sind Sie über 48?
JA
Während der Menopause (Seite 553) oder danach wird die Vagina öfter nicht feucht genug. Verlängern Sie das Vorspiel!
NEIN
Sie leiden unter psychosozialen Spannungen oder falscher Einstellung zum Sex. Versuchen Sie das Vorspiel zu verlängern. Überdenken Sie Ihre sexuelle Einstellung, und versuchen Sie, sich Ihre sexuellen Wünsche zu erfüllen.
NEIN
Haben Sie Schmerzen, wenn Ihr Partner tief eindringt?
JA
Wurden auch Ihre Perioden schmerzhafter?
JA
Suchen Sie Ihren Frauenarzt auf! Vielleicht haben Sie eine Wucherung der Gebärmutterschleimhaut (Endometriose, Seite 556).
NEIN
Haben Sie nur in bestimmten Stellungen Schmerzen?
JA
Möglicherweise ist Ihre Gebärmutter nach hinten gedreht (Seite 559, »Gebärmutter-Fehlbildungen«). Suchen Sie Ihren Frauenarzt auf.
NEIN
NEIN
Kommt Ihnen Ihre Vagina zu klein vor?
JA
Jede Vagina ist voll anpassungsfähig. Wahrscheinlich leiden Sie an einer psychisch bedingten Verspannung der Scheidenmuskeln. Siehe dazu Seite 582/583.
NEIN
Konsultieren Sie Ihren Frauenarzt.

Unfruchtbarkeit

Männer: Erste Frage

Ist Ihr Hodensack ungewöhnlich vergrößert?

JA → *Sie haben eine krankhafte Schwellung der Hoden oder Nebenhoden. Diese Erkrankung kann die Fruchtbarkeit beeinträchtigen. Siehe dazu*

Checkliste **70**
Schmerzender oder vergrößerter Hoden.

NEIN ↓

Haben Sie einen gelbrahmigen Ausfluß aus dem Penis, oder hatten Sie irgendwann eine Geschlechtskrankheit?

JA → *Infektionen der Geschlechtsorgane wie z. B. Tripper (Seite 571) oder andere Geschlechtskrankheiten können zur Unfruchtbarkeit führen.*

NEIN ↓

Hatten Sie nach Ihrem 12. Lebensjahr Mumps?

JA → *Mumps kann bisweilen zu einer Hodenentzündung führen, die wiederum die Fruchtbarkeit beeinträchtigen kann.*

NEIN ↓

1 *Fortsetzung nächste Seite, Spalte 1*

Frauen: Erste Frage

Ist Ihre Zyklusdauer meist länger als 31 Tage?

JA → *Sie haben wahrscheinlich eine Eierstockschwäche (Ovarialinsuffizienz). Suchen Sie Ihren Frauenarzt auf!*

NEIN ↓

Hatten Sie jemals eine Gebärmutter- oder Eileiterentzündung oder eine Geschlechtskrankheit?

JA → *Wahrscheinlich wurden Ihre Eileiter blokkiert. Suchen Sie Ihren Frauenarzt auf!*

NEIN ↓

Haben Sie eines oder mehrere der folgenden Symptome?

- O schmerzhafte Perioden
- O starken Ausfluß
- O wiederholte Unterleibsschmerzen

JA → *Sie haben wahrscheinlich eine Entzündung der Gebärmutterschleimhaut (Seite 556) oder eine Gebärmutterschleimhaut-Wucherung (Endometriose, Seite 556). Suchen Sie Ihren Frauenarzt auf!*

NEIN ↓

2 *Fortsetzung nächste Seite, Spalte 2*

1 *Fortsetzung der linken Seite, Spalte 1*

Ist ihre allgemeine Gesundheit schlecht, oder führen Sie gerade eine stark einschränkende Reduktions-Diät (Abmagerungskur) durch?

JA → *Schlechter Gesundheitszustand, Mangel an Bewegung oder eine krasse Abmagerungskur können die Fruchtbarkeit beeinträchtigen.*

NEIN

2 *Fortsetzung der linken Seite, Spalte 2*

Sind Sie über 35?

JA → *Bei Frauen nimmt die Fruchtbarkeit ab etwa dem 35. Lebensjahr ziemlich ab.*

NEIN

Haben Sie weniger als einmal pro Woche Geschlechtsverkehr?

JA → *Bei dieser geringen Sexquote ist eine Empfängnis schon ein Glückstreffer. Es sei denn, Sie timen den Sex mit der Phase des Eisprungs. Sicherer aber ist beides: häufigerer Sex und geschicktes Timing! Siehe dazu Seite 589.*

NEIN

Haben Sie sexuelle Probleme, beispielsweise als Mann Erektions- oder Ejakulationsschwierigkeiten oder als Frau Schmerzen beim Sex?

JA → *Solche Schwierigkeiten schränken selbstverständlich die Fruchtbarkeit ein. Sprechen Sie mit Ihrem Arzt oder Frauenarzt, und lassen Sie sich behandeln (evtl. psychotherapeutisch). Siehe dazu Seite 579 und 582.*

NEIN

Sind Sie chronisch krank, oder nehmen Sie langfristig Medikamente?

JA → *Manche chronischen Krankheiten und manche Medikamente können die Fruchtbarkeit beeinträchtigen. Sprechen Sie mit Ihrem Arzt und Ihrem Frauenarzt darüber.*

NEIN

Es gibt noch eine Reihe anderer Störungen bzw. Erkrankungen, die eine Empfängnis unmöglich machen oder erschweren. Nicht so selten ist auch eine Allergie der Partnerin gegen den Samen des Mannes oder stark verminderte, nicht lebensfähige oder abnorme Samenzellen. Siehe dazu Seite 577.

Wenn das Baby oder das Kleinkind nachts aufwacht

Erste Frage

Hat das Kind Fieber, starken Husten, oder fühlt es sich irgendwie krank?

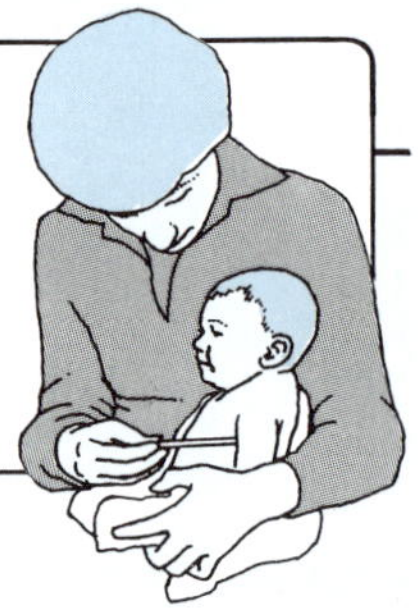

JA → *Was Sie tun können und sollen, lesen Sie auf Seite 633 (für Babys) und 664 (für Kleinkinder).* ***Wichtig:*** *Hat Ihr Kind starken Reizhusten mit schwerer Atemnot oder Erstickungsanfällen, rufen Sie sofort einen Arzt (»Krupp-Husten«, Seite 664)!* ***Geht es dem Kind morgens noch schlecht, grundsätzlich einen Arzt rufen!***

NEIN ↓

Ist Ihr Kind noch keine 6 Wochen alt?

JA → Stillen Sie es, wenn es aufwacht, oder geben Sie ihm das Fläschchen?

- JA → Schläft es dann wieder ruhig ein?
  - JA → *Geben Sie Ihrem Baby etwas zu trinken. In diesem Alter braucht es etwa zweimal nachts Nahrung.*
  - NEIN → *Ihr Baby hat noch ein sehr unregelmäßiges Schlafmuster. Vielleicht hilft es, wenn Sie das Zimmer dunkel und warm (20 – 21 °C) halten.*
- NEIN → *In diesem Alter braucht ein Baby alle paar Stunden Nahrung – in der Nacht etwa zweimal.*

NEIN ↓

Ist Ihr Kind weniger als 6 Monate alt?

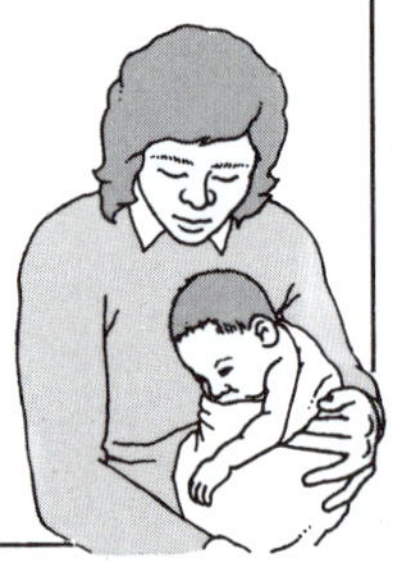

Siehe auch Checkliste **85** ***Wenn das Baby schreit.***

JA → Stillen oder füttern Sie es, wenn es aufwacht?

- JA → Schläft es dann wieder ein?
  - JA → *Babys in diesem Alter haben nachts oft noch einmal Hunger.*
  - NEIN ↓ (weiter unten)
- NEIN → *Wahrscheinlich hat Ihr Baby Hunger. Stillen oder füttern Sie es.*

NEIN ↓

Fortsetzung nächste Seite

Fortsetzung der linken Seite

Ist Ihr Kind noch kein Jahr alt?

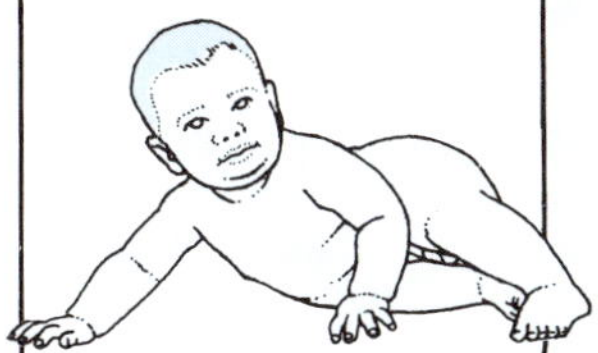

JA → Hat das Kind die Decke weggestrampelt?

JA → *Wahrscheinlich wurde es Ihrem Kind kalt. Ein Schlafsack ist in diesem Alter besser als eine Decke.*

NEIN ↓

Ist der Po- und Genitalbereich des Kindes rot oder wund?

JA → *Reinigen Sie den entzündeten Bereich, tragen Sie eine entzündungshemmende Salbe dick als Schutz auf. Bei einem hartnäckigen Ausschlag im Po- und Genitalbereich Kinderarzt konsultieren.* ***Visuelle Diagnosehilfe 4, Seite 242.***

NEIN ↓

Schläft Ihr Kind gewöhnlich die Nacht durch, aber wacht es sehr früh auf?

JA → *Ihr Kind braucht wahrscheinlich nicht mehr Schlaf. Legen Sie irgendwelche Gegenstände zum Spielen in sein Bettchen, dann können Sie noch etwas weiterschlafen.*

NEIN → *Ihr Kind hat noch nicht zu einem normalen Schlafmuster gefunden. Siehe dazu Seite 652.*

NEIN (Ist Ihr Kind noch kein Jahr alt?) ↓

Schreit Ihr Kind »wie am Spieß«, und hat es Angst?

JA → *Ihr Kind hatte einen Alptraum. Trösten Sie es. Ein schwaches Licht im Kinderzimmer hilft Ihrem Kind. Lassen Sie auch die Tür des Kinderzimmers offen. Siehe dazu Seite 633.*

NEIN ↓

Lebt Ihr Kind in irgendeiner psychischen Spannung (Ankunft eines Geschwisterchens, Probleme im Kindergarten, Spannungen in Ihrer Ehe usw.)?

JA → *Helfen Sie Ihrem Kind, die Spannungen zu bewältigen – durch verstärkte Zuwendung. Siehe Seite 627 und 643.*

NEIN → *Konsultieren Sie den Kinderarzt. Vielleicht hat Ihr Kind nur ein unregelmäßiges Schlafmuster, oder Sie schicken es zu früh ins Bett; möglicherweise aber übersehen Sie auch Probleme Ihres Kindes, weil Sie »zu beschäftigt« sind.*

Wenn das Baby schreit

Erste Frage

Wenn Ihr Baby nicht schreit, wirkt es dann reizbar, lustlos, und/oder hat es kaum Hunger?

JA → Hat Ihr Baby Fieber?

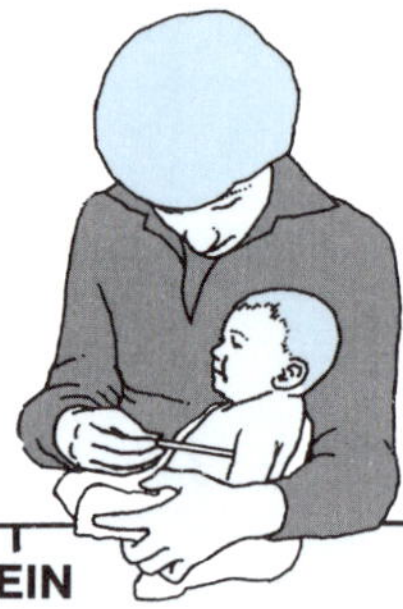

JA → *Siehe Checkliste* **90** ***Fieber bei Babys und Kleinkindern.***

NEIN ↓

Lassen Sie Ihr Baby sofort vom Kinderarzt untersuchen.
Vielleicht hat es nur eine leichtere Virus-Infektion, möglicherweise aber auch eine ernstere Störung.

NEIN ↓

Ist Ihr Baby noch keine 3 Monate?

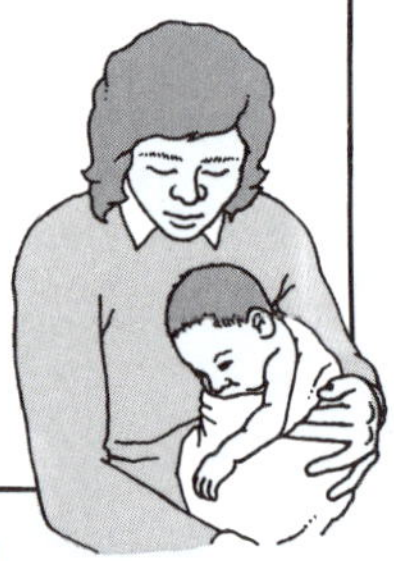

JA → Schreit Ihr Baby vor allem nach der Abendmahlzeit?

JA → *Ihr Baby hat Bauchkrämpfe. Geben Sie ihm Fencheltee oder ein Mittel, das der Kinderarzt verschreibt (Seite 633). Bei sehr starken Krämpfen sollten Sie Ihr Baby vom Kinderarzt untersuchen lassen.*

NEIN ↓

Schreit Ihr Baby oft dann, wenn es gerade in den Schlaf fällt?

JA ↓

Kleinere Muskelkrämpfe und -zuckungen können sich zu diesem Zeitpunkt mitunter einstellen. Sie irritieren das Baby.

NEIN ↓

NEIN ↓

Fortsetzung nächste Seite

Fortsetzung der linken Seite

Steht der Wagen mit Ihrem Baby bei kaltem Wetter draußen auf der Terrasse, oder ist das Kinderzimmer zu kalt?

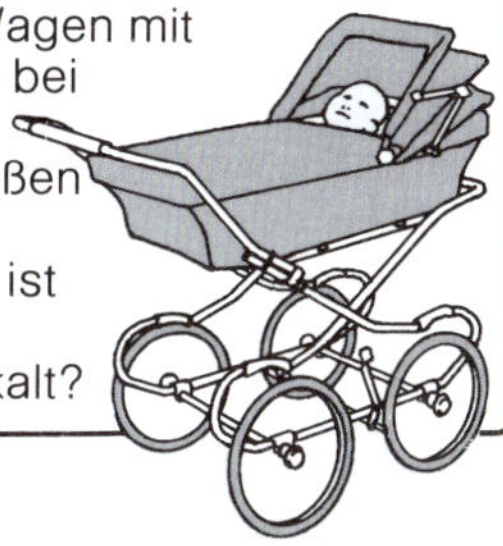

JA → *Ihr Baby friert wahrscheinlich. Zum Schlafen braucht das Baby eine Raumtemperatur von 20 bis 21 °C. Allerdings sollte Ihr Baby auch genügend Frischluft haben. So können Sie es auch noch bei nur 5 °C für eine halbe Stunde im Wagen auf die Terrasse stellen, wenn Sie es warm einpacken (mit Wollmütze). Ebenso sollten Sie das Baby auch im Winter hin und wieder kurz spazierenfahren.*

NEIN ↓

Hört Ihr Baby mit dem Schreien auf, wenn Sie es in den Arm nehmen?

JA → *Das Baby fühlt sich vernachlässigt, und ihm ist langweilig. Versuchen Sie es so zu plazieren, daß es Ihnen z. B. bei der Arbeit zuschauen kann.*

NEIN ↓

Ist der Po- und Genitalbereich Ihres Babys rot entzündet oder wund (evtl. mit Hautausschlag)?

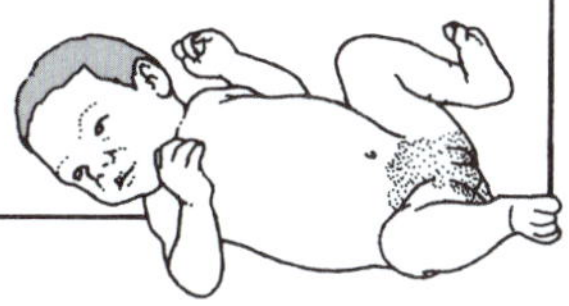

JA → *Reinigen Sie den entzündeten Bereich (ab jetzt öfter am Tage), tragen Sie eine entzündungshemmende Babysalbe dick als Schutz auf. Bei einem hartnäckigen Ausschlag im Po- und Genitalbereich Kinderarzt konsultieren.*
Visuelle Diagnosehilfe 4, Seite 242.

NEIN ↓

Hört Ihr Baby mit dem Schreien auf, wenn Sie es stillen oder füttern?

JA → Schreit Ihr Baby nach weniger als 2 Stunden wieder?

- **JA** → *Vielleicht stillen Sie das Baby nicht oft oder nicht lange genug. Bekommt Ihr Baby das Fläschchen, braucht es vielleicht jetzt eine kräftigere Flaschennahrung. Sprechen Sie mit Ihrem Kinderarzt darüber. Geben Sie Ihrem Baby auch ausreichend Fencheltee (oder ähnliche Tees) zu trinken, ab etwa dem 3. Monat zwischendurch auch verträgliche Fruchtsäfte.*
- **NEIN** → *Ihr Baby schreit einfach aus Hunger.*

NEIN ↓

Mit der Zeit merken Sie genau, warum Ihr Baby schreit (das Schreien ist immer anders!). Wissen Sie einmal keinen Rat, sprechen Sie mit dem Kinderarzt.

86

Kinder
bis zu 6 Monaten

Wenn das Baby erbricht

Erste Frage

Macht Ihr Baby vor dem Erbrechen nicht den Eindruck, als ob es brechen müßte?

JA → Fördert Ihr Baby lediglich kleine Mengen Milch während des Fütterns oder kurz danach hervor?

JA → *Hier handelt es sich nicht um ein echtes Erbrechen, sondern um ein harmloses »Wiederauswürgen«.*

NEIN

Ernähren Sie Ihr Baby mit der Flasche?

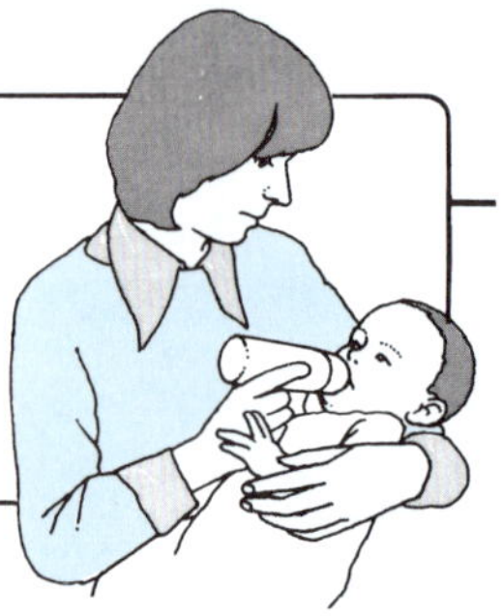

JA → Haben Sie einen neuen Schnuller mit einem anderen Loch auf das Fläschchen aufgesetzt?

NEIN → *Vielleicht ist die neue Flaschennahrung, die Sie Ihrem Baby geben, nicht die richtige für Ihr Kind. Sprechen Sie mit dem Kinderarzt darüber.*

JA → *Wahrscheinlich ist das Loch im Schnuller zu groß.*

NEIN

Ist Ihr Baby noch keine 3 Monate alt? Schießt das Erbrochene nach dem Füttern regelrecht hervor?

JA → *Dieses »Projektil«-Erbrechen ist meist harmlos. Kommt es jedoch mehr oder weniger regelmäßig vor, kann eine angeborene Verengung des Magenpförtners (Pylorus-Stenose) die Ursache sein. Suchen Sie den Kinderarzt auf!*

NEIN

Wenn Ihr sonst gesundes Baby einmal bricht, müssen Sie sich nicht sorgen. ***Erbricht Ihr Kind aber fast regelmäßig im 6-Stunden-Rhythmus, sollten Sie unverzüglich den Kinderarzt konsultieren.***

Fortsetzung nächste Seite

Fortsetzung der linken Seite

Hat Ihr Baby häufige, wäßrige Stühle?

JA → ***Suchen Sie unverzüglich mit dem Baby den Kinderarzt auf!***
Ihr Kind hat eine ernstere Infektion des Magen-Darm-Trakts (siehe Seite 633, »Erkrankungen Ihres Babys«).

NEIN ↓

Hat Ihr Baby Fieber?

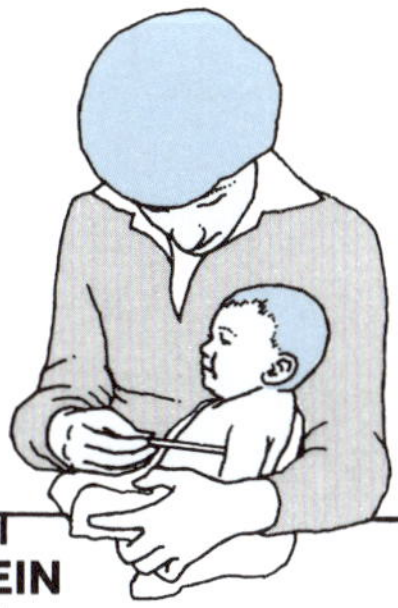

JA → *Siehe Checkliste* **90** ***Fieber bei Babys und Kleinkindern.***

NEIN ↓

Hustet Ihr Baby, oder hat es Schnupfen?

JA → *Ihr Kind hat eine »Erkältung«, also eine leichte Virusinfektion. Bei stärkerem, häufigem Erbrechen sollten Sie jedoch den Kinderarzt konsultieren.*

NEIN ↓

Schreit Ihr Baby so, als ob es stärkste Schmerzen hätte?

JA ↓

Notfall!
Unverzügliche Einweisung in eine Kinderklinik!
Wahrscheinlich hat Ihr Kind eine ernste Baucherkrankung, beispielsweise eine »Invagination«, eine Einstülpung eines Darmabschnittes in einen anderen, oder einen Darmverschluß (Seite 482).

NEIN ↓

Konsultieren Sie den Kinderarzt!

Regelmäßiges, periodisches Erbrechen

Erbricht Ihr Baby regelmäßig alle Nahrung in einem Sechs-Stunden-Rhythmus, entsteht ein gefährlicher Verlust an Wasser, Salzen, Elektrolyten und Zucker!
Suchen Sie deshalb mit Ihrem Baby unverzüglich einen Kinderarzt auf!

87

Kinder
bis zu 6 Monaten

Durchfall bei Babys

Erste Frage

Ist Ihr Baby zufrieden, lebhaft, und nimmt es gern Nahrung zu sich?

JA → Geben Sie Ihrem Baby das Fläschchen?

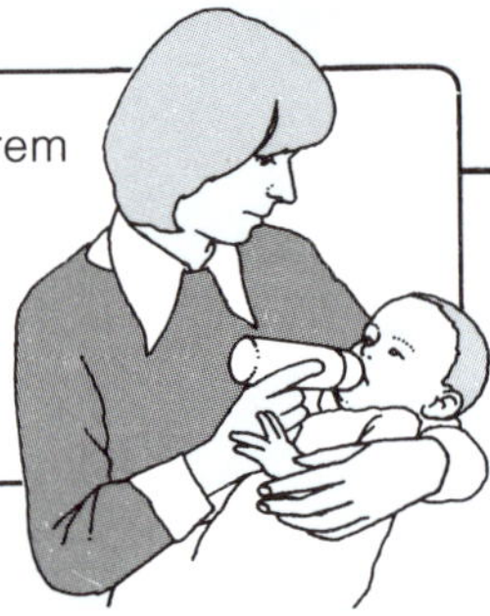

JA → Haben Sie der Flaschennahrung Zucker oder viel Milchzucker beigegeben?

JA → *Zuviel Zucker, aber vor allem Milchzucker wirkt bei Babys als Abführmittel. Milchzucker können Sie – nach Rücksprache mit dem Kinderarzt – dann geben, wenn Ihr Baby verstopft ist.*

NEIN (Fläschchen / Zucker) → Geben Sie Ihrem Baby bereits feste Nahrung zur üblichen Flaschennahrung?

JA → *Manche Babys vertragen gelegentliche feste Nahrung bereits mit 3 bis 4 Monaten, andere vertragen nur etwas Karottenbrei. Als Regel gilt: Gut verdauliche, nicht blähende Speisen von Ihrem Tisch sollte ein Kind nicht vor dem 6. bis 7. Monat essen. Gewöhnen Sie Ihr Kind langsam mit Karotten- oder Obstbrei (Babykost in Gläschen) an feste Nahrung. Besprechen Sie grundsätzlich die Ernährung Ihres Kindes mit dem Kinderarzt!*

NEIN → Haben Sie dem Baby reinen, unverdünnten Orangen- oder anderen Obstsaft (z. B. Apfel- oder Birnensaft) gegeben?

JA → *Die Fruchtsäure und den Fruchtzucker verträgt das Baby noch nicht so gut. Geben Sie Ihrem Kind gelegentlich nur spezielle Babysäfte (verdünnte Fruchtsäfte mit nicht zuviel Zucker), die Sie in kleinen Fläschchen kaufen können.*

NEIN (Erste Frage) → **1**

Fortsetzung nächste Seite, Spalte 1

NEIN (Obstsaft) → **2**

Fortsetzung nächste Seite, Spalte 2

1 Fortsetzung der linken Seite, Spalte 1

2 Fortsetzung der linken Seite, Spalte 2

Haben Sie Ihrem Baby irgendein Medikament gegeben – z. B. ein »mildes« Abführmittel?

JA → *Geben Sie Ihrem Kind grundsätzlich nur die Medikamente, die der Kinderarzt verordnet hat. Auch die Verabreichung eines »Karminativums« (mildes Mittel gegen Blähungen und Verstopfung bei Kindern) sollten Sie mit dem Kinderarzt absprechen.*

NEIN

Müssen Sie Ihrem Baby irgendein verordnetes Medikament geben?

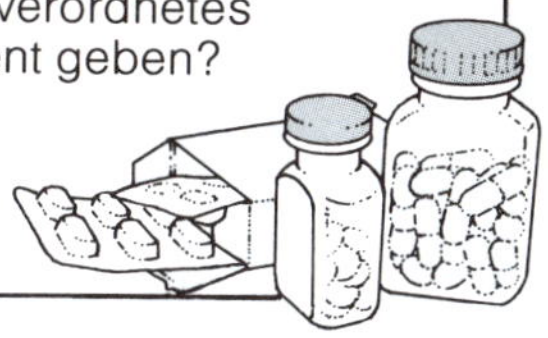

JA → *Manche Medikamente können einen leichten Durchfall provozieren (vor allem spezielle Medikamente für Kinder mit einer dicken Sirupbasis). Stoppen Sie die Verabreichung des verordneten Medikamentes nicht, sprechen Sie aber mit dem Kinderarzt darüber!*

NEIN

Hat Ihr Baby Fieber, und/oder erbricht es?

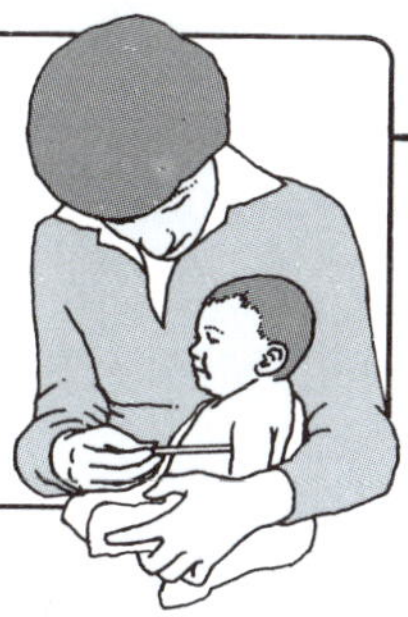

JA → ***Rufen Sie unverzüglich den Kinderarzt!*** *Ihr Baby hat eine stärkere Infektion des Magen-Darm-Trakts.*

NEIN

Konsultieren Sie bei jedem längerwährenden Durchfall Ihres Babys den Kinderarzt!

Starker, langwieriger Durchfall

Jeder starke, langwierige Durchfall verursacht einen gefährlichen Verlust an Wasser, Salzen, Elektrolyten und Blutzucker, der durch zusätzliches Erbrechen noch verstärkt wird.
Lassen Sie Ihr Kind viel trinken, und konsultieren Sie unverzüglich den Kinderarzt.

88

Kinder
bis zu 2 Jahren

Hautprobleme bei Kindern

Erste Frage

Ist Ihr Baby nicht älter als 3 Monate?

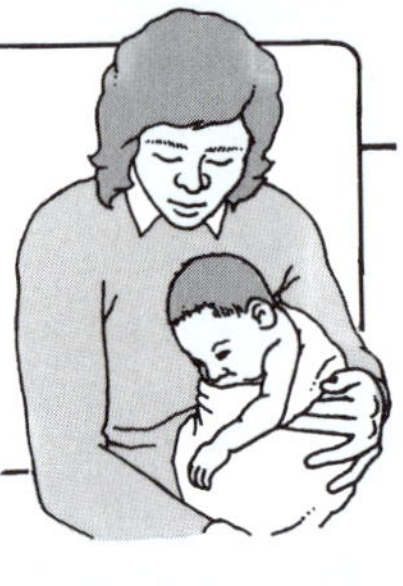

JA → ***Wichtig:*** *Bei jeder Art von Hautproblemen bei kleinen Babys (Ausschlag, Schuppung usw.) sollten Sie unverzüglich den Kinderarzt und gegebenenfalls einen Hautarzt aufsuchen.*

NEIN

Hat das Kind rote Flecken?

JA → Hat das Kind Fieber?

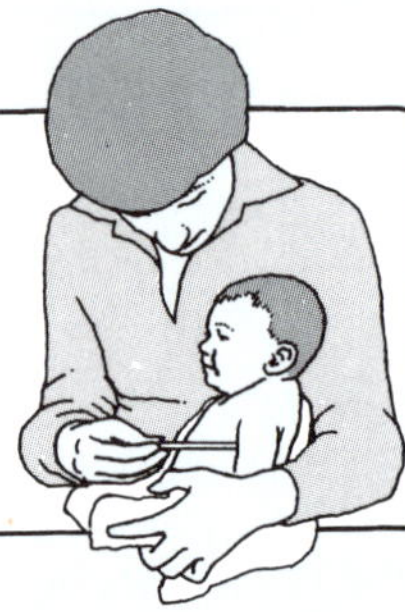

JA → *Siehe Checkliste* **27** ***Hautausschlag mit Fieber.***

NEIN (Fieber) ↓

Ist der Po- und Genitalbereich des Babys gerötet und wund?

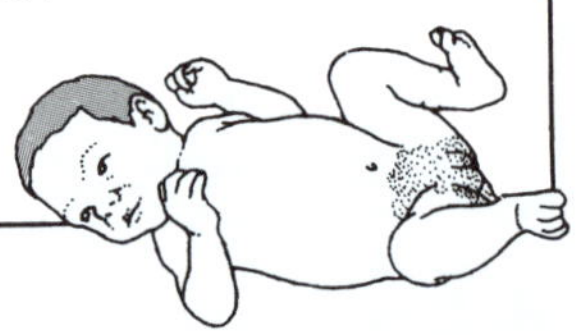

JA → *Diese zum Teil quälende Hautentzündung (»Windel-Dermatitis«) entsteht durch Ammoniakbildung infolge bakterieller Zersetzung von Urin und Stuhl, Wärme- und Feuchtigkeitsstauung. Siehe dazu Seite 634. Bekommen Sie diese Hautreizung trotz aller peinlichen Pflege nicht in den Griff, suchen Sie mit Ihrem Baby den Kinderarzt auf.*
Visuelle Diagnosehilfe 4, Seite 242.

NEIN

Hat Ihr Kind entzündlich-nässende oder entzündlich-verkrustende, juckende Hautbereiche?

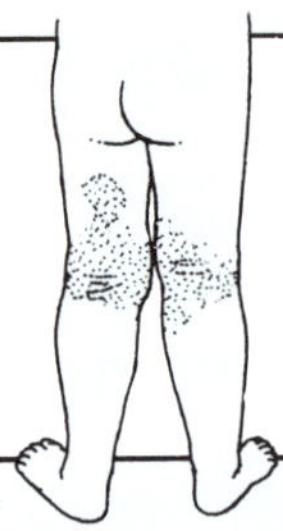

JA → ***Wichtig:*** *Bemerken Sie bei Ihrem Kind solche Hauterscheinungen (ausgenommen ist die »Windel-Dermatitis«, Seite 634) im Wangenbereich, am Kopf, am Rumpf, an Armen oder Beinen, sollten Sie mit ihm unverzüglich den Kinderarzt oder einen Hautarzt aufsuchen.*
Ihr Kind hat ein »frühkindliches Ekzem« (»Milchschorf«, Seite 635), das nach Monaten oder Jahren spontan abheilen kann. Bisweilen entwickelt sich aber auch aus ihm das »endogene Ekzem« (Seite 398). Siehe auch »Seborrhoisches Ekzem« (Gneis) auf Seite 634.
Visuelle Diagnosehilfe 6, Seite 242.

NEIN (Genitalbereich / Hautbereiche) → 2

NEIN (rote Flecken) → 1

1 *Fortsetzung nächste Seite, Spalte 1*

2 *Fortsetzung nächste Seite, Spalte 2*

1 Fortsetzung der linken Seite, Spalte 1

2 Fortsetzung der linken Seite, Spalte 2

Hat Ihr Kind seit der Geburt rote Flecken im Gesicht?

JA → *Bleibende rote Flecken im Gesicht (meist ist es nur ein größerer Fleck im Nasenwurzel-Stirn-Bereich) sind Geburtsmale. Sie blassen mit den Jahren aus oder verschwinden bisweilen ganz.* ***Visuelle Diagnosehilfe 1—3, Seite 241.*** *Entstehen solche roten Flecken plötzlich, handelt es sich meist um einen »Hitze-Ausschlag«. Entfernen Sie dann zu warme Kleidung, und legen Sie das Baby in den Schatten.*

NEIN

Hat Ihr Kind dunkelrot-purpurne Flecken, die nicht verschwinden, wenn Sie ein Glas auf diese Stelle pressen?

JA → ***Suchen Sie unverzüglich den Kinderarzt und/oder einen Hautarzt auf!*** *Möglicherweise hat Ihr Kind eine »anaphylaktoide Purpura«, eine Störung der Blutzellen.* ***Visuelle Diagnosehilfe 29, Seite 247.***

NEIN

Hat Ihr Baby im Scheitelbereich eine fettige, verdickte, gefelderte gelbliche Schuppung?

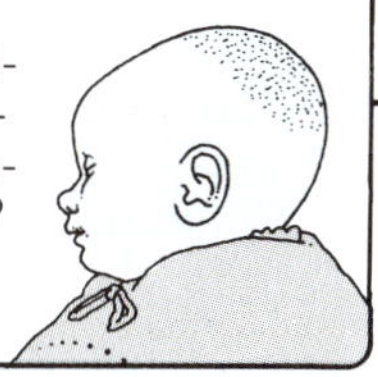

JA → *Ihr Kind hat Gneis, ein seborrhoisches Ekzem der Babys und Kleinkinder.* ***Wichtig:*** *Gneis geht ohne entzündliche Rötung (wie dies beim »Milchschorf« der Fall ist) einher. Siehe dazu Seite 634.*

NEIN

Konsultieren Sie den Kinderarzt. Es gibt noch eine Reihe anderer Hautstörungen bzw. Ekzeme bei Babys.

Wenn das Kind an Gewicht und Größe zu langsam zunimmt

Erste Frage

Fühlt sich Ihr Kind wohl, und ist es gesund – trotz der ungewöhnlich langsamen Gewichtszunahme?

JA → Wog Ihr Kind bei der Geburt weniger als 2,5 kg?

JA → *Kleine, leichtgewichtige Babys bleiben meist ihr ganzes Leben kleiner und leichtgewichtiger als der Durchschnitt ihres Jahrgangs. Das gilt jedoch nur für Babys, die voll ausgetragen wurden, kaum aber für Frühgeburten (die holen schnell nach, was sie »versäumt« haben).*

NEIN → Ist ein Elternteil kleiner als der Durchschnitt?

JA → *Das Kind hat diese relative Kleinwüchsigkeit geerbt.*

NEIN (beide Fragen) → Ist das Kind noch kein Jahr alt?

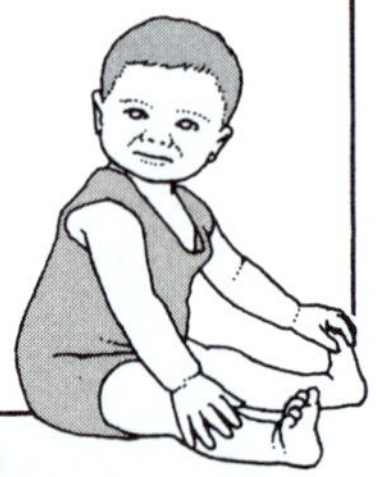

JA → Stillen Sie Ihr Baby?

JA → Reglementieren Sie das Stillen nach starren Regeln?

JA → *Sprechen Sie mit Ihrem Kinderarzt! Stillen Sie das Kind nach seinen Bedürfnissen und nicht nach Ihren Vorstellungen.*

NEIN

2 *Fortsetzung nächste Seite, Spalte 2*

NEIN (Ist das Kind noch kein Jahr alt?)

1 *Fortsetzung nächste Seite, Spalte 1*

Gewichtszunahme im ersten Lebensjahr

Nach der Geburt verliert das Baby in den ersten Tagen etwa 150 g an Gewicht. Diesen Gewichtsverlust holt es bis zum 12. Tag wieder ein. Dann nimmt es kontinuierlich zu. Mit 5 Monaten hat sich sein Geburtsgewicht etwa verdoppelt, mit einem Jahr in etwa verdreifacht. Der Kinderarzt kontrolliert bei den laufenden Vorsorgeuntersuchen auch Gewicht und Größe des Kindes.

1 *Fortsetzung der linken Seite, Spalte 1*

2 *Fortsetzung der linken Seite, Spalte 2*

Geben Sie Ihrem Baby das Fläschchen?

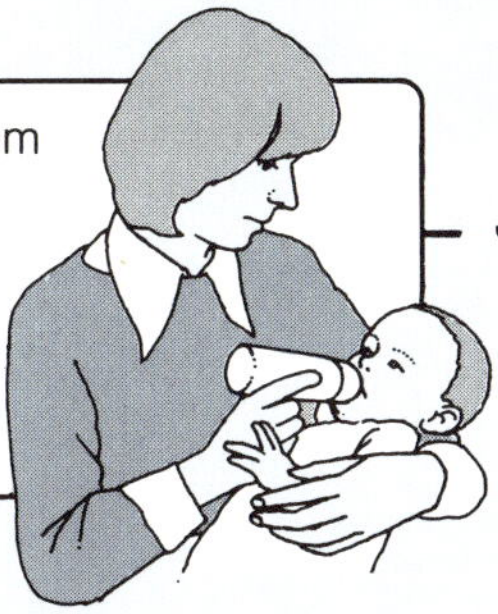

JA → Haben Sie es vielleicht versäumt, sich bei der Zubereitung exakt an die für das jeweilige Lebensalter geltenden Regeln zu halten?

JA → *Wahrscheinlich geben Sie beim Mixen zuviel Wasser hinzu.*

NEIN ↓

Trinkt Ihr Baby das Fläschchen immer bis zum letzten Tropfen aus?

JA → *Bieten Sie ihm ein bißchen mehr an. Oder lassen Sie sich vom Kinderarzt eine nahrhaftere Flaschennahrung empfehlen.*

NEIN ↓

Bricht Ihr Baby oft nach dem Füttern?

JA → ***Suchen Sie unverzüglich mit dem Baby den Kinderarzt auf!*** *Wahrscheinlich hat Ihr Kind irgendeine Störung des Magen-Darm-Trakts. Ist Ihr Kind jünger als 6 Monate,*

siehe Checkliste **86** ***Wenn das Baby erbricht.***

NEIN ↓

Hat das Baby oft fahlgelbe, weiche, massige und schlecht riechende Stühle?

JA → *Ihr Kind hat möglicherweise eine ernste Störung des Verdauungssystems, beispielsweise eine Zöliakie (Seite 640) oder eine Laktose-Intoleranz (Seite 641).* ***Suchen Sie unverzüglich den Kinderarzt auf!***

NEIN ↓

Konsultieren Sie den Kinderarzt. Übrigens: Jeder Kinderarzt hat ein offenes Ohr dafür, wenn Sie durch irgend etwas an Ihrem Baby beunruhigt sind — beispielsweise wenn Sie glauben, daß es schlecht hört oder daß es eigentlich schon krabbeln müßte. Suchen Sie den Kinderarzt lieber zu oft als zu selten auf, und versäumen Sie keine Vorsorgeuntersuchung!

Fieber bei Babys und Kleinkindern

Für Kinder ab dem 2. Lebensjahr siehe Checkliste 91.

Erste Frage

Ist Ihr Baby noch keine 3 Monate alt?

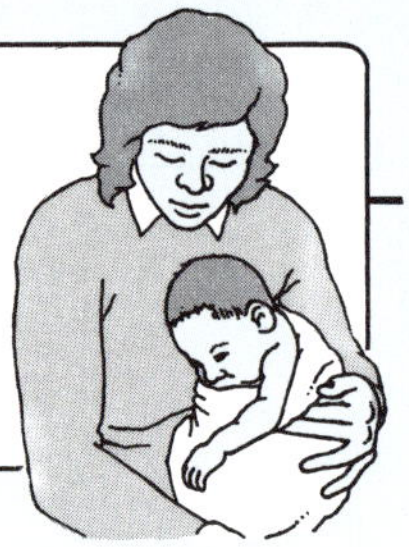

JA → ***Rufen Sie unverzüglich den Kinderarzt an!***
Er wird Ihnen entsprechende Anweisungen geben oder gegebenenfalls einen Hausbesuch machen.

NEIN ↓

Hat Ihr Kind einen Hautausschlag?

JA → *Siehe Checkliste* **27** ***Hautausschlag mit Fieber.***

NEIN ↓

Schreit Ihr Kind vor Schmerzen, und/oder faßt es sich immer wieder ans Ohr?

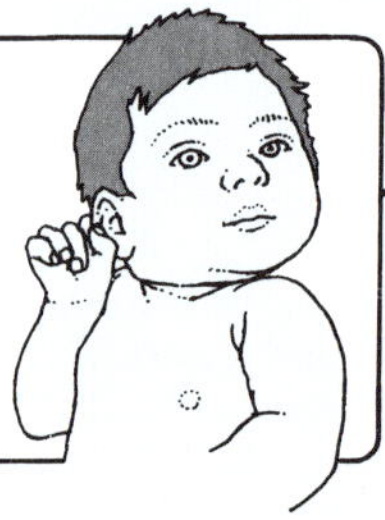

JA → ***Suchen Sie mit dem Baby unverzüglich den Kinderarzt auf!***
Wahrscheinlich hat Ihr Kind eine akute Mittelohrentzündung (Seite 387).

NEIN ↓

Hustet Ihr Kind bellend, und atmet es geräuschvoll?

JA → ***Rufen Sie unverzüglich den Kinderarzt oder den Hausarzt!***
Ihr Kind hat einen (Pseudo-)Krupp. Stellen sich Erstickungsanfälle ein, besteht bei Nichtbehandlung Lebensgefahr! Keine Sorge, ein Krupp ist heute leicht medikamentös zu behandeln – und nach etwa 2 bis 4 Tagen ist Ihr Kind wieder gesund. Siehe Seite 664.

NEIN ↓

Atmet Ihr Kind ungewöhnlich schnell oder keuchend?

JA → ***Rufen Sie unverzüglich den Kinderarzt oder den Hausarzt!***
Ihr Baby hat eine akute Bronchitis (Seite 457) oder möglicherweise auch eine Lungenentzündung (Seite 667).
Wichtig: *Siehe auch »Bronchiolitis«, Seite 666.*

NEIN ↓

Fortsetzung nächste Seite

Fortsetzung der linken Seite

Hat Ihr Kind Durchfall?

JA → ***Rufen Sie unverzüglich den Kinder- oder den Hausarzt!***
Ihr Baby hat eine ernste Infektion des Magen-Darm-Trakts. Ist Ihr Kind noch kein Jahr alt, lesen Sie auch Seite 633.

NEIN

Hat Ihr Kind Schnupfen?

JA → Kann sich Ihr Kind in den letzten 2 Wochen mit Masern angesteckt haben?

JA → *Ist Ihr Kind nicht gegen Masern geimpft, können die Anzeichen Vorboten einer Masernerkrankung sein (Seite 657).*

NEIN

Ihr Kind hat eine virusbedingte »Erkältung« (Seite 449). Suchen Sie mit ihm den Kinderarzt auf!

NEIN

Liegt das Baby in einem sehr warmen Raum oder draußen im Garten bei großer Hitze, und ist es sehr warm angezogen?

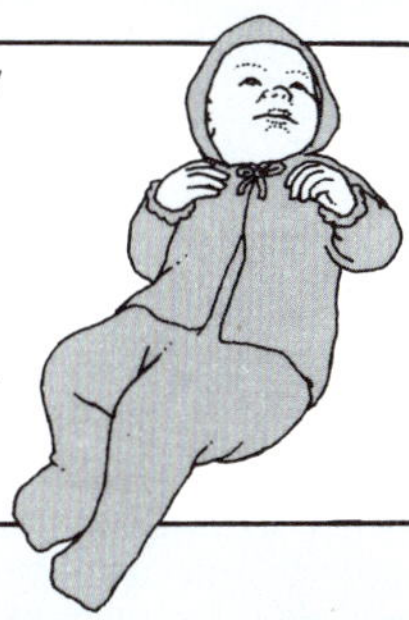

JA

Das Baby ist überhitzt. Ziehen Sie es weniger warm an, und legen Sie es gegebenenfalls in den Schatten.

NEIN

Konsultieren Sie den Kinderarzt. Und zwar grundsätzlich sofort, wenn Ihr Baby mehr als 39 °C Fieber hat!

Fieberkrämpfe

Manchmal kann hohes Fieber bei Babys und Kleinkindern zu Fieberkrämpfen führen. Rufen Sie dann unverzüglich den Kinderarzt oder den Hausarzt! Ansonsten aber vertragen Babys und Kleinkinder Fieber besser als Erwachsene; bisweilen leiden Kleinkinder selbst bei Fieber von 40 °C noch nicht allzusehr. Geben Sie dem Kind nicht sofort ein Fieberzäpfchen! Siehe dazu Seite 658!

91

Kinder
2 – 14 Jahre

Fieber bei Kindern

Ist Ihr Kind jünger als zwei Jahre, siehe Checkliste 90.

Erste Frage

Hat Ihr Kind einen Hautausschlag?
- **JA** → *Siehe Checkliste* **27** ***Hautausschlag mit Fieber.***
- **NEIN** ↓

Hat das Kind starke Bauchschmerzen?
- **JA** → *Siehe Checkliste* **92** ***Bauchschmerzen bei Kindern.***
- **NEIN** ↓

Hat das Kind Ohrenschmerzen?

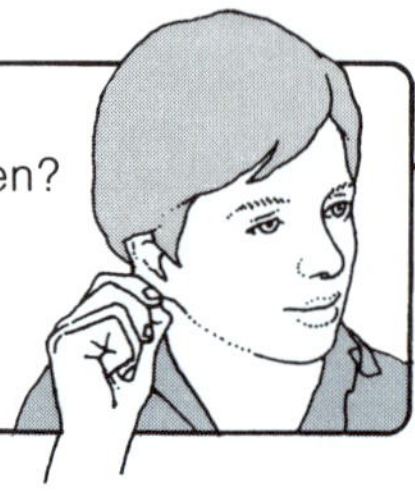

- **JA** → ***Rufen Sie unverzüglich den Kinderarzt oder den Hausarzt!*** *Möglicherweise hat Ihr Kind eine akute Mittelohrentzündung (Seite 387).*
- **NEIN** ↓

Hat Ihr Kind Durchfall?
- **JA** → *Ihr Kind hat eine Infektion des Magen-Darm-Traktes (Seite 477). Rufen Sie den Kinder- oder den Hausarzt!*
- **NEIN** ↓

Hat Ihr Kind Husten?
- **JA** → Atmet Ihr Kind geräuschvoll und schwer oder schnell und keuchend?
  - **JA** → ***Rufen Sie unverzüglich den Kinderarzt oder den Hausarzt!*** *Bellender Husten, geräuschvolles Atmen oder Erstickungsanfälle signalisieren einen (Pseudo-) Krupp. Siehe dazu Seite 664. Ungewöhnlich schnelles, keuchendes Atmen kann eine Lungenentzündung signalisieren (Seite 667).*
  - **NEIN** → *Ihr Kind hat eine Grippe (Seite 267). Rufen Sie den Kinderarzt oder den Hausarzt!*
- **NEIN** ↓

Fortsetzung nächste Seite

Fortsetzung der linken Seite

Hat Ihr Kind Halsschmerzen, und/oder ist es heiser?

JA → *Ihr Kind hat eine Rachenentzündung (Pharyngitis, Seite 454), möglicherweise auch eine Mandelentzündung (Tonsillitis, Seite 454) oder eine Kehlkopfentzündung (Laryngitis, Seite 456). Rufen Sie den Kinderarzt oder den Hausarzt.*

NEIN ↓

Hat Ihr Kind Schnupfen?

JA → Kann sich Ihr Kind in den letzten 2 Wochen mit Masern angesteckt haben?

- **JA** → *Ist Ihr Kind nicht gegen Masern geimpft, können die Anzeichen Vorboten einer Masernerkrankung sein (Seite 657).*
- **NEIN** → *Ihr Kind hat eine Grippe (Seite 267). Rufen Sie den Kinderarzt!*

NEIN ↓

Hat Ihr Kind eine schmerzhafte Schwellung zwischen Ohr und Kieferwinkel?

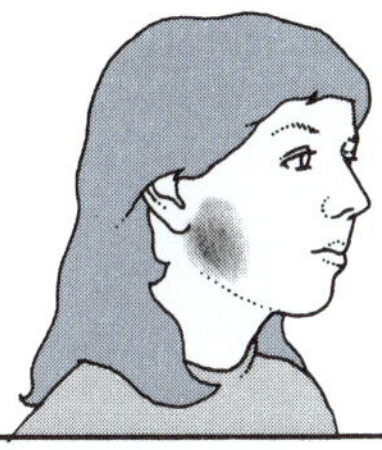

JA → *Wahrscheinlich hat Ihr Kind Mumps (Seite 661). Rufen Sie den Kinderarzt oder den Hausarzt!*

NEIN ↓

Macht Ihr Kind einen sehr kranken Eindruck, und hat es zwei oder mehr der folgenden Symptome?

- O Erbrechen
- O Kopfschmerzen
- O Mißempfinden bei hellem Licht
- O steifen Nacken oder Schmerzen beim Vorwärtsbeugen des Kopfes?

JA → ***Rufen Sie unverzüglich den Kinderarzt oder Hausarzt!*** *Ihr Kind hat wahrscheinlich Hirnhautentzündung (Meningitis, Seite 324).*

NEIN → *Rufen Sie bei jeder fieberhaften Erkrankung Ihres Kindes den Kinderarzt oder Hausarzt an!*

Fieber bei Kindern

Denken Sie immer daran, daß Fieber eine gute Abwehrreaktion des Körpers gegen Erreger ist. Geben Sie Ihrem Kind also nicht sofort ein Fieberzäpfchen, sondern machen Sie lediglich bei hohem Fieber Wadenwickel.

Kinder vertragen Fieber meist besser als Erwachsene. Eine Fiebersenkung mit Fieberzäpfchen ist so erst bei 39,5 bis 40,5 °C Fieber oder bei Fieberkrämpfen notwendig.

Siehe dazu Seite 658.

92

Kinder
1 – 14 Jahre

Bauchschmerzen bei Kindern

Siehe auch Checkliste 49, Aufgeblähter Bauch. Für Kinder unter einem Jahr siehe Checklisten 86 und 87, 47, 48 und 49.

Erste Frage

Schmerzt bereits die leichteste Bewegung furchtbar?

JA →

Notfall!
Rufen Sie unverzüglich einen Arzt an!
Sofortige Einweisung in eine Klinik!
Ihr Kind hat möglicherweise eine ernste Baucherkrankung. Siehe dazu »Akuter Bauch«, Seite 481.

NEIN ↓

Hat sich Ihr Kind übergessen oder etwas Belastendes (zuviel rohen Schinken, unreife Früchte usw.) gegesssen?

JA →

Ein starker Fencheltee hilft hier sicherlich.

NEIN ↓

Hat Ihr Kind Durchfall, und/oder hat es erbrochen?

JA →

Ihr Kind hat eine Infektion des Magen-Darm-Trakts (Seite 477).

NEIN ↓

Fortsetzung nächste Spalte

Fortsetzung der linken Spalte

Hat Ihr Kind eine Halsentzündung oder einen grippalen Infekt?

JA →

Kinder haben bei »Erkältungen« oder grippalen Infekten bisweilen auch Bauchweh.

NEIN ↓

Muß Ihr Kind ungewöhnlich oft Wasser lassen, und/oder hat es dabei Schmerzen?

JA →

Ihr Kind hat wahrscheinlich eine Infektion der Blase oder der Harnwege (Seite 500/501). Suchen Sie mit dem Kind den Kinderarzt auf!

NEIN ↓

Ging es dem Kind vor dem Schmerzanfall sehr gut?

JA ↓

Hat Ihr Kind öfter diesen Schmerztyp?

JA →

Viele Kinder haben öfter Bauchschmerzen, manche auch Kopfschmerzen. Meist sind diese Schmerzen psychisch bedingt und werden über das vegetative Nervensystem ausgelöst. Sprechen Sie mit einem Kinderarzt darüber!

NEIN (beide) ↓

Konsultieren Sie den Kinderarzt oder den Hausarzt.

93

Kinder
2 – 14 Jahre

Juckreiz bei Kindern

Für Kinder unter 2 Jahren siehe Checkliste 88.

Erste Frage

Hat Ihr Kind irgendeinen entzündeten Hautbereich oder einen Hautausschlag? Pusteln, Schuppung, Bläschen, Knötchen?

JA → *Siehe Checkliste* 26 ***Juckender Hautauschlag.***

NEIN ↓

Ist der Juckreiz auf den After- oder Genitalbereich beschränkt?

JA → *Möglicherweise hat Ihr Kind Würmer (Seite729) oder (bei Mädchen) eine Pilzinfektion der Scheide (Candida-Mykose, Seite 405) bzw. des äußeren Genitalbereichs.*

NEIN ↓

Juckt nur der behaarte Kopf?

JA → Untersuchen Sie den behaarten Kopf des Kindes! Entdecken Sie fest an das Haar gekittete »Ablagerungen«?

JA → *Diese Ablagerungen sind die Eier (»Nissen«) von Kopfläusen, die Sie auch sehen können (2 bis 3,5 mm groß). Siehe dazu Seite 256.*

NEIN ↓

Hat Ihr Kind kleine runde Kahlstellen auf dem Kopf?

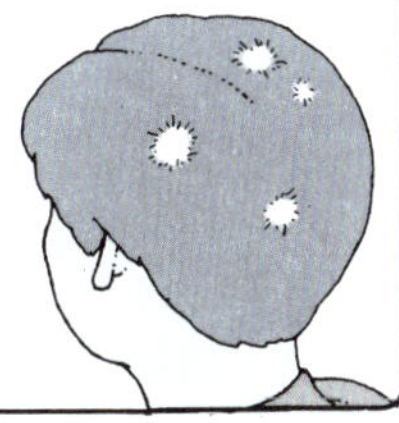

JA → *Möglicherweise hat Ihr Kind eine Pilzinfektion des behaarten Kopfes (Seite 406, »Trichophytie«, und Seite 407, »Mikrosporie«). Suchen Sie den Kinderarzt oder einen Hautarzt auf!* ***Visuelle Diagnosehilfe 20, Seite 245.***

NEIN ↓

Trägt Ihr Kind einen Wollpullover auf nackter Haut?

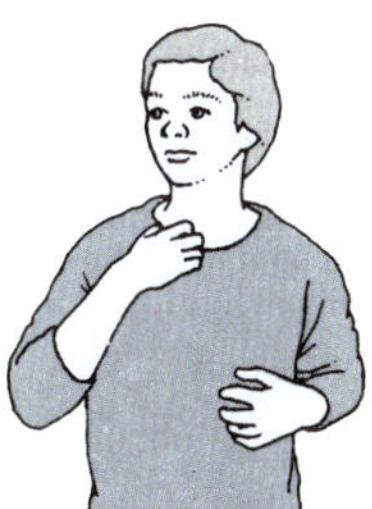

JA → *Wolle kann bisweilen einen leichten Juckreiz erzeugen. Ziehen Sie Ihrem Kind ein Baumwollhemd darunter an!*

NEIN ↓

Konsultieren Sie den Kinderarzt oder einen Hautarzt!

Husten bei Kindern

Erste Frage

Hat Ihr Kind Fieber?

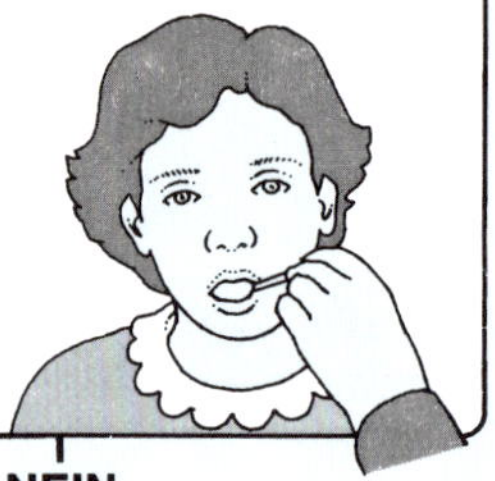

JA → Atmet Ihr Kind ungewöhnlich schnell und pfeifend oder rasselnd?

JA → ***Rufen Sie sofort den Kinderarzt oder den Hausarzt!*** *Ihr Kind hat wahrscheinlich eine akute Bronchitis (Seite 457), möglicherweise aber auch eine Lungenentzündung (Seite 667).*

NEIN → Hat Ihr Kind einen bellenden Husten, eine heisere Stimme, und atmet es geräuschvoll? Leidet es unter Atemnot, und hat es einen Erstickungsanfall?

JA → ***Rufen Sie unverzüglich den Kinderarzt oder den Hausarzt!*** *Ihr Kind hat einen Krupp-Husten (Seite 664).*

NEIN → *Ihr Kind hat lediglich eine Grippe (Seite 267).*

NEIN → Hat Ihr Kind einen hartnäckigen Reizhusten und brummende Atemgeräusche?

JA → *Ihr Kind leidet an einer spastischen oder asthmoiden Bronchitis (Seite 667). Suchen Sie mit ihm den Kinderarzt oder den Hausarzt auf!*

NEIN → Hat Ihr Kind stärkste Hustenattacken, die von einem geräuschvollen Einatmen gefolgt werden?

JA → *Ihr Kind hat Keuchhusten (Seite 666), besonders wenn es ein etwa zweiwöchiges Vorstadium mit Schnupfen und leichtem Fieber hatte. Suchen Sie mit ihm den Kinderarzt oder den Hausarzt auf!*

NEIN ↓

Fortsetzung nächste Seite

Fortsetzung der linken Seite

Atmet Ihr Kind geräuschvoll?

JA → Könnte Ihr Kind in den letzten Tagen einen Fremdkörper verschluckt haben, beispielsweise ein Stückchen Erdnuß?

JA → *Siehe dazu »Fremdkörper, verschluckte«,* ⊕ ***Erste Hilfe, Seite 717.***

NEIN → *Ihr Kind hat einen leichteren Krupp-Husten (Seite 664) oder asthmoide bzw. spastische Bronchitis (Seite 667). Suchen Sie den Kinderarzt oder Hausarzt auf!*

NEIN

Hat Ihr Kind Schnupfen?

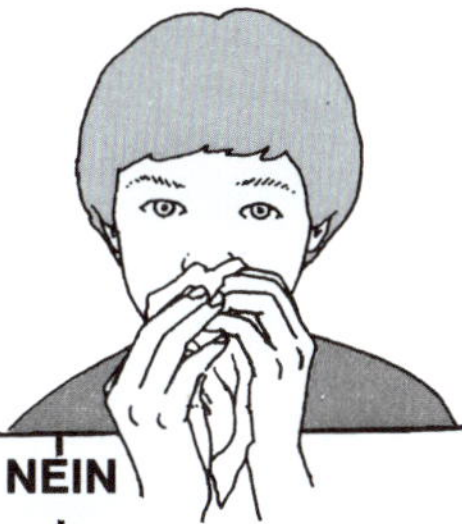

JA → *Wahrscheinlich hat Ihr Kind eine leichte Grippe (Seite 267). Möglicherweise läuft aber auch Nasensekret in den Rachen und verursacht durch Irritation den leichten Husten. Siehe auch Polypen, Seite 452.*

NEIN

Hatte Ihr Kind in den letzten 3 Monaten Keuchhusten?

JA → *Mit seinem jetzigen Husten läuft der Keuchhusten langsam aus.*

NEIN

Ist in Ihrer Familie ein starker Raucher, oder raucht Ihr Kind heimlich?

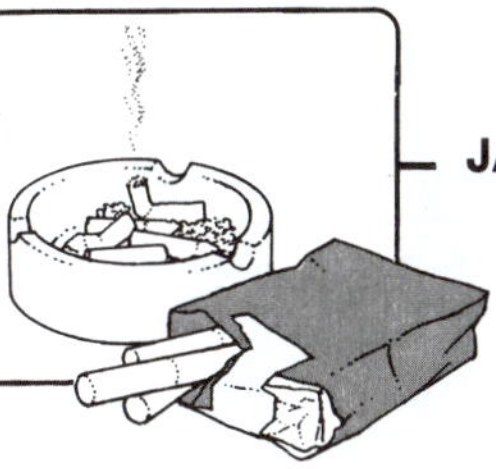

JA → *Eine rauchige Atmosphäre im Wohnzimmer vertragen Kleinkinder schlecht, während dieses »passive Rauchen« gesunden Erwachsenen nichts ausmacht. Manche Kinder rauchen heutzutage hin und wieder bereits mit 10 oder 11 Jahren. Sprechen Sie mit Ihrem Kind darüber!*

NEIN

Konsultieren Sie den Kinderarzt oder den Hausarzt.

95

Kinder
bis 14 Jahre

Geschwollene Lymphknoten oder Drüsen bei Kindern

Erste Frage

Ist das Kind nicht älter als 3 Monate?

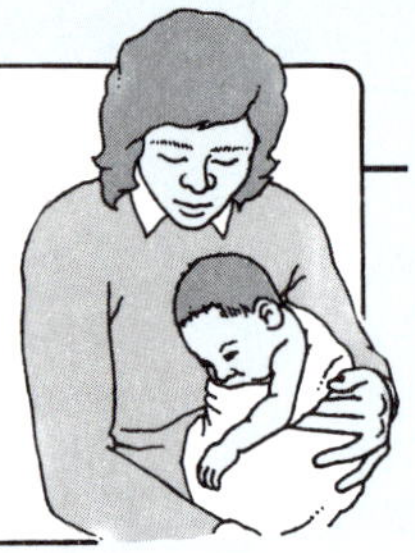

JA → ***Konsultieren Sie unverzüglich Ihren Kinderarzt!*** *Keine Sorge – meist sind solche Schwellungen harmlos.*

NEIN ↓

Ist die Schwellung zwischen Ohr und Kieferwinkel? Verursacht sie Schluckbeschwerden?

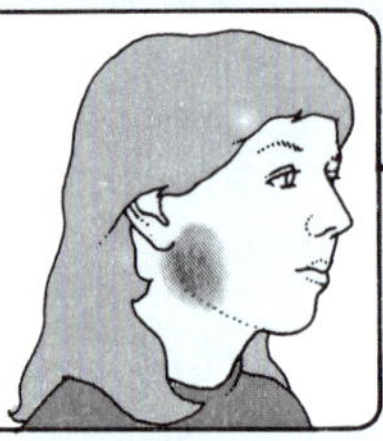

JA → *Die Ohrspeicheldrüse ist angeschwollen, Ihr Kind hat Mumps (Seite 661). Suchen Sie mit ihm den Kinderarzt oder den Hausarzt auf!*

NEIN ↓

Sind die Lymphknoten im Nackenbereich geschwollen?

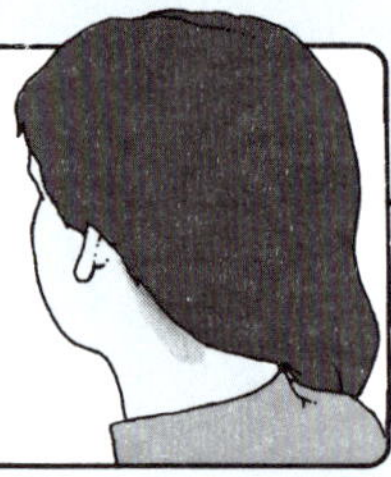

JA → *Wahrscheinlich entwickelt Ihr Kind Röteln (Seite 659). Suchen Sie den Kinderarzt oder den Hausarzt auf!*

NEIN ↓

Sind die Schwellungen im seitlichen Halsbereich?

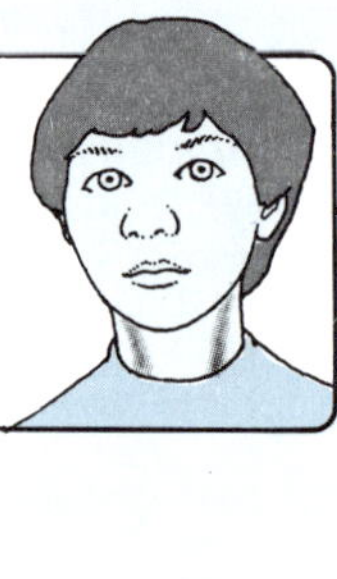

JA → Hat Ihr Kind Fieber?

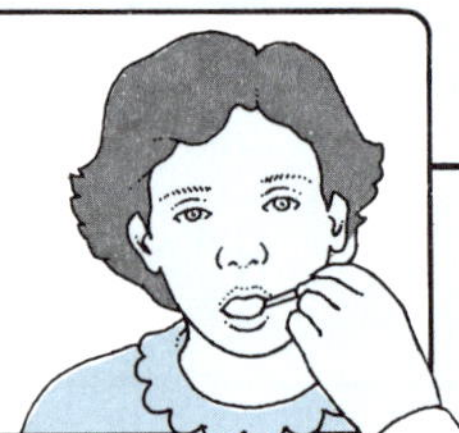

JA → *Wahrscheinlich verursacht ein grippaler Infekt, eine Mandel- oder Rachenentzündung die Lymphknotenschwellungen. Sind die Lymphknoten allerdings länger als eine Woche angeschwollen, liegt wahrscheinlich ein »Pfeiffer-Drüsenfieber« (Mononukleose, Seite 271) vor. Suchen Sie grundsätzlich bei Lymphknotenschwellungen mit dem Kind einen Kinderarzt auf!*

NEIN ↓ 2 *Fortsetzung nächste Seite, Spalte 2*

NEIN ↓ 1 *Fortsetzung nächste Seite, Spalte 1*

1 *Fortsetzung der linken Seite, Spalte 1*

2 *Fortsetzung der linken Seite, Spalte 2*

Hat das Kind eine Verletzung oder einen Insektenstich bzw. -biß im Kopf- oder Halsbereich?

JA → *Wahrscheinlich ist eine Wundinfektion die Ursache der Lymphknotenschwellungen.*
Suchen Sie mit dem Kind sofort den Kinderarzt oder den Hausarzt auf!

NEIN

Hat das Kind in der Achselhöhle oder an der seitlichen Halsbasis Lymphknotenschwellungen?

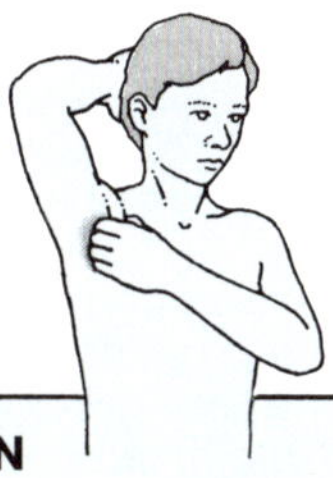

JA → Hat das Kind auf der Seite der Lymphknotenschwellungen eine Verletzung oder einen Insektenstich bzw. -biß am Arm oder an der Schulter?

JA → *Ursache der Lymphknotenschwellungen ist wahrscheinlich eine Wundinfektion. Siehe unbedingt auch „Lymphangitis" auf Seite 443.*
Suchen Sie sofort mit Ihrem Kind den Hausarzt auf!

NEIN

Wurde Ihr Kind in der letzten Woche geimpft?

JA → *Die Lymphknotenschwellung kann eine Folge der Impfung sein.*

NEIN

NEIN

Konsultieren Sie einen Kinderarzt, vor allem wenn die Lymphknotenschwellungen länger als eine Woche anhalten.
Leichte Schwellungen zahlreicher Lymphknoten im Halsbereich sind bei Kindern häufig, meist handelt es sich nur um eine harmlose Hyperplasie (Vergrößerung). Bisweilen jedoch können sie dem Facharzt auch Erkrankungen des Mund- und Rachenraumes, des Kehlkopfes oder der Luftröhre signalisieren – mitunter, wenn auch seltener, eine akute Leukämie oder eine chronische lymphatische Leukämie (Seite 444/445).

Hinken bei Kindern

Erste Frage

Hinkte Ihr Kind bis jetzt nie bzw. nur nach Verletzungen?

JA →

Betrachten Sie das Bein. Vielleicht entdecken Sie eine Verletzung oder Schwellung?

JA →

Ist die Verletzung sehr schmerzhaft oder ist das Bein »verformt«?

JA →

Lassen Sie Ihr Kind in eine (orthopädische) Klinik bringen!
Wahrscheinlich hat es einen Knochenbruch oder eine Verrenkung (evtl. mit Bänderriß). Siehe dazu Seite 515 und 514/515.

NEIN →

Das Kind hat wahrscheinlich eine Verstauchung (Seite 514). Suchen Sie einen Orthopäden auf!
⊕ ***Erste Hilfe, Seite 726.***

NEIN (Betrachten Sie das Bein …) →

Kann das Kind barfuß ohne Schmerzen oder Hinken laufen?

JA →

Kontrollieren Sie die Schuhe des Kindes: Vielleicht sind sie zu eng oder zu kurz. Vielleicht ist auch der Nagel der großen Zehe zu lang?

NEIN →

Schauen Sie sich die Fußsohle des Kindes an: Ist da ein hornartiger Knoten?

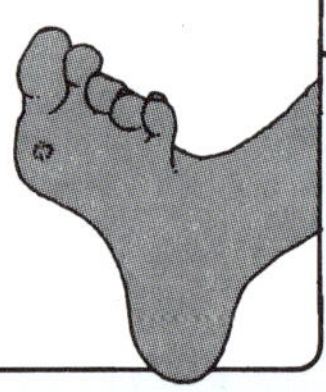

JA →

Ihr Kind hat eine Dornwarze, die sich oft unter der hornartigen Verdickung verbirgt.
Visuelle Diagnosehilfe 49, Seite 253.

NEIN →

2 *Fortsetzung nächste Seite, Spalte 2*

NEIN (Hinkte Ihr Kind …) →

1 *Fortsetzung nächste Seite, Spalte 1*

1 Fortsetzung der linken Seite, Spalte 1

2 Fortsetzung der linken Seite, Spalte 2

Ist an der Fußsohle eine entzündete, geschwollene Stelle?

JA → *Ihr Kind hat sich einen Dorn oder einen Glassplitter in die Fußsohle getreten. Die Eindringstelle ist infiziert.*
⊕ ***Erste Hilfe, Seite 717.***

NEIN

Hat Ihr Kind vor kurzem laufen gelernt, und scheint es das Hinken nicht zu bemerken?

JA → *Suchen Sie mit Ihrem Kind den Kinderarzt auf! Möglicherweise hat Ihr Kind eine Zerebralparese (Seite 668), wahrscheinlicher aber ist eine Hüftdysplasie (Seite 639).*
Durch die heutigen Vorsorgeuntersuchungen bei Kindern werden solche Störungen meist schon in den ersten sieben Lebensmonaten erkannt und können so erfolgreich behandelt werden.

NEIN

Ist das Hüft- oder Fußgelenk des Kindes angeschwollen, schmerzhaft oder gerötet?

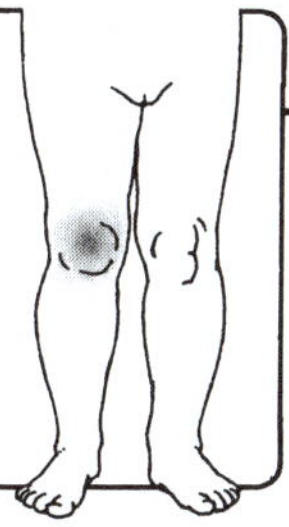

JA → ***Suchen Sie unverzüglich den Kinderarzt oder einen Orthopäden auf!***
Meist handelt es sich sicher nur um einen Bluterguß (mit Bänderdehnung), bisweilen kann aber auch eine ernstere Erkrankung dahinterstecken — beispielsweise rheumatisches Fieber (Seite 533).

NEIN

Schmerzt ein Bezirk über einem Knochen (z. B. im Schienbeinbereich) sehr?

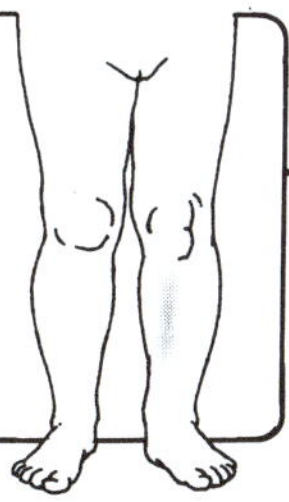

JA → *Möglicherweise handelt es sich nur um einen Knochenanbruch bzw. -anriß, eine Knocheninfektion (Osteomyelitis, Seite 524) ist jedoch nicht grundsätzlich auszuschließen.*
Suchen Sie mit dem Kind einen Arzt auf.

NEIN

Konsultieren Sie den Kinderarzt.

Unwillkürlicher Harnabgang (Harninkontinenz) bei älteren Menschen

Erste Frage

Ist Ihr Urin wolkig-trüb, und/oder riecht er ungewöhnlich streng?

JA → *Wahrscheinlich haben Sie eine Infektion der Blase (Blasenentzündung, Seite 501) oder der Harnröhre (Urethritis, Seite 500). Suchen Sie Ihren Hausarzt auf!*

NEIN ↓

Haben Sie seit mehr als einer Woche eine Verstopfung?

JA → ***Suchen Sie unverzüglich Ihren Hausarzt auf!***
Möglicherweise drückt ein Darmtumor auf die Blase. Siehe Seite 486.

NEIN ↓

Nehmen Sie zur Zeit regelmäßig ein Medikament ein?

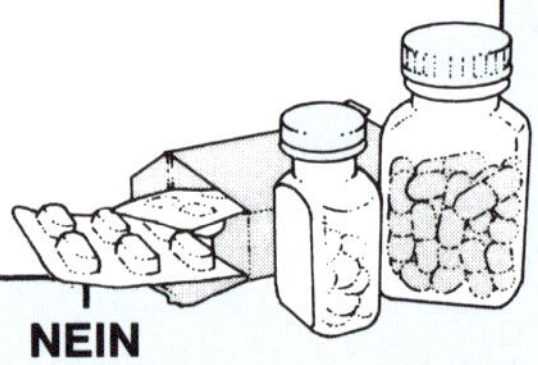

JA → *Einige wenige Medikamente können die Blasenkontrolle beeinträchtigen. Sprechen Sie mit Ihrem Hausarzt darüber!*

NEIN ↓

Sind Sie eine Frau?

JA → Verlieren Sie eine kleine Menge Urin, wenn Sie husten, niesen oder lachen?

JA → *Sie leiden unter einer Streß-Inkontinenz. Siehe Seite 501 („Reizblase“).*

NEIN ↓ 2

Fortsetzung nächste Seite, Spalte 2

(Sind Sie eine Frau?) **NEIN** ↓ 1

Fortsetzung nächste Seite, Spalte 1

Fortsetzung der linken Seite, Spalte 1

Verlieren Sie nach dem Wasserlassen noch ein paar Tropfen Urin?

JA

Sie haben wahrscheinlich eine vergrößerte Prostata (Seite 545/546). Suchen Sie Ihren Arzt auf!

NEIN

2 *Fortsetzung der linken Seite, Spalte 2*

Leiden Sie an Juckreiz im Genitalbereich?

JA

Juckreiz im Genitalbereich (gleich welcher Ursache) kann zu einer Störung der Blasenkontrolle führen. Siehe Seite 554. Suchen Sie Ihren Frauenarzt oder Hausarzt auf!

NEIN

Erreichen Sie nicht mehr rechtzeitig das WC, wenn Sie einen Harndrang verspüren?

JA

Gehen Sie alle 2 bis 3 Stunden routinemäßig aufs WC. Siehe dazu Seite 686 unten und 687 oben.

NEIN

Haben Sie zwei oder mehr der folgenden Symptome?

- ○ Persönlichkeitsveränderung
- ○ Desinteresse am äußeren Erscheinen oder an Sauberkeit
- ○ Gedächtnisstörungen

JA

Möglicherweise leiden Sie an einer beginnenden Arteriosklerose der Hirnarterien (Zerebralsklerose). Siehe dazu auch »Senile Demenz«, Seite 686. Folge der Zerebralsklerose kann ein Schlaganfall sein. Suchen Sie Ihren Arzt auf!

NEIN

Konsultieren Sie Ihren Arzt.

Unwillkürlicher Stuhlabgang (Stuhl-Inkontinenz)

Unwillkürlicher Abgang einer kleinen Stuhlmenge bei Blähungen kann möglicherweise ein Signal für Darmkrebs sein! Suchen Sie unverzüglich Ihren Arzt auf, und lassen Sie das abklären! Auch nach einem Schlaganfall kann die Kontrolle über den Stuhlgang beeinträchtigt sein.

Verwirrungszustände bei älteren Menschen

Erste Frage

Stellte sich der Verwirrungszustand bereits vor einigen Wochen ein?

JA → Haben Sie begonnen, Medikamente einzunehmen, oder hat sich die Dosis Ihrer alten Medikation verändert?

JA → ***Suchen Sie Ihren Arzt auf!*** *Möglicherweise muß Ihre Medikation geändert werden. Ändern Sie bitte nichts ohne Rücksprache mit Ihrem Arzt.*

NEIN → Hatten Sie vor dem Verwirrungszustand eine Kopfverletzung?

JA → ***Möglicher Notfall! Sofortige Untersuchung in einer neurologischen bzw. neurochirurgischen Klinik!*** *Möglicherweise haben Sie eine Hirnblutung (Seite 322).*

NEIN → Haben Sie zwei oder mehr der folgenden Symptome?

- ○ Persönlichkeitsveränderung
- ○ Desinteresse am äußeren Erscheinen oder an Sauberkeit
- ○ Gedächtnisstörungen

JA → *Wahrscheinlich leiden Sie an einer beginnenden Arteriosklerose der Hirnarterien (Zerebralsklerose). Folge der Zerebralsklerose kann ein Schlaganfall (Seite 319) sein. Möglicherweise können diese Symptome aber auch ein Signal für seltene erbliche Hirnatrophien (Hirnschrumpfung), etwa für die Alzheimer-Krankheit (Seite 686), sein.* ***Suchen Sie Ihren Arzt auf!***

NEIN (und NEIN bei der ersten Frage) → Wird der Verwirrungszustand von Zeichen einer körperlichen Erkrankung begleitet – beispielsweise von einem hartnäckigen Husten?

JA → ***Suchen Sie unverzüglich einen Arzt auf!*** *Viele Erkrankungen können bei älteren Menschen einen Verwirrungszustand verursachen.*

NEIN → Haben Sie sich erkältet, und/oder fühlt sich Ihr Bauch ungewöhnlich kalt an?

JA → *Sie haben möglicherweise einen gefährlichen Abfall der Körpertemperatur. Siehe Hypothermie, Seite 687.*

→ Kann es sein, daß der ältere Mensch eine Mahlzeit ausgelassen hat?

JA → *Geben Sie dem älteren Menschen, der sich seines Zustandes wahrscheinlich nicht bewußt ist, ein süßes Getränk und etwas zu essen.* ***Wichtig:*** *Wenn sich der Verwirrungszustand nicht innerhalb von 15 Min. bessert, rufen Sie unverzüglich einen Arzt an.*

NEIN → *Konsultieren Sie einen Arzt.*

Visuelle Diagnosehilfe

Eine Reihe von Erkrankungen macht sich Ihnen auch visuell bemerkbar. Sie sehen die speziellen Hauterscheinungen, wenn ein Kind beispielsweise Masern oder Windpocken hat. Ihnen fällt der Graue Star eines älteren Menschen auf, Sie sehen Warzen, Hautkrebs oder ein allergisch bedingtes Kontaktekzem. Sie bemerken eine vergrößerte Schilddrüse, die eine Störung des Haushalts der Schilddrüsenhormone signalisiert. Eine Hepatitis (Leberentzündung) führt zur Gelbsucht. Die Farbbilder dieses Kapitels zeigen insgesamt 68 Erkrankungen der Haut, der Augen, der Leber und der Fingernägel.

Wichtig: Die Bilder bieten lediglich eine gewisse Hilfestellung bei der Diagnosefindung. *Grundsätzlich sollten Sie, wenn Sie sich über irgendwelche Beschwerden oder Hauterscheinungen Sorgen machen, zuerst die entsprechende Diagnosetafel zur Selbstkontrolle (Seite 73 bis 240) durcharbeiten.*

Die Diagnosetafeln (Checklisten) sind nach einfachen Symptomen beziehungsweise Beschwerden gegliedert. Haben Sie dann die wahrscheinliche oder mögliche Diagnose gefunden, werden Sie auf einen Artikel des Teils III (Krankheiten) und gegebenenfalls auf die »Visuelle Diagnosehilfe« verwiesen.

Vergessen Sie nicht: »Checklisten« und »Visuelle Diagnosehilfe« dienen vor allem dazu, Ihnen die mögliche Bedeutung oder Ursache Ihrer Beschwerden oder Hauterscheinungen klarzumachen und Sie so zu motivieren, einen Arzt aufzusuchen – denn in vielen Fällen kann nur eine schnelle oder baldmögliche ärztliche Behandlung vor bleibenden Gesundheitsschäden bewahren oder das Leben retten. Betrachten Sie beispielsweise auf Seite 251 das maligne Melanom (43), einen sehr bösartigen Hautkrebs, der schnell Tochtergeschwülste setzt. Es verursacht so gut wie keine Beschwerden . . .

Geburtsmale

Geburtsmale sind Hautveränderungen, Blutergüsse und Hautschwellungen beim Neugeborenen. Geburtsbedingte Blutergüsse am Kopf bilden sich schnell zurück. Ein Hämangiom (Blutgefäßgeschwulst) dagegen kann Jahre bestehen bleiben, ebenso Feuermale. Pigmentflecken halten sich ein Leben lang. Siehe dazu »Geburtsmale«, Seite 625.

1 Hämangiom (Blutgefäßgeschwulst)

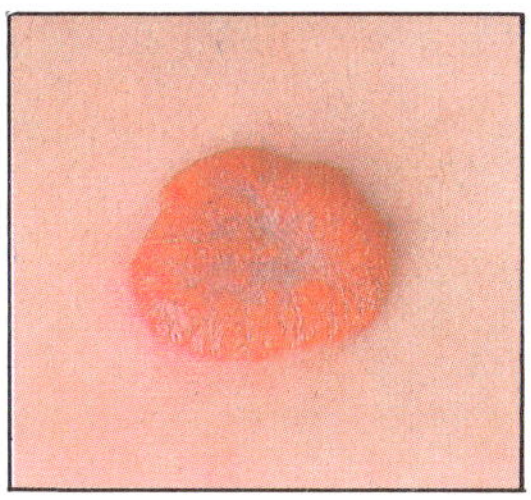

Es handelt sich um schwammartige, aus der Haut hervorragende oder erdbeerartige Geschwülste. Sie bilden sich oft spontan zurück, können aber auch einige Jahre bestehen bleiben. Siehe Seite 625.

2 Feuermale

Feuermale sind flache, hellrote Flecken – meist an der Stirn über der Nasenwurzel oder im Nacken. Das abgebildete Kind hat ungewöhnlich ausgedehnte Feuermale. Feuermale blassen meist im zweiten bis vierten Lebensjahr aus, vor allem die im Stirn- und Nasenbereich. Siehe dazu Seite 625.

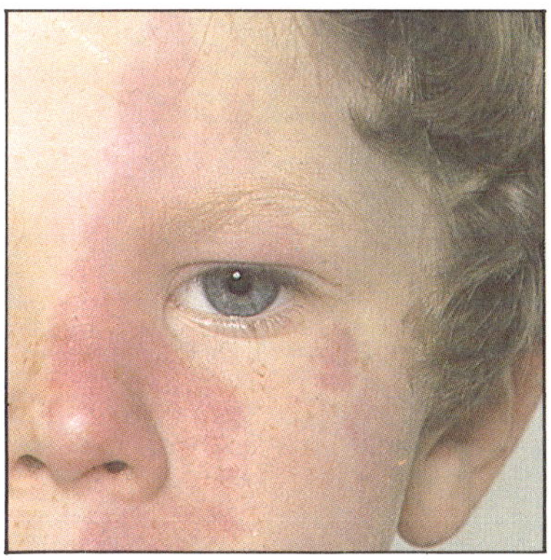

3 Pigmentflecken (»Schönheitsflecken«)

Diese hell- bis dunkelbraunen *Pigmentnävi* (Seite 403) entbehren einzeln, zumal wenn sie kleiner sind, nicht eines gewissen Reizes – deshalb auch »Schönheitsflecken« genannt. Bekannt sind sie auch unter dem Namen »Muttermale«. Nur wenn sie größer (unten) sind, in Streifen oder Gruppen vorkommen, werden sie »als störend oft empfunden«. Hier kann im Gesichtsbereich ein Make-up oder eine plastische Operation helfen.

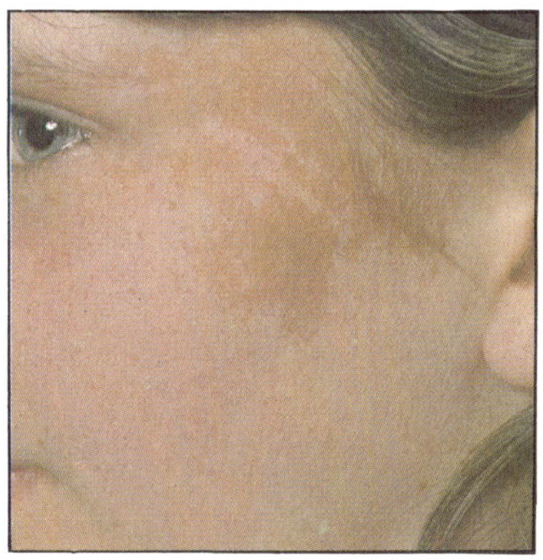

4 Windel-Dermatitis

Dermatitis heißt Hautentzündung – und um eine solche handelt es sich, wenn Babys im Windelbereich entzündete Hautstellen haben. Diese Dermatitis entsteht durch Ammoniakbildung infolge bakterieller Zersetzung von Urin und Stuhl und/oder Scheuerreizung durch die Windeln. Weißlich-trübe Pusteln und Schuppung weisen auf eine zusätzliche Pilzinfektion hin *(Candida-Mykose)*. Zur Vorbeugung und Behandlung der Windel-Dermatitis siehe Seite 634.

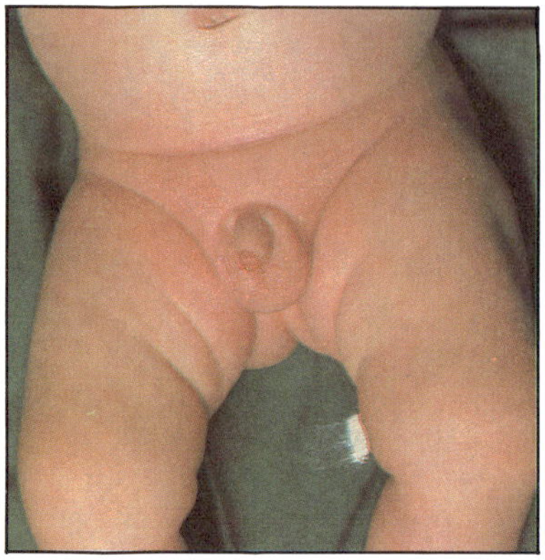

Bei diesem Jungen ist auch die Vorhaut entzündet. Wasserlassen ist für ihn schmerzhaft. Suchen Sie den Kinderarzt auf.

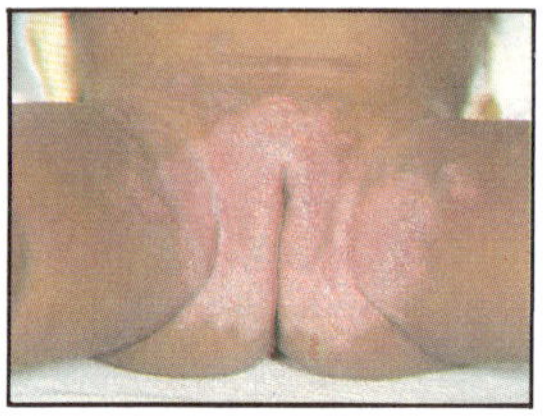

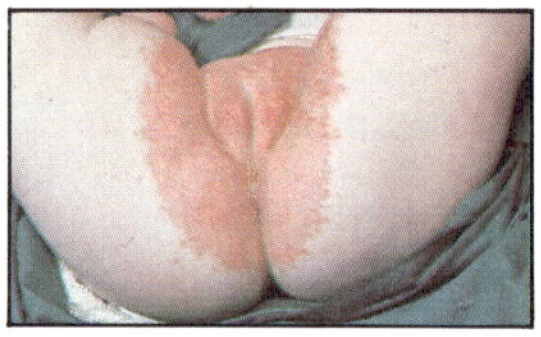

Bei diesen Mädchen sieht man, wie stark die Dermatitis auf den Windelbereich beschränkt ist. Beim Mädchen oben ist eine Pilzinfektion hinzugekommen.

Frühkindliche Ekzeme

Neben der Windel-Dermatitis (oben, 4) gibt es bei Babys und Kleinkindern noch zwei relativ häufige Ekzeme: Das frühkindliche Ekzem (»Milchschorf«) und das seborrhoische Ekzem können Kleinkinder mit ihrer zarten, empfindlichen Haut schon arg plagen. Siehe dazu Seite 634/635.

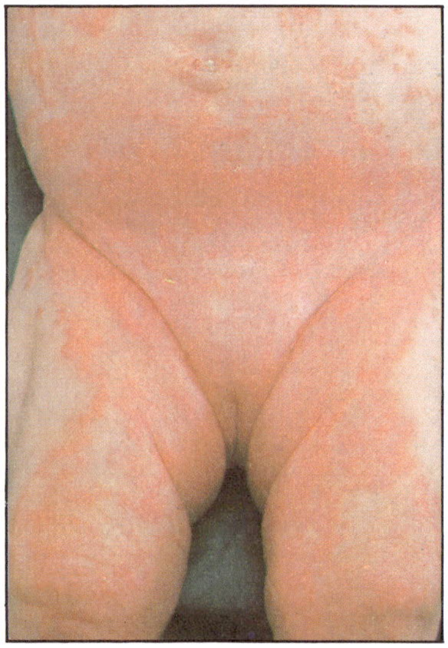

5 Seborrhoisches Ekzem bei Babys und Kleinkindern

Das seborrhoische Ekzem entwickelt sich meist schon in den ersten drei Lebensmonaten, kann aber auch noch bis etwa zum 18. Monat auftreten. Die leichtere Form zeigt sich in gering geröteten Flecken (oben), die stärkere Form in einer gefeldert gelblichen Schuppung auf etwas schwellenden, entzündeten Feldern. Die stärkere Form kommt bei Babys meist im Scheitelbereich vor (»Gneis«). Siehe dazu Seite 634.

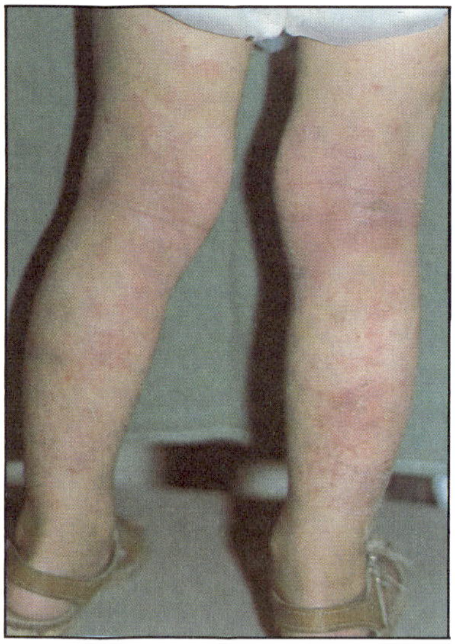

6 Frühkindliches Ekzem (»Milchschorf«)

Dieses Ekzem zeigt sich in entzündlich-nässenden oder entzündlich-verkrusteten, schuppenden Feldern – meist im Kopfbereich, bisweilen aber auch an Rumpf, Armen oder Beinen. Das Ekzem kann nach einem oder mehreren Jahren spontan abheilen. Oft geht es aber auch langsam in das »endogene Ekzem« (Seite 398) über.

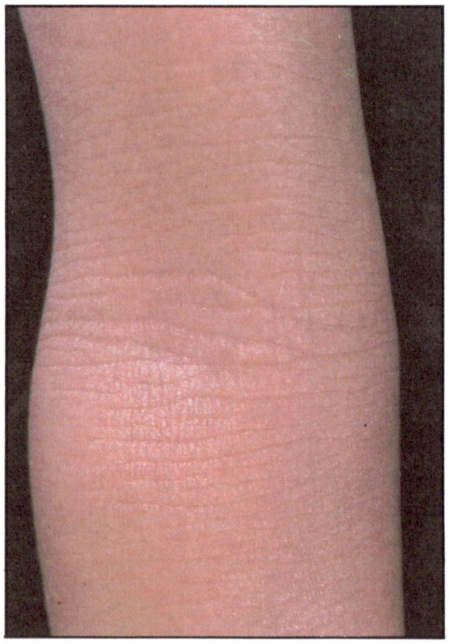

7 Hautveränderungen bei Ekzemen

Leidet das Kleinkind monate- oder jahrelang am frühkindlichen Ekzem, wird die Haut in diesen Bereichen immer trockener, lederartig und faltig. Die entzündliche Rötung verstärkt sich, ebenso wie der Juckreiz quälender wird. Zu den Ursachen und zur Behandlung frühkindlicher Ekzeme siehe Seite 634 und 635.

Ekzeme bei Erwachsenen

Wie bei Kindern (linke Seite, Abbildung 5) ist das seborrhoische Ekzem auch bei Erwachsenen recht häufig.

Nicht abgebildet ist hier das »endogene Ekzem« (Seite 398), das sich oft aus einem frühkindlichen Ekzem (linke Seite 6, 7) entwickelt.

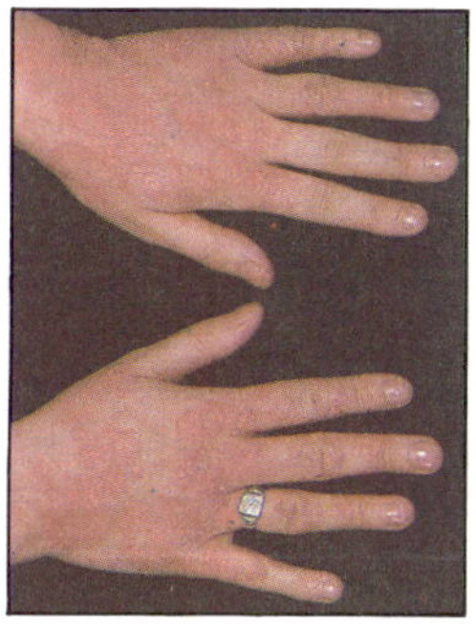

8 »Hausfrauen-Ekzem«

Dieses Ekzem entsteht durch beruflichen Kontakt mit Alkalien, Wasch- und Netz- oder Lösungsmitteln sowie Mineralölen.

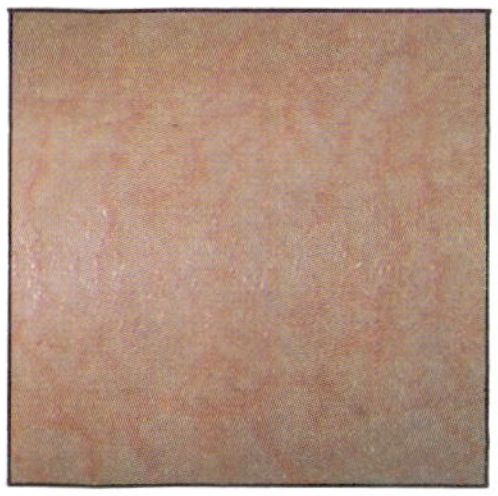

9 Ekzem älterer Menschen

Viele ältere Menschen leiden an trockener Haut, die sich leicht rötet, rissig wird, schuppt und juckt. Ursache eines solchen Ekzems ist eine verminderte Talgdrüsenproduktion *(Sebostase)*.

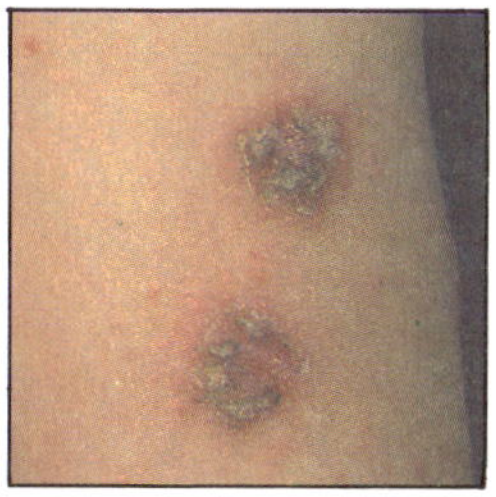

10 »Nummulär bakterielles Ekzem«

Dieses relativ seltene Ekzem ist dem seborrhoischen Ekzem ähnlich. Es fällt durch seine runde Form und die gelbliche Verkrustung auf.

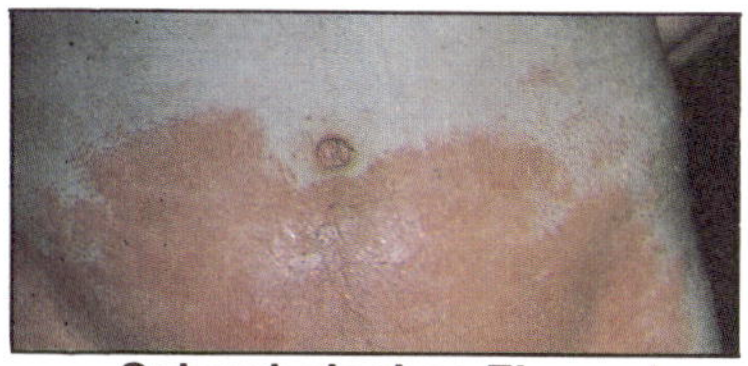

11 Seborrhoisches Ekzem im Hals- und Brustbereich

Entzündlich gerötete Felder im Hals- und Brustbereich. Die bei diesem Ekzem übliche fettig-gelbliche Schuppung ist nur schwach ausgeprägt. Siehe Seite 398.

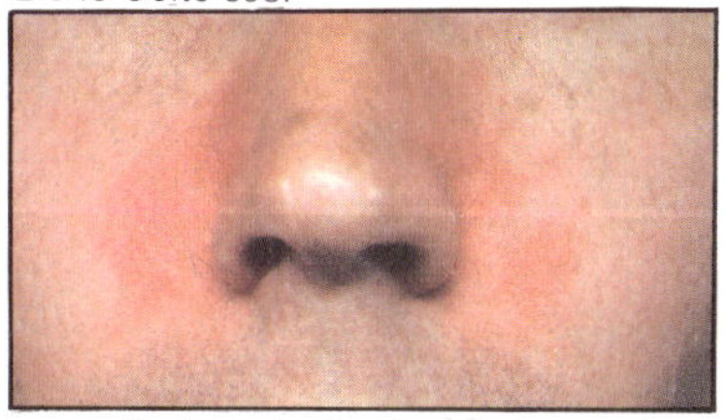

12 Seborrhoisches Ekzem im Gesicht

Am Anfang des seborrhoischen Ekzems steht meist eine vermehrte Produktion der Talgdrüsen, zu der hormonelle und bakterielle Einflüsse hinzukommen. Siehe Seite 398.

Allergisches Kontaktekzem

Das allergisch bedingte Kontaktekzem ist die Hautkrankheit des Alltags. Es entsteht, wenn die Haut mit einer bestimmten Substanz in Berührung kommt, gegen die der Betroffene sensibilisiert wurde. Beim einen ist es Nickel (in Schmuck), beim anderen eine Substanz in Kosmetika, beim dritten eine Substanz in Pflanzen. Siehe dazu Seite 280. Zu den Erscheinungsformen des Kontaktekzems siehe Abbildungen 13 bis 15 (unten) und 16 (nächste Seite).

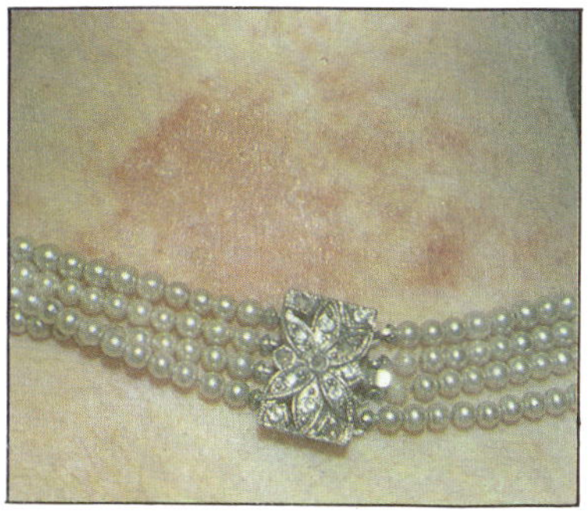

13 Nickel-Allergie

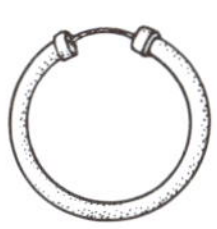

Die Entwicklung einer Allergie auf Nickel ist recht häufig. Nickel ist in kleinen Mengen auch in Gold oder Silber enthalten, also beispielsweise in Ohrgehängen oder Armbändern.

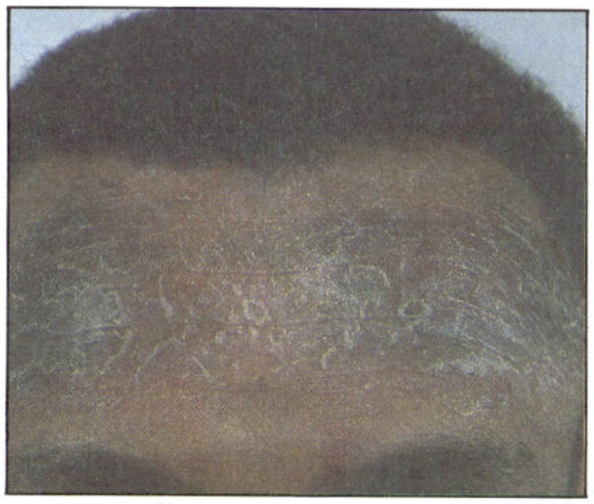

14 Allergie auf chemische Substanzen

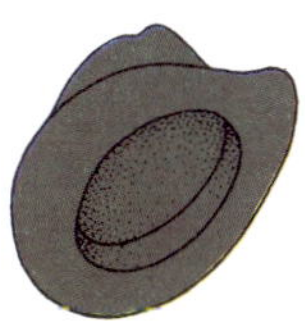

Das Bild zeigt eine Allergie auf eine Substanz in Hutbändern. Sehr häufig sind Allergien auf chemische Substanzen in Kosmetika.

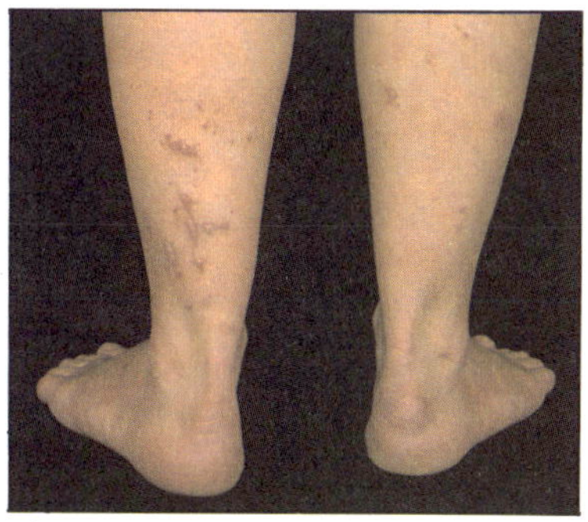

15 Allergie auf Substanzen in Pflanzen

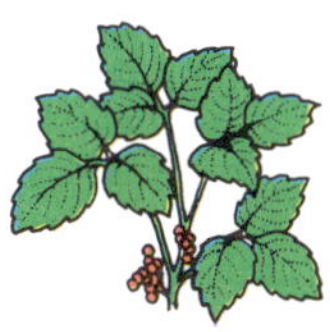

Viele Menschen sind auf pflanzliche Substanzen sensibilisiert. Sie entwickeln beispielsweise ein Kontaktekzem, wenn sie mit Primeln oder Chrysanthemen in Berührung kommen.

Allergische Reaktionen

Das allergische Kontaktekzem (Abbildungen 13, 14 und 15, Seite 243) ist die häufigste allergische Erkrankung. Allergisch bedingte Hauterscheinungen können aber nicht nur durch den Kontakt mit einer bestimmten Substanz, sondern auch durch deren Einatmung oder Einnahme entstehen. So gibt es Allergien auf Nahrungsmittel, Medikamente oder Blütenstaub. Siehe dazu Seite 279 bis 290.

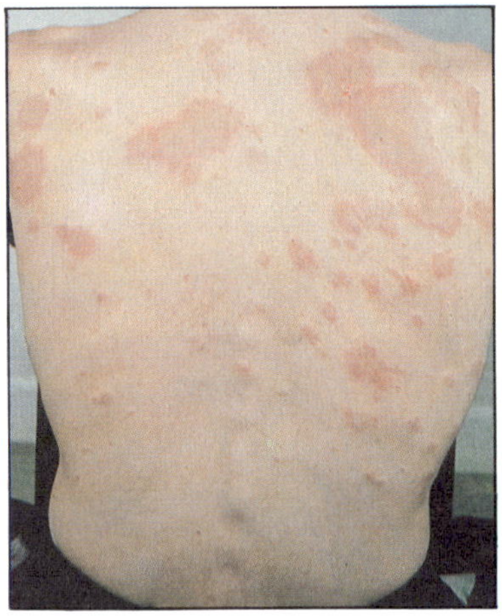

16 Urtikaria (»Nesselsucht«)

Urtikaria (Seite 286) ist die häufigste Erscheinungsform einer allergischen Reaktion. Sie zeigt sich in plötzlich aufschießenden linsen- bis handtellergroßen entzündeten Hauterhebungen (Quaddeln). Eine Urtikaria juckt äußerst intensiv. Zu den anderen Erscheinungsformen einer allergischen Reaktion siehe Seite 280.

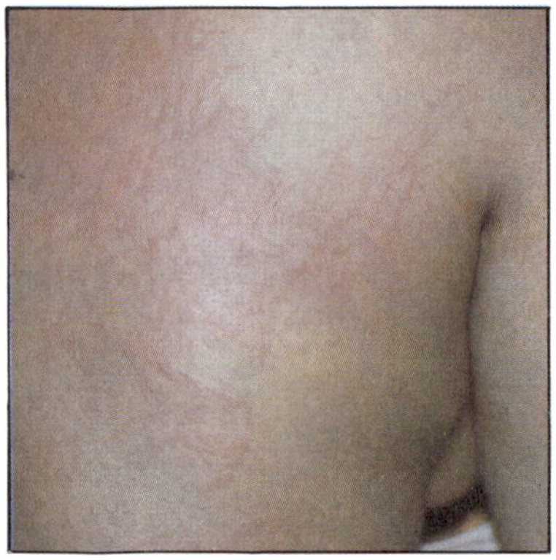

17 Dermographismus

Reiben, Strichziehen oder »Schreiben« auf der Haut kann bei empfänglichen Menschen zu einer »Urtikaria« führen, die genau dem gezogenen Strich, Schriftzug oder Druck entspricht. Bei der abgebildeten Patientin entstand die Reaktion durch Druck mit den Fingernägeln (kein Kratzen!). Es handelt sich dabei um keine eigentliche allergische Reaktion – die Patienten reagieren lediglich auf das durch die Druckausübung freigesetzte Histamin – ein »Gewebshormon« – besonders intensiv.

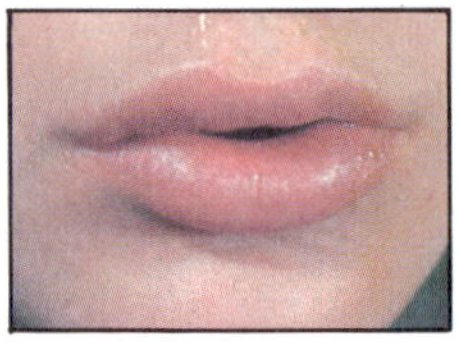

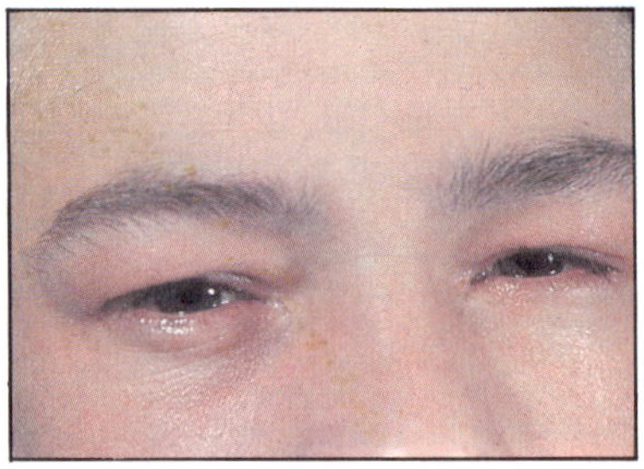

18 Quincke-Ödem

Werden bei der Urtikaria tiefere Gewebsschichten mit einbezogen, entsteht eine größere Anschwellung (Ödem), das sogenannte Quincke-Ödem, auch als Riesenurtikaria bezeichnet. Die Bilder oben zeigen ein Quincke-Ödem im Lippen- beziehungsweise im Augenbereich. Das Quincke-Ödem juckt kaum, provoziert aber ein starkes Spannungsgefühl. Siehe dazu Seite 286.

19 Pityriasis

Eine Gruppe von Hauterkrankungen, die durch eine verschiedenartige Schuppung gekennzeichnet ist. *Pityriasis simplex* äußert sich in einer trockenen, rauhen, herdförmig schuppenden Haut – verbunden meist mit starkem Juckreiz. Betroffen sind meist Menschen mit mangelnder Talgdrüsentätigkeit *(Sebostase)*. Siehe Seite 400.
Eine seltenere Form *(Pityriasis lichenoides)* zeigt sich in hellbraunen bis rotvioletten Hautflecken mit Knötchen- oder Bläschenbildung und feiner Schuppung. Bilden sich Bläschen, sind sie blutig und heilen unter pockenartigen Narben ab (Seite 400).

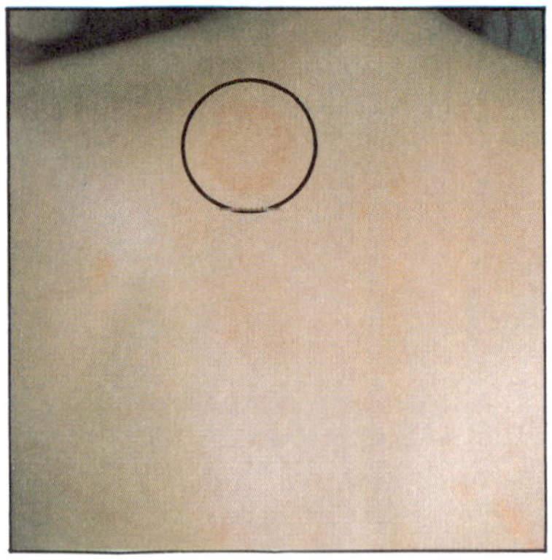

Bei der *Pityriasis rosea* zeigt sich zuerst ein größerer ovaler, rosafarbener Herd (oben, eingekreist). In den nächsten Tagen bilden sich kleinere Herde, die leicht erhaben und mit einer feinen Schuppenkrause bedeckt sind (rechtes Bild). Siehe dazu Seite 400.

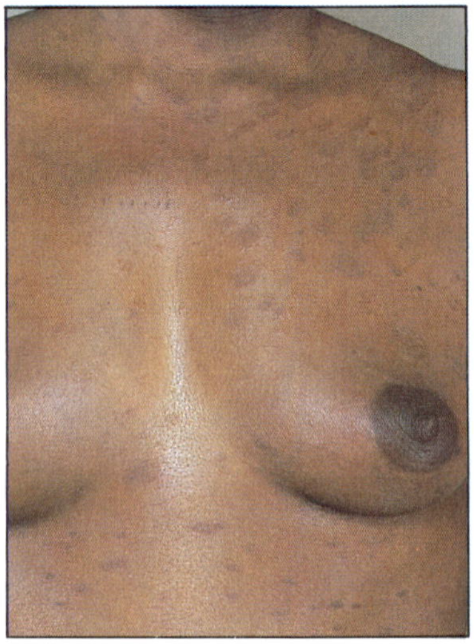

Bakterielle und Pilzinfektionen der Haut

Fußpilze (48, Seite 253) erkennt wohl jeder, doch Pilzerkrankungen der übrigen Hautbereiche werden oft verkannt. Aus der Vielfalt der Ursachen von Hauterkrankungen ragen neben Pilzinfektionen auch bakterielle und Virus-Infektionen hervor. Die bekanntesten Virusinfektionen sind Warzen (37, 38, Seite 250) und Herpes (24, 25, nächste Seite). Die häufigste Pilzinfektion ist die Trichophytie (20, 21), die häufigsten bakteriellen Infektionen zeigen sich in Furunkeln (23) und in der Impetigo (22).

20 Trichophytie

Die Trichophytie zeigt sich in runden, scharf begrenzten, entzündlich geröteten Flecken mit einem erhabenen Ringwall und Schuppung (Abbildung unten; manchmal gehen diese Erscheinungen auch in Bläschen über).
Sitzt die Trichophytie um die Haarbälge, kann es auch zu Pusteln (Eiterbläschen) kommen.
Siehe Seite 406.

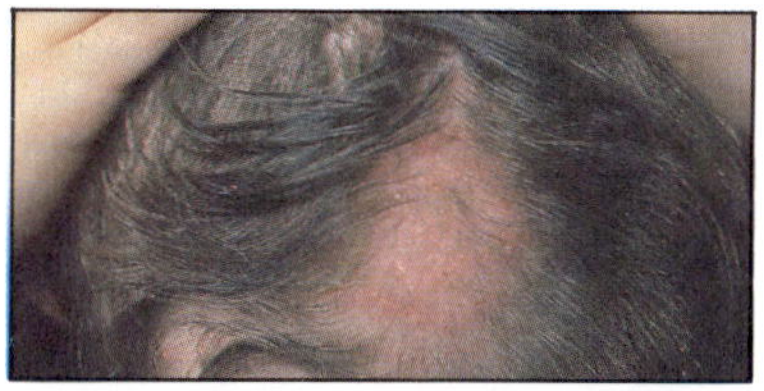

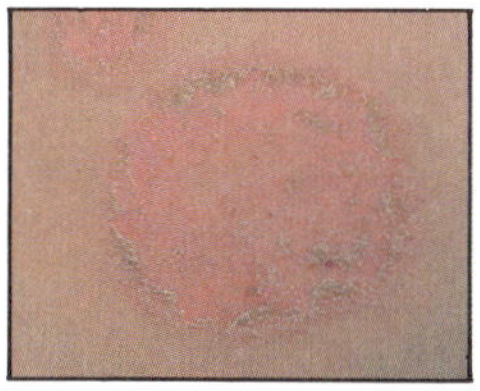

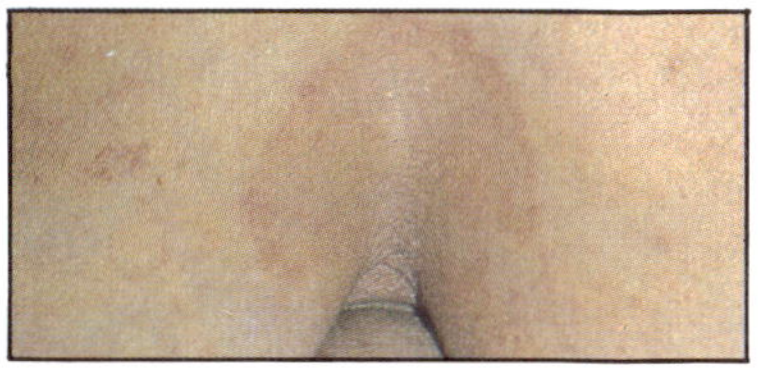

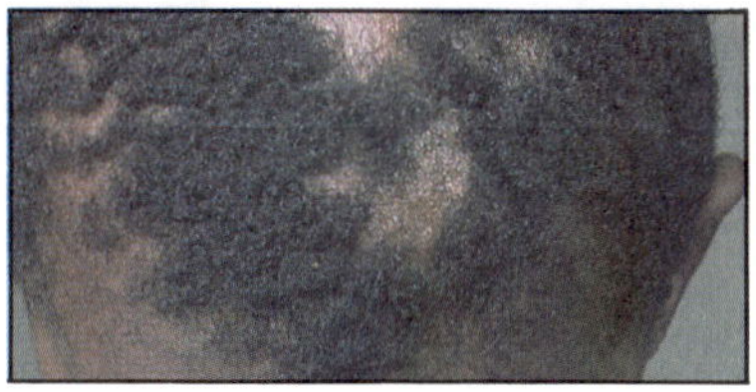

21 Trichophytie des behaarten Kopfes

Der Pilz wächst am Haarbalg entlang, dabei bilden sich Pusteln mit Krusten, aus denen sich die Haare herausziehen lassen. So kann es zu Kahlstellen kommen, die sich jedoch nach Behandlung mit einem pilztötenden Mittel wieder behaaren (Seite 406).
Bei Männern kann auch der Bart befallen sein (Seite 395).

22 Impetigo

Impetigo (»Eiterflechte«) ist eine Infektion mit Staphylokokken oder Streptokokken. Zuerst entstehen kleine Bläschen, die schnell vergehen. Erst die honiggelben Borkenauflagerungen auf linsen- bis pfenniggroßen Geschwüren fallen auf. Die Herde streuen stark und fließen zusammen. Ganz rechts ist eine ausgeprägte Impetigo zu sehen. Siehe Seite 393.

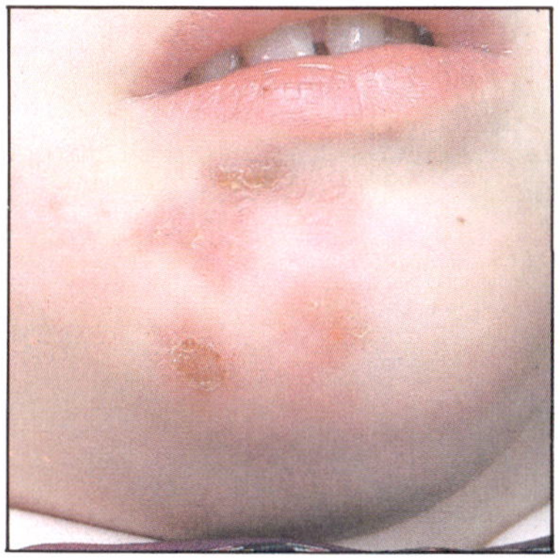

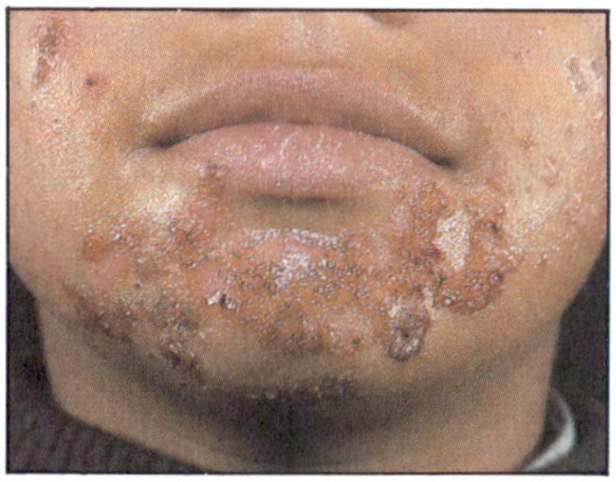

23 Furunkel

Ein Furunkel ist eine akute eitrige Entzündung eines Haarbalgs, seiner Talgdrüse und auch von tiefer liegendem Gewebe – verursacht durch eitererregende Bakterien (meist Staphylokokken). Zuerst entsteht ein entzündlich-schmerzhafter Buckel in der Haut, später schmilzt er im Zentrum eitrig ein. Siehe dazu Seite 392.

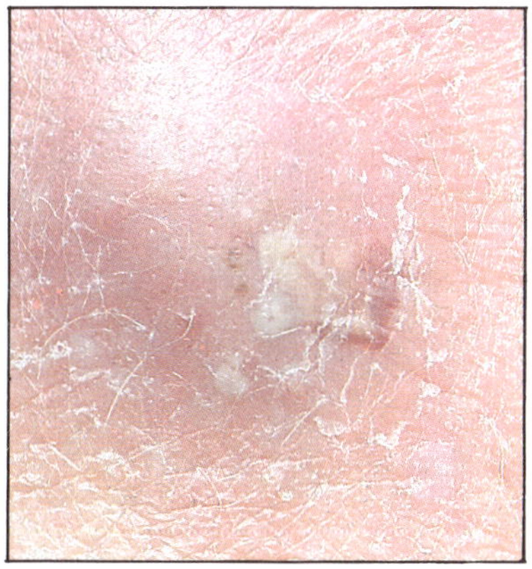

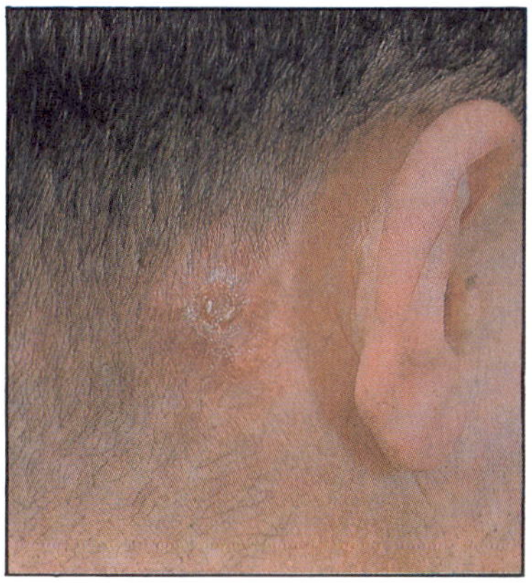

24 Herpes-simplex-Virus

Der Herpes-simplex-Virus verursacht Hauterscheinungen, die als »Fieberbläschen« *(Herpes febrilis)* auf den Lippen oder im Lippenbereich bekannt sind. Es handelt sich dabei um eine Reaktivierung der Viren und nicht um eine Infektion (siehe dazu Seite 396). Reaktiviert werden können die Viren nicht nur durch Fieber, sondern auch durch Menstruation, starke Sonnenbestrahlung oder Verletzungen. Zur genitalen Herpes-Erkrankung durch den Herpes-Typ-2-Virus siehe Seite 397.

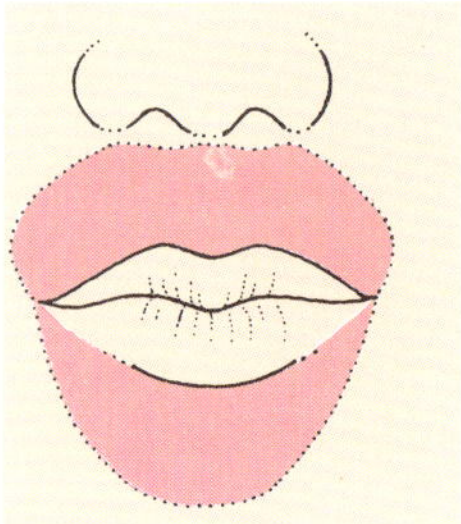

Sitz der Bläschen
Lippen oder Lippenbereich.

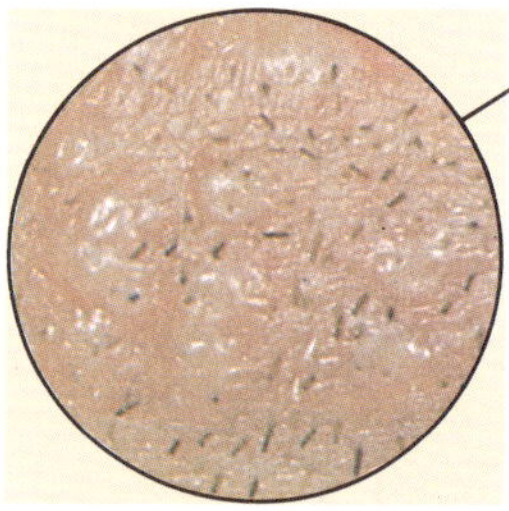

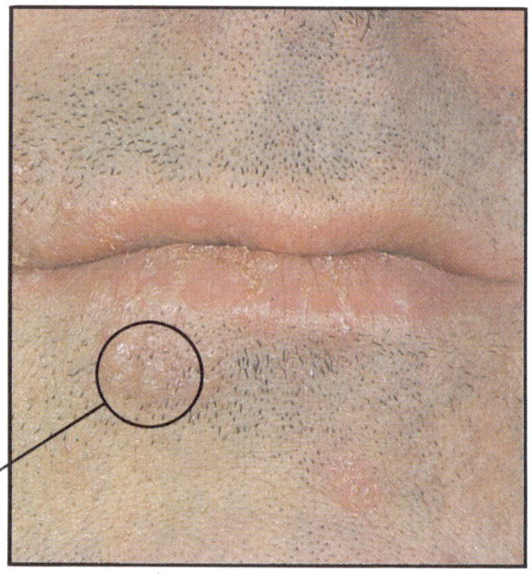

Frühes Stadium
Zuerst entsteht ein entzündlich-erhabener Herd (manchmal auch mehrere Herde), auf dem sich Gruppen dichtgestellter Bläschen bilden, die bald zusammenfließen.

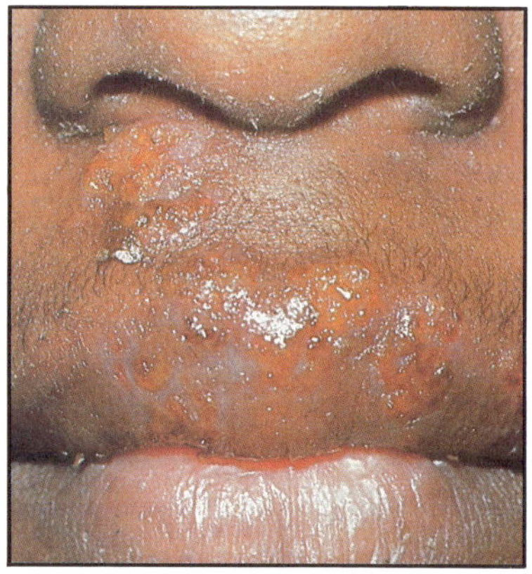

Späteres Stadium
Der anfangs klare Bläscheninhalt trübt sich, die Bläschen trocknen zu bräunlichen Borken ein, die nach mehreren Tagen ohne Narbenbildung abfallen.

25 Zoster (»Gürtelrose«)

Zoster ähnelt zwar einer Herpes-Erkrankung, doch wird er nicht von einem Herpes-Virus (wie vor Jahren noch vermutet) verursacht. Der Zoster-Virus ist wahrscheinlich mit dem Varizellen-Windpocken-Virus identisch. Siehe dazu Seite 272

Sitz
Der Zoster-Virus hält sich an das periphere Ausbreitungsgebiet eines Nervs. Der Ausschlag erscheint demnach auch immer nur auf einer Körperseite. Bevorzugt ist der Rumpf, aber auch eine Gesichtshälfte kann betroffen sein.

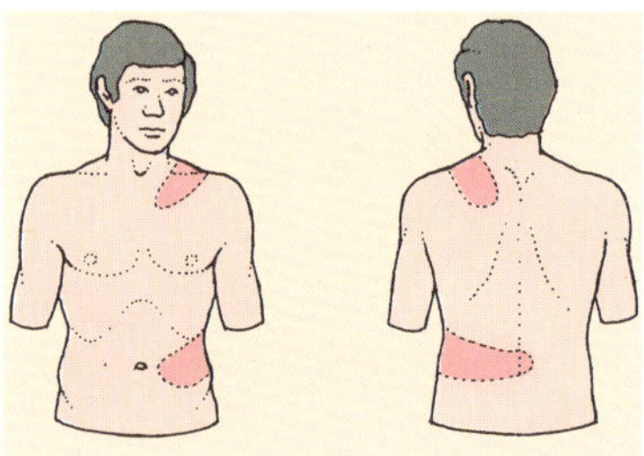

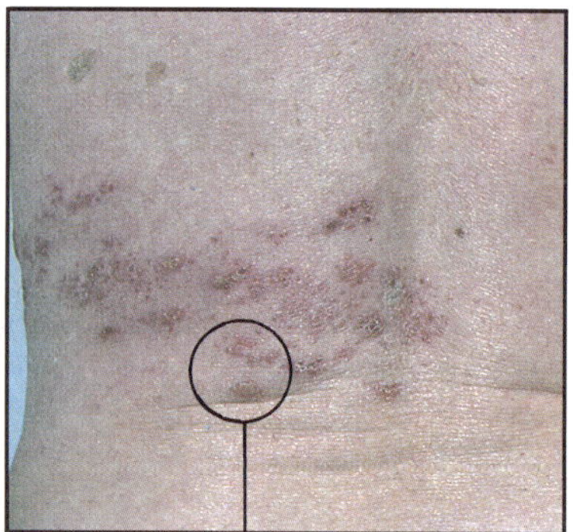

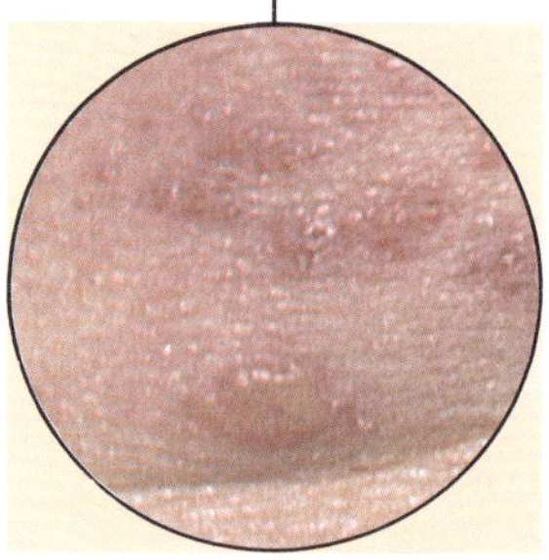

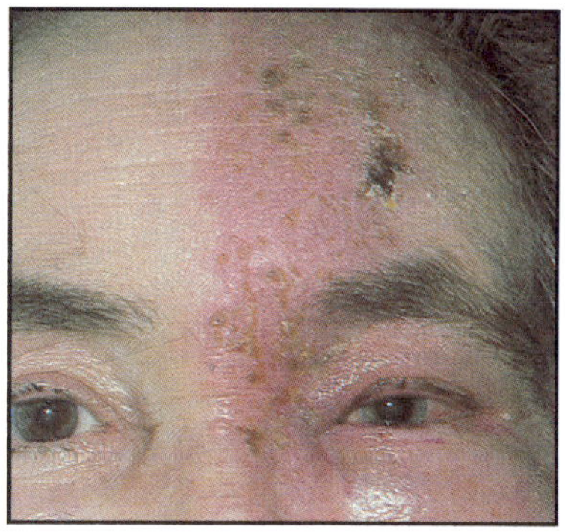

Zoster-Ausschlag
Zoster beginnt im Infektionsgebiet mit Hautbrennen und Schmerzen. Danach erscheinen die Bläschen, die einen roten Hof besitzen. Der klare Bläscheninhalt wird bald eitrig-trüb und blutig. Das Allgemeinbefinden ist herabgesetzt. Im Laufe von ein paar Wochen heilen die Bläschen narbig ab. Ein Befall im Bereich eines Auges *(Zoster ophthalmicus)* provoziert starke Augenbeschwerden. Siehe dazu Seite 272.

Masern, Röteln und Windpocken

Diese drei Virusinfektionen zählen zu den Kinderkrankheiten (Seite 657), wobei Masern aufgrund der heute üblichen Masernimpfung selten geworden sind. Kinder überstehen diese Erkrankungen meist ohne Komplikationen. Infizieren sich Erwachsene mit diesen Viren (Windpocken-Infektionen bei Erwachsenen sind gar nicht so selten), ist der Krankheitsverlauf meist schwerer.

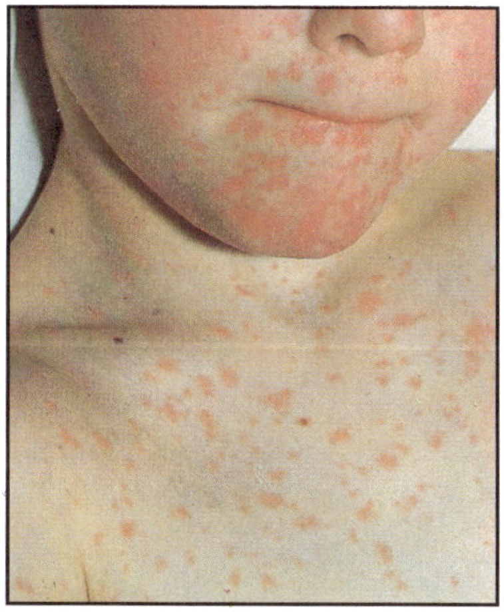

26 Masern

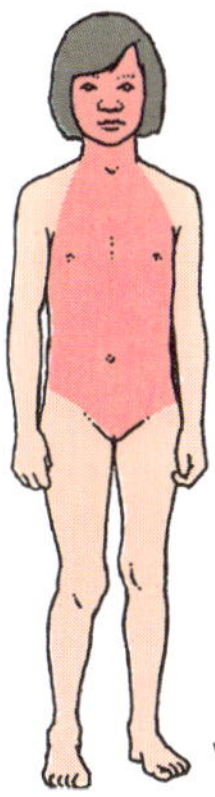

Mit dem zweiten Fieberanstieg (siehe »Masern«, Seite 657) erscheint der typische Masernausschlag im Gesicht und hinter den Ohrmuscheln, der sich nach zwei bis drei Tagen über den Rumpf (bisweilen auch über die Gliedmaßen) ausbreitet: anfangs hellrote und kleine Flekken, später braunrot und flächenhaft zusammenfließend.

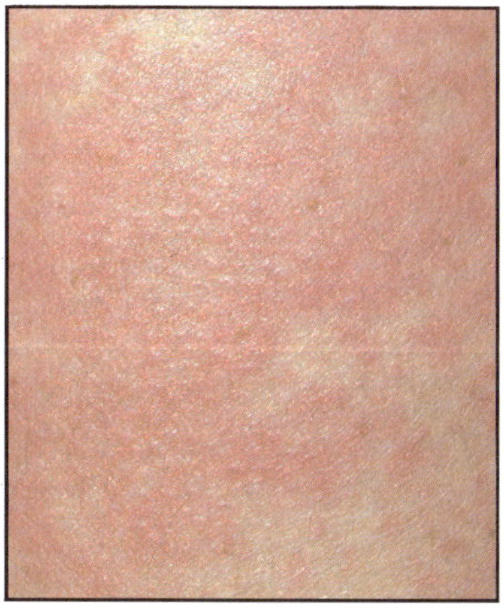

27 Röteln

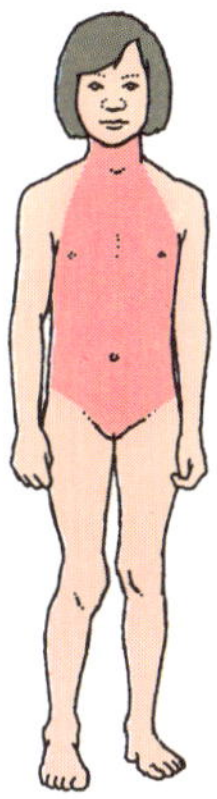

Der Röteln-Ausschlag ist gelinder als der bei Masern: Es zeigen sich kleine rosarote Flecken mit hellem Hof, zuerst hinter den Ohren, dann im Gesicht und am Rumpf (bisweilen auch an den Gliedmaßen). *Die Flecken fließen nicht wie bei Masern zusammen!* Siehe »Röteln«, Seite 659.

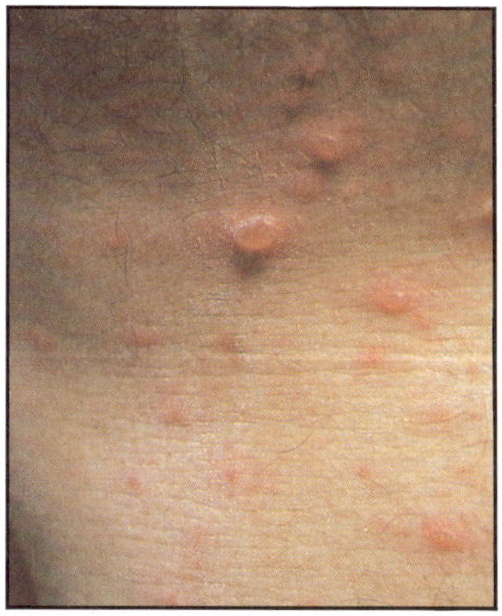

28 Windpocken

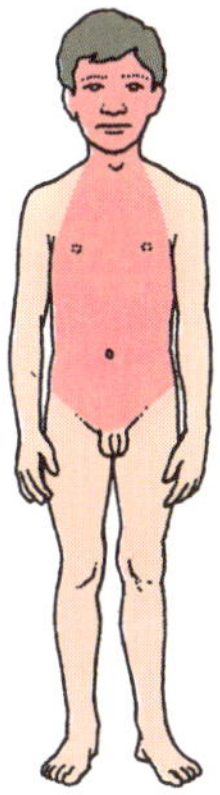

Die Infektion wird durch den Varizellen-Virus hervorgerufen, der wahrscheinlich mit dem Zoster-Virus (siehe 25, Seite 246) identisch ist.
Der Hautausschlag zeigt sich in linsengroßen roten Flecken, die sich schnell in Knötchen und Bläschen umwandeln. Die Bläschen sind anfangs wasserklar (oben), dann trüb gefüllt. Der Ausschlag beginnt am Kopf und breitet sich über den Rumpf aus. Siehe Seite 670.

Verlauf der Windpocken

Da die Erkrankung in Schüben verläuft, finden sich oft Flecken, Knötchen und Bläschen gleichzeitig (siehe Bild oben rechts). Jedenfalls entwickeln sich aus den Flecken (Stadium 1) Knötchen und Bläschen (Stadium 2), wobei letztere unter Krustenbildung (Stadium 3) eintrocknen und ohne Narbenbildung abfallen.

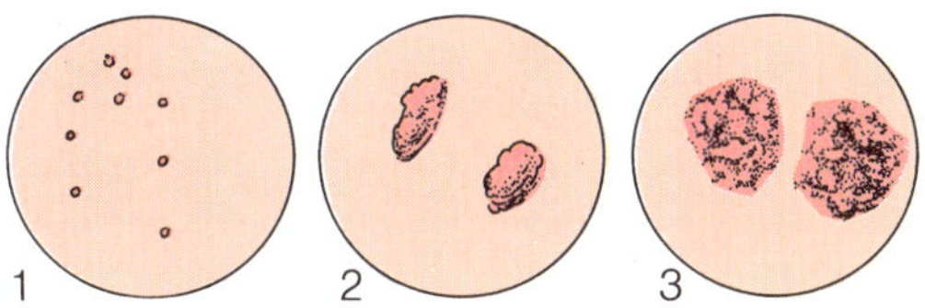

1 kleine rote Flecken
2 Knötchen und Bläschen
3 Krustenbildung

29 Purpura

Punktförmige oder kleinfleckige Blutungen in der Haut – mit einem dunkelpurpurnen bis rosapurpurnen Erscheinungsbild.

Zugrunde liegen Gefäß-, Blutplättchen- oder Gerinnungsstörungen. Siehe Seite 402 (»Gefäßveränderungen der Haut«).

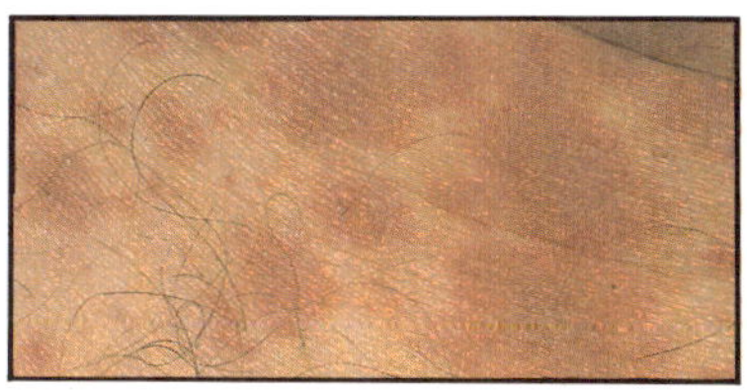

30 Akne

Akne ist eine Erkrankung der Einheit von Haarbalg und Talgdrüse. Sie tritt in der Regel erst in der Pubertät auf und endet im allgemeinen um das 25. Lebensjahr. Zur Behandlung siehe Seite 679.

Sitz
Gesicht, Brust und Rücken, seltener auch am Hals, im Nacken und am Gesäß.

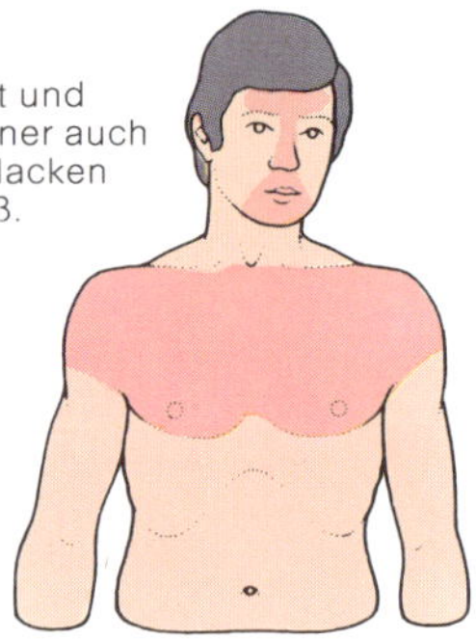

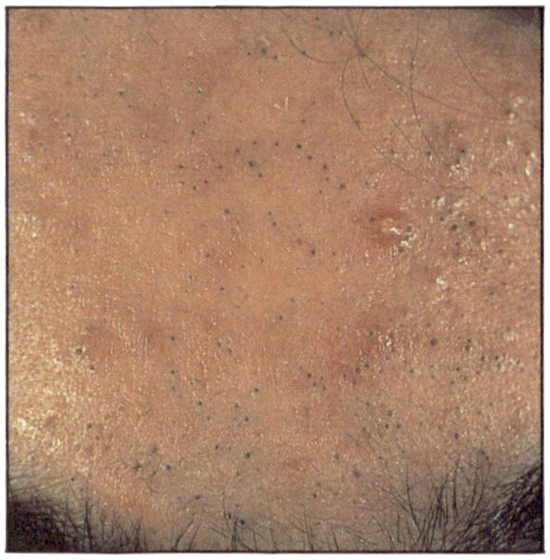

Akne-»Mitesser« mit schwarzen Köpfen
Eingetrocknetes Talgsekret bildet die Mitesser, deren Kopf sich an der Luft schwarz verfärbt. Die sich hinter dem Mitesser stauenden Fettsäuren lösen entzündliche Reaktionen aus. So entstehen Knötchen, Eiterbläschen und Abszesse.

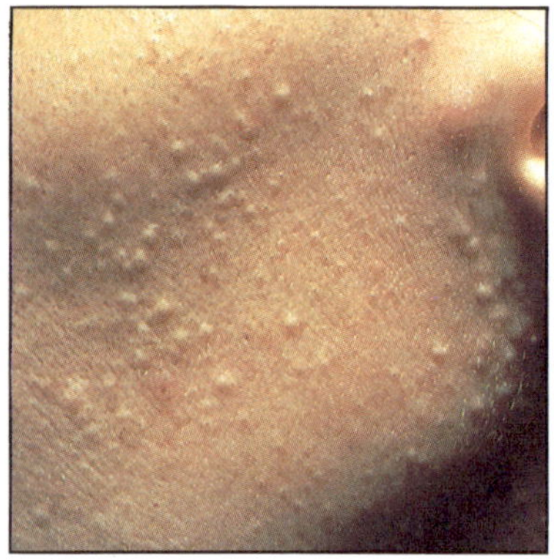

Knötchen und Eiterbläschen
Die »Hautblüten« bei Akne verschwinden, wenn sich kein Abszeß bildet, im Laufe einer Woche. Doch immer wieder entstehen neue Mitesser, Knötchen und Pusteln.

Entwicklung der Akne-Erscheinungen

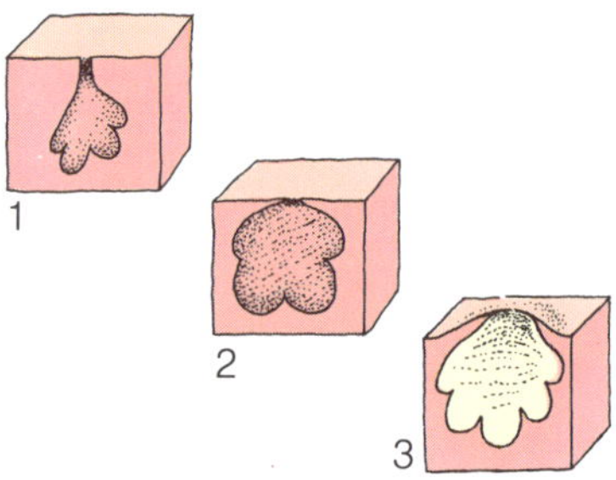

1 »Mitesser« verschließt die Haarbalgöffnung.
2 Der natürliche Abfluß von Fettsäuren aus der Haut wird so verhindert.
3 Die sich hinter dem »Mitesser« stauenden Fettsäuren lösen entzündliche Reaktionen aus.

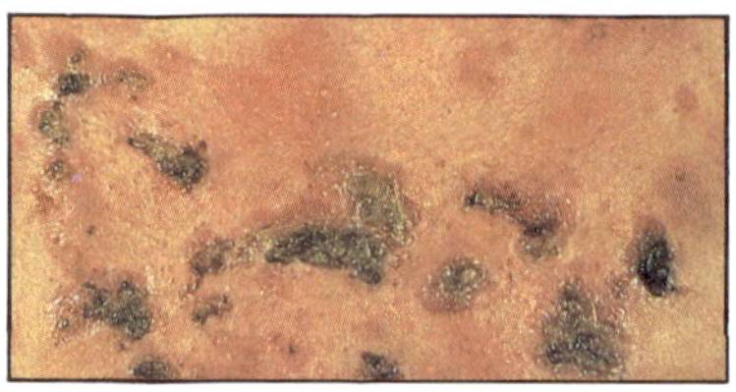

Abszesse und Talgzysten
Bei zusätzlichen Infektionen können Abszesse entstehen. Bisweilen entwikkeln sich auch Talgzysten, die nach Abheilung grubige Narben hinterlassen.

31 Rosazea

Der Rosazea liegt eine Talgdrüsenvergrößerung zugrunde. Es entsteht eine bläuliche Rötung im Nasen- und Wangenbereich (manchmal auch an der Stirn). Oft bilden sich auch Gefäßreiser, bei manchen Menschen auch Knötchen und Pusteln (doch Rosazea hat mit Akne nichts zu tun!). Bei Männern kann es zu einer »Knollennase« kommen. Siehe dazu Seite 408.

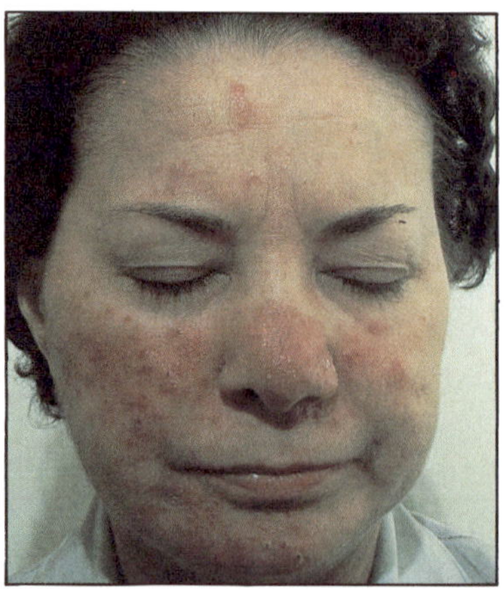

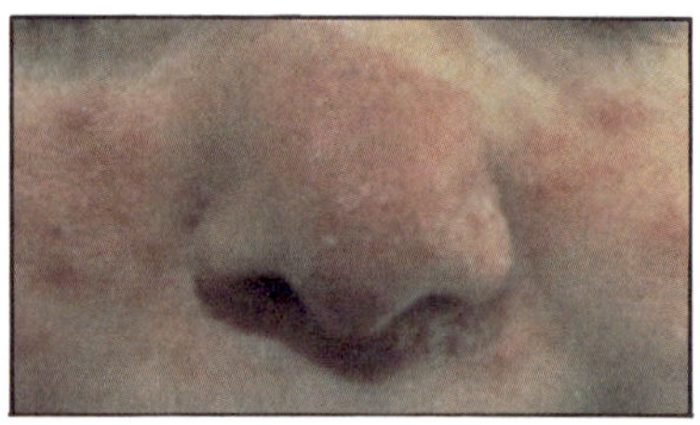

Sitz
Nasen- und Wangenbereich, bisweilen auch Stirn.

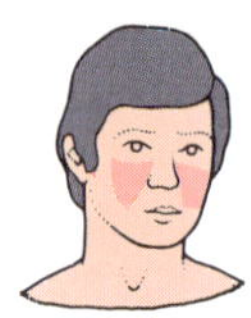

Chronische Hautleiden

Neben Akne und Rosazea gibt es noch eine Reihe weiterer chronischer Hautleiden wie Psoriasis, Lichen ruber planus und die Neigung, Narbengewebe zu bilden. Die Erkrankungen sind nicht nur lästig, sondern beeinträchtigen oft auch das psychosoziale Wohlbefinden.

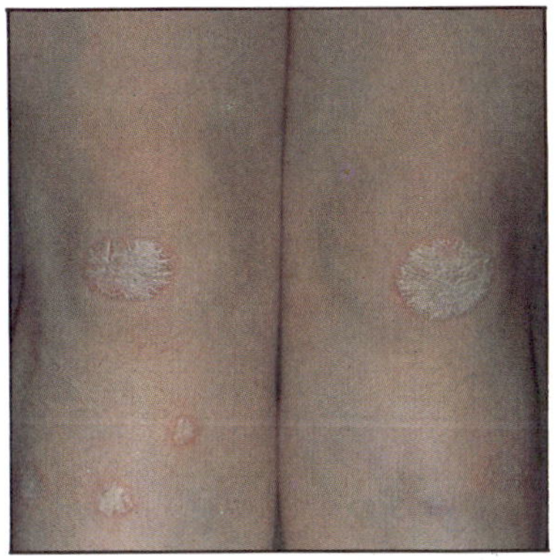

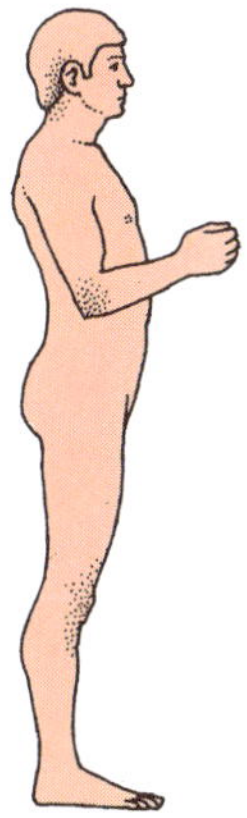

Sitz
Streckseiten, also Knie und Ellbogen; Kopf.

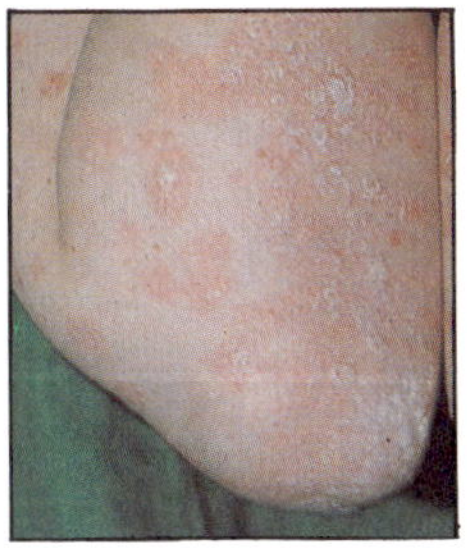

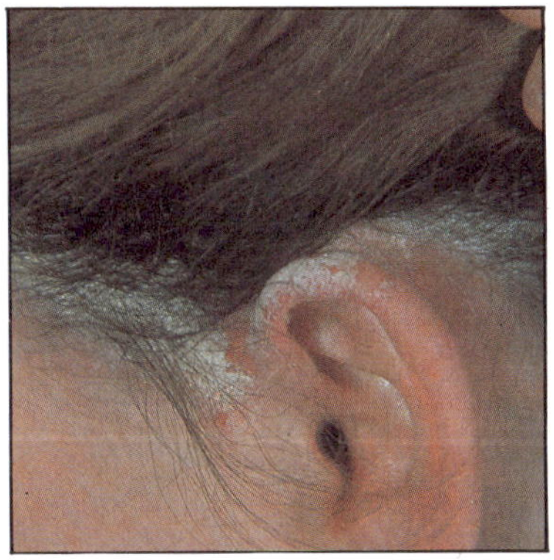

32 Psoriasis

Die Psoriasis ist durch silberweiße Schuppen auf gerötetem Grund gekennzeichnet. Beim Abkratzen der Schuppen entsteht eine tautropfenartige Blutung. Siehe dazu Seite 401.

Schwere Psoriasis

Gelegentlich kann die Psoriasis generalisiert sein; das heißt, große Hautbereiche sind von ihr befallen – mitunter auch Finger- und Zehennägel.

Psoriasis im Kopfbereich

Im Kopfbereich beschränkt sich die Psoriasis meist auf den Haaransatz und angrenzende Bezirke. Der übrige Haarboden bleibt von ihr verschont.

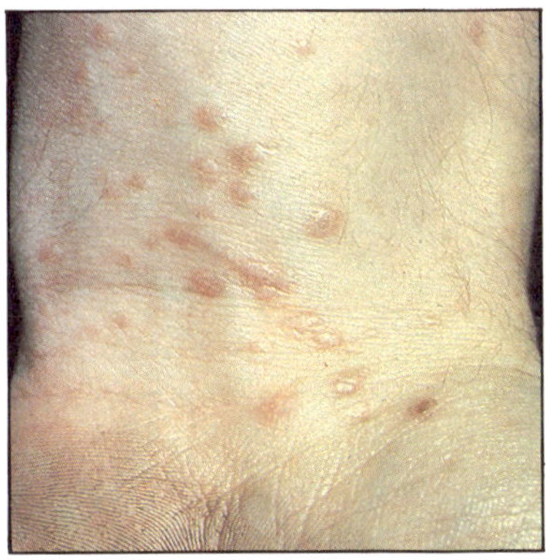

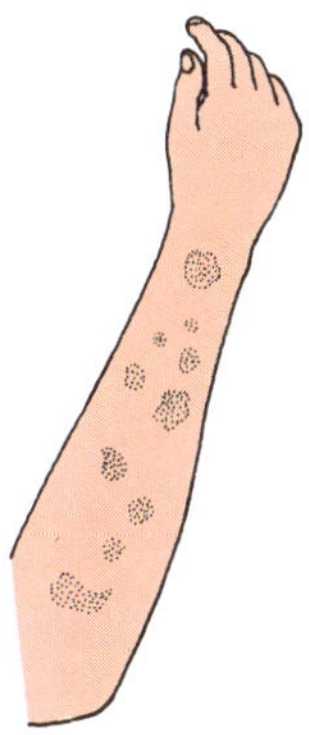

33 Lichen ruber planus (Knötchen- oder Juckflechte)

Es entstehen lachsfarbene bis dunkelrote Knötchen, die im Zentrum oft eingedellt sind und deren Oberfläche bisweilen ein Schüppchen trägt. Die Ursache ist unklar, möglicherweise handelt es sich um eine Virusinfektion. Siehe Seite 400. Die Knötchenflechte ist durch starken Juckreiz gekennzeichnet.

Sitz
Beugeseiten der Unterarme und Unterschenkel, bisweilen auch Kopfhaut und Nägel.

Narbengewebe

Wenn die Haut stärker verletzt ist, bildet sich im Sinne einer Reparatur stets Narbengewebe. Dieses »harte« Bindegewebe verliert mit der Zeit an Starre und Festigkeit – die Narben werden weicher und glätten sich.

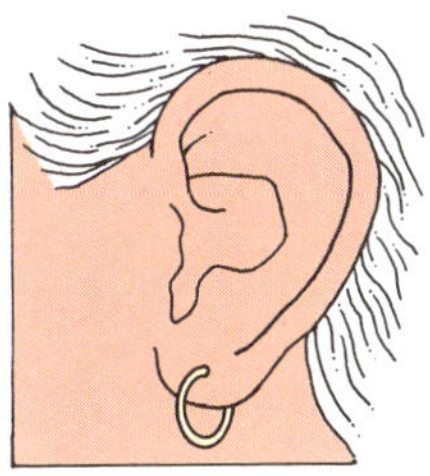

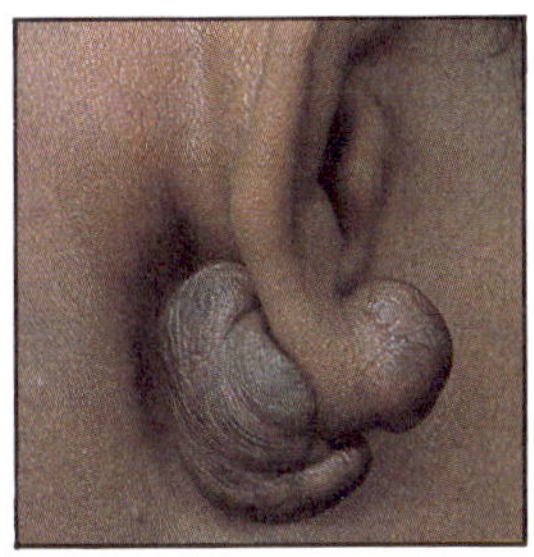

34 Keloid

Bei manchen Menschen stoppt die narbige Reparatur einer Verletzung nicht wie vorgesehen – es kommt zu einer stark wulstartigen Narbenbildung oder gar zu einem Keloid (Abbildung). Die Ursache dieser überschießenden Reaktionen ist ungeklärt. Keloide kommen bei Schwarzen häufiger vor als bei Weißen.

Warzen und »Leberflecke«

Warzen sind Viruserkrankungen des Epithelgewebes der Haut. Hier sind die zwei häufigsten Warzenarten abgebildet: die gemeine Warze *(Verruca vulgaris)* und die flache Warze *(Verruca plana)*. Die selteneren Feigwarzen sind auf Seite 395 beschrieben. Eine häufige Fehlbildung der Haut sind die Nävi (Einzahl Nävus), bekannt als »Muttermale« oder »Leberflecke«. »Dellwarzen« (39), ebenfalls durch Viren verursacht, fallen als glatte Knötchen auf und haben keine Ähnlichkeit mit Warzen.

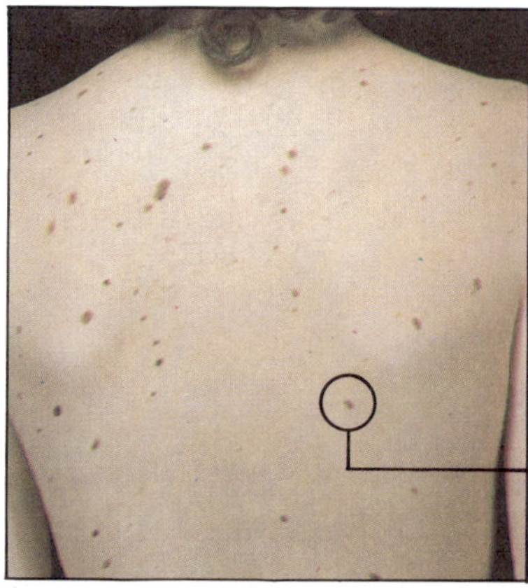

35 Nävi (Muttermale, Leberflecke)

Nävi sind angeborene oder im Laufe des Lebens erworbene, meist nicht erbliche Fehlbildungen der Haut. Die nahezu flachen hell- bis dunkelbraunen Pigmentnävi sind als Muttermale oder »Schönheitsflecke« bekannt. Organoide Nävi (»Leberflecke«) überragen die Haut in vielfältigen Formen.
Siehe Seite 402/403.

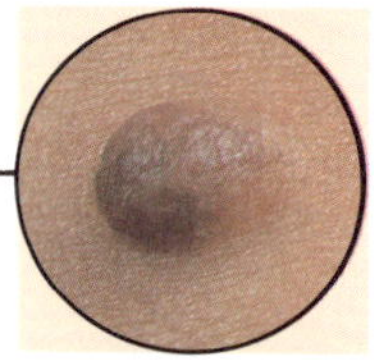

Vergrößerung
Dieser organoide Nävus (»Leberfleck«) überragt die Haut kugelig.

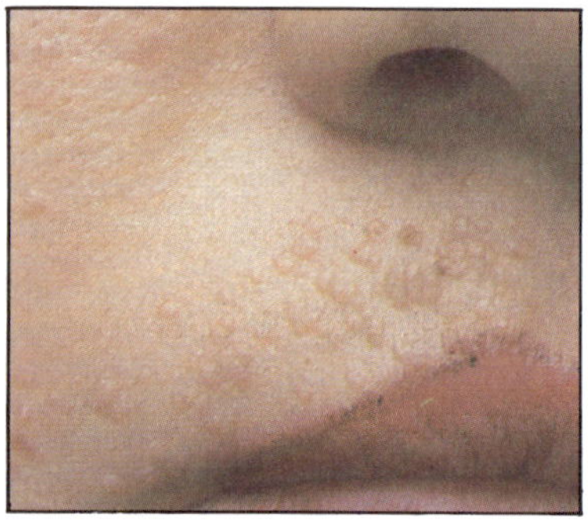

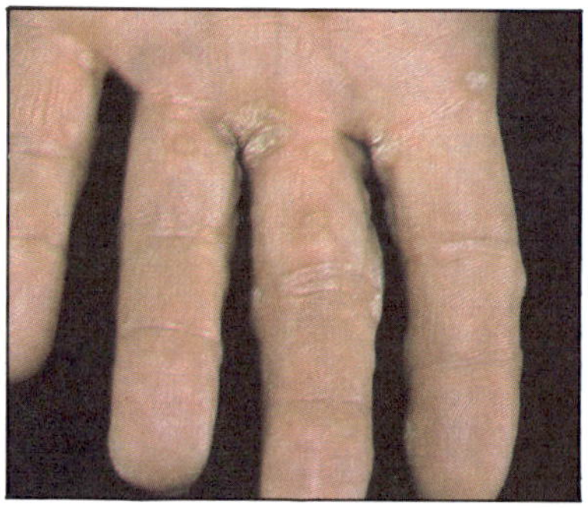

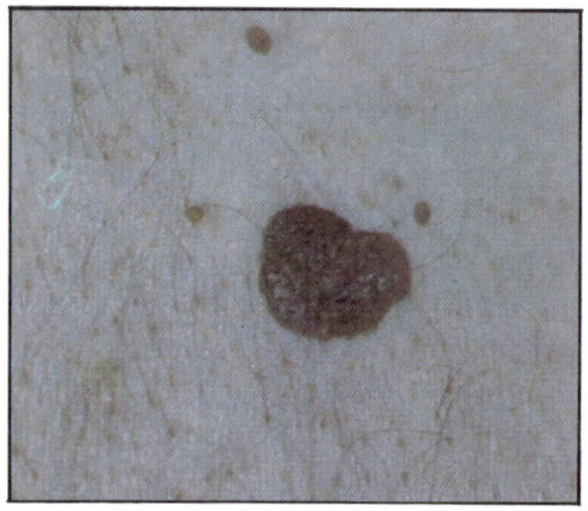

36 Flache Warzen

Die flache Warze *(Verruca plana)* kommt vor allem bei Jugendlichen vor. Bevorzugter Sitz ist das Gesicht, bisweilen auch der Handrücken. Die flachen Warzen sind kaum verhornt.
Siehe Seite 395.

37 Gemeine Warze

Warzen fallen als rundliche, oft stark hervorragende Knoten mit zerklüfteter Oberfläche und ausgeprägter Verhornung auf. Siehe Seite 395.

38 Blauer Nävus

Der »blaue Nävus« fällt als blauschwarzes Knötchen oder Knoten auf. Er besteht aus Melanozyten (pigmentbildenden Zellen), sehr selten kann er krebsig entarten. Deshalb sollte er sicherheitshalber entfernt werden (Seite 403).

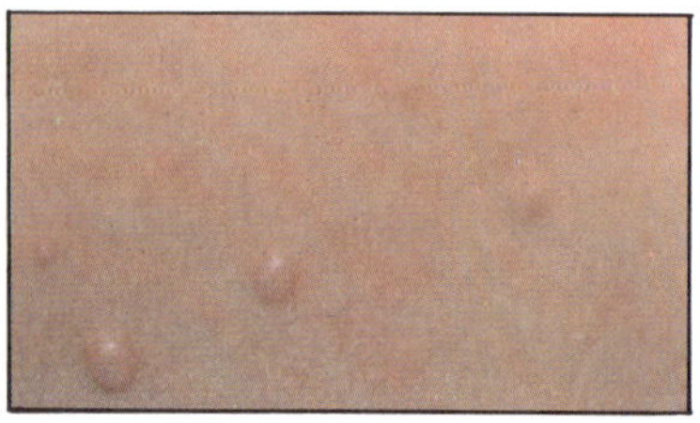

39 »Dellwarzen«

»Dellwarzen« haben mit Warzen nichts gemein, außer daß sie ebenfalls von Viren verursacht werden. Es sind kugelige, streichholzkopfgroße Knoten mit einer zentralen Eindellung. Sie kommen bei Kindern mit atopischen Ekzemen vor. Bei Erwachsenen werden sie durch Geschlechtsverkehr übertragen.

40 Talgzysten

Talgzysten (rechts) sind weiche Gebilde, oft mit porenartiger Öffnung, aus der sich Talg herausdrücken läßt. Sie entstehen meist im Gesicht, am Rumpf, oft auch am Hodensack. Äußerlich ähnlich, doch meist größer sind *Atherome* (Grützbeutel). Siehe dazu Seite 409.

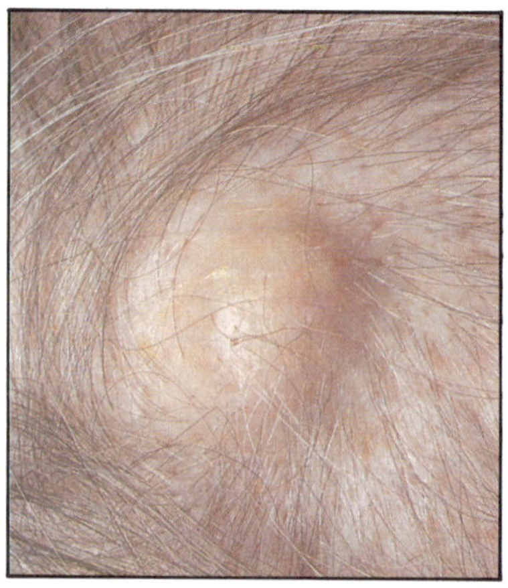

Hautkrebs

Es gibt drei Arten von Hautkrebs: Basaliome, Spinaliome (Stachelzellkarzinome) und Melanome. An erster Stelle der Ursachen stehen die UV-B-Strahlen der Sonne, daneben spielen aber auch krebsauslösende Substanzen wie Arsen oder Teer eine Rolle. Der bösartigste Hautkrebs ist das Melanom (siehe unten, 43). Zur Früherkennung und zur Behandlung von Hautkrebsen siehe Seite 410.

41 Basaliome

Basaliome sind nicht sehr bösartig. Sie wachsen langsam und bilden höchst selten Tochtergeschwülste. Eine rechtzeitige Behandlung garantiert heute fast hundertprozentig eine Dauerheilung.

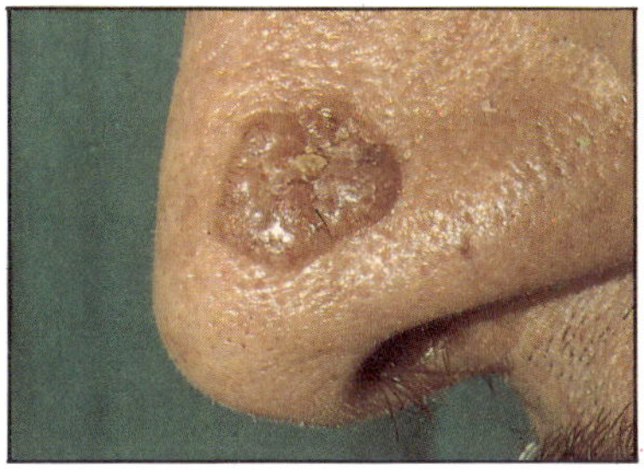

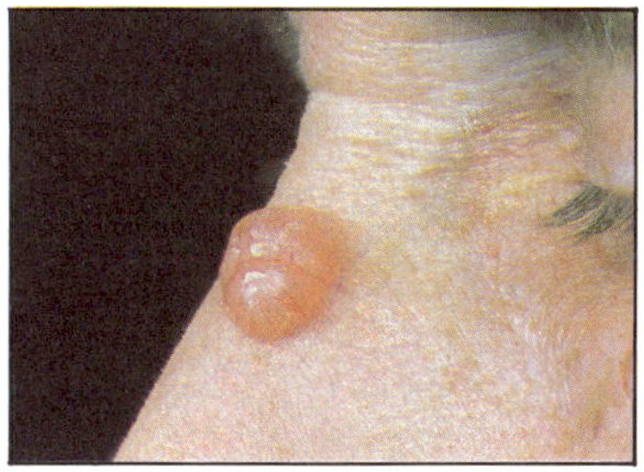

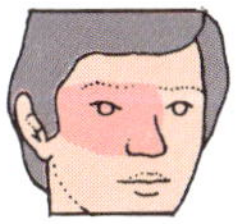

Sitz
Nasen- und Nasenwurzelbereich, behaarter Kopf.

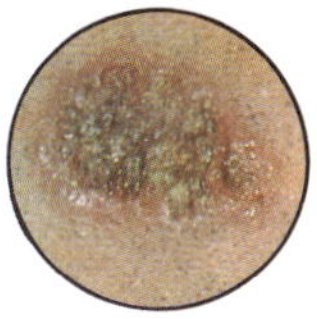

Ulcus rodens
Rechts im Kreis sehen Sie ein flaches, geschwürig-verkrustendes Basaliom *(Ulcus rodens)*.

Zystisches Basaliom
Zystische Basaliome sind großknotig, hautfarben bis dunkelblau – oft mit talg- und schweißdrüsenähnlichen Formationen.

42 Spinaliom (Plattenepithelkarzinom)

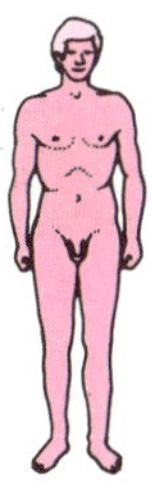

Sitz
Spinaliome finden sich gewöhnlich in Bereichen mit starker Sonnenlichtexposition, können aber überall am Körper lokalisiert sein (siehe Spinaliom, Seite 410).

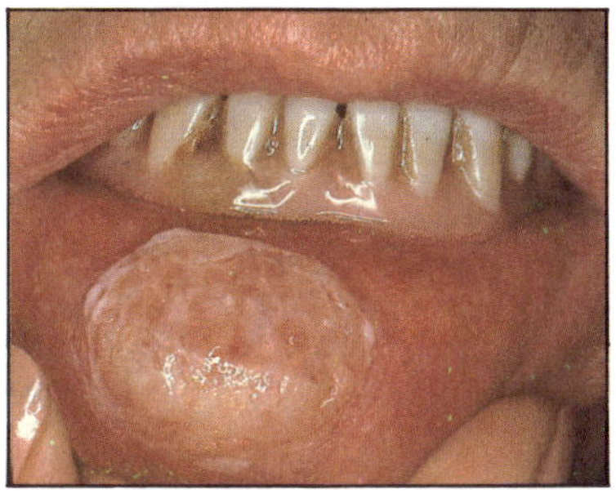

Ulzeröser Typ
Ein typisch ulzeröses Spinaliom (oben) stellt sich als persistierend offene Wunde, die sich schrittweise vergrößert, dar.

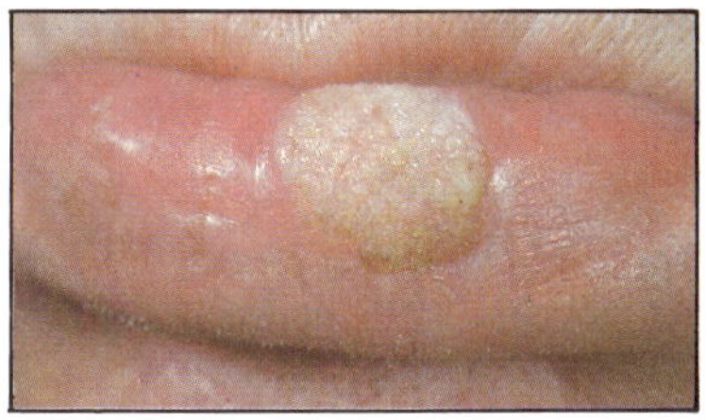

»Hornperlen«-Typ
Warzig-hornperlenartiger Typ eines Spinalioms.

Wichtig: Die nicht so bösartigen Basaliome wachsen nie im Lippenbereich! Siehe oben, 41.

43 Malignes Melanom

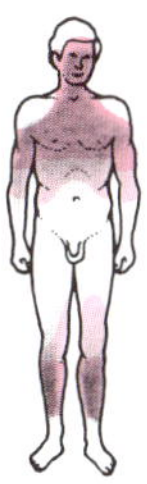

Sitz
Maligne Melanome können überall am Körper lokalisiert sein und gehen mit starker Sonnenlichtexposition einher. Am häufigsten sind sie im Gesicht, am Oberkörper und an den Beinen zu finden. Da sie sich auf dem Boden eines vorbestehenden Nävuszellnävus (Leberfleck) bilden können, sollten Sie Ihren Arzt oder Dermatologen sofort konsultieren, wenn Sie eine der abgebildeten Veränderungen (rechts) an sich feststellen oder einen neuen Leberfleck entdecken.

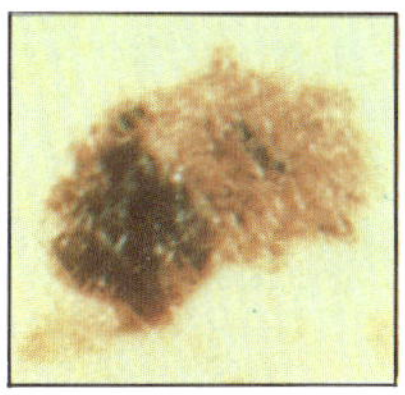

Asymmetrie
Die beiden Leberfleckhälften sehen unterschiedlich aus (z.B. eine dunkler als die andere).

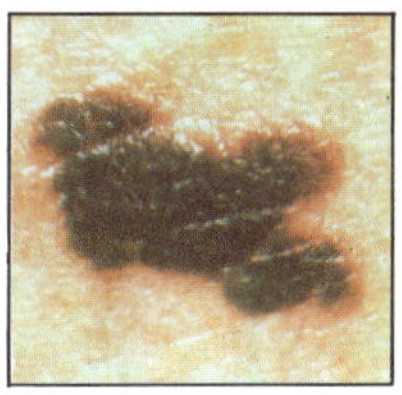

Rand
Die Ränder des Leberflecks können unregelmäßig oder nicht klar umrissen sein. Melanome müssen nicht zwangsläufig erhaben sein.

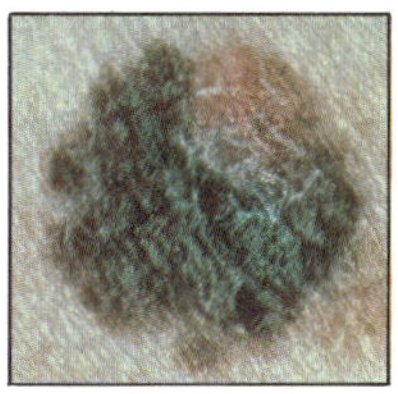

Farbe
Obwohl die meisten Melanome sehr dunkel und erhaben sind, gibt es auch solche mit bräunlicher oder sogar weißer, roter oder blauer Färbung. Manche können auch bluten.

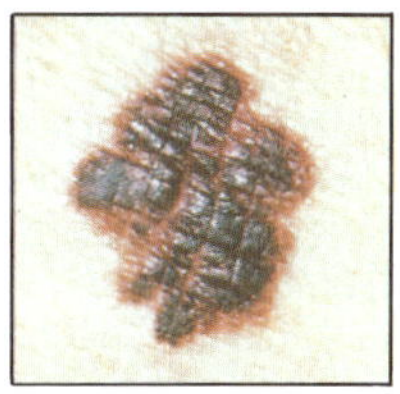

Durchmesser
Wird der Leberfleck größer, oder hat er einen Durchmesser von mehr als 6 mm, sollten Sie Ihren Arzt aufsuchen.

Eigenartige Hautverfärbungen

Veränderungen der Hautfarbe können unter Umständen ein Signal für eine ernste Erkrankung sein. Suchen Sie daher in Fällen beunruhigender Hautverfärbung Ihren Arzt auf.

44 Vitiligo

Vitiligo ist ein umschriebener oder auch ausgedehnter Pigmentschwund bei ansonsten unveränderter Haut. Vitiligo-Stellen haben eine hohe Lichtempfindlichkeit, sie sollten deshalb bei Sonnenexposition mit einem *Sun-blocker* (Creme mit extremem Lichtschutzfaktor) geschützt werden. Wird für Sie eine Vitiligo zum kosmetischen Problem, kann Ihnen Ihr Hautarzt ein kosmetisches Bräunungsmittel empfehlen. Die Ursache der Vitiligo ist noch unklar.

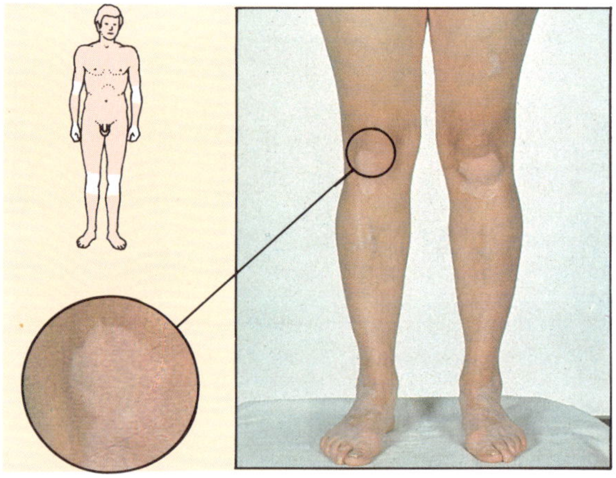

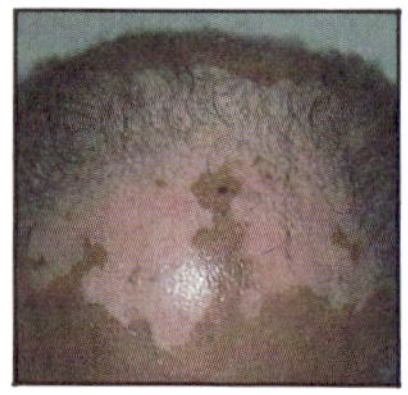

Vitiligo des behaarten Kopfes
Vitiligo der Kopfhaut ist selten. Kommt sie vor, sind mitunter auch die Haare in diesem Bereich ausgeblichen.

45 Parfüm-Flecken

Manche Parfüms enthalten chemische Substanzen, die die Hautpigmentierung fördern. Auch pflanzliche Substanzen (beispielsweise in Bergamotte-Öl) verursachen bei Sonnenexposition eine stärkere Braunfärbung der Haut.

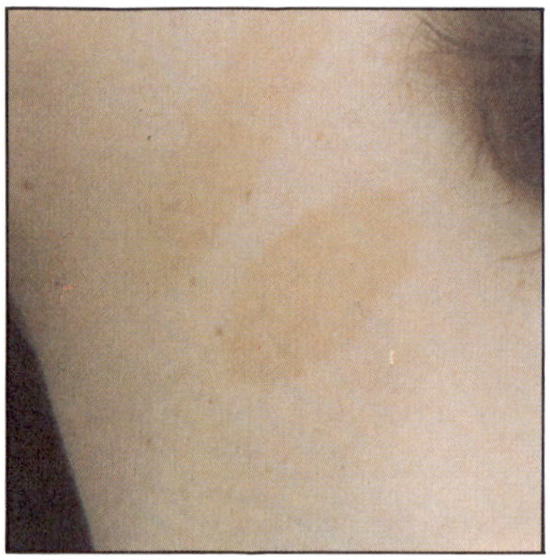

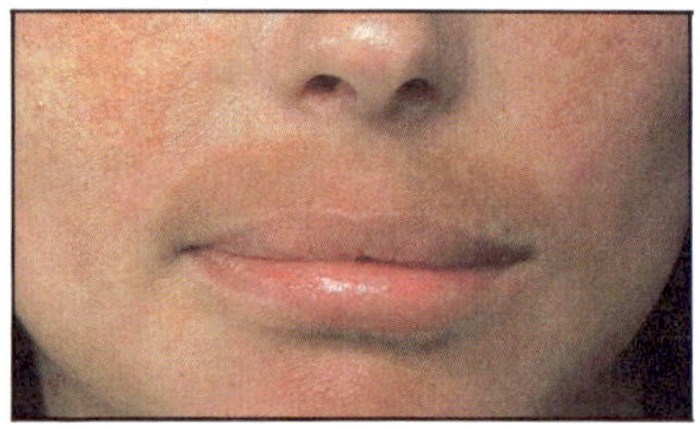

46 Chloasma

Stärkere Pigmentierungen können auch während einer Schwangerschaft oder bei langjährigem Gebrauch der »Pille« auftreten. Betroffen sind meist Gesicht und äußere weibliche Genitalien (Vulva).

47 Gelbsucht

Gelbsucht *(Ikterus)* ist keine Erkrankung, sondern ein Signal für verschiedene Erkrankungen (meist der Leber und des Leber-Gallen-Gangs). Siehe dazu Seite 490 (Ikterus). Suchen Sie bei jedem Ikterus unverzüglich einen Arzt auf!

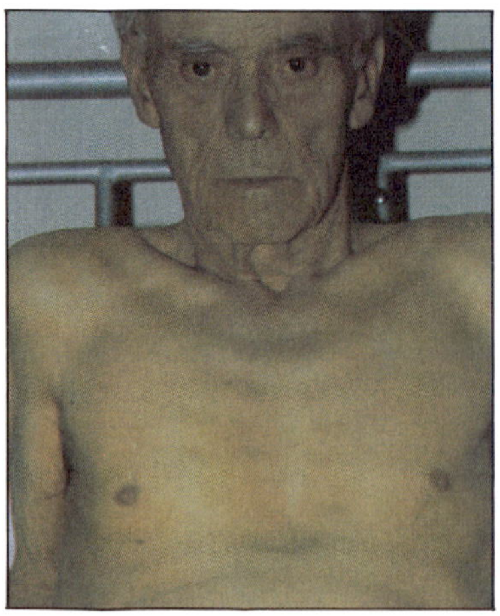

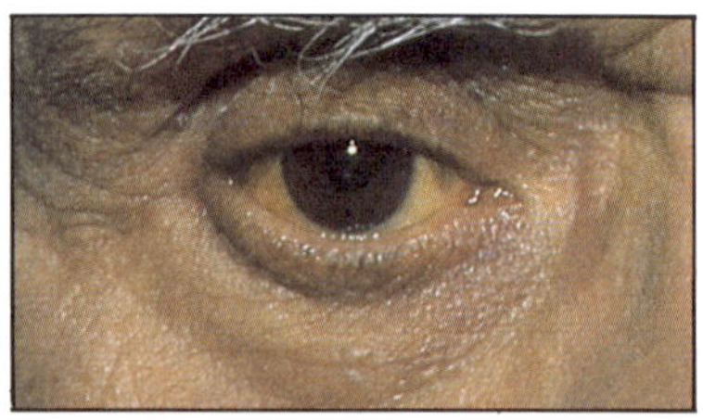

Das Weiße des Augapfels wird gelb
Diese Veränderung ist das verläßlichste Zeichen eines Ikterus und leichter zu erkennen als eine mitunter nur minimale Gelbfärbung der Haut.

Fußbeschwerden

Zu den häufigsten Fußbeschwerden gehören Fußpilze, aber auch Dornwarzen und Hornschwielen (Seite 395). Sorgfältige Fußhygiene (Seite 406) beugt Fußbeschwerden vor.

48 Fußpilze

Fußpilze sind eine weitverbreitete Hautkrankheit. Vorbedingung für das Angehen der Pilzinfektion ist eine vermehrte Schweißsekretion. Leiden Sie also unter Schweißfüßen, sollten Sie Ihre Füße sauber pflegen (nach dem Waschen gut abtrocknen, keine Synthetiksocken tragen). Beinahe grundsätzlich infektiös sind Holzroste in Badeanstalten (also immer die Sprühanlage gegen Fußpilze benutzen!). Siehe dazu Seite 406 (Fußpilze).

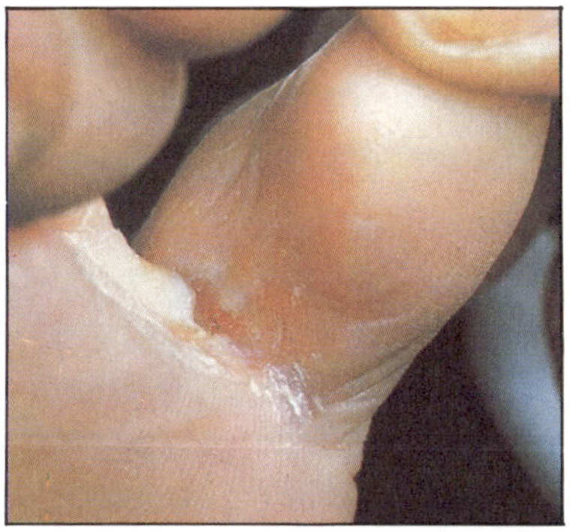

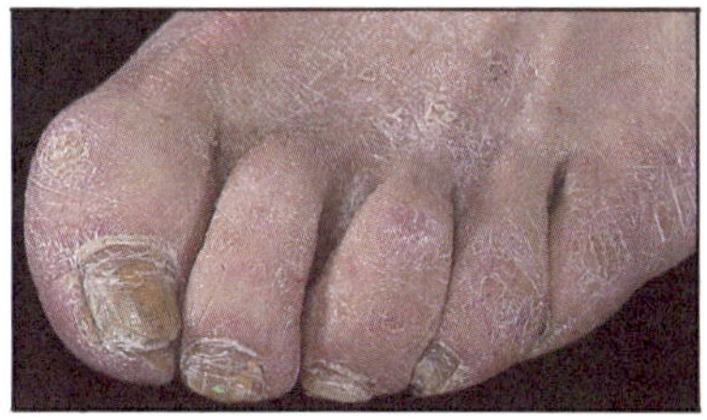

Bei einem starken Fußpilzbefall werden auch die Nägel mitbetroffen: weißgelbe Nagelplatte von brüchiger Struktur, verdickte, krallenförmig vorgewölbte Nägel.

49 Dornwarzen

Dornwarzen wachsen an den Fußsohlen. Sie sind oft nicht leicht zu erkennen, da sie durch eine hornartige Auflagerung verdeckt sind, unter der sie dornartig in die Tiefe wachsen.

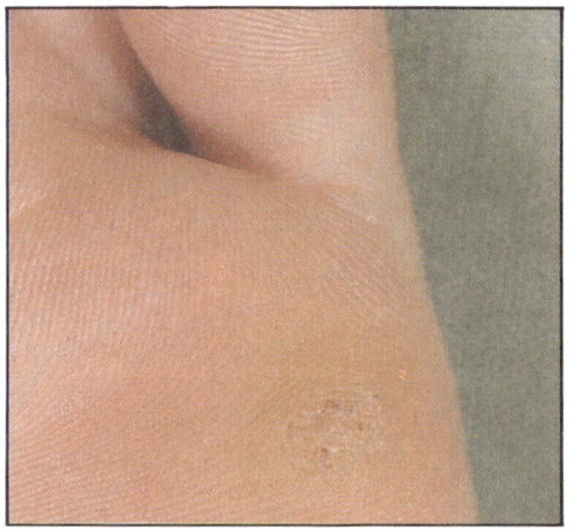

Wie sich eine Dornwarze entwickelt

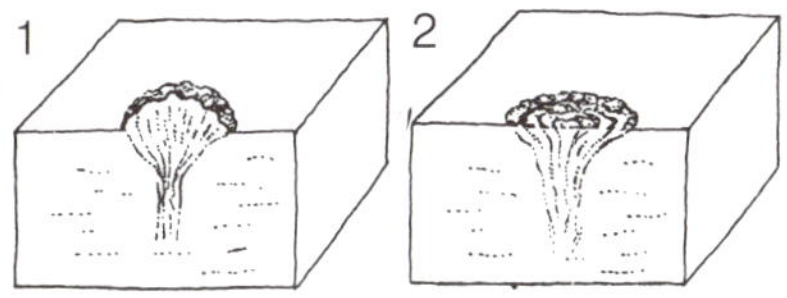

1 Eine Dornwarze entwickelt sich anfangs wie eine normale Warze;
2 doch mit der Zeit wird der Warzenkörper in die Tiefe gedrückt.

Nagelveränderungen

Manche Erkrankungen der Haut können auch die Nägel verändern – so beispielsweise Psoriasis (Seite 401)! Auch ein starker Fußpilzbefall zieht die Nägel in Mitleidenschaft (siehe oben unter 48). Ein Pilzbefall der Fingernägel wirkt sich ähnlich aus. Häufig ist die Nagelbettentzündung (Paronychie, 51).

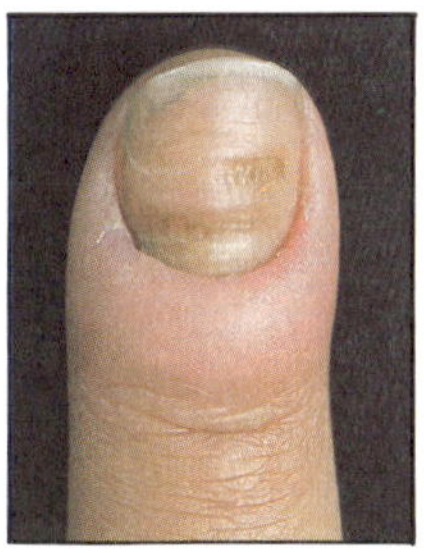

51 Paronychie

Ursachen einer Nagelbettentzündung *(Paronychie)* können Pilze oder Bakterien sein. In späteren Stadien kommt es zu den links gezeigten Veränderungen (braune Flecken und Verformung).

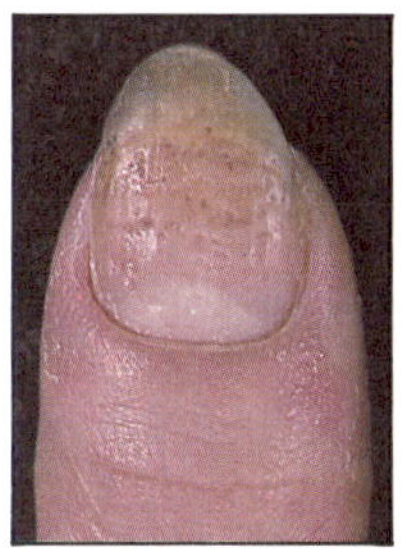

50 Brüchige und verformte Nägel

Brüchige Nägel können durch gehäuftes Händewaschen oder Arbeit mit fettlösenden Flüssigkeiten provoziert werden. Auch bei einer Schilddrüsenunterfunktion kommen sie vor. Weiße Nagelflecken werden durch Luft zwischen den Zellen der Nagelsubstanz verursacht (kein Krankheitswert), bräunliche Nagelverformungen und Flecken durch Pilze.

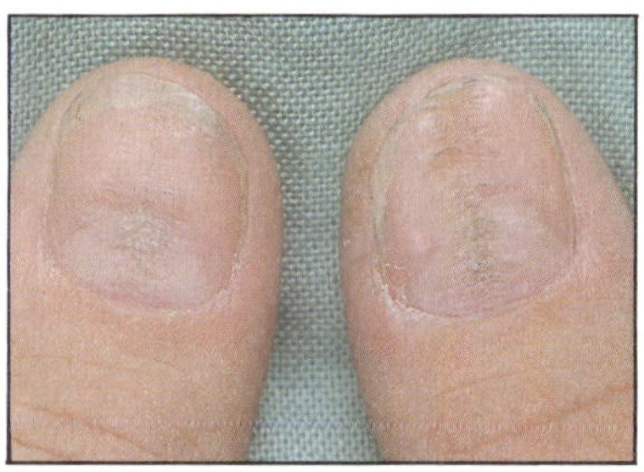

52 Psoriasis der Nägel

Eine Psoriasis (Schuppenflechte, Seite 401) kann auch zu Nagelveränderungen führen: punktförmigen Vertiefungen, Verfärbungen, Verdickung des Nagels (siehe oben rechts). Mitunter kann sich der Nagel komplett aus dem Bett lösen.

Sichtbare Erkrankungen des Auges und der Augenlider

Manche Augenerkrankungen sind auch äußerlich leicht erkennbar. Andere wiederum fallen dem Laien nicht sonderlich auf – wie beispielsweise der Grüne Star (Glaukom, Seite 376), obwohl auch sie äußerliche Signale setzen. Viele Augenerkrankungen jedoch machen sich lediglich durch Sehstörungen bemerkbar (beispielsweise eine Netzhautablösung, Seite 380).

53 Gerstenkorn

Ein Gerstenkorn (rechts) ist eine akute eitrige Entzündung von Liddrüsen (Seite 370). Das Lid ist entzündlich geschwollen und gerötet. Gerstenkörner heilen meist nach einer Woche von selbst ab. Siehe auch 57, Hagelkorn.

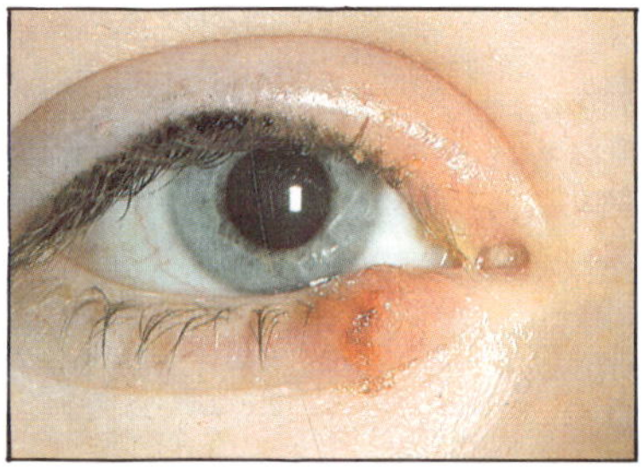

55 Bindehautentzündung

Eine Bindehautentzündung (unten) – in der Fachsprache Konjunktivitis – zeigt sich durch eine Unterblutung der Bindehaut, Schwellung und wäßrig-schleimige bis wäßrig-eitrige Absonderung, Lichtscheu und Lidkrampf. Siehe Seite 371.

54 Hornhautgeschwür

Einem Hornhautgeschwür (Seite 373) geht in der Regel eine Hornhautverletzung voraus, in die Bakterien eindringen.
Ein Hornhautgeschwür kann zu schweren Komplikationen führen.

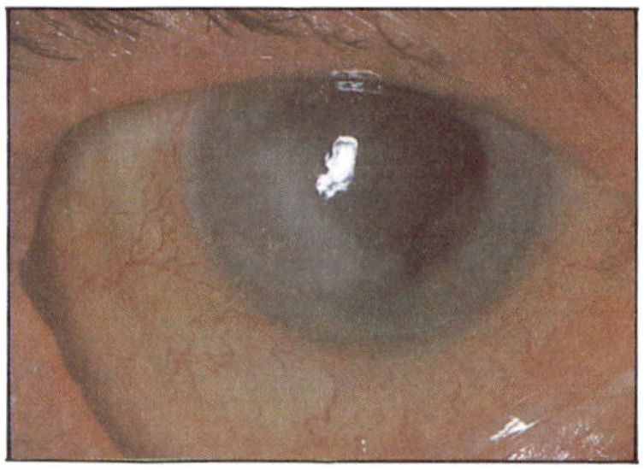

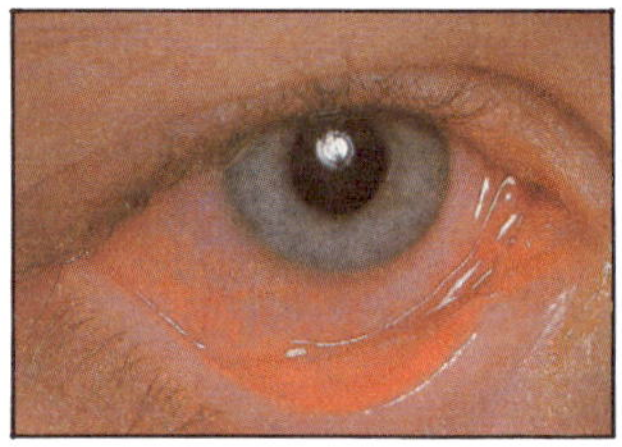

56 Fremdkörper im Auge

Kleinere, nicht spitze Fremdkörper wandern durch Blinzelbewegungen in den Augenwinkel, von wo aus sie entfernt werden können. Ist jedoch ein spitzer Fremdkörper in die Hornhaut eingedrungen, ist sofortige augenärztliche Hilfe erforderlich. Gefahr eines Hornhautgeschwürs (siehe oben, 54).

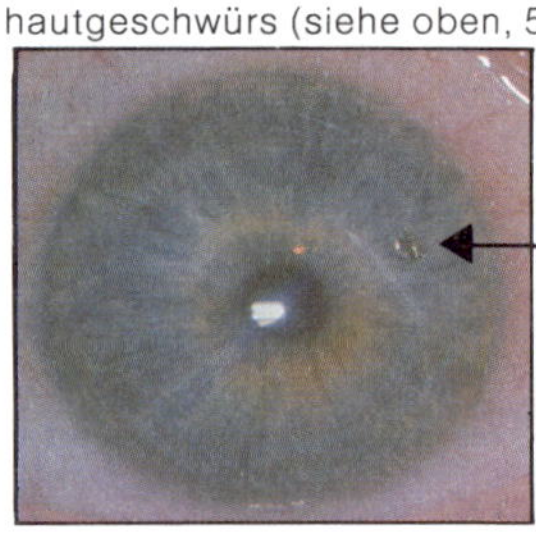

Der Pfeil oben weist auf einen Fremdkörper in der Hornhaut hin. Die Grafik rechts zeigt den Sitz.

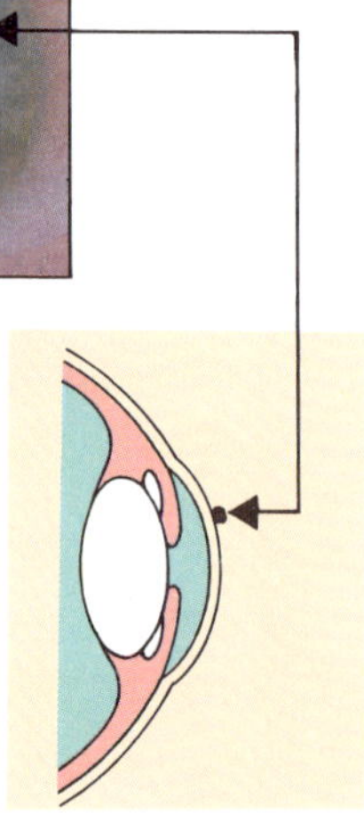

57 Hagelkorn

Ein Hagelkorn ist eine chronische Entzündung des Augenlids infolge einer Sekretstauung der Meibom-Drüsen (Talgdrüsen). Kennzeichen: Das Lid ist über einem derben Knoten frei beweglich. Ein Hagelkorn muß von einem Augenarzt ausgeschält werden! Siehe Seite 370.

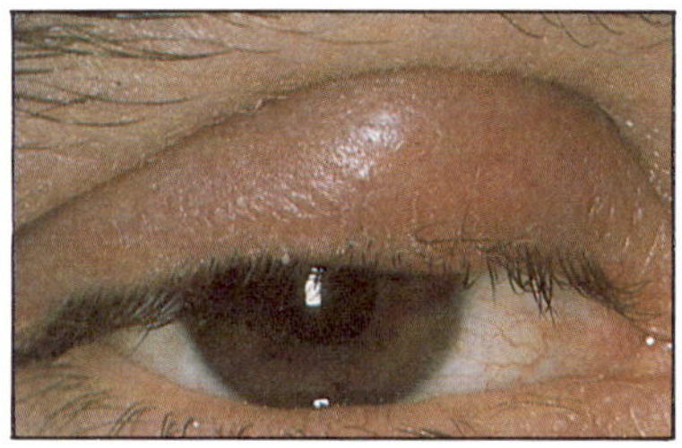

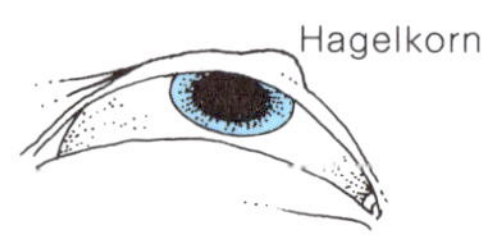

58 Xanthelasma

Ein Xanthelasma ist relativ selten. Kennzeichen: Auf der Haut im Lidbereich wachsen hellgelbe Platten. Es handelt sich um Cholesterinablagerungen. Meist sind sie harmlos, bisweilen können sie aber auch eine Fettstoffwechselstörung oder eine andere Erkrankung anzeigen.

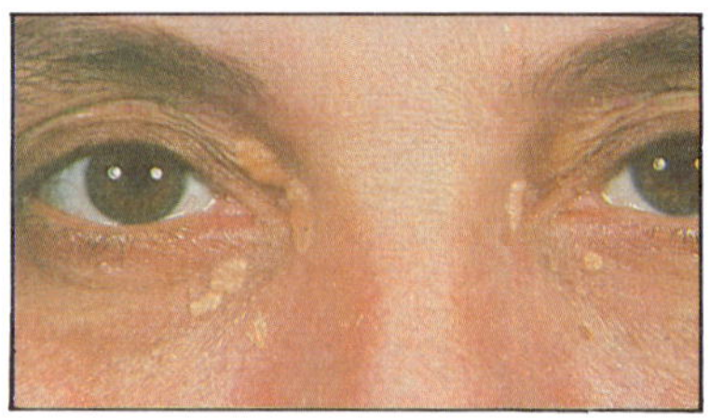

Augenprobleme älterer Menschen

Die folgenden Augenprobleme kommen hauptsächlich bei älteren Menschen vor, doch können auch jüngere Jahrgänge an ihnen leiden.

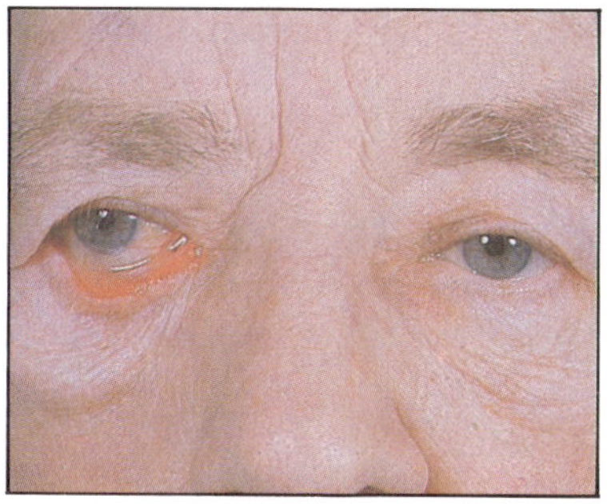

59 Entropium

Kennzeichen: Die freie Lidrandfläche ist einwärts gekehrt. Im Alter kommt das bei der schlaff gewordenen Lidhaut häufig vor. Ansonsten können Entzündungen oder Lidmuskelkrämpfe vorliegen. In diesen Fällen Augenarzt aufsuchen! Siehe Seite 371.

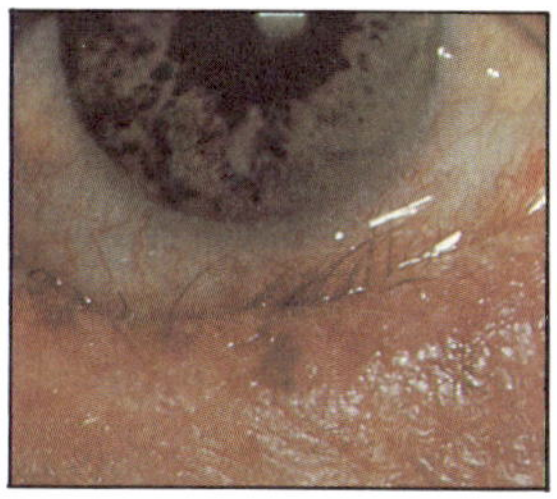

60 Ektropium

Ein Ektropium ist eine Auswärtskehrung des freien Lidrandes. Schlaff gewordene Lidhaut im Alter kann leicht ein Ektropium verursachen. Ansonsten kann eine Lähmung eines Zweiges des Gesichtsnervs oder eine Entzündung vorliegen. In diesen Fällen Augenarzt aufsuchen! Siehe Seite 371.

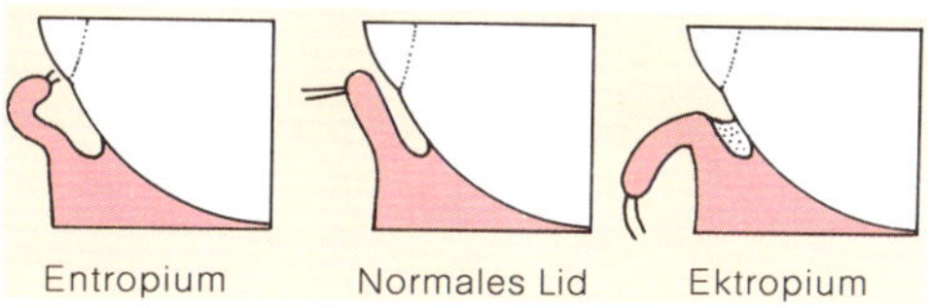

61 Grauer Star

Als Grauer Star wird jede Trübung der Linse des Auges bezeichnet. Am häufigsten ist der Altersstar. Doch gibt es noch eine Reihe anderer Starformen. Siehe dazu Seite 374.

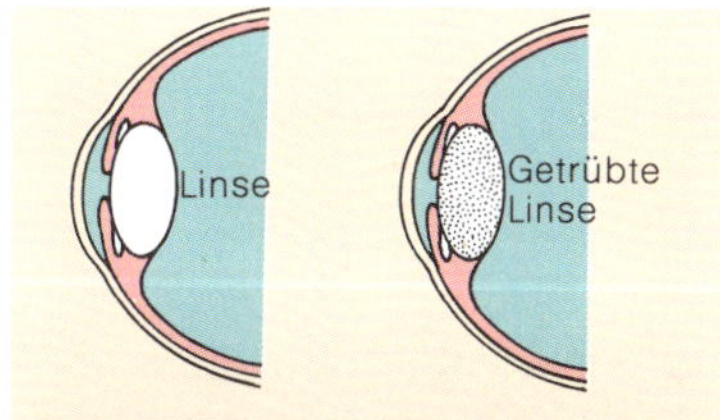

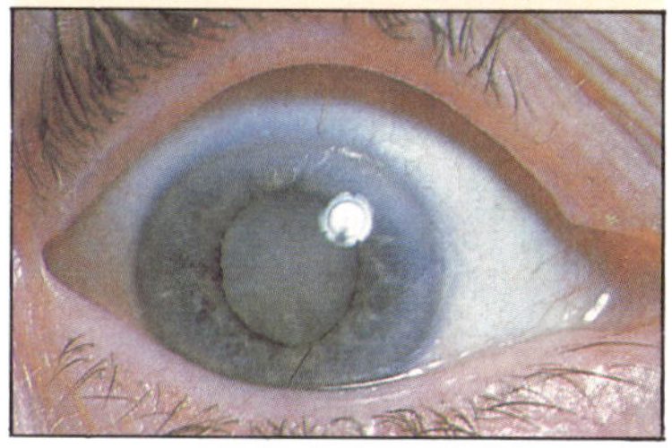

62 Exophthalmus

Als Exophthalmus bezeichnet man das Hervortreten eins oder beider Augäpfel. Ursachen können sein: Entzündungen, Geschwülste, Gewebewucherungen (siehe Grafik rechts) hinter dem Augapfel.

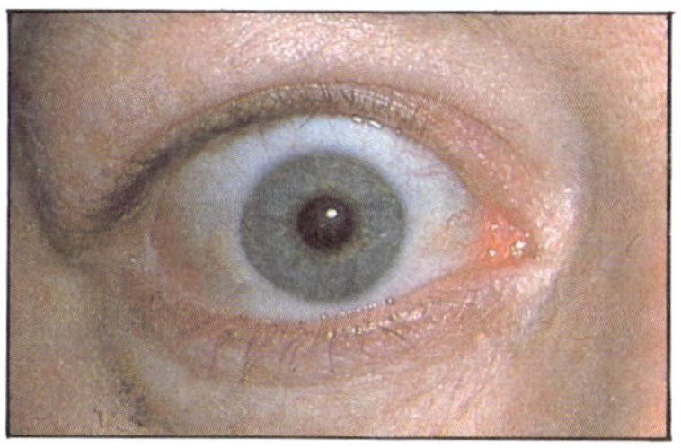

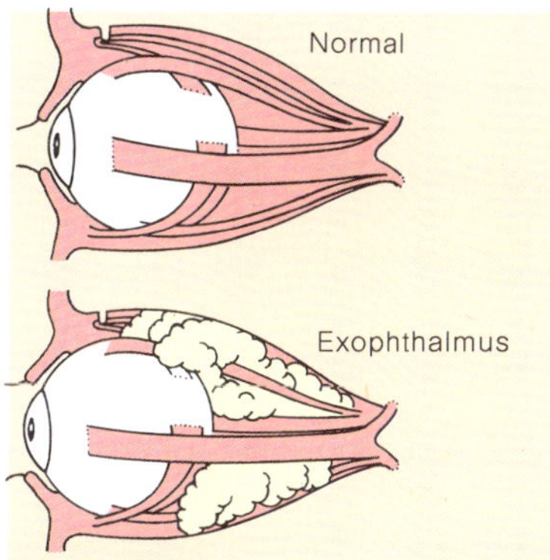

Treten beide Augäpfel hervor, kann eine Schilddrüsenüberfunktion zugrunde liegen. Siehe dazu Seite 381.

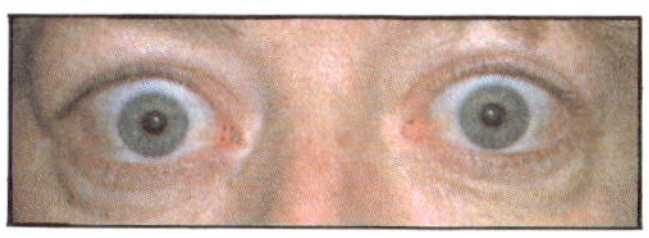

63 Ptosis

Eine Ptosis ist durch das Herabhängen des Oberlids gekennzeichnet. Ursache ist eine Schwäche oder Lähmung des Lidmuskels. Siehe dazu Seite 370.

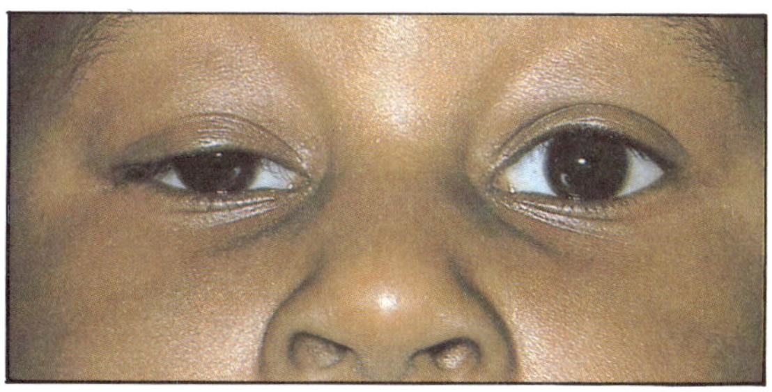

Häufige Erkrankungen der Mundschleimhaut und der Zunge

Zu den Erkrankungen der Mundhöhle und der Zunge siehe auch Seite 469 bis 471. Pilzerkrankungen (Candida-Mykose) der Mundschleimhaut werden auf Seite 405 besprochen.

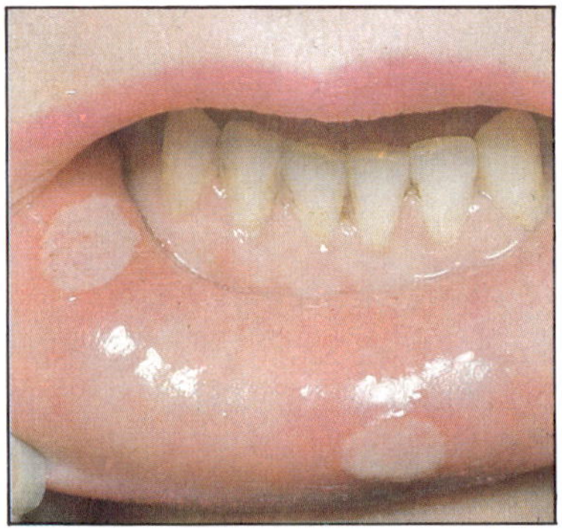

64 Aphthen

Aphthen sind rundliche, grübchenförmige Defekte der Mundschleimhaut. Diese oberflächlichen kleinen Geschwüre sind weiß-gelblich belegt und von einem entzündlichen Hof umgeben. Sie können sehr schmerzhaft sein. Siehe Seite 397 (Aphthen). *Wichtig:* Suchen Sie bei jeder Art von Geschwüren an der Lippe, der Mundschleimhaut oder der Zunge einen Arzt auf!

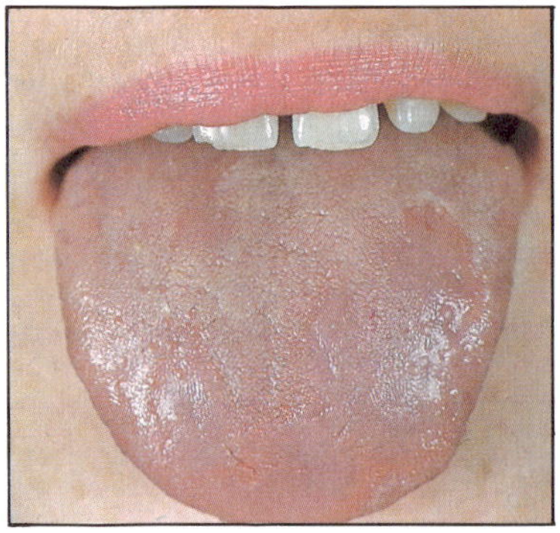

65 Landkartenzunge

Es handelt sich um scharf abgegrenzte, belagfreie Flächen der Zunge, die wandern und einer Belagbildung Platz machen. Wahrscheinlich handelt es sich um eine harmlose Variante des normalen Schälvorgangs der Zunge. Siehe Seite 470.

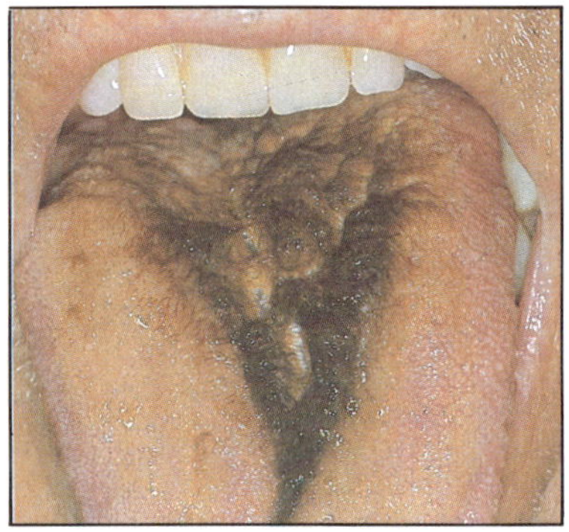

66 Haarzunge

Sie werden durch einen schwärzlichen, haarförmigen Belag auf der Zunge (meist nur im mittleren Feld) erschreckt. Keine Sorge, in der Regel ist diese Störung harmlos. Pflanzliche Farbstoffe, Mundwässer, Tabletten und anderes können die Ursache sein. Mitunter kann auch eine Stoffwechselstörung zugrunde liegen. Siehe Seite 470.

Parasitenerkrankungen

Parasitenerkrankungen der Haut nehmen auch in unseren Breiten zu – seien es Filzläuse, Kopfläuse oder Milben.
Siehe dazu Seite 729.

Skabies-Milbe
Diese kleine Milbe (das Weibchen ist 0,3 Millimeter groß) verursacht die »Krätze«.

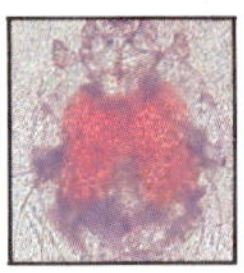

Nissen
Nissen (hier auf einem Haar stark vergrößert) sind die Eier von Filz- oder Kopfläusen. Sie haften den Haaren fest an.

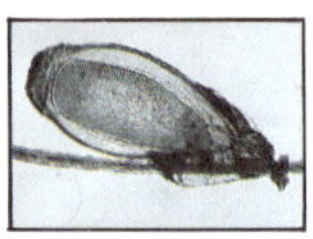

Wanzen
Bettwanzen sind »Blutsauger«; bei uns sind sie recht selten.

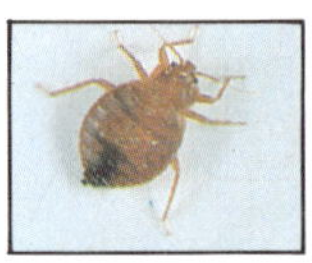

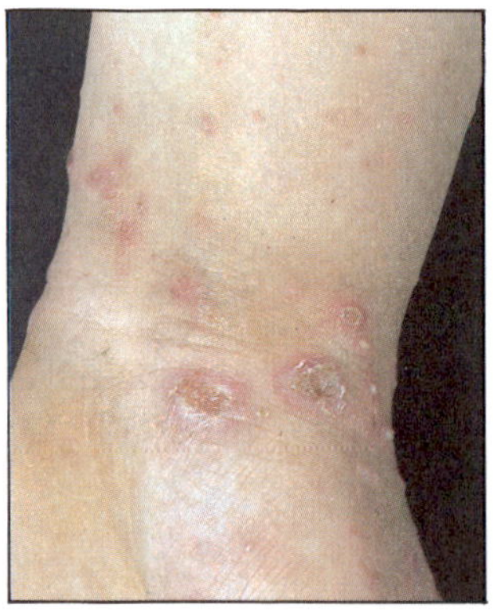

67 Skabies

Skabies oder »Krätze« ist eine auch in den hochindustrialisierten Ländern wieder häufiger gewordene Milbenerkrankung. Die Milbengänge fallen als feine, leicht erhabene Linien auf. Kratzen führt zu den hier gezeigten Infektionen (Knötchen, verkrustete Ekzeme).
Siehe Seite 729.

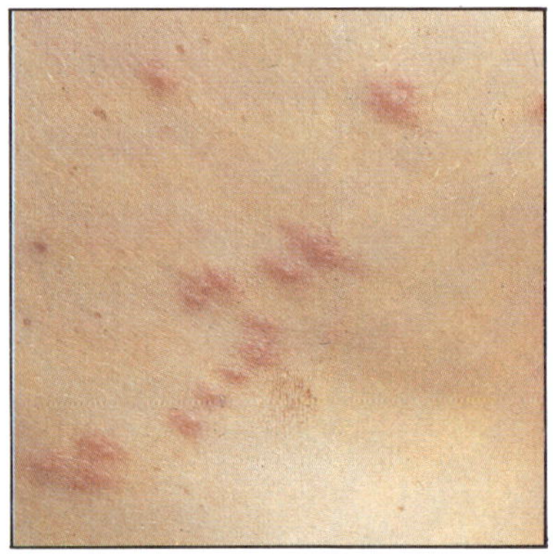

68 Insektenbisse

Bisse von Wanzen oder Flöhen provozieren kleine entzündliche Flecken oder Knötchen auf der Haut. Kratzen kann zu Sekundärinfektionen führen.

Bildgebende Diagnoseverfahren

Einführung

Die bildgebende Diagnostik ist ein Teilbereich der Medizin, der bei unklaren Symptomen, die durch körperliche Untersuchung und normale Labortests nicht haben geklärt werden können, die fehlende Erklärung für die Symptome zu liefern oder zumindest die möglichen Ursachen näher einzugrenzen versucht.

Grundstein für unsere heutigen modernen bildgebenden Verfahren war 1895 die Entdeckung der Röntgenstrahlen. Das Röntgenverfahren wird häufig zur Untersuchung von Knochen und Hohlorganen wie der Lunge eingesetzt.

1952 wurde eine neue Technik, das sogenannte Ultraschallverfahren, zur Untersuchung des Fetus in der Gebärmutter angewandt. Heutzutage kann mit Hilfe des Ultraschallverfahrens praktisch jedes Organ einschließlich des Herzens untersucht werden.

Die bildgebende Diagnostik machte in den siebziger Jahren mit Einführung der Computertomographie (CT) und Kernspintomographie, bei denen jeder Teil des Körpers im Querschnitt aufgenommen werden kann, einen weiteren Fortschritt. Sie erlauben es, Aussehen und Funktion der inneren Organe zu untersuchen, ohne dabei auf invasive Verfahren zurückgreifen zu müssen.

Einen weiteren Fortschritt in der bildgebenden Diagnostik stellte die Entwicklung des Endoskops dar, ein optisches System, das mit einer Beleuchtungseinrichtung und meist auch Spül- und Absaugvorrichtung sowie Kanälen zum Einführen spezieller Instrumente ausgestattet ist und einen Einblick ins Körperinnere erlaubt.

Bildliche Darstellung des Gehirns

Das Gehirn ist ein weiches, komplexes Organ, das von einer knöchernen Hülle, dem Schädel, umschlossen ist. Eine konventionelle Röntgenaufnahme des Kopfs zeigt lediglich den Schädel, nicht das darin liegende Gehirn. Den größten Teil des 20. Jahrhunderts haben die Ärzte zur bildlichen Darstellung des Gehirns zunächst Luft in die mit Flüssigkeit gefüllten Hohlräume oder eine spezielle Lösung injiziert, die durch die Blutgefäße strömte. Diese Techniken waren oft unangenehm, von Komplikationen begleitet und zudem nur begrenzt einsatzfähig.

Mit Einführung der Computerszintigraphie in den siebziger Jahren wurde die bildgebende Diagnostik maßgeblich verbessert. Und heute können wir das Gehirn bereits deutlich und detailliert bildlich darstellen.

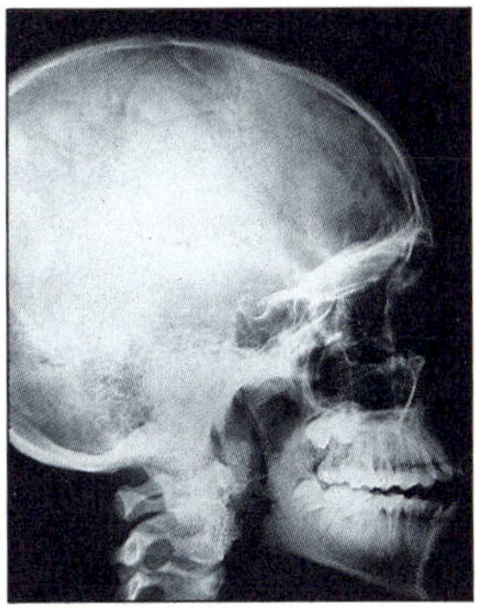

Röntgenbild

Dieses Röntgenbild zeigt den Knochen, der das Gehirn umhüllt. Über das Gehirngewebe gibt diese Technik wenig Informationen. Die konventionelle Röntgenaufnahme wird oft zum Nachweis von Schädelbrüchen eingesetzt.

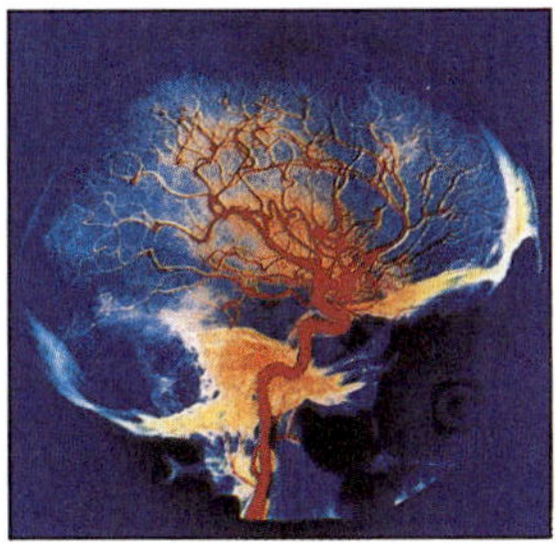

Arteriographie

Bei der Arteriographie des Gehirns wird eine spezielle Lösung in eine der Halsarterien injiziert, um den Blutfluß (hier rot) sichtbar zu machen. Mit ihrer Hilfe können die Ärzte jede Verengung oder Verlegung einer Arterie, einen Tumor oder eine Zyste, die das normale Muster der Blutgefäße unterbricht, diagnostizieren.

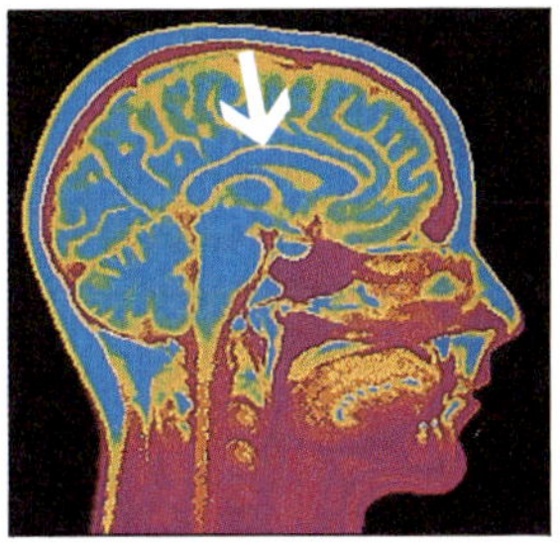

Kernspintomographie

Hier werden Hochfrequenzwellen, starke Magnetfelder und ein Computer eingesetzt, um Querschnittsaufnahmen zu machen. Die Aufnahme zeigt die Großhirnrinde bzw. die äußere Gehirnschicht (oben). Der geschwungene Schatten (Pfeil) stellt das *Corpus callosum* dar, eine Faserverbindung, die die Gehirnhälften verbindet.

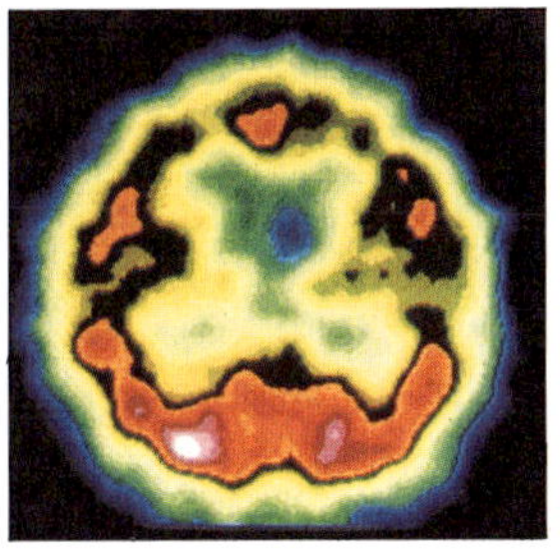

PET

Die Positronenemissionstomographie (PET) zeigt sowohl die Struktur des Gehirns als auch den Umfang der chemischen Aktivität in verschiedenen Bereichen. In dieser Querschnittsaufnahme ist schwache Aktivität blau, mittelstarke gelb und starke rosa dargestellt. Eine zu schwache oder zu starke Aktivität in einem Bereich deutet auf eine Anomalie hin.

Konventionelle Röntgenuntersuchung

Konventionelle Röntgenstrahlen sind hochenergetische elektromagnetische Wellen, die eine kürzere Wellenlänge haben als sichtbares Licht. Wird ein Bündel Röntgenstrahlen durch den Körper gesandt, absorbieren verschiedene Teile des Körpers mehr Strahlungsmenge als andere, wodurch der Schatteneffekt auf dem Röntgenbild entsteht. Dichte Strukturen wie Knochen lassen nur wenig Strahlen durch, sie erscheinen auf dem Röntgenbild weiß. Luft- oder gasgefüllte Organe oder Räume lassen die meiste Strahlung durch, sie werden auf dem Röntgenbild schwarz dargestellt.

Hohlkörper und röhrenförmige Strukturen – zum Beispiel Darm und Blutgefäße – lassen sich auf dem Röntgenbild klarer darstellen, wenn sie mit einer Substanz, einem Kontrastmittel, gefüllt werden, das die Röntgenstrahlen nicht durchläßt, wie etwa Bariumsulfat.

Soll etwa der obere Verdauungstrakt röntgenologisch untersucht werden, darf man einige Stunden vorher nichts essen und muß dann eine Bariumsulfatmischung schlucken. Diese Mischung läßt keine Röntgenstrahlen durch und erlaubt damit klar umrissene Aufnahmen von Speiseröhre, Magen und oberem Darmabschnitt. Zur röntgenologischen Untersuchung des unteren Verdauungstrakts wird ein Bariumeinlauf gemacht. Andere röntgenundurchlässige Substanzen enthalten Jod und werden zur Untersuchung der Blutgefäße und der Harnwege eingesetzt.

Was geschieht bei der Röntgenuntersuchung?

Zunächst wird der Röntgenarzt vorsichtig den Teil des Körpers, der untersucht werden soll, zwischen Röntgengerät und Röntgenfilm lagern. Vielleicht werden andere Körperteile mit einer Bleischürze vor den Röntgenstrahlen geschützt. Der Röntgenarzt wird Sie bitten, völlig stillzuhalten, um möglichst klare Aufnahmen zu erhalten. Bei einer Röntgenaufnahme der Brust müssen Sie außerdem die Luft anhalten.

In manchen Fällen muß der zu untersuchende Körperteil abgestützt oder ruhiggestellt werden. Es ist möglich, daß verschiedene Aufnahmen aus verschiedenen Winkeln aufgenommen werden; der Röntgenarzt wird dazu nötigenfalls Sie und/oder das Röntgengerät neu positionieren. Wenn Sie die korrekte Position vor der Aufnahmelinse haben, wird der Röntgenarzt hinter einer Strahlenschutzwand verschwinden und einen Knopf drücken, um die Durchleuchtung auszulösen. Die tatsächliche Strahlenexposition dauert nur den Bruchteil einer Sekunde. Sie fühlen nicht, wie die Röntgenstrahlen Ihren Körper durchdringen, und der gesamte Vorgang ist auch nicht weiter unangenehm.

Es besteht die, wenn auch nur geringe Gefahr der Gewebsschädigung durch den Strahlenkontakt. Deswegen wird auch nur geröntgt, wenn unbedingt nötig. Bei Schwangeren sollte – bis auf Notfälle – generell darauf verzichtet werden.

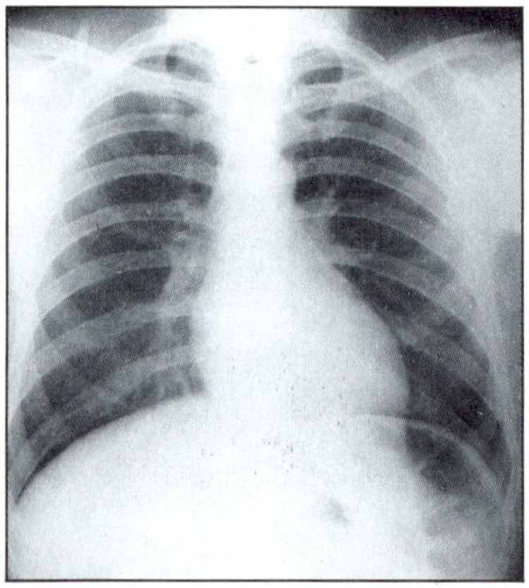

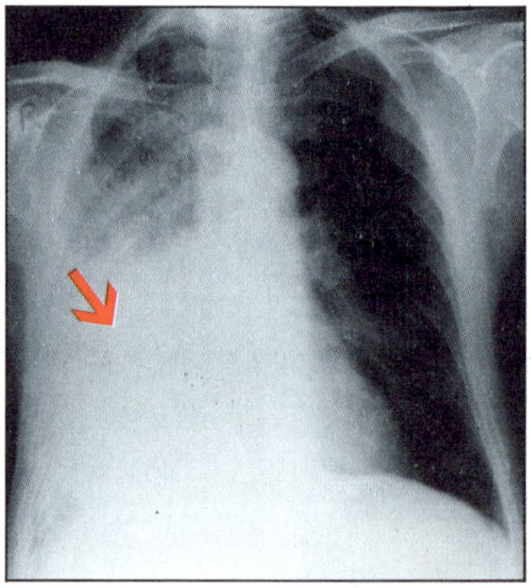

Röntgenbild: Brust

Die Aufnahme links außen zeigt den Brustkorb, die Lungen und deren schwach sichtbare Blutgefäße sowie den birnenförmigen Schatten des Herzens zwischen den beiden Lungenflügeln. Bei der Lobärpneumonie wird einer der Lungenlappen durch eine bakterielle Infektion geschädigt, und die normalerweise schwammartige Struktur der Lunge füllt sich mit Flüssigkeit und Zellen. Das Bild innen links zeigt einen mit Flüssigkeit gefüllten Lungenlappen als weißen Schatten (Pfeil).

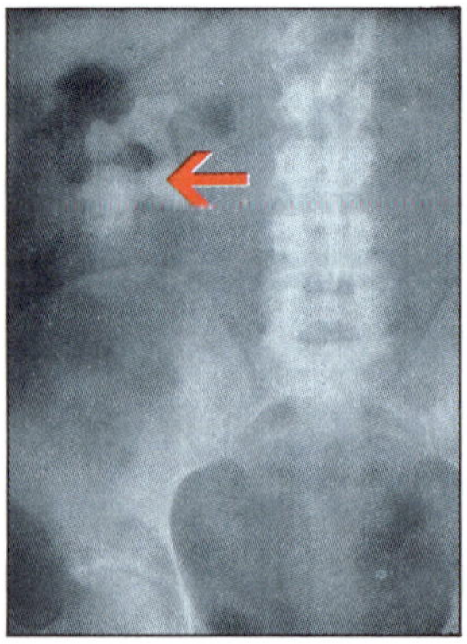

Röntgenbild: Nieren

Dieses Bild des Bauchraums zeigt einen Nierenausgußstein (Pfeil). Der Stein erhält seine unregelmäßige, einem Hirschgeweih ähnelnde Form durch die innere Struktur der Niere. Die dunklen, kreisförmigen Bereiche sind Darmgase.

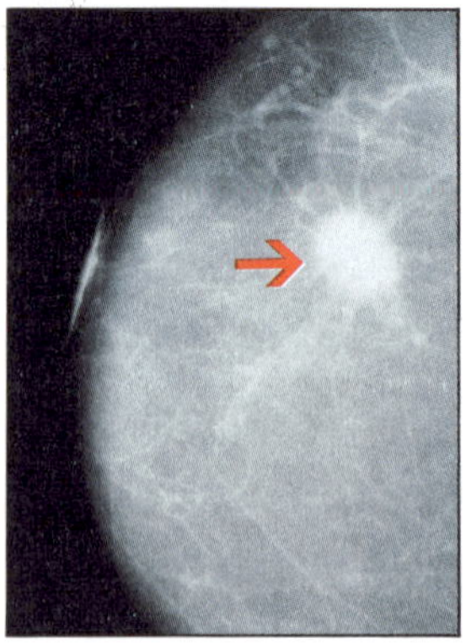

Mammographie: Brust

Die Mammographie arbeitet mit kleinen Strahlendosen, um das Weichteilgewebe der Brust darzustellen. Der große kreisförmige Schatten (Pfeil) mit unregelmäßigem Rand, der auf diesem Mammographiebild zu sehen ist, ist ein Tumor. Viele bei der Mammographie nachgewiesenen Tumoren sind wesentlich kleiner als dieser hier, und viele sind gutartig.

Angiographie

Die Angiographie ist eine zuverlässige Methode zur bildlichen Darstellung von Arterien. Hierbei wird eine jodhaltige Farblösung, die Röntgenstrahlen absorbiert, in die zu untersuchende Arterie injiziert. Der Arzt spritzt zunächst zur örtlichen Betäubung der Haut ein Lokalanästhetikum, bevor er einen kleinen Schnitt vornimmt, um einen Katheter in die Oberschenkelarterie einzuführen. Von hier aus kann der Katheter dann in die Hauptschlagader, die Aorta und jede ihrer Abzweigungen geführt werden. Ist der Katheter dann an der gewünschten Stelle, wird das Kontrastmittel injiziert, und schnelle Röntgen-Serienaufnahmen werden gemacht. Diese Aufnahmen zeigen den Fluß der Lösung durch die Arterie und ihre Abzweigungen. Jeder Defekt in der Arterienwand (z. B. ein Aneursyma) oder jede Anomalie im Blutfluß ist auf den Aufnahmen zu erkennen.

Die Angiographie ist ein Standardverfahren zur Diagnostik von Erkrankungen der Blutgefäße. Sie wird praktisch immer vor einem Eingriff am Blutgefäß vorgenommen.

Was geschieht bei der Angiographie?

Sie ziehen sich aus und legen einen OP-Kittel an. Während der Untersuchung müssen Sie ganz ruhig auf dem Untersuchungstisch liegenbleiben. Bei Injektion der Kontrastlösung nehmen Sie ein paar Sekunden lang ein Wärmegefühl wahr. Das Verfahren dauert etwa eine halbe bis zu zwei Stunden. Nach der Untersuchung müssen Sie noch ein paar Stunden lang flach liegenbleiben. Es besteht eine, allerdings nur sehr geringe Gefahr der arteriellen Schädigung sowie einer allergischen Reaktion auf das Kontrastmittel.

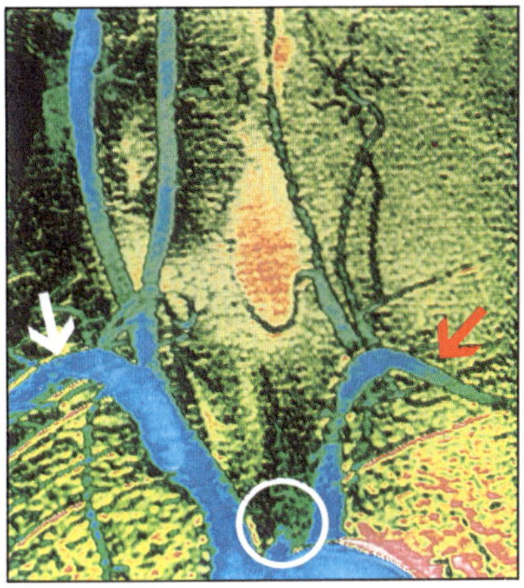

Angiogramm: Karotis

Dieses Angiogramm zeigt die drei Hauptarterien, die von der Aorta in Höhe des Halses abzweigen. Die Aorta ist der blaue bogenförmige Bereich unten im Bild. Die beiden *Arteriae subclavia* sind im Bild sichtbar: die linke (weißer Pfeil) und die rechte (roter Pfeil). Dazwischen ist eine der Karotisarterien gleich in ihrem Ausgangsbereich (Kreis) komplett verlegt und hat einen massiven Schlaganfall ausgelöst.

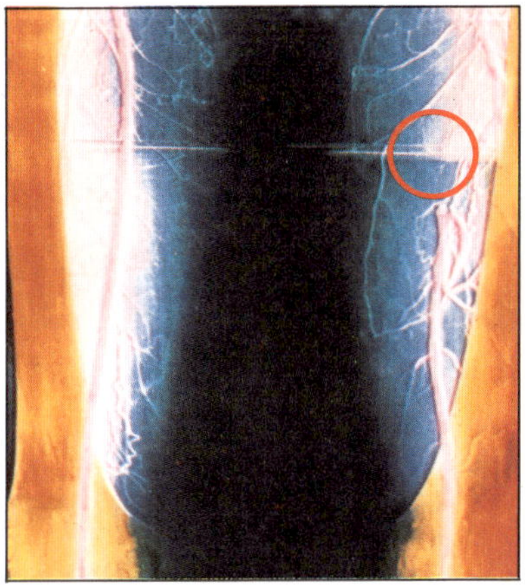

Angiogramm: Beine

Dieses Angiogramm der Beine zeigt die Oberschenkelarterien (die dünnen rosa Balken). Auf dieser Abbildung ist die Hauptarterie des Beins von einem Blutgerinnsel verlegt (Kreis). Neue kleine Blutgefäße haben sich um den blockierten Abschnitt herum gebildet, wodurch zumindest etwas Blut in den unteren Abschnitt der Arterie und in den Unterschenkel gelangen kann.

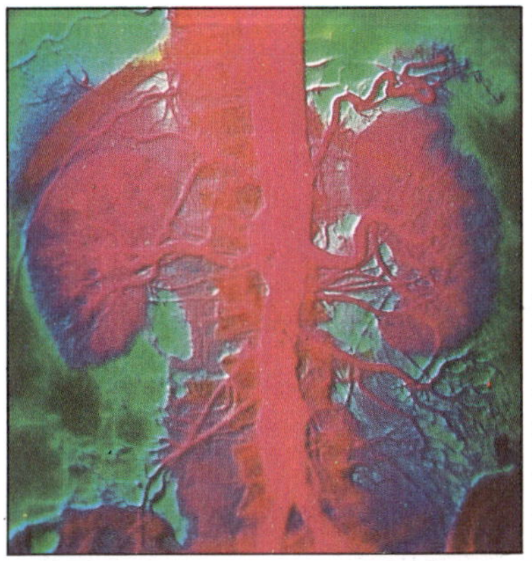

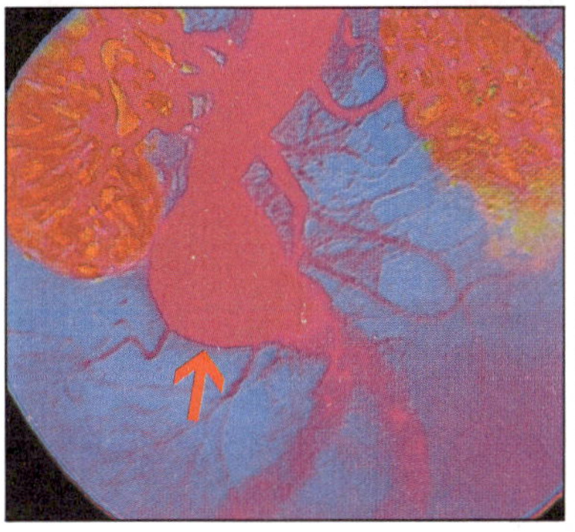

Angiogramm: Nieren

Die Abbildung oben zeigt ein Angiogramm normaler Nieren. Die Abbildung unten zeigt eine ballonartige Schwellung, ein sogenanntes Aneurysma (Pfeil) in der Aorta unter den Nieren. Ein unbehandeltes Aneurysma kann so lange weiterwachsen, bis es platzt.

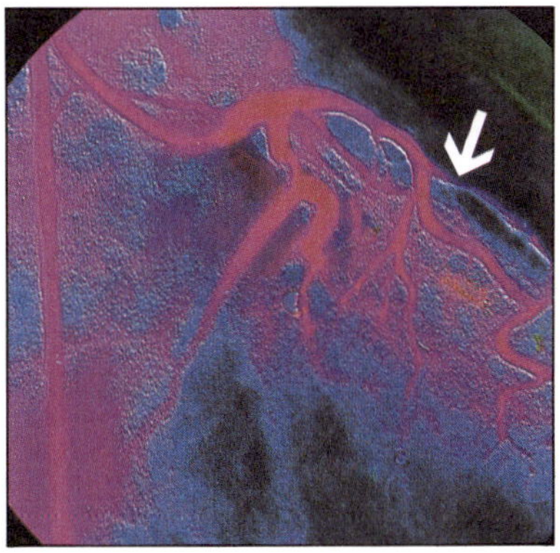

Angiogramm: Herz

Eine Angiographie der Koronararterien, die Koronarangiographie, wird zur Diagnose von Herzerkrankungen eingesetzt. Auf der Abbildung links läßt die Kontrastlösung einen verengten Abschnitt (eine sogenannte Stenose) auf dem *Ramus circumflexus* (Ast der *Arteria coronaria sinistra*, Pfeil) auf der Herzoberfläche erkennen.

Ultraschall

Ultraschall, mit dem man ursprünglich nur Feten im Mutterleib untersuchte, wird heute – oft anstatt der konventionellen Röntgenuntersuchung – zur Diagnose verschiedener Krankheitszustände eingesetzt. Beim Ultraschall werden Hochfrequenz-Schallwellen (vom menschlichen Gehör nicht mehr wahrnehmbar) mit Hilfe eines Schallkopfs zu dem zu untersuchenden Körperteil gesandt. Einige Schallwellen werden durch Körpergewebe absorbiert, andere reflektiert. Das Bild entsteht durch Messung der Schallwellenmenge, die von den verschiedenen Körpergeweben reflektiert wird. Mit dem Ultraschallverfahren lassen sich weiche und mit Flüssigkeit gefüllte Organe, wie etwa die Ovarien, klar darstellen. Weniger geeignet ist es dagegen zur Untersuchung von mit Gas oder Luft gefüllten Organen wie der Lunge. Knochen können Ultraschallwellen überhaupt nicht durchdringen. Die vom Ultraschall erzeugten Bilder lassen sich ohne Zeitverzögerung auf dem Bildschirm zeigen. Diese Technik wird oft angewandt, um mit einer Nadel zielgenau eine Gewebeprobe (Biopsie) in einem Organ vorzunehmen. Ultraschalluntersuchungen des Herzens, sogenannte Echokardiographien, können mit einem einfachen Schallkopf arbeiten, der ein Bündel Schallwellen in gerader Linie durch das Herz aussendet. Der Schallkopf kann aber auch im Winkel von 90 Grad um eine Achse rotiert werden und so zweidimensionale Bilder liefern.

Beim Doppler-Verfahren handelt es sich um eine Abwandlung des normalen Ultraschallverfahrens. Es beruht auf dem Prinzip, daß in einem Blutgefäß fließende Blutzellen Ultraschallwellen reflektieren. Geschwindigkeit und Richtung des Blutflusses durch die Gefäße können gemessen und analysiert werden. Diese Information wird dann als Kurve auf einem Bildschirm wiedergegeben. Das Doppler-Verfahren wird oft vor einer Angiographie eingesetzt und kann in manchen Fällen dieses invasivere Verfahren ersetzen.

Was geschieht beim Ultraschall?

Die nackte Haut wird mit einem Kontaktgel bestrichen, da dies die Leitfähigkeit verbessert und der Schallkopf leicht über das Untersuchungsgebiet bewegt werden kann. Je nach Art der Ultraschalluntersuchung liegen Sie entweder auf einem Untersuchungstisch oder sitzen auf einem Stuhl neben dem Ultraschallgerät. Der Raum ist abgedunkelt, so daß die Bilder Ihres Körpers auf dem Bildschirm klar zu erkennen sind. Die ausgesandten Schallwellen kann man weder sehen noch fühlen. Sie fühlen lediglich einen leichten Druck, den der Schallkopf auf Ihre Haut ausübt. Die Untersuchung dauert zwischen 15 und 30 Minuten.

Bei einer Ultraschalluntersuchung des Bauchraums dürfen Sie mindestens zwölf Stunden vor der Untersuchung nichts mehr essen. Und da der Beckenraum oder ein Fetus in der Gebärmutter am besten mit voller Blase zu erkennen ist, müssen Sie 20 bis 30 Minuten vor einer solchen Untersuchung drei bis vier Gläser Wasser trinken.

Die Ultraschalluntersuchung gilt als sehr sicheres Verfahren, Risiken sind bislang nicht bekannt.

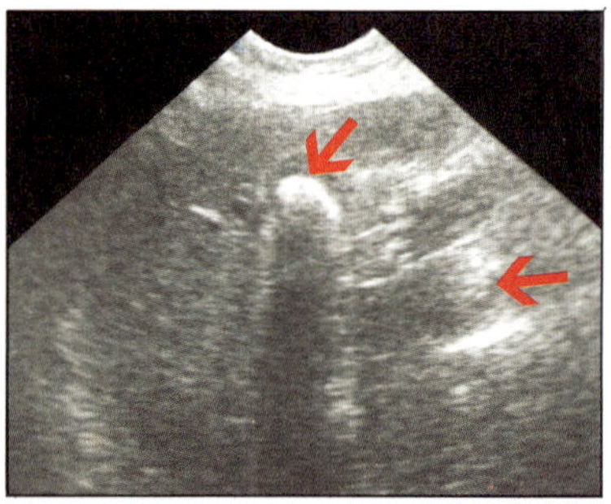

Ultraschall: Gallensteine

Ein genauer Blick auf dieses Ultraschallbild (links) von Leber und Gallenblase läßt in der Gallenblase zumindest zwei Gallensteine (Pfeile) erkennen.

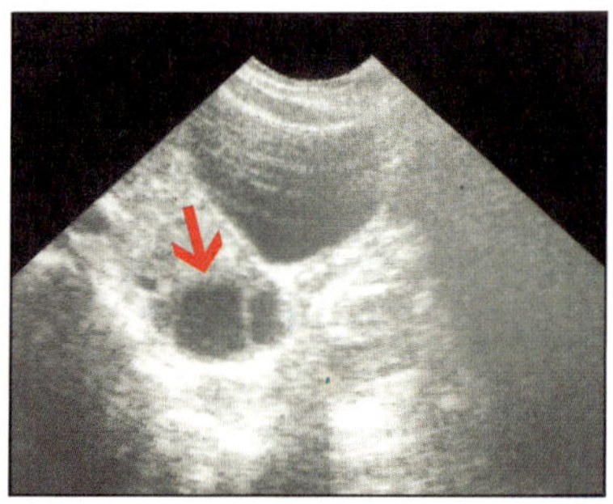

Ultraschall: Weibliches Becken

Dieses Bild zeigt schwach die Ovarien und andere Beckenorgane. Der große dunkle Bereich ist die Harnblase, der kleinere (Pfeil) eine Eierstockzyste.

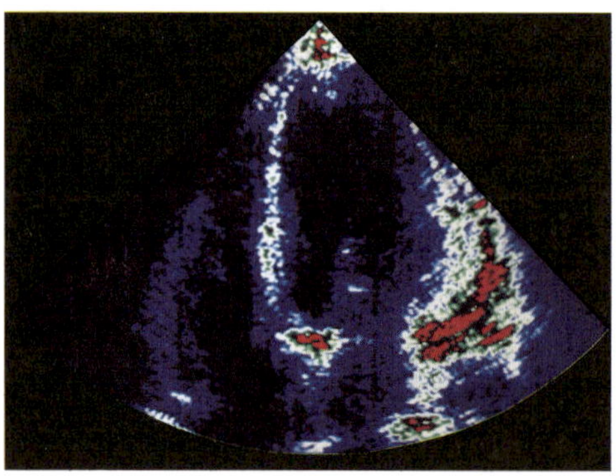

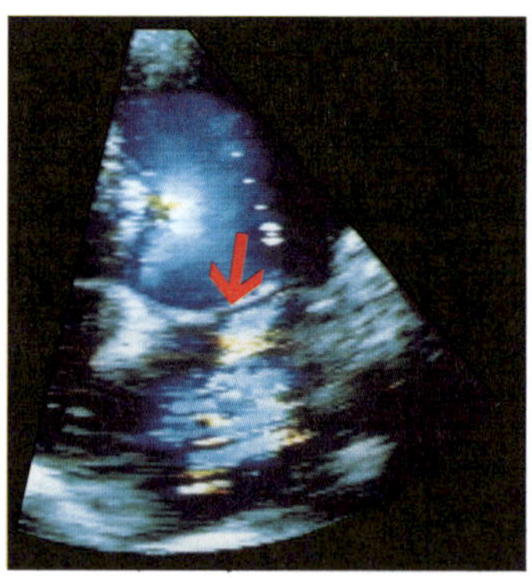

Ultraschall: Doppler-Sonographie des Herzens

Das Bild außen links zeigt das Herz einer Person mit Hypertonie (Bluthochdruck), die eine Verdickung der Muskelwand des linken Ventrikels (rot dargestellt) verursacht hat. Die schwarzen Bereiche sind die zwei großen Herzkammern. Das Bild links innen zeigt den Austritt von Blut aus einer defekten Mitralklappe (zwischen Ventrikel und Vorhof). Normalerweise schließt die Klappe dicht, hier jedoch tritt ein dünner Strahl Blut, sichtbar als dünne blaue Linie (Pfeil), aus.

Computertomographie

Die Computertomographie (CT) arbeitet zwar auch mit Röntgenstrahlen, setzt sie jedoch anders ein als die konventionelle Röntgenuntersuchung: Ein Scanner sendet aus vielen verschiedenen Richtungen Röntgenstrahlen durch die zu untersuchende Körperschicht und zeichnet die jeweils absorbierte Strahlenmenge auf. So werden viele verschiedene Projektionen derselben Schicht erzeugt, in einen Rechner über Dichtemessungen zu einem Bild verarbeitet und auf dem Monitor widergegeben. Der Computer erzeugt eine Serie von Querschnittsaufnahmen, die ein klares Bild der in der untersuchten Körperschicht lokalisierten Organe wiedergeben. Der Computer kann Horizontalschnittbilder, Vertikalschnittbilder und auch 3D-Bilder erzeugen.

Die heutigen CT-Scanner sind in der Lage, sehr viel genauere Aufnahmen von Kopf und Körper zu liefern als konventionelle Röntgengeräte und machen häufig unangenehme, invasive und potentiell gefährliche Diagnosetechniken wie explorative Eingriffe überflüssig.

Was geschieht beim CT?

Sie liegen ruhig auf einem Untersuchungstisch im Innern der kreisförmigen Öffnung des Scanners. Das Bedienungspersonal wird Ihnen wahrscheinlich eine jodhaltige Farblösung als Kontrastmittel in eine Armvene injizieren (um Blutgefäße und eventuelle Tumoren besser sichtbar zu machen). Bei Untersuchung des Bauch- oder Beckenraums werden Sie eine sehr schwache Bariumsulfatlösung schlucken müssen. Das Verfahren selbst ist nicht weiter unangenehm.

Die Untersuchung dauert normalerweise eine Stunde oder länger, je nachdem, wie oft Winkel und Lage verändert werden müssen. Sind mehrere Winkel nötig, müssen Sie wahrscheinlich die Position wechseln, das Bedienungspersonal wird gegebenenfalls Sie und/oder den Scanner neu ausrichten.

Bei manchen Menschen besteht die Gefahr einer allergischen Reaktion auf das Kontrastmittel. Die Kontrastlösung kann darüber hinaus die Nieren schädigen.

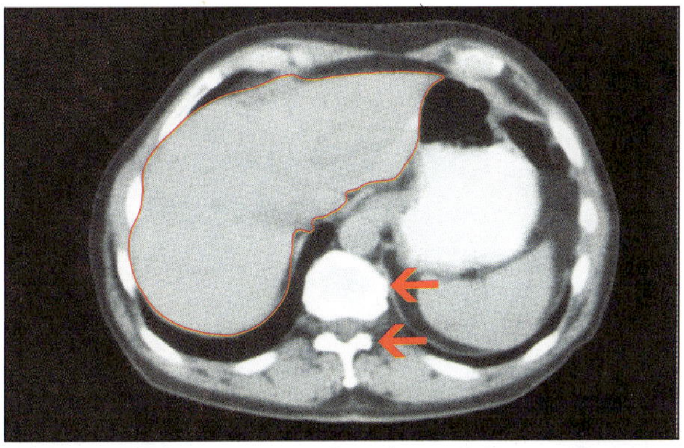

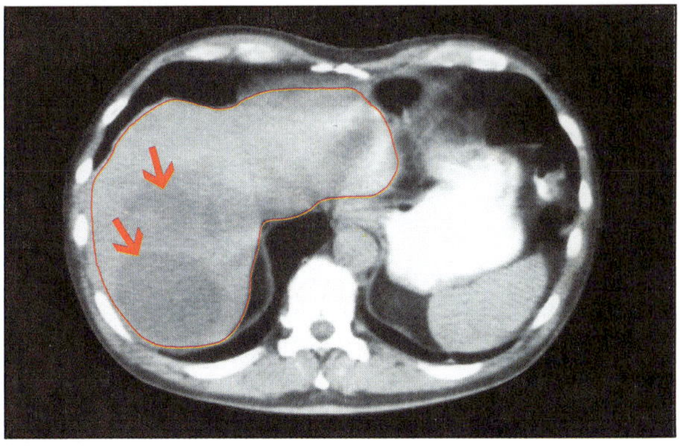

CT: Leber

Eine normale CT-Aufnahme des Körpers (oben) zeigt die gesunde Leber als eine große graue Form (Umrandung). Die Wirbelsäule und das Rückenmark (rote Pfeile) befinden sich in der Mitte, die Rippen sind als blaße unterbrochene Linie, die die inneren Organe umgibt, zu erkennen. Die kleinere graue Form ist die Milz. Das Scan unten zeigt eine Leber, die in einem Lappen kreisförmige Flecken aufweist (rote Pfeile). Es handelt sich hierbei um Abszesse. Die Aufnahme ist so klar, daß der Arzt mit einer Nadel eine Gewebsprobe entnehmen kann.

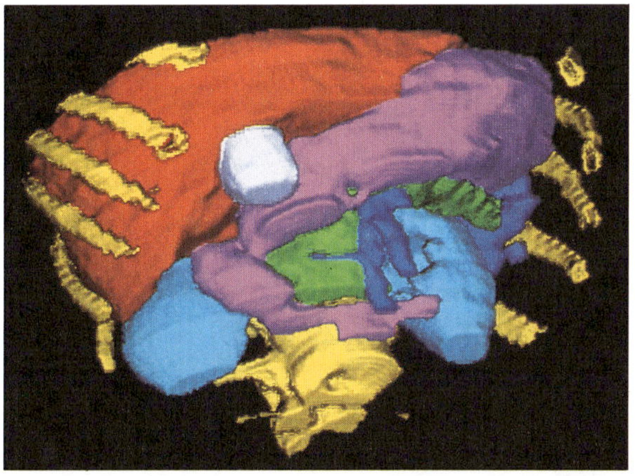

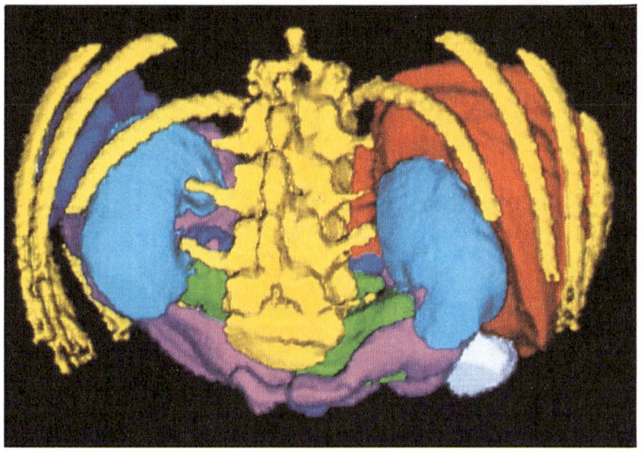

CT: Oberer Bauchraum

Diese dreidimensionalen CT-Scans zeigen die Organe im oberen Bauchraum. Zur besseren Identifizierung der einzelnen Organe wurden die Aufnahmen koloriert: die Leber rot-braun, die Gallenblase weiß, der Verdauungstrakt fliederfarben, die Nieren blau und Wirbelsäule und Rippen gelb.

Kernspintomographie (Magnetresonanz-Verfahren, MR-Verfahren)

Auch die Kernspintomographie bedient sich eines Computers, um die durch einen Scanner aufgezeichneten Informationen bildlich darzustellen. Im Gegensatz zur CT werden keine Röntgenstrahlen eingesetzt, sondern ein gewaltiger Magnet, der die Kerne einiger Wasserstoffatome im Körper nach einem bestimmten Muster ausrichtet. Ein kurzer Hochfrequenzimpuls wird dann durch den Körper gesandt, wodurch die Wasserstoffkerne kurz ihre ursprüngliche Position verlassen. Bei der Rückkehr zu ihrem ursprünglichen Muster senden sie elektrische Signale aus. Diese Signale werden vom Gerät aufgenommen und von einem Rechner analysiert. Mit Hilfe dieser ausgewerteten Kernsignale führt der Computer dann die Bildrekonstruktion durch.

Was geschieht beim MR-Verfahren?

Während der Untersuchung muß der Patient bis zu einer Stunde ruhig in einer engen Röhre im Innern des Ringmagneten liegen. Leiden Sie an Platzangst, lassen Sie sich vorsorglich ein Beruhigungsmittel geben. Die Untersuchung selbst bereitet weder Schmerzen noch körperliches Unwohlsein.

Während der Untersuchung macht der Magnet laut rasselnde Geräusche. Vielleicht werden Ihnen vorher Kopfhörer angeboten, mit denen Sie Musik hören und diese Arbeitsgeräusche überdecken können. In der Untersuchungsröhre ist auch eine Art Alarmknopf angebracht, so daß Sie jederzeit dem Bedienungspersonal anzeigen können, daß Sie etwa Platzangst bekommen oder sich ansonsten nicht wohl fühlen. Die Untersuchung wird dann unverzüglich abgebrochen, und man holt Sie aus der Untersuchungsröhre heraus.

Das MR-Verfahren birgt keine Risiken in sich und hat keine unerwünschten Wirkungen. Da der Scanner jedoch ein ausgesprochen starkes Magnetfeld erzeugt, dürfen Sie während der Untersuchung keine metallenen Gegenstände am Körper tragen. Deshalb müssen Sie Ihrem Arzt auch vorher sagen, ob Sie Metallimplantate wie künstliche Gelenke, Platten, Clips aus Metall oder elektrische Hilfsmittel wie ein Hörgerät oder einen Herzschrittmacher tragen. All diese Gegenstände können durch den Magneten beeinträchtigt werden, der Herzschrittmacher kann sogar aussetzen, was tödlich enden kann.

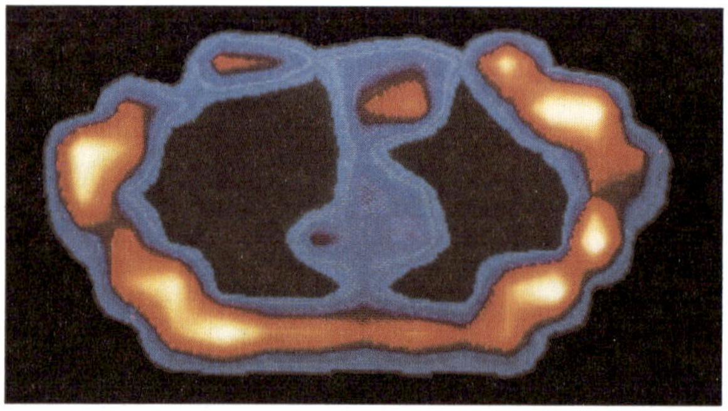

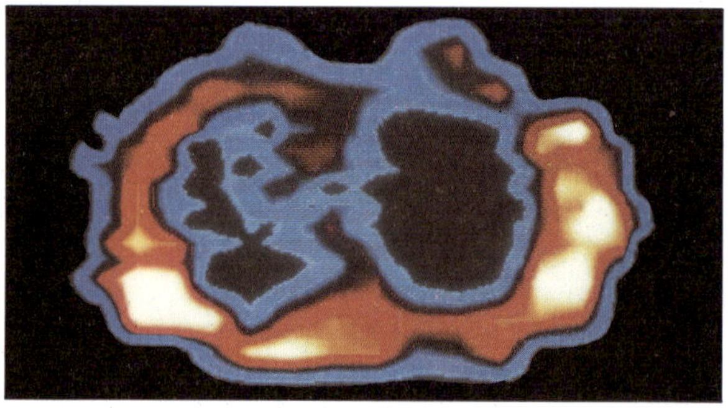

MR-Verfahren: Brust

Diese zwei MR-Scans zeigen Querschnittsaufnahmen einer gesunden Brust (oben) und einer Brust mit einem Tumor im linken Lungenflügel (oben rechts). Die Lungen sind die großen schwarzen Bereiche jeweils mitten im Bild, die rot-gelben Bereiche stellen die Rippen dar. Auf dem Bild rechts oben deutet die reduzierte Größe der Lunge links und das vermehrte Vorkommen von Blau in der Lunge auf einen Tumor hin.

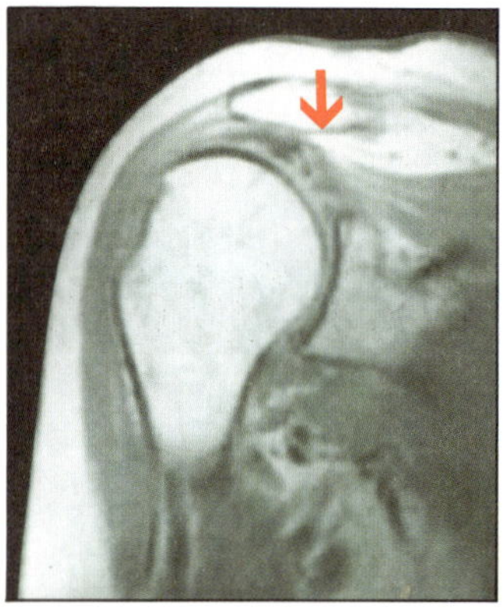

MR-Verfahren: Schulter

Dieses MR-Scan (links) zeigt eine Schulter in der Vorderansicht. Im Scan sind Weichteilgewebe wie Bänder und Muskeln klar sichtbar. Das Scan läßt auch einen Riß (Pfeil) in der Supraspinatussehne im oberen Schulterbereich erkennen.

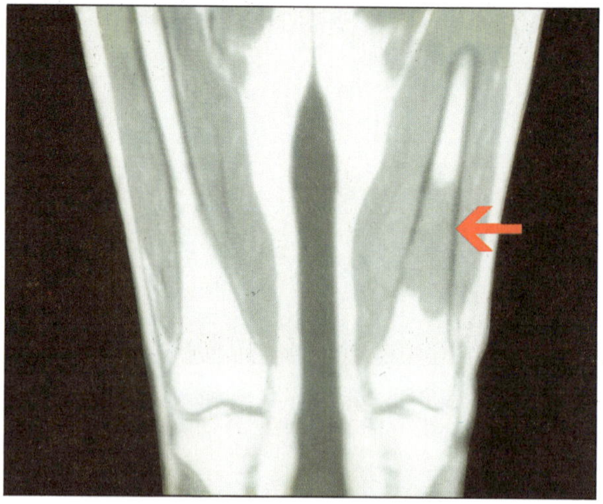

MR-Verfahren: Beine

Das Bild zeigt ein normales Bein (links) und einen Oberschenkelknochen (rechts) mit einem dunklen Bereich (Pfeil), der durch einen Tumorbefall des Knochens verursacht ist.

Szintigraphie

Bei der Szintigraphie wird eine radioaktive Substanz, sogenannte Tracer oder Isotope, entweder geschluckt oder in den Körper injiziert. Der Arzt sucht hierbei Tracer aus, die sich nur in dem zu untersuchenden Organ anreichern (Jod zum Beispiel konzentriert sich in der Schilddrüse). Nach Eintritt in den Blutstrom bewegt sich der Tracer zum Zielorgan, von wo aus er winzige Mengen Gammastrahlen aussendet, die gemessen werden. Die Information wird vom Computer ausgewertet und zu einem Bild des Organs zusammengesetzt. Die Szintigraphie läßt sich auch zusammen mit einem Computer einsetzen, um die Bildgebung bei Techniken wie der Single-Photon-Emissionscomputertomographie (SPECT) – bei der Querschnittsbilder des Körpers mit der Gammakamera, die um den Patienten rotiert, aufgenommen werden – und der Positronenemissionstomographie (PET) zu unterstützen.

Was geschieht bei der Szintigraphie?

Nachdem Sie den Tracer geschluckt oder injiziert bekommen haben, müssen Sie warten, bis er mit dem Blutstrom durch Ihren Körper gewandert ist, um sich im Zielorgan anzureichern, bevor Sie untersucht werden. Während Sie auf einem Untersuchungstisch liegen oder sitzen, wird eine Gammakamera dicht an den zu untersuchenden Bereich gebracht. Während die Aufnahme gemacht wird, müssen Sie still sitzen, allerdings möglicherweise zwischendurch die Position wechseln. Das Bedienungspersonal wird Sie und/oder die Gammakamera hierzu gegebenenfalls neu positionieren. Das Verfahren dauert eine bis fünf Stunden. In manchen Fällen werden Sie zu einer zweiten oder dritten Szintigraphie wiederkommen müssen. Das Verfahren ist schmerzlos, und der Tracer wird schnell in harmlose Substanzen abgebaut und aus dem Körper ausgeschieden.

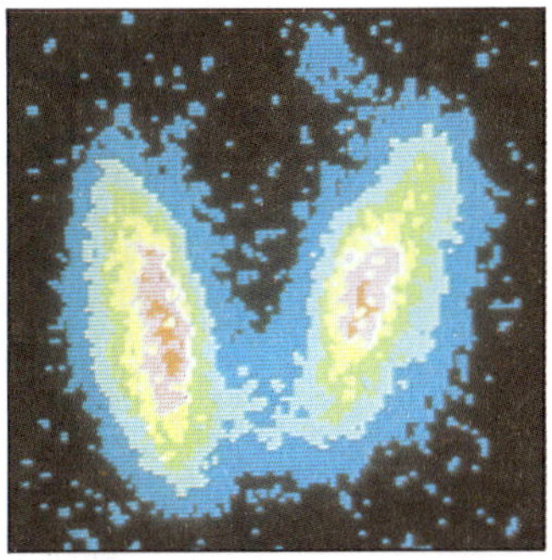

Szintigraphie: Schilddrüse

Radioaktives Jod, oral eingenommen oder injiziert, gelangt zur Schilddrüse, wo es der Körper zur Bildung von Schilddrüsenhormonen einsetzt. Die Verteilungsdichte der aus dem Körper austretenden Strahlung ergibt ein Bild, das die zwei gleich großen Lappen der normalen Schilddrüse zeigt, wie hier links abgebildet.

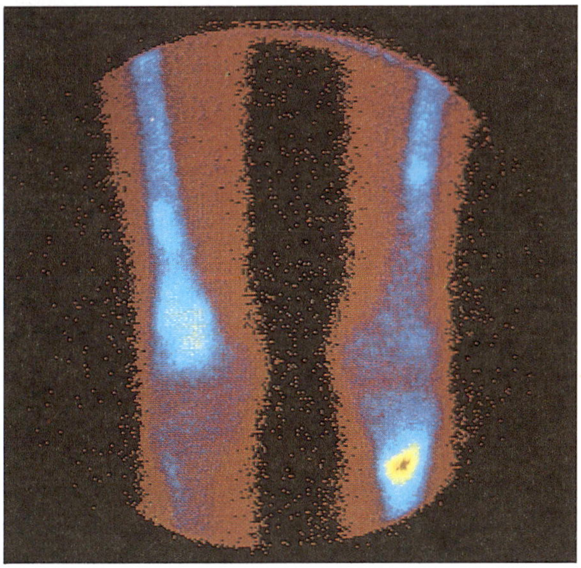

Szintigraphie: Beinknochen

Das von der Gammakamera erzeugte Bild zeigt helle Punkte im unteren Femurabschnitt (Oberschenkelknochen, links) und unterhalb des Knies (rechts). Diese hellen Punkte stellen Zellen dar, die sich, ausgehend von einem Karzinom, mit dem Blutstrom anderswo im Körper ausgebreitet haben.

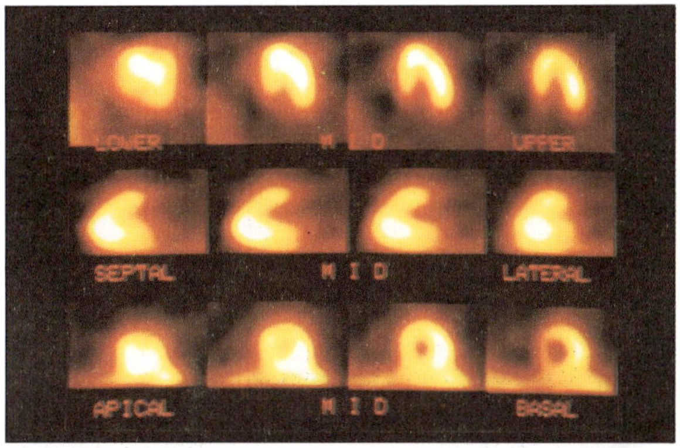

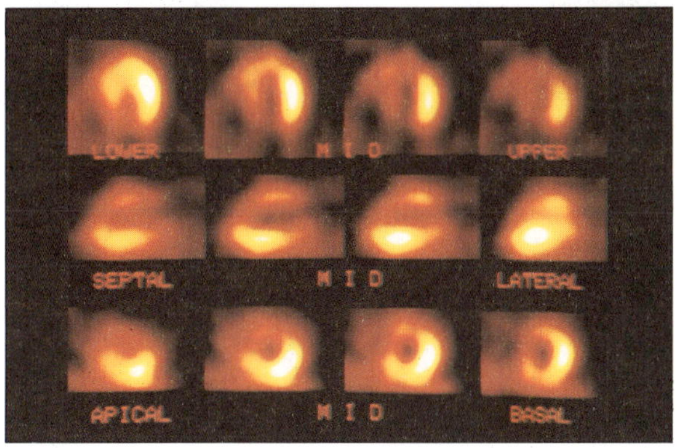

SPECT: Herz

Diese beiden Serienaufnahmen, die während eines Streßtests gemacht wurden, zeigen die normale Blutzirkulation (leuchtendgelbe Bereiche) in einem Ruheherzen (Bild oben) und ausgedehnte Bereiche verminderter Zirkulation (orange und braune Bereiche) in einem Herzen nach Belastung (Bild unten). SPECT-Untersuchungen dienen der Feststellung, ob in einem speziellen Bereich des Herzens die Blutzirkulation unterbrochen oder die Blutzufuhr nicht ausreichend ist. Bei einem Belastungstest werden Faktoren wie der Blutfluß durch die Herzkranzgefäße und den Herzmuskel überwacht, während sich der Patient – meist am Trainingsrad – körperlich belastet.

Endoskopie

Die Endoskopie ermöglicht dem Arzt einen direkten Einblick in das Körperinnere. Die dafür verwendeten Endoskope sind röhrenförmig und enthalten eine Lichtquelle und ein optisches System. Moderne, flexible Fiberendoskope können sogar einen Chip als Mini-Fernsehkamera enthalten. Weiterhin verfügt ein Endoskop über eine Spül- und Absaugvorrichtung sowie Kanäle zum Einführen spezieller Instrumente. Einblick nehmen kann man mit Endoskopen ins Innere der Lunge, des Verdauungstrakts, der Harnwege und der Gelenke wie dem Knie. In manchen Fällen wird das Endoskop direkt durch eine natürliche Körperöffnung eingeführt. So wird beispielsweise ein Bronchoskop durch Mund, Rachen und Luftröhre in die Lungen gebracht. In anderen Fällen, wie einer Untersuchung der Arterien, wird zunächst ein kleiner Einschnitt vorgenommen, durch den das Endoskop dann ein- und in den zu untersuchenden Bereich weitergeführt wird.

Was geschieht bei der Endoskopie?

Sie müssen Ihre Kleidung ablegen und einen OP-Kittel anziehen. Während der Untersuchung liegen Sie auf einem Untersuchungstisch. Je nach Art der endoskopischen Untersuchung bekommen Sie – oral oder intravenös – entweder ein leichtes Beruhigungsmittel, ein Lokalanästhetikum oder eine Vollnarkose. Die Untersuchung dauert im allgemeinen eine halbe bis eine Stunde.

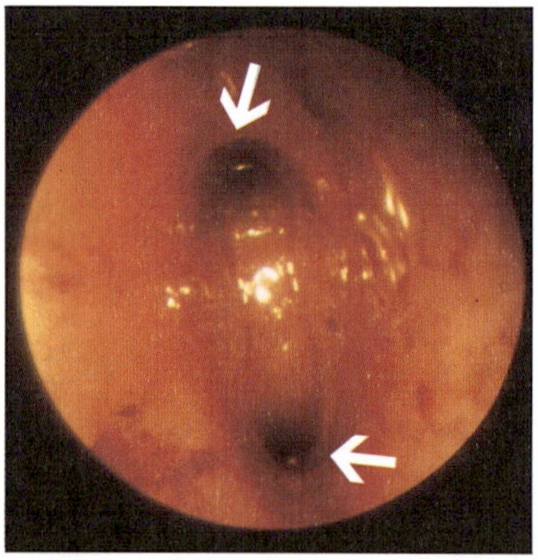

Endoskopie: Uterus

Hier schauen wir mit Hilfe eines Spezialgeräts, des sogenannten Hysteroskops, mitten in die Gebärmutter. Dieses Hysteroskop wird durch Vagina und Gebärmutterhals in die Gebärmutter geführt. Das Bild zeigt die Öffnungen der beiden Eileiter (Pfeile), die Gebärmutter und Eierstöcke miteinander verbinden.

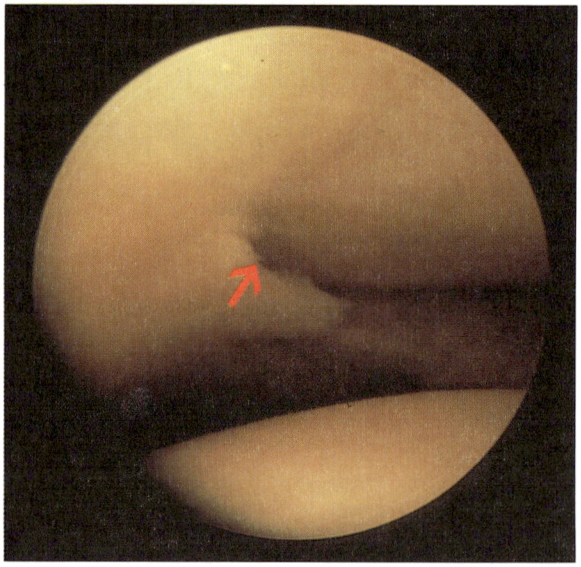

Endoskopie: Knie

Den Blick ins Kniegelenk (oben) erlaubt ebenfalls eine spezielle Endoskopieform, das sogenannte Arthroskop. Die zwei großen hellbraunen Bereiche stellen den Gelenkknorpel dar, der die Knochenenden im Gelenk umgibt. Auf dem Bild ist der Knorpel einer der beiden Kondylen eindeutig geschädigt (Pfeil).

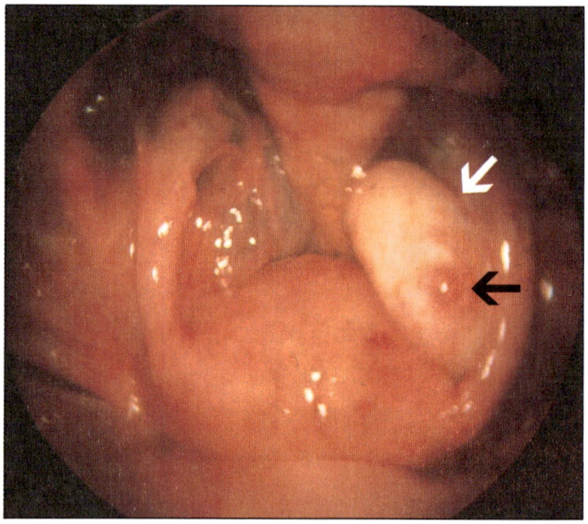

Endoskopie: Eierstock

Der Blick durch ein Hysteroskop zeigt einen Eierstock mit einem reifen Eierstockfollikel. Der Eierstock ist die blassere, ovale Struktur weiter rechts (weißer Pfeil), das Eierstockfollikel der kleinere, runde, dunkle Bereich mitten im Eierstock (schwarzer Pfeil). Im Follikelinnern befindet sich eine Eizelle, die während der Ovulation, dem Eisprung, freigesetzt wird.

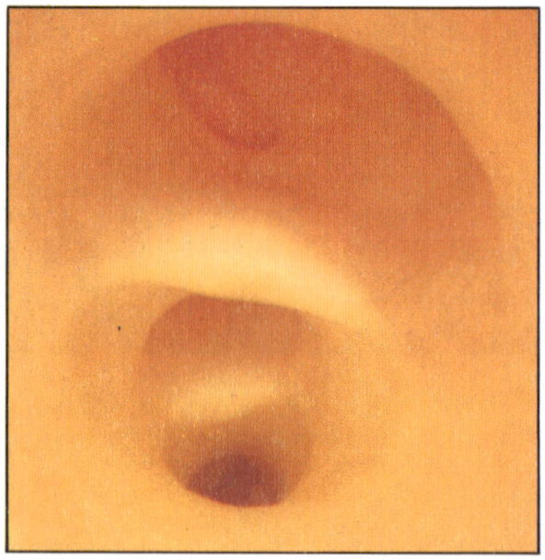

Endoskopie: Arterien

Dieser Blick durchs Endoskop zeigt das Innere einer Arterie an einer Gabelung. Zwei Hauptkanäle sind sichtbar: Zu sehen ist, wie sich die Arterie unten erneut weiterverzweigt.

Teil III

Krankheiten und Probleme der seelischen, geistigen und körperlichen Gesundheit

Infektionskrankheiten

Einleitung

In diesem Abschnitt werden Krankheiten behandelt, die auf Organismen zurückzuführen sind, die im oder auf dem menschlichen Körper leben. So sind beispielsweise winzige, für das menschliche Auge nicht wahrnehmbare Organismen, die in den Körper eindringen und sich dort vermehren, Auslöser für Infektionen. Manche dieser Bakterien, Viren oder Pilze verursachen Infektionen beim gesunden Menschen, während andere dies nur bei Personen mit bereits geschwächtem körpereigenem Abwehrsystem tun. Dank dieses natürlichen Abwehrsystems, dem sogenannten Immunsystem, ist der Körper im allgemeinen in der Lage, eindringende Organismen abzuwehren. Ist diese Abwehr zu schwach, kommt es zur Infektion.

Charakteristikum der auf den nächsten Seiten behandelten Infektionskrankheiten ist, daß sie sich auf den gesamten Körper auswirken. Dagegen werden Infektionen, die ganz spezielle Bereiche des Körpers betreffen, wie Lungenentzündung, Bronchitis und Dysenterie (Durchfall), an anderer Stelle in den entsprechenden Kapiteln abgehandelt. Die Hepatitis beispielsweise wird im Kapitel Leber, Gallenblase und Pankreas auf Seite 490 behandelt. Infektionen, bei denen es sich in erster Linie um Kinderkrankheiten handelt, wie Mumps oder Windpocken, finden Sie in dem Kapitel über Infektionskrankheiten im Kindesalter (Seite 657).

Die sogenannten Invasionskrankheiten, die durch Parasiten ausgelöst werden, die größer sind als die Infektionserreger, werden ab Seite 727 behandelt. In diesen Abschnitt haben wir auch die Gesundheitsstörungen aufgenommen, die auf Bisse oder Stiche einiger bekannter Insekten, wie zum Beispiel der Zecken, zurückzuführen sind.

Viele dieser allgemeinen Infektionen und Invasionskrankheiten sind ansteckend, das heißt, die Erreger sind übertragbar.

Viren und Bakterien

Viren und Bakterien sind die beiden Hauptinfektionserreger. Viren greifen die Zellen an, wobei sie auch die Kontrolle über deren Reproduktionsmechanismen übernehmen, und bringen Tausende neuer Viren im Körper hervor. Dabei werden die ursprünglichen Zellen zerstört und andere dafür eingebracht. Nur wenige Infektionskrankheiten lassen sich mit Virustatika behandeln, die meisten, darunter auch die ganz banale Erkältung, nicht.

Bakterien leben praktisch überall und damit eben auch in und auf unserem Körper. Zu Problemen kommt es dann, wenn sich die an sich harmlosen Bakterien im Körper mannigfach vermehren und Infektionen hervorrufen oder aber wenn schädliche Bakterien in den Körper eindringen – zum Beispiel durch einen Schnitt in der Haut oder mit der Nahrung. Bakterien verursachen Krankheiten, indem sie Toxine (Gifte) produzieren, die die Zellen schädigen. Die meisten Bakterien lassen sich mit Antibiotika in den Griff bekommen. Außerdem sind bakterielle Erkrankungen heute seltener als früher und weniger gefährlich.

Drei typische Bakterienformen

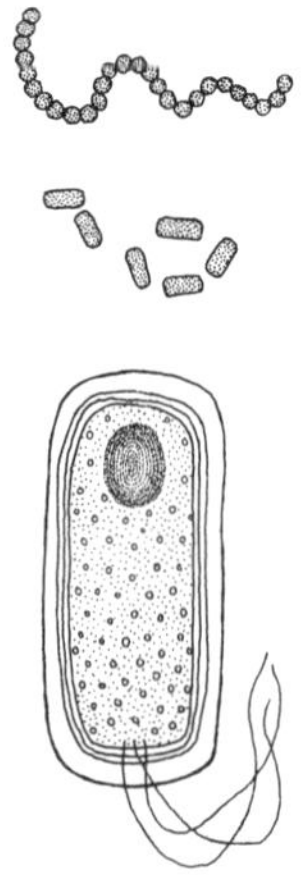

Die Mikroorganismen, die in den Körper eindringen und Infektionen auslösen, verbreiten sich auf unterschiedliche Art und Weise. So können sich die Menschen gegenseitig anstecken, oder aber der Erreger wird vom Tier oder von tierischen Produkten (Fleisch oder Eier) auf den Menschen übertragen. Stirbt ein Erreger, wie etwa das Variolavirus, aus, wird damit auch die Krankheit, in diesem Fall die Pocken, ausgerottet.

Wenn Sie selbst an einer Infektionskrankheit leiden, sollten Sie die nötigen Vorkehrungen treffen, um Dritte nicht anzustecken: Infektionserreger gelangen beim Husten oder Niesen in die Luft oder können beim Naseputzen auf die Hände übertragen werden. Wenn Sie erkältet sind, vermeiden Sie es, Hände zu schütteln oder Nahrung anzufassen (etwa beim Kochen), die andere wahrscheinlich essen werden. Putzen Sie sich die Nase mit Taschentüchern aus Papier – die können Sie einfach wegwerfen oder die Toilette hinunterspülen – statt aus Stoff.

Gastrointestinale Infektionen werden meist als Folge schlechter Hygiene übertragen, vor allem durch das Personal im Gaststättengewerbe. Wer an Durchfall oder Erbrechen leidet, sollte sich nach dem Gang zur Toilette die Hände immer besonders gründlich waschen. Lassen Sie niemanden Ihr Handtuch oder Ihren Waschlappen benutzen.

Wenn Sie glauben, eine Geschlechtskrankheit zu haben (Seite 568), müssen Sie unbedingt beim Geschlechtsverkehr ein Kondom benutzen oder enthaltsam leben, bis der Arzt Ihnen bestätigt hat, daß Ihr Verdacht unbegründet war, die Ansteckungsgefahr vorüber ist oder Sie geheilt sind.

Ist ein Infektionserreger erst einmal in den Körper eingedrungen, dauert es eine gewisse Zeit, bis er sich vermehrt hat und Symptome zeigt. Diesen noch asymptomatischen Zeitraum bezeichnet man als Inkubationszeit, die einige Tage bis mehrere Monate dauern kann. Da die Ärzte die Inkubationszeit der meisten Infektionskrankheiten kennen, läßt sich oft auch feststellen, wann, wo und wie man sich angesteckt hat.

Die Symptome selbst entstehen durch den Versuch des Körpers, gegen die Infektion anzukämpfen. Die Leukozyten (weiße Blutkörperchen) greifen die eindringenden Mikroorganismen an, indem sie entweder versuchen, sie aufzufressen, oder Antikörper zu deren Inaktivierung produzieren. Und dieser Prozeß verursacht eben Symptome.

Immunisierung zusammen mit der Gabe von Antibiotika und Antimykotika werden oft zur Unterstützung der körpereigenen Abwehr eingesetzt. Allerdings sind Antibiotika gegen die meisten Viren unwirksam.

Influenza (Grippe)

Die Influenza bzw. Grippe ist eine Virusinfektion, die besonders leicht über ausgehustete oder ausgenieste Tröpfchen oder durch Händeschütteln von Mensch zu Mensch übertragen wird. Das Virus dringt über Nase oder Mund in die oberen Atemwege ein und kann so auch den restlichen Atemwegstrakt einschließlich der Lungen befallen. Symptome treten nach einer Inkubationszeit von ein bis vier Tagen auf. Influenzaepidemien, bei denen viele Menschen in ein und derselben Region erkranken, treten meist im Winter oder zu Frühjahrsbeginn auf.

Anzeichen

Frühsymptome sind Schüttelfrost, Fieber bis zu 40 Grad Celsius, Schnupfen, Kopfschmerzen, Muskel- und Halsschmerzen. Hinzu kommen später ein trockener Stakkatohusten und oft auch Schmerzen in der Brust. Das Fieber dauert im allgemeinen drei bis fünf Tage. Verläuft die Erkrankung ohne Komplikationen, sollte man nach ein, zwei Wochen wieder völlig hergestellt sein. Das allgemeine Schwächegefühl kann aber auch noch einige Wochen nach der Genesung bestehen bleiben.

Risiken

Bei einem wirklich schweren Grippeausbruch haben die meisten Menschen, die in dem betroffenen Gebiet wohnen, die Erkrankung zumindest in einer leichten Ausprägung.

Die Epidemie kommt zum Erliegen, wenn jeder, der von einem bestimmten Virusstamm infiziert war, immun gegen jeden weiteren Angriff dieses Stamms wird. Das Influenzavirus läßt sich in ver-

Grippekomplikationen
Manchmal beschränken sich die Grippesymptome in erster Linie auf die oberen Atemwege. Wenn sich aber eine bakterielle Infektion aufpropft, können sich die Infektionserreger durch die Luftröhre bis hinunter zu den Lungen ausbreiten und dort eine Lungenentzündung verursachen.

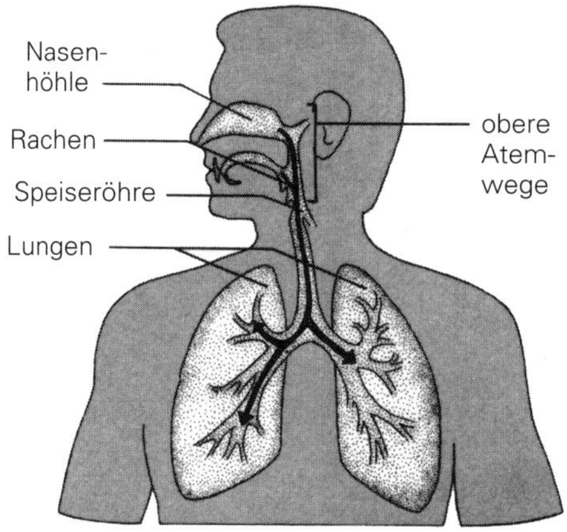

schiedene Typen unterteilen, die bekanntesten sind Typ A und B. Neue Stämme werden nach dem Ort ihrer Herkunft bezeichnet, so etwa die Bangkok- oder die Leningrad-Grippe. Die gegen einen Stamm erworbene Immunität ist nur vorübergehender Art und schützt nicht gegen andere Grippeviren.

Die Hauptgefahr bei der Influenza ist, daß als Komplikation eine bakterielle Infektion hinzukommt, die sich von den oberen Atemwegen bis in die Lungen ausbreitet und eine Bronchitis (Seite 457) oder sogar eine Lungenentzündung (Seite 463) verursacht. Solche Komplikationen treten gewöhnlich bei ganz kleinen Kindern, älteren Menschen, starken Rauchern oder bei Personen, die an Diabetes, chronischen Erkrankungen im Brustraum oder chronischer Herzerkrankung leiden, auf.

Was tun?

Eine Grippe muß zwar ihren natürlichen Gang nehmen, die Symptome allerdings können Sie mit Hilfe der nachfolgend aufgeführten Selbsthilfemaßnahmen lindern. Wenn Sie in Ihrer Gegend die einzige Person mit Grippe zu sein scheinen, dann handelt es sich dabei vielleicht um eine andere Viruserkrankung (siehe zum Beispiel unter *Mononucleosis infectiosa*, Seite 271, und Pilzerkrankungen der Lunge, unten).

Behandlung

Selbsthilfe: Sobald die ersten Symptome auftreten, legen Sie sich ins Bett, bis die Temperatur wieder normal ist. Erwachsene können Acetylsalicylsäure oder einen vergleichbaren Wirkstoff einnehmen. Kinder und Jugendliche sollten wegen der Verbindung zwischen dieser Substanz und dem Reye-Syndrom (einer Leber-Hirn-Erkrankung) auf jeden Fall lieber einen anderen Wirkstoff nehmen. Trinken Sie möglichst viel Wasser oder Fruchtsaft. Bleibt das Fieber drei oder vier Tage bestehen, oder haben Sie im Ruhezustand Atemnot, benachrichtigen Sie Ihren Arzt. Auch nach Sinken der Temperatur können Sie sich noch eine Woche oder länger schwach und abgeschlagen fühlen. Gönnen Sie sich möglichst viel Ruhe, bis Sie wieder völlig hergestellt sind.

Professionelle Hilfe: Es gibt keine spezielle Grippetherapie, da Antibiotika gegen Viren nicht wirken. Amantadin (ein Virustatikum) jedoch kann, wenn es sofort bei den ersten Anzeichen einer durch den A-Virus verursachten Influenza verabreicht wird, den Symptomen vorbeugen bzw. sie lindern. Bei Komplikationen wie einer bakteriellen Lungenentzündung werden auch Antibiotika verschrieben.

Personen mit besonders hohem Komplikationsrisiko raten die Ärzte zu einer jährlichen Influenzaimpfung. Da das Virus praktisch jedes Jahr wechselt, muß die Impfung jedes Jahr mit aktueller Antigenkombination neu verabreicht werden und kann keinen absoluten Grippeschutz gewährleisten. Der Impfstoff schützt Sie gegen den Virusstamm, gegen den er wirksam ist, im günstigsten Fall einen Winter lang.

Pilzerkrankungen der Lungen

Einige Erkrankungen werden durch verschiedene Pilztypen, die in erster Linie die Lungen infizieren, verursacht. Die Infektion erfolgt nach dem Einatmen der Pilzsporen.

Verschiedene Pilztypen treten regional gehäuft auf. So wird der *Cryptococcus*, der Erreger der Kryptokokkose, durch Hühner- und Taubenkot übertragen, während der *Coccidioides immits*, der Erreger der Coccidioides-Mykose, in semiarider Wüstenerde, im Süden und Westen der USA, Mittel- und Südamerika und lokal auch in China lebt. Er gedeiht in mit Vogel- und/oder Fledermauskot angereicherter Erde.

Pilzerkrankungen können zwar ohne Behandlung wieder verschwinden. Sie können sich aber auch über den Blutstrom im ganzen Körper verbreiten und gefährliche Komplikationen hervorrufen.

Anzeichen

Die meisten dieser Krankheiten beginnen mit grippeähnlichen Symptomen (siehe Influenza, Seite 267) wie Fieber, Husten, Brust- und Muskelschmerzen, wobei der Schweregrad der Symptome variiert. Die Kryptokokkose kann zum Beispiel symptomlos verlaufen oder aber auch mit Gewichtsverlust, nächtlichen Schweißausbrüchen und Kurzatmigkeit und den erwähnten grippeähnlichen Symptomen einhergehen.

Blastomykosen verursachen manchmal schmerzlose Hautläsionen und können eine Prostataentzündung zur Folge haben (Seite 545).

Risiken

Erholen sich auch die meisten Menschen innerhalb weniger Wochen ohne Behandlung von einer Pilzerkrankung der Lungen, gibt es doch auch Fälle, in denen sich die Krankheit über den Blutstrom in anderen Teilen des Körpers ausbreitet. Besonders anfällig für Komplikationen – zu denen auch die gefährliche Meningitis (Seite 324) gehört – sind Personen mit Diabetes, chronischer Lungen-, Blut- oder Nierenerkrankung sowie Krebs. Und auch bei älteren Menschen und kleinen Kindern ist häufiger mit schweren Symptomen und Komplikationen zu rechnen. Darüber hinaus kann eine Pilzinfektion der Lungen eine chronische Lungenerkrankung zur Folge haben.

Was tun?

Wenn die oben aufgeführten Symptome nicht innerhalb von zwei Wochen verschwinden, suchen Sie Ihren Arzt auf. Er wird Sie untersuchen und vielleicht verschiedene Bluttests vornehmen, Proben von Ihrem Auswurf, Ihrer Rückenmarksflüssigkeit, Ihrem Urin oder einer anderen Körperflüssigkeit nehmen, um diese auf Zeichen einer Pilzinfektion oder einer anderen Ursache für das Bestehenbleiben Ihrer Symptome zu überprüfen.

Behandlung

Liegt eine Pilzerkrankung der Lungen vor, und sind die Symptome schwer, oder haben Sie ein erhöhtes Komplikationsrisiko, werden wahrscheinlich Antimykotika verschrieben. Das Mittel kann intravenös verabreicht werden. Manchmal läßt sich die Infektion durch eine solche Behandlung – die allerdings oft mehrere Wochen dauert – bereits beseitigen.

Sporotrix-Mykose

Die Sporotrix-Mykose ist eine durch einen Pilzerreger verursachte Hauterkrankung. Dieser Pilz lebt in der Erde und in verfaulender Vegetation, und die infektiösen Pilzsporen werden oft durch Rosendornen oder durch Splitter von vermoderndem Holz übertragen.

Gelangen die Sporen durch eine Wunde in die Haut, bildet sich innerhalb von zwei Wochen ein warzenähnlicher, verkrustender Abszeß. Das Geschwür ist schmerzlos, heilt jedoch nicht ab, und die Infektion breitet sich zu den am nächsten darüber sitzenden Lymphknoten aus. Der infizierte Bereich weist eine große umschriebene Hautläsion mit einer Reihe kleinerer Geschwüre oder entzündeter Lymphknoten in direkter Linie darüber auf.

Glauben Sie einen wie beschrieben aussehenden Hautbereich zu haben, dann suchen Sie Ihren Arzt auf, der zur mikrobiologischen Untersuchung wahrscheinlich etwas Eiter aus dem Geschwür entnehmen wird. Bei Vorliegen einer Sporotrix-Mykose wird der Arzt Ihnen ein Antimykotikum zum Abheilen des Geschwürs verschreiben.

Staphylokokkeninfektionen

Der *Staphylococcus aureus* besiedelt normalerweise – völlig harmlos – Nase, Mund, Rektum oder Genitalbereich. Gelangt der *Staphylococcus* jedoch durch beispielsweise eine Stichwunde in einen anderen Teil des Körpers, kann er toxische Substanzen produzieren, die das Gewebe aushöhlen. Die Bakterien können überall auf oder im Körper eitrige Abszesse verursachen. Besonders anfällig für diese Infektion sind Personen mit chronischer Leber- oder Nierenerkrankung, Diabetes oder Krebs.

Hautinfektionen

Verschiedene relativ häufige Hautinfektionen können durch den *Staphylococcus* verursacht werden. Furunkel (Seite 392), Impetigo (Seite 393), Phlegmone (Seite 394) und Paronychie (Seite 253) mit Nagelbefall sind nur einige Beispiele dafür. Der *Staphylococcus* kann jede offene Schnitt- oder Hautwunde infizieren.

Follikulitis. Diese Staphylokokkeninfektion ist die etwas kleinere Version eines Furunkels, bei der sich rund um die Haarfollikel überall am Körper kleine Pusteln mit weißem Kopf bilden. Durch Reibung, Verstopfung des Follikels oder Verletzung (zum Beispiel Schnitt mit der Rasierklinge) können sie einen exanthemartigen Hautausschlag auslösen.

Toxisches Schocksyndrom. Bei dieser Krankheit setzt eine Staphylokokkeninfektion irgendwo im Körper ein Toxin in den Blutstrom frei, wodurch Fieber, Durchfall und ein sonnenbrandähnlicher Ausschlag, der schließlich zum Ablösen der Haut führt, hervorgerufen werden. Über das toxische Schocksyndrom wurde zu Beginn der achtziger Jahre viel publiziert, da es damals in den USA durch das Tragen supersaugfähiger Tampons zu einem epidemieartigen Ausbruch kam. Es kann aber auch zusammen mit infizierten Wunden, operativen Eingriffen oder anderen Staphylokokkeninfektionen auftreten. Das Vollbild dieses Syndroms kann sich in starkem Blutdruckabfall, Schädigung der Leber, Nieren und anderer Organe äußern und – bei Nichtbehandlung – einen tödlichen Ausgang nehmen.

Wundkomplikationen. Jede Hautwunde, ob durch eine Verletzung oder einen chirurgischen Eingriff verursacht, kann sich mit dem normalerweise auf der Haut angesiedelten *Staphylococcus* infizieren. Symptome einer solchen Komplikation sind Eiterbildung, Schmerzen, Rötung bzw. Hitzegefühl im Wundareal sowie Fieber und Schüttelfrost.

Sonstige Staphylokokkeninfektionen

Staphylokokken können überall im Körper eine Infektion auslösen. Am Auge können sie Gerstenkörner (Seite 370) und verschiedene Formen der Konjunktivitis (Seite 371) hervorrufen, in der Brust, vor allem bei Stillenden, einen Brustabszeß.

Staphylokokkeninfektionen entstehen durch eine Weiterverbreitung der Bakterien über den Blutstrom auch in Knochen und Gelenke. In den Lungen kann sich eine Staphylokokkenpneumonie (siehe Pneumonie, Seite 463) entwickeln. Sie entsteht, wenn die Bakterien im Blutstrom zirkulieren, sich ein Abszeß an einer der Klappen der rechten Herzhälfte ansiedelt oder als Komplikation einer Influenza (Seite 267).

Wird die Herzinnenhaut durch Staphylokokken infiziert, entwickelt sich eine Endokarditis (Seite 433). Diese Störung kann eine irreversible Herzschädigung zur Folge haben und in manchen Fällen sogar zum Tod führen. Eine Lebensmittelvergiftung durch Staphylotoxin-haltige Nahrung führt zu Krämpfen, Erbrechen und Durchfall.

In seltenen Fällen können Staphylokokken auch im Dickdarm eine Infektion hervorrufen. Ausgelöst wird diese durch die Gabe von Antibiotika, die unter anderem auch die Bakterienarten abtöten, die den Verdauungstrakt besiedeln. Das so gestörte Gleichgewicht in der Darmflora verursacht Bauchschmerzen, einen angeschwollenen Bauch und blutigen Durchfall.

Behandlung

In leichten Fällen der Staphylokokkeninfektion wie der Follikulitis oder den Furunkeln reicht es oft schon, die Infektionsursache durch Reinigung des infizierten Bereichs mit Wasser und Seife zu beseitigen. Bleibt die Infektion trotzdem bestehen, oder haben Sie starke Symptome, sollten Sie unbedingt Ihren Arzt aufsuchen. Er wird Ihnen ein Antibiotikum gegen die Infektion verschreiben.

Streptokokkeninfektion

Auch der *Streptococcus* kommt vornehmlich auf der Haut, in Nase und Rachen und andernorts im Körper natürlich vor. Auf der anderen Seite sind die Streptokokken aber auch für eine beträchtliche Anzahl von Halsentzündungen und Wundinfektionen verantwortlich.

Septische Angina

Zwischen der durch den *Streptococcus pyogenes* verursachten sogenannten septischen Angina und der durch eine Virusinfektion hervorgerufenen Halsentzündung unterscheiden, kann nur der Arzt. Sind die Mandeln stark geschwollen und glühend rot, liegt wahrscheinlich eine septische

Angina vor. Zur definitiven Diagnosestellung muß der Arzt einen Rachenabstrich für die mikrobiologische Untersuchung vornehmen.

Streptokokken-Hautinfektion

Viele verschiedene Formen von Hautinfektionen werden durch Streptokokken ausgelöst – dazu gehören auch jene, die mit Verbrennungen und einfachen Schnitt- und Quetschwunden sowie infizierten Operationsschnitten einhergehen. Streptokokken können auch eine Phlegmone (Seite 394) und Impetigo (Seite 393) verursachen.

Sonstige Streptokokkeninfektionen

Der *Streptococcus virudans* besiedelt normalerweise völlig harmlos den Mundraum. Liegt jedoch ein Herzschaden vor (durch einen kongenitalen Defekt oder rheumatisches Fieber), können diese Bakterien die Herzklappen infizieren und damit eine lebensbedrohliche Erkrankung, eine subakute infektiöse Endokarditis (Seite 433), auslösen. Andere Streptokokkentypen können Harnwegsinfektionen und Infektionen im weiblichen Genitaltrakt verursachen.

Behandlung

Wegen der Gefahr ernsthafter Komplikationen sollte jede Streptokokkeninfektion ärztlich behandelt werden. Mit einem Abstrichtupfer macht Ihr Arzt dann einen Rachen- oder sonstigen Abstrich oder setzt andere Diagnoseverfahren einschließlich Bluttests ein, um die Infektionsursache festzustellen. Eine Behandlung mit Antibiotika wirkt im allgemeinen recht schnell.

Mononucleosis infectiosa

Diese Virusinfektion ist auch unter dem Namen infektiöse Mononukleose oder Pfeiffer-Drüsenfieber bekannt. Da sie durch den intensiven Kontakt von Mund zu Mund übertragen wird, spricht man von ihr auch als von der Kußkrankheit. Sie kommt häufiger bei Teenagern und jungen Erwachsenen und vor allem unter Streß vor. Erreger ist meistens das Epstein-Barr-Virus, das sich auf praktisch alle Organe im Körper ausbreiten kann.

Anzeichen

Die frühen Symptome der Mononukleose ähneln denen einer Grippe: Fieber, Schüttelfrost, Kopfschmerzen, Angina und ein ausgeprägtes Krankheits- und Schwächegefühl. Nach etwa einem Tag beginnen auch die Drüsen im Hals, in den Achselhöhlen und/oder Leisten anzuschwellen und zu schmerzen. Zusätzlich dazu kann sich auch noch eine Gelbsucht entwickeln (Seite 490) oder ein den Röteln ähnlicher Hautausschlag (Seite 659). Der Hautausschlag kann sich durch Ampicillin – das oft vor Diagnosefindung zur Behandlung der Angina verschrieben wird – verschlimmern. All diese Symptome klingen normalerweise innerhalb von zwei bis drei Wochen ab. Das Schwächegefühl und eine allgemeine Energielosigkeit können aber noch Wochen oder gar Monate anhalten.

Risiken

Bei Vorliegen einer Mononukleose kann sich neben den Lymphknoten auch die Milz vergrößern. Bei einem Schlag in den linken Oberbauch kann es zum Milzriß und in der Folge zu Blutung und Peritonitis (Seite 482) kommen. In diesem Fall wäre eine Notoperation erforderlich.

Was tun?

Bei Grippesymptomen, die länger als nur ein paar Tage anhalten, suchen Sie Ihren Arzt auf. Das gilt vor allem, wenn Sie gleichzeitig geschwollene Lymphknoten und eine Angina haben. Mit Hilfe einer Blutuntersuchung läßt sich eine infektiöse Mononukleose normalerweise nachweisen. **Selbsthilfe:** Trinken Sie, so schmerzhaft das Schlucken auch sein mag, viel Wasser oder Fruchtsaft – vor allem, wenn Sie Fieber haben. Nehmen Sie gegen die Schmerzen Acetylsalicylsäure (ASS) oder einen vergleichbaren Wirkstoff. (Geben Sie Heranwachsenden wegen der Gefahr des Reye-Syndroms [eine Leber-Hirn-Erkrankung] keine ASS). Ganz wichtig ist viel Ruhe.

Chronisches Müdigkeitssyndrom

Der Begriff Chronisches Müdigkeitssyndrom (CFS von englisch *chronic fatigue disease*) bezieht sich auf einen ganzen Symptomenkomplex, der individuell verschieden ausfällt und sich über einen unterschiedlich langen Zeitraum erstreckt. Personen mit CFS fühlen sich schwach und erschöpft und klagen über eine stark eingeschränkte Leistungsfähigkeit. Selbst einfache Alltagsverrichtungen können ihnen bereits ausgesprochen schwerfallen.

Ob die Ursache nun physischer, psychischer oder gar psychosomatischer Art ist, ist noch nicht eindeutig geklärt. Einige Symptome deuten auf ein geschwächtes Immunsystem hin. Das Syndrom kann bei Streß oder Depressionen auftreten. Ebenfalls noch nicht geklärt ist, ob dem Syndrom eine Infektion oder andere Erkrankung zugrunde liegt oder ob es sich einfach um einen Komplex von Symptomen handelt, die keine spezifische Ursache haben.

Anzeichen

Manche Menschen mit CFS haben Symptome, die denen einer Virusinfektion ähneln. Häufige Anzeichen sind leichtes Fieber, Halsentzündung, schmerzhafte Lymphdrüsen unter den Achseln und/oder am Hals, Muskelschmerzen und -schwäche, Gelenk- und Kopfschmerzen. Letztendlich können auch psychische Störungen wie Angstgefühle und Depressionen auftreten. Patienten mit CFS fühlen sich gewöhnlich nach jeder körperlichen Betätigung extrem müde und schwach. Ebenfalls vorliegen können Vergeßlichkeit, Schlafstörungen und Konzentrationsschwäche. Um die Diagnose CFS stellen zu können, sollten die Symptome seit mindestens zwölf Wochen bestehen, andere Ursachen müssen ausgeschlossen sein. Die Symptome können Monate oder gar Jahre andauern.

Behandlung

Ihr Arzt wird Sie untersuchen und Tests zur Ursachenfindung vornehmen. Starke Müdigkeit kann durch jede chronische Infektion oder Krankheit einschließlich Depressionen (Seite 350), Tuberkulose (Seite 273), Lyme-Borreliose (Seite 276), Hepatitis B und C (Seite 490), rheumatoide Arthritis (Seite 532), Rechtsherzinsuffizienz (Seite 425) und HIV-Infektion (dem AIDS-Virus, Seite 731) ausgelöst werden.

Da die Ursache des CFS bislang nicht bekannt ist, gibt es auch keine wirksame Behandlung. Dennoch lassen sich viele der verschiedenen Symptome für sich behandeln. So kann Ihnen Ihr Arzt gegen die Kopf-, Muskel- und Gelenkschmerzen Paracetamol oder Acetylsalicylsäure verschreiben. (Geben Sie Kindern und Heranwachsenden jedoch keine Acetylsalicylsäure wegen der Gefahr des Reye-Syndroms, einer Leber-Hirn-Erkrankung).

Die meisten Menschen mit CFS genesen irgendwann wieder. Ihre Symptome verschwinden, und sie werden letztlich wieder so leistungsfähig wie vorher. Es gibt allerdings auch Fälle, in denen die Störung auf Dauer bestehen bleibt.

Gürtelrose *(Herpes zoster)*

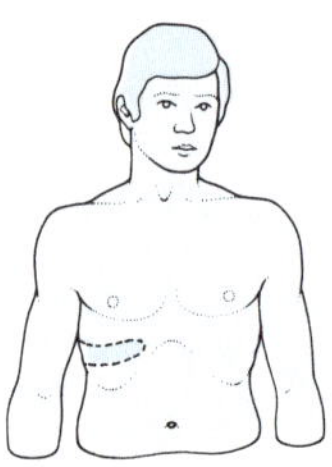

Eine typische Gürtelrosenstelle

Gürtelrose entsteht durch Infektion mit dem Varicella-Zoster-Virus, dem Virus, das die Windpocken verursacht (Seite 660). Das Virus verbleibt nach der Windpockeninfektion im Körper und dringt in die Nervenwurzeln im Hirnstamm oder im Rückenmark ein. Dort schlummert es jahrelang, bis es reaktiviert wird. Es vermehrt sich dann und verursacht starke, messerscharfe Schmerzen sowie einen bandartig auftretenden, bläschenförmigen Hautausschlag entlang des Versorgungsgebiets des Nervs. Was den schlummernden Varicella-Zoster-Virus wieder reaktiviert, ist nicht bekannt.

Anzeichen

Bereits Tage vor der Bläschenbildung treten oft starke brennende Schmerzen im befallenen Bereich auf. Die Gürtelrose zeigt sich häufig an einer Seite des Oberkörpers. Am gefährlichsten ist sie bei Befall von Gesicht und Augen.

Die Zosterbläschen jucken, verkrusten und werden damit weniger ansteckend. Sie verschwinden etwa nach sieben Tagen und hinterlassen kleine Narben, ähnlich wie bei den Windpocken – die Schmerzen bleiben oft noch Wochen bestehen.

Was tun?

Wenn sich die Infektion noch im Frühstadium befindet und Sie älter sind oder eine chronische Erkrankung oder Infektion in Augennähe haben, verordnet man Ihnen vielleicht ein Virustatikum zur Heilungsbeschleunigung. Der Ausschlag ist stets sauberzuhalten.

Tuberkulose *(Tb)*

Tuberkulose, oft auch nur kurz Tb genannt, ist eine bakterielle Infektionskrankheit, die sich langsam entwickelt und, unbehandelt, zu einem chronisch beeinträchtigten Gesundheitszustand und sogar zum Tod führen kann. Bei Gesunden wird Tb durch eine spezielle Bakterienart, die normalerweise von Mensch zu Mensch durch die Luft übertragen wird, verursacht. Die Tuberkulosebakterien greifen gewöhnlich die Lungen an, können sich aber auch in anderen Teilen des Körpers verbreiten, vor allem im Gehirn, in den Nieren oder Knochen. Bei Vermehrung der Bakterien entsteht ein Entzündungsbereich, in dem das Gewebe zerstört wird. Die Bakterien können sich dann zu den nächstgelegenen Lymphknoten ausbreiten.

Während der ersten Phase der Infektion, der sogenannten Primärinfektion, die mehrere Monate dauert, bekämpfen die natürlichen Abwehrkräfte des Körpers die Krankheit und zerstören die meisten Bakterien oder schließen sie in einer bindegewebigen Kapsel ein. In vielen Fällen geht die Erkrankung nicht über diese Phase hinaus. Einige der eingeschlossenen Bakterien jedoch bleiben am Leben und können bei geschwächter Abwehrlage die Infektion wieder reaktivieren. Zur Reinfektion kann es auch bei engem, längerem Kontakt mit einer Person mit aktiver Tuberkulose kommen.

In ihrer zweiten Phase befällt die Tuberkulose meist die Lungen und führt zu einer Beeinträchtigung der Atemleistung. Ähnlich können auch anderswo im Körper kleine Herde eingekapselter Bakterien reaktiviert werden. Solche sekundären Tuberkuloseausbrüche lassen sich im allgemeinen durch Antibiotikagabe eindämmen.

Anzeichen

Im Anfangsstadium bleibt die Tuberkulose oft symptomlos oder zeigt nur leichte Anzeichen, die an eine Erkältung denken lassen. Entwickelt sich die Infektion weiter und erreicht das zweite Stadium, manifestieren sich meist leichtes Fieber, nächtliche Schweißausbrüche, Gewichtsverlust und Müdigkeit ohne erkennbaren Anlaß. Lungentuberkulose, die häufigste Tb-Form, zeichnet sich durch einen zunächst trockenen Husten aus, der letztlich von eitrigem oder blutigem Auswurf begleitet ist. Ebenfalls auftreten können Kurzatmigkeit und Schmerzen in der Brust. Bei Befall eines anderen Organs entwickeln sich die Symptome einer Infektion dieses Organs nach und nach.

Risiken

Die Tb zählt in Europa immer noch zu den häufigsten bakteriellen Infektionskrankheiten. Daß die Zahl der Tuberkulosekranken in den letzten Jahren wieder angestiegen ist, hängt sicherlich nicht zuletzt damit zusammen, daß Träger des HIV (Erreger von AIDS) anfälliger für Tuberkulose sind, da ihr Immunsystem geschwächt ist. Wer inaktive Tuberkulosebakterien in sich trägt und sich dann mit dem HIV infiziert, hat ein erhöhtes Risiko, eine aktive Tb-Infektion zu entwickeln. Ein erhöhtes Tb-Risiko hat auch, wer in Kontakt mit Personen aus Ländern mit hoher Tuberkuloseinzidenz steht. Ebenfalls zur Risikogruppe gehören Personen, die in Einrichtungen für Langzeitpflege leben. Insgesamt jedoch ist das Tb-Risiko für die meisten Europäer sehr gering.

Was tun?

Suchen Sie bei unerwünschtem Gewichtsverlust, generalisiertem Krankheitsgefühl, Fieber mit Schweißausbrüchen und Dauerhusten Ihren Arzt auf. Er wird Sie untersuchen, möglicherweise eine Speichelprobe entnehmen und eine Röntgenuntersuchung der Brust anordnen.

Behandlung

Selbsthilfe: Halten Sie sich strikt an die Anordnungen Ihres Arztes. Nehmen Sie die verschriebenen Medikamente regelmäßig ein, und ernähren Sie sich ausgewogen von naturbelassenen Nahrungsmitteln. Und auch Ruhe ist unerläßlich für eine vollständige Heilung.

Professionelle Hilfe: Zur medikamentösen Behandlung werden Tuberkulostatika eingesetzt. Diese Medikamente müssen in Kombination mehrere Monate lang kontinuierlich eingenommen werden. Bei starker Schädigung eines infizierten Organs kann sich eine operative Entfernung als notwendig erweisen. Selbst nach erfolgreicher Behandlung müssen Sie noch zur regelmäßigen Kontrolluntersuchung, um sicherzustellen, daß die Krankheit nicht wieder aufflackert.

Tetanus (*Wundstarrkrampf*)

Tetanus ist eine gefährliche und oft tödlich endende Krankheit. Erreger dieser Krankheit ist der im Boden lebende *Clostridium tetani.* Diese Bakterie kann durch offene Wunden – durch den Kontakt zum Beispiel mit verunreinigter Erde oder durch die Verletzungsursache selbst, wie etwa ein verunreinigter Nagel oder Dorn – in den menschlichen Körper gelangen und eine Infektion auslösen. Ein von der Bakterie produziertes Gift bzw. Toxin greift die Nervenzellen im Rückenmark, die die Muskelaktivität kontrollieren, an. Nach einer Inkubationszeit von zwei Tagen bis zu zwei oder mehr Wochen beginnen die Muskeln zu schmerzen, werden starr, und es stellen sich Muskelspasmen ein.

Dank der heute gesetzlich vorgeschriebenen Tetanus-Schutzimpfung kommt diese Krankheit in unseren Breitengraden nur selten vor. Kinder erhalten eine Grundimmunisierung in den ersten beiden Lebensjahren; die Impfungen sollten dann alle zehn Jahre aufgefrischt werden.

Trotz Behandlung mit Antikonvulsiva und Muskelrelaxanzien enden etwa 40 Prozent aller Tetanusfälle, oft wegen Atemversagens, tödlich.

Was tun?

Jedes Familienmitglied sollte gegen Tetanus geimpft sein und alle zehn Jahre eine Auffrischimpfung vornehmen lassen – überprüfen Sie die Daten regelmäßig im Impfbuch. Reinigen Sie stets kleinere Wunden mit Wasser und Seife, und tragen Sie dann ein Antiseptikum auf. Das ist ganz besonders wichtig bei Schnittwunden, die man sich draußen, wo eine Verunreinigung mit dem *Clostridium tetani* häufiger vorkommt, zugefügt hat, und auch bei Wunden, bei denen die Haut, zum Beispiel mit einem rostigen Nagel oder einem verschmutzten Dorn, durchbohrt wird.

Wenn Sie sich eine solche Wunde zuziehen und noch nie gegen Tetanus geimpft worden sind oder die letzte Tetanusimpfung länger als fünf Jahre zurückliegt, dann suchen Sie sofort Ihren Arzt oder die Notfallambulanz auf. Dort wird man Ihnen eine Tetanusimpfung verabreichen und die Wunde reinigen.

Eine Tetanuserkrankung macht eine sofortige Krankenhauseinweisung notwendig. Die medikamentöse Behandlung umfaßt die Gabe von Antibiotika sowie die Injektion eines Antitoxins. Möglicherweise erhalten Sie auch Muskelrelaxanzien und zur Unterstützung der Atmung ein mechanisches Beatmungsgerät.

Tollwut

Tollwut ist eine Viruserkrankung von Säugetieren, die durch einen Biß oder eine Kratzwunde übertragen werden kann. Werden Sie von einem infizierten Tier gebissen oder gekratzt, wandert das Tollwutvirus zu dem der Wunde nächstgelegenen Nerv und setzt seinen Weg dann entlang der Nervenbahnen weiter bis zum Gehirn fort. Eine Tollwuterkrankung nimmt praktisch immer einen tödlichen Verlauf. Das erste Anzeichen dieser Erkrankung ist Fieber und allgemeines Unwohlsein. Nach zwei, drei Tagen kommt es zu einer unkontrollierten Erregung mit exzessivem Speichelfluß und äußerst schmerzhaften Krämpfen im Kehlkopf- und Rachenbereich.

Die Inkubationszeit – die Zeit zwischen Infektion und Auftreten der Symptome – kann zwischen zehn Tagen und einem Jahr schwanken, üblich sind aber ein bis drei Monate.

Übertragen werden kann das Tollwutvirus durch den Biß vom Hund, selten durch den von Wolf, Fuchs und Katze.

Was tun?

Wer viel mit möglicherweise infizierten Tieren zu tun hat – zum Beispiel Waldarbeiter, Zoo-Angestellte oder Veterinäre –, kann sich vorsorglich impfen lassen.

Wenn Sie von einem Tier mit Tollwutverdacht gebissen oder gekratzt werden, suchen Sie unverzüglich Ihren Arzt auf. Eine unbehandelte Tollwutinfektion endet in jedem Fall tödlich, und auch jede zeitliche Verzögerung erhöht dieses Risiko. Das tollwutverdächtige Tier sollte gefangen – nicht getötet – werden, um mit Hilfe verschiedener Tests festzustellen, ob wirklich Tollwut vorliegt. In der Zwischenzeit bekommen Sie insgesamt sechs Impfungen, um einer möglichen Tollwutentwicklung vorzubeugen.

Lassen Sie Ihre Haustiere gegen Tollwut impfen!

FSME – Frühsommer-meningo-enzephalitis

Erreger dieser vor allem in Mitteleuropa auftretenden infektiösen Enzephalitis ist das FSME-Virus, das durch verschiedene Zeckenarten, vor allem *Ixodes ricinus* (Hundszecke) und *Ixodes persulcatus* übertragen wird. In folgenden Gebieten der Bundesrepublik ist nachgewiesen worden, daß Menschen mit FSME infiziert waren: Bodenseeraum, Donau-Seitentäler, südlicher Schwarzwald, Umgebung von Passau, Stuttgart und Karlsruhe. In Bayern, Baden-Württemberg und Niedersachsen ist die FSME-Impfung als »öffentlich empfohlene Schutzimpfung« anerkannt. Von 1978 bis 1984 wurden in der Bundesrepublik Deutschland 299 Fälle von FSME registriert.

Anzeichen

Die Inkubationszeit der FSME beträgt sieben bis zehn Tage. Nach zunächst grippeähnlichen Symptomen setzt ein vier- bis fünftägiger fieberfreies Intervall ein, auf das ein erneuter Fieberanstieg und eine Beteiligung des zentralen Nervensystems und schließlich eine Meningoenzephalitis bzw. Myelomeningitis folgt.

Risiken

Aufgrund des in der ersten Krankheitsphase grippeähnlichen Verlaufs bleibt die FSME zunächst oft unerkannt. Gefährlich daran ist, daß im weiteren Krankheitsverlauf bei Erwachsenen auch das Gehirn infiziert werden und es zu der gefährlichen Meningoenzephalitis, die möglicherweise einen Gehirnschaden hinterläßt oder gar tödlich endet, kommen kann.

Was tun?

Die beste Präventivmaßnahme ist, zeckenverseuchte Gebiete zu meiden bzw. beim Aufenthalt dort schützende Kleidung zu tragen (vor allem lange Hosen, Socken und eine Kopfbedeckung). Wenn Sie sich in einem zeckenverseuchten Gebiet aufgehalten haben, untersuchen Sie Ihren Körper mehrmals am Tag und vor dem Zubettgehen auf Zeckenbisse bzw. -stiche. Entfernen Sie etwaige Zecken (siehe Abbildung auf Seite 730). Wurden Sie von einer Zecke gebissen, und stellen Sie die beschriebenen Symptome an sich fest, nehmen Sie sofort Kontakt mit Ihrem Arzt auf. Aus »Sicherheitsgründen« kann der Arzt Ihnen innerhalb der ersten zwei Tage nach dem Biß einer Zecke FSME-Immunglobulin zur passiven Zeckenschutzimpfung spritzen.

Wer ständig in einem Gebiet mit FSME-Erkrankungen oder in engem Kontakt mit der Natur lebt, sollte eine aktive Zeckenschutzimpfung in Erwägung ziehen.

Gelbfieber

Diese Viruserkrankung, die die Leber befällt, wird durch Moskitos übertragen. Sie kommt gewöhnlich in Mittel- oder Südamerika und in Teilen Afrikas vor. Die Gelbfieberschutzimpfung ist hochwirksam und für die Einreise in Länder mit nachgewiesenem Gelbfieberrisiko vorgeschrieben (für verschiedene andere Länder empfohlen).

Gelbfieberanfälle können leichter Ausprägung sein, genausogut aber auch einen tödlichen Verlauf nehmen. Ein leichter Anfall kann grippeähnliche Symptome (Seite 267) verursachen. Die Symptome der schwereren Fälle dagegen sind Übelkeit, Erbrechen, Magen-Darm-Blutungen (im Stuhl oder in Erbrochenem zu sehen), Bauchschmerzen und Gelbfärbung der Haut (siehe Gelbsucht, Seite 490). Sie können sich sehr deprimiert und verwirrt fühlen und sogar ins Koma fallen. Eine wirklich effektive Behandlung gegen Gelbfieber gibt es nicht, wer es jedoch übersteht, ist lebenslang immun dagegen.

Pocken *(Blattern)*

Die weltweite Pockenimpfkampagne der WHO war so erfolgreich, daß seit Oktober 1977 die Pocken als ausgerottet betrachtet werden können. Diese stark ansteckende und meldepflichtige Infektionskrankheit verlief oft tödlich. Wer die Krankheit überlebte, behielt sein Leben lang durch den Pockenausschlag Narben zurück.

Es werden aber noch Variolaviren zu Forschungszwecken in medizinischen Labors unter hohen Sicherheitsvorkehrungen aufbewahrt.

Candida-Infektionen

Candida albicans ist eine Pilzart, die oft in kleinen, harmlosen Mengen im Mund, Intestinum, in der Vagina und auf der Haut angesiedelt ist. Der Pilz wächst schnell und kann bei geschwächter Abwehrlage eine sogenannte Candida-Mykose, auch Soor-Mykose oder schlicht Soor genannt, verursachen. Candida-Infektionen sind häufig bei Personen zu beobachten, die mit Immunsuppressiva behandelt werden oder AIDS haben. Candida-Infektionen können aber auch entstehen, wenn die Mund-, Darm- und Vaginalflora durch die Einnahme von Antibiotika zerstört wird. Bei Übergewichtigen sind oft die Hautfalten oberflächlich mit Candida infiziert.

Anzeichen

Soor im Mundbereich verursacht weiße Stippen und Flecken auf der Mund- und Rachenschleimhaut sowie Rhagaden und Risse in den Mundwinkeln. Ebenfalls von Soor-Mykose befallen sein können die feuchtwarmen Hautfalten unter der Brust, zwischen den Pobacken und im Genitalbereich. Männer können eine Balanitis, eine Entzündung der Eichel und des inneren Vorhautblatts, Frauen eine Vulvovaginitis, eine Entzündung von Vulva und Vagina, entwickeln.

Candida-Infektionen des Darmtrakts führen häufig zu Geschwürbildung, blutigem Durchfall, Bauchkrämpfen, Schüttelfrost und hohem Fieber. Bei stark geschwächtem Immunsystem kann sich der Candida-Pilz über den Blutstrom im gesamten Körper einschließlich Gehirn, Augen und Knochen ausbreiten. Diese Form der *Candidiasis* ist lebensgefährlich.

Was tun?

Personen mit geschwächtem Immunsystem sollten beim geringsten Verdacht auf eine Candida-Infektion ihren Arzt informieren, damit eine Behandlung mit Antimykotika eingeleitet werden kann.

Lyme-Borreliose

Die Lyme-Borreliose, die nach der Ortschaft in Connecticut benannt wurde, in der sie 1976 erstmals auftrat, ist eine bakterielle Infektion, die durch *Borrelia burgdorferi* verursacht wird. Auf den Menschen übertragen wird dieser Erreger im mitteleuropäischen Raum durch die Zecke *Ixodes ricinius* (Holzbock).

Anzeichen

Nach dem Biß einer infizierten Zecke entwickelt sich gewöhnlich ein roter kreisförmiger Fleck auf der Haut, der sich allmählich ausbreitet. Nach ein, zwei Tagen blaßt der zentrale Bezirk wieder ab. Dieses Erythem ist zwar optisch auffällig, muß aber nicht schmerzhaft sein.

In manchen Fällen klingt diese Hauterscheinung wieder ab, und es treten keine weiteren Symptome auf. In anderen Fällen dagegen entwickeln sich innerhalb von ein, zwei Tagen zahlreiche dieser roten Flecken, und es treten Kopfschmerzen, Fieber, geschwollene Lymphknoten und Gelenk- sowie Muskelschmerzen auf.

Bleibt die Lyme-Borreliose unbehandelt, gelangt die Erkrankung in ein zweites Stadium, mit Beteiligung von Herz und Nervensystem. Oft tritt eine Meningitis und partielle Lähmung der durch die Gesichts- oder andere Nerven versorgten Muskeln auf. Die Meningitis verursacht starke Kopfschmerzen, Muskelschwäche und Taubheits- bzw. Prickelgefühl. Häufig sind Herzrhythmusstörungen und Entzündung von Herz und Herzbeutel zu beobachten.

Bleibt die Erkrankung auch weiterhin unbehandelt, stellt sich das dritte Krankheitsstadium ein, in der sich oft eine chronische Arthritis entwickelt.

Risiken

Wird die Lyme-Borreliose frühzeitig erkannt und mit Tetrazyklin oder einem anderen wirksamen Antibiotikum behandelt, ist die Prognose günstig. Hat sich jedoch erst einmal eine chronische Arthritis entwickelt, ist die Behandlung weniger erfolgreich.

Was tun?

Wer in zeckenverseuchte Wälder geht, sollte ein Insektenabwehrmittel verwenden und sich so kleiden, daß die Zecken die nackte Körperhaut nicht erreichen können (lange Hosen, Socken, Kopfbekleidung etc.). Wenn Sie an Ihrem Körper eine Zecke entdecken, entfernen Sie diese in der korrekten Technik (Seite 730). Wurden Sie von einer Zecke gebissen, und zeigt sich ein roter Hautausschlag, empfiehlt sich bei Erwachsenen eine mindestens zehntägige Tetrazyklinbehandlung (Kinder werden mit Penicillin behandelt).

Chlamydieninfektionen

Chlamydien sind bakterienähnliche Mikroben der Familie *Chlamydiaceae*, die auf verschiedene Antibiotika ansprechen und für eine Reihe von Erkrankungen, darunter auch verschiedene Geschlechtskrankheiten, verantwortlich sind.

Trachom: Diese Infektion der Konjunktiva, das heißt der Augenbindehaut, durch *Chlamydia trachomatis* ist in allen tropischen und subtropischen Regionen mit mangelhafter Hygiene verbreitet. Insgesamt sind 400 bis 500 Millionen Menschen auf der Welt daran erkrankt; es ist die häufigste Ursache von Erblindung.

Nichtgonorrhoische Urethritis: Diese durch Chlamydien verursachte Entzündung der Harnwege (Seite 500) zählt zu den häufigsten sexuell übertragbaren Erkrankungen. Zu den Symptomen zählen Schmerzen beim Wasserlassen und wäßrig-schleimiger Ausfluß. Beim Mann gibt es auch eine Form der Urethritis, die durch dieselben Bakterien wie die Gonorrhöe (Seite 571) verursacht wird. Die Chlamydieninfektion ist jedoch vergleichsweise milder als die gonorrhoische Urethritis und der Ausfluß weniger stark.

Auch die nichtgonorrhoische Urethritis wird durch Sexualkontakt übertragen. Bei der Frau kann die Infektion eine Salpingitis-Oophoritis (Seite 555) zur Folge haben und unfruchtbar machen.

Granuloma venereum: Einige Chlamydienstämme verursachen diese Geschlechtskrankheit, die relativ selten in gemäßigten Klimazonen, dagegen meist in tropischen und subtropischen Gegenden vorkommt. Zur Risikogruppe gehören Personen mit häufig wechselnden Sexualpartnern.

Erstes Zeichen einer Infektion ist eine schmerzlose Pustel oder Blase, die sich fünf bis 20 Tage nach dem Kontakt mit dem Erreger auf dem Penis oder den äußeren Schamlippen bildet. Etwa zwei bis zwölf Wochen später schwellen die Lymphknoten in der Leiste schmerzhaft an, röten sich und scheiden Eiter aus.

Bleibt die Infektion unbehandelt, können sich auf den Geschlechtsteilen Geschwüre bilden. Als Komplikation kann es zu Narbenbildung kommen, die hochgradige Verengungen (Strikturen) in der Harnröhre, Vagina oder im Mastdarm verursachen kann.

Psittakose: Diese auch Ornithose oder Papageienkrankheit genannte Chlamydieninfektion befällt die Lungen und entsteht durch Einatmen von Mikroorganismen, der *Chlamydia psittaci*, die sich im Federkleid und Kot hauptsächlich von Papageien befinden.

Die Infektion breitet sich schnell im Blutkreislauf aus. Die Symptome reichen von einer leichten Grippe bis hin zur starken Lungenentzündung (Seite 463) mit Temperaturen von über 40 Grad Celsius.

Was tun?

Bei Symptomen einer dieser Erkrankungen wird der Arzt einen Abstrich von Penis- bzw. Vagina machen, um die Konzentration bestimmter Antikörper, von Substanzen also, die der Körper zur Infektionsabwehr produziert, zu messen und so festzustellen, ob eine Chlamydieninfektion vorliegt. Bei positivem Befund wird der Arzt Ihnen wahrscheinlich ein Antibiotikum verschreiben.

Im Fall der nichtgonorrhoischen Urethritis und des *Granuloma venereum* müssen alle Sexualpartner behandelt werden, um eine gegenseitige Ansteckung zu verhindern.

Infektionen und Immunsystem

Auslöser für Infektionen wie Bakterien, Viren oder Pilze haben es leichter, wenn sie auf ein geschwächtes Immunsystem stoßen. Deshalb ist es besonders wichtig, es zu stärken.

Die nebenstehend aufgeführten Symptome können Anzeichen für eine Verschlechterung der Abwehrlage sein, vor allem, wenn mehrere davon über einen anhaltend langen Zeitraum auftreten. Lassen sich die Beschwerden durch eigene oder ärztliche Bemühungen nicht beseitigen, so ist unbedingt an einen Defekt des Immunsystems zu denken.

Natürlich kann sich hinter solchen Symptomen auch »nur« eine Überforderung des Körpers wie übermäßiger Sport, »unsolider« Lebenswandel, Arbeitsüberlastung etc. verbergen.

Die Abhilfe liegt auf der Hand, ist aber unerläßlich. Denn: eine langdauernde Überlastung erzeugt ebenfalls eine Immunschwäche

Warnsignale eines geschwächten Immunsystems

Starke Müdigkeit/Erschöpfung
Häufige Infekte (Atemwege, Magen-Darm, Harnwege)
Konzentrationsstörungen/Gedächtnisschwäche
Wiederkehrende Kopfschmerzen
Muskelschmerzen oder -schwäche
Gelenkschmerzen oder -schwellungen
Taubheitsgefühle in Armen und Beinen
Zuckungen einzelner Muskeln
Erhöhte Temperaturen über einen längeren Zeitraum
Schlafstörungen/übersteigertes Schlafbedürfnis
Halsschmerzen/geschwollene Lymphknoten
Verdauungsstörungen/Übelkeit
Mund-, Augentrockenheit/Sehstörungen
Nachtschweiß/Herzklopfen
Panik- und Angstanfälle/Gefühlsschwankungen
Depressionen/Persönlichkeitsveränderung
Allergien (Nahrungsmittel, Pollen, Schimmelpilze etc.)
Hautveränderungen bzw. -ausschläge/Haarausfall
Gewichtszu- und -abnahme

Allergien

Über den rein medizinischen Bereich hinaus ist der Begriff »Allergie« in den allgemeinen Sprachgebrauch eingegangen. Im Volksmund bedeutet allergisch reagieren soviel wie Abscheu oder Widerwillen entwickeln. Wer allergisch ist, gilt als besonders sensibel, überempfindlich. Auf sehr ähnliche Weise lassen sich auch allergische Erkrankungen charakterisieren: Sie sind eine individuelle Sensibilisierungs- und erworbene Reaktionsbereitschaft auf jeweils ganz bestimmte Substanzen.

Daß manche Menschen auf gewisse Nahrungsmittel, Medikamente oder Blütenstaub mit Hautausschlägen oder Asthma reagieren, gehört zum uralten klinischen Erfahrungsgut. Doch erst ein Hund half der Forschung, dem Wesen der Allergie auf die Spur zu kommen. Der französische Zoologe Portier (1866 bis 1962) und der Physiologe Charles Richet (1850 bis 1935) injizierten einem Hund mehrmals eine bestimmte Dosis eines Giftes. Das Tier zeigte keine Reaktion. Eine weitere Injektion nach 26 Tagen hatte fatale Folgen: Das Tier starb qualvoll innerhalb von 25 Minuten. Es hatte nicht – wie es die Forscher erwartet hatten – eine Toleranzsteigerung gegenüber dem Gift entwickelt, sondern eine »Anaphylaxie«: einen Zustand höchster Schutzlosigkeit.

Individuelle Sensibilisierungsbereitschaft

Verantwortlich für die Entstehung von Allergien ist die Reaktion zwischen einem körperfremden Stoff, dem Allergieauslöser (*Allergen* oder *Antigen*), und Antikörpern oder Abwehrzellen – Elementen des Abwehrsystems des Körpers. Die Anzeichen der Allergie, wie Hautausschlag, Heuschnupfen oder Bronchialasthma, sind eine chemische Folge dieser Reaktion. Dem Abwehrsystem des Körpers bereiten körperfremde Substanzen normalerweise keine Schwierigkeiten. Wenn es doch einmal unterliegt, kommt es zu einer Infektion.

Eine allergische Reaktion ist jedoch immer eine krankhafte Reaktion: Das Abwehrsystem ist gegen bestimmte fremde Stoffe sensibilisiert, es reagiert überempfindlich.

In den meisten Fällen sind die Allergieauslöser hochmolekulare Eiweiße oder Polysaccharide (aus mehreren Einzelzuckern aufgebaute Zucker wie beispielsweise pflanzliche Stärke). Zu Allergenen (Antigenen) können aber auch niedermolekulare, nicht eiweißartige Substanzen werden, wenn sie sich zuvor an einen Eiweißkörper koppeln.

Man kann daher sagen, daß es kaum eine tierische oder pflanzliche Substanz, kaum ein Metall gibt, gegen die nicht eine allergische Reaktion möglich wäre. Nahrungsmittel können Allergien ebenso auslösen wie Medikamente, Kosmetika, Kunststoffe, Haus- oder Aktenstaub. Oft hat der Organismus jahrelang einen bestimmten Stoff toleriert – und wie aus heiterem Himmel reagiert er plötzlich allergisch gegen ihn. Allergie auslösende Substanzen sind allgegenwärtig und heimtückisch.

So kann beispielsweise der Nickelgehalt eines Armbands, das eine Frau – ohne einen Ausschlag zu bekommen – jahrelang getragen hat, plötzlich eine Hautreaktion provozieren. Verwundert muß sich die Patientin von ihrem Arzt sagen lassen, daß sie wohl für immer gegen ihr Schmuckstück allergisch sei.

Spezialisten haben für diese plötzliche Unverträglichkeit eine plausible Erklärung: Durch eine individuell bedingte Reaktionsbereitschaft auf ein bestimmtes Antigen entstehen im Laufe einer unterschiedlich langen Periode, der Sensibilisierungsperiode, irgendwann einmal Antikörper oder Abwehrzellen gegen das spezielle Antigen.

Das Abwehrsystem entwickelt Antikörper, wenn *B-Lymphozyten* die Hauptrolle bei der Abwehr des Antigens gespielt haben; B-Lymphozyten sind für die Bildung von Antikörpern im Abwehrsystem des Körpers zuständig. Spezifische Abwehrzellen entstehen, wenn die für die zelluläre Abwehr zuständigen *T-Lymphozyten* den Kampf gegen das Antigen dirigieren.

Hat sich auf diese Weise eine Allergie entwickelt, fühlt sich der Betroffene zunächst noch gesund. Die teuflische Eigenschaft der Allergene (Antigene) zeigt sich erst, wenn der Körper nach Ablauf von mindestens sieben bis neun Tagen wieder mit dem Antigen konfrontiert wird. Die Allergene geraten mit den von ihren Vorgängern verursachten, ihnen »feindlich« gesinnten Antikörpern oder Abwehrzellen aneinander; das heißt, sie werden an diese gebunden. Es kommt zu einer *Antigen-Antikörper-Reaktion* beziehungsweise zur *Antigen-Abwehrzellen-Reaktion*: Die allergische Krankheit mit all ihren unangenehmen, schmerzhaften, ja teilweise sogar lebensgefährlichen Auswirkungen hat den Körper erfaßt.

Erscheinungsbild von Allergien

Der krankmachende Gewebereiz entsteht durch Immun-Komplexe in Folge der Allergen-Antigen-Antikörper-Reaktion. Das Gewebe antwortet darauf mit einer biochemischen Kettenreaktion. Das klinische Krankheitsbild am Ende dieser Kettenreaktion ist unspezifisch, also nicht von einem spezifischen

Antigen abhängig. Die allergische Krankheit Nesselfieber kann zum Beispiel durch unterschiedlichste Antigene verursacht werden: Medikamente, Fisch, Tierkontakt usw. Physikalisch-chemische Reize (zum Beispiel Verbrennungen) oder irgendwelche Gifte können jedoch dieselben Symptome auslösen. So sind zum Beispiel Quaddeln (leicht schwellende Hautrötungen) nur dann allergischer Natur, wenn eine Antigen-Antikörper-Reaktion oder eine Antigen-Abwehrzellen-Reaktion zugrunde liegt. Eine Nesselsucht, die bei Berührung von Brennesseln, Nesselquallen oder bei Insektenstichen auftritt, ist also keine allergiebedingte Reaktion.

Durch die *Immun-Komplexe* wird die Zellwand geschädigt. Das hat zur Folge, daß hochwirksame Substanzen aus der Zelle auswandern, die zuvor in inaktiven Vorstufen gespeichert waren. So wird zum Beispiel, wenn sich sogenannte IgE-Antikörper an Mastzellen (bestimmte Abwehrzellen) binden, Histamin aus diesen Zellen frei, das stark gewebereizend wirkt. Man kennt noch eine Reihe weiterer solcher Mittlersubstanzen, die das klinische Bild der *Allergie vom Soforttyp* verursachen.

Bei der *Allergie vom Spättyp* wird ebenfalls eine Vielzahl von Faktoren freigesetzt, deren Bedeutung zum Teil noch unklar ist. Man nennt diese Stoffe auch Lymphokine, weil sie aus T-Lymphozyten frei werden. Sie sind für die Einwanderung von Lymphozyten und Gewebezellen in die oberen Schichten der Haut verantwortlich. Gleichzeitig bilden sich an diesen Stellen Hohlräume: Es kommt zu Entzündungen in den betroffenen Hautschichten.

Kontaktekzem

Die wohl häufigste allergische Krankheit ist das Kontaktekzem – die »Hautkrankheit des Alltags«. Bei dieser Allergie auf der Basis des Spättyps handelt es sich um eine Entzündung der oberen Hautschichten.

Ausgelöst wird das Kontaktekzem durch *Ekzematogene* (ekzemauslösende Stoffe). Die eigentlichen Ekzematogene (beispielsweise Benzocain) führen beim Nichtallergiker zu keinen Hautirritationen. Es gibt allerdings auch Ekzematogene (zum Beispiel Kaliumdichromat), die in höheren Dosen von vornherein hautschädigend wirken.

Vollwertige Antigene (Allergene) sind Ekzematogene meist nicht, da sie größtenteils niedermolekular sind. Wenn sie jedoch die Haut des Menschen durchdringen, werden sie an ein Trägereiweiß (*Carrier*-Eiweiß) gekoppelt und so zum Voll-Antigen. Dieses Voll-Antigen gelangt in einen Lymphknoten und sensibilisiert Lymphozyten zu sogenannten Gedächtniszellen (*Memory cells*): Diese Lymphozyten können sich Aussehen und Eigenschaften des Antigens merken. Die Folge eines erneuten Kontakts des Antigens mit den *Memory cells* sind Entzündungen der oberen Hautschichten, Hohlraumbildung, schwammartige Auflockerung und Blasenbildung.

Das bekannteste Ekzematogen ist das Primin, eine in Primeln vorkommende Substanz. Primin wirkt fast immer allergieauslösend. Andere Allergene wie Chrom (zum Beispiel in Zement enthalten) entfalten oft erst nach jahrzehntelangem Hautkontakt ihre Wirkung. Dieser unterschiedliche Effekt auf das Abwehrsystem ist erstaunlich.

Visuelle Diagnosehilfe Seite 243

Auslöser des Kontaktekzems

Medikamente und Zusätze in Kosmetika, besonders Benzocain, Penizillin, Sulfonamide und Konservierungsstoffe spielen heute als Auslöser des Kontaktekzems eine große Rolle.

Alle Formen des Ekzems – Rötungen, Bläschen, Papeln (Knötchen), Pusteln (mit Eiter gefüllte Bläschen) und Schuppen – finden sich auch beim Kontaktekzem. Pustelbildung ist vor allem beim Kontaktekzem mit Schwermetallverbindungen häufig.

Verdacht auf ein Kontaktekzem besteht immer dann, wenn an den Einwirkungsstellen von Chemikalien oder von Substanzen des täglichen Lebens (zum Beispiel Nickel von Schmuckstücken oder Reißverschlüssen) entzündliche Erscheinungen an einer bestimmten Stelle, zum Beispiel am Hals, auftreten.

Kontaktekzeme im Gesicht werden meist durch Kosmetika verursacht, am Hals durch Kleidungsmaterialien (Pelz), Waschmittel (Hemdkragen) oder Metalle (Schmuck). Am behaarten Kopf können Substanzen in Haarwässern, Haarfärbemitteln, Haarfestigern usw. Kontaktekzeme auslösen; unter den Achselhöhlen entstehen sie häufig durch Desodorantien (siehe Tabelle auf Seite 281).

Eine Allergie bleibt lebenslänglich bestehen

Ein individuell ekzemauslösender Stoff ist für den Betroffenen praktisch immer unverträglich. Mit einer Allergie müssen Sie sich meist das ganze Leben herumplagen.

Wenn sich die Hauterscheinungen im Urlaub oder über das Wochenende bessern, liegt oft ein beruflich bedingtes Kontaktekzem vor. Die Betroffenen stehen zwar unter dem Schutz entsprechender gesetzlicher Vorschriften, doch oft muß der Patient jahrelang auf die Anerkennung dieses Berufsleidens warten. Häufig wer den beruflich bedingte Allergien auch erst viel zu spät erkannt.

Die Vielgestaltigkeit der Hauterscheinungen und die unscharfe Abgrenzung der Ausschlagherde, trotz begrenzter Einwirkung der Schadstoffe, ist charakteristisch für das Kontaktekzem.

Einige andere Erkrankungen können unter Umständen mit einem allergischen Kontaktekzem verwechselt werden – zum Beispiel die Schuppenflechte (Psoriasis, Seite 401) oder ein seborrhoisches Ekzem (Seite 398). Wenn der Ausschlag sehr scharf begrenzt ist, sind meist giftige Substanzen verantwortlich – in diesen Fällen liegt ebenfalls keine allergische Reaktion vor.

Eine Pilzerkrankung kann vorliegen, wenn der Rand des Ausschlages betont ist und der Ausschlag in der zentralen Zone abheilt. Auch Bläschenbildung an Handflächen, Fingern und Füßen spricht für einen Pilzbefall (Seite 404).

Ob es sich um ein allergisch bedingtes Kontaktekzem oder um eine andere Erkrankung handelt, ist für den Laien in aller Regel nicht erkennbar. Mit ein wenig Beobachtungsgabe kann er jedoch allergischen Erscheinungen durchaus auf die Spur kommen, wie das folgende Beispiel der Selbstdiagnose einer Patientin zeigt:

Nachdem sie ihre Kosmetikserie gewechselt hatte, bekam eine 35jährige Frau plötzlich ein Ekzem im Gesicht. Sie vermutete, gegen die neuen Kosmetika allergisch zu sein, wußte jedoch nicht, ob es die Nachtcreme oder die Reinigungsmilch war. Da sie nicht die ganze Serie wegwerfen wollte, kam sie auf die Idee, einen Selbstversuch zu unternehmen. Sie trug die Nachtcreme auf den rechten und die Reinigungsmilch auf den linken Oberschenkel auf. Schon bald zeigte sich am rechten Oberschenkel ein Ausschlag – der Beweis dafür, daß die Nachtcreme für die Allergie verantwortlich war.

Das Beispiel zeigt auch, daß bei einem Kontaktekzem die gesamte Haut allergisch reagiert. Wenn also ein vermutlich ekzemauslösender Stoff an manchen Hautstellen vertragen wird, so spricht das gegen ein Kontaktekzem.

Der Ort des Kontaktekzems verrät die Ursachen

Behaarter Kopf
Haarwässer, Haarfarben, Haarsprays, Dauerwelle, Festiger.

Gesicht (allgemein)
Kosmetika (Cremes, Lotionen, Make-up, Reinigungsmilch usw.). Flüchtige oder in Staubform vorliegende Stoffe.

Augenbereich
Augentropfen, Kosmetika (Tusche, Eyeliner).

Mundbereich
Lippenstift, Zahnpasta, Mundwasser, Lutschtabletten, Kaugummi.

Ohren
Medikamente, Hörapparate; hinter dem Ohr: Brillengestell.

Ohrläppchen
Schmuck (Metalle).

Hals
Schmuck (Metalle), Kleidungsstücke (Pelzkragen), Waschmittel (Hemdkragen).

Körper
Kleidung (Appreturen, Waschmittel, Farben, Fasern), bei Ekzemen am ganzen Körper Verdacht auf Auslösung von innen (Arzneimittelexantheme).

Achselhöhlen
Desodorantien (Schweißblätter), Enthaarungsmittel, Medikamente, Desinfektionslösungen für Fieberthermometer.

Rücken
Reißverschlüsse, Schließen am Büstenhalter.

Gürtellinie
Gummi, Waschmittel (meist zusammen mit Hals).

Genitalbereich
Präparat zur »Intimpflege«, Verhütungsmittel (auch vom Partner!), Medikamente, Seifen, Desinfektionsmittel.

Analbereich
Hämorrhoidalpräparate (Zäpfchen und Salben).

Gesäßbacken
Toilettensitz (Kunststoff).

Extremitäten
Bei symmetrischer Anordnung und Erscheinungen am Körper Verdacht auf endogene Auslösung oder sogenannte Streureaktion.

Arme
Kleidungsstücke.

Handgelenke
Uhr, Schmuckstücke, Ärmel.

Hände
Berufsstoffe, Handschuhe (Leder, Gummi). Immer Verdacht auf beruflich bedingtes Kontaktekzem! Hautveränderungen beginnen meist an Hand- und Fingerrücken (dünnere Hornschicht!).

Finger
Begrenzt einwirkende Schadstoffe (an Arbeitsgewohnheiten denken!), Ringe.

Beine
Strümpfe (Farben, Fasern).

Unterschenkel
Stiefel, Medikamente (besonders häufig bei Ulcus cruris), elastische Binden, Kniestrümpfe.

Füße
Schuhe (Farben, Leder), Strümpfe, Mittel gegen Fußpilze.

Neben der Diagnostik durch Hauttests (Seite 288) kommt der Erhebung der Anamnese (Vorgeschichte einer Krankheit) bei der Aufklärung von Allergien große Bedeutung zu. Oft muß sich der Hautarzt dabei als Kriminalist bewähren. Er braucht bei der Erhebung der Vorgeschichte viel Zeit, Geduld, sowie gute Kenntnisse der in den verschiedenen Berufen und im täglichen Leben vorkommenden ekzemauslösenden Stoffe.

Das folgende Beispiel stammt aus der Praxis eines Hautarztes:

In die Sprechstunde kam eine Patientin mit stark entzündetem Gesicht. Sie erzählte: »Ich lebe praktisch mit diesem Ekzem – zu Hause und auf unserer Yacht im Mittelmeer. Seltsamerweise habe ich auf Reisen keine Beschwerden. Bei einem Landurlaub in Südfrankreich ging der Ausschlag sofort zurück. Später, auf der Yacht, war er plötzlich wieder da.« Der Hautarzt fragte sich: Welche Dinge kommen mit dem Gesicht einer Frau in Kontakt? Er ließ die Patientin am nächsten Tag alle ihre Kosmetika mitbringen. Des Rätsels Lösung: Die Frau war allergisch gegen Stoffe einer Reinigungsmilch, die sie in großen Flakons zu Hause und auf der Yacht hatte. Auf Reisen nahm sie die unhandlichen Flakons nicht mit und benutzte eine andere Gesichtsmilch, gegen die sie nicht allergisch war. Der Hautarzt riet ihr, die Reinigungsmilch in den Flakons nicht mehr zu benutzen, sondern die andere Milch zu nehmen. Die Patientin befolgte seinen Rat und war von ihrem Ausschlag geheilt.

»Diagnostik allergischer Erkrankungen« siehe Seite 288. »Behandlung und Desensibilisierung von Allergien« siehe Seite 289.

Arzneimittelexantheme

Arzneimittelexantheme sind Ausschläge, die meist über den ganzen Körper verteilt sind und nach innerlicher Anwendung von Medikamenten auftreten. Nicht immer handelt es sich dabei um eine Allergie. Siehe auch das Kapitel »Nesselsucht und Quincke-Ödem« (Seite 286) und »Serumkrankheit und anaphylaktischer Schock« (unten).

Serumkrankheit und anaphylaktischer Schock

Diese beiden allergischen Erkrankungen des Sofortyps können nicht nur beim Impfen mit einem artfremden Immunserum (Heilserum, beispielsweise gegen Tetanus), sondern auch beim Spritzen von Medikamenten (zum Beispiel Penizillin) auftreten.

Die *Serumkrankheit* entsteht nach einer Sensibilisierungsperiode von etwa sieben bis zehn Tagen.

Anzeichen

Lokaler Ausschlag an der Injektionsstelle, zwei bis drei Tage später Fieberanstieg, Erbrechen, Durchfälle, Nesselsucht über den ganzen Körper, Kopfschmerzen, gelegentlich auch Lähmungen. Das Krankheitsbild klingt gewöhnlich in einigen Wochen wieder ab. Erfolgt Jahre später erneut die gleiche Injektion, entsteht die Serumkrankheit bereits nach zwei bis fünf Tagen. *Wird die Injektion aber innerhalb eines Jahres wiederholt, kommt es zu einem anaphylaktischen Schock.*

Der *anaphylaktische Schock* kann sich nur in einer gesteigerten lokalen Reaktion (schon 5 bis 20 Minuten nach der Allergen-Injektion) oder in einer »milden« Allgemeinreaktion (unter anderem Hautrötung am ganzen Körper, Nesselsucht, Augenjucken, Husten) äußern. Aus diesen leichten Formen, nicht selten aber auch unvermittelt nach Sekunden oder wenigen Minuten kann sich der eigentliche anaphylaktische Schock entwickeln, der unbehandelt oft zum Tode führt.

Anzeichen

Brennen und Jucken der Zunge, im Rachen und besonders in den Handtellern und Fußsohlen, akuter Kreislaufschock mit fahl-bläulicher Färbung der Haut, extremer Blutdrucksenkung, Bewußtlosigkeit, Atemnot, Krämpfe, Erbrechen.

Der *anaphylaktische Schock* muß sofort behandelt werden, unter anderem durch Injektion von Adrenalin und Kortisonpräparaten sowie Antihistaminika.

Rufen Sie also unverzüglich den Hausarzt und den Notarztwagen, wenn Sie bei einem Mitglied Ihrer Familie oder bei einem anderen Menschen die Symptome eines anaphylaktischen Schocks vermuten!

Vor jeder Injektion eines Serums sollte die Vorgeschichte des Patienten (allergische Reaktionen des Patienten oder seiner Familie?) erhoben werden, um einen Serumschock zu vermeiden. Reagiert der Patient zum Beispiel auf Pferdeserum allergisch, kann auf Rinderserum ausgewichen werden. Empfehlenswert ist eine Vorprobe mit verdünntem Serum oder ein Augentest (siehe Kapitel »Diagnostik allergischer Erkrankungen« auf Seite 288).

Gefährliche Penizillinallergie

Auch vor der Injektion von Medikamenten (besonders von *Penizillin!*) fragt der Arzt nach vorhandenen allergischen Reaktionen.

Eine Penizillinallergie kann bei einer erneuten Injektion lebensbedrohend werden!

Diagnostik siehe Seite 288. *Behandlung und Desensibilisierung* siehe Seite 289.

»Heufieber« oder Pollenallergie

Beim »Heufieber« (Heuschnupfen) reagieren vor allem die Schleimhäute der Augen und der Atemwege allergisch – und zwar auf das Eindringen von Blütenstaub (Pollen) verschiedener Pflanzen. Deshalb spricht man auch von Pollenallergie.

Anzeichen

»Heufieber« tritt alljährlich während der Blütezeit der entsprechenden Pflanzen auf, also stets zu einem für die Wohngegend des Patienten vorher bestimmbaren Zeitpunkt. Die ersten Anzeichen sind leichtes Jucken und eine Rötung im Augenwinkel, Kribbeln in der Nase und im Rachenraum, Brennen der Mundschleimhaut, manchmal auch mit einem Juckreiz in den äußeren Gehörgängen. Diese erste Phase dauert etwa fünf bis höchstens 15 Tage an. An einem wetterbegünstigten Tag bricht dann die Krankheit voll aus: Der Patient leidet unter heftigem Juckreiz in den Augen, die Augenbindehaut rötet sich stark und schwillt bei anhaltendem Tränenfluß an, ebenso die Schleimhäute der Nase und der Nasennebenhöhlen. Gelegentliches Niesen steigert sich zu heftigen Niesanfällen. Der Kranke fröstelt, er fühlt sich matt und abgeschlagen, ist nervös, leicht erregbar und reagiert auf Seh- und Höreindrücke erhöht empfindlich. Manchmal wird Sonnenlicht als schmerzhaft empfunden. Größere Temperaturanstiege sind jedoch selten, so daß die Bezeichnung »Heufieber« nicht für jede Pollenallergie zutreffend ist.

Neben diesem klassischen Krankheitsbild der Pollenallergie gibt es verschiedene Varianten. Oft entsteht – ohne daß die klassischen Krankheitszeichen auftreten – ein Hautausschlag: erhabene, gerötete Hautstellen, sogenannte Quaddeln, die mit starkem Juckreiz verbunden sind (Nesselsucht). Die als Antigene wirkenden Pollen werden hier inhaliert und wirken auf dem Blutwege.

Die bekannteste Variante der Pollenallergie ist der »Frühjahrskatarrh« (der eigentliche »Heuschnupfen«) mit einer Bindehautentzündung, die aber auch andere Ursachen als eine Pollenallergie haben kann. Eine weitere Variante ist die allergische Entzündung der Luftröhre bei Kindern und Kleinkindern, die durch schwere Hustenattacken gekennzeichnet ist (eine Form des Pseudokrupps, Seite 664).

Als führendes Symptom einer Pollenallergie kann bei Mädchen bis zum 12. Lebensjahr auch eine intensiv juckende *Entzündung der Schamlippen und der Scheide* auftreten – bedingt durch eine Übertragung von Pollen mit den Fingern (Kontaktreaktion).

Nicht selten kann eine Pollenallergie auch von *Magen-Darm-Störungen* (Krämpfen, Blähungen, Durchfällen, wechselnd mit Verstopfungen) begleitet sein. Magen-Darm-Beschwerden können aber auch allein auftreten (Verschlucken von Blütenstaub oder Honigunverträglichkeit).

In manchen Fällen kommt es bei einer Pollenallergie auch zu *Gelenkentzündungen* – meist neben den klassischen Anzeichen dieser Allergie.

Obwohl alle Menschen im Frühjahr und im Sommer den Pollen fast gleich stark ausgesetzt sind, erkranken nur 0,5 bis 1 Prozent; so klein ist also der Prozentsatz der gegen Pollen sensibilisierten Mitteleuropäer.

Windbestäuber sind gefährlich

Viele Tausende Pflanzen verstreuen Blütenstaub; doch nur etwa 100 kommen als *Heufieber-Erreger* in Frage: neben einigen *Bäumen* (Haselnuß, Weide, Ulme, Pappel, Birke, falsche Akazie) in erster Linie *Gräser* und *Getreidearten*. Meist sind diese Pflanzen *Windbestäuber;* das heißt, ihre Pollen werden ausschließlich durch den Wind verbreitet, sind trocken, klein und zahlreich (eine Roggenähre produziert rund vier Millionen Pollenkörner!).

Die meisten Heufieberkranken bekommen ihre Beschwerden von Mai bis einschließlich Juli (Blütezeit der Gräser und Getreidearten). Doch sind bereits im Februar Erkrankungen möglich (beginnende Blütezeit der Haselnuß und mancher Weiden), aber auch erst im August oder September (Blütezeit der Goldrute).

Pollenallergien verlaufen nicht jedes Jahr gleich, denn die jährlich wechselnden Vegetationsbedingungen für Pflanzen wirken sich nicht nur auf die Menge der Pollen, sondern auch auf deren Antigen-Eigenschaften aus. Um ein Krankheitsbild zu entwickeln, genügen bei einem Sensibilisierten je nach Sensibilisierungsgrad schon zwischen 5 und 50 Pollenkörner. Doch jeder Mitteleuropäer inhaliert während der Sommermonate täglich etwa 5000 bis 8000 Pollen!

Blütenstaub enthält mehrere allergieauslösende (allergene) Substanzen in unterschiedlichster Zusammensetzung. Sogar bei einer Pflanzenfamilie (zum Beispiel Gräser) enthalten die Untergruppierungen, die sogenannten Gattungen, unterschiedliche Allergenmosaike; lediglich die verschiedenen Arten der einzelnen Gattungen unterscheiden sich nur unwesentlich in ihrer Allergenzusammensetzung.

Auch bei den Patienten bestehen individuelle Sensibilisierungsmuster. So sind es immer Kombinationen verschiedener Allergene, gegen die der Patient eine Allergie entwickelt hat; dabei gibt es eine Sensibilisierung gegen Pollen verschiedener Pflanzenfamilien oder gegen verschiedene Gattungen einer Familie. Bei der Desensibilisierung (Entsensibilisierung), der ursächlichen Behandlung der Pollenallergie (siehe Seite 289), werden deshalb Pollenmischextrakte benutzt.

Wichtig zur Selbstbeobachtung: Dauern die Krankheitserscheinungen über die Blütezeit bestimmter Pflanzen hinaus an, liegt wahrscheinlich eine Sensibilisierung gegen ein verbreitertes Allergenspektrum vor, oder es besteht eine zusätzliche Sensibilisierung gegen Pilzsporen, Hausstaub beziehungsweise eine Nahrungsmittelallergie (Milch, Eiweiß, Fisch). Solche während der übrigen Jahreszeit meist bedeutungslosen Allergene können das Erscheinungsbild der Pollenallergie verschlimmern.

Die manchmal die Heufiebererscheinungen begleitenden Magen-Darm-Beschwerden können durch ein gemeinsames, sowohl in den Pollen (zum Beispiel von Roggen) als auch in der Frucht (zum Beispiel Roggenmehl) enthaltenes Allergen bedingt sein. Hier genügt es meist, die Brotsorte zu wechseln (zum Beispiel auf Weizenbrot umzusteigen).

Nahezu unerträglich können die Beschwerden einer Pollenallergie an sonnigen und windigen Tagen werden. Eine Rettung gibt es praktisch nicht, denn Pollen sind dann überall. Eisenbahn- und Autofahrten wirken wegen des Fahrtwinds verschlimmernd. Linderung bringen allein kühle Regentage, See- und Flugreisen.

Diagnostik siehe Seite 288.

Behandlung und Desensibilisierung siehe Seite 289.

Allergisch bedingtes Asthma

Asthma ist in den meisten Fällen allergisch bedingt. Oft besteht dabei eine Allergie gegen Milbenstaub und Milbenkot im Hausstaub. Auch eine Pollenallergie kann sich, sofern sie längere Zeit (mindestens fünf Jahre) besteht, zu Asthmaanfällen steigern. In späteren Stadien bleibt oft nur ein streng jahreszeitlich bedingtes Pollenasthma übrig, das äußerst schwer verlaufen kann, während die Erscheinungen am Auge und im Nasen-Rachen-Raum gänzlich verschwinden.

Nähere Informationen über Asthma siehe Seite 461.

Nahrungsmittelallergie

Viele Erkrankungen des Verdauungstrakts haben ihre Ursache in allergischen Reaktionen – eine Folge der Vielzahl an Fremdeiweißen und anderen Antigenen, die den Verdauungskanal passieren, und der Vielzahl von Abwehrzellen in diesem Bereich.

Häufig sind jüngere Patienten betroffen. So kann schon ein Kleinkind eine Allergie gegen fremdes Eiweiß entwickeln, zum Beispiel gegen das der Kuhmilch.

Es gibt eine Vielzahl von Faktoren, die bei der Sensibilisierung gegen ein Nahrungsmittel eine Rolle spielen – zum Beispiel die Potenz des Allergens, die Ernäh-

Nahrungsmittelallergie

Die häufigsten Ursachen einer Nahrungsmittelallergie sind Milch, Eier und Fisch:

Kuhmilch	42,0 %
Hühnerei	
Klar (Eiweiß)	14,5 %
Gelb (Eidotter)	9,0 %
Gelb und Klar	9,7 %
Fisch	11,0 %
Zitrusfrüchte u. a.	4,5 %
Hülsenfrüchte	2,5 %
Pferdefleisch	1,5 %
Fleisch	1,3 %
Gemüse	1,0 %
Zwiebeln	1,0 %
Sonstiges	
(z. B. Nüsse, Schokolade)	2,0 %

rungsweise, Eßmenge oder Zubereitungsart.

Eine Sensibilisierung gegen ein Nahrungsmittel entsteht leichter, wenn man es seltener, aber in größeren Mengen zu sich nimmt; seltener entsteht eine Sensibilisierung, wenn ein Nahrungsmittel häufiger, aber in kleinen Mengen genossen wird.

Als Nahrungsmittel-Allergene überwiegen in Mitteleuropa Kuhmilch und Milchprodukte (etwa 40 Prozent), Hühnerei (über 30 Prozent) und Fisch (über 10 Prozent). In Japan, Island und anderen Ländern mit intensivem Fischfang sind Fischallergien häufiger. In den USA sind Weizenallergien, die bei uns kaum eine Rolle spielen, weit verbreitet.

Neben den Nahrungsmitteln wirken durch den Mund eingenommene Medikamente häufig als Allergene.

Näheres zur Lokalisation der Nahrungsmittelallergien siehe unter »Allergien der Mundschleimhaut und des Magens«, »Allergien des Darms« (unten).

Allergien der Mundschleimhaut und des Magens

Eine allergische Mundschleimhautentzündung zeigt sich in ausgebreiteter Rötung und glasiger Schwellung. Häufig ist das akute Quincke-Ödem (Seite 286) mit begrenzten, geröteten Schwellungen im Mundbereich zu beobachten. Allergieauslösend wirken hier Medikamente oder selten genossene Nahrungsmittel wie Krebse, Hummer, Aal, Schokolade oder Zitrusfrüchte. Bleibt das Quincke-Ödem ständig bestehen oder kehrt es chronisch wieder, kommen häufig genossene Nahrungsmittel wie Milch und Eier oder Zahnfüllungen als Allergene in Betracht.

Auch Kosmetika und Mundpflegemittel können im Mundraum eine gewisse allergieauslösende Rolle spielen. So wird die akute allergische Stomatitis (Mundschleimhautentzündung) häufig durch Bestandteile von Zahnpasten oder Mundwässern sowie von Kaugummi oder Kautabak ausgelöst. Als allergieauslösende Nahrungsmittel gelten bei der allergischen Stomatitis nur Schokolade und Nüsse.

Eine Allergie kann auch einer akuten oder chronischen Magenschleimhautentzündung (Gastritis) zugrunde liegen. Es ist nicht auszuschließen, daß sich aus einer allergisch bedingten chronischen Gastritis ein Magengeschwür (Ulcus) entwickelt.

»Diagnostik allergischer Erkrankungen« siehe Seite 288. »Behandlung und Desensibilisierung von Allergien« siehe Seite 289.

Allergien des Darms

Nahrungsmittelallergien des Darms sind gar nicht so selten. Im Zwölffingerdarm können sie Stauungen verursachen, die zu akuten Beschwerden führen. Im übrigen Dünndarm können durch allergische Ödeme Einengungen entstehen, die zu schwersten Passagebehinderungen führen. Allergische Sofortreaktionen der Dünndarmwand bedingen Passagebeschleunigungen und »innere Durchfälle« mit ziehenden oder kolikartigen Schmerzen in der Gegend des Bauchnabels.

In manchen Fällen können sich aus den akuten Reaktionen monate- oder jahrelang dauernde Reaktionen mit Durchfällen und Verstopfungen entwickeln. Meist treten dann nach den Mahlzeiten, die das krankmachende Nahrungsmittelallergen enthalten, Völlegefühl, Leibschmerzen, Blähungen, krampfartige, brennende Schmerzen im Oberbauch und Übelkeit auf. Die Durchfälle sind oft grün sowie schaum- und schleimdurchmischt.

Nahrungsmittelallergien verschonen auch den Dickdarm nicht. Ein häufiges Anzeichen ist anfallsartiges Absetzen von glasigem, durchsichtigem und geleeartigem Schleim. Die allergische Reaktion kann bis zu einer geschwürigen Entzündung der Darmschleimhaut führen. Begleiterscheinungen sind häufig Gelenkschmerzen, Migräne oder Nesselsucht.

Ursache der allergischen Erkrankungen des Darms ist häufig eine Milchallergie. Dabei wirken Allergien des Dünn- oder des Dickdarms oft nur als Auslösefaktoren.

Bilden sich bei einem chronischen Krankheitsverlauf Verhärtungen, Geschwüre, Fisteln in der Darmwand, tritt die Bedeutung der Allergie in den Hintergrund. Denn in diesem Falle bilden sich meist im Sinne einer Autoimmun-Krankheit, bei der der Körper seine Abwehr auch gegen eigenes Gewebe richtet, Antikörper gegen Schleimhautzellen. Noch schwerere Entzündungen und Geschwüre sind die Folge.

»Diagnostik allergischer Erkrankungen« siehe Seite 288, »Behandlung und Desensibilisierung von Allergien« siehe Seite 289.

Nesselsucht (Urtikaria) und Quincke-Ödem

»Nesselsucht« kann zwar vorübergehend auch durch das Berühren von Brennesseln ausgelöst werden und ist dann nicht allergischer Natur. Den meisten anderen Formen der Nesselsucht liegt jedoch eine allergische Reaktion zugrunde. Nesselsucht zeigt sich durch plötzlich aufschießende entzündete Hauterhebungen von Linsen- bis Handtellergröße (Quaddeln). Sie sind relativ scharf begrenzt, können sich innerhalb weniger Minuten entwickeln und ein bis zwei Tage bestehen bleiben. Bei weiterer Entwicklung verschmelzen sie häufig miteinander zu großen Flächen. Typisch ist der schubweise Verlauf, wobei oft gleichzeitig frische und verebbende Quaddeln vorhanden sind. Wenn sich die entzündliche Anschwellung in die obere Lederhaut ausdehnt, kann es zu Blasenbildung kommen. Nicht selten ist eine Mitbeteiligung der Schleimhäute des Mundes, der Lippen, der Zunge, der Bronchien und des Magen-Darm-Traktes (Krämpfe, Erbrechen, Durchfälle, »Bauchmigräne«).

Entstehung der Quaddeln

Infolge der Antigen-Antikörper-Reaktion wird aus den »Mastzellen« das Gewebehormon Histamin freigesetzt. Mastzellen sind bestimmte Abwehrzellen des Körpers, die vor allem in der Nähe feinster Blutgefäße anzutreffen sind. Das freigesetzte Histamin verändert die Wand dieser Gefäße – sie quellen auf, werden durchlässiger –, und Blutplasma mit verschiedenen Zellen tritt in die Hautschicht über. So entstehen entzündliche Anschwellungen – im Verein mit den Abwehrkomplexen gegen das Allergen.

Das charakteristische Merkmal der Quaddeln ist ein anfangs als Brennen spürbarer, äußerst intensiver Juckreiz, der durch Nervenreaktionen und direkte Histaminwirkung hervorgerufen wird.

Quincke-Ödem

Wenn sich die Schwellung auf das unter der Haut oder der Schleimhaut gelegene Gewebe ausdehnt und tiefere Gewebsschichten mit einbezogen werden, entsteht ein Ödem (größere Anschwellung), das sogenannte Quincke-Ödem. Diese »Riesen-Urtikaria« ruft ein unangenehmes Gefühl der Spannung hervor, juckt jedoch kaum.

Ursachen der Nesselsucht und des Quincke-Ödems

Die akuten Verlaufsformen der Nesselsucht entstehen in der Mehrzahl aufgrund einer Allergie, während die chronischen Formen meist nicht allergiebedingt sind. Betroffen sind sehr häufig 20- bis 40jährige Menschen; aber auch Säuglinge können schon unter der Nesselsucht leiden.

Mögliche allergische Ursachen der Nesselsucht

1. *Arzneimittel und Kosmetika.* Etwa 50 bis 60 Prozent der Nesselsucht werden durch Arzneimittel ausgelöst. Prototyp der arzneimittelbedingten Nesselsucht ist die Serumkrankheit (Seite 282). Es gibt kaum ein Medikament, das nicht gelegentlich Nesselsucht hervorrufen kann. Sogar Arzneimittel, die zur Behandlung von Allergien bestimmt sind, die sogenannten Anti-Allergika (Antihistaminika), können manchmal eine Nesselsucht auslösen. Zu den Medikamenten, die am häufigsten eine Nesselsucht provozieren, gehören Azetylsalizylsäure (u. a. Aspirin), Penizillin, Pyramidonkörper, Phenazetin, Barbiturate und Phenotiazine.
2. *Nahrungs- und Genußmittel.* 20 bis 35 Prozent der Nesselsucht und des Quincke-Ödems entstehen durch die verschiedensten Nahrungsmittel. Am häufigsten sind verantwortlich: Milch, Käse, Eier, Stachelbeeren, Erdbeeren, Bananen und Zitrusfrüchte sowie Hülsenfrüchte, Spinat, Tomaten, Sellerie, Getreide, Fische, Krebse, Hummer, Muscheln und Gewürze. Andere Nahrungsmittel wie Nüsse, Zwiebeln, Lauch, Nelken oder Muskatnuß verursachen nur selten eine Nesselsucht. Doch je seltener ein Nahrungsmittel Nesselsucht auslöst, desto höher ist meist der Sensibilisierungsgrad. Es wirkt dann auch in geringsten Mengen. Durch Nahrungsmittel hervorgerufenes Nesselfieber wird nur selten chronisch. Die meisten Fälle nehmen einen akuten Verlauf.
3. *Inhalierte Substanzen wie Blütenstaub (Pollen).* Durch Blütenpollen, Mehl, Schimmelsporen, Hausstaub oder Staub von Tierhaaren verursachtes Nesselfieber entsteht durch Einatmung (Inhalation).
4. *Kontakt mit allergieauslösenden Substanzen.* Häufig entsteht Nesselsucht durch die Berührung allergieauslösender Substanzen. Solche Kontaktallergene können sein: Hunde-, Katzen-, Pferde- oder Rinderhaare, Schafwolle, Naturseide, Nahrungsmittel, Fische, Mehl, Schalen von Pfirsichen oder Zi-

Visuelle Diagnosehilfe Seite 244

trusfrüchten, Spargel oder Zwiebeln, Mais, Kamille, Nelkenöl, Holzstaub, Blumenzwiebeln, Blütenpollen, aber auch Kosmetika und bestimmte Arzneimittel, zum Beispiel Quecksilbersalben, Jod oder Formalin.

5. *Eingeweidewürmer, blutsaugende Insekten, Parasiten.* Auch Eingeweidewürmer, zum Beispiel Bandwürmer oder Spulwürmer, blutsaugende Insekten, Läuse oder Flöhe können eine Nesselsucht provozieren.
6. *Antigene bei akuten und chronischen Infekten.* Bestimmte Infektionskrankheiten wie die Bakterienruhr, Gonorrhöe, Syphilis oder Pilzinfektionen können von oftmaligen Nesselsucht-Ausbrüchen begleitet sein. Ungeklärt ist allerdings noch, ob Nesselsucht auch bei akuten und chronischen Infekten durch Bakteriengifte, die als Endogene wirken, ausgelöst oder verlängert werden kann.

Nesselsucht als Vorbote schwererer Erkrankungen

Urtikaria kann gelegentlich als Begleitsymptom einiger innerer Erkrankungen oder in chronischen Verlaufsformen auch als Vorbote einer inneren Erkrankung auftreten. Diese meist auf der Bildung von Autoantikörpern (gegen körpereigenes Gewebe gerichtete Antikörper) beruhende Nesselsucht bleibt dann bis zur Erkennung der eigentlichen Grunderkrankung ein diagnostisches Rätsel. Zu diesen Erkrankungen können unter anderem gehören: Leberleiden, Glomerulonephritis (eine Form der Nierenentzündung), Periarteriitis nodosa (eine Entzündung der Wandschichten kleinerer Arterien) oder verschiedene Krebserkrankungen.

Nesselsucht aufgrund physikalisch-chemischer Ursachen

Auch physikalische Ursachen wie Wärme, Kälte, Druck oder Licht (UV-Strahlen) können zur Nesselsucht führen (20 Prozent aller Fälle). Dabei liegt meistens jedoch kein Antikörpermechanismus zugrunde. Man spricht daher auch von physikalischer Allergie.

Wie beim Berühren von Brennesseln können auch andere Reizwirkungen eine nichtallergische Nesselsucht auslösen. Dazu gehören der Hautkontakt mit Nesselquallen oder Prozessionsspinnerraupen, aber auch Insektenstiche sowie Injektionen mit verschiedenen Substanzen – zum Beispiel Fettsäuren, Aminosäuren, Phenazetin, Morphium, Atropin, Kodein oder Ephedrin. In allen diesen Fällen werden Stoffe wirksam, die bei jedem Menschen Nesselsucht hervorrufen, auch beim Nichtsensibilisierten.

Nesselsucht aufgrund psychischer Faktoren

Es wird heute vermutet, daß zumindest die Ausprägungsstärke der Nesselsucht durch psychische Faktoren beeinflußt wird. Inwieweit sie bei der Entstehung der Nesselsucht mitwirken, ist noch ungeklärt. Wahrscheinlich können allein aufgrund psychischer Konflikte Quaddeln auftreten.

»Diagnostik allergischer Erkrankungen« siehe Seite 288. »Behandlung und Desensibilisierung von Allergien« siehe Seite 289.

Wichtig: Siehe auch »Serumkrankheit und anaphylaktischer Schock« (Seite 280): Eine Penizillinallergie (Seite 283), erkennbar an »Nesselsucht«, kann lebensbedrohend werden!

Parasiten- und Insektenallergie

Berühmt-berüchtigt ist der Tod durch Bienenstiche; in der Regel liegt hier jedoch eine Allergie zugrunde – das Bienengift selbst wirkt meistens nicht tödlich. Aber auch andere Insekten und Parasiten (zum Beispiel Spulwürmer, Trichinen, Hundebandwürmer oder Schweinebandwürmer, Flöhe, Läuse und Wanzen) können eine allergische Krankheit provozieren.

Folgende Reaktionsformen sind dann möglich:

- Allgemeinreaktion in Form des anaphylaktischen Schocks (Seite 282) infolge Allergenausbreitung durch das Blut;
- Serumkrankheitstyp (Seite 282) mit Fieber, Gelenkschwellung, Lymphknotenschwellung und Hautausschlag;
- Nesselsucht (Seite 286).

Der menschliche Körper kann gegen das Gift von Bienen, Wespen und Hornissen durch wiederholte Stiche einen so hohen Sensibilisierungsgrad erwerben, daß schwerste Allergien, mitunter auch tödliche anaphylaktische Schocks, ausgelöst werden. Der Staub von verschiedenen Insekten (zum Beispiel von Küchenschaben) oder von Milben kann Augenbindehautentzündung, Bronchitis und Asthma (Seite 461) hervorrufen.

Wichtig: Reagieren Sie auf einen Bienen- oder Wespenstich plötzlich sehr heftig in Form einer Serumkrankheit (Seite 282), sollten Sie sofort einen Arzt aufsuchen. Bei einem anaphylaktischen Schock (Seite 282) augenblicklich Hausarzt und Notarztwagen rufen lassen!

Medikamentenallergische Blutzellschäden

Daß auch »simple« Medikamente wie Schmerz- oder »Grippe«-Tabletten bei Mißbrauch ernste Gesundheitsschäden provozieren können, ist bekannt. Eine weniger bekannte Nebenwirkung solcher und anderer Medikamente ist die mögliche Entwicklung einer Allergie (»Nesselsucht«, Seite 286, »Allergien der Mundschleimhaut und des Magens«, Seite 285, »Serumkrankheiten«, Seite 282).

Es gibt jedoch verschiedene Medikamente, die bei gegen ihre Substanzen sensibilisierten Menschen schwerste allergische Blutzellenschäden hervorrufen können. Dabei handelt es sich immer um eine Störung der Bildung von roten oder weißen Blutkörperchen im Knochenmark beziehungsweise um eine Auflösung der Blutplättchen. Charakteristisch für diese Substanzen, zu denen unter anderem Barbiturate, Sulfonamide, Pyrazole, Hydantoine und Phenothiazine gehören: Sie werden jahrelang vorher komplikationslos vertragen, bis plötzlich eine Sensibilisierung gegen sie entsteht.

Anzeichen

Eine medikamentenallergische Blutzellschädigung zeigt folgende Symptome:

- bei einer Störung der Bildung weißer Blutkörperchen: schweres Krankheitsgefühl, hohes Fieber, Schleimhautschädigungen;
- bei einer Störung der Bildung roter Blutkörperchen: hämolytische Anämie (Seite 442);
- bei einer Schädigung der Blutplättchen, die mit für die Blutgerinnung zuständig sind: plötzlich auftretende Nasen-, Rachen- oder Zahnfleischblutungen sowie Blutergüsse in der Haut.

Behandlung

Die Krankheitszeichen bessern sich spontan, wenn die allergieauslösenden Medikamente abgesetzt werden.

Diagnostik allergischer Erkrankungen

Allergien sind oft – zumindest für den Laien – nur schwer von anderen Erkrankungen zu unterscheiden. Auch für den Arzt tragen die Erscheinungsformen nur selten den Stempel ihrer allergischen Herkunft. Man kennt für die Diagnostik zwei einander ergänzende Möglichkeiten: Eine Symptomdiagnose und spezielle Untersuchungsverfahren. Die Symptomdiagnose stützt sich auf die Selbstbeobachtung des Patienten. Er wird nach den Krankheitszeichen und ihrer möglichen Auslösung befragt – zum Beispiel nach Anzeichen von Übelkeit, Durchfällen, Augenjucken, Niesanfällen oder Migräne sowie nach schon vorhandenen Allergien oder Allergieanfälligkeit in seiner Familie.

Zu den speziellen Untersuchungsverfahren gehören: Nachweis der spezifischen Antikörperbildung durch Hauttests, direkte Provozierung von allergischen Reaktionen an den betreffenden Organen durch die ermittelten Allergene und der Nachweis von Antikörpern im Blut.

Hauttests

1. *Reibtest:* Die vermutete allergieauslösende Substanz wird in die Haut eingerieben; man wendet den Reibtest beim Kontaktekzem oder bei der Nesselsucht durch Kontakte mit Pollen oder Tierhaaren an.
2. *Scratch-Test:* Die vermutete allergieauslösende Substanz wird in die aufgeritzte Haut eingebracht.
3. *Prick-Test:* Man tropft die Allergenlösung auf die Haut und sticht dann oberflächlich ein.
4. *Intrakutan-Test:* Das Allergen wird in die Haut gespritzt; der Intrakutan-Test dient zur Diagnose von Asthma, Pollenallergie und Nesselsucht.
5. *Epikutan-Test:* Man bringt die zu prüfenden Substanzen auf Spezial-Testpflaster auf, die am Rücken des Patienten befestigt und dort 24 bis 48 Stunden belassen werden. Man testet die vom Patienten mitgebrachten Stoffe sowie eine sogenannte Standardreihe, die die

Mögliche allergieauslösende Substanzen bei verschiedenen Berufen (oder Hobbys)

Maurer, Bauhandwerker
Zement, Schalöl (Chrom).

Fliesenleger
Zement, Kunststoffmörtel.

Schreiner am Bau
wie Maurer; Leime, Kunststoffe, Anstrich- und Imprägnierungsmittel.

Möbelschreiner
Leime, Kunststoffe, Terpentin, Hölzer, Farben, Beizen, Holzschutzmittel, Polituren.

Maler
Terpentin, Farben, Kunststoffe, Chrom.

Lederverarbeitende Berufe
Gerbstoffe (Chrom), Farben, Farbstoffkuppler, Kunststoffe, Appreturen, Imprägnierungsmittel.

Metallarbeiter
Chrom, Kobalt, Nickel, Hilfsstoffe beim Löten und Schweißen, Desinfektionsmittel in technischen Ölen.

Elektriker
wie Metallarbeiter; außerdem Isoliermaterial.

Kunststoffarbeiter
Epoxydharze, Formalin, Lösungsmittel, Klebstoffe.

Fotografen (auch MTA im Röntgenlabor)
Farbstoffe, Entwickler, Fixiersalze, Stabilisatoren.

Druckereiarbeiter
Terpentin, Chrom, Farbstoffe.

Waschmittelindustrie
optische Aufheller, Chrom, Emulgatoren.

Gärtner
Pflanzen, Schädlingsbekämpfungsmittel, Unkrautvernichtungsmittel.

Landwirte
wie Gärtner, wie Metallarbeiter (Technisierung!); Melkfett, Futterzusätze (Antibiotika usw.).

Lebensmittelindustrie, besonders Bäcker
Gewürze, Farbstoffe, Backhilfen, Emulgatoren, Konservierungsmittel.

Hausfrauen
Terpentin, Gummi, Chrom, Waschmittel, Appreturen, Pflanzen, Kosmetika.

Büroangestellte
Farben, Kopierpapier, Klebstoffe, Gummi.

Friseure
Farben, Dauerwellpräparate, ätherische Öle, Kosmetika, Gummi, Nickel (Schere).

Ärzte und Schwestern
Desinfektionsmittel, Gummihandschuhe, Antibiotika, Phenothiazine, Lokalanästhetika.

Zahnärzte
wie Ärzte; Tetracain, Kunststoffe und Metalle (prothetisches Material).

15 bis 20 häufigsten Ekzematogene enthält. Der Epikutan-Test ist der Standardtest zur Feststellung des Allergens eines Kontaktekzems.

Jedes Testlabor verfügt darüber hinaus über Sammlungen von Chemikalien, die in den verschiedenen Berufen vorkommen. Häufig haben die Patienten sehr viele verschiedene Kosmetika verwendet, die ebenfalls getestet werden.

Das Ablesen der Testreaktionen erfolgt unmittelbar nach Abnahme der Testpflaster sowie 24 und besser noch 48 Stunden später. Die Untersuchungsdauer für einen korrekt ausgeführten Epikutan-Test beträgt also mindestens drei Tage.

Provokationsprobe

Bei manchen Allergien wird eine weitere Klärung erforderlich. Dazu kann man Provokationsproben mit einem Allergen am betreffenden Organ durchführen: So träufelt man zum Beispiel eine Allergenlösung in den Augenbindehautsack oder auf die Nasenschleimhaut, oder man läßt den Patienten winzige Mengen eines Allergenextraktes einatmen.

Radioimmuno-Assay

Mit Hilfe von sogenannten Radioimmuno-Assays, die den Patienten überhaupt nicht belasten, kann der Nachweis von allergenspezifischen Antikörpern des Patientenblutes im Reagenzglas geführt werden. Diese neue Art von Test wird heute bereits bei der Pollenallergie angewandt.

Die sogenannte *Karenzprobe* gibt Aufschluß darüber, ob die Diagnose der allergischen Reaktion richtig war: Bei einer erfolgreichen Probe müssen nach Vermeidung des diagnostizierten Allergens die allergischen Reaktionen ausbleiben.

Behandlung und Desensibilisierung von Allergien

Grundsätzlich ist es das Ziel der Allergie-Therapie, das erkannte Allergen auszuschalten. Keine Schwierigkeiten bereitet zum Beispiel die Meidung von Arzneimittelallergenen oder von allergieauslösenden Kosmetika, da es in diesen Fällen ausreichende Ausweichmöglichkeiten gibt. Größere Schwierigkeiten gibt es jedoch schon bei der Nahrungsmittelallergie: Wenn ein Patient zum Beispiel gegen Milch allergisch ist, kann er zwar bewußt Milch und Milchprodukte meiden; er kann jedoch nicht ausschließen, daß er irgendwann ein Nahrungsmittel zu sich nimmt, in dem Milcheiweiß enthalten ist. Ähnlich verhält es sich mit vielen anderen Allergien: Wer etwa gegen Schafswolle allergisch ist, braucht keine Wollsachen zu tragen – dennoch wird er immer wieder durch den Kontakt mit anderen Menschen mit Wolle in Berührung kommen. Unsere Umwelt ist voll von Stoffen, die allergieauslösend wirken können. Am schlimmsten betroffen sind Menschen, die gegen Pollen allergisch sind – es ist absolut unmöglich, dem Blütenstaub zu entgehen.

Desensibilisierung

Desensibilisierung bedeutet, Patienten gegen die Allergene mehr oder weniger unempfindlich zu machen. Besonders für Menschen mit einer Allergie gegen die nicht zu vermeidenden Pollen kann eine Desensibilisierung – insofern sie gelingt – segensreich sein. Dazu führt man ihnen gezielt und mit stetiger Dosissteigerung »subklinische« Mengen des Pollenallergens zu. Als subklinisch gelten so winzige Mengen, daß es zu keinem klinischen Krankheitsbild kommt. Ziel dieser Methode, die teilweise mit befriedigendem Ergebnis durchgeführt wird, ist es, die Antikörperbildung abzuschwächen oder zu verändern. So kommt es entweder zu einer vorübergehenden oder dauernden Unter- oder Unempfindlichkeit gegen das Allergen. Allerdings weiß man bis heute noch nicht genau, welcher biologische Grundvorgang dieser Wirkung zugrunde liegt.

Die Erfahrung zeigt jedoch, daß die Erfolgsaussichten desto besser sind, je früher die Desensibilisierung versucht wird. Kinder können fast durchweg desensibilisiert werden. Bei Erwachsenen beträgt die Erfolgsrate immerhin mehr als 30 Prozent. Eine Desensibilisierung ist bei Erwachsenen nicht mehr möglich, wenn die Sensibilisierung gegen das Allergen bereits einen sehr hohen Grad erreicht hat. Das gilt auch für Allergene, gegen die sich automatisch und schnell ein hoher Sensibilisierungsgrad einstellt – dazu gehören zum Beispiel Hühnerei oder Fisch. Gegen Nahrungsmittelallergene lassen sich nur Kinder erfolgreich desensibilisieren. Auch bei Erwachsenen kann eine Desensibilisierung gegen Pollen, Hausstaub, Textilstaub, Tierhaare, Pilzsporen, Insektenstiche, Mehl- und Getreidestaub oder Holzstaub versucht werden.

Kortison und Antihistaminika

Wenn eine Desensibilisierung nicht möglich ist oder nicht zum Erfolg führt, bleibt nur die Linderung des Krankheitsbildes durch Antihistaminika oder Kortison. Antihistaminika stillen vor allem den Juckreiz, Kortison wirkt entzündungshemmend und leicht antiallergisch.

Vor allem die Kortison-Therapie kann jedoch keine Dauertherapie sein, da sie zu starken Nebenwirkungen führt – unter anderem zur Herabsetzung der körpereigenen Abwehrkräfte und zu Stoffwechselstörungen.

Stoffwechselkrankheiten

Stoffwechselkrankheiten sind eine umfangreiche Krankheitsgruppe, der eine Störung des Zucker-, Eiweiß- oder Fettstoffwechsels zugrunde liegt. Stoffwechselstörungen sind in der Regel erblich bedingt – das heißt, es liegen entsprechende Gene (Erbanlagen) vor.

Bei einigen Stoffwechselkrankheiten bedingen diese Gene einen Enzymdefekt, der bereits im Kindesalter wirksam wird (Stoffwechselanomalien). In diese Gruppe gehört beispielsweise die *Phenylketonurie,* bei der ein für den Eiweißstoffwechsel wichtiges Enzym fehlt.

Andere Stoffwechselkrankheiten prägen sich erst in der späteren Kindheit oder im Erwachsenenalter durch noch nicht gesicherte Auslösefaktoren aus, so die *Gicht, Diabetes mellitus* oder *Fettstoffwechselstörungen.*

Die Stoffwechselvorgänge im Organismus sind ungeheuer differenziert und von einer Unzahl Faktoren und Zyklen, Enzymen und Hormonen abhängig. Der folgende Überblick muß deshalb als vereinfachte Darstellung verstanden werden.

Kohlenhydratstoffwechsel

Kohlenhydrate sind Zucker (Saccharide) mit den Vertretern Zucker, Stärke, Glykogen (»tierische Stärke«), Dextrinen und Zellulose. Im Dünndarm werden diese Zucker – außer der Zellulose – von *Enzymen* gespalten, als *Glukose* (Traubenzucker) von den Darmzotten aufgenommen und über die Pfortader zur Leber transportiert. *Zellulose* gelangt unangegriffen bis in die untersten Dickdarmabschnitte, wo sie zum Teil von Bakterien abgebaut wird; denn der Mensch verfügt über kein Enzym, das diesen pflanzlichen Faserstoff abbaut.

Glukose wird ständig zur Energieerzeugung benötigt. Dabei können die Zellen des Gehirns und überhaupt alle Nervenzellen Energie nur aus Glukose, nicht aber aus Fetten gewinnen.

Glukose, die nicht unmittelbar zur Energieerzeugung gebraucht wird, speichert die Leber als *Glykogen.* Bei Glukosemangel produziert sie aus diesem Glykogen wiederum Glukose. Ist auch das Glykogen aufgebraucht, bildet die Leber aus Aminosäuren und Fetten (Angriff des Fettpolsters) Glukose. Übrigens kann die Leber auch Zucker in Fette umwandeln, die dann in den Fettpolstern gespeichert werden.

Die Regulation des Blutzuckerspiegels bewirken Insulin und Glukagon, beides Hormone der Bauchspeicheldrüse. Insulin öffnet die Schleusen der Zellmembranen, so daß Glukose einströmen kann, es hemmt die Glukoseabgabe der Leber und fördert die Fettsynthese aus Glykogen. Insulin senkt also den Blutzuckerspiegel, Glukagon dagegen fördert die Glukose-Abgabe der Leber, erhöht also den Blutzuckerspiegel.

Eiweißstoffwechsel

Eiweißkörper dienen dem Aufbau und der Erhaltung der Körpersubstanz. Die Nahrungseiweiße werden im Dünndarm zu *Aminosäuren* gespalten und über die Pfortader zur Leber gebracht. Einen Teil dieser Aminosäuren baut die Leber in körpereigene Eiweißkörper um.

Die *Bluteiweißkörper* transportieren Wasser, Fette und Vitamine. Das die Körpersubstanz bildende Eiweiß wird ständig auf- und umgebaut, ein Teil davon auch abgebaut und als Harnstoff ausgeschieden. Wichtige Eiweißkörper des Organismus sind außerdem *Enzyme, Hormone* und die *Antikörper des Abwehrsystems.*

Fettstoffwechsel

Die mit der Nahrung aufgenommenen Fette werden im Dünndarm durch die Gallensäuren fein verteilt, also emulgiert. Enzyme des Darms und der Bauchspeicheldrüse spalten dann diese emulgierten Fette in *Glyzerin* und *Fettsäuren.* In dieser Form gelangen sie über die Dünndarmzotten ins Blut, wo sie wieder zu Fetten aufgebaut werden.

Ein Teil des Fettes gelangt zu den *Fettdepots,* ein anderer Teil dient als *Energiespender.* Ein kleinerer Teil wird zu phosphorhaltigen fettähnlichen Substanzen, den *Phospholipiden,* umgewandelt. Diese Phospholipide dienen unter anderem dem *Aufbau der Zellstrukturen.*

Fettstoffwechselstörungen

10 bis 20 Prozent der Bevölkerung sind von Fettstoffwechselstörungen betroffen. Früher unterschied man einfach zwischen einem erhöhten Cholesterinspiegel des Blutes und einem erhöhten Triglyzeridspiegel (Triglyzeride sind »Neutralfette«) und sprach von Hyperlipidämien (erhöhte Blutfette). Heute – nach vermehrten Erkenntnissen der Fettstoffwechselforschung – bevorzugt man die Bezeichnung »Hyperlipoproteinämien« (*hyper* = vermehrt; *lipo* = Fett...; *protein* = Eiweiß; *ämie* = im Blut) – das heißt also: Die Fetteiweißkörper im Blut sind vermehrt. Im wäßrigen Milieu des Blutes werden nicht lösliche Fette an bestimmte Bluteiweißkörper gebunden.

Fettstoffwechselstörungen sind meist erblich bedingt *(primäre Hyperlipoproteinämien)*. Daneben gibt es auch *sekundäre Fettstoffwechselstörungen* bei einer Reihe von Grunderkrankungen. Nach einer Empfehlung der Weltgesundheitsorganisation werden die primären Fettstoffwechselstörungen in fünf Gruppen (I–V) eingeteilt.

Gewisse Mechanismen der Entstehungsursachen der Hyperlipoproteinämien hat die Fettstoffwechsel-Forschung inzwischen klären können. So spielt bei den Patienten, bei denen die Triglyzeride erhöht sind, fast immer ein Mangel an einem freigesetzten Enzym eine Rolle. Es handelt sich um die Lipoproteinlipase, die bei Freisetzung die Triglyzeride an der Innenwand der Gefäße auflöst und ebenso die Transporteure der Triglyzeride, die sogenannten Chylomikronen und VLDL-Körperchen *(very low density Lipoproteins)*.

Bei den Patienten, bei denen der Cholesterinspiegel erhöht ist, scheint der Entstehungsmechanismus komplizierter zu sein. Cholesterin wird im Blut von LDL-Körperchen *(low density lipoproteins)* transportiert. Bei diesen Patienten sind offenbar die Rezeptoren (Aufnahmeorgane) der Zellen für LDL gestört oder fehlen teilweise, so daß die Zellen nicht in der Lage sind, LDL aufzunehmen und abzubauen. Überdies scheint der Blutspiegel an HDL-Körperchen *(high density lipoproteins)*, die eine Ablagerung von Cholesterin an der Gefäßwand hemmen, niedrig zu sein. Jedenfalls dürfte so nach neueren Erkenntnissen die Rückkoppelung zwischen dem Bedarf der Zellen an Cholesterin und der Bildung von Cholesterin gestört sein: Es wird zuviel Cholesterin gebildet, das sich nachher »nutzlos« im Blut findet.

Zur Erklärung: Täglich bildet der Körper (in erster Linie die Leber) etwa 1 Gramm Cholesterin neu. Das über den Dünndarm von der Nahrung resorbierte Cholesterin macht täglich nur einen Teil der neugebildeten Menge aus. Es liegt anscheinend ein Resorptionsmechanismus vor, der nur einen kleinen Teil des Nahrungscholesterins über den Dünndarm resorbieren läßt.

Der erhöhte Cholesterinspiegel der kranken Patienten hängt also nicht mit einer übermäßigen Menge an Cholesterin in der Nahrung, sondern mit einer exzessiven körpereigenen Bildung von Cholesterin zusammen.

Hyperlipoproteinämie Typ I

Bei diesem Typ ist allein der Triglyzeridspiegel im Blut erhöht.

Anzeichen

Xanthome (gelbliche, auf der Unterlage verschiebliche Knoten in der Haut), oft kolikartige Bauchschmerzen; Leber und Milz sind vergrößert. Diese seltene Form einer Fettstoffwechselstörung zeigt sich bereits im Kindesalter.

Behandlung

Fettarme Kost, allein Triglyzeride (mittelfettige Fettsäuren, enthalten in Kokosöl) können ohne Berechnung verwendet werden (zum Beispiel Ceres-Öl und -Margarine), da sie direkt über die Pfortader in die Leber gelangen und das Blut nicht belasten.

Prognose und Vorbeugung siehe Seite 293 bei Typ V.

Hyperlipoproteinämie Typ II

Eine häufige, dominant vererbte Erhöhung des Cholesterinspiegels im Blut.

Anzeichen

Xanthome, grauweißer Ring am Rande der Hornhaut des Auges. Diese Patienten sind stark herzinfarktgefährdet (frühe Arteriosklerose der Herzkranzgefäße).

Behandlung

Cholesterinarme Diät (Cholesterin ist in Eiern, Innereien und überhaupt in tierischen Fetten enthalten). Allerdings ist der Wert einer solchen Diät umstritten, denn der größte Teil des übermäßigen Cholesterin-Spiegels wird ja körpereigen gebildet (in erster Linie von der Leber, siehe oben). Auch eine total cholesterinfreie Diät könnte den Cholesterinspiegel nie entscheidend senken.

Daß auch der Gebrauch mehrfach ungesättigter Fettsäuren (in Sonnenblumen- oder Distelöl) den Cholesterinspiegel nicht oder zumindest nicht entscheidend zu senken vermag, ist inzwischen durch exakte Studien belegt. Was bleibt, ist lediglich der Wert einer allgemeinen Reduzierung der Nahrungsfette und eine medikamentöse Behandlung.

Auch sportliche Aktivität und der regelmäßige Genuß kleiner Alkoholmengen (nur etwa 0,7 bis 1 Liter Bier oder maximal 0,5 Liter Wein pro Tag!) scheinen sich günstig auszuwirken, denn sie erhöhen die HDL (siehe oben), die die Cholesterinablagerung an den Gefäßinnenwänden hemmen.

Prognose und Vorbeugung dieser häufigen Form siehe bei Typ V (unten).

Hyperlipoproteinämie Typ III

Erhöhter Cholesterin- und Triglyzeridspiegel im Blut.

Anzeichen

Xanthome, typisch gelbe Handlinien durch Fetteinlagerungen, frühzeitige Arteriosklerose.

Behandlung

Einschränkung des Fettverzehrs und des Kohlenhydratverzehrs. Eine zu starke Einschränkung des Fettverzehrs ist höchst problematisch, da dadurch zwangsläufig der Kohlenhydratverzehr gesteigert wird! Und der übermäßige Genuß von Kohlenhydraten führt dazu, daß die Leber aus ihnen Triglyzeride bildet. Im allgemeinen wird auch eine medikamentöse Behandlung durchgeführt.

Prognose und Vorbeugung siehe bei Typ V (unten).

Hyperlipoproteinämie Typ IV

Dies ist neben dem Typ II die häufigste Form der Fettstoffwechselstörungen – gekennzeichnet durch einen erhöhten Triglyzeridspiegel. Die Triglyzeride entstammen hier der körpereigenen Synthese, wobei Kohlenhydrate und freie Fettsäuren als Grundstoff dienen.

Anzeichen

Xanthome und häufig Arteriosklerose der Herzkranzgefäße (Herzinfarktgefährdung!). Doch viele Menschen mit Typ IV zeigen keine Symptome.

Wichtig: Bei 60 bis 80 Prozent der Patienten liegt ein Diabetes mellitus vor (oft auch nur latent, das heißt ohne Anzeichen). Meist sind die Patienten übergewichtig.

Behandlung

Verringerung der Kohlenhydratzufuhr und gegebenenfalls der Fettzufuhr.

Wichtig: Einschränkung des Alkoholkonsums (Alkohol enthält Triglyzeride). Eine medikamentöse Behandlung kann sich empfehlen.

Prognose und Vorbeugung siehe bei Typ V (unten).

Hyperlipoproteinämie Typ V

Diese Form steht zwischen Typ I und IV. Xanthome sind häufiger als beim Typ IV. Ebenso kommen oft Oberbauchkoliken vor, bisweilen tritt auch eine Bauchspeicheldrüsen-Entzündung auf. Arterioskleroserate und Herzinfarktgefährdung sind geringer als beim Typ I.

Die *Behandlung* entspricht dem Typ IV.

Prognose der Fettstoffwechselstörungen

Außer beim Typ V sind Arterioskleroserate und Herzinfarktgefährdung hoch.

Vorbeugung gegen Fettstoffwechselstörungen

Ob eine Vorbeugung gegen die ererbten Fettstoffwechselstörungen überhaupt möglich ist, scheint fraglich zu sein – zumindest bei den Typen I und II. Bei den anderen Typen kann vielleicht eine Einschränkung der Kohlenhydratzufuhr (Verzicht vor allem auf »leere Kohlenhydrate« wie Haushaltszucker oder Süßigkeiten) die Entstehung der Krankheit um Jahre hinausschieben – vorausgesetzt allerdings, daß bereits in jungen Jahren vorgebeugt wird.

Eine leichtere Erhöhung der Blutfette nach dem 40. Lebensjahr kann ernährungsbedingt sein und hat dann mit einer ererbten Fettstoffwechselstörung nichts zu tun. Der Grund hierfür ist wahrscheinlich, daß sich die Mechanismen der Fettklärung, des Fettabbaus und der Rückkoppelung mit der körpereigenen Fettsynthese langsam erschöpfen. Daß eine solche Erhöhung der Blutfettwerte das Risiko einer Arteriosklerose und damit eines Herzinfarkts oder eines Schlaganfalls entsprechend erhöht, kann angenommen werden. So empfiehlt sich für jeden über 40jährigen, den Konsum leerer Kohlenhydrate und den Fettkonsum zugunsten einer leichten Erhöhung des Eiweißkonsums einzuschränken. Wer jedoch glaubt, allein mit einer Einschränkung des Fettverzehrs erhöhten Blutfettwerten vorbeugen zu können, kann einen Reinfall erleben: Denn eine drastische Verringerung des Fettverzehrs zieht eine gefährliche Erhöhung des Kohlenhydratverzehrs nach sich! Mäßiger Alkoholgenuß erhöht übrigens die günstigen HDL (Seite 290).

Diabetes mellitus (Zuckerkrankheit)

Erbforscher (Genetiker) rechnen damit, daß bei uns 25 Prozent der Bevölkerung Diabetes-Erbanlagen haben. Doch nur 3 bis 5 Prozent der Bevölkerung erkranken wirklich an Diabetes.

Diabetes mellitus ist eine vererbte Schwäche der B-Zellen der Bauchspeicheldrüse, bei der es zu einem absoluten oder relativen Insulinmangel kommt. Das von den B-Zellen produzierte Hormon Insulin ist die Kontrollsubstanz des Zukkerhaushalts. Es sorgt unter anderem dafür, daß die Zellen ihre Schleusen für Zucker öffnen.

Beim absoluten Insulinmangel *(Insulinmangel-* oder *jugendlicher Diabetes)* wird zuwenig Zucker von den Zellen aufgenommen – die Zellen leiden Mangel. Gleichzeitig wird aber aus Eiweiß und Fetten vermehrt Zucker neu gebildet, so daß sich die Konzentration des Zuckers im Blut (Blutzuckerspiegel) erhöht und Zucker im Harn ausgeschieden wird. So schmeckt der Harn eines Diabetikers »honigsüß« oder wie der »eines brünstigen Elefanten«, wie es in der älteren Sanskritliteratur heißt. Im 17. Jahrhundert entdeckte der englische Arzt Thomas Willis den süßen Geschmack des Urins eines Diabetikers neu. Und Ende des 18. Jahrhunderts bekam dann der Diabetes den Beinamen »mellitus« (honigsüß).

Beim relativen Insulinmangel *(Erwachsenen-Diabetes)* erhöht das vermehrte Fettgewebe den Insulinbedarf. Die allermeisten Erwachsenen-Diabetiker sind übergewichtig. Schließlich kann die Bauchspeicheldrüse den erhöhten Insulinbedarf nicht mehr befriedigen, so daß sich auch hier der Blutzuckerspiegel erhöht.

Anzeichen des Insulinmangel-Diabetes

Übermäßiger Durst und vermehrtes Wasserlassen, Schwäche sowie Gewichtsabnahme sind die ersten Symptome eines Insulinmangeldiabetes. Ein solcher Diabetes, der ungefähr 20 Prozent aller Fälle an Diabetes mellitus ausmacht, kommt oft schon in der Kindheit oder Jugend zum Durchbruch, selten jedenfalls nach dem 40. Lebensjahr. Deshalb spricht man auch vom jugendlichen Diabetes mellitus.

Erklärung der Symptome

Der stark erhöhte Blutzucker führt zu einer Zuckerausscheidung im Harn. Da Zucker stets mit großen Mengen Wasser ausgeschieden wird, entsteht das übermäßige Wasserlassen. Was wiederum einen unmäßigen Durst nach sich zieht.

Die allgemeine Schwäche und Gewichtsabnahme des Anfangsstadiums erklärt sich so: Der Zwang zur ständig erhöhten Blutzuckerproduktion (und so kann Zucker trotz Insulinmangels in die Zellen gelangen) aus Eiweiß und Fetten führt zu einem Eiweißmangel mit der Folge von Schwäche und Muskelschwund. Schwäche und Gewichtsabnahme werden überdies durch die übermäßige Wasserausscheidung, die zu einer Austrocknung des Organismus führt, bedingt. Ein jugendlicher Diabetiker verliert im ersten Stadium der Erkrankung etwa 70 Gramm Muskeleiweiß am Tag.

Schließlich kommt es dann durch den Abbau des Fettgewebes und seiner Folgen zu einer Übersäuerung des Blutes und des Gewebes. Zusammen mit anderen Stoffwechselentgleisungen und der Austrocknung wird so das diabetische Koma verursacht, erkennbar an einer tiefen Bewußtlosigkeit.

Weitere Warnzeichen eines diabetischen Komas

Untrügliches Frühwarnzeichen eines diabetischen Komas: Die Atemluft riecht nach Azeton. Übelkeit, Erbrechen und Bauchschmerzen gesellen sich dazu. Der Azetongeruch wird durch den Fettabbau

Selbstkontrolle des Harnzuckers

Ein insulinpflichtiger Diabetiker ist gezwungen, oft selber »Arzt zu spielen«: Er muß sich Insulin spritzen, feinere Korrekturen bei der Dosis vornehmen, regelmäßig seinen Harnzucker kontrollieren.

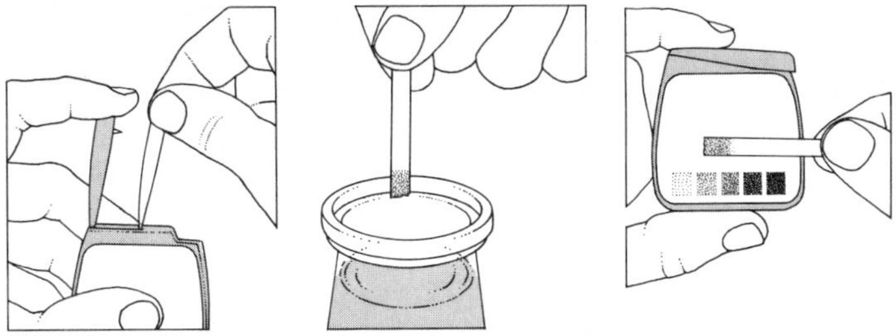

Einen speziellen Harnzucker-Teststreifen hält der Diabetiker in ein Gefäß mit frischem Urin.

Auf einer Skala kann er dann die Konzentration seines Harnzuckers ablesen.

verursacht: Die freien Fettsäuren im Blut steigen extrem an und werden in der Leber zu »Azetonstoffen«, zu Ketonkörpern, umgebildet. So entsteht die Ketoazidose, die lebensgefährliche Übersäuerung des Organismus.

Lebensrettendes Insulin

Vor der Entdeckung des Insulins und seiner epochemachenden Herstellung aus Tierdrüsen im Jahre 1922 durch die kanadischen Forscher Bantin und Best starben etwa 70 Prozent der Diabetiker am diabetischen Koma. Allerdings hatten die deutschen Forscher Mehring und Minkowski aufgrund von Tierversuchen bereits 1889 geschlossen, daß die Bauchspeicheldrüse eine Substanz produzieren müsse, die den Zuckerhaushalt regelt; später wurde diese Substanz als Hormon erkannt. Man gab ihr den Namen Insulin, da die Insulin produzierenden B-Zellen in den Langerhans-Inseln liegen.

Anfang der fünfziger Jahre klärten Biochemiker die Zusammensetzung des Insulinmoleküls auf, und Mitte der sechziger Jahre gelang die Synthese des Moleküls, der Nachbau im Labor.

Heute sorgt Insulin dafür, daß höchstens noch 0,7 Prozent der Diabetiker an einem Koma sterben. Und das sind Fälle, die wegen Nichtbeachtung der Warnzeichen zu spät erkannt wurden.

Anzeichen eines Erwachsenen-Diabetes

Die Symptome eines Erwachsenen-Diabetes sind anfangs dieselben wie beim jugendlichen Diabetiker: übermäßiger Durst, vermehrtes Wasserlassen, Schwächegefühl. Zu einem Koma kommt es jedoch nur in seltenen Fällen. In der Regel tritt diese Diabetesform erst nach dem 40. Lebensjahr auf.

Die allermeisten Erwachsenen-Diabetiker sind übergewichtig. Übergewicht bringt also hier die ererbten Anlagen erst zum Vorschein. Das Mehr an Fettgewebe verlangt mehr Insulin – und irgendwann kann die ererbte Schwäche der B-Zellen diesem Mehrbedarf nicht mehr nachkommen. Zwar ist der Insulinspiegel übergewichtiger Erwachsenen-Diabetiker höher als der normalgewichtiger Mitmenschen ohne Diabetes-Erbanlagen. Werden die übergewichtigen Erwachsenen-Diabetiker wieder normalgewichtig, verschwinden in der Regel auch wieder ihre Anzeichen eines Diabetes mellitus.

Nun gibt es aber auch Erwachsenen-Diabetiker, die normalgewichtig oder gar schlank sind. Hier bringen dann wahrscheinlich andere Faktoren wie psychosozialer Streß, Schwangerschaften, Infektionen oder ein eklatanter Bewegungsmangel die Anlage zur diabetischen Stoffwechselstörung zum Durchbruch.

Jedenfalls zeigt die Tatsache, daß der Blutzuckerspiegel bei Erwachsenen-Diabetikern in der Regel durch Diät, Reduzierung des Übergewichts, mehr Bewegung oder blutzuckersenkende Medikamente gesenkt werden kann: Die B-Zellen bei Erwachsenen-Diabetikern sind nicht wirklich zerstört wie beim jugendlichen Diabetiker.

Ursachen der Entstehung des jugendlichen Diabetes

Was die B-Zellen beim jugendlichen Diabetiker zerstört, ist noch nicht exakt geklärt. Möglicherweise kann bei Jugendlichen Diabetes durch eine Infektion mit Viren, die die Bauchspeicheldrüse angreifen, ausgelöst werden. Die durch Virus-Eiweiß veränderten B-Zellen werden dann von »Freßzellen« des Abwehrsystems als »Fremdgewebe« verschlungen. Diese *autoimmunologischen Prozesse* (das Abwehrsystem richtet sich gegen Körperzellen) könnten jedoch auch durch andere Faktoren ausgelöst werden. So wird beispielsweise vermutet, daß die speziellen Erbanlagen von Diabetikern in enger Beziehung zu den Erbanlagen für das Abwehrsystem stehen.

Das »zweite Gesicht« des Diabetes mellitus – die Spätkomplikationen

Am diabetischen Koma sterben heute dank der Möglichkeit, Insulin zu spritzen, nur noch etwa 0,7 Prozent der Diabetiker. Trotzdem ist die Lebenserwartung der

Diabetiker ziemlich eingeschränkt: *78 Prozent der Diabetiker sterben an Gefäßleiden* – also an Herzinfarkt, Schlaganfall oder an Nierenversagen infolge einer degenerativen Erkrankung der Nierengefäße. Diabetiker entwickeln häufiger, früher und ausgeprägter Gefäßleiden als der Durchschnitt der Mitmenschen. Wobei die arteriosklerotischen Gefäßschäden einmal von erhöhten Blutzuckerspiegeln, einer meist gleichzeitigen *kohlenhydratbedingten Fettstoffwechselstörung* (Typ IV, Seite 293) oder anderen Faktoren verursacht werden. Viele Diabetiker leiden auch an *Durchblutungsstörungen der Beine.*

Relativ häufig ist die *diabetische Netzhauterkrankung* (Retinopathie), die früher häufig in Blindheit endete. Heute kann eine rechtzeitige und angemessene Behandlung des Diabetes die Patienten in der Regel vor Blindheit bewahren.

Etwa 50 Prozent der diabetischen Männer leiden an *Störungen der Sexualfunktionen,* an einer mehr oder weniger ausgeprägten Impotenz. In den meisten Fällen dürften hier die Ursachen in psychischen Belastungen durch die Krankheit zu suchen sein, bisweilen auch in einer Arteriosklerose der Beckenarterien.

Nicht selten sind *Störungen des Nervensystems,* so Muskelschwäche oder Sensibilitätsstörungen. Ebenso *Juckreiz* und *Pilzerkrankungen der Haut und Schleimhaut.*

Von diesen Komplikationen sind übrigens beide Diabetesformen betroffen.

Für den Diabetiker gibt es nur eine Möglichkeit, den Gefäßleiden effektiv vorzubeugen – und das ist eine dauerhaft gute »Stoffwechseleinstellung«, für den jugendlichen Diabetiker also die richtige Menge Insulin zur richtigen Zeit, eine angemessene Diät und körperliche Bewegung. Eine dauerhaft gute Stoffwechseleinstellung ist zumindest die Garantie dafür, Gefäßleiden um lange Jahre hinauszuschieben und abzuschwächen.

Behandlung des jugendlichen Diabetes (Insulinmangel-Diabetes)

Sind Sie frisch an einem jugendlichen Diabetes mellitus erkrankt, werden Sie in einer Klinik auf Insulin eingestellt. *Ersteinstellung heißt Feineinstellung:* Das richtige Insulin muß gefunden und seine Dosierung in Abhängigkeit vom Blutzuckertagesprofil bis zur optimalen Dosis variiert werden; Menge und Verteilung der Kohlenhydrat- und Kalorienzufuhr müssen der Dauerkostform angepaßt werden.

Als insulinpflichtiger Patient sind Sie gezwungen, Partner Ihres Arztes zu sein. Sie müssen sich selbst spritzen, Harnzukker selbst kontrollieren. Und Sie sollten aus der Selbstkontrolle und dem in der Klinik gelernten Wissen heraus feinere Korrekturen Ihrer Insulin-Einstellung selbständig durchführen können.

Doch die Behandlung eines jugendlichen Diabetes stützt sich nicht nur auf Insulin. Dieses Hormon ist nur die wichtigste von drei Säulen der Diabetes-Therapie:

- Insulin,
- Diät,
- körperliche Bewegung.

Unterzuckerungszustände nach zu hohen Insulingaben

Unterzuckerungszustände, in der Fachsprache *Hypoglykämien,* von Diabetikern kurz »Hypos« genannt, sind meist Reaktionen auf Fehler in der Diät oder der Insulinzufuhr. So wollte der Patient vielleicht nur Diätfehler mit einer erhöhten Insulindosis kompensieren. Aber genauso gut können Hypos Änderungen im Insulinbedarf signalisieren oder durch stark schwankende körperliche Aktivität bedingt sein. So wirkt beispielsweise körperliche Aktivität wie zusätzlich verabreichtes Insulin, denn der aktive Muskel verbrennt ja insulinunabhängig Zucker. Vor körperlicher Aktivität wird also der erfahrene Diabetiker weniger Insulin spritzen. Da aber von außen zugeführtes Insulin starr wirkt und sich schnell veränderten Stoffwechselsituationen nicht anpassen kann, sind leichte Unterzuckerungsreaktionen nie ganz zu vermeiden.

Vorboten solcher Hypos zeigen sich in Hungergefühl, blasser und feuchtkalter Haut, leichten Kopfschmerzen, Zittern, Unruhe und Herzklopfen. Stärker ausgeprägte Reaktionen sind gekennzeichnet durch nervliche Ausfallerscheinungen und psychische Veränderungen. Die Skala der Verhaltensstörungen reicht von Clownerie bis zu Aggressivität. Uneingeweihte Mitmenschen halten diese Diabetiker oftmals für Betrunkene.

Vorboten von Hypos lassen sich leicht mit einem Apfel oder einem Stück Knäkkebrot, schwerere Hypos nur durch rasche Zufuhr von Zucker beheben. Solche milden oder raschen Helfer sollte ein Diabetiker also immer mit sich führen. Denn häufige Hypos können vor allem im Kindesalter, aber auch bei älteren Menschen zu Gehirnschäden führen.

Grundprinzip der Diabetes-Therapie ist die Diät

Für den Diabetiker gibt es zwei Grundprinzipien, gegen die er nicht verstoßen sollte:

- öfter, aber weniger essen;
- Hände weg vom Zucker.

Ein Diabetiker sollte täglich sechs nicht übermäßige Mahlzeiten zu sich nehmen. So kann das Insulin besser ausgenutzt werden, denn die Aufnahme der Kohlenhydrate wird gleichmäßig über den Tag verteilt. Die Insulinzufuhr wir so auch besser einstellbar.

Traubenzucker oder Haushaltszucker gehen schnell ins Blut über. Beim Zuckerkranken steht dafür nicht schnell genug und nicht ausreichend Insulin zur Verfügung. Sicher, auch die Stärke, die als wichtigstes Kohlenhydrat zum Beispiel in Brot, Kartoffeln oder Teigwaren enthalten ist, besteht letztlich nach der Aufspaltung im Dünndarm aus kleinen Traubenzuckerteilchen. Dieser Zucker aber gelangt infolge der allmählich ablaufenden Verdauung nicht rasch und auf einmal, sondern verzögert in die Blutbahn.

Mit Zucker gesüßte Getränke oder Speisen sind also in der Diabetes-Diät nicht erlaubt. Ersatzstoffe sind Süßstoffe (Saccharin, Zyklamat) oder Zuckeraustauschstoffe (Sorbit und Xylit).

Als Diabetiker brauchen Sie nicht etwa zum Antialkoholiker zu werden. Doch sollten Sie Diätbier, das weniger Kohlenhydrate als ein normales Bier enthält, bevorzugen. Beim Wein sollten Sie einen trockenen, durchgegorenen auswählen – aber das entspricht ja sowieso dem heutigen Geschmackstrend.

Kontrollieren Sie immer wieder das eigene Vermögen, das Gewicht von Nahrungsmitteln abzuschätzen, durch die Waage. Speisen Sie hin und wieder außer Haus – das fördert Ihr Urteilsvermögen, die richtige Nahrung und die richtige Menge auszusuchen.

Diabetiker sollten Sport treiben

In Ruhe ist für die Einschleusung von Zucker aus der Blutbahn in die Muskulatur und den Aufbau von Muskelstärke eine verhältnismäßig große Insulinmenge notwendig. Für die arbeitende Muskulatur genügen jedoch schon kleine Mengen Insulin, damit der »Treibstoff« Zucker als Nachschub in die aktiven Muskelzellen übertritt. Ein 75 Kilogramm schwerer Mann besitzt eine Muskelmasse von über 20 Kilogramm. Große Mengen von Zukker können daher aus dem Blutkreislauf verschwinden, wenn viele Muskelgruppen gleichzeitig aktiv eingesetzt werden.

Zu empfehlende Sportarten sind: Jogging, Schwimmen, Radfahren, Wandern, Ballspiele. Doch sollten Sie sich als Diabetiker nur in Grenzen – nach Absprache mit Ihrem Arzt – verausgaben. Wichtig ist es, die geplante körperliche Aktivität mit der Insulinzufuhr abzustimmen.

Blutzuckerkosmetik beim Erwachsenen-Diabetes?

Ein Erwachsenen-Diabetes ist meist durch Diät, Gewichtsreduzierung und körperliche Aktivität in den Griff zu bekommen. In manchen Fällen ist jedoch eine Behandlung mit blutzuckersenkenden Medikamenten notwendig. Doch sollte es sich um keine reine »Blutzuckerkosmetik« handeln, die Diätfehler und mangelnde Bewegung vertuscht. Das heißt, der Patient sollte mit der Dosis des Medikaments auskommen, die trotz optimaler Diät und ausreichender körperlicher Aktivität unbedingt notwendig ist. Denn alle blutzuckersenkenden Medikamente, die sogenannten oralen (über den Mund aufgenommenen) Antidiabetika, sind nicht ohne Nebenwirkungen.

Das Erbrisiko bei Diabetes mellitus

Das Risiko, daß das Kind von Diabetikern irgendwann einmal in seinem Leben Diabetes bekommt, ist geringer, als man es sich allgemein bei Erbkrankheiten vorstellt.

Das Risiko für ein Kind, dessen Mutter oder Vater vor dem 20. Lebensjahr an Diabetes erkrankte, vor seinem 40. Lebensjahr Diabetiker zu werden, liegt bei etwa 3 bis 4 Prozent. Erkrankte die Mutter erst nach ihrem 20. Lebensjahr, beträgt das Risiko unter 2 Prozent. Das Risiko für dieses Kind, nach seinem 40. Lebensjahr an Diabetes zu erkranken, liegt bei etwa 10 bis 15 Prozent.

Nur etwa jedes zwölfte Kind von insulinpflichtigen Diabetikern (beide Eltern insulinpflichtig!) wird selbst zum insulinpflichtigen Diabetiker. Jedes dritte Kind solcher Eltern kann allerdings nach seinem 40. Lebensjahr an Erwachsenen-Diabetes erkranken. Bei diesen relativ geringen Risikozahlen brauchen Sie sich, selbst wenn Sie und Ihr Ehepartner insulinpflichtig sind, den Wunsch nach einem Kind nicht zu versagen. Wobei die heute gegebenen guten Behandlungsmöglichkeiten das Risiko weiter relativieren.

Zukunftsaspekte der Diabetes-Therapie

Inzwischen gibt es ein einfaches Gerät im Taschenformat, das ein Insulindepot und einen Spritzmechanismus enthält. Es kann am Oberschenkel getragen werden und verteilt täglich sieben vom Arzt zeitlich festgelegte Insulin-Injektionen. Ziel ist es jedoch, ein ähnlich kleines Gerät zu entwickeln, das mit Hilfe einer Elektrode den jeweiligen Blutzuckerstand aufspürt und Insulin nach dem so aufgespürten Bedarf spritzt.
Die Transplantation (Übertragung) einer fremden Bauchspeicheldrüse ist bis jetzt noch nicht erfolgreich gelungen.

Eine andere Möglichkeit ist die Implantation (Einpflanzung) von Inselzellen zwischen künstlichen kleinen Blutgefäßen. Die Zeichnung verdeutlicht diese Methode: Die Inselzellen spüren den Blutzuckergehalt auf und schütten entsprechend Insulin aus. Entsprechende Versuche im Labor mit einer künstlichen Nährlösung gibt es bereits. Die Zeichnung verdeutlicht die Methode.

Implantierte Inselzellen im Laborversuch

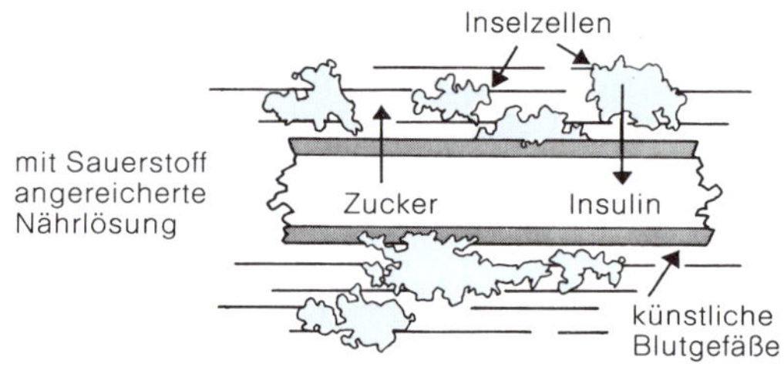

Bei guter Feineinstellung des Diabetes während der Schwangerschaft und laufender Kontrolle ist das Risiko Ihres Babys perinatal (kurz vor, während oder kurz nach der Geburt) zu sterben, kaum größer als das eines anderen Kindes.

Zukunftsaspekte der Diabetes-Therapie

Die heutige Insulin-Therapie ist noch mit zwei Handikaps behaftet:

1. Die Feineinstellung der Insulinzufuhr, das heißt die Abstimmung der Zufuhr mit dem natürlichen Bedarf, ist ziemlich schwierig. Von außen zugeführtes, gespritztes Insulin wirkt immer starr und kann sich den Schwankungen des natürlichen Insulinbedarfs nicht anpassen.
2. Mitunter, wenn auch selten, entwickeln manche Diabetiker gegen Rinder- oder Schweine-Insulin eine Allergie.

Schon seit Jahren gibt es deshalb Versuche, B-Zellenstämme zu züchten, die sich nach einer Injektion in die Pfortader in der Leber ansiedeln und dort Insulin produzieren. Ebenso gescheitert ist bis jetzt die Einpflanzung der Bauchspeicheldrüse eines Verstorbenen. Anders als bei der Nierentransplantation wird die fremde Drüse grundsätzlich abgestoßen.

Erfolg hat bis jetzt lediglich ein Gerät im Taschenformat, das am Körper getragen werden kann und bei dem ein Injektionsmechanismus mit einer Uhr gekoppelt ist. Es verteilt das gespeicherte Insulin auf sieben automatisch gesteuerte, vom Arzt zeitlich festgelegte Injektionen im Laufe des Tages.

Überdies arbeitet man an der Entwicklung einer Substanz, die die Spaltung von Kohlenhydraten im Darm hemmt und so auch den Anstieg des Blutzuckers mindert.

Entwickelt ein Diabetiker gegen Rinderinsulin eine Allergie, kann er auf Schweineinsulin umsteigen. Eine Allergie gegen beide Insuline ist höchst selten. Aber immerhin – Diabetesforscher erwägen heute die massenhafte Produktion von Insulin aus Bakterien, denen Insulin-Erbanlagen übertragen wurden.

Prognose

Gemessen an ihren sozialen Möglichkeiten sind Diabetiker heutzutage nur medizinisch krank, psychosozial aber »bedingt gesund«. Doch psychische Störungen sind bei Diabetikern etwas häufiger als beim Durchschnitt der Bevölkerung – erklärbar durch die ständige Notwendigkeit einer Kontrolle sowie durch den Zwang zur Diät und zur regelmäßigen Insulinspritze. Psychische Störungen fördern auch die Tendenz zur Impotenz, die bei Diabetikern ebenfalls häufiger auftritt – was wiederum verminderte Selbstwertgefühle und Schwierigkeiten mit dem Partner provozieren und so die psychosozialen Belastungen weiter steigern kann.

Doch gemessen an anderen chronischen Krankheiten wie beispielsweise der Arteriosklerose der Herzkranzgefäße mit Herzinfarkt oder schwerem Rheuma ist die Situation des Diabetikers heute relativ gut. Das gilt auch für die Lebenserwartung. □

Gicht

Im Vergleich zu Fettstoffwechselstörungen und Diabetes mellitus ist die Gicht eine weniger häufige Stoffwechselstörung.

Auch die Gicht ist erblich bedingt; bei ihr ist der *Nukleinsäure-Stoffwechsel* gestört. Nukleinsäuren *(Nukleine)* sind Bestandteile zusammengesetzter Eiweißkörper *(Nukleoproteide)*. Aus den mit der Nahrung aufgenommenen Nukleinen (in Fleisch und Fisch) wird im Darm mit Hilfe von Enzymen der Eiweißanteil abgespalten. Über weitere Abspaltungen entstehen dann Zucker und Purine. Endprodukt des Nuklein-Stoffwechsels ist die Harnsäure, die zu 60 Prozent über die Nieren, zu 30 Prozent über den Darm und zu 10 Prozent über Speichel und Schweiß ausgeschieden wird.

Vermehrte Harnsäure im Blut

Die Erbanlagen (Gene) der Gicht wirken sich einmal durch eine Störung der Ausscheidung von Harnsäure durch die Nieren und zum anderen in einer Steigerung der körpereigenen Harnsäure-Produktion aus. So kommt es zur vermehrten Harnsäure im Blut *(Hyperurikämie)*.

Maßgebend für diese Mechanismen ist wahrscheinlich ein Mangel an bestimmten Enzymen. Jedenfalls weiß man, daß ein totales Fehlen des Enzyms HGPR-Transferase zu einer nahezu grenzenlosen Hyperurikämie bereits im Kindesalter führt, zum sogenannten *Lesh-Nyhan-Syndrom*. Die betroffenen Kinder, die auch durch psychisch-geistige Defekte und durch Bewegungsstörungen auffallen, sterben im späteren Kindesalter an Nierenversagen.

Ein gewisser Mangel an der HGPR-Transferase soll zwar bei einigen wenigen Gicht-Patienten vorliegen, doch in der Regel dürften die Gicht-Erbanlagen andere, noch unbekannte Enzym-Defekte setzen.

Die durchschnittliche Harnsäure-Konzentration beim gesunden erwachsenen Mann beträgt etwa 4 bis 6 Milligramm pro 100 Milliliter Blut (bei Frauen liegt sie etwas niedriger). Bei Gichtkranken kann der Harnsäurespiegel auf 6 bis 10 Milligramm pro 100 Milliliter und mehr erhöht sein, also um fast den doppelten Wert.

In Ländern mit hohem Lebensstandard haben etwa 1 bis 3 Prozent aller Männer erhöhte Harnsäurewerte. Im großen und ganzen kann man davon ausgehen, daß dieser Prozentsatz der Männer auch Gicht-Erbanlagen hat.

Die drei Stadien der Gicht

Stadium 1: vermehrte Harnsäure im Blut (Hyperurikämie) ohne jegliche Beschwerden. Bisweilen bleibt die Hyperurikämie das einzige Zeichen einer Gicht-Erbanlage.

Stadium 2: Gichtanfälle mit beschwerdefreien Intervallen.

Stadium 3: chronische Phase mit Gichtknoten und eventuell einer »Gichtniere«.

Gichtanfälle

Lagert sich auskristallisierte Harnsäure in einem Gelenk ab, kommt es wahrscheinlich zu einer lokalen Überempfindlichkeits-Reaktion, bedingt auch durch die Reaktion des Abwehrsystems. Freßzellen (Makrophagen) lagern sich an und vernichten die Harnsäurekristalle, es entsteht eine Gelenkentzündung (Arthritis). Die entzündlichen Vorgänge scheinen auch durch das Auftreten bestimmter Eiweißkörper gefördert zu werden.

Warum sich die Harnsäure gerade in Gelenken auskristallisiert, ist noch unklar. Ebenso, warum in den meisten Fällen (70 Prozent) das Grundgelenk der großen Zehe befallen ist (»Podagra«). Nicht so häufig lokalisiert sich der erste Anfall im Daumengrundgelenk, bisweilen auch in anderen Gelenken.

Anzeichen eines Gichtanfalls

Die Haut über dem sehr schmerzhaften Gelenk ist teigig geschwollen und gerötet. Dem Gichtanfall gehen oft Fieber, Herzjagen, Kopfschmerzen oder Erbrechen voraus. Nach drei bis acht Tagen klingen die akuten Arthritis-Erscheinungen spontan ab, die Freßzellen haben die Harnsäurekristalle verschlungen.

Zwischen den einzelnen Anfällen liegen längere beschwerdefreie Intervalle von Monaten bis Jahren. Diese Intervalle verkürzen sich mit den Jahren, und die Anfälle werden immer schmerzhafter.

Auslösefaktoren der Gichtanfälle

Der erste Gichtanfall überrascht die Betroffenen häufig nachts, oft als Folge einer überreichlichen Mahlzeit, eines Alkoholexzesses, einer Infektion, Operation oder schweren psychosozialen Stresses. Mitunter aber können keine solchen Auslösefaktoren festgestellt werden. Allerdings haben die Gichtpatienten meist eins gemeinsam: Sie sind übergewichtig.

Trotzdem, die Gicht gibt Rätsel auf. Warum sich als Folge der Gicht-Erbanla-

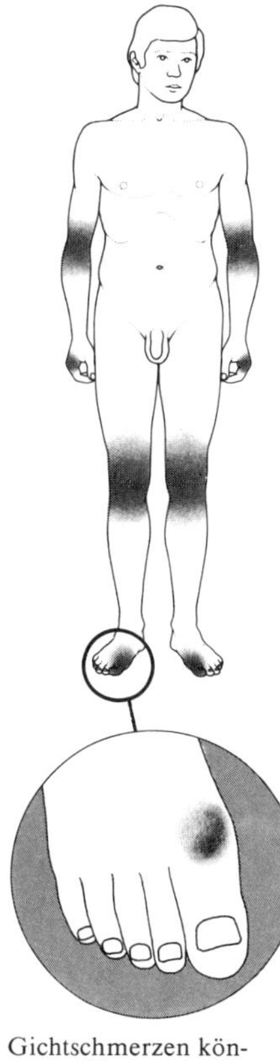

Gichtschmerzen können in Fingergelenken, Ellbogen und Kniegelenken auftreten, besonders aber im Grundgelenk der großen Zehe.

gen bei manchen Menschen nur eine Hyperurikämie ohne jegliche Beschwerden einstellt, bei anderen aber Gichtanfälle auftreten, ist ungeklärt. Die obengenannten Anlässe sind keineswegs für den Übergang in das Stadium 2 mit Gichtanfällen zwingend. Es gibt nicht wenige Menschen mit Gichtgenen und einer Hyperurikämie (Stadium 1), die trotz Übergewicht und anderer möglicher Auslösefaktoren vom Stadium 2, also von Gichtanfällen, verschont bleiben.

Ebenso unerklärlich sind die langen Pausen zwischen den Anfällen. Denn diese Pausen sind von den obengenannten Anlässen ziemlich unabhängig.

Sicher gibt es in Notzeiten weniger Gichtanfälle als sonst, was auf die fleisch- und kalorienarme Ernährung zurückgeführt werden kann. Daß es aber trotzdem zu Gichtanfällen kommt, beweist, daß es noch andere Auslösefaktoren geben muß. Überdies ist bekannt, daß eine strenge fleisch- und alkoholarme Diät einen Gichtpatienten kaum vor weiteren Anfällen schützt.

Die chronische Gicht

Das dritte Stadium der Gicht, die chronische Gicht, kann 3 bis 40 (!) Jahre nach dem ersten Gichtanfall auftreten. Zwischen dem letzten Anfall des zweiten Stadiums und dem Beginn des dritten Stadiums liegt meist ein jahrelanges, beschwerdefreies Intervall – ein weiteres Rätsel.

Nach diesem beschwerdefreien Intervall werden die Patienten in rascher Folge von Gichtanfällen geplagt. Schließlich kommt es zu Gelenkdeformationen mit Gichtknoten (größere Ablagerungen von Harnsäurekristallen, auch Tophi genannt). Die Gichtknoten beschränken sich nicht mehr auf ein Gelenk, auch die Ohrmuschel können sie befallen. Im dritten Stadium können sich die Harnsäurekristalle auch in der Niere ablagern, es kann zur Steinbildung und zu Entzündungen kommen, in späten unbehandelten Stadien auch zu einem tödlichen Nierenversagen.

Behandlung

Eine Diätbehandlung (fleischarme Kost) ist nicht besonders erfolgreich – weder zur Vorbeugung von Gichtanfällen noch zur Vorbeugung des dritten Stadiums. *Dank guter medikamentöser Möglichkeiten kann heute auf eine Diät verzichtet werden.*

Die wichtigste Substanz bei der Dauerbehandlung der Gicht ist *Allopurinol* (Medikamente: Allopurinol-ratiopharm, Allopurinol-retard-Woelm, Foligan, Urosin, Zyloric u. a.). Allopurinol verhindert die Bildung von Harnsäure aus den Vorstufen, die gut löslich sind und sofort ausgeschieden werden. So verhindert Allopurinol auch die Bildung von Gichtknoten, ja kann sie sogar auflösen. Allopurinol senkt die Harnsäurekonzentration im Blut um gut 50 Prozent und verursacht kaum Nebeneffekte; anfangs sind Magen-Darm-Störungen möglich, auch sollte das Blutbild regelmäßig kontrolliert werden.

Bei Gichtanfällen erweist sich *Kolchizin,* ein Alkaloid der Herbstzeitlose, als gut wirksam.

Vorbeugung

Ist jemand in Ihrer Verwandtschaft gichtkrank, sollten Sie Ihren Harnsäurewert überprüfen lassen. Versuchen Sie dann, überreichliche Mahlzeiten und Alkoholexzesse zu vermeiden. Sind Sie übergewichtig, sollten Sie Ihr Gewicht reduzieren.

Prognose

Die Prognose der Gicht ist heute dank der medikamentösen Möglichkeiten günstig. Bei rechtzeitiger Behandlung sind Gichtknoten, Gelenkdeformationen, Gichtniere oder Gefäßveränderungen voll zu vermeiden.

Fettsucht

Das Problem Fettsucht *(Obesitas, Adipositas)* ist trotz neuester intensiver Forschung noch keineswegs geklärt, was sowohl für die Entstehungsursachen als auch für die therapeutischen Möglichkeiten gilt. Praxisgerecht wird man ab etwa 30 Prozent Übergewicht von Fettsucht sprechen. Ein 180 Zentimeter großer Mann steht also bereits dann an der Grenze vom starken Übergewicht (meist als Adipositas bezeichnet) zur Fettsucht, wenn er 104 Kilogramm wiegt: 180 (Körpergröße) minus 100 = 80 Kilogramm Normalgewicht plus 30 Prozent = 104 Kilogramm. Hat er einen starken Knochenbau, gilt er etwa ab 110 Kilogramm als fettsüchtig.

Die Nahrungsaufnahme Fettsüchtiger ist größer als der Energieverbrauch

Sicherlich ist jede Art von Übergewicht und Fettsucht in erster Linie ein Bilanzproblem. Die Nahrungsaufnahme ist größer als der Energieverbrauch.

Ausnahmen bilden anerkanntermaßen die seltenen Fälle, denen *hormonelle Erkrankungen* zugrunde liegen: so das *Cushing-Syndrom* (Seite 309) oder eine *Schilddrüsen-Unterfunktion,* wobei letztere nur in sehr wenigen Fällen zur Fettsucht führt. Als weitere hormonelle Möglichkeit ist das höchst seltene *adiposohypogenitale Syndrom* von Kindern anerkannt, das durch einen Tumor des Hypothalamus im Gehirn verursacht und durch unterentwickelte Geschlechtsorgane gekennzeichnet ist.

Störung der Appetit-Regulation

In der Regel scheint also Fettsucht durch gesteigerten bis unmäßigen Appetit (»Freßsucht«) verursacht zu sein. Und die Störung der Appetitregulation ist dann psychosozial bedingt, was weiter unten besprochen wird. Allerdings bezweifeln neuere Forschungen die Allgemeingültigkeit dieser Theorie. Zu denken geben drei weitere relativ seltene Krankheitsbilder und außerdem die Tatsache, daß Dicke oft wirklich nicht mehr essen als Normalgewichtige.

Zu den Krankheitsbildern:

1. *Kleine-Levin-Syndrom:* In der Spätpubertät kann es bisweilen zu diesem Syndrom kommen, das durch den phasenweisen Wechsel von Heißhunger und Appetitlosigkeit sowie vom übermäßigen Schlafbedürfnis und Schlaflosigkeit gekennzeichnet ist. Die Ursache dieser Störung ist noch ungeklärt.
2. *Pickwick-Syndrom:* Übermäßiges Schlafbedürfnis, Schläfrigkeit und im Schlaf auftretende Atemstörungen sind typisch für dieses Syndrom bei einigen wenigen Fettsüchtigen. Die Ursachen sind ebenfalls noch ungeklärt; jedenfalls wird bezweifelt, daß die Fettsucht die Ursache der Schläfrigkeit und der Atemstörungen ist. Vielmehr scheinen irgendwelche andere Faktoren das Krankheitsbild einschließlich der Fettsucht zu bestimmen.
3. *Ernährungsstörungen von Hirnbereichen (hirnatrophische Prozesse):* Bei solchen atrophischen Prozessen, die bei älteren Menschen nicht selten sind, kann es zu einer exzessiven Freßsucht kommen; wobei eigenartigerweise meist eine Schädigung des Schläfenlappens und nicht des Zentrums der Appetitregulation im Hypothalamus vorliegt. Immer aber zeigen sich diese atrophischen Prozesse auch in psychisch-geistigen Veränderungen.

Allerdings kann nicht ausgeschlossen werden, daß sich leichtere Fälle hormoneller Störungen, biochemischer Besonderheiten im Stoffwechsel oder auch Störungen der Schläfenlappenregion oder des Hypothalamus-Bereichs nicht in einem auffallenden Krankheitsbild, sondern lediglich in einer unerklärlichen Gewichtszunahme oder einer »Freßsucht« zeigen.

Jedenfalls kann die von manchen Dikken vertretene Auffassung »Meine Fettleibigkeit muß doch irgendwie mit meinen Drüsen oder meinen Hormonen zusammenhängen« heute nicht mehr von vornherein als Suche nach einem Alibi für Freßsucht abgetan werden.

Viele Dicke essen wirklich nicht mehr als Normalgewichtige

Eine breit angelegte bundesdeutsche Studie brachte ein überraschendes Ergebnis: Extrem Übergewichtige oder Fettsüchtige haben im Durchschnitt eine geringere Energiezufuhr als Normal- oder Leichtgewichtige; deutlich Übergewichtige lediglich eine geringfügig höhere, leicht Übergewichtige nehmen nicht mehr als Normalgewichtige zu sich. Die Diskriminierung der Dicken als »willensschwache Fresser« erscheint von daher ziemlich unbedacht und unbegründet.

Die Erklärung ist zuerst recht einfach: Würden Übergewichtige jeden Tag über ihren Bedarf essen, müßten sie kontinuierlich zunehmen. Doch auch Übergewichtige haben über einen langen Zeitraum ein konstantes Gewicht, die Gewichtsregulation hat sich lediglich nach oben verschoben. Wollen Übergewichtige von ihrem hohen Gewichtsniveau herunterkommen, müssen sie natürlich weniger essen, als sie gewohnt sind.

Sicher soll damit nicht in Abrede gestellt werden, daß es wirklich »Vielfraße« gibt. Doch bei der Mehrzahl der extrem Übergewichtigen und Fettsüchtigen stellt sich die Frage, wie sie auf ihr hohes Gewichtsniveau kamen.

Mögliche Entstehungsursachen:

1. Ungünstige Zusammenstellung der Nahrung, vor allem eine einseitige Kohlenhydrat-Mast, also übermäßiger Genuß »leerer« Kohlenhydrate (Zukker, Süßigkeiten, feinst ausgemahlene Mehle, aber auch übermäßiger Genuß von Alkohol);

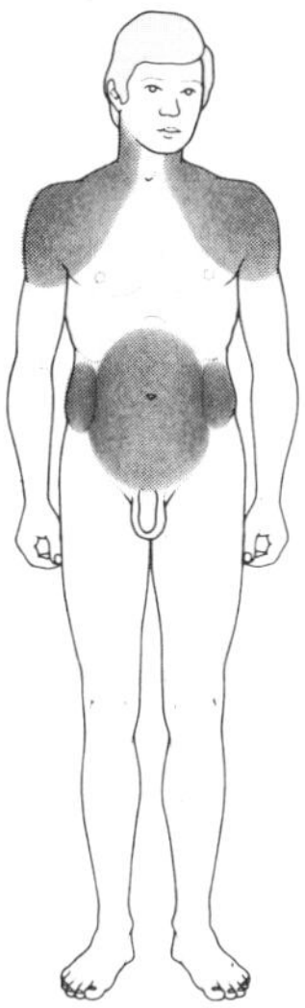

Wo sich beim Mann bevorzugt Fettgewebe aufbaut.

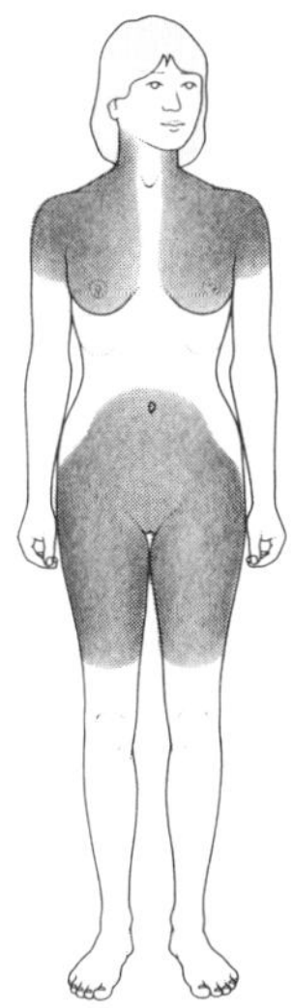

Wo sich bei der Frau bevorzugt Fettgewebe aufbaut.

2. mangelnde Bewegung und dadurch mangelnder Energieverbrauch;
3. durch Vererbung oder durch hormonelle Faktoren verursachte biochemische Besonderheiten im Stoffwechsel.

Die beiden ersten Punkte sind geklärt. Die dritte mögliche Entstehungsursache ist noch umstritten. Sie würde der alten Volksweisheit von »guten Futterverwertern« entsprechen. Neuere Studien scheinen diese Weisheit für einen Teil der Dikken zu bestätigen. Womit die gängige Theorie von der positiven Energiebilanz Dicker natürlich nicht an Gültigkeit verliert, sondern lediglich relativiert wird.

Soviel steht jedenfalls fest: Fettleibigkeit ist ein multifaktorielles Geschehen, wird also meist von mehreren Faktoren geprägt.

Ein Beispiel: Wer eine erbliche Veranlagung zur Adipositas hat, überdies gerne »leere« Kohlenhydrate verdrückt und körperlich wenig aktiv ist, wird in seinem Leben allmählich eine extreme Fettleibigkeit entwickeln.

Kommen wir zu den echten »Vielfraßen«. Völlerei kann eine erbliche Veranlagung zugrunde liegen oder eine Anlage, bei psychosozialem Streß (Ärger, Konflikte, Einsamkeit, Verlust eines geliebten Menschen) Ersatzbefriedigung im Essen zu suchen. Häufig sind leichtere Formen der Völlerei auch anerzogen: Dem Kind wird befohlen, seinen Teller leer zu essen oder zu essen, auch wenn es keinen Hunger hat.

Zur Reaktion auf psychosozialen Streß: Die meisten Menschen essen bei psychosozialem Streß weniger, »magern ab«, doch viele suchen Halt in der Nahrungsaufnahme (vor allem von Süßigkeiten!) – man spricht dann vom »Kummerspeck«.

Behandlung der Fettsucht

Eine Reduzierung der Fettsucht auf ein vertretbares Übergewicht oder gar auf Normalgewicht kann nur dann dauernden Erfolg haben, wenn die individuellen Entstehungsursachen der Fettsucht erkannt werden und sich die Behandlung nach ihnen ausrichtet.

Doch diesem Vorsatz sind allein schon dadurch Grenzen gesetzt, daß nicht alle Entstehungsfaktoren hinreichend erforscht sind.

Liegt eine anerzogene (»Du mußt deinen Teller leer essen«) oder erworbene (Essen als Ersatzbefriedigung) Störung der Appetitregulation vor, empfiehlt sich jedenfalls auch eine psychotherapeutische Behandlung.

Grundsätzlich gilt:

1. Eine Reduzierung des Gewichts ist nur dadurch möglich, daß die Energiezufuhr unter dem Energieverbrauch liegt. Nur so ist der Organismus gezwungen, seine Fettpolster anzugreifen!
2. Ein zu schneller Angriff auf die Fettpolster bringt Stoffwechselbelastungen und Belastungen von Kreislauf und Nervensystem mit sich. Erfahrungsgemäß zieht ein schneller Gewichtsverlust eine schnelle Gewichtszunahme nach Beendigung der Diät nach sich.
3. Deshalb sollten Sie lieber langsam und kontinuierlich abnehmen.
4. Einen dauernden Behandlungserfolg garantiert nur eine bewußte Änderung des Eßverhaltens, beispielsweise bewußter Verzicht auf »leere« Kohlenhydrate, Verzicht auf »süße Tröster« in Phasen psychosozialen Stresses.
5. Je höher Sie den Energieverbrauch durch körperliche Aktivität treiben, desto günstiger wird Ihre Energiebilanz bei denselben Eßgewohnheiten!

   Beispiel: Sie sind eine 30jährige Frau und verbrauchen im Durchschnitt 10 000 bis 11 000 Kilojoule Energie; dieselbe Energiemenge nehmen Sie ungefähr zu sich. Schwimmen Sie täglich 20 Minuten und machen noch 30 Minuten Gymnastik, verbrauchen Sie zusätzlich noch etwa 1 500 Kilojoule an Energie. Nehmen Sie überdies ab jetzt täglich nur etwa 1000 Kilojoule weniger zu sich (entspricht ungefähr einem gutbelegten Schinkenbrot), kommt es zu folgender Bilanz:
   Energieverbrauch: 11 500 bis 12 500 Kilojoule.
   Energiezufuhr: 9000 bis 10 000 Kilojoule.
   Differenz: mindestens 1500 Kilojoule.

Diese fehlende Menge an Energiezufuhr holt sich Ihr Organismus aus den Fettpolstern. Sie nehmen ohne große psychische Belastung langsam, aber kontinuierlich ab. Durch Verzicht auf »leere« Kohlenhydrate können Sie Ihre Abnahmebemühungen noch verstärken.

Warnung: Verzichten Sie auf jede einseitige Diät, nehmen Sie auch keine »Schlankheitsmittel« oder gar Abführmittel (siehe Seite 488) zu sich. Sie schaden dadurch nur Ihrer Gesundheit. Lesen Sie zur zusätzlichen Information den Artikel »Gewichtskontrolle« auf Seite 28–29. □

Magersucht (Anorexia nervosa)

Die Magersucht, in der Fachsprache *Anorexia nervosa* genannt, ist ein relativ häufiges Syndrom bei jungen Mädchen in der Pubertätszeit (Pubertätsmagersucht); seltener kommt sie bei jungen Frauen zwischen dem 20. und 30. Lebensjahr vor. Männliche Jugendliche befällt sie kaum.

Anzeichen

Die Mädchen oder Frauen sind appetitlos, ja haben direkt einen Widerwillen gegen Essen, sie erbrechen häufig (oft künstlich) und magern sichtlich ab. In vielen Fällen nehmen sie auch exzessiv Abführmittel ein. Mangelnde Nahrungsmittelzufuhr, Wasser- Elektrolyt- und Bluteiweißverluste durch Erbrechen und Durchfälle (Abführmittel!) führen schließlich unbehandelt zu einer extremen Schwächung des Organismus, in späten Stadien zu Ödemen (Flüssigkeitsansammlungen) in den Beinen, Herz- und anderen Organschäden. Etwa 9 bis 10 Prozent der Fälle enden so tödlich; in manchen Fällen stoppen aber die Mädchen den schleichenden Selbstmord von selbst, es kommt zur »Spontanheilung«. Typisches Kennzeichen der Anorexia nervosa ist auch das Fehlen oder Stoppen der Monatsblutung.

Psychische oder hormonelle Ursachen?

Die Ursachen der Entstehung sind noch nicht voll geklärt. Zur Zeit gibt es zwei Forschungsrichtungen, von denen die eine die Anorexia nervosa als psychische Störung und die andere als hormonelle Störung auffaßt.

Jedenfalls sind die kranken Mädchen oder Frauen durch die Bank depressiv, zwanghaft und oft auch hysterisch. Manche Forscher nehmen als Ursache eine unbewußte Abwehrhaltung gegen die Entwicklung zur Frau an, wie sie vor allem durch ein sexualfeindliches Elternhaus provoziert werden kann. Häufig dominiere die Mutter, der Vater sei schwach; so werde dem jungen Mädchen ein erotisch-zärtlicher Kontakt mit dem Vater und die erste Erprobung ihrer weiblichen Reize am Vater verwehrt. Die Mutter wird zur negativen Identität, das Mädchen will gleichsam nie zur Frau werden.

Sicher können bei der Anorexia nervosa noch andere psychodynamische Faktoren eine Rolle spielen. So kann nach englischen Forschern die rigide Mutter die Lust an der Sättigung, das Leib-Erleben (body image) bereits beim Baby stören.

Behandlung

Die betroffenen Mädchen oder jungen Frauen wehren sich meist gegen die Einweisung in eine Klinik. Gelingt eine klinische Behandlung dennoch, entwickeln sie genug Listen, um den Erfolg der Behandlung zu stören: Sie erbrechen heimlich, spülen das Essen im Klo hinunter oder besorgen sich Abführmittel.

Auch eine Behandlung mit Psychopharmaka, in diesem Fall Mittel gegen die Depressionen, kann diese Listen kaum stoppen. Hat eine klinische Behandlung trotz allem einen gewissen Erfolg, stürzen sich die Kranken nach der Entlassung wieder gezielt in ihren schleichenden Selbstmord.

Auch eine reine Psychotherapie ohne medikamentöse Hilfe kann kaum befriedigende Erfolge vorweisen.

Die Anorexia nervosa gibt jedenfalls nach wie vor Rätsel auf – trotz weltweiter Forschung. So könnte man annehmen, daß eine Änderung der Lebensverhältnisse – Auszug aus dem Elternhaus, sexuelle Bindung an einen Mann, Heirat oder Beruf – die Selbstzerstörung stoppt. Doch einc Wende wird durch neue Lebensumstände relativ selten herbeigeführt.

Bulimia nervosa

Betroffen sind meist Frauen zwischen dem 20. und 25. Lebensjahr. Diese Frauen haben eine dranghafte Gier zu essen. Danach erbrechen sie regelmäßig oder nehmen extreme Mengen an Abführmitteln ein, oft kommen künstliches Erbrechen und Abführmittelmißbrauch auch zusammen vor. Heißhunger, übermäßige Nahrungsaufnahme, Erbrechen, Einnahme von Abführmitteln in hohen Dosen spielt sich langsam als tägliches Geschehen ein. Die Kranken sind zwar nie so extrem untergewichtig wie die Anorexia-nervosa-Patienten, aber im Laufe der Zeit kann es vor allem durch den exzessiven Abführmittelmißbrauch zu schweren, lebensbedrohenden Organschäden kommen.

Diabetes insipidus

Diese Störung des Wasserhaushaltes im Organismus hat nichts mit dem Diabetes mellitus zu tun. Diabetes (griechisch) bedeutet »hindurchgehend, hindurchfließend«, und so ist es beim Diabetes insipidus auch: Die Patienten scheiden täglich mehrere Liter wäßrigen Urin aus und verspüren ein enormes Durstgefühl.

Die Krankheit entsteht meist bei Schädigungen oder Störungen der Hypophyse (Hirnanhangdrüse), und zwar ihres Hinterlappens, was einen Mangel am Hormon ADH (Adiuretin) verursacht. ADH steuert den Wasserhaushalt, es bewirkt in den Nierenkanälchen eine verstärkte Rückresorption von Wasser aus dem (sehr dünnen) Primärharn.

Der Diabetes insipidus ist nicht heilbar, nur die Symptome können mit synthetischem ADH behoben werden.

Porphyrie

Dieser seltenen angeborenen oder erworbenen Krankheit liegt eine *Störung der Häm-Synthese* zugrunde (Häm ist der Eisenbestandteil des Hämoglobins, des roten Blutfarbstoffs).

Anzeichen

Extreme Lichtempfindlichkeit, es bilden sich an den dem Sonnenlicht ausgesetzten Hautstellen Blasen und Geschwüre, die vernarben. Meist ist der Urin braunrot.

Eine ursächliche *Behandlung* gibt es nicht, nur eine Vermeidung direkten Sonnenlichts kann die Hauterscheinungen mindern.

Phenylketonurie (PKU)

Diese *erbliche Stoffwechselkrankheit* ist trotz ihrer Seltenheit (auf etwa 12 000 Neugeborene kommt ein Fall von PKU) in den Vordergrund getreten. Nicht zuletzt deshalb, weil sie Schwachsinn erzeugt, sich dieser Schwachsinn aber bei rechtzeitiger Erkennung und Behandlung verhindern läßt. Immerhin ist 1 Prozent der Fälle der hospitalisierten Schwachsinnigen auf PKU zurückzuführen.

Ursache

Bei den Betroffenen mangelt es am Enzym Phenylalanin-Oxidase, das beim Gesunden die Aminosäure Phenylalanin in die Aminosäure Tyrosin umbaut. So entsteht bei den Kranken aus Phenylalanin vor allem die giftige Phenylbrenztraubensäure, die unter anderem die Hirnzellen schädigt.

Früherkennung

Heute wird bereits in den ersten Lebenswochen bei allen Säuglingen der Guthrie-Test durchgeführt, der das nicht abgebaute Phenylalanin im Blut nachweist.

Behandlung

Ein Kind, bei dem diese Stoffwechselstörung festgestellt wurde, bekommt eine spezielle Diät, die arm an Phenylalanin (nicht frei davon!) ist. Wird diese Diät bis zum 10. Lebensjahr durchgehalten, entwickeln sich die Kinder normal.

Mukoviszidose

Eines von 1000 Neugeborenen erkrankt an Mukoviszidose, einer der häufigsten *erblichen Stoffwechselkrankheiten*. Merkmal ist ein sehr zäher Schleim der Bronchien- und Darmdrüsen. Die *Ursachen* sind noch nicht eindeutig geklärt, möglicherweise liegt eine Störung des Elektrolyttransportes zugrunde.

Anzeichen

Quälender Husten bereits in der frühesten Kindheit, Verdauungsstörungen, häufige voluminöse, fettreiche Stühle. Der zähe Bronchialschleim verlegt die kleinen Bronchien und ist ein guter Nährboden für Bakterien. So leiden die Kinder oft unter einer Bronchitis, bisweilen auch an chronischer Bronchitis. Zäher Darmschleim und Mangel an Verdauungsenzymen stören die Spaltung und den Aufschluß der Nahrungsbestandteile, die Nahrung kann so nicht voll verwertet werden: Mukoviszidose-Kinder sind deshalb oft nur »Haut und Knochen«. In schweren Fällen kann es durch Blockade des Pankreas-Ausführungsganges infolge zähen Schleims zu Schäden der Bauchspeicheldrüse führen.

Behandlung

Wichtig ist die schleimverflüssigende und schleimlösende Therapie für die Bronchien, zum Beispiel in Form von Inhalationen, Physiotherapie und ggf. auch Antibiotika. Im Vordergrund der Therapie der Symptome im Bereich des Verdauungstrakts steht eine kalorien- und fettreiche Ernährung. Durch die medikamentöse Zufuhr von Verdauungsenzymen kann deren Mangel ausgeglichen werden. In fortgeschrittenen Stadien kann auch die Nahrungszufuhr per Sonde notwendig werden. Eine ganz große Bedeutung hat schließlich auch die psychosoziale Betreuung der Patienten, die häufig depressiv, antriebsschwach und resigniert sind.

Prognose

Die Prognose der Erkrankung hängt vor allem von der Therapie der Bronchienerkrankungen ab; eine rechtzeitige und ausreichende Behandlung bewahrt vor einer chronischen Bronchitis und vor einem Emphysem (Seite 459).

Fruktose-Intoleranz

Diese *erbliche Störung der Fruktose-Verwertung* ist recht selten (Fruktose ist Fruchtzucker).

Ursache

Der Mangel an einem Enzym, das den durch ein anderes Enzym begonnenen Abbau der Fruktose fortsetzt. So staut sich die »halb abgebaute« Fruktose, das Fruktose-1-Phosphat, in der Leber an und vermindert die Zuckerneubildung der Leber.

Anzeichen

Die Folge einer Fruktose-Zufuhr ist daher eine Unterzuckerung des Organismus *(Hypoglykämie)*, die bis zur Bewußtlosigkeit reichen kann. Die betroffenen Babys und Kleinkinder zittern, sind schläfrig und erbrechen bisweilen blutig. Es kommt zu Gedeihstörungen und bei häufigen Hypoglykämien auch zu Hirnschäden.

Behandlung

Fruchtzucker, Haushaltszucker, aber auch Sorbit dürfen die Kinder nicht bekommen. Eine solche Diät verhindert Störungen und Schäden.

Zur *Laktose-Intoleranz* siehe Seite 641.

Hormonelle Störungen

Das Hormonsystem ist neben dem Nervensystem das zweite umfassende Informationssystem des Körpers. *Hormone* (griechisch: Antriebsstoffe) steuern als Botschafter die Funktion der von ihnen abhängigen Organe und Systeme. Das Hormonsystem ist ein Rückkopplungs-(Feedback-)System: Ausschüttung und Tätigkeit der einzelnen Hormone sind miteinander und mit den jeweiligen Organen rückgekoppelt. Dieser Rückkoppelungsmechanismus sichert den normalen Ablauf vieler Körperfunktionen. Hormone beeinflussen oder regeln Wachstum, Stoffwechsel, Geschlechtsfunktionen und psychisches Verhalten. Einige Hormone wie *Adrenalin* und *Noradrenalin* wirken auch als Überträgerstoffe des Nervensystems (Vermittler der Information), sichern also verschiedene nervale Funktionen.

Als Königin der Hormondrüsen gilt die *Hypophyse* (Hirnanhangdrüse) an der Hirnbasis. Sie steuert andere Hormondrüsen wie die *Schilddrüse,* die *Nebennieren* oder die *Keimdrüsen,* aber auch direkt das Wachstum und andere Körperfunktionen. Doch die Hormonausschüttung des einen Teils der Hypophyse, des Vorderlappens, wird wiederum von Hormonen des *Hypothalamus,* einer benachbarten Hirnregion, gesteuert. Der andere Teil der Hypophyse, ihr Hinterlappen, bildet keine eigenen Hormone, sondern speichert lediglich zwei Hormone, die er von Nervenkernen des Zwischenhirns empfängt.

Erkrankungen oder Störungen der Hypophyse und der Nebennieren sind recht selten. Um so häufiger sind dagegen *Schilddrüsen-Krankheiten.* 3 bis 5 Prozent der Bevölkerung leiden an Diabetes mellitus, dem ein Untergang oder eine Schwäche derjenigen Zellverbände der *Bauchspeicheldrüse* zugrunde liegt, die das Hormon Insulin produzieren. Folge ist eine Störung des Zuckerstoffwechsels, so daß Diabetes mellitus allgemein unter die Stoffwechselkrankheiten eingereiht wird (Seite 291–305). Störungen der die Geschlechtshormone produzierenden *Keimdrüsen* finden Sie unter »Impotenz« auf Seite 579 und unter »Unfruchtbarkeit« auf Seite 577 sowie unter »Zyklusstörungen« auf Seite 551.

Hormondrüsen

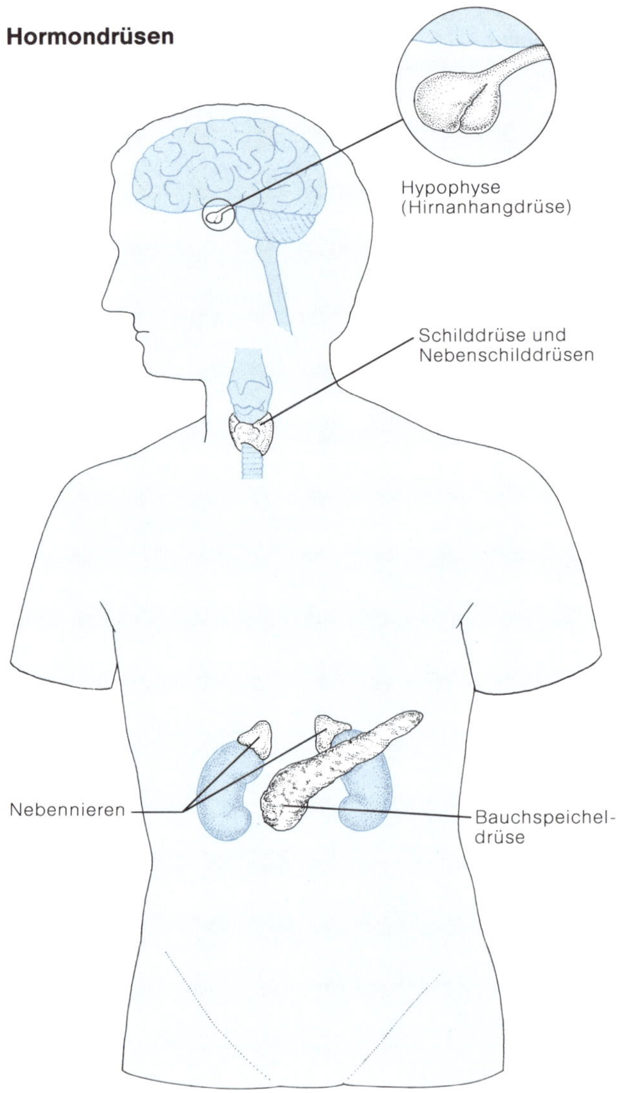

Erkrankungen der Hypophyse

Die Hypophyse (Hirnanhangdrüse) ist ein bauchig-zwiebelförmiges Gebilde, das ungefähr ein halbes Gramm wiegt. Diese »Königin der Hormondrüsen« liegt an der Hirnbasis und besteht aus zwei Teilen, dem Vorder- und dem Hinterlappen. Der Hinterlappen ist mit dem Hypothalamus, einer wichtigen Hirnregion, durch einen dicken Stiel verbunden.

Der *Hypophysen-Hinterlappen* empfängt über diesen Stiel Hormone von Nervenkernen in der Hypothalamus-Region, speichert sie und gibt sie je nach Bedarf ab. Eines dieser Hormone ist das *Adiuretin* (ADH), das den Wasserhaushalt regelt. Eine Störung dieses Hormons kann beispielsweise zum Diabetes insipidus führen (Seite 304). Das andere Hormon ist das *Ozytozin* (Oxytozin); es bewirkt die Wehen am Ende der Schwangerschaft und sorgt für den Ausfluß der Milch während der Stillzeit.

Der *Hypophysen-Vorderlappen* bildet selbst Hormone. Bildung und Ausschüttung dieser Hormone werden jedoch von Zentren des Hypothalamus gesteuert, den sogenannten *Releasing-Hormonen*. Hormone des Vorderlappens sind:

- das *Wachstumshormon* (STH);
- das *follikelstimulierende Hormon* (FSH) – bewirkt im Eierstock die Reifung eines Bläschenfollikels (Seite 590) und im Hoden die Entwicklung von Hodenkanälchen;
- das *luteinisierende Hormon* (LH) – bewirkt bei der Frau den Umbau des gesprungenen Bläschenfollikels (Eisprung) in einen Gelbkörper, dessen Hormon Progesteron wiederum die Gebärmutterschleimhaut für die Aufnahme eines befruchteten Eies bereit macht; auch wirkt es auf die Hoden stimulierend;
- das *luteotrope Hormon* (LTH) – bringt bei der Frau die Milchbildung in Gang (manchmal Prolaktin genannt);
- das *Thyroid Stimulating Hormon* (TSH) – stimuliert und steuert die Bildung und Freisetzung der Schilddrüsenhormone;
- das *adrenokortikotrope Hormon* (ACTH) – steuert Bildung und Ausschüttung der Nebennierenrinden-Hormone (Seite 309).

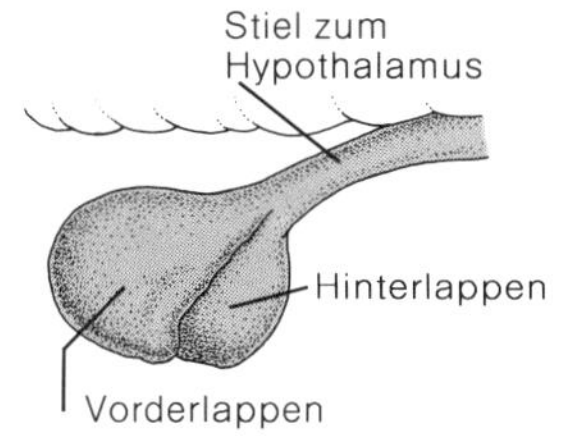

Hypophyse
Die Hypophyse besteht aus zwei Teilen. Durch einen Stiel ist sie mit dem Hypothalamus, einem Hirnbereich an der Hirnbasis, verbunden. Die acht Hypophysenhormone werden von Hormonen des Hypothalamus gesteuert.

Tumoren der Hypophyse

Tumoren der Hirnanhangdrüse (Hypophyse) sind in der Regel gutartig. Die meisten von ihnen sind endokrin-inaktive Adenome (Drüsentumoren) – das heißt, die Hormonproduktion ist nicht verstärkt.

Übermäßig Hormone produziert dagegen das seltenere endokrin-aktive Adenom.

Anzeichen des endokrin-aktiven Adenoms: die Akromegalie

Entsteht das Adenom nach Abschluß des Wachstumsalters, kommt es zur Akromegalie: Das übermäßig gebildete STH (Wachstumshormon) führt zu einer Verlängerung und Vergrößerung der Körperenden, also der Nase, des Kinns, der Finger und Zehen – oft auch zur Vergrößerung der Zunge oder des Herzens. Weitere Anzeichen dieses Tumors sind: Sehstörungen (Einengung des Gesichtsfeldes), Kopfschmerzen, Steigerung der sexuellen Potenz (später oft Potenzverlust).

Entsteht dieses Adenom in der Kindheit, kommt es durch das vermehrte STH zum Riesenwuchs.

Anzeichen des endokrin-inaktiven Adenoms

Bei diesem Adenom verkümmert die Hypophyse, sie produziert zuwenig Hormone, wodurch die Hormonaktivität der nachgeordneten Hormondrüsen (Schilddrüse, Nebennieren und Keimdrüse) gestört ist. So sind viele Körperfunktionen beeinträchtigt. Die Erkrankten sind ewig

Akromegalie
Diese Patientin hat die typische Vergrößerung der »Körperenden« bei der Akromegalie: vergrößertes, vorspringendes Kinn, vergrößerte Hände.

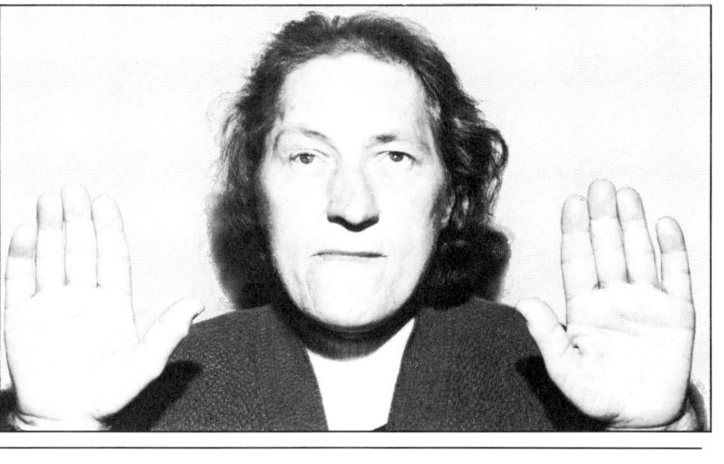

müde, Männer haben Potenz- und Libidostörungen, Frauen Regelstörungen (oder die Monatsblutung unterbleibt ganz); die Haut kann dünn und runzelig werden. Da Hypophysentumoren auch die benachbarte Sehnerven-Kreuzung komprimieren können, entstehen oft Sehstörungen, vor allem Gesichtsfeldausfälle (ein »schwarzer Vorhang« schränkt das Sehfeld ein).

Wächst ein solcher Tumor bereits in der Kindheit heran, kommt es aufgrund des mangelnden Wachstumshormons zum Minderwuchs.

Behandlung und Prognose beider Tumorarten

Obwohl es möglich ist, die Symptome beider Tumorarten durch eine hormonelle Behandlung zu reduzieren und erträglich zu machen, wird im allgemeinen doch einer Operation der Vorzug gegeben. Denn früher oder später führt das weitere Wachstum des Tumors grundsätzlich zu einer Schädigung der Sehnervenkreuzung und schließlich auch zu einer Schädigung benachbarter Hirnregionen. Überdies kann es – wenn auch sehr selten – zu einem bösartigen Wachstum (Krebs) kommen.

Dank mikrochirurgischer Verfahren kann der Tumor (meist mit der ganzen Hypophyse) ohne große Risiken total entfernt werden. Die fehlenden Hypophysenhormone oder die dadurch nicht ausreichend produzierten Hormone der Schilddrüse, der Nebennierenrinde oder der Keimdrüsen können durch entsprechende Hormon-Medikamente ersetzt werden.

Riesenwuchs und Hochwuchs

Überragt ein Kind seine Altersgenossen bereits im Kleinkindalter um Längen und erreicht es nach Abschluß des Wachtums eine Körpergröße von 210 bis 220 Zentimeter und mehr, spricht man von *Riesenwuchs* oder *Gigantismus*. Verursacht wird dieser abnorme Hochwuchs meist durch ein endokrin-aktives Hypophysenadenom, einen Tumor der Hypophyse, der gesteigert Wachstumshormon (STH) produziert (Seite 307).

Behandlung

Operative Entfernung des Tumors. Siehe dazu oben (Tumoren der Hypophyse).

Einem *Hochwuchs* (Wachstum bis zu einer Größe von 210 Zentimetern) liegen meist vererbte Anlagen und hormonelle Besonderheiten zugrunde. Wenn bei einem etwa zehnjährigen Kind ein begründeter Verdacht auf Hochwuchs besteht, kann das unerwünschte Wachstum eventuell vorsichtig durch Hormon-Medikamente gebremst werden.

Minderwuchs und Zwergwuchs

Ein Kind ist minder- oder kleinwüchsig, wenn die Körpergröße etwa 20 Prozent unter der Altersnorm liegt. Nach Abschluß des Wachstums erreichen diese Kinder allerhöchstens 160 Zentimeter Körpergröße.

Von *Zwergwuchs* spricht man, wenn die Körpergröße des Kindes 30 und mehr Prozent unter der Norm liegt. Als Erwachsene haben diese Kinder dann maximal eine Körpergröße von 130 Zentimeter (Liliputaner). Hier kann ein endokrininaktives Hypophysenadenom zugrunde liegen, ein Tumor der Hypophyse, der die Produktion von Wachstumshormonen empfindlich stört. Doch in den meisten Fällen wird Minder- oder Zwergwuchs von anderen Faktoren bestimmt. (Vererbung, Gehirnerkrankungen, Schilddrüsenunterfunktion, Stoffwechselanomalien, Knochenbildungs- und Knochenwachstumsstörungen usw.).

Die *Behandlung* richtet sich nach der Ursache, so beispielsweise Therapie der Schilddrüsenunterfunktion durch Schilddrüsenhormone, Entfernung eines Hypophysenadenoms oder Verabreichung von Wachstumshormonen (STH).

Hypophysenvorderlappen-Insuffizienz

Insuffizienz bedeutet Schwäche, hier eine mangelnde Ausschüttung von Hormonen des Vorderlappens der Hypophyse.

Anzeichen

Die Anzeichen entsprechen denen eines endokrin-inaktiven Hypophysentumors (Seite 307), also Müdigkeit, Potenz- und Libidostörungen, Regelstörungen bei Frauen (oft unterbleibt die Monatsblutung ganz). Die Haut kann dünn und runzelig werden, bisweilen auch bronzefarben (Addison-Krankheit, Seite 310), höchst selten kann es auch zu Pigmentschwund kommen.

Ursachen

Ein Tumor ist die häufigste Ursache einer HVL-Insuffizienz. Gelegentlich erkranken aber auch Frauen nach einer schweren Geburt mit großen Blutverlusten an einer HVL-Insuffizienz. Weitere Ursachen können schwere Schädelbasisbrüche oder Hirntumoren sein, die die Verbindung der Hypophyse zum Hypothalamus beeinträchtigen (Bildung und Ausschüttung der Hypophysenhormone werden vom Hypothalamus hormonell gesteuert).

Behandlung

In allen Fällen medikamentöser Hormonersatz, auch nach der Entfernung eines eventuellen Tumors.

Zum *Diabetes insipidus,* der durch einen Mangel des Hypophysen-Hinterlappenhormons ADH verursacht wird, siehe Seite 304.

Erkrankungen der Nebennieren

Die Nebennieren sind keine zusätzlichen Nieren, sondern wichtige Hormondrüsen. Außer daß eines ihrer Hormone, das Aldosteron, durch das Enzym Renin der Niere mitgesteuert wird, haben sie nichts mit den Nieren gemein. Wie ein krempenloser Hut sitzen sie dem Pol der Nieren auf.

Die Nebennieren bestehen aus zwei unterschiedlichen Hormonorganen, der Rinde und dem Mark.

Das *Nebennierenmark* ist von gleicher Beschaffenheit wie das sympathische Nervensystem, und beide Systeme schütten die Hormone *Adrenalin* und *Noradrenalin* aus. Diese Hormone werden überdies auch im Zentralnervensystem gebildet und dienen als Überträger des Nervensystems (Vermittler der Information).

Die Ausschüttung von Adrenalin und Noradrenalin aus dem Nebennierenmark ist unter Ruhebedingungen gering. Sie steigt erst unter Streßbelastungen an. So spricht man auch von Streßhormonen. Bei Fallschirmspringern beispielsweise ist die Ausschüttung dieser Hormone an Sprungtagen stark erhöht.

Adrenalin und *Noradrenalin* beeinflussen die Spannungslage der Muskulatur, erhöhen den Blutdruck und stellen dem Organismus bei Bedarf Fett aus den Fettdepots zur Verfügung. Adrenalin steigert die Frequenz des Herzschlags und erhöht den Blutzuckerspiegel.

Die *Nebennierenrinde* wird vom Hormon ACTH der Hypophyse (Seite 307) gesteuert. Sie bildet eine Reihe von Hormonen, die Kortikosteroide, die für den Stoffwechsel und die Geschlechtsmerkmale wichtig sind:

- Die *Mineralokortikoide* (Aldosteron, Kortikosteron) sichern das funktionelle Gleichgewicht zwischen Natrium- und Kaliumsalzen.
- Die *Glukokortikoide* (Hydrokortison und Kortison) fördern den Umbau von Eiweißen in Zucker und bringen so den Blutzucker zum Ansteigen. Eine wichtige Funktion ist überdies ihre entzündungshemmende Wirkung.
- Die *Androkortikoide* fördern die sekundären Geschlechtsmerkmale beim Mann, bewirken einen Wachstumsschub der Mädchen in der Pubertät und beeinflussen unter anderem die weibliche Schambehaarung.

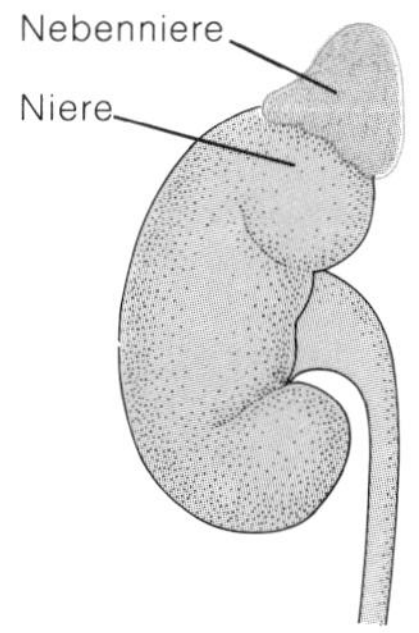

Die beiden Nebennieren sitzen jeweils auf dem oberen Pol einer Niere. Sie bestehen aus zwei Hormonorganen, der Rinde und dem Mark.

Cushing-Syndrom

Das Cushing-Syndrom entsteht durch ein Zuviel an Hormonen der Nebennierenrinde im Blut, vor allem an Hydrokortison und Kortison.

Anzeichen

Typische Anzeichen sind Vollmondgesicht und fetter Nacken. Auch die Fettpolster des Körpers nehmen zu. Bei Kindern ist das Wachstum gehemmt; bei Männern kommt es zu Potenzstörungen; bei Frauen kann die Menstruation ausbleiben, überdies können sich männliche Körpermerkmale (starke Körperbehaarung, tiefe Stimme) ausbilden. Häufig bilden sich auch purpurne Streifen am Bauch und Po aus.

Grundsätzlich führt das Cushing-Syndrom auch zu einem erhöhten Blutdruck. Im Kontrast zum Fettansatz werden Arme und Beine dünner: Die Knochen »magern« ab und können brüchig werden.

Ursachen

Die häufigste Ursache ist die medikamentöse Verabreichung des entzündungshemmenden Kortisons, so bei Rheuma- oder Asthmapatienten oder nach Nierentrans-

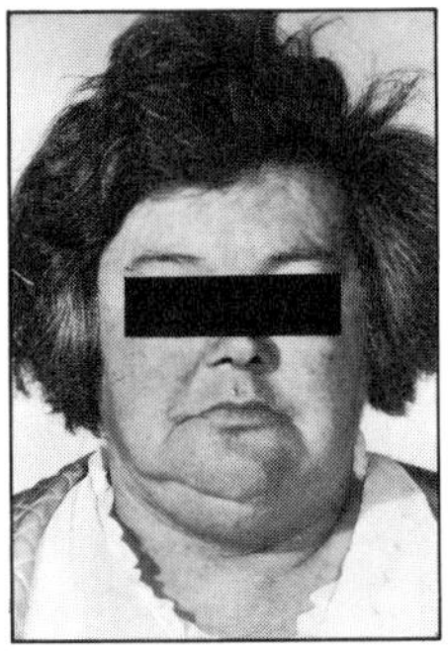

Cushing-Syndrom
Typisches Symptom des Cushing-Syndroms ist ein »Vollmond«-Gesicht.

plantationen zur Vermeidung einer Abstoßung der transplantierten Nieren.

Ziemlich selten liegt ein Tumor der Nebennierenrinde, der die Hormonproduktion steigert, zugrunde, oder ein »endokrin-aktiver« Tumor der Hypophyse (Seite 307), infolgedessen zuviel Hypophysenhormone an die Nebennierenrinde geschickt werden, die wiederum eine Steigerung der Produktion von Nebennierenrinden-Hormonen verursachen.

Behandlung

Bei Rheuma- und Asthmapatienten wird der Arzt Kortison durch andere Medikamente ersetzen. Bei nierentransplantierten Kindern schwindet das Cushing-Syndrom, sobald die Hormone abgesetzt werden können.

Liegen Tumoren zugrunde, wird man sie operativ entfernen. Die dann fehlenden Hormone können ersetzt werden.

Prognose

Das Cushing-Syndrom ist so typisch, daß es so gut wie immer rechtzeitig erkannt und behandelt wird. Zumal die Cushing-Krankheit aufgrund von Tumoren ziemlich selten ist. Und ist ein Cushing-Syndrom medikamentös ausgelöst, wird der behandelnde Arzt rechtzeitig die Konsequenzen ziehen.

Werden zugrundeliegende Tumoren entfernt, ist die Lebenserwartung nicht allzu sehr eingeschränkt. Die dann notwendige Verabreichung von Hormonen garantiert heute ein nahezu symptomfreies Leben. Zu einer akuten Nebennierenrindenschwäche (entspricht der Addison-Krankheit) kann es nur bei unzureichender Hormontherapie kommen.

Addison-Krankheit

Diese seltene Krankheit beruht auf einer Unterfunktion der Nebennierenrinde – in den meisten Fällen durch autoimmune Prozesse ausgelöst (das Abwehrsystem richtet sich gegen Zellen der Nebennierenrinde).

Anzeichen

Anzeichen sind abnorme Braunfärbung der Haut, schnelle Ermüdbarkeit, Gewichtsabnahme und Muskelschwäche.

Behandlung

Ersatz der mangelnden Hormone.

Wird die Addison-Krankheit nicht oder unzureichend behandelt, kann es zu einer lebensgefährlichen akuten Nebenniereninsuffizienz (Insuffizienz = Schwäche) kommen.

Siehe dazu »Akute Nebennieren-Insuffizienz« (unten).

Akute Nebennieren-Insuffizienz

Eine akute Nebennieren-Insuffizienz (-Schwäche) zeigt sich in einer hochgradigen Schwäche, selbst das Sprechen ist überaus anstrengend. Hinzu kommen Kopfschmerzen, Schwindel, Muskelschmerzen, Brechreiz, Erbrechen, Durchfälle. Der Blutdruck ist äußerst niedrig. Schließlich kann es – beim Nebennierenversagen – zu Bewußtseinstrübungen bis zu tiefer Bewußtlosigkeit kommen. Unbehandelt ist dieses Nebennierenversagen tödlich.

Ursachen einer Nebennieren-Insuffizienz können unter anderem sein:

- unzureichender Hormonersatz nach Entfernung eines Tumors der Nebennieren;
- desgleichen bei der Addison-Krankheit (oben);
- desgleichen nach Entfernung eines Hypophysen-Tumors (Seite 308 oben);
- bei Frauen größere Blutverluste während einer Geburt;
- Thrombosen im Bereich der Nebennieren;
- Infektionen und Vergiftungen.

Wichtig: Wurde bei Ihnen ein Tumor der Nebennieren entfernt oder leiden Sie unter der Addison-Krankheit, ist bei Infektionen, großen körperlichen oder psychischen Belastungen meist eine Erhöhung der medikamentös zugeführten Hormondosis erforderlich. Sonst riskieren Sie eine akute Nebennieren-Insuffizienz. Sprechen Sie mit Ihrem Arzt darüber!

Rufen Sie bei den ersten Anzeichen einer akuten Nebenniereninsuffizienz unverzüglich Ihren Arzt an! □

Aldosteronismus

Unter (Hyper-)Aldosteronismus versteht man eine gefährliche Erhöhung des Nebennierenrinden-Hormons Aldosteron.

Ursachen können unter anderem sein:
Tumor der Nebennierenrinde, Nierenerkrankungen, Herzinsuffizienz (Seite 425) oder Leberzirrhose.

Das Hormon Aldosteron regelt das funktionelle Gleichgewicht zwischen Natrium- und Kaliumsalzen. Dieses Gleichgewicht wird bei erhöhtem Aldosteronspiegel gestört. Es kommt zur vermehrten Ausscheidung von Kalium und zu verminderter Ausscheidung von Natrium. Kaliummangel führt zu einer eklatanten Muskelschwäche mit Lähmungserscheinungen, auch zu einer Schwäche des Herzmuskels. Das Zurückhalten von Natrium provoziert Wasseransammlungen im Gewebe (Ödeme). Überdies kommt es zur Erhöhung des Blutdrucks.

Die *Behandlung* richtet sich nach der Ursache.

Wichtig: Auch ein langjähriger Mißbrauch von Abführmitteln kann zu den Symptomen eines Aldosteronismus führen (Störung des Kalium-Haushalts!).

Phäochromozytom

Ein Phäochromozytom ist ein Tumor des Nebennierenmarks. Dieser höchst seltene Tumor führt zu einer vermehrten Ausschüttung der Hormone Adrenalin und Noradrenalin (Seite 309). Die Erkrankten leiden in Belastungsphasen unter einem exzessiv erhöhten Blutdruck mit den Anzeichen: Kopfschmerzen, Schwindel, Übelkeit und Herzjagen. In späteren Stadien des gutartigen Tumors kann es zu einem ständig erhöhten Blutdruck kommen. Dieser Zustand kann als Bluthochdruck-Krankheit (Seite 422) fehlgedeutet werden.

Behandlung
Operative Entfernung des Tumors.

Erkrankungen der Schilddrüse und der Nebenschilddrüsen

Die Schilddrüse ist eine wichtige Hormondrüse in Schmetterlingsform. Sie liegt vor dem oberen Ende der Luftröhre direkt unterhalb des Kehlkopfes. Die Schilddrüse bildet die beiden Hormone *Tetrajodthyronin* (Thyroxin L–T_4) und *Trijodthyronin* (L–T_3), täglich im Mittel etwa 90 Mikrogramm T_4 und 8 Mikrogramm T_3. 27 Mikrogramm T_3 entstehen überdies außerhalb der Schilddrüse durch Abspaltung eines Jodatoms aus T_4.

Hormonbaustein ist das *Jod,* es wird als Jodid mit der Nahrung und Wasser aufgenommen.

T_3 und T_4 sind für die Entwicklung der körperlichen und geistigen Leistungsfähigkeit wichtig, sie regulieren die gesamten Stoffwechselvorgänge im Organismus und halten sie im Gleichgewicht. Bildung und Ausschüttung der Schilddrüsenhormone werden von Hormonen der Hypophyse (Seite 307) gesteuert.

Nebenschilddrüsen
Die Nebenschilddrüsen haben mit der Schilddrüse außer der Nachbarschaft nichts gemein. Es sind vier linsenförmige kleine Körperchen, die den Polen der Schilddrüse aufsitzen und das Parathormon ausschütten. Das *Parathormon* hebt den Kalziumgehalt des Blutes, regelt zusammen mit Vitamin D die Bildung von Knochengewebe und steigert die Phosphatausscheidung aus den Nieren.

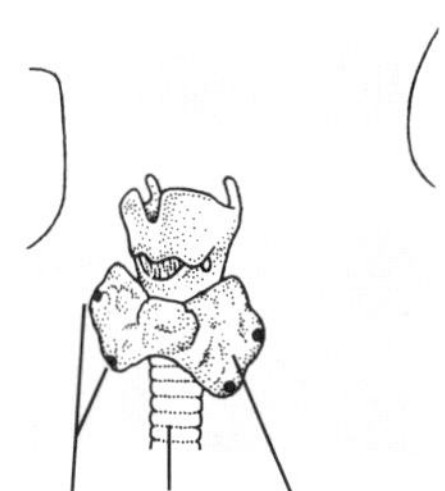

Schilddrüsenvergrößerung
Kropf
(Struma)

Schilddrüsenkrankheiten gehören zu den häufigsten Leiden überhaupt. Rund 10 Millionen Bundesbürger sind von ihnen betroffen. Davon haben etwa 7 Millionen (70 Prozent) eine Schilddrüsenvergrößerung bei normaler Hormonausschüttung. Diese Vergrößerung (Hyperplasie) fällt in vielen Fällen kaum auf, oft aber imponiert sie als mehr oder weniger »dicker Hals« unterhalb des Kehlkopfes, in einigen Fällen auch als regelrechter Kropf. Die übrigen drei Millionen Schilddrüsenkranken leiden an Überfunktion, Unterfunktion, Entzündungen oder Tumoren der Schilddrüse. Auch viele dieser Patienten haben eine Schilddrüsenvergrößerung.

Eine Schilddrüsenvergrößerung oder -hyperplasie bei normaler Hormonausschüttung hat grundsätzlich zwei Ursachen:

- erbliche Anlage und
- Jodmangel in der Nahrung.

Konkret: Jemand, der eine erbliche Anlage zu einer Schilddrüsenvergrößerung hat, wird dann eine Hyperplasie bekommen, wenn seine Nahrung zu jodarm ist. Führt er über seine Nahrung jedoch ausreichend Jod zu, bleibt er vom »Kropf« verschont.

Kropf als Zeichen der Schönheit

»Wo der Kropf Mode ist, wird ein glatter Hals ausgelacht.« – Viele Gemälde der alten Meister zeigen, daß in der genialen Morgendämmerung der Neuzeit die Vergrößerung der Schilddrüse eher als Zeichen der Schönheit denn als Mangelsymptom galt – pflegte man doch selbst Madonnen mit »dickem Hals« auszustatten.

Gut, heute bevorzugt man eher schlanke Hälse. Doch in manchen Gegenden der Bundesrepublik Deutschland, Österreichs und der Schweiz haben heute noch 30 bis 60 Prozent der Frauen eine mehr oder weniger auffallende Schilddrüsenvergrößerung – so in den Alpen, im Alpenvorland, im Schwarzwald, Rhein-Main-Gebiet oder im Harz. All dies sind Gegenden, in denen Erde, Gestein und Wasser ziemlich jodarm sind – und somit auch die Gesamtnahrung. In jodreicheren Landstrichen wie Ostfriesland oder Schleswig-Holstein haben dagegen nur etwa 5 Prozent der Frauen eine leichtere Schilddrüsenhyperplasie. Männer sind weit weniger davon betroffen, das Geschlechtsverhältnis Männer zu Frauen beträgt etwa eins zu fünf (bis zehn). Die Gründe dafür sind noch nicht voll geklärt.

Jedenfalls manifestiert sich eine Schilddrüsenvergrößerung vor allem in Zeiten hormoneller Belastungen, so in der Pubertät, während oder nach einer Schwangerschaft oder im Klimakterium.

Die Hyperplasie garantiert eine normale Hormonproduktion

Der tägliche Jodbedarf liegt bei etwa 100 bis 200 Mikrogramm, die tägliche Jodaufnahme über Nahrung und Wasser beträgt hierzulande jedoch im Durchschnitt nur 50 bis 70 Mikrogramm.

Nun hat sich zwar die Schilddrüse einen kleinen Vorrat an Jod (etwa 2 bis 6 Milligramm) angelegt, der für etwa zwei Monate reicht. Dieser Vorrat erschöpft sich jedoch rasch, wenn die tägliche Jodzufuhr unter 70 Mikrogramm liegt.

Die Folge ist: Die Schilddrüse bleibt immer mehr unter ihrem Soll der Hormonproduktion. Diesen Mangel registriert das der Schilddrüse übergeordnete Hormonzentrum, der Reglermechanismus von Hypothalamus und Hypophyse (Seite 307). Und um diesen Mangel zu beheben, schüttet die Hypophyse ein Hormon aus, das die Schilddrüse zu verstärkten Anstrengungen stimuliert. Um ihre Hormonproduktion wieder auf normalen Stand zu heben, muß aber die Schilddrüse ihre Gewebsbestandteile vergrößern und vermehren: So entsteht die Schilddrüsen-Hyperplasie, bisweilen auch »blande Struma« (nicht entzündlicher Kropf) genannt.

Mögliche Komplikationen der Schilddrüsenvergrößerung

Die vergrößerte Schilddrüse erfüllt ihr Soll unter einer Anstrengung, die auf

Schilddrüsen-Diagnostik

Blutuntersuchungen spielen heute bei der Schilddrüsendiagnostik die Hauptrolle. Mit ihrer Hilfe kann der Arzt feststellen, ob die Hormonausschüttung der Schilddrüse normal *(euthyreot)* ist oder ob eine Unter- oder Überfunktion vorliegt. Auch die Tätigkeit der übergeordneten Hormonzentren (Hypophyse, Hypothalamus) kann mit speziellen Tests im Reagenzglas untersucht werden (siehe dazu Seite 313 Mitte).

Durch diese Tests ist der aufwendige Radiojod-Zweiphasen-Test, der durch hohe Strahlendosis das Risiko eines Schilddrüsenkrebses erhöhte, überflüssig geworden. In der Regel wird er heute nur noch bei der seltenen Jodfehlverwertung angewendet.

Lage, Form, Größe und Veränderungen der Schilddrüse können heute mit der Technetium-Szintigraphie untersucht werden. Dazu wird dem Patienten ein radioaktives Pharmakon (^{99m}Tc-Pertechnetat) injiziert, das sich in der Schilddrüse einlagert. Mit Hilfe eines *Scanners* oder der Gammakamera können so neben Lage, Form und Größe der Schilddrüse auch spezifische Veränderungen der Schilddrüse erkannt werden – so beispielsweise Adenome (Drüsentumoren), Zysten (Kapselgeschwülste) oder Schilddrüsenkrebs. Die Strahlenbelastung durch diese Methode ist relativ gering und liegt meist unter der einer Röntgenaufnahme.

Bei entsprechenden Hinweisen durch die Szintigraphie kann durch eine Gewebsentnahme mit Hilfe der Feinnadelpunktion gegebenenfalls die Schilddrüsenveränderung exakt abgeklärt werden.

Dauer zumindest zum kosmetischen Problem werden kann: Die sich bei stärkerem Joddefizit immer weiter vergrößernde Schilddrüse imponiert schließlich als das, was man landläufig als Kropf bezeichnet. Doch immer droht auch ein mechanisches Problem:

Die expandierende Schilddrüse kann die Luftröhre verengen oder verdrängen oder – wenn sie nach hinten wächst – auch die Speiseröhre zusammendrücken. In einigen Fällen kann die Erschöpfung der Schilddrüse auch zu degenerativen Veränderungen, zu Zysten (Kapselgeschwülsten) oder Tumoren führen.

Diagnostik der Schilddrüsen-Hyperplasie

In der Regel gibt der klinische Befund (Abtasten der Schilddrüse, Körpergewicht, Hautbeschaffenheit) schlüssige Hinweise auf eine Hyperplasie bei normaler Hormonausschüttung. Endgültige Klarheit schafft eine Bestimmung der Schilddrüsenhormone im Blut (T_4- und T_3-Test).

Zu einem solchen Test wird Ihnen Blut abgenommen und im Reagenzglas untersucht. Nach eben diesem Verfahren kann das Hypophysenhormon bestimmt werden, das die Schilddrüsentätigkeit stimuliert (TSH-Test). Ebenso ist die Bestimmung eines Hormons des Hypothalamus möglich, das die Freisetzung des Hypophysenhormons reguliert (TRH-Test).

Ergibt der klinische Befund eine Schilddrüsenvergrößerung und erweist sich die Hormonausschüttung nach den Hormontests als normal (»euthyreot«), liegt eine einfache Hyperplasie infolge Erbanlagen und Jodmangels vor.

Behandlung der Schilddrüsen-Hyperplasie bei normaler Hormonausschüttung

Trotz der normalen Hormonausschüttung sollte auch diese »euthyreote« Hyperplasie, die – wie gesagt – 70 Prozent aller Schilddrüsenkrankheiten ausmacht, behandelt werden. Und zwar nicht nur aus kosmetischen Gründen, sondern in erster Linie zur Vermeidung möglicher Komplikationen (siehe oben).

Klar ist indes, daß sich die Gewebsvermehrung, also die Vergrößerung, nicht einfach mit Jodzufuhr rückgängig machen läßt. Dieses Ziel ist nur durch ein Drücken des die Schilddrüse stimulierenden Hypophysenhormons (TSH) unter die Norm zu erreichen, also durch die Zufuhr von Schilddrüsenhormonen in Tablettenform. Dadurch wird die TSH-Produktion gehemmt, und die vergrößerte Schilddrüse wird kleiner. In vielen Fällen kann so bereits nach etwa einem Jahr mit einer Normalisierung der Schilddrüsengröße gerechnet werden.

Nach erfolgreicher Behandlung sollte dann für eine ausreichende Jodzufuhr gesorgt werden, um eine neu entstehende Vergrößerung zu vermeiden.

Bei einem größeren Kropf reicht eine Hormontherapie nicht mehr aus. Eine operative Entfernung eines großen Teils der expandierenden Schilddrüse ist vor allem dann angezeigt, wenn Luft- oder Speiseröhre komprimiert werden.

Nach einer solchen Operation ist grundsätzlich eine Dauerbehandlung mit Schilddrüsenhormonen erforderlich.

Vorbeugung eines Jodmangel-Kropfes

In Österreich und der Schweiz hat sich die Vorbeugung mit jodiertem Speisesalz bestens bewährt: Seit die Jodierung von Speisesalz gesetzlich verankert ist (10 Milligram Jod pro Kilogramm Kochsalz), ging die Kropfhäufigkeit zurück.

In der Bundesrepublik Deutschland ist eine solche allgemeine Jodsalz-Prophylaxe immer noch umstritten. Einerseits steht fest, daß viele Bundesbürger zu wenig Jod mit der Nahrung aufnehmen.

Jodiertes Speisesalz gibt es allerdings schon lange. Schilddrüsenspezialisten raten bereits seit Jahren, grundsätzlich nur dieses Salz zu kaufen.

Schilddrüsen-Unterfunktion

Antriebsarmut, übergroßes Schlafbedürfnis, Verlangsamung, trockene, kühle Haut, Verstopfung und gesteigerte Kälteempfindlichkeit – das sind die allgemeinen Anzeichen einer Schilddrüsen-Unterfunktion *(Hypothyreose)*. Ziemlich häufig kommen auch Regelstörungen (meist Ausbleiben der Monatsblutungen), aufgedunsenes Gesicht (Gesichts-Ödem) und Ödeme der Beine hinzu.

Wichtig: Eine Schilddrüsen-Unterfunktion zeigt sich nicht immer durch eine sichtbare Schilddrüsenvergrößerung!

Ursachen der Unterfunktion

Eine Hypothyreose ist in den allermeisten Fällen erblich bedingt, kann aber auch im Laufe des Lebens erworben sein.

Angeborene Ursachen

- Schwäche und Unvermögen der Schilddrüsenzellen, Hormone in ausreichenden Mengen zu produzieren – trotz teilweise extremer Stimulierung durch das Hypophysenhormon TSH (Seite 307).
- Schwäche des Hypophysen-Vorderlappens: Infolge mangelnder TSH-Stimulierung produziert die intakte Schilddrüse zu wenig Hormone.

Erworbene Ursachen

- Schilddrüsenkrebs, operative Entfernung eines Teils der Schilddrüse oder Strahlenbehandlung, extremer Jodmangel; erworbene Schwäche des Hypophysen-Vorderlappens beziehungsweise operative Entfernung eines Teils der Hypophyse (bei Tumoren).

Kretinismus

Manifestiert sich die Hypothyreose bereits im Säuglings- und Kindesalter, kommt es zu einer verzögerten geistig-psychischen Entwicklung, in schweren Fällen zum Kretinismus (Minderwuchs, Schwachsinn).

Myxödem

Schwerste Form einer Unterfunktion im Erwachsenenalter ist das Myxödem, erkennbar an Gesichts- und Beinödemen. Bei einem unbehandelten Myxödem droht vor allem in Streßsituationen ein lebensgefährliches Koma (tiefe Bewußtlosigkeit). Das Myxödem tritt überwiegend bei Frauen während des Klimakteriums auf.

Thyreoiditis Hashimoto

Lassen sich bei einer Hypothyreose Schilddrüsen-Antikörper nachweisen, liegt eine chronische Schilddrüsenentzündung (Thyreoiditis) vor. Es handelt sich um einen autoimmunen Entzündungsprozeß, das heißt, Abwehrzellen zerstören die Schilddrüse langsam. Eine solche Entzündung ist kaum schmerzhaft, Fieber fehlt. Meist entsteht eine Schilddrüsenvergrößerung.

Behandlung der Hypothyreose

Im allgemeinen ist eine lebenslange Dauertherapie mit Schilddrüsenhormonen erforderlich. Das gilt auch für die Thyreoiditis Hashimoto.

Hypothyreose und Schwangerschaft

Jeder Mangel an Schilddrüsenhormonen gefährdet eine Schwangerschaft, besonders in den ersten drei Monaten. Halten Sie deshalb während der Schwangerschaft exakt die vom Arzt verordnete Hormondosis ein (meist wird der Arzt eine leicht erhöhte Hormondosis verordnen).

Die Hypothyreose macht etwa 15 Prozent aller Schilddrüsenkrankheiten aus, ungefähr 1,5 Millionen Bundesbürger – überwiegend Frauen – leiden an ihr.

Meist manifestiert sie sich in hormonellen Krisenzeiten, also in der Pubertät, nach einer Entbindung oder im Klimakterium. Eine auslösende Rolle spielen sicherlich zusätzliche emotionelle Faktoren wie psychosozialer Streß.

Schilddrüsen-Überfunktion

Ursachen

Die Ursachen einer Schilddrüsen-Überfunktion (Hyperthyreose) sind nicht voll geklärt. Wahrscheinlich handelt es sich um eine Autoimmunkrankheit besonderer Art. Jedenfalls produziert die normal große oder vergrößerte Schilddrüse autonom Hormone; so kommt es zu einer Störung des Reglermechanismus zwischen Hypophyse und Schilddrüse – der Hypophyse entgleitet jede Kontrolle über die Hormonproduktion der Schilddrüse.

Anzeichen

Motorisch-psychische Unruhe, Herzklopfen oder bisweilen Herzjagen, allgemeine Schwäche, Gewichtsverlust, häufige Durchfälle, feuchtwarme Haut. Oft kommen auch Augensymptome hinzu, so mehr oder weniger hervortretende, glänzende Augen, bisweilen auch Sehstörungen (Doppelbilder oder Schleiersehen), Tränenträufeln, Lichtscheu, Augenbindehautentzündung, Stirnkopfschmerzen.

Auch das seltene Hypophysenadenom (ein Tumor der Hypophyse, Seite 307), das im Überschuß TSH, das schilddrüsenstimulierende Hormon produziert, kann zu einer Hyperthyreose führen.

Schilddrüsenadenom

Eine besondere Form der Schilddrüsenüberfunktion ist das autonome Schilddrüsenadenom, ein Tumor der Schilddrüse, der ohne Kontrolle Hormone im Überschuß produziert. Die Hormonproduktion des übrigen Schilddrüsengewebes dagegen wird von der Hypophyse gesteuert.

Thyreotoxische Krise

Bleibt eine Hyperthyreose unbehandelt, kann es zu einer lebensgefährlichen Krise kommen.

Anzeichen

Hohes Fieber, Herzjagen, Unruhe, Angst und Verwirrrtheit. Schließlich kann es zum Herzkammerflimmern und zum Koma (tiefe Bewußtlosigkeit) kommen.

Behandlung der Hyperthyreose

Mit Hilfe von speziellen Medikamenten kann die Überfunktion gebremst werden. Diese Medikamente, die sogenannten Thyreostatika (»schilddrüsenstoppende« Mittel), bewirken schließlich durch die dauernde Hemmung der Mehrproduktion eine spontane Rückkehr zur normalen Produktion. Gelingt dies nach einigen Versuchen über jeweils 3 bis 6 Monate hin nicht, wird der Arzt eine operative Entfernung eines Teils der Schilddrüse vorschlagen. Die früher häufige Radiojodbehandlung wird heute nur noch in Ausnahmefällen durchgeführt. Ihre Nachteile sind: Zerstörung zu vieler Zellen und dadurch Entstehung einer Unterfunktion der Schilddrüse, Erhöhung des Risikos eines Schilddrüsenkrebses.

Um das Wachstum eines Kropfes und/oder eine Unterfunktion bei Behandlung mit Medikamenten (Thyreostatika) zu verhindern, bekommen die Patienten gleichzeitig Schilddrüsenhormone verabreicht.

Schilddrüsenkrebs

Schilddrüsenkrebs ist relativ selten, er macht nur etwa 0,5 Prozent aller Krebserkrankungen aus.

Frühe Warnsignale eines Schilddrüsenkrebses sind:

- rasches Entstehen eines derben und harten Knotens innerhalb von Wochen oder Monaten.
- schlechte Verschieblichkeit eines solchen Knotens (der auch in einer langjährig vorbestehenden Hyperplasie entstehen kann).

Suchen Sie bei diesen Frühsymptomen sofort einen auf Schilddrüsenkrankheiten spezialisierten Arzt auf!

Sind die Halslymphknoten nicht schmerzhaft angeschwollen, leiden Sie unter Druckgefühl, Heiserkeit, Luftnot oder Schluckbeschwerden, hat der Tumor bereits die Organgrenzen überschritten oder Tochtergeschwülste in den Halslymphknoten gebildet. Zusätzlicher Hustenreiz weist bereits auf Fernmetastasen hin.

Behandlung

Operative Entfernung des Tumors, meist mit einem großen Teil oder der ganzen Schilddrüse, Radiojodtherapie. Das gespritzte Radiojod lagert sich auch in regionalen Tochtergeschwülsten (der Lymphknoten) oder in fernen Tochtergeschwülsten (Fernmetastasen) an und zerstört so selektiv die Krebszellen.

Prognose

Bei Früherkennung überleben nahezu 100 Prozent aller Patienten die ersten fünf Jahre. Auch bei regionalem Lymphknotenbefall oder fernen Tochtergeschwülsten sind bei Radiojodbehandlung noch gute Erfolge zu erzielen.

Erkrankungen der Nebenschilddrüsen

Erkrankungen und Störungen der Nebenschilddrüsen (Seite 311) sind ziemlich selten. Wie bei den Schilddrüsenkrankheiten unterscheidet man zwischen einer *Unter-* und einer *Überfunktion der Nebenschilddrüsen.*

Überfunktion *(Hyperparathyreoidismus)*

Meist liegt der Überfunktion ein Drüsentumor (Adenom) zugrunde, der das Parathormon (Seite 311) im Überschuß bildet. Folgen können Knochenentkalkungen (mit Skelettverformungen und Neigung zu Knochenbrüchen), Nierensteine und Kalkeinlagerungen in vielen Organen sein.

Behandlung

Entfernung der Adenome; entsteht daraufhin eine Unterfunktion, ist die lebenslange Einnahme von Vitamin D erforderlich.

Unterfunktion *(Hypoparathyreoidismus)*

Die häufigste Ursache einer Unterfunktion der Nebenschilddrüsen ist deren versehentliche Entfernung oder Verletzung bei Schilddrüsenoperationen. Der Mangel oder der Ausfall des Parathormons verursacht einen Kalziummangel im Blut mit der Folge von schweren Muskelkrämpfen.

Behandlung

Lebenslange Einnahme von Vitamin D.

Erkrankungen des Gehirns und des Nervensystems

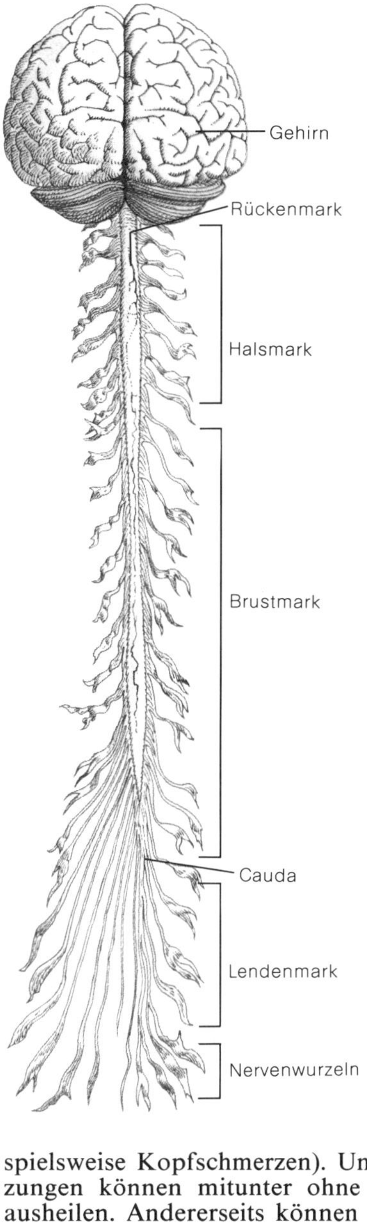

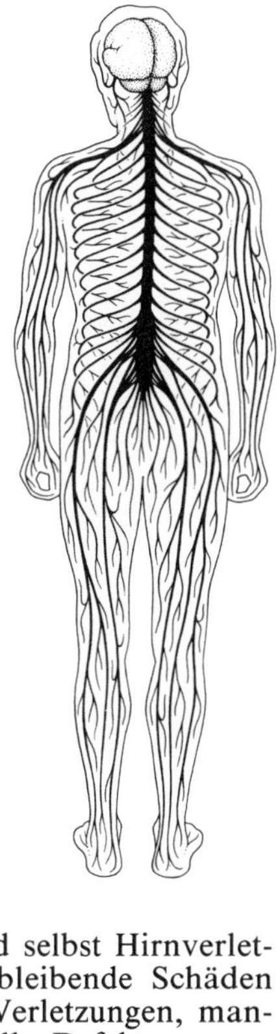

Das Nervensystem
Gehirn und Rückenmark bilden das Zentralnervensystem. Von den einzelnen Abschnitten des Rückenmarks (Hals-, Brust- und Lendenmark) gehen die Wurzeln der peripheren Nerven aus. Das Rückenmark endet in Höhe des zweiten Lendenwirbels. Die von hier ausgehenden Wurzeln verlängern gleichsam als Schwanz (Cauda) das Rückenmark.

»Wie weit wird es für uns je möglich sein, unsere Gehirne dazu zu verwenden, unsere Gehirne zu verstehen?« fragt der Hirnforscher und Nobelpreisträger John C. Eccles. Das Gehirn des Menschen scheint einer anderen Dimension anzugehören; Intelligenz und Phantasie – selbst Vehikel des Gehirns – werden nur entfernt ihre eigenen Grundlagen begreifen können. Immerhin – die Neurowissenschaftler sind schon manchen Geheimnissen des Nervensystems auf der Spur. So den Mechanismen des Gedächtnisses und der Erinnerung. Sie kennen die grobe Funktion einzelner Strukturen des Gehirns und einige Mechanismen der Informationsübertragung im Nervensystem.

Das Nervensystem besteht aus zwei Einheiten, dem Zentralnervensystem (ZNS) und dem System peripherer Nerven. Das Zentralnervensystem wird von Gehirn und Rückenmark gebildet. Die peripheren Nerven laufen vom Rückenmark in die Peripherie (Bereich außerhalb des ZNS). Sie empfangen Reize von der Peripherie und der Außenwelt und leiten sie an das ZNS weiter (afferente, das heißt zuführende Leitung), oder sie geben die Befehlsimpulse des ZNS an die Peripherie weiter (efferente, das heißt herausführende Leitung). Die afferente Leitung besteht aus sensiblen Fasern, die die Empfindung von Berührung, Tasten, Temperatur und Schmerz an das ZNS weiterleiten. Überall in der Haut sitzen kleine Rezeptoren (Empfänger) für die Oberflächensensibilität.

Im Unterhautfettgewebe und in den Muskeln registrieren und vermitteln weitere Rezeptoren die Tiefensensibilität: die Schwere-, Lage-, Widerstands-, Muskel-, Gelenk- und Bewegungsempfindung. Die sensorischen Fasern, die für Geruchs-, Seh-, Hör- und Geschmackssinn zuständig sind, gehören zu den Hirnnerven, die ihren Ausgangspunkt nicht wie die peripheren Nerven im Rückenmark, sondern im Gehirn haben.

Die efferenten Nervenfasern des peripheren Nervensystems sind motorisch, das heißt, sie leiten die Informationen für willkürliche Bewegungen an die Muskeln.

Bewegungen und Vorgänge im Körper, die nicht vom Willen gelenkt werden, steuert das vegetative Nervensystem: so beispielsweise Herzrhythmus, Atmung, Drüsentätigkeit oder Darmbewegungen. Die obersten Befehlsstellen des vegetativen Nervensystems liegen im Hypothalamus.

Der komplexe und wunderbare Aufbau des Nervensystems ist ziemlich störungsanfällig, doch in den meisten Fällen sind die Störungen harmlos (beispielsweise Kopfschmerzen). Und selbst Hirnverletzungen können mitunter ohne bleibende Schäden ausheilen. Andererseits können Verletzungen, mangelnde Blutversorgung, strukturelle Defekte, raumfordernde Prozesse (Tumoren), Degenerationen oder Infektionen fatale, persönlichkeitsschwächende oder lebensbedrohende Folgen haben.

Das Gehirn

Das Gehirn, die Denk-, Schalt- und Gefühlszentrale des Menschen, ist in der knöchernen Schädelhöhle wohlgeschützt eingebettet. Als schützende Puffer wirken außerdem die drei Hirnhäute und die Hirnflüssigkeit zwischen der mittleren und inneren Hirnhaut. Das Gehirn besteht aus zwei Hirnhälften (Hemisphären), dem Kleinhirn und dem Hirnstamm mit dem verlängerten Mark, an das sich das Halsmark als oberster Teil des Rückenmarks anschließt. Die Großhirnrinde der beiden Hemisphären ist ein typisches Relief von Windungen und Furchen.

Sie ist der Sitz unseres Denkens, unseres Bewußtseins, des Willens und der Emotionen, sie ist verantwortlich für die willkürlichen Körperbewegungen, für die Sinne und das Gedächtnis. Das Kleinhirn ist für das Gleichgewicht und die Koordination von Bewegungen zuständig, der Hirnstamm unter anderem für Kreislauf, Blutdruck und Verdauungstrakt.

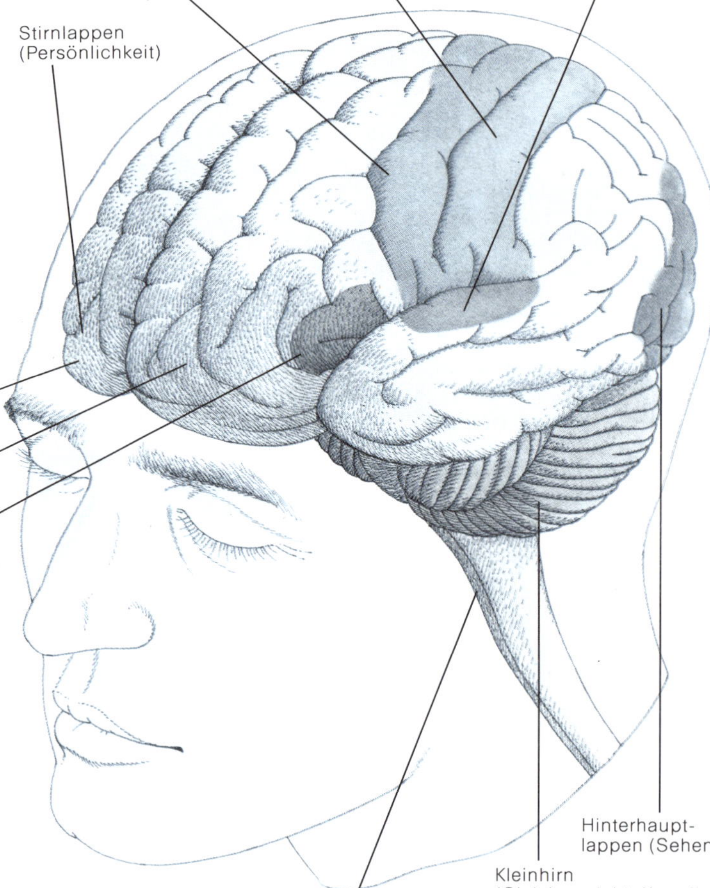

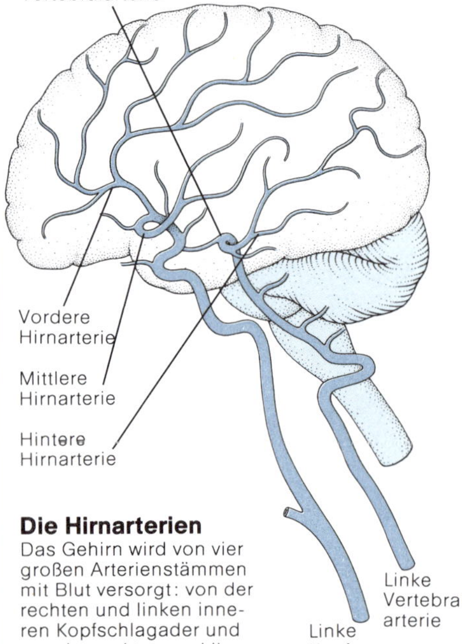

Die Hirnarterien

Das Gehirn wird von vier großen Arterienstämmen mit Blut versorgt: von der rechten und linken inneren Kopfschlagader und von der rechten und linken Vertebralarterie. Die inneren Kopfschlagadern versorgen je eine Hirnhemisphäre, die Vertebralarterien vor allem den Hirnstamm und das Kleinhirn. Siehe dazu auch die Zeichnung auf der folgenden Seite unten.

Querschnitt durch das Gehirn

Der Querschnitt zeigt in der Mitte den Balken, der die beiden Hirnhälften miteinander verbindet. Die weiße Substanz besteht hauptsächlich aus sogenannten Glia- oder Stützzellen, die graue Substanz enthält die über zehn Milliarden Nervenzellen des Gehirns.

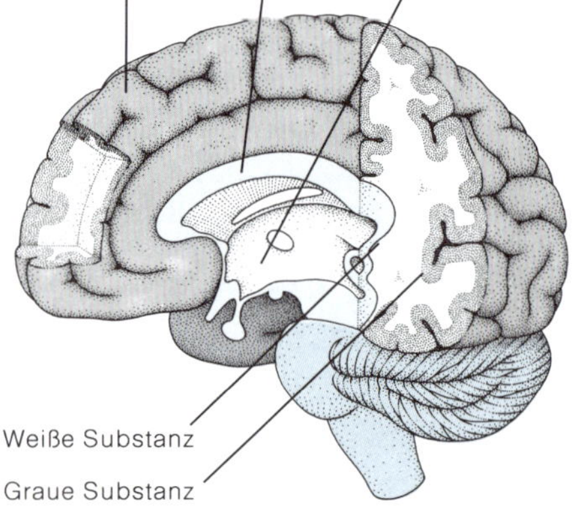

Erkrankungen der Hirnarterien

Die Nervenzellen des Gehirns haben eigentlich eine unbeschränkte Lebenserwartung. Meist sind es Erkrankungen der Blutgefäße, die Schädigungen von Hirnzellen provozieren und so die Lebenserwartung einschränken – in erster Linie durch einen Schlaganfall. Einem Schlaganfall liegt in den meisten Fällen eine *Zerebralsklerose* zugrunde. Der Ausdruck ist ungenau, denn es handelt sich um keine »Verkalkung des Gehirns«, sondern um eine Arteriosklerose der Hirngefäße. Eine Zerebralsklerose führt zu Durchblutungsstörungen und so zu einer Mangelversorgung von Hirnzellen. In dramatischen Fällen (bei einer Thrombose) kommt es zu einem *Schlaganfall,* in anderen nur zu einem Nachlassen der psychisch-geistigen Leistung (Gedächtnisstörungen, Veränderung des Verhaltens). Nicht so häufig sind Aneurysmen (krankhafte, sackartige Ausbuchtungen) von Hirngefäßen oder Blutgefäßgeschwülste. Gefäßgeschwülste verdrängen und komprimieren Hirnsubstanz; beim Einreißen eines Aneurysmas oder bei einer Verletzung von Hirnhaut- oder Hirngefäßen kommt es zu bedrohenden Blutungen.

Schlaganfall

Das Gehirn wird von zwei großen Arterien versorgt: der rechten und der linken inneren Kopfschlagader (Carotis interna), die von der rechten beziehungsweise linken gemeinsamen Halsschlagader abgehen und jeweils für eine Hirnhälfte zuständig sind. Verlängertes Mark und Kleinhirn werden von den beiden Vertebralarterien, die aus den Schlüsselbeinarterien entspringen, mit Blut beliefert. Die Blutversorgung des Gehirns ist im Normalfall bestens gesichert, zumal die beiden inneren Kopfschlagadern durch eine kommunizierende Arterie miteinander und überdies über die Hirnbasisarterie auch mit den Vertebralarterien in Verbindung stehen.

Ein Schlaganfall (Hirninfarkt) droht dann, wenn eine der inneren Kopfschlagadern oder eine Vertebralarterie in ihrem Verlauf durch einen *Thrombus* (Blutpfropf) blockiert wird. Ab der Blockadestelle bekommt dann das Versorgungsgebiet dieser Arterie kaum noch Blut. Total blutleer wird dieses Gebiet nur deshalb nicht, weil über Verbindungsstellen (Anastomosen) mit anderen Arterien immer noch etwas Blut einfließt. Doch das reicht meist nicht aus, um das ganz »fremde« Gebiet zu versorgen. Irgendwo wird deshalb ein umschriebenes Gebiet ischämisch (blutleer), und Hirnzellen gehen aus Mangel an Sauerstoff und Glukose (Zucker) zugrunde. Folge ist ein Schlaganfall.

Die Blockade durch den Thrombus entsteht nicht von ungefähr, sondern auf dem Boden einer *Arteriosklerose der Hirngefäße* (Zerebralsklerose). Die Arteriosklerose ist also die Grundkrankheit eines Schlaganfalls: Am Anfang der Arteriosklerose steht eine Verdickung der Arterienwand mit Elastizitätsverlust; dies führt mit zusätzlichen Blutungen, Fett- und mitunter auch Kalkablagerungen zu einer Verengerung der Arterien und irgendwann an prädestinierten Stellen möglicherweise auch zu einem Thrombus.

Etwa zehn Prozent der Schlaganfälle werden nicht durch einen Thrombus, sondern durch einen *Embolus* – einen Blut- oder Fettpfropf, der über den Blutweg angeschwemmt wird – verursacht. Ursache dieser *Hirnembolie,* die meist Zweige der inneren Kopfschlagader befällt, können ein Blutungsherd an anderen Körperstellen (beispielsweise durch eine Operation) oder Teile eines angeschwemmten Thrombus sein. Überdies können auch Hirnblutungen (Seite 322) Ursache eines Schlaganfalls sein.

Anzeichen

Je nach Lokalisation und Größe des untergegangenen Hirnareals kommt es zu unterschiedlichen neurologischen Ausfällen: meist zu einer *Halbseitenlähmung* (Lähmung einer Körperhälfte), bei etwa 50 Prozent der Patienten auch zu mehr oder weniger langdauernden Bewußtseinsstörungen, oft auch zu Schwindel, Erbrechen, Blickstörungen, Ausfall eines halben Gesichtsfeldes oder Sprachstörungen; ein allgemeines Symptom sind überdies Verwirrungszustände. Manche dieser Symptome können sich nach Stunden oder Tagen ganz oder teilweise wieder zurückbilden. So bleibt bisweilen von einer Halbseitenlähmung »nur« die Lähmung eines Armes oder einer Hand zurück.

21 bis 35 Prozent der Schlaganfallpatienten sterben innerhalb von sechs Monaten nach dem akuten Ereignis, innerhalb

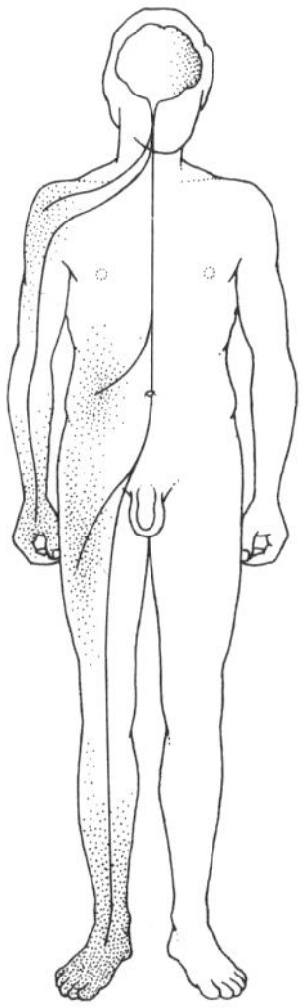

Links = rechts
Lassen Sie sich durch diese Gleichung nicht verwirren. Sie bedeutet nicht mehr als: Die linke Körperseite wird von der rechten Hirnhälfte mit Nervenimpulsen versorgt und umgekehrt. Ist beispielsweise ein Areal der rechten Hirnhälfte durch den Verschluß einer Hirnarterie betroffen, zeigt sich der »Schlaganfall« in der linken Körperhälfte (etwa Halbseitenlähmung, hier Lähmung des linken Armes und des linken Beines).

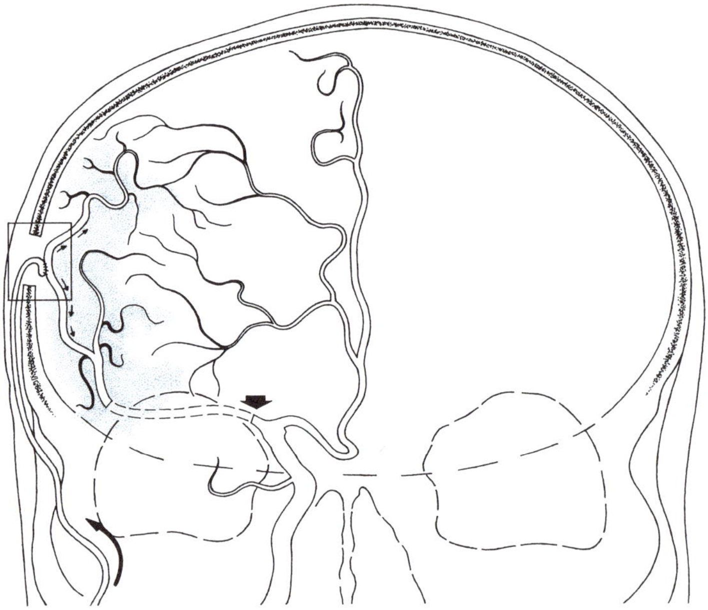

Die rettende Umleitung
Die Grafik zeigt schematisch das Prinzip des extra-intra-kranialen arteriellen Bypasses (EIAB). Angenommen ist ein Verschluß der rechten mittleren Hirnarterie (Pfeil). Das punktierte Gebiet zeigt das mangelversorgte Hirnareal; durch diese Mangelversorgung wurde der Schlaganfall ausgelöst.
Ein Zweig der äußeren Schläfenarterie (1) wird nach Öffnung der Schädeldecke mit einem Zweig der mittleren Hirnarterie (2) verbunden (End-zu-Seit-Verbindung). So füllt das von der äußeren Schläfenarterie ankommende Blut von der Verbindungsstelle aus den gesamten Gefäßbaum der rechten mittleren Hirnarterie: Das »Notstandsgebiet« wird wieder mit Blut versorgt.

von drei Jahren sterben insgesamt 50 bis 75 Prozent der Patienten an einem zweiten Schlaganfall.

Auslösefaktor eines Schlaganfalls ist oft ein allgemeiner Blutdruckabfall, der eine entscheidende Mangelversorgung eines bestimmten Hirnareals provozieren kann. Das kann in der Nacht sein (nächtlicher Blutdruckabfall), aber auch in einer Entspannungsphase.

TIA (transient ischaemic attack)

Wir haben oben bereits die Verbindungsstellen zwischen den großen Hirngefäßen, die *Anastomosen,* angesprochen. Sind diese Anastomosen gut ausgebildet, was bei manchen Patienten der Fall ist, kommt es mitunter – selbst bei einer totalen Blockade einer inneren Kopfschlagader bereits im Halsbereich – zu keinem Schlaganfall, sondern nur zu einer schlaganfallähnlichen Attacke.

Ein TIA (*transient ischaemic attack* = vorübergehende ischämische, das heißt »blutleere« Attacke) ist immer dann gegeben, wenn sich die Schlaganfallsymptome innerhalb von 24 Stunden voll zurückbilden. Das heißt nichts anderes als: Innerhalb kurzer Zeit fließt über eine Anastomose von der anderen inneren Kopfschlagader so viel Blut in das mangelversorgte Gebiet, daß die bis dahin unterversorgten Hirnzellen ihre Funktion wieder voll aufnehmen können.

TIA sind oft nur durch eine leichte Bewußtseinsstörung, durch eine kurze schlaffe Lähmung eines Armes oder leichte Sprachstörungen gekennzeichnet.

Wichtig: TIA kehren in unterschiedlichen Abständen immer wieder. Sie können der Vorbote eines Schlaganfalls sein. Etwa 50 Prozent der TIA-Patienten erleiden innerhalb eines Jahres einen Schlaganfall!

Es ist deshalb ungeheuer wichtig, TIA zu erkennen, um mit einer frühen Behandlung eventuell einen Schlaganfall verhindern zu können.

Physiologisch bedeutet ein TIA: Es ist kein Hirnareal zugrundegegangen, sondern die Zellen im unterversorgten Areal konnten lediglich vorübergehend ihre Funktion nicht erfüllen. Sie haben gleichsam »geschlafen« *(sleeping neurons).* Auch bei einem vollendeten Schlaganfall gibt es um das Areal untergegangener Hirnzellen immer einen Hof von sleeping neurons (schlafenden Nervenzellen).

Behandlung

Nach einem Schlaganfall ist unbedingt eine Einweisung in eine Klinik erforderlich. Dort werden Ärzte den Blutdruck überwachen, ihn eventuell auf etwas erhöhte Werte bringen, die Atemwege freihalten und ein mögliches Hirnödem (krankhafte Flüssigkeitsvermehrung) in der Umgebung des Schlaganfallherdes bekämpfen. Nach der akuten Behandlung beginnt die krankengymnastische Therapie.

Wichtig ist die neurologische Abklärung des Schlaganfalls: einmal mit Hilfe der Computertomographie (Seite 328), mit der man die Größe des Areals untergegangener Nervenzellen feststellen kann; zum anderen mit Hilfe einer Angiographie (Gefäßdarstellung mit Hilfe eines Röntgenkontrastmittels), mit der man den Verschluß lokalisieren kann.

Diese Diagnosetechniken sind wichtig, auch zur Abklärung, ob eine Operation angezeigt ist und Erfolg verspricht.

Eine wirksame Therapie des Hirninfarkts selbst ist bislang nicht bekannt, Die biochemischen Vorgänge beim Absterben des Hirngewebes verlaufen ab einem gewissen Stadium der Sauerstoffarmut kaskadenartig und mit einer gewissen Eigendynamik. Zur Zeit wird noch erprobt, ob und wie in diesen Vorgang eingegriffen werden kann.

Die Behandlung beschränkt sich daher – außer auf die oben beschriebene internistische Basistherapie – auf die sogenannte angiologische Therapie und die Rehabilitation. Bei der angiologischen Therapie wird versucht, die Blutzirkulation in den betroffenen Gebieten zu verbessern, um schlecht durchblutetes, aber noch nicht abgestorbenes Gewebe am Leben zu erhalten. Außerdem wird versucht, die Emboliebildung und damit das Verstopfen von Hirngefäßen aufzuhalten. Dazu dient beispielsweise die Behandlung mit niedrigdosierter Acetylsalicylsäure (ASS) – die Substanz, die stärker dosiert auch als Schmerzmittel verwendet wird. Mehrere internationale Studien haben gezeigt, daß etwa ein Viertel der Schlaganfälle nach transitorisch ischämischen Attacken (TIA) durch die ASS-Therapie verhindert werden könnten. Auch Heparin zählt zu den möglichen gerinnungshemmenden Substanzen, die nach einem Hirninfarkt eingesetzt werden können.

Die sogenannte fibrinolytische Therapie soll frische Gefäßverschlüsse auflösen. Es ist ein relativ aggressives chemisches Verfahren, das wie eine Art »Abflußfrei« das betroffene Gebiet säubert. Allerdings ist diese Behandlung mit einem erhöhten Blutungsrisiko verbunden – für einen breiten, routinemäßigen Einsatz ist die Behandlung noch nicht geeignet.

In Einzelfällen kann auch eine Operation sinnvoll sein. Ein sogenannter extra-intrakranieller Bypass (siehe Abb.) hat sich als Routinetherapie allerdings ebenfalls nicht bewährt. Eine kleine Gruppe von Patienten kann jedoch von diesem Eingriff profitieren.

Prognose

Selbst wenn der Schlaganfallpatient mit dem ersten Schlaganfall noch glimpflich davongekommen ist (eventuell nur eine Lähmung der Hand oder leichte Sprachstörungen), bedroht ihn der unweigerlich kommende zweite Schlaganfall mit dem Tod: Wie schon erwähnt, sterben insgesamt 50 bis 75 Prozent der Patienten innerhalb von drei Jahren an einem zweiten Schlaganfall.

Diesem zweiten Schlaganfall kann ein EIAB mit gewissen Einschränkungen vorbeugen. Allerdings schreitet die Grundkrankheit, die Arteriosklerose, fort, so daß Jahre nach dem ersten Schlaganfall ein Schlaganfall auch in der anderen Hirnhälfte drohen kann. Doch auch in diesem Fall kann oft wieder ein EIAB helfen.

Schlaganfall – das Stiefkind des Medizinbetriebs

Im Gegensatz zum Herzinfarkt wird der Schlaganfall vom Medizinbetrieb immer noch stiefmütterlich behandelt, das heißt als schicksalhaft und unvermeidlich angesehen. Diese Einstellung mag um so mehr verwundern, als immer mehr jüngere Menschen (18- bis 30jährige!) Opfer eines Schlaganfalls werden. *Das Durchschnittsalter von Schlaganfallpatienten beträgt heute 48 Jahre!* Der Schlaganfall ist also kein »Vorrecht« älterer Menschen über 65 Jahre!

Wichtig: Wenn bei Ihnen ein TIA festgestellt wird (TIA wiederholen sich in bestimmten Zeitabständen immer wieder), dann bestehen Sie auf einer neurologischen Untersuchung in einer Spezialklinik! Dasselbe gilt auch für den Fall, daß Sie bereits einen Schlaganfall erlitten haben.

Krankheiten des sogenannten zerebrovaskulären Systems – der Gefäße im Zentralnervensystem – zählen mit zu den häufigsten Todesursachen in Deutschland. 1993 beispielsweise starben 105767 Bundesdeutsche an einer Hirngefäßerkrankung. Zu diesen Leiden zählt unter anderem auch der Schlaganfall, an dem 63013 Menschen in Deutschland starben.

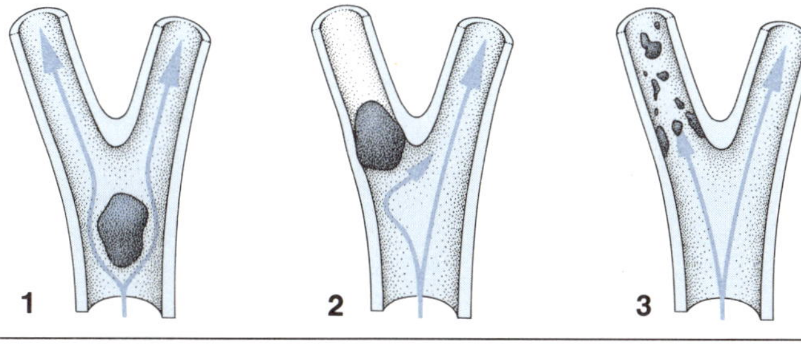

Wie es zu TIA kommt
Unter TIA versteht man eine schlaganfallähnliche Attacke, die nicht länger als 24 Stunden andauert *(Transient Ischaemic Attack).* Wie ein Schlaganfall wird ein TIA durch den Verschluß einer Hirnarterie (2) infolge eines Thrombus (Blutpfropf) oder eines angeschwemmten Blutpfropfs (1, Embolus) verursacht. Doch entweder löst sich der Embolus von selbst wieder auf (3), oder das mangelversorgte Hirnareal bekommt über eine Arterie, die mit der blokkierten Arterie in Verbindung steht, wieder Blut. Aufgrund der Basiskrankheit, der Arteriosklerose, kann es allerdings immer wieder zu neuen TIA oder gar zu einem Schlaganfall kommen.

Hirnblutungen

Hirnblutungen sind Blutungen innerhalb des knöchernen Schädels. Sie sind meist verletzungsbedingt, bisweilen werden sie aber auch durch erkrankte Gefäße verursacht, so beispielsweise durch das Einreißen eines Aneurysmas (sackartige Ausbuchtung eines Gefäßes). Wir unterscheiden vier Arten von Blutungen:

1. Epidurale Blutung
Eine epidurale Blutung beziehungsweise ein epidurales Hämatom (Bluterguß) ist eine Blutung zwischen knöchernem Schädel und äußerer, harter Hirnhaut (Dura).

2. Subdurale Blutung
Hier handelt es sich um eine ausgedehnte Blutung zwischen Dura und mittlerer Hirnhaut, der Spinngewebshaut (Arachnoidea).

3. Subarachnoidale Blutung
Das ist eine Blutung zwischen der mittleren Hirnhaut, der Arachnoidea, und der Pia mater, der inneren Hirnhaut, die direkt dem Hirngewebe anliegt.

4. Intrazerebrale Blutung
Diese Blutung im Hirninnern (intrazerebral) tritt oft zusammen mit einer subarachnoidalen Blutung (siehe 3.) auf.

Epidurale Blutung

Eine epidurale Blutung, also eine Blutung zwischen knöchernem Schädel und harter Hirnhaut (Dura), ist fast ausschließlich verletzungsbedingt (Schädelfraktur).

Anzeichen
Fast immer wird die Blutung durch eine Verletzung einer Hirnhautarterie hervorgerufen. Diese arterielle Blutung fordert schnell Raum: Innerhalb von wenigen Stunden kommt es so zu einem massiven Druck auf das Gehirn – die Dura wird in Richtung Hirnsubstanz ausgebuchtet. Der Verdacht auf eine epidurale Blutung ist gegeben, wenn

- der Verletzte nach sofortiger, aber kurzer Bewußtlosigkeit (schwere Gehirnerschütterung) wieder zu sich kommt, nach einer oder ein paar Stunden aber wieder in Bewußtlosigkeit verfällt; oder wenn
- der Verletzte, der sofort nach der Verletzung nicht bewußtlos war, nach einer oder ein paar Stunden bewußtlos wird.

Dieser Verlauf ist jedenfalls symptomatischer als die natürlich auch vorhandenen starken Kopfschmerzen, Übelkeit oder Erbrechen. Grundsätzlich gilt: Nach jeder Kopfverletzung – auch nach stumpfen, äußerlich nicht sichtbaren Verletzungen – ist eine schnellste Untersuchung in einer Klinik dann angezeigt, wenn der Verletzte

- starke Kopfschmerzen hat und erbricht,
- kurz bewußtlos war, bewußtlos ist oder nach Ablauf von einer oder mehreren Stunden bewußtlos wird.

Behandlung
Bestätigt eine Computertomographie und/oder eine Angiographie (Kontrastmitteldarstellung der Hirngefäße) den Verdacht auf ein epidurales Hämatom, wird der Bluterguß über ein Bohrloch in der Schädeldecke ausgeräumt.

Prognose
Bei rechtzeitiger und exakter Operation (Unterbindung aller blutenden Gefäße) bleiben in der Regel keine Schäden zurück.

Ansonsten ist je nach Lokalisation der Blutung und Art der Verletzung mit bleibenden Lähmungen, Sprech- oder Sehstörungen, ständigen oder sich häufig wiederholenden Kopfschmerzen sowie psychischen Veränderungen zu rechnen. Siehe dazu Seite 326 (Schädel-Hirn-Verletzungen).

Subdurale Blutung

Ursache dieser Blutung zwischen Dura und Arachnoidea (Spinngewebshaut) ist meist eine Prellung der Hirnrinde.

Subdurale Blutung
Eine subdurale Blutung ist eine Blutung zwischen der harten Hirnhaut (Dura) und der mittleren Hirnhaut. Sie kann zu einem massiven Bluterguß führen und Hirngewebe komprimieren.

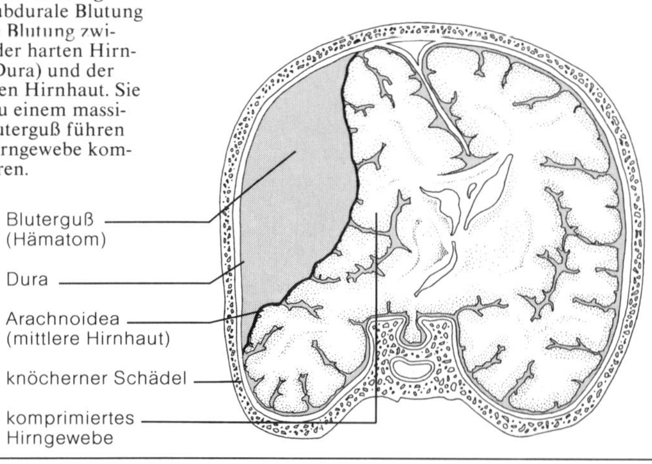

Anzeichen der akuten Form

Der Verletzte wird sofort nach dem Unfall bewußtlos. Kommt er wieder zu sich, klagt er über starke Kopfschmerzen und Benommenheit, ihm ist übel, und er muß erbrechen. Mitunter kommt es später auch zu Lähmungserscheinungen, Sprech-, Seh- oder Atemstörungen. Erst nach Stunden oder Tagen verfällt er dann allmählich wieder in Bewußtlosigkeit, denn beim subduralen Hämatom bluten kleinere Gefäße als beim epiduralen (und zwar Venen und Arterien), so daß die Hirnsubstanz nur allmählich komprimiert wird. Bei stärkeren Hirnprellungen und somit stärkeren Blutungen kann die anfangs nur prellungsbedingte Bewußtlosigkeit nahtlos in eine blutungsbedingte übergehen.

Anzeichen der chronischen Form

Die chronische Form kommt meist nur im höheren Lebensalter vor. Bei bereits geringen Schädelprellungen oder auch ohne erkennbare Ursache entwickelt sich eine leichte Blutung.

Die Symptome setzen erst einige Wochen nach dem Trauma ein.

Behandlung

In leichten Fällen wird die Resorption des Blutes abgewartet, in den anderen Fällen wird das Hämatom operativ abgesaugt.

Subarachnoidalblutung

Diese Blutung zwischen der Arachnoidea (Spinngewebshaut) und der Pia mater (Haut, die der Hirnsubstanz eng anliegt) wird durch das Einreißen eines Aneurysmas (sackartige Gefäßmißbildung) und andere Gefäßmißbildungen verursacht.

Anzeichen

Die Subarachnoidalblutung ist durch einen schlagartig einsetzenden rasenden Kopfschmerz gekennzeichnet – ein Signal für eine plötzliche Hirndrucksteigerung durch das Einreißen eines Aneurysmas. Nackensteifigkeit, Übelkeit und Erbrechen folgen bald nach. Sehr rasch kann es auch zu Unruhe, Verwirrtheit und Bewußtseinstrübung kommen. Nicht selten stürzen die Kranken auch sofort tief bewußtlos zu Boden.

40 Prozent der Kranken sterben bereits bei der ersten Blutung oder innerhalb weniger Wochen an einer Nachblutung. Weitere 30 Prozent sterben innerhalb der nächsten Jahre an einer Nachblutung.

Behandlung

Ein Aneurysma wird operativ durch einen Federclip verschlossen.

Prognose

Tritt rasch eine tiefe Bewußtlosigkeit ein, ist die Überlebensrate gering. Operiert werden kann in der Regel erst nach etwa zehn Tagen. Doch selbst eine erfolgreiche Operation kann meist nicht vor bleibenden Schäden (psychisch-geistige Veränderungen, Halbseitenlähmung, Sprech- oder Sehstörungen) bewahren.

Intrazerebrale Blutungen

Eine Blutung im Gehirn (intrazerebral) ist oft mit einer Subarachnoidalblutung verknüpft. Ursachen sind auch hier Aneurysmen oder andere Gefäßmißbildungen. Die *Anzeichen* einer intrazerebralen Blutung ähneln denen der Subarachnoidalblutung; die *Prognose* ist eher noch ungünstiger.

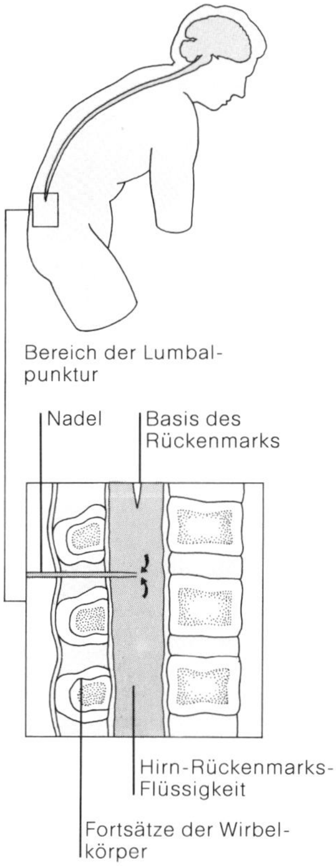

Diagnose einer Subarachnoidalblutung
Mit Hilfe einer Feinnadelpunktur kann im Lendenwirbelsäulenbereich Hirn-Rückenmarks-Flüssigkeit aufgesogen und untersucht werden. Enthält die Flüssigkeit Blut, deutet das auf eine Hirnblutung hin.

Infektionen des Nervensystems

Infektionen des Zentralnervensystems (Gehirn und Rückenmark) sind nicht sehr häufig – das Gehirn ist gegenüber der Außenwelt gut abgekapselt und steht mit ihr nicht im direkten Kontakt wie Magen-Darm-Trakt, Haut oder Bronchien. Infektionen können innerhalb des knöchernen Schädels nur durch direkte Verletzung, über den Blutweg oder die Lufträume im Ohr Fuß fassen. Doch wenn sie einmal Fuß gefaßt haben, wirken sie sich meist schlimmer aus als Infektionen anderswo – zum einen weil sie aufgrund der Abkapselung des Zentralnervensystems schwieriger zu erreichen sind, zum anderen weil sie die Schaltzentrale des Organismus treffen. Also ist es für Leben und Gesundheit immens wichtig, die ersten Anzeichen solcher Infektionen zu erkennen. Denn nur frühe Diagnose und frühe Behandlung können vor bleibenden Gesundheitsschäden bewahren oder gar das Leben retten. Lesen Sie das folgende Kapitel vorsorglich durch, und prägen Sie sich die ersten Anzeichen der jeweiligen Infektionen ein, um schnell handeln zu können, wenn Sie oder jemand in Ihrer Familie an ihnen erkrankt.

Meningitis (Hirnhautentzündung)

Eine Meningitis kann durch Bakterien, Viren, aber auch durch Pilze verursacht werden. Bei der selten gewordenen epidemischen Meningitis sind die Erreger Meningokokken. Staphylokokken und Streptokokken (beides Eitererreger) dringen von Eiterherden – zum Beispiel Mittelohrentzündung oder Furunkel – über den Blutweg zu den Hirnhäuten. Auch bei Viruserkrankungen (beispielsweise Mumps oder Herpes) können Viren über das Blut zu den Hirnhäuten geschleppt werden.

Anzeichen

Die seltene *epidemische Meningitis* und andere bakteriell bedingte Meningitis-Erkrankungen zeigen sich in einem hohen Fieberanstieg, starken Kopfschmerzen, Nackensteifigkeit, Lichtscheu, Erbrechen und Benommenheit. Der Grad der Benommenheit reicht von Schläfrigkeit bis zum Delirium oder Koma (tiefe Bewußtlosigkeit). Die nichteitrige *Begleitmeningitis* bei einigen bakteriellen Infektionskrankheiten (Tuberkulose, Salmonellen-Infektion u. a.) oder Pilzinfektionen (Candida-Mykose des Mund- und Rachenraums) verursacht schwächere Symptome, so beispielsweise nur eine leichte Benommenheit. Das gilt meist auch für Virusinfektionen – mit Ausnahme der Poliomyelitis (Seite 325).

Alle diese Infektionen können jedoch bisweilen auch eine kombinierte *Hirnhaut- und Hirn-Entzündung* provozieren – was die Krankheitszeichen bei akuter Lebensgefahr erschwert. Siehe dazu auch Enzephalitis (Hirnentzündung, unten).

Wichtig: Starke Kopfschmerzen, Nackensteifigkeit und Benommenheit sind fast immer ein Signal für eine Meningitis. Fieber kann bisweilen fehlen oder nur mäßig sein, so vor allem bei Kindern.

Behandlung

Bei bakteriellen Meningitis-Erkrankungen Antibiotika in hohen Dosen. Eine spezifische Therapie gegen Viren gibt es noch nicht; bei einer starken Virus-Meningitis bleibt nur die ständige Überwachung von Herz, Kreislauf und Atmung des Patienten in einer Klinik – bei entsprechender Medikation: Schmerzmittel, Beruhigungs- und Herz-Kreislauf-Mittel. Überdies lohnt sich der Versuch einer Abwehrsteigerung durch spezielle Medikamente.

Prognose

Wird eine bakterielle Meningitis rechtzeitig mit hohen Antibiotika-Dosen behandelt, bleiben keine Schäden zurück. In seltenen Fällen kann sich jedoch ein gefährlicher Abszeß bilden (Epidural-Abszeß, Seite 325). Bei einer zu spät oder unzureichend behandelten bakteriellen Meningitis ist mit Schäden des Nervensystems und psychisch-geistigen Veränderungen zu rechnen – in wenigen Fällen auch mit dem Tod des Erkrankten. Eine Virus-Meningitis heilt in der Regel ohne bleibende Schäden ab, doch auch hier sind bleibende Schäden oder Todesfälle nicht auszuschließen.

Hirnhautentzündung
Das Gehirn ist nicht nur durch den knöchernen Schädel geschützt, sondern auch durch eine Flüssigkeit, die gleichsam als Pufferzone wirkt. Diese Flüssigkeit befindet sich zwischen der weichen Hirnhaut und der mittleren Hirnhaut, der Arachnoidea, die der harten Hirnhaut (Dura) anliegt. Geraten über den Blutweg oder aufgrund einer Verletzung Erreger in diese Hirn-Rückenmarks-Flüssigkeit, kommt es zu einer gefährlichen Entzündung der Hirnhäute.

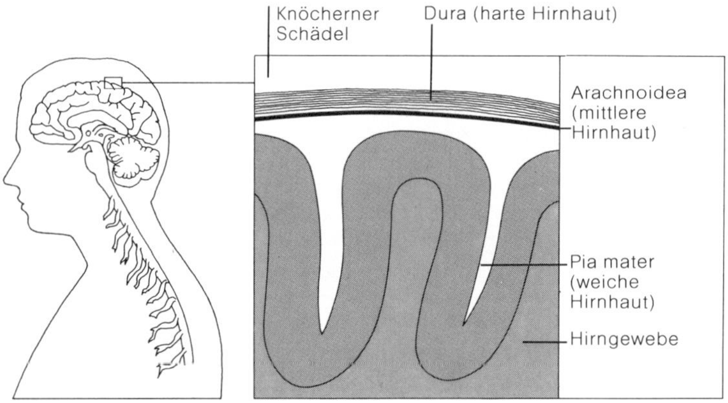

Enzephalitis (Hirnentzündung)

Eine Hirnentzündung ist in vielen Fällen mit einer Hirnhautentzündung kombiniert. Ursachen sind meist Viren; aber auch Bakterien, Pilze oder Amöben kommen in Frage.

Anzeichen

Kopfschmerzen, Nackensteifigkeit, Benommenheit, in schweren Fällen Verwirrtheit oder Bewußtseinstrübung bis zur Bewußtlosigkeit, mitunter Erbrechen, Lichtscheu, Lähmungen, Sprechstörungen oder Doppeltsehen. Fieber kann hoch sein, oft haben die Erkrankten jedoch lediglich eine erhöhte Temperatur.

Behandlung

Überwachung von Herz, Kreislauf und Atmung in einer Klinik. Behandlung einer eventuellen Grundkrankheit (beispielsweise einer Herzinnenhautentzündung), Stärkung des Abwehrsystems, möglicherweise auch entzündungshemmende Medikamente (Kortikosteroide).

Prognose

Die Heilungsaussichten sind in den allermeisten Fällen gut, in der Regel kommt es zu keinen bleibenden Schädigungen. In wenigen Fällen bleiben psychisch-geistige Veränderungen und Defekte, Lähmungen, Sehstörungen oder ein Parkinsonismus (Zittern, Bewegungsarmut) zurück. Todesfälle sind heute relativ selten.

Wichtig: Die *Zecken-Enzephalitis* (verursacht durch die Übertragung eines Virus bei Zeckenbissen) nimmt in den letzten Jahren zu. In manchen Fällen läßt sie bleibende Schäden zurück, selten wirkt sie tödlich. Gefährlich sind bestimmte Zeckenarten, die vor allem in Franken, Baden-Württemberg, Ostbayern, Österreich und der Schweiz vorkommen. Finden Sie an Ihrem Körper eine Zecke, die sich bereits festgebissen hat (Juckreiz!), träufeln Sie Öl oder Schnaps auf den Bißbereich und entfernen dann die Zecke (samt Kopf!) mit einer Pinzette. Zeigt sich eine entzündliche Schwellung, suchen Sie Ihren Arzt auf.

Die tödliche *Amöben-Enzephalitis,* die vor Jahren bei uns noch bisweilen vorkam, ist heute extrem selten geworden. Mögliche Infektionsquellen sind warme Teiche und Flüsse.

Kinderlähmung (Poliomyelitis)

»Polio«, eine Virusinfektion, ist heute bei uns dank der Schluckimpfung recht selten geworden. Das Virus befällt das Rückenmark, in einigen Fällen auch Teile des Gehirns. In den allermeisten Fällen läuft die Infektion ohne Symptome oder nur mit kurzem Fieber, Kopfschmerzen, Halsentzündung oder leichten Rückenschmerzen ab.

Lediglich bei 1 bis 5 Prozent der Infizierten sind die Symptome stärker, hier kann es dann mitunter zu schlaffen Lähmungen, Schluckstörungen, Augenmuskellähmungen oder auch zu Bewußtseinsstörungen (wie bei einer Hirnentzündung) oder gar Atemlähmungen kommen. Nach Tagen oder Wochen schwinden die Lähmungserscheinungen, manchmal aber bleiben sie bestehen. Bei Kindern ist dann auch das Wachstum der gelähmten Gliedmaßen gestört.

Polio kann – allerdings selten – auch Erwachsene befallen. Mit einer Schluckimpfung können auch Sie vorbeugen – was besonders vor Reisen in warme Länder ratsam ist.

Hirnabszesse

Infektionen der Nasennebenhöhlen (vor allem der Stirnhöhle) und Infektionen nach Schädelverletzungen sind die häufigsten Ursachen für Abszesse unter der Schädeldecke – entweder zwischen Schädeldecke und harter Hirnhaut *(epiduraler Abszeß)* oder unter der harten Hirnhaut *(subduraler Abszeß).* Auch eine schwere, nicht ausreichend behandelte Hirnhautentzündung kann zu einem Abszeß führen. Solche Abszesse können sich in die Hirnsubstanz oder die Hirnventrikel ausbreiten (eigentlicher Hirnabszeß). Auch Eiterherde im Körper können über den Blutweg Hirnabszesse provozieren.

Anzeichen

Die Symptome variieren je nach Sitz des Abszesses – von starken Kopfschmerzen, Fieber, Nackensteifigkeit und Bewußtseinsstörungen bis zu Krampfanfällen, Sprech- und Sehstörungen oder Lähmungen (Halbseitenlähmung, Augenmuskellähmung u. a.).

Behandlung

Hochdosierte Antibiotika-Therapie, nach Abkapselung des Abszesses chirurgische Entfernung.

Epiduralabszeß
Ein Epiduralabszeß ist eine gefährliche Eiteransammlung zwischen dem knöchernen Schädel und der harten Hirnhaut. Die Eitererreger können über den Blutweg angeschwemmt werden oder infolge einer Verletzung auf die harte Hirnhaut gelangen.

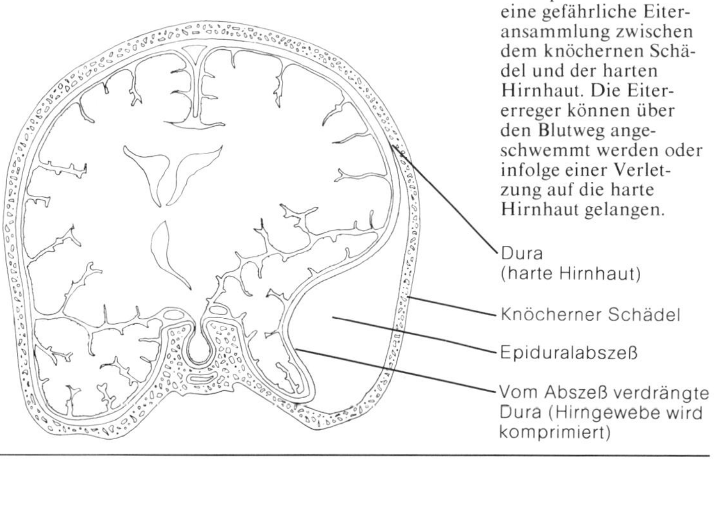

Prognose

Eine rechtzeitige Antibiotika-Therapie in hohen Dosen bewahrt vor bleibenden Schäden (Lähmungen, Sprech- und Sehstörungen, Krampfanfällen) oder tödlichen Komplikationen. Auch die Heilungsaussichten nach der Operation eines abgekapselten Abszesses sind im allgemeinen günstig. Bricht die Eiterung allerdings in weitere Hirnsubstanz oder in die Hirnventrikel durch, sind die Folgen fatal.

Verletzungen und Tumoren

Verletzungen und Tumoren bewirken strukturelle Veränderungen des Nervensystems: Durchtrennung, Zerreißung, Quetschung, Komprimierung. Diese Strukturveränderungen haben fatale Folgen für die Funktion des Nervensystems und damit auch für die Funktion des Organismus.

Das Zentralnervensystem – Gehirn und Rückenmark – ist relativ gut geschützt (siehe Seite 318). Es bedarf schon einer ziemlichen Gewalt, um den knöchernen Schutzwall – Schädel und Wirbelkörper – so zu verletzen, daß Gehirn und Rückenmark mitverletzt werden.

Doch muß es nicht unbedingt eine Verletzung sein, eine leichte Prellung des Zentralnervensystems reicht aus, um schwerste Symptome zu provozieren. Entsteht beispielsweise durch eine Prellung ein *Ödem* (Flüssigkeitsvermehrung), so fordert dieses Ödem Raum: Gegen die knöcherne Barriere des Schädeldaches kommt es nicht an – bleibt ihm nur, die »weiche« Hirnsubstanz zusammenzupressen. Das gleiche gilt auch für die meist gutartigen *Hirntumoren*. Sie schaffen sich Platz, indem sie die Hirnsubstanz wegpressen und so schädigen.

Die peripheren Nerven (Nervenstränge und -fasern, die vom Zentralnervensystem aus in die Peripherie verlaufen) sind ziemlich ungeschützt. Ihre Wurzeln können durch defekte Bandscheiben komprimiert, ihre Fasern zerschnitten oder gequetscht werden.

Schädel-Hirn-Verletzung

Verletzung wird hier im weitesten Sinne verstanden, von der *Gehirnerschütterung* (Commotio cerebri) über die *Hirnprellung* oder *-quetschung* (Contusio cerebri) bis zur offenen *Hirnverletzung*.

Gehirnerschütterung

Eine Gehirnerschütterung ist eine anatomisch nicht sichtbare, rein funktionelle »Betriebsstörung«, die durch eine stumpfe Gewalteinwirkung (Schlag, Sturz) und deren Druckwellen verursacht wurde. Man spricht von einem »leichten Schädel-Hirn-Trauma«.

Anzeichen

Auf eine *leichtere Erschütterung* folgen lediglich ein starker Kopfschmerz und kurze Bewußtlosigkeit, manchmal auch Erbrechen. Eine *stärkere Erschütterung* verursacht eine kurze Bewußtlosigkeit und Erbrechen, die Erinnerung kann gestört sein.

Ist der Verunglückte länger als ein paar Minuten bewußtlos, liegt mit Sicherheit eine Gehirnquetschung vor (siehe unten). Man spricht dann von einem »mittelschweren« oder »schweren Schädel-Hirn-Trauma«.

Behandlung

Auch bei einer leichten Gehirnerschütterung sollten Sie zur Sicherheit ein Krankenhaus aufsuchen oder zumindest zwei Tage ruhen. Sonst riskieren Sie über längere Zeit periodische Kopfschmerzen!

War der Verunglückte kurz bewußtlos, ist grundsätzlich die Einweisung in eine Klinik anzuraten.

Prognose

Zu bleibenden Schäden kommt es auch bei einer schweren Gehirnerschütterung nicht. Meist bestehen aber noch tagelang – in sehr schweren Fällen monatelang – funktionelle Beschwerden (Kopfschmerzen, Schwindel, rasche Ermüdbarkeit).

Gehirnquetschung

Eine Gehirnquetschung ist eine gedeckte, nicht offene Hirnverletzung infolge einer stumpfen Gewalteinwirkung. In leichteren Fällen sind Areale der Hirnrinde oder auch des Hirnstamms »nur« geprellt, in schwereren Fällen sind Hirnzellen regelrecht gequetscht. Begrenzt können (bei Mitverletzung von Gefäßen) Blutungen auftreten.

Meist liegt einer Hirnquetschung eine Fraktur des Schädeldaches oder der Schädelbasis zugrunde. Die verletzten Hirnareale können an der Stelle der Gewalteinwirkung, aber auch auf der Gegenseite liegen; auf der Gegenseite dann, wenn die träge, durch Stoß in Bewegung gesetzte Hirnmasse an der Gegenseite plötzlich auf den knöchernen Schädel aufprallt (Gegenstoßherd).

Anzeichen

Die Bewußtlosigkeit dauert länger als ein paar Minuten an. (Ist die Bewußtlosigkeit nur flüchtig oder kurz, liegt lediglich eine Gehirnerschütterung vor.)

Bei einer Bewußtlosigkeit bis zu 30 Minuten spricht man von einem *mittelschweren Schädel-Hirn-Trauma*. Die typische Erinnerungslücke umfaßt nicht nur die Zeit der Bewußtlosigkeit, sondern auch die Ereignisse vor dem Unfall *(retrograde Amnesie)*. Je nach Ort der Schädigung kann es zu schlaffen Halbseitenlähmungen, Sprechstörungen oder psychischen Veränderungen kommen.

Bei einer Bewußtlosigkeit von mehr als einer halben Stunde liegt ein *schweres Schädel-Hirn-Trauma* vor.

Behandlung

Grundsätzlich ist – auch bei nur kurzer Bewußtlosigkeit – eine gezielte *neurologische Untersuchung* notwendig. Obligatorisch sind *Röntgenaufnahmen* des Schädels, um eine eventuelle Schädelfraktur zu erkennen. Gegebenenfalls werden auch *computertomographische Aufnahmen* (siehe Kasten auf Seite 328) sowie eine *Angiographie* (Kontrastmitteldarstellung der Hirngefäße) gemacht.

Wichtig ist es, ein sich entwickelndes Hirnödem (raumfordernde und lebensgefährliche Flüssigkeitsvermehrung in der Hirnsubstanz) oder eine Hirnblutung (siehe Seite 322) zu erkennen.

Ein *Hirnödem* wird mit entwässernden Medikamenten behandelt.

Bei einem *Schädelbruch* kommt es oft zu einer Kompression der Hirnsubstanz durch Frakturstücke – was zu bleibenden Hirnschäden führen kann. Für die Prognose ist es deshalb wichtig, diese eingedrückten Knochenstücke neurochirurgisch zu entfernen und wieder einzurichten.

Prognose

Die Heilungsaussichten bei einem mittelschweren, gedeckten Schädel-Hirn-Trauma sind gut – vorausgesetzt, es kommt zu keinem Hirnödem und zu keiner Hirnblutung. Viele Verletzte können mit einer totalen Wiederherstellung ohne bleibende Schäden oder Beschwerden rechnen. Andere müssen jedoch mit häufigen Kopfschmerzen, Schwindel, Leistungsminderung oder erhöhter Reizbarkeit leben. Bei einem schweren Schädel-Hirn-Trauma bleiben zumindest diese Symptome. In manchen Fällen ist überdies mit einem oder mehreren der folgenden neurologischen Ausfallerscheinungen zu rechnen:

Lähmungen einer Gliedmaße oder einer Körperhälfte, *Sehstörungen* bis zur Erblindung, *Hör-* und *Gleichgewichtsstörungen, Koordinationsstörungen der Bewegung, Sprechstörungen, epileptische Anfälle.*

Nicht selten sind auch psychisch-geistige Störungen: *Antriebsminderung, Gedächtnisstörungen, erhöhte Reizbarkeit* und *Aggressivität, vermindertes Kritik- und Urteilsvermögen, Konzentrationsschwäche, schnelle Ermüdbarkeit.* Häufig bleibt eine Überempfindlichkeit gegen Lärm, Licht, Hitze und Wetterumschläge. Eine starke Verminderung der Intelligenz kann bei schwersten Schädel-Hirn-Verletzungen vorkommen, in der Regel jedoch überleben die Verunglückten eine solche Verletzung kaum. Um ein Vorurteil auszuräumen: *Überlebende schwer Hirnverletzte haben in den allermeisten Fällen nichts von ihrer Intelligenz eingebüßt.*

Der verbleibende Dauerschaden nach einem schweren Schädel-Hirn-Trauma ist erst nach etwa zwei Jahren einigermaßen abzuschätzen. Doch selbst nach drei Jahren können sich körperliche und psychische Störungen noch bessern.

Rehabilitation Hirnverletzter

Die Rehabilitation von schwer Hirnverletzten sollte sich sofort an den Krankenhausaufenthalt anschließen, denn lange zu Hause untätig verbrachte Wartezeiten führen zu einem schwerwiegenden Trainingsverlust und möglicherweise zu psychischen Fehlentwicklungen.

Medizinische Rehabilitation schwer Hirnverletzter: krankengymnastische Behandlung, körperliches Training (eventuell in einer speziellen Sportgruppe), psychologische Betreuung, wenn nötig Sprachheilbehandlung.

Berufliche Rehabilitation: Die meisten schwer Hirnverletzten können nach einer guten medizinischen Rehabilitation ihre

Computertomographie (CT)

Die Computertomographie liefert computerisierte Röntgen-Schichtaufnahmen weichen Körpergewebes, beispielsweise des Gehirns. Sie »zerschneidet« das Gewebe in viele Scheiben – aufgenommen von unterschiedlichen Aufnahmepunkten. Vom Computer zusammengesetzt, entstehen so zweidimensionale Schnitte. So können Spezialisten über das CT beispielsweise Ausdehnung und Lage eines Hirntumors oder eines durch einen Schlaganfall untergegangenen Hirnareals erkennen und eine gezielte Behandlung einleiten.

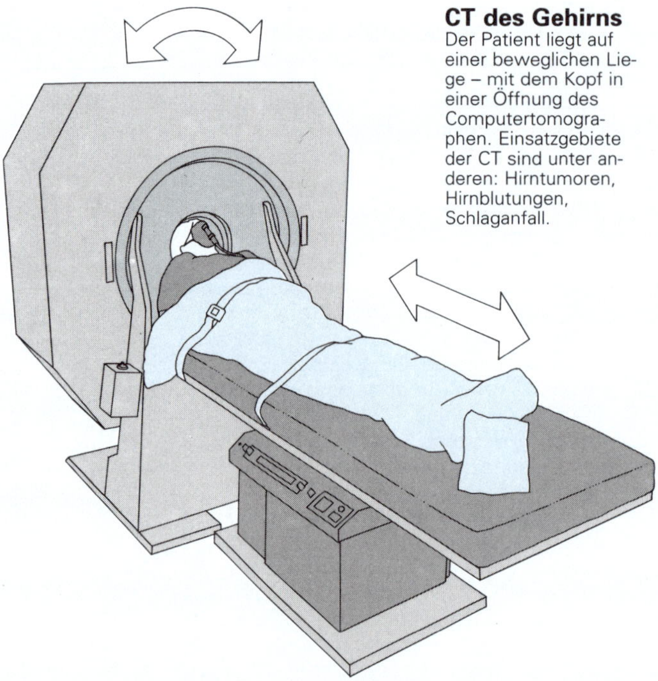

CT des Gehirns
Der Patient liegt auf einer beweglichen Liege – mit dem Kopf in einer Öffnung des Computertomographen. Einsatzgebiete der CT sind unter anderen: Hirntumoren, Hirnblutungen, Schlaganfall.

Kernspintomographie

Zu den modernen Diagnoseverfahren, die »Bilder« vom Körperinnern geben (Röntgenologie, Ultraschall-Sonograhie, nuklearmedizinische Methoden) gesellte sich vor kurzem eine völlig überraschende Methode: die Kernspintomographie.

Dieses Verfahren arbeitet mit einem hohen Magnetfeld, das die Atome im Körper meßbare Signale aussenden läßt. Die erhaltenen biologischen Informationen liefern Schichtbilder ähnlich der Computertomographie, ohne den Patienten mit ionisierender Strahlung zu belasten. Vor allem in der Früherkennung bösartiger oder degenerativer Veränderungen zeigt sich der Wert der Kernspintomographie.

alte oder eine entsprechende Tätigkeit wieder aufnehmen.

Die Rehabilitation hirnverletzter Kinder und Jugendlicher liegt hierzulande noch im argen – wie überhaupt schwer Hirnverletzte zu den am gröbsten benachteiligten Behindertengruppen in unserer Gesellschaft gehören.

Schädelbasisbruch

Diese Verletzung des knöchernen Schädelgrundes (Schädelbasis) sei hier eigens besprochen, weil sie ihre Besonderheiten hat. Die Frakturen können als geschlossene oder offene Brüche auftreten. Offen heißt in diesem Falle: Nasennebenhöhlen oder der Gehörgang werden beim Unfall mit eröffnet. Offene Brüche sind mitunter dadurch gekennzeichnet, daß Blut, Hirnflüssigkeit oder Hirnbrei aus Nase oder Ohr austreten.

Kennzeichen eines Schädelbasisbruches ist oft ein »Brillenhämatom« (Bluterguß der Augenlider und ihrer Umgebung).

Nicht selten werden bei Basisfrakturen – vor allem bei Gewalteinwirkung von vorn – Hirnnerven wie beispielsweise der Sehnerv, Gesichts-, Hör- oder Gleichgewichtsnerven mitverletzt. Folgen sind dann beispielsweise Sehstörungen oder Erblindung, einseitige Ertaubung, Gesichtslähmung oder Schwindel, was aber nicht heißt, daß ein Schädelbasisbruch immer bleibende Hirnschäden mit sich bringt. Relativ oft sogar erholen sich die Patienten vollkommen von allen Symptomen ihres Schädel-Hirn-Traumas.

Offene Schädel-Hirn-Verletzungen

Eine offene Hirnverletzung bedeutet: Die das Hirn schützenden Teile (Kopfhaut, Schädelknochen und Hirnhäute) sind so verletzt, daß die Hirnsubstanz an der Verletzungsstelle offenliegt und zerstört ist. Die Wunde kann ausgedehnt und breit klaffend (beispielsweise infolge eines Verkehrsunfalls) oder kleiner und wie ausgestanzt sein (beispielsweise eine Schußwunde). Bisweilen tritt zerstörte Hirnsubstanz aus der Wunde hervor.

Die *Prognose* hängt von Art und Ort der Verletzung ab: Der Verletzte kann total rehabilitiert werden (ohne bleibende Schäden oder Beschwerden), er kann aber auch an einer tiefgreifenden oder durchbohrenden Verletzung, die das Stammhirn mit einbezieht, sterben. Siehe dazu den Abschnitt »Gehirnquetschung« auf Seite 326. □

Hirntumoren

Von etwa 10 000 Menschen erkrankt einer an einem Hirntumor. Diese Geschwülste entstehen im Gehirn selbst oder werden von den Hirnhäuten gebildet; Tochtergeschwülste von anderen Krebslokalisationen (beispielsweise von einem Lungen- oder Brustkrebs) sind selten. Hirntumoren sind oft gutartig, doch haben sie grundsätzlich durch ihre Raumforderung einen gefährlichen Effekt: Sie verdrängen und komprimieren Hirngewebe.

Anzeichen

Hauptsymptome sind ständige Kopfschmerzen, Gedächtnisschwäche, Reizbarkeit und eventuell auch epileptische Anfälle. Später können ständige Benommenheit, Doppeltsehen oder Atemstörungen hinzukommen.

Spezielle Krankheitszeichen können je nach Tumor sein: Ausfälle des Geruchssinns, psychische Veränderungen, Halbseitenlähmung, Sehstörungen, Sprechstörungen, Lähmung der Gesichtsmuskulatur, Gleichgewichtsstörungen oder epileptische Anfälle.

Die Anzeichen des bösartigsten Hirntumors, des *Glioblastoms,* sind: Lähmungen, Sprechstörungen, epileptische Anfälle. Ein bösartiger Hirntumor des Kindesalters ist das *Medulloblastom;* spezielle Anzeichen sind: Bewegungs- und Gleichgewichtsstörungen.

Behandlung

Operative Entfernung des Tumors, bisweilen auch Bestrahlung.

Prognose

Bei vielen Hirntumoren ist eine Dauerheilung möglich. Bleibende Symptome sind dann bisweilen nur häufige Kopfschmerzen und mangelnde Belastbarkeit. Bei den bösartigen Hirntumoren (Glioblastom, Medulloblastom, Meningealsarkom u. a.) beträgt die durchschnittliche Überlebenszeit trotz Behandlung oft nur Monate oder wenige Jahre.

Störungen und Lähmungen des Gesichtsnervs

Fazialiskrampf

Ihre Mund- und Kinnmuskeln zucken, oder Ihre Augenlider blinzeln oder zukken – das sind die Anzeichen für einen Krampf der vom Gesichtsnerv (Fazialis) versorgten Muskulatur.

Meist ist der Fazialiskrampf seelisch bedingt (»Gesichtstick«). Der Fazialisnerv kann aber auch irritiert oder geschädigt sein – durch Nasennebenhöhlen-Entzündungen, Augen- und Zahnerkrankungen oder durch organische Hirnschäden am Ursprung dieses Hirnnervs.

Behandlung

Bei Schädigung des Nervenursprungs im Gehirn ist keine Heilung möglich. Ansonsten können Medikamente, Akupunktur oder eventuell eine Operation helfen.

Fazialislähmung

Anzeichen einer Lähmung des Gesichtsnervs (Fazialislähmung) sind: »schiefes« Gesicht, auf der geschädigten Seite hängen Oberlid und Mundwinkel herab, hinzukommen können gesteigerte Speichel- und Tränensekretion (»Krokodilstränen«).

Ursachen der Lähmung können sein: Schädigung des Fazialisnervs durch Verletzungen, Mittelohrentzündung, Tumoren oder Blutungen.

Behandlung

Bei bestimmten Verletzungen des Fazialis im Gesichtsbereich ist eine Nerventransplantation (Seite 343) möglich.

Trigeminus-Neuralgie, Trigeminus-Lähmung

Haben Sie nach Kauen, Niesen, Gähnen oder Sprechen Schmerzanfälle im Bereich der Kaumuskulatur, der Lippen, Zunge oder Wangen, liegt wahrscheinlich eine Schädigung des Trigeminus-Nervs durch Infektionskrankheiten, Tumoren oder andere Ursachen zugrunde.

Eine Lähmung des Trigeminus-Nervs kann durch Entzündungen (Eiterzähne), Tumoren oder durch psycho-vegetative Ursachen entstehen.

Folge: Lähmungserscheinungen der Lippen, Wangen, Kaumuskulatur und der Zunge (Sprechstörungen).

Neuropathien peripherer Nerven

Unter Neuropathie (»Nervenleiden«) versteht man Sensibilitätsstörungen, »Nervenschmerzen« oder Lähmungserscheinungen infolge des Ausfalls oder der Schädigung peripherer Nerven (periphere Nerven sind Nerven außerhalb des Zentralnervensystems). Es gibt eine Vielzahl solcher Neuropathien mit einer Vielzahl an Ursachen, zum Beispiel »Ischias« aufgrund eines Bandscheibenschadens (Seite 331) oder Kinderlähmung (Seite 325). Gebraucht wird der Begriff »Neuropathie« jedoch meist nur im Sinne einer »Polyneuropathie« (Nervenschmerzen).

Polyneuropathie

Bei einer Polyneuropathie sind mehrere periphere Nerven irritiert, oder sie fallen aus.

Anzeichen und Ursachen

Häufig sind Sensibilitätsstörungen in Armen oder Beinen, so ein eigenartiges Kribbelgefühl oder »taube« Gliedmaßen (Verlust des Berührungs- oder Schmerzempfindens). Diese Sensibilitätsstörungen können bisweilen mit vorübergehenden schlaffen Lähmungen (vor allem der Arme) verbunden sein. Nicht selten leidet der Betroffene aber auch »nur« unter Schmerzen (Neuralgien). In vielen Fällen dürfte es sich lediglich um psycho-vegetative Störungen handeln, häufig aber sind auch toxische Nervenschädigungen (beispielsweise durch Blei, Quecksilber, Insektizide oder bestimmte Medikamente). Ebenso können Polyneuropathien bei Alkoholismus oder Diabetes mellitus auftreten.

Behandlung

Liegen psycho-vegetative Störungen zugrunde, empfiehlt sich eine psychotherapeutische Behandlung. Bei einer toxischen Schädigung verhindert natürlich nur ein striktes Meiden des schuldigen Giftes oder Schadstoffes (beispielsweise Blei) – gegebenenfalls durch einen Wechsel des Arbeitsplatzes oder des Berufs – das Fortschreiten der Neuropathie.

Karpaltunnel-Syndrom

Die *Ursache* dieses Schmerz-Syndroms ist die Schädigung eines Armnervs, des Nervus medianus. Im Handgelenkbereich verläuft er zusammen mit Sehnen durch den Karpaltunnel zur Handfläche. Ist das Gewebe im Tunnel angeschwollen oder verdickt, wird der Nerv schmerzhaft komprimiert.

Häufig kommt das Karpaltunnel-Syndrom bei Rheumaerkrankungen vor – als Folge der entzündlichen Schwellungen der Gelenke. Aber neben anderen Ursachen kann auch eine vermehrte Flüssigkeitsansammlung im Gewebe (beispielsweise während des Klimakteriums) daran schuld sein.

Anzeichen

Kribbeln und Sensibilitätsverlust (Verlust des Berührungs-, Tast-, Wärme- und Schmerzempfindens) der Hand, hauptsächlich des Daumens, Zeige- und Mittelfingers; öfter Schmerzen, die vom Handgelenk den Arm »hinaufschießen«. Meist können die Erkrankten auch die Faust nicht schließen. Die Schmerzen sind vor allem in der Nacht sehr stark.

Behandlung

Den besten Erfolg garantiert eine Operation.

Querschnitt durch das Handgelenk

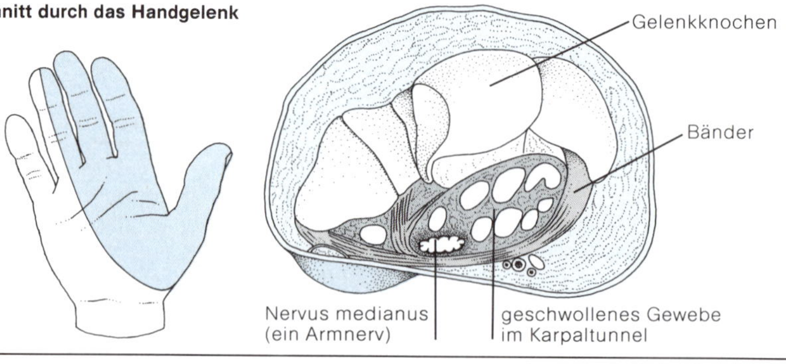

Der Karpaltunnel verläuft über das Handgelenk zur Handfläche und enthält neben Sehnen auch einen Armnerv, der durch die Tunnel-Erkrankung zusammengedrückt wird. Anzeichen: Faustschluß wird unmöglich, nächtlicher Schmerz mit morgendlicher Schwellung der Hand. Betroffen ist vor allem die nervliche Versorgung des Daumens, Zeige-, Mittel- und Ringfingers.

Bandscheibenschaden

»Hexenschuß« und »Ischias« (Kreuzschmerzen und Schmerzen im Bein) gehören mit zu den häufigsten Beschwerden. Beide werden meist durch eine defekte Bandscheibe verursacht.

Bandscheiben sind elastische Kupplungen, Stoßdämpfer und Bremsen der Wirbelsäule. Sie liegen zwischen den einzelnen Wirbeln (Zwischenwirbelscheibe) und bestehen aus einem Faserring und einem gallertartigen Kern. Sie verändern ihre Form jeweils so, wie es die Stellung der Wirbel in einer gewissen Bewegung erfordert.

Bandscheiben sind einer oft unnatürlichen Belastung ausgesetzt – durch stundenlange Schreibtischarbeit, Autofahren oder Hausfrauenarbeit. Die Be- und Entlastungsphasen der Bandscheiben stehen heute in einem unnatürlichen Verhältnis – vor allem bei fehlendem Ausgleichssport (Schwimmen, Jogging, Wandern, Gymnastik).

Trotzdem kommt es nur dann zu Bandscheibenschäden, wenn eine Anlage zu degenerativen Veränderungen der Wirbelsäule vorliegt: erstens der Wirbel und der Bandscheiben selbst; zweitens der Wirbelbänder (anlagebedingte Bindegewebsschwäche); drittens kann eine Neigung zu Muskelverspannungen die degenerativen Veränderungen fördern.

Irgendwann ist dann eine Bandscheibe überfordert, ihr Faserring wird brüchig, bis er schließlich einreißt und Teile des Faserrings und des Gallertkerns auf das Rückenmark, die Cauda (Faserbündel als Schwanz des Rückenmarks) oder eine Nervenwurzel drücken. Man spricht dann von einem Bandscheibenvorfall.

Anzeichen

Ist der Faserring der Bandscheibe degeneriert, brüchig, aber noch nicht eingerissen, dann buchtet sich die Bandscheibe bisweilen bei bestimmten Bewegungen in Richtung Rückenmark, Cauda oder Nervenwurzeln aus, die so leicht komprimiert und irritiert werden. Im Bereich der Lendenwirbelsäule ist die Folge dann ein »Hexenschuß« (Lumbago), im Bereich der Halswirbelsäule sind es Nacken- und Hinterhauptschmerzen.

Irgendwann kann es dann zu einem Bandscheibenvorfall (Bandscheiben-Prolaps) kommen: Rückenmark, Cauda oder Nervenwurzel werden von den vorgefallenen Teilen immer wieder stark komprimiert, in schlimmen Fällen gar eingeschnitten. Folgen sind stärkste Schmerzen im Lendenwirbelsäulen- oder im Nacken-Hinterkopf-Bereich und im Bereich des Versorgungsgebietes des geschädigten Nervs (zum Beispiel in einem Arm oder Bein). Bei einem schweren Vorfall kann es zu Sensibilitätsstörungen (Verlust des Berührungsempfindens) oder gar zu Lähmungen einer Gliedmaße oder der Blase kommen, bisweilen auch zu einer Lähmung beider Beine, der Blase und des Mastdarms (im Sinne einer Querschnittslähmung), bei Männern auch zu Impotenz.

Behandlung

Ist der Faserring der Bandscheibe lediglich brüchig, aber noch nicht eingerissen und kommt es so häufig zu einem »Hexenschuß« oder bei einer geschädigten Bandscheibe der Halswirbelsäule zu starken Nacken-Hinterhaupt-Schmerzen, können die Schmerzen mit Spritzen gelindert werden. Grundsätzlich aber empfiehlt sich eine krankengymnastische Behandlung zur Stärkung der Rückenmuskulatur – denn eine starke Rückenmuskulatur kann die Wirbelsäule und so auch die geschädigte Bandscheibe entlasten.

Ein Bandscheibenvorfall, bei dem außer Schmerzen auch Sensibilitätsstörungen oder Lähmungserscheinungen einer Gliedmaße auftreten, sollte operiert werden. Dafür sprechen zwei Gründe: Erstens ist die dauernde Verabreichung starker Schmerzmittel gesundheitsschädigend, zweitens droht bei einem Vorfall immer die Gefahr einer Querschnittslähmung.

Bei der Operation wird die gesamte Bandscheibe mit den vorgefallenen Teilen vom Rücken her ausgeräumt oder manchmal auch chemisch aufgelöst – was Rückenmark, Cauda oder Nervenwurzeln wieder entlastet. Der Erfolg einer solchen Operation: Ein großer Teil der Operierten bleibt beschwerdefrei (was aber nicht ausschließt, daß der eine oder andere Patient Jahre später einen Schaden an der darunter- oder darüberliegenden Bandscheibe erleidet). Rund ein Fünftel der Operierten leidet auch nach der Operation noch bisweilen unter Schmerzen. Bei manchen bessert sich nach dem Eingriff das Beschwerdebild nicht, oder es verschlechtert sich gar. In einigen der letzteren Fälle kann es (bei einer Operation im Bereich der Lendenwirbelsäule) zu einem Cauda-Syndrom gekommen sein – zu einer Querschnittslähmung ab dem Operationsbereich. Anzeichen dafür sind: Lähmungen der Beine, Blasen- und Mastdarmstörungen, bei Männern auch Impotenz.

Siehe auch »Ischias« (Seite 525)

Die Gründe für den erfolglosen Prozentsatz der Bandscheibenoperationen liegen weniger in den relativ seltenen Komplikationen während der Operation als in den oft noch unvollkommenen Operationstechniken bei schwierigen Fällen.

In erster Linie aber sind wohl biomechanische Gründe für einen mangelnden Operationserfolg verantwortlich. Was bedeutet: Die fortschreitenden degenerativen Veränderungen in der Bandscheibe mit Elastizitätsverlust können zu der Instabilität eines ganzen Bewegungssegments der Wirbelsäule (Bandscheibe, Wirbelbänder, kleine Wirbelgelenke) führen. Diese Instabilität wird durch die Operation verstärkt. Denn bei der notwendigen Entfernung der Bandscheibe wird der Zwischenwirbelraum (trotz Bildung eines narbigen Gewebes) verkleinert, die Wirbelsäule also gestaucht, Bänder und kleine Wirbelgelenke werden noch mehr belastet. Diese Instabilität eines Bewegungssegments fördert möglicherweise auch eine gewisse Gefügelokkerung der darüber- oder der darunterliegenden Segmente oder verstärkt eine bereits vorhandene degenerative Veränderung dieser Segmente.

Bandscheibenoperationen sind also beileibe kein Routineeingriff mit garantiertem Erfolg – wie noch vor Jahren propagiert wurde. Doch die Patienten, bei denen eine Bandscheibenoperation keinen Erfolg brachte, müssen nicht verzweifeln. Es gibt zwei Spezialoperationen nach erfolglosen Bandscheibenoperationen:

- Die Bandscheibe wird von der Bauchseite her durch einen Knochendübel ersetzt, das instabile Bewegungssegment von der Rückenseite her mit Knochenspänen versteift (»intersomatische Fusion«).
- Das instabile Bewegungssegment wird durch eine metallene Dreiecks-Konstruktion (»Sakralstab«) stabilisiert; außerdem wird gleichzeitig die Stauchung der Wirbelsäule durch eine Aufdehnung behoben (Methode Klaus Zielke).

Leichter durchzuführen und in vielen Fällen erfolgversprechender ist die letzte Methode. Beide Methoden sind für den Bereich der Lenden-Wirbelsäule gedacht, in dem die allermeisten Bandscheibenschäden vorkommen.

Für den Bereich der Halswirbelsäule wird die ausgeräumte Bandscheibe bereits während der Erstoperation durch einen Knochendübel ersetzt (»Cloward-Operation«), denn bei der Halswirbelsäule kann jede Instabilität fatal sein (drohende Querschnittslähmung!).

Prognose

Immerhin ist der Erfolg einer normalen Bandscheibenoperation (Ausräumung ohne Stabilisierung) in 65 Prozent der Fälle gut, in weiteren 20 Prozent über Jahre hin ausreichend. Bei den restlichen 15 Prozent erfolgloser Bandscheibenoperationen sollte nach den oben genannten Methoden (»intersomatische Fusion« oder »Zielkes Sakralstab«) erneut operiert werden. Diese Methoden können selbst in den Fällen helfen, bei denen durch operative Fehler oder eine extreme Instabilität ein Cauda-Syndrom gesetzt wurde.

Wichtig: Ein Bandscheibenvorfall ist anlagebedingt, also schicksalhaft. Selbst nach einer erfolgreichen Bandscheibenoperation ist deshalb keine Garantie gegeben, daß nicht ein anderes Bewegungssegment der Wirbelsäule degeneriert – mit der Folge eines erneuten Bandscheibenschadens!

Vorbeugung

Auch wenn ein Bandscheibenschaden anlagebedingt ist, können chronische Über- und Fehlbelastungen als verschlimmernde Einflußfaktoren hinzukommen. Sie können also trotz Anlage einem Bandscheibenschaden vorbeugen, zumindest aber den Zeitpunkt des Schadens hinausschieben oder die Schwere des Schadens mindern, wenn Sie

- auf die Be- und Entlastungsphasen der Bandscheiben achten und
- Ihre Rückenmuskulatur stärken.

Wechseln Sie die Be- und Entlastungsphasen der Bandscheiben ständig, um die notwendigen Stoffwechselvorgänge zwischen Bandscheiben und ihrer Umgebung zu sichern. Schreibtischarbeiter, Sekretärinnen und Hausfrauen sollten ab und zu eine Pause einlegen: ein wenig herumlaufen oder etwas Gymnastik (Seite 14) treiben. Als sportlicher Ausgleich für mangelnde Bewegung und einseitig belastende Körperhaltung bietet sich vor allem das Schwimmen an. Schwimmen stärkt gleichzeitig die Rückenmuskulatur, und eine starke Rückenmuskulatur nimmt den Bandscheiben viel an Belastung ab! Übungen zur Stärkung der Rücken- und Nackenmuskulatur finden Sie auf Seite 14.

Zum Liegen und Schlafen sollten Sie eine auf wenig federnden Holzlatten gelagerte flache Roßhaarmatratze wählen – also relativ hart liegen.

Diese Ratschläge gelten für alle über 30jährigen. Denn woher wollen Sie wissen, ob Sie keine Anlage zu einem Bandscheibenschaden haben?

Funktionelle Störungen des Nervensystems

Zahlreich sind Störungen des Nervensystems, bei denen kein Strukturschaden vorliegt, sondern lediglich eine Anlage der Nerven, bisweilen nicht richtig zu reagieren oder zu funktionieren. Ein Beispiel dafür haben wir bereits bei der Neuropathie peripherer Nerven (Seite 330) kennengelernt, und zwar wenn sie durch psychovegetative Störungen ausgelöst wird.

Grundsätzlich gilt, daß funktionellen Störungen meist zwei Faktoren zugrunde liegen:

- Anlage, entsprechend zu reagieren, und
- psychovegetative Faktoren als Trigger (Auslösemechanismus).

Doch das sind kaum mehr als grobe Anhaltspunkte; im einzelnen sind die Ursachen funktioneller Störungen – seien es nun Kopfschmerzen oder epileptische Anfälle – nur unzureichend erforscht. Wobei nicht vergessen sein soll, daß funktionellen Störungen auch organische Schäden zugrunde liegen können.

Kopfschmerzen

Etwa 10 Prozent der Bevölkerung sind wegen häufiger und schwerer Kopfschmerzen in ärztlicher Behandlung. Die allermeisten Kopfschmerzen sind gefäßbedingt, das heißt, es liegt wahrscheinlich eine Regulationsstörung der Spannung der glatten Gefäßwandmuskeln vor. Diese Störung ist anlagebedingt, als Auslösemechanismen spielen neben Nikotin, Alkohol und Tablettenmißbrauch in erster Linie psychische Faktoren eine Rolle – wobei das vegetative Nervensystem als Mittler fungiert. Wie die Regulationsstörung der Gefäße bei vorgegebener Anlage jedoch jeweils entsteht, ist noch ungeklärt.

Ein kleinerer Teil der Kopfschmerzen ist Begleiterscheinung oder Alarmsignal für eine Reihe von Krankheitsprozessen.

Die Nervenzellen des Gehirns selbst sind nicht schmerzempfindlich. Schmerzempfindliche Strukturen innerhalb des knöchernen Schädels sind allein die Hirnhäute, Gefäße der Hirnhäute und Hirngefäße. Die Schmerzempfindungen werden im wesentlichen über Fasern des sympathischen Nervensystems an die Hirnrinde weitergeleitet, wobei vorher der Thalamus, das »Tor zum Bewußtsein«, als Filter dazwischengeschaltet ist.

Unterscheidungshilfen für die häufigsten Kopfschmerzen

- Am Morgen schleichend einsetzende, Stunden bis Tage dauernde, über weite Kopfbereiche ausgedehnte Schmerzen sind typisch für gefäßbedingte (vaskuläre oder vasomotorische) Kopfschmerzen. Sie kommen aber auch bei einer Nebenhöhlenentzündung oder bei Hirntumoren vor.
- Hinterkopf- und Nackenschmerzen sind meist durch Nervenwurzelkompression bei Bandscheibenschäden der Halswirbelsäule (Seite 331, Anzeichen) bedingt. Äußerst seltene Ursachen sind Tumoren in der hinteren Schädelgrube oder im Halsmarkbereich.
- Im Laufe des Tages, meist erst gegen Abend einsetzende Kopfschmerzen im

Hilfe bei Kopfschmerzen
Wenn möglich, sollten Sie sich entspannen – etwa durch ein warmes Bad. Oder legen Sie sich aufs Bett, und entspannen Sie alle Muskeln (Zimmer abdunkeln!).

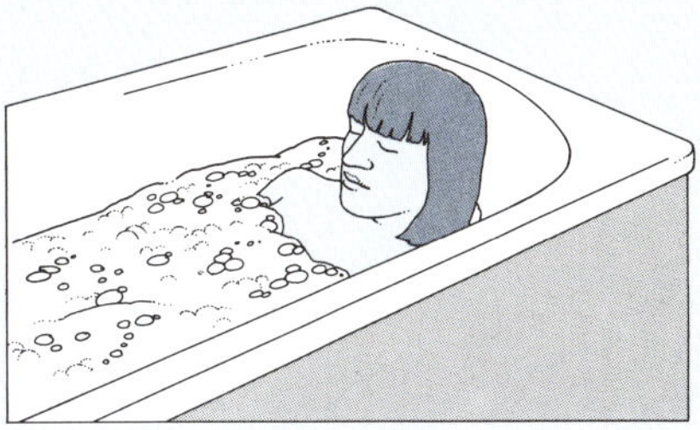

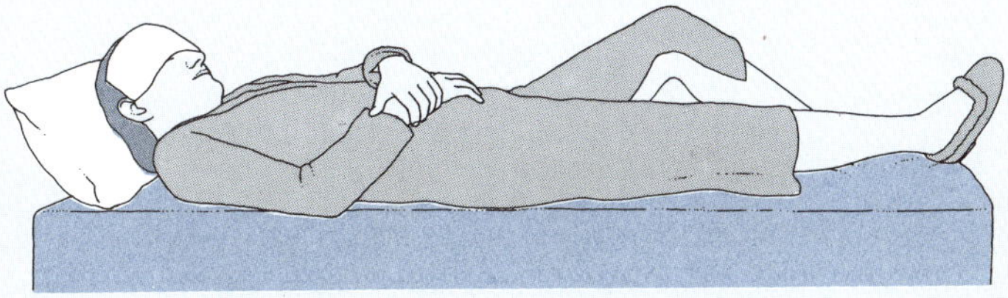

Stirn- und Schläfenbereich deuten auf nicht erkannte oder nicht behandelte Augenfehler (Seite 366) hin.

- Wiederholte anfallsartige Kopfschmerzen, oft halbseitig im Stirn- und Schläfenbereich oder in einer Kopfhälfte lokalisiert, weisen auf eine Migräne (unten) hin.

Vaskuläre und psychogene Kopfschmerzen

Die rein vaskulären (gefäßbedingten) Kopfschmerzen sind mit der Migräne verwandt. Ähnlich wie bei der Migräne gibt es eine Reihe auslösender Ursachen (Nikotin, Alkohol- und Tablettenmißbrauch, vor allem aber psychosozialer Streß). Eine gewisse hormonale Abhängigkeit zeigt sich bei beiden Formen durch gehäuftes Auftreten zur Zeit der Monatsblutungen, während die Schmerzen ab dem dritten Schwangerschaftsmonat und nach der letzten Regelblutung (Menopause, Seite 553) meist verschwinden. Möglicherweise spielen auch Histamin (»Gewebshormon«) oder Serotonin (ein Überträgerstoff des Zentralnervensystems) eine Rolle.

Die Abgrenzung der vaskulären von den rein psychisch bedingten (psychogenen) Kopfschmerzen ist schwierig, zumal der häufigste Auslösefaktor vaskulärer Kopfschmerzen ebenfalls psychosozialer Streß ist.

Behandlung

Bei vaskulären Kopfschmerzen helfen die auch bei der Migräne eingesetzten Schmerzmittel, die meist Mutterkorn- und Belladonna-Alkaloide enthalten. In manchen Fällen hilft zu Beginn der Kopfschmerzen auch einfach Kaffee, der durch das Koffein die glatte Muskulatur der Kopfgefäße erschlaffen läßt. Beim psychogenen Kopfschmerz können normale Schmerztabletten (beispielsweise Aspirin, Spalt oder Thomapyrin) helfen. Bei starken psychischen Spannungen ist Kaffee nicht angezeigt, da dadurch die Spannung erhöht wird.

Wichtig: Bei schlagartig einsetzenden oder chronischen Kopfschmerzen sollten Sie immer einen Arzt aufsuchen. Der Arzt (gegebenenfalls ein Neurologe oder ein Augenarzt) wird zuerst prüfen, ob keine organischen Ursachen vorliegen.

Verordnen Sie sich nicht selbst auf Dauer Schmerztabletten. Denn Sie können damit einen Teufelskreis schaffen. Die Dauereinnahme von Kopfschmerztabletten kann zu einer Zunahme der Schmerzen führen, woraufhin Sie die Dosis erhöhen. Schließlich können Sie auch in sonst kopfschmerzfreien Intervallen an Kopfschmerzen leiden!

Migräne

Etwa 2,5 bis 5 Prozent der Bevölkerung leiden unter Migräne, Frauen sind mehr als Männer betroffen.

Einfache Migräne

Bei etwa der Hälfte der Migräniker sind Kopfschmerzen das einzige *Anzeichen* der Krankheit. Nur in etwa 65 Prozent der Fälle sind die Kopfschmerzen wirklich einseitig, das heißt, der Schmerz umfaßt nur eine Kopfhälfte – was allgemein als symptomatisch für Migräne gilt. Meist beginnen die Schmerzen in der Stirn-Schläfen-Gegend und breiten sich dann auf die ganze Schädelhälfte aus.

Die Schmerzen sind pochend, tiefsitzend, bohrend und werden durch äußere Reize (Licht oder Lärm) oftmals verstärkt. Das Gesicht wirkt blaß, die Schläfenarterie schmerzt bei Druck. Die Schmerzen werden innerhalb einer oder mehrerer Stunden immer stärker. Etwa 60 Prozent der Patienten müssen erbrechen. Die Anfallsseite kann wechseln.

Weitere Anzeichen können bei manchen Patienten sein: Schwitzen, Bauchkrämpfe, Herzjagen, Mundtrockenheit und nach dem Anfall eine Harnflut.

Die *Anfallsdauer* beträgt meist mehrere Stunden. Die Anfälle können zuzeiten fast täglich wiederkehren, andere Patienten erleiden nur wenige Anfälle pro Jahr. Im Laufe des Lebens können anfallshäufige mit anfallsarmen Zeiten wechseln. Verwandt mit der einfachen Migräne ist der »vaskuläre Kopfschmerz«. Siehe dazu oben.

Augenmigräne

Dem eigentlichen Anfall gehen Sehstörungen (Sehen von farbigen, blitzenden Figuren, ein Teil des Gesichtsfeldes kann ausfallen) voraus. Das ist bei etwa einem Drittel aller an Migräne Erkrankten der Fall.

Eine seltenere Form der Augenmigräne ist durch Lähmungen der Augenmuskeln auf der Anfallsseite gekennzeichnet (ophthalmoplegische Migräne). In der Mehrzahl der Fälle liegen dieser Migräne Gefäßmißbildungen und entzündliche Prozesse der Hirnhäute sowie Geschwülste zugrunde.

Hemiplegische Migräne (Migraine accompagnée)

Diese Form der Migräne geht mit leichten Lähmungserscheinungen (meist halbseitig) einher, die sich meist innerhalb einer Stunde zurückbilden.

Ursachen und Auslösefaktoren der Migräne

Die Migräne gibt der neurologischen und biochemischen Forschung immer noch Rätsel auf. Fest steht nur, daß sie bis zu einem gewissen Grad erblich ist, das heißt, es müssen Migränegene vorliegen. Auch scheint sie gefäßbedingt zu sein – ob es sich aber um verengende Gefäßkrämpfe oder um einen der Pulswelle entsprechenden Dehnungsschmerz der Gefäße handelt, ist noch ungeklärt. Möglicherweise spielen körpereigene Substanzen bei der Entstehung dieser Gefäßstörungen eine Rolle, so vielleicht Serotonin (ein Überträgerstoff des Nervensystems) oder Histamin (»Gewebshormon«). Doch bis jetzt konnte noch keine dieser oder irgendeine andere Substanz schlüssig überführt werden.

Auslösefaktor eines Migräneanfalls ist vor allem psychosozialer Streß. Weitere Auslösefaktoren können sein: atmosphärische Einflüsse, Monatsblutungen, längere Bettruhe, Nikotin-, Alkohol- oder Tablettenmißbrauch.

Behandlung der Migräne

Es gibt keine ursächliche Behandlung der Migräne, doch viele Medikamente, die einen Schmerzanfall erträglicher machen.

Migräne-Anfall
Wenn Sie glauben, bei einem Migräneanfall leichterer Art einigermaßen mit Routinearbeiten fortfahren zu können, riskieren Sie nur eine Verstärkung des Anfalls. Verstärkt wird ein Anfall auch durch helles Licht und Lärm. Ziehen Sie sich in ein abgedunkeltes Zimmer zurück, und entspannen Sie sich. So können Sie die Anfalldauer abkürzen. Hilfe bietet bisweilen auch das Bespritzen des Gesichtes mit kaltem Wasser.

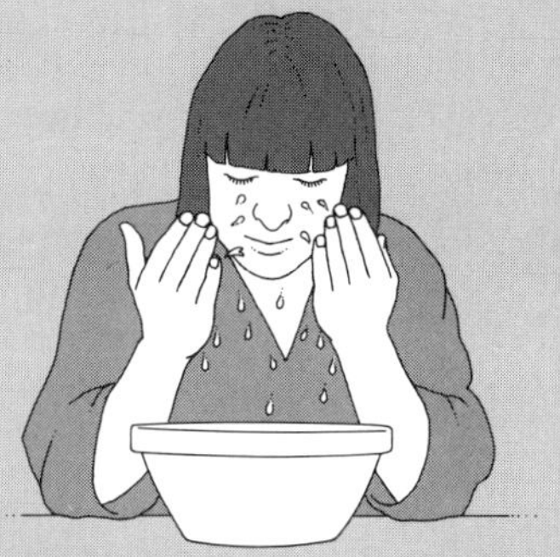

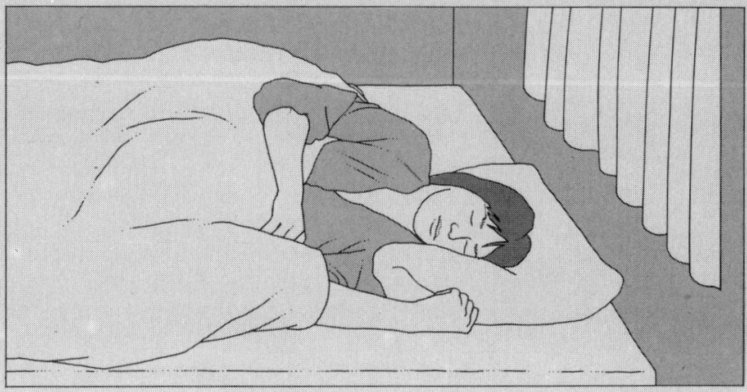

Sie enthalten entweder Mutterkorn-Alkaloide, Koffein und das Schmerzmittel Paracetamol oder eine Substanz, die körpereigene Stoffe wie Histamin oder Serotonin hemmt.

Eine spezielle »Migräne-Diät« ist ohne Wirkung. Migräne-Patienten sollten lediglich übermäßige Alkoholmengen und übermäßiges Rauchen meiden. Als günstig hat es sich erwiesen, den Tag mit etwas Sport zu beginnen. Bei einzelnen Patienten bringt überdies eine psychotherapeutische Behandlung gute Resultate.

Clusterkopfschmerz

Diese Kopfwehform hat manche Ähnlichkeit mit der Migräne. Die Attacken beginnen fast überfallartig, erreichen schon nach 20 Minuten ihren Höhepunkt und klingen nach ein bis zwei Stunden wieder ab. Der Schmerz sitzt im Bereich der Augenhöhle und tritt immer auf der gleichen Seite auf; dabei ist das entsprechende Auge gerötet, hinzu kommen oft Tränenfluß und eine verstopfte Nase. Perioden mit gehäuften Anfällen wechseln mit monatelangen oder jahrelangen beschwerdefreien Intervallen ab.

Behandlung

Bei der Behandlung werden die gleichen Medikamente wie bei der Akutbehandlung der Migräne verwendet. Beim chronischen Clusterkopfschmerz hat sich Lithium bewährt.

Epilepsie

Epilepsie, im Volksmund auch »Fallsucht« genannt, ist durch Krampfanfälle und Bewußtseinsstörungen während der Anfälle gekennzeichnet.

Ursachen

Zugrunde liegen eine erblich bedingte gesteigerte Anfallsbereitschaft und/oder verschiedene Hirnschädigungen (vor allem durch Tumoren). Die Anlage zur Epilepsie ist weit verbreitet (10 bis 15 Prozent der Bevölkerung). Trotzdem leiden nur etwa 0,5 Prozent aller Menschen an Epilepsie, wobei viele von ihnen nur selten Anfälle haben. Es ist anzunehmen, daß auch die durch Hirnschäden erworbene Epilepsie nur auf dem Boden einer Anlage entsteht.

Die meisten Epilepsien beginnen in der Kindheit oder Jugend. Anlässe, die die Anlage zum Vorschein bringen, können sein: Störungen des Elektrolyt-, Wasser- oder Hormonhaushalts, vielleicht auch Störungen der Überträgerstoffe des Zentralnervensystems; Fehlbildungen des Gehirns; Hirnschädigungen während der Geburt oder Enzymdefekte. Entsteht eine Epilepsie erst im Erwachsenenalter, wird sie meist durch Hirnverletzungen, Gefäßkrankheiten oder Tumoren verursacht.

Epileptiker sind keineswegs geistig »zurückgeblieben« (ein verbreitetes Vorurteil), sondern oft überdurchschnittlich intelligent. Das bekannteste Beispiel eines Epileptikers in der Geschichte ist Julius Cäsar, der große römische Feldherr und Staatsmann.

Großer epileptischer Anfall

Beim großen epileptischen Anfall (»grand mal«) kommt es meist unvermittelt zu Atemnot, Bewußtseinsverlust, Krämpfen der gesamten Körpermuskulatur. Der Kranke hat Schaum vor dem Mund, zu Beginn des Anfalls schreit er oft und stürzt dann zu Boden (»Fallsucht«). Die Anfälle dauern meist nur wenige Minuten. Danach verfällt der Epileptiker in einen tiefen Schlaf und wacht matt und mit Kopfschmerzen wieder auf.

Kleiner epileptischer Anfall

Es gibt auch kleine epileptische Anfälle (»petit mal«), die meist als Schwindel- oder Ohnmachtsanfälle gekennzeichnet sind. Krämpfe fehlen ganz oder sind nur unbedeutend. Bisweilen fällt bei einem Kind ein »petit mal« auch nur durch eine kurze geistige Abwesenheit mit einem folgenden bizarren Verhalten auf.

Bei *Hirntumoren* sind die Krampfanfälle zuerst nur auf einen bestimmten Körperabschnitt (Mundwinkel, Hand, Fuß) beschränkt, um dann bisweilen eine Körperhälfte oder die gesamte Muskulatur zu befallen. Nach einem solchen Anfall können vorübergehende Lähmungen auftreten.

Erste Hilfe

Es gilt, den Kranken vor Verletzungen zu schützen. Liegt er auf dem Boden, sollte man ihn liegen lassen und ein Kissen unter seinen Kopf schieben.

Erste Hilfe bei einem epileptischen Anfall

- Es gilt, den Kranken vor Verletzungen zu schützen. Räumen Sie deshalb zu Beginn des Anfalls alle harten Gegenstände in der Umgebung weg.
- Ist der Epileptiker zu Boden gestürzt und haben die Krämpfe aufgehört, können Sie versuchen, ihn sanft in die Ruheposition (siehe rechte Abbildung) zu bringen. Gelingt das nicht, schieben Sie ein Kissen unter seinen Kopf.
- Schieben Sie dem Kranken nichts gewaltsam zwischen die Zähne – in der Absicht, ihn vor einem Biß auf die Zunge zu bewahren. Sie könnten sonst Gesichtsmuskeln des Kranken verletzen.

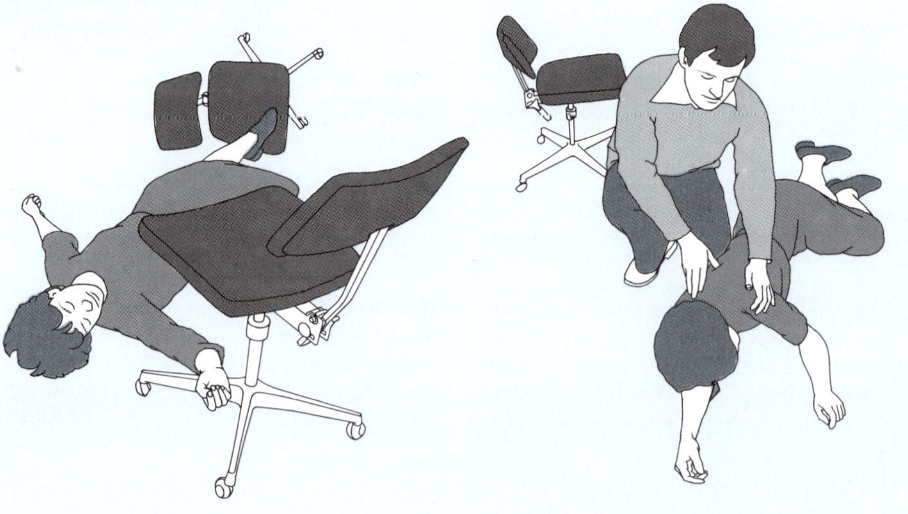

Nichts gewaltsam zwischen die Zähne schieben in der Absicht, ihn vor einem Biß auf die Zunge zu bewahren – Sie könnten so Muskeln verletzen!

Dauert der Anfall länger als drei Minuten oder folgt dem ersten Anfall ein neuer, rufen Sie einen Arzt!

Vererbung der Epilepsie

Selbst wenn die Anlage vererbt wird, werden nur unter 5 Prozent der Kinder mit dieser Anlage zu Epileptikern.

Auch wenn beide Elternpartner aus Epileptikerfamilien stammen, müssen nicht beide die Anlage mitbekommen haben.

Stammen Sie als Frau aus einer Epileptikerfamilie und ist Ihr Mann Epileptiker, muß Ihr Kind dennoch nicht unbedingt zum Epileptiker werden, ja es muß nicht einmal die Erbanlage mitbekommen (dann nämlich, wenn auch Sie keine Epilepsie-Gene besitzen).

Sind beide Eltern Epileptiker, wird zwar die Anlage vererbt. Die Wahrscheinlichkeit, daß die Kinder auch Epileptiker werden, beträgt aber nur 3,5 bis 5 Prozent!

Psychosoziale Situation der Epileptiker

Cäsar ist vergessen. Heute erfahren Epileptiker oft seelisch-geistige Wesensveränderungen – teils durch die Reaktion der Gesellschaft auf die Erkrankung (falsches Mitleid, Ausstoßen aus dem gesellschaftlichen Leben), teils durch eigene psychische Reaktionen auf die Erkrankung (erhöhte Sensibilität und Affektivität, Abkapselung) bedingt. Dadurch entstehen vielfach psychosoziale Fehlentwicklungen, auf die die Gesellschaft erfahrungsgemäß wieder mit Fehlverhalten reagiert.

Bei manchen Grundkrankheiten (beispielsweise einem Hirntumor oder einer Hirnverletzung) sind die Wesensveränderungen in erster Linie durch die Grundkrankheit bedingt und nicht durch die epileptischen Anfälle.

Behandlung

Bis zu 80 Prozent aller Epileptiker könnten heute mit den zahlreichen wirksamen Medikamenten (Anti-Epileptika) so »eingestellt« werden, daß sie anfallsfrei wären!

Auch die übrigen Epileptiker sind außerhalb ihrer oft nur wenigen Anfälle sozial voll handlungsfähig. Die Arbeits- und Berufsmöglichkeiten hängen weitgehend von der Toleranz der Gesellschaft ab. Sicher aber dürfen Epileptiker keinen Beruf ergreifen, bei dem ein eventueller Anfall andere Menschen gefährden könnte (beispielsweise Taxi-, Bus- oder Zugfahrer, Schrankenwärter oder Kranführer).

Viele Epileptiker sind schlecht »eingestellt«, das heißt, sie bekommen nicht die richtige Dosis ihres Medikaments. Sicher übersteigt es die ärztliche Routine, für einen Epileptiker das richtige Medikament und die richtige Dosis zu finden, um ihn anfallsfrei zu halten, ihn aber auch mit Nebenwirkungen des Medikaments nicht allzu sehr zu belasten.

Ein Rat: Schafft es Ihr Arzt nicht, Ihr epileptisches Kind richtig einzustellen, gehen Sie mit ihm in eine Spezialklinik.

Ratschläge für Epileptiker

- Fahren Sie nicht selbst ein Auto, es sei denn, Sie sind über Jahre anfallsfrei.
- Trinken Sie keinen oder nur wenig Alkohol (Alkohol verstärkt die Anfallsneigung).
- Verteilen Sie die Flüssigkeitszufuhr über den Tag (nie große Mengen auf einmal trinken).
- Befolgen Sie die Anweisungen des Arztes, vor allem was die Tabletteneinnahme betrifft, gewissenhaft.
- Vermeiden Sie unnötige Belastungen, Aufregungen oder Schlafentzug. Suchen Sie bei starkem psychosozialem Streß, den Sie nicht selbst bewältigen können, einen Psychotherapeuten auf.
- Tragen Sie eine Karte bei sich mit Hinweisen auf Ihre Krankheit und die Erste Hilfe bei einem Anfall.

Schwindel

Drehschwindel, Schwankschwindel oder Taumeligkeit gehören zu den *Gleichgewichtsstörungen*. Sie sind durch Störungen des Gleichgewichtssinns bedingt. Bei übermäßigem Alkoholgenuß hat schon jeder einmal diese Art von Schwindel erfahren. Eine Störung des Gleichgewichtssinns kann aber auch durch eine

Erkrankung des Innenohrs bedingt sein. Siehe dazu »Ménière-Krankheit« unter »Erkrankungen des Ohrs«, Seite 390.

»Schwarzwerden« oder »Sternchen vor den Augen« ist Schwindel im Sinne einer kreislaufbedingten Ohnmacht.

Auch das Schwangerschaftserbrechen ist bisweilen mit einem kreislaufbedingten Schwindel verbunden. Siehe dazu Seite 596.

Neuralgien

Neuralgien sind »Nervenschmerzen«, also Schmerzen im Ausbreitungsgebiet eines sensiblen Nervs. Die Schmerzen können durch Berührung oder bestimmte Handlungen wie Kauen oder Sprechen (siehe unter »Neuropathien peripherer Nerven«, Seite 330, und »Trigeminus-Neuralgie, Seite 329) ausgelöst werden.

Ursachen

Meist psycho-vegetativ, aber auch Entzündungen, Tumoren oder Verwachsungen.

Die Schmerzschwelle ist individuell unterschiedlich hoch, selbst bei stärksten Schmerzen – etwa nach einem Bandscheibenvorfall. Immer aber sollte die Ursache der Schmerzen direkt behandelt werden; starke Schmerzmittel sollten keine Dauertherapie sein.

Dystonien

Bei einer Dystonie ist der Wechsel zwischen Muskelkontraktion und -entspannung gestört. Das führt zu charakteristischen unwillkürlichen Bewegungen, zum Beispiel werden Rumpf oder Gliedmaßen gedreht, der Mund verzerrt oder die Zunge bewegt. Auch der sogenannte Schreibkrampf zählt zu dieser Gruppe von Krankheiten. Ausgelöst oder verstärkt werden Dystonien durch emotionale Erregung oder willkürliche Bewegungen. In Narkose oder während des Schlafs treten Dystonien nicht auf.

Es werden generalisierte Dystonien – bei denen alle Körperpartien betroffen sind – von den sogenannten fokalen Dystonien unterschieden, bei denen nur bestimmte Muskeln betroffen sind.

In seltenen Fällen sind die Dystonien vererbt. Manchmal werden sie durch Verletzungen, Entzündungen oder Durchblutungsstörungen hervorgerufen, oder sie treten als Nebenwirkung von bestimmten Medikamenten auf. Häufig läßt sich die Ursache auch nicht genau klären.

Die Behandlung richtet sich nach den Krankheitszeichen und der Ursache.

Tics

Als Tic werden bestimmte unwillkürliche, plötzliche und stereotype Bewegungen bezeichnet. Dazu zählen beispielsweise das Hochziehen der Schultern, das Verziehen der Mundwinkel, Augenblinzeln, Hochwerfen der Beine und ähnliches. Bei Kindern kommen Tics relativ häufig vor (ca. 5 Prozent der Kinder im Alter von 5 bis 15 Jahren).

Als Ursache der Tics sind psychische Probleme relativ häufig. Die wichtigste Behandlungsmaßnahme besteht in diesen Fällen darin, die belastende Situation in der Familie oder der Schule zu analysieren und Abhilfe zu schaffen.

Manchmal sind auch minimale zerebrale Dysfunktionen – ganz leichte Hirnschäden – die Ursache für die Tics. In diesen Fällen – zum Teil auch bei psychogener Ursache – kann auch eine vorübergehende medikamentöse Therapie angezeigt sein.

Der sogenannte Tic vom Typ Gilles de la Tourette persistiert bis über die Pubertät hinaus, typischerweise treten hier auch sogenannte phonetische Tics auf – das heißt, Lautäußerungen treten als Tic auf. Diese Ticform ist schwerwiegender und auch schwerer zu behandeln.

Schlafapnoe

Das sogenannte Schlafapnoe-Syndrom ist eine Störung, die durch kurzfristige Atemunterbrechungen während des Schlafs gekennzeichnet ist – als Folge zentraler Regulationsstörungen oder durch teilweise Verlegung der Luftwege (besonders häufig bei Übergewichtigen).

Anzeichen

Wer stark an Schlafapnoe leidet, ist tagsüber oft müde und hat Konzentrationsstörungen. Häufig schnarchen diejenigen, die an Schlafapnoe leiden. Mit einem Schnarcher hören oft auch die Atempausen während des Schlafens auf.

Behandlung

Wichtig – und auch aus anderen Gründen sehr sinnvoll – ist es, auf das Körpergewicht zu achten und Übergewicht abzubauen. Außerdem sollten Alkoholexzesse und die Einnahme von Schlafmitteln vermieden werden.

Ihr Arzt wird eine genaue Schlafanamnese erheben. Möglicherweise wird er Sie auch an einen Neurologen überweisen. Unter Umständen kann sogar eine Schlafanalyse in einem sogenannten Schlaflabor, von denen es in Deutschland bereits mehr als 40 gibt, sinnvoll sein. Natürlich werden Sie auch körperlich untersucht, um mögliche organische Ursachen der Schlafapnoe herauszufinden. Ist eine mechanische Verlegung der Atemwege Ursache der Beschwerden, kann eine Operation Abhilfe schaffen. In anderen Fällen kann auch eine medikamentöse Behandlung (z.B. mit Theophyllin) sinnvoll sein. In schweren Fällen wird auch die sogenannte nasale kontinuierliche Überdruckbeatmung eingesetzt.

Eine Behandlung ist wichtig, da als Folge der Schlafapnoe auch Bluthochdruck und Herz-Kreislauf-Komplikationen, wie etwa Herzrhythmusstörungen, auftreten können.

Degenerative Krankheiten des Nervensystems

Hier sind Krankheiten des Nervensystems zusammengefaßt, denen eine langsame Degeneration, eine Funktionseinbuße oder ein Untergang von Nervenzellen zugrunde liegen.

Parkinson-Krankheit

Bei einer Parkinson-Krankheit ist die Kontrolle der Motorik (Bewegungsvorgänge) gestört. Diese Kontrolle obliegt dem extrapyramidalen System, einem System von komplexen Regelkreisen außerhalb der Pyramidenbahn (für die Bewegung zuständige Nervenbahn vom Gehirn bis zu den motorischen Vorderhornzellen des Rückenmarks). Zentrale dieses Systems sind Stammganglien im Gehirn. Sinn des Regelkreissystems: Es verhindert überschießende motorische (Bewegungs-)Reaktionen oder auch einen völligen Verlust der Muskelspannung.

Bei der Parkinson-Krankheit ist die Funktionsfähigkeit bestimmter Stammganglien gestört.

Anzeichen

Hervorstechendes Merkmal der Parkinson-Krankheit ist das rhythmische Zittern (Tremor) der Hände und Arme (»Pillendrehbewegungen« der Hände, »Schaumschlagen«); außerdem die gesteigerte Muskelanspannung mit Einschränkung der Beweglichkeit (Rigor) und Bewegungsarmut (Akinesie), die im Bereich der Gesichtsmuskulatur als maskenhafte Starre (»Maskengesicht«) auffallen kann. Überdies halten sich Parkinson-Kranke immer leicht nach vorn gebeugt.

Entstehung der Parkinson-Krankheit

Die Hirnbereiche, deren Funktion bei der Parkinson-Krankheit gestört ist, sind das *Striatum* und die *Substantia nigra*. Entweder sind in diesen Ganglien (»Nervenknoten«) die Zellen, die den Überträgerstoff Dopamin produzieren und bei Bedarf freisetzen, zugrunde gegangen (Überträgerstoffe vermitteln die nervale Information), oder aber diese Nervenzellen produzieren zu wenig Dopamin oder setzen bei Bedarf zu wenig Dopamin frei. Der Mangel an Dopamin im komplexen Regelkreis des extrapyramidalen Systems führt letztendlich zu dem gesteigerten Aktivitätszustand der Hände und Arme und zur gesteigerten Muskelanspannung.

Die Anlage zur Parkinson-Krankheit wird wahrscheinlich vererbt. Welche Faktoren beziehungsweise Auslösemechanismen jedoch aus dieser Anlage die Parkinson-Krankheit entstehen lassen, ist noch ungeklärt.

Parkinsonismus

Neben der eigentlichen Parkinson-Krankheit gibt es noch verschiedene Formen eines Parkinsonismus, die durch eine durchgemachte Hirnhautentzündung, Vergiftungen (mit Methylalkohol, Kohlenmonoxid oder Mangan) oder durch Medikamente ausgelöst werden können. Ist eine Hirnhautentzündung die Ursache, kommt zum Maskengesicht durch vermehrte Talgdrüsenproduktion noch ein »Salbengesicht« hinzu.

Behandlung

Dopamin kann nicht einfach als Medikament verabreicht werden, da es die

Blut-Hirn-Schranke nicht passiert. So verabreicht man seit einigen Jahren Parkinson-Patienten L-Dopa, eine Substanz, die die Blut-Hirn-Schranke passieren kann und im Gehirn zu Dopamin umgewandelt wird. Allerdings kann L-Dopa in wirksamer Dosierung mitunter ziemliche Nebenwirkungen haben, so beispielsweise Gleichgewichtsstörungen, Erbrechen, Herzjagen, Halluzinationen, Depressionen oder eine Verminderung der weißen Blutkörperchen.

Strenge ärztliche Kontrollen, eventuell eine niedrigere Dosierung oder eine Unterbrechung der L-Dopa-Medikation sind deshalb notwendig. Gegebenenfalls muß auf andere Medikamente ausgewichen werden. Sogenannte MAO-B-Hemmer werden oft in Kombination mit L-Dopa gegeben, sie hemmen den vermehrten Dopaminabbau.

Wenn ein starker Tremor besteht, wird in seltenen Fällen auch operativ ein Teil des Gehirns ausgeschaltet. In Erprobung befinden sich zwei weitere operative Verfahren: die Transplantation von Nebennierenmarkgewebe und die von embryonalem Mittelhirngewebe ins Gehirn.

Prognose

Bei den meisten Parkinson-Patienten normalisieren sich die motorischen Funktionen durch L-Dopa (oder gegebenenfalls ein anderes Medikament) wieder; oder die Symptome werden zumindest erträglich. Allerdings kann kein Medikament das Fortschreiten der Krankheit stoppen.

Multiple Sklerose (MS)

Multiple Sklerose ist so bekannt und relativ häufig, daß sie allgemein abgekürzt als MS bezeichnet wird. Einer von etwa 2000 Menschen erkrankt an MS. Sie ist die häufigste neurologische Erkrankung (wenn man vom Schlaganfall absieht). Ein herdförmiger Abbau der Myelinscheide der erregungsübertragenden Nervenfasern im Zentralnervensystem führt zu einem äußerst mannigfaltigen Bild neurologischer Ausfälle. Denn die Zerstörung der schützenden Myelinumhüllung mindert die Leitfähigkeit der Axone, die Fortleitung der Impulse wird empfindlich gestört.

Ursachen

Die Ursache der Myelinzerstörung ist mit großer Wahrscheinlichkeit der Befall durch ein langsames Virus (slow virus). Langsame Viren haben eine zum Teil jahrelange Einnistungszeit. Anscheinend regt dieser Virus den Organismus zu einer Autoimmunreaktion an, das heißt, das Abwehrsystem wendet sich gegen körpereigenes Gewebe. Denn den Prozeß der Myelinzerstörung bewirken Zellen des Abwehrsystems (Lymphozyten).

Verlauf und Anzeichen der MS

Bei jüngeren Patienten verläuft die MS schubweise – vielfach bildet sich die Zerstörung total oder teilweise zurück; bis der nächste Schub nach Monaten oder Jahren kommt. Bei älteren Patienten verläuft sie dann meist chronisch, das heißt mit ständigen und fortschreitenden neurologischen Ausfällen. Scheinbar wahllos und launenhaft werden durch die MS mal hier, mal dort Myelinscheiden zerstört. Doch zeigen sich bestimmte neurologische Ausfälle erfahrungsgemäß öfter in frühen, andere öfter in späten Stadien.

Beim *ersten Schub* deutet sich oft, in der Regel einseitig, ein Gesichtsfeldausfall an. Es kann dann sehr rasch (innerhalb von Stunden oder einigen Tagen) zur völligen Erblindung des betreffenden Auges kommen. Die Ursache ist eine Myelinzerstörung der Sehnervenfasern. Im allgemeinen bildet sich die Erblindung wieder zurück, bestimmte Gesichtsfeldausfälle können jedoch bleiben.

Häufig treten beim ersten Schub auch Drehschwindelattacken (Myelinzerstörung des Gleichgewichtsnervs) auf.

Weitere Frühsymptome können sein: flüchtiges Doppeltsehen oder eine Trigeminus-Neuralgie (siehe Seite 329).

Ein klassisches *Spätsyndrom* ist die Charcot-Trias: Augapfelzittern bei Änderung der Blickrichtung, grobes Zittern beim Ansetzen einer willkürlichen Bewegung und skandierende Sprache. Meist kommen noch weitere Kleinhirnsymptome hinzu, so beispielsweise eine mangelnde Koordination der Bewegungen.

Bei Frauen jenseits des 40. Lebensjahres zeigt sich vorwiegend eine chronisch-fortschreitende Lähmung beider Arme oder Beine, die oft mit Blasenstörungen (unwillkürlicher Harnabgang) kombiniert ist.

Weitere Spätsymptome können sein: unregelmäßiger, spastischer (vermehrte Muskelspannung) Gang, Mißempfindungen in den Gliedmaßen (»brennender«

Art), schmerzhafte Muskelzusammenziehungen einer Körperhälfte, selten auch epileptische Anfälle.

Die nach langer Krankheitsdauer entstehende Hirnschrumpfung kann mit Schwachsinn enden. Häufiger als die oft genannte Euphorie und Kritiklosigkeit der MS-Patienten findet sich eine melancholische Verstimmung.

Behandlung

Eine ursächliche Behandlung gibt es nicht. Im akuten Krankheitsschub sind Kortikosteroide Mittel der Wahl. Ob mit dieser Behandlung aber letztlich die Prognose der Erkrankung verbessert wird, ist fraglich. Zur Vorbeugung von Schüben und des Fortschreitens der Erkrankung werden Immunsuppressiva eingesetzt, die das Abwehrsystem des Körpers unterdrücken. Sehr wichtig sind krankengymnastische Übungen und tägliches Bewegungstraining.

Prognose

Etwa 70 Prozent der MS-Patienten können noch Jahre nach der ersten Diagnose normal aktiv sein. Erst wenn die Krankheit chronisch fortschreitet, wird das Leben laufend erschwert und die Lebenserwartung rasch vermindert. Nur etwa 6 Prozent der MS-Patienten überleben 25 Jahre nach dem ersten Schub.

Eine nicht geringe Rolle bei der Prognose spielt die Psyche: Patienten, die es gelernt haben, »mit ihrer MS zu leben«, haben eine bessere Prognose als depressiv werdende Patienten.

Querschnittslähmung

In der Bundesrepublik Deutschland erleiden jährlich etwa 1500 Menschen eine Querschnittslähmung:

- etwa 40 Prozent von ihnen durch einen Unfall im Straßenverkehr,
- 30 Prozent durch einen Arbeitsunfall,
- 14 Prozent durch einen Sportunfall,
- 8 Prozent durch verschiedene andere Unfallarten (Treppen- oder Fenstersturz),
- 8 Prozent durch eine Krankheit (Bandscheibenvorfall und -operation, Gefäßerkrankungen, Tumoren und Krebsmetastasen der Wirbelsäule, Multiple Sklerose).

Fast immer ist es eine Verletzung oder Schädigung der Wirbelsäule (Wirbelbruch, Bandscheibenvorfall, Tumoren), die eine Querschnittslähmung provoziert – meist nur durch eine Kompression, in selteneren Fällen auch durch Einreißen, Quetschung oder gar Abdrehen des Rükkenmarks. Doch nur etwa 10 Prozent aller Wirbelsäulenverletzungen sind so massiv, daß sie eine Querschnittslähmung verursachen.

In den anderen Fällen kommt es »lediglich« zu einer schweren Nervenwurzel-Kompression – mit den Folgen von Nervenausfallerscheinungen (»Ischias« oder Lähmungen im Schulter-Arm-Bereich).

Querschnittslähmung bedeutet für den Patienten eine Schädigung des »Querschnitts« des Rückenmarks:

- Einen *kompletten Querschnitt* kennzeichnet die totale Lähmung von der Höhe der Schädigung abwärts. Dabei ist die Lähmung sowohl motorisch als auch sensibel. Motorische Lähmung heißt: Die Gliedmaßen können nicht mehr willkürlich bewegt werden. Außerdem ist die Sensibilität, also die Berührungs-, Wärme- und Schmerzempfindung aufgehoben oder stark beeinträchtigt. Auch Blasen-, Mastdarm- und Genitalfunktionen sind gestört.

Bei kompletter Halsmarkschädigung ist die Folge eine *Tetraplegie:* Lähmung aller vier Gliedmaßen. Bei Brust- oder Lendenmarkschädigung ist die Folge eine *Paraplegie:* Lähmung beider Beine. Hilfsmittel der Fortbewegung bei einem kompletten Querschnitt ist der Rollstuhl.

- Ein *inkompletter Querschnitt* bedeutet eine unvollständige, also teilweise Lähmung.
  Konkret: beispielsweise eine starke Schwäche in den Beinen bei einer Verletzung der Lenden- oder Brustwirbelsäule oder eine starke Schwäche in Armen oder Beinen bei einer Verletzung der Halswirbelsäule. Mit dieser motorischen Schwäche geht meist auch eine Sensibilitätsstörung (Störung der Berührungs- und Schmerzempfindung) ab der Verletzungsstelle einher.
  Die starke Schwächung der Beine erschwert das normale Gehen. Als Hilfsmittel können Stützkrücken dienen.

Entstehung einer Querschnittslähmung

In der Bundesrepublik Deutschland erleiden jährlich etwa 15 000 Menschen durch Verkehrs- oder Arbeitsunfälle einen Wirbelbruch. Viele dieser Wirbelfrakturen sind leichtere Stauchungsbrüche, die nach entsprechender Ruhigstellung ohne bleibende Schäden ausheilen.

Andere Brüche wiederum – vor allem solche mit Bandzerreißungen – verursachen eine Instabilität des betroffenen Wirbelsegments. Ein instabiles Bewegungssegment komprimiert immer wieder Nervenwurzeln, die vom Rückenmark ausgehen. Folge sind starke Rückenschmerzen oder – wenn die Halswirbelsäule betroffen ist – starke Hinterhaupt- und Nackenschmerzen. Oft kommt es auch zu einer Deformierung der Wirbelsäule (Rundrücken, seitliche Verbiegung mit Beckenschiefstand). Und immer steht die Drohung plötzlicher Lähmungserscheinungen (zum Beispiel eines Beines oder Armes) infolge einer stärker werdenden Kompression der Nervenwurzel im Hintergrund.

Doch »nur« etwa ein Zehntel der Wirbelbrüche, vor allem Berstungs- und Verrenkungsbrüche, verursachen Querschnittslähmungen; was jedoch nicht besagt, daß in den Rückenmarkskanal vorgedrungene Frakturstücke das Rückenmark verletzt haben. Auch eine dauernde Kompression des Rückenmarks kann eine Querschnittslähmung provozieren, vor allem dann, wenn verletzte oder komprimierte Rückenmarksgefäße keine ausreichende Blutzufuhr für das betroffene Rückenmarksareal gewährleisten.

Behandlung und Rehabilitation von Querschnittsgelähmten

Das Schicksal eines Wirbelverletzten entscheidet sich bereits an der Unfallstelle. Nur in wenigen Fällen ist die Wirbelverletzung so stark, daß sie durch Bruchstükke das Rückenmark komprimiert und sofort eine Querschnittslähmung verursacht. Hinzu kommen jedoch die Fälle, bei denen durch eine ungeschickte Hilfeleistung, durch eine abrupte Bewegung des Verletzten selbst oder durch einen unsachgemäßen Transport ein Frakturstück in den Rückenmarkskanal eindringen und eine plötzliche Querschnittslähmung provozieren kann.

Grundsätzlich gilt: Klagt ein Unfallverletzter über starke Hinterhaupt- oder Rükkenschmerzen, ist ein Wirbelbruch anzunehmen. Bewegen Sie den Verletzten nicht! Lassen Sie unverzüglich einen Rettungswagen rufen. Diese Regel gilt um so mehr, wenn der Verletzte über Lähmungserscheinungen klagt. Fordern Sie dann einen Notarztwagen oder einen Rettungshubschrauber an, und betonen Sie, daß wahrscheinlich eine Querschnittslähmung vorliegt.

Liegt lediglich eine *leichte inkomplette Querschnittslähmung* vor, kann eine nichtoperative Aufrichtung des verletzten Wirbelsäulensegments und ein Ruhigstellen in der Gipskrawatte – bei Verletzungen der Halswirbelsäule – oder im Gipsmieder – bei Verletzungen der Brust- oder Lendenwirbelsäule – die Lähmungserscheinungen rückgängig machen oder mindern. *Behandlungsdauer*: etwa drei bis vier Monate Klinikaufenthalt mit Verlaufskontrollen und Bewegungstherapie. Gipskrawatte oder Gipsmieder werden nach vier bis sechs Monaten wieder abgenommen.

Bei einer *schwereren inkompletten Lähmung,* die überdies durch stärker werdende Kompression der Frakturstücke auf das Rückenmark zu einer kompletten Querschnittslähmung werden kann, vermag die oben beschriebene nichtoperative (im Fachausdruck: konservative) Methode den Patienten meist vor einer kompletten Lähmung zu bewahren. Doch beträgt in diesen Fällen der Klinikaufenthalt bis zu neun Monate.

Gewisse Erfolge hat die konservative Methode ohne Zweifel. Doch Sie werden sich fragen, warum man eine Wirbelverletzung nicht operiert wie jeden anderen schweren Knochenbruch auch – beispielsweise mit Nägeln, Platten und Schrauben.

Bei Verletzungen der Halswirbelsäule hat eine Fixierung des Bruchs mit Platten und Schrauben auch gute Erfolge. Seit Jahren wird diese Methode an einigen wenigen Kliniken durchgeführt. Die bisherigen neurochirurgischen Methoden an der Brust- und Lendenwirbelsäule schadeten jedoch mehr, als sie nutzten.

Seit etwa 1980 werden Wirbelsäulenverletzungen auch operativ behandelt.

Operationsmethode: Der Wirbelsäulenchirurg richtet die gestauchte Wirbelsäule vom Rücken her mit zwei speziellen Metallstäben anatomisch exakt wieder auf und stabilisiert sie. Durch eine zweite Operation von der Bauchseite her räumt er den gebrochenen Wirbelkörper und eventuell in den Rückenmarkskanal eingedrungene Bruchstücke aus, und zwar zusammen mit der meist auch geschädigten Bandscheibe. Die entstandene Lücke verblockt er mit einem Knochenspan von der Knochenbank. Meist stabilisiert er das so abgestützte Segment der Wirbelsäule zusätzlich mit einem Metallstab von der Bauchseite her, die Metallstäbe verbleiben im Körper. Vorteile dieser schwierigen, zweigeteilten Operation, die etwa vier Stunden dauert:

- Durch die anatomisch exakte und stabile Aufrichtung der Wirbelsäule wird das komprimierte Rückenmark entlastet (dekomprimiert).
- Das betroffene Wirbelsäulensegment wird schnell und optimal stabilisiert.
- Zwei Wochen nach der Operation kann der Patient bereits krankengymnastisch mobilisiert werden. Nach drei bis vier Wochen kann er die Klinik verlassen, falls keine Lähmungserscheinungen zurückgeblieben sind.

Bei der konservativen Methode muß der Patient dagegen 10 bis 16 Wochen gelagert und ruhiggestellt werden, bevor mit der Mobilisation begonnen werden kann.

Wie groß sind die Operationserfolge?

Die meisten Patienten mit einer inkompletten Querschnittslähmung können durch die beschriebene Operation voll rehabilitiert werden. Voraussetzung ist allerdings, daß die Operation durch einen erfahrenen, spezialisierten Wirbelsäulenchirurgen ausgeführt wird. Und da die Operationsmethode noch neu und schwierig ist, wird sie bis jetzt erst an wenigen Zentren in der Bundesrepublik Deutschland durchgeführt. So etwa im Reha-Krankenhaus in Langensteinbach bei Karlsruhe.

Für einen Erfolg bei kompletten Querschnittslähmungen ist entscheidend, daß der Patient innerhalb von drei bis vier Stunden nach der Verletzung operiert wird.

Meist führt eine rechtzeitige Operation zu einer teilweisen Wiederherstellung der Motorik: Der Patient kann dann an Krükken oder gar ohne Hilfsmittel gehen. Immer aber ist eine Rückkehr der Sensibilität zu erwarten: Blasen-, Mastdarm- und Genitalfunktionen kehren voll zurück.

Nur wenn das Rückenmark durch den Unfall zerrissen oder abgeschert ist, kann man von einer Operation keinen Erfolg mehr erwarten. Trotzdem wird man auch hier den Bruch der Wirbelsäule operieren und so die Wirbelsäule wieder aufrichten, um dem Patienten eine organbelastende Deformierung zu ersparen.

Sexualität Querschnittsgelähmter

Querschnittsgelähmte Männer sind impotent, bisweilen ist nur die Fähigkeit zur Ejakulation aufgehoben, in den meisten Fällen aber auch die der Erektion des Penis.

Bei querschnittsgelähmten Frauen ist das Feuchtwerden der Vagina gestört, ein Orgasmus ist in den allermeisten Fällen nicht möglich. Doch auch hier hat die Rehabilitation Fortschritte gemacht – durch Gespräche über die Probleme der Sexualität und die sexuellen Wünsche, Schulung der sexuellen Phantasie und Anleitungen zur sexuellen Praxis (phantasievollere Sexualpraktiken, Hilfsmittel).

Nerventransplantation

Die Erfolge der heutigen Neurochirurgie sind nicht zuletzt mikrochirurgischen Techniken zu verdanken. Einer der größten neurochirurgischen Fortschritte ist die mikrochirurgische Wiederherstellung unterbrochener Nervenverbindungen durch die Nerventransplantation: Ein Defekt wird durch die Transplantation eines entsprechenden körpereigenen Nervenstücks (Transplantat) überbrückt.

Für den Laien stellt sich natürlich die Frage, warum man den durchtrennten Nerv nicht einfach wieder zusammennähen kann. Doch eine einfache Nervennaht würde unter anderem auch deshalb keinen Erfolg haben, weil sie durch die notwendige Abkappung der geschädigten Stumpfenden und das folgende Zusammenziehen den Nerv unter ständige Spannung setzen würde.

Durch den nachgerade stürmischen Fortschritt der Nerventransplantationen in den letzten Jahren können heute in einigen spezialisierten neurochirurgischen Universitäts-Kliniken schwierigste Nervenverletzungen durch Transplantationen wieder geheilt werden. Freilich braucht der Patient etwas Geduld, denn in der Regel dauert es ein gutes Jahr, bis sich die Nervenenden nach der Transplantation wieder funktionstüchtig verbunden haben. Möglich sind heute Nerventransplantationen

- bei Schädigungen der Armnerven,
- bei Wurzelausrissen des Nervenarmgeflechts,
- bei Schädigung des Gesichtsnervs (Fazialis-Nerv) oder des Trigeminus (versorgt Gaumen, Kaumuskulatur und einen Teil der Zunge),
- bei Schädigungen des Sehnervs (nur in bestimmten Fällen),
- bei Schädigungen der Nervenwurzeln, die aus dem Rückenmarkskanal treten (ebenfalls nur in bestimmten Fällen).

Zukunftsmusik ist noch die Wiederherstellung geschädigter oder degenerierter Nervenbahnen im Gehirn, obwohl hier bereits tierexperimentell geprobt wird.

Krankheiten der Seele und des Geistes

Wenn Seele und Geist krank werden, scheint das vielfach von unserer Gesellschaft vorprogrammiert zu sein. Wie sonst können etwa 30 Prozent der Schüler und Lehrlinge oder 40 Prozent der Studenten neurotisch sein (manche Untersuchungsergebnisse sprechen gar von noch höheren Prozentzahlen)? Wie sonst haben gut 40 Prozent der Erwachsenen, die einen niedergelassenen Facharzt für Allgemeinmedizin oder Innere Krankheiten aufsuchen, psychisch bedingte Gesundheitsstörungen oder Krankheiten?

Die Gesellschaft, die uns mit psychosozialem Streß überhäuft, ist sicherlich ein wesentlicher Faktor bei der Entstehung von psychisch-geistigen Störungen und Krankheiten. Und indirekt gibt die Gesellschaft ihre Schuld zu: So verdrängt oder ignoriert sie einmal die Zunahme der psychisch-geistigen Störungen, und zum anderen stellt sie vermeintlich »einfache« Problemlöser bereit – wie Medikamente (vor allem Psychopharmaka) und Drogen (zu denen auch Alkohol und Nikotin rechnen).

Doch wie soll man Aussagen von einigen Forschern verstehen, die beispielsweise die Schizophrenie als »Strategie des Überlebens in einer inhumanen Gesellschaft« bezeichnen? Hier beißt sich die Katze zweimal in den Schwanz. Denn einmal wird das spezifische Verhaltensmuster einer schweren psychisch-geistigen Krankheit als allgemeingültige Strategie apostrophiert, und zweitens werden die Faktoren, die für das Entstehen der Schizophrenie entscheidender sind als die soziale Umwelt, einfach ignoriert.

Für jede Art der psychisch-geistigen Störungen oder Krankheiten sind jedenfalls vielerlei Faktoren maßgebend. Solche Faktoren können sein:

- Erbanlagen,
- Persönlichkeit,
- soziale Umwelt,
- Art und Dauer psychosozialen Stresses,
- chemische Veränderungen im Gehirn,
- organische Krankheiten.

Umwelt oder psychosozialer Streß allein können keine psychisch-geistige Krankheit verursachen. Denn die eigentlichen, ursächlichen Faktoren liegen tiefer: in der Persönlichkeit und in chemischen Besonderheiten der Hirnstrukturen.

Anders ausgedrückt: Solange alles »glatt läuft« und keine besonderen Schwierigkeiten auftreten, können beispielsweise die Anlagen zur Schizophrenie verborgen bleiben. Erst starker oder andauernder psychosozialer Streß – so etwa der Verlust eines geliebten Menschen – kann die Anlagen hervorbrechen lassen. Persönlichkeit und spezifische chemische Hirnstruktur sind plötzlich überfordert, es kommt zum »Nervenzusammenbruch«, in diesem Fall zum schizophrenen Schub.

Die Rolle der Persönlichkeit bei psychisch-geistigen Störungen

Sie wissen aus eigener Erfahrung oder Beobachtung: Manche Menschen brechen bereits bei einer alltäglichen Krise, beispielsweise einem Ehestreit, zusammen. Andere kämpfen sich durch entmutigendste Schicksalsschläge hindurch, und wieder andere schütteln Widerwärtigkeiten des Schicksals ab wie Regentropfen.

Es gibt Menschen, die werden als *Neurastheniker* geboren: Sie ermüden leicht, sind überempfindlich und energielos. Bei psychosozialem Streß werden sie oft depressiv und leiden unter Angstzuständen oder psychosomatischen Störungen (etwa unter Kopfschmerzen, Herzrhythmusstörungen oder Gastritis). Andere Menschen sind *zyklothym:* Sie schwanken zwischen einer gehobenen, energiegeladenen Stimmungslage und depressiver Verstimmung hin und her. Unter starkem psychosozialem Streß können sie manisch-depressiv werden. Nicht selten sind sie *schizoide* Persönlichkeiten: Diese Menschen sind überempfindlich, ungesellig, bisweilen mißtrauisch und oft eigenartig bizarr in ihren Lebensäußerungen. Viele von ihnen sind gefährdet, eine Schizophrenie zu entwickeln. Gefährdet sind auch *paranoide* Persönlichkeiten: Sie sind mißtrauisch und meist eigenartige Querulanten mit einem übersteigerten Rechtsempfinden; ihre Neigung zu Wahnideen fällt oft nur dann auf, wenn sie einen Eifersuchtswahn oder Verfolgungswahn entwickeln.

Wichtig: Einen Psychotherapeuten und/oder einen Psychiater sollten Sie dann aufsuchen,

- wenn Sie merken, wie Ihre Persönlichkeitsstruktur Ihr berufliches oder privates Leben immer mehr beeinträchtigt oder gar gefährdet;
- wenn Sie Angst haben, jemand möchte Sie vergiften oder durch eine Intrige vernichten;
- wenn Sie feststellen, daß Sie in immer länger andauernde oder tiefere Depressionen gleiten;
- wenn Ihnen auffällt, daß sich Ihre Persönlichkeit eigenartig verändert oder die Realität Ihnen bisweilen entgleitet;
- oder wenn Sie unter zwanghaften Ideen bzw. Handlungen leiden.

Keine Sorge – solange Sie noch zu einer solchen Selbstkritik oder Selbstbeobachtung fähig sind, leiden Sie wahrscheinlich nicht unter einer Psychose. Allerdings ist eine Verschlimmerung Ihrer psychischen Störung nicht auszuschließen – und eben davor kann Sie ein Psychotherapeut oder Psychiater bewahren.

Sicher gibt es Menschen, die trotz ungünstiger Anlagen und Persönlichkeitsstrukturen sehr wohl in der Lage sind, mit ihren psychisch-geistigen Problemen allein oder mit Hilfe eines verständnisvollen Partners fertig zu werden. Doch die meisten Menschen schaffen es nicht, zumal sie einerseits durch den allgegenwärtigen psychosozialen Streß in ihren psychischen Selbstheilungskräften überfordert sind und andererseits den von der Gesellschaft angebotenen »einfachen Problemlösern«, den Psychopharmaka und/oder den Drogen (Alkohol, Kokain oder gar Heroin) verfallen. Zum Problem der Drogen siehe das folgende Kapitel »Drogenabhängigkeit« (Seite 356–363).

Klarzustellen gilt es natürlich, daß Psychopharmaka sehr wohl wichtige Hilfsmittel zur Bewältigung psychischer Störungen oder Psychosen bilden. Es sind lediglich ihr alleiniger Einsatz und die damit verbundene Abhängigkeit des Patienten von ihnen, die für die psychisch-geistige Gesundheit gefährlich werden können.

Lesen Sie zu dieser Problematik das Kapitel »Psychosoziale Gesundheit« (Seite 32–41). Dort finden Sie auch Ratschläge, wie Sie Ihre psychische Gesundheit erhalten können.

Klärung einiger wichtiger Begriffe

Psychiater
Facharzt für psychische Störungen, Neurosen und Psychosen (psychische Krankheiten, »Geisteskrankheiten«). Diagnose und Behandlung durch den Psychiater werden von den Krankenkassen voll übernommen.

Psychotherapeut
Therapeut, der sich auf Erkennung und Behandlung von psychischen Störungen, Verhaltensstörungen, Neurosen und Psychosen spezialisiert hat. Seine Behandlungsmethoden sind auf Psychoanalyse, Verhaltenstherapie oder andere Techniken ausgerichtet. Die Kosten einer psychotherapeutischen Behandlung durch einen Diplompsychologen werden nicht grundsätzlich von den Krankenkassen übernommen.
In der Bundesrepublik Deutschland sind viele Psychotherapeuten gleichzeitig Fachärzte für Psychiatrie oder Allgemeinmedizin. In diesen Fällen werden die Behandlungskosten einer Psychotherapie von den Krankenkassen in der Regel übernommen.

Psychologie
Die Psychologie ist die Lehre von den psychisch-geistigen Leistungen des Menschen und ihren Störungen. Viele Psychologen sind wissenschaftlich, in der Lehre und/oder in beratenden Funktionen (Eheberatung, Ernährungsberatung usw.) tätig. Andere haben sich auf die Psychotherapie (Psychoanalyse oder Verhaltenstherapie) spezialisiert.

Psychosomatik
Die psychosomatische Medizin beschäftigt sich mit den psychisch bedingten oder psychisch mitverursachten körperlichen Krankheiten (Magengeschwüre, Bluthochdruck, Herzinfarkt, Krebs usw.) oder Gesundheitsstörungen (Kopfschmerzen, vegetative Störungen). In der Bundesrepublik Deutschland gibt es keinen eng umrissenen Fachbereich der Psychosomatik, wenn auch einige psychosomatische Kliniken. Psychosomatische Mediziner sind Ärzte, so daß auch die Behandlungskosten von den Kassen übernommen werden.

Psychoanalyse
Mit der Psychoanalyse begann die Psychotherapie, entwickelt von dem Wiener Neurologen Sigmund Freud. Die Psychoanalyse analysiert vor allem das Unbewußte des Patienten (durch freies Assoziieren, Traumdeutung und andere Techniken), versucht Unbewußtes in Bewußtes umzuwandeln und das Ich gegenüber dem Es (unbewußte Triebimpulse) zu stärken.

Verhaltenstherapie
Die Verhaltenstherapie geht davon aus, daß neurotisches Verhalten gelernt ist und deshalb auch wieder verlernt oder umgelernt werden kann (in der Fachsprache: »systematisch desensitiviert« oder »gegenkonditioniert« werden kann). Die Domäne der Verhaltenstherapie sind Neurosen und Angstzustände.

Neurosen
Psychische Störungen, die das Verhalten mehr oder weniger beeinflussen (ohne Realitätsverlust); Hauptmerkmale der Neurosen sind Ängste (Angstneurose, Phobie) oder Zwangshandlungen (Zwangsneurosen).

Psychosen
Psychosen sind »Geisteskrankheiten«; sie sind vor allem durch einen Verlust an Realität und Persönlichkeit gekennzeichnet – wie beispielsweise die Schizophrenie.

Neurosen und Psychosen

Sicherlich sind die heutigen Erkenntnisse über psychisch-geistige Störungen oder Krankheiten noch lückenhaft, doch als grobe Einteilung kann gelten:

- *Leichte psychische Störungen* – vor allem leichtere Depressionen und Angstzustände – macht heutzutage jeder von uns bisweilen durch.
- *Neurosen* sind psychische Störungen, die beständig sind und von Ihnen auch als Störung empfunden werden; Neurosen beeinträchtigen Ihr Verhalten, Sie sind sich der »neurotischen Gefühle« voll bewußt, Ihr Sinn für die Realität ist nicht gestört. Hauptmerkmal aller Neurosen sind Ängste.
- *Psychosen* sind schwere psychisch-geistige Störungen. Sie sind grundsätzlich mit einem Realitäts- und Persönlichkeitsverlust verbunden. In den Zeiten ihrer starken Ausprägung (beispielsweise beim schizophrenen Schub) ist jede berufliche Tätigkeit, jede alltägliche Kommunikation mit anderen Menschen unmöglich. In diesen Phasen können die Kranken – wenn sie nicht behandelt werden – sich und andere gefährden.

Festzuhalten gilt, daß neurotische und psychotische Menschen im Durchschnitt intelligenter und kreativer sind als der Durchschnitt psychisch Gesunder. Vereinfacht ausgedrückt, scheinen es die leichtere Verletzbarkeit ihrer Psyche und ein intensiveres Fühlen und Denken zu sein, die sie für Neurosen und Psychosen empfänglicher machen. Trotzdem muß noch einmal betont werden, daß eine anlagebedingte Störung der Gehirnchemie die Voraussetzung für die Entwicklung einer Psychose ist.

Wichtig: Merkmal aller Psychosen ist die Unfähigkeit der Patienten, ihre Krankheit zu erkennen. Realität für sie sind Inhalte des krankhaften Fühlens und Denkens, die eigentliche Realität geht für sie verloren. »Verrückt« sind immer die anderen, die anderen »blicken nicht durch«, sind »oberflächlich« oder können »nicht hinter die Dinge sehen«. Dennoch ist es für manisch-depressive oder schizophrene Menschen möglich, aus »ihren« Kapiteln in diesem Buch Gewinn zu ziehen – aber nur dann, wenn sie in den nicht gestörten Phasen sind. Und diese »gesunden« Phasen können – vor allem bei Schizophrenen – mehrere Jahre oder – bei richtiger Behandlung – gar Jahrzehnte lang sein!

Wenn Sie selbst gesund sind, sollten Sie trotzdem die folgenden Kapitel lesen. Einmal, damit Sie erkennen, daß auch Ihre psychisch-geistige Wirklichkeit nicht frei von Störungen ist, daß es »Normalität« im eigentlichen Sinne nicht gibt und daß jeder seine »eigene Wirklichkeit« hat, was letztendlich auch die Kommunikation zwischen Menschen »interessant macht«. Zum zweiten, damit Sie erkennen, daß Psychosen echte Krankheiten sind – schwerwiegender nur dadurch, daß sie die menschliche Kommunikation stören, während beispielsweise eine Arthrose nur die Bewegung stört. Zum dritten, damit Sie sich die Symptome einer Psychose einprägen, um eventuell Ihren kranken Mitmenschen helfen zu können.

Denn während jeder, der beispielsweise Gallenkoliken hat, irgendwann einen Arzt aufsucht, wird ein psychisch Kranker jeden Arzt meiden – nicht zuletzt auch aus Angst, »eingesperrt« und »gefoltert« zu werden. Solche Ängste waren vor Jahren auch keineswegs unbegründet: Psychisch Kranke wurden bis zur »Genesung« wie Gefangene gehalten und mußten auch »Folterungen« wie Insulin- oder Elektroschocks über sich ergehen lassen.

Mit den größeren Erkenntnissen über die Psychosen und auch durch mangelnde Behandlungserfolge alter Methoden haben sich jedoch die Therapiemethoden von Psychosen gewandelt – was nicht zuletzt auch neuen medikamentösen Möglichkeiten zu verdanken ist. Der Insulinschock wurde bereits vor 1970 verlassen, der Elektroschock (Elektrokrampf) wird unter anderem noch bisweilen bei einer selteneren, lebensgefährlichen Form der Schizophrenie angewandt – und auch da nur unter Narkose. Auch sind die Patienten nur in der kurzen Zeit, in der sie sich und andere gefährden könnten, »eingesperrt«. □

Angstzustände und Angstneurosen

Angstzustände sind meist nur eine vorübergehende Reaktion auf Streß. Zur Angstneurose wird Angst nur dann, wenn sie anhält und den Menschen daran hindert, ein normales Leben zu führen.

Die Ursachen Ihrer Angst müssen Ihnen nicht bewußt sein (»frei flottierende« Angst).

Anzeichen

Angstträume, Herzjagen, Unruhe, Zittern, Schweißhände, Stimmverlust, Schluckbeschwerden, Konzentrations- und Schlafstörungen und sogar Durchfall sind die Symptome einer »frei flottierenden« Angst. Manche Menschen können bei Angstzuständen nur schwer atmen, als wären ihre Lungen ständig einem Druck ausgesetzt. Sie können auch zum Hypochonder (siehe Hypochondrie, Seite 349) werden und davon überzeugt sein, daß sie Herz- oder Magenbeschwerden haben. Auch das Sexualleben kann beeinträchtigt werden, beim Mann etwa durch Erektionsschwierigkeiten oder vorzeitigen Samenerguß (Ejaculatio praecox), bei der Frau durch Frigidität.

Bei sogenannten *Panikanfällen,* die anscheinend jederzeit ohne Grund auftreten können, verstärken sich die Symptome der Angst bis zu einem »Horrortrip«. Angstzustände sind eine sehr weit verbreitete Form psychischer Störungen. Bei Frauen sind sie etwas häufiger als bei Männern.

Wenn schwerere Angstzustände nicht behandelt werden, kann der Patient allmählich in eine Depression (Seite 350) versinken. Oder er entwickelt über kurz oder lang eine psychosomatische Krankheit (psychisch-vegetativ bedingte Herzbeschwerden, Magen-Darm-Störungen, Magengeschwüre u. ä.).

Behandlung

Wenn Ihre Angstzustände durch einen ganz bestimmten Streß hervorgerufen werden, versuchen Sie, ihn loszuwerden. Sie sollten beispielsweise einen Wechsel Ihres Arbeitsplatzes in Erwägung ziehen, wenn Ihre gegenwärtige Arbeit (Schwierigkeiten mit dem Chef u. a.) die Ursache ist. Wenn Sie keine Möglichkeit sehen, mit Ihrem psychosozialen Streß irgendwie fertig zu werden, oder wenn schwere Angstzustände unvermindert anhalten, suchen Sie Ihren Arzt auf. Er wird zuerst nach einer organischen Ursache forschen (etwa nach einer Schilddrüsenüberfunktion, siehe Seite 314 f.) und Ihnen anderenfalls ein Psychopharmakon (*Valium* u. a.) verordnen. Gegebenenfalls aber sollten Sie auch einen Psychotherapeuten oder in schwereren Fällen einen Psychiater aufsuchen. Lesen Sie auch das Kapitel »Psychosoziale Gesundheit« (Seite 32–41)!

Phobien

Eine Phobie ist eine unbegründete Angst vor einem bestimmten Gegenstand oder einer bestimmten Situation. Phobien gehören zu den häufigsten *Neurosen.* Zum Beispiel können Sie sich vor dem Anblick oder der Berührung einer Spinne fürchten oder eine entsetzliche Furcht vor Höhe haben *(Akrophobie),* etwa vor höheren Stockwerken oder einem steilen Abhang. Diese Ängste werden Sie gewöhnlich nicht daran hindern, ein normales Leben zu führen: Sie meiden ganz einfach Spinnen oder den Blick in den »Abgrund«.

Angst vor engen oder geschlossenen Räumen *(Klaustrophobie)* ist schon problematischer, denn mit Autos, Zugabteilen oder Fahrstühlen müssen Sie irgendwie zurechtkommen. Aber die meisten Leute, die an Klaustrophobie leiden, werden mit ihrer Angst fertig.

Einige Phobien dagegen machen dem Patienten ein normales Leben unmöglich. Ein häufiges Beispiel ist die *Agoraphobie,* allgemein als Angst vor öffentlichen Plätzen bekannt (Platzangst). Für eine Person, die unter Agoraphobie leidet, ist unter Umständen nicht nur ein Park oder ein Einkaufszentrum ein öffentlicher Platz, der sich vielleicht noch vermeiden ließe, sondern jeder Ort außerhalb des eigenen Heims kann diese Bedeutung annehmen. Diese Phobie kann auch eine übertriebene Schüchternheit – Furcht vor menschlicher Gesellschaft – einschließen, die eng mit den Rückzugssymptomen der Depression (Seite 350) zusammenhängt. Schwere Agoraphobie ist eine Krankheit. Wenn Sie darunter oder unter irgendeiner anderen Phobie leiden und gezwungen sind, dem gefürchteten Gegenstand oder einer derartigen Situation gegenüberzutreten, können die Symptome der Angst (siehe oben), ja sogar »Panikzustände« auftreten.

Behandlung

Um eine leichte Phobie zu bekämpfen, sollten Sie versuchen, Ihre Angst allmählich in den Griff zu bekommen. Dieser

Prozeß wird *Desensibilisierung* genannt. Zum Beispiel: Wenn Sie sich vor Spinnen fürchten, fangen Sie damit an, das Bild einer Spinne zu betrachten; als nächstes zwingen Sie sich, zusammen mit einer Spinne in einem Raum zu bleiben. Dann betrachten Sie eine Spinne aus der Nähe; und schließlich lassen Sie eine Spinne über Ihre Hand laufen. Oder wenn Ihre Platzangst Sie daran hindert, einkaufen zu gehen, fangen Sie in den kleinen Tante-Emma-Läden Ihrer Nachbarschaft an. Allmählich weiten Sie dann Ihren Horizont aus, bis Sie keine Angst mehr vor den großen Kaufhäusern haben.

Bei diesem verhaltenstherapeutischen Ansatz steigen Sie – bildlich gesprochen – ganz vorsichtig und allmählich ins kalte Wasser. Seltener angewandt wird die Methode der Reizüberflutung, bei der Sie – unter dem Schutz des Therapeuten – plötzlich mit dem gefürchteten Gegenstand bzw. der Situation ohne Chance zum Ausweichen konfrontiert werden.

Ein anderer Behandlungsansatz ist die mehr analytisch orientierte Psychotherapie, bei der nicht nur Ihre Phobie behandelt, sondern auch versucht wird, möglicherweise auslösende, unbewußte Konflikte aufzudecken und zu lösen.

Kommen Sie selbst mit Ihrer Neurose nicht zurecht, sollten Sie einen Psychotherapeuten oder Psychiater aufsuchen.

Zwangsneurosen und Zwangsvorstellungen

Eine Zwangsneurose äußert sich in dem unwiderstehlichen Drang, sich in einer ganz bestimmten Weise zu verhalten, obwohl man sehr wohl weiß, daß dieses Verhalten absurd ist.

Eine Zwangsvorstellung ist eine Idee oder ein Gedanke, der sich im Gehirn festsetzt und nicht weichen will. Zwangsvorstellungen führen oft zu Zwangsneurosen. Deshalb werden die beiden Störungen in den folgenden Abschnitten zusammen erklärt. Hin und wieder haben die meisten Menschen leichte Zwangsvorstellungen. An manchen Tagen geht einem zum Beispiel eine bestimmte Melodie ständig im Kopf herum. Oder Sie stellen verärgert fest, daß Sie immer auf derselben Straßenseite zur Arbeit gehen »müssen«. Solche Dinge sind unwichtig. Zwangsvorstellungen sind nur dann krankhaft, wenn sie ein normales Leben unmöglich machen.

Anzeichen

Zwangsvorstellungen können sich langsam festsetzen. Sie interessieren sich für eine bestimmte Sache – für einen bestimmten Gesichtspunkt der Politik, der Religion oder der Hygiene. Als nächstes fangen Sie an, darüber zu grübeln. Schließlich können Sie kaum noch an etwas anderes denken. An diesem Punkt beginnt die Zwangsvorstellung gewöhnlich, Ihr Verhalten zu beeinflussen. Sie sind zum Beispiel von der Vorstellung besessen, daß Hauseinbrüche überhandnehmen. Daher fühlen Sie sich gezwungen nachzuprüfen, ob Ihre Haustür auch tatsächlich abgeschlossen ist, selbst wenn Sie ganz genau wissen, daß Sie die Tür gerade erst zugesperrt haben. Das ist aber noch ein vergleichsweise harmloses Zwangsverhalten. Manche Leute stehen nachts wiederholt auf, um das Türschloß immer wieder zu überpüfen.

Zwanghafte Störungen beziehen sich oft auf unbegründete Ängste. Manche Menschen sind zum Beispiel besessen von einer Furcht vor krankheitserregenden »Keimen« und waschen sich ständig die Hände. Diese Patienten sind sich bewußt, daß sie sich unvernünftig verhalten. Aber der Versuch, dem überwältigenden Zwang zu widerstehen, ruft bei ihnen starke Angstgefühle hervor.

Schwere Zwangsneurosen sind selten. Nur etwa einer unter 2 000 Menschen muß dagegen behandelt werden. Am häufigsten entsteht die Störung bei Menschen unter 30 Jahren. Doppelt so viele Frauen wie Männer sind betroffen.

Behandlung

Wenn Sie das Gefühl haben, daß Sie Ihre Gedanken oder Ihr Verhalten nicht mehr beherrschen können – daß Sie zum Beispiel nicht mehr zur Arbeit gehen können, weil Ihr gewohnter Weg »gesperrt« ist –, sprechen Sie mit Ihrem Arzt. Er wird Sie wahrscheinlich an einen Psychotherapeuten oder Psychiater überweisen. Die Behandlung von leichten Fällen beruht auf dem Versuch, die Patienten zu beruhigen und den Grund für ihr zwanghaftes Verhalten aufzudecken. Eine Zwangsneurose kann manchmal durch *Desensitisationstherapie* (siehe Phobien, oben) geheilt werden. Antidepressiva und Beruhigungsmittel helfen die Begleiterscheinungen wie Depressionen und Angstzustände zu lindern.

Gestörte Wahrnehmung (Depersonalisations-Syndrom)

Eine noch wenig erforschte Neuroseform ist das *Depersonalitätssyndrom.* Es handelt sich um einen Zustand der gestörten Wahrnehmung: Die betroffenen Menschen nehmen ihre eigene Person und beziehungsweise oder die Umwelt gestört wahr. Dabei ist ihnen bewußt, daß sie lediglich so fühlen, die eigentliche Realität erkennen sie sehr wohl.

Vor allem sind es Gefühle der Unwirklichkeit; diese Neurotiker treten praktisch aus sich heraus und beobachten sich selbst; ihre Handlungen und die Umwelt wirken befremdend oder wie eine Theateraufführung auf sie – was auch einen Verlust der gefühlsbezogenen Reaktionen mit sich bringt. Auch die intimen und sexuellen Beziehungen zu einem anderen Menschen empfinden sie des öfteren gleichsam als Marionettenspiel.

Zum Psychotherapeuten gehen diese Neurotiker, weil sie ihre psychisch-geistige Störung verständlicherweise als höchst unangenehm empfinden.

Eine leichte Form dieses Syndroms haben bisweilen nahezu alle Menschen – was nicht weiter beunruhigend ist. Erst wenn Sie das Depersonalitätssyndrom quält, ist eine psychotherapeutische Behandlung notwendig.

Hypochondrie

Die meisten Menschen bemerken kaum etwas von den Prozessen, die in ihrem Körper ablaufen. Aber Menschen, die an Hypochondrie leiden, sind sich ihrer Körperfunktionen oft qualvoll bewußt. Sie konzentrieren sich so stark darauf, daß sie scheinbar ständig unter irgendwelchen Beschwerden zu leiden haben. Leichte Fälle von Hypochondrie sind sehr häufig und müssen gewöhnlich nicht behandelt werden. Eine übertriebene Besorgnis über die eigene Gesundheit wird jedoch dann zur Krankheit, wenn die Hypochonder dadurch jegliches Interesse an anderen Dingen verlieren.

Hypochonder können ärztliche Versicherungen über ihren guten Gesundheitszustand nicht akzeptieren. So wechseln sie von Arzt zu Arzt, meist auch von Ärzten zu Heilpraktikern, weil sie sich von diesen eher eine Bestätigung ihrer »unheilbaren Krankheit« versprechen. Die Belastung der Krankenkassen durch Hypochonder ist – auch durch ihren übermäßigen Medikamentenverbrauch – ziemlich groß.

Häufig beruht die Hypochondrie auf Angstzuständen (Seite 347), und so neigen Hypochonder dazu, die Symptome der Angstzustände wie Herzjagen oder Atemlosigkeit als ein Zeichen einer schweren »Herzkrankheit« zu deuten. Depressive Hypochonder sind oft davon überzeugt, daß ihr Körper »verfällt« – etwa durch Krebs.

Heilbar ist Hypochondrie kaum, denn im Grunde bildet sie einen Teil der Persönlichkeitsstruktur. Lediglich wenn sie auf einer anderen psychischen Störung (beispielsweise auf einer Depression) beruht, ist eine erfolgreiche Behandlung möglich.

Hysterische Neurose

Hysterie ist eine Überreaktion auf ein Erlebnis oder eine Situation. Im medizinischen Sinn des Wortes sind Sie jedoch nicht hysterisch, wenn Sie auf manche Streßsituationen mit hemmungslosem Weinen oder Schreien reagieren. Viele Menschen neigen dazu, ihre Gefühle zu dramatisieren. Sie sind deshalb aber keineswegs psychisch gestört. Von einer hysterischen Neurose kann man dann sprechen, wenn jemand unter starkem Streß körperliche Funktionsstörungen (meist Lähmungen) entwickelt, die keine körperlichen Ursachen haben.

Diese Kranken sind sich nicht darüber im klaren, daß ihre Symptome hysterisch sind. Sie selbst – und gewöhnlich auch ihre Familie und ihre Freunde – nehmen an, daß sie tatsächlich von einer körperlichen Krankheit geplagt werden. Oft hilft die Art seines Leidens dem Patienten, sich einer belastenden Situation zu entziehen. So entwickeln zum Beispiel Menschen, die an ihrem Arbeitsplatz einen entsetzlichen Unfall mitansehen mußten, unter Umständen eine Schwäche in den Beinen, die sie daran hindert, das Haus zu verlassen. Oder als Folge eines Unfalls, den der Patient gern vergessen möchte, tritt ein teilweiser oder totaler Erinnerungsverlust ein *(Amnesie).* Letztlich handelt es sich hier um eine Bewußtseinsspaltung mit der Annahme einer neuen Identität. Auch der Wechsel zwischen zwei oder mehreren Persönlichkeiten ist bei der hysterischen Neurose nicht selten.

Sie sollten die Hysterie jedoch nicht mit den psychosomatischen Krankheiten (siehe Kasten Seite 345 unter »Psychosomatik«) verwechseln. Denn diese sind, obwohl sie durch psychosozialen Streß entstehen, nachweisbar körperliche Störungen.

Hysterische Reaktionen können sehr leicht sein – beispielsweise unbestimmte Schmerzen, Schwäche oder Schwindel –, aber auch sehr schwer – etwa Lähmungen der Gliedmaßen oder plötzliche Blindheit. Weniger häufig ist Gedächtnisverlust.

Viermal so viele Frauen wie Männer leiden an Hysterie. Am meisten betroffen ist die Altersgruppe zwischen 18 und 30 Jahren.

Behandlung: Medikamentöse Behandlung oder Psychotherapie können versucht werden – häufig jedoch nur mit geringem Erfolg.

Depressionen

Leichtere Depressionen kennt jeder von uns – alltäglicher psychosozialer Streß (Ärger, Probleme und Spannungen), der Verlust eines geliebten Menschen oder enttäuschte Hoffnungen bringen sie mit sich. Solche Depressionen stören die Alltagsroutine nur wenig, und nach einer mehr oder weniger kurzen Zeit schwinden sie wieder: »Das Leben geht weiter.« Siehe dazu auch »Psychosoziale Gesundheit« (Seite 32–41).

Anders ist es für Menschen, die an einer depressiven Krankheit leiden: Für sie geht das Leben oft nicht weiter – sei es, daß sie unfähig werden, das alltägliche Leben durchzustehen, oder daß sie ihr Leben durch Selbstmord beenden.

Es gibt zwei Arten von depressiven Krankheiten:

- die *reaktive Depression* und
- die *endogene Depression.*

Hinzu kommt noch die Sonderform der *manischen Depression,* der manisch-depressiven Krankheit (Seite 352).

Die reaktive Depression wird durch eine extreme Reaktion auf einen Schicksalsschlag verursacht – etwa auf den Tod eines geliebten Menschen, das Ende einer Liebesbeziehung, auf den Verlust des Arbeitsplatzes oder finanzielle Ausweglosigkeit. Neurotische Menschen neigen zu solchen Überreaktionen, die in einem »Nervenzusammenbruch« enden können.

Die *endogene Depression* »wächst aus dem Innern« *(endogen)* ohne offensichtlichen Grund, so bei der manisch-depressiven Krankheit (Seite 352) oder bei Schizophrenie. Manchmal aber kann sie auch die Folge einer hormonellen Veränderung, zum Beispiel nach der Geburt (Seite 625) oder während des Klimakteriums (Seite 554), sein.

Depressionen entwickeln sich bevorzugt am Ende der Jugendzeit, im mittleren Lebensalter und im Rentenalter. Für junge Menschen ist der Übergang von der Jugend ins Erwachsenenalter oft problematisch, besonders wenn sie in ihrer Ausbildung oder an ihrem Arbeitsplatz unter starkem Druck stehen. Für eine Frau in den Wechseljahren kann der Verlust ihrer Fähigkeit, Kinder zu bekommen, gleichzeitig einen Verlust ihrer Weiblichkeit bedeuten. Ein Mann am Ende seines mittleren Lebensabschnittes mag darüber grübeln, daß er den Endpunkt seiner Karriere erreicht, viel versäumt und viel von seiner Männlichkeit verloren hat – er gerät dann in die vielzitierte *Midlife-Crisis.* Auch Menschen im Rentenalter neigen stark zu Depressionen.

Jede ernste Depression, besonders die endogene Form, wird wahrscheinlich von chemischen Veränderungen im Körper begleitet, die die Gehirnfunktionen beeinträchtigen.

Anzeichen

Mit einem Verlust an Energie, Appetit und Sexualtrieb, mit Schlaflosigkeit und manchmal auch mit Verdauungsstörungen, Verstopfung oder Kopfschmerzen fängt es an. Grübeleien und monoton-stereotype Klagen (»wie man mir mitspielt« oder »wie ich leiden muß«) schließen sich an. Die Kommunikation mit anderen Menschen ist gestört, Lebensfreude und Lebenswille sind gebrochen.

Manchmal wird die Depression von akuten Angstgefühlen (Seite 347) begleitet, die sich in nervöser Unruhe und Erregung äußern und so die Symptome der Depression verschleiern.

Die Stärke der Symptome wechselt oft mit der Tageszeit. Für den an einer endogenen Depression leidenden Patienten ist es typisch, daß er morgens mit einer seelischen Verstimmung aufwacht, die sich im Lauf des Tages aufhellen kann. Die reaktiven Depressionen dagegen sind nachts oft am schlimmsten. Schwer Depressive ziehen sich oft völlig in sich zurück und bleiben fast den ganzen Tag zusammengekauert im Bett liegen.

Selbstmord

Im Jahr 1993 nahmen sich in Deutschland 12690 Menschen das Leben – das heißt: alle 41 Minuten ein Suizid. Auf einen Selbstmord kommen rund 16 mißglückte Suizidversuche.

Selbstmord (Suizid) wird meist in depressiven Zuständen verübt, entweder infolge einer reaktiven Depression (Reaktion auf psychosoziale Konflikte oder schwere organische Erkrankungen) oder im Rahmen einer endogenen Depression (Seite 350), beispielsweise während einer depressiven Phase einer manisch-depressiven Krankheit (Seite 352) oder eines schizophrenen Schubs (Schizophrenie, Seite 353). Auch andere schwere psychische Störungen im Verlauf von Psychosen können – insbesondere bei ausgeprägter Bildung eines Wahns – zu Suizidversuchen führen.

Weniger häufig ist der »erweiterte« Selbstmord, die zusätzliche Tötung von Angehörigen – etwa um auch die Angehörigen vor einem gefürchteten Unheil zu bewahren.

Etwa 70 Prozent aller Menschen, die Selbstmord begehen, teilen ihre Absicht vorher – oft wiederholt – Angehörigen oder Bekannten mit. *Geäußerte Selbstmordabsichten sind also unbedingt ernst zu nehmen.* Sie sind ein Schrei nach Beachtung, Hilfe und Rettung.

Versuchen Sie, den Selbstmordkandidaten von der Wichtigkeit einer psychotherapeutischen und/oder psychiatrischen Behandlung zu überzeugen. Doch gerade bei endogener Depression (Seite 350) wird dies oft schwer gelingen, weshalb in vielen Fällen (Selbstgefährdung, Gefährdung anderer) die Einweisung in eine psychiatrische Klinik notwendig wird.

Weitere Ausführungen siehe unten.

Bei den endogenen Depressionen kommen die Symptome der zugrundeliegenden Psychose hinzu (Schizophrenie, Seite 353, und manische-depressive Krankheit, Seite 352).

Selbstmordgefahr

Depressive Menschen sind stark selbstmordgefährdet. Selbstmord erscheint einem Menschen, der das Leben unerträglich findet, als letzter Ausweg (siehe Selbstmord, oben). Zwei Drittel der etwa 12 000 Selbstmorde, die pro Jahr in der Bundesrepublik Deutschland begangen werden, beruhen auf Depressionen. In seltenen Fällen sind die Patienten durch die Krankheit dermaßen gestört, daß sie sich getrieben fühlen, nicht nur sich selbst, sondern auch andere umzubringen, um ihnen die Qual des Lebens zu ersparen.

Was sollten Sie tun?

Wenn Sie die Symptome einer zunehmend depressiven Krankheit (nicht etwa eine vorübergehende Traurigkeit) bei sich selbst erkennen, suchen Sie sofort einen Arzt auf. Scheuen Sie sich nicht, ihm Ihre Befürchtungen mitzuteilen. Wenn Sie die Symptome bei anderen feststellen, versuchen Sie, diese Menschen zu überreden, ärztliche Hilfe zu suchen. Zu viele Kranke werden nur deshalb unheilbar krank, weil ihre Verwandten und Freunde die Warnsignale nicht richtig deuten oder wiederholte Selbstmorddrohungen einfach ignorieren.

Wenn Sie glauben, eine leichte Depression hält zu lange an oder vertieft sich allmählich, dann kann ein Tapetenwechsel oder ein besonderes Vergnügen, zum Beispiel ein Theaterbesuch oder ein geselliger Abend, Sie aus der Verstimmung reißen. Bei einer echten depressiven Krankheit hilft das jedoch nicht. Wenn ein Mitglied Ihrer Familie schwer angegriffen scheint, versuchen Sie freundlich, aber bestimmt, diesen Menschen zu bewegen, einen Arzt aufzusuchen (oder auch die »Telefon-Seelsorge« oder eine ähnliche Institution einzubeziehen).

Selbstmorddrohungen sollten immer ernst genommen werden, auch wenn der Kranke solche Drohungen schon früher gemacht hat und Sie annehmen, daß er damit wahrscheinlich nur Aufmerksamkeit erregen will.

Behandlung

Antidepressiva (antidepressiv wirkende, aufhellende Medikamente) können eine leichte Depression in etwa zwei bis drei Wochen beheben. Antidepressiva können den Erfolg einer Psychotherapie stützen.

In schweren Fällen, besonders bei Selbstmordgefahr, kann der Arzt auch zu einer Einweisung in eine Nervenklinik raten.

In jedem Fall ist die Behandlung in der Nervenklinik nicht nur auf die Heilung der Depression ausgerichtet. Psychotherapie und Beschäftigungstherapie sollen den Patienten auch auf die Rückkehr in ein normales Leben vorbereiten.

Prognose

Endogene Depressionen wiederholen sich häufig. Unvermeidbare seelische Belastungen können auch immer wieder reaktive Depressionen auslösen, wenn Sie dafür anfällig sind. Dennoch gelingt es vielen Menschen, die unter wiederholten Anfällen von Depressionen leiden, ein zufriedenstellendes Leben zu führen, weil sie sich schon beim Einsetzen eines Anfalls behandeln lassen. Auch kann die Häufigkeit der Anfälle durch langfristige Behandlung mit Medikamenten herabgesetzt werden – unter regelmäßiger ärztlicher Kontrolle eventueller Nebenwirkungen!

Manisch-depressive Krankheit (manische Depression)

Jeder Mensch unterliegt wechselnden Stimmungen. Sie schwingen zwischen Lebhaftigkeit, großer Lebensfreude und leichter Interesselosigkeit oder Depression hin und her und hängen größtenteils von den jeweiligen Umständen ab.

Der manisch-depressive Kranke hat dagegen extreme Stimmungen, die meist unabhängig von äußeren Anlässen auftreten. Gewöhnlich verläuft die manisch-depressive Krankheit in regelhaft wechselnden Phasen, die zwischen freudig erregter, hektischer Betriebsamkeit *(Manie)* und tiefer Depression (Seite 350) schwanken. Dazwischen liegen ganz normale Perioden, die entweder nur kurze Zeit oder aber auch jahrelang anhalten können. Wahrscheinlich wird diese Psychose durch fehlerhafte chemische Reaktionen im Gehirn verursacht. In der Regel liegt so keine direkte äußere Ursache (ungewöhnlicher psychischer Streß) vor, und die Phasen setzen ganz allmählich ein. In ganz seltenen Fällen wird die Krankheit durch eine schwere Infektion, einen Schlaganfall oder eine Gehirnverletzung verursacht.

Anzeichen

Arbeitskollegen, Freunde oder Verwandte sind besser als der Kranke selbst in der Lage, das Einsetzen der manischen Phase zu erkennen. Sie läuft allmählich an mit einer *Hypomanie* (einer milden Form der Manie). Menschen in dieser Phase wachen immer früher auf, bis sie schließlich um vier Uhr morgens hellwach aus dem Bett springen. Aber ihre Arbeitsleistung läßt nach, denn sie sind unkonzentriert und werden immer unruhiger. Unter Umständen werden sie sexuell ausschweifend, werfen ihr Geld zum Fenster hinaus und stürzen sich voll Begeisterung auf neue Aufgaben, die sie aber nur selten zu Ende führen können. Oft sind sie leicht erregbar und bekommen plötzliche Wutanfälle. Die Hypomanie kann sich zum Vollbild der Manie entwickeln, die dann stationär in der Nervenklinik behandelt werden muß; sie kann aber auch spontan wieder abklingen. Bei der vollen Manie kommt es in der Regel zu einer sehr auffälligen Sprache – voll von Reimen, Wortspielen und unlogischen Gedankenverbindungen. Manche Patienten singen und tanzen oder lachen wild ohne ersichtlichen Grund.

Die depressive Phase gleicht einer endogenen Depression (Seite 350). Die Kranken ziehen sich mehr und mehr zurück, sie leiden häufig an Schlafstörungen. Selbst bei frühem Erwachen wird das späte Aufstehen zur Gewohnheit. Der Geschlechtstrieb läßt nach, Sprache und Bewegungen verlangsamen sich, und die Zahl der eingebildeten Schwierigkeiten nimmt zu. Nach einer gewissen Zeit bleiben manche Patienten einfach in ihrem Zimmer, weil sie sich den Anforderungen des Lebens nicht mehr gewachsen fühlen.

Frauen leiden dreimal so häufig an dieser Psychose wie Männer. Besonders leicht entwickelt sie sich bei Frauen nach der Schwangerschaft oder während der Wechseljahre.

Gefahren und Risiken

Obwohl die Patienten in der depressiven Phase manchmal mit Selbstmord drohen, sind sie dazu gewöhnlich zu schwach und unentschlossen. Die Gefahr nimmt aber zu, wenn die tiefe Depression abklingt, denn dann wird der noch anhaltende Todeswunsch von einer zunehmenden Tatkraft begleitet. In der manischen Phase kann hemmungsloses Verhalten dazu führen, daß private Freundschaften und berufliche Beziehungen zerstört werden, mangelndes Urteilsvermögen kann den finanziellen Ruin zur Folge haben.

Was sollten Sie tun?

Wenn Sie annehmen, daß jemand manisch-depressiv ist, dann sollten Sie ihn überreden, zum Arzt zu gehen. Wenn nötig, fragen Sie Ihren eigenen Arzt um Rat. Wenn Sie glauben, selbst manisch-depressiv zu werden, gehen Sie sofort zum Arzt. Im Frühstadium läßt sich die Krankheit am erfolgreichsten behandeln.

Behandlung

In der manischen Phase verschreibt der Arzt Beruhigungsmittel, in der depressiven Periode Antidepressiva. Bei schweren Erkrankungen – besonders wenn Selbstmordgefahr besteht oder wenn das unvernünftige Verhalten des Patienten nicht mehr zu kontrollieren ist – wird gewöhnlich eine Behandlung in einer Nervenklinik notwendig.

Lithiumsalze, die die chemischen Reaktionen im Gehirn ändern, können manisch-depressive Anfälle oft erfolgreich verhindern. Allerdings sind die Nebenwirkungen von Lithiumsalzen ziemlich stark: Störungen der Herz- und Nierenfunktion, der Schilddrüse und des Magen-Darm-Traktes sind häufig. Deshalb ist bei langfristiger Einnahme von Lithium eine ständige ärztliche Kontrolle erforderlich. Neuerdings gibt es aber auch Alternativen zu Lithium.

Schizophrenie

Schizophrenie (»gespaltenes Bewußtsein«) ist die häufigste Psychose überhaupt. Etwa einer von hundert Menschen leidet darunter. Kennzeichen ist weniger eine Spaltung der Persönlichkeit als eine Verwirrung der Gedanken und Gefühle sowie ein Realitätsverlust.

Die Ursachen der Schizophrenie sind noch nicht exakt geklärt. Doch ist anzunehmen, daß eine Störung der Gehirnchemie zugrundeliegt: vielleicht eine Steigerung des Dopamin-Umsatzes (Dopamin ist ein Überträgerstoff des Nervensystems) oder eine Störung der Endorphine, das sind morphinähnliche Substanzen im Gehirn.

Die Störungen der chemischen Vorgänge im Gehirn können erblich sein. Doch ist das Risiko eines Kindes, dessen Mutter oder dessen Vater schizophren ist, in seinem späteren Leben ebenfalls schizophren zu werden, nicht allzu groß (lediglich 10 bis 15 Prozent). Eher schon ist es möglich, daß das Kind eine *schizoide* (Überempfindlichkeit, Mißtrauen, Ungeselligkeit) oder eine *paranoide Persönlichkeit* (Mißtrauen, übersteigertes Rechtsempfinden, Tendenz zu Wahnideen) entwickelt.

Es gibt zwei Verlaufsarten der Schizophrenie: die Prozeß-Schizophrenie und die reaktive Schizophrenie. Die Prozeß-Schizophrenie entwickelt sich sehr langsam, die Symptome werden erst nach langen Jahren deutlich erkennbar. Die reaktive Schizophrenie wird dagegen plötzlich durch ein auslösendes Ereignis (Verlust eines geliebten Menschen oder eine andere Art psychosozialen Stresses) provoziert.

Formen und Anzeichen

Die Symptome der Schizophrenie variieren je nach Form, wobei allerdings einzelne Formen ineinander überlaufen können.

Die leichteste Form ist die *latente* (verborgene) *Schizophrenie,* die lediglich durch ein bizarres, inkonsequentes Verhalten und ein unangepaßtes Gefühlsleben auffällt.

Die *hebephrene* Form der Schizophrenie setzt in der Regel zwischen dem 14. und 25. Lebensjahr ein. Anzeichen sind: seltsame oder unangepaßte Gefühlsäußerungen wie Kichern, Grimassenschneiden, kindisches Verhalten und später verwirrte Denkprozesse. Bei ihr ist mit dem weitreichendsten Persönlichkeitszerfall aller Schizophrenieformen zu rechnen.

Sehr häufig ist die *paranoide Schizophrenie.* Sie setzt oft erst zwischen dem 30. und 45. Lebensjahr ein – meist durch irgendeine Art psychosozialen Stresses ausgelöst. Paranoide Schizophrene glauben sich fremden Einflüssen ausgeliefert, häufig leiden sie an Halluzinationen: So hören sie Stimmen, die ihnen Feindseligkeiten mitteilen – etwa daß ein Komplott gegen sie besteht. Sie leiden unter der Angst, daß andere sie zerstören wollen – was sie höchst mißtrauisch und depressiv macht. So können auch Wahnideen entstehen – am häufigsten ist der Verfolgungswahn. Diese Psychose verläuft in akuten Anfällen, in »Schüben«, die monatelang andauern können. Während dieser Schübe kann eine Wahnidee in Verbindung mit einer tiefen Depression so übermächtig werden, daß Selbstmord den Kranken als der einzige Ausweg erscheint, um der Qual und dem »Komplott« gegen sie ein Ende zu bereiten.

Paranoide Schizophrene sind immer akut selbstmordgefährdet, meist am Anfang oder am Ende eines Schubs. Höchst selten gefährden sie auch ihre »Gegner« mit, oft aber geliebte Mitmenschen (Kinder, Ehepartner): Dann gilt es für sie, den geliebten Menschen, der »zu gut« ist, um das »Komplott« zu erkennen, durch Tötung vor den »Gegnern« zu bewahren. Am häufigsten sind Selbstmord und Tötungsdelikte beim Verfolgungswahn.

Paranoide Schizophrene sind in der Regel sensible, kreative und überdurchschnittlich intelligente Mitmenschen. So sind auch ihre Wahnideen während der akuten Schübe gut koordiniert und systematisiert; im Vergleich zu anderen Schizophrenieformen sind ihre intellektuellen Funktionen während der Schübe nur gering gestört.

Sind sie von einem Schub geheilt, bleiben meist nur Mißtrauen, Ängste und Schuldgefühle zurück. Doch können sie dank ihrer Kreativität auch recht lebensfroh und gesellig sein. Grundsätzlich aber sind sie bei jedem neuen stärkeren psychosozialen Streß gefährdet, einen neuen Schub zu erleiden.

Ziemlich selten ist die *katatone* Form der Schizophrenie. Diese Kranken schwanken zwischen Überaktivität und Erstarrung. Sie leiden unter der Angst, ihre Bewegungen genauso wenig kontrollieren zu können wie ihre Gedanken und Gefühle; sie fühlen sich »gesteuert«, gleichsam als Marionetten. Wenn sie erregt sind, agieren sie heftig, reden wirr und schreien laut. Bei der Erstarrung sind die Muskeln steif und fixiert, der Patient verharrt lange in unnatürlichen Positionen, er steht zum Beispiel bizarr auf einem Bein.

Schizophrene brauchen Hilfe, schnelle und langfristige Behandlung

Schizophrene haben meist keine Einsicht in ihre Psychose – »geistesgestört« sind für sie oft die anderen. Um so mehr sollten Sie einem Schizophrenen in Ihrer Familie oder im Bekanntenkreis gut zureden, einen Arzt aufzusuchen – etwa damit er »aus der depressiven Verstimmung mit Hilfe eines Medikaments herauskomme«. Solche Medikamente (besonders Neuroleptika) können die abweichenden chemischen Vorgänge im Gehirn des Kranken oft wieder ins Lot bringen, so daß er dann auch einer psychotherapeutischen Behandlung zustimmt und seine Medikamente bis zur Genesung regelmäßig einnimmt.

Erschwert wird eine freiwillige Behandlung Schizophrener nicht nur durch ihre mangelnde Krankheitseinsicht, sondern auch durch ihre Angst, »eingesperrt« und mit einem Elektroschock behandelt, also »gefoltert« zu werden. Diese Angst – bis vor Jahren nicht einmal unbegründet – läßt doch immerhin eine gewisse Krankheitseinsicht erkennen.

Inzwischen hat sich die Behandlung Schizophrener durch weitere Erkenntnisse über diese Psychose gewandelt. Leichtere Fälle können heute ambulant (der Patient sucht seinen Arzt auf, in diesem Fall regelmäßig einen Psychiater) behandelt werden, das gilt auch für die Psychotherpie. Möglich wird die ambulante Behandlung durch neue Depot-Neuroleptika: Eine Spritze hält je nach Fall zwei bis vier Wochen an. So wird die Gefahr, daß die Patienten die tägliche Einnahme von Neuroleptika-Tabletten vergessen oder sabotieren, vermieden.

Schwerere Fälle sollten auch heute noch grundsätzlich in einer Nervenklinik behandelt werden, wenn die Gefahr besteht, daß der uneinsichtige Patient Selbstmord verübt oder andere gefährdet; möglich ist dann auch der Weg der gerichtlichen Zwangseinweisung.

Lassen Sie den Patienten bis zur Einweisung in die Klinik nicht allein, und geben Sie ihm, soweit das möglich ist, psychische Hilfe. Fragen Sie den behandelnden Arzt, was Sie tun sollten und tun können.

Den Elektroschock (Heilkrampftherapie) hat heute auch in Nervenkliniken die Behandlung mit Neuroleptika fast völlig ersetzt. Er wird in der Regel nur noch bei einer sehr schweren, lebensbedrohenden Form der katatonen Schizophrenie eingesetzt – und zwar unter Narkose. Bei dieser Form der Schizophrenie ist auch heute noch der Elektroschock, der falsche Impulse im Gehirn gleichsam ausschaltet, die einzig erfolgreiche Therapie.

Dank der erfolgreichen Neuroleptika-Therapie genesen die meisten Patienten in der Nervenklinik schnell. So kann nach der anfänglichen Beschäftigungstherapie bald die Rehabilitation beginnen – mit größeren Aufgaben und der Vorbereitung auf die Anforderungen der Welt außerhalb der Klinik. Wesentlicher Punkt der Rehabilitation ist die Psychotherapie: Die Patienten sollen ihre normalen Fähigkeiten, Gefühle, Denk- und Verhaltensmuster wiedererlangen.

Wenn die akute Phase abgeklungen ist, bereitet sich der schizophrene Patient auf seine Rückkehr in die Gesellschaft vor. So kann er beispielsweise zu Hause oder bei Freunden Besuche machen. Manche Patienten sind sogar in der Lage, bereits während ihres Klinikaufenthaltes ihre normale Arbeit wieder aufzunehmen.

Prognose

In den meisten Fällen kann nach etwa einer zweimonatigen Behandlung in einer Nervenklinik mit einer vollständigen Rehabilitation gerechnet werden: Die Patienten können wieder ein normales Leben führen. Geheilt sind sie jedoch nicht; bei stärkerem psychosozialem Streß können sie wieder einen Anfall erleiden. Je nach Fall, Persönlichkeit des Patienten und Umwelt wird der Psychiater sich zu einer Langzeitbehandlung mit Neuroleptika entschließen (bei reduzierter Dosis).

Ein wesentlicher Faktor der Rehabilitation und der Prognose ist die soziale Umwelt des Patienten: Partner, Angehörige, Freunde und Arbeitskollegen. Wenn die Umwelt den Patienten weiter als »geistesgestört« behandelt, obwohl sein Fühlen und Denken in den Bereich der Norm zurückgekehrt sind, kann jederzeit ein neuer schizophrener Schub entstehen. Denken Sie daran: Die meisten schizophrenen Patienten sind feinfühlig, intelligent, sie erkennen ein falsches oder heuchlerisches Verhalten der Umwelt sofort. Denken Sie auch daran: Die Patienten mit einer Anlage zur paranoiden Schizophrenie – und das sind die meisten Schizophrenen – sind aufgrund ihrer überdurchschnittlichen Kreativität und Feinfühligkeit für die Gesellschaft wichtig und wertvoll!

Organische Psychosen

Manchmal liegen den Psychosen (siehe Seite 346) auch körperliche Ursachen zugrunde – zum Beispiel ein Gehirntumor, ein Schlaganfall, eine Lungenentzündung oder die Reaktion auf bestimmte Medikamente. In solchen Fällen spricht man von einer *organischen Psychose.* Organische Psychosen verursachen deutliche Symptome, zum Beispiel einen verwirrten Gesichtsausdruck und verworrene Sprache. Häufig treten Halluzinationen auf. Als einzig wirksame Behandlung bietet sich die Beseitigung des grundlegenden organischen Problems an. Wenn das nicht möglich ist, können Psychopharmaka die Symptome lindern.

Psychopathie (asoziale Persönlichkeit)

Ein Psychopath ist aufgrund seiner Veranlagung nicht fähig, die Normen der Außenwelt zu akzeptieren. Psychopathen neigen zu Verantwortungslosigkeit, zum Überschreiten der von der Gesellschaft gesetzten Normen und Grenzen, sind labil, können sich an keinem Arbeitsplatz halten und sind unfähig, zufriedenstellende Beziehungen zu anderen Menschen aufzubauen.

Psychopathie kann als eine chronische psychisch-geistige Störung bezeichnet werden, die für den Kranken und für die Gesellschaft meist zum Problem wird. Manche Psychopathen sind allerdings trotz ihrer gestörten Persönlichkeit in materieller oder schöpferischer Hinsicht erfolgreich. Einmal sind dies Menschen, die sich infolge einer asozialen Dynamik und »Kreativität« auf Kosten anderer bereichern. Zum anderen sind auch kreativ-künstlerische Menschen darunter – das Salz in der Suppe der Gesellschaft.

Die meisten Psychopathen sind jedoch schwache, unglückliche Menschen, die sich einfach treiben lassen. Viele von ihnen reagieren auf Frustrationen mit simpler Gewalttätigkeit oder verletzen gewohnheitsmäßig die Gesetze der Gesellschaft. Bis jetzt wurde noch keine Methode entdeckt, durch die eine psychopathische Persönlichkeit, die mit den Gesetzen in Konflikt gerät, verändert werden könnte. Die Störungen, für die Psychopathen anfällig sind – etwa schwere Depression, Alkohol- und Drogensucht –, lassen sich zwar behandeln, aber die zugrundeliegende Persönlichkeit nicht. Manche Menschen, die in ihrer Jugend ausgesprochen asozial sind, werden jedoch im mittleren Lebensalter reifer.

Wenn Sie der Ansicht sind, das Verhalten eines ihrer Familienmitglieder deute auf eine psychopathische Persönlichkeit hin, zögern Sie nicht, Ihren Arzt um Rat zu fragen. Er kann Ihnen sagen, wo Sie weiter beraten werden.

Psychopathie beginnt gewöhnlich im jugendlichen Alter. Wenn ein Erwachsener sich plötzlich asozial verhält, dann ist die Ursache höchstwahrscheinlich eine organische oder funktionelle Gehirnstörung – etwa ein Hirntumor oder eine Psychose.

Drogenabhängigkeit

Eigentlich sind Drogen getrocknete Pflanzenteile (vergleiche: Drogerie), doch wird der Begriff heute eher für »Suchtmittel« oder »Rauschgifte« benutzt. Unberechtigt ist die Bezeichnung Drogen jedoch nicht, denn auch heute noch stellen pflanzliche Teile oder Substanzen einen Großteil der »Drogen« im Sinne von »Suchtmitteln«, so etwa Haschisch, Kokain oder Tabak. Andere Drogen sind halbsynthetisch oder vollsynthetisch wie Heroin, Amphetamine, Schlafmittel oder bestimmte Schmerzmittel.

Um die diskriminierende Bedeutung des Wortes »Sucht« zu vermeiden, schlug die Weltgesundheits-Organisation (WHO) den Begriff Drogenabhängigkeit vor. Drogenabhängigkeit bedeutet Gewöhnung an Drogen, psychische und körperliche Abhängigkeit von ihnen.

Allen Drogen gemeinsam ist, daß sie auf das Zentralnervensystem wirken – entweder beruhigend, hemmend oder anregend (bis aufputschend) und bewußtseinsverändernd.

Die psychische Drogenabhängigkeit ist nach der WHO ein »unbezwingbares, gieriges seelisches Verlangen, mit der Einnahme der Drogen fortzufahren, und das Bedürfnis, sich die Drogen um jeden Preis zu beschaffen«.

Die körperliche Abhängigkeit ist durch Entzugserscheinungen (Unruhe, Schweißausbruch, Zittern, Kopfschmerzen, Krampfanfälle, Depressionen, Wahnvorstellungen und andere Symptome) nach dem Absetzen bestimmter Drogen gekennzeichnet. Wird die Droge wieder eingenommen, verschwinden die Entzugserscheinungen spontan. Nicht alle Drogen machen körperlich abhängig; zwangsläufig ist die körperliche Abhängigkeit bei Heroin; beim Alkohol stellt sie sich erst nach jahrelangem Mißbrauch ein. Hasch oder Kokain dagegen machen körperlich nicht abhängig.

In diesem Kapitel werden zuerst jene Drogen besprochen, die gemeinhin als Rauschgifte gelten. Es sind dies die gesellschaftlich nicht tolerierten, verbotenen Drogen wie Hasch, Kokain oder Heroin (der Handel mit diesen Drogen, aber auch ihr bloßer Besitz wird vom Gesetzgeber geahndet). Wobei sich »gesellschaftlich nicht toleriert« auf die allgemeine Gesellschaft bezieht; denn in bestimmten Gesellschaftsschichten wird beispielsweise Kokain nicht nur toleriert, sondern bisweilen auch goutiert – so etwa in der sogenannten Schickeria. Zu diesen Drogen kommen einmal rezeptpflichtige Medikamente hinzu, die beruhigend (Tranquilizer wie Valium) oder erregend (beispielsweise Amphetamine) auf das Zentralnervensystem wirken; auch Schlafmittel und bestimmte Schmerzmittel gehören in diese Kategorie. Zum anderen dürfen industrielle oder handwerkliche Hilfsmittel wie Lösungsmittel nicht vergessen werden.

Ein eigener Abschnitt ist dem Alkohol vorbehalten. Zum einen, weil Alkohol gesellschaftlich und gesetzlich akzeptiert ist; zum anderen, weil er von allen Drogen psychosozial und körperlich am meisten Menschen schädigt (über 1,5 Millionen der Bundesbürger sind Alkoholiker).

Nicht zuletzt gehört zu den Drogen auch Tabak, dessen abhängig machende Substanz das Nikotin ist. Nähere Einzelheiten zu dieser Droge erfahren Sie auf Seite 49–52.

Die große Illusion – der Alltag holt die Drogenabhängigen ein

Drogen werden von alters her in allen Kulturen zur Flucht aus dem Alltag oder zur (vermeintlichen) Bewältigung psychosozialer Konflikte eingesetzt. Im deutschen Mittelalter waren es Mixturen aus Fliegenpilzen, Bilsenkraut, Stechapfel usw.; aber auch Alkohol. Um die Jahrhundertwende bevorzugten Europas Künstler und Schriftsteller Kokain – wie sie es auch heute wieder tun, nachdem Hasch »uninteressant« geworden ist; den größten Zuspruch findet Kokain (»Schnee«) jedoch bei der sogenannten Schickeria. Die Beliebtheit der einzelnen Drogen wechselt bei der großen Auswahl an Stoffen, mit denen sich Abhängige einen schnellen Trip in eine scheinbar schönere Welt verschaffen können, ständig.

Welche Drogen von einer Gesellschaft geduldet werden, hängt oft weniger von der Gefährlichkeit der Substanzen als von der gesellschaftlichen und wirtschaftlichen Tradition des Landes ab. So wird die weitverbreitete Alkoholabhängigkeit in den hochindustrialisierten Ländern als soziale Gewohnheit toleriert, der rituelle Alkoholkonsum (bei Hochzeiten, Geschäftsabschlüssen usw.) hat seinen festen sozialen Stellenwert.

Daher wäre trotz der großen Zahl an Alkoholikern der Gedanke an ein Alkoholverbot geradezu abstrus. Das gleiche gilt für Schlaf- und Beruhigungsmittel oder für Tabak (Nikotin). Das Verbot des eigentlich nicht gefährlicheren Haschischs aber stieß weder auf soziale noch auf wirtschaftspolitische Gegenargumente.

Grob kann man Drogen in beruhigende, anregende und bewußtseinsverändernde Substanzen unterteilen:

Beruhigende Mittel und Schlafmittel

Tranquilizer (*Valium, Librium* u. a.), Schlafmittel (Barbiturate u. a.), Opiate (Morphin – auch Morphium genannt –, Kodein, Dolantin, Heroin).

Anregende Mittel

Genußgifte (Alkohol, Koffein, Nikotin), aufputschende Mittel (Amphetamine, Weckamine, Khat, Kokain), Schnüffelstoffe (Trichloräthylen, Toluol, Äther, Chloroform u. a.).

Bewußtseinsverändernde Mittel (Halluzinogene)

LSD, Meskalin, Psilozybin; Marihuana, Haschisch.

Zur Erklärung unbekannter Begriffe

Die *Amphetamine* beziehungsweise Weckamine (»Speed«) sind Inhaltsstoffe verschiedener Medikamente (AN 1, Captagon u. a.), die bei Antriebsarmut, Schlafanfällen am Tag (Narkolepsie) und anderen Symptomen eingesetzt werden.

Trichloräthylen (»Tri«) und *Toluol* sind Lösungsmittel oder Lackverdünner. *Meskalin* ist eine Substanz einer mexikanischen Kaktee, *Psilozybin* eine Substanz eines mexikanischen Pilzes, *Khat* ist eine Pflanze mit amphetaminähnlichen Wirkstoffen. *Hasch* ist das von den Blattdrüsen der Cannabispflanze (einer Abart des Hanfs) abgesonderte Harz, *Marihuana* (»grass«, »kif«, »Heu«) ein Gemisch aus zerriebenen Blättern, Stengeln und Blüten der Cannabis-Pflanze. Was also hierzulande als Hasch geraucht wird, ist meist Marihuana (»kif«).

Einstiegsdrogen und harte Drogen

Als Einstiegsdroge wird meist Hasch bezeichnet. Einstieg bedeutet hier den Umstieg von den »weichen Drogen« wie Hasch zu den »harten Drogen« (Heroin, Morphin, Kokain). Sicher führte Hasch in vielen Fällen zum Einstieg in die harten Drogen (Wunsch eines stärkeren Drogenerlebnisses, Dynamik der Drogenszene). Allerdings erweist sich heute im nachhinein die Verteufelung der relativ harmlosen Droge Hasch als verhängnisvoll. Denn einmal mußte sich die eminent höhere Gefährdung durch die harten Drogen im Bewußtsein der Jugendlichen ganz einfach verwischen, nachdem die Erfahrung mit dem ebenfalls verbotenen Hasch nicht unbedingt negativ war. Und zum anderen spielten Tranquilizer wie *Valium* und Amphetamine, die lange Zeit als Appetitzügler bei Abmagerungskuren verordnet wurden, keine geringere Rolle als Einstiegsdrogen. Jedenfalls ahmen Jugendliche das Beispiel der Erwachsenen, Drogen – vor allem Tranquilizer, Alkohol und Nikotin – als »Problemlöser« einzusetzen, bereitwillig nach – nicht zuletzt auch unter dem Druck der Pubertätskrise und den Streßerfahrungen in Schule oder Lehre.

Der eigenen Drogenwelt der Jugendlichen in den siebziger Jahren lagen viele Faktoren zugrunde: der Wunsch, sich gegen die Drogenwelt der »Alten« abzugrenzen; Ausnutzung der Jugendlichen durch skrupellose Dealer; Neugier, Erfindungsgeist und Abenteuerlust der Jugendlichen; unbefriedigtes Verlangen nach Glück; Verweigerung, Frustrationsgefühle (»in unserer Gesellschaft ist vieles faul«) und der Wunsch »auszusteigen«. Doch bald sahen die Jugendlichen, daß ihnen keine echte Alternative blieb. *LSD* (Lysergsäurediäthylamid), neben Heroin die wohl gefährlichste Droge, wurde wegen seiner »Horrortrips« bald aufgegeben. Die von Lehrlingen entdeckten *Schnüffelstoffe (Trichloräthylen* und *Toluol),* die zu Todesfällen durch Lähmung des Atemzentrums führten, spielen heute kaum mehr eine Rolle. Dem teuflischen *Heroin* wurde anfangs der achtziger Jahre durch das »harmlosere« *Kokain* der Rang abgelaufen. Der Kokain-Boom verdrängt allerdings auch das relativ ungefährliche Hasch immer mehr. Andererseits ist die Drogenszene im steten Wandel.

Das stark aufputschende *Kokain* macht körperlich nicht abhängig. Es kommt also zu keinen Entzugserscheinungen, wenn man es absetzt oder einmal nicht zur Verfügung hat. Allerdings muß die Dosis im Laufe der Zeit immer wieder erhöht werden, um die gewünschte Wirkung zu erzielen – wie bei jeder anderen Droge auch. Und der jahrelange Mißbrauch höherer Dosen an Kokain kann schließlich zur körperlichen Auszehrung und zu schweren psychischen Veränderungen (etwa Verfolgungswahn) führen.

Wandel der Drogen-Szene

Die Drogen-Szene hat sich gewandelt: Jugendliche haben sich dem Drogenverhalten Erwachsener weitgehend angepaßt. Mit der natürlich positiv einzuschätzenden Baisse des Heroins kam der Kokain-Boom. Und Kokain wird in bestimmten Erwachsenenkreisen eher exzessiver goutiert als in der jugendlichen Drogenszene. Mit der Baisse des Haschs kam der Alkoholboom der Jugendlichen. Es gibt heute bei Jugendlichen mehr Alkoholiker als je zuvor. Jugendliche haben die gesellschaftlich anerkannte Erwachsenen-Droge Alkohol voll aquiriert.

Jedenfalls sind die jugendlichen Heroin-Fixer weniger geworden. Gefixt (gespritzt) wird heute mehr Kokain. Die Gefahr, daß »Fixer« an Hepatitis (Seite 490) erkranken, wenn eine Nadel von mehreren Personen gebraucht wird, ist so nicht seltener geworden. Auch mehren sich die Fälle, daß drogenabhängige Fixer AIDS (Seite 275) erwerben.

Die Drogen-Szene hat ihre eigene Dynamik – und bald werden sich neue Trends entwickeln, etwa mit dem Boom einer neuen Droge. Die Welt der Drogen ist so alt wie die Menschheit, und sie wird so alt wie die Menschheit werden. Und die Gefährdung Jugendlicher, drogenabhängig zu werden, steigt mit dem psychosozialen Streß einer Gesellschaft.

Drogen werden als »Problemlöser«, als »Entängstiger«, als Fluchtmöglichkeit aus dem streßbeladenen Alltag benutzt. Doch der Alltag holt die Drogenabhängigen sehr schnell ein – durch psychische oder körperliche Abhängigkeit, drogenbedingte Gesundheitsstörungen, Krankheiten, körperlichen, psychischen und sozialen Ruin. Und dieser Alltag ist dann meist um einiges schlimmer als der Alltag eines nicht drogenabhängigen Durchschnittsbürgers.

Psychische Abhängigkeit

Die eigentlich treibende Kraft, die eine chronische Drogenabhängigkeit unterhält, ist die psychische Abhängigkeit. Der Abhängige glaubt, nicht mehr ohne das Gefühl des Aufgeputschtseins, der Euphorie oder der dahindämmernden Gleichgültigkeit, der Loslösung vom Alltag und der vermeintlichen Befreiung, das die Drogen verschaffen, leben zu können. Oft entsteht dann der Teufelskreis: *schwere eigene psychosoziale Probleme – Flucht in die Droge – Verstärkung der Probleme – Dosiserhöhung der Droge und gesundheitlicher und sozialer Ruin*.

So gesehen wird auch die im Vergleich zum Heroin noch harmlose Droge Kokain höchst gefährlich. Anders ausgedrückt: Ein psychosozial stabiler Mensch könnte Kokain wie gelegentlichen Alkoholgenuß handhaben. Ein psychosozial labiler Mensch oder ein noch nicht »gereifter«, problembeladener Jugendlicher wird der Droge Kokain jedoch meist total verfallen. Insofern ist das gesetzliche Verbot von Kokain als Schutz der Bevölkerung und vor allem der Jugend notwendig.

Andererseits könnte man das Beispiel des Kokains auch mit Alkohol durchspielen. Und Alkohol ist aus naheliegenden Gründen nicht verboten. Alkohol schneidet im Vergleich zum Kokain keineswegs besser ab, da er nicht nur psychisch, sondern bald auch körperlich abhängig macht. Die hohe Zahl jugendlicher Alkoholiker, von denen viele rettungslos verloren sind, ist ein beredtes Beispiel.

So könnte das Verbot bestimmter Drogen ziemlich willkürlich und abstrus erscheinen, zumal sich hierzulande jeder ohne besondere Schwierigkeiten Kokain oder eine vergleichbare verbotene Droge besorgen kann – ganz zu schweigen von den Drogen, die sich jeder per ärztliches Rezept ohne weiteres aus der Apotheke holen kann.

Was bleibt, ist lediglich die Erkenntnis, daß anscheinend keine Gesellschaft ohne Drogen leben kann. Und daß es gesellschaftlich akzeptierte und gesetzlich erlaubte Drogen auf der einen und verbotene Drogen auf der anderen Seite gibt – wobei das Verbot (gesetzliche Ahndung des Handels mit der Droge, des Besitzes und des Gebrauchs) einer Droge nicht allzuviel über ihre potentielle Gefährlichkeit aussagt. Denn potentiell gefährlich ist jede Droge.

Drogen: Wirkungen und Nebenwirkungen

Droge	Wirkung	Symptome	Langzeit-Nebenwirkungen
Alkohol	in geringer Dosis anregend und leicht enthemmend; in höherer Dosis stark enthemmend bis lähmend und Bewußtlosigkeit hervorrufend	Angeheitertsein, »Schwips«; in höherer Dosis Lallen, Gleichgewichtsstörungen, Enthemmung, Aggressivität, Bewußtlosigkeit	psychische und körperliche Abhängigkeit (Entzugssymptome), organische Schäden (Leber, Bauchspeicheldrüse, Nervensystem)
Amphetamine und **Designerdrogen** der Amphetaminreihe (z. B. Captagon, Ecstasy)	stark anregend, Erhöhung der körperlichen und geistigen Leistungsfähigkeit	Schweißausbrüche, Hitzewallungen, Kälteschauer, Schwindel, Herzjagen, hektischer Bewegungsdrang und Zittern, Kreislaufkollaps	psychische Abhängigkeit, Aggressionen, Wahnvorstellungen, Abmagerung
Barbiturate (in einigen Schlafmitteln enthalten)	starkes Einschlafmittel	verworrene Sprache, Bewegungs- und Gleichgewichtsstörungen, Entzugssymptome	Störung des normalen Schlafmusters, Doppeltsehen; psychische und körperliche Abhängigkeit, Wahnvorstellungen
Psilozybin, LSD, Meskalin (bewußtseinsverändernde Drogen)	individuell verschieden; Erweiterung des Bewußtseins, Halluzinationen, schönste Farbklänge (bei Meskalin), »Horrortrips« (bei LSD)	erweiterte Pupillen, Schwitzen, Verhaltensänderung, Zittern	machen psychisch abhängig; bei LSD Wahnvorstellungen und Schädigung des Zentralnervensystems
Schnüffelsubstanzen (»Tri«, Toluol, Azeton, Pattex-Verdünner)	Euphorie, Halluzinationen	Verwirrtheitszustand, Gesichtsrötung, Bewußtlosigkeit	schwerste Schäden des Zentralnervensystems und anderer Organe; Tod durch Atemlähmung
Valium und ähnliche Tranquilizer	beruhigend, entängstigend, muskelentspannend	Verhaltensänderung, vermindertes Leistungsvermögen	psychische Abhängigkeit; Abnahme des sexuellen Verlangens; Menstruationsstörungen, Schwindel, Sprachstörungen, psychische Störungen
Hasch (Marihuana, »kif«, »grass«, »Heu«)	Entspannung, Erhöhung der psychisch-geistigen Wahrnehmung, Innenschau, Stimmungsschwankungen (bei höherer Dosis)	erweiterte Pupillen, kontemplatives Schweigen, Stimmungsschwankungen	macht psychisch abhängig; Langzeitnebenwirkungen auf das Zentralnervensystem nicht nachgewiesen; psychische Störungen möglich
Heroin	stärkstes Schmerzmittel, Euphorie (der Mensch wird ganz »Kopf«), totale Entängstigung, Lethargie	Stimmungsschwankung, Schwitzen, gerötete Augen, Blässe, verworrene Sprache, Lethargie	gefährlichste Droge, macht psychisch und körperlich abhängig; Gewichtsverlust, Infektanfälligkeit; häufig Tod durch Überdosis, qualvolle Entzugssymptome
Kokain / Crack	stark aufputschend, erhöhte psychische und körperliche Leistung, Minderung der Ermüdbarkeit, Halluzinationen	erweiterte Pupillen, Zittern, Herzjagen, Halluzinationen, Schlaflosigkeit	macht psychisch abhängig; Abmagerung, Wahnvorstellungen; möglicherweise Geschwüre der Nasenhöhle, wenn »geschnupft« wird
Morphin	macht wie Heroin psychisch und körperlich abhängig; wirkt jedoch etwa sechsmal schwächer als Heroin; starke Entzugssymptome		
Phencyclidin und ähnliche Substanzen (PCP, »angel dust«, »peace pill«, »monkey tranquilizer«)	Die Substanzen zählen zu den sogenannten synthetischen Designerdrogen, die eine Enthemmung, ein Gefühl des Schwebens und der Euphorie, Bewegungsstörungen, wahnhaftes Denken, eine gesteigerte Hörempfindung und auch Sprachstörungen bewirken. Eine besondere Gefahr liegt in den Bewußtseinsstörungen, die zur Fremd- und auch Eigengefährdung führen können. Bei hoher Dosierung ist auch tagelanges konfuses Verhalten beobachtet worden.		

Körperliche Abhängigkeit

Körperliche Abhängigkeit verstärkt den Einfluß der psychischen Drogenabhängigkeit. Sie ist in erster Linie an den Entzugserscheinungen zu erkennen, die bei Unterbrechung des Drogenkonsums (Abstinenz) auftreten: Unruhe, Zittern, Schweißausbruch, Schwindel, Glieder- und Kopfschmerzen, Kreislaufschwäche, Erbrechen, Durchfall, Krampfanfälle, Depressionen und Wahnvorstellungen. Wird die Droge wieder eingenommen, verschwinden diese Erscheinungen spontan. Um die gewünschte Wirkung zu erzielen, muß der Abhängige immer größere Dosen der Substanz einnehmen oder spritzen (»fixen«). Solche körperlichen Abhängigkeiten kommen vor allem bei Alkohol, Tranquilizern, Schlafmitteln, Morphin und Heroin vor.

Die stärkste Abhängigkeit erzeugen die Opiate (Kodein, Dolantin, Morphin, Heroin) – ob sie nun halb- oder vollsynthetisch sind. Relativ schwach ist noch Kodein (rezeptpflichtig, in einigen Hustenmitteln enthalten), stärker ist bereits Dolantin (starkes Schmerzmittel, unter das Betäubungsmittelgesetz fallend), noch stärker wirkt Morphin als Betäubungsmittel. Heroin schließlich wirkt etwa sechsmal so stark wie Morphin und erzeugt bereits nach kurzem Mißbrauch die stärkste körperliche Abhängigkeit aller Drogen überhaupt. Aber auch bei Heroin muß infolge der Gewöhnung die Dosis laufend erhöht werden, so daß die Gefahr einer tödlichen Überdosis immer gegeben ist (»goldener Schuß«).

Behandlung

Von Drogen, die »lediglich« eine psychische Abhängigkeit erzeugen, können sich die »Süchtigen« meist selbst wieder von ihrer Abhängigkeit lösen – vor allem dann, wenn sich ihre psychosoziale Situation geändert hat. Rückfälle sind jedoch ziemlich häufig. In jedem Fall sollten Sie deshalb eine psychotherapeutische Behandlung suchen, wenn Sie von Amphetaminen beziehungsweise Weckaminen, von Tranquilizern, Schlafmitteln oder Kokain abhängig sind.

Vorsicht: Tranquilizer und Schlafmittel können nach längerem Mißbrauch auch körperlich abhängig machen! Dann wird eine Behandlung in einer Klinik notwendig.

Die Abhängigkeit von körperlich abhängig machenden harten Drogen (Morphin, Heroin) ist psychotherapeutisch nicht zu lösen. Denn die qualvollen Entzugserscheinungen können nur medikamentös gemindert werden. Es gibt zwei Typen von Entzugstherapien in Drogenkliniken:

1. die »ausschleichende Dosierung« der Droge mit medikamentöser Linderung der Entzugserscheinungen und
2. sofortiges Absetzen der harten Droge bei Therapie der Entzugserscheinungen mit Apomorphin (einer morphinähnlichen, aber nicht abhängig machenden Substanz) oder anderen Substanzen.

Nach Überwindung der eigentlichen Entzugserscheinungen sollte in der Drogenklinik eine gezielte psycho- beziehungsweise verhaltenstherapeutische Behandlung einsetzen – gleichzeitig mit dem Bemühen um soziale Rehabilitation (Wiederherstellung, Wiedereingliederung in die Gesellschaft).

In der Bundesrepublik Deutschland gibt es auch *Selbsthilfegruppen* Drogenabhängiger, von denen aber einige in ihren Zielsetzungen meist noch fragwürdig sind (Ziel ist nicht die Enthaltsamkeit von Drogen, sondern der Umstieg auf den überlegten Einsatz leichterer Drogen). Diese Gruppen sind nicht zu vergleichen mit der bewährten »Synanon«-Gruppe in den USA, einer Organisation von Ex-Süchtigen, die ihre Mitglieder wirklich vom Drogenkonsum abhält (ähnlich der Gruppe der Anonymen Alkoholiker). Deshalb sollten Sie in der Drogenklinik genaue Auskünfte über die möglichen Selbsthilfegruppen einholen und sich eine geeignete Gruppe empfehlen lassen.

Nach der Therapie ist meist ein harter Schnitt der bisherigen Lebenssituation empfehlenswert, um Rückfälle zu vermeiden: Wechsel des Freundeskreises, eventuell auch des Partners, Umzug usw.

Alkoholismus

Alkoholismus bedeutet psychische und körperliche Abhängigkeit von der Droge Alkohol. Streng genommen muß Alkohol als harte Droge wie Morphin oder Heroin eingestuft werden – auch wenn sie erst nach jahrelangem Mißbrauch körperlich abhängig macht. Doch ist diese Abhängigkeit einmal erreicht, ist eine erfolgreiche Behandlung oft genauso schwierig wie bei der Heroinabhängigkeit. Die Erfolgsquote bei der Behandlung von stark alkoholabhängigen Menschen beträgt nicht einmal 10 Prozent, da die Rückfallquote nach einer anscheinend erfolgreichen Entziehungskur sehr hoch ist.

Als Alkoholiker ist ein Mensch dann einzustufen, wenn er Entzugssymptome bei kurzfristiger Abstinenz zeigt (morgendliches Händezittern), wenn er also vom Alkohol bereits *körperlich abhängig* ist. (Zur Definition eines Alkoholikers durch die Weltgesundheitsorganisation – WHO – siehe unten.) So müssen Alkoholiker den »Flachmann« immer in der Tasche haben. *Psychisch abhängig* vom Alkohol sind sehr viele Jugendliche und Erwachsene. All diese Menschen sind gefährdet, irgendwann einmal – besonders in Zeiten langfristiger psychosozialer Belastung – auch körperlich vom Alkohol abhängig, also zum Alkoholiker zu werden.

Die körperliche Abhängigkeit vom Alkohol ist eine Zivilisationskrankheit. Sie führt zu schwersten Erkrankungen der Leber, der Bauchspeicheldrüse, des Magens, des Herzens und des Nervensystems und ruft psychosoziale Konflikte hervor.

Von 1950 bis 1980 stieg in der Bundesrepublik Deutschland der jährliche Pro-Kopf-Verbrauch an Alkohol von 3,6 auf fast 20 Liter. Jährlich werden für alkoholische Getränke mehr als 50 Milliarden DM ausgegeben. Ähnliche erschreckende Verhältnisse findet man in Österreich, in der Schweiz und allen anderen hochzivilisierten Ländern der westlichen und der östlichen Welt.

Nach der Definition der Weltgesundheitsorganisation (WHO) wird derjenige als Alkoholiker bezeichnet, dessen Abhängigkeit vom Alkohol einen solchen Grad erreicht hat, daß er deutliche geistige Störungen oder Schädigungen seiner körperlichen und geistigen Gesundheit, seiner mitmenschlichen Beziehungen, seiner sozialen und wirtschaftlichen Funktionen aufweist oder »Vorläufer« einer solchen Entwicklung zeigt.

Körperliche Schäden kann ein regelmäßiger Alkoholtrinker schon bei verhältnismäßig geringen Mengen erleiden. Das Risiko, einen Leberschaden zu bekommen, geht ein Mann bereits ein, wenn er über 20 Jahre hinweg mehr als ungefähr 60 Gramm reinen Alkohol täglich zu sich nimmt. Bei Frauen liegt die Gefahrenschwelle niedriger. 60 Gramm Alkohol sind enthalten in: etwa 1 ½ Liter Exportbier, ½ Liter Wein oder 0,15 bis 0,20 Liter Schnaps. Siehe dazu das Kapitel »Gefahren des Alkohols« auf Seite 42 bis 46, in dem Sie auch wichtige Informationen über den Nutzen des Alkohols erfahren.

Leberschaden bedeutet hier eine sogenannte Alkoholfettleber. Eine Leberzirrhose kann bei einem chronischen Alkoholkonsum von über 160 Gramm reinem Alkohol täglich auftreten (mehr als 4 Liter Bier, ungefähr 2 Liter Wein oder ungefähr ½ Liter Schnaps). Sicher liegt die Gefahrenschwelle bei jedem Menschen unterschiedlich hoch, doch sollte man sich davor hüten, von der »Trinkfestigkeit« auf die Belastbarkeit von Leber und Nerven hochzurechnen!

Die drei wichtigsten Alkoholikertypen sind:

- der süchtige Trinker, der, sobald er an einen Tropfen Alkohol gerät, völlig unkontrolliert bis zum Vollrausch weitertrinkt;
- der Gewohnheitstrinker, der kontrolliert zuviel trinkt und dabei in psychische und körperliche Abhängigkeit vom Alkohol gerät;
- der Gesellschaftstrinker, der in erster Linie in Gesellschaft unmäßig trinkt.

Alkohol wird von den Schleimhäuten verhältnismäßig schnell resorbiert (aufgesaugt) und von den Blutgefäßen weitergeleitet. Die Geschwindigkeit der Resorption hängt von der Alkoholkonzentration ab: destillierte Alkoholika (Schnaps, Likör) werden rascher resorbiert als Bier oder Wein (man bekommt schneller einen Rausch). Bei vollem Magen – insbesondere nach einer fettreichen Mahlzeit – nimmt die Aufnahmegeschwindigkeit erheblich ab.

Eine halbe bis eine Stunde nach der Aufnahme ist die höchste Konzentration des Alkohols im Blut erreicht. Der Alkohol verteilt sich dann schnell und gleichmäßig über den ganzen Körper.

Die Alkoholkonzentration im Körper ist abhängig von der Alkoholmenge, von der Aufnahmegeschwindigkeit, dem Körpergewicht und von der Geschwindigkeit, mit der der Alkohol abgebaut wird. Siehe dazu Seite 45. Geringe Mengen des Alkohols werden unverändert durch Nieren, Lunge und Haut ausgeschieden – nach einer sehr hohen Dosis bis zu 10 Prozent. Mit einem Anteil von 90 Prozent und mehr muß also die Leber fertig werden.

Alkohol – Gefahr für das Kind im Mutterleib

Alkohol passiert auch die Plazenta (Mutterkuchen) und kann so in den Kreislauf des Kindes im Mutterleib eindringen. Alkohol ist heute bei Neugeborenen eine der Hauptursachen für Mißbildungen und körperliche oder geistige Entwicklungsstörungen.

Daß Alkohol verheerende Folgen für die Nachkommen haben kann – davon waren schon die alten Griechen überzeugt. So rief Diogenes, als er einen irren und epileptischen Knaben erblickte: »Knabe, dein Vater hat dich im Rausch erzeugt.« Doch seit kurzem weiß man: Einen alkoholisierten Vater trifft keine Schuld. Vielmehr drohen den Kindern dann Mißbildungen, wenn ihre Mütter während der Schwangerschaft chronisch zur Flasche griffen: Bei diesen Kindern zeigen sich typische, eindeutige Anzeichen für eine Alkoholschädigung. Das Mißbildungsmuster dieser sogenannten

Alkoholembryopathie: frühzeitige Wachstumsverzögerung, Zurückbleiben in der geistigen Entwicklung, kleiner Kopf, fliehendes Kinn, zu kurze Lidspalten, schmallippiger Mund und Kummerfalten, Mißbildungen an den Genitalien und am Herzen sowie Defekte von Armen oder Beinen.

Etwa 17 Prozent der Kinder von Alkoholikerinnen sterben noch im Mutterleib oder kurz nach der Geburt, von den überlebenden Kindern weisen mehr als 30 Prozent die Zeichen einer Alkoholembryopathie auf. Als mißbildender Schadstoff des Alkohols wird das Alkoholabbauprodukt Azetaldehyd diskutiert.

Schwere Gesundheitsschäden durch Alkoholmißbrauch

Leberschäden

Die *Fettleber* (Seite 492) ist der häufigste alkoholbedingte Leberschaden. Dabei treten keine spürbaren Beschwerden auf; eine Fettleber ist mit Sicherheit nur durch eine Gewebeentnahme zu diagnostizieren. Bei Alkoholabstinenz über mehrere Wochen bildet sich die Verfettung zurück.

Bei der alkoholbedingten *Hepatitis* (Leberentzündung, Seite 490) unterscheiden Ärzte zwischen der chronisch-verharrenden (persistierenden) und der chronisch-aggressiven Hepatitis. Die chronisch-verharrende Hepatitis macht oft kaum Beschwerden, höchstens uncharakteristische wie Völlegefühl und Verdauungsstörungen. Bei der chronisch-aggressiven Hepatitis treten starke Bauchbeschwerden und eine Gelbsucht auf. Die chronisch-verharrende Hepatitis hat gute Heilungsaussichten, die aggressive dagegen geht häufig in eine Leberzirrhose über.

30 bis 50 Prozent aller *Leberzirrhosen* (Seite 492) sind auf Alkoholmißbrauch zurückzuführen. Durch Alkoholmißbrauch kann eine inaktive, eine kompensierte oder eine dekompensierte Leberzirrhose auftreten. Die inaktive äußert sich in Appetitlosigkeit, Blähungen, Müdigkeit und Depressionen. Manchmal verändert sich auch die Haut: Pergamenthaut, Gefäßerweiterungen in Form von Sternchen, weiße Flecken (auch auf den Fingernägeln) sind unverkennbare Signale. Männer müssen mit einer verminderten Potenz und Libido sowie einer Verkleinerung der Hoden rechnen.

Die dekompensierte (nicht ausgeglichene) Leberzirrhose verursacht heftige Beschwerden im Unterleib, Blähungen, Appetitlosigkeit, Erbrechen, Durchfälle, Depressionen und in schweren Fällen sogar ein Leberkoma (totaler, meist tödlicher Funktionsausfall der Leberzellen). Die Haut ist meist fahlgrau. Phasen einer Besserung (Kompensation) sind möglich, meist jedoch schreitet die Erkrankung fort.

Bei strikter Alkoholenthaltsamkeit besteht eine Chance, im Anfangsstadium die alkoholbedingte Leberzirrhose einzudämmen, zu kompensieren. *Doch: Einmal zerstörte Leberzellen sind nicht wieder aufzubauen.*

Reaktionen der Bauchspeicheldrüse

Noch empfindlicher gegen Alkohol als die Leber ist die Bauchspeicheldrüse. Sie reagiert auf chronischen Alkoholmißbrauch oft mit schweren, lebensbedrohenden Erkrankungen. Auch Krebserkrankungen der Speiseröhre und des Magens sind bei Alkoholikern häufiger als bei Nicht-Trinkern. Alkoholmißbrauch kann auch zu Herzinsuffizienz, zu Muskelschwäche und Muskelschwund führen.

Nervenschädigungen

Die schwerste Nervenschädigung bei Alkoholikern signalisiert das *Alkoholdelirium.* Häufig kommt es zu völliger Desorientierung und zu optischen Halluzinationen (»weiße Mäuse sehen«); die Stimmung schwankt zwischen Angst und Euphorie. Der Patient hat jede Beziehung zur Realität verloren: Er führt die unsinnigsten Handlungen aus. Vorboten des Deliriums sind Schweißausbrüche, Angst und Magen-Darm-Störungen. Ein unbehandeltes Delirium führt oft zum Tod. Aber auch durch neue Behandlungsmethoden ist es noch nicht gelungen, Todesfälle völlig zu vermeiden.

Auch das häufige *Zittern (Tremor)* bei Alkoholikern hat seine Ursache in einer Schädigung des Nervensystems. Anfangs ist es noch erfolgreich zu behandeln, in späteren Stadien ist jede Behandlung erfolglos. Es fängt mit Zittern der Hände an, der Tremor breitet sich dann auf Zunge, Lippen, Augenlider, Kopf und Füße aus. Das Zittern verstärkt sich bei seelischen Spannungen und läßt im Ruhezustand nach. Spätere Stadien des Tremors treten fast regelmäßig bei einem Delirium auf; man spricht dann vom *Delirium tremens*.

Schwerste *Persönlichkeitsveränderungen* sind weitere Folgen des chronischen Alkoholmißbrauchs: so Störungen des Gedächtnisses, Abnahme der Kritikfähigkeit, Verarmung der Vorstellungswelt, Nachlassen der Zuverlässigkeit, Euphorie wechselnd mit Depressionen, Mißtrauen und wahnhaften Verdächtigungen. Konflikte in Ehe und Beruf sind die Folgen. Es entsteht ein Teufelskreis: Seelische Störungen und Konflikte versucht der Alkoholiker wiederum in Alkohol zu »ertränken«.

Behandlung

Jeder Alkoholiker leugnet oder bagatellisiert den Alkoholmißbrauch. Ebenso steht er nicht zu seinen Persönlichkeitsstörungen, schuld haben immer andere: die Ehefrau oder die Kollegen, in vielen Fällen auch äußere Umstände (Streß).

Die Behandlung von starken Alkoholikern bietet wenig Heilungschancen. *Entziehungskuren* sind nur selten auf Dauer erfolgreich, trotzdem sollten sie bei jedem Alkoholiker – notfalls wiederholt – durchgeführt werden. Je früher Alkoholismus festgestellt wird, desto besser. Eine Möglichkeit, verleugneten Alkoholismus zu erkennen, bietet die Enzymdiagnostik, und zwar der Gamma-Glutamat-Transaminase im Blutserum. So gelingt es, vielen Alkoholikern ihre Abhängigkeit nachzuweisen und sie zur Entziehungskur zu veranlassen.

Der niedergelassene Arzt sollte dem Patienten keine Tabletten *(Antabus)* verordnen, sondern ihm eine *Entziehungskur in einer Klinik* nahelegen. Entzugsversuche durch den Hausarzt sind zwecklos, zumal von der Umwelt des Patienten meist keine Unterstützung zu erwarten ist.

Entziehungserfolge nur in der Klinik

In der Klinik (aus sozialen und psychischen Gründen sollte es keine Nervenheilanstalt sein!) werden die oft schweren Entzugserscheinungen unter anderem mit Medikamenten behandelt. Die entscheidende Phase ist die der *Entwöhnung;* hier werden vorwiegend psychotherapeutische Methoden eingesetzt. Schon während des Entzugs sollte der Patient von ehemaligen Alkoholikern besucht und zur Teilnahme an den Treffen der *Anonymen Alkoholiker* ermuntert werden. Die letzte Phase der Behandlung dient der körperlichen und seelischen Wiederherstellung *(Rehabilitation);* während dieser Zeit können die Patienten ihrer beruflichen Tätigkeit wieder nachgehen.

Während der Abwesenheit des Patienten sollte der einweisende Hausarzt mit dem Ehepartner des Alkoholikers aufklärende und beratende Gespräche führen. Als günstig erweist es sich auch, wenn der Ehepartner mit »Al-Anon«, der Gruppe von Angehörigen von Alkoholikern, Verbindung aufnimmt.

Die Rolle des Ehepartners bei Entstehung und Aufrechterhaltung des Alkoholismus ist noch nicht geklärt. Jedenfalls muß auch auf die psychischen Störungen des Partners Einfluß genommen werden. Vor allem bei den Frauen von Alkoholikern entstehen solche Störungen häufig erst als Reaktion auf den Alkoholismus des Mannes. Störungen dieser Art sind: Reizbarkeit, Nervosität, oft auch Aggressivität, dominierendes mütterliches Verhalten, Putzzwang, Mißtrauens- und Vorwurfshaltung, sexuelle Ablehnung. Diese Störungen sollten abgebaut werden, um die familiären Spannungen zu verringern und damit die Aussichten auf eine dauerhafte Lösung von der Abhängigkeit zu verbessern.

Nach der Rückkehr des Patienten aus der Klinik in die alte Umgebung ist es gut, wenn der einweisende Hausarzt dem Patienten ständig die Möglichkeit bietet, über seine Probleme zu sprechen. So muß der Hausarzt auch die Einstellung der Kollegen und Freunde seines Patienten kennen. Oft sind es nämlich die »lieben Freunde«, die einen Alkoholiker wieder in seine Sucht zurückstoßen (»ach, ein kleines Bierchen kann dir doch nicht schaden«).

Augenleiden

Es wäre ungerecht, die Sinne gegeneinander auszuspielen. Alle Sinne sind unentbehrlich für die Kommunikation mit der Umwelt und für die Orientierung. Doch wird der Sehsinn vielfach als der »wichtigste« Sinn eingestuft, zumal die Sehrinde des Gehirns größer ist als die Regionen des Gehirns, die die Informationen der anderen Sinne verarbeiten und koordinieren.

Wesentliches Element des Sehens ist die Wahrnehmung von Hell-Dunkel-Kontrasten. Das farbige Sehen ermöglicht darüber hinaus die Unterscheidung von Gegenständen, die bei gleicher Leuchtdichte verschiedene Teile des Lichtspektrums unterschiedlich stark reflektieren; sie erscheinen dem Auge verschiedenfarbig, obwohl ihr physikalischer Kontrast gleich Null ist.

Aufbau und Funktion des Auges

Das Auge verfügt über zwei verschiedenartige Aufnahmesysteme, die entsprechend den unterschiedlichen Lichtverhältnissen bei Tag oder in der Nacht (beziehungsweise im Hellen oder bei relativer Dunkelheit) ihre Funktion erfüllen. Die Zapfen der Netzhaut ermöglichen das *photopische Sehen* am Tage, die Stäbchen das *skotopische Sehen* bei relativer Dunkelheit (Dämmerung, Nacht). Die Zapfen vermitteln farbiges Sehen, die Stäbchen dagegen unterschiedliche Helligkeitswerte.

Das optische System des Auges – ein nicht exakt zentriertes, zusammengesetztes Linsensystem – entwirft durch Lichtbrechung auf der lichtempfindlichen Netzhaut ein seitenverkehrtes, kopfstehendes und verkleinertes Bild der Umwelt.

Der Augapfel (Bulbus) liegt in der knöchernen Augenhöhle, gleichsam hinter dem schützenden Vorhang der Augenlider. Die zum Sehen nötigen Augapfelbewegungen in verschiedene Richtungen ermöglichen die sechs äußeren Augenmuskeln, die in der Augenhöhle am Augapfel ansetzen.

Die Wand des Augapfels besteht aus drei Schichten:

- der weißen *Lederhaut* (Sklera), die sich am vorderen Augapfel als transparente *Hornhaut* (Kornea) vorwölbt,
- der Gefäß- oder *Aderhaut* und
- der innersten, lichtempfindlichen Haut, der *Netzhaut* (Retina).

Die Aderhaut läßt als Begrenzung der vorderen Augenkammer (hinter der Hornhaut) ein kleines »Guckloch«, die Pupille, auf die Linse frei. Der Ring der Aderhaut um die Pupille ist sehr gefäß- und farbstoffreich, man nennt ihn *Regenbogenhaut* oder Iris.

Die *Linse* des Auges ist bikonvex (vorne und hinten nach außen gewölbt), ihre Wölbung kann je nach Bedarf durch verschiedene Muskelfasern verändert werden. Sie besteht zu etwa 35 Prozent aus kristallklarem Eiweiß (Kristallin) und ist damit das eiweißreichste Organ.

Das Augeninnere ist vom wasserklaren, gallertartigen *Glaskörper* ausgefüllt; um dessen hinteren und mittleren Teil wölbt sich wie ein Kelch die Netzhaut (Retina) mit ihren »fotografischen« Aufnahmesystemen, den Stäbchen für das Sehen in der Nacht und den Zapfen für das Sehen am Tage.

Die Zapfen enthalten den Sehfarbstoff, der das farbige Sehen ermöglicht. Zapfen und Stäbchen stehen in Verbindung mit verschiedenen anderen Nervenzellen, die sich ebenfalls in der Retina befinden und deren Fasern sich schließlich sammeln und den Sehnerv bilden. Der *Sehnerv* wiederum vermittelt die von der Retina gewonnenen Eindrücke der Nervenzellen den Sehzentren im Gehirn, wo sie registriert, verglichen, ausgewertet und eventuell gespeichert werden. Der Sehnerv bildet gleichsam den Stiel zum Kelch der Retina. Da an der Stelle des Sehnervaustritts (Papille) die Netzhaut fehlt, wird hier nichts gesehen, man spricht deshalb vom *blinden Fleck.*

4 Millimeter seitlich (in Richtung Schläfe) des Sehnervursprungs vertieft sich die Retina zu einer kleinen Grube, der sogenannten Fovea oder dem *gelben Fleck.* Die Fovea ist die Stelle des schärfsten Sehens, der hintere *Brennpunkt* des Auges, dort wird der jeweils fixierte Gegenstand abgebildet. *Räumliches Sehen* (Binokularsehen) wird durch die Abbildung der Umwelt auf die Netzhaut beider Augen ermöglicht. Durch die Differenz der beiden Abbildungen lassen sich Entfernungen abschätzen.

Die *Bindehaut,* die Konjunktiva, überzieht als schleimhautähnliche Fortsetzung der vorderen Lidhaut die hintere Fläche des Lides und verbindet sich nach Bildung zweier Umschlagfalten fest mit der Hornhaut, dichtet also den mittleren und hinteren Teil des äußeren Augapfels ab.

Das menschliche Auge arbeitet mit *zwei Linsen:* Die erste Linse ist die Übergangsfläche Luft – Hornhaut, die zweite Linse ist die bikonvexe Augenlinse. Dazwischen liegt als Blende die Iris. Die Blende kehrt das Bild um und paßt sich dem jeweiligen Lichteinfall an. Die Linsen verkleinern das Bild und machen es bei angepaßter Blende scharf und lichtstark. Zur Brechkraft des Auges siehe Seite 366.

Das Auge

Die Graphik zeigt einen horizontalen Querschnitt durch das Auge

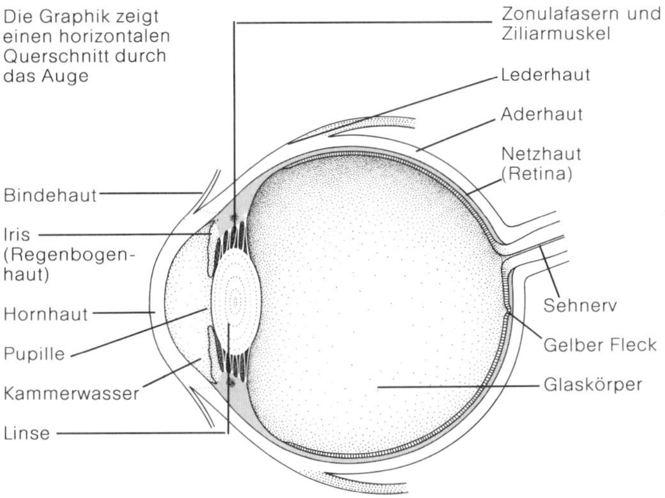

Räumliches Sehen

Jedes Auge »sieht« ein leicht unterschiedliches Bild der Umwelt. Das Gehirn setzt die beiden Abbildungen zusammen und interpretiert sie. So entsteht ein dreidimensionales »Bild« der Umwelt.

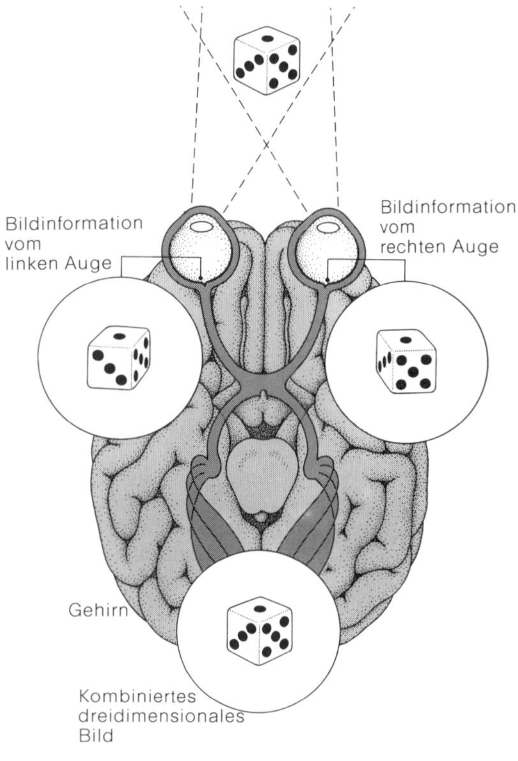

Abbildung auf der Netzhaut

Die Iris als Blende paßt sich den Lichtverhältnissen an. Sie kehrt den Gegenstand um, die Linsen verkleinern ihn. Auf der Netzhaut wird also der Gegenstand seitenverkehrt, auf dem Kopf stehend und verkleinert abgebildet. Der Sehnerv bringt die Information zum Sehzentrum, wo die Abbildung interpretiert wird.

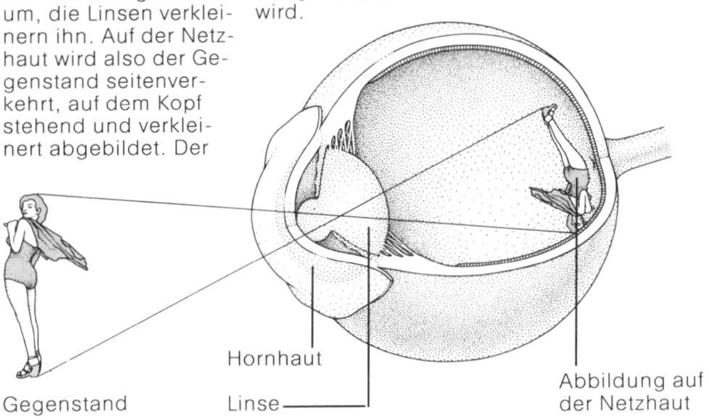

Die in diesem Kapitel behandelten Augenleiden sind in vier Gruppen eingeteilt. Die erste Gruppe befaßt sich mit Brechungsfehlern – Problemen wie Kurz- und Weitsichtigkeit. Die zweite Gruppe behandelt Störungen der sichtbaren Teile des Auges – hauptsächlich der Augenlider, der Regenbogenhaut und der Linse. Die wichtigste Erkrankung dieser Gruppe ist der *graue Star*. Die dritte Gruppe befaßt sich mit dem *grünen Star*, dem *Glaukom*. Die letzte Gruppe behandelt Störungen, von denen Strukturen des hinteren Teils des Auges betroffen sind – in erster Linie die Netzhaut und ihre Blutversorgung, aber auch die Muskeln und andere Gewebe, welche den Augapfel in seiner Augenhöhle umgeben.

Auf Seite 369 finden Sie einen Kasten mit den Arten der *Sehstörungen* und ihren möglichen Ursachen. Diese Zusammenfassung soll Ihnen als wichtige Orientierungshilfe dienen.

Brechungsfehler des Auges

Unser Auge sammelt und bricht die Lichtstrahlen – mit dem Ziel, ein scharfes und lichtstarkes Bild der betrachteten Umwelt auf der Netzhaut zu entwerfen. Unter der Brechkraft eines Linsensystems versteht man den Kehrwert seiner Brennweite. Einheit der Brechkraft ist die Dioptrie (dpt). 1 dpt ist die Brechkraft eines Linsensystems mit der Brennweite 1 Meter. Die Gesamtbrechkraft des Auges beträgt 58,6 dpt.

Die Brechkraft des Auges und die Pupillenweite (Blendenöffnung einer Kamera!) werden von glatten Muskeln, die von Nerven kontrolliert werden, verändert. Die Pupillenweite des Menschen hängt von der Umweltleuchtdichte und der Entfernung des fixierten Gegenstandes ab. Bei hellem Sonnenschein verengen sich die Pupillen. Blickt eine Versuchsperson zuerst in die Ferne und danach auf einen Gegenstand in beispielsweise 30 Zentimeter Entfernung, so werden die Pupillen enger, und die Brechkraft wird größer.

Man spricht dann von der Anpassung der Brechkraft des Auges an die Entfernung des fixierten Gegenstandes, von der *Akkomodation*. Die Akkomodation erfolgt durch eine Änderung der Krümmung der vorderen Linsenfläche mit Hilfe eines ringförmig um die Linse gelegenen Muskels, des *Ziliarmuskels*. Schaut der Mensch in die Ferne, erschlafft der Ziliarmuskel, die Linse wird flacher und erreicht ihre geringste Brechkraft. Blickt man dagegen in die Nähe, zieht sich der Ziliarmuskel zusammen, die Linse krümmt sich stärker, und die Brechkraft nimmt zu.

Brechungsfehler des Auges können sein: *Kurzsichtigkeit, Weitsichtigkeit* und *Astigmatismus*.

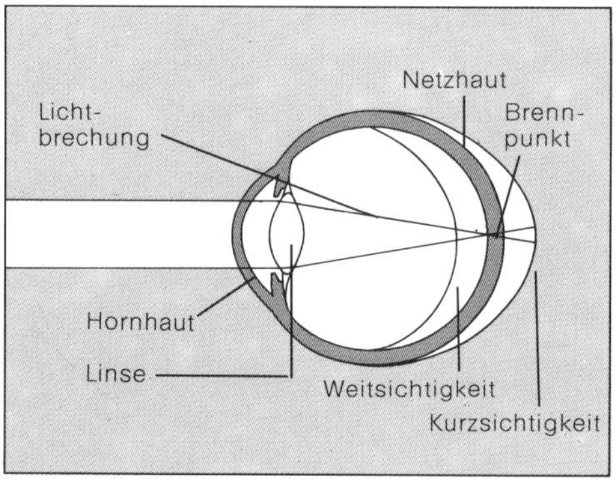

Lichtbrechung
Das menschliche Auge arbeitet mit zwei Linsen, die das Licht brechen: Die erste Linse ist die Übergangsfläche Luft-Hornhaut, die zweite Linse ist die bikonvexe Augenlinse. Beide Linsen brechen die Lichtstrahlen, um sie auf die Netzhaut zu richten. Bei einem zu langen Augapfel können sich die Lichtstrahlen bereits vor der Netzhaut vereinigen (Kurzsichtigkeit), bei einem zu kurzen Augapfel hinter der Netzhaut (Weitsichtigkeit).

Kurzsichtigkeit (Myopie)

Wenn Sie bis etwa 5 Meter Entfernung scharf sehen, weiter entfernte Gegenstände jedoch nur verschwommen, dann sind Sie kurzsichtig.

Bei Kurzsichtigkeit vereinigen sich die parallel in das Auge einfallenden Lichtstrahlen vor der Netzhaut im Glaskörperraum des Auges statt punktförmig auf der Netzhaut. Parallel einfallende Strahlen stammen von entfernteren Gegenständen. Entferntere Gegenstände sehen Kurzsichtige also unscharf.

Eine punktförmige Abbildung auf der Netzhaut, also ein scharfes Sehen, ist für Kurzsichtige nur in einer Entfernung bis etwa 5 Meter möglich; denn von nahen Gegenständen gehen keine parallelen, sondern divergente (auseinandergehende) Strahlen aus.

Kurzsichtige können nur dann auf weitere Entfernungen etwas besser sehen, wenn sie ihre Lidspalte verengen. So verkleinern sich die auf der Netzhaut einfallenden Zerstreuungskreise durch Blendenwirkung. Aufgrund dieses »Blinzelns« bekam die Kurzsichtigkeit den Namen Myopie (»Blinzeläugigkeit«).

In vielen Fällen erreicht die Myopie nur mäßige Grade (bis etwa minus 6 dpt) und bleibt dann auf diesem Stand.

Bösartige Myopie

In anderen Fällen schreitet die Myopie schicksalhaft und unabwendbar bis zu minus 30 dpt und mehr fort. Diese exzessive, bösartige Kurzsichtigkeit führt zu schweren Dehnungsveränderungen an Aderhaut und Netzhaut im Bereich des hinteren Augenpols, die bis zur Erblindung führen können. Direkte Folge der Veränderungen können Netzhautablösungen und Glaskörperblutungen sein.

Ursachen

Die Anlage zur Kurzsichtigkeit kann vererbt werden. Ursache ist meist ein anlagebedingtes Längenwachstum des Augapfels, so daß die Entfernung zwischen Hornhaut und Netzhaut vergrößert wird. Seltener ist die Brechungsmyopie durch vermehrte Hornhaut- und Linsenkrümmung.

Behandlung

Korrektur durch *Konkavgläser* (einwärts gewölbte Gläser), also durch Zerstreuungsgläser, ermöglicht ein gutes Sehen auch in die Ferne. Meist sind dabei Kontaktlinsen günstiger als Brillen. Mit Licht- beziehungsweise Laserstrahlen sowie durch Kälteverfahren lassen sich Augenhintergrundsveränderungen prophylaktisch abriegeln. Höhergradig Kurzsichtige sollten außerdem zur Vorbeugung von Glaskörperblutungen schwerste körperliche Arbeit meiden.

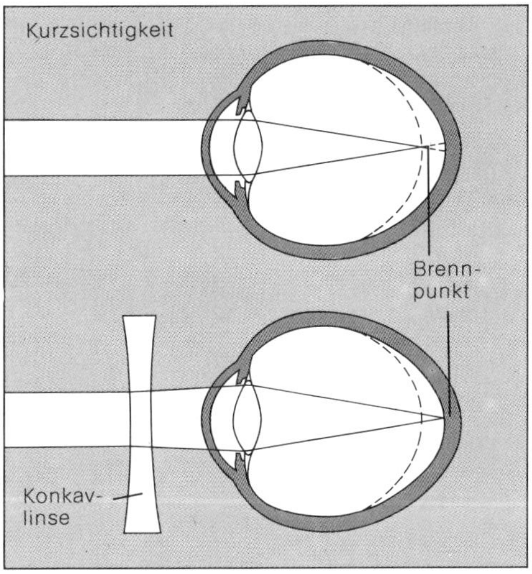

Korrektur der Kurzsichtigkeit
Bei der Kurzsichtigkeit vereinigen sich parallel ins Auge einfallende Lichtstrahlen (Strahlen, die von mehr als fünf Meter entfernten Gegenständen ausgehen) bereits vor der Netzhaut. So werden entferntere Gegenstände nur verschwommen gesehen. Eine Konkavlinse vor dem Auge vermag diesen Brechungsfehler zu korrigieren.

Weitsichtigkeit (Hyperopie)

Sehen Sie entferntere Gegenstände gut, haben Sie aber Schwierigkeiten beim Lesen, dann sind Sie weitsichtig.

Einfallende Strahlen kommen beim weitsichtigen Auge erst hinter der Netzhaut zur Vereinigung. Der Brennpunkt des weitsichtigen Auges liegt also nicht auf der Netzhaut, sondern hinter ihr. Das Auge kann den Brechungsfehler nur dadurch ausgleichen, daß es die Brechkraft seiner Linse durch Anpassung (Akkomodation, Seite 366) erhöht. Da aber das weitsichtige Auge bereits beim Sehen in die Ferne ständig akkomodieren muß, kann die zusätzliche Anpassung an die Nähe einen schmerzhaften Akkomodationskrampf des Auges und auch oft Kopfschmerzen hervorrufen.

Ursachen

Meist liegt ein anlagebedingter Kurzbau des Auges vor, so daß der Brennpunkt hinter die Netzhaut verlagert wird. Seltenere Ursache ist eine zu geringe Brechkraft des Auges (mangelnde Akkomodationsmöglichkeit).

Der durch die Akkomodationskraft beseitigte Anteil der Weitsichtigkeit wird als *latente* (verborgene) *Hyperopie,* der noch verbleibende als *manifeste* (offenbare) *Hyperopie* bezeichnet. In mittlerem oder höherem Lebensalter nimmt die Akkomodationskraft natürlicherweise ab, so daß die manifeste Weitsichtigkeit größer wird: Der Betroffene sieht die Dinge allmählich verschwommener. Die natürliche *Altersweitsichtigkeit* (Seite 368) täuscht also eine Zunahme des Brechungsfehlers vor, obwohl die Hyperopie eher die Tendenz hat abzunehmen!

Behandlung

Der Stärke des Brechungsfehlers entsprechende *Konvexgläser* (nach außen gewölbte Gläser, auch Sammelgläser genannt) verstärken die Brechkraft des Auges und vereinigen die Lichtstrahlen in einem Brennpunkt auf der Netzhaut ebene.

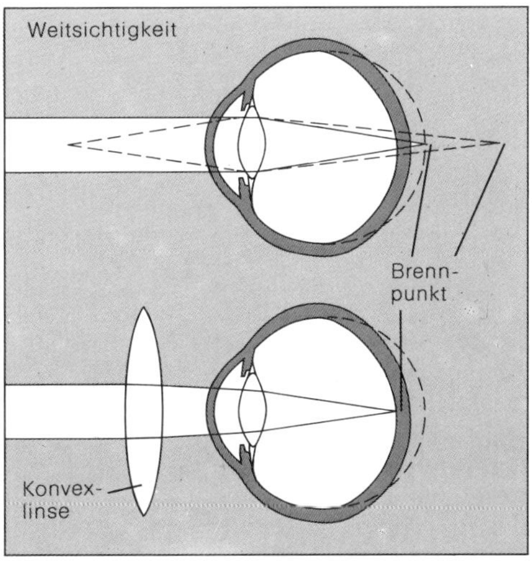

Korrektur der Weitsichtigkeit
Infolge eines Kurzbaus des Augapfels werden bei der Weitsichtigkeit alle ins Auge fallenden Lichtstrahlen erst hinter der Netzhaut vereinigt. Bei entfernteren Gegenständen kann das Auge diesen Brechungsfehler oft noch durch eine Erhöhung der Brechkraft seiner Linse (höhere Linsenkrümmung) ausgleichen. Die zusätzliche Anpassung an die Nähe ruft meist einen Anpassungskrampf, Kopfschmerzen und verschwommenes Sehen hervor. Eine Konvexlinse vor dem Auge verstärkt das Linsensystem des Auges und korrigiert die Weitsichtigkeit.

Altersweitsichtigkeit (Alterssichtigkeit)

Ab etwa dem 40. Lebensjahr nimmt die Elastizität der Linse des Auges kontinuierlich ab. Außerdem läßt auch die Spannkraft des Ziliarmuskels (Seite 366), der die Anpassung an nahe Gegenstände durch Verformung der Linse bewirkt, nach.

Korrektur der Altersweitsichtigkeit
Ab etwa dem 40. Lebensjahr verliert die Linse des Auges allmählich immer mehr von ihrer Brechkraft. So rückt der Punkt des nächstmöglichen Sehens immer mehr vom Auge weg, bis schließlich viele Menschen die Zeitung nur mit ausgestreckten Händen oder einer Brille lesen können. Korrigiert kann diese Altersweitsichtigkeit mit einer Konvexlinse werden, die die Brechkraft der Augenlinse für die Nähe verstärkt.

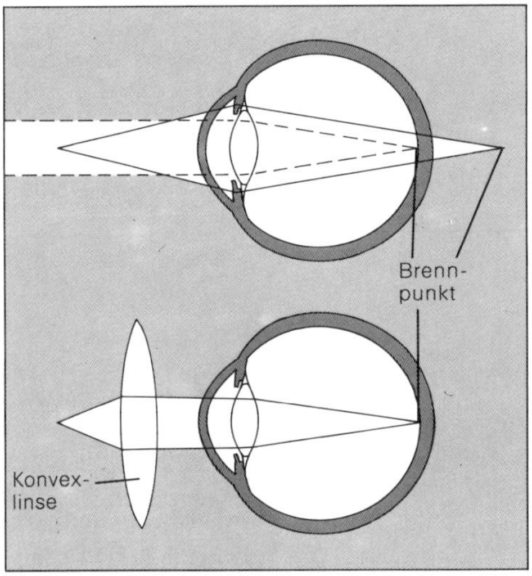

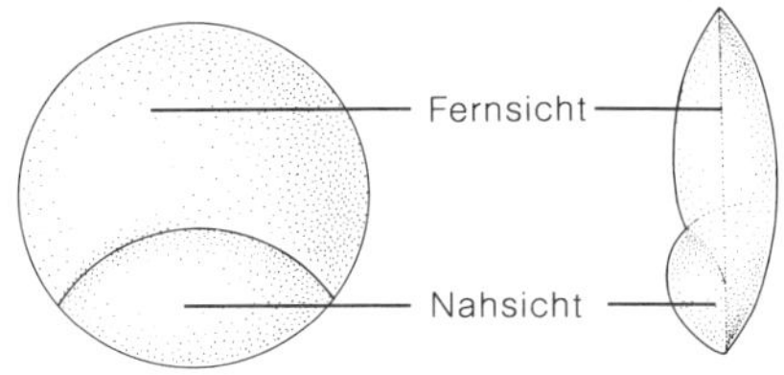

Bifokalgläser (Zwei-Stärken-Gläser)
Wenn Sie sowohl nahe als auch entfernte Gegenstände verschwommen sehen, brauchen Sie keine zwei Brillen. Denn es gibt sogenannte Bifokalgläser, bei denen der obere Teil für die Fernsicht und der untere Teil für die Nahsicht ist.

Allmählich rückt so der Nahpunkt des Auges, der Punkt des nahesten Sehens, immer weiter vom Auge weg. So müssen alte Menschen ihre Zeitung oft in Armlänge von sich weghalten, um sie lesen zu können. Buchstaben oder Gegenstände, die näher am Auge sind, sehen sie nur verschwommen.

Behandlung

Eine Brille mit Konvexgläsern behebt diese leichte Weitsichtigkeit (»Lesebrille« für ältere Menschen). Siehe dazu unter »Weitsichtigkeit«.

Astigmatismus

Astigmatismus bedeutet eine nicht punktförmige Abbildung der auf das Auge einfallenden Strahlen bei abnormer Wölbung der Hornhaut – so beispielsweise bei einem angeborenen *Hornhautkegel* (Keratokonus).

Wenn Sie eine solche abnorme Hornhautwölbung haben, können Sie in keiner Entfernung deutlich sehen.

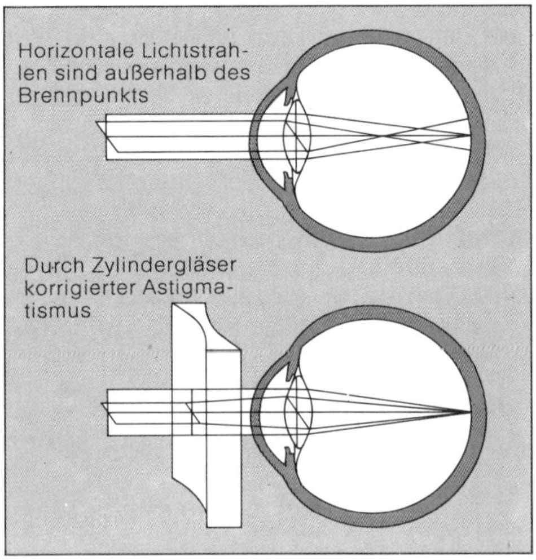

Hier irrt der Laie
Arbeiten oder Lesen bei schlechtem Licht oder zuviel Fernsehen schädige die Augen – das glauben immer noch viele Menschen. Diese Ansicht ist falsch. Ein intensiver Gebrauch gesunder Augen schädigt die Augen keineswegs.

Behandlung

Mit entsprechend der abnormen Wölbung geformten Gläsern, sogenannten *Zylindergläsern,* kann dieser Brechungsfehler leicht korrigiert werden.

Wenn Sie Kontaktlinsen vorziehen, können Sie auch entsprechende, den Astigmatismus korrigierende Kontaktlinsen tragen.

Erkrankungen der Augenlider und der Bindehaut

Das sichtbare Auge verkörpert nur rund den zehnten Teil der Oberfläche des vollständigen Augapfels. Die *Lider* schützen das Auge vor Fremdkörpern oder grellem Licht.

Heben, Öffnen und Schließen der Lider besorgen verschiedene Muskeln. Droht ein Gegenstand (Zweig usw.) den Augapfel zu verletzen, schließen sich die Lider unwillkürlich und schnell.

Die *Augenbindehaut* (Konjunktiva) überzieht als schleimhautähnliche Fortsetzung der vorderen Lidhaut die hintere Fläche des Lides und verbindet sich nach Bildung zweier Umschlagfalten fest mit der Hornhaut.

Die äußere Oberfläche der Hornhaut ist immer von einem zartem Tränenfilm überzogen, der ihre optischen Eigenschaften verbessert. Gleichzeitig schützt dieser Film Hornhaut und Bindehaut vor dem Austrocknen.

Die *Tränendrüsen* liegen dicht unter dem oberen Rand der Augenhöhlen, und zwar zur Schläfenseite hin. Über Tränenröhrchen wird die Tränenflüssigkeit in den Tränensack im inneren Augenwinkel abgeleitet, von dort fließt sie durch den Tränen-Nasen-Kanal in die Nase ab. Die Tränenflüssigkeit hat neben ihrer Aufgabe, ständig einen zarten Tränenfilm zu bilden, noch zwei andere Aufgaben: Sie spült Fremdkörper weg und löst psychische Spannungen durch überschießende Tränenbildung.

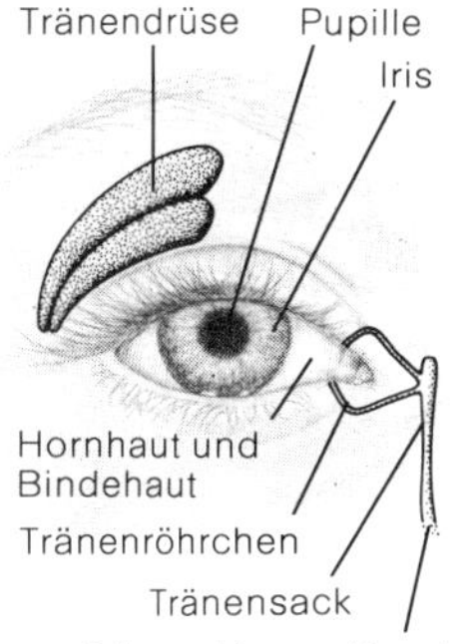

Ursachen einer Sehverschlechterung oder einer plötzlichen Erblindung

Sehstörungen können plötzlich auftreten oder sich allmählich entwickeln. Allerdings wird oft eine schon Jahre bestehende einseitige Sehstörung nur zufällig plötzlich bemerkt. Die folgende Zusammenstellung soll Ihnen einen knappen Überblick über die möglichen Ursachen von Sehstörungen vermitteln:

1. Plötzliche hochgradige Sehverschlechterung oder Erblindung auf einem Auge
- Verschluß der Netzhaut-Zentralarterie, Seite 381 (plötzliche einseitige Erblindung ohne Schmerzen);
- Erkrankungen oder Verletzungen des Sehnervs (etwa durch Schädelbrüche);
- akutes Glaukom (grüner Star), Seite 376;
- Netzhaut- oder Glaskörperblutungen.

2. Plötzliche hochgradige Sehverschlechterung auf beiden Augen
- Gefäßerkrankungen oder Blutungen im Bereich der Sehbahn;
- Akkommodationslähmung (bei Lähmung des Ziliarmuskels kann sich die Linse nicht mehr wölben, so daß Sie plötzlich in der Nähe sehr schlecht sehen).

3. Plötzliche Erblindung beider Augen
- Verletzungen oder Erkrankungen des Sehzentrums der Hirnrinde oder der zentralen Sehbahn im Gehirn

4. Unscharfes Sehen
- Brechungsfehler (Kurz- oder Weitsichtigkeit), Seite 366, können durch Gläser behoben werden.

5. Verschleiertes Sehen
- grauer Star, Seite 374;
- Trübungen des Glaskörpers (»Sehen fliegender Mücken«).

6. Gesichtsfeldausfälle
- Netzhautablösung, Seite 380 (ein schwarzer Vorhang oder Schatten senkt sich vor das Auge);
- Erkrankungen der Netzhautgefäße oder Entzündungen der Aderhaut-Netzhaut (sektorenförmige Schatten).

7. Verzerrtsehen
- Erkrankungen der Netzhautmitte.

8. Kleinersehen von Gegenständen
- Ödem (Wasseransammlung) im gelben Fleck.

9. Größersehen
- Vernarbung des gelben Flecks.

10. Blitze, Funken, Flimmern
- beginnende Netzhautablösung, Seite 380;
- Beginn eines Migräneanfalls, Seite 334 (mit Gesichtsfeldausfall).

11. Farbige Ringe um Lichtquellen
- Trübungsflächen der Hornhaut;
- beginnender grüner Star, Seite 376.

12. Doppeltsehen
- Plötzliche Augenmuskellähmung, Seite 382.

Suchen Sie bei jeder Art von Sehstörung unverzüglich einen Augenarzt auf!

Ptosis (Herabhängen des Oberlids)

Visuelle Diagnosehilfe Seite 255.

Herabhängendes Oberlid
Konsultieren Sie Ihren Augenarzt, wenn ein offensichtlich gesundes Oberlid herunterzuhängen beginnt und das Auge teilweise bedeckt. Zugrunde liegen können verschiedene Störungen oder Krankheiten wie beispielsweise Myasthenia gravis.

Das Herabhängen des Oberlides mit teilweiser oder seltener vollständiger Bedekkung des Auges bezeichnet man als Ptosis. Sie wird durch eine Schwäche des Muskels, der das Lid anhebt, verursacht. Eine Ptosis kann schon von Geburt an vorhanden sein; sie kann sich aber auch in jedem Alter entwickeln, wenn der Nerv, der den Lidmuskel steuert, oder der Muskel selbst geschädigt werden – etwa durch eine Verletzung oder durch verschiedene Leiden, zum Beispiel eine *Myasthenia gravis* (Seite 520).

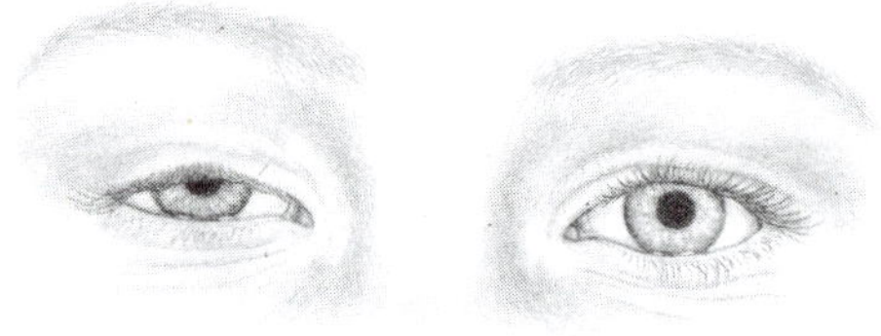

In all diesen Fällen kann die Ptosis eines oder beide Augen befallen und sich im Laufe eines Tages an Schwere ändern. Schließlich entwickelt sich die Ptosis des öfteren auch im höheren Lebensalter, wenn die Muskeln eines oder beider Augenoberlider schwächer werden.

Eine schwerere Ptosis mindert die Sehkraft des betroffenen Auges. Hinzu kommt noch das ästhetisch-kosmetische Problem des herunterhängenden Oberlids.

Behandlung

Die Behandlung richtet sich nach der Grundkrankheit. In manchen Fällen kann eine Operation helfen, in anderen (so bei der Myasthenia gravis, Seite 520) ein Medikament.

Gerstenkorn und Hagelkorn

Visuelle Diagnosehilfe Seite 254.

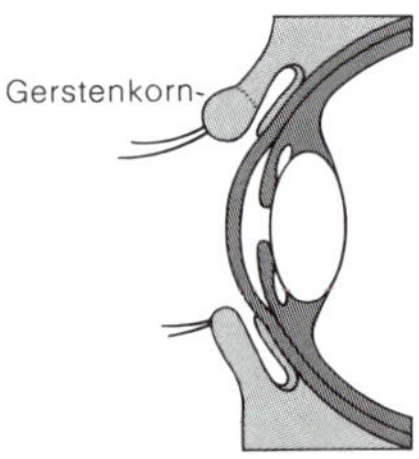

Ein *Gerstenkorn* (Hordoleum) ist eine akute eitrige Entzündung der *Moll-Schweißdrüsen* der Augenlider.

Ursache ist eine Infektion mit eitererregenden Bakterien (Staphylokokken). Gerstenkörner finden sich entweder am Lidrand oder an der Lidinnenfläche; dabei ist das Lid entzündlich geschwollen und gerötet. .

Gerstenkörner heilen meist nach fünf bis acht Tagen von selbst ab, nur selten müssen sie vom Augenarzt geöffnet und mit Antibiotika behandelt werden – im Gegensatz zu den Hagelkörnern (siehe unten). Wenn immer wieder Gerstenkörner erscheinen, liegt eine herabgesetzte Widerstandskraft, eine chronische Lidentzündung oder mangelnde Sauberkeit zugrunde.

Ein *Hagelkorn* (Chalazion) ist eine chronische Entzündung der Augenlider.

Ursache ist eine Sekretstauung der *Meibom-Drüsen* (Talgdrüsen). Ein Hagelkorn ist ein schmerzfreier, reizloser, derber Knoten – bis zu Hagelkorngröße. Die Lidhaut ist darüber frei beweglich, da das Hagelkorn innerhalb des Lidknorpels liegt.

Entzündet sich ein Chalazion, schwillt das ganze Lid an; eine solche Entzündung schmerzt ziemlich.

Die freie Beweglichkeit der Lidhaut über dem Hagelkorn schließt eine Verwechslung mit anderen Geschwülsten der Augenlider (siehe Seite 371) aus.

Behandlung

Kleine Chalazione schwinden gewöhnlich innerhalb von ein, zwei Monaten. Sie können diesen Prozeß durch sanfte Massage des Lides zum Lidrand hin beschleunigen – so kommt es zu einer allmählichen Entleerung.

Größere Chalaziome verschwinden meist nicht spontan, sie *müssen operativ entfernt werden.*

Lidrandentzündung

Rauch, Staub und Bakterien (meist Staphylokokken) können Lidrandentzündungen, auch der Lidwinkel, hervorrufen.

Anzeichen

Eine entzündliche Rötung der Lidränder, Schuppenbildung zwischen den Wimpern und eventuell auch Wimpernausfall; bisweilen kann es auch zu eitriger Krusten- und Borkenbildung kommen.

Behandlung

Erfolg versprechen lediglich Antibiotika- und Kortisonpräparate; bisweilen können Lidrandentzündungen recht hartnäckig sein.

Tumoren der Augenlider

Es gibt vielerlei gutartige Lidtumoren, so in der äußeren Lidhaut gelegene kleine, weiße *Hornperlen* (Milien), *halbkugelige Talggeschwülste* oder auch *Hagelkörner* (siehe Seite 370), *Lidwarzen*, hellgelbe plattenartige *Fettgeschwülste* oder *Hämangiome* (Blutgefäßgeschwülste). Manche dieser Geschwülste bilden sich nach Monaten von selbst zurück, so Hagelkörner oder auch Hämangiome.

Behandlung

Die Tumoren, die sich nicht zurückbilden, können chirurgisch entfernt werden.

Lidkrebs

Lidkrebs ist relativ selten. Im Bereich des Augenwinkels können am Unterlid *Basaliome* entstehen – das sind plattenartige Tumoren mit derbem Rand. Tochtergeschwülste bilden sie so gut wie nie. Gefährlicher, aber sehr selten sind *Spinaliome;* sie bilden früher oder später Tochtergeschwülste.

Behandlung

Ein rechtzeitig erkannter und entfernter Lidkrebs ist hundertprozentig heilbar.

Suchen Sie deshalb bei allen tumorartigen Veränderungen der Lider, so bei warzigen Wucherungen oder verkrusteten Geschwüren mit derbem Rand, die langsam größer werden, einen Augen- oder Hautarzt auf!

Einwärts- oder auswärts-gekehrte Unterlider

Wenn im höheren Lebensalter das Fasergewebe der Unterlider schlaff wird, kann der Lidmuskel den Lidrand nach innen ziehen (siehe Abbildung). In der Fachsprache spricht man dann von einem *Entropium.*

Folgen eines Entropiums können sein: Reizung der Augenbindehaut und der Hornhaut durch Scheuern der Augenwimpern.

Wird dagegen im höheren Lebensalter der Muskel des Unterlids schwach, kann das Unterlid herunterhängen; die Lidinnenseite kehrt sich also nach außen *(Ektropium).*

Folgen sind: Austrocknung und Reizung der Lidinnenseite, Bindehaut- und Hornhautreizung.

Behandlung

Sowohl das Entropium als auch das Ektropium können durch eine kleine Operation leicht behoben werden.

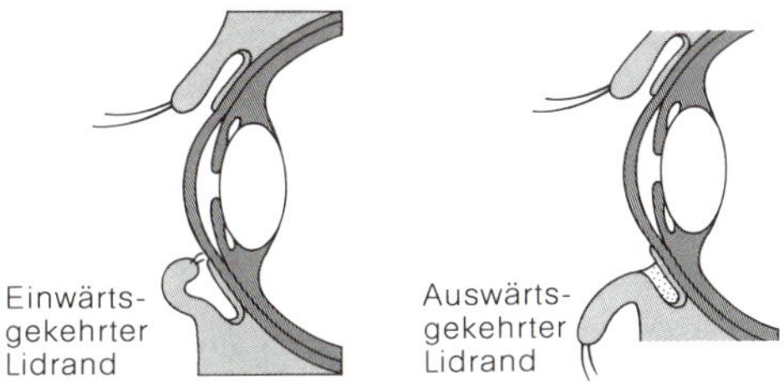

Visuelle Diagnosehilfe Seite 255.

Nasses Auge (vermehrte Tränenbildung)

Psychische Spannungen können eine vorübergehende vermehrte Tränenbildung auslösen: das Weinen. Vorübergehend ist der Tränenfluß auch bei den verschiedensten Reizerscheinungen am Auge – etwa durch Fremdkörper, Kälte, Strahlung von Höhensonnen – oder Entzündungen im Augeninnern erhöht.

Ein »ewiges nasses Auge«, also ständiges Tränenträufeln, wird dagegen meist durch einen gestörten Tränenabfluß ausgelöst – so durch Verengungen oder Verstopfungen der Tränenröhrchen oder des Tränen-Nasen-Ganges.

Komplikationen dieser Verengungen oder Verstopfungen können chronische Vereiterungen, vor allem des Tränensacks, sein.

Behandlung

Ein gestörter Tränenabfluß kann durch eine kleine Operation behoben werden.

Bindehautentzündung (Konjunktivitis)

Die Entzündung der Augenbindehaut ist die häufigste Augenerkrankung. Meist liegt eine Infektion mit Bakterien oder Viren zugrunde; aber auch Fremdkörper oder ultraviolette Strahlen (UVB- und UVC-Strahlen des Sonnenlichts oder eines Solariums) können eine Bindehautentzündung hervorrufen. Häufig ist auch die allergische Bindehautentzündung – meist im Rahmen einer Pollenallergie (Seite 283).

Anzeichen

Das Weiße des Auges erscheint blutunterlaufen, die Bindehaut ist entzündlich geschwollen. Der Erkrankte leidet unter Lichtscheu und Tränenfluß; auffallend ist die wäßrig-schleimige (bei Virusinfektion oder UV-Strahlen) oder schleimig-eitrige Absonderung (bei bakterieller Infektion) aus dem Auge.

Bei einer bakteriellen Infektion sind meist beide Augen betroffen; eine Virusinfektion befällt zunächst meist nur ein Auge und nach etwa einer Woche das zweite.

Die früher ziemlich häufige Schwimmbad-Konjunktivitis ist heute dank guter Hygiene der Schwimmbäder selten geworden. Bei manchen Hautleiden kann auch die Bindehaut entzündet sein, so beispielsweise bei der Rosazea (Seite 408) oder bei Herpes zoster (Seite 272). In diesen Fällen ist ebenso wie bei einer Virus-Konjunktivitis meist auch die Hornhaut mitbefallen *(Kerato-Konjunktivitis).* Zu den Symptomen der Hornhautentzündung siehe Seite 373.

Behandlung

Visuelle Diagnosehilfe Seite 254.

Der Augenarzt verordnet antibiotikahaltige Augentropfen oder Augensalben. Vor jeder Anwendung dieser Mittel sollten Sie Ihre Augen mit lauwarmem Wasser auswaschen. Mit Hilfe dieser Mittel ist eine bakteriell bedingte Konjunktivitis nach etwa zehn Tagen geheilt. Eine virale Konjunktivitis verschwindet nach ein paar Wochen spontan. Eine durch Wimperntusche oder Lidschatten bedingte Konjunktivitis ist grundsätzlich allergischer Art, und zwar sind Sie gegen eine bestimmte Substanz in den verwendeten Kosmetika allergisch: Sie müssen also die verwendeten Kosmetika absetzen (siehe dazu Kontaktekzem, Seite 280).

Vorbeugung

Manche Bindehautentzündungen entstehen durch mangelnde Hygiene: Reiben der Augen mit verunreinigten Fingern, Benutzen unsauberer Handtücher oder Waschlappen.

Eine seltenere Sonderform ist die *Bindehautentzündung Neugeborener durch Gonokokken,* die sie sich bei der Geburt durch eine mit Gonokokken infizierte Mutter holten (Gonokokken erzeugen Tripper). Selten ist dieser »Augentripper« auch bei Erwachsenen geworden – wohl aber nur deshalb, weil Tripper (Gonorrhoe) nicht mehr so häufig ist.

Wichtig: Wenn Sie ein künstliches Sonnenbad unter einem Solarium nehmen, sollten Sie stets eine Schutzbrille aufsetzen!

Erkrankungen der Hornhaut, der Iris und der Lederhaut

Die Hornhaut des Auges (Seite 365) ist wegen ihrer exponierten Lage empfänglich für Verletzungen und Infektionen. Das gilt mit Einschränkungen auch für die Regenbogenhaut (Iris), die überdies bei fortschreitenden Hornhauterkrankungen oft mitbetroffen wird. Entzündungen der Lederhaut des Auges (Seite 374) sind dagegen selten, meist entstehen sie nur bei einer unbehandelten Bindehautentzündung (Seite 371) oder Iriserkrankung.

Hornhauterkrankungen

Hornhautleiden können durch Verletzungen oder Infektionen hervorgerufen werden, degenerative Leiden sind seltener.

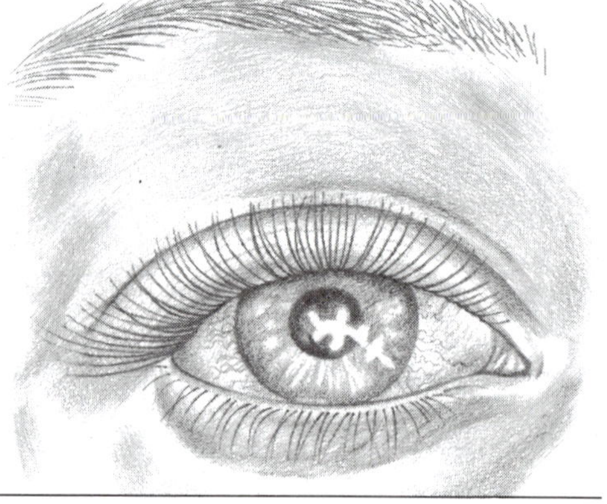

Unter einem Ulcus serpens versteht man ein bakteriell bedingtes Hornhautgeschwür. Es fällt als grauweißer bis grüngelber Fleck auf. Rahmweiße Flecke der Hornhaut können aber auch auf einen Pilzbefall hindeuten, der durch wahllose Behandlung von Augenentzündungen mit Antibiotika- und Kortisonsalben häufiger geworden ist.

Hornhautentzündungen und -geschwüre

Hornhautverletzungen durch Verätzungen, schnellende Zweige, Strohhalme, Fremdkörper wie Metallspäne, Steinsplitterchen usw. führen zu Defekten der obersten Hornhautschicht.

Anzeichen

Fremdkörpergefühl, Schmerzen, Tränenfluß und eventuell Lidkrampf und Lichtscheu.

Behandlung

Entfernung eventueller Fremdkörper, Augensalben.

Hornhautgeschwüre

Auf eine Hornhautverletzung kann sich eine bakterielle oder eine Virusinfektion aufpfropfen: Es kommt zu einem Hornhautgeschwür.

Anzeichen

Grauweißes bis grüngelbes Geschwür in der Hornhautmitte, Lidkrampf, starke Verminderung der Sehkraft. Gleichzeitig bildet sich Eiter in der vorderen Augenkammer.

Behandlung

Nur sofortige Behandlung wie elektrische Zerstörung des Geschwürrandes und Antibiotikainjektionen unter die Bindehaut verhindern schwere Komplikationen wie Einschmelzung der Hornhaut oder sekundären grünen Star (Seite 378)! Bei schwerer Hornhautschädigung muß eine konservierte Hornhaut eines Verstorbenen übertragen werden (Hornhauttransplantation).

Visuelle Diagnosehilfe Seite 254.

Pilzerkrankungen der Hornhaut

Häufig geworden sind Pilzerkrankungen der Hornhaut – teilweise auch durch wahllose Behandlung von Augenentzündungen mit Antibiotika und vor allem Kortison. Ein Pilzbefall der Hornhaut gleicht einem Hornhautgeschwür.

Behandlung

Pilztötende Mittel; in schweren Fällen ist eine Hornhauttransplantation notwendig.

Infektionen der Hornhaut

Bläschen in der obersten Hornhautschicht, die später platzen, und graue Rinnen der Hornhaut weisen auf eine Infektion mit dem *Herpes-simplex-Virus* hin. Diese Infektion ist anlagebedingt und kann sich wiederholen; in manchen Fällen entsteht dann ein Hornhautgeschwür.

Behandlung

Hitzebehandlung, eventuell Entfernung der obersten Hornhautschicht, Augensalben, Impfung mit dem Herpes-H-Impfstoff.

Eine Infektion mit dem *Zoster-Virus* bietet ein charakteristisches Bild: halbseitige Bläschenbildung auf Stirn, Oberlid und Nasenwurzel; anschließend kommt es oft zur Infektion der Bindehaut und der Hornhaut – mit Bläschen, die zu geschwürigen Gewebsuntergängen führen.

Behandlung

Augensalben.

Wölbungsanomalien

Anomale Wölbungen der Hornhaut wie der Hornhautkegel (Keratokonus) sind erblich bedingt; wahrscheinlich kommen noch hormonelle Einflüsse hinzu. Wölbungsanomalien führen zum Astigmatismus (siehe dazu Seite 368).

Degenerative Hornhautleiden

Degenerationen der Hornhaut wie Fetteinlagerungen bei älteren Menschen (»Greisenbogen«) oder verschiedenartige Trübungen oft schon bei 20- bis 30jährigen sind erblich bedingt.

Behandlung

Bei einer fortschreitenden Trübung wird eine Hornhauttransplantation notwendig.

Entzündung der Iris

Erkrankungen der Regenbogenhaut (Iris) des Auges sind von den möglichen Komplikationen her grundsätzlich ein Risiko für das Sehvermögen. Mögliche Komplikationen können sein: Glaskörpertrübung, Sehnerventzündung, grüner oder grauer Star.

Anzeichen

Die wichtigsten Anzeichen der *akuten Iritis* (Irisentzündung) sind:

- ein entzündliches herunterhängendes Oberlid (Pseudoptose);
- die Blutgefäße des Ziliarkörpers und der Bindehaut werden infolge Blutstaus sichtbar (geröteter Augapfel),
- die Pupille wird durch den Reiz eng,
- die Iris schaut verwaschen, verfärbt und leicht geschwollen aus.
- Hinzu kommen Schmerzen, Lichtscheu und Sehstörungen.
- Der Glaskörper des Auges ist getrübt.

Wird die Iritis *chronisch,* schwindet die Pseudoptose mehr oder weniger, hinzu kommen punktförmige Trübungen der Hornhautrückfläche (Präzipitate), Verklebungen von Iris und Linse (Synechien), die zipfelförmig die Pupille entrunden, und unter Umständen auch Knötchenbildungen.

Bei der oberflächlichen Form der Iritis tritt wolkige Flüssigkeit in die Vorderkammer des Auges ein.

Ursachen

Einer Iritis liegt eine Allergie gegen bakterielles oder virales Eiweiß zugrunde. Dieses Eiweiß gelangt von einer körpereigenen streuenden Infektionsquelle in die Blutbahn und damit auch zur Iris. Es wirkt in der Regenbogenhaut als Antigen und erzeugt Antikörper (siehe Allergie, Seite 279). Gelangen erneut dieselben Eiweiße in die Iris, kann es zur allergischen Reaktion mit entzündlichen Folgen kommen.

Auch Verletzungen können zu einer akuten Irisentzündung führen, die dann meist eitrig verläuft. Ebenso kann sich die Regenbogenhaut bei Hornhauterkrankungen (Seite 372), Entzündungen der Lederhaut (unten) oder manchen Netzhauterkrankungen entzünden.

Behandlung

Die Behandlung richtet sich nach den Ursachen und Verlaufsformen. Im allgemeinen bringen kortisonhaltige Augentropfen eine Regenbogenhautentzündung zum Abklingen. Allerdings werden manche Menschen immer wieder von einer Iritis geplagt.

Entzündung der Lederhaut

Entzündungen der Lederhaut des Auges (Skleritis) sind sehr selten.

Anzeichen ist meist nur eine Druckschmerzhaftigkeit des Auges; bisweilen kann das Weiße des Auges gerötet sein, in schwereren Fällen sind Sehstörungen möglich.

Ursachen

Meist ein Übergreifen einer unbehandelten Bindehautentzündung oder einer hartnäckigen Irisentzündung.

Behandlung

Die Behandlung richtet sich nach den Ursachen. In den meisten Fällen helfen kortisonhaltige Augentropfen.

Grauer Star (Katarakt)

Der graue Star (fachsprachlich: die Katarakt) ist eine Trübung der Linse des Auges. Man unterscheidet angeborene und erworbene Stare.

Anzeichen

Die ersten Anzeichen sind eine leichte Bildunschärfe beim Sehen sowie Lichtscheu. Die Entwicklung (über Jahre) führt schließlich dazu, daß der Patient seine Umwelt nur noch nebelhaft sieht.

Angeborene Stare

Totalstar

Der Totalstar ist entweder vererbt, oder er beruht auf einer vorgeburtlichen Schädigung der Linse aufgrund einer Virus-Infektion der Mutter (Mumps, Röteln, Masern, Windpocken sowie Kinderlähmung oder Hepatitis u.a.).

Bei dieser Starform ist die Linse beidseitig grauweiß getrübt. Eine Operation sollte erst beim etwa einjährigen Kind vorgenommen werden.

Schichtstar

Der Schichtstar ist meist angeboren; nur in seltenen Fällen wird er durch Rachitis, Tetanie oder Spasmophilie (Neigung zu Krämpfen) erworben. Es handelt sich dabei um eine schalenförmige Trübung einer Rindenschicht; der Kern und die Randzone sind klar.

Jugendliche Linsentrübungen

Bei dieser Starform, die auch juvenile Linsentrübung genannt wird, kommt es lange Zeit zu keinen oder nur zu kaum bemerkbaren Sehstörungen. Es zeigen sich runde bis keulenförmige Trübungsflekken; schließen sich diese kranzförmig zusammen, spricht man von einem Kranzstar (Cataracta coronaria).

Linsenverlagerung

Die erblich bedingte Linsenverlagerung (Ektopie) ist eine Erkrankung des Stützapparats der Linse, eine Schädigung der Zonulafasern. Diese Fasern können durch kleinste Verletzungen vollständig einreißen. Je nach dem Grad der Verlagerung (oder auch der Verdrehung) kommt es zu Sehstörungen oder zu Kurzsichtigkeit. Eine Operation ist nur in manchen Fällen erforderlich.

Erworbene Stare

Ein grauer Star kann sich als Folge einer Allgemeinerkrankung – zum Beispiel Diabetes mellitus, Tetanus (Wundstarrkrampf) oder bestimmter Hauterkrankungen – entwickeln. Man spricht dann vom *Zuckerstar* (Cataracta diabetica), vom *Tetaniestar* usw. Auch bei einer längerwährenden Kortisonbehandlung können Trübungen der hinteren Linsenrinde auftreten *(Kortisonstar)*; sie bilden sich bei rechtzeitigem Absetzen des Medikaments in den meisten Fällen wieder zurück.

Häufig entstehen Linsentrübungen auch aufgrund von äußeren Einwirkungen:

Der *Blitzstar* kann durch Blitzschlag oder durch Einwirkung von Starkstrom verursacht werden. Es entsteht eine vorübergehende oder eine fortschreitende Linsentrübung.

Der *Feuerstar* (auch Glasbläser-, Schmiede- oder Wärmestar genannt) entsteht nach langjähriger Schädigung der Linse durch Infrarotstrahlen. Bei entsprechenden Arbeiten sollte man daher zur Vorbeugung stets eine Schutzbrille tragen!

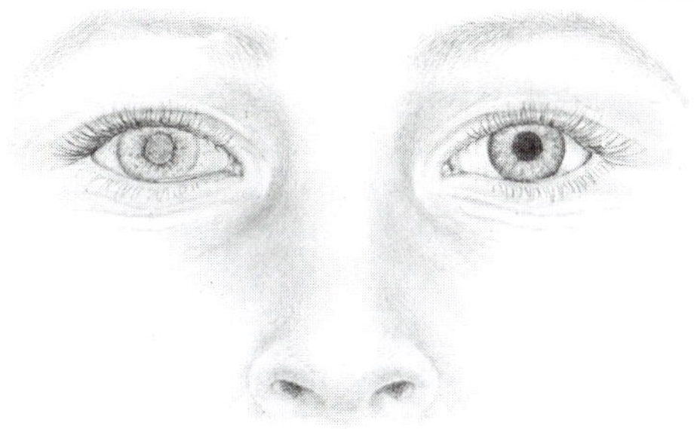

Grauer Star
Ein fortgeschrittener grauer Star ist durch die vollständige weißliche Eintrübung der Linse hinter der Pupille unverkennbar.

Der *Strahlenstar* hat seine Ursache in hohen Strahlendosen bei einer Strahlentherapie.

Der *Wundstar* (Cataracta traumatica) kann durch Quetschungen oder durchbohrende Verletzungen des Auges entstehen, wenn Kammerwasser in die Linse dringt.

Linsentrübungen können zudem bei allen Erkrankungen des Augeninnern als Komplikationen (Cataracta complicata) auftreten.

Altersstar

Der Altersstar (Cataracta senilis) entsteht aufgrund einer natürlichen Alterung der Linse. Er tritt erst um das 60. Lebensjahr oder später auf. Der beginnende Altersstar zeigt sich durch periphere Speichentrübungen und eine das Sehvermögen kaum beeinträchtigende Kerntrübung. Zwischen den Speichentrübungen liegen Wasserspalten. Kommt es mit der Zeit zum Zerfall der Linsenfasern, saugt die Linse noch mehr Wasser auf und vergrößert sich. Schließlich nimmt ihr Volumen wieder ab, und die Linsenkapsel erschlafft. Beim fortgeschrittenen Altersstar hat die Kern- oder Speichentrübung zugenommen, das Sehvermögen ist bereits beeinträchtigt. Bei vollständiger Trübung der Linse spricht man von reifer Katarakt.

Es gibt zwei Sonderformen des Altersstars: den alleinigen *Rindenstar* und den *Kernstar*. Während der Entwicklung der Kerntrübungsform entsteht manchmal eine Kurzsichtigkeit, die vorübergehend wieder das Lesen der Zeitung ohne die vorher getragene Altersbrille ermöglicht! Auch kann sich nach Korrektur dieser »Kurzsichtigkeit« die Sehschärfe für die Ferne vorübergehend bessern.

Visuelle Diagnosehilfe Seite 255.

Behandlung

Bei *Katarakten von Kindern und Jugendlichen* werden meist die vordere Augenkammer und anschließend die Linsenkapsel eröffnet; dann saugt der Arzt die durch das Aufsaugen von Wasser gequollenen Linsenmassen ab.

»Entbindung« *des Altersstars:* Nach der Eröffnung der vorderen Kammer wird die vordere Linsenkapsel mit dem sogenannten Kryostab angefroren und die ganze Linse herausgezogen. Neuerdings besteht auch die Möglichkeit, den Linsenkern mit Ultraschall zu zertrümmern und die Reste abzusaugen. Das linsenlose *(aphake)* Auge ist an der tiefschwarzen Pupille erkennbar. Die Brechkraft der entfernten Linse wird durch eine »Starbrille«, harte beziehungsweise weiche Kontaktlinsen oder eine eingepflanzte Kunststofflinse ersetzt. Ob Starbrille oder Kunststofflinse: Blendung und »Nebel« verschwinden, die Welt wird wieder erkennbar und farbig.

Grüner Star (Glaukom)

Unter grünem Star (Glaukom) versteht man die krankhafte Erhöhung des Augeninnendrucks. *Unbehandelt* mindert dieser Druckanstieg die Sehkraft immer und führt gar im Laufe der Zeit zur Erblindung.

Etwa 4 Prozent aller Menschen leiden unter einem Glaukom, und mehr als 20 Prozent aller Blinden haben ihr Augenlicht durch ein Glaukom verloren.

Nur eine rechtzeitige Operation kann das Fortschreiten der Erkrankung stoppen und vor einer drohenden Erblindung bewahren.

Die Ursache der Drucksteigerung ist eine Abflußsperre des Kammerwassers. Der so erhöhte Augeninnendruck schädigt auf Dauer unter anderem den Sehnerv.

Wir unterscheiden ein *primäres* (ursprüngliches) und ein *sekundäres* (als Folgeerscheinung auftretendes) Glaukom; das sekundäre Glaukom ist die Folge einer anderen Augenerkrankung (Verletzung, Entzündung, Tumor u. a.), die den Abfluß des Kammerwassers über das System feinster Kanälchen im Kammerwinkel behindert.

Der primäre grüne Star wird in drei Hauptgruppen unterteilt:

- *akutes (Winkelblock-)Glaukom;*
- *chronisches Glaukom;*
- *angeborenes Glaukom* (Hydrophthalmie des Kleinkindes).

Akutes Glaukom

Der normale Augeninnendruck beträgt zwischen 15 und 22 Millimeter Hg (= Millimeter auf der Quecksilbersäule). Beim akuten Glaukom erhöht sich dieser Druck anfallsweise innerhalb Stunden auf das Drei- bis Fünffache. Der Augapfel wird im Anfall unnachgiebig, ja steinhart, er ist nicht mehr eindrückbar. Die Ursache ist – wie erwähnt – eine Abflußsperre des Kammerwassers.

Warnzeichen

Vor dem Anfall sieht der Patient mitunter in größeren Zeitabständen vorübergehend »Nebel« oder Farbringe (Newton-Ringe) um Lichtquellen. Diese Warnzeichen können jedoch völlig unterschwellig bleiben, ihr Erkennen ist nicht zuletzt auch abhängig von Intelligenz und Empfindsamkeit des Patienten. Nimmt sie der Erkrankte wahr, sieht er meist keine Veranlassung, zum Augenarzt zu gehen, da sie wieder verschwinden.

Suchen Sie bei diesen Anzeichen baldmöglichst einen Augenarzt auf. Er kann dann feststellen, ob Sie eine Anlage zum akuten Glaukom haben, einen anatomischen Kurzbau des Auges mit flacher Vorderkammer und engem Kammerwinkel.

Anzeichen

Anzeichen des akuten Glaukoms sind Augen- und Stirnkopfschmerzen, Übelkeit, Vernichtungsgefühl, Schüttelfrost, Fieber, oft auch Oberbauchschmerzen mit Erbrechen (Beteiligung des vegetativen Nervensystems!). Diese Zeichen deuten manche erstbehandelnden Ärzte fälschlich als Hinweise auf Hirntumoren oder akute Baucherkrankungen. Die lokalen Symptome wie Schwinden des Sehvermögens, Lichtscheu, Tränen werden wegen der starken Allgemeinsymptome oft übersehen: trotz der objektiven Zeichen wie rotes, entzündetes Auge und matte, getrübte Hornhaut, weite reaktionslose Pupille – was von manchen Ärzten übrigens immer wieder als Bindehautentzündung fehldiagnostiziert wird!

Die wichtigsten Kennzeichen eines akuten Glaukomanfalls sind: Nur ein Auge ist befallen, der Augapfel ist nicht eindrückbar!

Wichtig: Gehen Sie *bei allen Sehstörungen,* auch wenn andere Beschwerden wie zum Beispiel Erbrechen dazukommen, *sofort zum Augenarzt,* damit nicht durch falsche Diagnosen wertvolle Zeit verlorengeht!

Entstehungsursachen

Das akute Glaukom befällt in erster Linie weitsichtige Menschen. Bei Weitsichtigkeit (siehe Seite 367) ist der Abstand zwischen Regenbogenhaut und Hornhaut kürzer als bei normalem Sehvermögen. So ist auch der Winkel der vorderen Augenkammer, durch den das Kammerwasser abfließt, enger. Das Kammerwasser wird ständig vom Ziliarkörper des Auges gebildet und strömt von der Rückseite der Regenbogenhaut durch die Pupillenöffnung in die vordere Augenkammer zwischen Regenbogenhaut und Hornhaut.

Wenn sich bei weitsichtigen Menschen mit zunehmendem Alter die Linse vergrößert, wird die Regenbogenhaut nach vorne gedrückt, was eine weitere Verengung des Kammerwinkels bedeutet.

Zum akuten Anfall kommt es dann, wenn sich die Regenbogenhaut bei psychischer Erregung verdickt, um die Pupille zu erweitern. Die so verdickte Iris blokkiert den bereits verengten Abflußweg des Kammerwassers völlig.

Psychosozialer Streß ist also der hauptsächliche Anlaß eines akuten Glaukomanfalls. Auch eine ungewohnte körperliche Anstrengung, Koffein-, Alkohol- oder Nikotinmißbrauch können einen Anfall provozieren.

Behandlung

Der Augenarzt therapiert den akuten Anfall mit Miotika, die eine Pupillenverengung und Drucksenkung bewirken. Zusätzlich setzt er einen Enzymhemmer ein, der die Sekretion von Kammerwasser drosselt. Ist dann der Anfall nach etwa zwei bis vier Tagen abgeklungen, muß operiert werden, um weitere Anfälle zu verhindern. Denn schon der nächste Anfall kann zu einer nicht wiedergutzumachenden Sehverschlechterung, wenn nicht gar zur Erblindung führen!

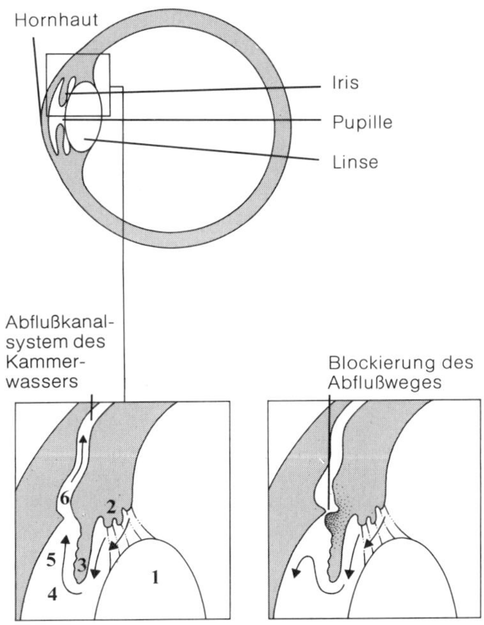

Die Entwicklung eines grünen Stars

Beim gesunden Auge fließt überschüssiges Kammerwasser (diese Flüssigkeit erneuert sich ständig) zwischen Linse (1), Ziliarmuskel (2) und Iris (3) hindurch zum Kammerwinkel (5), von wo es zusammen mit überschüssiger Flüssigkeit der vorderen Augenkammer (4) über ein System feinster Kanälchen (6) abfließt und von feinen Venen aufgenommen wird.

Es gibt verschiedene Arten des grünen Stars (Glaukom). Gemeinsam ist ihnen das Mißverhältnis zwischen Zu- und Abfluß des Kammerwassers – sei es etwa, daß die vordere Augenkammer flach und der Kammerwinkel eng ist, oder sei es, daß das System feinster Kanälchen im Kammerwinkel verfilzt ist. Immer ist der Abfluß des Kammerwassers behindert oder blockiert. Ein akuter Glaukomanfall kann neben anderen Auslösefaktoren auch durch eine Pupillenerweiterung bei psychosozialem Streß ausgelöst werden. Pupillenerweiterung bedeutet Verdikkung der Irisbasis (siehe Abbildung) und so eine völlige Blockade des bereits verengten Abflußweges.

Operationsmethode: Ein Teil der Irisbasis wird durchtrennt und zwischen Hornhaut und Lederhaut eingeklemmt. So entsteht ein Kanal, durch den das Kammerwasser unter die Bindehaut gelangen kann, wo es aufgesogen wird (siehe Abbildung).

Ist das Glaukom bereits chronisch geworden, reicht diese Irisoperation, die sogenannte *Iridenkleisis,* nicht mehr aus. Dann muß ein ausreichender Abflußkanal unter die Bindehaut angelegt werden mit einem Lederhautdeckel *(Goniotrepanation).* Oder der natürliche Abflußkanal, der das Kammerwasser in die Kammerwasservene zum Abfluß bringt, wird eröffnet; das heißt, das blockierende verfilzte Netzsystem (Trabekelsystem) vor dem Kanal wird wieder durchgängig gemacht *(Trabekulotomie).*

Chronisches Glaukom

Es gibt zwei chronische Verlaufsformen des grünen Stars, die sich in ihren Anzeichen und der Weite des Augenkammerwinkels unterscheiden:

- das *Glaucoma simplex* (einfacher grüner Star), auch Weitwinkelglaukom genannt, und
- das *chronische Engwinkelglaukom.*

Einfaches chronisches Glaukom

Dieses Glaukom befällt meist beide Augen, wenn auch mit zeitlichem Abstand. Es ist ein reines »Altersglaukom«: Unter anderem spielen lokale Altersveränderungen wie die Verfilzung des vor dem Abflußkanal im Kammerwinkel gelegenen Netzwerkes (Trabekelsystem) eine Rolle. Solche Altersveränderungen können bereits ab dem 40. Lebensjahr einsetzen.

Anzeichen

Das einfache Glaukom ist recht heimtükkisch – es macht jahrelang keine Beschwerden und bleibt so unbemerkt. Das erkrankte Auge ist reizfrei und nicht gerötet.

Auch die zentrale Sehschärfe für Nähe und Ferne läßt sehr lange nicht nach. Und doch ist der Sehnerv des erkrankten Auges durch den erhöhten Augeninnendruck bereits geschädigt. Doch solange der von der Sehnervenscheibe ausgehende Gesichtsfeldausfall noch im Bereich des binokularen Feldes (das heißt des von beiden Augen abgedeckten Gesichtsfeldes) liegt, bemerkt der Erkrankte auch keinen Gesichtsfeldausfall.

Erst wenn der Gesichtsfeldausfall größer wird und vom gesunden Auge nicht mehr überdeckt werden kann oder wenn das gesunde Auge auch erkrankt, fällt dem Patienten der Gesichtsfeldausfall auf.

Zur Erklärung: Als Gesichtsfeld bezeichnet man die Summe aller Gegenstände, die mit beiden unbewegten Augen wahrgenommen werden können. Beim einfachen Glaukom ist der Gesichtsfeldausfall immer in der Mitte, im Bereich des zentralen Sehens!

Behandlung

Wird der Gesichtsfeldausfall bemerkt, ist allerdings der Sehnerv bereits schwer und unwiederbringlich geschädigt. Eine Behandlung kann diese Schädigung also nicht mehr rückgängig machen, doch kann sie meist ein Fortschreiten der Schädigung stoppen, vor der Erblindung eines oder beider Augen bewahren!

Ihr Augenarzt wird zuerst den Augeninnendruck medikamentös normalisieren und Ihnen dann eine Operation empfehlen, etwa eine *Trabekulotomie,* die das verfilzte Netzwerk vor dem natürlichen Abflußkanal des Kammerwassers wieder durchgängig macht. Siehe dazu Seite 377, Behandlung des akuten Glaukoms.

Prognose

Mehr als 20 Prozent aller Blinden sind durch ein einfaches chronisches Glaukom erblindet. Nur eine rechtzeitige Behandlung kann vor Blindheit bewahren!

Chronisches Engwinkelglaukom (chronisches Winkelblockglaukom)

Dieses Glaukom ist eine Kombination des akuten mit dem einfachen Glaukom:

Anzeichen

Kennzeichnend sind die flache Augenvorderkammer und der enge Kammerwinkel sowie die Anfallsbereitschaft (Merkmale des akuten Glaukoms) auf der einen und die Gesichtsfeldausfälle (Merkmale des einfachen Glaukoms) auf der anderen Seite. Frauen sind vom chronischen Engwinkelglaukom fast doppelt so häufig betroffen wie Männer.

Behandlung

Drucksenkende Medikamente. Eine Operation ist auf jeden Fall dann angezeigt, wenn sich das Gesichtsfeld schnell verkleinert.

Prognose

Die Gefahr einer Erblindung ist beim Engwinkelglaukom geringer als beim einfachen Glaukom, vor allem wenn es gelingt, Anfälle zu verhindern.

Angeborenes Glaukom

Das angeborene Glaukom *(Hydrophthalmus oder Buphthalmus congenitus)* tritt im ersten Lebensjahr auf; meist sind beide Augen befallen. Es handelt sich um eine Vergrößerung des Augapfels infolge einer Augeninnendrucksteigerung, oft tränt das Auge, oder es ist gerötet.

Ursache

Erbliche Fehlanlage, bei der der Abfluß des Kammerwassers in den Schlemm-Kanal behindert ist, wobei außerdem dieser natürliche Abflußkanal verlagert oder ungenügend entwickelt sein kann.

Behandlung

Es muß grundsätzlich operiert werden, Medikamente nützen nichts. Die besten Erfolge bringt die *Trabekulotomie* (siehe Seite 377 unter »Operationsmethode«).

Wichtig: Das angeborene Glaukom wird oft als Bindehautentzündung usw. verkannt.

Sekundäres Glaukom

Grundkrankheiten, die zum sekundären Glaukom führen können, sind: *Entzündungen* im Auge (beispielsweise eine Irisentzündung, Seite 374), durchbohrende *Verletzungen, Gefäßerkrankungen* bei Diabetes mellitus, *Blutungen, Thrombose* der Zentralvene, *Tumoren* im Auge, *Netzhauterkrankung bei Frühgeborenen* durch zu hohe Sauerstoffbeatmung (retrolentale Fibroplasie). Therapieerfolge bringt nur eine Behandlung des Grundleidens!

Kortison-Glaukom

Monate- oder jahrelange Behandlung mit Kortison (zum Beispiel lokal bei bestimmten Augenentzündungen oder allgemein bei Rheuma) können zum Anstieg des Augeninnendrucks führen. Deshalb ist bei Kortisontherapie regelmäßige Druckkontrolle erforderlich. In den meisten Fällen sinkt der Augeninnendruck nach Absetzung der Behandlung wieder. Bei einigen Patienten jedoch löst eine Kortisontherapie ein vorzeitiges einfaches Glaukom (Seite 377 unten) aus, wobei eine entsprechende Anlage anzunehmen ist.

Erkrankungen der Netzhaut und der Augenmuskeln

Die ins Auge fallenden Lichtstrahlen werden vom »fotografischen System« der Netzhaut, ihren Stäbchen und Zapfen, aufgenommen (siehe Seite 364). Andere Nervenzellen der Netzhaut (Retina) vermitteln die gewonnenen Eindrücke über den Sehnerv an die Sehzentren des Gehirns.

Etwa in der Mitte des Augenhintergrundes vertieft sich die Netzhaut zu einer kleinen Grube, der Makula lutea, dem gelben Fleck. Hier ist die Stelle des schärfsten Sehens, hier wird der jeweils fixierte Gegenstand scharf abgebildet.

Die Augenmuskeln in der Augenhöhle ermöglichen die koordinierten Bewegungen der Augen. Ist die Koordination dieser Muskeln durch eine Erkrankung gestört, kommt es zum Schielen.

Entzündung der Netzhaut (Retinitis)

Eine Netzhautentzündung tritt relativ selten isoliert auf; meist entsteht sie auf dem Boden einer darunterliegenden Aderhautentzündung *(Chorioiditis);* man spricht dann von einer *Chorioretinitis.*

Ursachen

Einschwemmung von Erregern, Bakteriengiften, Allergenen (»Allergie«, Seite 279) über das Blut, Fortschreiten einer Irisentzündung (Seite 374) und andere.

Anzeichen

Je nach Ursache und Verlaufsform. Bei zentralem Entzündungsherd ist die Sehschärfe hochgradig herabgesetzt; bei mehr peripherem Sitz ist die Sehschärfe nur wenig vermindert, oder sie ist überhaupt nicht vermindert, aber es kommt zu sektorförmigen Ausfällen des Gesichtsfeldes (über einen Sektor des Feldes, den ein gesundes Auge sieht, scheint ein »schwarzer Vorhang« gezogen zu sein).

Behandlung

Je nach Ursache gefäßabdichtende Mittel, Kortison und/oder Antibiotika.

Degenerative Erkrankungen der Netzhaut

Degenerative Veränderungen der Netzhaut führen in den meisten Fällen zu schweren Sehstörungen. Sie sind entweder anlage- oder gefäßbedingt.

Makula-Degeneration

Die Makula lutea, der gelbe Fleck, ist die Stelle des schärfsten Sehens, der zentralen Sehschärfe. Der gelbe Fleck kann bereits im Kindes- oder Jugendalter aufgrund einer erblichen Schwäche der Netzhautmitte degenerieren. Bei älteren Menschen können arteriosklerotische Veränderungen kleinster Gefäße der die Netzhaut umgebenden Aderhaut zu einer Mangelversorgung der Netzhautmitte führen.

Folgen sind: fortschreitende Verminderung der zentralen Sehschärfe, meist auf beiden Augen; schließlich kann nur noch das äußere Gesichtsfeld erhalten bleiben.

Behandlung

Vitaminpräparate, durchblutungsfördernde Mittel, bei Blutungen gefäßabdichtende Medikamente. Wird die Degeneration früh genug festgestellt, kann gelegentlich eine Therapie mit Laserstrahlen die Degeneration stoppen. Mitunter kann das Sehvermögen durch eine Brille mit starken Vergrößerungslinsen verbessert werden.

Netzhautablösung

Von einer Netzhautablösung (Ablatio retinae) spricht man, wenn sich Teile der Netzhaut von der darunterliegenden Aderhaut (Choroidea) abheben. Die Gefäße der Aderhaut versorgen die Netzhaut mit Nährstoffen und Sauerstoff.

Ursache

In den meisten Fällen ist die Ursache der Netzhautablösung die Bildung eines Loches in der Netzhaut, die durch eine Degeneration der Netzhaut hervorgerufen wird oder durch eine Schrumpfung des Glaskörpers, der sich von der Netzhaut weg bewegt und dadurch ein Loch in die Netzhaut reißt. Flüssigkeit vom Glaskörper tropft durch das Loch und beginnt die Netzhaut von der Aderhaut abzulösen. Wenn dieser Prozeß unbehandelt bleibt, schreitet er fort, bis die Netzhaut immer mehr von der Aderhaut weggehoben wurde. Schließlich ist die Netzhaut nur noch mit dem vorderen Teil des Auges, das heißt mit dem Ziliarkörper (einer Verdikkung beziehungsweise Vergrößerung der Aderhaut), und am hinteren Teil des Auges mit dem Rand des blinden Flecks (dem Austritt des Sehnervs in das Auge) verbunden.

Beide Augen können befallen sein, jedoch fast nie gleichzeitig.

Anzeichen

Die einzigen Symptome bestehen in Abweichungen des Sehvermögens des betroffenen Auges. Da aber das andere Auge fast immer normal ist, werden frühzeitige Symptome nicht immer bemerkt. Die ersten Zeichen des Leidens können Lichtblitze sein, die oft kurz vor der Ausbildung eines Loches in der Netzhaut vorkommen. Ein Schwimmen, ein schwarzer Fleck und spinnennetzartige Formen können beobachtet werden, wenn sich das Loch wirklich gebildet hat.

Wenn einmal die Ablösung der Netzhaut begonnen hat, können Sie den Verlust eines Teils des äußeren Gesichtsfeldes des betroffenen Auges bemerken: Ein schwarzer Vorhang scheint sich über das befallene Auge zu schieben. Wenn die Netzhautablösung ungehemmt fortschreiten kann, geht das vollständige Gesichtsfeld des betroffenen Auges verloren – das Auge wird blind.

Größere Netzhautablösungen sind ziemlich selten. Besonders gefährdet sind Kurzsichtige, weil ihre Netzhaut wegen der Form ihres Augapfels ständig überdehnt ist (»Kurzsichtigkeit«, Seite 366).

Behandlung

Wenn ein Loch in der Netzhaut entdeckt wurde, bevor die Netzhautablösung angefangen hat, wird das Loch bleibend durch Kälteanwendung (Kryoapplikation) oder mit *Laserstrahlen* versiegelt.

Wenn die Netzhautablösung bereits begonnen hat, ist ein chirurgischer Eingriff unter Vollnarkose erforderlich.

Prognose

Wird der operative Eingriff durchgeführt, wenn die Netzhautablösung den gelben Fleck (den zentralen Teil der Netzhaut) noch nicht mit einschließt, kehrt das Sehvermögen gewöhnlich nach der Operation zum Normalzustand zurück. Wenn die Netzhautablösung sehr ausgedehnt ist und bereits das zentrale Sehvermögen beeinträchtigt hat, bleibt das Sehvermögen trotz Operation bis zu einem gewissen Grad vermindert.

Wichtig: Wenn Sie an einem Auge unter einer Netzhautablösung leiden, sollte grundsätzlich und regelmäßig auch das andere Auge mituntersucht werden – denn das Risiko, daß auch das andere Auge erkrankt, ist sehr groß. □

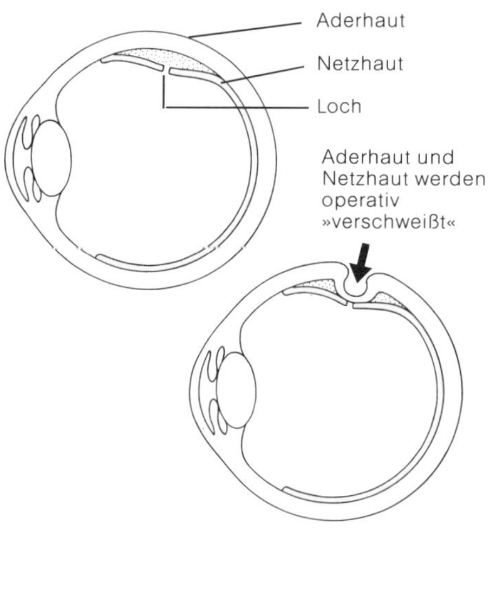

Unter Netzhautablösung versteht man die teilweise Ablösung der Netzhaut von der darunterliegenden Aderhaut. Ausgangspunkt ist meist ein degenerativ bedingtes Loch in der Netzhaut, durch das Flüssigkeit zwischen Netz- und Aderhaut sickert, was die Netzhaut im Bereich des Loches ablöst. Hat sich die Netzhaut noch nicht abgelöst, kann ein Loch unter örtlicher Betäubung mit einem Laserstrahl versiegelt werden. Hat sich die Netzhaut bereits abgelöst, schiebt der Augenarzt unter Narkose die Aderhaut in Richtung Netzhautloch und »schweißt« beide Schichten an dieser Stelle zusammen. Der Rest der abgelösten Netzhaut schmiegt sich dann der Aderhaut von selbst wieder an, sobald die trennende Flüssigkeit absorbiert ist.

Verschluß der Zentralarterie der Netzhaut

Ein (fast immer einseitiger) Verschluß der zentralen Netzhautarterie kann zu starken Gesichtsfeldausfällen führen: Meist ist dann der untere oder der obere Teil des Gesichtsfeldes des betroffenen Auges wie durch einen schwarzen Vorhang verdeckt. Ist der Arterienstamm durch eine Thrombose verschlossen, erblindet das Auge plötzlich.

Wichtig: Das Auge schmerzt nicht!

Ursache

Ursache des Verschlusses ist in den meisten Fällen eine Arteriosklerose oder ein unbehandelter Bluthochdruck.

Behandlung

Nur bei sofortiger Behandlung mit durchblutungsfördernden Mitteln und/oder einer Operation ist eine Besserung der Sehkraft zu erwarten. Bluthochdruck oder eine andere zugrundeliegende Krankheit müssen dauerbehandelt werden!

Verschluß der Zentralvene der Netzhaut

Verschließt sich die Zentralvene der Netzhaut oder einer ihrer Zweige, kommt es zu einem verzerrten, verschwommenen Sehen.

Das Sehvermögen kann sich innerhalb von Tagen oder Monaten wieder bessern – vor allem bei jüngeren Menschen. In seltenen Fällen besteht jedoch die Gefahr, daß sich Monate später ein grüner Star entwickelt.

Behandlung und Prognose

Trotz Behandlung (gefäßabdichtende und die Blutgerinnung hemmende Medikamente, in einigen Fällen auch Operation) ist die Prognose vor allem bei einem Verschluß des Venenstammes und bei älteren Menschen schlecht: Es muß mit neuen Verschlüssen, Blutungen und so im Laufe der Zeit mit einer weiteren Sehverschlechterung gerechnet werden.

Exophthalmus (hervortretender Augapfel)

Visuelle Diagnosehilfe Seite 255.

Tritt einer oder treten beide Augäpfel hervor, spricht man von einem Exophthalmus.

Ein beidseitiger Exophthalmus weist meist auf eine Schilddrüsenüberfunktion (Seite 314 f.) hin.

Ein einseitiger Exophthalmus kann durch eine entzündliche Schwellung des Gewebes hinter dem Augapfel in der Augenhöhle verursacht sein, vor allem dann, wenn das Auge schmerzt und auch das Weiße des Auges gerötet ist.

Weitere Ursachen eines einseitigen Exophthalmus können sein: Blutungen und Tumoren hinter dem Augapfel in der Augenhöhle oder eine Augenmuskellähmung. In jedem Fall drückt der raumfordernde Prozeß in der Augenhöhle den Augapfel nach vorne, so daß das »Glotzauge« entsteht, wie der Volksmund den Exophthalmus nennt.

Wichtig: Jeder Exophthalmus sollte unverzüglich von einem Augenarzt abgeklärt werden, gleichgültig, ob er mit Schmerzen verbunden ist oder nicht.

Schielen

Unter Schielen versteht man das Abweichen einer oder abwechselnd beider Sehachsen aus der Normallage. Normallage bedeutet Parallelität der Sehachsen für die Ferne. Die Lage der Sehachsen wird vom Gehirn über die Augenmuskulatur gesteuert. Ein Schielen tritt dann auf, wenn die Gleichschaltung der Augen gestört ist: Ein Auge schaut auf das Ziel, das andere ganz woanders hin.

Verborgenes Schielen

Ein ideales Augenmuskelgleichgewicht besteht nur bei 25 Prozent der Menschen, bei der Mehrheit der Menschen ist eine gewisse, allerdings nicht auffällige Tendenz zum Schielen da. Nur die vom Gehirn gesteuerte vermehrte Anstrengung einzelner Augenmuskeln hält die Augen gleichgeschaltet. Ist dieses latente (verborgene) Schielen stärker ausgeprägt, kann es allerdings durch die dauernde Überbeanspruchung einzelner Augenmuskeln zu augenbedingten Kopfschmerzen kommen. Und vorübergehend schielen dann diese Menschen wirklich, und zwar immer dann, wenn sie sehr ermüdet sind, unter fieberhaften Infekten oder unter starkem psychosozialem Streß leiden.

Schielen im Erwachsenenalter

Ein ständiges Schielen, das sich erst im Jugend- oder im Erwachsenenalter entwickelt, weist grundsätzlich auf eine Stö-

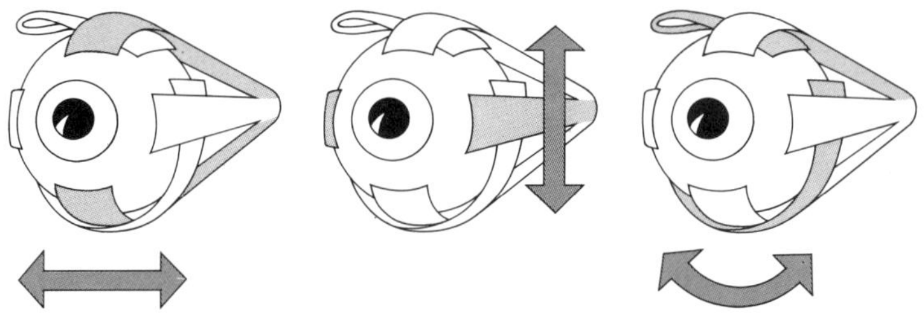

Augenmuskeln
Die Bewegungen eines jeden Auges werden von jeweils drei Muskelpaaren ausgeführt, koordiniert und kontrolliert. Jedes Muskelpaar ist für Bewegungen in bestimmte Richtungen zuständig. Eine Lähmung eines oder mehrerer Muskeln verursacht Schielen mit Sehen von Doppelbildern.

rung der vom Gehirn ausgehenden Augenmuskelnerven oder auf eine Schädigung der Augenmuskeln selbst hin – etwa durch eine Gehirnverletzung, einen Hirntumor oder bei *Myasthenia gravis* (Seite 520). In fast allen Fällen schielen die Erkrankten nicht nur mehr oder weniger stark, sondern sie sehen auch durch das Schielen bedingte Doppelbilder.

Schielen, das erst im Erwachsenenalter einsetzt, muß unverzüglich von einem Augenarzt abgeklärt werden.

Etwa 4 Prozent aller Kinder schielen

Unkoordinierte Augenbewegungen mit zeitweiligem Schielen sind bei Kindern bis zum 6. Lebensjahr natürlich.

Ständiges Schielen im Kindesalter ist jedoch ein Zeichen einer angeborenen oder anlagebedingten Stellungsanomalie infolge einer Störung des Augengleichgewichts. Siehe dazu Seite 670 (»Schielen bei Kindern«).

Augenmuskellähmung

Wenn Sie noch nie geschielt haben und plötzlich schielen und Doppelbilder sehen, sollten Sie unverzüglich einen Augenarzt aufsuchen! Sie leiden an einer Lähmung eines oder mehrerer Augenmuskeln. Ursachen können sein: Verletzungen, Geschwülste des Auges und der Augenhöhle, Entzündungen, Vergiftungen, multiple Sklerose (mögliches Frühwarnzeichen) und Erkrankungen des Nervensystems.

Zum Schielen bei Kindern siehe Seite 670.

Erkrankungen des Ohrs

»Die Erschütterung der Luft wird erst Schall, wo ein Ohr ist« – so der deutsche Dichterphilosoph Lichtenberg. Hören bedeutet Kommunikation mit der Umwelt. Wir hören Schall von etwa 1000 bis 20 000 Hertz (1 Hz = 1 Schwingung pro Sekunde). Ultraschall (über 20 000 Hz), der in der Medizin als Diagnosemethode eine wichtige Rolle spielt, liegt jenseits der Hörgrenze.

Hören wird durch periphere (außerhalb des Zentralnervensystems) Organe und bestimmte Hirnbereiche ermöglicht. Die peripheren Anteile sind *Ohrmuschel, Gehörgang, Trommelfell, Mittelohr* und *Innenohr*. Die zentralen Anteile sind *Hörnerv, Hörbahnen* und *Schläfenlappen*. Gehörgang, Trommelfell und Mittelohr leiten den Schall, wobei er von den Gehörknöchelchen des Mittelohrs auch transformiert wird. Die *Sinneszellen der Schnecke* im Innenohr registrieren den Schall und wandeln ihn in elektrische Impulse für den Hörnerv um. Der Hörnerv leitet diese Impulse über die Hörbahnen an den Schläfenlappen *(Hörzentrum)*, der die einzelnen Töne unterscheidet und registriert.

Der *Gehörgang* ist etwa 3,5 Zentimeter lang; er leitet den Schall verstärkt zum Trommelfell. Der knorpelige äußere Anteil des Gehörgangs ist mit Härchen besetzt, die verhindern, daß Fremdkörper in den inneren, knöchernen Abschnitt gelangen; er enthält Talg- und Knäueldrüsen, die zusammen das *Ohrenschmalz* bilden.

Das *Trommelfell* schließt den äußeren Gehörgang gegen das *Mittelohr*, die Paukenhöhle, ab. In die Paukenhöhle mündet die *Ohrtrompete* (Tube), die das Mittelohr im Sinne eines Druckausgleichs mit dem Hals-Nasen-Rachen-Raum verbindet. In der inneren Wand liegt das *ovale Fenster* mit der Fußplatte des Steigbügels, des letzten Gehörknöchelchens (siehe Abbildung rechts).

Die *Gehörknöchelchen* liegen im Innern der Paukenhöhle und übertragen die Schwingungen des Trommelfells über das ovale Fenster auf die Flüssigkeit des Innenohrs. Der *Hammer* ist mit seinem Griff in das Trommelfell eingelassen und gelenkig mit dem zweiten Gehörknöchelchen, dem *Amboß*, verbunden. An den Amboß wiederum schließt der *Steigbügel* gelenkig an, dessen Fußplatte ins ovale Fenster reicht.

Das *Innenohr* ist ein regelrechtes Labyrinth; es liegt im Felsenbein und wird von den *knöchernen*

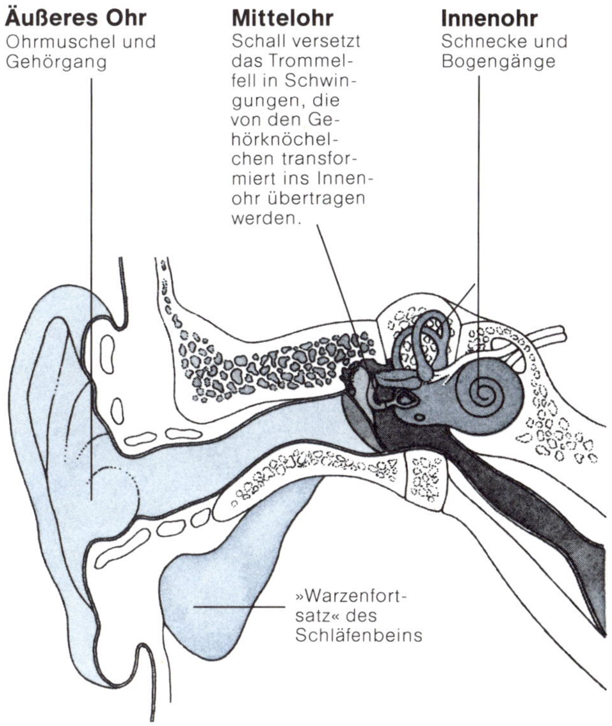

Bogengängen und der *knöchernen Schnecke* gebildet. Im Innern des knöchernen Labyrinths liegt das häutige Labyrinth, das von einer kaliumreichen Flüssigkeit ausgefüllt wird; zwischen knöchernem und häutigem Labyrinth befindet sich eine natriumreiche Flüssigkeit. Das häutige Labyrinth besteht aus den *häutigen Vorhofsäckchen* und den *häutigen Bogengängen* – die zusammen das *Gleichgewichtsorgan* bilden – und aus der häutigen Schnecke, in der sich das eigentliche *Hörorgan (Corti-Organ)* befindet.

Die knöcherne Schnecke windet sich zweieinhalbmal spiralig um die Achse; sie ist in zwei bis zur Spitze durchziehende Tunneletagen getrennt. Das Corti-Organ besteht aus Pfeiler- und Stützzellen, Tunnelräumen und Haarzellen (Sinneszellen).

Äußerer Gehörgang und Mittelohr mit den Gehörknöchelchen garantieren die Schalleitung, das Innenohr die Schallempfindung. Siehe dazu nächste Seite (»Die Leistung des Innenohrs«).

Die Leistung des Innenohrs

Schallempfindung

Schall versetzt das Trommelfell in Schwingungen, die von den Gehörknöchelchen weitergeleitet und transformiert werden. Diese Schwingungen werden von der Steigbügelfußplatte (rechte Abbildung) durch das ovale Fenster auf die Flüssigkeit des Innenohrs übertragen. So entstehen Wanderwellen, die in Richtung Schneckenspitze laufen – mit je nach Ton unterschiedlicher Geschwindigkeit und Reichweite.

Wo die Wanderwellen (wie eine Meereswelle auf einen flachen Strand) auslaufen, werden die *Sinneshärchen des Hörorgans (Corti-Organ)* in der Schnecke erregt. Schwingungen mit hoher Frequenz (hohe Töne) haben ihr Amplitudenmaximum am Anfang der Schnecke, solche mit niedriger Frequenz (tiefe Töne) schaffen es fast bis zur Schneckenspitze.

Die erregten Sinneszellen wandeln die mechanischen Vorgänge in elektrische Impulse für den *Hörnerv* um. Die Impulse laufen dann über den Hörnerv und die Hörbahnen im Gehirn zum Schläfenlappen. Durch die verschiedenen Schaltmechanismen der Hörbahn werden die Töne scharf getrennt und so vom Schläfenlappen im einzelnen unterschieden und registriert.

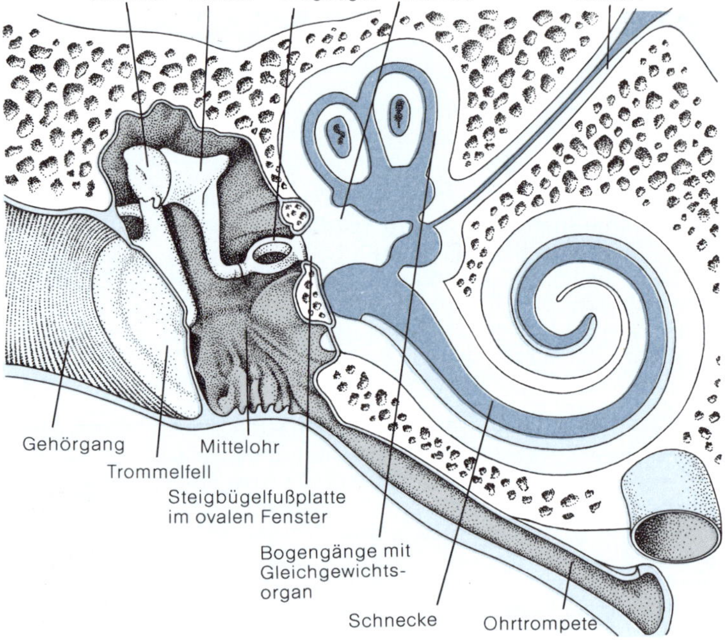

Gleichgewichtssinn

Wie extrem leistungsfähig unser Gleichgewichtssinn sein kann, zeigen uns Seiltänzer und Artisten. Oberste Leitstelle und Koordinatoren des Gleichgewichtssinns sind Nervenkerne im Hirnstamm und im verlängerten Mark *(Vestibulariskerne)*. Ihre Informationen erhalten die Vestibulariskerne in erster Linie von den Muskeln und Gelenken des Halses über sensible Nerven und vom Gleichgewichtsorgan im Innenohr über den Gleichgewichtsnerv. Über verschiedene Systeme und Verschaltungen sorgen dann die Vestibulariskerne für die notwendigen Reaktionen der Muskulatur in der jeweiligen Körperstellung, für die sogenannten Reflexe zur Erhaltung des Gleichgewichts und angepaßter Bewegungen. Das Gleichgewichtsorgan in den Vorhofsäckchen und Bogengängen des Innenohrs ist ein wichtiger Teil im komplexen System des Gleichgewichtssinns. Es trägt wesentlich zur Orientierung im Raum bei, löst die Stellreflexe zur Normalhaltung des Kopfes aus und spricht außerdem auf Geschwindigkeitsänderungen an.

Die beiden Vorhofsäckchen liegen im Innern des knöchernen Labyrinths unterhalb der Bogengänge. Die *Sinnesfelder (Makulaorgane)* der Säckchen sind mit feinen Härchen besetzt, die in eine gallertartige Deckplatte hineinragen. Bei jeder Änderung einer Geschwindigkeit zieht die Deckplatte an den Zilien oder drückt auf sie, was zu entsprechenden Nervenimpulsen führt. Fährt ein Lift schnell nach oben an, glaubt man kurz, in den Boden zu sinken. Stoppt der Lift plötzlich, hat man das Gefühl, sich noch kurz aufwärts zu bewegen. Über die Makulaorgane gewinnen die Vestibulariskerne im Hirnstamm auch die Informationen über die Stellung im Raum.

Die Sinneszellen in den Erweiterungen der Bogengänge sind ebenfalls von einer gallertartigen Masse wie mit einem Hut bedeckt, in den die Sinneshärchen eingelassen sind. Wird dieser Hut bei einer Drehbeschleunigung oder Kopfbewegung (zum Beispiel beim Tanzen) zur Seite abgelenkt, lösen die Sinneszellen entsprechende Nervenimpulse für den Gleichgewichtsnerv aus. Der Gleichgewichtsnerv zieht von den Bogengängen zu den Vestibulariskernen im Hirnstamm und im verlängerten Mark.

Schalleitungs-Schwerhörigkeit

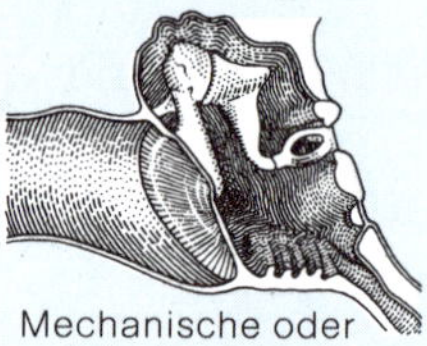

Mechanische oder entzündungsbedingte Störungen im Gehörgang oder im Mittelohr (oben) beeinträchtigen die Schalleitung zum Innenohr.

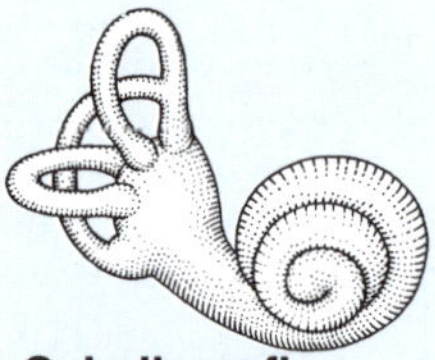

Schallempfindungs-Schwerhörigkeit

Der Schall wird zwar vom Innenohr empfangen, die geschädigten Sinneszellen der Schnecke verstehen ihn aber nur verstümmelt. So bekommt das Hörzentrum im Gehirn nur verstümmelte Informationen.

Schwerhörigkeit und Schwindel

Es gibt zwei Arten von Schwerhörigkeit:

- die Schalleitungs-Schwerhörigkeit, auch *Mittelohr-Schwerhörigkeit* genannt, und
- die Schallempfindungs-Schwerhörigkeit, auch *Innenohr-Schwerhörigkeit* genannt.

Der Schalleitungs-Schwerhörigkeit liegen Störungen oder Erkrankungen im Gehörgang (Ohrenschmalzpfropf, Furunkel) oder im Mittelohr (unter anderen chronische Mittelohreiterung) zugrunde, der Schallempfindungs-Schwerhörigkeit Erkrankungen des Innenohrs, des Hörnervs oder der Hörbahnen. Nähere Einzelheiten finden Sie auf den folgenden Seiten.

Schwindel wird durch eine Störung oder Erkrankung des Gleichgewichtsorgans verursacht. Er äußert sich grundsätzlich als Drehschwindel. Siehe dazu »Schwindel« (Seite 338) und »Ménière-Krankheit« (Seite 390). Schwindel im Sinne einer Ohnmacht ist dagegen eine Kreislaufstörung.

Schalleitungs-Schwerhörigkeit

Schwerhörigkeit bedeutet teilweise bis totale Herabsetzung des Hörvermögens. Bei totaler Schwerhörigkeit spricht man von Taubheit.

Bei Schwerhörigkeit aufgrund einer Störung der Schalleitung (Seite 383) spricht man von einer *Schalleitungs-Schwerhörigkeit,* bei einer Störung der Schallempfindung (Seite 384) von einer *Schallempfindungs-* oder *Innenohr-Schwerhörigkeit.*

Grobe Unterscheidung der Schalleitungs- und der Schallempfindungs-Schwerhörigkeit:

Bei der *Schalleitungs-Schwerhörigkeit* ist die Hörfähigkeit in Richtung der größeren Lautstärken verschoben, bei entsprechender Verstärkung kann stets eine hundertprozentige Verständlichkeit erzielt werden. Bei der *Schallempfindungs-Schwerhörigkeit* dagegen wird zwar oft die Lautstärke wie beim gesunden Gehör empfunden, doch der Ton wird nur schwer erkannt. Bildlich: Bei der Schalleitungs-Schwerhörigkeit wird ein fettgedrucktes A ganz dünn oder gar unsichtbar; bei der Schallempfindungs-Schwerhörigkeit bleibt es zwar fett, doch sind Teile von ihm gleichsam weggeschabt (verstümmelt), so daß es kaum oder nicht mehr als A erkannt werden kann.

Ursachen

Ursachen der Schalleitungs-Schwerhörigkeit können sein:

- Blockierung des Gehörgangs durch einen Ohrenschmalzpfropf (unten), einen Fremdkörper oder einen Furunkel (Seite 387);
- chronische Mittelohrentzündung (Seite 387);
- Otosklerose (Seite 388).

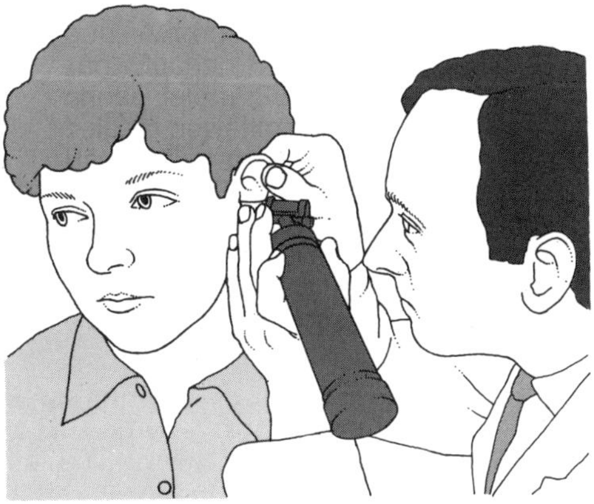

Inspektion des äußeren Gehörgangs
Mit Hilfe eines sogenannten Otoskops (»Ohrenspiegel«), das neben dem Spiegel auch eine Beleuchtungsquelle enthält, kann der Ohrenarzt den äußeren Gehörgang und den Zustand des Trommelfells inspizieren.

Ohrenschmalzpfropf

Verlegung des Gehörgangs durch verhärtetes Ohrenschmalz. Ohrenschmalz wandert mit abgeschilferten Hautschüppchen zum Eingang des Gehörgangs und kann von dort entfernt werden (oder fällt von selbst heraus). Durch falsche Reinigungsmaßnahmen wird es häufig erst in die Tiefe des Gehörgangs praktiziert.

Anzeichen

Dumpfes Gefühl im Ohr, meist leichte Schwerhörigkeit.

Vorbeugung

Waschen Sie beim Haarewaschen auch Ihre Ohren und den äußeren Teil des Gehörgangs mit. Dann tupfen Sie den äußeren Teil des Gehörgangs mit einem Wattestäbchen aus oder reinigen ihn eventuell auch mit einer Reinigungsschlaufe (gibt es in Apotheken zu kaufen).

Wichtig: Fahren Sie mit dem Wattestäbchen oder der Schlaufe nicht zu weit in die Tiefe des Gehörgangs.

Behandlung

Ohrspülung durch den Ohrenarzt.

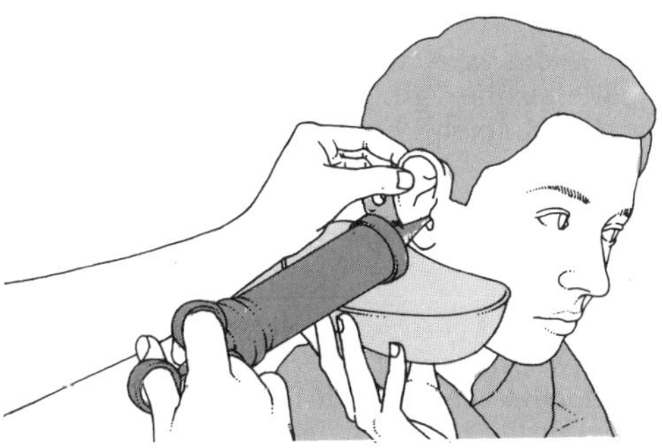

Spülung des äußeren Gehörgangs
Eine Wachsblockade im äußeren Gehörgang spült der Ohrenarzt mit Hilfe einer Spritze, die warmes Wasser enthält, heraus.

Hörverlust und Hörhilfen

Hören heißt gleichzeitig verstehen und begreifen (»Ich verstehe ihn nicht mehr«). Der totale Verlust des Gehörs (Taubheit) schneidet die normale Kommunikation mit anderen Menschen ab – die Welt wird »finster«, oft schlimmer als für Blinde.

Vom *Verlust des sozialen Gehörs* spricht man, wenn Umgangssprache lediglich aus 2 Meter Entfernung und näher verstanden wird (der Normalhörende versteht Umgangssprache noch in 8 bis 10 Meter Entfernung).

Geringgradige Schwerhörigkeit: Umgangssprache wird in 4 bis 6 Meter Entfernung verstanden (Hörverlust 20 bis 40 Prozent gleich 20 bis 40 Dezibel).

Mittelgradige Schwerhörigkeit: Hörweite 1 bis 4 Meter (Hörverlust 40 bis 60 Prozent).

An Taubheit grenzende Schwerhörigkeit, Taubheit: Hörweite unter 0,25 Meter (Hörverlust 80 bis 100 Prozent).

Hörhilfen

Behandlung und Rehabilitation der Schwerhörigkeit

Eine Schalleitungs-Schwerhörigkeit kann dank der Fortschritte der Ohrchirurgie (mikrochirurgische Verfahren) in vielen Fällen erfolgreich behandelt werden (siehe dazu Seite 385). Ist

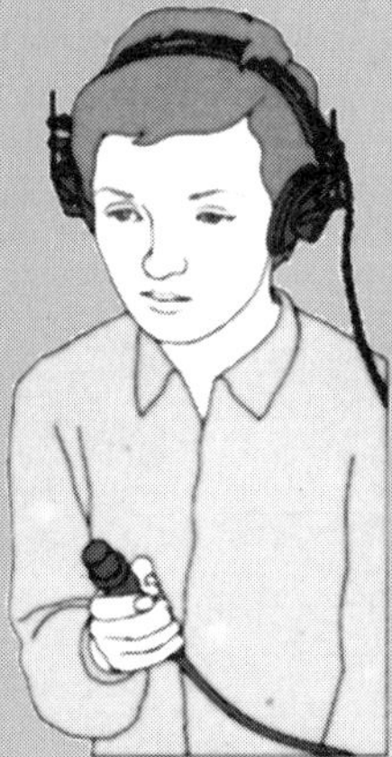

eine Operation nicht möglich oder nicht ausreichend erfolgreich, kann ein modernes elektroakustisches Gerät das Gehör weitgehend verbessern. Solche kleinen Geräte können in einem Brillenbügel hinter dem Ohr oder im Gehörgang getragen werden und fallen so kaum mehr auf.

Auch bei Innenohr-Schwerhörigkeit kann heute durch entsprechende Hörgeräte eine gewisse Verbesserung der Hörempfindung (Wortverständnis) erzielt werden.

Hilfe bei Taubheit

Selbst bei absoluter Taubheit infolge eines Innenohrschadens kann durch die Einpflanzung von Elektroden, die mit einem Mikrocomputer hinter dem Ohr in Verbindung stehen, das Gehör so stimuliert werden, daß die Tauben Geräusche wahrnehmen. Bald lernen dann die Patienten diese Geräusche zu unterscheiden, und oft erreichen sie sogar bei entsprechender Schulung ein gewisses Wortverständnis. Allerdings ist diese Therapie bis jetzt nur hochspezialisierten Zentren vorbehalten.

Audiometrie (Prüfung des Gehörs)

Ab dem 50. Lebensjahr ist ein fortschreitender leichter Hörverlust normal. Sind Sie jedoch noch unter 50 und bemerken Sie mit Schrecken einen mehr oder weniger starken Hörverlust auf einem oder beiden Ohren, sollten Sie unverzüglich einen Ohrenarzt aufsuchen. Der Arzt wird nach einer zugrundeliegenden Erkrankung fahnden und bei Ihnen eine exakte Hörprüfung, eine Audiometrie, durchführen.

Eine Audiometrie ist die Prüfung des Gehörs mit elektroakustischen Meßgeräten. Dabei geht man von der normalen Hörschwelle aus und ermittelt, um wieviel größer die Schwingungsweite (Amplitude) sein muß, damit der Patient den Ton hört. Der Grad der Schwerhörigkeit, das heißt der Hörverlust, wird mit einem geometrisch in Dezibel (dB) abgestuften Amplitudenmaßstab gemessen. Beträgt Ihr Hörverlust beispielsweise 20 Prozent, so heißt das, Sie hören den Ton erst, wenn er die zehnfache Schwingungsweite wie derselbe Ton an der Hörschwelle hat oder um 20 dB lauter ist. 40 dB bedeuten bereits die hundertfache, 60 dB die tausendfache Schwingungsweite der normalen Hörschwelle.

Zur Veranschaulichung: Ein Unterschied von 20 dB ist beispielsweise der zwischen einem ruhigen Garten (30 dB) und dem Fließen eines Flusses, 40 dB beträgt der Unterschied zwischen dem ruhigen Garten und einem vollbesetzten Restaurant. (Siehe dazu Seite 389).

Das Ergebnis der Autdiometrie zeigt für jedes Ohr getrennt an, ob es sich um eine Schalleitungs-(Mittelohr-)Schwerhörigkeit oder eine Schallempfindungs-(Innenohr-)Schwerhörigkeit handelt.

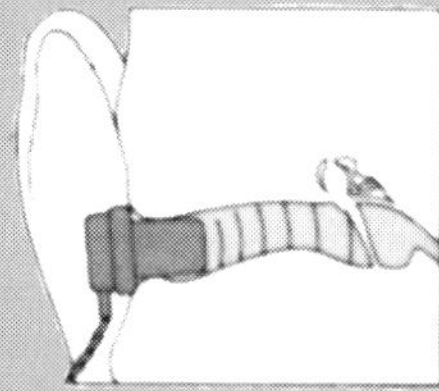

Ein Hörgerät sollte stets vom Fachmann angepaßt werden, damit es sicher sitzt.

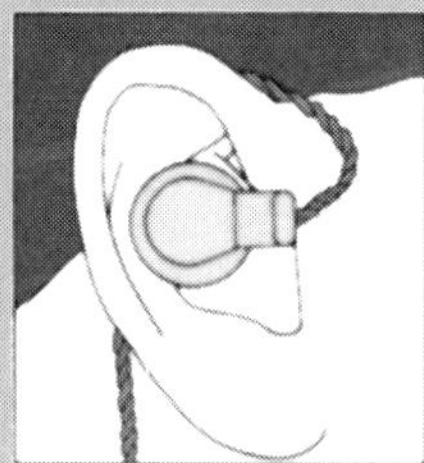

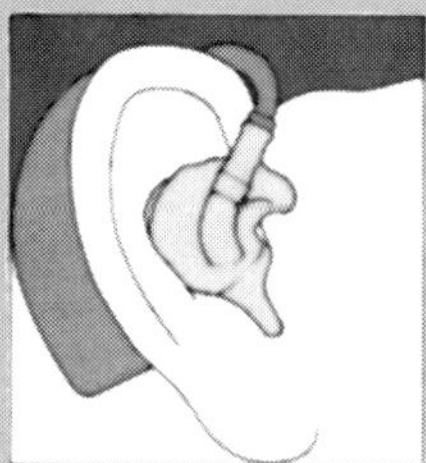

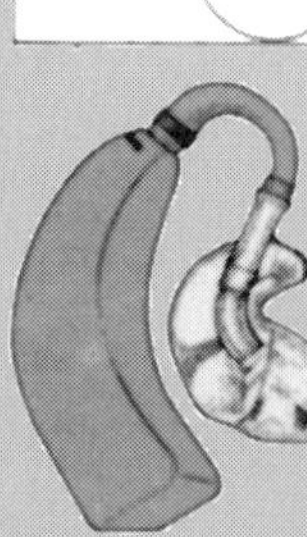

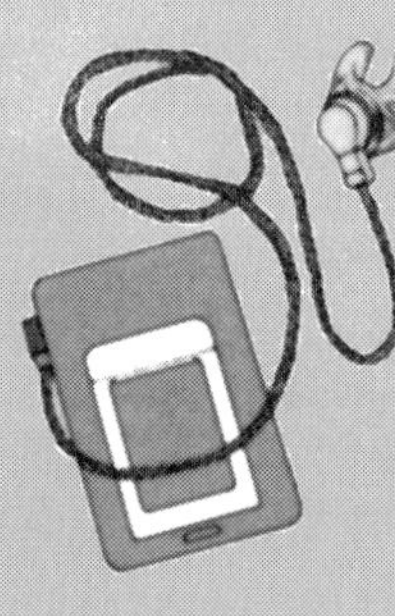

Verschiedene Arten von Hörhilfen bei Schwerhörigkeit. Bei dem Apparat links ist das batteriebetriebene Mikrophon hinter dem Ohr, bei der Ausführung rechts in der Kleidung zu tragen.

Tumoren im Ohrbereich

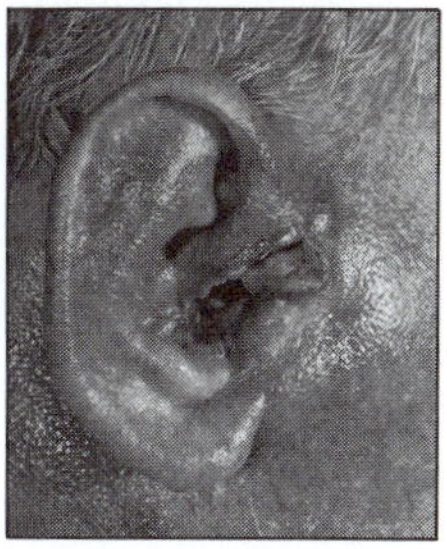

Geschwülste (Tumoren) im Ohrbereich fallen anfangs oft als warzenartige Knoten oder Wucherungen auf. Meist sind sie gutartig. Verändern sie sich allerdings geschwürig oder bluten sie, besteht der Verdacht auf einen Krebs. Sehr selten sind Knochentumoren im äußeren Gehörgang, die zu einem blutigen Ausfluß führen und schmerzen können. Suchen Sie grundsätzlich bei tumorartigen Veränderungen im Ohrbereich, Schmerzen im oder Ausfluß aus dem äußeren Gehörgang einen Ohrenarzt auf!

Gehörgangs-Furunkel

Furunkel (eitrige Entzündung eines Haarbalgs, seiner Talgdrüse und der Umgebung) im Gehörgang sind relativ häufig. Verursacht können sie durch eine bakterielle oder eine Pilzinfektion werden.

Anzeichen

Starke »äußere« Ohrenschmerzen; oft ist die Ohrmuschel geschwollen; oft auch leichte Schwerhörigkeit.

Behandlung

Ein Furunkel muß vom Ohrenarzt eröffnet werden; Verabreichung von Antibiotika.

Wichtig: Lassen Sie bereits eine oberflächliche Gehörgangsentzündung (*Anzeichen:* Schmerzen und Rötung) vom Ohrenarzt mit Antibiotika oder pilztötenden Mitteln (bei einer Pilzinfektion) behandeln.

Mittelohrentzündung

Man unterscheidet zwischen einer akuten und einer chronischen Mittelohrentzündung sowie einem Cholesteatom (Perlgeschwulst).

Akute Mittelohrentzündung

Das Mittelohr kann sich durch eine aufsteigende Infektion vom Nasen-Rachen-Raum über die Ohrtrompete entzünden, selten auch über den Gehörgang durch einen Trommelfelldefekt.

Anzeichen

Stechender Schmerz und Klopfen im Ohr, Kopfschmerzen, Fieber, Schwerhörigkeit. Kommt es nicht zu einem Rückgang der Infektion, kann das Trommelfell perforieren, dann tritt wäßriger oder eitriger Ausfluß aus, die Ohrenschmerzen nehmen plötzlich ab.

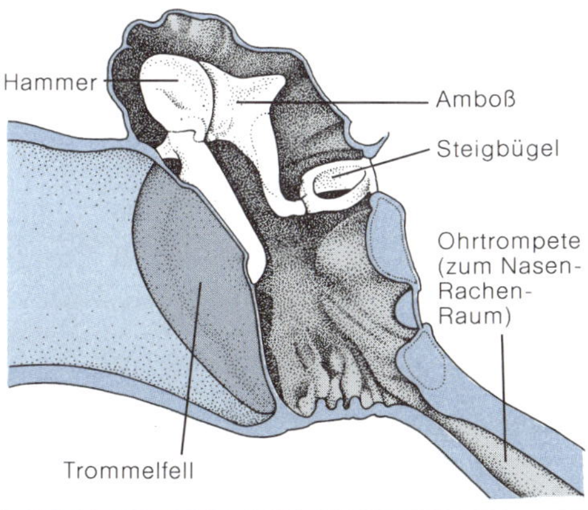

Behandlung

Der Ohrenarzt verordnet schmerzstillende Mittel und Antibiotika. Entsteht kein Trommelfelldurchbruch, empfiehlt es sich, das Trommelfell unter Narkose zu öffnen, damit der Eiter abfließen kann. Der kleine Trommelfelldefekt (ob natürlich oder operativ) wächst meist schnell wieder zu, bisweilen ist aber auch eine Trommelfellplastik notwendig.

Prognose

Eine akute Mittelohrentzündung heilt in zwei bis drei Wochen ohne eine bleibende Schädigung des Hörvermögens aus.

Chronische Mittelohrentzündung

Eine chronische Mittelohrentzündung kann sich lediglich bei einem bleibenden Trommelfelldefekt aus einer akuten Entzündung entwickeln. Meist aber entsteht eine chronische Entzündung nur, wenn die Schleimhaut des Mittelohrs anlagebedingt mangelhaft ausgereift ist.

Anzeichen

Schleimig eitriger Ausfluß aus dem Gehörgang, Schwerhörigkeit.

Behandlung

Antibiotika werden über den Trommelfelldefekt ins Mittelohr eingebracht. Liegt

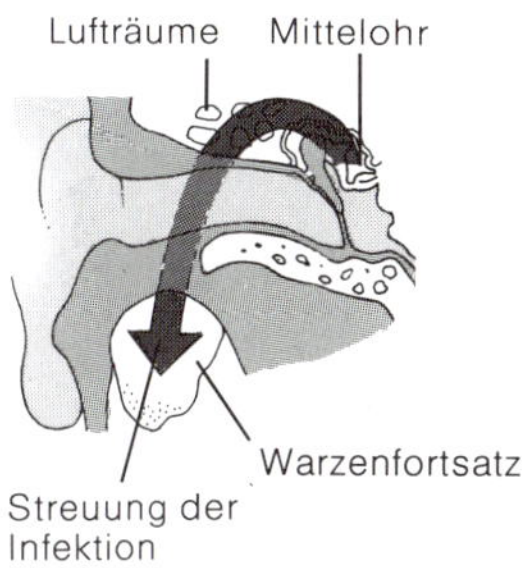

Mastoiditis
Eine Mastoiditis (Entzündung des Warzenfortsatzes), die infolge der Streuung der Erreger einer Mittelohreiterung in die mit Schleimhaut ausgekleideten Höhlen des Warzenfortsatzes entstehen kann, ist heute dank der Antibiotikabehandlung einer Mittelohrentzündung sehr selten geworden. Kommt es trotzdem zu einer Mastoiditis, muß eine operative Drainage angelegt werden.

über drei Monate keine Eiterung vor, sollte der Trommelfelldefekt verschlossen werden (Tympanoplastik).

Bei einer jahrelang bestehenden chronischen Entzündung kann es auch zu einer Knocheneiterung und mit ihr zu einer Zerstörung der Gehörknöchelchen kommen. Eine weitere Komplikation ist das Wachsen eines Cholesteatoms, einer »Perlgeschwulst«, die die Gehörknöchelchen verdrängen und sogar ins Innenohr einwachsen kann.

Wurden Gehörknöchelchen durch Eiterung zerstört, können sie durch Gehörknöchelchen von Verstorbenen ersetzt werden. Ein mögliches Cholesteatom muß entfernt werden. Mit Hilfe dieser Operationen und einer gleichzeitigen Trommelfellplastik kann die Schwerhörigkeit weitgehend gemindert werden.

Schallempfindungs-Schwerhörigkeit

Einer Schallempfindungs-Schwerhörigkeit liegt immer eine Erkrankung oder Schädigung des Innenohrs zugrunde (Innenohr-Schwerhörigkeit). Solche Ursachen können sein:

- Vergiftungen (Bakteriengifte, Chinin, Salizylsäure, bestimmte Antibiotika wie Streptomyzin, Neomyzin, Gentamyzin u. a., Kohlenmonoxid und Nitrobenzol);
- Entzündung des Labyrinths (Labyrinthitis) bei einer fortgeleiteten Mittelohreiterung – heute dank der Antibiotikabehandlung einer Mittelohreiterung sehr selten geworden;
- Innenohrschädigung durch Knall-, Explosions- oder chronisches Lärmtrauma;
- Schädigung des Innenohrs, des Hörnervs, der Hörbahnen oder der Hörzentren im Gehirn durch Schädel-Hirn-Verletzungen oder Tumoren;
- angeborene Innenohrmißbildungen;
- degenerative Prozesse des Hörorgans und/oder des Hörnervs (Altersschwerhörigkeit) – oft durch eine Arteriosklerose verursacht.
- Otosklerose (anlagebedingte Knochenumbauprozesse des Labyrinths).
- Ménière-Krankheit.

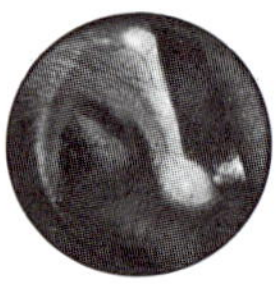

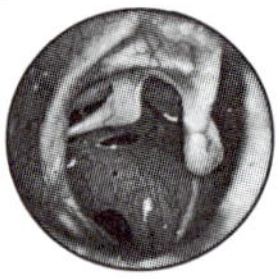

Loch im Trommelfell
Ein gesundes Trommelfell ist graurosa und leicht transparent. Ein Loch im Trommelfell läßt den Blick auf die Gehörknöchelchen des Mittelohrs unverschleiert frei.

Otosklerose

Die Otosklerose ist eine anlagebedingte Erkrankung des knöchernen Labyrinths (Seite 384) infolge von Knochenumbauprozessen. Die Ursache ist noch nicht geklärt. Die Otosklerose kommt häufiger bei Frauen als bei Männern vor und tritt in der Regel zwischen dem 20. und 40. Lebensjahr auf.

Am häufigsten befallen die Umbauprozesse den Bereich des ovalen Fensters, durch das der Schall über die Schwingungen des Steigbügels vom Mittelohr ins Innenohr geleitet wird. Bisweilen wird die Steigbügel-Fußplatte regelrecht eingemauert, so daß sie kaum noch schwingen kann. Es entsteht also eine Schalleitungs-Schwerhörigkeit, die aber in der Regel mit einer Schallempfindungs-Schwerhörigkeit kombiniert ist.

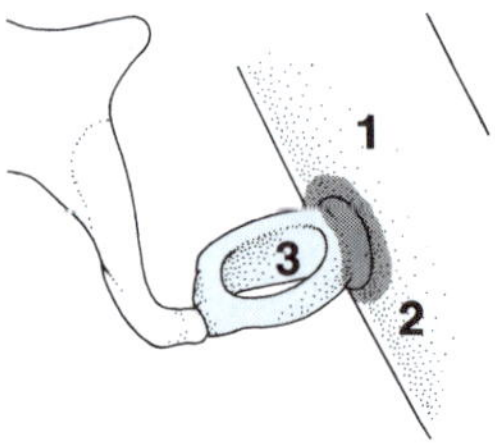

Otosklerose ist eine erbliche Krankheit der Kapsel des knöchernen Labyrinths (1) des Innenohrs. Am häufigsten befallen die »Verkalkungs«-Prozesse den Bereich des ovalen Fensters (2), so daß der Steigbügel (3) praktisch »eingemauert« wird: Es kommt zur Schalleitungs-Schwerhörigkeit.

Anzeichen

Ohrensausen (im Baßton), zunehmende Schwerhörigkeit; dabei ist ein Ohr schwerer betroffen als das andere. Schmerzen entstehen nicht.

Behandlung

Sofern das Innenohr noch relativ funktionstüchtig ist, kann eine Operation unter dem Operationsmikroskop helfen. Der Steigbügel (Stapes) wird durch eine Plastik (Stapesplastik) aus Draht und Bindegewebe ersetzt.

In 90 Prozent der Fälle erreicht diese oder eine andere Methode der Stapesplastik eine eindeutige Hörverbesserung. Grundsätzlich wird zuerst nur ein Ohr operiert, denn die Operation birgt in 2 bis 5 Prozent der Fälle auch das Risiko einer Hörverschlechterung.

Prognose

Die Schädigung des Innenohrs durch die Knochenumbauprozesse ist nicht aufzuhalten. Je mehr also bei der Otosklerose das Innenohr beteiligt ist, desto eher ist – trotz einer erfolgreichen Stapesplastik – mit einer schleichenden (bisweilen auch stürmischen) Hörverschlechterung zu rechnen.

Lärm

Lärm ist unerwünschter, unangenehmer oder gar schmerzhafter Schall. Der Schallpegel ist die jeweilige Energiegröße im logarithmischen Verhältnis zu der Hörschwelle bei 1000 Hertz (Hz). Die Maßeinheit für die Schallstärke, die Leistung eines Schalls, wird in Dezibel (dB) gemessen.

Wie laut ist »schmerzhaft laut«?
Die niedrigste Schallstärke, die ein Mensch hören kann, sind Laute bei 10 dB. Schallstärken über 90 dB können bei manchen Menschen bereits leichte Schmerzen in den Ohren hervorrufen. Andere wiederum fühlen sich mitunter selbst bei 100 dB (Rockkonzert) nicht unangenehm belästigt – im Gegenteil, sie würden buhen, wenn die Band nur mit 90 dB aufträte.

Wie auch immer – empfinden Sie Lärm als schmerzhaft, ist das ein Warnsignal. Bei einer länger dauernden Einwirkung dieses Lärms laufen die Sinneszellen Ihres Innenohrs Gefahr, geschädigt zu werden (siehe dazu »Lärmschwerhörigkeit«, Seite 390). Und die psychische Komponente bei einem Rockkonzert täuscht über die wahre Schädigungsschwelle hinweg. Es gibt viele Jugendliche, die durch häufiges Anhören von sehr lauter Musik bereits eine leichte Innenohrschwerhörigkeit erlitten haben.

Wirkt eine Lautstärke von 120 und mehr dB längere Zeit auf die Sinneszellen des Innenohrs ein, ist eine Schädigung unvermeidlich. 120 dB ist beispielsweise ein Arbeiter mit einem Preßlufthammer ausgesetzt.

Wichtig: Sind Sie an Ihrem Arbeitsplatz ständig mit mehr als 90 dB belastet, sollten Sie Ohrenschützer tragen (siehe dazu »Lärmschwerhörigkeit«, Seite 390).

Betrachten Sie die untenstehenden Dezibel-Beispiele, sind Sie sicher verwundert, daß beispielsweise ein Rockkonzert nur doppelt so laut sein soll wie der Schall am Ufer eines Flusses. Bei dB handelt es sich um ein logarithmisches Schallintensitätsmaß, das frequenzunabhängig ist. Die Hörempfindung des Ohrs ist aber frequenzabhängig (größte Empfindlichkeit bei etwa 3000 Hz).

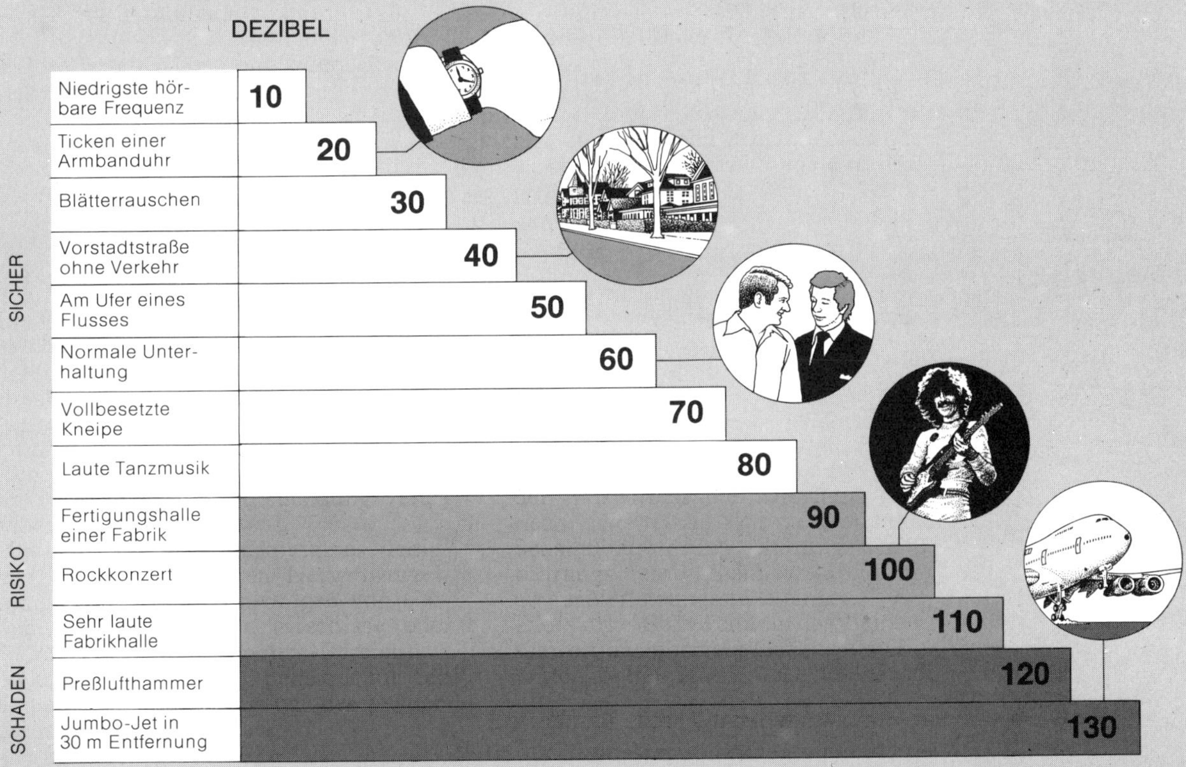

Ménière-Krankheit

Dieser gar nicht so seltenen Krankheit liegt eine Störung der Flüssigkeits-Regulation im häutigen Labyrinth des Innenohrs zugrunde, die über im einzelnen noch nicht ganz geklärte Mechanismen die Funktion der Nervenelemente des Gleichgewichtsorgans beeinträchtigt.

Anzeichen

Drehschwindelanfälle mit Übelkeit und Erbrechen, einseitiges Ohrensausen, Druck- und Völlegefühl im Ohr, einseitige Schwerhörigkeit. Die Drehschwindelanfälle können Stunden dauern und sich alle paar Tage oder Wochen wiederholen.

Behandlung

Einspritzung eines Betäubungsmittels in den vegetativen Nervenversorgungsbereich des Innenohrs, Mittel gegen Schwindel. In schweren Fällen kann operativ ein Flüssigkeitskanal im Innenohr eröffnet werden, was in vielen Fällen zum Erfolg führt.

Lärmschwerhörigkeit

Auf ständigen Lärm sind die Haarzellen in der Schnecke des Innenohrs (Seite 384) nicht eingerichtet. So kann es zu einer nachweisbaren Zerstörung der äußeren Haarzellen kommen, wenn beispielsweise ein Arbeiter über zehn Jahre lang bei 40stündiger Arbeitszeit einem Lärm von 90 Dezibel ausgesetzt ist. 90 Dezibel entsprechen etwa dem »Lärm« einer temperamentvollen Tanzmusik. Bei einem Rock-Konzert wird der Zuhörer mit 100 oder mehr Dezibel belastet.

Die Gefahr einer Hörschädigung besteht bei regelmäßiger längerdauernder Einwirkung von 90 und mehr Dezibel. Ein Straßenbauarbeiter, der ohne Hörschutz über Jahre hinweg einen Preßlufthammer bedient (etwa 110 bis 120 Dezibel), wird mit Sicherheit schwerhörig.

Eine beruflich bedingte Schwerhörigkeit ist immer eine Schallempfindungs-Schwerhörigkeit (Seite 388), die selbst mit modernsten Hörhilfen nur teilweise zu beheben ist!

Beachten Sie deshalb die Schutzvorschriften, wenn Sie beruflich einem ständigen Lärm von 90 und mehr Dezibel ausgesetzt sind. Wirksame Ohrenschützer gleichen Kopfhörern und sind keineswegs »unmännlich«. Zu diesen Ohrenschützern gibt es noch kleine Zusatzgeräte (Mikrophone, Empfänger), mit deren Hilfe Sie auch notwendige Gespräche mit Kollegen führen können.

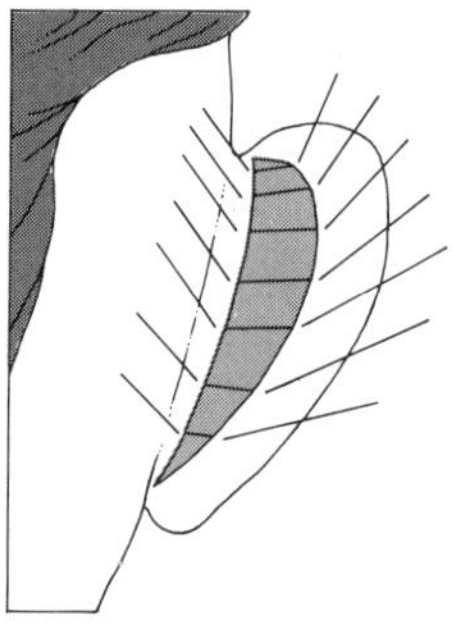

Korrektur abstehender Ohren

Abstehende Ohren können durch eine einfache Operation normalisiert, »angelegt«, werden: Hinter dem Ohr wird ein Streifen Haut entfernt, und die Ränder der verbliebenen Hautflächen werden zusammengenäht. Vor dem sechsten Lebensjahr hat eine solche Operation allerdings wenig Sinn, da sich die Ohren noch nicht voll entwickelt haben.

Hautkrankheiten

Die Haut ist unser Schutz- und Kontaktorgan. Sie schützt das Innere des Körpers vor der Außenwelt. Doch sie hat nicht nur passive Schutzaufgaben wie die Mauer eines Hauses, sondern auch aktive:

- Sie reguliert den Wärmehaushalt durch die Schweißdrüsen und die kleinen Blutgefäße;
- sie verhütet Infektionen und hemmt das Bakterienwachstum durch ihren Wasser-Fett-Film (Säuremantel), der von Talg- und Schweißdrüsen gebildet wird;
- sie wehrt eingedrungene Erreger ab;
- sie scheidet Schlackenstoffe durch ihre Schweißdrüsen aus;
- sie dient mit als Atmungsorgan;
- sie ist wichtiges Sinnesorgan, ein Kontaktorgan zur Umwelt.

Die Haut ist ein *sichtbares Organ*. So bemerken wir meist recht schnell, wenn etwas mit ihr nicht stimmt – seien es Entzündungen, Warzen oder andere Wucherungen, Knötchen oder Schwellungen. Dasselbe gilt für ihre Anhangsorgane, für Nägel und Haare.

Hautkrebs ist die Krebsart, die am frühesten erkannt und behandelt wird. So ist Hautkrebs – mit wenigen Ausnahmen – meist hundertprozentig heilbar.

Doch die meisten Hauterkrankungen – wie beispielsweise Akne – sind harmlos, wenn auch lästig und kosmetisch störend. Allerdings gibt es auch seltenere Hauterkrankungen, die mit einer schweren Störung anderer Organe einhergehen können.

Klar ist indes, daß die Haut als Schutz- und Kontaktorgan schädigenden Einflüssen der Umwelt verstärkt ausgesetzt ist. Dazu gehören auch chemische Substanzen am Arbeitsplatz oder eine übertriebene beziehungsweise unsachgemäße Aussetzung der Haut gegenüber UV-Strahlen (Sonnenlicht, Solarien). So verwundert es nicht, daß Hautkrankheiten zu den häufigsten Erkrankungen gehören.

Allerdings kommen zu den Umweltfaktoren auch körpereigene, vor allem hormonelle Faktoren als krankheitsauslösende Mechanismen hinzu. Eine körpereigene Reaktion ist auch die Allergie, und so gut wie alle allergischen Reaktionen zeigen sich im Hautbereich. Der Allergie ist ein eigenes Kapitel gewidmet (Seite 279–290). Parasitäre Erkrankungen der Haut werden im Kapitel »Infektionskrankheiten und parasitäre Erkrankungen« behandelt; siehe Krätze (Skabies) und Läuse, Seite 729.

Querschnitt durch die Haut

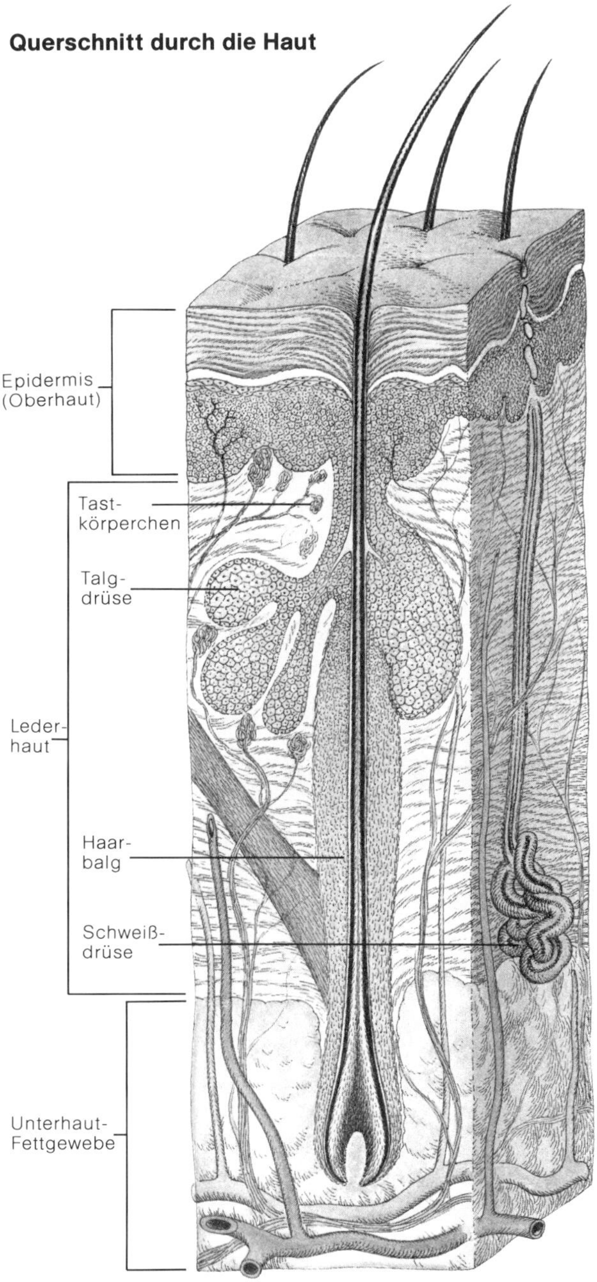

Furunkel

Ein Furunkel ist eine akute eitrige Entzündung eines Haarbalgs, seiner Talgdrüse und auch von tieferliegendem Gewebe. Verursacht wird er durch Bakterien, meist durch die eitererregenden Staphylokokken.

Anzeichen

Geröteter etwa pfennig- bis markstückgroßer Buckel in der Haut. Später zeigt sich im Zentrum eine eitrige Einschmelzung. Eiter entsteht durch zugrundegegangene Freßzellen (Phagozyten) des Abwehrsystems. Während die Phagozyten andere Bakterien, Viren oder Fremdkörper recht gut verdauen können, bleiben sie bei den eitererregenden Staphylokokken (oder Streptokokken und Pneumokokken) meist nur zweiter Sieger. Im Eiter finden sich neben den zerstörten Phagozyten denn meist auch Staphylokokken und eingeschmolzenes Gewebe.

Visuelle Diagnosehilfe Seite 245.

Risiko: Furunkel sind meist ungefährlich, die Freßzellen können zumindest in den Randzonen die Infektion unter Kontrolle halten. Eine Streuung der Bakterien über Lymph- und Blutwege in andere Organe ist selten. Kommt sie vor, können jedoch gefährliche Abszesse entstehen, beispielsweise in der Lunge oder im Gehirn.

Das Risiko einer Streuung der Bakterien ist vor allem dann groß, wenn Sie versuchen, den Furunkel auszudrücken. Lassen Sie also den Furunkel in Ruhe. Wenn er reif ist, wird der Eiterpfropf von selbst abgestoßen, und der Hautdefekt heilt aus.

Achten Sie auch auf peinliche Sauberkeit, damit die Bakterien nicht auf andere Hautbereiche oder in Nahrungsmittel gelangen!

Furunkel

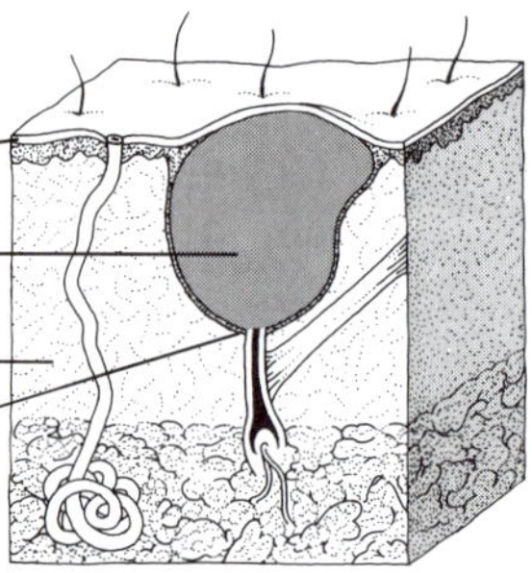

Behandlung

Furunkel erzeugen meist Spannungsschmerzen. Diese Schmerzen können Sie durch das Auflegen eines Wattebauschs, den Sie mit heißem Salzwasser getränkt haben, lindern.

Bei einem größeren Furunkel oder einem *Karbunkel* (dicht nebeneinanderstehende Furunkel, die zusammenfließen) sollen Sie einen Arzt aufsuchen. Ist der Furunkel kurz vor dem Aufbrechen, kann der Arzt den Eiter durch einen Schnitt auslaufen lassen. Eine Streuung der Bakterien verhindert er durch die Verabreichung von Antibiotika.

Andere durch Eitererreger verursachte Hauterkrankungen sind: *Impetigo* (Seite 393), *Erysipel* (Seite 394), *Phlegmone* (Seite 394) und *Bartflechte* (Seite 395).

Erneuerung der Epidermis

Die äußerste Schicht der Epidermis ist ein verhornter Zellverband. Die obersten Hornschüppchen schilfern ständig ab. Nachschub bringen die darunterliegenden lebenden Epidermiszellen der Keimschicht. Die Nachschubzellen verhornen allmählich und bilden nach zwei Monaten den neuen obersten verhornten Zellverband. Auch dieser schilfert mit der Zeit ab und wird seinerseits ersetzt.

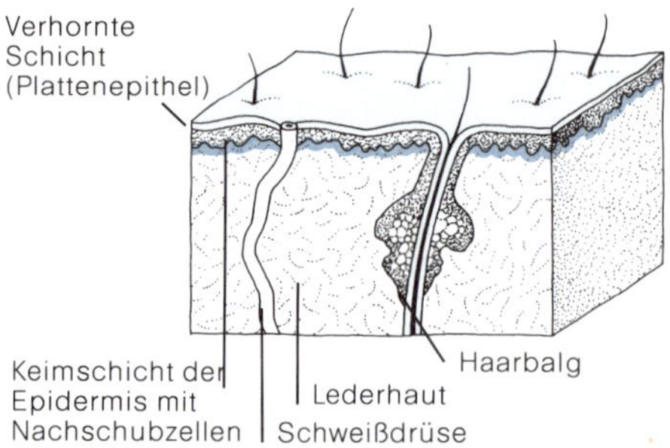

Die Nachschubzellen verhornen allmählich und bilden nach etwa zwei Monaten die neue Hornschicht.

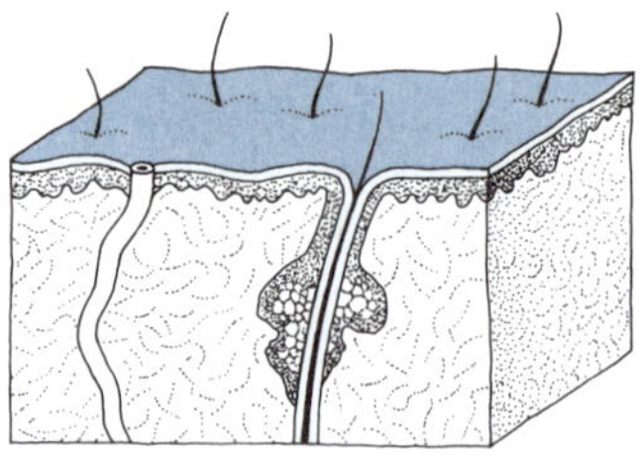

Haarpflege

Am wichtigsten ist die regelmäßige Haarwäsche – etwa jeden dritten Tag. Haare und Kopfhaut werden heute infolge der Umweltverschmutzung durch Staub-, Öl- und chemische Teilchen stark belastet. Auch wenn Sie die Haare jeden Tag waschen, schadet das nicht, sofern Sie folgende Regeln beachten:

- Benutzen Sie ein sehr mildes, öliges Shampoo (Shampoo für »häufiges Haarewaschen« oder »für die tägliche Haarwäsche«).
  Wichtig: Billig-Shampoos enthalten meist billige, aggressive Waschsubstanzen, die Haare und Haarboden stark entfetten und so Schuppen erzeugen und die Haarstruktur schädigen.
- Waschen Sie die Haare nur einmal leicht mit nicht zuviel Shampoo durch. Zweimaliges Shampoonieren ist ungünstig für Haare und Haarboden. Ihr Gesicht waschen Sie ja auch nicht zweimal!

Was tun bei Schuppen?

Schuppen entstehen einmal bei Austrocknung des Haarbodens durch aggressive Shampoos oder seltener durch anlagebedingte trockene Haut (Sebostase). Auch bei fettigen Haaren und fettigem Haarboden (Seborrhöe) kann es durch nachlässige Haarpflege oder durch Verwendung von aggressiv reinigenden Shampoos zu einer Schuppung kommen.

Empfehlung bei trockenen Schuppen:
1. Waschen Sie die Haare alle drei bis vier Tage mit einem sehr milden, öligen Shampoo (siehe oben). Benutzen Sie keine Shampoos gegen Schuppen! Denn diese Shampoos wirken in der Regel entfettend, und der momentane Erfolg wird bald mit einer stärkeren Schuppenbildung erkauft.
2. Nur einmal mit wenig Shampoo waschen. Danach eventuell mit milder Creme- oder Balsamspülung spülen.
3. Haarefärben, Entfärben oder Dauerwellen meiden!
4. Kein Haarwasser benutzen (wirkt entfettend).

Empfehlung bei fettiger Schuppung:
Es gelten dieselben Regeln wie bei fettigen Haaren.

Was tun bei fettigen Haaren?

Fettige Haare und fettige Kopfhaut (Seborrhöe) sind anlagebedingt. Es gelten folgende Empfehlungen:
1. Haare täglich oder jeden zweiten Tag mit einem sehr milden, öligen Shampoo waschen (nur einmal mit wenig Shampoo shampoonieren!).
2. Verwenden Sie keine Shampoos gegen fettige Haare, denn diese Shampoos wirken in der Regel stark entfettend und reizen so die Talgdrüsen mit der Zeit zu einer noch stärkeren Fettabsonderung!
3. Ein Haarwasser können Sie benutzen (alkoholische Lösungen wirken mild entfettend). Günstig sind Haarwässer, die Brennessel- oder andere Kräuterauszüge enthalten. Verwenden Sie jedoch die Haarwässer sparsam! Alkoholische Lösungen mit weiblichen Sexualhormonen hemmen die Talgproduktion nur minimal, so daß sich ihre Anwendung meist nicht lohnt. Sprechen Sie mit einem Hautarzt darüber.

Was tun gegen brüchige Haare und »Spliß«?

Brüchige Haare und gespaltene Haarspitzen (»Spliß«) werden meist durch chemische, physikalische oder mechanische Prozeduren verursacht – so durch Haarefärben, Entfärben, Dauerwellen, Verwenden eines stark entfettenden Shampoos, massives Zurückbürsten der Haare, Verwendung einer Bürste mit scharfkantigen Kunststoffborsten.

Empfehlungen:
1. Meiden Sie aggressive mechanisch-chemische Prozeduren.
2. Verwenden Sie eine Haarbürste mit abgerundeten Naturborsten und keinen zu eng stehenden Kamm.
3. Benutzen Sie ein sehr mildes, öliges Shampoo (nur einmal shampoonieren) und eventuell nach der Haarwäsche eine milde Cremespülung.

Impetigo (Eiterflechte, Grindflechte)

Auch diese Hauterkrankung wird wie ein Furunkel durch eitererregende Bakterien verursacht.

Kleinblasige Impetigo

Zuerst erscheinen kleine Bläschen auf der Haut, doch die Bläschen sind so schnell vergänglich, daß sie kaum bemerkt werden; erst die honiggelben Borkenauflagerungen auf linsen- bis pfenniggroßen oberflächlichen Geschwüren fallen auf. Die Herde sitzen meist im Gesicht und am Hals, manchmal an anderen Körperstellen, streuen stark und fließen bogig zusammen. Wo gekratzt wird, entstehen neue Herde.

Ursachen

Infektion mit Staphylokokken oder Streptokokken (Kontaktinfektion).

Behandlung

Antibiotikahaltige Salben, desinfizierende Umschläge, Verwendung desinfizierender Seifen.

Großblasige Impetigo

Diese Form fällt durch größere schlaffe Blasen im Gesicht oder am Rumpf auf, später erscheinen nur wenig verkrustete Flächen mit randweißen Blasenresten. Die großblasige Impetigo ist ebenfalls sehr infektiös (Erreger wie oben). Im Säuglingsalter können die Blasen riesengroß werden.

Behandlung

In leichten Fällen antiseptische Salben, Körperhygiene! In schweren Fällen Antibiotikagabe.

Visuelle Diagnosehilfe Seite 245.

Erysipel (Wundrose)

Leiden Sie an einer scharfbegrenzten, geröteten Schwellung, vor allem im Gesicht oder an den Beinen, und gleichzeitig an plötzlichem hohem Fieber, Schüttelfrost und Schmerzen – haben Sie wahrscheinlich eine »Wundrose« (Erysipel).

»Wundrosen« werden durch Streptokokken (eitererregende Bakterien) hervorgerufen.

Rufen Sie unverzüglich einen Arzt! Er wird Ihnen Antibiotika spritzen, Bettruhe und feuchte Verbände verordnen.

Phlegmone

Eine Phlegmone ist eine flächenhaft fortschreitende eitrige Entzündung des Unterhautzellgewebes, verursacht durch eitererregende Bakterien (Staphylokokken, Streptokokken).

Anzeichen

Sie haben eine sich heiß anfühlende gerötete Schwellung der Haut, auf Druck bilden sich Dellen. Schon früh entstehen dann im Unterhautgewebe eitrige Abszesse, die sich zur Haut hin und in die Tiefe ausbreiten. Die Bakterien brechen bald in die Lymphgefäße (rote Streifen in der Haut!) und in die Blutbahn ein. So leiden Sie auch meist an hohem Fieber.

Suchen Sie unverzüglich einen Arzt auf, oder lassen Sie ihn kommen, wenn Sie hohes Fieber haben!

Behandlung

Antiseptika, Antibiotika innerlich, feuchte Verbände mit desinfizierenden Lösungen; bisweilen ist eine operative Behandlung erforderlich. □

Haarausfall (»Glatze«)

Finden Sie ab und zu ein paar Haare im Kamm, ist das natürlich: Ausgewachsene Kopfhaare fallen nach etwa zwei bis fünf Monaten aus, und aus den Haarzwiebeln wachsen neue nach. Ist jedoch der Kamm immer voller Haare, lichten sich die Haare hier und da – dann spricht man vom »Haarausfall« oder von der Entwicklung einer »Glatze«. Den Zustand der teilweisen oder totalen Haarlosigkeit bezeichnet man in der Medizin als »Alopezie«.

Ursachen der Glatzenbildung

Es gibt verschiedene Formen von Alopezien, ihre Ursachen sind nur teilweise bekannt. Am häufigsten sind:

- die Glatze vom männlichen Typ;
- der kreisrunde Haarausfall (Alopecia areata), das sind kreisrunde Herde mit nur wenigen Zentimetern Durchmesser;
- herdförmige kahle Stellen, die durch Pilze oder bestimmte Hauterkrankungen (etwa Lichen simplex) verursacht werden.

»Glatze« vom männlichen Typ

Die Entwicklung einer »Glatze« zeigt sich zuerst durch »Geheimratsecken«, dann wird das Haar in der Wirbelgegend am Hinterkopf schütterer, mehr und mehr lichtet es sich in der Scheitelgegend, schließlich kommt es zu einer totalen Glatze bis zum Hinterkopf. An den seitlichen Kopfbereichen fallen die Haare jedoch diesem »Zeichen von Männlichkeit« nicht anheim – warum nicht, ist ungeklärt.

Beim Haarausfall vom männlichen Typ ist die Funktion der Haarbälge schwer gestört – meist schreitet die Haarbildung in eine frühe Entwicklungsstufe zurück, und es wird nur noch eine Art von feinstem Wollhaar gebildet.

Die Ursachen der Glatzenbildung sind ungeklärt. Früher schuldigte man ständiges Tragen einer Kopfbedeckung oder mangelnde Haarpflege an. Heute ist jedoch klar, daß solche Faktoren keine Rolle spielen. Maßgebende Faktoren der Glatzenbildung sind vielmehr: Vererbung, »zuviel« männliche Sexualhormone und ein bestimmtes Alter. Möglicherweise spielt auch die Durchblutungssituation der Kopfhaut eine gewisse Rolle. Verwunderlich ist jedenfalls, daß die seitlichen Kopfhaarbereiche meist normal funktionieren.

Die Seborrhöe (fettige Haare und fettige Kopfhaut) hat einen gewissen beschleunigenden Einfluß auf die Glatzenbildung – nicht überraschend, da auch der Seborrhöe Vererbung und »zuviel« männliche Sexualhormone zugrunde liegen.

Prognose: Bei langsamer Entwicklung des Haarausfalls ab etwa dem 30. Lebensjahr kommt es meist nicht zur totalen Glatze. Lichten sich die Haare jedoch bereits nach der Jugendzeit, ist ab etwa dem 35. bis 50. Lebensjahr mit einer totalen Glatze zu rechnen.

Behandlung: Bisher ist es nicht gelungen, die betroffenen Haarbälge zur Bildung normaler Haare anzuregen. Es gibt keine Haarwuchsmittel! Zwar stimulieren bestimmte krebserregende Substanzen den Haarwuchs im Tierversuch abnorm, doch daran, solche Substanzen gegen eine simple Glatze einzusetzen, dürfte wohl niemand denken!

Die schicksalhafte Entwicklung einer teilweisen oder totalen Glatze läßt sich höchstens um ein paar Jährchen verlangsamen, so durch

- eine regelmäßige Haarwäsche (bei Seborrhöe jeden oder jeden zweiten Tag!) mit einem sehr milden, öligen Shampoo;
- durch die Verwendung von Haarwässern bei einer Seborrhöe;
- durch die sofortige Behandlung von Pilzinfektionen im Kopfhautbereich (die regelmäßige Haarwäsche beugt übrigens solchen Pilzinfektionen vor allem bei Seborrhöe vor).

Leiden Sie unter Ihrer Glatze, können Sie sich eine Perücke (Toupet) anpassen lassen oder einer Haartransplantation unterziehen. Warnung: Eine Haartransplantation (Haarverpflanzung von »weniger wichtigen« Körperregionen auf die Kopfhaut) verspricht nur in einer Hautklinik Erfolg; dort zahlen Sie auch weniger als in dubiosen »Haarinstituten«.

Behandlung des »kreisrunden Haarausfalls«

Die Ursache des kreisrunden Haarausfalls (Alopecia areata) ist ungeklärt; die Alopezie-Form kann beide Geschlechter befallen. In vielen Fällen wachsen die Haare nach einer gewissen Zeit wieder nach; in anderen wenigen Fällen kann es gar zum Ausfall aller Kopfhaare kommen, doch ist auch hier – oft erst nach Jahren – ein Wiederwachstum der Haare möglich. Einen gewissen Erfolg hat die Einspritzung einer Kortison-Kristallsuspension in die Herde, andere Behandlungsmethoden (Bestrahlungen, verschiedenartige Salben) sind weniger erfolgreich.

Wichtig: Ein kreisrunder Haarausfall kann auch durch Haarpilze hervorgerufen werden, deshalb ist die Abklärung eines jeden Haarausfalls durch einen Hautarzt unerläßlich!

Haarausfall durch Pilze

Auch Pilze können zu einem runden, herdförmigen Haarausfall führen. Erkennbar ist ein Pilzbefall durch eine leichte Rötung, Schuppung oder (Eiter)bläschen. Die exakte Diagnose kann jedoch nur ein Hautarzt stellen; er wird Ihnen auch die geeigneten Mittel verschreiben.

Prognose: Bei rechtzeitiger Behandlung mit pilztötenden Mitteln wachsen die Haare nach etwa drei Wochen wieder nach.

Andere Ursachen eines Haarausfalls

Vorübergehend kann es bei bestimmten Erkrankungen oder Vergiftungen zu einem starken Haarausfall kommen:

- bei Typhus und anderen Infektionskrankheiten;
- bei chronischen Erkrankungen wie Eisenmangelanämien oder Diabetes mellitus;
- bei hormonellen Störungen;
- Vergiftungen mit Thallium oder bei Vitamin-A-Überdosierung;
- bei Behandlung mit Zytostatika (Krebstherapie).

Bartflechte

Eigentlich handelt es sich um zwei verschiedene infektiöse Erkrankungen der Barthaare. Die erste (Follikulitis barbae) wird durch eitererregende Bakterien, die zweite (Bartpilzflechte) durch Pilze verursacht.

Follikulitis barbae

Zuerst erscheinen kleine schmerzhafte Knötchen an der Haarbalgöffnung der Barthaare, die sich meist zu eitrigen Pusteln umbilden. Wenn sich der Eiter nicht schnell entleert (nicht drücken!), wird das umgebende Gewebe eingeschmolzen, es entstehen oberflächliche Narben. Diese Follikulitis kann immer wieder erscheinen oder sich jahrelang hinziehen; meist befällt sie nur die Schnurrbarthaare.

Ursache

Die Erkrankung wird durch eine Infektion mit eitererregenden Staphylokokken hervorgerufen.

Behandlung

Desinfizierende und entzündungshemmende Salben.

Bartpilzflechte (Trichophytia profunda)

Bei dieser Bartflechte handelt es sich um eine Pilzerkrankung. Die Pilze dringen zuerst in den Haarbalg ein, es kommt dann zu einer weit- und tiefgreifenden Entzündung; es entstehen größere schmerzhafte, eitrige Knoten. Manchmal bemerkt man schon früh eine weißgraue Scheibe an den Haaren, die Haare lassen sich dann leicht herausziehen.

Trichophytia profunda läßt sich von der Follikulitis wie folgt abgrenzen: Erstens befällt sie nur selten die Schnurrbarthaare, zweitens verursacht sie große eitrige Knoten und keine zahlreichen kleinen Knoten und Pusteln wie die Follikulitis. Die Bartpilzflechte wuchert oft auch auf die umgebende Haut aus, sie ist sehr ansteckend und kann durch Handtücher oder Rasierapparate übertragen werden. Die Follikulitis ist dagegen kaum ansteckend.

Bei starker Abwehrkraft kann eine Bartpilzflechte auch nur *oberflächlich* verlaufen. Es entsteht dann eine entzündliche, bis zu 5 Zentimeter große Scheibe um die Haarbälge, die in der Mitte bald schuppend abheilt; am Rande bilden sich Blasen und Pusteln.

Behandlung

Gegen die Bartpilzflechte helfen pilztötende Salben. Manchmal ist aber auch die Einnahme eines pilztötenden Antibiotikums notwendig.

Visuelle Diagnosehilfe Seite 245.

Warzen

Eine Warze (Verruca) ist ein erhabener, zerklüftet-verhornter Knoten der Haut, der durch Viren verursacht wird. In der Regel sind Warzen rückbildungsfähig und gelten so nicht als Tumoren der Haut (Seite 409); eine Ausnahme bildet die *seborrhoische Warze,* die keine Warze im eigentlichen Sinn, sondern ein Hauttumor ist (Seite 403).

Verruca vulgaris (gemeine Warze)

Eine Warze ist ein rundes, oft stark erhabenes Knötchen oder ein Knoten mit zerklüfteter Oberfläche und ausgeprägter Verhornung. Warzen bevorzugen die Hände, können aber am ganzen Körper sitzen. Zu Warzen an der Fußsohle (Dornwarzen) siehe Seite 253.

Verruca plana juvenilis (Flachwarzen)

Flachwarzen sind Knötchen ohne Verhornung. Sie kommen vor allem im Gesicht und auf dem Handrücken vor.

Kondylome (Feigwarzen)

Feigwarzen sind kleine, zerklüftete, auf der Haut spitz aufsitzende Wucherungen – vorwiegend an feuchten Stellen, so an Eichel oder Vorhaut, äußeren weiblichen Geschlechtsteilen oder im Afterbereich. Auch bei ihnen handelt es sich um eine Virusinfektion; meist werden sie durch Geschlechtsverkehr übertragen. Im zweiten Stadium der Syphilis (Seite 570) können feigwarzenähnliche, nässende Knötchen im Genitalbereich auftreten.

Behandlung der Warzen

Ein Großteil der einfachen Warzen verschwindet nach einer Weile von selbst wieder. Wer darauf nicht warten will, kann Warzen mit Pflastern, die zum Beispiel Salicylsäure enthalten, bekleben oder mit entsprechenden Lösungen bestreichen. Die aufgeweichte Hornschicht kann dann entfernt werden. Dieser Vorgang wird alle drei Tage wiederholt, bis

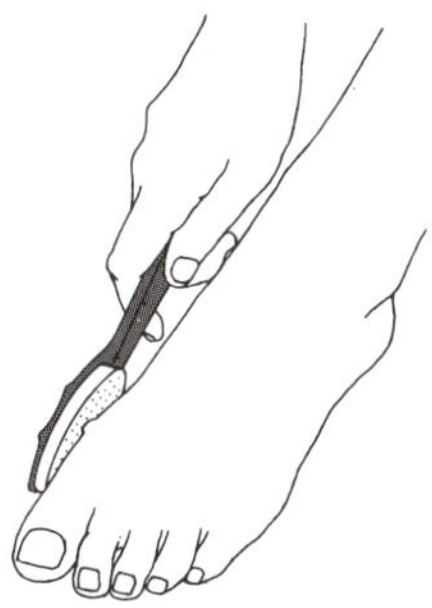

Hornschwielen
Unästhetische Hornschwielen an den Füßen sollten Sie nach dem Duschen mit einer Hornfeile, Bimsstein oder einem ähnlichen Hilfsmittel abrubbeln. So kann die Haut wieder atmen, und die Schuhe drücken nicht mehr unangenehm.

Visuelle Diagnosehilfe Seite 250.

die Warze verschwunden ist. Aber Vorsicht: Schützen Sie dabei die umliegende gesunde Haut, etwa durch Eincremen mit einer fetthaltigen Salbe. Und knibbeln Sie bitte nicht mit den Fingern daran herum, denn Warzen werden durch Viren verursacht, die auf diesem Weg mit den Fingern übertragen werden können. Gehen Sie zum Arzt, wenn Sie an vielen Warzen leiden, diese auf Penis oder Schamlippen sitzen, wenn die Warzen irgendwie auffällig oder kosmetisch störend sind und/oder Selbsthilfe erfolglos bleibt. Der Arzt hat mehrere Möglichkeiten, Warzen medikamentös zu behandeln oder operativ zu entfernen.

Herpes-Virus-Erkrankungen (»Fieberbläschen«, Herpes genitalis und andere)

Das menschliche Abwehrsystem ist gegen die allgegenwärtigen Herpes-Viren recht gut gewappnet. Nahezu alle Kleinkinder machen irgendwann eine Herpes-Infektion mit dem Herpes-Virus Typ I (HSV I) durch – etwa 99 Prozent von ihnen ohne jedes Krankheitszeichen. Nur bei etwa jedem hundertsten Kind bilden sich die bekannten Bläschen als sichtbares Zeichen der Herpes-Infektion.

Die allermeisten Menschen bleiben nach dieser Erstinfektion von Erkrankungen mit dem HSV I verschont – zirkulierende Antikörper vernichten neu einfallende Viren schnell. Doch bei einem kleinen Prozentsatz aller Menschen bleiben Herpesviren im Bereich der Eintrittspforte der Erstinfektion (Lippen, Mundschleimhaut, äußere Geschlechtsorgane usw.) zurück. Diese »schlafenden« Viren können durch gewisse Reize reaktiviert werden. Solche Reize können beispielsweise fieberhafte Erkrankungen, massive Sonnenbestrahlung oder Monatsblutungen sein. Die reaktivierten Viren verursachen dann wieder Herpesbläschen, entsprechend der Erstinfektion entweder im Lippenbereich (»Fieberbläschen«), auf intensiv sonnenbestrahlter Haut oder im Bereich der äußeren Genitalien. Man spricht dann von Herpes-Rezidiven (Rezidiv = Rückfall, Wiederwachstum).

Siehe auch »Herpes zoster« (Gürtelrose, Seite 271).

Anzeichen

Eine Herpes-Infektion, die das Abwehrsystem nicht sofort unter Kontrolle bekommt, oder ein Rezidiv zeigen sich zuerst in einem linsen- bis bohnengroßen,

Plastische Chirurgie

Seit den siebziger Jahren hat die plastische Chirurgie eine weitgreifende Entwicklung mitgemacht. Grob läßt sich diese »formgebende« Chirurgie in die Wiederherstellungs- und in die kosmetische Chirurgie unterteilen. Bei der Chirurgie von Mißgestaltungen (beispielsweise von Gesichtsspalten, Seite 638) spricht man von konstruktiven, bei der Wiederherstellung verletzungs- oder operationsbedingter Defekte von rekonstruktiven Plastiken, beim Ersatz von Sehnen oder Knochengewebe von Ersatzplastiken.

Die kosmetische Chirurgie korrigiert intakte, aber »unschöne« Körperteile wie beispielsweise zu große Nasen, zu große oder zu kleine Busen, ein fliehendes Kinn, Fettansatz an den Hüften oder Falten im Gesicht ästhetisch.

Ziele der plastischen Chirurgie sind somit

- die Wiederherstellung gestörter Funktionen (beispielsweise durch eine Sehnenplastik),
- die Deckung von Defekten (beispielsweise Hauttransplantation bei verbrannten Hautbereichen) oder
- die Korrektur einer psychisch beeinträchtigenden Erscheinung.

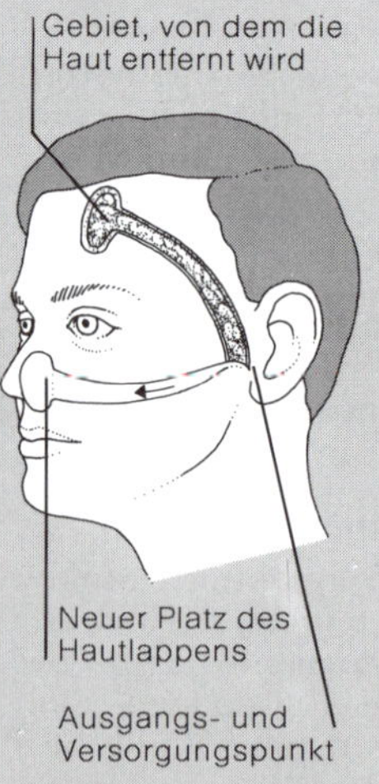

Die Techniken der plastischen Chirurgie haben sich in den letzten Jahren verfeinert. Selbst ausgedehnte Hauttransplantationen (Transplantation = Überpflanzung) sind heute möglich. Bei größeren Sehnenverletzungen kann eine weniger wichtige Sehne von einer anderen Körperstelle transplantiert werden, oder der Chirurg verwendet eine Kunststoffsehne. Größere Knochendefekte können mit Knochenspänen oder Kalzium-Phosphat-Keramik gedeckt werden. Siehe auch »Nerventransplantation«, Seite 343.

entzündlich geschwollenen Herd (manchmal entstehen auch mehrere Herde). Auf diesem Herd bilden sich bald Gruppen dichtgestellter Bläschen, die zusammenfließen. Der anfangs klare Bläscheninhalt trübt sich bald, und die Bläschen trocknen zu bräunlichen Borken ein, die nach mehreren Tagen ohne Narbenbildung abfallen. Öfter kann der Bereich der Bläschen schmerzen, besonders auf der Mundschleimhaut oder auf den äußeren Genitalien. Mitunter kommen auch erhöhte Temperatur und Abgeschlagenheit hinzu.

Visuelle Diagnosehilfe Seite 246.

Aphthen der Mundschleimhaut

Aphthen sind schmerzhafte, kleine, oberflächliche Geschwüre der Mundschleimhaut (bisweilen auch der Zunge). Die Geschwüre sind gelblich belegt und von einem entzündlichen Hof umgeben. Die Geschwürchen entwickeln sich aus kleinen Bläschen. Immer sind es reaktivierte Herpes-Viren (Typ I), die zu diesen Aphthen führen. Oft sind auch Mundschleimhaut und Zahnfleisch im Bereich der Aphthen entzündet.

Behandlung

Mundspülungen, Betupfen der Aphthen mit speziellen Tinkturen mittels eines Wattestäbchens; dann sollten Sie versuchen, die Oberfläche der Aphthe mit dem Wattestäbchen »wegzuwischen«. Bei häufigen schmerzhaften Rückfällen können – nicht immer mit bleibendem Erfolg – Herpes-Viren-Impfstoffe eingesetzt werden, auch Gammaglobuline zur Abwehrsteigerung können bisweilen erfolgreich sein. Linderung versprechen neuentwikkelte Herpes-Medikamente, vor allem wenn sie zu Beginn der Erkrankung eingesetzt werden.

Visuelle Diagnosehilfe Seite 256.

Herpes genitalis (Herpesbläschen im Genitalbereich)

Zur Zeit der Pubertät kommt es bei vielen Jugendlichen zu einer Infektion mit einer anderen Art der Herpes-Viren, zu einer Infektion mit HSV II (Herpes-Viren Typ II). Doch fast alle Infizierten – das gilt auch für eine Erstinfektion mit HSV II im Erwachsenenalter – erkranken nicht merkbar; ihr Abwehrsystem macht die Viren schnell zunichte.

Nur in sehr wenigen Einzelfällen ruft HSV II schmerzhafte Bläschen an den Schamlippen beziehungsweise unter der Vorhaut hervor; in der Umgebung der Bläschen ist die Schleimhaut rötlich entzündet. Oft sind auch die Lymphknoten in den Leistenbeugen geschwollen, bisweilen kommt es zu erhöhter Temperatur. Nach einigen Tagen schwinden die Bläschen wieder.

Wie auch beim HSV I können die HSV-II-Viren bei etwa 1 Prozent der Infizierten jederzeit reaktiviert werden: In Abständen von Wochen oder Monaten kommt es immer wieder zu einem schmerzhaften Herpes genitalis.

Der Mechanismus der Reaktivierung ist noch wenig geklärt; Anlässe können körperliche oder psychische Belastungen, Monatsblutungen und vor allem die mechanische Schleimhautbelastung beim Geschlechtsverkehr sein.

Mit der sogenannten Promiskuität (Geschlechtsverkehr mit häufig wechselnden Partnern) hat HSV II weniger zu tun als Tripper (Gonorrhoe) oder andere Geschlechtskrankheiten, wenngleich eine Erstinfektion mit HSV sehr wohl durch sexuellen Kontakt übertragen werden kann.

Allerdings führt eine solche Infektion nur bei sehr wenigen Menschen auch zu einer Erkrankung. Und so ist die Angst vor Herpes, wie sie teilweise immer noch geschürt wird, recht unbegründet. Denn allzumal ist die HSV-II-Erkrankung anlagebedingt, während Tripper oder Syphilis mehr oder weniger zwangsläufig nach einer Infektion mit Gonokokken oder Syphilis-Spirochäten auftreten. Siehe dazu auch Seite 396.

Ob überhaupt oder inwieweit HSV II das Risiko eines Muttermund- oder Gebärmutterhalskrebses erhöht, ist noch nicht geklärt. Auch hier scheint die Angst vor Herpes zumindest übertrieben zu sein.

Behandlung

Gammaglobuline zur Abwehrsteigerung, eventuell Herpes-Viren-Impfstoffe bei häufigen schmerzhaften Rückfällen, Medikamente gegen Herpesviren.

Schwere Herpes-Erkrankungen

Vor allem bei Menschen mit einem endogenen Ekzem (unten) kann sich eine bestehende Herpes-Erkrankung weiter ausbreiten. Es kommt zu einem Bläschen-Ausschlag im Gesicht, an Armen, Brust und Rücken.

Gefährlich wird dieses *Herpes-Ekzem* dann, wenn die Viren neben dem Darm (schwere Durchfälle) auch Lunge oder Gehirn befallen. Folgen können dann eine bedrohliche *Lungenentzündung* oder eine *Hirnhautentzündung* sein.

Behandelt wird ein schweres Herpes-Ekzem mit neuentwickelten Medikamenten gegen Herpes-Viren und mit Gammaglobulinen, bei schwersten Verlaufsformen auch mit hochdosierten Gaben von Kortison.

Ekzeme

Ekzeme (»Juckflechten«) sind sehr vielgestaltige »Hautausschläge«. Meist sind sie durch *Juckreiz, Hautrötung, Nässung* und *Krustenbildung* gekennzeichnet. Primäre Erscheinungsformen können Knötchen, Bläschen oder gerötete Schwellungen sein. Am häufigsten ist das allergische Kontaktekzem; in seinen Erscheinungsformen ist es höchst vielgestaltig. Dieses Ekzem wird in einem eigenen Kapitel (»Allergien«, Seite 280) besprochen.

Seborrhoisches Ekzem Erwachsener

Neben einer vermehrten Talgdrüsenabsonderung (Seborrhoe) bildet sich eine *fettig-gelbliche Schuppung*, bevorzugt *am behaarten Kopf*, in der Augenbrauen- und Nasenregion und oft auch auf der Brust und im Nacken.

Beim wenig ausgeprägten Ekzem finden sich die Schuppen auf kaum merklich geröteten Flecken; bei der selteneren stark ausgeprägten Form liegen die Schuppen stark geröteten, entzündlichen Feldern auf. Juckreiz ist meist gering, bisweilen fehlt er ganz.

Ursachen

Am Anfang steht meist nur eine anlagebedingte Seborrhoe; zu ihr scheinen hormonelle und bakterielle Einflüsse hinzuzukommen.

Visuelle Diagnosehilfe Seite 243.

Behandlung

Leiden Sie lediglich unter einer fettig-gelblichen Kopfschuppung (meist auch mit fettigen Haaren), sollten Sie Ihren Kopf täglich mit einem sehr milden Shampoo waschen. Machen Sie zuerst Haare und Kopfhaut naß, dann wenig Shampoo auftragen und mit Wasser einschäumen. Nicht einwirken lassen, sofort ausspülen. Waschvorgang nicht wiederholen. Einmal in der Woche können Sie ein medizinisches Shampoo nach Vorschrift benutzen (beispielsweise *Criniton*). Nach dem Haarewaschen Haare nur ganz schwach fönen. Auch medizinische Haarwässer können Sie zwischendurch sparsam benutzen.

Leiden Sie an einem stark ausgeprägten seborrhoischen Ekzem, sollten Sie einen Hautarzt aufsuchen.

Endogenes Ekzem (Neurodermitis diffusa)

Bei diesem Ekzem entstehen *hautfarbene Knötchen, die Haut ist entzündlich gerötet und juckt quälend.* Bevorzugt befällt das endogene Ekzem Gesicht, Nacken und Handrücken.

Ursache

Das endogene Ekzem ist erblich bedingt und kommt vor allem bei schwächlich gebauten Menschen mit sehr trockener Haut vor.

In manchen Fällen kann sich ein Herpes-Ekzem (oben) aufpfropfen.

Behandlung

Der Hautarzt wird anfangs kortisonhaltige Salben verordnen, später auch andere Hautsalben, gegebenenfalls auch Antihistaminika gegen den quälenden Juckreiz. Bisweilen lindert eine Klimabehandlung (Aufenthalt in Höhen über 1000 Meter oder am Meer) die Hauterscheinungen.

Siehe auch »Frühkindliches Ekzem« (Milchschorf, Seite 635) und »Lichen« (Seite 399). □

Ratschläge zur Nagelpflege

- Beim längerdauernden Reinigen von Gegenständen mit Reinigungsmitteln sollten Sie Gummihandschuhe anziehen. Besonders aggressiv für Nägel und Haut (und übrigens auch gesundheitsschädigend durch ihre Dämpfe) wirken Lösungsmittel. Auch hier sollten Sie mit Gummihandschuhen arbeiten; dasselbe gilt für Innen- und Fassadenanstriche (die Acryl-Komponente der Farben schädigt Haut und Nägel).
- Feilen Sie Ihre Nägel relativ kurz – lange Nägel können leicht einreißen und splittern.
- Kremen Sie Ihre Hände nach dem Händewaschen regelmäßig ein – das schützt auch die Nägel und bewahrt die Haut am Nagelfalz vor Einrissen.
- Schieben Sie regelmäßig das Häutchen am Nagelbett zurück – so werden die »Monde« gut sichtbar, und Einrisse werden verhindert.
- Für sehr brüchige und einreißende Nägel können Sie spezielle Nagel-Pflegemittel verwenden.

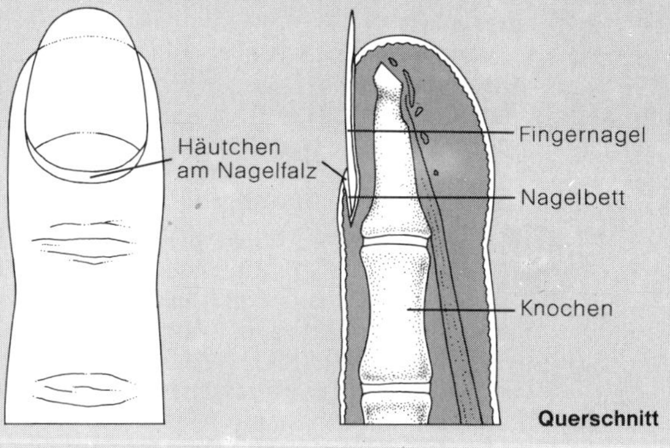

Toxisches, nichtallergisches Kontaktekzem (Hausfrauenhände, Malerhände usw.)

Wenn Sie beruflich mit Alkalien, Wasch- und Netzmitteln (beispielsweise als Hausfrau), mit organischen Lösungsmitteln oder Mineralölen umgehen müssen, können an den diesen Substanzen ausgesetzten Hautbereichen (meist Hände und Arme) entzündliche Rötungen entstehen, meist mit Schuppung, oft auch mit Bildung von Knötchen.

Vorbeugung

Einem solchen Ekzem können Sie durch das Tragen von Handschuhen (beispielsweise Gummihandschuhen) und regelmäßiges Einkremen der Hände vorbeugen.

Wichtig: Aus einem toxischen Kontaktekzem kann sich auch ein allergisches Kontaktekzem (Seite 280) entwickeln!

Suchen Sie grundsätzlich bei einem anscheinend beruflich bedingten Ekzem einen Hautarzt auf!

Anal- und Genitalekzem

Entzündliche Hautrötungen im Anal- oder Genitalbereich können die unterschiedlichsten Ursachen haben. Im Genitalbereich können es sein: bakteriell bedingter Ausfluß bei der Frau (Seite 560), bei Frauen und Männern Pilzinfektionen (Candida-Mykose, Seite 404) oder Diabetes mellitus (Seite 294), beim Mann Prostata- oder Nebenhodenentzündungen. Im Analbereich können es sein: Madenwürmer (Seite 729; bei Mädchen können Madenwürmer auch in den Genitalbereich verschleppt werden), Pilzinfektionen (Candida-Mykose), Hämorrhoiden, bakterielle Infektionen der Gesäßfurche durch Unsauberkeit und Schwitzen.

Behandlung

Frauen sollten grundsätzlich bei jeder Entzündung der Vulva (äußerer Genitalbereich) und/oder der Vagina einen Frauenarzt aufsuchen, Männer bei jeder hartnäckigen Entzündung der Eichel und der Vorhaut einen Hautarzt.

Warnung: Verwenden Sie bei Entzündungen im Genital- oder Analbereich keine übriggebliebene kortisonhaltige Hautsalbe (Wirkstoffe: Prednison, Fluocortilon usw.)! Denn wenn der Entzündung eine Candida-Mykose zugrunde liegt, provozieren Sie mit solchen Cremes eine Vermehrung der Pilze.

Übrigens sind übermäßig angewandte Intimpflegepräparate die häufigste Ursache von entzündlichen Ekzemen im Genitalbereich! Regelmäßiges Waschen des Genitalbereichs ist allemal besser als die Benutzung von »Intimpräparaten«, die überdies die sexuellen Duftstoffe überdekken!

Lichen (Knötchenflechte)

Leiden Sie unter stark juckenden Knötchen, haben Sie wahrscheinlich eine Knötchenflechte (Lichen). Sicher ist diese »Diagnose« allerdings nicht, denn Hautausschläge können selbst bei gleicher Ursache ein unterschiedliches Erscheinungsbild zeigen. Und Knötchen können sich auch bei anderen Hauterkrankungen bilden. Deshalb sei hier noch einmal wiederholt: *Suchen Sie grundsätzlich bei jeder Art von Hautveränderungen einen Hautarzt auf!*

Auch Lichen hat verschiedene Erscheinungsformen, befallen werden kann jeder Hautbereich; bisweilen sind auch die Schleimhäute betroffen.

Lichen ruber planus

Visuelle Diagnosehilfe Seite 249.

Ruber heißt rot und *planus* flach. Es handelt sich also um rötliche Knötchen mit plateauartiger Oberfläche. Diese meist stark juckenden, bis reiskorngroßen Knötchen tragen oft ein weißliches, netzartiges Schüppchen. Sitz: Beugeseiten der Unterarme, Innenseiten der Oberschenkel, Flanken, Po, Bereich der Geschlechtsorgane, manchmal auch Mundschleimhaut, Zunge und Lippen. In Einzelfällen kann der Juckreiz auch fehlen!

Lichen ruber follicularis

Bei dieser Form tragen die sehr stark juckenden Knötchen eine zugespitzte Verhornung (beim Darüberstreichen Reibeisengefühl!). Dieser Lichen beginnt manchmal mit Fieber und heilt mit dunkler Fleckbildung (Pigmentierung) ab. Befällt er die Kopfhaut (speziell die Haarfollikel), kann es zu narbiger Hautschrumpfung mit Haarausfall kommen *(Graham-Little-Syndrom).*

Lichen ruber verrucosus

Verrucosus bedeutet »warzig«. Und so entwickeln sich bei dieser Form einzelne erbsen- bis bohnengroße, derbe Herde mit warziger Verhornung. Bevorzugter Sitz ist der Unterschenkel. Der warzige Lichen heilt nach Monaten mit dunkler Fleckbildung ab.

Lichen simplex chronicus

Es entsteht nur ein Herd mit vielen Knötchen; der Herd ist von einem pigmentierten Saum umgeben und juckt heftig. Diese Form kann auch den Hodensack oder die großen Schamlippen befallen.

Behandlung der verschiedenen Lichen-Formen

Die Ursachen des Lichen sind noch nicht voll geklärt. So gibt es auch keine ursächliche Behandlung. Hält der Lichen länger an und wird er so höchst lästig, wird Ihnen der Hautarzt eine Kortison-Kristallsuspension in den befallenen Hautbezirk spritzen.

Siehe auch »Endogenes Ekzem« (Seite 398) und das folgende Kapitel »Pityriasis«.

Pityriasis

Diese Gruppe von Hauterkrankungen hat keinen deutschen Namen, obwohl einzelne Formen von ihr gar nicht so selten sind. Kennzeichen aller Formen ist eine spezielle *Schuppung* der Haut.

Pityriasis simplex

Diese leichte Form zeigt sich in trockener, rauher, vielfach sich herdförmig schuppender Haut, die meist stark juckt. Betroffen sind meist Menschen mit anlagebedingter trockener Haut (Sebostase, das heißt mangelnde Talgdrüsentätigkeit). Auch trockene, mit Juckreiz verbundene Kopfschuppung gehört hierher.

Ursache

Stark entfettende Reinigungsmaßnahmen ohne nachfolgende Verwendung einer fetthaltigen Hautcreme.

Vorbeugung und Behandlung

Visuelle Diagnosehilfe Seite 244.

Wenn Sie an trockener Haut leiden, sollten Sie nur milde, überfettete Seifen (eventuell auch milde synthetische Seifen), milde, ölige Duschmittel und milde, ölige Shampoos (am besten Kindershampoos) verwenden. Waschen Sie Ihre Haare nur einmal durch, nicht wie üblich zweimal! Nach dem Duschen sollten Sie Ihre Haut mit einer guten Körperlotion oder einer Creme pflegen. Verwenden Sie auch nach jedem Händewaschen eine Hautcreme.

Für die Behandlung einer Pityriasis simplex gelten dieselben Regeln.

Pityriasis rosea

Diese Form beginnt mit einem größeren blaßrosa Herd (Primärmedaillon) vor allem am Rumpf; die Mitte des Herdes schuppt sich leicht, an den Randpartien findet sich eine Schuppenkrause. Später kommen einzelne gerötete Herde hinzu. Pityriasis rosea, deren Ursachen ungeklärt sind (bakterielle oder Virusinfektion?), heilt nach vier Wochen von selbst wieder ab. Sonnenlicht in Maßen mildert das Erscheinungsbild.

Pityriasis lichenoides

Diese Form hat mit Lichen, der Knötchenflechte (Seite 399), die Knötchen gemeinsam. Die Knötchen entwickeln sich auf hellbraunen bis rotvioletten Hautflecken und tragen kleine Schüppchen. Bisweilen entstehen auch blutige Bläschen, die unter pockenartigen Narben abheilen.

Ursache

Eine Entzündung kleiner Hautgefäße.

Behandlung

Antibiotika, Kortison und Sonnenlicht.

Psoriasis (Schuppenflechte)

Visuelle Diagnosehilfe Seite 249, 253.

Die Hautveränderungen, die die Psoriasis hervorrufen kann, sehen bisweilen beängstigend aus, zumindest aber sind sie für den Betroffenen psychisch belastend.

Gefährlich ist Psoriasis jedoch keineswegs; es sind keine inneren Organe mitbetroffen wie beispielsweise beim Erythematodes (Seite 407); in seltenen Fällen kann es höchstens zu einer Gelenkentzündung kommen.

Anzeichen

Kleine rote Hautflecken bedecken sich alsbald mit silberweißen Schuppen. Solche Herde können am ganzen Körper auftreten, bevorzugt sind jedoch Kopf, Rücken, Ellbogen und Knie. Herde im Kopfbereich, etwa an der Stirn, sind für jedermann sichtbar. So wird die psychische Belastung mancher Psoriatiker mit stark ausgeprägten Herden im Kopfbereich verständlich: Sie fühlen sich gleichsam als Aussätzige, und die Reaktion mancher Mitmenschen verstärkt die psychischen Probleme.

Allerdings sind in der Mehrzahl der Fälle die Psoriasisherde eher klein und nicht allzu auffallend.

Kratzt man an den silbrigen Schuppen, fallen sie wie Geschabsel von einer Stearinkerze ab (Kerzenfleckphänomen), bis dann eine tautropfenartige Blutung hervortritt.

Durch Kratzen der Haut können frische Herde entstehen (Reizeffekt!).

Bei manchen Patienten kann es zu bräunlichen »Ölflecken« oder stecknadelkopfgroßen Einsenkungen in der Nagelplatte (Tüpfelnägel) kommen.

Ursachen

Die Ursachen der Psoriasis sind noch nicht geklärt. Klar ist indes, daß Psoriasis erblich ist: Leidet ein Elternteil an Psoriasis, besteht bei Kindern ein etwa 20- bis 25prozentiges Risiko, auch an der Schuppenflechte zu erkranken. Höchstwahrscheinlich spielen bestimmte Gewebsantigene (Antigene sind Eiweißkörperchen, die Lymphozyten zur Bildung von Antikörpern anregen) eine Rolle; das heißt, Gene (Erbanlagen) dieses sogenannten HLA-Systems können Psoriasis disponieren. Angenommen wird auch die Mitwirkung von Viren – speziell von »langsamen« (slow) Viren –, die neben anderen Möglichkeiten die Gewebsantigene provozieren können.

Sicher ist lediglich, daß bei Psoriasis der energieliefernde Stoffwechsel und der DNA-Gehalt der Haut erhöht sind (DNA ist das Molekül, das die Erbanlagen bildet). Bei der Psoriasis liegt also eine vermehrte Zellneubildung der Haut vor, überdies auch eine Störung der Verhornung, erkennbar an den Schuppen. Wie die Entzündung mit vermehrter Anwesenheit von Abwehrzellen entsteht, ist ungeklärt.

Wann es bei entsprechenden Anlagen und auch störenden Umwelteinflüssen zum Ausbruch der Erkrankung kommt, ist individuell verschieden. Jedenfalls erkranken Kinder unter fünf Jahren nur selten an Psoriasis. Am häufigsten ist Psoriasis bei sehr hellhäutigen Menschen; Schwarze erkranken nur höchst selten an ihr, Indianer und Eskimos bleiben von der Psoriasis ganz verschont.

Psychosozialer Streß jeder Art, hormonelle Faktoren (wie in der Pubertät, der Schwangerschaft oder den Wechseljahren) können die Psoriasis zum Ausbruch bringen oder sie verstärken. Bisweilen unterdrücken jedoch hormonelle Faktoren die Psoriasis oder schwächen sie zumindest ab. Anlässe eines Ausbruchs oder einer Verschlechterung der Hauterscheinungen können überdies auch Infektionen, Sonnenbrand oder übermäßiger Alkoholgenuß sein.

Behandlung

Salben mit einem Teerfarbstoff (Dithranol) und Schwefel wirken zwar, doch ist ihre Anwendung recht unangenehm (Geruch, Verfärbung der Wäsche). Auch Kortisonpräparate hemmen den übermäßigen Neuaufbau der Haut, doch hat ihre Daueranwendung starke Nebenwirkungen (Erhöhung des Infektionsrisikos, Vollmondgesicht, Muskelschwäche, Magengeschwüre, Erhöhung des Blutdrucks, Hautveränderungen und andere).

Seit langem weiß man, daß Sonnenlicht eine günstige Wirkung auf Psoriasis

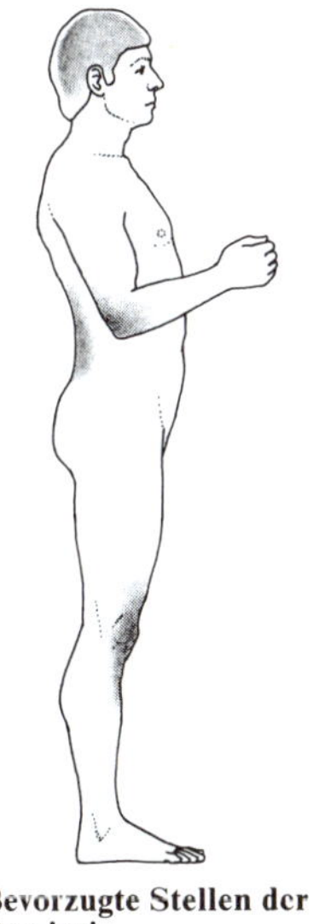

Bevorzugte Stellen der Psoriasis

hat. Der positive Effekt der UV-Strahlung des Sonnenlichts läßt sich auch durch UV-Strahlenapparaturen vermitteln – und zwar gezielter und dosierter. Zwei Verfahren können zur Hemmung des Zellstoffwechsels und der DNA eingesetzt werden:

- die *Fotochemotherapie* verwendet UV-A-Strahlen (»Blacklight«) plus einem Medikament, das die Haut lichtempfindlicher macht;
- die *selektive Fototherapie* verwendet UV-B-Strahlen, die ein lichtsensibilisierendes Medikament überflüssig machen.

In etwa 90 Prozent der Fälle bringt die UV-Therapie Erfolg; allerdings ist ein Wiederauftreten der Psoriasis nach Monaten möglich. Überdies ist auch diese Methode nicht nebenwirkungsfrei; vor allem kann eine Erhöhung des Krebsrisikos nicht ausgeschlossen werden. Deshalb sollte die UV-Therapie nur in schwereren Fällen oder bei ausgedehnten Herden angewandt werden.

Gefäßveränderungen der Haut (Blutungen in der Haut)

Visuelle Diagnosehilfe Seite 247.

Entzündliche Veränderungen kleiner Hautgefäße führen je nach Ursache (Infektion, Arzneimittelallergie, andere Allergien, Degenerationen u. a.) zu verschiedenartigen Blutungen in der Haut.

Von einer *Purpura* spricht man, wenn größere Hautgebiete mit punktförmigen oder kleinfleckigen Blutungen in der Haut verändert sind. *Petechien* sind vereinzelte punktförmige Blutungen.

Gehen Sie grundsätzlich bei solchen Blutungen in der Haut zu einem Hautarzt.

In den meisten Fällen sind sie zwar harmlos, doch können auch ernsthafte Störungen zugrunde liegen.

Behandlung

Die Behandlung richtet sich nach der Ursache. Erkennt der Hautarzt eine Medikamenten-Allergie, sollte das »schuldige« Medikament abgesetzt werden. In den meisten Fällen helfen Kortison-Präparate, wenn auch bisweilen nur vorübergehend.

Bluterguß (Hämatom)

Ein Hämatom ist eine Ansammlung von Blut im Haut- oder Unterhautgewebe. Oberflächliche Blutungen wirken anfangs rötlich, tiefliegende bläulich.

Ursachen

Gedeckte Verletzungen verschiedener Art: oberflächliche Blutungen in der Haut können durch Bisse, Kneifen oder Saugen entstehen, tiefere Hämatome durch Prellungen, Stoß- oder Druckverletzungen, Quetschungen, Verrenkungen oder Knochenbrüche.

Anzeichen

Das frische tieferliegende Hämatom schimmert blaurot durch die Haut; durch chemische Zersetzung des Blutfarbstoffes verfärbt es sich im Laufe der folgenden Tage gelb-grünlich. Blutergüsse werden je nach Größe innerhalb einiger Tage oder Wochen vom Gewebe aufgesaugt.

Behandlung

Bei Prellungen oder Quetschungen können Sie den sich bildenden Bluterguß kleiner halten, wenn Sie für eine Viertelstunde Eis auflegen (nicht länger, damit kein Kälteschock entsteht!). Diese Prozedur können Sie bei einer jeweiligen Pause von einer Viertelstunde zwei- bis dreimal wiederholen. Auch kalte Umschläge können sich günstig auswirken. Zusätzlich können Sie heparinhaltige Salben (beispielsweise *Hirudoid*) verwenden.

Wiederholte Blutergüsse in Gelenken können bei Bluter-Kranken (Seite 443) vorkommen.

Zu Blutergüssen unter dem knöchernen Schädel siehe Seite 322.

Pigmentstörungen der Haut

Die normale Haut enthält eine genau abgestimmte Menge an sogenannten Melanozyten. Das sind Zellen, die den braunen Hautfarbstoff Melanin produzieren. Das Sonnenlicht fördert die Bildung von Melanin durch die UV-(Ultraviolett-)Strahlung.

Störungen der Melanozyten, eine ungleichmäßige Verteilung oder eine lokale Unter- oder Überproduktion von Melanin bei bestimmten Fehlbildungen der Haut sind recht häufig. Allseits bekannte Beispiele dafür sind Muttermale und Sommersprossen. □

»Muttermale« (Pigmentnävi)

Es handelt sich um häufige Fehlbildungen, die Nävuszellen (große rundliche, vom Nervensystem stammende Zellen) enthalten und hell- bis dunkelbraun pigmentiert sind. Diese Flecke können manchmal auch in größeren Streifen oder Gruppen angeordnet sein (systematisierte Nävi) und so mehr oder weniger entstellend wirken. Ansonsten kann ein einzelnes Muttermal bei Frauen auch als »Schönheitsfleck« gelten.

Nehmen die Nävi große Gebiete ein und ragen derbe Haare aus ihnen empor, spricht man von *Tierfell-Nävi*. Einen Nävus mit weißem Hof nennt man *Naevus Sutton*.

Behandlung

Pigmentnävi sind harmlose Gebilde. Wenn sie aus kosmetischen Gründen stören, können sie entfernt werden. Allein die Tierfellnävi sollten vom Hautarzt regelmäßig kontrolliert werden, da sie in seltenen Fällen krebsig entarten können.

Visuelle Diagnosehilfe Seite 241, 250

»Leberflecke«

»Leberflecke« heißen in der Fachsprache »organoide Nävi«. Sie enthalten keine Nävuszellen, sind aber ebenfalls braun pigmentiert und überragen die Haut in vielfältigen Formen.

Blauer Nävus und Feuermal

Ein blauer Nävus ist ein blauschwarzes, etwa linsengroßes Knötchen, das aus Melanozyten (siehe Seite 402) besteht. Solche Nävi können in sehr seltenen Fällen krebsig entarten, vor allem, wenn sie ständig mechanisch gereizt werden (beispielsweise am Hosenbund).

Ähnlich blauschwarz, aber größer (bis daumennagelgroß und größer) und zerklüfteter können *seborrhoische Warzen* bei über 50jährigen Männern sein. Diese unechten Warzen fühlen sich aber weich und fettig an. Eine krebsige Entartung kommt bei ihnen praktisch nicht vor.

Warnung: Hat ein vermeintlicher blauer Nävus oder eine vermeintliche seborrhoische Warze einen entzündlichen Hof, handelt es sich möglicherweise um ein Melanom, einen gefährlichen Hautkrebs (Seite 410). Suchen Sie in diesem Fall unverzüglich einen Hautarzt auf!

Feuermale

Feuermale sind flammend rote Geburtsmale bei Säuglingen und Kleinkindern. Siehe dazu Seite 625.

Visuelle Diagnosehilfe Seite 250.

Chloasma (braune Hautverfärbungen bei Frauen)

Hormonelle Veränderungen während der Schwangerschaft oder durch die Einnahme der Pille können bei manchen Frauen braune Flecken im Gesicht oder im äußeren Genitalbereich provozieren. Im Gesicht sind diese flächenhaften Hautverfärbungen mehr gelblich-braun, im Genitalbereich oft dunkelbraun.

Manchmal bildet sich ein solches Chloasma nach der Schwangerschaft beziehungsweise nach dem Absetzen der Pille wieder zurück.

Behandlung

Im Gesicht können Sie durch ein Make-up für eine gleichmäßige Hautfärbung sorgen. Empfehlenswert ist auch die Anwendung von Gurkensaft oder Gurkensafttinktur. Bleichende Salben sind wegen ihres Quecksilbergehalts nicht unbedenklich, auch sind sie nicht immer erfolgreich. Eine gute Bleichwirkung haben bisweilen Monobenzon enthaltende Salben, die jedoch nur unter laufender ärztlicher Kontrolle angewandt werden sollten.

Visuelle Diagnosehilfe Seite 252.

Sommersprossen (Epheliden)

Sommersprossen werden dominant vererbt.

Entstehung

Die Melanozyten bilden in kleinen, scharf begrenzten Bereichen vermehrt Melanin. Am auffallendsten werden sie im Frühling und im Sommer, da das UV-Licht der Sonne die Melaninbildung weiter anregt. Im Winter blassen sie mehr oder weniger ab.

Behandlung

Am besten ist es, einfach mit den Sommersprossen zu leben, denn eine Behandlung ist nicht allzu erfolgreich. Die Behandlungsmöglichkeiten entsprechen denen des Chloasmas (siehe oben).

Andere Ursachen brauner Pigmentierungen

Kleinere braune Fleckbildungen der Haut können auch nach Abheilung eines *Lichen* (Knötchenflechte, Seite 399) entstehen. Größere schmutziggelbe bis bräunliche Flecke mit variierender Tönung innerhalb der Herde weisen auf eine Pilzerkrankung der Haut hin (*Pityriasis versicolor,* Seite 405).

Eine Bronzefärbung des ganzen Gesichts ohne Sonneneinwirkung weist auf eine *Addison-Krankheit* (Seite 310) hin.

Weiße Flecke der Haut

Visuelle Diagnosehilfe Seite 252.

Weiße Flecke der Haut können einmal durch verschiedene entzündliche Hauterkrankungen entstehen, so bei *Psoriasis* (Seite 401), *Lichen ruber* (Seite 400) oder beim *endogenen Ekzem* (Seite 398). In all diesen Fällen pigmentiert der helle Herd nach. Auch eine Schuppenbildung bei der *Pityriasis versicolor,* einer Pilzerkrankung der Haut (Seite 405), kann eine normale Bräunung verhindern, die sich jedoch nach Abfall der Schuppen wieder einstellt.

Bei der *Vitiligo,* einer ererbten Störung der Melanozyten, repigmentieren die bizarren weißen Flecken nur bisweilen. In einigen Fällen kann mit Hilfe von lichtsensibilisierenden Medikamenten und UV-Licht eine Repigmentierung erwartet werden. Ansonsten kann der Erkrankte die weißen Flecken im Gesicht oder an den Händen mit einem festsitzenden Make-up (*Covermark* oder Theaterschminken) abdecken.

Während Vitiligo erst in der Jugend oder bei jüngeren Erwachsenen (vor allem bei Frauen) auftritt, zeigt sich ein angeborener *Albinismus* bereits in der Kindheit. Beim partiellen Albinismus können einzelne größere weiße Herde entstehen, beim totalen Albinismus sind die ganze Haut, Haare und auch die Regenbogenhaut der Augen betroffen.

Leukoplakien

Eine Leukoplakie (»Weißschwielenkrankheit«) kann in der Mundhöhle und im Genitalbereich auftreten.

Leukoplakie der Mundhöhle

Vorwiegend bei Männern zwischen dem 3. und 6. Lebensjahrzehnt kommt es zu einer bläulichweißen Fleckbildung auf der Mundschleimhaut und/oder der Zunge.

Ursachen

Ursachen können sein: chronische Reizzustände, beispielsweise kariöse Zähne mit scharfen Kanten, elektrogalvanische Potentialdifferenzen bei verschiedenen Metallfüllungen oder Kronen sowie Zigaretten- oder Pfeifenrauch.

Leukoplakie der Vulva (äußere Genitalien der Frau), Vagina oder des äußeren Muttermundes

Hier kann die Leukoplakie Vorläufer weiterer Veränderung und einer späteren krebsigen Entartung sein.

Behandlung

Beseitigung der Ursachen, regelmäßige Kontrolle, eventuell Entfernung.

Pilzerkrankungen der Haut

Pilze sind normale und harmlose Bewohner der Haut und auch der Schleimhäute. Nur unter bestimmten Umständen, so unter anderem bei Verletzungen, Infektionen, Antibiotika- oder Kortisonbehandlung, machen manche von ihnen Haut, Schleimhäute oder auch andere Organe krank.

Pilzerkrankungen der Haut *(Dermatomykosen)* sind ziemlich häufig. Sie sind relativ leicht und erfolgreich zu behandeln, allerdings werden sie oft fehldiagnostiziert.

Candida-Mykose

Der an sich harmlose Hefepilz Candida albicans kann während hormoneller Veränderungen (vor allem in der Schwangerschaft, möglicherweise auch durch die Pille), bei Antibiotika- oder Kortisonbehandlung, Diabetes mellitus (Seite 294), Eisenmangel oder aus anderen Gründen pathogen (krankmachend) werden.

Am häufigsten sind Candida-Mykosen der Mundschleimhaut und der Scheide. Bei der Candida-Mykose der Scheide sind meist auch äußerer Genital- und Afterbereich, bisweilen auch der Mastdarm besiedelt. Auch auf der Eichel oder der Vorhaut können Candida-Pilze pathogen werden.

Candida-Mykose der Scheide und des äußeren Genitalbereichs

Diese Candida-Mykose zeigt sich durch Rötungen und Schwellungen, weißliche Auflagerungen, Juckreiz, Brennen und leichten weißlichen Ausfluß. Bei stärkerem Befall können Reiben und Mikroverletzungen beim Geschlechtsverkehr ziemlich schmerzhaft werden.

Eine *Behandlung* hat nur dann Erfolg, wenn auch Mastdarm und After mitbehandelt werden; auch der Partner sollte Eichel und Vorhaut behandeln. Siehe dazu Seite 560 (»Scheidenentzündungen«).

Candida-Mykose der Mundschleimhaut

Eine Candida-Mykose (auch *Soor-Mykose* genannt) des Mundes ist bei Säuglingen recht häufig, wenn die Mutter während der Schwangerschaft unter einer Mykose der Scheide gelitten hat. Beim Durchtreten durch den Geburtskanal kann die Mundschleimhaut des Kindes mit den Pilzen infiziert werden. Eine werdende Mutter mit Candida-Befall sollte sich also unbedingt vor dem Geburtstermin behandeln lassen!

Anzeichen einer Candida-Mykose der Mundschleimhaut

Entzündung, weißliche Beläge, manchmal außerdem kleine oberflächliche Geschwüre.

Auch im späteren Leben kann es bisweilen zu einer Candida-Mykose der Mundschleimhaut kommen – so beispielsweise nach übermäßigem Lutschen von Antibiotikatabletten (gegen »Halsentzündung«), denn die Vernichtung von Bakterien bietet den Pilzen gute Ausbreitungsmöglichkeiten.

Behandlung

Eine Candida-Mykose der Mundschleimhaut wird mit speziellen Antibiotika behandelt, die zwar Candidapilze vernichten, aber Bakterien so gut wie nicht beeinträchtigen. Für Kleinkinder gibt es spezielle Suspensionen dieser Antibiotika, die ihnen in den Mund geträufelt werden können. Für Kinder und Erwachsene gibt es auch Lutschpastillen. Mit diesen Mitteln wird gleichzeitig eine eventuelle *Mykose des Darms* geheilt.

Candida-Mykose der Finger und der Achselhöhle

Bei einer Störung des Säure-Basen-Gleichgewichts der Haut, etwa durch häufiges Waschen der Hände, kann es zu einer Candida-Mykose zwischen den Fingern kommen. Es entstehen grauweiße blasige Herde, die schnell platzen und intensiv rot werden.

Weitere Lieblingssitze der Mykose können Achselhöhlen, Bauchfalten und Nabelgegend sein (bedingt wahrscheinlich durch starke Schweißausbrüche). Die rötlich-entzündeten Herde werden hier gern von einer weißlichen Schuppenkrause begrenzt.

Behandlung

Eine Behandlung mit pilztötenden Cremes (Antimykotika) beendet die Mykose rasch. Allerdings ist jederzeit ein Wiederaufflackern (Rezidiv) möglich.

Candida-Mykose der Lunge oder des Darms

Bei schlechter Abwehrlage oder intensiver Antibiotikabehandlung können Candidapilze auch in innere Organe (Lunge, Speiseröhre, Darm, Herz) dringen. So kann es beispielsweise zu einer Lungenentzündung oder einer Herzinnenhautentzündung kommen.

Behandlung

Behandelt wird auch in solch schweren Fällen mit pilztötenden Medikamenten (Antimykotika).

Pityriasis (Tinea) versicolor

Diese Erkrankung wird durch Pilzbefall talgdrüsenreicher Hautbezirke hervorgerufen.

Entstehen auf Brust, Rücken, an den Innenseiten der Oberschenkel oder Oberarme schmutziggelbe bis bräunliche Fleckbildungen, die sich bei Schwitzen entzündlich röten können, ist wahrscheinlich ein Pilz (Malassezia furfur) daran schuld. Die Tönungen innerhalb der Herde variieren meist, oft sind die Herde auch mit Schuppen bedeckt. Voraussetzung dieses Pilzbefalls ist übermäßige Talgdrüsenabsonderung und starkes Schwitzen.

Behandlung

Antimykotika (pilztötende Mittel).

Trichophytie

Kreisrunde, scharf begrenzte, entzündlich gerötete Flecke deuten auf eine Erkrankung mit dem Pilz Trichophyton hin. Die Flecke haben meist einen flachen Ringwall und sind mehr oder weniger geschuppt. Knötchen und Bläschen können vorkommen, bisweilen auch Eiterbläschen, wenn die Trichophytie um die Haarbälge sitzt.

Bevorzugte Körperstellen sind Hüfte und Oberschenkel, Unterarme, Unterschenkel, Hals, behaarter Kopf, Bart und Zehenzwischenräume. Zum Befall des Bartes siehe Seite 395.

Visuelle Diagnosehilfe Seite 245.

Ist der behaarte Kopf befallen (bei Kindern häufiger als bei Erwachsenen), kann es zu einem kreisrunden Haarausfall an der befallenen Stelle kommen.

Behandlung

Pilztötende Salben.

Wichtig: Die verschiedenen Trichophyton-Arten sind virulent; entscheidend ist nicht – wie bei der Candida-Mykose – ein verändertes Milieu der Haut, sondern die Art der Infektion. Oft werden Trichophyton-Pilze von Tieren (Meerschweinchen, Hamstern, Hunden, Katzen u. a.) übertragen.

Fußpilze

Voraussetzung einer Fußmykose sind Fußschweiß und mangelnde Fußhygiene. So können sich zwischen den Zehen leicht entzündliche Bezirke bilden, auf denen sich Pilze und auch Bakterien ansiedeln.

Anzeichen

Es beginnt oft mit platzenden Bläschen, die zu geröteten, nässenden Flächen werden können. Nicht bakteriell infiziert, schuppen die Bläschen trocken ab. Auch schmerzhafte Hauteinrisse sind möglich. Von der Pilzerkrankung können neben den Zehenzwischenräumen auch Fußsohlen, Zehenspitzen und Fußsohlenränder betroffen sein. Bisweilen sind überdies die Zehennägel befallen: Sie verdicken sich, werden tunnel- und krallenförmig und verfärben sich schmutzig-graubraun.

Vorbeugung

Halten Sie Ihre Füße sauber, trocknen Sie nach dem Duschen die Zehenzwischenräume mit einem eigenen Handtuch (nur einmal benutzen!) gut ab. Wechseln Sie täglich Ihre Socken (Woll- und Baumwollsocken bevorzugen), wechseln Sie auch Ihre Schuhe etwa jeden zweiten Tag. Benutzen Sie in Schwimmbädern die Sprühanlage gegen Fußpilze. Besonders auf den Brettern der Umkleidekabinen können Sie sich mit Fußpilzen infizieren.

Behandlung

Antimykotika, Füße und Zehenzwischenräume zweimal täglich waschen und gut trockenfrottieren, zum Waschen ist eine synthetische Seife mit einem pH-Wert von etwa 5,5 am günstigsten, um den Säuremantel der Haut wiederherzustellen. Wichtig sind luftiges Schuhwerk (im Sommer Sandalen) und das Tragen von Woll- und Baumwollstrümpfen, um Fußschweiß zu verhindern.

Visuelle Diagnosehilfe Seite 253.

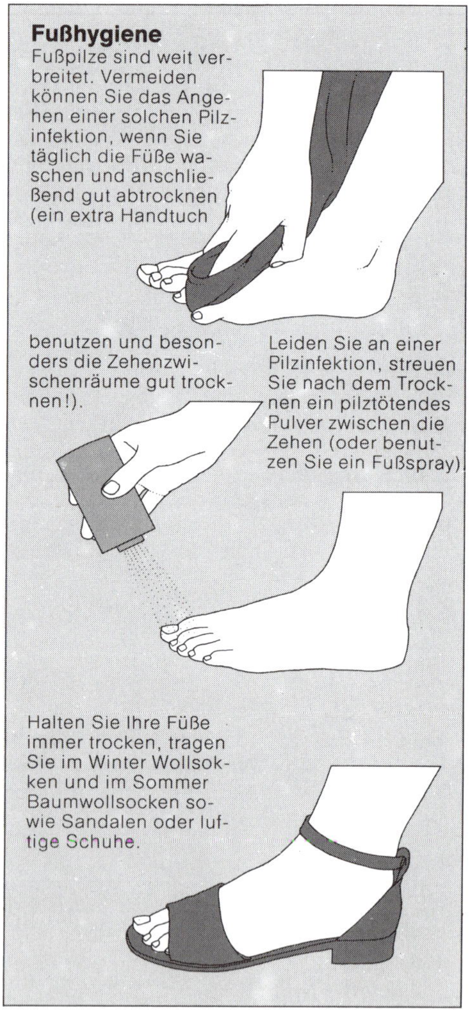

Wechseln Sie Strümpfe und Schuhe täglich, und desinfizieren Sie den Innenraum der Schuhe mit einem antimykotischen Spray!

Schimmelpilz-Erkrankungen

Fußpilze sind häufig Schimmelpilze. Bevorzugt befallen Schimmelpilze auch den äußeren Gehörgang (*Anzeichen:* Juckreiz, Ohrenfluß) und bei schlechter Abwehrlage auch die Lunge *(Anzeichen einer Lungenentzündung).*

Mikrosporie

Diese Pilzerkrankung, die meist nur vor der Pubertät auftritt, bevorzugt den behaarten Kopf. Sie ist sehr ansteckend, doch die antimykotische (pilzhemmende) Wirkung der Fettsäuren der Talgdrüsen, die in der Pubertät in Funktion treten, hemmt anscheinend die Virulenz des Erregers, des Microsporons Audounini.

Der Pilz siedelt sich in rundlichen Herden an. Die Herde wirken fast nie entzündet wie bei den Trichophyton-Arten (siehe Seite 406) und sind mit einer feinen Schuppung bedeckt. In diesem Bereich scheinen sämtliche Haare ausgefallen zu sein. Doch beseitigt man die Schuppung, erscheinen viele kurz über dem Haarboden abgebrochene Haarstümpfe.

Behandlung

Antimykotika-Salben, zusätzlich Einnahme eines speziellen Antimykotikums (Griseofulvin).

Erythematodes

Die Ursache dieser von Störungen der immunologischen Vorgänge gekennzeichneten Erkrankung ist noch nicht geklärt. Sicher ist, daß Licht das Krankheitsbild verschlechtert. Frauen – vor allem zwischen dem 20. und 40. Lebensjahr – sind häufiger als Männer betroffen.

Man unterscheidet im wesentlichen drei Formen des Erythematodes:

- die sogenannte DLE *(Lupus erythematodes chronicus discoides)* mit schmetterlingsförmigen, schuppenden Rötungen vor allem auf Nase, Wangen, Ohren, dem behaarten Kopf und den Händen.
- die SCLE (*subakuter, kutaner Lupus erythematodes*), bei der die Hauterscheinungen denen bei Schuppenflechte ähneln und häufig an den Armen und Händen sowie im Brustbereich zu finden sind. Im Verlauf der Erkrankung können auch Organe oder Gelenke befallen werden, und
- die SLE (*akuter systemischer Lupus erythematodes*), bei dem die Hautveränderungen eher Begleitsymptome sind und die schweren Allgemein- und Organsymptome im Vordergrund stehen. Er kann auch Gelenke, Niere, Herz und Lunge befallen, ist von Fieber begleitet, Gelenke und Muskeln schmerzen.

Bei DLE und SCLE ist auf Lichtschutz zu achten (Kleidung, Sonnencreme), außerdem können Medikamente notwendig sein, unter anderem auch Kortison.

Da beim Erythematodes eine Autoimmunstörung vorliegt – das heißt, das Abwehrsystem richtet sich gegen körpereigenes Gewebe –, wird die schwere systemische Form (SLE) auch mit entzündungshemmenden Medikamenten, Immunsuppressiva, Kortisonpräparaten und sogar mit Antimalariamitteln behandelt. Mit Hilfe dieser hochwirksamen Medikamente überleben mehr als 90 Prozent der an viszeralem Erythematodes Leidenden die ersten fünf Jahre nach Erkankungsbeginn.

Sklerodermie

Die Sklerodermie (verhärtend-schrumpfende Haut) ist eine Systemkrankheit des kollagenen Bindegewebes, das quillt und degeneriert. Frauen erkranken viermal häufiger als Männer. Die Sklerodermie geht vom Bindegewebe der Gefäße aus, die Ursachen sind unbekannt.

Anzeichen

Die Gesichtshaut schwillt ödemartig an, später wird sie fest-elastisch, verdichtet sich pergamentartig, verhärtet und schrumpft. Die Finger sind oft dünn und steif, häufig treten Gefäßkrämpfe der Finger auf.

Bei der gutartigen *zirkumskripten Sklerodermie* ist nur die Haut befallen. Sichtbar werden streifige oder ovale Herde der Gesichtshaut, die von einem lila Ring umgeben sind.

Bei der schweren *progressiven, systemischen Sklerodermie* wird das Gesicht maskenhaft starr, die Wangen sind gerafft, der Mund wird klein. Die Krankheit beginnt mit Temperatursteigerungen, Müdigkeitsgefühl, Kopfschmerzen und Depressionen. Alsbald werden Hände und Füße vermehrt kälteempfindlich, Gefäßkrämpfe können hinzukommen. Gleichzeitig beginnen die Krankheitserscheinungen im Gesicht. Hände und Füße schwellen an, im weiteren Verlauf wird auch hier die Haut extrem straff und schrumpft. Die Beweglichkeit der Hände und Füße wird stark eingeschränkt, die Finger wirken später krallenartig. Später kommt es auch zu einer Verengung der Speiseröhre (mit Schluckbeschwerden), zu Lungenveränderungen, Veränderungen der Magenschleimhaut und Erkrankungen des Herzmuskels (Herzschwäche und Rhythmusstörungen).

Behandlung

Novokaininjektionen, Bewegungstherapie, Hormone bei Frauen, Antibiotika; eventuell auch Kortison.

Prognose

Bei der zirkumskripten Form ist die Prognose gut, die Erkrankung kommt meist irgendwann zum Stillstand. Die Prognose der systemischen Sklerodermie ist dagegen schlecht; nicht selten sterben die Erkrankten nach etwa 3 bis 7 Jahren; nur in sehr wenigen Fällen kommt auch hier die Erkrankung zum Stillstand.

Akne

Akne, eine Erkrankung der Einheit von Haarbalg und Talgdrüsen, tritt meist erst in der Pubertät auf und endet etwa mit dem 30. Lebensjahr. Sie wird im Kapitel »Probleme und Erkrankungen Jugendlicher« auf Seite 678 eingehend besprochen.

Rosazea

Visuelle Diagnosehilfe Seite 248.

Rosazea hat eine gewisse Ähnlichkeit mit Akne. Den Hautveränderungen bei der Rosazea liegen Wucherungen der Talgdrüsen im Gesicht zugrunde.

Anzeichen

Bläuliche Rötung an Wangen, Nase und Stirn mit der Ausbildung von Gefäßreisern. Oft bilden sich auf den geröteten Flächen Knötchen, manchmal auch Bläschen und Pusteln (Eiterbläschen). In einigen Fällen schwillt die Haut an, die Nase wird dicker, und die Wangen erscheinen gröber gewulstet.

Rosazea entwickelt sich gewöhnlich erst nach dem 30. Lebensjahr, wiewohl auch in sehr wenigen Fällen Jugendliche betroffen sein können.

Die *Ursachen* der Talgdrüsenwucherungen sind ungeklärt, ein gewisser Zusammenhang mit Leber- und Gallenleiden oder Bluthochdruck scheint zu bestehen. Der oft beschuldigte Alkohol als Ursache der »roten Nase« spielt keine Rolle, zumal viele Rosazea-Patienten Abstinenzler sind!

Behandlung

Alkohol-, Kaffee-, Tee- und Gewürzverbot – wie es noch vor Jahren ausgesprochen wurde – sind unnötig, da diese Genußmittel in Maßen genossen weder zu einer Verschlechterung der Rosazea führen noch ihr Verbot die Krankheitserscheinungen bessert. Eine günstige Wirkung haben dagegen Tetrazykline und Kortison-Salben, Thymol-Menthol-Spiritus und *Resochin*.

Pemphigus

Pemphigus ist eine blasenbildende Hautkrankheit noch ungeklärter Ursache; möglicherweise handelt es sich um eine Autoimmunopathie (das Abwehrsystem richtet sich gegen körpereigenes Gewebe). Man unterscheidet drei Formen:

Pemphigus vulgaris

In der Oberhaut erscheinen nuß- bis eigroße (!), relativ schlaffe Blasen. Sie können überall am Körper, manchmal auch an der Mund- oder Scheidenschleimhaut auftreten. Die Blasen platzen bald und trocknen unter Krustenbildung ein. Immer wieder bilden sich neue Blasen, manchmal mit wochenlangen Intervallen. Ohne Behandlung würden die Betroffenen meist nach spätestens zwei Jahren an aufgepfropften bakteriellen Infektionen, die irgendwann zur »Blutvergiftung« (Bakteriämie) oder zu einer schweren Lungenentzündung führen, sterben.

Behandlung

Kortison-Präparate und Antibiotika.

Pemphigus foliaceus

Diese Form ist durch klein- bis großflächige »Blätterteigschuppung« auf geröteter Haut gekennzeichnet. Nach Abschuppung kommt es oft zu oberflächlichen Geschwüren; eine ganz schlaffe Blasenbildung ist möglich.

Verlauf und *Behandlung* entsprechen der ersten Form.

Pemphigus vegetans

Schlaffe, mit trübem Inhalt gefüllte Blasen zeigen sich meist in den Achselhöhlen, der Leistengegend, im Genital- und Afterbereich. Nach dem raschen Einreißen der Blasen kommt es zu übelriechenden, düsterroten Wucherungen.

Verlauf und *Behandlung* entsprechen der ersten Form.

Tumoren der Haut

Tumoren (Geschwülste) der Haut sind Wucherungen, die sich nicht zurückbilden. Gutartige Tumoren wachsen langsam und nicht zerstörend. Bösartige Tumoren sind Neubildungen, die zerstörend wachsen, also Krebs. Die meisten Hautkrebse bilden Tochtergeschwülste (Metastasen) in anderen Organen aus. Der bösartigste, aber seltenste Hautkrebs ist das Melanom. Es bildet sehr schnell Metastasen aus. Wucherungen der Haut, die sich zurückbilden können, so in erster Linie Warzen, gelten nicht als Tumoren. Ausnahme ist die *seborrhoische Warze,* die sich nicht zurückbildet (Seite 403).

Zwischen gutartigen Hauttumoren und Hautkrebs steht eine Reihe von Tumoren, die primär gutartig sind, aber krebsig entarten können. Die meisten dieser *Präkanzerosen* (Erkrankungen, die in Krebs übergehen können) kommen bei älteren Menschen vor.

Gutartige Tumoren

Gutartige Tumoren der Haut können von der Oberhaut (Epithelzellen), vom Bindegewebe, Nervengewebe, Unterhautfettgewebe, von Blutgefäßen oder Muskelzellen ausgehen. *Zysten* (Kapselgeschwülste mit verschiedenartigem Inhalt) können unter anderem in Talg- oder Schweißdrüsen ihren Ursprung haben.

Tumoren sind in der Regel nicht schmerzhaft. Ausnahme ist das *ekkrine Spiradenom,* ein kleines schmerzhaftes Knötchen im oberen Rumpfbereich oder an den Beugeseiten der Arme. Auch die vom Nervengewebe ausgehenden kleinen und harten *Neurinome* schmerzen gelegentlich. Vom Muskelgewebe ausgehende Tumoren *(Leiomyome)* in der Haut, die die Haut deutlich vorbuchten, können bei seitlichem Druck schmerzen.

Hauttumoren sind sehr vielgestaltig: Da gibt es große korallen- oder tomatenartige, weiche hautfarbene Tumoren auf dem behaarten Kopf *(Zylindrome),* hautfarbene, an der Oberfläche gefältelte, oft gestielte Tumoren (*Fibrome,* gehen vom Bindegewebe aus), verschiebliche Tumoren unter der Haut, die sich prall-elastisch anfühlen (*Lipome,* gehen vom Unterhautfettgewebe aus), oder erbsengroße, weiche, kugelige bis pilzartige, lebhaft rote bis blaurote, glänzende Gschwülste im Gesicht oder an der Mundschleimhaut (*Granuloma pediculatum,* von Blutgefäßen ausgehend). Sehr ausgedehnt und mißgestaltend können bisweilen die sattroten *Hämangiome* (Blutschwämme) sein.

Siehe auch *Nävus* (»Leberfleck«) auf Seite 403 und *Feuermale* auf Seite 625.

Behandlung

Wenn gutartige Hauttumoren kosmetisch stören, hinderlich sind oder schmerzen, können sie chirurgisch entfernt werden.

Präkanzerosen

Es gibt einige primär gutartige Tumoren, die krebsig entarten können. Selten ist dies beim *Tierfell-Nävus* (Seite 403) und beim *Glomustumor* (blaurote, platte oder halbkugelige Knötchen, die vor allem an Fingern und Zehen sitzen und sehr druckschmerzhaft sind), höchst selten beim *blauen Nävus* (Seite 403) der Fall.

Als eigentliche Präkanzerosen gelten die Tumoren, die in den meisten Fällen bösartig werden, allerdings oft erst nach langer Zeit:

Papillomatosis cutis

Hier handelt es sich um blumenkohlartige, bis zu handtellergroße, fleischig-rote Wucherungen, die vor allem an den Unterschenkeln auftreten; sie sind von einer übelriechenden Absonderung bedeckt. Meist sind ältere Menschen betroffen.

Orale Papillomatose

Diese Tumoren kommen ebenfalls meist nur bei älteren Menschen vor. Es sind beetartige, warzenförmige Tumoren mit weißlicher Oberfläche an der Mundschleimhaut und an den Lippen.

Morbus Dubreuilh (Lentigo maligna)

Diese Hauterkrankung, die sich in dunkelbraunen, langsam wachsenden Flekken zeigt, kommt meist nur bei Frauen über 40 Jahren vor. Die Flecken sitzen im Gesichts- und Halsbereich, seltener am Rumpf. Zeigen sich auf diesen Flecken schwärzlich pigmentierte Knötchen, die geschwürig zerfallen, besteht Verdacht auf krebsige Entartung.

Siehe auch »Leukoplakie« auf Seite 404.

Behandlung

Jede Präkanzerose sollte baldmöglichst operativ entfernt werden, um das Risiko eines Hautkrebses auszuschalten.

Hautkrebs

Visuelle Diagnosehilfe Seite 251.

Hautkrebs stellt ungefähr 20 Prozent aller Krebsfälle. Bei unter 40jährigen ist er relativ selten, bei über 50jährigen ziemlich häufig. Am gefährdetsten sind hellhäutige Menschen, die im Laufe ihres Lebens stark der Sonne ausgesetzt waren (siehe dazu auch »Sonnenbrand«, Seite 411). Daneben spielen auch Berufskanzerogene (Kanzerogene sind krebsauslösende Substanzen) wie Arsen, Teer oder Paraffin eine Rolle. Häufig entstehen Hautkrebse auf dem Boden bereits veränderter Haut (so aus Nävi und anderen *Präkanzerosen*, siehe oben).

Die meisten Hautkrebse sind nicht sehr bösartig, sie bilden kaum oder erst sehr spät Metastasen (Tochtergeschwülste). Ausnahmen sind die Hautkrebse der Haut-Schleimhaut-Übergänge, so beispielsweise *Lippenkrebs, Analkarzinom* (Afterkrebs), *Peniskrebs* und *Vulvakarzinom* (Krebs der äußeren weiblichen Geschlechtsorgane); sie bilden relativ schnell Metastasen. Höchst bösartig, aber selten ist das *Melanom* (siehe unten).

Die häufigsten Hautkrebse sind *Basaliome*. Sie sitzen meist an behaarter Haut (besonders am Kopf) und im Nasen-Wangen-Bereich, seltener an anderen Stellen. Sie bilden meist geschwürige Form und zerstören schnell die Umgebung. Metastasen bilden sie allerdings sehr selten. Bei Früherkennung können sie zu 100 Prozent geheilt werden.

Schlechter sind die Heilungsaussichten bei *Spinaliomen*, aber immerhin können auch sie bei Früherkennung zu etwa 60 bis 80 Prozent geheilt werden. Spinaliome finden sich an allen Stellen der Haut- und Schleimhautübergänge.

Warnzeichen

Verdächtig auf Hautkrebs sind alle scharf umrandeten Hautveränderungen mit entzündlichem Hof, die langsam wachsen und nicht heilen. Insbesondere sind dies:

- rauhe Stellen mit Schuppung oder Knötchenbildung, die wiederholt bluten;
- warzige Wucherungen, die langsam größer werden und einen entzündlichen Hof haben;
- Knoten mit rotem Hof und Blutungsneigung;
- Geschwüre, die langsam größer werden. Hautkrebse schmerzen in der Regel nicht!

Warnzeichen des Melanoms

Wird ein Melanom früh erkannt und entfernt, überleben immerhin mehr als 50 Prozent der Patienten fünf Jahre und länger. Sind bereits die lokalen Lymphknoten befallen oder gar Metastasen gebildet, sind die Überlebensaussichten schlecht.

Melanome sind weiche, dunkelbraunviolette Knoten der Haut, die langsam wachsen. Fast immer sind sie von einem roten, entzündlichen Hof umringt. Oft ist ihr Pigmentgehalt unterschiedlich, so daß sie schwarzbraun-bläulich-rotviolett gefleckt wirken.

Frühe Warnzeichen eines Melanoms können sein:

- Pigmentmale, die bei Erwachsenen plötzlich neu auftreten,
- nachdunkeln und Knoten bilden und/oder
- bluten –
- mit leicht entzündlicher Umgebung.

Behandlung des Hautkrebses

Die Therapie von Hautkrebsen richtet sich nach Art und Stadium. Grundsätzlich wird man einen Hautkrebs operativ entfernen, bisweilen kann er auch chemotherapeutisch behandelt werden. Die Strahlentherapie wird nur beim Melanom (mit nachfolgender Entfernung) oder in späten Stadien von Hautkrebsen eingesetzt. □

Sonnenbrand

Daß Sonnenbrand höchst unangenehm und sogar schmerzhaft ist, hat jeder von uns schon einmal erfahren. Wenn allerdings vorübergehende entzündliche Hauterscheinungen das einzige Risiko wären, mit dem sich Unbedachte sportliche Bräune erkaufen wollen, brauchte man nicht weiter darüber zu sprechen.

Das eigentliche Risiko wiederholter Hautreizungen durch Sonnenstrahlen kann sich erst nach Jahrzehnten zeigen: in einem Hautkrebs. Die ultraviolette Strahlung der Sonne, in erster Linie die UV-B- und UV-C-Strahlung, kann die DNA der Hautzellen (DNA ist die Trägerin der Erbanlagen) bei zu starker oder Dauereinwirkung so schädigen, daß es nach langen Jahren irgendwann zu einer bösartigen Wucherung, zu Krebs, kommt.

Vorbeugung

Natürlich brauchen Sie nicht auf eine gebräunte Haut zu verzichten. Es kommt nur darauf an, wie Sie sich die Bräune erwerben:

Regel 1: Setzen Sie sich beim ersten Sonnenbad eines Jahres nicht länger als 15 Minuten der Sonne aus. Kremen Sie vor und nach dem Sonnenbad Ihre Haut mit einer guten Körperlotion leicht ein. Halten Sie sich das erste Mal länger in der Sonne auf, sollten Sie eine Sonnencreme mit einem hohen Lichtschutzfaktor (Faktor 6) benutzen.

Regel 2: Steigern Sie ganz allmählich den Aufenthalt in der Sonne. Liegen Sie aber nie länger als eine Stunde in der prallen Sonne. Besser ist es, sich überwiegend im Halbschatten aufzuhalten, So werden Sie zwar langsamer, aber hautschonender braun.

Regel 3: Hellhäutige Menschen mit empfindlicher Haut sollten auf ein Sonnenbad in praller Sonne verzichten, sich also stets nur im Halbschatten aufhalten (trotzdem Sonnenmilch benutzen!).

Regel 4: Duschen Sie sich am Abend nach einem »Sonnentag« kalt ab, und kremen Sie sich danach leicht mit einer Körperlotion ein.

Regel 5: Säuglinge und Kleinkinder vor zu starker Sonneneinwirkung schützen! Ihr Kopf sollte immer – wenn sie nicht gerade »planschen« – durch einen Sonnenhut geschützt sein! Säuglinge und Kleinkinder brauchen grundsätzlich eine Sonnenlicht mit hohem Lichtschutzfaktor (mindestens Faktor 6).

Behandlung eines Sonnenbrandes

Ist Ihre Haut nur mehr oder weniger gerötet und spannt sie schmerzhaft bei unangenehmem Hitzegefühl, duschen Sie sich etwa 15 Minuten kalt. Danach können Sie ganz dünn ein Sonnenbrand-Gel auftragen, das kühlt und die Spannung vermindert. Am nächsten Morgen kremen Sie sich leicht mit einer Körperlotion ein und vermeiden den Aufenthalt in der Sonne.

Bei schwereren Sonnenbränden (Blasenbildung, Hautschwellung, Schmerzen, Fieber, Übelkeit) sollten Sie unverzüglich einen Arzt aufsuchen.

Wirkung der Ultraviolettstrahlung der Sonne
Die Ultraviolettstrahlen der Sonne (UV-Strahlen) können die halbtransparente Epidermis durchdringen. Unschädlich ist das UV-A-Licht, aggressiv sind dagegen die UV-B- und UV-C-Strahlen.

UV-Strahlen erweitern die kleinsten Blutgefäße unter der Epidermis, so daß mehr Blut heranfließt: Die Haut erscheint leicht rötlich. Bei zu starker und zu langer Sonneneinwirkung kommt es zu Entzündungsreaktionen der Haut durch die aggressiven UV-B- und UV-C-Strahlen (Sonnenbrand).

UV-B- und UV-C-Strahlen regen die Melanozyten der Haut zur vermehrten Melaninbildung an (Melanin ist ein dunkler Farbstoff): Die Haut wird braun. Die sanften UV-A-Strahlen bräunen nicht direkt, sondern verstärken lediglich vorhandene Bräune.

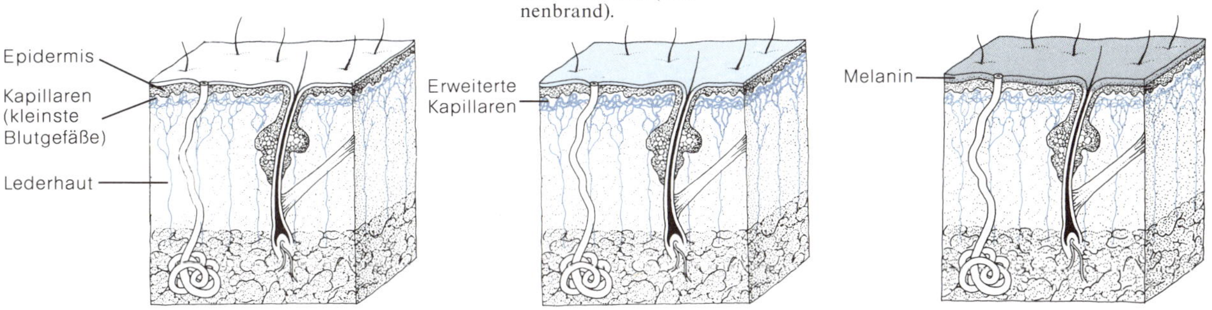

Herz- und Kreislaufkrankheiten

Mehr als ein Drittel aller Todesfälle geht auf das Konto von Herz- und Kreislaufkrankheiten, vor allem *Herzinfarkt und Schlaganfall. Beide Krankheiten werden in nahezu allen Fällen durch einen arteriosklerotisch bedingten Verschluß einer Arterie provoziert:* Der Herzinfarkt durch die Verengung oder den Verschluß einer Herkranzarterie, der Schlaganfall durch den Verschluß einer der beiden inneren Kopfschlagadern oder einer anderen Hirnarterie. Herzkranzarterien heißen in der Fachsprache Koronararterien – und so wird die Ursache oder der Herzinfarkt selbst weltweit als »coronary disease« (koronare Herzkrankheit) bezeichnet.

Grundkrankheit von Schlaganfall und Herzinfarkt ist die *Arteriosklerose,* die krankhafte Veränderung der Arterienwände, die das Lumen der Arterien einengt und irgendwann einen Verschluß durch einen Thrombus (Blutpfropf) provoziert.

Einer Störung des Blutkreislaufs liegen in erster Linie geschädigte Arterien zugrunde – sei es durch Arteriosklerose oder die Bluthochdruck-Krankheit. Andere wichtige, wenn auch keineswegs so häufige Ursachenkomplexe eines gestörten Blutkreislaufs sind angeborene und erworbene Herzfehler (meist Herzklappenfehler) und schwere Herzrhythmusstörungen.

Diagnose und Therapie von Herz- und Kreislauf-Krankheiten haben in den letzten Jahren enorme Fortschritte gemacht: Therapie des Schlaganfalls (Seite 319), Koronarchirurgie (Seite 419), Chirurgie und Ersatz geschädigter Herzklappen (Seite 427 bis 429), Herztransplantation (Seite 426) oder Herzschrittmacher sind nur einige Beispiele.

Doch trotz aller Fortschritte – die Vorbeugung der Arteriosklerose hat die Medizin noch keineswegs im Griff, und darunter leidet auch die Vorbeugung des Herzinfarkts und des Schlaganfalls. Immer mehr jüngere Menschen sterben an diesen beiden großen Krankheiten. Etwa 20 Prozent der Herzinfarktkranken haben keinen der propagierten Risikofaktoren (Zigarettenrauchen, Bluthochdruck, erhöhte Blutfettwerte). Und angeblich gesicherte Erkenntnisse erwiesen sich nach neuen Studien als wenig stichhaltig – so die »Erkenntnis«, daß mehrfach ungesättigte Fettsäuren einem Herzinfarkt vorbeugen könnten. Dagegen werden früher noch belächelte Theorien – beispielsweise, daß die Persönlichkeit und psychosozialer Streß bei der Entstehung des Herzinfarkts eine entscheidende Rolle spielen – immer mehr bestätigt.

Blutkreislauf

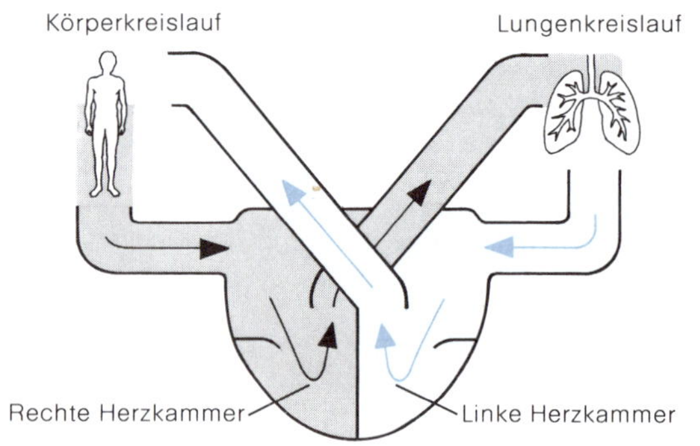

Die braunen Pfeile schematisieren den Fluß sauerstoffreichen Blutes, die schwarzen Pfeile den sauerstoffarmen Blutstrom. Man unterscheidet den Körperkreislauf vom Lungenkreislauf.

Der Körperkreislauf: Sauerstoffreiches Blut fließt von der linken Herzkammer über die große Körperschlagader (Aorta) zum Körpergewebe; dort gibt es Sauerstoff an die Zellen ab und reichert sich mit Kohlendioxid an; über die Venen strömt es zum rechten Herzen.

Der Lungenkreislauf: Über die Lungenarterie gelangt das sauerstoffarme Blut vom rechten Herzen zur Lunge, wo es Kohlendioxid abgibt und sich mit Sauerstoff anreichert. Das sauerstoffreiche Blut fließt dann über die Lungenvenen zum linken Herzen. Eine detailliertere Grafik zum Blutkreislauf finden Sie auf Seite 434.

Herz und Blutgefäße

Das Herz

Das Herz ist ein etwa faustgroßes, muskuläres Hohlorgan. Es ist das Antriebsorgan des Blutkreislaufes, der »Motor des Lebens«. Durch Zusammenziehen seiner Muskelschicht pumpt es Blut in den Körper- und den Lungenkreislauf (siehe linke Seite).

Das Herz besteht aus zwei Hälften, dem linken und dem rechten Herzen mit jeweils einem Vorhof (Atrium) und einer Kammer (Ventrikel). Linkes und rechtes Herz sind durch eine Scheidewand getrennt.

Die Richtung des Blutstromes wird durch besondere »Ventile«, die Herzklappen, bestimmt (siehe dazu Seite 428).

Die Herzwand besteht aus drei Schichten: der Herzinnenhaut (Endokard), dem Herzmuskel (Myokard) und der äußeren Herzhaut (Epikard).

Das Herz liegt im Herzbeutel (Perikard) des Brustraums, die rechte Herzkammer etwa in der Brustmitte, die linke Herzkammer links von der Brustmitte.

Die Pumparbeit des Herzens ist durch den Herzschlag (etwa 75 Schläge pro Minute) gekennzeichnet. Wenn sich die Herzkammern zusammenziehen (Systole), wird das Blut aus der rechten Kammer in die Lungenarterie und aus der linken Kammer in die große Körperschlagader (Aorta) geworfen. Wenn das Herz erschlafft (Diastole), empfängt das rechte Herz sauerstoffarmes Blut von den Hohlvenen und das linke Herz sauerstoffreiches von den Lungenvenen.

Der Anstoß zum Herzschlag geht vom sogenannten Sinusknoten im rechten Vorhof aus; von ihm breiten sich die Impulse in Vorhöfe und Kammern aus.

Die Blutgefäße

Es gibt zwei Arten von Blutgefäßen: Arterien und Venen. Arterien führen das Blut vom Herzen weg, Venen führen es dem Herzen zu.

Im Körperkreislauf strömt sauerstoffreiches Blut durch die große Körperschlagader (Aorta) vom Herzen weg bis in die feinsten Arterien (Kapillaren) und kehrt über die Venen als sauerstoffarmes Blut zum Herzen zurück (siehe dazu linke Seite »Blutkreislauf«). Im Lungenkreislauf ist es umgekehrt: Die Lungenarterie führt das von den beiden großen Hohlvenen ins rechte Herz gelieferte sauerstoffarme Blut zur Lunge, die Lungenvenen führen das mit Sauerstoff angereicherte Blut zum linken Herzen. In den großen Arterien fließt das Blut dank der Pumpkraft des Herzens ziemlich schnell (20 bis 50 Zentimeter pro Sekunde), in den Kapillaren dagegen nur 0,05 bis 0,1 Zentimeter pro Sekunde. In den großen herznahen Venen steigert sich die Fließgeschwindigkeit wieder etwas, auf etwa 6 bis 14 Zentimeter pro Sekunde. In den Venen dirigieren »Ventile« (Venenklappen) die Fließrichtung des Blutes.

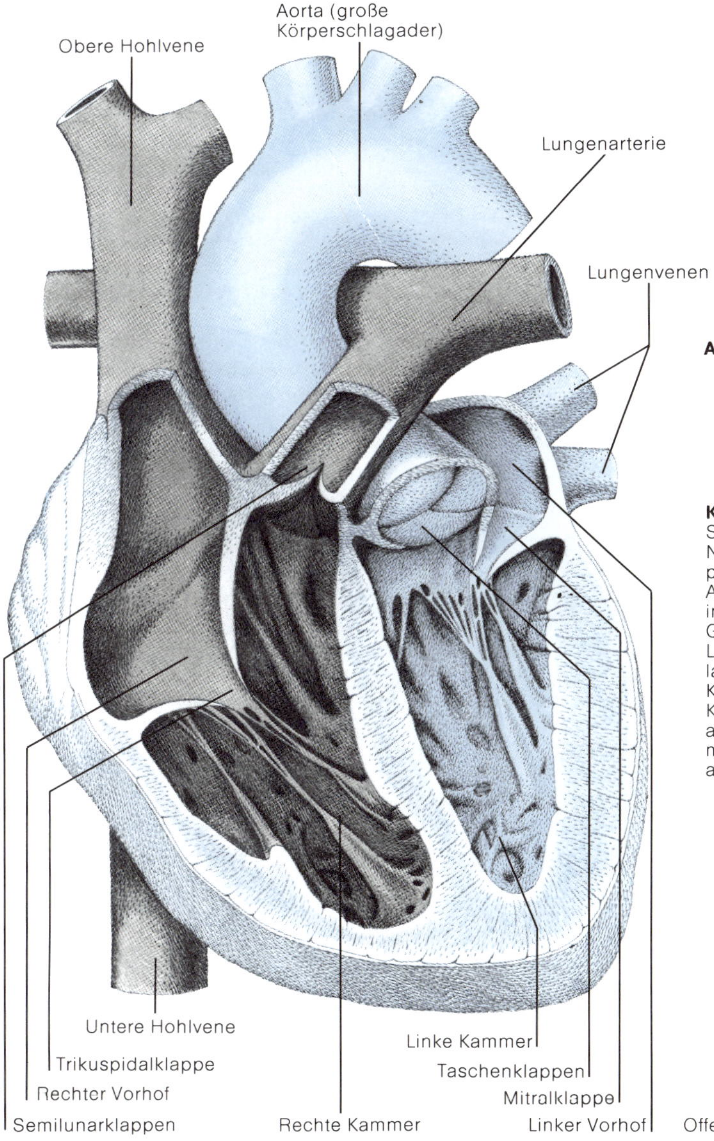

Arterien

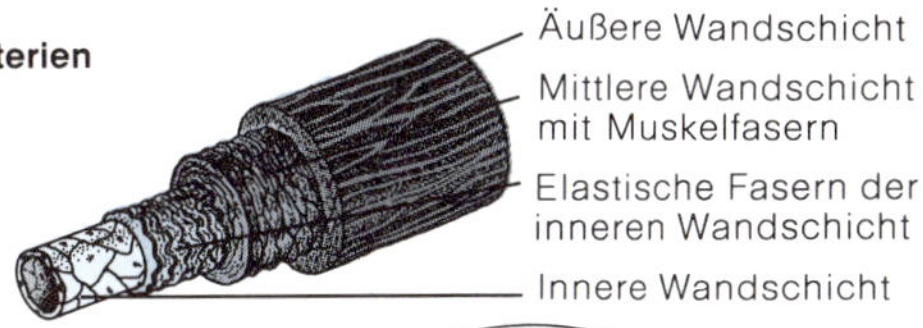

Kapillaren
Sauerstoff und Nährstoffe passieren die Arterienwand in Richtung Gewebe. Im Lungenkreislauf geben die Kapillaren Kohlendioxid ab und nehmen Sauerstoff auf.

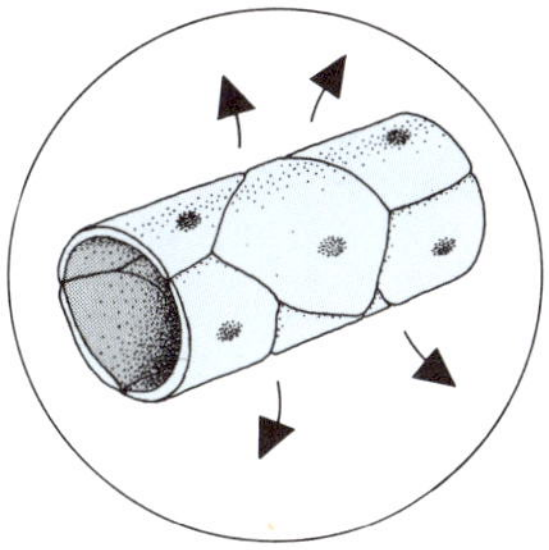

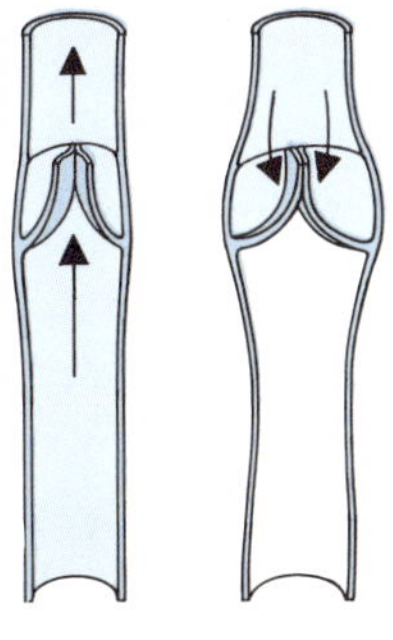

Offene Klappe Geschlossene Klappe

Venen

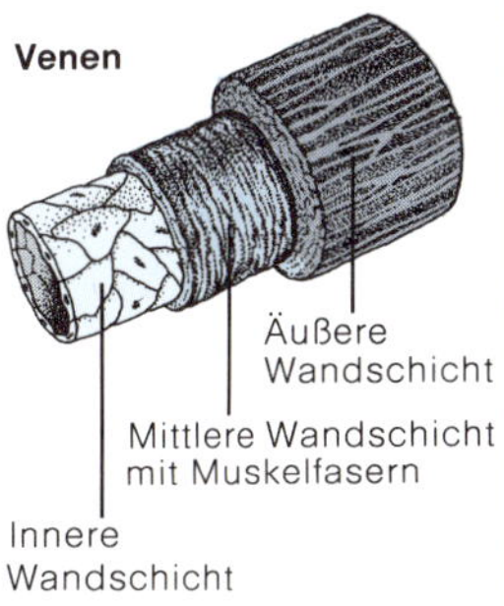

Arteriosklerose – der Anfang des Übels

Arteriosklerose ist in den meisten Fällen die Grundkrankheit von Herzinfarkt und Schlaganfall. Volkstümlich wird sie »Arterienverkalkung« genannt. Zwar können sich bei dieser Erkrankung der Arterienwände auch Kalksalze ablagern, doch spielen diese Ablagerungen nur eine nebensächliche Rolle bei den gefährlichen Veränderungen der Arterienwände, die die Arteriosklerose kennzeichnen.

Wenn die Arteriosklerose zu einer bedrohlichen Verengung des Arterienlumens oder sogar zu einer Blockierung des Lumens durch einen Thrombus (Blutpfropf) führt, wird das Versorgungsgebiet der Arterie nicht mehr ausreichend mit Blut versorgt. Zwar können Seitverbindungen (Anastomosen) mit anderen Arterien einen Teil der Blutversorgung übernehmen – doch meist nicht ausreichend. Je nach Lokalisation und Aufgabe der Arterie kommt es dann zu folgenden Erscheinungen oder Krankheiten:

- vorübergehende schlaganfallähnliche Attacken (TIA, Seite 320),
- Schlaganfall (Seite 319),
- Angina pectoris (Seite 416),
- Herzinfarkt (Seite 417),
- organische Impotenz (Durchblutungsstörung der Beckenarterien, Seite 433),
- Schmerzen in den Waden beim Gehen, Gehschwierigkeiten (Claudicatio intermittens) oder gar Gewebezerfall (Ulcus cruris) bei Durchblutungsstörungen der Beinarterien (Seite 433).

Eine Arteriosklerose der Hirngefäße *(Zerebralsklerose)* kann aber auch – lange bevor es möglicherweise zu einem Schlaganfall kommt – zu einem früheren psychisch-geistigen Altern (Gedächtnisschwäche, Konzentrationsschwierigkeiten, Veränderung der Persönlichkeit) führen.

Arteriosklerose kann eine Alterserscheinung sein, doch kommt sie auch schon in jungen Jahren vor. 20jährige Schlaganfallpatienten sind gar nicht mehr so selten!

Ursachen und Entstehung der Arteriosklerose

Die Ursachen ihrer Entstehung und die Entwicklung der Arterienwandveränderungen sind noch nicht endgültig abgeklärt. Es gibt Forschungsergebnisse und Theorien, die sich nicht unter einen Hut bringen lassen. Doch so viel steht fest:

Daß der übermäßige Genuß tierischer Fette die eigentliche Ursache der Arteriosklerose sein soll, wie auch heute noch oft propagiert wird, ist nicht mehr stichhaltig.

Man unterscheidet heute eine Arteriosklerose jüngerer Menschen bis etwa zum 50. Lebensjahr und eine »Alters-Arteriosklerose« (ab dem 50. Lebensjahr).

Bei der Arteriosklerose jüngerer Menschen ist die Innenwand der Arterie krank: Es kommt zu Blutungen, bindegewebigen Wandverhärtungen mit Elastizitätsverlust, bisweilen auch zu Fett- seltener aber zu Kalkablagerungen. Vieles spricht dafür, daß die eigentlichen auslösenden Prozesse in der mittleren Arterienwand liegen (Sickerblutungen).

In vielen Fällen kann eine *Fettstoffwechselstörung* (siehe Seite 292) zugrundeliegen. Diese Fettstoffwechselstörung ist meist anlagebedingt und wird nicht durch erhöhten Fettverzehr verursacht!

Vielmehr ist der Mechanismus des Fetttransports und der Fettverwertung gestört. Sind diese Mechanismen dagegen in Ordnung, spielt es bis zum 40. Lebensjahr keine Rolle für die Entstehung einer Arteriosklerose, wieviel Fett Sie zu sich nehmen oder ob Sie viel tierische Fette verzehren!

Eine Fettstoffwechselstörung jedoch kann es kaum allein sein, die die krankhaften Prozesse der mittleren Arterienwand und die Sickerblutungen zwischen den Arterienwänden verursacht. Wahrscheinlich ist meist auch der *Zuckerstoffwechsel* gestört. Manche Theorien vermuten eine *Infektion* und/oder eine *anlagebedingte Wandschwäche* als auslösende Faktoren. Gesichert ist dagegen, daß die *Bluthochdruckkrankheit* (Seite 422) und *Stoffe im Zigarettenrauch* (Seite 50) Arterienwände schädigen und so die Entstehung einer Arteriosklerose fördern können. Eine noch ungeklärte Rolle spielt *psychosozialer Streß*, der die vegetativen Gefäßnerven beeinflussen könnte. Wie auch immer, die Entstehung der Arteriosklerose dürfte multifaktoriell (von vielen Ursachen) geprägt sein.

Bei der *Altersarteriosklerose* (ab dem 50. Lebensjahr) dürfte neben einem erhöhten Blutdruck die natürliche Abnützung der Gefäße eine Rolle spielen, möglicherweise auch erhöhter Fett- und Kohlenhydrat-Verzehr. Beim Fettverzehr ist weniger die Zusammensetzung der Fette als die Gesamtmenge entscheidend. Bindegewebige Wandverdickung, Elastizitätsverlust, Fett- und Kalkablagerungen führen irgendwann und irgendwo zusammen mit den Sickerblutungen und Blutkörperchen und -plättchen des strömenden Bluts zu einer Thrombus-(Blutpfropf-) Bildung.

Prädestinierte Stellen für einen Thrombus sind Krümmungen oder Gabelungen von Arterien.

Vorbeugung einer Arteriosklerose

Alles spricht dafür, daß Arteriosklerose anlagebedingt ist, denn familiäre Häufungen sind nicht selten. Sie ist also bis zu einem gewissen Grade schicksalhaft. Noch mehr gilt das für die Alters-Arteriosklerose, die jeden von uns früher oder später trifft. Die Alters-Arteriosklerose ist das körperliche Schicksal des Menschen. Von einer todbringenden Krebsgeschwulst kann ein Mensch trotz höchsten Alters verschont bleiben, irgendwann einmal – und sei es mit über 100 Jahren – stirbt er jedoch unweigerlich an einem arteriosklerotisch bedingten Schlaganfall oder Herzinfarkt.

Doch Resignation ist keineswegs angebracht. Wir können beide Formen der Arteriosklerose – sowohl die in jüngeren Jahren als auch die Alters-Arteriosklerose – durch eine vorbeugende Lebensweise hinausschieben:

- Lassen Sie Ihren Blutdruck regelmäßig überprüfen. Sind Sie bluthochdruckkrank, nehmen Sie regelmäßig die verordneten Medikamente, und befolgen Sie auch sonst die Anweisungen des Arztes (regelmäßiges Selbstmessen des Blutdrucks, salzarme Kost). (Siehe dazu Seite 422.)
- Dasselbe gilt für eine diagnostizierte Fettstoffwechselstörung (Seite 292).
- Gehen Sie mit Salz sparsam um, entdecken Sie die Würzkraft der Kräuter.
- Schränken Sie ab dem 40. Lebensjahr den Fettverzehr insgesamt etwas ein. Dabei kommt es auf den Gesamtfettverzehr an, auf tierische Fette wie Butter brauchen Sie keineswegs zu verzichten!

Wichtig: Eier enthalten relativ viel Fett, vor allem Cholesterin. Vor wenigen Jahren noch wurde über 40jährigen empfohlen, nicht mehr als drei bis vier Eier pro Woche zu essen. Diese Regel ist überholt. Wenn Sie Eier mögen, brauchen Sie auf Ihr Frühstücksei nicht zu verzichten. Doch sollten Sie dann nicht unbedingt zum zweiten Frühstück eine fette Wurst verzehren. *Denn entscheidend ist der Gesamtfettverzehr.* Und zu den Fetten zählen natürlich auch Pflanzenöle; selbst wenn

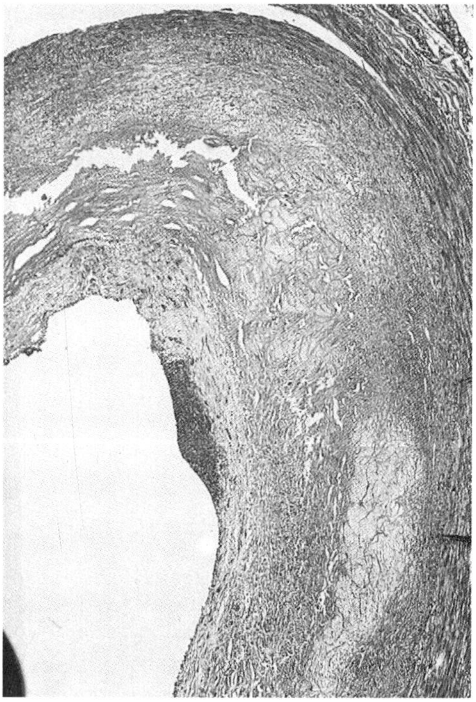

Die Dünnschichtaufnahme zeigt eine hochgradige Arteriosklerose eines Herzkranzgefäßes bei einem an Herzinfarkt verstorbenen jungen Mann. Die Gefäßinnenwand ist durch Blutungen und Fettablagerungen (helle Flekken) stark erkrankt und verdickt.

Sie Pflanzenöle mit viel mehrfach ungesättigten Fettsäuren (Sonnenblumen-, Keim- und Distelöl) bevorzugen, müssen Sie diese Mengen zu den übrigen Fetten hinzurechnen. Denn daß mehrfach ungesättigte Fettsäuren den Blutfettspiegel senken (wie lange Jahre propagiert wurde), ist inzwischen widerlegt. Was auch heißt: Mehrfach ungesättigte Fettsäuren beugen keineswegs einer Arteriosklerose oder einem Herzinfarkt vor!

- Über dem langjährigen Fettstreit (Margarine-Butter-Kontroverse) wurden die »leeren« Kohlenhydrate vergessen. Doch ist anzunehmen, daß der heutige überhöhte Verzehr leerer Kohlenhydrate (Zucker, Stärke) auch seinen Teil zur Arteriosklerose beiträgt. Schränken Sie also den Verzehr leerer Kohlenhydrate ein; denken Sie auch daran, daß Limonade Unmengen an Zucker enthält (1 Liter Cola beispielsweise 40 Stück Würfelzucker!).
- Versuchen Sie, nicht mehr als fünf bis zehn Zigaretten täglich zu rauchen oder das Rauchen aufzugeben. (Dazu und zur gefäßschädigenden Wirkung des Zigarettenrauchens siehe Seite 49 bis 52.)
- Versuchen Sie, psychosozialen Streß zu bewältigen (lesen Sie dazu das Ka-

pitel »Psychosoziale Gesundheit« auf Seite 32–41).

- Halten Sie sich körperlich fit (Seite 15–18). Körperliche Aktivität erhöht die für den Fettstoffwechsel günstigen *High density lipoproteins* (HDL, siehe »Fettstoffwechselstörungen«, Seite 292).

Sie sehen, daß sich dem *multifaktoriellen Geschehen der Arteriosklerose* keineswegs nur mit einem geringen Fettverzehr vorbeugen läßt. Und neben den genannten Faktoren spielen wahrscheinlich auch andere, noch nicht geklärte Mechanismen eine Rolle.

Angina pectoris

Angina pectoris bedeutet »Brustenge«. Ursache ist in der Regel eine arteriosklerotisch bedingte *Verengung der Herzkranzarterien,* so daß Sauerstoffangebot und vorübergehender Sauerstoffbedarf der Herzmuskeln nicht übereinstimmen. So tritt die Angina pectoris typischerweise nach körperlichen Anstrengungen auf.

Anzeichen

Atembeklemmung bis zum Gefühl, von eisernen Ringen umklammert zu sein; Unruhe, extreme Angstgefühle. Der eigentliche Schmerz sitzt hinter dem Brustbein und kann in beide Arme, den Hals- oder den Oberbauchbereich ausstrahlen.

Wichtig: Ändern sich Art und Dauer der Angina-pectoris-Schmerzen und wirken die sonst hilfreichen Nitroglyzerinkapseln nicht, besteht Verdacht auf Herzinfarkt (siehe dazu Seite 417).

Prognose

Da die Grundkrankheit (Arteriosklerose, Seite 414) fortschreitet, droht Angina-pectoris-Patienten bei einer Verschlechterung der Gefäßsituation ein Herzinfarkt. □

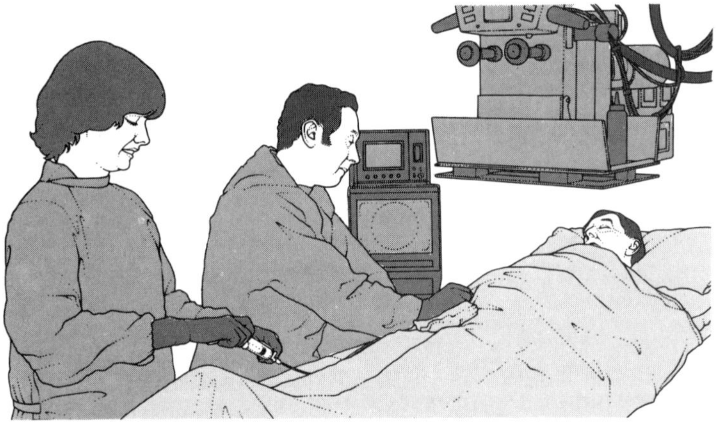

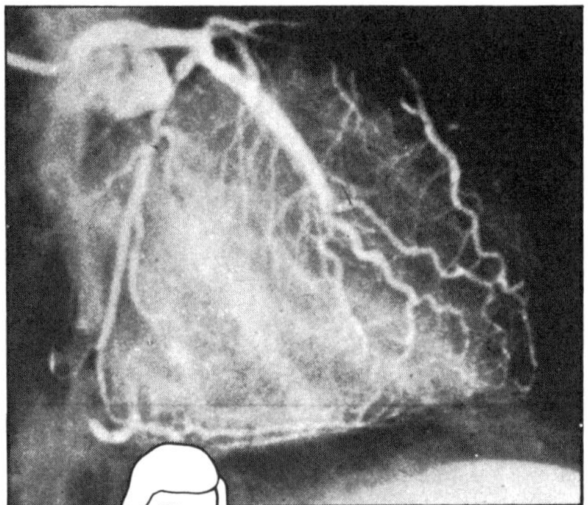

Koronarangiographie
Koronarangiographie bedeutet die Darstellung der Herzkranzarterien (Koronararterien) mittels einer Röntgen-Kontrastmittel-Untersuchung. Dabei wird ein Katheter über eine Arterie bis zu den Herzkranzarterien vorgeschoben; über den Katheter wird dann das Kontrastmittel in die Herzkranzarterie gespritzt, so daß diese und eventuelle Verengungen auf einem Monitor sichtbar werden. Mittels der sogenannten Kineangiographie lassen sich zusätzlich auch die Bewegungen des Herzmuskels auf dem Monitor sichtbar machen.

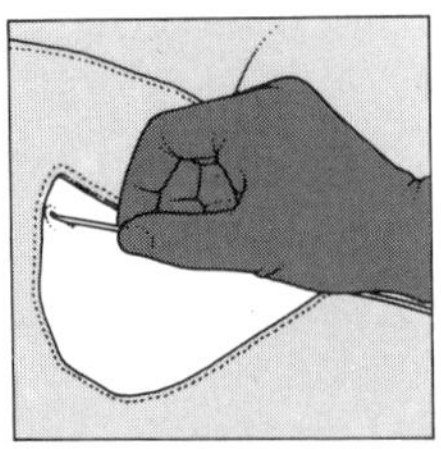

Einführung des Katheters

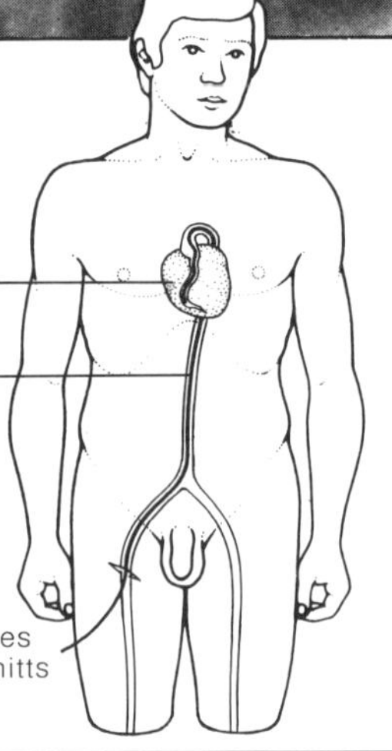

Verengte Koronararterie
Das mittels der Koronar-Angiographie gewonnene Röntgenbild zeigt die Verengung (Pfeil) einer Koronararterie (Herzkranzarterie). Siehe auch Koronarchirurgie auf Seite 421.

Herzinfarkt

Jährlich erleiden in der Bundesrepublik Deutschland bis zu 600 000 Menschen einen Herzinfarkt, etwa 150 000 sterben an ihm.

Anzeichen

Der frische Herzinfarkt-Schmerz ist eine schwere Angina pectoris (Seite 416):

- starke Atembeklemmung;
- ein tiefer Schmerz in der Brustmitte mit einem Gefühl, von eisernen Ringen umklammert zu sein;
- Ausstrahlung des Schmerzes in die Arme, den Kieferbereich oder den Oberbauch;
- starke Todesangst;
- Schock- und Kollapssymptome (kalter Schweiß, rasender Puls bis zur Bewußtseinstrübung).

Doch im Gegensatz zur Angina pectoris, die nur nach Belastung provoziert wird, kann ein Herzinfarkt auch im Ruhezustand auftreten.

Wichtige Indizien für einen Herzinfarkt sind:

- Der Schmerz dauert nicht nur ein paar Minuten wie bei der Angina pectoris, sondern er hält an.
- Die Nitroglyzerin-Kapseln, die beim Angina-pectoris-Anfall helfen, zeigen beim frischen Herzinfarkt keine Wirkung.

Wie ein Blitz aus heiterem Himmel?

Ein Herzinfarkt ist urplötzlich da, oft sogar im Ruhezustand. Doch wie auch ein Blitz selten aus heiterem Himmel erfolgt, gibt es für den Herzinfarkt *Warnsignale* – bereits Tage oder Wochen vorher. Herzinfarkt-Patienten erinnern sich oft im nachhinein daran.

Solche Warnsignale können sein:

- kreislaufbedingte Schwindelgefühle,
- leichtere Angina-pectoris-Anfälle, oft nur eine undramatische Druckempfindung in der Brustmitte oder vielleicht eine kurze Atembeklemmung.

Gar nicht so selten ist der frische Herzinfarkt raffiniert getarnt. Die oben beschriebene Schmerzsymptomatik und die Todesangst zeigen sich nicht. Da gibt es die plötzliche Bewußtlosigkeit mit Erbrechen – ohne Schmerzen. Der Betroffene erholt sich dann meist innerhalb einer halben Stunde, geht wieder an die Arbeit – und bricht tot zusammen. Da gibt es unvermittelte Oberbauchbeschwerden oder eine unerklärliche Atemnot. Da kann neben einem leichten Druck in der Brustmitte der Schmerz hauptsächlich in einem Arm oder im Kieferbereich lokalisiert sein.

Was Sie bei einem frischen Herzinfarkt tun sollten

Sie entscheiden selbst über Ihre Überlebenschance bei einem frischen Herzinfarkt! Die Hälfte aller Herzinfarkttoten hätte gerettet werden können, wenn es nicht Schwachstellen in der Versorgungskette vom Infarkteintritt bis zur Ankunft in der Klinik gäbe.

Die erste Schwachstelle: Eine Stunde nach Anfallsbeginn haben sich erst 65 Prozent der Infarktkranken entschlossen, einen Arzt anzurufen. Doch diese erste Stunde ist die wichtigste für die Überlebenschance!

Die zweite Schwachstelle: Oft trifft der Hausarzt verspätet beim Patienten ein, weil er die Selbstdiagnose des Patienten nicht ernst nimmt oder weil der Patient selbst die Schwere seiner Symptome herunterspielt.Des öfteren trifft auch der Kranken- oder Notarztwagen zu spät ein.

Nur schnelles Handeln erhöht Ihre Überlebenschance! In der ersten Stunde nach Infarkteintritt sterben die meisten Herzinfarktopfer – oft nur deshalb, weil sie zu diesem Zeitpunkt noch nicht in einer Klinik oder einem Notarztwagen behandelt werden konnten!

- Lassen Sie schnellstens Ihren Hausarzt rufen. In schwersten Fällen (stärkste

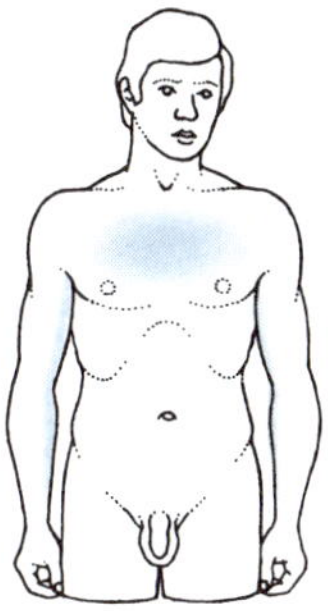

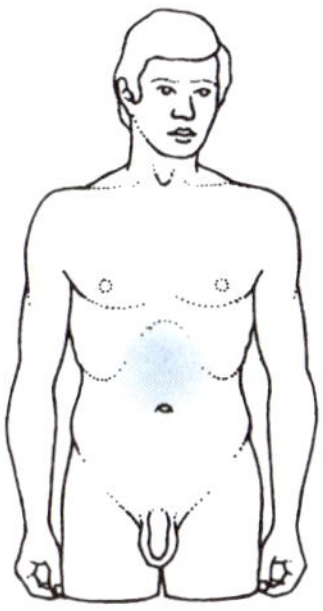

Warnzeichen des frischen Herzinfarkts
Eine starke Druckempfindung in der Brustmitte (bis zum Umklammerungsgefühl mit Todesangst) mit Atembeklemmung weist auf einen frischen Herzinfarkt hin. Oft strahlen die Schmerzen auch in die Arme, manchmal aber nur in den Oberbauch oder den Halsbereich aus. Meist kommt es im Ruhezustand zum frischen Infarkt! Eine einfache Angina pectoris (Seite 416) kann dem Infarkt oft monatelang vorausgehen. Siehe auch Dyskardie auf Seite 418.

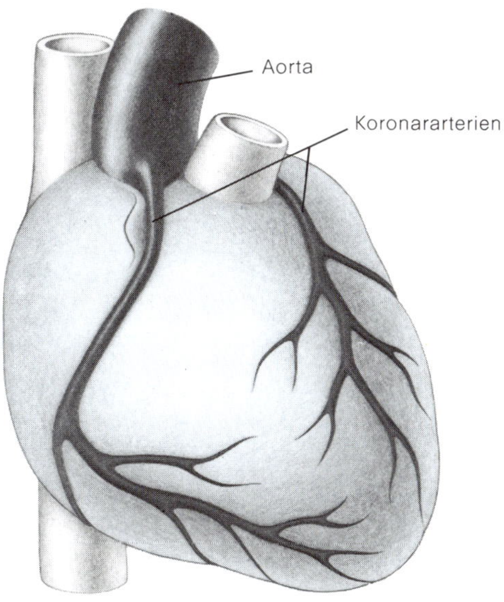

Herzkranzgefäße
Der Herzmuskel wird von den Herzkranzgefäßen (Koronararterien) mit Sauerstoff und Nährstoffen versorgt. Es gibt zwei Stämme der Koronararterien, beide nehmen ihren Ursprung aus der Aorta.

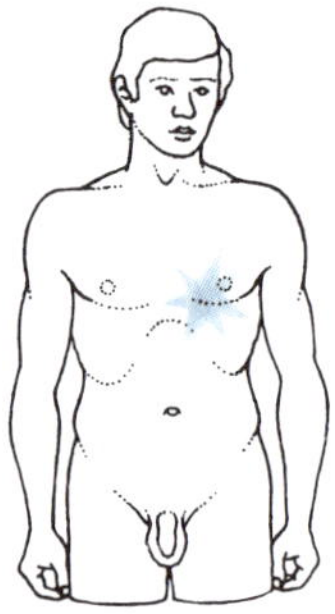

Dyskardie (Herzschmerzen)
Haben Sie stechende oder schneidende Schmerzen in der Herzgegend, brauchen Sie keine Angst zu haben – obwohl die Schmerzen oft beängstigend sein können. Nie liegt jedoch eine organische Ursache zugrunde, Sie haben lediglich »etwas auf dem Herzen«: eine durch psychosozialen Streß bedingte vegetative Funktionsstörung. Diese Störung kann sich auch in Herzjagen oder anderen Rhythmusstörungen zeigen. Behandlung: pflanzliche Herztropfen (etwa Kardiodoron).

Todesangst, Bewußtlosigkeit) sofort Notarztwagen rufen! *Für Angehörige:* bei Bewußtlosigkeit Atemspende einsetzen (Erste Hilfe, Seite 708).

- Nehmen Sie Valium, Adumbran oder ein anderes Psychopharmakon. Das kann die Anspannung verringern.
- Ist Ihr Hausarzt nicht innerhalb von zehn Minuten bei Ihnen und dauern die Schmerzen und Todesangst an, rufen Sie sofort einen Notarztwagen – mit dem Hinweis, es handele sich um einen Herzinfarkt. In vielen Städten gibt es spezielle Herzinfarkt-Rettungswagen (»Kardiomobil«).

Lebensrettend sind Notarztwagen oder Kardiomobil vor allem beim Auftreten eines *Kammerflimmerns.* Der Notarzt kann das Herz mit Hilfe eines *Defibrillators* wieder zur normalen Schlagfolge anregen (siehe unten).

Unter bestimmten Umständen können Sie sich auch mit einem Privatauto oder Taxi in die nächste Klinik bringen lassen (unbedingt aber vorher mit einem Arzt absprechen!).

Ursachen des Herzinfarkts

Ein Herzinfarkt ist die Folge eines Bilanzproblems, eines Mißverhältnisses zwischen Sauerstoffbedarf des Herzmuskels und Sauerstoffnachschub durch die Herzkranzarterien. Dieses Bilanzproblem entsteht bei einer *kritischen Verengung der Herzkranzarterien* (Koronar-Arterien) oder bei *Versagen des Herzens selbst,* wenn der Herzmuskel als Pumpe das Blut nicht mehr mit der notwendigen Kraft durch die Arterien treibt. Hier brauchen die Herzkranzarterien nur geringfügig verengt zu sein, und schon bekommt der Herzmuskel zu wenig Blut. Wie es auch sei – die Muskelzellen des unterversorgten Gebiets gehen zugrunde.

Der Verengung der Koronararterien liegt immer eine *Arteriosklerose* (Seite 414) zugrunde.

Behandlung des frischen Infarkts

Nach der Einlieferung in die Klinik wird sofort ein EKG (Elektrokardiogramm) gemacht. Das EKG registriert den elektrischen Notruf des Herzens. Die Stromkurve des EKG ist bei einem Infarkt charakteristisch deformiert. Was heißt: Hier sind Herzmuskelzellen abgestorben. So lassen sich Lokalisation und Infarktgröße bestimmen.

Bei etwa der Hälfte aller Herzinfarktpatienten tritt innerhalb der ersten sechs Stunden ein *Kammerflimmern* auf. Was bedeutet: Durch das Absterben von Herzmuskelgewebe wird das elektrische Gleichgewicht des Herzmuskels gestört, es kommt zu Rhythmusstörungen, die eine irreguläre, unkontrollierte Schlagfolge provozieren können. Das Herz hetzt sich mit 600 Schlägen pro Minute zu Tode, es »flimmert«. Damit erlöscht der aktive Bluttransport (Kreislaufstillstand!). Kommt nicht innerhalb von drei bis fünf Minuten Hilfe, bedeutet das den Tod.

Letztlich hilft beim Kammerflimmern nur die Holzhammermethode: ein Elektroschock von etwa 3000 Volt mit einer elektrischen Arbeit von 200 Wsec. So werden die Reizbildungszentren ausgelöscht, die in der tödlichen Frequenz feuern, die normale Steuerung der Herzschlagfolge kann die Führung wieder übernehmen. Das Herz wird *»defibrilliert«.*

Jeder Notarztwagen oder jedes Kardiomobil enthält einen *Defibrillator* zum lebensrettenden Defibrillieren. Bis zum Eintreffen des Notarztwagens kann *Atemspende* (Seite 708) lebensrettend sein. Meist hilft sie aber nur, wenn sie mit einer *Herzmassage* (Seite 708) durch einen Arzt oder einen geschulten Laien verbunden wird.

In der Klinik wird der Herzinfarktpatient fünf Tage in der *Intensivstation* überwacht. Sein EKG erscheint durchgehend auf einem Monitor. Bei kritischen Grenzwerten wird ein zentrales Alarmgerät ausgelöst. In den meisten Fällen können kritische Situationen überwunden werden – durch *Digitalispräparate* zur Herzstärkung oder durch einen vorübergehenden Herzschrittmacher.

Lediglich ein *kardiogener* (durch das Herz entstandener) *Schock,* bei dem die Herzkraft fast vollständig versagt, trotzt meist den modernen Methoden der Herzspezialisten. Immer noch sterben fast 20 Prozent der Herzinfarkt-Patienten am kardiogenen Schock.

Diagnose und Behandlung der Herzinfarktfolgen

Nach jedem Herzinfarkt sollten die *vorhandenen Leistungsreserven* und die *künftige Belastbarkeit des Herzens* festgestellt werden. Zuerst durch ein *Belastungs-EKG:* Sie treten die Pedale eines »Heimfahrrads«, und unter einer standardisierten Belastung wird Ihr EKG abgenommen. Neben einer ständigen Blutdruck- und Pulsmessung werden durch Röntgen Form, Größe und Volumen Ihres Herzens bewertet.

Das *Ventrikulogramm* oder das Lävokardiogramm stellt die linke Herzkammer dar. Über einen *Herzkatheter,* der durch eine Armarterie in die linke Herzkammer vorgeschoben wird, spritzt der Arzt ein Röntgen-Kontrastmittel ein. Über ein *Kine-Angiogramm* kann dann auch der Bewegungsablauf des Herzens (Zusammenziehen, Erschlaffen) sichtbar gemacht werden. Das Kine-Angiogramm liefert die bewegte Darstellung über einen Monitor, und zwar bis zu 50 Bilder pro Sekunde. Über das Kine-Angiogramm läßt sich auch ein *Herz-Aneurysma* feststellen, eine durch Gewebsuntergang bedingte Ausbuchtung des Herzmuskels, die beim Zusammenziehen des Herzmuskels in die Gegenrichtung aussackt. Ein Aneurysma kann eine eklatante Herzschwäche verursachen und muß dann unter Umständen operiert werden.

Neben verschiedenen anderen modernen Spezialuntersuchungen (beispielsweise mit Hilfe von Ultraschall oder nuklearmedizinischen Methoden) kann eine direkte Röntgen-Kontrastdarstellung der Herzkranzgefäße, eine *Koronar-Angiographie,* weitere Aufschlüsse geben. Dabei wird über einen Herzkatheter ein Kontrastmittel in die Herzkranzgefäße gepumpt. Mit dieser Technik lassen sich auch minimale Verengungen kleinerer Zweige der Herzkranzarterien feststellen.

Die *Koronarangiographie* kann bei schwerer Angina pectoris nach einem überstandenen Herzinfarkt notwendig werden, um zu prüfen, ob eine Koronarchirurgie angezeigt ist.

Die *Koronarchirurgie* vermag den Blutfluß bei einer stark verengten Herzkranzarterie wieder herzustellen. Mit Hilfe einer vom Unterschenkel entnommenen Vene umgeht der Herzchirurg den stark verengten oder gar durch eine Thrombose verstopften Bereich einer Herzkranzarterie. Diese *»Bypass-Operation«* befreit von Angina-pectoris-Schmerzen und kann einen zweiten Infarkt hinausschieben. In vielen Fällen mindert sie auch die eingeschränkte Leistungsfähigkeit und Belastbarkeit des Herzens.

Wie groß ist die Belastbarkeit des Herzens nach einem überstandenen Infarkt?

Sicher, nach jedem Herzinfarkt sind Leistungsfähigkeit und Belastbarkeit des Herzens vermindert. Denn Herzinfarkt bedeutet Untergang eines mehr oder weniger großen Teils von Herzmuskelgewebe.

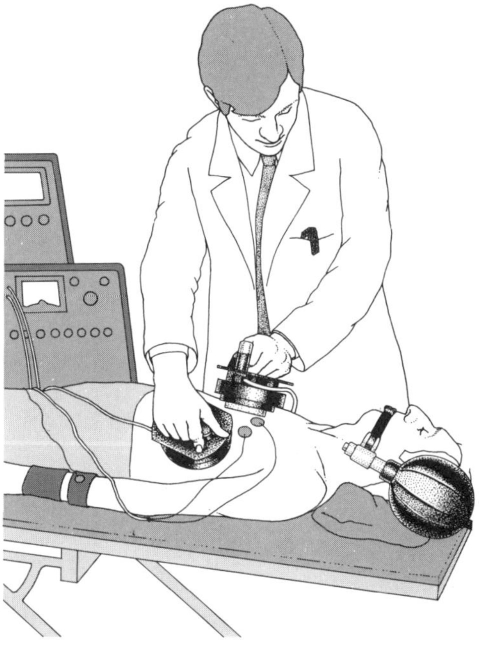

Beim Kammerflimmern hilft nur ein Elektroschock
In gut der Hälfte der Fälle kommt es beim Herzinfarkt zum Kammerflimmern: Das Herz hetzt sich mit etwa 600 Schlägen pro Minute zu Tode, es kann sich nicht mehr zusammenziehen, der aktive Bluttransport erlischt. Kommt nicht innerhalb von drei bis fünf Minuten Hilfe, bedeutet das den Tod des Patienten. Der Arzt löscht mit einem Elektroschock die Reizbildungszentren aus, die in der tödlichen Frequenz feuern: So kann die normale Steuerung der Herzschlagfolge wieder die Führung übernehmen. Das Herz wird »defibrilliert«. Seit etwa einem Jahrzehnt gibt es auch tragbare Defibrillatoren, die in Notarztwagen oder Rettungshubschraubern Platz finden.

Doch das Herz ist trainierbar. Gezielte und kontrollierte körperliche Aktivität, beispielsweise in einer Herzinfarkt-Sportgruppe, erhöht die Belastbarkeit und Leistungsfähigkeit des Herzens wieder. Das heißt, sie steigert die Sauerstoffausnutzung des Herzmuskels: Das Herz kommt dank regelmäßigen Trainings bei gleicher körperlicher Belastung mit weniger Sauerstoff, also mit einer geringeren Blutzufuhr über die Herzkranzgefäße aus.

So trainierte vor Jahren ein kanadischer Herzinfarktforscher acht seiner Patienten zu Marathonläufern. Und viele Herzinfarktpatienten, die sich einer Herzinfarkt-Sportgruppe anschlossen, versichern, dank des kontrollierten, stufenweisen Aufbaus ihrer Leistungsfähigkeit körperlich belastbarer zu sein als vor dem Infarkt.

Körperliches Training ist jedenfalls einer der wichtigsten Aspekte der Rehabilitation, aber auch der Vorbeugung eines Herzinfarkts – wie wir später noch sehen werden.

Prognose nach einem überstandenen Herzinfarkt

Die Prognose nach einem Herzinfarkt wird von zwei Faktoren bestimmt:

- der Größe des Infarktgebiets und
- dem Fortschreiten der Grundkrankheit, der Arteriosklerose.

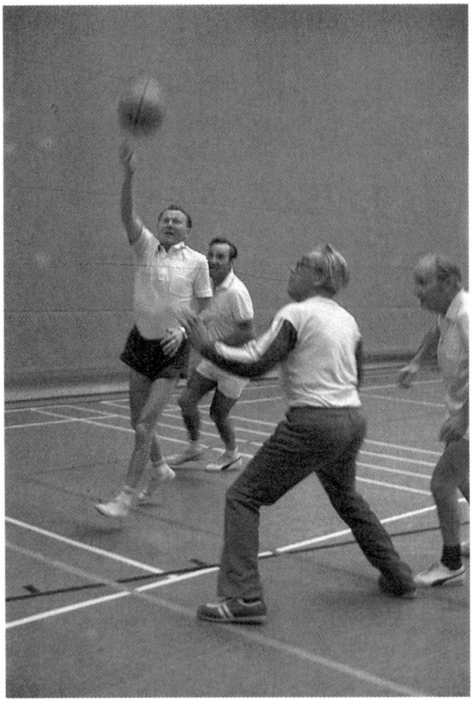

Herzinfarkt-Sportgruppe bei Heidelberg. Gezielte körperliche Aktivität unter ärztlicher Betreuung trainiert das geschädigte Herz zu neuer Leistung.

Mit dem zweiten Infarkt muß jeder Herzinfarktpatient irgendwann einmal rechnen. Denn das Grundleiden, die Arteriosklerose (Seite 414), schreitet stetig fort und verengt unberechenbar die Herzkranzarterien weiter. Den ersten Infarkt überleben noch etwa zwei Drittel der Patienten. Die Chance, beim zweiten Infarkt noch einmal davonzukommen, ist schon weit geringer.

Sicher, es gibt Patienten, die drei oder gar vier Herzinfarkte überstehen, wenn die Infarktgebiete nicht allzu groß sind. Doch überlebt jemand einen ausgedehnten Infarkt, ist der zweite Infarkt in der Regel tödlich.

Es gilt also, den zweiten Infarkt zu verhindern oder ihn zumindest soweit wie möglich hinauszuschieben. Und ebenso das Risiko eines Schlaganfalls (Seite 319), dessen Grundleiden ja auch die Arteriosklerose ist.

Rehabilitation eines Herzinfarkts

Rehabilitation heißt Wiederherstellung, Wiedereingliederung. Untergegangenes Herzmuskelgewebe kann nicht wiederhergestellt, ein Herzinfarkt kann nicht geheilt werden. Rehabilitation eines Herzinfarktpatienten bedeutet deshalb in erster Linie Wiedereingliederung ins soziale Leben durch:

- Ausgleich der Funktionsminderung des Herzmuskels,
- psychosoziale Stabilisierung,
- Hinausschieben oder Verhinderung eines zweiten Herzinfarkts.

Die Minderung der Herzmuskel-Funktion kann durch körperliche Aktivität und Sport ausgeglichen werden (siehe unter »Wie groß ist die Belastbarkeit des Herzens nach einem überstandenen Infarkt?«) – durch regelmäßiges Training des Herzens also.

Heute beginnt der Herzinfarkt-Patient schon im Klinikbett mit Atemübungen und Beinbewegungen, sobald die akute Symptomatik abgeklungen ist. Zwei Wochen nach dem Herzanfall setzen die Ärzte dann das größere bewegungstherapeutische Programm an – bis zum Steigen in das nächsthöhere Stockwerk. Im Fachausdruck heißt das *»Frühmobilisation«*. Zu dieser Bewegungstherapie gehört auch eine *Entängstigung des Patienten.*

Innerhalb weniger Wochen sollte der Patient dann in eine *Rehabilitationsklinik* aufgenommen werden. Dort erwarten ihn ein *individueller Bewegungstherapieplan* und *psychotherapeutische Gespräche,* die ihn von der so häufigen Angst, für immer gehandikapt, sozial nicht mehr »vollwertig« zu sein, befreien.

Ärzte erarbeiten einen *individuellen Langzeit-Therapieplan,* der Risikofaktoren, psychische und soziale Aspekte berücksichtigt.

Ziel dieses Planes ist einmal die *schnelle soziale Wiedereingliederung.* Die meisten Herzinfarkt-Patienten können ihren alten oder einen ähnlichen Beruf wiederaufnehmen. Zum anderen versuchen die Herzinfarktspezialisten mit Hilfe ihres Planes die *individuellen Risikofaktoren* in den Griff zu bekommen und so einen immer drohenden zweiten Infarkt zu verhindern.

Solche Risikofaktoren sind beispielsweise *starkes Zigarettenrauchen, psychosozialer Streß, Bluthochdruckkrankheit, Fettstoffwechselstörungen* oder *Diabetes mellitus* (siehe unten).

Der von Nach-Herzinfarkt-Patienten (und von deren Ehefrauen) so gefürchtete *Liebestod* ist eine Mär. Eine normale, nicht ängstlich und »rücksichtsvoll« zurückgeschraubte Frequenz sexueller Kontakte trägt erheblich zur Normalisierung der Lebensqualität bei. Und Lebensfreude ist ein wichtiger Garant zur Vorbeugung eines zweiten Infarkts. Überdies wirkt Geschlechtsverkehr auch als Herztrai-

Koronarchirurgie

(Bypass-Operation)

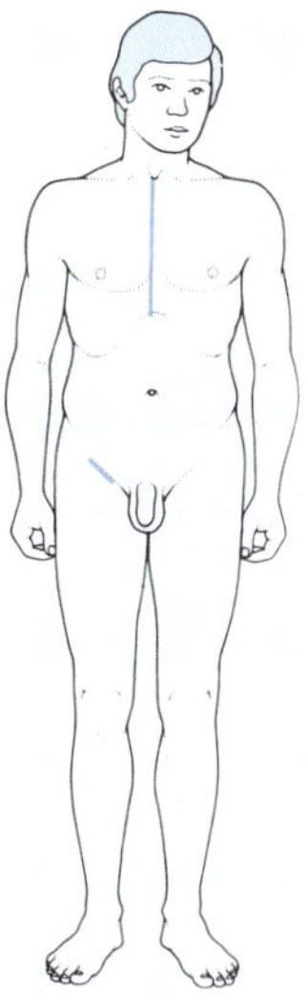

Stelle des Operationsschnitts

Eine schwere Angina pectoris oder ein Herzinfarkt entstehen meist durch die arteriosklerotische Verengung einer Herzkranzarterie (Koronarsklerose). Ist das lichte Lumen einer Herzkranzarterie (Koronararterie) um mehr als 75 Prozent verengt, wird das Versorgungsgebiet der Koronararterie mangelversorgt. Folge ist eine schwere Angina pectoris oder in dramatischen Fällen ein Herzinfarkt.

Nach exakter Abklärung der Durchblutungssituation und der Stärke der Verengung durch die Koronarangiographie (Seite 416) wird Ihnen ein Herzchirurg eventuell zu einer Bypass-Operation raten, um die Durchblutungssituation zu verbessern.

Methode der Bypass-Operation

Der Chirurg wird aus dem Unterschenkel ein Venenstück entnehmen und mit dieser Vene die verengte Stelle der Koronararterie umgehen *(to bypass)*. Das eine Ende der Vene näht er sauber an die Aorta an, das andere Ende an die Koronararterie hinter der verengten Stelle. Dauer der Operation: etwa 3 bis 4 Stunden.

Prognose: In über 90 Prozent der Fälle funktioniert die neue Blutversorgung gut. So läßt sich eine schwere Angina pectoris mildern oder die Entstehung eines zweiten Herzinfarkts hinausschieben.

Vor der Operation

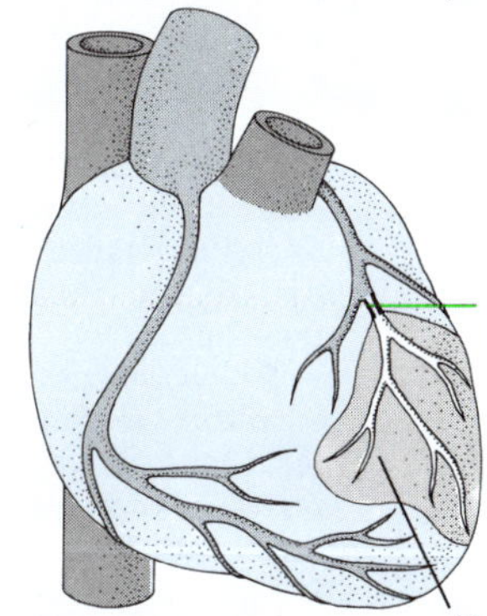

Nach der Operation

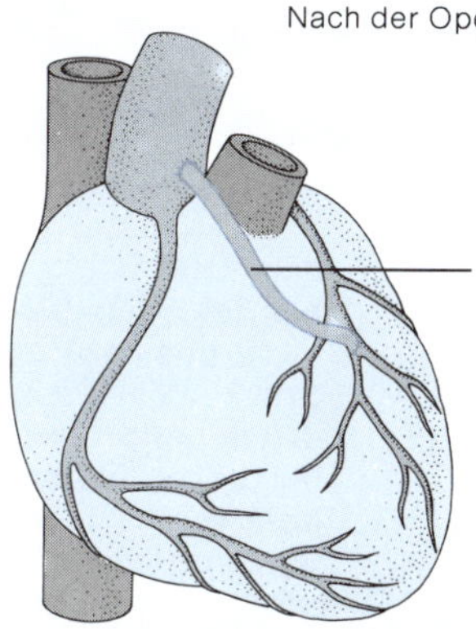

ning. Er ersetzt in etwa eiliges Gehen um einen Häuserblock und dürfte überdies noch angenehm sein.

Gibt es in der Nähe Ihres Wohnortes eine ärztlich betreute *Herzinfarkt-Sportgruppe*, sollten Sie sich ihr anschließen. Ansonsten können Sie selbst Ihr Herz gezielt und vorsichtig durch Gymnastik, Sport (Wandern, Jogging, Schwimmen, Tennis) oder Gartenarbeit trainieren – grundsätzlich aber nur in enger Rücksprache mit dem behandelnden Arzt, der von der Reha-Klinik den Langzeittherapieplan erhält.

Wurden entweder eine *Fettstoffwechselstörung* (Seite 292), *Diabetes mellitus* (Seite 294) oder eine *Bluthochdruckkrankheit* als hauptsächlicher Risikofaktor erkannt, halten Sie sich exakt an die Anweisungen des Arztes!

Wichtig: Psychosozialer Streß wird immer noch viel zu wenig als Risikofaktor eines Herzinfarkts beziehungsweise des zweiten Infarkts einkalkuliert. Lesen Sie dazu das Kapitel »Psychosoziale Gesundheit« (Seite 32–41).

Vorbeugung eines Herzinfarkts

Grundkrankheit eines Herzinfarkts ist die Arteriosklerose. Die Risikofaktoren, das heißt die krankmachenden Faktoren, sind so für den Herzinfarkt dieselben wie für die Arteriosklerose:

- Fettstoffwechselstörungen,
- Bluthochdruck-Krankheit,
- Zigarettenrauchen,
- Diabetes mellitus,
- mangelnde körperliche Aktivität,
- psychosozialer Streß,
- Übergewicht.

Die drei letzten Faktoren gelten als Risikofaktoren zweiter Ordnung, die ersten vier als Risikofaktoren erster Ordnung, also als die hauptsächlichen Entstehungsursachen.

Vorbeugung eines Herzinfarkts heißt also: optimale Behandlung (zum Beispiel einer Fettstoffwechselstörung) *und Meiden der Risikofaktoren* (zum Beispiel des Zigarettenrauchens). Nähere Einzelheiten dazu siehe unter »Vorbeugung einer Arteriosklerose« (Seite 415).

Neuere Forschungen weisen körperlicher Aktivität eine bedeutende Rolle bei der Vorbeugung der Arteriosklerose und des Herzinfarkts zu. So erhöhen Bewegung und Sport (Jogging, Schwimmen, Laufdisziplinen) den HDL-Cholesterinspiegel. HDL (High density lipoproteins) sind hochspezifische Fetteiweißkörper, die wahrscheinlich Fettablagerungen in der Gefäßwand verhindern oder hemmen – also auch der Entstehung einer Arteriosklerose Schranken setzen.

Übrigens erhöht auch mäßiger Alkoholgenuß die »guten« HDL.

Einige Untersuchungen weisen darauf hin, daß etwa 20 Prozent der Herzinfarktkranken keinen Risikofaktor der ersten Ordnung haben – für den heutigen Wissensstand ein Rätsel. Vielleicht spielt hier neben noch ungeklärten Entstehungsmechanismen vor allem psychosozialer Streß eine Rolle (siehe oben und Seite 32 bis 41). Jedenfalls scheint die Theorie, daß die Risikofaktoren zweiter Ordnung nur im Zusammenhang mit Risikofaktoren erster Ordnung einen Herzinfarkt provozieren können, nur auf den Risikofaktor Übergewicht zuzutreffen.

Bluthochdruck

Ein Dauersturm in den Gefäßen – das ist der Bluthochdruck (Hypertonie). Es handelt sich also um einen dauernd – nicht nur vorübergehend – erhöhten Blutdruck. Vorübergehend kann der Blutdruck bei Streß (Ärger, Erregung, Angst), bei körperlicher Aktivität oder Sport erhöht sein.

Bluthochdruck ist eine Krankheit und nicht einfach nur eine Erhöhung »genormter« Werte.

In den hochindustrialisierten Ländern leidet etwa jeder fünfte bis siebente Bürger über 40 Jahren an der Bluthochdruck-Krankheit. Der Hälfte der Bluthochdruck-Kranken ist ihr Leiden nicht bekannt.

Der Blutdruck wird mit Blutdruck-Meßgeräten an der Armarterie gemessen – und zwar der Wert beim Zusammenziehen des Herzens *(systolischer Wert)* und bei Erschlaffung des Herzens *(diastolischer Wert)*. Die Messung ergibt Werte in mm Hg (Millimeter Quecksilbersäule). Dabei drückt der erste Wert den systolischen und der zweite den diastolischen Blutdruck aus.

Beispiel: Die Normalwerte eines 30- bis 40jährigen sind 125 bis 135/80 bis 85 mm Hg, also 120 bis 135 systolisch und 80 bis 85 diastolisch. 40- bis 60jährige haben (je nach Altersstufe) Normalwerte zwischen 135 bis 150/85 bis 95 mm Hg.

Ein Bluthochdruck liegt vor, wenn bei einem 40jährigen der systolische Wert über 140, bei einem 50jährigen über 150 und bei einem 60jährigen über 160 liegt. Die obere Normgrenze für den diastolischen Druck liegt altersunabhängig bei 95 mm Hg.

Bluthochdruck ist eine Zeitbombe, die auf lange Jahre oder gar Jahrzehnte eingestellt ist. Wenn sie explodiert, bedeutet das: Herzinfarkt, Schlaganfall, Schrumpfniere oder Durchblutungsstörungen der Beine oder des Beckens. Denn dauernd erhöhter Blutdruck schädigt im Laufe der Jahre die Gefäße und fördert die Entstehung einer *Arteriosklerose* und arteriosklerotischer Gefäßverengungen oder Gefäßverschlüsse. Kommt es beispielsweise zum Verschluß einer der beiden inneren Kopfschlagadern, ist die Folge ein Schlaganfall (Seite 319).

Ursachen und Entstehung

Wir unterscheiden zwei Arten von Bluthochdruck:

- die essentielle Hypertonie und die
- sekundäre Hypertonie.

Die *essentielle Hypertonie* macht etwa 85 Prozent der Fälle aus. Ihre eigentliche Ursache ist noch ungeklärt. Sie scheint jedoch erblich bedingt zu sein. Diskutiert wird bis zum 45. Lebensjahr eine Überaktivierung des Sympathikus-Nervs, ab dem 45. Lebensjahr scheint dann der Bluthochdruck durch das Renin-Angiotensin-Aldosteron-System fixiert zu werden. Wobei erstens die vermehrte Bildung des blutdruckerhöhenden Eiweißkörpers Angiotensin II und zweitens die vermehrte Ausschüttung des Nebennierenrindenhormons Aldosteron entscheidend sind. Aldosteron bewirkt eine Zurückhaltung des Kochsalzbestandteils Natrium, das Wasser im Körper zurückhält und so durch Volumenerhöhung des Blutes den Blutdruck steigert. Möglicherweise haben Bluthochdruck-Kranke auch eine verminderte Aktivität bestimmter Enzyme (wie Kallikrein), die das Renin-Angiotensin-Aldosteron-System blockieren.

Der *sekundären Hypertonie* (15 Prozent der Fälle) liegen unter anderem Nierenerkrankungen, Herzfehler oder eine Schilddrüsenüberfunktion zugrunde.

Die Entstehung des essentiellen Bluthochdrucks wird durch zwei Faktoren ausgelöst:

- durch psychosozialen Streß und
- durch die übliche übertriebene Kochsalzzufuhr.

Wir nehmen täglich etwa 15 Gramm oder mehr Kochsalz zu uns. Ohne Salz schmeckt uns kein Essen mehr. Vielfach ist das Salz »verborgen«, so in Wurstwaren, Brot und Gemüsekonserven. Dabei bräuchte unser Organismus lediglich etwa 3 Gramm Kochsalz täglich.

Nun schadet der überhöhte Kochsalzkonsum den meisten Menschen kaum, aber bei den etwa 15 Prozent der Menschen, die Erbanlagen zur Hypertonie haben, löst es irgendwann (meist zwischen dem 30. und 45. Lebensjahr) einen Bluthochdruck aus.

Als verstärkender Auslösefaktor kommt dann meist noch psychosozialer Streß hinzu.

Anzeichen

Bluthochdruck führt normalerweise zu keinen Symptomen – das ist das Heimtückische an dieser Krankheit. Lediglich in sehr schweren Fällen kann es zu Kopfschmerzen oder Schwindel kommen.

Behandlung

Bei der Hälfte der Hypertoniker reicht eine *Reduzierung des Kochsalzkonsums* auf etwa 5 Gramm täglich aus, um den Bluthochdruck auf die Norm zu senken. In der Praxis der Ernährung bedeutet das:

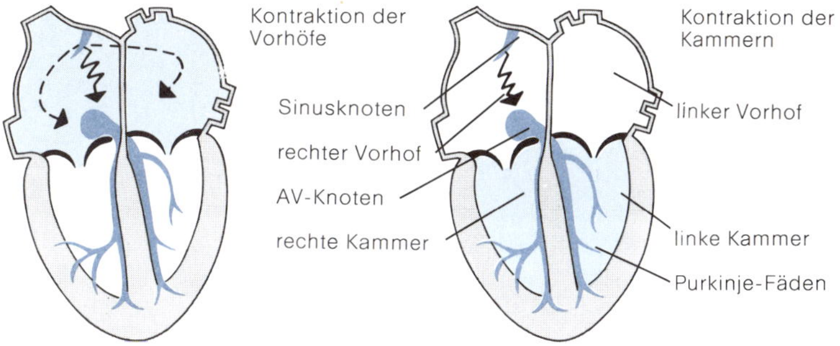

Der Anstoß zu einem Herzschlag geht vom Sinusknoten im rechten Vorhof aus. Der Sinusknoten ist der natürliche Schrittmacher des Herzens. Von ihm breitet sich die Erregung über die Pumpmuskulatur beider Vorhöfe aus: Folge ist die Kontraktion der Kammern. Erreicht die Erregung dann den AV-Knoten, breitet sie sich über das Erregungsleitungssystem bis zu den Purkinje-Fäden aus: Folge ist die Kontraktion der Kammern.

- Verzichten Sie weitgehend auf Wurstwaren und Schinken (Ersatz: kalter Braten) sowie auf Gemüsekonserven.
- Bereiten Sie Ihr Essen – soweit möglich – selbst zu (essen Sie so wenig wie möglich in Kantinen oder Wirtschaften). Entdecken Sie die Würzkraft von Kräutern, und verzichten Sie weitgehend auf Salz. Bevorzugen Sie ein »natriumarmes Diätsalz« (in Apotheken, Reformhäusern und Drogerien erhältlich).

Gegenspieler von Natrium ist Kalium. Je höher der Kaliumanteil der Ernährung, desto weniger löst selbst bei ererbter Anlage der Natriumanteil eine Hypertonie aus. Kaliumreiche Lebensmittel sind Gemüse und Obst. Nur Frischgemüse verwenden (siehe oben!).

Reicht bei Ihnen eine salzarme Diät nicht aus, um den Bluthochdruck entspre-

Normalwerte des Blutdrucks

15 – 30 Jahre:
etwa 115 – 125/75 mmHg
30 – 40 Jahre:
etwa 125 – 135/80 mmHg
40 – 60 Jahre:
etwa 135 – 150/80 – 95 mmHg
(mmHg: Millimeter Quecksilbersäule)

Der erste Wert ist der systolische, der zweite der diastolische. Haben Sie beispielsweise als 45jähriger einen Wert von 150/95 mmHg, wird Ihnen der Arzt zum regelmäßigen Blutdruckmessen raten, um eine weitere gefährliche Erhöhung des Blutdrucks rechtzeitig zu erkennen. Eine bereits ziemlich gefäßbelastende Erhöhung wäre beispielsweise ein Wert von 165/95 oder 150/100 (auch der diastolische Wert ist entscheidend!).

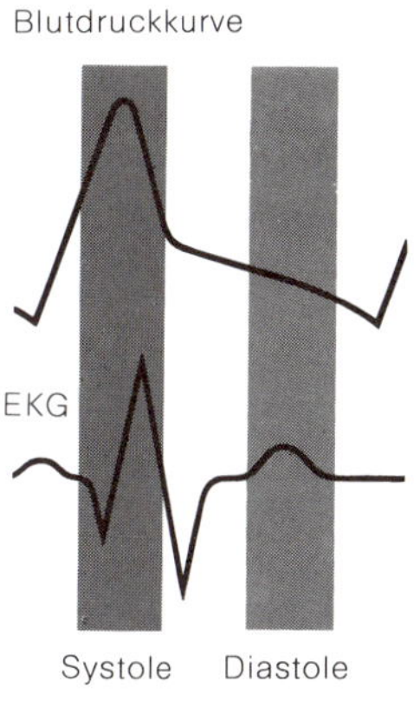

Die obere Kurve zeigt, wie sich der Blutdruck ändert, wenn sich das Herz zusammenzieht (Systole) und erschlafft (Diastole). Die untere Kurve ist Teil einer EKG-(Elektrokardiogramm-)Aufzeichnung; sie zeigt die elektrische Aktivität (Erregungsbildung und Erregungsleitung) des Herzens während der Systole und der Diastole.

Blutdruckmessung

Der Blutdruck wird an der Armarterie gemessen. Das abgebildete Gerät zeigt eine Meßapparatur zur Selbstmessung des Blutdrucks. Wenn Sie bluthochdruckkrank sind, begleicht Ihre Krankenkasse auf Verordnung des Arztes unter Umständen die Kosten des Geräts.

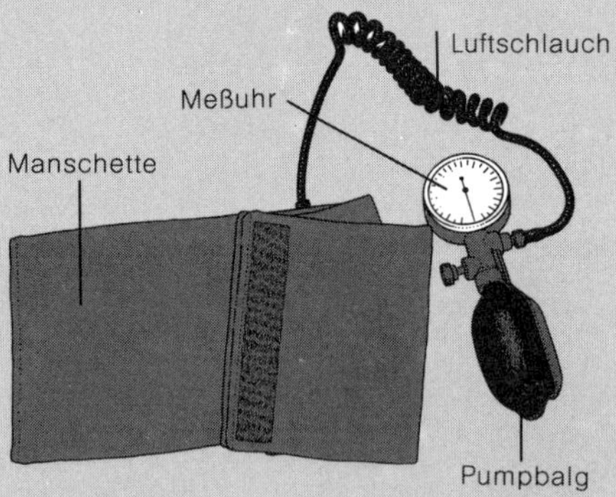

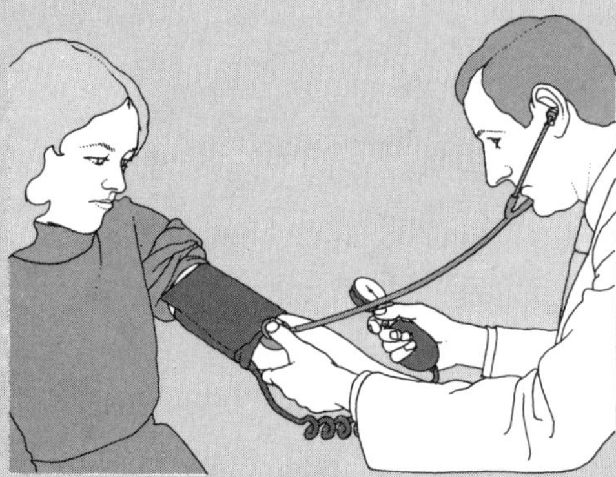

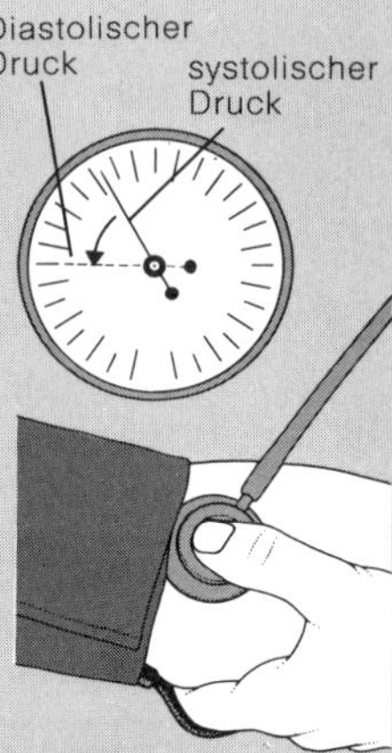

Selbstmessung

Legen Sie sich die Manschette um den Oberarm nahe am Ellbogen. Pumpen Sie die Manschette auf, bis sie den Blutfluß stoppt. Lassen Sie jetzt die Luft wieder langsam heraus, hören Sie über das angelegte Stethoskop ein Geräusch, das anzeigt, daß das Blut wieder durch die Armarterie fließt. Merken Sie sich den auf der Meßuhr angezeigten Wert beim Einsetzen dieses Geräusches. Es ist der »systolische Wert«, der Blutdruck während der Zusammenziehung der Herzkammern. Hört dieses Geräusch auf, merken Sie sich auch den dann auf der Meßuhr angezeigten Wert. Es ist der »diastolische Wert«, der Wert bei der Erschlaffung des Herzens – das Blut fließt jetzt langsam und ruhig. Der systolische Wert ist immer höher als der diastolische.

Gefäßerkrankungen der Netzhaut durch Hypertonie
Nicht selten führt die Bluthochdruckkrankheit (Hypertonie) zu Verschlüssen der Arterien, die die Netzhaut versorgen. Folgen sind dann Sehstörungen. Mit Hilfe eines Ophthalmoskops (Augenspiegels) kann der Augenarzt den Zustand der Arterien und der Netzhaut überprüfen. Sind die Arterien des Augenhintergrunds geschädigt, kann auch auf eine Schädigung anderer Arterien geschlossen werden.

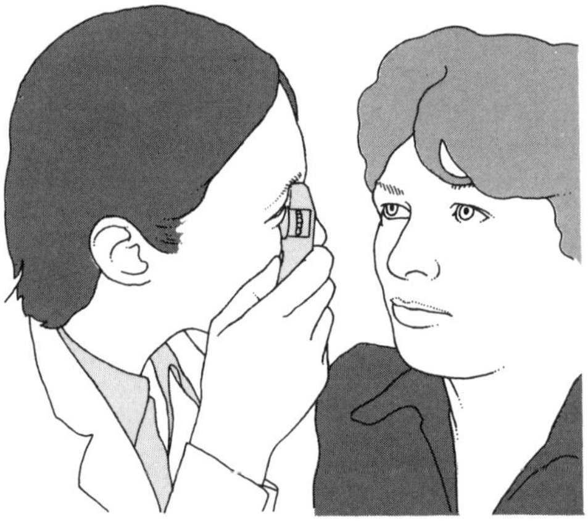

Gesunde Netzhaut mit intakten Gefäßen der Aderhaut

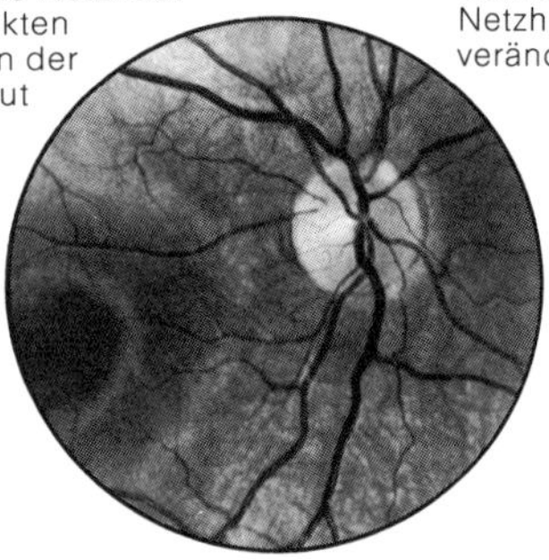

Gefäß- und Netzhautveränderungen

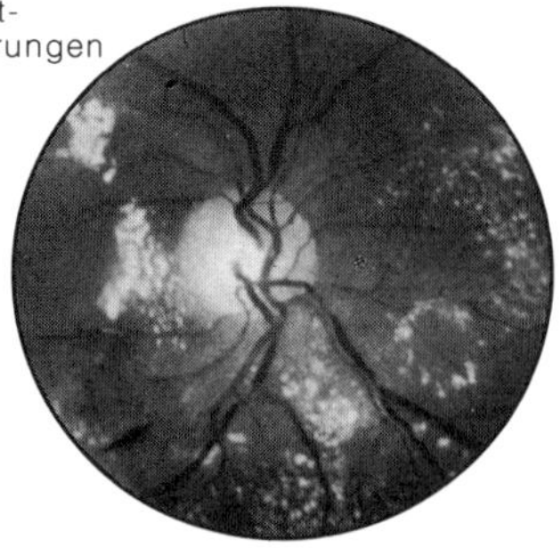

chend zu senken, wird Ihnen der Arzt ein *blutdrucksenkendes Medikament* verordnen. Blutdrucksenkende Medikamente sind natürlich nicht ohne Nebenwirkungen. Je mehr Sie salzarm essen, eine desto geringere Dosis des Medikaments brauchen Sie jedoch.

Unterstützen Sie Ihren Arzt, die richtige Dosis des Medikaments herauszufinden. Eine zu hohe Dosis senkt den Blutdruck zu stark und verursacht unter anderem einen kreislaufbedingten Schwindel. Lassen Sie sich vom Arzt ein *Blutdruckmeßgerät zur Selbstmessung* verschreiben. Messen Sie auf Anweisung des Arztes regelmäßig Ihren Blutdruck. Aufgrund der notierten Werte bekommt Ihr Arzt einen Überblick über Ihr *individuelles Blutdruck-Tagesprofil* und kann so die Medikamenten-Verordnung darauf einstellen. Und Sie werden bald die belastenden Faktoren herausfinden, die Ihren Blutdruck in die Höhe treiben.

In den meisten Fällen handelt es sich bei den belastenden Faktoren um psychosoziale Streßsituationen! Versuchen Sie also, sich besser auf die Streßfaktoren einzustellen, sie zu vermeiden oder zu verarbeiten (siehe dazu »Psychosoziale Gesundheit« auf Seite 32–41).

Vorbeugung

Auch wenn Sie jetzt noch blutdruckgesund sind, sollten Sie *regelmäßig den Blutdruck messen lassen.* Denn Sie können ja nicht sicher sein, ob nicht auch Sie Erbanlagen zum Bluthochdruck besitzen. Eine halbjährliche Blutdruckmessung reicht zur Vorbeugung aus.

Den Salzverzehr brauchen Sie nicht drastisch zu senken. Das können Sie immer noch, wenn sich Ihr Blutdruck dem Grenzwert nähert – wenn Sie beispielsweise als 45jähriger auf einmal einen systolischen Blutdruck von 140 bis 145 oder einen diastolischen von 90 mm Hg entwickeln.

Daß jedoch 85 Prozent der Bevölkerung über 40 Jahre – eben diejenigen, die auf erhöhten Salzverzehr nicht mit Bluthochdruck reagieren – ihren Salzverzehr drastisch einschränken sollen, erscheint übertrieben. Zumal die Bevölkerung mit dem Salz auch Jod zu sich nimmt, kann eine drastische Reduzierung des Kochsalzkonsums in weiten Gebieten Deutschlands mit dem Risiko einer Schilddrüsenunterfunktion (Seite 314) erkauft werden. *Allerdings ist eine Einschränkung des Salzverzehrs um etwa ein Drittel jedem zu empfehlen.* Bei einer Einschränkung des Salzkonsums sollten Sie grundsätzlich *jodiertes Speisesalz* verwenden (siehe dazu Seite 312 oben).

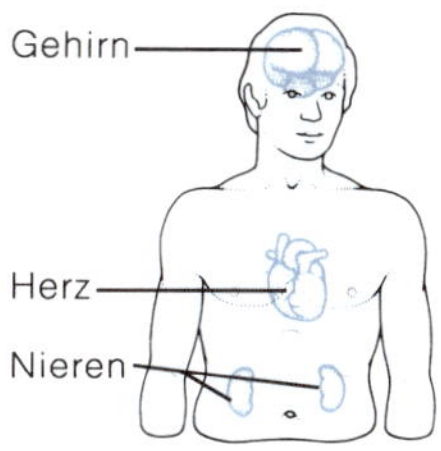

Folgen der Bluthochdruckkrankheit
Die Bluthochdruck-Krankheit führt unbehandelt zu einer Schädigung der Arterien – mit der möglichen Folge eines Schlaganfalls, Herzinfarkts oder von Schrumpfnieren.

Herzinsuffizienz

Herzinsuffizienz (Herzschwäche) ist ein Symptom für verschiedene zugrundeliegende Erkrankungen des Herzens oder des Kreislaufs. Immer handelt es sich darum, daß die Menge des aus dem Herzen gepumpten Blutes (Herzzeitvolumen) nicht mehr ausreicht, um den Körper bedarfsgerecht mit Blut zu versorgen. Man unterscheidet einzelne Schweregrade der Herzinsuffizienz, die von Atemnot und Herzjagen bei erheblichen Anstrengungen (Schweregrad I) bis zu Stauungszeichen und Unmöglichkeit jeder Belastung (Ruheinsuffizienz Schweregrad II, III und IV) reichen. Stauungszeichen sind Wasseransammlungen im Gewebe (Ödeme), zuerst in den Beinen (»geschwollene Beine«), später auch im Bauch- und Brustraum oder im Halsbereich (Halsvenenstauung).

Kurze Erklärung der *Stauungszeichen:* Ist die linke Herzkammer nicht mehr leistungsfähig, die rechte aber, die Blut in die Lungen pumpt, noch gesund, entsteht durch Blutrückstau ein Druck in den Lungenvenen. Denn die linke Herzkammer, die Blut von den Lungenvenen empfängt, kann vom einfließenden Blut nicht genügend auswerfen. So kann es zu einer gefährlichen Wasseransammlung in der Lunge kommen (Lungenödem). Bei einer Insuffizienz des rechten Herzens oder des gesamten Herzens kommt es zuerst zu Ödemen in den Beinen. Bedingt werden diese Ödeme auch dadurch, daß die Nierenkanälchen wegen ihrer Minderdurchblutung dem Blut nicht genügend Wasser entziehen können.

Global gilt: Bei jeder Herzinsuffizienz sind Blutaufnahme- und/oder Blutauswurfleistung vermindert.

Die häufigsten Ursachen der chronischen Herzinsuffizienz sind:

- Herzinfarkt (Seite 417);
- Herzfehler (Seite 426);
- schwerster, unbehandelter Bluthochdruck (Seite 422);
- Entzündungen der Herzinnenhaut oder des Herzmuskels (Seite 431 bis 433);
- Kardiomyopathie (»Herzmuskelleiden«, Seite 433);
- chronische Bronchitis und Lungenemphysem (Seite 458 bis 460);
- Herzrhythmusstörungen (Seite 429) als Folge eines der genannten Leiden.

Herzversagen

Das Herz kann oft viele Jahre lang Überforderungen oder Behinderungen seiner Arbeitsleistung ausgleichen, bis es zum Herzversagen *(Dekompensation)* beim Schweregrad IV der Herzinsuffizienz kommt. Die Überlebensaussichten beim Herzversagen hängen vom Grundleiden ab. Siehe dazu auch »Kardiogener Schock« beim Herzinfarkt (Seite 417) und »Schock« (Seite 427).

Eine Sonderform der Herzinsuffizienz ist diejenige beim *Herzblock* (siehe unter »Herzrhythmusstörungen«, Seite 430).

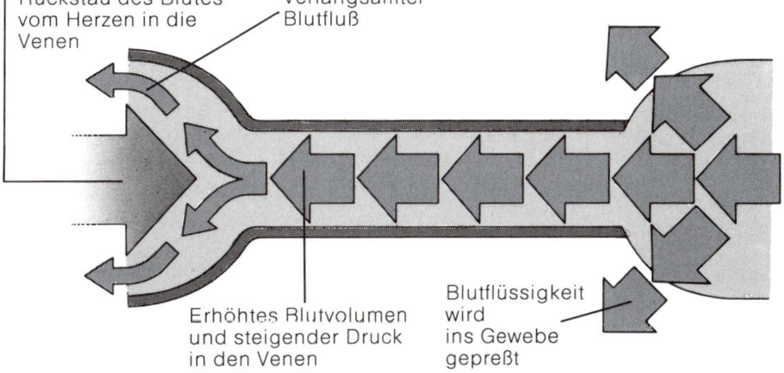

Wie die Herzinsuffizienz zur Flüssigkeitsansammlung im Gewebe führt
Die Muskelkraft der insuffizienten Kammer reicht nicht aus, um genügend vom einfließenden Blut wieder auszuwerfen. So kommt es zu einem Rückstau des einfließenden Blutes in die entsprechenden Venen: bei der Insuffizienz des linken Herzens in die Lungenvenen, bei der des rechten Herzens in die Hohlvenen. Der Druck in den Venen steigt durch das erhöhte Blutvolumen an, und vermehrtes Blutvolumen und erhöhter Druck pflanzen sich bis in die Kapillaren zurück – mit der Folge, daß Blutflüssigkeit durch die Wände der Gefäße ins umgebende Gewebe gepreßt wird.

Herztransplantation

Weltweites Aufsehen erregte die erste Herztransplantation durch Professor Christiaan Neethling Barnard in Kapstadt, der seinem Patienten Louis Washkansky im Dezember 1967 ein fremdes Herz einpflanzte. Washkansky überlebte die Transplantation nur 18 Tage; der zweite Transplantationspatient Barnards, Philip Blaiberg, überlebte mit dem fremden Herzen bereits nahezu zwei Jahre. Die höchste Überlebenszeit mit einem fremden Herzen war bis jetzt mehr als acht Jahre.

Heute werden Herztransplantationen an vielen großen Herz- oder Transplantationszentren durchgeführt, wenngleich die Methode nach wie vor nur Fällen mit schwerster Herzinsuffizienz (Seite 425) vorbehalten sein sollte.

1974 wagte Barnard einen weiteren Schritt: Er beließ das Patientenherz und pflanzte zusätzlich ein Spenderherz ein. Diese »Huckepack-Methode« hat den Vorteil, daß der Patient sein eigenes Herz, das sich in der Zwischenzeit etwas »erholen« kann, beibehält, wenn das Spenderherz abgestoßen werden sollte.

Die Abstoßung des fremden Organs durch das Abwehrsystem des Körpers ist das größte Problem aller Transplantationen von fremden Organen. Gelingt es, das Abwehrsystem durch Kortison zu unterdrücken (Immunsuppression), wird das Abwehrsystem oft so geschwächt, daß es zu tödlichen Infektionen kommt. Am längsten erfüllen fremde Nieren ihre Funktion.

Herzfehler, Fehler und Erkrankungen der Herzklappen

Man unterscheidet *angeborene* und *erworbene Herzfehler.*

Angeborene Herzfehler

Angeborene Herzfehler kommen bei sechs bis acht von 1000 Geburten vor.

Anzeichen

Atemnot, Blässe (»weiße Herzfehler«) oder Blausucht (»zyanotische Herzfehler«, bekannt als »blue babies«).

Beispiele für »weiße Herzfehler«:

- Aortenisthmus-Stenose: Verengung der Hauptschlagader (Aorta) in Herznähe.
- Aortenklappen-Stenose: ein leichterer Herzfehler, dem eine Verengung der Aortenklappe (Seite 428) zugrunde liegt.
- Pulmonal-Stenose: eine Klappenverengung am Lungenarterienabgang vom rechten Herzen.
- Links-rechts-Shunt: Querverbindungen zwischen Lungen- und Körperkreislauf durch Defekte der Herzscheidewand; bisweilen kehren sich diese Shunts um – mit den Anzeichen zyanotischer Fehler.

Zyanotischen Herzfehlern (»blue babies«) liegt eine abnorme Querverbindung zwischen Körper- und Lungenkreislauf zugrunde: Venöses, sauerstoffarmes Blut wird dem arteriellen Blut beigemischt – deshalb die zyanotische (blaue) Hautfarbe.

Beispiele für zyanotische Herzfehler (»blue babies«):

- Fallot-Trilogie: Es besteht eine Verengung der Lungenarterie (die vom rech-

Künstliches Herz

Die Alternative für eine Herztransplantation bei schwerstem Herzversagen ist die Implantation (Einpflanzung) eines künstlichen Herzens, des Herzersatzes durch eine Kunststoffpumpe. Im Prinzip kann ein Kunstherz leicht die Tätigkeit des Herzens übernehmen. Doch ist bis jetzt das Problem der Energieversorgung des Kunstherzens und vor allem das Problem der Blutschädigung durch die künstlichen Kammern noch keineswegs gelöst.

Folgen einer Herzinsuffizienz

Bei einer schwereren Insuffizienz (Schwäche des linken Herzens) kann die linke Herzkammer nicht genügend Blut, das über die Lungenvenen anströmt, aufnehmen. So kommt es zu einem Rückstau des Blutes in den Lungenvenen mit der Folge eines Wasseraustritts aus den Venen: In der Lunge sammelt sich Wasser an, ein Lungenödem (Seite 425) kann entstehen.

Bei einer Schwäche des rechten Herzens kann sich das Wasser in den Füßen, Beinen und auch im Bauchraum (beispielsweise in der Leber) stauen.

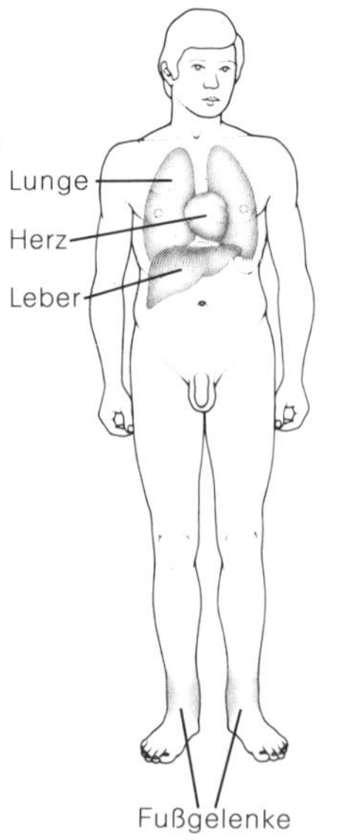

ten Herzen abgeht) und ein Defekt (Loch) der Vorhofscheidewand. So gelangt venöses Blut in den linken Vorhof und so in die arterielle Blutbahn.

- Ebstein-Syndrom: Kennzeichen sind eine kleine rechte Herzkammer und ein vergrößerter rechter Vorhof mit einem Defekt der Vorhofscheidewand.

Leichtere Fälle mancher dieser Defekte führen lediglich zu einer minimalen Leistungsminderung, schwere Fälle können zu einem Herztod bereits bei der Geburt führen. Je nach Schwere des Herzfehlers wird zwischen dem zweiten und dem achten Lebensjahr operiert. Operiert werden sollte grundsätzlich dann, wenn es zu einer stärkeren Leistungsminderung kommt und/oder eine schwere Entwicklungsstörung (mangelnde Sauerstoffversorgung der Hirnzellen) anzunehmen ist.

In manchen Fällen (so bei einer Frühoperation bei weißen Herzfehlern) ist das Operationsrisiko sehr gering, in anderen Fällen (bei »blue babies«) kann das Operationsrisiko (Tod des Kindes) 5 bis 15 Prozent betragen. Immer aber sind das solche Fälle, bei denen die Lebensfähigkeit des Kindes sehr stark eingeschränkt ist. Das Risiko einer Operation ist also zum Wohle des Kindes das »kleinere Übel«, zumal der Operationserfolg auch in schweren Fällen bei 85 bis 95 Prozent liegt.

Seit einigen Jahren ist die Herzchirurgie in der Bundesrepublik Deutschland so hoch entwickelt, daß jedes Kind mit einem angeborenen Herzfehler an den großen Zentren optimal operiert werden kann.

Erworbene Herzfehler

Hier handelt es sich grundsätzlich um *Herzklappenfehler,* die durch eine Herzinnenhautentzündung (Seite 433) verursacht wurden. Entweder ist eine Herzklappe geschrumpft, verklebt, oder sie kann ihre Aufgabe infolge einer entzündungsbedingten Muskelschwäche nicht voll wahrnehmen.

Anzeichen

Das Anzeichen eines Herzklappenfehlers ist grundsätzlich eine mehr oder weniger starke *Herzinsuffizienz* (Seite 425). Zugrunde liegt meist eine Herzinnenhautentzündung.

Behandlung

Durch eine Operation wird die Herzklappe ersetzt. Eine Herzklappe kann durch

Schock

Schock ist ein plötzliches Kreislaufversagen, bei dem der Blutdruck rapide fällt. So werden zuerst die Zellen der Peripherie und bei schweren Schocks auch das Gehirn nicht mehr ausreichend mit Blut und Sauerstoff versorgt. Zwar versucht das Gehirn, die Blutversorgung wichtiger Organe zu verbessern, indem es den Herzschlag beschleunigt und die Gefäße der Haut (als nicht so wichtige Region) sich verengen läßt. So entstehen wesentliche Kennzeichen des Schocks: die kalte, blasse bis bläuliche Haut und das Herzjagen. Fällt beim schweren Schock trotzdem der Blutdruck immer mehr, vermag das Gehirn seine Funktion nicht mehr zu erfüllen, da es jetzt selbst mangeldurchblutet wird. Zeichen dafür ist eine immer tiefer werdende Bewußtlosigkeit.

Ursachen eines Schocks können unter anderem sein: Verluste an Blut und Zellflüssigkeit (bei schwereren Verletzungen, Cholera usw.), kreislaufschädigende Wirkung von Bakteriengiften, Herzinfarkt (kardiovaskulärer Schock).

Normaler Kreislauf

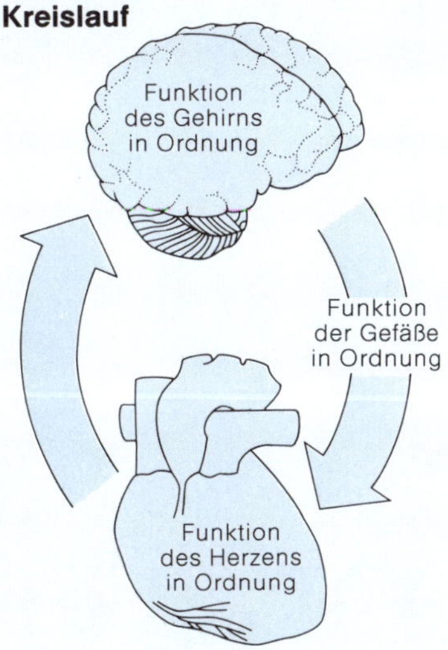

Folgen des Schocks auf den Kreislauf

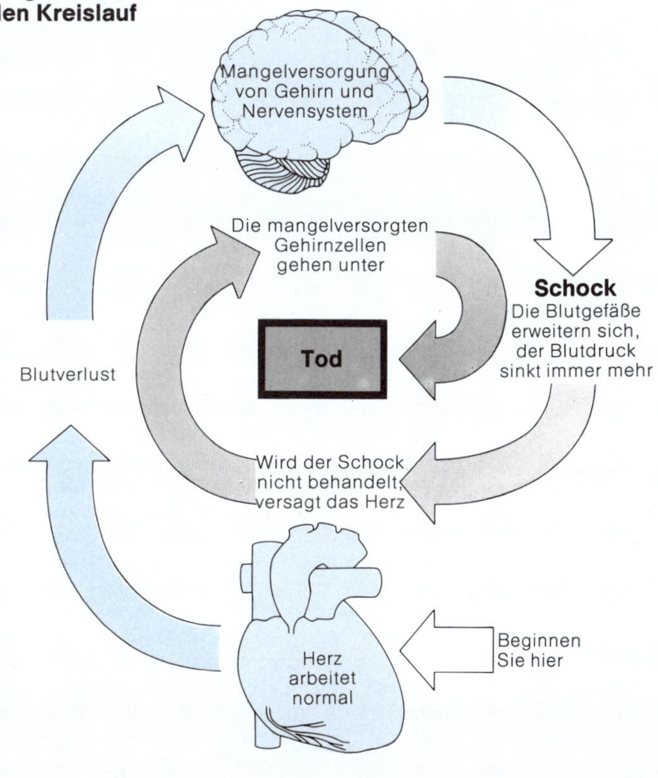

Die Funktion der Herzklappen

Mit jedem Herzschlag ziehen sich die Herzkammern zusammen – diese Kontraktion (Systole) dient dem Blutauswurf. Aus der rechten Kammer wird das Blut durch die Lungenschlagader (Pulmonalarterie) in den Lungenkreislauf geworfen. Die Taschenklappen ② (Semilunarklappen) öffnen sich dazu. Nach dem Blutauswurf schließen sie sich und verhindern, daß das Blut wieder zurückfließt. Aus der linken Kammer wird das Blut in die Körperschlagader (Aorta) geworfen. Ein Rückfluß wird auch hier durch Taschenklappen ③ verhindert. Zwischen den Herzschlägen erschlafft das Herz (Diastole). Jetzt öffnen sich die Trikuspidalklappe ① und die Mitralklappe ④. Die Trikuspidalklappe steuert den Strom des sauerstoffarmen, kohlendioxidangereicherten Blutes aus der oberen und unteren Hohlvene in die rechte Herzkammer. Die bei der Diastole geöffnete Mitralklappe läßt das von den Lungenvenen über den linken Vorhof anströmende sauerstoffangereicherte Blut in die linke Herzkammer fließen.

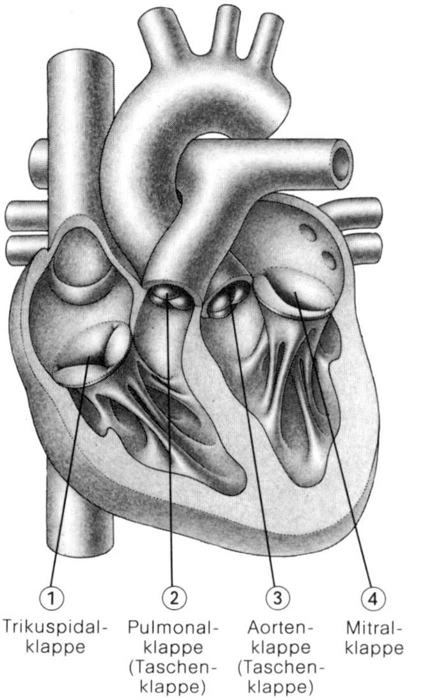

Systole (die Kammern kontrahieren sich)

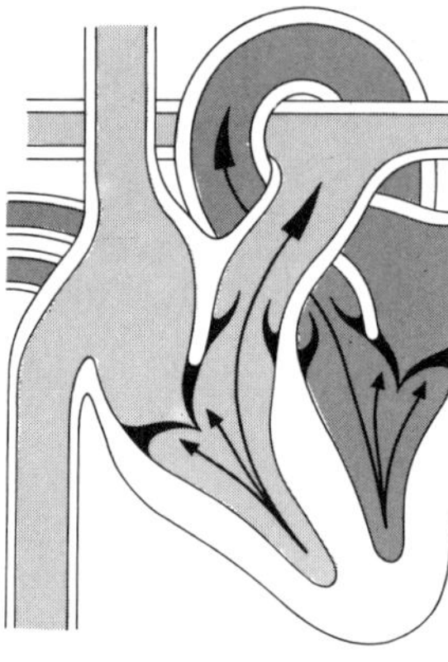

Die Klappen ② und ③ öffnen sich.
Das Blut fließt durch ② in den Lungen- und durch ③ in den Körperkreislauf.

Diastole (die Kammern erschlaffen)

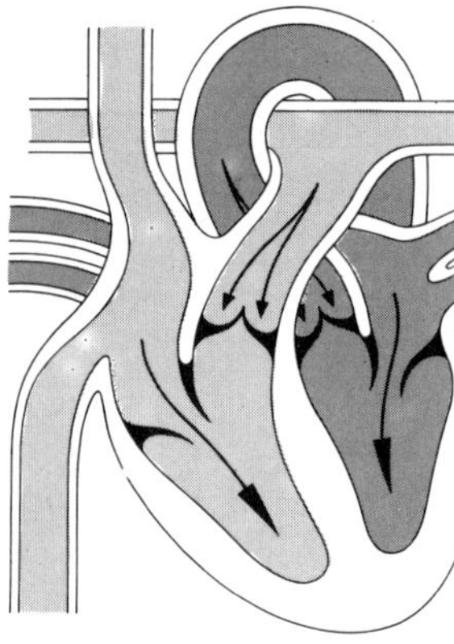

Die Klappen ① und ④ öffnen sich. Das Blut fließt von den Hohlvenen des Körperkreislaufes und den Lungenvenen des Lungenkreislaufes in die Herzkammern.

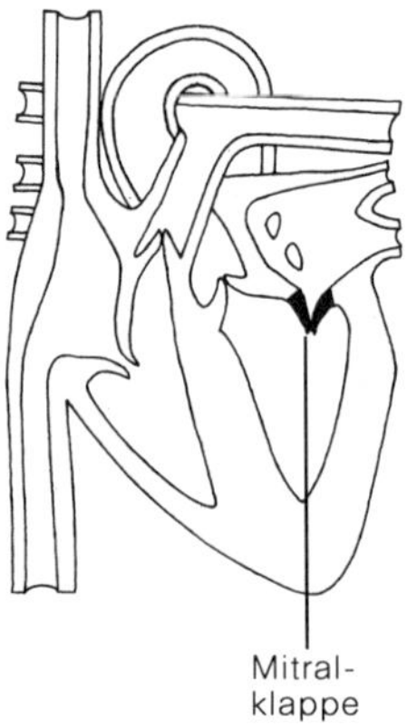

Kugel- oder Scheibenventile aus gewebefreundlichem Kunststoff oder Metall oder durch eine gefriergetrocknete und enteiweißte Schweineherzklappe ersetzt werden.

Komplikationen beim Herzklappenersatz sind unter anderen ein undichter Nahtring, Abwehrreaktionen des Körpers, Schädigungen der Blutkörperchen mit der Folge einer Anämie (Seite 439) oder einem Verschluß herznaher Gefäße.

Die erste Komplikation (undichter Nahtring) kann heute durch den Einsatz eines speziellen Klebers (Fibrinkleber) zusätzlich zur Naht umgangen werden; die anderen Komplikationen sind mehr oder weniger medikamentös zu beherrschen.

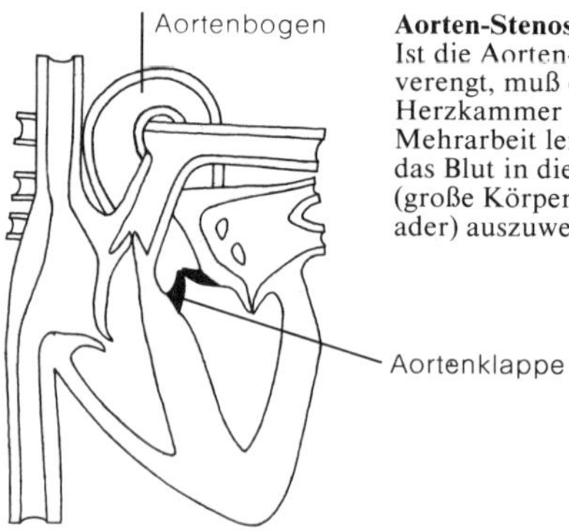

Aorten-Stenose
Ist die Aorten-Klappe verengt, muß die linke Herzkammer dauernd Mehrarbeit leisten, um das Blut in die Aorta (große Körperschlagader) auszuwerfen.

Ersatz funktionsuntüchtiger Herzklappen

Herzklappen, die ihre Funktion nicht mehr erfüllen können, müssen ersetzt werden. Grob gesagt gibt es vom Material her drei Arten von künstlichen Herzklappen:

- speziell geformte Herzklappen aus Kunststoff und Metall;
- enteiweißte und präparierte Herzklappen von Schweinen;
- kunstvoll nachgeformte Herzklappen aus körpereigenem Gewebe (vor allem aus Sehnengewebe).

Ein hundertprozentiger Langzeiterfolg ist bis jetzt bei keiner dieser drei Ersatzmöglichkeiten garantiert, obwohl die Technologie dieser Ersatzchirurgie weit fortgeschritten ist.

Operation

Während der Operation ist der Patient an eine Herz-Lungen-Maschine angeschlossen. Das Risiko der etwa zwei bis vier Stunden dauernden Operation ist heute ziemlich gering.

Rehabilitation

Sie müssen mit einem durchschnittlichen Klinikaufenthalt von gut zwei Wochen rechnen sowie mit regelmäßigen Kontrolluntersuchungen in den folgenden Monaten und Jahren. Nach der Rekonvaleszenz-Phase von mehreren Monaten ist für etwa 80 Prozent der Patienten wieder ein aktives Leben möglich – allerdings unter dem Schutz einer medikamentösen Langzeit-Therapie (vor allem mit blutgerinnungshemmenden Medikamenten).

Kugelventilklappe

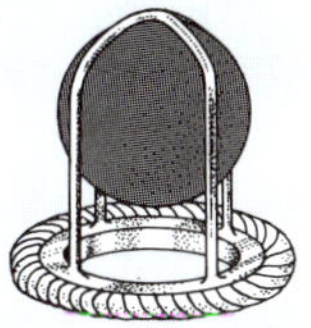

Klappe aus Sehnenmaterial

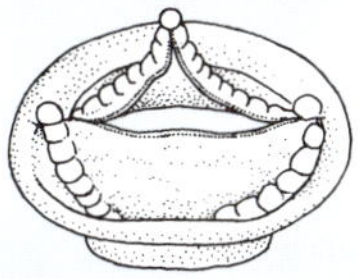

Typen des Herzklappen-Ersatzes
Es gibt drei Typen eines Herzklappenersatzes:
1. Kugel- oder Scheibenventile aus Metall und Kunststoff,
2. Ersatz aus Sehnenmaterial des Patienten.
3. präparierte Schweineherzklappen.

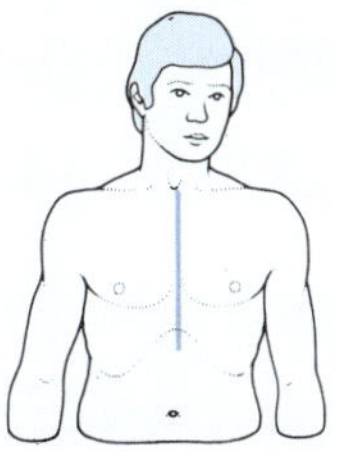

Stelle des Operationsschnitts

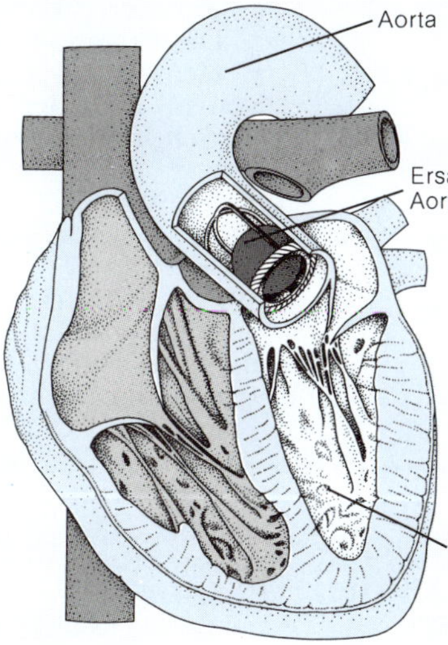

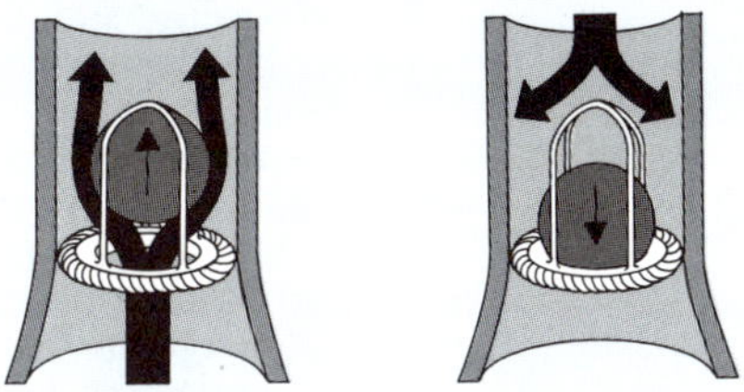

Kugelventilklappe: Das Blut kann in einer Richtung durch die Klappe strömen, indem es die Kugel bis an den Bügel hebt (links). Beim Rückstrom wird die Kugel auf den Schließring gedrückt, so daß ein Zurückfließen des Blutes verhindert wird (rechts).

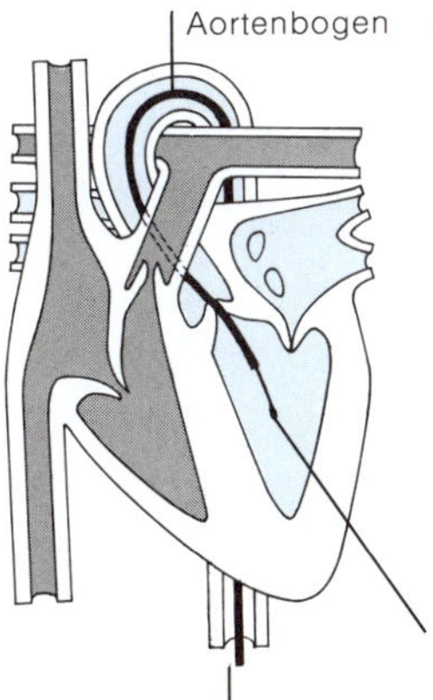

Herzkatheter
Mit Hilfe eines Herz-Katheters, eines dünnen, biegsamen Rohres mit elektronischen Meßinstrumenten an der Spitze, läßt sich der Blutdruck in der Aorta und in der linken Herzkammer messen. Der Katheter wird über eine Arterie zur Aorta und in die Herzkammer vorgeschoben.

Herzrhythmusstörungen

Die Frequenz des Herzschlages beträgt etwa 70 bis 80 Schläge pro Minute (bei Kindern 90). Ändert sich diese Frequenz – das heißt, wird der Herzschlag schneller oder langsamer – oder stolpert das Herz (unregelmäßiger Herzschlag), spricht man von Herzrhythmusstörungen. Der Herzrhythmus findet im Pulsschlag seinen Ausdruck; *die Frequenz des Pulsschlags ist gleich der Frequenz des Herzschlages.*

Der Anstoß zu einem Herzschlag geht vom Sinusknoten im rechten Vorhof aus, von ihm breiten sich die Impulse zunächst über die Pumpmuskulatur beider Vorhöfe aus. Über eine spezielle elektrische Leitungsbahn, die gut durch Bindegewebe isoliert ist, wird dann die Erregung in beide Herzkammern geleitet. Die letzten Fasern dieser Bahn, die Purkinje-Fäden, vermitteln die Impulse an die Arbeitsmuskulatur der Kammern.

Die Erregungsbildung und -leitung im Herzen ist ein komplexes, abgesichertes System. Fällt der Sinusknoten als primärer Schrittmacher aus oder wird seine Erregung nicht weitergeleitet, übernehmen andere Stellen der Bahn die Erregungsbildung – allerdings mit einer verlangsamten Frequenz.

Eine Störung der Erregungsleitung führt grundsätzlich zu einer Verlangsamung des Herzrhythmus. Siehe aber auch »Herzblock« (unten).

Eine Störung der Erregungsbildung kann je nach Ursache oder Schwere die verschiedensten Störungen des Herzrhythmus verursachen:

- Verlangsamung des Rhythmus,
- Herzstolpern (unregelmäßiger Rhythmus),
- Herzjagen oder
- Herzflimmern (siehe unter »Herzinfarkt«, Seite 418).

Behandlung

Siehe »Adams-Stokes-Anfall«, Seite 431.

Herzjagen (Tachykardie)

Herzjagen ist meist rein funktionell: Das vegetative Nervensystem provoziert eine erhöhte Schlagfrequenz, beeinflußt die Erregungsleistung und die Kraft der Kontraktion (Zusammenziehen) des Herzmuskels. Chemischer Mittler ist dabei eine vermehrte Adrenalin-Freisetzung.

Wenn Sie sich aufregen, sportlich sehr aktiv sind oder während des Liebesspiels spüren Sie diese Überaktivität des Sinusknotens und die gesteigerte Kontraktion: das Herz »klopft«. Diese leichtere Form der Tachykardie (»Herzklopfen«) ist also natürlich und harmlos.

Die vegetative oder funktionelle Form des Herzjagens kann aber beängstigende Formen annehmen, wenn Sie unter einem *psychosozialen Dauerstreß* stehen. Die dadurch bedingte *vegetative Regulationsstörung* provoziert wiederholtes Herzjagen – scheinbar ohne Grund, das heißt auch dann, wenn Ihnen der psychosoziale Streß gerade nicht bewußt ist. Stärkere Formen dieses Herzjagens können auch mit Schwindel oder leichter Atemnot kombiniert sein – oft auch mit Herzschmerzen (Stechen in der Herzgegend). Sie glauben, mit Ihrem Herz sei etwas nicht in Ordnung, und Sie haben Angst – dabei haben Sie nur »etwas auf dem Herzen«, eben die psychosoziale Belastung! Siehe dazu und zur Behandlung dieser Form Seite 418 (»Dyskardie«).

Grundsätzlich aber sollten Sie bei wiederholtem stärkerem oder beängstigendem Herzjagen einen Arzt aufsuchen, denn es können auch organische Ursachen zugrunde liegen, so beispielsweise

- eine Herzmuskelentzündung (Seite 431),
- ein sich anbahnender Herzinfarkt (Seite 417),
- Bluthochdruck (Seite 422),
- Schilddrüsenüberfunktion (Seite 315),
- Herzinsuffizienz (Seite 425) oder
- ein erworbener Herzklappenfehler (Seite 427).

Behandlung

Siehe »Adams-Stokes-Anfall«, Seite 431.

Herzstolpern (Extrasystolen)

Herzstolpern bedeutet einen zusätzlichen Herzschlag außerhalb des normalen Herzrhythmus; meist folgt dann eine längere Pause bis zum nächsten normalen Herzschlag (das Herz »setzt kurz aus«). Eine Folge von Extrasystolen nennt man *Extrasystolie*.

Die Krankheitsursachen können wie beim Herzjagen (siehe dort) vegetativ oder organisch sein.

Behandlung

Siehe »Adams-Stokes-Anfall«, Seite 431.

Herzblock

Ein Herzblock bedeutet eine wiederholte oder totale Blockierung der Erregungsleitung des Herzens, entweder zwischen Sinusknoten und Vorhof oder zwischen AV-Knoten und Herzkammern (der AV-Knoten vermittelt die Erregung in den Vorhöfen an die Erregungsbahn der Herzkammern). Im ersten Falle spricht man von einem *SA-Block,* im zweiten von einem *AV-Block*. Eine dritte Form ist das *Sinusknoten-Syndrom,* eine mangelnde Funktion des Sinusknotens.

Ursachen

Ursachen eines Herzblocks können unter anderem sein: Herzmuskelentzündung (unten), ein frischer Herzinfarkt oder eine Arteriosklerose der Herzkranzgefäße.

Anzeichen

Verlangsamung des Herzschlags, Herzschwäche, Schwindel, bisweilen leichte Bewußtseinsstörungen bis zum Adams-Stokes-Anfall (siehe unten), beim Sinusknoten-Syndrom mitunter auch Herzstolpern oder Herzjagen.

Behandlung

Siehe »Adams-Stokes-Anfall«, unten.

Adams-Stokes-Anfall

Dem Adams-Stokes-Anfall liegt entweder ein SA- oder ein AV-Block (siehe oben) zugrunde. Beim AV-Block sinkt der Herzrhythmus auf 40 bis 60 Schläge pro Minute. Bisweilen kann aber auch ein zu schneller, anfallsweise »flatternder« Rhythmus die Ursache sein.

Anzeichen eines Adams-Stokes-Anfalls

Schwindel und Ohnmacht. Bei einem stärkeren Anfall wird dem Kranken wie aus heiterem Himmel schwarz vor den Augen, er stürzt, krümmt sich in Krämpfen, die Atmung ist stoßweise und tief. Der Anfall kann dann tödlich sein, wenn er einen Kreislaufstillstand von mehr als drei oder vier Minuten hervorruft.

Behandlung von Herzrhythmusstörungen

Grundsätzlich sollten Sie bei wiederholtem Herzjagen oder Herzstolpern und bei jeder Art von Herzblock (Schwindel, Herzschwäche, Verlangsamung des Herzschlags), *vor allem natürlich nach einem Adams-Stokes-Anfall einen Facharzt für innere Krankheiten aufsuchen.*

Liegen Ihrem Herzjagen oder Herzstolpern psychovegetative Einflüsse zugrunde, wird der Arzt Ihnen in stärkeren Fällen einen Betablocker oder ein Anti-Arrhythmikum verordnen, Medikamente also, die den Rhythmus wieder normalisieren.

In leichteren Fällen tun pflanzliche Herzmittel ihren Dienst. Immer aber sollten Sie versuchen, die Ursache Ihrer Rhythmusstörungen, den *psychosozialen Streß*, abzubauen oder zu verarbeiten – wenn möglich mit Hilfe eines Psychotherapeuten (siehe dazu »Psychosoziale Gesundheit«, Seite 32–41).

Diagnostiziert Ihr Arzt, daß den Rhythmusstörungen organische Ursachen zugrunde liegen, richtet sich die Behandlung nach diesen Ursachen.

Einen Herzblock behandelt Ihr Arzt medikamentös; mit Medikamenten (beispielsweise Alupent) kann er auch einem erneuten Adams-Stokes-Anfall vorbeugen. Treten trotzdem erneute Adams-Stokes-Anfälle auf, ist die *Implantation eines Herzschrittmachers* (Seite 432) angezeigt.

Entzündliche Erkrankungen des Herzens

Bei verschiedenen Infektionen, rheumatischem Fieber (Seite 533) oder Eiterherden (beispielsweise einer chronischen Mandelentzündung) können über den Blutweg Bakterien oder Bakteriengifte zu einer Entzündung des Herzmuskels, der Herzinnenhaut, des Herzbeutels oder des ganzen Herzens führen.

Myokarditis (Entzündung des Herzmuskels)

Eine Myokarditis kann sich durch Herzjagen (Seite 430), Kurzatmigkeit, Beklemmung, Müdigkeit, blaßbläuliches Aussehen und niedrigen Blutdruck bemerkbar machen.

Behandlung

Behandelt wird die Myokarditis mit Antibiotika; bei rheumatischem Fieber oder einer anderen Grundkrankheit muß diese primär therapiert werden.

Wichtig: Eine unzureichend behandelte oder verschleppte Myokarditis kann zu einer narbigen Veränderung des Herzmuskels und so zu einer Herzinsuffizienz (»Herzschwäche«, Seite 425) führen. Mitunter greift die Entzündung auch auf die Herzinnenhaut über und kann so eine Schwächung der Herzklappen verursachen.

Herzschrittmacher

Weit mehr als 300 000 Menschen werden jährlich auf der ganzen Welt mit einem Herzschrittmacher versorgt. In der Bundesrepublik Deutschland, Österreich und in der Schweiz sind es Jahr für Jahr mehr als 12 000.

Ein Herzschrittmacher ist ein künstlicher Impulsgeber für das Herz; er wird bei Störungen oder Blockierungen der Erregungsbildung oder Erregungsleitung des Herzens eingesetzt. Den ersten Herzschrittmacher implantierte Åkne Senning 1958 in Zürich. Ein Herzschrittmacher besteht aus einem Impulsgenerator, einer Energiequelle (Batterie) und einer Elektrode. Der transistorisierte Impulsgenerator erzeugt elektrische Stromimpulse, die er sicher und zur richtigen Zeit über die Elektrode an das Herz abgibt.

Eingesetzt wird ein Herzschrittmacher vor allem bei Patienten mit einem Adams-Stokes-Anfall (Seite 431), außerdem bei Verlangsamung des Herzschlags (Bradykardie), seltener bei anfallsartig auftretenden Tachykardien (Herzrhythmusstörungen vom schnellen Typ). Implantiert wird der Herzschrittmacher bevorzugt unter dem rechten Brustmuskel.

Ohne eine Schrittmacherimplantation würde die Hälfte der Patienten an ihrer Herzerkrankung innerhalb eines Jahres sterben. Es ist sogar anzunehmen, daß Menschen über 60 Jahre, die heute einen Herzschrittmacher eingepflanzt bekommen, länger leben als solche, die keinen tragen oder brauchen.

Es gibt heute zwei Herzschrittmacher-Typen: Beim ersten Typ handelt es sich um die starrfrequenten Herzschrittmacher, die unbeeinflußbar von der Herzaktion stimulieren und deshalb mit einer zeitweiligen herzeigenen Aktion in Konflikt geraten können. Sie werden nur bei einem totalen AV-Block (Herzblock, Seite 430) eingesetzt.

Den zweiten Typ bilden die modernen Demand- oder Abrufschrittmacher, die nur dann einen wirksamen Impuls aussenden, wenn sie gebraucht werden. Ihre Elektrode kann spontane Herzaktionen erfassen. Während diese Schrittmacher nur in der Kammer stimulieren, kann der Universalschrittmacher – eine weitere Verbesserung – bei Bedarf im Vorhof und in der Kammer stimulieren.

Ist die Batterie eines Schrittmachers erschöpft, muß sie ausgewechselt werden. Es gibt heute jedoch Herzschrittmacher-Batterien mit Lithiumzellen, die mehr als zehn Jahre halten.

Die modernen Herzschrittmacher sind durch starke Metallkapseln gegen Störquellen von außen (beispielsweise durch Suchgeräte auf Flughäfen oder elektrische Rasierapparate) abgesichert.

Wer einen Herzschrittmacher trägt, kann jederzeit Auto fahren – er stellt eine geringere Verkehrsgefährdung dar als viele Autofahrer, die – ohne es zu wissen – herzkrank sind.

Halten Sie als Schrittmacher-Patient die regelmäßigen Kontrolltermine bei Ihrem Arzt ein!

Elektrokardiogramm eines Patienten, dem ein Universalschrittmacher implantiert wurde. Der Universalschrittmacher arbeitet mit Hunderten von Transistoren und einer Lithiumbatterie als Energiequelle. Er stimuliert je nach Bedarf im Vorhof oder in der Kammer und erzielt hierdurch blutdynamische und rhythmologische Verbesserungen. Der Einsatz des Schrittmacherimpulses (Spike) ist durch Pfeile gekennzeichnet. Rechts oben arbeitet die Erregungsleitung des Herzens normal, so daß der Schrittmacher keine Impulse abgibt.

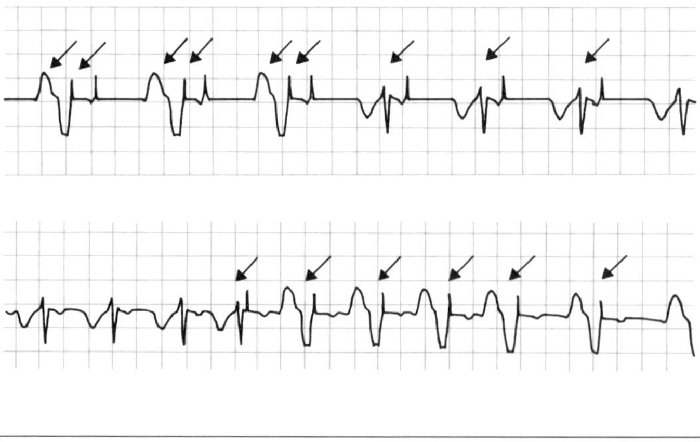

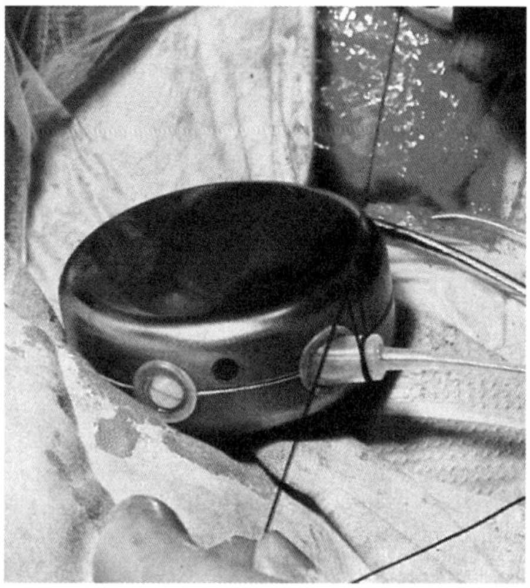

Endokarditis (Entzündung der Herzinnenhaut)

Die *Anzeichen* gleichen denen der Myokarditis. Herzjagen mit Herzschwäche zeigt sich bei der Endokarditis meist erst, wenn die Herzklappen bereits schwer in Mitleidenschaft gezogen sind.

Behandlung

Antibiotika, Beseitigung der Infektionsherde, eventuell Implantation einer künstlichen Herzklappe (siehe dazu Seite 427/428).

Perikarditis (Entzündung des Herzbeutels)

Ursachen einer Perikarditis können sein: eine Endokarditis oder Myokarditis, entzündliche Prozesse in der Nachbarschaft des Herzbeutels (Brustfell, Rippenfell, Lunge), rheumatisches Fieber oder Virusinfektionen (zum Beispiel Mumps).

Anzeichen

Schmerzen im Herzbereich, Herzjagen.

Behandlung

Antibiotika, eventuell Kortison, Beseitigung eines möglichen Herzbeutelergusses.

Kardiomyopathie

Es gibt zwei große Formen der Kardiomyopathie: die hypertrophische (Verdikkung des Herzmuskels) und die kongestive (bindegewebige Verwucherung des Herzmuskels, *Myokardfibrose*).

Folge sind Herzbeschwerden und Herzschwäche.

Die *Ursachen* sind unklar, eine erbliche Anlage ist wahrscheinlich.

Behandlung: Medikamente.

Durchblutungsstörungen, Thrombosen und Embolien

Durchblutungsstörungen sind kein »Vorrecht« älterer Menschen; auch 20- bis 40jährige können an ihnen leiden. Man unterscheidet zwischen der Minderdurchblutung eines Organs oder eines Körperteils und der Behinderung des Blutabflusses aus den Venen.

Minderdurchblutung

Die Minderdurchblutung eines Organs oder einer Gliedmaße ist entweder *funktionell* oder *organisch* bedingt.

Funktionell bedeutet: Das vegetative Nervensystem verursacht über Gefäßnerven Krämpfe der Gefäße, die zu einer Minderdurchblutung führen – beispielsweise bei vaskulären Kopfschmerzen (Seite 334) oder bei der Migräne; auch bei der Endarteriitis (siehe unten) spielen Gefäßkrämpfe eine Rolle.

Organisch bedingte Minderdurchblutung bedeutet: Infolge einer Arteriosklerose ist eine Arterie verengt, so daß sie ihr Versorgungsgebiet nicht mehr ausreichend mit Blut beliefern kann. Vielleicht ist die Arterie auch durch einen *Thrombus* (Blutpfropf) total verschlossen. Eine *Thrombose* entsteht aufgrund einer Arteriosklerose meist an Krümmungen oder Gabelungen einer Arterie (siehe unter »Arteriosklerose«, Seite 414).

Ein Thrombus kann auch zu einer *Embolie* führen, wenn ein Thrombusteil verschleppt wird und im Fortlauf des Gefäßes an einer enger werdenden Stelle des Gefäßes das Gefäßlumen verstopft. Weitere Formen der Embolie können durch verschleppte Fetttröpfchen (bei Fettgewebszerstörung oder Quetschungen) oder durch in die Gefäßbahn eingedrungene Luft (beispielsweise bei einer Operation) entstehen. Man spricht dann von einer *Fett-* oder *Luftembolie.*

Folgen einer Minderdurchblutung

Eine Minderdurchblutung durch eine arteriosklerotische Verengung, eine Thrombose oder Embolie hat eine Funktionsstörung oder eine Schädigung der Zellen des Versorgungsgebiets der Arterie zur Folge, mitunter sterben auch die Zellen im Kern des mangelversorgten Gebietes ab.

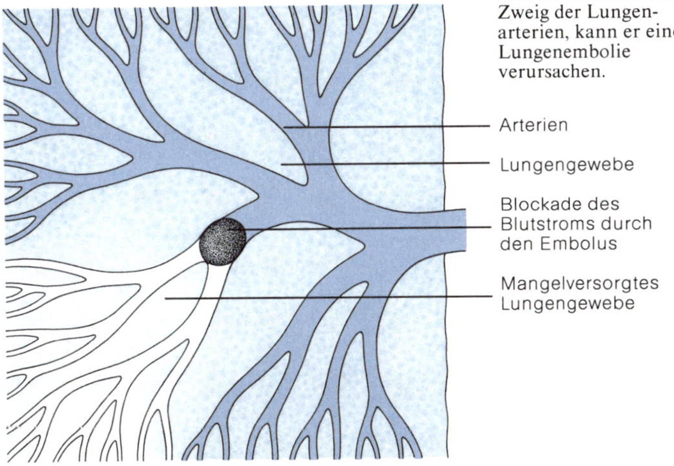

Entstehung einer Lungenembolie
Ein von einem Thrombus (Blutpfropf) aus einer Vene oder Arterie weggeschwemmter Teil heißt Embolus. Siehe dazu die Zeichnung auf Seite 435. Gerät ein solcher Embolus in einen Zweig der Lungenarterien, kann er eine Lungenembolie verursachen.

Aneurysma
Ein Aneurysma ist eine sackartige Ausbuchtung einer Arterienwand, die an dieser Stelle – meist anlagebedingt – schwach und dünn ist.

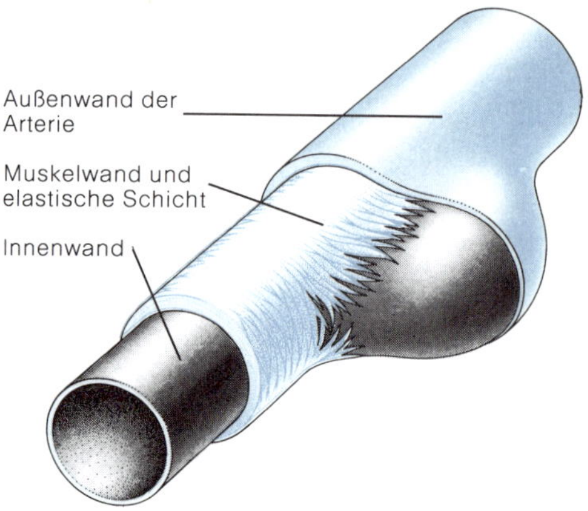

Je nach Lage des Notstandsgebietes kommt es zu

- einem Schlaganfall (Seite 319),
- einem Herzinfarkt (Seite 417),
- einer organisch bedingten Impotenz (bei Verschluß der Beckenarterien,
- bisweiligem Hinken (»Claudicatio intermittens«) bei einem Verschluß von Beinarterien,
- einem Unterschenkelgeschwür oder einem ausgebreiteten Brand (Gewebsuntergang) des Beines, was eine Amputation notwendig macht.

Behandlung
Siehe »Endarteriitis«, Seite 435 f. □

Körper-Kreislauf
Die linke Herzkammer pumpt das Blut in die Aorta. Von der Aorta, der großen Körperschlagader, strömt das sauerstoffangereicherte Blut über die verschiedenen Schlagadern (Arterien) und Arteriolen (kleine Arterien) in das Netz der Kapillaren (in der Zeichnung die graubraune Zone). Die Kapillaren nehmen Kohlendioxid, das Abfallprodukt des Stoffwechsels, auf und geben Sauerstoff an die Gewebe ab. Das kohlendioxidangereicherte Blut fließt über die kleinen und größeren Venen in die obere oder untere Hohlvene und von dort zum rechten Herzen, von wo es in den Lungenkreislauf gepumpt wird.

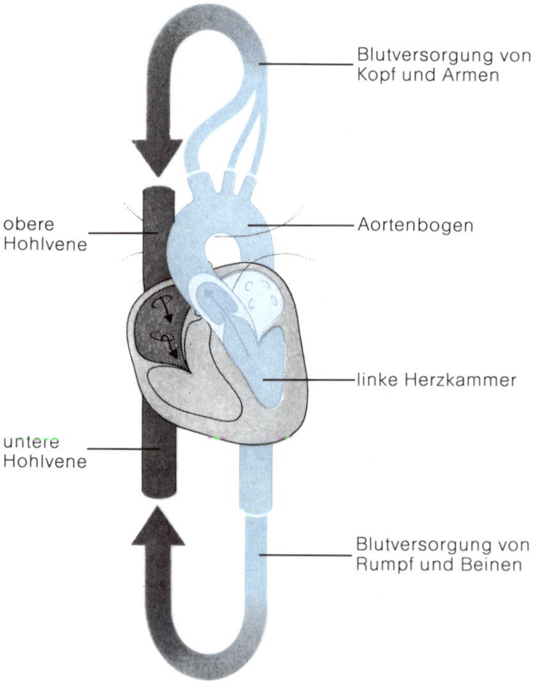

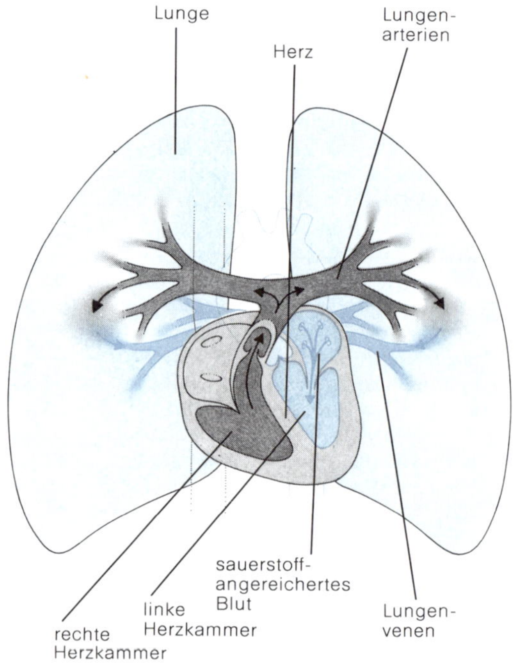

Lungen-Kreislauf
Von der rechten Herzkammer wird sauerstoffarmes Blut in die Lungenarterien gepumpt. Die Lungenkapillaren geben Kohlendioxid an die Lungenbläschen ab und nehmen Sauerstoff auf. Über die Lungenvenen wird das sauerstoffangereicherte Blut an die linke Herzkammer abgegeben und von dort in die Aorta gepumpt.

Störung des Blutabflusses aus den Venen

Infolge einer allergischen Reaktion, einer Entzündung der Umgebung oder einer Bakterienanschwemmung aus der Blutbahn kann es zu einer *Venenentzündung (Phlebitis)* kommen. Eine Phlebitis führt bisweilen zu einer Thrombose der Venen *(Thrombophlebitis)*. Meist handelt es sich um Bein- oder Beckenvenen.

Eine Phlebitis führt zu Spannungsschmerzen der Unterschenkelmuskulatur, zu geschwollenen Beinen oder als Thrombophlebitis in schweren Fällen auch zu einem *Ulcus cruris* (Unterschenkelgeschwür).

Eine lebensgefährliche Komplikation der Thrombophlebitis kann eine *Lungenembolie* sein: Ein in den Beinvenen entstandener Thrombus wird in die Lungenarterie geschwemmt und verschließt sie. Folge ist in extremen Fällen ein Herzstillstand. Kleinere Embolien (auch als Folge von Operationen irgendwo im Körper) können Lungengefäße verschließen und so zu einem *Lungeninfarkt* führen. *Anzeichen* eines Lungeninfarkts sind: Bluthusten, Schmerzen beim Atmen, Atemnot.

Behandlung

Siehe »Endarteriitis«, Seite 435 f.

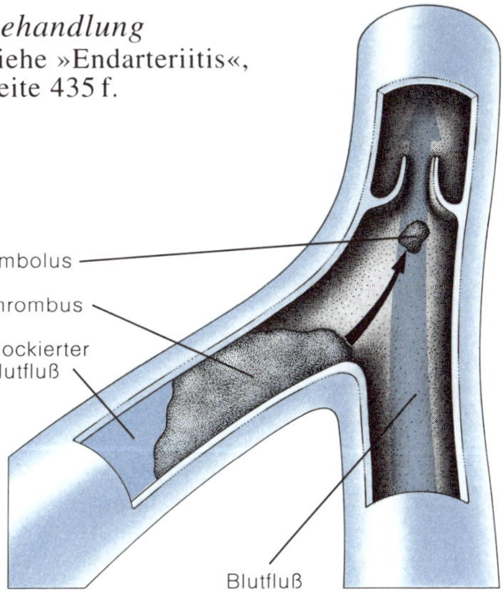

Thrombotische Embolie
Ein Thrombus (Blutpfropf) in einer Vene kann beispielsweise bei einer Thrombophlebitis (Venenentzündung mit der Bildung eines Blutpfropfes) entstehen. Wird ein Teil des Thrombus weggeschwemmt, kann er in das rechte Herz und von dort in die Lungenarterien geraten. Ein weggeschwemmter Thrombusteil heißt Embolus; er kann zu einer Lungenembolie führen.

Endarteriitis

Eine Endarteriitis (Endangiitis) ist eine chronisch entzündliche Systemerkrankung der Arterien, besonders vor dem 40. Lebensjahr. Am häufigsten befällt sie die Unterschenkel. Zu über 90 Prozent (!) sind Männer von ihr betroffen.

Anzeichen

Schweregefühl in einem Bein (oder Arm), später auch Schmerzen und rasche Ermüdbarkeit der Gliedmaße. So treten beispielsweise bereits nach kurzem Gehen krampfartige Schmerzen in der Wade auf, die nach wenigen Minuten wieder verschwinden (*Claudicatio intermittens*, intermittierendes Hinken). In der Folge sterben Zellen der Gliedmaße ab, zuerst Zellen der Zehen.

Ursachen

Die Ursachen sind nicht schlüssig geklärt. Wahrscheinlich besteht ein Zusammenhang mit chronischen Infekten und einer Neigung zu Gefäßkrämpfen. Der Einfluß des Zigarettenrauchens (Schadstoffe wären dann Nikotin und Kohlenmonoxid) steht sicherlich nicht – wie oft behauptet – an erster Stelle, denn auch Nichtraucher können unter einer Endarteriitis leiden. Zweifelsohne spielt aber Zigarettenrauchen bei einer entsprechenden Anlage zur Endarteriitis eine entscheidende Rolle (»Raucherbein«).

Zu einem Gewebsuntergang (Nekrose) kann es bei der Endarteriitis immer dann kommen, wenn Beinarterien durch einen Thrombus verschlossen werden.

Entzündung der Schläfenarterien

Bei über 60jährigen Menschen, besonders bei Frauen, ist eine Entzündung der Schläfenarterien relativ häufig.
Anzeichen können sein: dumpfer, klopfender Kopfschmerz im Schläfenbereich (oft beidseitig), mäßiges Fieber, Gewichtsverlust; die Schläfenarterie ist sehr druckempfindlich. Bisweilen können auch Sehstörungen, seltener allgemeine Muskelschmerzen hinzukommen. Muskelschmerzen deuten eher auf ein »Muskelrheuma« (Seite 532) hin.

Die Entzündung der Schläfenarterien kann Begleit- oder Folgeerscheinung einer bakteriellen oder einer Virusinfektion sein.

Im allgemeinen reicht zur Diagnose ein Bluttest; in einigen Fällen wird sich der Arzt jedoch zur Entfernung eines kleinen Stücks der Schläfenarterie entschließen, um ausreichende Klarheit zu gewinnen.

Behandlung: mehrwöchige Einnahme von Kortison (bei regelmäßigen Bluttests!).

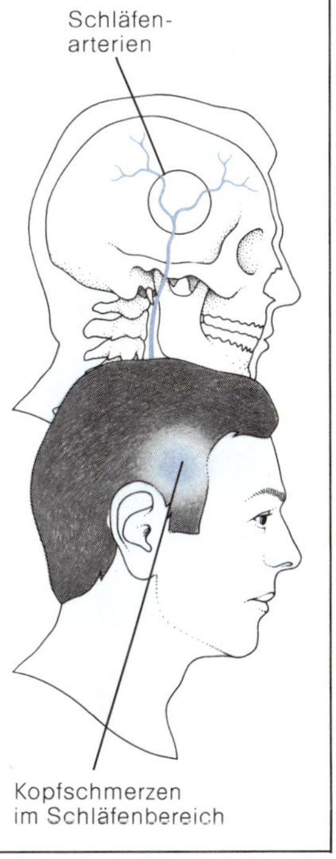

Behandlung von Durchblutungsstörungen

Die Behandlung richtet sich nach der Folge von Durchblutungsstörungen. Zur Behandlung eines Schlaganfalls oder eines Herzinfarkts siehe dort (Seite 319 und Seite 417). Bei einer Lungenembolie muß der die Arterie verschließende Embolus operativ entfernt werden. Bei einem Lungeninfarkt helfen in Notfällen Medikamente und eine Sauerstoffmaske, eventuell muß auch hier operiert werden.

Bei einer Endarteriitis gilt strengstes Rauchverbot, der Arzt verordnet überdies gefäßkrampflösende, durchblutungsfördernde oder die Blutgerinnsel auflösende Medikamente. Wichtig ist hier die Bewegungstherapie, durch die die Bildung von Kollateralen (arterielle Seitenverbindungen, die die Versorgung des Notstandsgebiets übernehmen) gefördert wird. Helfen diese Therapien nicht, muß operiert werden: Entfernung des Thrombus oder Umgehung des Gefäßverschlusses durch ein Venenstück.

Krampfadern

Krampfadern (Varizen) sind funktionsuntüchtige oberflächliche Venen, in denen das Blut »versackt«.

Ursachen und Entstehung

Krampfadern sind einmal anlagebedingt, zum anderen entstehen sie bei Druckbelastung des Venensystems (berufliches langes Sitzen oder Stehen, Übergewicht). So kann es zu einem Versagen der Venenklappen kommen, was zu einer Blutstauung und Gefäßerweiterung führt. Werden tiefe Venen betroffen, kann es zu Schmerzen und einem Gefühl der Schwere in den Beinen kommen.

Behandlung

Beingymnastik und Gehen fördern den venösen Rückstrom durch Kräftigung der Muskelpumpe. Die Ausschaltung oberflächlicher und störender Varizen kann operativ oder durch Verödung erfolgen. Bei voll ausgeprägten, zahlreichen Krampfadern beschränkt sich die Behandlung auf Kompressionsverbände und Gummistrümpfe.

Vorbeugung

Üben Sie eine sitzende oder stehende Tätigkeit aus, sollten Sie bisweilen Ihren Venen helfen: Machen Sie zwischendurch Beingymnastik, und gehen Sie hin und wieder. Treiben Sie möglichst viel Sport.

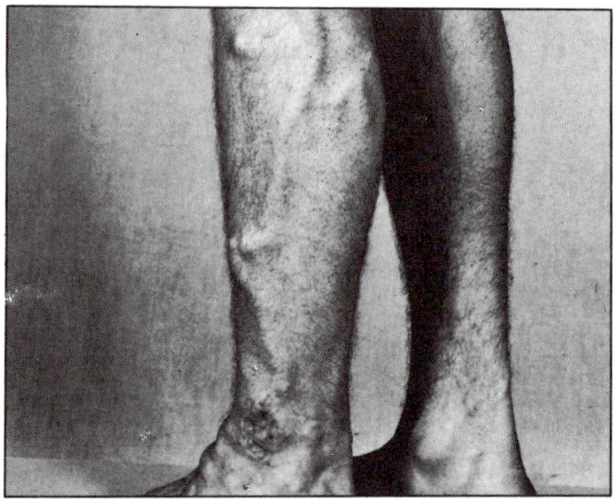

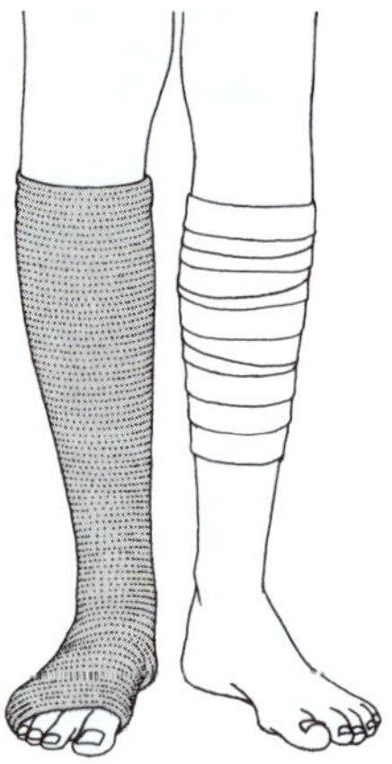

Krampfadern
Sind die Venenklappen schwach, fließt Blut aus den tiefergelegenen Venen in die oberflächlichen Venen zurück. Es kommt zur Blutstauung und erhöhtem Druck auf die Venenwände: Krampfadern entstehen.

Selbsthilfe bei starker Krampfaderbildung
Gummistrümpfe und Kompressionsverbände bringen eine gewisse Hilfe bei starker Krampfaderbildung. So oft Sie können, sollten Sie auch die Beine hochlegen.

Bildung von Krampfadern
Anlagebedingte Bindegewebsschwäche und/oder Druckbelastung des Venensystems durch eine stehende oder sitzende berufliche Tätigkeit können zu einer Anschwellung vor allem der Beinvenen führen. In der Folge kann es zu einer Schwäche der Venenklappen, zu einer Behinderung der venösen Blutströmung, Blutstauung und Venenerweiterung kommen.

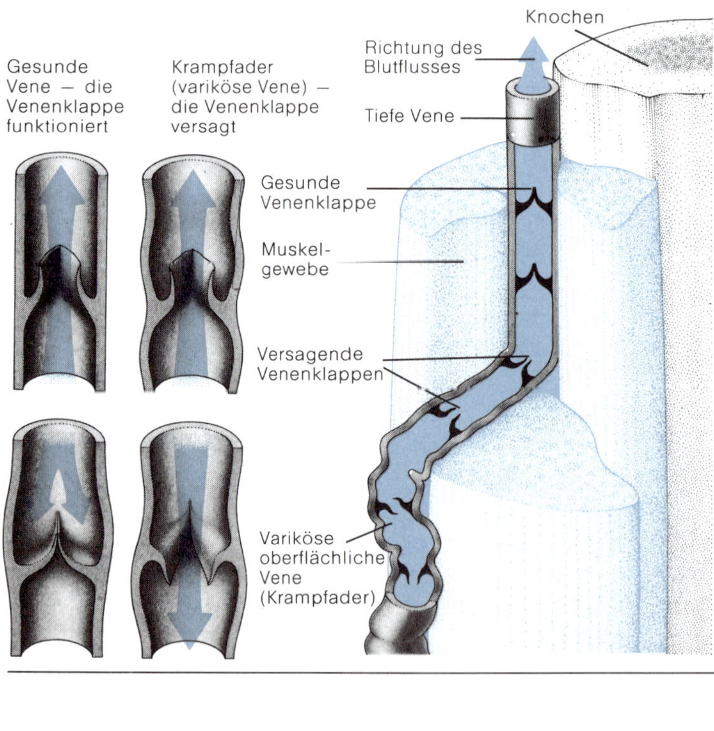

Erkrankungen des Blutes, der Blutzellen, der blutbildenden Systeme und des Lymphsystems

Das Blut ist das einzige »flüssige Organ« des Körpers. Mit Recht hat man es ein »Sinnbild des Lebendigen« genannt: Als eine höchst vielseitige Flüssigkeit, die differenzierte Zellen und Körperchen enthält, durchströmt es den ganzen Körper und erneuert sich ununterbrochen. Das Blut bildet für alle anderen Organe das Transportsystem und zugleich die Abwehrorganisation des Organismus:

- Blut besorgt den *Gastransport,* indem es in der Lunge mit Hilfe des Farbstoffs der *roten Blutkörperchen* Sauerstoff an sich bindet und mit ihm alle Organe versorgt. Umgekehrt nimmt es in den Organen und Geweben das dort als Endprodukt des Energiestoffwechsels entstehende *Kohlendioxid* auf und transportiert es zur Ausatmung in die Lunge.
- Die im Darmtrakt resorbierten *Nahrungsstoffe* werden vom Blut der Leber, anderen Organen und den Zellen zugeführt.
- Das Blut vermittelt auch die *Ausscheidung von Stoffwechselprodukten* über die Nieren.
- Unzählige Substanzen – darunter *Hormone* und andere *biologisch aktive Stoffe* – werden über die Blutbahnen von der Produktionsstätte zum Erfolgsorgan transportiert.
- Durch die *weißen Blutzellen* und die von den Lymphozyten (ebenfalls weiße Blutzellen) produzierten Antikörper werden laufend körperfremde Substanzen und im Körper entstehende Krebszellen vernichtet und *Infektionen abgewehrt.*

Der Körper des Erwachsenen enthält etwa 5 Liter Blut, wobei Männer – bezogen auf die Körpersubstanz – im Mittel mehr Blut haben als Frauen: 76 ml/kg gegenüber 66 ml/kg. Grund: Männer haben mehr rote Blutkörperchen.

Für eine stets ausgeglichene physikalische, chemische und biologische Zusammensetzung des Blutes müssen Lunge, Nieren, Leber und blutbildendes Knochenmark sorgen. Das macht das Organ Blut sehr störanfällig.

So muß das Blut beispielsweise eine ziemlich *konstante Wasserstoffionen-Konzentration* haben, die lediglich entsprechend dem Kohlendioxid-Druck zwischen dem pH-Wert 7,38 und 7,44 minimal variiert. Dieser pH-Wert (p steht für Potenz, H für Wasserstoff) ist also *leicht alkalisch.* Lebensgefährlich sauer wird es bei Atemstörungen mit einem verminderten Gasaustausch, man spricht dann von einer *Azidose.*

Zusammensetzung des Blutes

Im Reagenzglas kann Blut leicht in seine Bestandteile getrennt werden: Am schwersten sind die roten Blutkörperchen, sie sinken nach unten; leichter sind die weißen Blutzellen und die Blutplättchen; die Blutflüssigkeit als der leichteste Teil geht nach oben. Etwa die Hälfte des Blutvolumens machen die roten Blutkörperchen aus.

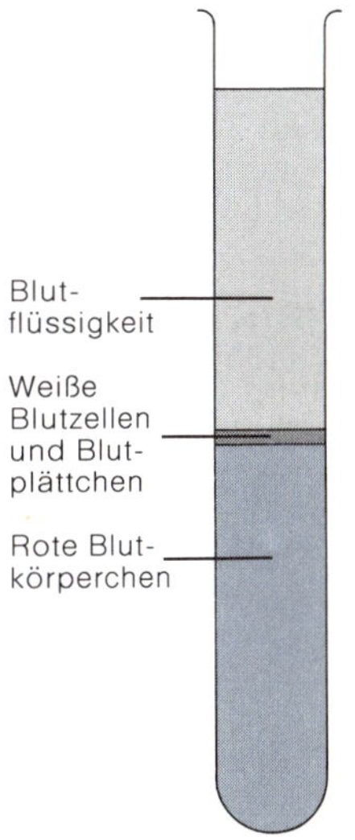

Plasma
Etwa 7 Prozent der Blutflüssigkeit (Plasma) stellen verschiedenartige Eiweißkörper. Hinzu kommen neben anderen Substanzen Salze, Nährstoffe und Stoffwechselprodukte.

Weiße Blutzellen
Die weißen Blutzellen (Leukozyten) sind die Zellen des Abwehrsystems.

Blutplättchen
Thrombozyten (Blutplättchen) dienen der Blutstillung.

Rote Blutkörperchen
Die roten Blutkörperchen (Erythrozyten) besorgen den Sauerstofftransport.

1

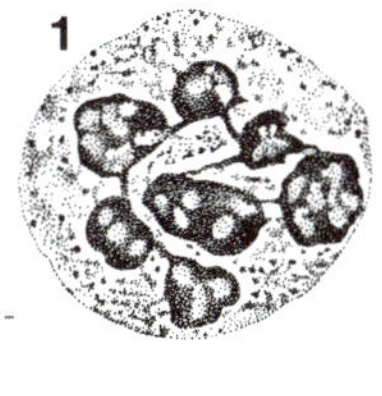

2

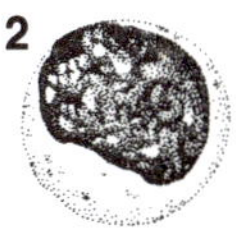

Weiße Blutzellen (Beispiele):
1 Neutrophile Granulozyten (die größte Gruppe der weißen Blutzellen)
2 Lymphozyten (die Strategen des Abwehrsystems)

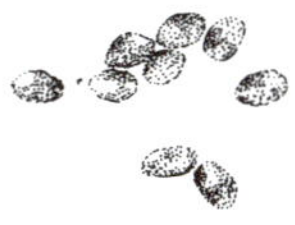

Blutplättchen

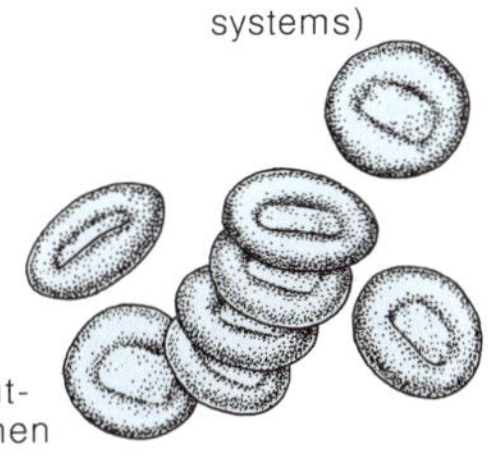

Rote Blutkörperchen

Rote Blutkörperchen und weiße Blutzellen

Blut besteht aus Plasma (Blutflüssigkeit), roten Blutkörperchen, weißen Blutzellen und Blutplättchen. Blutplasma stellt mit seinen verschiedenen Eiweißkörpern die eine Hälfte des Blutes, die andere Hälfte machen die roten Blutkörperchen aus. Weiße Blutzellen und Blutplättchen machen nur einen höchst geringen Prozentsatz des Blutes aus.

Die Eiweißkörper des Plasmas transportieren verschiedene Substanzen oder dienen dem Abwehrsystem als Antikörper.

Die roten Blutkörperchen (Erythrozyten) dienen dem Gasaustausch (siehe oben). Sie haben keine Zellkerne, im Knochenmark werden sie über mehrere kernhaltige Vorstufen gebildet.

Die weißen Blutzellen (Leukozyten) machen nur etwa ein Tausendstel der roten Blutkörperchen aus. Da sie Zellkerne enthalten, spricht man von Blutzellen (im Gegensatz zu den kernlosen roten Blutkörperchen).

Die meisten der weißen Blutzellen dienen dem Abwehrsystem: Sie fressen und vernichten als große Freß- und Killerzellen fremde Stoffe, Bakterien und Viren. Andere, die B-Lymphozyten, dirigieren die Killerzellen und sorgen für die Bildung von Antikörpern, die fremdes »Material« wie Bakterien dingfest machen und schädigen. Ein kleiner Teil der weißen Blutzellen schüttet biologisch wirksame Substanzen (beispielsweise Histamin und Heparin) aus.

Die Blutplättchen (Thrombozyten) besorgen gemeinsam mit den subtilen Gerinnungsfaktoren die Blutstillung bei Verletzungen.

Erkrankungen des Blutsystems

Blut und die mit ihm zusammenhängenden Systeme wie beispielsweise das blutbildende Knochenmark oder das Lymphsystem bilden einen diffizilen Komplex, der aufgrund seiner hohen Differenzierung relativ störanfällig ist. Erkrankungen dieses Systems lassen sich in vier große Gruppen unterteilen:

- Verminderung der roten Blutkörperchen oder des roten Blutfarbstoffs – die sogenannten *Anämien;*
- Störungen der Blutgerinnung;
- Leukämien (»Blutkrebs«);
- Erkrankungen des Lymphsystems. □

Blutgruppen

Wird das Blut zweier Menschen auf einem Glasscheibchen unter dem Mikroskop vermischt, dann beobachtet man sehr oft eine Zusammenballung der roten Blutkörperchen, und nicht selten lösen sich zudem die Blutkörperchen auf. Würde man einem Kranken wahllos eine Bluttransfusion verabreichen, träte die gleiche Blutzerstörung ein. Diese hat ihre Ursache in einer Antigen-Antikörper-Reaktion: Gewisse Substanzen (Antigene) eines fremden Blutes mobilisieren die Antikörper des eigenen Blutes und lösen damit eine allergische Reaktion aus.

Jedes menschliche Blut ist durch einen bestimmten Satz dieser Substanzen charakterisiert. Es sind insgesamt über 500 Milliarden Kombinationen möglich, doch sind glücklicherweise die meisten dieser Substanzen in den einzelnen Blutgruppen so schwach, daß sie nicht zerstörend wirken. Daher müssen bei Bluttransfusionen nur relativ wenige Gruppen berücksichtigt werden.

Das AB0-System (von Landsteiner 1901 entdeckt) sortiert die menschlichen roten Blutkörperchen nach nur vier verschiedenen Antigen-Eigenschaften: A, B, AB (A und B) und die extrem schwache Antigen-Eigenschaft 0 (Null). Nach diesen Eigenschaften bezeichnet man auch die Blutgruppen.

Beim Neugeborenen enthält das Blut noch keine Antikörper – erst im ersten Lebensjahr werden Antikörper gegen die nicht im eigenen Blut (in den eigenen roten Blutkörperchen) enthaltenen Antigene gebildet. Das bedeutet beispielsweise: Blut der Gruppe Null bildet Antikörper gegen die Blutgruppen A und B (fachsprachlich: Es enthält Anti-A und Anti-B). Ebenso enthält A-Blut das Anti-B und B-Blut das Anti-A. Nur das Blut der Gruppe AB entwickelt weder Anti-A noch Anti-B, weshalb ein Patient der Blutgruppe AB notfalls Blut aller Gruppen empfangen kann – er ist ein Universalempfänger. Man transfundiert jedoch heute grundsätzlich nur gruppengleiches Blut.

Die Blutgruppen werden nach bestimmten Gesetzmäßigkeiten vererbt. So haben etwa bei einem Kind mit der Blutgruppe A beide Eltern A, oder es hat ein Elternteil die Blutgruppe A, der andere Null.

Zum Vaterschaftsnachweis ist die Blutgruppe eines Kindes allein nicht ausreichend, wohl aber zum Vaterschaftsausschluß. Ein Kind mit der Gruppe A, dessen Mutter B hat, kann beispielsweise keinen Vater der Gruppen B oder Null haben – der Vater muß unbedingt die Gruppe A haben. In bestimmten Fällen (Beispiel: Kind A, Mutter AB) ist jedoch ein Ausschluß nicht möglich. Die Sicherheit des Vaterschaftsausschlusses über die Blutgruppen liegt heute bei etwa 85 Prozent (siehe dazu »Vaterschaftsgutachten«, Seite 621).

In Mitteleuropa ist die Blutgruppe A mit mehr als 40 Prozent am häufigsten vertreten, bei knapp 40 Prozent liegt Gruppe Null. B (mit etwa 10 Prozent) und AB (über 6 Prozent) sind seltener. In anderen Weltgegenden sind die Zahlen oft stark davon verschieden. So haben beispielsweise über 50 Prozent der Indianer Blutgruppe Null.

Zum Rh-System Näheres unter »Rhesusfaktor-Unverträglichkeit«, Seite 602.

Anämien

Anämie oder »Blutarmut«, eine Verminderung der Zahl der roten Blutkörperchen oder des roten Blutfarbstoffs Hämoglobin im Blutvolumen, hat eine Verschlechterung der Sauerstoffversorgung zur Folge. Vor allem das Nervensystem reagiert empfindlich auf den Sauerstoffmangel: Zu den typischen Symptomen, mit denen der Anämie-Patient in die Sprechstunde seines Hausarztes kommt, zählen Mattigkeit, Kopfschmerzen, Reizbarkeit, Konzentrationsschwäche, Kurzatmigkeit, Blässe, Neigung zu Ohnmachtsanfällen, jedoch auch brüchige Haare oder Verformung der Fingernägel. Untrügliches Anzeichen der Blutarmut ist aber keines dieser Symptome. Nicht jeder blasse Mensch ist anämisch, und oft sind auch nur Patienten mit stärker ausgeprägter Anämie hochgradig blaß. Klargestellt werden muß: Es gibt verschiedene Arten von Anämien; ihre Ursachen sind unterschiedlich, und sie bedrohen Gesundheit und Leben des Betroffenen verschieden stark.

Man teilt Anämien in folgende Gruppen ein:

1. Anämien, die durch akuten oder chronischen Blutverlust verursacht werden;
2. Anämien infolge einer Störung der Bildung von roten Blutkörperchen oder des roten Blutfarbstoffs;
3. Anämien, die durch gesteigerten Blutzerfall (Hämolyse) verursacht werden.

Anämien durch Blutverlust

Durch chronischen oder akuten Blutverlust entstehen einfache Anämien – beispielsweise durch schwere, stark blutende Verletzungen bei Unfällen. Daher muß ein akuter Blutverlust sofort durch Nähen der Wunden eingedämmt und der drohenden Anämie durch Bluttransfusionen vorgebeugt werden.

Unbemerkte chronische Blutungen, vor allem im Magen-Darm-Trakt, bedeuten einen chronischen Blutverlust und führen meist zu einer Eisenmangel-Anämie (Seite 441). Sie wird durch Eisenpräparate behandelt.

Bösartige oder perniziöse Anämie (Vitamin-B_{12}-Mangel-Anämie)

Am bekanntesten unter den Anämien ist die bösartige oder perniziöse Anämie (Vitamin-B_{12}-Mangel-Anämie) aus der zweiten Gruppe der Anämien.

Ursache und Entstehung

Steht für den Reifungsprozeß der roten Blutkörperchen im Knochenmark nicht genug Vitamin B_{12} zur Verfügung, dann kommt es zu einer krankhaften Veränderung einzelner roter Blutkörperchen und zur Verringerung ihrer Gesamtzahl.

Täglich ein halbes Pfund rohe Rinderleber zu essen, empfahlen 1926 die amerikanischen Ärzte Minot und Murphy ihren Patienten. Bis dahin war die bösartige Anämie eine unheilbare, tödliche Krankheit, doch nun geschah das Wunder: Die Patienten fühlten sich nach dem Verzehr der rohen Leber innerhalb von Stunden

Prozentuale Verteilung der Blutgruppen in Mitteleuropa

AB0-Blutgruppen-System	Rhesusfaktor-positiv	Rhesusfaktor-negativ
A	36,5	6,5
B	8,5	2,0
AB	5,5	1,0
0 (Null)	34,5	5,5
insgesamt	85,0	15,0

besser und hatten nach wenigen Tagen ein normales Blutbild. Acht Wochen darauf waren alle Symptome der gefährlichen Blutkrankheit verschwunden. Des Rätsels Lösung: der relativ hohe Vitamin-B_{12}-Gehalt roher Rinderleber.

Der erwachsene Mensch braucht täglich ungefähr 2,5 Mikrogramm Vitamin B_{12} (Zum Vergleich: Bei Vitamin C liegt der Tagesbedarf bei 75 Milligramm, bei den Vitaminen B_1 und B_2 um 2 Milligramm.) Das Vitamin B_{12} bezieht der Mensch aus dem Fleisch pflanzenfressender Tiere. Vitamin-B_{12}-Mangelzustände treten auf, wenn die Gesamtmenge im Körper unter 0,5 Milligramm gesunken ist. Das kommt bei Vegetariern häufig vor; ebenso nach teilweiser oder vollständiger Entfernung des Magens oder des Dünndarms sowie bei schweren Darmkrankheiten und parasitären (Würmer!) oder bakteriellen Einflüssen.

Häufigste Ursache des Vitamin-B_{12}-Mangels und damit der perniziösen Anämie ist jedoch eine unzureichende Absonderung des von der Magenschleimhaut gebildeten »Intrinsic-Faktors« bei einer Schrumpfung der Magenschleimhaut. Der Nahrung kann dann nicht ausreichend Vitamin-B_{12} entnommen werden, denn der Intrinsic-Faktor trägt wesentlich dazu bei, daß Vitamin-B_{12} durch die Dünndarmwand ins Blut und weiter in das blutbildende Knochenmark geschleust wird. Fehlt der Intrinsic-Faktor oder ist er in ungenügender Menge vorhanden, dann müssen täglich 100 Mikrogramm Vitamin-B_{12}, also vierzigmal mehr als beim Gesunden, zugeführt werden, damit von der Darmschleimhaut die ausreichende Menge des Vitamins aufgenommen wird. So wird es auch verständlich, warum die beiden amerikanischen Ärzte mit ihrer Rinderleber-Therapie erfolgreich waren.

Heute kann sich ein an perniziöser Anämie Erkrankter vom Arzt regelmäßig eine »Monatsspritze« Vitamin B_{12} geben lassen und braucht keine rohe Leber mehr zu essen. Das Vitamin B_{12} kann aus Rückständen bei der Antibiotika-Herstellung billig gewonnen werden – eine wertvolle Zufallsentdeckung, sind doch sowohl die Isolierung aus Rinderleber wie auch die erst seit 1972 mögliche synthetische Herstellung vergleichsweise kostspielig.

Durch radioaktiv markiertes Vitamin-B_{12} kann man feststellen, ob bei einem an perniziöser Anämie Leidenden ein Mangel an Intrinsic-Faktor die B_{12}-Aufnahme blockiert oder ob eine Darmerkrankung die Ursache ist. Wenn der Patient vom geschluckten radioaktiven B_{12} weniger ausscheidet als ein Gesunder und wenn die ausgeschiedene Menge auch bei Zugabe von Intrinsic-Faktor nicht größer wird, dann liegt eine Darmerkrankung vor. Wird jedoch bei Intrinsic-Faktor-Zugabe die Ausscheidung normal, dann leidet der Patient an Intrinsic-Faktor-Mangel, und es muß ihm sowohl Vitamin-B_{12} wie Intrinsic-Faktor verabreicht werden.

Vor allem Erwachsene über 30 Jahre erkranken an perniziöser Anämie – das Maximum der Erkrankungshäufigkeit liegt bei 65jährigen. Nahezu unbekannt ist die Krankheit in subtropischen und tropischen Ländern, jedoch auch in Japan.

Anzeichen der B_{12}-Mangel-Anämie

Die meisten Erkrankten zeigen eine hochgradige Blässe und typisch strohgelbe Hautfarbe. Die Sensibilität von Händen und Füßen ist oft gestört, außerdem schwillt die Milz an, und die Patienten leiden häufig an Appetitlosigkeit. Magen- und Verdauungsbeschwerden liegen vor, mitunter auch Gehbeschwerden und psychische Störungen.

Wichtiges Frühsymptom ist die Entzündung der Mundschleimhaut und der Zunge (sogenannte »Himbeerzunge«). Wegen der ungenügenden Zufuhr von Vitamin-B_{12} ist das Zellerneuerungssystem im Knochenmark, der Bildungsstätte der roten Blutkörperchen und der weißen Blutzellen, empfindlich gestört. Riesenformen der Vorstufen roter Blutkörperchen werden gebildet, die meist nicht normal ausreifen (sie werden Megaloblasten genannt). Daher ist die Entnahme und Untersuchung von Knochenmarkszellen ein wichtiges Hilfsmittel zur Diagnose der bösartigen Anämie.

Die Schrumpfung der Magenschleimhaut – in den meisten Fällen der erste Schritt bei der Entwicklung einer perniziösen Anämie – ist wahrscheinlich genetisch (erblich) bedingt. Diese Schädigung der Magenschleimhaut läßt Antikörper entstehen, die sich gegen die körpereigenen Zellen richten (Autoimmunkrankheit) und so die Erkrankung verschlimmern. Möglicherweise ist aber auch die Autoantikörper-Bildung Ausdruck eines kranken Abwehrsystems und somit selbst die eigentliche Ursache der Anämie.

Folsäure-Mangel-Anämie

Auch durch *Folsäure-Mangel* kann eine bösartige Anämie entstehen. Folsäure ist ein zum Vitamin-B-Komplex gehörendes Vitamin und wird ebenso wie das Vitamin-B_{12} dringend zur Bildung der DNA (Desoxyribonukleinsäure, die Trägerin der Erbanlagen) in der Zelle gebraucht.

Eine perniziöse Anämie kann die Folge entweder einer ungenügenden Zufuhr von Folsäure oder ihrer unzureichenden Verwertung sein. Folsäure-Mangel-Anämie kommt aber recht selten vor.

Eisenmangel Anämie

Die häufigste Anämie-Ursache ist Eisenmangel. Eisen ist nach dem Aluminium das meistvorkommende Metall in der Erdkruste, und seine Fähigkeit, Sauerstoff zu binden, hat ihm eine Schlüsselrolle in der Biologie verschafft.

Ohne Eisen kein Leben: Eisenatome sind es, die die Sauerstoffbindung an den roten Blutfarbstoff vermitteln, und dieser Sauerstoff wird von den roten Blutkörperchen an alle Zellen des Körpers verteilt. Bei einer Eisenmangel-Anämie (ebenfalls zur zweiten Gruppe der Anämien gehörend) ist der Eisenmangel so stark, daß die Bildung des Blutfarbstoffs gestört ist. Das Blut der Anämiekranken ist darum heller als normal. Zusätzlich wird die Bildung des roten Muskelfarbstoffs beeinträchtigt.

Anzeichen

Eisenmangel-Patienten sehen blaß aus (jedoch ohne den gelblichen Hautton wie bei der perniziösen Anämie), sie sind ermüdbar, klagen über trockene Haut, verstärkten Haarausfall und spröde, brüchige Fingernägel, über Einrisse in den Schleimhäuten (beispielsweise Nasenschleimhaut), mitunter auch über Schluckbeschwerden.

Offenbar bereitet es dem Organismus Schwierigkeiten, die geringe nötige Eisenmenge – wenige Milligramm – seiner eisenhaltigen Umwelt zu entnehmen: Eisenmangel ist das medizinische Mangelproblem Nummer eins auf der Welt; mehr als die Hälfte der Erdbevölkerung leidet ständig oder zeitweise an Eisenmangel. Dabei braucht ein Mann nicht mehr als etwa 1,3 Milligramm Eisen pro Tag, die menstruierende Frau (wegen des Blutverlustes) etwa 1,8 Milligramm.

Männer nehmen bei uns täglich mit ihrer 3000-Kilokalorien-Nahrung etwa 16 Milligramm Eisen auf, von denen allerdings nur 10 Prozent, also 1,6 Milligramm, von der Dünndarmschleimhaut resorbiert werden. *Der Mann nimmt also mehr Eisen auf, als er braucht.* Beim Mann kommt deshalb in einer Überflußgesellschaft Eisenmangel nur dann vor, wenn er Vegetarier ist oder im Magen-Darm-Trakt blutet. (Außerdem tritt Eisenmangel gelegentlich bei männlichen Blutspendern auf.)

Frauen sind gefährdet

Ganz anders liegen die Dinge bei der menstruierenden Frau, wenn diese sich beispielsweise täglich nur mit 2000 Kilokalorien ernährt, um schlank zu bleiben. Sie nimmt dann nur 10 Milligramm Eisen auf, wovon 10 Prozent, also 1 Milligramm, resorbiert werden. Hier liegt ein tägliches Eisendefizit von 0,8 Milligramm vor, und so kommt es, daß viele Frauen in Europa an Eisenmangel leiden und etwa 30 Prozent von ihnen eine Eisenmangel-Anämie entwickeln.

Der Körper des Mannes enthält ungefähr 4,2 Gramm Eisen, davon etwa 3 Gramm im roten Blutfarbstoff, weitere 800 Milligramm als Eisenreserve gespeichert und den Rest unter anderem im roten Muskelfarbstoff. Frauen sollten etwa 3,5 Gramm Eisen im Körper haben; die überwiegende Mehrzahl von ihnen verfügt jedoch in Wirklichkeit lediglich über 2,5 bis 3 Gramm. Ursache dieses Mangels ist, daß 50 Prozent aller Frauen in Mitteleuropa kein Reserveeisen haben und die übrigen 50 Prozent nur über etwa 250 Milligramm verfügen.

Schwangerschafts-Anämie

Tatsächlich aber hat die Frau infolge der Menstruation sogar einen relativ höheren Eisenbedarf als der Mann. Fatal kann das während einer Schwangerschaft werden, denn diese »kostet« ungefähr 500 bis 1000 Milligramm Eisen. Weil nun kein – oder nur wenig – Reserveeisen vorhanden ist und zudem über die Nahrung zu wenig Eisen zugeführt wird, entwickeln viele Frauen während der Schwangerschaft eine Eisenmangel-Anämie, die sogenannte *Schwangerschaftsanämie.* Folgen für das Kind: Frühgeburten, höhere Sterblichkeit im Geburtszeitraum und Häufung von Anämien im Frühkindesalter.

Eisenmangel und Eisenmangel-Anämie

Bei ungenügender Eisenzufuhr wird zunächst das gespeicherte Eisen, die Eisenreserve des Körpers, aufgebraucht; erst zuletzt wird die Bildung des roten Blutfarbstoffs beeinträchtigt. Dann spricht man von einer Eisenmangel-Anämie.

Normalerweise beträgt die Konzentration des roten Blutfarbstoffs im Blut etwa 14 bis 18 Gramm pro 100 Milliliter Blut (in der Fachsprache heißt das: 14–18 g% Hämoglobin – Hämoglobin ist der rote Blutfarbstoff). Als Eisenmangel-Anämie gilt jeder Wert unterhalb 12 g% Hämoglobin.

Vorbeugung und Behandlung der Eisenmangel-Anämie

Fleisch enthält viel Eisen, und etwa 30 Prozent davon können im Körper resorbiert werden. Fleisch ist darum der Haupt-Eisenlieferant für den Menschen – und eine fleischreiche Kost die beste Vorbeugung einer Eisenmangel-Anämie. Ist eine 2000-Kilokalorien-Diät fleischreich, so wird dem Körper immer noch ausreichend Eisen zugeführt.

Dagegen wird Eisen aus Milch, Milchprodukten und Eiern nicht so gut verwertet wie das Fleischeisen. Noch geringer ist der Eisen-Wert von Salaten, Gemüsen und Getreideprodukten. Man müßte etwa 1,5 Kilogramm Spinat zu sich nehmen, um die gleiche verwertbare Eisenmenge zu gewinnen, wie sie in 100 Gramm Leber oder sogar noch weniger Muskelfleisch enthalten ist. Das macht es verständlich, daß die meisten Vegetarier unter Eisenmangel leiden.

Sie müssen aber als Vegetarier keinen Eisenmangel oder gar eine Eisenmangel-Anämie befürchten, sofern Sie ausreichend Milchprodukte, grüne Blattgemüse und Vollkorngetreideprodukte zu sich nehmen. Auch Hirse, Buchweizen und die anderen »urigen« Getreide sind zu empfehlen; hochraffinierte Mehle jedoch sollte man meiden – doch das tun Vegetarier ja meist ohnehin.

Angesichts der Tatsache, daß 50 Prozent von Europas Frauen keine oder nur geringe Eisenreserven besitzen, sollten Sie als Frau regelmäßig Ihre Hämoglobin-Werte (Hb-Werte) überprüfen lassen. Für schwangere Frauen empfiehlt sich grundsätzlich ein Eisenpräparat. Dabei besteht keine Gefahr einer Eisenüberladung, da sich die Eisenresorption selbst reguliert – das gilt aber nur für Präparate, die geschluckt werden.

Eisenpräparate, die gespritzt werden, sollte es heute nicht mehr geben, denn bei ihnen besteht die Gefahr allergischer Reaktionen mit zum Teil tödlichem Ausgang. Am besten resorbiert wird zweiwertiges Eisen (Fe II), das als Eisen-II-Sulfat verabreicht wird. Das dreiwertige Eisen (Fe III) wird dagegen um vieles schlechter vom Körper aufgenommen, weswegen heute grundsätzlich nur Eisen-II-Sulfat verordnet wird.

Eisenpräparate schlucken sollten übrigens vorbeugend auch *Blutspender*, die alle drei Monate Blut spenden.

Als Frau sollten Sie sich nicht scheuen, mit Ihrem Arzt über eine eventuelle Vorbeugung mit Eisenpräparaten zu sprechen. Sofern erforderlich, wird er Ihnen ein Präparat verordnen.

Hämolytische Anämien

Hämolytisch heißt »das Blut auflösend«. So sind denn diese Anämien durch einen über das natürliche Maß gesteigerten Zerfall der Blutzellen gekennzeichnet. Hauptmerkmal der selteneren hämolytischen Anämien ist eine Verkürzung der Überlebenszeit der roten Blutkörperchen, die normalerweise 120 Tage beträgt.

Anzeichen

Müdigkeit, Schwäche, dunkler bis brauner Urin, oft leichtes Fieber, Schüttelfrost, Atemnot, Herzjagen, Neigung zum Kreislauf-Kollaps, Kopf- und Gliederschmerzen, verringerte Harnausscheidung.

Hämolytische Anämien durch Medikamente oder Chemikalien

Relativ häufig sind hämolytische Anämien, die durch Chemikalien oder Medikamente verursacht werden, so beispielsweise durch eine extreme Verabreichung von *Aspirin* (Azetylsalizylsäure), von *Barbituraten* (in manchen Schlafmitteln) *Phenazetin* (immer noch in manchen Schmerzmitteln enthalten), durch *Benzol* (beispielsweise in Benzindämpfen), *Bor, Blei, Fluor, Methylalkohol, Naphthalin, Nitrite, Terpentinöl* oder *Tetrachloräthan*. Auch *Sulfonamide* (Mittel gegen Infektionen) oder bestimmte *Antibiotika* können bei entsprechender Anlage eine hämolytische Anämie hervorrufen.

Behandlung

Die Behandlung kann sich hier in den meisten Fällen darauf beschränken, das entsprechende Medikament abzusetzen oder bei einer beruflichen Exposition (beispielsweise Benzoldämpfe) einen Berufswechsel mit Umschulung anzuraten.

Erbliche hämolytische Anämien

Erbliche Formen der hämolytischen Anämie sind:

- die *Kugelzellenanämie,*
- die *Thalassämie* und
- die *Sichelzellenanämie.*

Bei der *Kugelzellenanämie* sind die sonst abgeflachten und eingedellten roten Blutkörperchen kugelig, was zu einem Elastizitätsverlust und einer Einschränkung der Funktionstüchtigkeit führt.

Behandlung

Diese Anämie kann oft so leicht sein, daß sie nur durch Zufall entdeckt wird. Bisweilen ist sie jedoch lebensbedrohend, so daß nur eine Entfernung der Milz helfen kann (in der Milz werden diese »seltsamen«, weniger funktionstüchtigen roten Blutkörperchen zerstört), um für ausreichend rote Blutkörperchen zu garantieren – auch wenn sie kugelig sind.

Die *Thalassämie,* der einc Störung im Aufbau des roten Blutfarbstoffs zugrunde liegt, tritt vorwiegend nur im Mittelmeergebiet auf. Oft verläuft sie mild und unbemerkt, bisweilen kann sie aber auch lebensbedrohend werden.

Eine *Behandlung* ist nicht möglich.

Dasselbe gilt auch für die *Sichelzellen-Anämie,* die meist nur Schwarzhäutige befällt. Bei dieser Anämie sind die roten Blutkörperchen durch einen abnormalen roten Blutfarbstoff sichelförmig geformt.

Störungen der Blutgerinnung

Die bekannteste Form einer Störung der Blutgerinnung ist die *Hämophilie,* an der nur Männer erkranken. Diese »Bluter-Krankheit« ist sehr selten. Etwas häufiger ist die *Thrombopenie,* ein Mangel an Blutplättchen (Thrombozyten).

Hämophilie (Bluter-Krankheit)

Hämophilie ist eine sehr seltene angeborene Störung der Blutgerinnung, die durch Spontanblutungen während des ganzen Lebens gekennzeichnet ist. Man unterscheidet zwei Arten, den Typ A und den Typ B.

Der A-Typ ist durch eine Strukturstörung des Faktors VIII der Blutgerinnung, der B-Typ durch eine Strukturstörung des Faktors IX bedingt.

An Hämophilie erkranken nur Männer, Frauen vererben die Krankheit ledig-

»Blutvergiftung« (Sepsis, Septikämie) und Lymphangitis

Sepsis (»Blutvergiftung«) ist eine bakterielle Allgemeininfektion: Von einem begrenzten Infektionsherd (Fokalinfektion) gelangen dauernd oder periodisch Erreger oder Erregergifte in die Blutbahn. Die in die Blutbahn eingeschwemmten Keime können sich in nahezu allen Organen ansiedeln und zur Abszeßbildung führen (septische Metastasen). Häufig sind Keimansiedlungen in der Lunge, der Niere, den Knochen und auch im Gehirn (hier mit der Folge einer eitrigen Hirnhaut- oder Hirnentzündung beziehungsweise eines Hirnabszesses). Erregeransiedlung im Herzen führt zur Herzinnenhautentzündung (Endokarditis), gelegentlich auch zu einer Herzmuskel- beziehungsweise Herzbeutelentzündung (Myokarditis beziehungsweise Perikarditis). In die Blutbahn gelangte Erregergifte können zum gefürchteten bakteriellen Schock (siehe Seite 427) führen.

Anzeichen einer Sepsis: Die Patienten sehen blaß und verfallen aus und sind schweißbedeckt; fast stets ist Fieber vorhanden, obwohl es nicht immer hoch sein oder mit Schüttelfrost (klassischer Typ) beginnen muß. Bei Prozessen im Gehirn kommt es zu Bewußtseinsstörungen und Krampfanfällen.

Behandlung: Antibiotika, Ausschaltung des Infektionsherdes, beispielsweise einer eitrigen Mandelentzündung, einer bakteriellen Lungenentzündung, eines Nasenfurunkels oder einer Gallengangsentzündung; gegebenenfalls Schockbekämpfung.

Lymphangitis

Sie haben eine Wunde oder einen Insektenstich am Unterarm. Nach ein, zwei Tagen stellen Sie plötzlich rote Streifen den Unterarm hinauf fest, die Lymphknoten in der Achselhöhle sind vergrößert und schmerzen. Sie haben eine Entzündung der Lymphgefäße *(Lymphangitis)* und der Lymphknoten *(Lymphadenitis)* aufgrund der infizierten Wunde. Suchen Sie unverzüglich einen Arzt auf.

Behandlung: Penizillininjektion in hoher Dosis.

lich (X-chromosomaler rezessiver Erbgang). Auf 5000 Geburten von Jungen kommt etwa ein Junge mit schwerer oder mittelschwerer Hämophilie. *Bereits kleinere Wunden werden durch den Gerinnungs-Defekt nur mangelhaft verschlossen.*

Charakteristisch sind häufige kleinere flächenhafte Blutungen nach relativ geringfügigen Verletzungen; oft handelt es sich nur um alltägliche Belastungen. Schwerwiegend sind Blutungen in Muskeln und Gelenken *(Blutergelenke):* Über die schmerzbedingte Schonhaltung kommt es zu Muskelschwund und Versteifungen, durch entzündliche Vorgänge entstehen öfter schwerste *Gelenkversteifungen.* Durch massive »spontane« Blutungen in die Muskulatur kann es unter Umständen zur Verblutung kommen.

Da Blutungen nach außen heute in der Regel gut unter Kontrolle gebracht werden können, gleicht die Lebenserwartung von Blutern nahezu derjenigen der gesunden Bevölkerung.

Behandlung

Blutungen werden durch Injektion von Konzentraten des entsprechenden Gerinnungsfaktors beherrscht, ebenso Operationen. Bei schwerem Blutverlust bekommt der Bluter außerdem noch Transfusionen mit einem Konzentrat von roten Blutkörperchen.

Hämophilieartige Krankheiten

Es gibt eine Reihe von Störungen anderer Gerinnungsfaktoren, die in ihren Anzeichen denen der Hämophilie gleichen.

Behandlung

Verabreichung von Konzentraten des jeweils fehlenden Gerinnungsfaktors.

Thrombopenie

Bei einer Thrombopenie enthält das Blut nur etwa ein Drittel oder gar noch weniger der normalen Zahl an Blutplättchen (Thrombozyten). Folge ist, daß jede Blutung (infolge einer Verletzung oder aus anderen Ursachen) länger als normal andauert und länger braucht, bis sie gestillt ist.

Ein weiteres Anzeichen der Thrombopenie können winzige Blutungen unter der Haut sein, erkennbar an purpurroten Punkten.

Ursachen

In den meisten Fällen handelt es sich um eine Autoimmunkrankheit, das heißt, das Abwehrsystem entwickelt Antikörper gegen seine eigenen Blutplättchen. Bisweilen können bei einer entsprechenden Anlage auch Medikamente wie Antibiotika, entwässernde Mittel oder entzündungshemmende Mittel schuld sein.

Behandlung

Werden Medikamente als Ursache erkannt, sollten sie abgesetzt werden; ansonsten kann Kortison eine gewisse Hilfe bieten. In schweren Fällen wird der Arzt zu einer Entfernung der Milz raten, die verbrauchte Blutzellen und auch Blutplättchen automatisch abbaut.

Leukämie (»Blutkrebs«)

Leukämien sind Krebserkrankungen der blutbildenden Organe (meist des Knochenmarks) und/oder der Lymphknoten, die einen Teil der Lymphozyten (bestimmte weiße Blutzellen) bilden. Bei unter 30jährigen stellen Leukämien einen großen Teil der Krebserkrankungen, bei über 30jährigen sind sie relativ selten.

Es gibt mehrere Arten der Leukämie mit verschiedenen Krankheitsbildern und einer mehr oder weniger schlechten Prognose – sprich Heilungsaussicht oder Überlebenszeit. Grundsätzlich muß gesagt werden, daß heutzutage bei einer entsprechend optimalen Behandlung Leukämie in den meisten Fällen kein »schnelles Todesurteil« ist.

Arten der Leukämie

Man unterscheidet zwischen

- akuten Leukämien (45 Prozent der Fälle),
- chronischen lymphatischen Leukämien (29 Prozent) und
- den chronischen myeloischen Leukämien (26 Prozent).

Akute Lymphoblastenleukämie

Die günstigste Überlebensrate hat die akute Lymphoblastenleukämie der Kinder; immer mehr Kinder überleben die ersten fünf Jahre der Erkrankung; von ihnen kann sich die Hälfte als endgültig geheilt betrachten.

Akute Leukämien

Bei den akuten Leukämien der Erwachsenen liegt die mittlere Überlebensdauer nur bei ein bis zwei Jahren.

Anzeichen

Zu den Frühsymptomen gehören Leistungsschwäche, Müdigkeit, Atemnot, Gewichtsverlust, Fieber und Nachtschweiß; später kommen Haut- und Schleimhautblutungen sowie unter anderem Lymphknotenschwellungen, Milztumor und Lebervergrößerung hinzu. Die Anzahl der weißen Blutkörperchen im Blut kann unmäßig erhöht, normal oder gar erniedrigt sein.

Behandlung

Chemotherapie (krebshemmende Substanzen), aktive Immunotherapie (Steigerung der körpereigenen Abwehr), Bluttransfusionen.

Chronische lymphatische Leukämie

Die mittlere Überlebenszeit beträgt sechs Jahre.

Anzeichen

Lymphknotenschwellungen sowie Kopfschmerzen, Leistungsabfall, Infekt, kleinerer Milztumor als bei der chronischen myeloischen Leukämie, Lebervergrößerung. Die Anzahl der weißen Blutkörperchen ist bis zu über das 50fache (!) erhöht.

Behandlung

Chemo- oder Strahlentherapie, Bluttransfusionen, Immunotherapie, Antibiotika.

Chronische myeloische Leukämien

Die mittlere Überlebenszeit beträgt drei Jahre.

Anzeichen

Haut- und Schleimhautblutungen, Oberbauchbeschwerden durch eine starke Milzvergrößerung. Lymphknotenvergrößerungen sind selten. Die Anzahl der weißen Blutkörperchen ist dabei um etwa das 50fache erhöht.

Behandlung

Chemotherapie, Strahlentherapie, Immunotherapie, Bluttransfusionen.

Siehe auch Erkrankungen des Lymphsystems (unten und nächste Seite).

Erkrankungen des Lymphsystems

Die Lymphe bildet sich aus der Gewebeflüssigkeit und hat eine gewisse Ähnlichkeit mit der Blutflüssigkeit, doch enthält sie nicht so viel Eiweißkörper wie diese.

Lymphgefäßsystem: Die Lymphe fließt aus dem Gewebe in feinste Gefäße (Kapillaren) ab, die sich zu größeren Lymphgefäßen vereinigen, die wiederum in einen Lymphknoten münden, aus dem ein großes Lymphgefäß entspringt. Diese großen Lymphgefäße sammeln sich schließlich zu Lymphstämmen.

Lymphknoten liegen meist in Gruppen beisammen. Sie bestehen aus retikulärem Bindegewebe, das heißt aus Retikulumzellen, die fremde Stoffe aufnehmen und verdauen und sich sogar selbständig machen können. In das retikuläre Bindegewebe sind außerdem Lymphozyten, die das Abwehrsystem steuern, eingelagert. Die Lymphozyten werden zumeist auch in den Lymphknoten gebildet. *Lymphknoten wirken als Filter des Abwehrsystems;* sie wehren Entzündungsvorgänge ab. Wird das Abwehrsystem der zerstörerischen Keime nicht mehr Herr, siedeln sich diese in den Lymphknoten an.

Die ersten Tochtergeschwülste von Krebsgeschwülsten liegen immer in den benachbarten Lymphknoten (Keimansiedlung). Das Lymphsystem kann aber auch von einem spezifischen Lymphkrebs

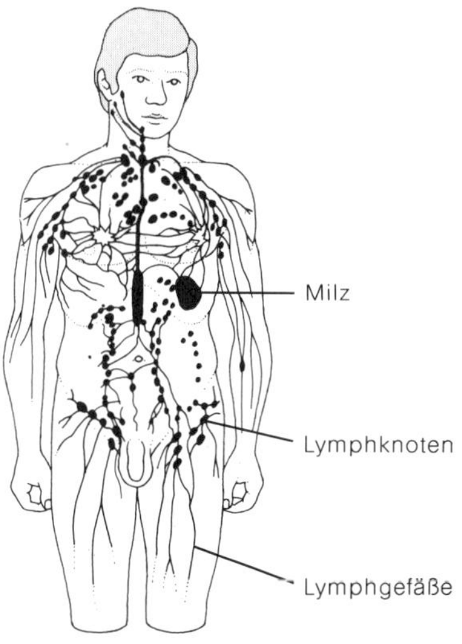

Lymphatisches System
Das lymphatische System besteht aus den Lymphknoten, den Lymphgefäßen und der Milz. Es bildet die Lymphozyten: weiße Blutzellen, die als Strategen des Abwehrsystems fungieren. Die Milz vernichtet überdies alte oder veränderte rote Blutkörperchen.

befallen werden, dem Lymphom (siehe unten).

Lymphatische Organe sind Organe, die neben den Lymphknoten Lymphozyten bilden. Zu ihnen gehören die Milz, die Mandeln, der Wurmfortsatz (»Blinddarm«) sowie die Lymphfollikel des Darms und der Atemwege.

Lymphknotenschwellungen

Lymphknoten sind allüberall im Körper als Zentralen des Lymphsystems (siehe oben) eingestreut. Am meisten fallen Lymphknotenschwellungen im Halsbereich und in den Leistenbeugen auf. In der Regel besagen solche Lymphknotenschwellungen nur, daß das Abwehrsystem mit einer Infektion schwer zu schaffen hat.

So sind beispielsweise leicht schmerzhafte *Lymphknotenschwellungen im Halsbereich* bei schwereren Infektionen des Rachens häufig; überdies kommen sie bei der Mononukleose (Pfeiffer-Drüsenfieber, Seite 271) oder bei Röteln (Seite 659) vor. Allerdings können sie in selteneren Fällen, vor allem wenn sie stark schmerzen und/oder sich rasch vergrößern, auch Warnsignale einer ernsteren Erkrankung sein, so beispielsweise einer Lymphogranulomatose (Hodgkin-Krankheit, unten), eines Lymphoms (unten) oder einer Leukämie (Seite 444).

Kommen Lymphknotenschwellungen im Halsbereich bei einer allgemeinen Virusinfektion vor, brauchen Sie sich also nicht zu beunruhigen. *In allen anderen Fällen sollten Sie einen Arzt aufsuchen, der die Ursache der Schwellungen abklären wird.*

Lymphknotenschwellungen in der Leistengegend können das Zeichen einer selteneren Geschlechtskrankheit (Lymphopathia venerea, Seite 573) sein.

Siehe auch »Lymphangitis« (Kasten Seite 443).

Lymphom, Lymphosarkom

»Lymphom« ist eine Sammelbezeichnung für verschiedene Lymphknotenvergrößerungen. Man unterscheidet gutartige und bösartige (auch *Lymphosarkom* genannt).

Anzeichen

Die bösartigen Lymphome sind meist schmerzhafte, oft im Halsbereich liegende, mit der Umgebung verbackene Lymphknotenschwellungen, die sich rasch vergrößern.

Wichtig: Suchen Sie bei jeder nicht mit einer Infektion verbundenen Lymphknotenschwellung im Halsbereich einen Arzt auf.

Behandlung und Prognose

Lymphosarkome sind ziemlich bösartig, die Prognose richtet sich nach dem speziellen Krebstyp. Operation, Strahlentherapie, Chemotherapie und auch Knochenmarkstransplantationen können angebracht sein.

Siehe auch »Lymphogranulomatose« (unten).

Lymphogranulomatose (Hodgkin-Krankheit)

Diese seltene Krebskrankheit befällt meist 20- bis 30jährige sowie 40- bis 50jährige. Warum sie 30- bis 40jährige in der Regel verschont, ist ein Geheimnis.

Auch die Hodgkin-Krankheit zeigt sich zuerst in den Halslymphknoten, ebenso wie das Lymphom (siehe oben). Hinzu kommen unklare, periodische Fieberschübe, Hautjucken, Schwitzen, Leistungsabfall. Oft sind Leber und Milz (ein lymphatisches Organ!) vergrößert.

Behandlung und Prognose

Bei diesem Krebs zeigt sich der Wert einer Selbstbeobachtung des eigenen Körpers. Gehen die Betroffenen rechtzeitig bei einer unerklärlichen Schwellung der Halslymphknoten zum Arzt, können sie meist durch eine Operation völlig geheilt werden. In späteren Stadien, wenn der Hals bereits unförmig geschwollen ist, überleben nur etwa 15 Prozent der Patienten trotz Behandlung länger als fünf Jahre. In frühen Stadien kann noch operiert werden, in späteren Stadien ist lediglich durch Strahlen- und Chemotherapie eine gewisse Verlängerung der Überlebenszeit möglich; auch eine Entfernung der Milz kann bisweilen nützen.

Erkrankungen des Atemtrakts und der Lunge

Atmen heißt leben. Die Atmung versorgt die Zellen mit Sauerstoff, den sie zur Energiegewinnung benötigen. Und sie entsorgt den Körper von Kohlendioxid, dem Abfallprodukt des Energiestoffwechsels.

Die Atemwege, über die die Luft ein- und ausgeatmet wird, bestehen aus *Nase, Nasen-Rachen-Raum, Kehlkopf, Luftröhre* und *Bronchien*. Den eigentlichen Atemtrakt stellen dabei Kehlkopf, Luftröhre *(Trachea),* Bronchien und Bronchiolen.

Die *Luftröhre* teilt sich tief in der Brust in die zwei *Stammbronchien,* die in die Mittelflächen ihres Lungenflügels eintreten. Die *Bronchien* teilen sich immer weiter auf bis in kleinste Verzweigungen *(Bronchiolen).* Die Bronchiolen gehen in die Gänge der *Lungenbläschen* (Alveolen) über, wo der Gasaustausch stattfindet.

Gasaustausch heißt: Die kleinsten Blutgefäße (Kapillaren), die zwischen den Lungenbläschen ein Netz bilden, nehmen über ihre Wände Sauerstoff aus dem in die Alveolen eingesaugten sauerstoffreichen Luftgemisch auf. Dieser Sauerstoff bindet sich an die roten Blutkörperchen und wird zu den Zellen transportiert. Andererseits tritt aus den Kapillaren Kohlendioxid als das Endprodukt des Energiestoffwechsels über und wird zusammen mit einem Teil Sauerstoff ausgeatmet.

Die von einer Bronchiole abhängigen Lungenbläschen bilden ein *Lungenläppchen* (Lobulus) von 1 bis 1,5 Zentimeter Durchmesser. Ein Lungenbläschen hat einen Durchmesser von etwa 0,2 Millimetern. Beide Lungenflügel haben insgesamt etwa 500 Millionen Lungenbläschen, die zusammen eine Fläche von etwa 200 Quadratmetern für den Gasaustausch bilden.

Die Luft wird durch Erweiterung des Brustraumes (Heben der Rippen durch Zusammenziehen der Zwischenrippenmuskeln und Senkung des Zwerchfells durch Zusammenziehen) in die Lungen eingesaugt und durch Verkleinerung des Brustraums (Erschlaffung von Muskeln und Zwerchfell) ausgepreßt. Die Lungen folgen passiv diesen Bewegungen. Die Rippenatmung (Anheben der Rippen) dominiert gegenüber der Zwerchfellatmung (Senken des Zwerchfells), bei der Frau noch mehr als beim Mann.

Dieses Hauptkapitel ist in drei Unterkapitel eingeteilt:

1. Erkrankungen der Nase und der Nasennebenhöhlen,
2. Erkrankungen des Rachens und des Kehlkopfes,
3. Erkrankungen der Luftröhre, der Bronchien, der Lunge und des Brustraumes.

Es sei vor allem auf das Kapitel über *Bronchitis* verwiesen, da diese Erkrankung immer noch als »banal« angesehen wird – obwohl die Folgeerscheinungen der Bronchitis Sie zum Invaliden machen und Ihr Leben bedrohen können.

Die seltener gewordene *Lungentuberkulose* wird im Kapitel »Infektionserkrankungen« auf Seite 273 besprochen.

Der Atemtrakt

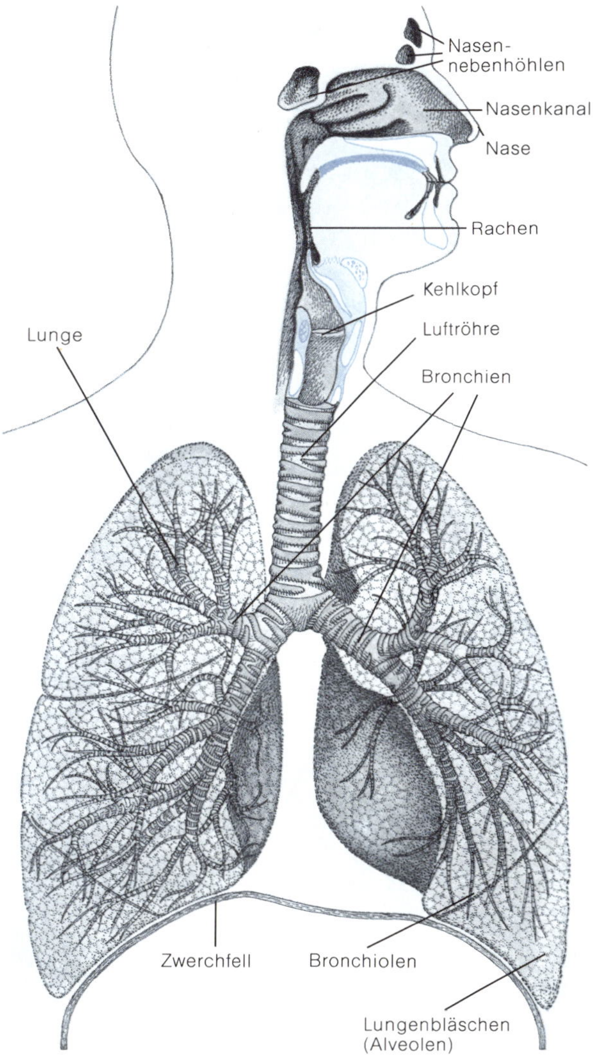

Atmung

Der unwillkürliche, reflexhafte Ablauf der Atmung, der vom Gehirn, vom Gasstoffwechsel und vom Sauerstoffhunger der Gewebe gesteuert wird, kann bis zu einem gewissen Grad willkürlich mitbestimmt und gestaltet werden.

Die meisten Menschen haben sich an eine oberflächliche Brustatmung gewöhnt: Der Brustkorb wird nur hochgehoben, aber nicht nach allen Seiten hin gleichmäßig erweitert – was nur durch gleichzeitige Brust-, Flanken- und Bauchatmung geschehen kann.

Brust- und Flankenatmung bedeutet: Die Rippen heben sich durch das Zusammenziehen der Zwischenrippenmuskeln, der Brustkorb dehnt sich nach außen aus (2). Bauchatmung bedeutet: Das Zwerchfell senkt sich nach unten, der Bauchraum wird verkleinert, der Brustraum vergrößert (1).

Durch die Vergrößerung des Brustraums entsteht ein Druckgefälle, so daß Luft von außen in die sich vergrößernde Lunge einströmen kann. Die Gesamtmenge der Luft, die nach willkürlicher maximaler Ausatmung bei maximaler Einatmung aktiv eingeatmet werden kann, beträgt etwa 4,5 bis 5,5 Liter (Vitalkapazität). Im Normalfall werden bei ruhiger Einatmung jedoch nur 500 Kubikzentimeter Luft in die Lunge gesaugt.

Nach der Einatmung erschlaffen die Zwischenrippenmuskeln: Der Brustkorb sinkt wieder zusammen (4), und die Lunge kontrahiert sich. Überdies drückt der durch die Ausdehnung erhöhte Druck im Bauchraum das Zwerchfell wieder in die Ausgangslage (3). So kann die Luft ausgestoßen werden.

Die eingeatmete Luft besteht zu 80 Prozent aus Stickstoff und zu 20 Prozent aus Sauerstoff. Die ausgeatmete Luft enthält etwa 4 Prozent Kohlendioxid als ein Endprodukt des Stoffwechsels. Vom eingeatmeten Sauerstoff wird nur etwa ein Fünftel verwertet, die anderen vier Fünftel strömen mit der Ausatmungsluft wieder heraus.

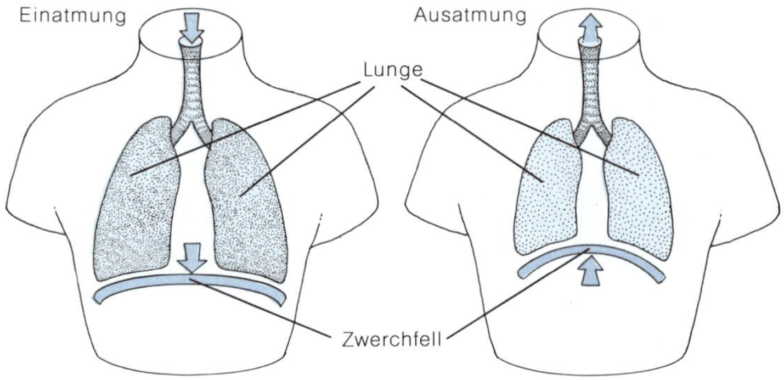

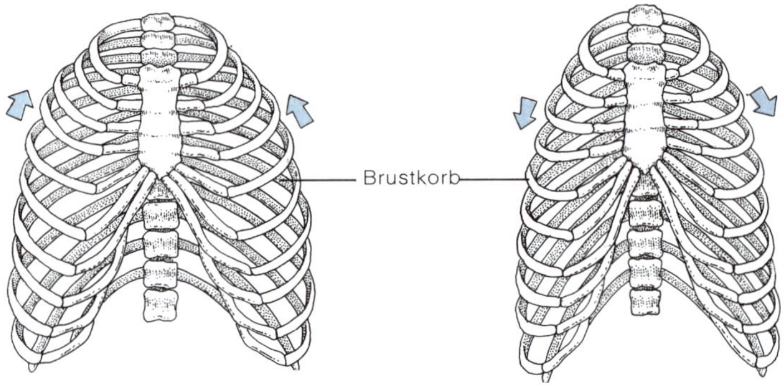

Obere Atemwege und Speisewege

Wenn Sie einatmen, ist der Anfangsteil Ihrer Speiseröhre durch einen Muskelring verschlossen. So kann keine Luft in die Speiseröhre dringen. Schlucken Sie, öffnet sich der Anfangsteil der Speiseröhre – und die Luftröhre schließt sich, um das Eindringen von Speisestücken zu verhindern.

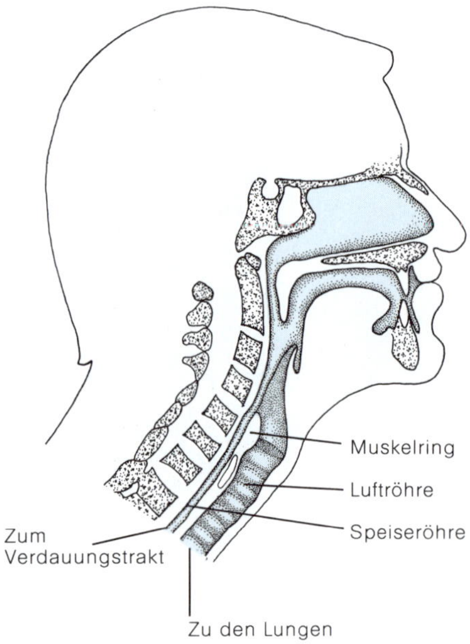

Gasaustausch in der Lunge

Von den Lungenbläschen (Alveolen) dringt Sauerstoff (O_2) zu den roten Blutkörperchen in den kleinsten Blutgefäßen (Kapillaren) der Lunge vor, die ihrerseits Kohlendioxid (CO_2) abgeben.

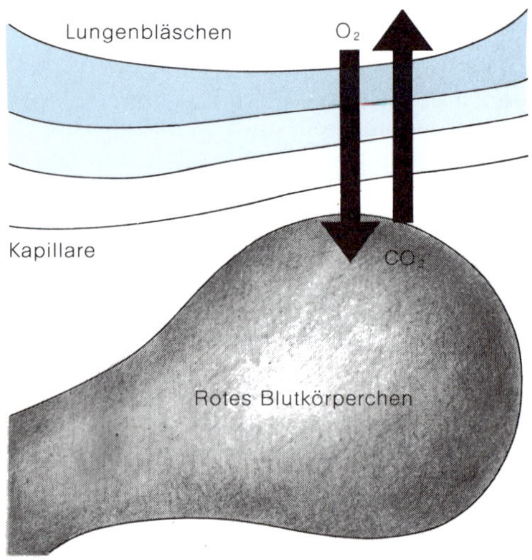

Erkrankungen der Nase und der Nasennebenhöhlen

Die Nase ist der *Haupteingang der Atemwege* und gleichzeitig Riechorgan. Sie untersucht die Atemluft gewissermaßen chemisch *(Riechfunktion), erwärmt, filtert und säubert die Atemluft und feuchtet sie an.*

Die beiden Nasenhöhlen sind durch die *Nasenscheidewand,* die anfangs knorpelig, dann knöchern ist, voneinander getrennt. Die *Nasenschleimhaut* fängt Staub- und andere Partikelchen auf, durch die Bewegungen ihrer Flimmerhärchen werden Fremdkörper gegen die Nasenlöcher oder den Rachen abtransportiert.

Die Schleimhaut der Nasenhöhlen dehnt sich auch in die *Nasennebenhöhlen* aus, in die Kiefer-, Stirn-, Sieb- und Keilbeinhöhle. Die Nasennebenhöhlen sind luftgefüllte Hohlräume in den Knochen des Gesichtsschädels. Sie wirken als Resonatoren, die die Klangfarbe der Stimme beeinflussen. Infektionen der Nasenhöhlen können sich mitunter auch in die Nasennebenhöhlen ausbreiten (Nebenhöhlenentzündung, Seite 451).

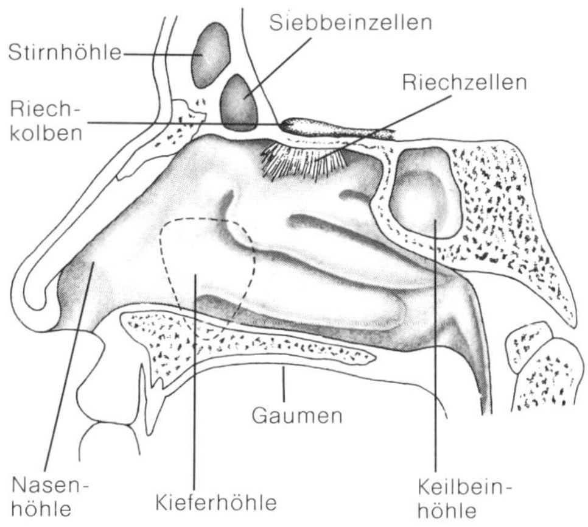

Nasenhöhle und Nasennebenhöhlen
Die Nasenhöhle ist mit den Nasennebenhöhlen (Stirn-, Siebbein-, Keilbein- und Kieferhöhle) verbunden, die die Atemluft zusätzlich vorwärmen und anfeuchten. Im oberen Bereich der Nasenhöhle liegt die Riechschleimhaut mit den Riechzellen, die die Atemluft gewissermaßen chemisch untersuchen.

Die eingeatmete Luft streicht von den Nasenhöhlen in den anschließenden Nasen-Rachen-Raum und von dort über die Luftröhre in die Bronchien.

»Erkältung«

Die Ausdrücke halten sich hartnäckig: »Erkältung«, »ich bin erkältet« und gar *»Erkältungskrankheiten«.* Verstanden werden darunter Virus-Infektionen wie *Schnupfen, Rachenentzündung* (»Halsentzündung«) oder *Reizhusten,* die auch in Kombination auftreten können. Mit einer Erkältung, einer Abkühlung des ganzen Körpers oder einzelner Körperteile, haben diese Infektionen nichts zu tun. Es gibt keinen Schnupfen durch kalte Füße, Zugluft oder Durchnässung. *Immer sind es Viren, die den normalen Schnupfen, eine Rachenentzündung oder einen grippalen Infekt verursachen.* Und meist holen Sie sich Ihre »Erkältung« in überheizten Räumen, an Ihrem Arbeitsplatz, in öffentlichen Verkehrsmitteln oder bei Veranstaltungen – also immer da, wo Sie mit anderen Menschen, die bereits erkrankt sind, in Berührung kommen können.

Wandel und Aggressivität der »Erkältungs«-Viren

Überdies wissen Sie aus eigener Erfahrung, daß Sie sich auch im Sommer eine »Erkältung« holen können. Die *»Erkältungen« im Sommer* werden ebenfalls durch Viren verursacht – oft durch dieselben Virus-Arten, die im Winter aktiv sind.

Insgesamt gibt es *mehr als 200 Virusarten,* die beim Menschen einen Schnupfen, eine Rachenentzündung, Husten oder einen »grippalen Infekt« provozieren können. Und da diese Viren bei ihrer Vermehrung ständig ihre Hülle ändern, kann sich das Abwehrsystem nur schlecht auf sie einstellen. Es entstehen immer wieder abgeänderte Viren, gegen die wir noch keine Widerstandskraft entwickelt haben.

Auch in ihrer Aggressivität und Virulenz können sich die Viren wandeln. So scheinen manche Viren in den letzten Jahren aggressiver und virulenter geworden zu sein. Jedenfalls ist die Erreger-Situation recht bunt. Neuerdings schlagen immer mehr Virusarten auch im Sommer zu: Schnupfen, Rachenentzündungen und Husten im Sommer nehmen zu.

Ein und dieselbe Virusart muß nicht unbedingt bei jedem Menschen dasselbe Krankheitsbild provozieren. Manche »Erkältungs«-Viren sind da recht variabel: Bei Ihnen provozieren sie vielleicht nur ein *»Kratzen im Hals«,* aber einen unangenehmen *Drehschwindel,* bei Ihrem Mann rufen sie *Abgeschlagenheit* und *Durchfall* hervor, bei Ihrem Sohn eine *Angina* und *Herzjagen.* Schwindelanfälle sind vor allem bei einer Infektion im Sommer neuerdings recht häufig. *Herzja-*

gen und gar *Herzinnenhaut-* oder *Herzmuskelentzündung* scheinen neue Varianten der Angriffspunkte der »Erkältungs«-Viren zu sein.

Vor allem bei Kindern und Männern können die Viren auch die Bauchspeicheldrüse befallen – erkennbar an massigen, gelbfahlen, stinkenden Stühlen, die oft recht fettig wirken.

Behandlung

Je nachdem, welche Organe befallen sind, schwinden die Infektionserscheinungen nach etwa drei bis acht Tagen von selbst. Das gilt auch für eine eventuelle Schwächung der Bauchspeicheldrüse. Lediglich bei einer primär virusbedingten Angina (Seite 455) kann die Aufpfropfung einer bakteriellen Infektion gefährlich werden; *suchen Sie also einen Arzt auf!*

Leiden Sie neben anderen Symptomen an Herzjagen oder Herzrhythmusstörungen, leichtem Fieber und Abgeschlagenheit, sollten Sie unverzüglich einen Arzt aufsuchen!

Gegen Viren gibt es noch keine Medikamente, die allgemein eingesetzt werden können. Zwar wurden chemische Substanzen entwickelt, die Viren stoppen können (sogenannte Virostatika), doch bleibt ihr Einsatz wegen massiver Nebenwirkungen nur auf Sonderfälle schwerer Virusinfektionen beschränkt. Die Entwicklung eines nebenwirkungsarmen Virostatikums liegt noch in der Zukunft.

Eine gewisse virushemmende Wirkung scheinen Substanzen bestimmter Pflanzen zu haben, die in der Phytotherapie (pflanzliche Therapie), in der Homöopathie oder in der anthroposophischen Medizin eingesetzt werden. Diese Substanzen, beispielsweise die Wirkstoffe von Thuja, Thymian oder Echinacea – sind unter anderem in folgenden Medikamenten enthalten: *Infludo* (Weleda), *Agropyron* (Wala) oder *Esberitox* (Schaper & Brümmer). Echinacea allein enthält *Echinacin* (Madaus). Über die leichte virushemmende Wirkung hinaus regen solche Medikamente das Abwehrsystem und die Selbstheilungskräfte des Organismus an.

Näheres über die Behandlung von »Erkältungskrankheiten« erfahren Sie unter »Schnupfen« (unten), »Mandelentzündung« (Angina, Seite 454), »Rachenentzündung« (Seite 454); zu »Husten« siehe die Kapitel »Bronchitis« (Seite 457), »Grippe« (Seite 267), »Rachenentzündung« (Seite 454) und »Kehlkopfentzündung« (Seite 456).

Schnupfen

Siehe auch »Grippale Infekte« (Seite 267)

Ein normaler Schnupfen (Rhinitis) dauert nach einer alten Volksweisheit eine Woche oder, wenn Sie ihn behandeln, sieben Tage. Der Verlauf eines virusbedingten Schnupfens wird jedenfalls durch den Gebrauch von Nasensprays, Nasentropfen oder Schnupfendragees nicht abgekürzt. Sicher können diese schleimhautabschwellenden Mittel die Symptome etwas lindern, doch Ihren Schnupfen werden Sie dadurch nicht früher los.

Warnung: Abschwellende Nasensprays, -tropfen oder Schnupfendragees sollten Sie nur etwa 5 bis 6 Tage benutzen. Eine längerdauernde Anwendung oder zu hohe Dosierung führt zu einem »Rebound-Effekt«; das heißt, die Nasenschleimhaut produziert noch mehr Schleim, der zum Teil in den Rachen hinunterläuft. Überdies kann die Schleimhaut geschädigt werden. Nebenwirkungen einer zu hohen Dosierung können sein: Herzklopfen, Unruhe oder Benommenheit.

Wichtig: Für Säuglinge gibt es spezielle niedrig dosierte Nasentropfen oder -salben!

Prognose

Ein normaler Schnupfen ist harmlos, auch wenn sich nach ein paar Tagen ein dickeres grünliches Sekret (ein Zeichen für eine aufgepfropfte bakterielle Infektion mit Kokken) zeigt. Ist allerdings nach etwa einer Woche Ihre Nase immer noch verstopft und vermehrt sich das dikke grünliche Sekret, kann das ein Signal für eine Ausbreitung in die Nasennebenhöhlen sein. Siehe dazu *»Nasennebenhöhlenentzündung«* (Seite 451).

Vasomotorischer Schnupfen

Vasomotorisch heißt: die Gefäßnerven betreffend. Die Nasenschleimhaut ist reich an Blutgefäßen, was die Erwärmung der eingeatmeten Luft begünstigt. Bei manchen Menschen können Funktion und Reaktion der Gefäßnerven leicht gestört werden. Es handelt sich um eine unspezifische, also nicht allergische Überempfindlichkeit, wobei auch die Psyche eine gewisse Rolle spielt. Auslösefaktoren des wäßrigen Sekrets beim vasomotorischen Schnupfen können Staub, kalte Luft, chemische Bestandteile in der Luft oder gechlortes Wasser sein. Die Nasenatmung ist meist stark behindert, Benommenheit kann hinzukommen. Auch bei einem Mißbrauch von nasenschleimhautabschwellenden Mitteln kann es zu einer vasomotorischen Rhinitis (Schnupfen) kommen; siehe dazu oben unter »Warnung«.

Behandlung

Antihistaminika (antiallergische, gefäßabdichtende, abschwellende Mittel); ist eine verbogene Nasenscheidewand die Mitursache, empfiehlt sich eine Operation.

»Heuschnupfen«

Leiden Sie während der Blütezeit bestimmter Gräser, Ähren oder Bäume unter Niesanfällen, Juckreiz in den Augen und Augenbindehautentzündung, sind Sie gegen den Blütenstaub (Pollen) bestimmter Pflanzen allergisch. Sie haben eine *Pollenallergie*. Siehe dazu Seite 283.

Nasennebenhöhlenentzündung (Sinusitis)

Sind Sie Ihren Schnupfen nach zehn Tagen immer noch nicht los, schneuzen Sie vermehrt grünliches Sekret, und ist Ihre Nase schließlich total verstopft – dann leiden Sie wahrscheinlich an einer Nasennebenhöhlenentzündung.

Anzeichen

Untrügliche Kennzeichen für eine Entzündung der Kieferhöhlen sind Schmerzen unterhalb der Augen im Wangenbereich, die Wangenknochen sind druckempfindlich. Ist die Stirnhöhle vereitert, sind die Schmerzen im Stirnbereich lokalisiert.

Bei einer Eiterung der *Keilbeinhöhle* kann eine »Eiterstraße« an der Rachenhinterwand entstehen – oft werden auch Eiterbrocken ausgehustet oder finden sich im Mund. Drücken Sie seitlich an den Nasenwurzeln in Richtung Stirn, entsteht vor allem bei einer Stirnhöhleneiterung ein starker Druckschmerz. Beugen Sie den Kopf nach vorn, empfinden Sie besonders bei einer Stirnhöhleneiterung einen stechenden oder dumpfen Schmerz.

Wichtig: Eine Eiterung der Kieferhöhle kann Zahnschmerzen im Oberkiefer vortäuschen. Umgekehrt kann die Vereiterung einer Zahnwurzel im Oberkiefer – wenn auch selten – in die Kieferhöhle durchbrechen und eine Kieferhöhleneiterung verursachen. Im allgemeinen jedoch sind die Eiterherde im Zahnwurzelbereich gut abgekapselt.

Behandlung

Der Hals-Nasen-Ohren-Arzt wird Ihnen zuerst abschwellende Nasentropfen verordnen, um den Sekretabfluß aus den Nebenhöhlen zu ermöglichen; zudem Antibiotika, um die eitererregenden Bakterien zu vernichten.

Günstig sind auch Wärmebehandlung (Infrarot u. a.) sowie die Inhalation von Kamillen- oder Eukalyptus-Menthol-Dampf: In eine Schüssel mit heißem Wasser geben Sie Kamillosan, Pinimenthol oder ein ähnliches Mittel; dann beugen Sie Ihren Kopf über die Schüssel und atmen die Dämpfe ein (mit einem Tuch Kopf und Schüssel abdecken). Überdies gibt es pflanzliche und mineralische Mittel, die bei Nebenhöhlenentzündungen

Diagnose von Nasennebenhöhlenentzündungen
Bei langwierigen oder wiederholten Entzündungen der Nasennebenhöhlen wird unter Umständen eine Röntgenuntersuchung notwendig. Das Röntgenbild zeigt links unter der Augenhöhle (rechte Gesichtshälfte) eine gesunde, luftgefüllte Kieferhöhle. Die rechte Kieferhöhle stellt sich dagegen im Röntgenbild nicht dar – ein Zeichen dafür, daß sie vereitert sowie mit Schleim und Flüssigkeit gefüllt ist.

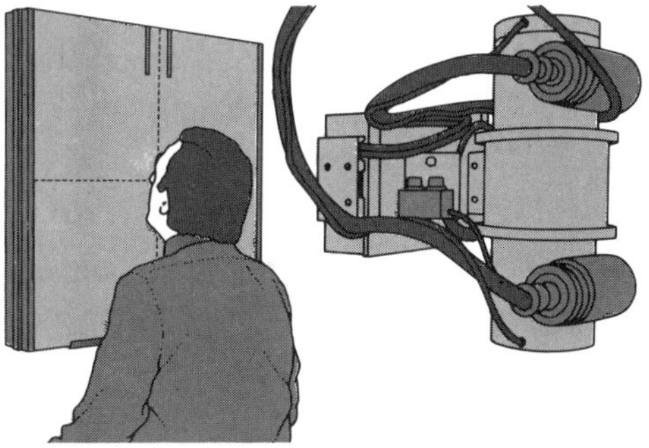

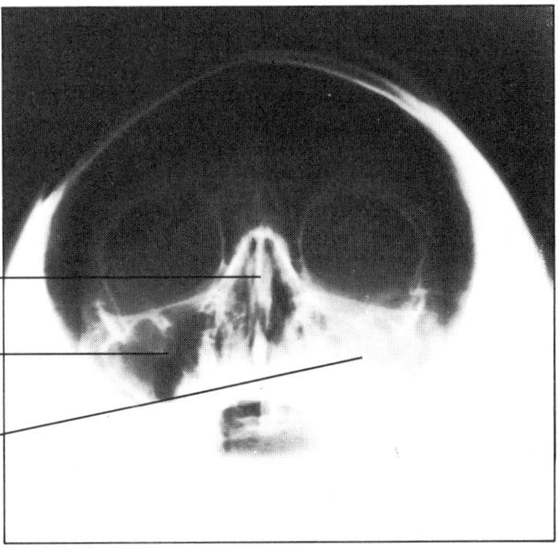

Warnzeichen einer Nasennebenhöhlen-Entzündung
Haben Sie während eines längerdauernden Schnupfens mit »verstopfter« Nase Kopfschmerzen im Stirnbereich über der Nasenwurzel, leiden Sie möglicherweise an einer Stirnhöhlenentzündung. Druckschmerz entsteht, wenn Sie seitlich der Nasenwurzel in Richtung Stirn streichen. Schmerzen unterhalb der Augen in Richtung Ohr deuten auf eine Entzündung einer Kieferhöhle hin (ebenfalls Druckschmerz!).

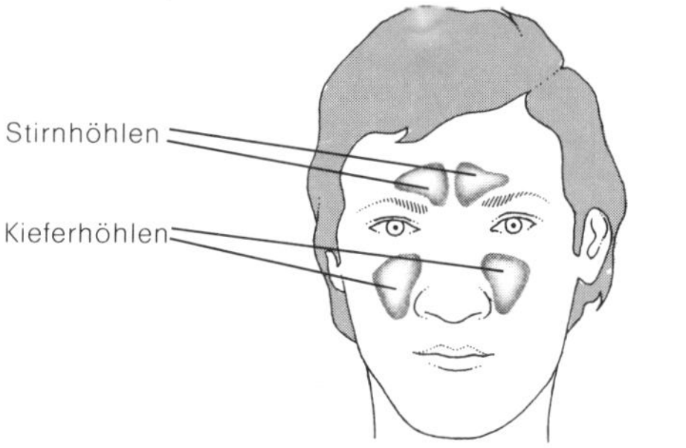

hilfreich sein können (beispielsweise *Sinfrontal, Sinupret* oder *Zyrhin*).

Ist die akute Nasennebenhöhlen-Entzündung nach ein bis zwei Wochen nicht ausgeheilt, muß der Hals-Nasen-Ohren-Arzt die Nebenhöhlen unter örtlicher Betäubung eröffnen und ausspülen.

Prognose

Schwere Komplikationen einer Nebenhöhleneiterung wie *Hirnhautentzündungen* oder *Hirnhautabszesse,* die bei einem Durchbrechen der Eiterung durch die knöcherne Wand der Nebenhöhlen entsteht, sind heute selten geworden – dank der Behandlung mit Antibiotika und gegebenenfalls dank einer rechtzeitigen Operation.

Warnsignale solcher Komplikationen sind: Schwellungen der Augenoberlider, dumpfer Kopfschmerz, Erbrechen, Nackensteifigkeit, oftmals auch Fieber, in schwereren Fällen Schläfrigkeit bis Bewußtlosigkeit oder schwere psychische Veränderungen.

Nasenpolypen

Polypen sind Wucherungen von Schleimhäuten; meist sind sie an ihrer Basis gestielt und ragen dann birnenförmig aus der Schleimhaut heraus.

Nasenpolypen entstehen vor allem unter allergischen Bedingungen, sei es bei einer chronischen Nebenhöhlen-Entzündung, einem »Heuschnupfen« (Seite 283) oder bei Asthma, aber auch bei einem vasomotorischen Schnupfen (Seite 450) oder einer verbogenen Nasenscheidewand (unten).

Anzeichen

Blockierte Nasenatmung, näselnde Sprache, eventuell auch Verminderung des Geruchssinns. Sitzen die Polypen in der vorderen Hälfte der Nasenhöhlen, können Sie die graubläulichen mit Hilfe eines Spiegels und einer Lichtquelle selbst erkennen. Häufig aber wuchern die Polypen in den oberen Nasengängen, so daß sie nur mit einem Spezialinstrument entdeckt werden können.

Wichtig: Gehen Sie bei jeder längerfristig blockierten Nasenatmung zu einem Hals-Nasen-Ohren-Arzt!

Behandlung

Nasenpolypen werden unter örtlicher Betäubung entfernt; mitunter wachsen sie nach der Operation wieder nach, so daß ein neuer Eingriff notwendig wird.

Verbiegung der Nasenscheidewand

Eine Verbiegung der Nasenscheidewand ist meist verletzungsbedingt, seltener angeboren. Ist die Verbiegung stärker, kann die ganze Nase seitlich verbogen erscheinen.

Folgen

Behinderung der Nasenatmung, verstärkte Neigung zu vasomotorischem Schnupfen (Seite 450) und Nasennebenhöhlen-Entzündungen, bisweilen auch zu Nasenpolypen.

Behandlung

Bei stärkeren Beschwerden oder aus kosmetischen Gründen ist eine plastische Operation zu empfehlen.

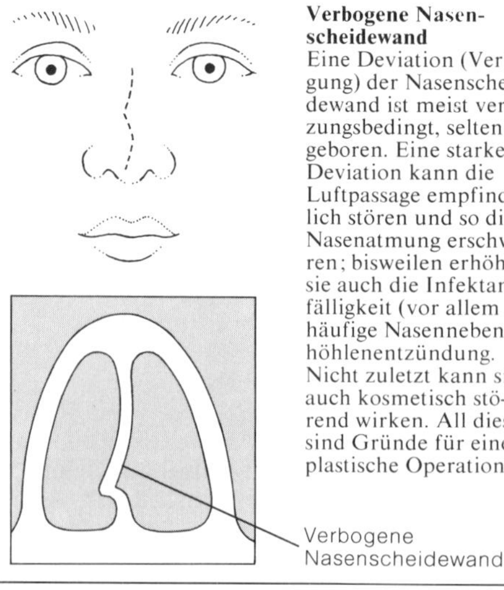

Verbogene Nasenscheidewand
Eine Deviation (Verbiegung) der Nasenscheidewand ist meist verletzungsbedingt, selten angeboren. Eine starke Deviation kann die Luftpassage empfindlich stören und so die Nasenatmung erschweren; bisweilen erhöht sie auch die Infektanfälligkeit (vor allem häufige Nasennebenhöhlenentzündung. Nicht zuletzt kann sie auch kosmetisch störend wirken. All dies sind Gründe für eine plastische Operation.

Verlust des Geruchssinns (Anosmie)

Stellen Sie auf einmal fest, daß Sie nichts mehr riechen, sollten Sie zuerst einen Hals-Nasen-Ohren-Arzt aufsuchen. Denn die häufigsten Ursachen dieser Anosmie liegen in der Nase: Meist ist sie durch einen chronischen vasomotorischen Schnupfen (Seite 450) oder durch Nasenpolypen bedingt. Nur sehr selten wird ein Hirntumor oder eine Kopfverletzung die Ursache sein.

Nasenbluten

Nasenbluten ist im allgemeinen kein Grund zur Besorgnis. Die Nasenschleimhaut ist reich mit Gefäßen versorgt, und so kann beim ungeschickten »Nasenbohren« oder beim heftigen Schneuzen schon mal ein Gefäß platzen. Oft ist Nasenbluten aber einfach anlagebedingt.

Weitere Ursachen eines stärkeren Nasenblutens können sein: Nasenbeinbruch oder Bruch der Nasenscheidewand sowie der Nasennebenhöhlenknochen, Verletzung der Schleimhaut durch Fremdkörper, mechanische Reizung von Nasenpolypen, Geschwülste der Nase oder der Nasennebenhöhlen und Schädelbasisbrüche, Neigung zu Schleimhautblutungen und Blutungen unter der Haut.

Bei häufigerem starkem Nasenbluten sollten Sie unbedingt einen Arzt aufsuchen!

Behandlung

Siehe unten.

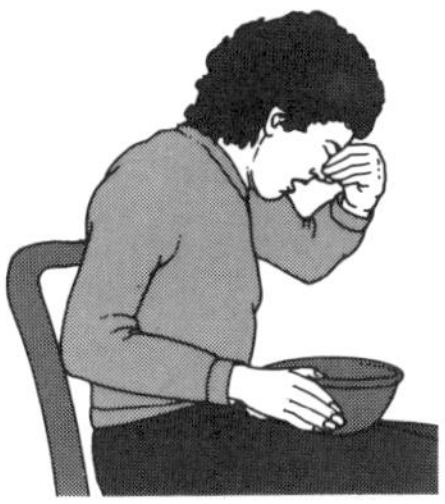
1

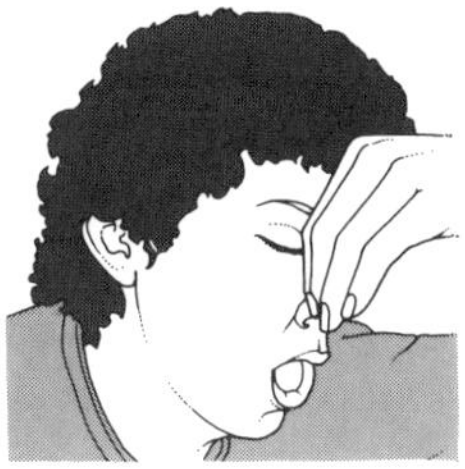
2

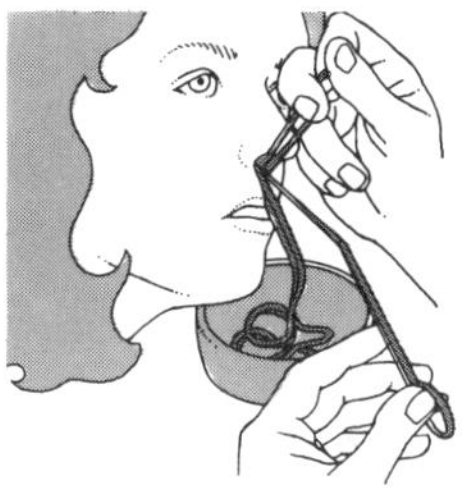
3

Behandlung des Nasenblutens

1 Beugen Sie Ihren Kopf nach vorne.

2 Drücken Sie Ihre Nase zu, und atmen Sie durch den Mund.

3 Hat das Nasenbluten nach 20 Minuten noch nicht aufgehört, sollten Sie einen Arzt aufsuchen. Mit einem speziellen Instrument wird er Gazestreifen in die Nasenhöhle stopfen und durch diesen Druck auf das gerissene Gefäß die Blutung stoppen.

Erkrankungen des Rachens und des Kehlkopfes

Der Rachen ist ein Teil des Speise- und des Atemwegs, die sich im mittleren Teil des Rachens kreuzen. Wenn Sie schlukken, wird der Atemweg mit Hilfe des *Gaumensegels,* des *Zungengrunds* und des *Kehldeckels* unterbrochen, so daß keine Speisebrocken in die Luftröhre gelangen können. Nach oben grenzt der Rachen an die *Nasenhöhle* (Nasen-Rachen-Raum).

Am Eingang zum Rachen liegen links und rechts die *Gaumenmandeln* in den Taschen zwischen vorderem und hinterem Gaumenbogen. Die Gaumenmandeln gehören zum Lymphgewebe und bilden wie die Lymphknoten Lymphozyten – Zellen des Abwehrsystems.

Die *Rachenmandel* sitzt am Dach des Nasen-Rachen-Raums hinter dem Zäpfchen.

Der Kehlkopf trennt die oberen von den unteren Luftwegen. Er ist das Tor zur Luftröhre und Organ der Stimmbildung. Das Kehlkopfskelett wird vom U-förmigen *Zungenbein* und von den *Kehlkopfknorpeln* gebildet. Das Zungenbein ist zwischen die Mundbodenmuskeln und die geraden Halsmuskeln eingelassen und bewegt sich beim Schlucken, Kauen oder Sprechen. Der *Ringknorpel* des Kehlkopfes bildet vorn einen Ring und hinten eine Platte, auf der die beiden in Gelenken beweglichen *Stellknorpel* sitzen. Nach vorn wird der Kehlkopf durch den *Schildknorpel* abgeschirmt, dessen unterer Teil mit dem Ringknorpel gelenkig verbunden ist. Vor dem Schildknorpel liegt die Schilddrüse. Der knorpelige *Kehlkopfdeckel* (Epiglottis) schließt den Kehlkopf beim Schlucken gegen den Schlund ab. Beim Mann springt infolge des durch die männlichen Sexualhormone bedingten stärkeren Wachstums der Schildknorpel in Form des *Adamsapfels* vor. Die deshalb auch längeren Stimmbänder führen zu der tieferen männlichen Stimme.

Im Innern des Kehlkopfes bildet die Schleimhaut bandartige Vorsprünge. Die beiden unteren sind die *Stimmbänder,* der Raum zwischen ihnen wird als *Stimmritze* (Glottis) bezeichnet. Die beiden oberen

Stimmbänder (Taschenbänder) haben an der Stimmbildung keinen Anteil. Die Stimmbänder sind zwischen dem Stimmbandfortsatz des Stellknorpels und dem Schildknorpel ausgespannt. Zwischen Stimmbändern und Taschenbändern ist die Schleimhaut auf jeder Seite ausgesackt.

Der Kehlkopf ist mit einem Blasinstrument vergleichbar. Die Schwingungen der Stimmbänder führen zu Schwingungen der Luftsäule. Wenn wir die Ausatmungsluft durch die geschlossene Stimmritze pressen, formen wir die Vokale. Die Konsonanten werden dagegen mit Hilfe von Gaumen, Zunge, Zähnen und Lippen erzeugt.

Gelangen Fremdkörper in den Kehlkopf, entsteht ein Hustenreiz. Der daraufhin gebildete Hustenstoß überwindet den Verschluß der Stimmritze explosionsartig und befördert die Fremdkörper nach außen. Dabei entstehen Luftgeschwindigkeiten bis zu 120 Meter pro Sekunde an der Stimmritze.

Rachenentzündung (»Halsentzündung«)

Eine *akute Rachenentzündung* (Pharyngitis) kann allein oder im Rahmen einer allgemeinen Virusinfektion der oberen Luftwege auftreten – beispielsweise in Verbindung mit einem Schnupfen. Bei Kindern kann es unter Umständen zur hochfieberhaften Erkrankung kommen. In der Regel wird eine akute Rachenentzündung durch Viren hervorgerufen.

Anzeichen einer akuten Rachenentzündung

Die Schleimhaut der hinteren Rachenwand ist entzündlich gerötet, es kommt zur Schleimabsonderung. Sie empfinden ein Kratzen und Brennen im Hals, haben Schluckbeschwerden und ein Gefühl der Trockenheit. Sind die lymphatischen Seitenstränge der Rachenhinterwand entzündet, spricht man von einer *Seitenstrang-Angina* (Seite 455).

Eine *chronische Rachenentzündung* entsteht meist durch permanente Staubeinwirkung, chemische Reize (Dämpfe) am Arbeitsplatz, Kettenrauchen, ständige Mundatmung bei Nasenpolypen (Seite 452) oder einer Verbiegung der Nasenscheidewand (Seite 452) sowie bei einer Nasennebenhöhlenentzündung.

Anzeichen einer chronischen Rachenentzündung

Sie leiden unter einem Räusper- und Schluckzwang, Trockenheitsgefühl und Reizhusten; aus dem Rachen sondern Sie zähen Schleim ab. Siehe dazu auch »Kehlkopfentzündung« (Seite 456).

Behandlung

Ein akute Rachenentzündung behandeln Sie am besten mit Gurgeln von *Salbeitee, Emser Salz* oder anderen Mund- und Rachentherapeutika wie *Hexoral, Tonsillosan, Kamillol, Salviathymol* oder *Turiopin.*

Wichtig: Lutschtabletten mit dem Zusatz von Lokalantibiotika sollten Sie möglichst vermeiden. Denn erstens haben Antibiotika keinen Einfluß auf eine Virusinfektion, und zweitens können sie die Vermehrung von Hefepilzen provozieren (siehe »Candida-Mykose«, Seite 404).

Schalten Sie mögliche Ursachen bzw. krankheitsfördernde Faktoren aus, beispielsweise Kettenrauchen, Nasenpolypen oder chemische Reize am Arbeitsplatz. Gegebenenfalls wird Ihnen Ihr Arzt einen Arbeitsplatzwechsel nahelegen.

Mandelentzündung (Tonsillitis, Angina)

Entzündungen der Gaumenmandeln werden im Gegensatz zur einfachen Rachenentzündung (siehe oben) nicht von Viren, sondern von Bakterien verursacht.

Anzeichen

Die *akute Mandelentzündung* (Tonsillitis oder Angina lacunaris) zeigt sich durch eine Vergrößerung, Schwellung und Rötung der Gaumenmandeln, Schluckbeschwerden, Kopfschmerzen, Speichelfluß und Fieber. Das Tor zum Rachen wird so verengt (*Angina* bedeutet Enge).

Bei der schwereren Verlaufsform kommen weißgelbliche Auflagerungen (Stippchen) auf der Mandeloberfläche und Pfröpfe aus Eiter, Zellen und Bakterien in den Mandel-Krypten hinzu.

Bei jeder Art von Angina sind meist auch die Gaumenbögen und der weiche Gaumen durch Ödeme angeschwollen, die Halslymphknoten sind druckschmerzhaft.

Verlauf

Innerhalb von drei bis sechs Tagen klingen Fieber und Schluckbeschwerden ab.

Behandlung

In leichten Fällen reichen Mund- und Rachenspülungen mit desinfizierenden Gurgelmitteln (*Hexoral, Mallebrin, Stringiet* u. a.) sowie das Lutschen von lokalantibiotikahaltigen »Halstabletten« aus. In schwereren Fällen wird Ihnen der Arzt Antibiotika-Tabletten verordnen. Auch eine Behandlung mit Apis (Bienengift) in homöopathischer Potenzierung und anderen homöopathischen Mitteln ist oft erfolgreich und macht so den Einsatz von Antibiotika unnötig.

Seitenstrang-Angina

Unter einer Seitenstrang-Angina versteht man den Mitbefall der lymphatischen Seitenstränge der Rachenhinterwand.

Angina Plaut-Vincenti

Diese Angina ist durch eine meist einseitige Mandelentzündung mit Geschwürbildung gekennzeichnet.

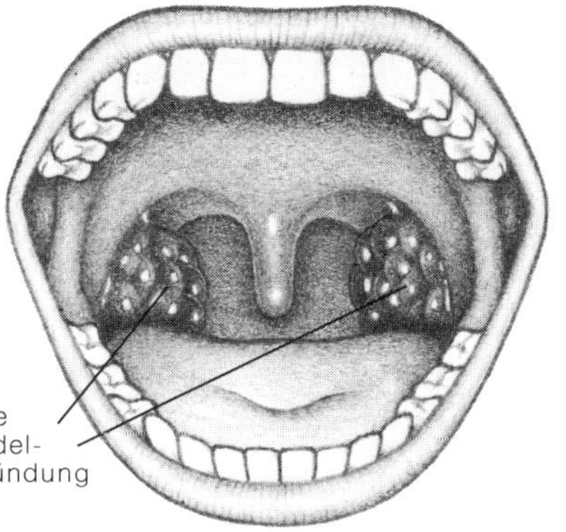

Mandelentzündung
Die Zeichnung zeigt eine schwerere Verlaufsform einer akuten Mandelentzündung mit weißgelblichen »Stippchen«. Die Gaumenmandeln gehören zum lymphatischen Gewebe wie die Lymphknoten und dienen wie diese dem Abwehrsystem durch die Bildung von Abwehrzellen.

Behandlung

Auswischen des Geschwürs mit einer Antibiotika-Lösung.

Herp-Angina

Diese Angina wird durch Coxsackie-Viren verursacht; sie befällt meist nur Kleinkinder und tritt nur in den Sommermonaten auf.

Anzeichen

Fieber, Bläschen oder kleine Geschwüre am Gaumen und im Mandelbereich.

Chronische Mandelentzündung

Eine chronische Mandelentzündung kann sich allmählich, aber auch nach wiederholten akuten Anginen entwickeln.

Anzeichen

Die Mandeln sind stark vergrößert, bisweilen aber können sie auch geschrumpft sein, Schluckbeschwerden bestehen keine, oder sie sind nur gering; die Gaumenbögen sind ständig gerötet, in den Mandelschluchten (Krypten) kommt es zu einer starken Eiterbildung.

Behandlung

In der Regel müssen die Mandeln entfernt werden.

Mandeloperation

Bei einer chronischen Mandelentzündung (siehe auf dieser Seite) mit Schluckschmerzen oder einem Verdacht auf Herdinfektion ist eine Entfernung der Gaumenmandeln empfehlenswert. Unter einer Herdinfektion versteht man die Streuung von eitererregenden Bakterien aus dem Eiterherd der Mandeln über den Blutweg in andere Organe (beispielsweise zum Herzen mit der Folge einer Herzinnenhaut- oder Herzmuskelentzündung). Auch bei einem nicht abheilenden Abszeß im Mandelbereich oder bei unmäßig vergrößerten Gaumenmandeln sollte eine Mandeloperation vorgenommen werden. Eine Mandeloperation kann unter Intubationsnarkose oder örtlicher Betäubung durchgeführt werden. Die Intubationsnarkose, bei der während der Narkose mittels eines Schlauches oder Rohres *(Tubus)* ständig Sekrete und Blut abgesaugt werden, verhindert das Eindringen von Sekreten und Blut in die Luftröhre und gleichzeitig das Zurückfallen der Zunge während der Operation.

Komplikationen von Mandelentzündungen

In relativ seltenen Fällen kann sich nach einer akuten Mandelentzündung ein Abszeß im Mandelbereich bilden. Kann ein Abszeß trotz Verabreichung von Penizillin und Entfernung des Eiters nicht unter Kontrolle gebracht werden, müssen die Mandeln entfernt werden. Ansonsten besteht die Gefahr einer *Herdinfektion:* Die eitererregenden Bakterien werden über den Blutweg verschleppt und können eine Herzinnenhaut- oder Nierenentzündung provozieren.

Die Gefahr einer Herzinfektion besteht auch bei einer chronischen Mandelentzündung ohne Abszeßbildung.

Kehlkopfentzündung (Laryngitis)

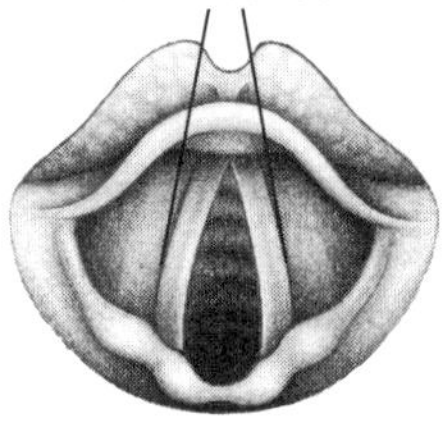

Kehlkopf mit Stimmbändern – von der Luftröhre her gesehen

Wenn Sie heiser sind und bisweilen kaum mehr einen Ton »herausbringen«, leiden Sie an einer Kehlkopfentzündung.

Weitere Anzeichen können sein: Hustenreiz, Trockenheit und Kratzen im Hals, bei stärkerer Entzündung auch Schmerzen.

Ursachen können sein

- Überlastung der Stimmbänder,
- Aufenthalt in trockenen, überheizten oder rauchigen Räumen,
- übermäßiges Rauchen,
- Virusinfektion.

Eine *Überlastung der Stimme* kann berufsbedingt sein (bei Lehrern, Standverkäufern, Politikern u. a.). Bisweilen werden aber auch nur die Stimmbänder falsch belastet – bei falscher Stimmtechnik: Entweder werden die Stimmbänder beim Sprechen zu stark angespannt oder verkrampft »geschont«.

Behandlung

Stimmschonung, später Stimm- und Atemübungen, Erlernen eines lockeren Sprechens, bei psychisch belasteten Lehrern eventuell auch Psychopharmaka (*Valium* u. a.); hilfreich kann auch das Lutschen von Salbei- oder Pfefferminzdragees sowie das Trinken ausreichender Mengen Flüssigkeit sein – vor allem in überheizten Räumen. In schweren Fällen empfiehlt sich eine Dampfinhalation.

Übermäßiges Rauchen fördert Kehlkopfreizungen und -entzündungen. Versuchen Sie, das Rauchen aufzugeben oder stark einzuschränken, lutschen Sie zwischendurch Salbei- oder Pfefferminzdragees.

Warnung: Heiserkeit bei starken Rauchern kann ein frühes Warnsignal von Kehlkopfkrebs (unten) sein.

Virus-Infektionen können aus dem Nasen-Rachen-Raum in den Kehlkopf absteigen.

Behandlung

Gurgeln mit Salbeitee oder anderen Mund- und Rachentherapeutika; Dampfinhalation.

In sehr schweren Fällen einer Kehlkopfentzündung wird der Arzt gegebenenfalls Menthol-Turiopin mit der Kehlkopfspritze verabreichen.

Leiden Sie an einer starken Laryngitis und bessern sich die Symptome trotz Behandlung nicht oder kaum, besteht ein gewisses Risiko eines *Kehlkopfkrebses* (siehe unten).

Kehlkopfentzündung
Bei einer Kehlkopfentzündung schwellen auch die Stimmbänder entzündlich an. Folge ist eine heisere und schwache Stimme.

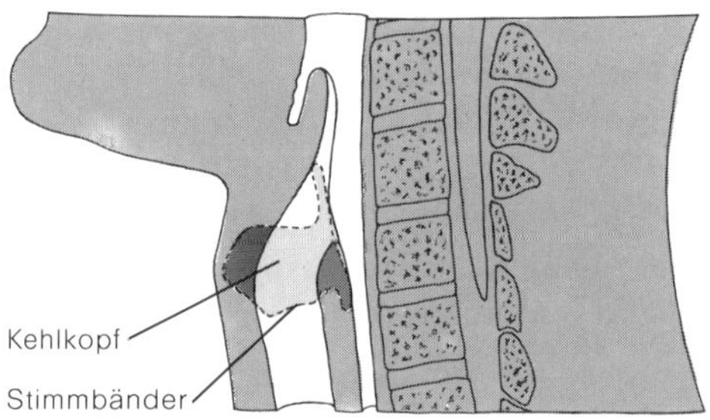

Kehlkopfkrebs

Der Kehlkopfkrebs (Larynx-Karzinom) nimmt heute erheblich zu; betroffen sind meist Männer ab 50 Jahren. Hauptursache ist wahrscheinlich übermäßiges Zigarettenrauchen.

Warnsignale eines Kehlkopfkrebses

- chronische Heiserkeit, die sich trotz Behandlung (siehe oben unter Kehlkopfentzündung) nicht bessert;
- gelegentlich auch Hustenreiz und blutiger Auswurf;
- erst in den Spätstadien kommen Luftnot und Schmerzen hinzu.

Behandlung

Je nach Art und Ausdehnung des Krebses kann eine Teilentfernung des Kehlkopfes (wobei die Stimme erhalten bleibt) ausreichen, oder es wird eine Totalentfernung

Warnsignale des Kehlkopfkrebses

- *chronische Heiserkeit;*
- gelegentlicher Hustenreiz, in späteren Stadien auch blutiger Auswurf, Luftnot und Schmerzen.

Suchen Sie bei längerer Heiserkeit unverzüglich einen Hals-Nasen-Ohren-Arzt auf!

notwendig. Nach einer Totalentfernung kann eine Speiseröhren-Ersatzsprache gelernt werden. Meist aber ist ein spezielles Gerät *(Elektro-Larynx)* notwendig, das sich der Erkrankte beim Sprechen an den Hals setzt. Mit diesem Gerät ist eine verständliche Stimme zu erreichen, wenn sie auch hohl und knarrend klingt.

Prognose

Bei Früherkennung eines Kehlkopfkrebses in der Stimmbänderregion besteht eine Heilungschance von 90 Prozent, in anderen Regionen jedoch nur von 20 bis 60 Prozent. In der Praxis ist es leider immer noch so, daß die Betroffenen die oben genannten Symptome wie chronische Heiserkeit verharmlosen und den Besuch beim Facharzt immer wieder aufschieben. Im Durchschnitt überleben so nur etwa 70 Prozent der Patienten mit einem Krebs der Stimmbandregion fünf Jahre und länger, bei einem Krebs in anderen Regionen sind es nur etwa 10 bis 30 Prozent.

Erkrankungen der Luftröhre, der Bronchien, der Lunge und des Brustraumes

In dieser Region ist die *Bronchitis* die häufigste Erkrankung. Und sie ist keineswegs so harmlos, wie allgemein angenommen wird. Vor allem der Komplex der chronischen Bronchitis und des Lungenemphysems mit den weitreichenden Veränderungen und Zerstörungen der Bronchialschleimhaut und der Lungenbläschen kann zu früher Invalidität und zu einer eklatanten Lebensverkürzung führen. Lesen Sie also den Artikel über Bronchitis und ihre Folgen gewissenhaft durch – Ihre Lebenserwartung steht auf dem Spiel!

Die früher gefürchtete *Lungentuberkulose* (Seite 273) hat ihren Schrecken weitgehend verloren. Erstens ist sie seltener geworden, und zweitens bereitet sie therapeutisch nur wenig Probleme.

Dagegen wird der *Lungenkrebs* (Bronchial-Karzinom) vor allem bei Männern häufiger – übermäßiges Zigarettenrauchen, chemische und physikalische Belastungen der Bronchien am Arbeitsplatz sowie chemische Umweltbelastungen sind seine Hauptursachen.

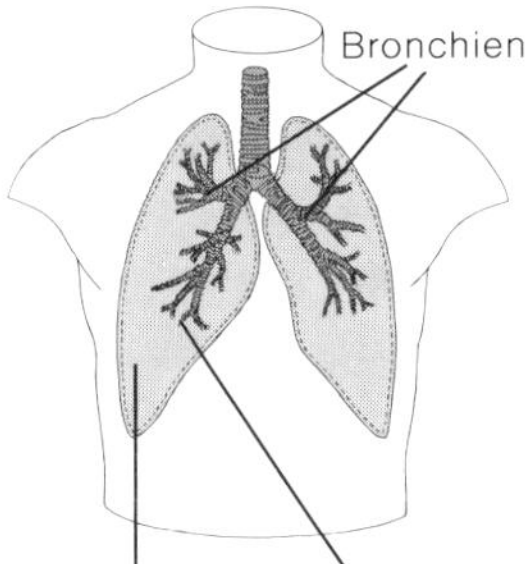

Bronchitis

Akute Bronchitis

Wenn Sie unter einem mehr oder weniger hartnäckigen Reizhusten leiden und schleimigen Auswurf mit hervorhusten, haben Sie eine Bronchitis. Man unterscheidet zwei Formen:

- die akute Bronchitis und
- die chronische Bronchitis.

Eine Virusinfektion im Nasen-Rachen-Bereich (Schnupfen, Rachenentzündung, grippaler Infekt) kann in die Bronchien und Bronchiolen (kleine Verzweigungen der Bronchien) hinabsteigen.

Anzeichen

Hartnäckiger Reizhusten mit Auswurf in unterschiedlichen Mengen. Der Auswurf ist zuerst schleimig, zäh und glasig, später auch schleimig-eitrig. Hinzu kommen Schmerzen hinter dem Brustbein und leichtes Fieber.

Behandlung

Am wichtigsten ist die Verflüssigung und der Auswurf des Schleims durch entsprechende Medikamente (sogenannte Expektoranzien). Wesentlich für die Schleimverflüssigung ist das *Trinken größerer Mengen Flüssigkeit.*

Wichtig: Die Einnahme von hustenblockenden Mitteln empfiehlt sich nicht, da durch sie das Abhusten des Schleims vermindert wird. Zur Linderung des Reizhustens können Sie pflanzliche Mittel einnehmen.

Wenn sich auf die Virusinfektion eine bakterielle Infektion aufpfropft, wird Ih-

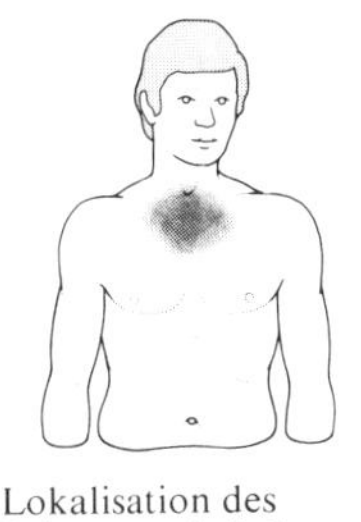

Lokalisation des Schmerzes bei akuter Bronchitis

nen der Arzt in der Regel auch ein Antibiotikum verordnen.

Siehe auch »Lungenentzündung« (Seite 463).

Chronische Bronchitis

Eine chronische Bronchitis kann bei entsprechender Anlage aus wiederholten Bronchitis-Erkrankungen entstehen. Häufigere Ursachen sind jedoch chronische Reizzustände der Bronchien durch Staub oder chemische Dämpfe am Arbeitsplatz sowie durch übermäßiges Zigarettenrauchen. Eine anlagebedingte Bindegewebsschwäche oder Minderbelastbarkeit des Atemtrakts fördern auch hier die Entstehung einer chronischen Bronchitis. Siehe auch Asthma (Seite 461).

Anzeichen

Häufiger schleimiger oder schleimig-eitriger Auswurf, häufiger Reizhusten, in fortgeschritteneren Stadien Luftnot.

Bei der chronischen Bronchitis kommt es zu einer dauernden Schleimabsonderung der Bronchialschleimhaut und so oft zu einer Schleimverstopfung der Bronchien.

Unterschätztes Risiko

Die chronische Bronchitis schreitet immer weiter fort, bis zum bitteren Ende nach langen Jahren – und das bedeutet Invalidität und Verkürzung der Lebenserwartung.

Wie kann das sein bei einer Krankheit, die für viele nicht mehr ist als das Erkennungszeichen eines starken Rauchers oder eine »chronisch festsitzende Erkältung«?

Die chronische Bronchitis zerstört mit der Zeit den fein aufgebauten Reinigungsmechanismus der Lunge. Dieser Reinigungsmechanismus besteht aus schleimproduzierenden Becherzellen und aus anderen Zellen, die feine Flimmerhärchen (Zilien) tragen. Der Schleim nimmt in die Bronchien eingedrungene Fremdkörper und Fremdmoleküle auf, und die Zilien transportieren den Schleim wie auf einer Rolltreppe in Richtung Luftröhre und Rachen. Die Geschwindigkeit des Schleimtransports beträgt etwa 1 bis 2 Zentimeter pro Stunde.

Bei der chronischen Bronchitis drängen die zur verstärkten Schleimproduktion angeregten Becherzellen die Zilienzellen zurück; immer mehr Zilienzellen gehen zugrunde. So bricht der Schleimabtransport an vielen Stellen zusammen. Es kommt zur Schleimverstopfung, die Lichtung der Bronchien wird fatal eingeengt. Der nicht ausreichend abtransportierte Schleim bietet eingedrungenen Bakterien einen guten Nährboden; so kann es immer wieder zu Entzündungen kommen.

Schließlich zeigt die Bronchialschleimhaut neben der lückenhaften Auskleidung mit Zilien, Entzündung und Schwellung auch Schleimhautdefekte: Es entstehen funktionslose Bezirke, die mit sogenannten Plattenepithelzellen gepflastert sind.

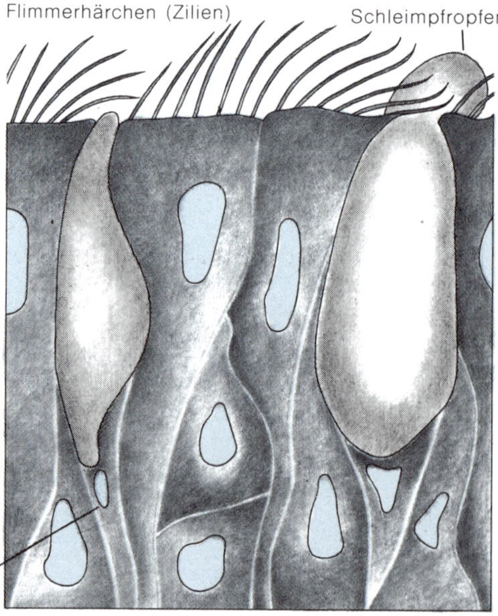

Bronchialschleimhaut mit Zellen, die Flimmerhärchen (Zilien) tragen, und mit schleimproduzierenden Becherzellen. Durch die Zilien wird der Schleim abtransportiert. Bei chronischer Bronchitis verändert sich das Verhältnis von Schleimzellen zu Zilienzellen zugunsten ersterer. Die Zilien werden des nun produzierten Schleimes nicht mehr Herr: Es kommt zu gefährlichen Schleimhalden und zur Schleimverstopfung.

Ventilationsstörung und Luftnot

Schwellung und Umstrukturierung der Schleimhaut sowie Schleimhalden und Schleimverstopfung engen die Lichtung der Bronchien mehr oder weniger empfindlich ein. Die Lungenbelüftung wird so gestört – wie auf der Autobahn der Verkehr durch Baustellen und Unfälle. Diese sogenannte *Ventilationsstörung* ruft allmählich Luftnot bei körperlicher Belastung und später sogar in Ruhe hervor.

Diese *Luftnot* wird zu einem großen Teil auch von einem *überempfindlichen Reagieren der Bronchien* ausgelöst: Im Gefolge dieser sogenannten Hyperreagibilität kommt es zu einem Muskelkrampf der Bronchien (Bronchospasmus), was eine zusätzliche Verengung der Bronchienlichtung bedingt und zu weiterer Schleimverstopfung führt. Diese Überempfindlichkeit ist keine Allergie (wie beispielsweise Asthma), doch beruht sie auf einer anlagebedingten oder durch häufige Infekte erworbenen Minderbelastbarkeit der Bronchien: Die Bronchialschleimhaut reagiert empfindlich auf die Einatmung von Stäuben, Gasen und Dämpfen am Arbeitsplatz, auf chemische Umweltbelastung oder Kaltluft. So können die Luftnotbeschwerden anfallsartig auftreten.

Folgen der chronischen Bronchitis für das Herz

Trotz der Verengung der Bronchien hat die menschliche Lunge genügend Kraftreserven, um mit Hilfe der Atemmuskulatur die Luft unter mehr Kraftanwendung ein- und auszuatmen. Doch bleibt diese Anstrengung nicht ohne Folgen: Es entsteht ein schnellerer Fluß der ausgeatmeten Gase – bei zwangsläufig höheren Drükken, was wiederum die kleinsten Blutgefäße zusammendrückt. Dadurch kommt es zur Erhöhung des Druckes im gesamten Lungenkreislauf; das heißt: Der rechte Herzmuskel, der das verbrauchte Blut über die Lungenarterie in die Lunge zu pumpen hat, muß diesen erhöhten Druck permanent überwinden.

Auf Dauer führt dieser Zustand zu einer *Schwäche des rechten Herzmuskels (Rechtsinsuffizienz)* und einem Sauerstoffmangel im Blut und so auch in den Organen und im Gewebe.

Anzeichen

In leichten Fällen Atemnot bei erheblichen Anstrengungen, in mittelschweren Fällen Atemnot, leichte Ermüdbarkeit und Herzklopfen bei durchschnittlicher Belastung; in schweren Fällen ist keine körperliche Belastung mehr möglich. Irgendwann nach langen Jahren kommt es dann zu einem meist tödlichen *Versagen des rechten Herzens.*

Lungenemphysem

In einigen Fällen einer chronischen Bronchitis kann ein Lungenemphysem (Blählunge) entstehen: Die Lungenbläschen werden infolge der Verstopfung der Bronchien durch die eingeschlossene Luft, die nur noch mangelhaft abgeatmet werden kann, überbläht; dabei können Gewebedefekte über ganze Lungenläppchen hinweg entstehen.

Mit der Zeit kommt es dadurch zur starken Luftnot bei durchschnittlicher Belastung, zur Schwäche und als Spätfolge zu einem Versagen des rechten Herzmuskels (siehe oben).

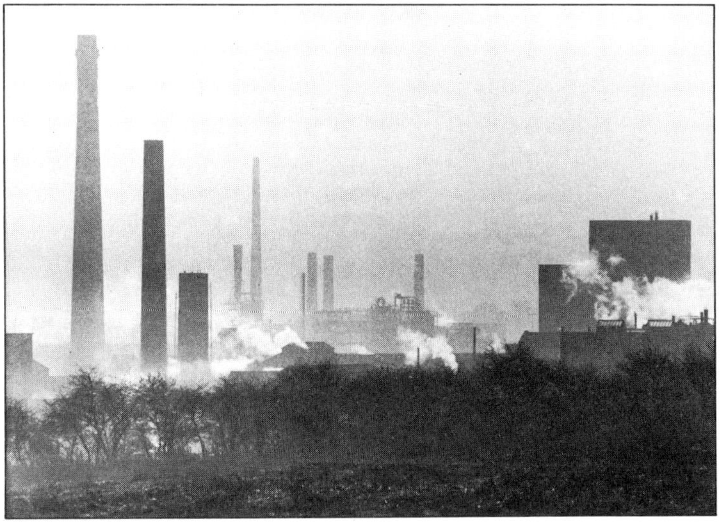

Luftverunreinigung
In Gegenden mit starker industrieller Emission ist die chronische Bronchitis sehr häufig.

Die Schwäche des rechten Herzens entsteht hier so: Durch das Emphysem schwinden viele der kleinen Blutgefäße, das Lungenstrombett (die Breite aller nebeneinandergelegten Lungengefäße) wird eingeengt; das bedeutet für das rechte Herz wiederum Mehrarbeit, denn es muß dieselbe Menge Blut jetzt gleichsam durch einen schmaleren Kanal pumpen.

In einigen Fällen kann das Lungenemphysem auch der Verengung und Verlegung der Bronchien vorausgehen.

Weitere Komplikationen der chronischen Bronchitis

Auch ohne im Vordergrund stehende Herzbeteiligung kann die chronische Bronchitis zum Tode führen: Der Patient erstickt gewissermaßen – aufgrund einer durch die Schleimverstopfung bedingten Gasaustauschstörung. Nicht selten sind bei einer Schleimverstopfung bakterielle Infektionen, die zu einer schweren *Lungenentzündung* führen können.

Diagnose der chronischen Bronchitis

Normalerweise vermag ein Gesunder bei einem *Atemstoßtest* (Spirographie) mehr als zwei Drittel seiner Vitalkapazität in der ersten Sekunde, den Rest in ein bis zwei weiteren Sekunden auszuatmen. Unter *Vitalkapazität* versteht man das maximale willkürliche Fassungsvermögen der Lunge an Luft. Zusätzlich verbleiben beim Atemstoßtest noch ein bis zwei Liter Restluft in der Lunge.

Die Bronchien sind bereits eingeengt, wenn der Patient weniger als zwei Drittel der Vitalkapazität forciert ausatmen kann.

Exakter läßt sich der Zustand einer chronischen Bronchitis und/oder eines Lungenemphysems mit der *Ganzkörperplethysmographie* diagnostizieren. Diese Methode, bei der der Patient in einer Kammer sitzt, mißt den Widerstand, den die Atemwege der ein- und ausgeatmeten Luft entgegensetzen.

Behandlung der chronischen Bronchitis und des Lungenemphysems

Im frühen Stadium einer chronischen Bronchitis sowie bei jedem bakteriellen Infekt der Bronchien hat sich die Stoßtherapie mit Antibiotika bewährt. Eine antibiotische Langzeitbehandlung ist dagegen wegen möglicher Nebenwirkungen (Magen-Darm-Störungen, Leberschäden u. a., Resistenzentwicklung der Bakterien) sehr umstritten.

Krämpfe der Bronchialmuskeln können durch spezielle Medikamente gemindert werden.

Auswurffördernde und schleimverflüssigende Medikamente (siehe unter akuter Bronchitis) sollten Sie, wenn Sie unter chronischer Bronchitis leiden, mehr oder weniger ständig nach Anweisung Ihres Arztes einnehmen.

Bisweilen ist eine *entzündungshemmende Behandlung* mit Kortison notwendig, allerdings sollte sie wegen ihrer Nebenwirkungen (zum Beispiel mögliche Magengeschwüre, Muskelschwäche, Erhöhung des Infektionsrisikos) nur sehr vorsichtig eingesetzt werden, in der Regel bei gleichzeitiger Gabe von Antibiotika.

In schwereren Fällen muß bisweilen Schleim abgesaugt werden, auch eine künstliche Beatmung kann notwendig werden.

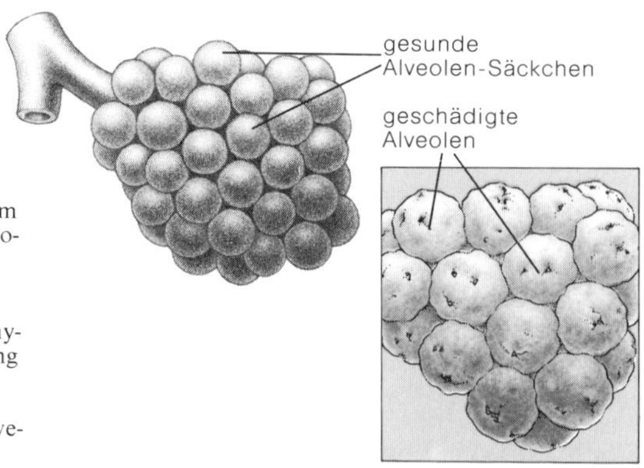

Luftnot beim Emphysem
Ein Lungenemphysem kann Folge einer chronischen Bronchitis, aber auch zuerst da sein. Ursache der Atemnot beim Emphysem ist die Schädigung oder der Untergang ganzer Bezirke von Lungenbläschen (Alveolen).

Bei einer Schwäche des rechten Herzens wird der Arzt *herzstärkende Medikamente* (Digitalis-Präparate) und *entwässernde Mittel* verordnen.

Gefährdeter Personenkreis

Eine Voraussetzung für das Entstehen einer chronischen Bronchitis und eines Lungenemphysems ist die anlagebedingte oder erworbene *Überempfindlichkeit des Bronchialsystems* (Seite 458 unten). Unter Fachleuten wird so ein »nicht-obstruktiver« Typ von der chronischen Bronchitis unterschieden. »Nicht-obstruktiv« bedeutet, daß die Bronchien verengt sind; Husten und Auswurf sind hier lediglich Ausdruck eines gesteigerten Reinigungsmechanismus der Bronchien. Liegt dieser Typ beispielsweise bei einem Raucher vor, legen sich Husten und Auswurf wieder, wenn der Raucher das Zigarettenrauchen aufgibt.

Allerdings kann der »nicht-obstruktive Typ« schnell auch in einen obstruktiven, das heißt in eine chronische Bronchitis mit verengter Bronchienlichtung übergehen!

Gefährdet sind Sie jedenfalls, wenn Sie als Kind unter einer spastischen Bronchitis (Seite 666 f.) oder häufig unter einer akuten Bronchitis litten.

Wenn Sie ***mehr als 10 Zigaretten pro Tag rauchen,*** ist Ihr Risiko, eine chronische Bronchitis zu erleiden, etwa doppelt so groß wie bei einem Nichtraucher. Sind Sie beruflich Stäuben, Dämpfen oder Gasen ausgesetzt, ist Ihr Risiko je nach Art der Schadstoffe eineinhalbmal so hoch oder höher.

Grundsätzliche Regeln zur Vorbeugung

- Litten Sie als Kind häufig unter Bronchitis, sollten Sie als Jugendlicher oder Erwachsener nicht rauchen und auch keinen Beruf ausüben, bei dem Sie Stäuben, Gasen oder Dämpfen ausgesetzt sind.
- Sind Sie als Arbeitnehmer Stäuben, Dämpfen oder Gasen ausgesetzt, sollten Sie auf einer regelmäßigen Untersuchung bestehen.
- Härten Sie sich ab – durch kaltes Duschen und viel Bewegung in frischer Luft.
- Sorgen Sie in zentralbeheizten Räumen für eine ausreichende, keimfreie Raumluftbefeuchtung.
- Versuchen Sie, nicht mehr als zehn Zigaretten täglich zu rauchen. □

Haben Sie öfter Anfälle von hochgradiger Atemnot und fällt Ihnen dann besonders das Ausatmen schwer, leiden Sie wahrscheinlich an Asthma. Asthma ist eine Krankheit der Bronchien; so spricht man auch von *Bronchialasthma* (in der Fachsprache Asthma bronchiale).

Bronchialasthma ist von Haus aus kein anatomisches oder organisches Leiden, sondern eine *Funktionsstörung:* Es sind Krämpfe der Muskulatur der feinen Bronchienverzweigungen (Bronchiolen) und der Blutgefäße, die zu den Atemnotanfällen führen.

Folgen dieser krankhaft gewandelten Funktion können sein: Austritt von Blutflüssigkeit und Blutzellen ins Lungengewebe; es bilden sich Flüssigkeitsansammlungen (Ödeme). Die Bronchialschleimhaut verändert sich, viele Zellen mit Flimmerhärchen (Seite 458) gehen zugrunde, schleimproduzierende Becherzellen vermehren sich dagegen. So wird die Schleimabsonderung verstärkt: Der Patient wirft einen zähen, glasigen Schleim aus. Besonders wenn die Bronchien krampfen, kommt es zu einer Schleimverstopfung der Bronchien. Die Veränderungen der Bronchien sind also die der *chronischen Bronchitis* (Seite 458); gleichzeitig kann sich das Lungengewebe verändern, Lungenbläschen gehen zugrunde (»Emphysem«, Seite 459).

Anzeichen eines Asthmaanfalls

Ein Asthmaanfall ist ein zeitlich begrenzter heftiger Zustand asthmatischer Atemnot mit Keuchatmung, unterbrochen von Hustenattacken und Auswurf von Schleim. Husten- und Niesanfälle, Augenjucken, Kopfschmerzen, Übelkeit, Verdauungsstörungen, vermehrter Harndrang und Müdigkeit deuten auf den drohenden Anfall hin. Beim Anfall selbst ist der *Brustkorb aufgebläht,* die Haut ist feucht, manchmal auch bläulich, *Hals- und Zungenvenen sind prall gestaut.*

Bronchialasthma ist keineswegs ausschließlich eine Anfallskrankheit, es gibt auch das *Dauerasthma ohne Anfallsspitzen.* Der *Status asthmaticus* (asthmatischer Zustand) ist jedoch nicht klar einzugrenzen. Sei er nun eine über längere Zeit (Tage bis Monate) bestehende schwerere

Asthma

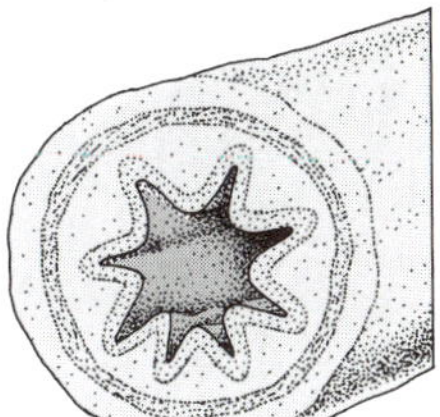

Querschnitt durch eine Bronchiole, deren Lumen durch Bronchialkrämpfe verengt ist.

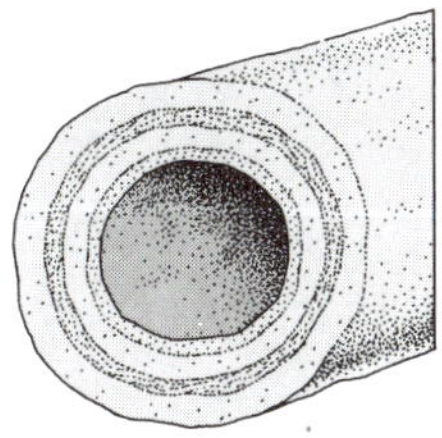

Ein bronchienerweiterndes und die Krämpfe lösendes Medikament stellt das normale Lumen wieder her.

Vorbeugung eines Asthmaanfalls: Meiden der Allergene

Für die Entstehung eines Bronchialasthmas und die Auslösung eines Asthmaanfalls sind Allergene (sensibilisierende, allergieauslösende Substanzen) entscheidend. Dabei handelt es sich um inhalative (durch Einatmung in den Körper gelangende) Allergene.

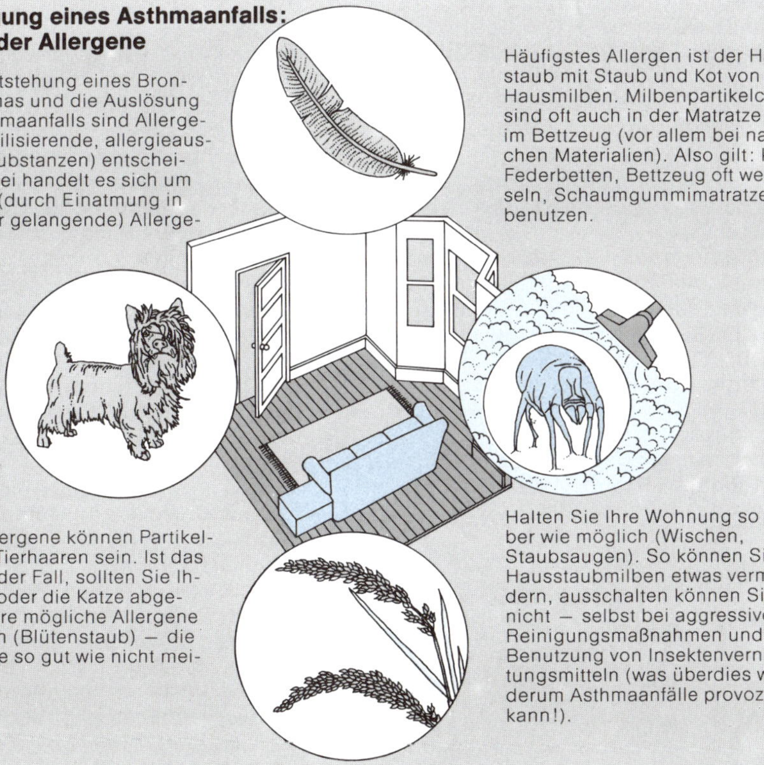

Häufigstes Allergen ist der Hausstaub mit Staub und Kot von Hausmilben. Milbenpartikelchen sind oft auch in der Matratze und im Bettzeug (vor allem bei natürlichen Materialien). Also gilt: keine Federbetten, Bettzeug oft wechseln, Schaumgummimatratzen benutzen.

Solche Allergene können Partikelchen von Tierhaaren sein. Ist das bei Ihnen der Fall, sollten Sie Ihren Hund oder die Katze abgeben. Andere mögliche Allergene sind Pollen (Blütenstaub) – die können Sie so gut wie nicht meiden.

Halten Sie Ihre Wohnung so sauber wie möglich (Wischen, Staubsaugen). So können Sie die Hausstaubmilben etwas vermindern, ausschalten können Sie sie nicht – selbst bei aggressiven Reinigungsmaßnahmen und bei Benutzung von Insektenvernichtungsmitteln (was überdies wiederum Asthmaanfälle provozieren kann!).

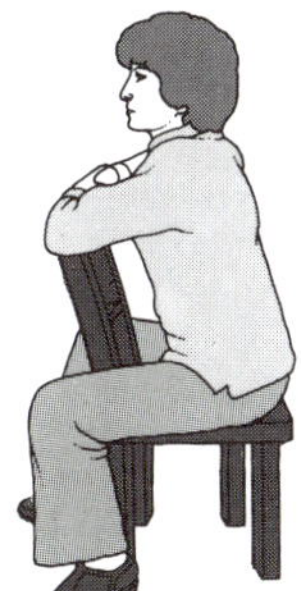

Selbsthilfe während eines Asthmaanfalls
Setzen Sie sich umgekehrt auf einen Stuhl, die Ellbogen auf die Stuhllehne gestützt. Dies hebt und stabilisiert Ihren Brustkorb: Die Brustmuskeln können so das Ausatmen wirksamer unterstützen

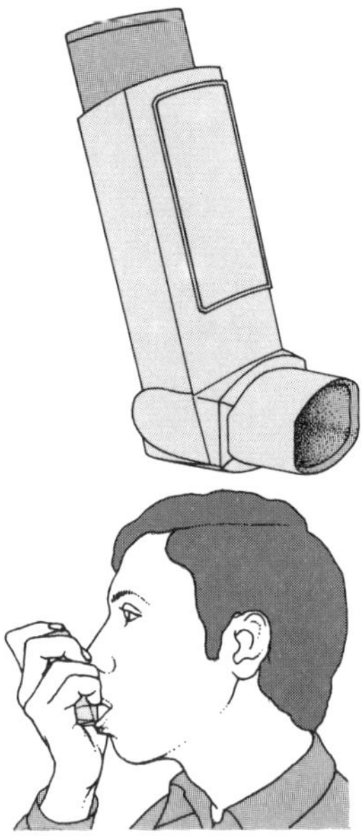

Aerosol-Therapie
Zur Vorbeugung eines Asthma-Anfalls oder zur Linderung der Symptome können bestimmte Medikamente im Sprühnebel inhaliert werden, und zwar mit Hilfe eines Aerosol-Inhalators.

Form der Atemnot oder ein länger als 24 Stunden andauernder, schwerer Asthmaanfall, er muß jedenfalls sofort und intensiv behandelt werden.

Ursachen

Die meisten Asthma-Patienten zeigen eine allergische Sensibilisierungsbereitschaft (»Allergie«, Seite 279). Dabei haben Allergene (sensibilisierende Substanzen), die eingeatmet werden – sogenannte *inhalative Allergene* –, für die Entstehung und Auslösung eines Bronchialasthmas eine entscheidende Bedeutung. Ihre Anzahl ist beträchtlich, und sie sind überall: Hausstaub, Hausstaubmilben (Kotballen), Pilzsporen, Textilfasern, Blütenpollen, Tierhaare, Hautschuppen, Kosmetika (vor allem in Puder- oder Sprayform wie zum Beispiel Desodorantien), wobei *Milbenstaub und -kot* die höchste Allergiepotenz besitzen.

Wenn potente Allergene längere Zeit hindurch auf die Atmungsorgane einwirken, steigert sich die asthmatische Reaktionsbereitschaft derart, daß auch andere Reize chemischer, physikalischer und psychischer Art asthmatische Anfälle auslösen können. Es kommt zu einem »Empfindlichkeitsasthma«, wobei der Patient auch auf unspezifische Reize wie Temperaturschwankungen, Küchendünste, Tabakrauch mit Anfällen reagiert.

Diese Sensibilisierung bildet auch den Schrittmacher für *erhöhte Infektanfälligkeit* der Asthmatiker. Und gleichsam in einem Teufelskreis reagieren sie zum Beispiel auf die Stoffwechselprodukte der Bakterien wieder allergisch, das heißt mit Anfällen.

Nicht-allergischer Ursache ist dagegen ein Bronchialasthma, das sich auf Dauerstörungen des Bronchialsystems durch chemische Reizstoffe oder auf eine chronische Bronchitis, ein Bronchialkarzinom oder Lungentuberkulose aufbaut.

Eine »aufgezwungene« Sensibilisierung charakterisiert wiederum das *gewerbliche Bronchialasthma* zum Beispiel von Müllern (Getreidestäube), Arbeitern in der Waschmittelindustrie (Waschmittelstäube) oder Schreinern (Holzstäube). Ein solches berufsbedingtes allergisches Bronchialasthma gehört zu den melde- und entschädigungspflichtigen Berufskrankheiten.

Daß die *Psyche* für die Ausprägungsstärke und Anfallshäufigkeit des Asthmas eine jeweils individualtypische Bedeutung besitzt, ist unbestritten. So können spätere Anfälle allein durch seelische Einwirkungen (und sei es nur durch die Angst vor erneuten Anfällen) ausgelöst werden.

Behandlung

Für die Asthma-Therapie gibt es verschiedene Ansatzpunkte:

1. *ursächliche Behandlung:* Meiden der Allergene. Für den Hausstaub (mit Milbenstaub und -kot) heißt das unter anderem: Benutzung von Schaumgummimatratzen, in denen sich die Milben nicht halten können, häufiger Wechsel von Decken und Bettlaken. Bei beruflich bedingtem Asthma sollte der Beruf gewechselt werden (Umschulung). Ist es nicht oder kaum möglich, die Allergene zu meiden, kann der Patient spezifisch desensibilisiert, das heißt gegen die Allergene weitgehend unempfindlich gemacht werden (siehe unter »Allergie«, Seite 289).
2. *Behandlung der Krankheitssymptome mit Medikamenten:* Ziel ist die Bekämpfung des akuten Atemnotstands, Beschwerdenlinderung chronischer Verlaufsformen sowie die Behandlung von Infektkomplikationen. Art der Medikamente: schleim- und krampflösende Mittel; Medikamente, die die Gefäßdurchlässigkeit mindern, die Erweiterung der Gefäße stoppen und die Schleimhaut abschwellen lassen; Entzündungshemmer, Beruhigungsmittel (Psychopharmaka).
   Mit einem speziellen Inhalator können bestimmte Medikamentenkombinationen im Sprühnebel inhaliert werden (Aerosoltherapie).
3. *Krankengymnastik:* Atemgymnastik, Massage, Lockerungsübungen, Beatmung durch spezielle Geräte.
4. *Klimabehandlung und Ortswechsel:* Entfernung von den Allergenen und örtlich bedingten Konfliktsituationen, dosierte Einwirkung günstiger klimatischer Reizfaktoren (Hochgebirge, Nordseeküste mit Brandungszone).
5. *Psychotherapie* bei Mitbeteiligung psychischer Faktoren am Krankheitsgeschehen.

Behandlung in einer Klinik
Bei sehr schweren Asthmaattacken kann eine Behandlung in einer Klinik notwendig werden – etwa mit einer speziellen Sauerstoffmaske, über die Sie einen Sprühnebel von Medikamenten und Sauerstoff einatmen. Nur in schwersten Fällen ist mitunter eine künstliche Beatmung erforderlich.

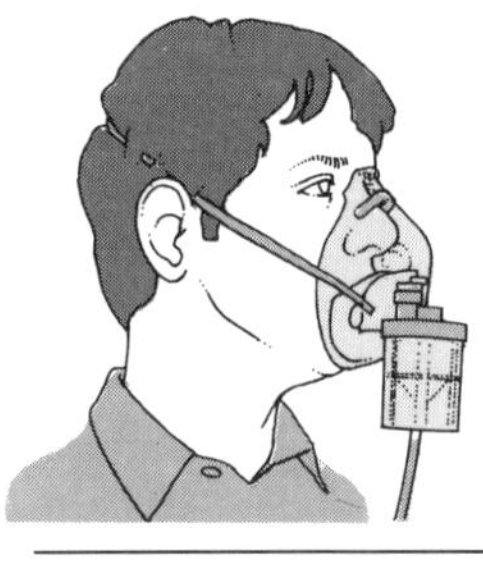

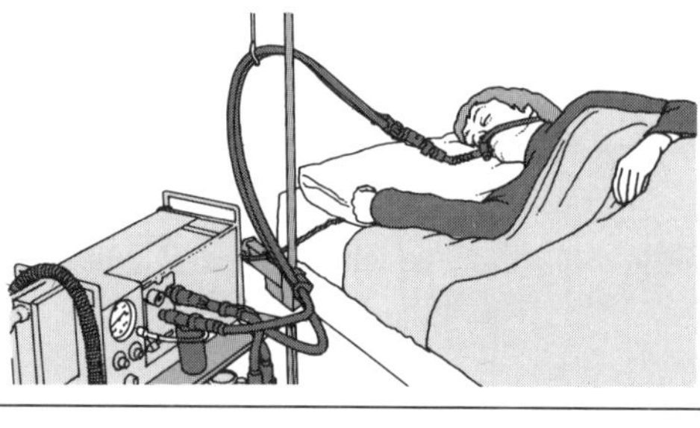

Prognose
Die Erfolgschancen einer Asthmabehandlung sind relativ gut, wenn früh und gezielt damit begonnen wird.

Ansonsten ist die Lebenserwartung eines Asthmatikers vor allem dann eingeschränkt, wenn schwere Lungenveränderungen (»Emphysem«, Seite 459) mit der Folge einer Schwäche des rechten Herzmuskels entstehen.

Lungenentzündung

Vor allem leicht verlaufende Lungenentzündungen (Pneumonien) sind heutzutage häufiger geworden. Solche leichteren Formen werden oft als grippaler Infekt verkannt. Dank guter Behandlungsmöglichkeiten sind auch schwere Lungenentzündungen nur noch selten tödlich.

Ursachen
Lungenentzündungen können durch Viren, Bakterien und Pilze entstehen; selten sind allergisch bedingte Lungenentzündungen.

Neben Art und Zahl der Erreger spielen als disponierende Faktoren eine Rolle: Verletzungen, Kälte- und Nässeschäden, eingeatmete Schadstoffe, kräftezehrende Vorinfektionen.

Anzeichen
Die klassischen Anzeichen einer Lungenentzündung sind: Husten, Auswurf (färbt sich bald rötlich), hohes Fieber, manchmal starkes Schwitzen, Herzjagen und typisches Nasenflügelatmen. Bei den häufigen leicht verlaufenden Formen kommt es jedoch nur zu mäßigem Fieber; Bluthusten ist selten geworden, der Allgemeinzustand ist oft nur wenig beeinträchtigt.

Kommen eine auffallende Herzschwäche und Herzjagen hinzu, besteht Verdacht auf eine begleitende Herzmuskelentzündung!

Komplikationen
Bestehen Lungenentzündungen länger als 6 bis 8 Wochen, spricht man von *chronischen Pneumonien,* die in den letzten Jahren deutlich zugenommen haben. Meist sind Männer zwischen 50 und 60 Jahren betroffen. Besonders gefährdet sind abwehrgeschwächte Menschen, oft Alkoholiker.

Bei einer bakteriellen Lungenentzündung kann es zu einer Abszeßbildung in der Lunge kommen. Anzeichen sind: längeres Fortbestehen des Fiebers und Abhusten von Eitermassen. Im Gefolge eines *Lungenabszesses* können Blutungen, Gewebsveränderungen oder gar ein Hirnabszeß entstehen. In 80 Prozent der Fälle heilt ein Lungenabszeß mit Hilfe von Antibiotika ab, in den übrigen Fällen muß eine Drainage durchgeführt oder operiert werden.

Eine weitere mögliche Folge ist die *Brustfelleiterung,* das *Pleuraempyem.* In 80 Prozent der Fälle ist das Pleuraempyem durch Absaugung und Antibiotika heilbar, ansonsten muß operiert werden.

Veränderungen des Lungengewebes wie bindegewebige Wucherung *(Lungenfibrose)* und Schrumpfung können vor allem bei chronischen Pneumonien vorkommen.

Behandlung
Basistherapie einer Lungenentzündung ist die Verabreichung von Antibiotika, bei einer Pilzinfektion helfen pilztötende Mittel (Antimykotika). Sind Viren die Ursache, werden bei einer leichteren Erkrankung lediglich abwehrsteigernde Medikamente eingesetzt; bei einer schwereren Virusinfektion kommen auch neuentwickelte virushemmende Medikamente *(Virostatika)* in Frage. Pfropft sich auf eine Virusinfektion eine bakterielle auf (bakterielle Superinfektion), müssen Antibiotika verabreicht werden. Zusätzlich können unter Umständen auch Kortison-Präparate zur Entzündungshemmung verordnet werden, grundsätzlich aber nur unter Antibiotika-Schutz. Eventuell kann auch Schleim abgesaugt werden.

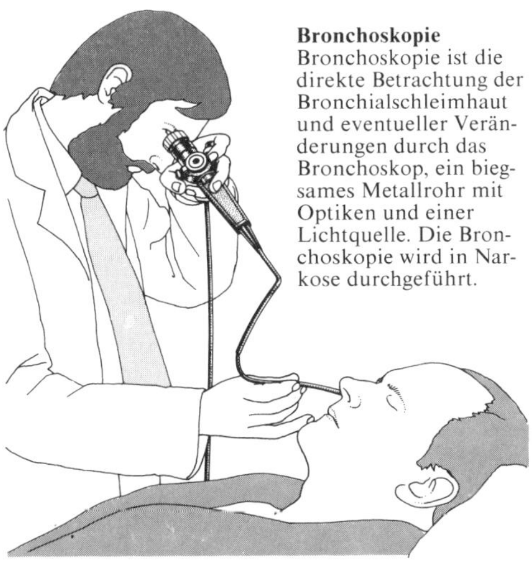

Bronchoskopie
Bronchoskopie ist die direkte Betrachtung der Bronchialschleimhaut und eventueller Veränderungen durch das Bronchoskop, ein biegsames Metallrohr mit Optiken und einer Lichtquelle. Die Bronchoskopie wird in Narkose durchgeführt.

Prognose

Heute sterben nur noch etwa 4 Prozent der Erkrankten; am gefährdetsten sind Kinder unter 5 Jahren und ältere Menschen ab 65. Am gefährlichsten sind bakterielle Lungenentzündungen, die man sich in einer Klinik holte – etwa im Anschluß an eine Operation. Denn Klinikkeime sind oft gegen die gängigen Antibiotika resistent.

Brustfellentzündung (Pleuritis)

Das Brustfell, das die Brusthöhle auskleidet, kann sich infolge einer Lungenentzündung, einer Lungentuberkulose oder anderer Erkrankungen entzünden. Meist ist die Entzündung mit einem blutigen Erguß verbunden, seltener ist sie trocken.

Anzeichen

Atemabhängiger Schmerz, der meist verschwindet, sobald ein Erguß entsteht. Bei massiven Ergüssen kommt es jedoch zu Atemnot und einem Beklemmungsgefühl. *Brustfell-Lungenentzündungen, Lungeninfarkt* (siehe unten) und *Lungentuberkulose* (Seite 273) machen sich überdies durch Fieber bemerkbar.

Behandlung

Je nach Grundleiden, das zuerst behandelt werden muß; ein Erguß kann vorsichtig abpunktiert werden.

Prognose

Folgen einer Brustfellentzündung können Pleuraschwarten (Verdickungen des Brustfells) oder Kalkeinlagerungen sein, was die Atmung behindert (»gefesselte Lunge«).

Lungeninfarkt

Wird die Lungenschlagader durch einen Embolus (einen über den Blutweg angeschwemmten Blutgerinnungspfropf) verschlossen, kommt es zum Herzstillstand. Nur eine sofortige operative Entfernung des Embolus kann dann das Leben noch retten.

Kleinere Embolien, die nur kleinere Lungengefäße verschließen, führen zum *Lungeninfarkt*. Das bedeutet: Die von der Blutzufuhr abgeschnittene Lungenregion geht zugrunde.

Anzeichen eines Lungeninfarkts

Husten, Bluthusten, Schmerzen beim Atmen, Atemnot.

Behandlung

Medikamente, Sauerstoffmaske, eventuell Operation.

Pneumothorax (Luft im Brustfellraum)

Von einem Pneumothorax spricht man, wenn Luft in den Brustfellraum eindringt.

Anzeichen

Akut auftretende Atemnot, ziehender oder stechender Brustschmerz und Hustenreiz; in schweren Fällen hochgradige Atemnot, Herzjagen, Kreislaufschock. Man unterscheidet den *idiopathischen* und den *symptomatischen Pneumothorax*.

Ursachen des idiopathischen Pneumothorax

Angeborene Strukturveränderungen, infolge deren plötzlich (bei meist jüngeren Menschen) eine Fistel entsteht, so daß Luft in den Brustfellraum eintritt.

Ursachen des symptomatischen Pneumothorax

Lungenemphysem, (Seite 459 unter »Bronchitis«), Lungentuberkulose, Lungenabszeß, Lungenkrebs und Bronchiektasen (Seite 465).

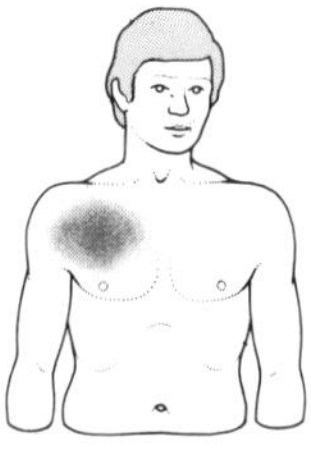

Die punktierte Fläche zeigt den Sitz der Schmerzen beim Pneumothorax.

Behandlung des Pneumothorax
In schweren Fällen eines Pneumothorax wird in der Klinik eine Saugdrainage vorgenommen; mitunter muß auch operiert werden.

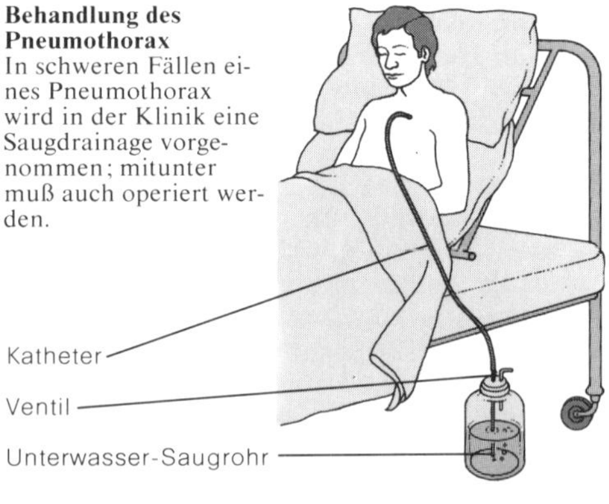

Behandlung

Kleine Pneumothoraxe können spontan ausheilen, sonst beruhigende Mittel, hustenstillende Mittel, Sauerstoff; in schweren Fällen Saugdrainage, bis die Brustfellblätter verkleben, oder Operation.

Bronchiektasen (Erweiterungen der Bronchien)

Bronchiektasen sind Erweiterungen der Bronchien. Bei einem kleinen Teil der Fälle handelt es sich um angeborene Waben-, Zysten- oder Traubenbildung, oft mit Fehlbildungen anderer Organe (zum Beispiel der Bauchspeicheldrüse) kombiniert. Der größte Teil der Bronchiektasen wird erworben: durch frühkindliche Erkrankungen wie Masern oder Keuchhusten, durch die Einsaugung von Fremdkörpern in die Bronchien, Tuberkulose, Lungenentzündungen oder Abszesse, seltener als Folge von Brustfellentzündungen und chronischer Bronchitis. Im Detail handelt es sich um einen *Schwund der elastischen Fasern und der Muskelfasern der Bronchienwände.*

Anzeichen

Chronischer Husten mit Fieberschüben und reichlichem, schleimig-eitrigem Auswurf, selten mit Blutbeimengungen, Atemnot. In schweren Fällen kommt es zum Schwund von Lungenbläschen, zu stärkeren Blutungen aus der Lunge, Lungenabszessen und Lungenentzündung.

Behandlung

1. Schleimlockerung und Erleichterung des Auswurfs durch schleimlösende Medikamente, Antibiotika u. a.
2. Operative Entfernung des erkrankten Lungenabschnitts bei örtlich begrenzten Bronchiektasen und bei Blutungen.

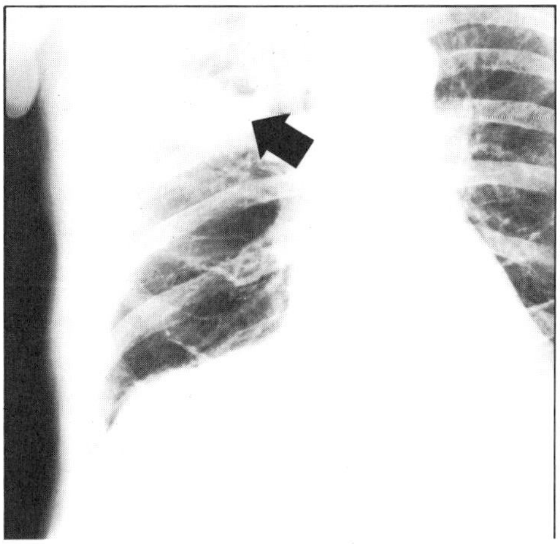

Röntgenbild eines Lungenabszesses
Im Röntgenbild zeigt sich der Lungenabszeß als heller Fleck im umgebenden dunklen (luftgefüllten) Lungengewebe.

Staublunge

Staublungen-Erkrankungen (Pneumokoniosen) sind in der Regel berufsbedingt und auch als Berufskrankheiten anerkannt.

Folgende Stäube können zu einer Staublunge führen:

- Quarzstaub (Quarzstaublunge: *Silikose*),
- Kohlenstaub (Kohlenstaublunge: *Anthrakose*),
- Berylliumstaub *(Berylliose),*
- Thomasmehl,
- Kadmiumstaub,
- Hartmetallstaub,
- Asbestfasern *(Asbestose).*

Bei chronischer Inhalation dieser Stäube kommt es meist zur Lungenfibrose (Vermehrung des Bindegewebes) und zur chronischen Bronchitis mit Husten, Auswurf und Atemnot (Seite 458).

Kadmiumstaub und Asbestfaser-Staub führen meist nach langen Jahren zum Lungenkrebs.

Vorbeugung

Eine Vorbeugung ist lediglich durch Atemschutzmasken möglich.

Wichtig: Kommen Sie beruflich mit den genannten Stäuben in Berührung, sollten Sie sich regelmäßig untersuchen lassen. Wurde bei Ihnen bereits eine Staublunge festgestellt, bleiben nur Umschulung und Berufswechsel, um eine Verschlimmerung zu vermeiden.

Warnung: Eine Staublungen-Krankheit muß nicht unbedingt nur durch sichtbaren Staub entstehen; auch wenige, unsichtbare Staubpartikelchen in der Luft reichen aus, um im Laufe der Zeit eine Pneumokoniose zu verursachen. So können beispielsweise selbst die relativ wenigen Asbestpartikelchen, die von den Asbestplatten einer Turnhallen-Dachisolierung in den Innenraum »herunterrieseln«, gefährlich werden!

Lungenödem

Ein Lungenödem ist eine *Flüssigkeitsansammlung in den Lungenbläschen und im Lungengewebe.* Zugrunde liegt meist eine akute, ausgeprägte Schwäche des linken Herzmuskels: Die linke Herzkammer kann das von der Lungenvene angelieferte sauerstoffreiche Blut nicht schnell und vollständig in die große Körperschlagader (Aorta) pumpen. So staut sich das Blut in der Lungenvene bis in ihre feinen Verästelungen zurück; durch diesen Druck in den Venen tritt Blutflüssigkeit über die Gefäßwände in die Lungenbläschen ein.

Anzeichen

Kalter Schweiß, Atemnot, Herzjagen, schaumig-blutiger Auswurf; bei schweren Fällen kann sich auch die Haut bläulich verfärben – als Ausdruck der Sauerstoffnot.

Behandlung

Sauerstoffmaske, Sekretabsaugung, Ausschwemmung des Ödems mit entwässernden Medikamenten, Behandlung der Herzschwäche.

Lungenkrebs (Bronchialkarzinom)

Lungenkrebs ist bei Männern der häufigste Krebs (27 Prozent aller Krebsgeschwülste), bei Frauen steht er hinter anderen Krebsen zurück (Häufigkeit 5 Prozent).

Lungenkrebs braucht etwa 10 bis 30 Jahre zu seiner Entwicklung; am Anfang steht oft eine chronische Bronchitis.

Anzeichen

Meist ist der Krebs, wenn er sich bemerkbar macht, schon ziemlich fortgeschritten. *Warnzeichen* sind: trockener Reizhusten, oft auch Auswurf, später Blutspucken, Gewichtsverlust und Brustschmerz.

Ursachen

An der Spitze der Ursachen steht starkes Zigarettenrauchen, gefolgt von beruflichen Schadstoffen (Asbeststaub, Kadmiumstaub, Benzoldämpfe u. a.). Allgemein spielt auch die Luftverschmutzung eine Rolle. Als verstärkender Faktor kommt allzumal psychosozialer Streß hinzu (siehe Beispiel auf Seite 15). Asbeststaub hat von allen Lungenkrebs erzeugenden Schadstoffen wohl die aggressivste kanzerogene Potenz, gefolgt von Kadmiumstaub. Kanzerogene (krebserzeugende) Stoffe im Zigarettenrauch sind vor allem Kadmium, radioaktive Stoffe und Teer (siehe »Gefahren des Rauchens«, Seite 49–52).

Behandlung

Im Durchschnitt können nur etwa 30 Prozent der Erkrankten operiert werden, da der Krebs bei seiner Entdeckung meist schon zu weit fortgeschritten ist. Von den Operierten überleben nur etwa 25 Prozent die nächsten fünf Jahre. Hat der Krebs bereits benachbartes Gewebe (Herzbeutel, Zwerchfell u. a.) und Lymphknoten befallen oder gar Tochtergeschwülste (Metastasen) gesetzt, kann nur noch mit Strahlen- und/oder Chemotherapie eine kurze Verlängerung der Lebensdauer angestrebt werden.

Erkrankungen des Verdauungstrakts

Der Mensch ist, was er ißt. Um körperlich und geistig gesund und leistungsfähig zu bleiben, brauchen wir eine ausreichende und regelmäßige Zufuhr von Nährstoffen, Vitaminen, Mineralstoffen und Spurenelementen. Näheres zur Energiegewinnung aus den Nährstoffen und zum Aufbau körpereigener Substanzen siehe Seite 291 (Stoffwechsel).

Was von den Zähnen zerkleinert und vom *Speichel* durchsetzt wurde, gelangt über *Rachen* und *Speiseröhre* in den *Magen,* wo die Nahrung gesammelt, durchgeknetet und mit *Magensaft* vermischt, »vorverdaut« wird. Die eigentliche Verdauung findet dann im *Dünndarm* statt; über die Gefäße der *Dünndarmzotten* werden die gespaltenen Nährstoffe (Aminosäuren, Fettsäuren, Zuckermoleküle) aufgenommen und über die *Pfortader* an die *Leber* weitergeleitet.

Der muskulöse Schlauch der Speiseröhre transportiert die Nahrung in den Magen. Der Magen ist eine sackartige Ausweitung des Verdauungsschlauches im linken Oberbauch; links vom Magen liegt die *Milz,* rechts wird er teilweise von der Leber überdeckt, während er wiederum die *Bauchspeicheldrüse* verdeckt.

Am *Magenmund* (Kardia) mündet die Speiseröhre in den Magen, der *Magenpförtner* (Pylorus) kann den Magen gegen den nachfolgenden *Zwölffingerdarm* abschließen. Der Magen wird vom *Bauchfell* überzogen, das eine gleitende Verschiebbarkeit gegen die benachbarten Organe ermöglicht. Durchschnittlich faßt der Magen 2 bis 3 Liter.

Die Schleimhaut der Magenhöhle enthält verschiedene Drüsen, die Schleim, Gastrin, Enzyme (Intrinsic-Faktor, Pepsin) und Salzsäure produzieren. Das Hormon *Gastrin* regt die Bildung von Magensaft an, der hauptsächlich aus Salzsäure und Pepsin besteht. Das Enzym *Pepsin* dient der Eiweißspaltung. In 24 Stunden produzieren die Magendrüsen etwa 1 bis 2 Liter Magensaft! Im Durchschnitt verweilt die Nahrung drei Stunden im Magen.

Der Magen-Speisebrei wird schubweise in den anschließenden Zwölffingerdarm entleert. Der Zwölffingerdarm (Duodenum) ist der oberste Teil des Dünndarms (Intestinum). Er bildet enzymreichen Darmsaft und verschiedene Hormone, die auf die Magensaftbildung und die Magenbewegungen Einfluß nehmen und die Leber zur Gallebildung sowie die Bauchspeicheldrüse zur Absonderung des enzymreichen Bauchspeichels anregen. Gallengang und Bauchspeichelausführungsgang münden in den Zwölffingerdarm. Im 6 bis 7 Meter langen Dünndarm wird die Nahrung in Bruchstücke (Aminosäuren, Fettsäuren, Zuckermoleküle) gespalten, die von den Blutgefäßen der reliefartigen Dünndarmzotten aufgenommen werden.

Durch das Zusammenziehen der Ringmuskulatur des Dünndarms *(Darmmotorik* oder *Peristaltik)* wird der Nahrungsbrei weiterbefördert. Im etwa 1,5 Meter langen *Dickdarm* (Kolon) wird dem Nahrungsbrei Wasser entzogen; *Darmbakterien* dienen dem weiteren Abbau von Kohlenhydraten und Eiweißen.

Durch die Dickdarmmotorik wird der Darminhalt zum *Mastdarm,* dem Schlußteil des Dickdarms, transportiert. Ist der Mastdarm (Rektum) gefüllt, entsteht über Nervenerregungen der Stuhldrang.

Täglich oder zumindest jeden dritten Tag werden etwa 150 bis 350 Gramm *Stuhl* ausgeschieden. Je länger der Stuhl im Dickdarm verweilt, desto weniger Wasser enthält er und desto fester ist er. Das Volumen des Stuhls hängt größtenteils vom Wasser und unverdaulichen pflanzlichen Fasern (Zellulose) ab.

Leber und Bauchspeicheldrüse dienen nicht nur dem Verdauungssystem. Die Leber erfüllt neben der Gallebildung wichtige Stoffwechselfunktionen und ist die chemische Fabrik des Körpers (siehe Seite 489).

Die Bauchspeicheldrüse ist nicht nur ein Produzent von Verdauungssäften, sondern sie regelt mit ihren Hormonen auch den Zuckerstoffwechsel und den Zuckerhaushalt (Seite 489).

In diesem Kapitel finden Sie alle Erkrankungen des Verdauungssystems (Mund, Speiseröhre, Magen, Darm). Die Erkrankungen der Leber, der Galle und der Bauchspeicheldrüse sind auf den Seiten 489 bis 497 in einem eigenen Kapitel besprochen. *Diabetes mellitus*, die wichtigste Stoffwechselkrankheit überhaupt, finden Sie auf Seite 291 (»Stoffwechselkrankheiten«).

Der Verdauungstrakt

Die eigentliche Verdauung findet im Dünndarm statt. Im Dünndarm wird die Nahrung in Bruchstücke (Aminosäuren, Fettsäuren, Zuckermoleküle) gespalten, die von den Blutgefäßen der reliefartigen Dünndarmzotten aufgenommen werden. Im Magen wird die Nahrung lediglich »vorverdaut«. Entscheidend für die Verdauung sind Enzyme, angefangen vom Pepsin des Magens über die Enzyme des Dünndarms bis zum enzymreichen Saft der Bauchspeicheldrüse; für die Fettverdauung sind überdies auch die Gallensäuren wichtig.

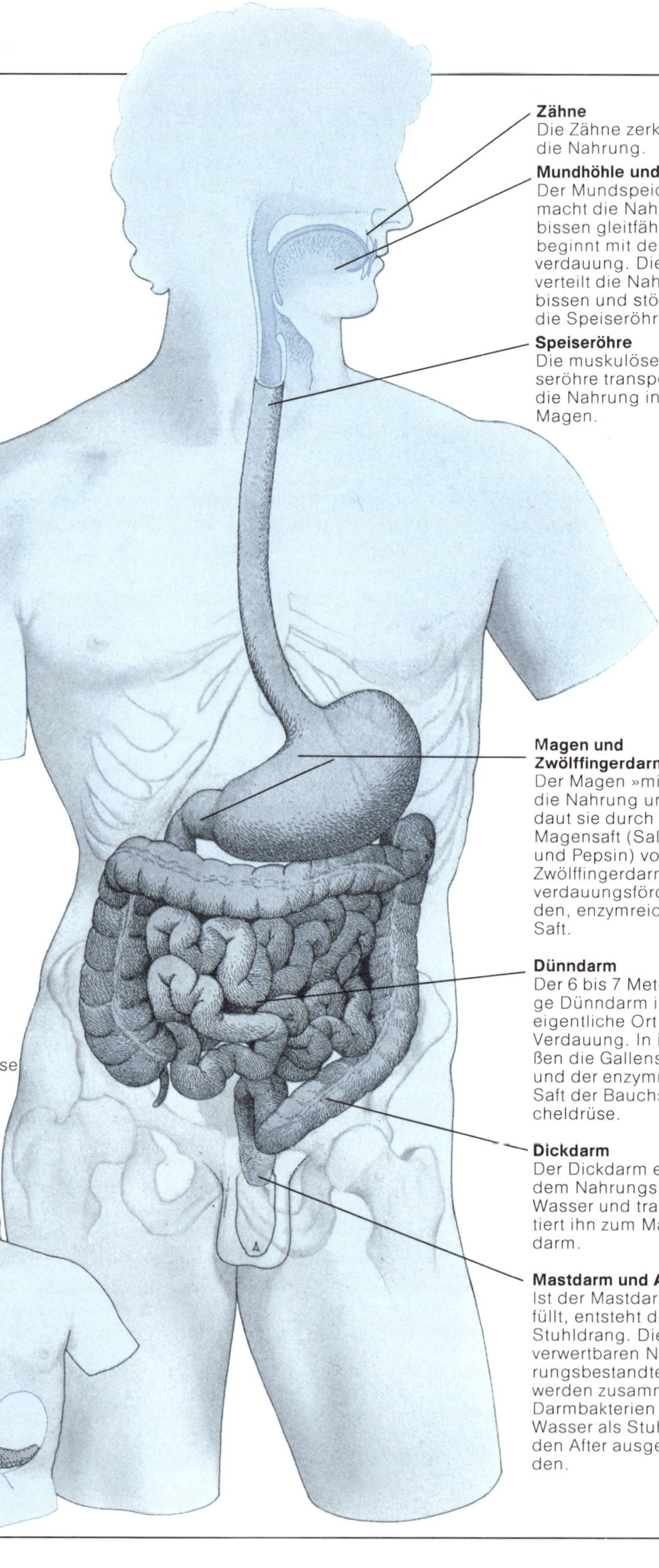

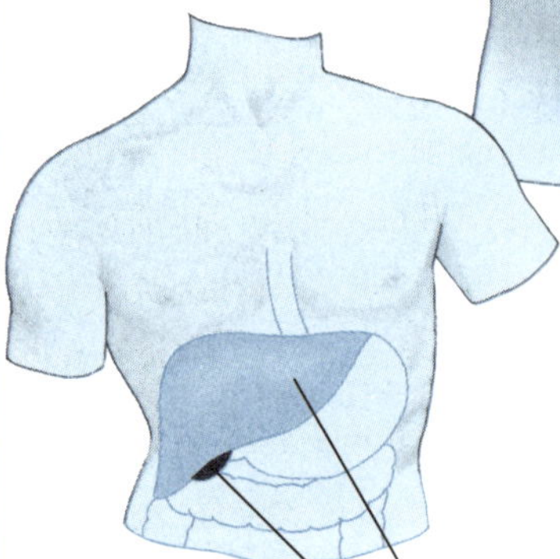

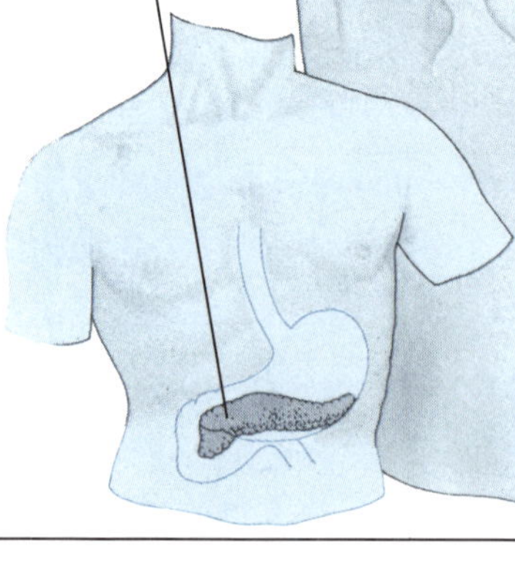

Leber, Galle und Bauchspeicheldrüse
Die Leber bildet neben ihrer Stoffwechselfunktion und ihrer Funktion als chemische Fabrik Galle, die vor allem der Fettverdauung dient. Die Bauchspeicheldrüse produziert nicht nur den wichtigen enzymreichen Bauchspeichel, sondern regelt mit ihren Hormonen auch den Zuckerstoffwechsel.

Zähne
Die Zähne zerkleinern die Nahrung.

Mundhöhle und Zunge
Der Mundspeichel macht die Nahrungsbissen gleitfähig und beginnt mit der Vorverdauung. Die Zunge verteilt die Nahrungsbissen und stößt sie in die Speiseröhre.

Speiseröhre
Die muskulöse Speiseröhre transportiert die Nahrung in den Magen.

Magen und Zwölffingerdarm
Der Magen »mischt« die Nahrung und verdaut sie durch den Magensaft (Salzsäure und Pepsin) vor. Der Zwölffingerdarm bildet verdauungsfördernden, enzymreichen Saft.

Dünndarm
Der 6 bis 7 Meter lange Dünndarm ist der eigentliche Ort der Verdauung. In ihn fließen die Gallensäuren und der enzymreiche Saft der Bauchspeicheldrüse.

Dickdarm
Der Dickdarm entzieht dem Nahrungsbrei Wasser und transportiert ihn zum Mastdarm.

Mastdarm und After
Ist der Mastdarm gefüllt, entsteht der Stuhldrang. Die nicht verwertbaren Nahrungsbestandteile werden zusammen mit Darmbakterien und Wasser als Stuhl über den After ausgeschieden.

Erkrankungen der Mundhöhle und der Zunge

Die Vorbereitung der Verdauung beginnt in der mit Schleimhaut ausgekleideten *Mundhöhle* – durch das Zerkauen der Speisen und das Benetzen mit Speichel. Die Kohlenhydratverdauung setzt hier schon ein. Beim Kauen sind die Zähne, die Kaumuskeln, die Kiefer und die Zunge beteiligt.

In die Mundhöhle münden drei große *Speicheldrüsenpaare:* die Unterkiefer- und Unterzungendrüsen sowie die Ohrspeicheldrüsen. Hinzu kommen noch verstreut Lippen-, Wangen-, Gaumen-, Schlund- und Zungendrüsen. Speichel macht die Bissen gleitfähig und löst Nahrungsbestandteile, die so die Geschmacksknospen der Zunge reizen können.

Die *Zunge* ist ein von Schleimhaut umhülltes Muskelorgan, wichtig für Sprechen, Schmecken und für das Verteilen der Speisen. Die sogenannten Fadenpapillen der Zunge dienen ihrer ausgeprägten Tastempfindung, die umwallten Geschmacksknospen dem Geschmackssinn.

Der *Zungenbelag* entsteht durch eine Verhornung kleiner Zungenpapillen, zwischen deren Buchten feinste Speisereste und abgeschilferte Zellen der obersten Zungenschicht hängenbleiben. *Ursachen* eines Zungenbelags können sein: ungenügende Kautätigkeit, Fieber, Parodontitis (Seite 535). Aus dem Zungenbelag auf Krankheiten zu schließen ist meist fragwürdig. Typisch ist allein die *Himbeerzunge bei Scharlach* (Seite 660).

In diesem Abschnitt finden Sie Erkrankungen der Zunge und der Speicheldrüsen. Zu den Erkrankungen der Zähne und des Zahnfleischs siehe Seite 534 bis 541. Aphthen (kleine Geschwüre der Mundschleimhaut) finden Sie im Kapitel »Hautkrankheiten« auf Seite 397, Pilzerkrankungen der Mundschleimhaut auf Seite 405.

Erkrankungen der Speicheldrüsen

Speicheldrüsen-Entzündung

Eine Speicheldrüsen-Entzündung macht sich durch eine schmerzhafte Schwellung der jeweiligen Speicheldrüse bemerkbar, der Drüsen-Ausführungsgang ist oft eitrig entzündet. Bei einer eitrigen Einschmelzung der Unterkieferspeicheldrüse kann es zu einem eitrigen Durchbruch nach außen kommen.

Ursachen können sein:

Bakterien wandern infolge eines gestörten oder verringerten Speichelflusses, oft bei reduzierter Nahrungsaufnahme oder Speichelsteinen, in den Drüsengang ein.

Behandlung

Antibiotika, Kaugummikauen, Zitrone essen (zur Anregung der Speichelabsonderung!); in schweren Fällen muß die Drüse operativ entfernt werden.

Siehe auch »Mumps« (Seite 661), eine Infektion der Ohrspeicheldrüse.

Blockierung der Unterkieferspeicheldrüsen durch Steine

Steine bilden sich in der Regel nur in den Unterkieferspeicheldrüsen (siehe Abbildung). Es handelt sich um kleine Kalziumphosphat- oder Kalziumkarbonatsteinchen, die den Ausführungsgang der Drüse verstopfen. Die *Ursachen* ihrer Entstehung sind noch nicht schlüssig geklärt.

Anzeichen

Der Speichel staut sich in der Drüse, diese schwillt an, und es entsteht ein Spannungsschmerz.

Behandlung

Die Steinchen werden operativ unter örtlicher Betäubung entfernt.

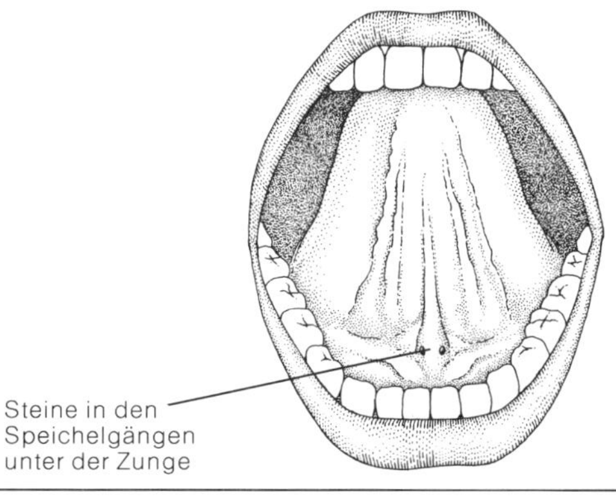

Steine in den Speichelgängen
Die Ausführungsgänge der Zungengrund-Speicheldrüsen sind relativ häufig durch Steinbildung blockiert.

Erkrankungen der Zunge

Zungenentzündung

Eine Zungenentzündung kann verschiedene Erscheinungsformen und Ursachen haben. Ziemlich häufig ist die einfache Glossitis, die durch Infektionen entsteht.

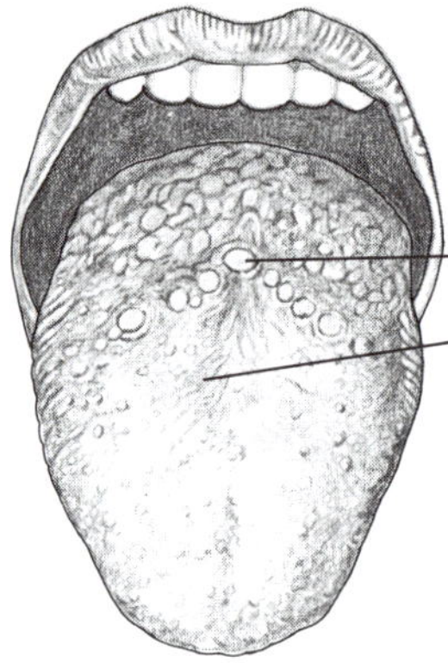

Die Zunge
Die Zunge ist ein von Schleimhaut umhülltes Muskelorgan, wichtig für Sprechen, Schmekken und Verteilung der Speisen. Die Zeichnung zeigt die umwallten Geschmacksknospen und die der Tastempfindung dienenden Fadenpapillen.

Anzeichen

Glatte dunkelrote Zunge.

Behandlung

Mundspülungen mit desinfizierenden Mitteln.

Vorbeugung

Mit einer regelmäßigen Mundpflege können Sie einer Glossitis vorbeugen.

Wichtig: Eine Glossitis kann auch ein Frühsymptom der »bösartigen Anämie« (Vitamin-B_{12}-Mangel-Anämie, Seite 439) oder der »Zöliakie« (Seite 640), mitunter auch einer »Eisenmangel-Anämie« (Seite 441) sein.

Landkarten- oder Furchenzunge

Visuelle Diagnosehilfe Seite 256.

Eine Landkartenzunge (Lingua geographica) fällt durch scharf abgegrenzte belagfreie Herde auf, die wandern und einer normalen Belagbildung Platz machen. Die *Ursachen* sind ungeklärt, wahrscheinlich handelt es sich nur um eine Variante des normalen Schälvorgangs der Zunge.

Eine »Furchenzunge« ist an einer angeborenen tiefen Furche in der Zungenmitte erkennbar. Diese Furche ist lediglich eine Abweichung von der Norm, aber kein Krankheitszeichen.

Leukoplakie

Eine Leukoplakie (»Weißschwielenkrankheit«) der Zunge und der Mundhöhle tritt vorwiegend bei Männern zwischen dem 25. und 55. Lebensjahr auf. Am Zungenrücken, den Zungenseiten oder an der Mundschleimhaut zeigen sich bläulichweiße Fleckbildungen; die immer weißer werdenden Flecken werden rauh und verhornen.

Ursache

Wahrscheinlich chronische Reizzustände, so beispielsweise eine Reibung an kariösen Zähnen mit scharfen Kanten oder heißer Pfeifenrauch.

Die Möglichkeit einer krebsigen Entartung ist vor allem bei ständiger Einwirkung des starken und oft auch heißen Pfeifenrauchs gegeben. Chemische Agentien (siehe Seite 51) wären hier vor allem Kadmium und radioaktive Substanzen.

Behandlung

Beseitigung der Ursachen, chirurgische Entfernung.

Wichtig: Suchen Sie bei jeder Leukoplakie der Zunge unverzüglich einen Hautarzt auf!

Haarzunge

Visuelle Diagnosehilfe Seite 256.

Einen schwärzlichen, bräunlichen oder gelblichen haarförmigen »Belag« auf der ganzen Zungenoberfläche oder nur im mittleren Feld bezeichnet man als »Haarzunge«. Manchmal besteht ein »pappiger Geschmack«.

Die *Entstehungsursachen* sind noch weitgehend unklar. Möglicherweise spielen pflanzliche Farbstoffe, Mundwässer, Lokalantibiotika eine Rolle, vielleicht auch Stoffwechselstörungen oder andere Erkrankungen.

Behandlung

Nikotinsäureamid (ein Vitamin) wirkt rückbildend, ansonsten sollten Sie Lutschtabletten jeder Art absetzen. Sorgen brauchen Sie sich keine zu machen – eine Haarzunge ist harmlos. □

Zungenkrebs

Jedes knotenartige Gebilde, jedes Geschwür oder jedes verhärtete Gebiet der Zunge oder des Zungengrundes ist auf Krebs verdächtig und sollte nach der Entnahme eines Stückchens Gewebe auf Krebs untersucht werden. Ausnahmen sind lediglich:

- kleine Geschwürchen mit weißgelblichem Belag und einem entzündlichen Hof, die auch auf der Mundschleimhaut entstehen – die sogenannten Aphthen (Seite 397); außerdem
- kleine höckrige Wucherungen der Mitte des Zungenrückens, die gerötet sein können (Glossitis rhombica mediana).

Trotzdem sollten Sie auch bei diesen Erscheinungen einen Hautarzt aufsuchen!

Die oben erwähnte Leukoplakie der Zunge kann öfter krebsig entarten, dasselbe gilt für primär gutartige Zungentumoren.

Anzeichen

Die Beschwerden bei Zungentumoren sind gering oder uncharakteristisch: Zungenbrennen, Fremdkörpergefühl, Blutbeimengungen im Speichel. Deshalb suchen Patienten oft erst spät einen Arzt auf. In diesem Stadium haben Krebszellen die im Mund- oder im tiefen Halsgebiet zahlreichen Lymphknoten bereits befallen. Die Fünf-Jahres-Überlebensrate beträgt deshalb bei Zungentumoren nur 30 bis 40 Prozent, bei Tumoren des Zungengrundes gar nur 15 bis 20 Prozent.

Behandlung

Chirurgische Entfernung, möglicherweise auch Zytostatika und Nachbehandlung mit Strahlen.

Vorbeugung

Oft sind Tumoren der Zunge durch langjährige mechanische Reizung (kariöse, kantige Zähne) provoziert. Gehen Sie deshalb regelmäßig zum Zahnarzt!

Suchen Sie bei jeder Verhärtung, jedem Knoten oder jedem Geschwür, auch bei jeder Bildung einer scheinbar harmlosen Leukoplakie (siehe oben) der Zunge einen Hautarzt auf. So können mögliche Krebszellen relativ frühzeitig erkannt werden, oder der Bildung von Krebszellen kann vorgebeugt werden.

Wichtig: Besonders als Pfeifenraucher sollten Sie jede Veränderung der Zunge sorgfältig beachten und sofort einen Hautarzt aufsuchen!

Erkrankungen der Speiseröhre

Die Speiseröhre verbindet den Rachen mit dem Magen; sie ist ein etwa 25 Zentimeter langer muskulöser Schlauch, der hinter der Luftröhre und vor der Wirbelsäule liegt. Geschluckte Bissen fallen keineswegs – wie man es sich oft vorstellt – die Speiseröhre bis zum Magen hinunter; sondern sie werden durch Bewegungen der Muskelwand der Speiseröhre (Ösophagus) zum Magen befördert. Wenn Sie Zeit für ein Experiment haben: Stellen Sie sich auf den Kopf, und trinken Sie aus einem Strohhalm irgendein kaltes Getränk. Sie merken bald, wie das Getränk die Speiseröhre »hinauftransportiert« wird.

Den Übergang von der Speiseröhre zum Magen nennt man Kardia. Die Kardia ist der Magenmund, durch entsprechende Muskelanordnung und Schleimhautfalten wirkt sie als Rückschlagventil. Störungen dieses Ventils sind nicht selten (siehe Seite 472, »Speiseröhrenentzündung«).

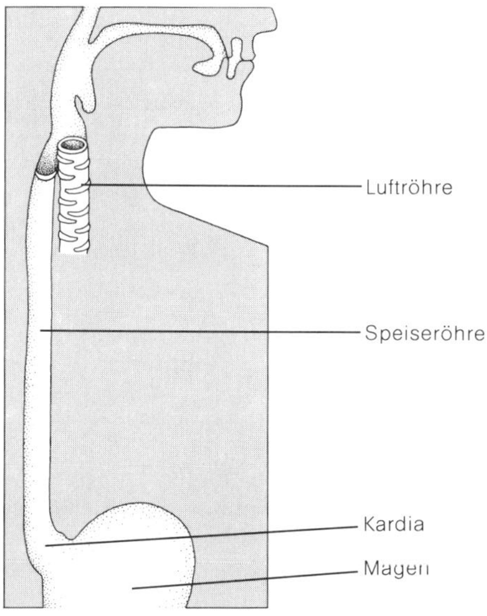

Transport der Nahrungsbissen
Wenn Sie schlucken, verschließt sich der Anfang der Luftröhre, so daß die Nahrungsbissen in die Speiseröhre gestoßen werden. Der muskulöse Schlauch der Speiseröhre transportiert die Bissen zum Magen. Der Übergang von der Speiseröhre zum Magen heißt Kardia, mit ihren Muskeln und Schleimhautfalten wirkt sie als Rückschlagventil.

Hiatus-Hernie

Die Speiseröhre tritt durch eine Pforte (Hiatus) des Zwerchfells aus dem Brust- in den Bauchraum über. Eine Hiatus-Hernie (*Hernie* = »Bruch«) bedeutet, daß Teile des Magens durch diese Pforte in den Brustraum vorfallen.

Zur Hiatus-Hernie kommt es dann, wenn ein kleiner Teil des Magens durch die Zwerchfellpforte nach oben drückt.

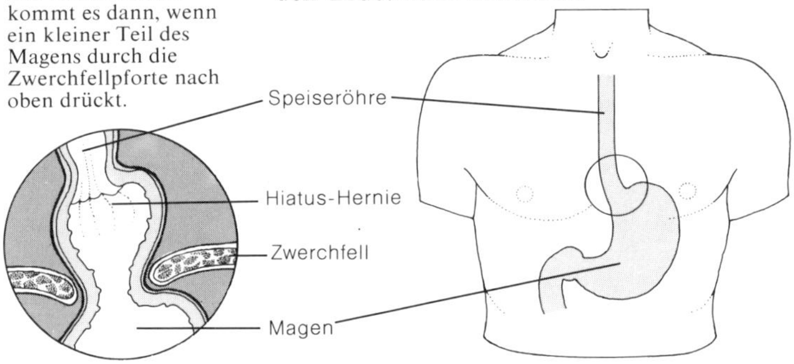

Anzeichen

Eine leichte Hernie verursacht kaum Beschwerden (vielleicht nur einen leichten Druck hinter dem Brustbein), bei einer schweren steigt aber immer wieder gallehaltiger Zwölffingerdarmsaft und Magensaft in die Speiseröhre hoch. Es kommt so zu einem »sauren Aufstoßen«, zu häufigem starkem Sodbrennen.

Behandlung

Bei Schmerzen und bei einem ständigen starken Sodbrennen wird der Arzt Ihnen eine Operation empfehlen. Bei leichteren Beschwerden kann das Vermeiden von Zigarettenrauchen und Alkoholgenuß sowie die Einnahme von säurebindenden Medikamenten (Antazida) helfen.

Speiseröhren-Entzündung

Eine akute Speiseröhren-Entzündung *(Ösophagitis)* kann bei schweren Allgemeinerkrankungen mit anhaltendem Erbrechen, Verletzungen durch Fremdkörper (Fischgräten u. a.), Verätzungen oder Entzündungen des Atemtrakts entstehen.

Die häufigere chronische Speiseröhrenentzündung kann bei ständigem Alkohol- und Zigarettenmißbrauch oder bei einer Hiatus-Hernie (oben) entstehen.

Anzeichen

Mehr oder weniger starkes Sodbrennen, Schmerzen beim Schlucken; schwere Formen können zu Geschwüren und verborgenen Blutungen mit sehr schmerzhaften Schluckbehinderungen führen.

Behandlung

Bei leichterem Sodbrennen sollten Sie Alkohol, Zitrusfrüchte und Zigarettenrauchen meiden. Eventuell hilft die Einnahme von säurebindenden Medikamenten (Antizida).

Liegt eine Hiatus-Hernie zugrunde, empfiehlt sich eine Operation, um den gestörten Verschlußmechanismus der Kardia (siehe Seite 471) wiederherzustellen.

Speiseröhren-Divertikel

Darunter versteht man eine Aussackung der Schleimhaut der Speiseröhre (der Muskelmantel der Speiseröhre ist an diesen Stellen nur dünn, oder er fehlt gar).

Anzeichen

Bei Divertikeln im Halsbereich sammeln sich Speisereste in den Aussackungen an. So kommt es zu einem Druckgefühl, Schluckbeschwerden und einer glucksenden Sprache. Bei Divertikeln im mittleren Bereich der Speiseröhre kann es zu schweren Entzündungen kommen (bis zu einem Lungenabszeß).

Behandlung

Meist ist eine Operation notwendig.

Speiseröhren-Stenose

Eine Stenose (Verengung) der Speiseröhre kann angeboren oder durch Geschwülste oder Verätzungen erworben sein.

Anzeichen

Starke Schluckbeschwerden mit Druck- oder Würgegefühl, Schmerzen oder Atembehinderung.

Behandlung

Bei stärkeren Beschwerden ist eine Operation zu empfehlen.

Speiseröhren-Krebs

Ein Speiseröhren-Krebs kommt meist erst nach dem 60. Lebensjahr vor. Nur sehr wenige der Patienten überleben trotz Behandlung mehr als fünf Jahre.

Anzeichen

Starke Beschwerden und Schmerzen beim Schlucken, die immer schlimmer werden. Später kann es auch zu Bluterbrechen infolge von Blutungen in der Speiseröhre kommen.

Erkrankungen des Magens und des Zwölffingerdarms

Die Aufgaben des Magens sind:

- *Sammlung der Nahrung,* die im Durchschnitt drei Stunden im Magen verweilt. Kohlenhydratreiche Nahrung verläßt den Magen ziemlich rasch, eiweißreiche verweilt etwas länger, am längsten (fünf Stunden und mehr) beschäftigt fettreiche Kost den Magen.
- *Durchknetung des Speisebreis,* der dabei mit Magensaft vermischt wird. Die Durchknetungsbewegungen werden von der glatten Muskulatur der Magenwand ausgeführt, die vom vegetativen Nervensystem gesteuert wird.

Die Drüsen der Magenschleimhaut produzieren Schleim, das Hormon Gastrin und Magensaft, wobei Gastrin die Bildung des Magensaftes anregt. Die Hauptbestandteile des Magensaftes sind Salzsäure und das Enzym Pepsin.

Der Magensaft verdaut die Speisen vor. Die eigentliche Verdauung erfolgt im Dünndarm.

Der Magen entleert den Speisebrei schubweise über den Magenpförtner (Pylorus) in den Zwölffingerdarm. Der Zwölffingerdarm (Duodenum) bildet zur weiteren Verdauung enzymreichen Darmsaft und Hormone, die unter anderem die Leber zur Gallebildung und die Bauchspeicheldrüse zur Absonderung des enzymreichen Bauchspeichels anregen. Gallengang und Bauchspeichel-Ausführungsgang münden in den Zwölffingerdarm – bei etwa 60 Prozent der Menschen gemeinsam.

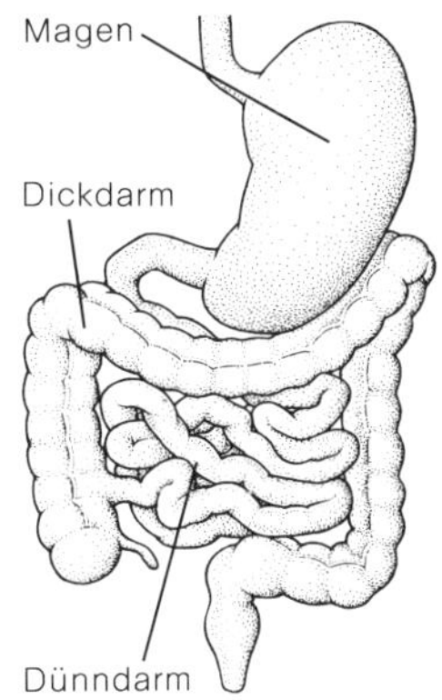

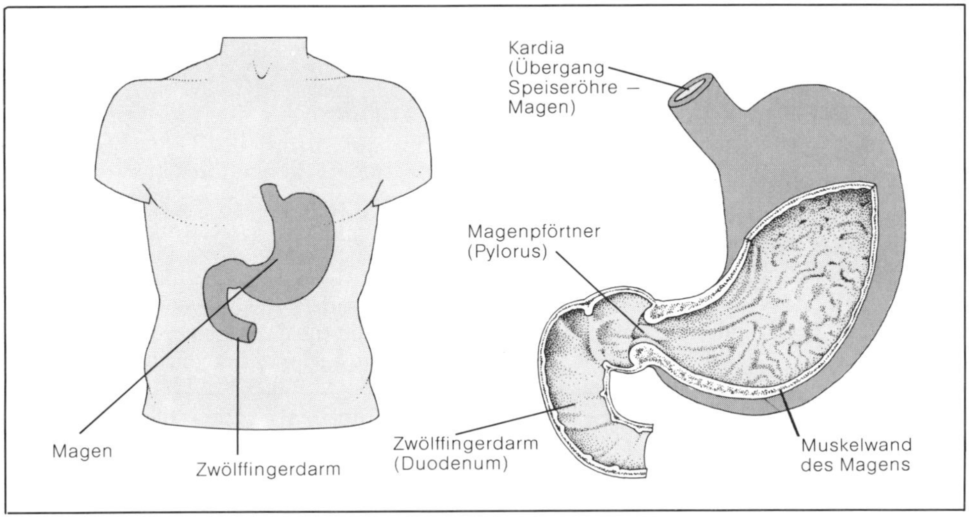

»Magenschleimhaut-Entzündung«

Der Begriff »Magenschleimhaut-Entzündung« wird meist für eine Erkrankung gebraucht, bei der gar keine Entzündung der Magenschleimhaut vorliegt: für den Reizmagen. Und selbst wenn bei anderen Erkrankungen die Magenschleimhaut entzündet sein sollte, ist es nicht diese Entzündung, die Schmerzen verursacht. Denn die Magenschleimhaut besitzt keine Nervenendigungen, so daß ihre eventuelle Entzündung entgegen der herkömmlichen Meinung nicht schmerzen kann.

Reizmagen

Was die oftmals schneidenden und krampfartigen Oberbauchschmerzen verursacht, sind Bewegungsstörungen des Magens – provoziert durch ein »aufgescheuchtes« vegetatives Nervensystem. (Wie Sie wissen, werden die Knetbewegungen des Magens vom vegetativen Nervensystem gesteuert.) Der Störung des vegetativen Nervensystems liegt wiederum psychosozialer Streß (Seite 32) zugrunde.

Überdies kann das vegetative Nervensystem auch die Magendrüsen überstimulieren, und die daraus resultierende vermehrte Magensaftbildung führt bisweilen zu quälendem Sodbrennen.

Mitbedingt wird die vermehrte Magensaftbildung beim Reizmagen auch dadurch, daß psychosozial gestreßte Menschen meist übermäßig zu sogenannten Säurelockern (Mittel, die die Magensaftbildung anregen) greifen. Säurelocker sind beispielsweise Kaffee, schwarzer Tee, Alkohol, Nikotin. Durch solche Säurelocker wird das Sodbrennen verstärkt.

Der Reizmagen ist – um es noch einmal ganz klar zu sagen – keine Entzündung der Magenschleimhaut, sondern eine funktionelle Störung des Magens.

Behandlung

Ausschaltung, Lösung oder Verarbeitung psychosozialen Stresses. Finden Sie selbst nicht aus Ihren Belastungen und Spannungen heraus, sollten Sie einen Psychotherapeuten aufsuchen. Die üblichen »Gastritis«-Medikamente (Mittel, die Magensäure binden, also sogenannte Antazida) helfen lediglich, das quälende Sodbrennen zu dämpfen.

Wichtige Vorsichtsmaßnahmen

Die Beschwerden von funktionellen Magenstörungen (Reizmagen) unterscheiden sich von den Beschwerden bei einem Magen- oder Zwölffingerdarmgeschwür (Seite 475) kaum. So ist es bei längerem Anhalten (über vier Wochen) dieser Beschwerden immer angezeigt, über ein Endoskop (biegsamer Schlauch mit Optik) die Magenschleimhaut zu überprüfen und eventuell auch Gewebe zur Überprüfung zu entnehmen.

Erosionen der Magenschleimhaut

Erosionen (Substanzverluste) der Magenschleimhaut können durch verschiedene Rheuma-, Schmerz- oder Beruhigungsmittel provoziert werden. Erosionen sind einzelne kleine Defekte, die sich gleichsam in die Magenschleimhaut eingefressen haben.

Anzeichen

Solche Erosionen sind bisweilen symptomfrei, können aber auch stärkere Schmerzen und eventuell sogar Blutungen verursachen. Die Blutungen führen mitunter zu einem Erbrechen schwarzroten Blutes.

Behandlung

Nach Absetzung der eingenommenen Medikamente heilen die Erosionen von selbst wieder ab.

Verätzungen

Verätzungen der Speiseröhre oder des Magens durch irrtümlich oder in Selbstmordabsicht getrunkene Säuren oder Laugen sind Substanzverluste stärkster Art, die heftigste Schmerzen im Speiseröhren- und Magenbereich hervorrufen.

Akute Gastritis

Eine akute Entzündung der Magenschleimhaut (akute Gastritis) und vor allem des Dünndarms verursachen allein Infektionen mit Salmonellen oder Viren sowie Vergiftungen mit den Giften von Staphylokokken.

Anzeichen

Neben Oberbauch- und Bauchschmerzen kommt es hier auch zu Durchfällen und zum Erbrechen. Siehe dazu Seite 476 (»Infektionen des Magen-Darm-Traktes«).

Auch bei übermäßigem Alkoholgenuß kann eine akute Gastritis mit Schmerzen und Erbrechen entstehen.

Chronische Gastritis

Eine chronische Gastritis entsteht nicht auf dem Boden einer wiederholten »akuten Gastritis«, das heißt eines Reizmagens. Chronische Gastritis ist auch keine Krankheit im eigentlichen Sinne, sondern lediglich ein histologischer (Gewebe-)Befund: Die faltige Magenschleimhaut ist geschrumpft. Mit dieser Schrumpfung kann eine verminderte Salzsäureproduktion einhergehen.

Treten bei diesem Befund bisweilen Schmerzen auf, sind es funktionell bedingte Schmerzen im Sinne eines Reizmagens, oder es handelt sich um Erosionen.

Die *Ursachen* der Magenschleimhaut-Schrumpfung sind unklar. Jedenfalls ist es unwahrscheinlich, daß sie auf dem Boden eines Mißbrauchs von Säurelockern (Alkohol, Nikotin) entsteht.

Eine *Behandlung* der chronischen Gastritis ist nicht möglich – und auch nicht notwendig, da der Magen seine Aufgabe der Nahrungsmischung weiter voll erfüllen kann. □

Magen- und Zwölffinger-darm-geschwüre

Magen- oder Zwölffingerdarmgeschwüre sind abgegrenzte entzündliche Prozesse der Schleimhaut von Magen oder Zwölffingerdarm. Immer gehen sie mit einem Substanzverlust des Gewebes einher, das geschwürig zerfällt. Magengeschwür heißt in der Fachsprache *Ulcus ventriculi,* ein Zwölffingerdarmgeschwür *Ulcus duodeni* – beide werden oft einfach nur als *Ulkus* (Geschwür) bezeichnet.

Anzeichen

Beide Ulkus-Arten sind durch krampfartige, drückende, kneifende oder stechende Schmerzen im Oberbauch gekennzeichnet. Beim Magengeschwür treten die Schmerzen und das Druckgefühl meist kurz nach dem Essen, beim Zwölffingerdarmgeschwür dagegen vorwiegend bei nüchternem Magen auf (nach dem Essen verschwinden hier die Schmerzen für ein paar Stunden) – obwohl diese Unterschiede nicht obligat sind. Häufig sind auch Schmerzen während der Nacht. Bei manchen Ulkuspatienten fehlen diese typischen Symptome; es bestehen lediglich uncharakteristische Verdauungsbeschwerden, Aufstoßen und Sodbrennen, manchmal auch Übelkeit mit Erbrechen.

Ursachen und Entstehung

Die Ursachen sind im einzelnen noch nicht schlüssig geklärt. Der wesentlichste Auslösefaktor ist sicherlich *psychosozialer Streß,* der über ein übererregbares vegetatives Nervensystem aggressive Mechanismen fördert, so beispielsweise neben noch ungeklärten biochemischen Einflüssen eine Erhöhung der Magensaftproduktion. Doch können diese aggressiven Mechanismen wahrscheinlich nur bei einer entsprechenden ererbten Anlage wirksam werden.

Anscheinend spielt auch die *Persönlichkeit* bei der Ulkus-Entstehung eine Rolle. Das heißt, psychosozialer Streß und Anlage allein tun's nicht, entscheidend ist die persönlichkeitsbedingte Art der Streßverarbeitung: Ulkus-Patienten leiden unter Schuldgefühlen, Frustrationen und einer ständigen Konfliktspannung.

Jedenfalls scheinen die Mechanismen der Entstehung eines Ulkus multifaktoriell, das heißt durch vielerlei Faktoren bestimmt zu sein. Beim Magengeschwür scheint neben biochemischen Faktoren, gestörten Rückkopplungsmechanismen der Salzsäuresekretion mit Gastrin (siehe Einleitung, Seite 467) auch ein Mißbrauch von Schmerztabletten und Alkohol eine zusätzliche Rolle zu spielen. Beim Zwölffingerdarmgeschwür werden auch Durchblutungsstörungen infolge einer nicht normalen Gefäßnerven-Aktivität vermutet. Rein statistisch ist die Blutgruppe Null bei Ulkusträgern gehäuft; möglicherweise ist das Fehlen von blutgruppenaktiven Substanzen ein fördernder Faktor.

Behandlung

Ein gewisser Prozentsatz (bis zu 40 Prozent) der Magen- und Zwölffingerdarmgeschwüre bildet sich spontan zurück. Die Heilungsprozesse werden anscheinend durch eine Änderung der psychisch-vegetativen Konstellation des Patienten gefördert. Für diese Annahme sprechen auch wissenschaftliche Studien, nach denen etwa 40 bis 50 Prozent der Patienten durch Plazebos (Scheinmedikamente ohne Wirkstoffe) geheilt werden. Die Wirksamkeit von säurebindenden Medikamenten (Antazida) übersteigt die »Erfolgsquote« von Plazebos kaum.

Seit einigen Jahren jedoch gibt es Medikamente (zum Beispiel *Tagamet*), die unter anderem auch die Säureproduktion hemmen. Ihre Wirksamkeit liegt bei etwa 60 bis 80 Prozent.

In den anderen Fällen muß operiert werden, vor allem bei akuten Komplikationen (Blutungen, Durchbruch des Geschwürs, Verengungen des Magenpförtners u. a.).

Grundsätzlich kann allen Ulkus-Patienten eine psychotherapeutische Behandlung empfohlen werden. (Lesen Sie dazu auch das Kapitel »Psychosoziale Gesundheit« auf den Seiten 32–41).

Vorbeugung

Zur Vorbeugung eines Magengeschwürs gelten drei Empfehlungen:

- Achten Sie auf Ihre *psychosoziale Gesundheit* (Seite 32–41).
- Nehmen Sie nie auf Dauer und auf eigene Verordnung (»Selbstmedikation«) Schmerzmittel ein. ***Besprechen Sie Dosis und Dauer einer Schmerzmitteleinnahme mit Ihrem Arzt!***
- Übermäßiger Gebrauch von *Säurelokkern* (Alkohol, Kaffee, Tee, Nikotin, Zitrusfrüchte) ist nicht ratsam.

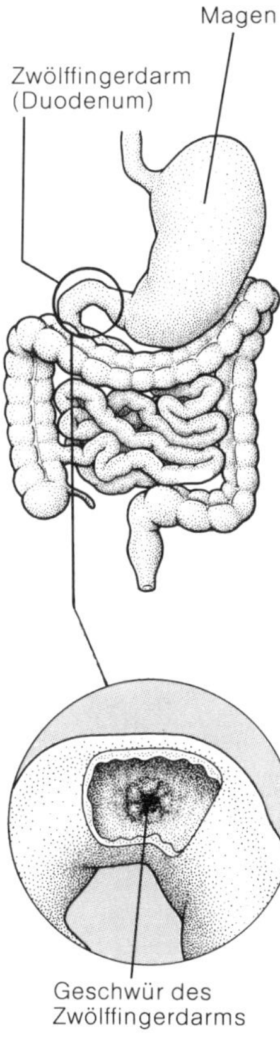

Magenkrebs

Magenkrebs bleibt lange Zeit auf die Magenschleimhaut beschränkt und beginnt irgendwann plötzlich rapide zu wachsen. Da er erst in fortgeschrittenerem Stadium stärkere Beschwerden macht und demnach meist zu spät operiert wird, überleben nur etwa 10 Prozent der Erkrankten mehr als fünf Jahre.

Lange kann ein Magenkrebs auch als »Magenschleimhautentzündung« oder als Magengeschwür verkannt werden, da sich die Beschwerden gleichen.

Anzeichen

Zuerst nur Schmerzen im Oberbauch, Übelkeit und bisweilen Erbrechen, mitunter auch Sodbrennen. Ein Druck- oder Völlegefühl im Oberbauch kann hinzukommen, später wird es stärker. Schließlich leidet der Erkrankte unter Appetitlosigkeit, manchmal entwickelt er auch eine Abneigung gegen Fleisch. In fortgeschritteneren Stadien verliert der Kranke rapide an Gewicht, er erbricht dunkles Blut; sein Stuhl kann gleichfalls dunkles Blut enthalten (Teerstuhl).

Ursachen

Die Ursachen des Magenkarzinoms – wie Magenkrebs in der Fachsprache heißt – sind noch nicht schlüssig geklärt. Epidemiologische (statistische) Studien weisen darauf hin, daß geräucherte Fische und Rauchfleisch eine gewisse Rolle spielen könnten. Schuldige Substanzen wären dann Nitrosamine, die verstärkt dann entstehen, wenn Rauchfleisch gebraten wird.

Doch die übergeordnete Ursache scheint *psychosozialer Streß* zu sein – exakter: Wie sich der Patient infolge seiner Persönlichkeit zu psychosozialem Streß einstellt, wie er ihn löst oder verarbeitet. Magenkrebs-Patienten sind meist unfähig, psychosozialen Streß zu lösen oder ihn zu verarbeiten. Sie »fressen« Spannungen und Konflikte gleichsam in sich hinein, neigen zu Schuldgefühlen und Frustrationen.

So gesehen kann sich Magenkrebs auch aus einem Magengeschwür entwikkeln, da derselbe Persönlichkeitstypus dahintersteht.

Auch Patienten mit atrophischer Gastritis (Schrumpfung der Schleimhaut) haben ein hohes Risiko, an Magenkrebs zu erkranken.

Behandlung

Je nach Größe und Stadium der Krebsgeschwulst wird ein mehr oder weniger großer Teil des Magens zusammen mit der Geschwulst entfernt.

Prognose

Wird erst in fortgeschritteneren Stadien operiert, ist die Prognose nicht gut (siehe oben). Ziel muß es deshalb sein, den Krebs bereits in früheren Stadien zu erkennen: Dauern beispielsweise vermeintliche Gastritis-Beschwerden über vier Wochen an, sollte der Magen über ein Endoskop inspiziert und gegebenenfalls bei Entdeckung eines Geschwürs ein Stück Schleimhaut entfernt und untersucht werden.

Ebenfalls sollten Magengeschwür-Patienten regelmäßig untersucht werden.

Vorbeugung

- Achten Sie auf Ihre *psychosoziale Gesundheit* (Seite 32–41).
- Essen Sie nicht übermäßig viel »Geräuchertes«.
- Suchen Sie bei einer »Magenschleimhaut-Entzündung«, die länger als eine Woche andauert, einen Arzt auf.

Infektionen des Magen-Darm-Trakts

Durchfall (Diarrhöe)

Unter Durchfall versteht man: Mehrere in kurzen Abständen aufeinanderfolgende dünnflüssige Stühle infolge von Infektionen oder Funktionsstörungen des Magen-Darm-Kanals. Diese Infektionen oder Funktionsstörungen führen zur vermehrten Flüssigkeitsausscheidung in Magen und Darm, zur verminderten Flüssigkeitsaufsaugung im Dickdarm und/oder zu vermehrten Darmbewegungen.

Funktioneller Durchfall

Eine rein funktionelle Störung ist der häufige breiige Durchfall nervöser, überempfindlicher Menschen – ausgelöst durch *psychosozialen Streß* (Spannungen, Konflikte, Ängste). »Vor Angst in die Hose machen« – so weiß es der Volksmund. Leiden Sie oft unter funktionellem Durchfall, lesen Sie das Kapitel «Psychosoziale Gesundheit« auf den Seiten 32 bis 41.

Behandlung von Durchfallerkrankungen

Bei jedem Durchfall entstehen Wasser- und Mineralstoffverluste. Trinken Sie am ersten Tag nur gesüßten Tee, kohlensäurehaltige Getränke (am besten Cola und Mineralwasser) und Fruchtsäfte. Zucker fördert die Aufnahme von Mineralsalzen durch die Darmschleimhaut, die bei schweren Durchfällen oder Brechdurchfällen verlorengehen. Fruchtsäfte sind wegen ihres Kalium-Reichtums wichtig (Kalium, das für die Muskulatur, auch für die Herzmuskulatur unentbehrlich ist, geht bei Durchfällen in großen Mengen verloren). Schlukken Sie auch ein- bis zweimal am Tag eine Messerspitze Kochsalz.

Wichtig: Trinken Sie auf jeden Fall die drei- bis vierfache Menge wie üblich. Nur so können Sie den Flüssigkeitsverlust einigermaßen ausgleichen.

Am zweiten oder dritten Tag können Sie Zwieback und geriebene Äpfel essen. Dauert der Durchfall länger als drei Tage an, sollten Sie diese Diät bei reichlichem Trinken (und täglich zwei Prisen Salz!) bis zum Ende der Erkrankung durchhalten.

Denken Sie daran, daß Durchfall der natürliche Weg zur Ausscheidung der schädlichen Erreger oder Gifte ist! Nur wenn der Flüssigkeitsverlust bei mehr als fünftägigem Durchfall stark gesundheitsschädigende Formen annimmt, wird Ihnen der Arzt in bestimmten Fällen Medikamente verordnen, die die Darmbeweglichkeit herabsetzen und so den Wasser- und Mineralsalzverlust einschränken. Medizinische Kohle ist wenig nützlich, weder macht sie die Erreger oder Gifte unschädlich, noch verhindert sie einen Flüssigkeitsverlust.

Bei schweren Verlaufsformen einer Salmonellen-Infektion ist bisweilen die Einweisung in eine Klinik notwendig. Dort können gefährliche Wasser-, Mineralsalz- und Zuckerverluste durch eine Dauerinfusion ausgeglichen werden.

Sekundärer Durchfall

Sekundäre Durchfälle sind Folge oder Begleiterscheinungen verschiedener Erkrankungen (Darmtuberkulose, Nahrungsmittelallergien, Bauchspeicheldrüsenentzündungen), der Entfernung eines mehr oder weniger großen Teils des Magens oder des Mißbrauches von Abführmitteln.

Die meisten Fälle von Durchfallerkrankungen jedoch sind auf Infektionen oder Vergiftungen des Magen-Darm-Trakts zurückzuführen. Daneben gibt es noch zwei nicht zu seltene Erkrankungen, deren Hauptsymptom öfter Durchfall ist: die *geschwürige Dickdarmentzündung* (Colitis ulcerosa, Seite 484) und die *Crohn-Krankheit* (Morbus Crohn, Seite 483).

Infektionen durch Bakterien oder Viren

Kolibakterien

Leichtere Brechdurchfälle werden durch den Genuß von Nahrungsmitteln hervorgerufen, die durch sehr große Mengen von Darmbakterien, vor allem mit Kolibakterien, verunreinigt sind. Das heißt: Darmbakterien, die durch Unsauberkeit in diese Nahrungsmittel gelangten, konnten sich durch geeignete Bedingungen rapide vermehren. Doch diese leichteren Durchfälle dauern meist nicht länger als ein oder zwei Tage, oft muß der Erkrankte auch nicht erbrechen. Häufig sind diese Durchfälle im Sommer.

Staphylokokken

Ebenfalls nur ein bis zwei Tage dauern Darmvergiftungen mit dem Gift von Staphylokokken (eitererregenden Bakterien). Allerdings sind diese Durchfälle meist stark, Übelkeit und Erbrechen sind obligatorisch.

Kennzeichen: starker Speichelfluß zu Beginn und Bauchschmerzen. Diese schweren Durchfälle sind auf den Genuß heißer oder warmer Speisen zurückzuführen, die mit dem hitzebeständigen Gift von Staphylokokken verunreinigt waren.

Salmonellen

Relativ häufig sind Magen-Darm-Infektionen mit Salmonellen.

Kennzeichen dieser Infektionen sind plötzlich einsetzendes Unwohlsein, wäßrige Durchfälle, Übelkeit und Erbrechen sowie Bauchschmerzen. Häufig kommt auch mäßiges Fieber hinzu. Die schweren Durchfälle können hier drei bis fünf Tage anhalten, doch gibt es auch leichtere Verlaufsformen, die nur zwei Tage dauern. Auch *Paratyphus* und *Typhus* (Seite 479) gehören zu den Salmonellen-Infektionen.

Eine Salmonellen-Infektion kann einmal durch direkte Übertragung von

Tiefgefrorene Hähnchen oder Suppenhühner, die ungenügend gegrillt oder gekocht werden, sind ziemlich häufig Quelle von Salmonellen-Infektionen. Eine andere häufige Quelle sind Mayonnaisen oder spezielle Salate, die durch Salmonellen-Träger verunreinigt worden sind.

Mensch zu Mensch erfolgen, zum anderen durch mit Fäkalien eines Kranken beschmutzte Gegenstände und verunreinigte Nahrungsmittel (vor allem Speisen, die längere Zeit stehen oder wiederholt aufgewärmt werden), außerdem durch Eier, Süßspeisen, Milchprodukte, Eis oder verseuchte Hähnchen.

Wichtig: Einige wenige Menschen beherbergen die Erreger noch zwei bis drei Monate nach ihrer Genesung und können so während dieser Zeit noch Mitmenschen infizieren. Bei schwereren Salmonellen-Infektionen sollten Sie deshalb grundsätzlich einen Arzt aufsuchen, der auch nach Ihrer Genesung überprüfen wird, ob Sie noch Erreger ausscheiden. Dauerausscheider über drei Monate hin sind sehr selten.

Viren

Bevorzugt in der kalten Jahreszeit kann es zu Virus-Infektionen des Magen-Darm-Trakts kommen.

Anzeichen

Durchfälle mit starkem Erbrechen, Kopf- und Muskelschmerzen. Eventuell kommen auch leichtes Fieber, Schnupfen oder Halsentzündung hinzu. Verursacht werden diese Infektionen meist durch ECHO- oder Coxsackie-Viren. Die Durchfälle können bis zu einer Woche andauern.

Bakterienruhr

Die Bakterienruhr (bakterielle Dysenterie, Shigellose) ist eine selten gewordene, schwere Infektionskrankheit, verursacht durch Shigellen (eine Art der Stäbchenbakterien). Sie wird durch verunreinigtes Trinkwasser oder verunreinigte Lebensmittel übertragen. In südlichen Ländern ist sie teilweise noch verbreitet (mangelhafte Abwasserbeseitigung, fehlende Überwachung der Trinkwasserversorgung, schlechte Lebensmittelkontrolle).

Anzeichen

Beginn mit Fieber und starken krampfartigen Bauchschmerzen; häufiges Erbrechen und blutig-schleimige, dünn-wäßrige Durchfälle folgen. Shigellen der Gruppe A bilden Gifte, die die Dickdarmschleimhaut verändern und Geschwüre provozieren; Schäden des Kreislaufsystems und des Zentralnervensystems sind häufig. A-Shigellen kommen vor allem in südlichen Ländern vor. Infektionen mit Shigellen der Gruppen B, C oder D verlaufen leichter.

Bei der A-Shigellen-Ruhr sterben etwa 5 Prozent der Infizierten – an Durchbrüchen der Geschwüre in den Bauchraum oder an einem Schock (Wasser- und Mineralstoffverluste durch die Durchfälle).

Behandlung

Die Bakterienruhr gehört zu den *anzeigepflichtigen* Krankheiten; das heißt, der behandelnde Arzt muß die Erkrankung melden; der Infizierte muß sofort in die Isolierstation des nächsten Krankenhauses gefahren werden.

Ersatz der Flüssigkeits- und Mineralstoffverluste. Kreislaufstützende Medikamente und Antibiotika lindern das Krankheitsbild und führen zur rascheren Heilung.

Vorbeugung

Trinken Sie in warmen Ländern kein Wasser, auch keine Limonade zweifelhafter Herkunft. Kaufen Sie kein Eis von Straßenverkäufern. Essen Sie mit Mayonnaise zubereitete Speisen und Salate nur in gut geführten Restaurants. Die bereits entwickelte Schutzimpfung gegen die Bakterienruhr ist noch nicht zu empfehlen.

Amöbenruhr

Eine Infektion mit der Amöbenruhr (Amöben sind tierische Einzeller) können Sie sich praktisch nur in südlichen Breiten holen (bei uns sehr selten auch im Sommer). Es handelt sich um eine schwere Erkrankung, die einige Wochen dauern, ja sogar chronisch werden kann.

Anzeichen

Zuerst Müdigkeit und Bauchschmerzen, dann Übelkeit, doch kein Fieber wie bei der Bakterienruhr. Nach wenigen Tagen stellen sich Durchfälle mit glasigem, himbeergeleeartigem (blutigem!) Schleim ein. Mitunter können die Geschwüre, die die Amöben verursachen, durch die Dickdarmwand brechen.

Behandlung

Gegen die Amöbenruhr gibt es kein wirksames Medikament. Bekämpft werden können nur die Symptome. Wegen der

Gefahr eines Durchbruchs der Dickdarmgeschwüre ist jedoch eine Behandlung in einer Klinik zu empfehlen.

Vorbeugung

Für die Vorbeugung gelten dieselben Regeln wie bei der Bakterienruhr (siehe dort).

Cholera

Reiswasserartige Durchfälle mit Erbrechen charakterisieren die zu den »Weltseuchen« gehörende Cholera, verursacht durch die Cholera-Vibrionen (im Wasser lebende Stäbchenbakterien).

Anzeichen

Einen bis zu acht Tage nach der Infektion kommt es zu den reiswasserartigen Stühlen mit dauerndem Erbrechen.

Wichtig: Kein Fieber, sondern Untertemperatur! *Weitere Kennzeichen:* Verminderung des Urins oder fehlende Harnausscheidung. Unbehandelt droht in etwa 50 Prozent der Fälle der Tod durch Schock oder Harnvergiftung.

Behandlung

Grundsätzlich ist eine Behandlung in einer Klinik erforderlich. Cholera ist meldepflichtig. Die Behandlung entspricht derjenigen bei der Bakterienruhr (siehe dort, Seite 478).

Vorbeugung

In südlichen Ländern kommt es bisweilen zu Cholera-Epidemien, so in Indien oder Nordafrika. In Italien kam es 1973 zur letzten großen Cholera-Epidemie, verursacht durch den Genuß vibrioneninfizierter Muscheln infolge mangelnder Abwasserklärung im Gebiet von Neapel.

Einer Cholera-Infektion in warmen Ländern können Sie durch eine Cholera-Schutzimpfung vorbeugen, die jedoch nicht hundertprozentig schützt. Lassen Sie sich rechtzeitig impfen, denn die Schutzimpfung bietet erst drei Wochen nach der Impfung Schutz, und zwar für ein halbes Jahr.

Meiden Sie den Genuß von Muscheln aus abwässerverseuchten Gebieten. Trinken Sie kein Leitungswasser, kaufen Sie kein Eis bei Straßenhändlern.

Typhus

Typhus ist eine schwere Salmonellen-Erkrankung (Seite 477), hervorgerufen durch *Salmonella typhi.* Die Erreger durchdringen die Darmwand und gelangen über die Lymphwege in die Blutbahn.

Anzeichen

Beginn mit allmählich ansteigenden Temperaturen, Frösteln, Abgeschlagenheit, Kopfschmerzen, oft starke Benommenheit, Bronchitis und Appetitlosigkeit.

In der zweiten Woche steigt das Fieber auf etwa 40 Grad Celsius. Der Hauptteil der Zunge ist grauweiß belegt, Spitze und Ränder dagegen sind himbeerrot. Gegen Ende der zweiten Woche treten kleine rote Flecken am Rumpf, seltener an Armen und Beinen auf.

Wichtig: Typhus beginnt mit Verstopfung, zu den typischen erbsbreiartigen Durchfällen kommt es erst in der dritten Woche! Eventuell zu dieser Zeit ausgefallene Haare wachsen später wieder nach.

Komplikationen können sein:

In der dritten Woche schwere Darmblutungen, eventuell auch eine Bauchfellentzündung, Herzmuskelentzündung, Lungenembolie (Seite 464), Entzündungen der Gallenwege und der Gallenblase.

Behandlung

Typhuskranke müssen auf der Isolierstation einer Klinik behandelt werden, um die Umgebung vor einer Ansteckung zu schützen. Im Vordergrund steht die Antibiotikabehandlung; Wasser- und Mineralsalzverluste müssen ausgeglichen werden. Bei ausreichender Behandlung kommt es nur selten zu Todesfällen.

Paratyphus B

Salmonellen vom Typ *paratyphi B* verursachen eine typhusähnliche Erkrankung – mit Fieber, Bronchitis, blaßrosa Flecken am Rumpf.

Bewußtseinsstörungen sind seltener als beim Typhus. Zu den schweren Typhus-Komplikationen (wie einer Bauchfellentzündung) kommt es nur höchst selten, lediglich eine Gallenblasenentzündung ist relativ häufig.

Auch beim Paratyphus B besteht anfangs meist eine Verstopfung, erst nach Tagen kommt es zu den breiigen Durchfällen.

Mitunter erzeugen die Salmonellen vom Typ paratyphi B auch nur eine Magen-Darm-Entzündung mit Brechdurchfall wie die harmloseren Salmonellen-Arten (Seite 477).

Behandlung

Die Behandlung dieser typhusähnlichen Verlaufsform entspricht der des Typhus.

Lebensmittelvergiftung

Alle beschriebenen Infektionen zählen zu den Lebensmittelvergiftungen, sofern sie nicht durch Kontakte von Mensch zu Mensch ausgelöst werden. Hinzu kommen:

Pilzvergiftungen

Vergiftungen durch den Genuß von Giftpilzen oder von verdorbenen Pilzen. Pilze sollen in der Regel spätestens 30 Stunden nach der Ernte verzehrt werden. Lediglich die eiweißarmen und zellulosereichen Pfifferlinge können noch drei oder vier Tage nach der Ernte ohne Bedenken genossen werden (verfaulte dunkelbraune Stellen wegschneiden!). Die meisten Giftpilze verursachen lediglich Magen- und Darmstörungen (Durchfälle und Brechdurchfälle), einige Störungen des Nervensystems (bis zur möglichen Herz- und Atemlähmung wie beispielsweise der Pantherpilz); einige wenige Pilze (wie der weiße und der grüne Knollenblätterpilz) wirken durch eine schwere Leberschädigung tödlich. Erst vor einigen Jahren wurde festgestellt, daß manche Pilze nach mehrmaligem Genuß zu einer tödlichen Nahrungsmittelallergie führen können (beispielsweise der Kahle Krempling).

Chemische Gifte

Legierungen, Emaillierungen oder Glasuren von Kochgeräten, Töpfen oder Schüsseln können Blei, Zink oder Kadmium enthalten. Insbesondere bei Aufbewahrung saurer Lebensmittel können giftige Schwermetalle herausgelöst werden und Brechdurchfälle verursachen.

Zahlreicher werden auch die Fälle, bei denen unkontrollierte Rückstände von Schädlings-, Unkraut- und Pilzbekämpfungsmitteln in Nahrungsmitteln Vergiftungen hervorrufen. Meist jedoch sind diese Vergiftungen schleichend, verlaufen also unbemerkt, bis es nach Jahren durch die Anhäufung der Giftstoffe im Organismus zu schweren Gesundheitsstörungen kommen kann. Dasselbe gilt auch für die giftigen Schwermetalle der Umweltverschmutzung (Blei, Quecksilber, Kadmium u. a.), die sich in der Nahrungskette (beispielsweise in Fischen oder der Leber von Schweinen) anreichern. Spektakuläre Fälle wie in Japan gab es bei uns noch nicht (siehe dazu Seite 53).

Botulismus

Zu den schwersten Lebensmittelvergiftungen gehört die Vergiftung mit den Toxinen des Bakteriums *Clostridium botulinum*. Der Erreger wächst gasbildend in verdorbenen Lebensmitteln (Fleisch, Wurst, Gemüsekonserven).

Anzeichen

Der Botulismus beginnt mit Augenmuskellähmung und Schluckbeschwerden, Übelkeit und kaltem Schweiß, hinzu kommt eine Darmlähmung mit folgender Verstopfung. In schweren Fällen führt die Vergiftung unbehandelt innerhalb von einer Woche zum Tod durch Atem- und Herzlähmung.

Behandlung

Rufen Sie bei den ersten Anzeichen eines Botulismus sofort einen Arzt. Zur Ersten Hilfe künstlich erbrechen lassen und Abführmittel geben.

Der *anzeigepflichtige* Botulismus sollte so schnell wie möglich in einer Klinik behandelt werden. Im Anfangsstadium hilft oft bereits eine Magenspülung, später bekommt der Infizierte ein Botulismus-Serum zur passiven Immunisierung gespritzt, überdies auch Kreislaufmittel. Nicht selten sind bei später Einlieferung auch eine Sauerstoffbeatmung und gegebenenfalls eine Bluttransfusion (im Sinne eines Blutaustausches) erforderlich.

Starke Bauchschmerzen und ihre Ursachen

Bauchschmerzen gehören zu den häufigsten Schmerzzuständen überhaupt. Vieldeutigste Formen und unterschiedliche Stärkegrade machen eine Diagnose auch für den Arzt nicht immer leicht. Meist sichern erst spezielle Röntgenuntersuchungen, Ultraschall-Diagnostik oder endoskopische Verfahren die Diagnose.

Die Ursachen von Bauchschmerzen lassen sich in zwei große Gruppen einteilen:

- funktionelle Störungen und
- organische Ursachen.

Funktionelle Störungen sind psychisch-vegetativ bedingt. Das vegetative Nervensystem verursacht eine Verkrampfung der glatten Muskulatur (Magen, Darm, Gallenblase, Gallenwege, Harnwege).

Kommen Bauchschmerzen immer wieder und sind sie leichterer Art, liegen meist funktionelle Störungen vor. Doch da Schmerzschwelle und Schmerzempfinden höchst subjektiv sind, wird der Arzt sicherheitshalber auch hier zuerst nach einer organischen Ursache fahnden. Die folgende Einteilung soll Ihnen eine gewisse Hilfe zur Einordnung Ihrer Bauchschmerzen geben:

1. Akute leichte Bauchschmerzen (drükkend, ziehend, schneidend, krampfend):

Infektionsbedingte (Seite 477) Durchfälle gehen oft mit Bauchschmerzen einher, desgleichen psychovegetativ bedingte Durchfälle.

Häufig liegen auch einfach nur *Blähungen* zugrunde – leicht erkennbar daran, daß ein Wind Erleichterung schafft.

Spielen Sie selbst den Detektiv, wenn Sie öfter Bauchschmerzen haben. Treten die Schmerzen meist nach Aufregungen oder überhaupt bei psychosozialem Streß auf, sind sie psychovegetativ bedingt. (Siehe »Reizkolon«, Seite 484). Haben Sie nach bestimmten Speisen (Hülsenfrüchten, Kohl, Zwiebeln) Beschwerden, können Sie ja diese Speisen meiden.

2. Ist ein *krampfartiger Schmerz mit Erbrechen verbunden* und tritt er erst im Mittelbauch, dann im rechten Unterbauch auf, kann eine »Blinddarmentzündung« (Appendizitis, Seite 485) vorliegen.

3. *Akute schwere Bauchschmerzen:* Treten schwere Krampfschmerzen *(Koliken)* oder heftige bohrende oder schneidende Schmerzen auf, ist der Bauch gar verhärtet und gespannt (»akuter Bauch«, siehe unten), können dies Alarmzeichen für schwere, ja lebensgefährliche Erkrankungen der Bauchorgane oder des Bauchfells sein. *In diesen Fällen gilt immer: sofortige Bettruhe und schnellstens einen Arzt rufen.*

4. Chronische Bauchschmerzen:

Kehren leichtere Bauchschmerzen immer wieder, liegen meist psychovegetative Ursachen zugrunde (siehe »Reizkolon«, Seite 484). *Werden chronische Bauchschmerzen immer intensiver, ist eine gründliche ärztliche Untersuchung notwendig.*

Was ist ein »akuter Bauch«?

»Akuter Bauch« (akutes Abdomen) ist ein Sammelbegriff für *akute Baucherkrankungen.*

Anzeichen: Heftigste Bauchschmerzen und eine harte Spannung der Bauchdecke, Kreislauf- und Atemstörungen, meist kleinwelliger, schneller Puls, kalte Stirn und Hände, verfallenes Aussehen, Stuhl- und Windverhaltung, Erbrechen.

Ursachen unter anderem können sein:

- durchgebrochenes Magengeschwür Seite 475),
- Bauchfellentzündung (Seite 482), beispielsweise infolge eines durchgebrochenen Magengeschwürs oder Wurmfortsatzes (Blinddarmentzündung, Seite 485),
- akute Bauchspeicheldrüsen-Entzündung (Seite 496),
- eine Bauchhöhlen-Schwangerschaft (Eileiter-Schwangerschaft, Seite 592).

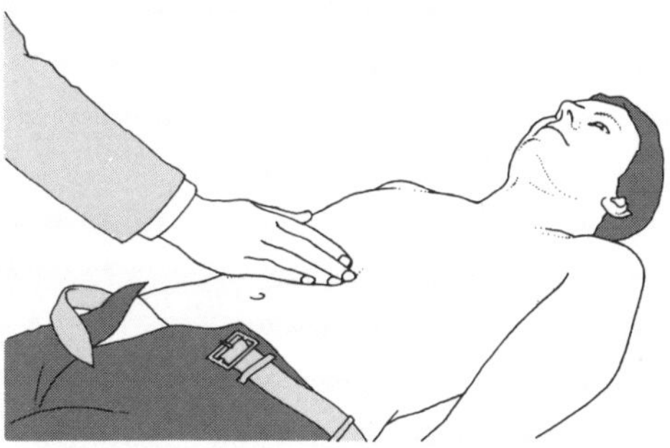

Auch bei einer heftigen akuten Gastritis (Seite 473), Koliken von Gallenblase, Gallenwegen, Nieren oder weiblichen Geschlechtsorganen können ähnliche Symptome auftreten.

Beim Auftreten eines akuten Bauches sind schnellstens Diagnose und Behandlung in einer Klinik erforderlich! Deshalb sofort Krankentransport (in schwersten Fällen Notarztwagen rufen).

Bauchfellentzündung (Peritonitis)

Eine Bauchfellentzündung ist grundsätzlich lebensgefährlich! Die *Anzeichen* sind die eines »akuten Bauchs« (siehe Kasten). Nicht nur das Bauchfell, eine dünne Haut, die die Bauchorgane umhüllt, ist entzündet, sondern meist auch ein großer Teil der freien Bauchhöhle vereitert.

Ursachen können sein:

Kolibakterien oder Eitererreger dringen bei einem durchgebrochenen Magengeschwür oder einem durchgebrochenen Wurmfortsatz (»Blinddarmentzündung«), aber auch bei Verletzungen der Bauchdekke in den freien Bauchraum ein, ebenso bei einer durchgebrochenen, entzündeten Gallenblase, einem Leber-, Nieren- oder Bauchdeckenabszeß, einem Durchbruch oder Riß der Gebärmutter (bei einer Gebärmutterschleimhautentzündung), bei Lymphknotenvereiterungen, fortschreitenden Brustfell- und Herzbeutelentzündungen.

Schließlich können die Erreger auch bei Infektionskrankheiten oder Eiterherden über den Blutweg angeschwemmt werden.

Behandlung

Sofortige Operation (je nach Ursache) und Verabreichung von Antibiotika.

Prognose

Bei rechtzeitiger Operation können die meisten Patienten mit einer Bauchfellentzündung gerettet werden.

Darmverengung und Darmverschluß

Eine Darmverengung (Stenose, Obstruktion) ist eine unvollständige, ein Darmverschluß (Ileus) ist eine vollständige Blockade der normalen Passage des Darminhalts. *Ursachen* können mechanische Hindernisse oder eine Dünndarmlähmung sein.

Anzeichen

Plötzliche oder allmählich einsetzende Darmkoliken, Aufstoßen, eventuell Kreislauf-Kollaps, Erbrechen galligen Darminhalts, Stuhl- und Windverhaltung, aufgetriebene und weiche Bauchdecke (harte Bauchdeckenspannung nur bei gleichzeitiger Bauchfellentzündung).

Ursachen

Ursachen eines *mechanischen Ileus* können unter anderem sein: Bauchfellverwachsungen, die den Darm verlegen und zusammendrücken; Einklemmung eines Darmabschnittes in Bruchpforten (»Hernie«, Seite 517), Darmkrebs, Gallensteine, Fremdkörper, Morbus Crohn (Seite 483), Divertikulitis (Seite 485) und »Darmverschlingung« (Achsendrehung des Darms).

Ursachen eines *Lähmungs-Ileus* können unter anderem sein: Bauchfellentzündung, Bauchspeicheldrüsenentzündung, Gallen- oder Nierenkoliken; Streß nach Operationen, Blutgefäßverschlüsse.

Behandlung

Beseitigung der Entstehungsursache, meist durch eine Operation.

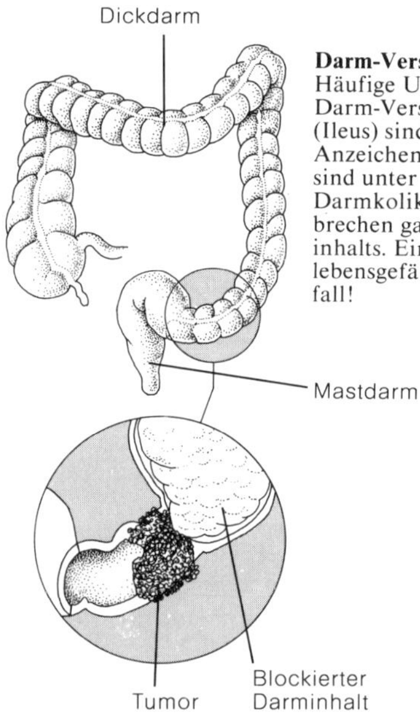

Darm-Verschluß
Häufige Ursachen eines Darm-Verschlusses (Ileus) sind Tumoren. Anzeichen eines Ileus sind unter anderen Darmkoliken und Erbrechen galligen Darminhalts. Ein Ileus ist ein lebensgefährlicher Notfall!

Prognose

Mangeldurchblutung des betroffenen Darmabschnitts (mit folgender Gewebeübersäuerung) und die gestörte Entgiftungsfunktion führen unbehandelt fast immer zum Tod – was ja bereits für manche der Grundkrankheiten gilt. Je nach Ursache kann durch eine Operation weit mehr als die Hälfte der Patienten gerettet werden.

Spezielle Erkrankungen des Darms

Die Darmwand hat drei Schichten:

- den äußeren glatten Bauchfellüberzug,
- die Muskelschicht in der Mitte und
- innen die Darmschleimhaut mit zahlreichen Drüsenzellen.

Der Darm wird von Bändern und Falten, die vom Bauchfell ausgehen, an der hinteren Bauchwand mehr oder weniger stark festgehalten.

Die Schleimhaut des Dünndarms ist stark gefältelt und mit vielen kleinen Erhebungen, den Darmzotten, besetzt, die der Aufsaugung der Nahrungsstoffe dienen. Durch die Zotten steigert sich die innere Oberfläche des Dünndarms auf 4 Quadratmeter.

Der Dickdarm hat einen unterhalb der Einmündungsstelle des Dickdarms gelegenen blinden Anfang, den etwa 7 Zentimeter langen Blinddarm mit einem dünnen, 5 bis 8 Zentimeter langen Fortsatz, dem Wurmfortsatz (Appendix). Dieser gilt bei Laien als »Blinddarm«. Eine »Blinddarmentzündung (Appendizitis) ist also keine Entzündung des Blinddarms, sondern des Wurmfortsatzes!

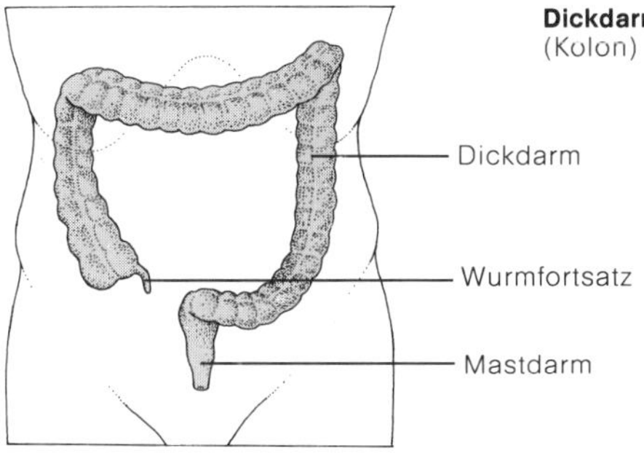

Dickdarm
(Kolon)

Gutartige und bösartige Tumoren sind im Dickdarm häufiger als im Dünndarm. Spricht man von »Darmkrebs«, meint man meist ein Dickdarm-Karzinom.

Morbus Crohn

Die Crohn-Krankheit (Morbus Crohn) ist durch entzündliche Veränderungen, Vermehrung des Bindegewebes und schließlich durch narbige Veränderungen des unteren Dünndarms, des Dickdarms oder des Mastdarms gekennzeichnet. In fortgeschrittenen Stadien kann es zur Fistelbildung kommen. Fisteln sind Eitergänge, die unter anderem zu gesunden Darmschlingen, in die Blase oder nach außen in den Afterbereich verlaufen können. Gefürchtet sind Durchbrüche erkrankter Darmabschnitte sowie Verengungen und Darmverschlüsse (Seite 482); auch massive Blutungen sind beim Morbus Crohn nicht selten.

Die *Ursache* des Leidens ist nicht bekannt, auch nicht, warum seine Häufigkeit in den letzten Jahren zugenommen hat. Ein gewisser Zusammenhang mit psychosozialem Streß ist möglich – zumindest als Verstärkungsfaktor.

Anzeichen

Öftere starke, krampfartige Bauchschmerzen, Appetitlosigkeit, häufiger Stuhlgang bis zum Durchfall, allgemeines Krankheitsgefühl und bisweilen Blutungen aus dem Darm sind typische Symptome. Die Blutungen sind bei höherer Lokalisation der Erkrankung nicht sichtbar, nur eine bisweilige Schwarzfärbung des Stuhls gibt dann Hinweise. Durch stärkere Blutungen kann es auch zur Anämie kommen. In späteren Stadien können äußere Fisteln oder gar ein Durchbruch des Mastdarms in den Afterbereich vorkommen.

Oft machen sich die ersten Krankheitssymptome bereits im dritten Lebensjahrzehnt bemerkbar und plagen die Betroffenen periodisch alle paar Monate oder auch nur alle paar Jahre.

Behandlung

Der behandelnde Arzt wird zuerst versuchen, die Krankheit mit Kortikosteroiden und einer Diät zu stoppen. In vielen Fällen ist jedoch eine Operation notwendig: Die erkrankten Darmabschnitte werden entfernt und die beiden gesunden Enden miteinander verbunden.

Nicht immer bringt eine Operation den erwünschten Erfolg. Eine totale Entfernung des Dickdarms wird heute kaum mehr ausgeführt; auf jeden Fall aber versucht man den Mastdarm zu erhalten.

Prognose

In mehr als einem Viertel der Fälle kommt es zu cinem Krankheitsstopp oder gar zu einer Rückbildung – allerdings meist nur in den Anfangsstadien des Morbus Crohn. Gefürchtete Komplikationen sind eine Bauchfellentzündung (Seite 482) oder ein Darmverschluß (Seite 482), die die Lebenserwartung stark einschränken. Eine Eisenmangel-Anämie infolge des Blutverlustes ist dagegen gut in den Griff zu bekommen. Das Risiko, einen Darmkrebs zu entwickeln, scheint bei Morbus-Crohn-Patienten leicht erhöht zu sein.

Geschwürige Dickdarmentzündung (Colitis ulcerosa)

Eine gewisse Verwandtschaft dieser Krankheit mit dem Morbus Crohn ist nicht auszuschließen. Die ersten Symptome zeigen sich in beiden Fällen zwischen dem 20. und 30. Lebensjahr.

Auch die Ursache der *Colitis ulcerosa* ist noch ungeklärt, viele Forscher vermuten jedoch eine Autoimmunerkrankung (das Abwehrsystem richtet sich gegen körpereigenes Gewebe). Eine weit größere Rolle als bei Morbus Crohn spielen hier psychische Spannungen und Konflikte.

Anzeichen

Die geschwürigen, entzündlichen Veränderungen der Darmschleimhaut führen zu blutig-schleimigen Durchfällen, Fieber (bei akuten Schüben), Appetitlosigkeit und Gewichtsabnahme.

Behandlung

Grundlage ist die medikamentöse Behandlung mit Antibiotika, Kortikosteroiden (entzündungshemmenden, synthetischen Nebennierenrindenhormonen) und Sulfasalzin bzw. ähnlichen Substanzen. In schweren akuten Fällen müssen in einer Klinik die Eiweiß- und Mineralsalzverluste ausgeglichen werden.

Spricht eine schwere akute Form oder eine langjährige chronische Form auf diese Therapie nicht an, muß die operative Entfernung des Dickdarms bei Erhalt des Mastdarms erwogen werden.

Wichtig: Eine chronische Colitis ulcerosa kann nach etwa zehnjährigem Bestehen das Risiko eines Dickdarmkrebses immens erhöhen.

Zur Vorbeugung wird man deshalb in diesen Fällen, die jeder medikamentösen und jeder Diätbehandlung trotzen, den Dickdarm entfernen.

Allerdings ist zu sagen, daß die psychotherapeutische Behandlung immer noch zu wenig eingesetzt wird, obwohl sie in vielen Fällen Erfolge nachweisen kann und so die verstümmelnde Operation zu vermeiden hilft. In jedem Fall aber ist bei der chronischen Form eine ständige medizinische Kontrolle notwendig, um die Entwicklung eines Darmkrebses frühzeitig zu erfassen.

Wichtig: Lesen Sie als Colitis-ulcerosa-Patient unbedingt das Kapitel »Psychosoziale Gesundheit« (Seite 32–41).

Reizkolon

Ein Reizkolon ist eine rein funktionelle Erkrankung des Dickdarms (Kolon); organische Veränderungen wie beim Morbus Crohn (Seite 483) oder bei der Colitis ulcerosa (oben) liegen nicht vor.

Anzeichen

Unklare Bauchschmerzen, Wechsel von Durchfall und Verstopfung, oft auch fallweise nur Verstopfung oder häufige Durchfälle sind typisch für ein Reizkolon; ebenso die Neigung zu Blähungen, ein »Blähbauch« und der reichliche Abgang von Winden.

Ursachen

Die Ursachen des Reizkolons sind *rein psychischer Natur,* sie hängen mit der Fähigkeit des Erkrankten zusammen, psychosozialen Streß zu verarbeiten. Reizkolon-Patienten sind meist unfähig, psychosozialen Streß zu lösen oder zu verarbeiten; sie neigen zu Depressionen und einer neurotischen Erlebnisverarbeitung. Betroffen sind meist Menschen mittleren (berufliche und andere psychosoziale Schwierigkeiten) oder höheren Lebensalters (Beginn des Rentenalters), und zwar Männer häufiger als Frauen.

Behandlung

Erfolgreich ist lediglich eine *psychotherapeutische Behandlung,* unterstützt von Psychopharmaka. Lesen Sie als Reizkolon-Patient unbedingt das Kapitel »Psychosoziale Gesundheit« (Seite 32–41). □

Divertikulitis

Unter Divertikulitis versteht man die *Entzündung eines Divertikels,* einer krankhaften Ausstülpung eines kleinen Darmareals. Entweder kann sich die Darmwand ausstülpen (direktes Divertikel), oder es stülpt sich nur ein Teil der Schleimhaut durch Lücken in die Muskulatur hinein (indirektes Divertikel). Divertikel können angeboren oder erworben sein. Oft treten kleine indirekte Divertikel im Dickdarm recht zahlreich auf, man spricht dann von einer Divertikulose.

Darmdivertikel machen nur Beschwerden, wenn sie entzündet sind (Divertikulitis). Häufiger können sich Dickdarmdivertikel entzünden.

Anzeichen

Krampfartige Bauchschmerzen, bisweilen Blut im Stuhl, Wechsel zwischen Durchfall und Verstopfung.

Behandlung

Zuerst muß diagnostisch sichergestellt sein, daß es sich um eine Divertikulitis und nicht um einen Dickdarmkrebs handelt, der ähnliche Beschwerden und Blut im Stuhl verursachen kann.

In den meisten Fällen bringt eine Antibiotika-Behandlung die Entzündung zum Abklingen. Wenn es allerdings oft zu Rückschlägen kommt, ein Divertikeldurchbruch droht oder wenn es bereits zu einem Durchbruch mit Bauchfellentzündung (Seite 482) gekommen ist, wenn sich Fisteln (Eitergänge) zu benachbarten Organen (etwa zur Blase) bilden oder Divertikel wiederholt stark bluten, sollte oder muß der betroffene Dickdarmabschnitt entfernt werden.

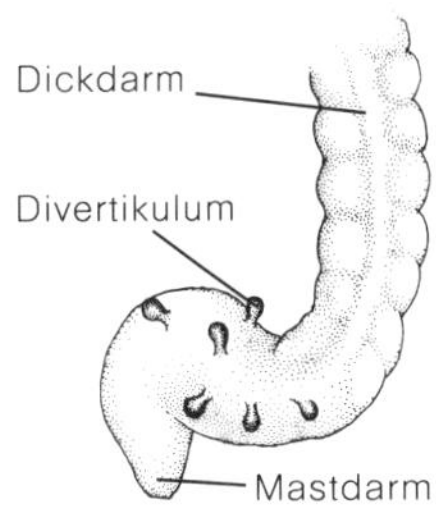

Divertikulose
Kleine Ausbuchtungen (Divertikula) des Dickdarms sind relativ häufig. Meist bleiben sie unbemerkt und verursachen keine Beschwerden. Nur in Einzelfällen kann es zu Entzündungen (Divertikulitis) kommen.

Appendizitis (»Blinddarmentzündung«)

Eine Appendizitis ist eine *Entzündung des Wurmfortsatzes* (Appendix) des Blinddarms (siehe Abbildung unten) – fälschlicherweise als »Blinddarmentzündung« bezeichnet.

Anzeichen

Eine akute Appendizitis beginnt meist mit blitzartig einsetzenden krampfartigen Schmerzen, zuerst im Mittelbauch (!), verbunden mit starker Übelkeit und Erbrechen. Die Temperatur kann nur leicht erhöht sein, manchmal steigt sie aber auch auf 39 Grad Celsius an. Allmählich verlagern sich die Schmerzen in den rechten Unterbauch, wo sich der Wurmfortsatz ja befindet.

Verstopfung oder Durchfall und Fröstelgefühl sind weitere Anzeichen. Das verläßlichste Symptom einer Appendizitis ist eine starke Bauchmuskelspannung im rechten Unterbauch. Nieren- oder Harnleitersteine können zwar ähnliche Symptome verursachen, doch entsteht bei ihnen keine Bauchmuskelspannung.

Bisweilen kommt es bei einer Appendizitis nicht zu akuten Symptomen, sondern eine gewisse Abgeschlagenheit, Bauchschmerzen und Verdauungsstörungen werden immer stärker (chronische Appendizitis).

Die gefürchtetste Komplikation einer Appendizitis ist der Durchbruch des vereiterten Wurmfortsatzes. Es kann zu einer lebensgefährlichen *Bauchfellentzündung* (Seite 482) kommen.

Behandlung

Sicher ist etwas Wahres an dem Vorwurf, hierzulande würden zu viele »Blinddarmentzündungen« operiert. Sicher gibt es manchmal (höchst selten) Fälle, in denen gar keine Appendizitis vorliegt, und zum anderen Fälle, die mit Antibiotika auch zu kurieren wären. Allerdings ist der Verlauf einer Appendizitis nicht vorauszuberechnen. Der sicherste Weg, gefährliche Komplikationen zu vermeiden, ist daher die Entfernung des entzündeten Wurmfortsatzes. Bei einem Durchbruch muß auf jeden Fall operiert werden.

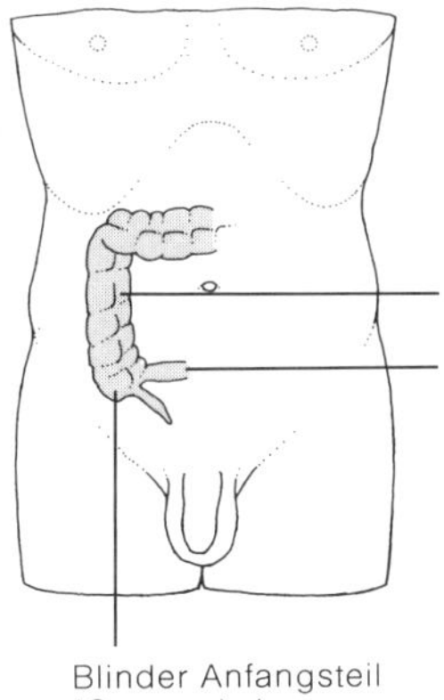

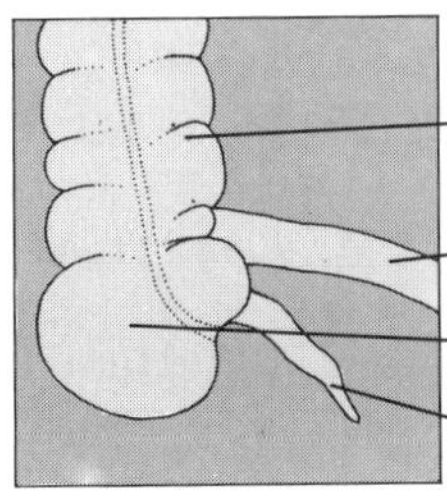

Der Wurmfortsatz
Der Blinddarm (Caecum) der Medizin ist der »blinde« Anfangsteil des Dickdarms. Was Laien als Blinddarmentzündung bezeichnen, ist nicht die Entzündung des Blinddarms (Caecum), sondern des Wurmfortsatzes (Appendix) des Blinddarms!

Tumoren des Darms

Die häufigsten gutartigen Geschwülste (Tumoren) des Darms sind *Polypen;* das sind gestielte oder breitbasig von der Darmschleimhaut ausgehende, ins Darminnere wachsende Tumoren. Polypen sind nicht allzu groß und können vor allem im Dickdarm zahlreich vorkommen.

Nicht so häufig sind andere gutartige Tumoren des Dickdarms.

Anzeichen

Meist verursachen Polypen oder andere gutartige Tumoren keinerlei Beschwerden. Doch bisweilen können sie zu Blutungen neigen. *Sie finden dann in Ihrem Stuhl Spuren dunklen Blutes und Schleim, was aber auch ein Warnsignal für bösartige Tumoren (Darmkrebs) sein kann!*

Schmerzen entstehen in der Regel keine. Manche gutartigen Tumoren können allerdings recht groß werden und so zu einem *Darmverschluß* (Seite 482) führen.

Behandlung

Da in nicht wenigen Fällen ein gutartiger Darmtumor bösartig werden, also krebsig entarten kann, sollte jeder Darmtumor entfernt werden.

Darmkrebs

Der Darm gehört zu den häufigsten Krebslokalisationen; bei Männern ist zum Beispiel Dickdarmkrebs für mehr als 8 Prozent aller Krebstodesfälle verantwortlich, bei Frauen für rund 12 Prozent. Sehr oft wird dabei der unterste Dickdarmabschnitt, der Mastdarm, befallen.

Die *Ursachen* des Dickdarmkrebses sind wie bei fast allen anderen Krebslokalisationen noch unklar. Vieles spricht natürlich für Schadstoffe in der Ernährung und eine Fehlernährung (ballaststoffarm!). Hinzu kommen sicherlich auch psychovegetative Ursachen.

Das Risiko, einen Darmkrebs zu erleiden, ist bei Menschen mit *Darmpolypen* (siehe oben) oder mit einer *Colitis ulcerosa* (Seite 484) immens erhöht.

Anzeichen

Warnsymptome eines Dickdarmkarzinoms sind Änderungen des Stuhlgangs: entweder langanhaltende Verstopfung oder Durchfälle.

In vielen Fällen verliert der Patient auch etwas Stuhl, wenn Winde abgehen; der Stuhldrang ist erhöht. Der Stuhl enthält oft Schleim und dunkelrotes bis schwarzes Blut. In frühen Stadien ist bei geringerer Blutung das Blut jedoch so gut wie nie zu sehen. Bauchschmerzen stellen sich meist erst bei größeren Karzinomen ein, überdies sind die Schmerzen auch dann nicht sehr bezeichnend. Ein Gewichtsverlust tritt meist erst in späteren Stadien auf.

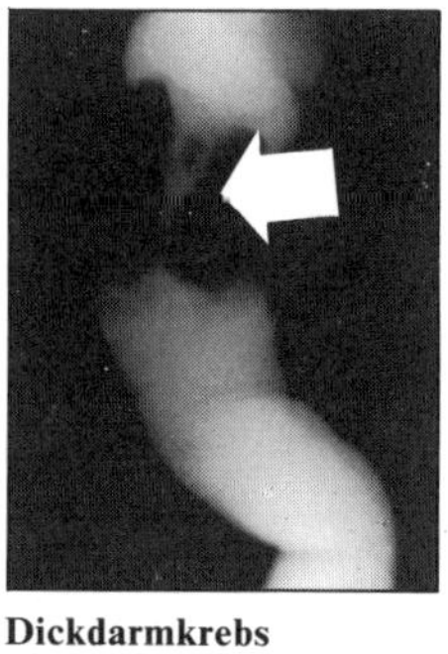

Dickdarmkrebs
Ein Dickdarmkrebs (Kolon-Karzinom) ist bei der Röntgen-Kontrastmittel-Aufnahme als dunkle Masse zu erkennen, die den normalen Lauf des Dickdarms unterbricht.

Früherkennung

Fast 80 Prozent der Dickdarmkarzinome sitzen im Rektum und im Bereich der untersten Krümmung des Dickdarms, des *Sigmoids*. Diese Bereiche sind mit dem Finger gut abzutasten, was Ihr Arzt auch bei der Vorsorgeuntersuchung praktiziert. Überdies wird er einen *Hämoccult-Test* durchführen, einen Nachweis von sonst verborgenem Blut im Stuhl auf einem Papierstreifen. Mit dem Hämoccult-Test sind also auch Blutungen von weiter oben im Dickdarm liegenden Karzinomen zu erfassen. Geben Abtastung und Hämoccult-Test Verdachtsmomente auf einen Tumor, wird der Arzt eine *Rektoskopie* oder *Sigmoidoskopie* einsetzen – eine Spiegeluntersuchung des Mastdarms und des Sigmoids mit einem speziellen Endoskop (biegsamer Schlauch mit Optik). Weitere Aufschlüsse gibt eine *Röntgenkontrastmittel-Untersuchung* des Dickdarms.

Werden die Warnzeichen eines Dickdarmkarzinoms beachtet und wird regelmäßig eine Vorsorgeuntersuchung durchgeführt, lassen sich Dickdarmkarzinome in frühen Stadien oder zumindest in Stadien erkennen, in denen sie noch keine Tochtergeschwülste in Lymphknoten, Knochen oder Leber gesetzt haben.

Behandlung

Entfernung des Karzinoms mit einem etwa 5 Zentimeter breiten Sicherheitsrand, nur bei einer zugrundeliegenden schweren *Colitis ulcerosa* (Seite 484) oder einer Vielzahl von *Polypen* wird der entsprechende größere Dickdarmabschnitt, in schwersten Fällen mitunter auch der ganze Dickdarm entfernt. Bei einem tiefsitzenden Mastdarm-Karzinom oder einem Anal-Karzinom müssen meist das ganze Rektum und der After entfernt werden.

Die Chirurgen bemühen sich also heute, so viel wie möglich vom gesunden Darm zu erhalten und das Anlegen eines Anus praeter zu vermeiden.

Künstlicher Darmausgang (Anus praeter)

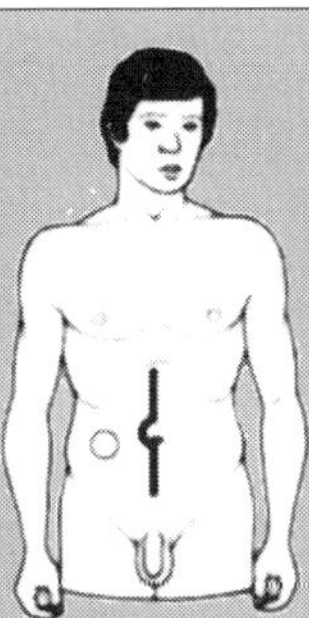

Mögliche Lage des Anus praeter bei einer Entfernung des ganzen Dickdarms (Ileostomie).

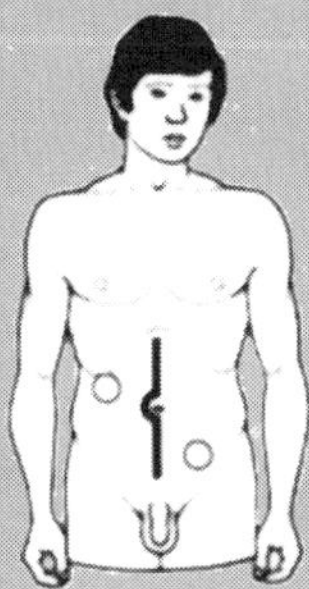

Mögliche Lage des Anus praeter bei einer Entfernung eines großen Teiles des Dickdarms (Kolostomie).

Ein künstlicher Darmausgang, ein Anus praeter, wird nach einer Entfernung eines größeren Teiles des Dickdarms (mit dem Mastdarm) oder des ganzen Dickdarms angelegt. Dank neuerer Operations- und Behandlungsmethoden ist eine radikalere Entfernung von Dickdarmabschnitten oder gar des ganzen Dickdarms nur selten notwendig. Bei Dickdarmkrebs wird der Chirurg nur die Krebsgeschwulst mit einem etwa fünf Zentimeter breiten Sicherheitsrand entfernen und die Darmenden miteinander verbinden. Nur wenn dem Dickdarmkrebs eine ausgedehnte, nicht behandelbare Colitis ulcerosa (geschwürige Dickdarmentzündung, Seite 484) zugrunde liegt oder wenn große Teile des Dickdarms mit Polypen (gestielte Wucherungen, die bisweilen krebsig entarten können) übersät sind, ist eine radikale Operation angezeigt.

Werden ein großer Teil des Dickdarms und der ganze Mastdarm entfernt, wird der verbliebene Dickdarmteil zur Bauchdecke gezogen und sein Ende an die Haut genäht (Kolostomie). Muß (in sehr seltenen Fällen) der ganze Dickdarm entfernt werden, wird mit dem Dünndarmende ein künstlicher Darmausgang in der Bauchdecke geschaffen (Ileostomie).

Heute können auch bei einem Anus preater Stuhlgang und Winde geregelt werden – vorausgesetzt, der künstliche After hat einen Magnet- oder Ballonverschluß. Diese Verschlüsse dichten den Darmausgang mit einer hohen Erfolgsquote ab und können bei Bedarf geöffnet werden.

Wenn Sie auf eine Anus-preater-Operation warten sollten oder bereits einen Anus preater haben und vor Fragen und Problemen stehen, wenden Sie sich vertrauensvoll an die »Deutsche Ileostomie-Colostomie-Urostomie-Vereinigung e. V. »(ILCO)«, eine Selbsthilfeorganisation für Anus-praeter-Träger. Die Gemeinschaft hilft den betroffenen Patienten, den Schock der Operation zu überwinden. Die Mitglieder der regionalen Gruppe informieren sich beim Erfahrungsaustausch regelmäßig über neue Pflegemethoden des künstlichen Darmausgangs, über neue Hilfsmittel und Operationsmethoden oder die richtige Diät. Bundesgeschäftsstelle der ILCO: Deutsche ILCO e. V., Kepserstraße 50, 85356 Freising, Telefon 08161–8 49 09.

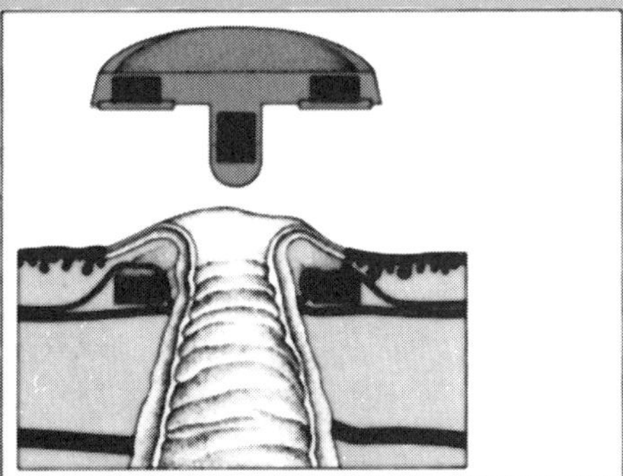

Magnetverschluß beim Anus praeter
Ein Magnetverschluß erleichtert das Leben der Anus-praeter-Patienten: Er ist dicht für Stuhl oder Gase und unauffällig.

Prognose

Hat ein Dickdarm-Karzinom noch keine Metastasen (Tochtergeschwülste) gesetzt, überleben etwa 46 Prozent der Patienten zehn Jahre und länger. Bei größeren Tumoren ohne Metastasen sind es 37 Prozent. Liegt bereits ein Befall regionaler Lymphknoten vor, überleben etwa 26 Prozent der Patienten fünf Jahre.

Bei Fernmetastasen (in Leber, Knochen oder Lunge) werden in der Regel Strahlentherapie und Chemotherapie eingesetzt. Doch trotz dieser Behandlung überleben nur etwa 5 Prozent der Patienten mit Fernmetastasen fünf Jahre. Lesen Sie dazu das Kapitel »Fakten zum Thema Krebs« (Seite 12 f.).

Erkrankungen des Afters

Der Ausgang des Mastdarms *(After, Anus)* wird von einem dem Willen unterworfenen Schließmuskel fest abgeschlossen. Beim Stuhlgang entspannen Sie den Schließmuskel.

Im Afterbereich kann es häufig zu »äußeren Hämorrhoiden« kommen. Hier handelt es sich um *Thrombosen* (Stauung und Blutpfropfbildung) im äußeren venösen Gefäßnetzwerk.

Inneren Hämorrhoiden, den eigentlichen Hämorrhoiden, liegt dagegen eine knotige Erweiterung des arteriell versorgten Schwellkörperorgans im Mastdarm zugrunde. Eine weitere schmerzhafte Erkrankung des Afters ist die *Analfissur* (Einrisse des Afterkranzes, siehe unten).

Hämorrhoiden

Hämorrhoiden sind ein weitverbreitetes Leiden des unteren Mastdarms. Immer noch werden sie bisweilen fälschlicherweise als krampfaderhafte Erweiterung von Venen bezeichnet. In Wirklichkeit aber liegt dem Hämorrhoidalleiden eine *knotenartige Erweiterung des Schwellkörperorgans im Mastdarm* zugrunde. Dieses Schwellkörperorgan besteht aus netzartig miteinander verbundenen Gefäßen und dient dem Feinschluß des Afters. Diese Gefäße sind kleine Arterien. Sie erkennen das am *hellroten Blut,* das beim Hämorrhoidalleiden während und/oder nach dem Stuhlgang aus dem After dringt.

Anzeichen

Neben *hellroten Blutungen* beim Stuhlgang können Juckreiz und Schmerzen beim Stuhlgang auftreten. Leiden Sie bereits längere Zeit an Hämorrhoiden, kann es auch zu einem höchst schmerzhaften Vorfall von Hämorrhoidalknoten durch den After kommen.

Behandlung

Bei einem leichteren Hämorrhoidalleiden sollten Sie durch eine *faserreiche Ernährung* (Salate, Gemüse, Obst, Vollkorn-Produkte) für einen weicheren Stuhlgang sorgen.

Vermeiden Sie auch starkes Pressen. Zwischendurch können Sie auf Salben und Zäpfchen zurückgreifen. Diese Mittel enthalten entzündungshemmende Kortikosteroide und Schmerzmittel. Ein Dauergebrauch dieser Mittel kann jedoch zu einer Pilzerkrankung des Mastdarms und des Afterbereichs führen!

In mittelschweren Fällen wird der Arzt Ihnen zu einer *Verödung (Sklerosierung)* der Hämorrhoidenknoten raten. Auch eine Vereisung ist möglich.

Fallen die Hämorrhoidalknoten durch den After vor und gehen sie nicht mehr zurück, muß operiert werden.

Analfissuren

Analfissuren (Afterschrunden) sind *schmerzhafte, entzündete Einrisse* des Afterkranzes, meist an der Übergangsstelle von der Haut zur Schleimhaut.

Ursachen

Meist zu harte Stühle, bisweilen auch nicht behutsam durchgeführte Sexualpraktiken. Eine Analfissur kann öfter wieder aufreißen.

Behandlung

Entzündungshemmende, schmerzstillende Salben und Zäpfchen. Sorgen Sie auch durch eine faserreiche Diät (Salate, Gemüse, Obst, Vollkornprodukte) für einen weicheren Stuhlgang. Auf Abführmittel (siehe unten) sollten Sie möglichst verzichten.

Verstopfung

Sie müssen nicht jeden Tag müssen – wenn Sie nur jeden dritten bis vierten Tag Stuhlgang haben, reicht das auch. Von Verstopfung sprechen Mediziner erst, wenn Sie nur jeden fünften Tag können.

Behandlung und Vorbeugung

Viel Bewegung, faserreiche Kost (Vollkornbrot, Gemüse), viel Flüssigkeit, morgens nach dem Aufstehen ein Glas Mineralwasser oder Fruchtsaft.

Abführmittel

Nehmen Sie Abführmittel so selten wie möglich. Denn alle Abführmittel (auch die pflanzlichen!) stören den Kaliumhaushalt und schädigen so bei Dauereinnahme die Darmmuskulatur und später auch den Herzmuskel. So wird der Darm noch fauler, und später können lebensbedrohende Gesundheitsschäden hinzukommen.

Erkrankungen der Leber, der Gallenblase und der Bauchspeicheldrüse

Leber und Bauchspeicheldrüse dienen einmal dem Verdauungssystem: die Leber durch die Bildung von Galle, die Bauchspeicheldrüse durch die Bildung von Verdauungssäften. Zum anderen erfüllen sie wichtige Stoffwechselfunktionen: die Leber direkt als »chemische Fabrik«, die Bauchspeicheldrüse indirekt durch ihre Hormone Insulin, Glukagon und Somatostasin.

Die Leber liegt im rechten Oberbauch, wobei ihr linker Lappen weit nach links hinüberreicht. Die Leber ist das wichtigste Stoffwechselorgan. Über die Pfortader werden die im Dünndarm verdauten, gespaltenen und resorbierten Nahrungsstoffe zur Leber transportiert. In der Leber wird das Pfortaderblut von den *Kupffer-Sternzellen* überprüft, Fremdkörper (Zelltrümmer, Bakterien), Gifte und ungeeignete Stoffwechselprodukte werden unschädlich gemacht. Aus diesem revidierten Blut nehmen die Leberzellen Zucker, Eiweißkörper, Fette und Vitamine auf. Ein Teil dieser Substanzen wird nach Umbau gespeichert, der andere Teil wird umgebaut und über das Blut zu den Körperzellen transportiert.

Zucker speichert die Leber als *Glykogen* (»tierische Stärke«); bei Bedarf werden diese Reserven wieder in Zucker umgewandelt. Auch aus Eiweiß kann die Leber Zucker gewinnen.

Eiweiße baut die Leber in körpereigene Eiweißkörper um. Das Abbauprodukt des Eiweißstoffwechsels, der Harnstoff, wird über den Blutweg den Nieren zugeführt und mit dem Harn ausgeschieden.

Daß Zucker von der Leber in Glykogen umgewandelt und gespeichert werden kann, dafür sorgt das von den B-Zellen der Bauchspeicheldrüse produzierte Hormon *Insulin*. Außerdem sorgt Insulin dafür, daß die Zellen des Organismus ihre Schleusen für die Zuckermoleküle im Blut öffnen. Die Zuckerabgabe der Leber ans Blut wird vom Hormon *Glukagon* gefördert, dem in den A-Zellen der Bauchspeicheldrüse produzierten Gegenspieler des *Insulins*.

Die zweite Funktion der Bauchspeicheldrüse ist die Bildung von Verdauungssäften; sie werden über einen Ausführungsgang in den Zwölffingerdarm transportiert.

Ebenfalls in den Zwölffingerdarm fließt die von der Leber gebildete *Galle*. Die in der Galle enthaltenen *Gallensäuren* dienen vor allem der Fettverdauung und der Aufnahme der Fette und fettlöslicher Vitamine durch die Darmschleimhaut. Insgesamt bildet die Leber pro Tag 0,5 bis 1 Liter Galle.

Während der Verdauungsphasen fließt die Galle über den *Gallengang* direkt in den Zwölffingerdarm. Außerhalb der Verdauungsphasen ist die Öffnung in den Zwölffingerdarm verschlossen. Die Galle fließt dann in die *Gallenblase*, wo sie eingedickt und gespeichert wird. Während der Verdauungsphasen zieht sich die Gallenblase (hormonell gesteuert) zusammen und gibt Galle frei.

Leber und Magen (von vorn)

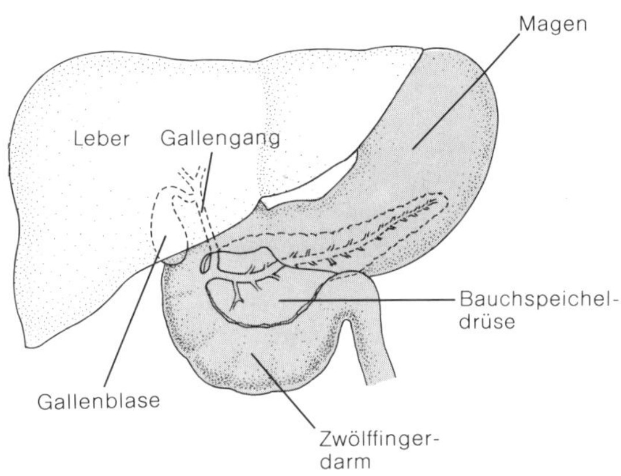

Bauchspeicheldrüse (Leber und Magen entfernt)

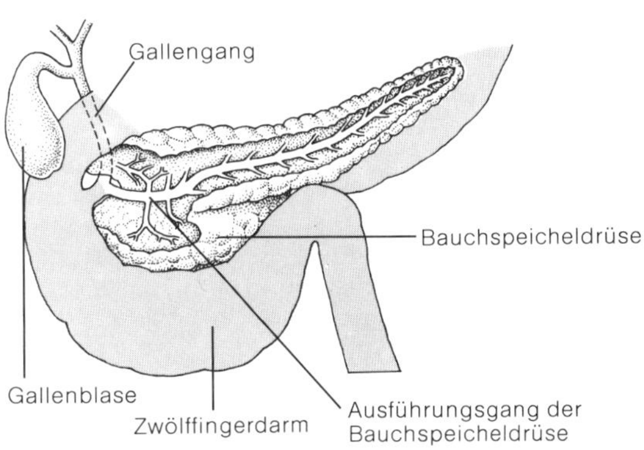

Gallengang und Ausführungsgang der Bauchspeicheldrüse münden bei den meisten Menschen gemeinsam, bei anderen getrennt in den Zwölffingerdarm.

Gelbsucht (Ikterus)

Visuelle Diagnosehilfe Seite 252.

Gelbsucht ist keine Krankheit, sondern ein Symptom unterschiedlicher Erkrankungen der Leber und der Galle.

Sie zeigt sich in einer Gelbfärbung der Haut, der Schleimhäute und der Hornhaut der Augen. Ursache ist ein Anstieg des Gallenfarbstoffes (Bilirubin) im Blut, den die Leber aus dem roten Blutfarbstoff (Hämoglobin) überalterter roter Blutkörperchen bildet.

Am Ton des Gelbs können Sie bereits die Art der zugrundeliegenden Erkrankung erkennen. Ein etwas *rötlicher Gelbton* spricht für einen primären Leberschaden, ein eher *grünlicher Gelbton* für eine Gallestauung.

Zugrundeliegende Erkrankungen können sein:

- eine hämolytische Anämie (Seite 442),
- eine Hepatitis,
- Leberzirrhose,
- Leberkrebs,
- Medikamente.

Wichtig: Suchen Sie bei jeder beginnenden Gelbsucht sofort einen Arzt auf!

Hepatitis

Wenn nach einem vermeintlichen grippalen Infekt plötzlich das Weiße Ihrer Augen gelb wird und sich auch Ihre Haut gelblich färbt, leiden Sie wahrscheinlich an Hepatitis (Leberentzündung). Die Anzeichen des vorangegangenen »grippalen Infekts« sind zwar auch von Viren verursacht worden, aber von viel gefährlicheren Viren, als es die von »Erkältungskrankheiten« sind.

Eine Virus-Hepatitis kann nach heutigen Erkenntnissen von drei Virus-Arten verursacht werden: dem Hepatitis-Virus A, dem Virus B oder dem C-Typ. Der C-Typ ist noch wenig erforscht.

Anzeichen

Die Hepatitis-Viren brauchen bisweilen lange, um sich einzunisten und Infektions-Symptome hervorzurufen: das A-Virus etwa 6 bis 50 Tage und das B-Virus bis zu einem halben Jahr.

Meistens zeigt sich das »grippale« Frühstadium 3 bis 10 Tage nach der Infektion: Abgeschlagenheit, Kopfschmerzen, Übelkeit, Brechreiz, Widerwillen gegen Fett, Fleisch, Alkohol und Nikotin, oft auch Schmerzen unter dem rechten Rippenbogen durch eine gewisse Lebervergrößerung; bisweilen kommt es auch zu Gelenkschmerzen oder zu einem entzündlichen Hautausschlag (wie nach Bienenstichen). Oft leidet der Infizierte auch unter mäßigem Fieber, das aber mit dem Auftreten der zweiten Krankheitsphase, der Gelbsucht, wieder abfällt. Der Gelbton ist mitunter etwas rötlich.

Kurz vor beziehungsweise während der Gelbsuchtphase wird der Urin dunkelbraun (Ursache: Urobilinogen, ein Abkömmling des Gallenfarbstoffes Bilirubin), und der Stuhl entfärbt sich (es wird zuwenig Gallenfarbstoff in den Zwölffingerdarm transportiert).

Ursache der Gelbfärbung der Haut und der Augäpfel ist: Die Entzündung der Leber beeinträchtigt den Abtransport des Bilirubins (das die Leber aus dem Hämoglobin überalterter roter Blutkörperchen gewinnt) mit der Galle. So wird der Gallenfarbstoff Bilirubin im Blut stark erhöht.

Bei einem Teil der Infektionen ist auch die Milz vergrößert, ebenso können die Lymphknoten im Halsbereich anschwellen. Manchmal kommt es zur Verlangsamung des Herzschlags, selten zu einer Blutdruckerhöhung.

Selbst wenn die Gelbsucht nach zwei bis sechs Wochen abklingt, ist die Hepatitis noch nicht überstanden. Meist ist die Infektion erst nach 3 bis 5 Monaten überwunden, bisweilen kann sie auch in eine chronische Hepatitis übergehen. Eine Erhöhung des Bilirubins im Blutserum über 15 mg % spricht für einen schweren Verlauf. Ebenfalls erhöht sind bestimmte Enzyme, die Transaminasen (SGOT, SGPT).

In einigen wenigen Fällen (oft bei Kindern!) kommt es zu keiner Gelbsucht! Allein die Transaminasen sind dann erhöht. Solche Hepatitisfälle werden mitunter nicht erkannt.

Übertragung der Hepatitis

Sowohl das A-Virus als auch das B-Virus können durch Speichel, Samenflüssigkeit, Vaginalschleim, Urin, Stuhl und Blut von Hepatitis-Viren-Trägern übertragen werden:

- einmal oral, das heißt über den Mundweg, durch verschmutztes Wasser, verunreinigte Getränke oder Nahrungsmittel, engen Kontakt mit Infizierten, besonders auch durch sexuellen Kontakt;

- zum anderen über den Blutweg, so bei ärztlichen oder zahnärztlichen Eingriffen, bei der Maniküre oder Pediküre, aber auch beim Geschlechtsverkehr. Es genügen schon nur mikroskopisch sichtbare Verletzungen, wie sie beispielsweise auch beim Geschlechtsverkehr entstehen können. Mögliche Infektionsquellen sind auch Bluttransfusionen (heute sehr selten) oder das Spritzen von Drogen (»Fixen«). Auch durch eine Tätowiernadel, die ohne Desinfektion bei mehreren Menschen eingesetzt wird, kann Hepatitis übertragen werden. Bei der Akupunktur werden heute nur noch Einmal-Nadeln verwendet.

Lange glaubte man, daß das A-Virus nur oral, das B-Virus nur über den Blutweg übertragen werden kann. Doch heute weiß man, daß für beide Virus-Typen beide Übertragungsarten möglich sind, wenn auch das B-Virus häufiger über den Blutweg übertragen wird.

Inzwischen hat die Hepatitis-Forschung auch Form und Eigenarten der Viren erkannt. So beherbergt ein kleiner Prozentsatz (unter 1 Prozent) der lebergesunden Bevölkerung Oberflächen-Antigene der Viren (Antigene sind Substanzen, die Abwehrzellen zur Bildung von Antikörpern anregen). Doch können die meisten dieser Menschen keine Mitmenschen anstecken, da sie keine vermehrungsfähigen Virus-Kugelkörperchen (Dane-Partikel) haben.

Bei Infizierten sind Dane-Partikel bereits während der Einnistungszeit nachweisbar, schon zu diesem Zeitpunkt können Infizierte andere Menschen anstekken. Dane-Partikel finden sich im Blut auch noch zum Zeitpunkt der Ausheilung, gelegentlich noch bis zu 120 Tage (!) danach.

Diagnose

Der Nachweis einer Hepatitis-Viren-Infektion ist dann gesichert, wenn mit Hilfe entsprechender Antikörper die speziellen Antigene nachgewiesen werden können.

Behandlung

Es gibt keine ursächliche Therapie der Virus-Hepatitis. Doch jede Hepatitis (auch leichtere Formen) sollte ständig ärztlich überwacht werden – am besten in einer Klinik. Liegen Sie zu Hause, sollten Sie auf peinlichste Hygiene achten und allzu engen Kontakt mit Angehörigen meiden. Eine Bettruhe ist so lange einzuhalten, bis sich die Bilirubin- und Transaminasen-Werte bessern (etwa nach drei bis sechs Wochen). Danach empfiehlt sich noch eine sechs- bis achtwöchige Schonung. Abwehrsteigernde pflanzliche Medikamente können bisweilen die Krankheitsdauer verkürzen.

Eine spezielle Diät ist in der zweiten Krankheitsphase nicht einzuhalten. Die sogenannte fettarme Leber-Galle-Diät hat sich nicht bewährt. Im Gegenteil – nach neueren Erkenntnissen verkürzt eine fett- und eiweißreiche Ernährung in der zweiten Krankheitsphase den Krankheitsverlauf gegenüber einer fettarmen Kost.

Wichtig: Werden in der ersten Krankheitsphase »Grippetabletten« oder Kopfschmerztabletten eingenommen, führt das zu einer weiteren Leberbelastung. *Achten Sie also auf das Frühwarnsignal einer Hepatitis: Schmerzen unter dem rechten Rippenbogen!*

Kortikosteroide (synthetische Nebennierenrindenhormone) vermindern zwar die Gelbsucht etwas, doch beeinflussen sie den Krankheitsverlauf nicht positiv. Sie werden heute in der Regel nicht mehr verabreicht.

Die Wirksamkeit sogenannter Lebertherapeutika (mit Vitaminen, Fettsäuren oder pflanzlichen Extrakten zum Beispiel aus der Mariendistel) ist umstritten.

Vorbeugung

Für Infektionsgefährdete empfiehlt sich neben perfekter Hygiene die Verabreichung von Gamma-Immunglobulinen, die für sechs Monate einen gewissen Schutz vermitteln oder zumindest eine in diesem Zeitraum eintretende Infektion mildern.

Eine *Schutzimpfung* mit spezifischen Antikörpern hat sich noch nicht voll bewährt. Eine Schutzimpfung mit unschädlich gemachten Viren, die trotzdem die Bildung von Antikörpern gegen Hepatitis-Antigene anregen, ist heute bereits möglich.

Prognose

Bei rechtzeitiger Behandlung ist das Übergleiten einer akuten in eine chronische Hepatitis höchst selten. Nur etwa drei von tausend Fällen einer akuten Hepatitis enden tödlich – meist durch ein Leberkoma, das vor allem durch Alkoholmißbrauch, Schmerz- oder Rheumamittel oder durch zusätzliche Infektionen begünstigt wird. In etwa 10 Prozent der Fälle kann es nach Abklingen der Symptome zu einem erneuten (leichteren) Krankheitsausbruch kommen.

Andere akute Hepatitisformen

Verschiedene Hepatitis-Formen können als Begleiterscheinungen anderer Infektionen entstehen (»die Leber reagiert mit«), so beispielsweise bei der infektiösen Mononukleose (Seite 271), bei den verschiedenen Herpes-Virus-Erkrankungen (Seite 396), oder Lymphogranulomatose (Seite 446).

Chronische Hepatitis

Eine *chronisch persistierende Hepatitis* ist eine milde Hepatitisform ohne Gelbsucht, die jahrelang bestehen bleiben kann. Zugrunde liegt eine Schwäche des Abwehrsystems, vielleicht auch eine Autoimmun-Reaktion – das heißt, Zellen des Abwehrsystems wenden sich gegen Leberzellen. Diese Form kann dennoch nach Jahren ausheilen; bisweilen schreitet sie aber auch bis zur Leberzirrhose fort.

Eine *chronisch aggressive Hepatitis* neigt zur häufig wiederkehrenden Gelbsucht und stark zur Zirrhosebildung. Zugrunde liegt ein Defekt des Abwehrsystems (wahrscheinlich eine Reifestörung von Lymphozyten). In einigen Fällen kann aber selbst diese schwere Form ausheilen.

Fettleber und Lebervergrößerung

Eine Fettleber ist grundsätzlich mit einer Lebervergrößerung verbunden, doch umgekehrt muß nicht jede Lebervergrößerung durch eine Fettleber bedingt sein. Die Leber ist auch bei Hepatitis (Seite 490), zu Beginn einer Leberzirrhose (unten) oder bei anderen Lebererkrankungen vergrößert. Eine Fettleber macht übrigens kaum Beschwerden, bisweilen kommt es vielleicht zu mäßiger Übelkeit oder einem Völlegefühl. Schmerzen (unter dem rechten Rippenbogen) sind selten.

Ursachen

Ursachen können sein: Alkoholismus (siehe Seite 360), einseitige Kohlenhydratmast bei mangelnder Eiweißzufuhr, bösartige Anämie (Seite 439), Diabetes mellitus (Seite 294) oder Vergiftungen. Eine Fettleber entsteht also nicht – wie man vermuten könnte – durch eine zu fettreiche Ernährung!

Behandlung

Ausschaltung der Ursachen, so beispielsweise Reduzierung des Alkohols, eiweiß- und fettreichere und dafür kohlenhydratärmere Ernährung.

Wichtig: Die vor einigen Jahren noch allgemein durchgeführte fettarme Diät bei einer Fettleber erwies sich in den meisten Fällen eher als schädlich. Eine moderne Leberdiät sollte nach neueren Untersuchungen eher fettreich sein (ein Drittel tierisches Fett, zwei Drittel pflanzliche Öle); auch den Eiweißverzehr sollte ein Fettleberkranker erhöhen. Als Faustregel gilt: den bisherigen Kohlenhydratverzehr dafür um gut die Hälfte reduzieren!

Erklärung dieser für manche Leser überraschenden Diät: In der Leber werden fortwährend aus Kohlenhydraten Fettsäuren synthetisiert. Bei übermäßiger Kohlenhydratzufuhr wird die Fettsäurensynthese entsprechend gesteigert, bis die Gefahr einer Fettleber besteht. Wird dem Körper genügend Nahrungsfett zugeführt, kann die Leber auf einen Fettaufbau aus Kohlenhydraten weitgehend verzichten. Entscheidend dafür ist allerdings, daß die bisherige Kohlenhydratmast um gut die Hälfte reduziert wird.

Mit einer fett- und eiweißreichen, dafür aber kohlenhydratarmen Kost ist jede Fettleber völlig zurückzubilden. Sonst gibt es keine Diätvorschriften. Auch Alkohol kann in kleinen Mengen (etwa 0,2 Liter Wein oder 0,4 Liter Bier täglich) genossen werden.

Leberzirrhose

Leberzirrhose ist eine chronische, generalisierte Leberkrankheit. Bei ihr gehen die Leber-Funktionszellen ganzer Leberläppchen zugrunde; so kommt es zu einer teilweisen Neubildung von unregelmäßigen Zellinseln und vor allem zu einer Vermehrung des Bindegewebes. Die Bindegewebsstränge schnüren Zellinseln ab und stören so den normalen Aufbau der Leberläppchen.

Anzeichen

Häufige Symptome des Krankheitsbeginns sind Müdigkeit, Leistungsverminderung, Appetitlosigkeit, Völlegefühl, unbestimmte Oberbauchbeschwerden, Blähungen, Verstopfung oder Durchfälle. Im weiteren Verlauf bilden sich meist typische Hautveränderungen; vor allem wird die Gesichtsfarbe schmutzig grau (Vermehrung der Melaninpigmente, das heißt der dunklen Hautfarbstoffe).

Außerdem können auftreten: Gefäßerweiterungen der Haut (kleinste Gefäße werden sichtbar wie der Streifen im Geldschein), Gefäßsternchen im Gesicht, an Oberarm und Handrücken, rötliche Flekken der Handfläche (Palmarerythem), knallrote, glänzend lackartige Zunge.

Nicht selten fallen in späteren Stadien Achsel- und Schamhaare aus, bei männlichen Zirrhotikern schwellen dann auch häufig die Brustdrüsen an, und die Hoden verkümmern (Folge ist eine Abnahme des sexuellen Verlangens und der Potenz).

Anfangs ist die Leber immer vergrößert und derb, in späteren Stadien kann sie schrumpfen *(Schrumpfleber)*.

Ursachen

Chronischer Alkoholmißbrauch ist wohl die Hauptursache. Im allgemeinen läßt sich sagen, daß derjenige, der täglich etwa 2 Liter Wein, 4 Liter Bier oder einen halben Liter Schnaps trinkt, nach etwa 20 Jahren eine Zirrhose entwickelt. Entscheidend ist dabei einmal die direkte Giftwirkung des Alkohols auf die Leberzellen beziehungsweise die Giftwirkung der Alkoholabbauprodukte. Zum anderen spielt wohl auch die geringere Nahrungsaufnahme von Alkoholikern (und damit die mangelnde Fett- und Eiweißzufuhr) eine Rolle. Doch ist es nicht so, daß zwangsläufig aus einer Alkohol-Fettleber eine Zirrhose entsteht. Die Alkohol-Fettleber entwickelt sich durch die immense Kohlenhydrat-Zufuhr in Form von Alkoholika, die Zirrhose durch die Giftwirkung auf die Leberzellen!

Und die Giftwirkung des Alkohols auf die Leberzellen ist letztlich auch von genetischen (erblichen) Faktoren abhängig – das heißt, die Fähigkeit, mit der Giftwirkung größerer Alkoholmengen fertig zu werden, ist von Mensch zu Mensch verschieden. So gibt es natürlich 70jährige, die seit 30 oder 40 Jahren mit den oben angegebenen Mengen gut fertig werden und die höchstens eine Fettleber entwickelt haben. Es sind dies aber meist auch die Menschen, die trotz ihres Alkoholkonsums gern, eiweiß- und fettreich (also kohlenhydratarm) essen. Was andererseits heißt, daß sie auch körperlich arbeiten, denn sonst würden sie schnell stark übergewichtig werden (alkoholische Getränke sind kalorienreiche Genußmittel!).

Wie dem auch sei – Vorsicht ist jedenfalls besser. (Siehe dazu »Alkoholismus« auf Seite 360.)

Die Giftwirkung eines ständigen unmäßigen Alkoholkonsums zeigt sich auch dadurch, daß vor der Ausbildung einer Zirrhose oft Schübe einer sogenannten »Alkohol-Hepatitis« (Gelbsucht, Fieber, Herzjagen, Schweißausbrüche) auftreten. Auch bei bestehender Zirrhose kann es noch zu solchen Schüben kommen.

Weitere mögliche Ursachen

Auch auf dem Boden einer chronischen Hepatitis (Seite 492) kann es zu einer Zirrhose kommen, selten aber bei einer Virus-Hepatitis (Seite 490). Eine weitere Ursache einer Leberzirrhose kann eine Gallestauung infolge eines entzündeten, durch einen Gallenstein verschlossenen Gallengangs (Seite 494) sein.

Formen, Behandlung und Prognose der Leberzirrhose

Es gibt *inaktive Formen* mit einer mäßigen Leberzellschwäche. Die typischen Anzeichen einer Zirrhose, vor allem die Gelbsucht, fehlen dann.

Aktive Formen können zu einer ausgeprägten Zerstörung von Leberzellen führen mit der Folge von Verwirrtheitszuständen bis zur tiefsten Bewußtlosigkeit (Leberkoma).

Bei den *dekompensierten* (nicht ausgeglichenen) *Formen* behindern die sich bildenden Bindegewebsstränge den Blutdurchfluß, so daß es zu einem Rückstau des Pfortaderblutes kommt – was wiederum zu einer Erweiterung benachbarter Venen führt. Häufig entstehen dann »Krampfadern« (Varizen) in der Speiseröhre, die leicht bluten (erkennbar an Bluterbrechen). Etwa 30 bis 50 Prozent aller Zirrhosekranken sterben an *Varizenblutungen* der Speiseröhre mit nachfolgendem Leberkoma.

Eine weitere Folge dekompensierter Formen kann ein *Aszites* (Bauchwassersucht) sein. Er entsteht durch Pfortaderhochdruck und Störungen des Elektrolyt- und Wasserhaushalts. Ein Aszites kann sich langsam entwickeln, aber auch plötzlich entstehen. Anzeichen sind: starkes Anschwellen des Bauches, Atemnot und Druckschmerzen.

Die *Therapie* der Leberzirrhose richtet sich einmal nach den Ursachen und zum anderen nach den Folgeerscheinungen. Untergegangene Leberzellen sind für immer verloren, doch läßt sich bei Ausschaltung der Ursachen (Alkoholmißbrauch, Gallenstauung) das Fortschreiten der Zirrhose stoppen.

Ein leichteres Leberkoma ist durch Infusionen von Nährstofflösungen zu beherrschen, ein Aszites durch salzarme Kost, Medikamente und Infusionen. Leichtere Varizenblutungen sind durch Medikamente und eine operative Minderung des Pfortaderdrucks (Umleitung eines Teiles des Pfortaderblutes in die untere Hohlvene) zu beheben.

Doch bei fortgeschrittener Leberzirrhose werden die Folgeerscheinungen immer lebensbedrohender und trotzen einer modernen Intensivmedizin. Die häufigsten Todesursachen bei fortgeschrittener Zirrhose sind Leberkoma, schwerste Varizenblutungen und Nierenversagen.

Leberkrebs

Leberkrebs ist in Europa im Vergleich zu Asien oder Afrika selten; er macht hierzulande nur 0,5 Prozent aller Krebsgeschwülste aus. Selten sind auch gutartige Tumoren der Leber. Häufig sind dagegen Tochtergeschwülste von anderen Krebsen in der Leber.

Ursachen

Eine Ursache von Leberkrebs scheint Aflatoxin, ein Abbauprodukt eines Schimmelpilzes (*Aspergillus flavus*), zu sein, das in verschimmelten Nahrungsmitteln vorkommt.

Anzeichen

Die Beschwerden bei Leberkrebs sind meist uncharakteristisch: Völlegefühl, Druck im rechten Oberbauch, Erbrechen und später auch Gewichtsverlust.

Prognose

Die Prognose bei Leberkrebs ist schlecht: Nur wenige Patienten überleben trotz operativer Entfernung des Tumors fünf Jahre und länger.

Gallensteinleiden

Jede fünfte Frau und jeder zehnte Mann leiden an Gallensteinen. Doch gut die Hälfte der Gallensteinträger ist zunächst oder auf lange Zeit frei von Koliken, bei manchen treten nur ab und zu unklare Oberbauchbeschwerden auf.

Gallensteine entstehen aufgrund von Stoffwechselstörungen in der Leber, die zu einer mehr oder weniger stark veränderten Zusammensetzung der Galle führen. Die häufigsten Gallensteine sind *Cholesterinsteine*, es folgen *Kalziumsteine*. Auch Entzündungen der Gallenblase oder der Gallengänge können zur Steinbildung führen.

Gallensteine können nur sandkorngroß sein, dann treten sie vermehrt als Gallengrieß auf. Mitunter aber kann ein Einzelstein auch die Größe einer Pflaume erreichen. Größere Steine blockieren den Ausführungsgang der Gallenblase oder die Gallengänge an anderer Stelle.

Gallensteine

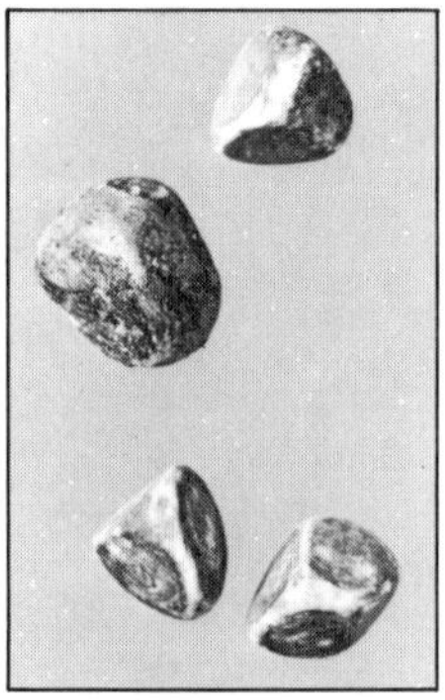

Anzeichen

Größere Steine führen zu einer Gallenkolik: Gallenblase oder Gallengänge versuchen den Stein weiterzuschieben. Die Kolik äußert sich in heftigen krampfartigen Schmerzen im rechten Oberbauch, verbunden mit Erbrechen, Schweißausbruch, oft auch Fieber und Schüttelfrost.

Komplikationen des Gallensteinleidens können sein:

- Entzündungen der Gallenblase (Cholezystitis),
- Entzündungen der Gallengänge (Cholangitis),
- Vereiterungen der Gallenblase,
- Gallestauung mit folgender Leberschädigung (bis zur Leberzirrhose),
- Entzündungen der Bauchspeicheldrüse (Pankreatitis, Seite 496),
- Bauchfellentzündung infolge einer durchgebrochenen vereiterten Gallenblase oder durchgebrochener Steine,
- Krebs der Gallenblase oder der Gallengänge (Seite 496).

Beim Gallensteinleiden wechseln lange beschwerdefreie Zeiten mit Zeiten heftiger Beschwerden ab. Mit zunehmendem Alter verstärken sich jedoch die Beschwerden, und die Gefahr der Komplikationen wächst.

Behandlung

Eine mit Steinen beladene Gallenblase sollte entfernt werden, vor allem wenn sie stark entzündet oder vereitert ist. Auch aus den Gallengängen lassen sich Steine operativ entfernen.

Mit Hilfe von *Ultraschall* lassen sich Steine in den Gallengängen zertrümmern, nicht aber in der Gallenblase oder dem Gallenblasengang (der in den Lebergallengang mündet). Diese Methode ist mit einem dünnen, beweglichen *Endoskop* (bewegliches Rohr mit Optik) durchzuführen, das über Speiseröhre, Magen, Zwölffingerdarm in den Gallengang vorgeschoben wird.

Auch bei der *endoskopischen Papillotomie* wird ein Endoskop eingeführt; mit speziellen Methoden und Instrumenten können dann die Steine aus dem Gang gezogen werden.

Reine Cholesterinsteine können auch mit Hilfe der Chenodesoxycholsäure, einer natürlichen Gallensäure, die bei Steinträgern vermindert ist, »angefressen«, verkleinert oder gar aufgelöst werden. Bereits verkalkte Steine vermag diese Säure jedoch nicht mehr aufzulösen.

Zur Frage einer »Gallendiät«

Lediglich bei *akuten Gallensteinleiden* ist eine Diät angezeigt, Sie besteht in Breikost, Zwieback und Tee. Ist der akute Schub vorüber, besteht nach neueren Untersuchungen keine Notwendigkeit zu einer Diät. Durch eine strikte Fetteinschränkung in der Diät läßt sich die Zahl der Koliken keineswegs vermindern. Ob Beschwerden bei fettreicher Kost entstehen, ist eine rein individuelle Sache. Große englische Studien zeigten unter anderem, daß Patienten, die vorgaben, kein Fett zu vertragen, keinerlei Beschwerden hatten, wenn das Fett in der Nahrung emulgiert (also unsichtbar) war. War das Fett jedoch sichtbar, setzten Beschwerden ein. Dasselbe gilt für gebratene Speisen, die zum Teil heute noch Gallenpatienten »verboten« werden.

Was bleibt, ist eine *individuelle* Schonkost, die von rein subjektiven Vorlieben oder Abneigungen gesteuert wird. Wenn Sie glauben, kein Fett oder gebratene Speisen zu vertragen, sollten Sie diese Speisen weglassen und weniger Fett essen. So empfiehlt es sich meist auch, auf blähende Nahrungsmittel (Zwiebeln, Bohnen, Kohl) zu verzichten.

Alkohol in vernünftigen (!) Mengen schadet Gallenpatienten keineswegs. Lediglich Schuldgefühle als Reaktion auf Alkoholgenuß können bei manchen sensiblen Patienten über das vegetative Nervensystem Beschwerden (aber keine Koliken!) auslösen.

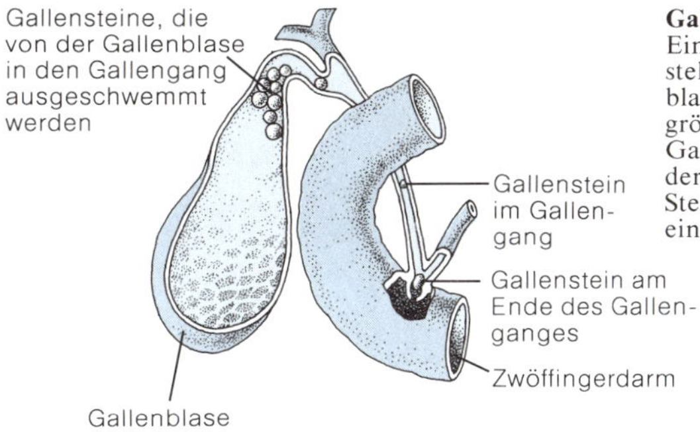

Gallenkoliken
Eine Gallenkolik entsteht, wenn die Gallenblase versucht, einen größeren Stein in den Gallengang zu befördern. Oder wenn ein Stein im Gallengang eingeklemmt ist.

Werden Sie nicht zum »Diät-Neurotiker«

Leber-Galle-Spezialisten warnen davor, durch rigorose Verbote bestimmter Nahrungs- und Genußmittel eine »Diät-Neurose« bei Patienten zu fördern. Rigorose Verbote provozieren Übertretungen und wachsende Schuldgefühle, die zur berüchtigten Diät-Neurose führen können. Folge einer solchen Neurose sind allzumal vegetative Störungen (Gastritis, Kopfschmerzen, Herzschmerzen oder Herzjagen usw.), die sich die durch ihr Galleleiden sowieso schon geplagten Patienten noch zusätzlich einhandeln.

Im vorigen Abschnitt (Zur Frage einer »Gallendiät«) wurden die wichtigsten Punkte einer *individuellen Schonkost* angeschnitten. Zusätzlich gilt: Verteilen Sie die Nahrungsmenge auf fünf kleinere Mahlzeiten pro Tag (Frühstück, zweites Frühstück, Mittagessen, kleiner Imbiß etwa um 16.30 Uhr, Abendessen) – so vermeiden Sie das übliche belastende, da allzu üppige Mittag- oder Abendessen. Diese Regel empfiehlt sich übrigens auch für gallengesunde Menschen!

Medikamente

Der Wert der zahlreichen Medikamente zur Therapie bei Gallenleiden ist umstritten. Eine Ausnahme bilden lediglich Medikamente mit Chenodesoxycholsäure zur Auflösung von Cholesterinsteinen (siehe oben). Ob pflanzliche, tierische, Enzym- oder gemischte Präparate Gallenleiden lindern können, ist zumindest nicht geklärt. Fühlen Sie jedoch auf solche Medikamente hin Erleichterung, sollten Sie sie nach Rücksprache oder Verordnung Ihres Hausarztes einnehmen.

Wichtig: Verzichten Sie auf die beliebten »Magenbitter«. Sie belasten auf Dauer Ihre Leber stärker als ein gelegentlicher klarer Schnaps!

Gallenblasen- oder Gallengangentzündungen

Entzündungen der Gallenblase *(Cholezystitis)* oder der Gallengänge *(Cholangitis)* werden meist durch Gallensteine provoziert, in wenigen Fällen auch durch ortsfremde Infektionen oder Eiterherde (beispielsweise im Darm).

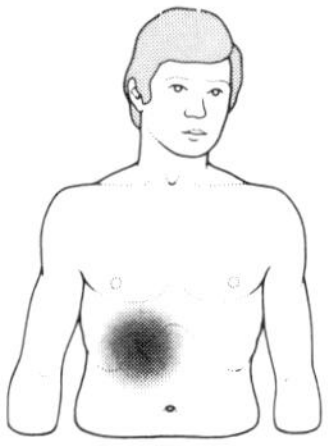

Hier schmerzt es bei einer Gallenblasenentzündung.

Anzeichen akuter Fälle

Fieber, Schüttelfrost, vorübergehende Gelbsucht, Erbrechen, Druckempfindlichkeit und Schmerzen im rechten Oberbauch.

Behandlung

Bei Cholezystitis Entfernung der Gallenblase (auch als Krebsprophylaxe, siehe unter »Krebs der Gallenwege«), bei Cholangitis operative Entfernung eventueller Gallensteine und/oder Medikamente. Manchmal ist auch eine Steinzertrümmerung mit Hilfe von Ultraschall möglich.

Krebs der Gallenwege

Krebs der Gallenwege ist relativ häufig: Etwa 5 Prozent aller Krebsgeschwülste sind hier lokalisiert. Am häufigsten ist die Gallenblase betroffen.

Ursachen sind meist Gallensteine (mit Entzündung der Gallenwege). *So ist die Entfernung einer steinbeladenen und entzündeten Gallenblase oder von Steinen aus den Gallengängen gleichzeitig Vorbeugung gegen Krebs!*

Krebs der Gallenwege setzt leicht Tochtergeschwülste, vor allem in der Leber oder im Darm. So ist es verständlich, daß die Fünf-Jahres-Überlebensrate bei Patienten mit Karzinomen der Gallenwege nur gering ist (maximal 30 Prozent).

Entzündung der Bauchspeicheldrüse (Pankreatitis)

Eine *akute Entzündung der Bauchspeicheldrüse* (Pankreatitis) ist eine lebensbedrohende Erkrankung.

Auch wenn sie relativ selten ist, sollten Sie sich doch ihre Anzeichen in etwa einprägen, denn *eine sofortige Einweisung und Behandlung in einer Klinik kann lebensrettend sein!*

Anzeichen

- Plötzlicher oder allmählich einsetzender heftiger Schmerz im mittleren Oberbauch.
- Die Schmerzen können nach links, rechts, in den Rücken oder den Unterbauch ausstrahlen. Der Patient hat geradezu das Gefühl, vernichtet zu werden.
- Die Schmerzen sind fast immer von Übelkeit und Erbrechen begleitet (Erbrechen großer Mengen gallig gefärbten Magensaftes).
- Das Gesicht ist bei schweren Fällen anfangs meist intensiv gerötet.
- Es kann zum lebensbedrohenden Schock mit Blutdruckabfall, Herzjagen, Atemnot und fahlbläulichem Gesicht kommen.
- In einem Fünftel der Fälle ist die Bauchdecke bretthart gespannt (»akuter Bauch«, Seite 481).

Ursachen und Entstehung

Am häufigsten sind die *Begleit-Entzündungen.* So kann beispielsweise eine Pankreatitis bei Gallensteinleiden oder Zwölffingerdarm-Erkrankungen entstehen, aber auch bei Speichelsteinen in den Pankreasgängen. Häufige Ursache ist außerdem *chronischer Alkoholismus.*

Bei Gallengangsteinen und/oder -infektionen bildet das Pankreas-Enzym Phospholipase A aus dem Lezithin der Galle das für die Bauchspeicheldrüse hochgiftige Lysolezithin. Und da bei Pankreatitiskranken in 90 Prozent der Fälle Gallengang und Pankreas-Ausführungsgang gemeinsam in den Zwölffingerdarm münden, ist ein Aufsteigen von Lysolezithin in die Bauchspeicheldrüse wahrscheinlich – vor allem bei Verengungen der Einmündungsstelle des gemeinsamen Ganges in den Zwölffingerdarm (beispielsweise durch einen Gallenstein).

Doch auch bei einer Drucksteigerung in einem erkrankten Zwölffingerdarm kann es zum Aufsteigen von Lysolezithin kommen. Lysolezithin verursacht Pankreasnekrosen (Gewebs- und Zelltod der Bauchspeicheldrüse). Weitere Enzyme, die unter ähnlichen Bedingungen die Bauchspeicheldrüse schädigen können, sind Trypsin, Elastase oder Amylase.

Allerdings gibt es noch viele ungeklärte Fragen zur Entstehung einer Pankreatitis – und neben den genannten werden auch noch andere Ursachen der Entstehung diskutiert wie beispielsweise der Typ IV der Fettstoffwechselstörungen (Seite 292), Schilddrüsenüberfunktion oder eine Vitamin-D-Überdosierung.

Werden die Ursachen einer Pankreatitis nicht beseitigt, kann es immer wieder zu Bauchspeicheldrüsen-Entzündungen kommen *(rezidivierende Pankreatitis)*.

Chronische Pankreatitis

Der Übergang einer akuten in eine *chronische Pankreatitis* ist eine Ausnahme; relativ häufig kommt sie nur bei Pankreassteinen und bei Alkoholikern vor. Möglicherweise handelt es sich bei ihr auch um eine Autoimmunopathie – das heißt, Abwehrzellen richten sich gegen Pankreasgewebe. Die Anzeichen sind die einer Pankreasinsuffizienz (unten).

Behandlung der akuten Pankreatitis

Lebenswichtig ist die schnellstmögliche Einweisung in eine Klinik. Für den Patienten besteht absoluter Nahrungs- und Getränke-Stopp.

Im Vordergrund der Therapie stehen: Behandlung eines eventuellen Schocks auf der Intensivstation, Dialyse bei einem eventuellen Nierenversagen, Absaugung von Magensaft, Medikamente, die die Absonderung von Bauchspeichel hemmen. Später kommt hinzu: Entfernung von eventuellen Abflußhindernissen (Steine), bei schwerer, immer wiederkehrender Pankreatitis wird auch die Entfernung des Pankreas erwogen. In diesem Fall muß für eine ständige Enzym- und Hormonverabreichung (Insulin!) gesorgt werden.

Wichtig für die Behandlung einer akuten Pankreatitis ist auch die *Diät:* Nach der Flüssigkeitskarenz (2 bis 3 Tage keine Flüssigkeit) und der Nahrungskarenz für 4 bis 5 Tage bekommt der Patient etwa drei Tage nur Kohlenhydratkost, danach schließlich Eiweiß in leichtverdaulicher Form (Magerquark), zarte Gemüse und Salate sowie Obst, erst später pflanzliche Fette.

Behandlung einer chronischen Pankreatitis

Da bei einer Pankreatitis die Fettverdauung stark gestört ist (erkennbar an fettigen, massigen Stühlen), muß der Fettverzehr reduziert werden. Als günstig erweisen sich dabei bestimmte Fette, die mittelkettigen Triglyzeride, die vor allem in Kokosölen enthalten sind (Ceres-Margarine oder -Öl), denn sie können ohne Pankreas-Enzyme verdaut werden. Daneben ist die Einnahme von Verdauungsenzymen wichtig (bei gleichzeitiger Gabe von magensäurebindenden Mitteln, damit die Magensäure die Enzyme nicht zerstört). Liegen Pankreassteine zugrunde, müssen sie operativ entfernt werden.

Pankreas-Insuffizienz (Schwäche der Bauchspeicheldrüse)

Eine geschwächte Bauchspeicheldrüse sondert zuwenig Bauchspeichel ab, der vor allem für die Fett-, aber auch für die Eiweißverdauung wichtig ist. Überdies können die fettlöslichen Vitamine (A, D, E und K) nicht genügend aus der Nahrung resorbiert werden.

Folgen der Pankreas-Insuffizienz sind deshalb: fettige, breiige, massige Stühle (gestörte Fettverdauung), Schwäche, Muskelschwund (Mangel an Eiweiß) und aufgrund der mangelnden Vitaminresorption der Abbau fester Knochensubstanz (Vitamin-D-Mangel), Nachtblindheit (Vitamin-A-Mangel), Blutungsneigung (Vitamin-K-Mangel), Hautveränderungen (Vitamin-E-Mangel).

Eine Pankreasinsuffizienz ist vor allem die Folge einer chronischen Pankreatitis (oben) oder eines Pankreaskrebses (siehe unten).

Zur *Behandlung* siehe »chronische Pankreatitis« (oben).

Pankreas-Krebs

Pankreas-Krebs ist gar nicht so selten; er verursacht immerhin 3 Prozent der Krebstodesfälle. Er entsteht meist erst nach dem 60. Lebensjahr; nur sehr wenige der Patienten überleben trotz Behandlung fünf Jahre und länger. Die Gründe dafür sind: Pankreas-Krebs verursacht meist erst in späten Stadien Beschwerden (Oberbauchschmerzen, Gelbsucht, Appetitlosigkeit, Gewichtsverlust); außerdem neigt er dazu, früh Tochtergeschwülste (Metastasen) zu setzen.

Erkrankungen der Nieren und der ableitenden Harnwege

Neben den Lungen sind die Nieren das wichtigste Ausscheidungsorgan. Sie filtern aus dem Blutstrom giftige Abfallprodukte des Stoffwechsels heraus, zusammen mit überschüssigem Wasser. Ohne die Arbeit der Nieren wäre der Körper bald tödlich vergiftet.

Die Nieren liegen hinter der Bauchhöhle beiderseits der Wirbelsäule knapp oberhalb der Taillenhöhe; die rechte Niere liegt unterhalb der Leber, die linke unterhalb der Milz. Nieren sind bohnenförmig, etwa 12 Zentimeter lang und wiegen etwa 150 Gramm. An der eingedellten Seite liegt das Nierenbecken, das in den Harnleiter übergeht.

Die Nierenrinde enthält etwa 1 Million *Nierenkörperchen* und *die gewundenen Anteile der Nierenkanälchen;* das Nierenmark enthält *die geraden Anteile der Nierenkanälchen* – Sammel- und Ausflußröhrchen, die in den kleinen Nierenkelchen enden. Die *Nierenkelche* sammeln sich im *Nierenbecken,* das sich zum *Harnleiter* verengt.

Die Nierenkörperchen enthalten kleinste Blutgefäße, deren Wand sich wie ein Filter mit feinsten Poren verhält. Durch Druckunterschied werden Wasser und kleinmolekulare Stoffe durch die Poren in den Kapselraum der Nierenkörperchen gepreßt; Blutkörperchen und große Eiweißmoleküle können nicht durchtreten. Der sogenannte *Primärharn* gelangt in die Nierenkanälchen, die 99 Prozent des Primärharns wieder zurückgewinnen, und zwar Wasser und bestimmte kleinmolekulare Substanzen wie Zucker, Mineralsalze, Aminosäuren oder Vitamin C.

Vom Nierenbecken aus treibt jeweils ein etwa 25 Zentimeter langer *Harnleiter* den Harn durch Muskelbewegungen in die Blase. Die *Harnblase* ist ein Hohlmuskel; sie speichert den Harn bis zu einer Füllung von etwa 0,4 Liter (stärkste Fassungskraft 1 Liter und mehr!). Ist die Blase gefüllt, registrieren das die Dehnungsrezeptoren – und vom vegetativen Nervensystem gesteuert öffnen sich (erschlaffen) innerer und äußerer Schließmuskel; letzterer ist bis zu einem gewissen Grad willkürlich kontrollierbar.

Über die Harnröhre – die beim Mann 20 bis 25 Zentimeter, bei der Frau nur 2,5 bis 4 Zentimeter lang ist – fließt dann der Urin ab.

Aufgrund ihrer Differenziertheit und ihrer Aufgabe sind die Nieren ziemlich erkrankungsanfällig. Noch erkrankungsanfälliger ist bei Frauen die Blase, da über die sehr kurze Harnröhre jederzeit Infektionen aufsteigen können.

Nieren und ableitende Harnwege

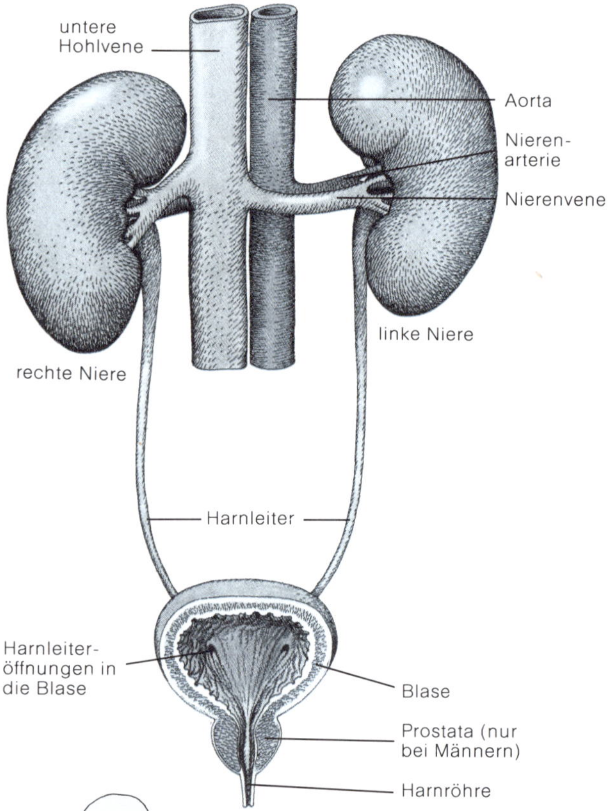

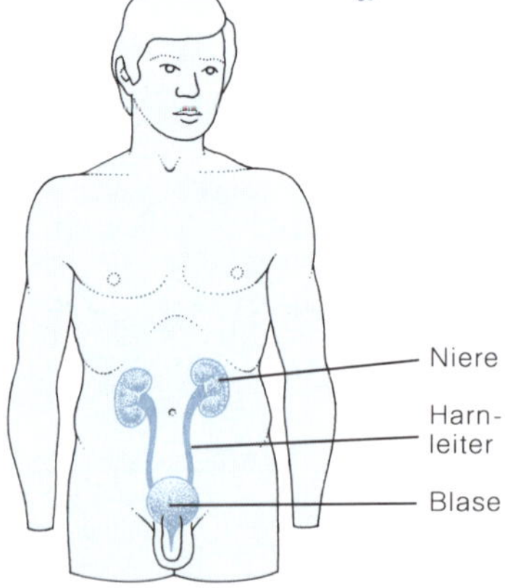

Die Nieren liegen beiderseits der Wirbelsäule hinter der Bauchhöhle, direkt oberhalb der Hüfte. Die Blase liegt im Unterbauch hinter dem Schambein.

Funktion der Nieren

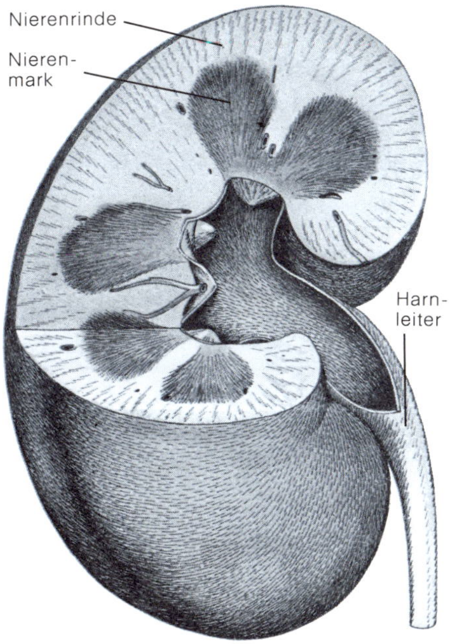

Die Nierenrinde enthält etwa eine Million Nierenkörperchen (Glomeruli) und die gewundenen Anteile der Nierenkanälchen. Die Nierenkörperchen enthalten Schlingen kleinster Blutgefäße, durch deren Poren Wasser und kleinmolekulare Stoffe (Salze, Zucker und Schlakkenstoffe) in die Nierenkanälchen gepreßt werden. So filtert die Niere das Blut von den giftigen Stoffwechselschlacken (harnpflichtige Substanzen). Die Nierenkanälchen sind von kleinsten Blutgefäßen umgeben, die 99 Prozent des Primärharns mit wichtigen Nährstoffen (Zucker, Aminosäuren), Salzen und Vitaminen wieder zurückgewinnen. Der in den Kanälchen verbleibende Endharn fließt zu den Sammelröhrchen und von dort in den Harnleiter.

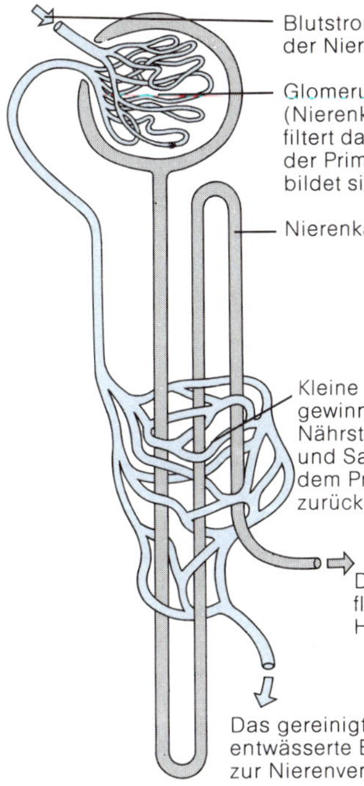

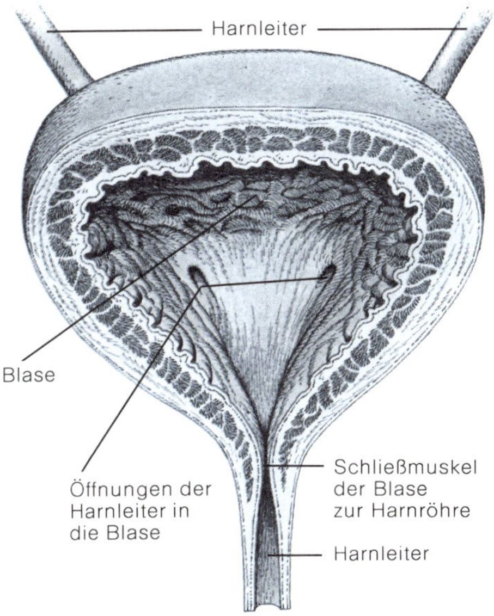

Die Blase
Die Blase ist ein Hohlmuskel, der den aus den Harnleitern anfließenden Harn sammelt und bei entsprechender Füllung in die Harnröhre abfließen läßt. Bei stärkster Füllung kann die Blase etwa einen Liter und mehr Harn fassen.

Die ableitenden Harnwege beim Mann
Die männliche Harnröhre ist etwa 20 bis 25 Zentimeter lang. Ab Höhe der Prostata dient sie gleichzeitig als Spritzgang der Samenflüssigkeit.

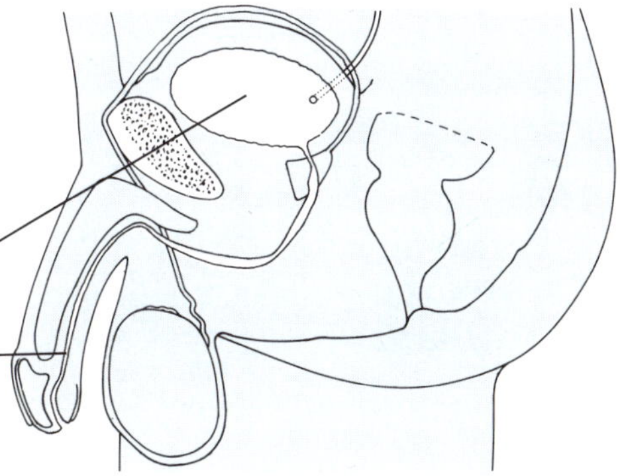

Die ableitenden Harnwege bei der Frau
Die weibliche Harnröhre ist nur etwa 2,5 bis 4 Zentimeter lang. Sie endet oberhalb des Scheideneingangs in den Scheidenvorhof. Infolge der Kürze der weiblichen Harnröhre können Keime leicht in die Blase aufsteigen und Blasenentzündungen provozieren.

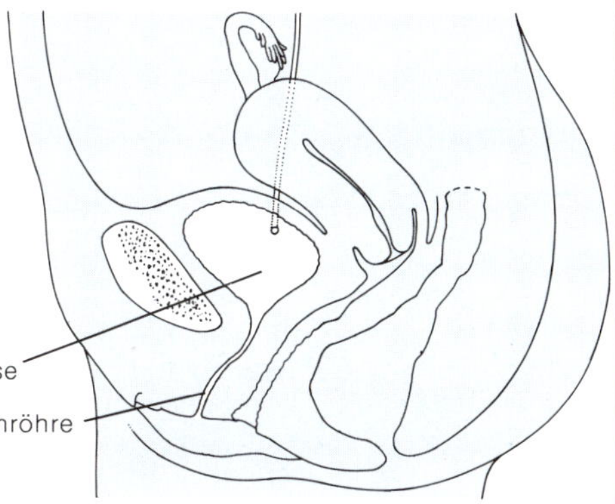

Erkrankungen der Harnröhre, der Blase und der Harnleiter

Die ableitenden Harnwege (Harnleiter, Blase und Harnröhre) sind sehr häufig von aufsteigenden bakteriellen oder Virus-Infektionen bedroht. Gefährdet sind vor allem Frauen aufgrund ihrer kurzen Harnröhre. Auch angeborene Miß- oder Fehlbildungen der Harnwege sind relativ häufig.

Harnröhrenentzündung

Eine Harnröhrenentzündung (Urethritis) zeigt sich durch Brennen beim Wasserlassen.

Ursachen können unter anderem sein: bakterielle oder Virus-Infektion, Trichomonaden (Seite 573), Tripper (Seite 571), Allergien oder sexuelle Manipulationen.

Die *Behandlung* richtet sich nach den Ursachen.

Fremdkörper in der Harnröhre

Fremdkörper in der Harnröhre kommen vor allem bei Mädchen und Frauen, aber auch bei Männern vor. Wegen der kurzen weiblichen Harnröhre gelangen die Fremdkörper meist in die Blase. Kleine Mädchen führen sich öfter aus sexuell gesteuertem Entdeckungsdrang Fremdkörper in die Harnröhre ein. Bei Frauen und Mädchen ist Masturbation in der Harnröhre (die Harnröhrenschleimhaut ist sexuell erregbar) mit Haarnadeln oder ähnlichen Utensilien ebenfalls nicht selten.

Die Fremdkörper können zu *Verletzungen, Entzündungen* oder *Abszessen* führen, aber auch zur *Steinbildung,* wenn sich an ihnen Kristalle von Salzen festsetzen.

Behandlung

Je nach Art der Fremdkörper operative Entfernung oder Herausziehen mit einem Zystoskop (ein Instrument zur Blasenuntersuchung), an dessen Spitze ein Magnet befestigt ist!

Harnröhren-Verengung (Harnröhren-Striktur)

Durch Narbenbildung, Fremdkörper (siehe oben), Harnsteine oder Geschwülste kann die Lichtung der Harnröhre empfindlich verengt werden. Narbenbildung kann nach ausgedehnten entzündlichen Prozessen oder ständigen sexuellen Manipulationen entstehen.

Anzeichen

Dünner Harnstrahl, wiederholte Harnröhren- und Blasenentzündungen; bei stärkeren Verengungen auch Harnverhalten.

Behandlung

Dehnungen der Harnröhre mit speziellen Sonden, eventuell auch Operation.

Harnröhren-Abszeß

Bei starken, nicht behandelten bakteriellen Harnröhrenentzündungen (siehe oben) kann es zu einem Abszeß in der Harnröhre kommen.

Anzeichen

Schmerzen beim Wasserlassen, dünner Harnstrahl, eventuell Harnverhalten.

In schweren Fällen kann sich die Entzündung in die Umgebung ausbreiten, es entsteht ein sogenanntes *Harnphlegmon.*

Ein Harnphlegmon kann auch bei Verletzungen der Harnröhre entstehen, wenn Bakterien und Harn ins umgebende Gewebe eindringen. Ebenso ist ein Harnphlegmon nach Verletzungen (beispielsweise nach Beckenbrüchen) der Blase möglich.

Bei einem Harnphlegmon kommt es meist zu *Blutharnen* oder zum Harnverhalten, es entstehen starke Schmerzen.

Behandlung

Antibiotika und Operation. *Bei einem Harnphlegmon ist schnellste chirurgische Behandlung erforderlich!* □

Blasenentzündung (Zystitis)

Eine Blasenentzündung zeigt sich durch Brennen beim Wasserlassen, gehäuftes, meist auch nächtliches Wasserlassen, schmerzhaften Harndrang und Schmerzen nach dem Wasserlassen. *Kommen Fieber und Schmerzen im Nierenbereich hinzu, ist auch noch das Nierenbecken entzündet* (Seite 502).

Ursachen und Entstehung

Bakterielle oder Virusinfektion. Blasenentzündungen sind bei Männern nicht häufig, Frauen leiden dagegen sehr oft unter ihnen. Schuld daran ist die kurze Harnröhre der Frauen (nur 2,5 bis 4 Zentimeter lang). Bereits kleine Mädchen haben öfter eine Blasenentzündung als Buben. Bei sexuell aktiven Frauen können beim Geschlechtsverkehr oder bei der Selbstbefriedigung (siehe oben unter »Fremdkörper in der Harnröhre«) Keime in die Blase eingeschleppt werden. Wenn in der Blase das Gleichgewicht zwischen vermehrungsfähigen Keimen und den Abwehrmechanismen von Infekten gestört ist, kann es zu einer akuten Blasenentzündung kommen; bisweilen ist dann auch ein Virusinfekt Auslöser der Zystitis, weil das Abwehrsystem zur Genüge mit Bakterien beschäftigt ist.

Nicht selten kann bei Frauen auch psychosozialer Streß (Schwächung des Abwehrsystems!) ein zusätzlicher Auslösefaktor einer Blasenentzündung sein oder sie chronisch machen oder auch »nur« eine *Reizblase* (häufiger Harndrang) provozieren.

Leiden Sie als Frau wiederholt an einer Blasenentzündung, sollten Sie auf einer eingehenden Untersuchung bei einem Urologen bestehen. Dasselbe gilt für Kinder und Männer. *In einigen Fällen können nämlich leichtere Fehlbildungen der Harnwege (siehe unten) Blasenentzündungen provozieren.*

Behandlung

Bei einer schweren oder bei wiederholter Blasenentzündung müssen die Keime genau bestimmt und mit speziell wirksamen Antibiotika bekämpft werden, um ein Aufsteigen in das Nierenbecken und schwerwiegende Erkrankungen der Nieren zu verhindern. Das gilt auch oder besonders für kleine Mädchen!

Siehe auch »Nierenerkrankungen«, Seite 502 bis 510, sowie »Scheidenentzündung und Ausfluß«, Seite 560.

Reizblase
Unter einer »Reizblase« versteht man psychisch-vegetativ ausgelösten häufigen unangenehmen Harndrang.
Behandlung: Nach genauer Abklärung der Ursachen eventuell Psychopharmaka oder besser Psychotherapie.

Mißbildungen oder Fehlbildungen der ableitenden Harnwege

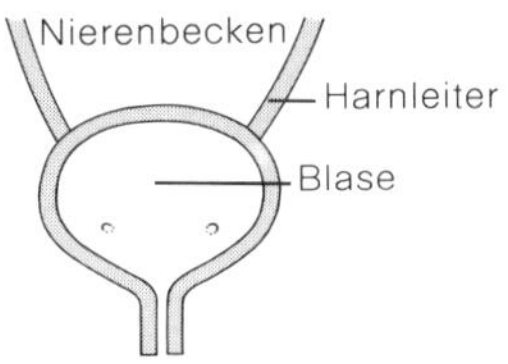

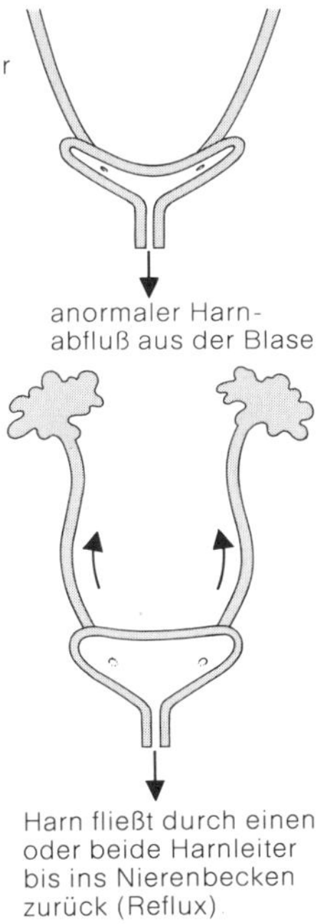

Rückfluß von Harn
Häufige oder chronische Nieren- und Nierenbeckenentzündungen werden meist durch einen angeborenen oder erworbenen Rückfluß von Harn aus der Blase in die Harnleiter, mit Harnstauung bis ins Nierenbecken, begünstigt (»vesikoureteraler Reflux«).

Angeborene Miß- oder Fehlbildungen der ableitenden Harnwege (Harnleiter, Blase, Harnröhre) und der Nieren (Seite 510) sind relativ häufig!

1. Falsch mündender Harnleiter

Höchst selten münden beide Harnleiter falsch, in der Regel ist es nur ein Harnleiter, der beispielsweise am Blasenhals oder gar außerhalb der Blase in die Harnröhre, in den Gebärmutterhals oder in die Scheide mündet. Häufig kommt ein solcher fehlplazierter Harnleiter bei einer Doppelniere (Seite 510) vor.

Folgen: Mitunter kommt es zu einer Harnstauung, die zu einer gefährlichen Wassersackniere oder zur lebensgefährlichen Harnvergiftung führen kann. Mündet der Harnleiter unterhalb des Blasenhalses oder in die Harnröhre, ist das Signal ein ständiges Harntröpfeln aus der Harnröhre.

Behandlung

Operation.

2. Ureterozele (ballonförmige Auftreibung des Harnleiters)

Ist die Mündung eines Harnleiters in die Blase sehr eng, wird der Harnleiter meist ballonförmig aufgetrieben *(Ureterozele)*.

Folgen: Harnstauung, Wassersackniere, Harnvergiftung (siehe unter 1.).

Behandlung

Operation.

3. Angeborene Abflußhindernisse des Harns

Verengungen des Blasenhalses kommen vor allem bei Mädchen vor, verengende Schleimhautfalten der Harnröhre dagegen fast nur bei Buben.

Folge kann eine Harnstauung (siehe unter 1.) sein.

Behandlung

Operation.

4. Neurogene Blase

Unter einer »neurogenen Blase« versteht man die mangelnde Versorgung der Blasenschließmuskeln mit Nervenimpulsen (Innervations-Störung). Dieses gar nicht seltene angeborene Leiden ist oft mit Mißbildungen der Wirbelsäule (Myelomeningozele, Seite 635) verknüpft.

Folgen: unwillkürlicher, tropfenweiser Harnabgang; diese Überlaufblase kann schließlich zu einer Wassersackniere (Harnstauung!) führen.

Behandlung

Operation.

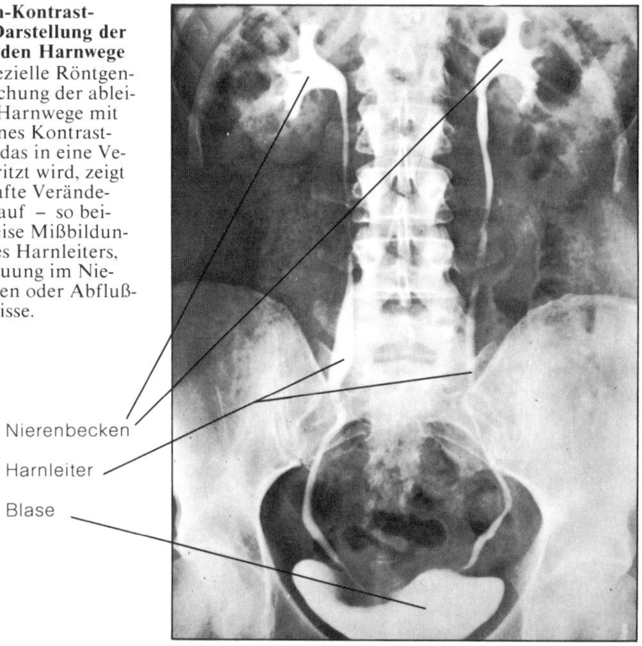

Röntgen-Kontrastmittel-Darstellung der ableitenden Harnwege Eine spezielle Röntgenuntersuchung der ableitenden Harnwege mit Hilfe eines Kontrastmittels, das in eine Vene gespritzt wird, zeigt krankhafte Veränderungen auf – so beispielsweise Mißbildungen eines Harnleiters, Harnstauung im Nierenbecken oder Abflußhindernisse.

Erkrankungen der Nieren

Die Nieren sind aufgrund ihrer Differenziertheit und ihrer Aufgaben für Infektionen recht anfällig; überdies können sie durch die Nebenwirkungen verschiedener Arzneisubstanzen geschädigt werden. Chronische Krankheiten der Niere (auch wiederholte akute Infekte) können zu einer stark verminderten Leistungsfähigkeit der Nieren führen, was im Endzustand (Nierenversagen) den Dauereinsatz einer künstlichen Niere oder eine Nierentransplantation notwendig macht.

Nierenentzündungen

Mit Nierenentzündungen ist nicht zu spaßen. Sicher sind akute Nierenentzündungen meist »leichter« Natur, doch eine unzureichende Behandlung oder wiederholte akute Entzündungen können die Leistungsfähigkeit der Niere auf Dauer mindern, unter Umständen gar ein Nierenversagen begünstigen.

Akute Nierenbeckenentzündung

Einer akuten Nierenbeckenentzündung (Pyelitis) geht meist eine akute Blasenentzündung (Seite 501) als Vorstadium voraus; das heißt, die Keime steigen über den oder die Harnleiter von der Blase ins Nierenbecken auf. Die Entzündung kann aber auch durch Keime aus der Blutbahn bedingt sein.

Anzeichen

Schmerzhafter Harndrang, gehäuftes Wasserlassen, Brennen beim Wasserlassen, Schmerzen im Nierenbereich, Klopfschmerz im Nierenlager (meist einseitig), Fieber. Fieber und Schüttelfrost können auch eine beginnende Harnvergiftung anzeigen.

Begünstigende Faktoren der Nierenbeckenentzündung, bei der immer auch das Nierenmark mitentzündet ist, sind unter anderem: angeborener oder erworbener »vesikoureteraler Reflux« (Rückfluß von Harn aus der Blase in den Harnleiter) mit Harnstauung bis ins Nierenbecken, eine Schwäche der unteren Blasenmuskulatur, Harnröhrenverengung (Seite 500), neurogene Blase (Seite 502) oder Mißbildungen der ableitenden Harnwege (Seite 501) oder der Nieren (Seite 510). Auch Nierensteine (Seite 508) können eine Nierenbeckenentzündung begünstigen.

Behandlung

Nach den entsprechenden Keimen ausgewählte Antibiotika.

Siehe auch »Chronische Nierenentzündung«, unten.

Chronische Nierenentzündung und Schrumpfnieren

Eine chronische Nierenentzündung kann sich auf drei Wegen zeigen:

1. als immer wiederkehrende akute Nierenentzündung (siehe oben);
2. als chronischer Bluthochdruck (renale Hypertonie, siehe dazu Seite 422);
3. ohne besondere Beschwerden, bis sich schließlich nach langen Jahren eine gefährliche Nierenschwäche einstellt (Seite 504).

Eine chronische Nierenentzündung führt über kurz oder lang zu einer vernarbenden Zerstörung von Nierengewebe. Es kommt zur *Schrumpfniere.*

Meist schrumpft nur eine Niere, die andere bleibt verschont, während bei einer Entzündung der Nierenrinde mit primärem Befall der Nierenkörperchen (Glomerulonephritis, unten) stets beide Nieren schrumpfen.

Ursachen

In der Regel liegen begünstigende Faktoren vor (siehe oben unter »Nierenbeckenentzündung«), wie beispielsweise angeborene Fehlbildungen der ableitenden Harnwege. Auch häufige Harnwegsinfektionen können – vor allem, wenn sie unzureichend behandelt werden – einen Einfluß haben.

Behandlung

Antibiotika, wenn Infekte vorliegen; Behandlung von begünstigenden Ursachen wie beispielsweise einem angeborenen Reflux (siehe oben unter »Nierenbeckenentzündung«).

Wichtig: Wenden Sie sich bei einer Blasen- oder Nierenentzündung, vor allem aber bei immer wiederkehrenden Beschwerden grundsätzlich an einen *Facharzt für Urologie!*

Glomerulonephritis (Entzündung der Nierenkörperchen)

Die Glomerulonephritis (GN) ist eine Entzündung der Nierenrinde beider Nieren mit primärem Befall der Nierenkörperchen. Wahrscheinlich liegen oft Störungen des Abwehrsystems zugrunde, so daß das Abwehrsystem selbst Antikörper gegen Nierengewebe erzeugt (Autoimmunkrankheit). In vielen Fällen dürften auch Viren oder andere Antikörper erzeugende Substanzen schuldig sein.

Für die GN gibt es im wesentlichen drei Verlaufsformen, die isoliert, kombiniert oder nebeneinander auftreten können:

1. Akutes nephritisches Syndrom

Ein akutes nephritisches Syndrom (entzündliches Erkrankungsbild der Niere) zeigt sich in: Kopfschmerzen, dumpfem Gefühl in der Nierengegend, rotbrauner Verfärbung des Urins (aufgrund der Schädigung der Nierenkörperchen treten rote Blutkörperchen in den Harn über), Schwellung des Gesichts, fast stets auch Bluthochdruck.

Wichtig: Rotbrauner Harn (Hämaturie, das heißt Bluthamen) kommt fast nur bei GN vor; bei einer Nierenbeckenentzündung (siehe oben) ist die Verfärbung nur geringfügig.

Ursachen

Bei Kindern kann eine GN nach einer Infektion mit eitererregenden Bakterien (beispielsweise bei einer Mandelentzündung) auftreten, bei Erwachsenen ist die Ursache unklar.

Behandlung

Bei bakteriellen Infektionen sind Antibiotika notwendig; bei Erwachsenen wird der Facharzt (Urologe) eventuell Kortison-Präparate verschreiben.

Wichtig: Suchen Sie bei Erkrankungen der Nieren grundsätzlich einen Facharzt (Urologe oder Nephrologe) auf!

2. Nephrotisches Syndrom (Eiweißverlust-Niere)

Durch die Schädigung der kleinen Blutgefäße der Nierenkörperchen treten große Mengen von Bluteiweiß in den Harn über.

Folgen sind: Wasseransammlungen im Gewebe (Ödeme), vor allem im Bereich der Augenlider und der Beine, Abwehrschwäche (durch Verlust der Antikörper), Blutpfropfbildung (Thrombosen, Seite 433) und Lungenembolien (Seite 464).

Behandlung

Nur in leichteren Fällen Kortison zur Gefäßabdichtung; normale Eiweißzufuhr, Entwässerung bei Ödemen (streng kochsalzarme Kost, entwässernde Mittel).

Prognose

Es gibt prognostisch unterschiedliche Formen der Nierenkörperchen-Schädigung; in manchen Fällen ist ein fortschreitender Verlauf mit chronischer Verminderung der Nierenleistungsfähigkeit (Niereninsuffizienz, unten) zu erwarten. Das Hinzukommen eines Bluthochdrucks beschleunigt den Untergang von Nierengewebe.

3. Latenzstadium

Ein Latenzstadium (verborgenes Stadium ohne Beschwerden) ist im Anschluß an ein nephritisches Syndrom oder ein chronisches nephrotisches Syndrom möglich, obwohl krankhafte Urinbefunde (Blut und Eiweiß im Urin) vorliegen. Doch auch hier kann es nach Jahren schließlich zu einem Nierenversagen (unten) kommen, vor allem wenn auch ein Bluthochdruck vorliegt.

Wichtig: Haben Sie einmal ein akutes nephritisches Syndrom durchgemacht, sollten Sie sich anschließend in regelmäßigen Abständen untersuchen lassen.

Niereninsuffizienz und Nierenversagen

Unter Niereninsuffizienz (Nierenschwäche) versteht man die fortschreitende Einschränkung der Nierenfunktion infolge des Untergangs von Nierenfunktionseinheiten.

Das Endstadium der Niereninsuffizienz zeigt sich, wenn die Nieren nur

Dialyse (»Blutwäsche«)

Die Dialyse ist eine »Blutwäsche« (Hämodialyse) unter Verwendung eines Geräts, das als »künstliche Niere« bezeichnet wird. Bei *akutem* oder *chronischem Nierenversagen* (Niereninsuffizienz) muß das Blut apparativ von jenen Substanzen gereinigt werden, die normalerweise über die Nieren ausgeschieden werden – andernfalls würden diese Stoffe den Körper bald tödlich vergiften (Harnvergiftung, Urämie). Giftige (»harnpflichtige«) Substanzen – Harnstoff, Kreatinin, Darmfäulnisprodukte wie Phenol, Kresol, Indol sowie andere, zum Teil noch unbekannte Stoffwechselprodukte – entstehen vor allem beim Eiweißstoffwechsel.

Die Dialyse beruht auf einem einfachen *Grundvorgang:* Das einer Arterie des Patienten entnommene Blut wird in einer Membrankammer der »künstlichen Niere« (Dialysegerät) von harnpflichtigen Stoffen gereinigt und fließt über eine Vene in den Körper zurück. Die Membrankammer besteht aus mehreren Kammern, die durch dünne Membranen mit Poren (semipermeable, das heißt halbdurchlässige Membranen) voneinander getrennt sind. Auf der einen Seite der Membran fließt das Blut, auf der anderen befindet sich eine wäßrige Spülflüssigkeit. Durch das Konzentrationsgefälle zwischen dieser und dem Blut treten die kleinmolekularen harnpflichtigen Substanzen durch die Poren in die Spülflüssigkeit über, ebenso überschüssiges Wasser. Die Poren sind so eng, daß Blutkörperchen und großmolekulare Substanzen wie Eiweißkörper die Membran nicht passieren können.

Wegen der hohen Anpassungsfähigkeit der Nieren braucht erst dialysiert zu werden, wenn die Nieren nur noch 10 Prozent Restfunktion aufweisen, das heißt also, erst im Endstadium einer chronischen Niereninsuffizienz. Dann allerdings muß der Patient *zwei- bis dreimal in der Woche an das Dialysegerät angeschlossen werden – jeweils für acht bis zehn Stunden –,* und das sein ganzes Leben lang, außer er hat das Glück, eine fremde Niere transplantiert zu bekommen.

Die Dauerdialyse kann auch im Interesse des Patienten nicht als der Weisheit letzter Schluß für die Behandlung des Endstadiums der chronischen Niereninsuffizienz betrachtet werden. Der Leidende wird durch sie nur sehr unvollkommen rehabilitiert.

Als schwerwiegende Nachteile sind zu nennen:

- Die Dialyse macht den Patienten zeitlich und örtlich abhängig.
- Der Patient fühlt sich ständig als chronisch Kranker, was zu psychosozialen Störungen führt.
- Infolge der mit der Dialyse verbundenen starken Schwankungen des Flüssigkeits- und Harnstoffhaushalts ist der Patient oft abgeschlagen.
- Die gesunde Niere produziert einige wichtige Hormone, was die künstliche nicht mit übernehmen kann. Dauerdialyse kann daher zu Anämien führen – mit negativen Auswirkungen auf die Leistungsfähigkeit. Auch Schäden am Skelettsystem sind nicht selten. Nicht zuletzt ist bereits in seltenen Fällen Hepatitis (Leberentzündung) durch die künstliche Niere übertragen worden.

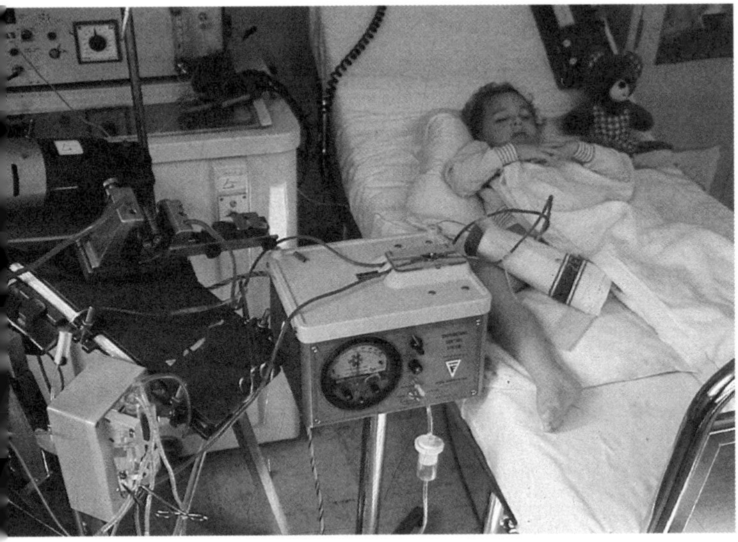

Nierenkrankes Kind, angeschlossen an einen Dialyseapparat (»Blutwäsche«). Das Mädchen wartet auf eine Spenderniere.

Vor allem bei Kindern sollte die Dialyse nur Durchgangsstation sein – aus folgenden Gründen:

- Bedingt durch einen Mangel an wichtigen Aufbaustoffen, wird der Wachstumsrückstand (Minderwuchs) um so stärker, je länger das chronische Nierenleiden besteht.
- Schäden am Skelett- wie am Nervensystem nehmen mit der Dauer des Nierenleidens zu. Bei der Dauerdialyse von Kindern ist außerdem eine neurotische Entwicklung sowohl des Kindes wie auch der ganzen Familie kaum zu vermeiden.

Damit chronisch nierenkranke Kinder ein normales Leben führen können, ist eine Nierentransplantation unerläßlich. Es war jedoch nicht die Absicht dieses Negativ-Katalogs, den Segen der Dialyse zu schmälern: Für viele Menschen war sie bereits der Lebensretter, und selbst dann, wenn in naher Zukunft jedem chronisch Nierenkranken eine Fremdniere transplantiert werden könnte, wäre die Dialyse noch lebensnotwendig – nämlich während der Wartezeit vor der Überpflanzung sowie nach der möglichen Abstoßung einer fremden Niere bis zur neuerlichen Transplantation. Und nicht zuletzt bringt die Dialyse in den häufigen Fällen eines akuten Nierenversagens (etwa bei Verletzungen oder Vergiftungen) die Rettung.

Die Zahl der verfügbaren Dauerdialyseplätze in den Kliniken ist auch heute noch begrenzt; das hat organisatorische, finanzielle und personelle Gründe. Darum ermöglicht man geeigneten Patienten die *Heimdialyse* bei sich zu Hause. Ein ausreichendes Training des Patienten selbst und eines Partners an der künstlichen Niere in einer Klinik ist nötig, damit der Patient – unter Aufsicht des Partners – die Dialyse daheim am eigenen Gerät vornehmen kann.

Ermutigend sind die erreichten Überlebensraten: Immerhin zwischen 70 und 80 Prozent der Patienten überleben dank der Dialyse über drei Jahre, nahezu 65 Prozent sogar über sechs Jahre.

Insgesamt ist die Belastung der Krankenkassen und Sozialleistungsträger durch die Dialysepatienten sehr hoch. Dabei sollte die Dialyse nur ein Durchgangsstadium zu einer *Nierentransplantation* (siehe Seite 506) sein. Aus Mangel an Spendern, aber auch an geeigneten Transplantationschirurgen kann jedoch zur Zeit nur eine kleine Zahl der Patienten mit chronischer Niereninsuffizienz eine Fremdniere eingepflanzt bekommen. Diese ist bedeutend billiger als längerdauernde Dialyse.

Nierentransplantation

Die erste Transplantation (Überpflanzung) einer menschlichen Niere wurde 1951 durchgeführt. Erste Nierentransplantationen an Kindern wurden in den USA bereits 1967 vorgenommen, in der Schweiz 1970, in der Bundesrepublik Deutschland erst 1972. Während aber in der Schweiz alle Kinder, die eine Transplantation brauchen, auch eine Spenderniere bekommen, ist in der Bundesrepublik Deutschland und in Österreich die hilfreiche Operation noch nicht für alle chronisch nierenkranken Kinder möglich. Vor einer Nierenverpflanzung stehen in den meisten Fällen Jahre der Dialyse (siehe Seite 504), obwohl diese vor allem bei Kindern ziemlich problematisch ist.

Die Nierenverpflanzung ist der Ersatz einer nicht mehr funktionsfähigen Niere (siehe Niereninsuffizienz, Seite 504), einer sogenannten »Schrumpfniere«, durch eine Spenderniere. Man kann heute bereits bei drei- bis vierjährigen chronisch nierenkranken Kindern eine Nierentransplantation vornehmen. Noch gibt es allerdings in Europa nur wenige Zentren, die derartige Operationen an Kindern durchführen. Für Erwachsene bestehen bessere Aussichten, eine Fremdniere zu bekommen.

Nierentransplantationen sind grundsätzlich mit einer Vielzahl von Problemen verknüpft, die hier nicht nur allgemein erörtert, sondern an einem konkreten Beispiel, dem Fall eines heute elfjährigen Jungen, anschaulich gemacht werden sollen.

Als er gerade vier Tage alt war, wurde dem kleinen Patienten wegen einer Harnwegsmißbildung der Harnleiter in die Bauchhaut verpflanzt, so daß der Urin in ein angeklebtes Plastiksäckchen tropfte. Als dann im Alter von viereinhalb Jahren die Nieren chronisch versagten, mußte er dreimal in der Woche in die Klinik zur Dialyse. Den Eltern hatte man gleich zu Anfang nur wenig Hoffnung gemacht: Sie mußten jederzeit mit dem Tod ihres Sohnes rechnen.

Mit fünf Jahren wurde dem Jungen dann jedoch eine fremde Niere übertragen, mit der er noch heute lebt. Lediglich eine gewisse Kleinwüchsigkeit ist von der einstigen schweren Erkrankung zurückgeblieben.

Dieser Minderwuchs ist ein hervorstechendes Merkmal chronisch nierenkranker Kinder. Insbesondere Kinder mit Harnwegsmißbildungen – und dabei handelt es sich um etwa die Hälfte aller chronisch Nierenkranken im Kindesalter – zeigen diesen Wachstumsrückstand schon vor der Dialyse- und Transplantationszeit. Der Minderwuchs ist zum Teil auf den permanenten, durch die Krankheit verursachten Mangel an wichtigen Aufbaustoffen zurückzuführen, der nur schwer durch eine komplizierte Diät wettzumachen ist; zum Teil vermutet man andere, noch nicht geklärte Ursachen.

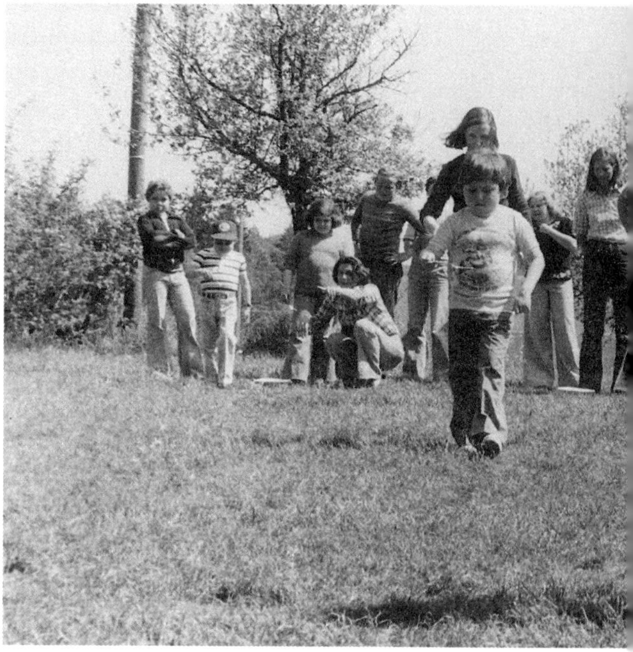

Möglicherweise bedingt aber die Nierentransplantation selbst eine weitere Wachstumshemmung, nämlich durch das Kortison, das zur Verhinderung einer Abstoßungsreaktion verabreicht wird. Kinder, denen noch vor der Pubertät eine Niere transplantiert wird, haben etwas bessere Wachstumschancen als jene, die während der Pubertät therapiert werden.

Das typisch aufgedunsene »Mondgesicht« der meisten jungen Patienten dagegen ist mit Sicherheit auf die hohen Kortisondosen zurückzuführen, da sie den Haushalt des Bindegewebes stören (Cushing-Syndrom).

Prognose einer transplantierten Niere

Innerhalb der ersten sechs Jahre nach der Transplantation versagen etwa 50 Prozent der übertragenen Nieren. Es muß also relativ oft eine verpflanzte Niere wieder entfernt und nach vorübergehender Dialyse eine zweite oder später gar eine dritte Niere transplantiert werden. Wurde die Operation in einem der besonders erfahrenen Transplantationszentren durchgeführt, kann die Überlebensdauer der Spenderniere durchaus höher liegen. Auch die Altersgruppe ist entscheidend; wichtig ist außerdem, wieweit die transplantierte Niere immunologisch dem Typus der geschädigten Niere gleicht. Kinder haben durchgehend bessere Chancen als Erwachsene, und unter ihnen wieder die Gruppe der 10- bis 16jährigen günstigere als die 5- bis 10jährigen. Entscheidend ist außerdem das chirurgische Vorgehen: Man nimmt an, daß mit größerer

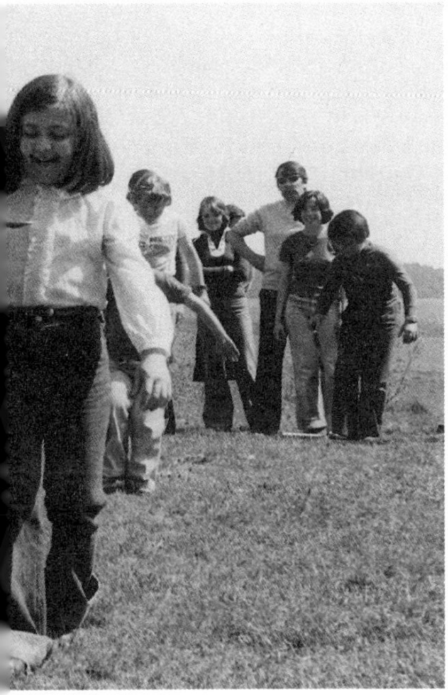

Kinder, die eine fremde Niere transplantiert bekamen, beim Spiel (vier Wochen nach der Operation). Typisch ist das Vollmondgesicht der Kinder, das durch die Kortison-Medikation verursacht wird. Kortison muß längere Zeit gegeben werden, um die Abstoßung der fremden Niere zu verhindern.

Transplantationserfahrung des Chirurgen, aber auch des Internisten und Kinderarztes, die Chancen steigen – daß man also im Lauf der Zeit mit immer günstigeren Prognosen rechnen kann. Weitere immunologische Fortschritte, mit denen in den nächsten Jahren zu rechnen ist, werden zusätzlich dafür sorgen, daß man die Abstoßungsreaktion immer besser in den Griff bekommt.

Man hat die Wahl zwischen Nieren von Verstorbenen und Nieren von lebenden Spendern. Obwohl die Überlebenschancen bei Nieren von lebenden Spendern sehr deutlich höher sind, haben sich bisher die meisten Transplanteure für Leichennieren entschieden. Auf Lebendspender wird nicht selten ein psychologisch ungünstiger Druck seitens der Familie ausgeübt; außerdem entsteht für den Spender das Operations- und Narkoserisiko bei der Entnahme seiner Niere. Und nicht zuletzt muß der Spender mit der Möglichkeit rechnen, daß das gespendete Organ über kurz oder lang versagt – während er selbst nur noch eine Niere hat. Der Erfolgsvorsprung bei Nieren von Lebendspendern besteht zwar, er wiegt jedoch die genannten Nachteile nur unvollkommen auf.

Es fehlen noch immer Nierenspender

Erst wenn der Hirntod eines Organspenders von zwei an der Transplantation nicht beteiligten Ärzten festgestellt ist, kann der Hirntote für die Organentnahme freigegeben werden. Entweder stellt ein Neurologe durch eine exakte Untersuchung (zweimaliges Null-EEG) die klinische Hirntod-Diagnose, oder ein Neuroradiologe weist durch Angiogramme (Röntgenkontrastaufnahmen von Gefäßen) die fehlende Durchblutung des Gehirns nach. Erst dann können die Nieren nach Befragen der Angehörigen des Toten für eine Transplantation entnommen werden.

Listen mit den Kenndaten der potentiellen Nierenempfänger eines größeren Gebietes existieren in allen Transplantationszentren Europas. Die entnommenen Nieren werden nach diesen Listen an passende Empfänger abgegeben. Falls man keinen passenden Empfänger »vorrätig« hat, werden über die Organisation Eurotransplant in Leyden (Niederlande) im ganzen europäischen Gebiet Patienten gesucht und mit Computerhilfe auch bald gefunden. Per Jet, Helikopter, Sportwagen, Polizei oder Feuerwehr werden die Organe von dem Zentrum, das sie entnommen hat, zum Empfänger transportiert.

Daß Nieren Erwachsener für Kinder verwendet werden können und umgekehrt Kindernieren einer gewissen Mindestgröße auch für Erwachsene, ist ein glücklicher Umstand. Vieles deutet darauf hin, daß sich dieses Organ dem Alter des Empfängers anpaßt und kein eigenes Alter besitzt: Die Kindernieren in Erwachsenen zeigen bald schon die gleichen Alterserscheinungen wie die übrigen Organe, und Erwachsenennieren in Kindern machen sozusagen eine Verjüngungskur durch.

Rehabilitation

Für Erwachsene, die eine Spenderniere bekommen haben, bereitet die soziale Wiedereingliederung (soziale Rehabilitation) relativ wenig Schwierigkeiten, zumal die belastenden Jahre der Dialyse (Seite 504) vorbei sind. Kinder dagegen waren in ihrer Dialysezeit neben den Dialysebelastungen gleichsam kaserniert und von ihren Eltern getrennt. Das bleiben sie auch noch in den Monaten, in denen sie Kortison zur Vermeidung der Abstoßungsreaktion bekommen. Schulung, berufliche Ausbildung und psychosoziale Betreuung sollten deshalb von erfahrenen Erziehern, Lehrern und Psychologen übernommen werden, die eng mit dem spezialisierten Kinderarzt der Klinik zusammenarbeiten. Die psychosoziale Rehabilitation chronisch nierenkranker Kinder beginnt jedenfalls bereits mit der Zeit der Dialyse. Und neben der psychosozialen Betreuung und einer geregelten Schulausbildung ist die enge Kooperation zwischen Kinderklinik, Dialysezentrum und Transplantationszentrum vordringlich; denn oberstes Ziel ist es in jedem Fall, für das Kind so bald wie möglich eine Spenderniere zu organisieren. Operationstechnisch bestehen heute zumindest in großen Zentren wie Bern, Hannover oder Wien keine Probleme mehr: Bereits zweijährigen Kindern kann eine Spenderniere transplantiert werden.

noch etwa 15 Prozent ihres normalen Leistungsvermögens filtrieren. Normalerweise filtrieren die Nieren etwa 125 Milliliter Flüssigkeit pro Minute aus dem Blut.

Anzeichen

Anzeichen des *beginnenden Endstadiums* sind: Müdigkeit, Durst, trockene, schuppende Haut, Kopfschmerzen, Anämie. Schließlich kann es zur *Urämie* (Harnvergiftung), zum urämischen Koma, kommen: Beginn mit Reizbarkeit, Kopfschmerzen, langsamer, vertiefter Atmung, später Muskelzuckungen, schlaffe Lähmungen, grau-bräunliche Haut, Ammoniakgeruch und schließlich Bewußtlosigkeit.

Behandlung

Sinkt das Leistungsvolumen der Nieren auf unter 15 Prozent, muß der Patient dialysiert werden (»Blutwäsche«, Dialyse, Seite 504); sinkt es unter 10 Prozent, mindestens aber ab 5 Prozent sollte der Patient eine Niere transplantiert bekommen (Nierentransplantation, Seite 506).

Eine stark verminderte Nierenleistung kann auch plötzlich auftreten *(akutes Nierenversagen),* so beispielsweise bei einem Schock (Seite 427), bei einer Vergiftung mit Schwermetallen, Pilzen, nierenschädigenden Antibiotika, bei einer Medikamenten-Allergie sowie bei einer akuten Glomerulonephritis (Seite 503). Das akute Nierenversagen kann ohne Behandlung tödlich enden, und zwar durch Harnvergiftung.

Mit Hilfe einer Dialyse können heute die meisten Patienten gerettet werden.

Nierensteinleiden

Etwa jeder hundertste Mitmensch leidet an Nierensteinen. Männer sind etwas häufiger betroffen als Frauen.

Nierensteine entstehen aus ausgefällten Salzen in übersättigten Lösungen (Überschreiten des Löslichkeitsprodukts). Die meisten Nierensteine bestehen aus Kalzium-Oxalat, gefolgt von Harnsäure-Salzen (Uraten), Magnesium-Ammonium-Phosphat-Steinen und Zystinsteinen.

Die Entstehung von Nierensteinen kann durch folgende Faktoren begünstigt werden:

- erhöhte Urinkonzentration bei Menschen, die wenig trinken oder vermehrt Kristalloide ausscheiden;
- Fehlen einer Substanz, die im Normalharn nachweisbar ist und die die Ausfällung von Kalzium-Oxalat aus übersättigter Lösung verhindert;
- Harnstauung (Seite 501 unten) und
- Fremdkörper, um die sich Salze ablagern.

Anzeichen eines akuten Steinanfalls

Heftigste, krampfartige Schmerzen im Lendenbereich auf der befallenen, aber

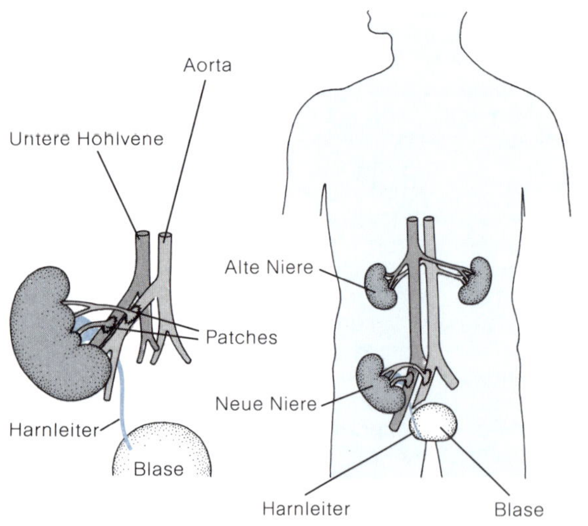

Technik der Nierentransplantation

Die dem hirntoten Spender entnommenen Nieren werden mit einer kühlen (0 bis 4 Grad Celsius) Perfusionslösung leergespült. Die Nierenpräparate werden dann im Eiswasserbecken (0 bis 8 Grad Celsius) zur Transplantation bereitgehalten oder in einer Kühlbox zu den Empfängern geschickt. Beide Nieren entnimmt der Operateur mit einem entsprechend langen Venen- und Arterienstück und dem Harnleiter; er schneidet Venen und Arterien mit einem Saum (Patch) aus der Körperaorta oder der großen Hohlvene heraus. Mit Hilfe dieser Patches schließt er dann die Spendernieren an die Gefäße der Empfänger an. Die alten Schrumpfnieren werden meist nicht herausoperiert; die neue Niere implantiert man im rechten Unterbauch. Dabei wird nach den Gefäßanschlüssen der Harnleiter der neuen Niere direkt in die Harnblase implantiert, also nicht mit dem alten Harnleiter verbunden.

auch auf der gesunden Seite; sie strahlen bis zu den Innenflächen der Oberschenkel aus. Die Anfälle treten einmalig auf oder kehren häufig wieder und können Minuten bis Stunden dauern. Hinzu kommen Erbrechen, Spannung der Bauchdecke, Frösteln bis Schüttelfrost und Harndrang. Dabei kann entweder überhaupt kein Urin ausgeschieden werden, oder die Harnmenge ist stark verringert. Bisweilen ist der Urin blutig.

Ursache der Schmerzen ist die Einklemmung des Steins. Dieser geht beim akuten Anfall zumeist ab.

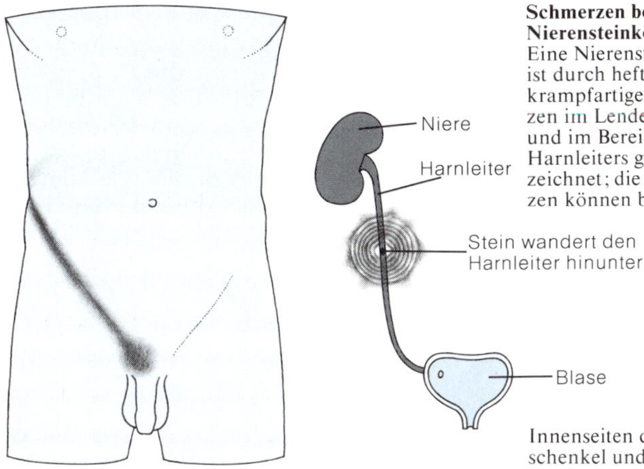

Schmerzen bei einer Nierensteinkolik
Eine Nierensteinkolik ist durch heftigste krampfartige Schmerzen im Lendenbereich und im Bereich des Harnleiters gekennzeichnet; die Schmerzen können bis zu den Innenseiten der Oberschenkel und auch zum Lendenbereich der gesunden Seite ausstrahlen. Die Anfälle können Minuten bis Stunden dauern, sind einmalig oder kehren häufig wieder. Begleitet sind die Koliken von Schüttelfrost, Harndrang und auch Erbrechen.

Anzeichen eines chronischen Steinleidens

Wenn der Stein eine bestimmte Größe erreicht hat, bleiben Koliken meist aus, es kommt jedoch durch Reizung der Nierenbeckenschleimhaut zur Entzündung, und diese führt letztlich zur *Schrumpfniere* des Nierengewebes. Sehr häufig kommt es auch zu Harnweginfektionen. Die Schmerzen sind gewöhnlich dumpf, und zum akuten Anfall kommt es nur, wenn der Stein noch so klein ist, daß er nach der Einklemmung schließlich ausgestoßen werden kann.

Die Größe der Nierensteine ist sehr unterschiedlich, sie reicht von Reiskorn- bis Erbsengröße (noch leicht ausspülbar), kann aber auch Dimensionen erreichen, die das ganze Nierenbecken ausfüllen. Die Entfernung solcher Steine ist nur durch eine Operation möglich.

Behandlung

Sorgen Sie als Nierensteinträger für ausreichende Flüssigkeitszufuhr zur Verringerung der Konzentration von steinbildenden Substanzen im Harn und zur Ausschwemmung (vor allem auch nachts, um einen konzentrierten Morgenharn zu vermeiden). Ist Ihr Leitungswasser hart, dann muß es enthärtet werden. Trinken Sie kein Mineralwasser, vor allem keine kalzium-, phosphat- oder magnesiumhaltigen Wässer! Für die Diurese (Wasserausscheidung) förderlich dagegen ist ab und zu ein Pils, ein Weizenbier oder eine Tasse Kaffee.

Behandlung verschiedener Steinarten

Kalziumhaltige Steine (normalerweise Kalziumoxalatsteine) werden häufig von einer vermehrten Kalziumaufnahme des Darms oder auch einer vermehrten Absonderung des Parathormons der Nebenschilddrüse verursacht. Darum sollte die Kalziumaufnahme durch die Nahrung eingeschränkt werden; das heißt, Sie sollten vor allem auf Milch und Milchprodukte verzichten. Da bei verminderter Kochsalzausscheidung auch die Kalziumausscheidung sinkt, ist außerdem der Salzgehalt der Nahrung zu verringern. Die Verabreichung von Thiazid-Diuretika vermindert die Kalziumausscheidung. Da bei eingeschränkter Kalziumaufnahme vermehrt Oxalsäure aufgenommen wird, ist eine diätetische Oxalsäurebeschränkung erforderlich (Gemüse enthalten Oxalsäure, darunter in besonders großer Menge Spinat, Rhabarber und Tomaten).

Magnesium-Ammonium-Phosphat-Steine sind sehr schwer zu behandeln, hauptsächlich deswegen, weil der Harn durch Freisetzung von Ammoniak stark alkalisiert wird. Daher wendet man Antibiotika an, um die ammonialkalische Harnstoffaufspaltung durch Bakterien zu unterbinden. Aluminiumhydroxid *(Aludrox)* verringert die Phosphataufnahme des Darms. Ansäuern des Harns ist zum Beispiel durch Methionin möglich.

Uratsteine. »Säurestarre« oder vermehrte Harnsäureausscheidung verursachen einen sauren Harn (niedriger pH-Wert) und damit diese Steine. 25 Prozent der Uratsteinträger haben Gicht. Verabreichen von Zitrat erhöht den pH-Wert des Harns, wodurch sich vorhandene Uratsteine sogar auflösen können. Wenn sich der pH-Wert nicht erhöhen läßt, kann auch an eine Verminderung der Harnsäureproduktion durch *Allopurinol* gedacht werden.

Zystinsteine. Bei diesen liegt ein Erbleiden zugrunde, bei dem vor allem die Rückbildung von Zystin durch die Nierenkanälchen gehemmt ist. Zystinsteine treten daher meist schon im Kindesalter auf. Sie sind schwer zu behandeln.

Eine operative Entfernung von Nierensteinen ist vor allem bei großen Steinen im Nierenbecken erforderlich. Große Steine in den Harnleitern lassen sich mittels einer Sonde, die in die Harnwege eingeführt wird, elektrohydraulisch oder mittels Ultraschall zertrümmern. Bei vorliegenden Nierensteinleiden sollten aber auch alle Verengungen der Harnwege, die als Abflußhindernisse wirken, operativ beseitigt werden.

Miß- oder Fehlbildungen der Niere

Gar nicht seltene Fehl- oder Mißbildungen der Nieren sind Zystennieren und Doppelnieren.

Zystennieren

In einigen Fällen können bereits bei der Geburt beide Nieren durch Hunderte kleiner Zysten stark vergrößert sein. Zysten sind Kapselgeschwülste mit flüssigem bis festerem Inhalt. Die Kinder sterben bald an Nierenschwäche. Bisweilen aber treten bei einigen wenigen Zysten in der Kindheit noch keine Beschwerden auf. Erst wenn die Zysten im dritten oder vierten Lebensjahrzehnt immer größer werden, gehen die Nieren zugrunde.

Eine andere Form sind sehr große Zysten, die nur eine Niere befallen und meist schon beim Säugling entdeckt werden. Wird die befallene Niere entfernt, können die kleinen Patienten mit der gesunden Niere beschwerdefrei leben.

Doppelnieren

Meist nur auf einer Seite entsteht eine Doppelniere. Bei der unvollständigen Form vereinigen sich die beiden Harnleiter der Doppelniere noch vor der Einmündung in die Blase, bei der vollständigen Form münden beide Harnleiter getrennt in die Blase.

Anzeichen

Eine Doppelniere führt meist zu keinerlei Beschwerden. Nur in manchen Fällen kann es zu einer Harnstauung sowie zu schmerzhaften Harnwegsinfektionen kommen, selten auch durch die Harnstauung zu einer Wassersackniere.

Behandlung

Bei Harnstauungen oder einer Wassersackniere wird der Urologe den erkrankten Teil der Doppelniere mit dem dazugehörigen Harnleiter entfernen; manchmal aber tut es auch eine Neueinpflanzung der beiden Harnleiter in die Blase.

Tumoren der Nieren und der Blase

Gutartige Tumoren oder Krebs der Nieren sind bei Erwachsenen ziemlich selten. Bei Kindern steht Nierenkrebs jedoch mit 12 Prozent an zweiter Stelle der Krebsfälle.

Frühwarnzeichen eines Nierenkrebses

Wiederholte, meist schmerzlose, aber heftige Blutung aus der Harnröhre; Schmerzen und Druckgefühl im Nierenlager; bisweilen auch häufiges Wasserlassen oder Harnverhalten.

Suchen Sie bei jeder Blutung aus der Harnröhre unverzüglich einen Urologen auf!

Behandlung und Prognose

Bei einer Früherkennung des Nierenkrebses mit sofortiger Entfernung der Niere könnten bis zu 80 Prozent der Erkrankten endgültig geheilt werden. Meist aber wird auch noch heutzutage ein Nierenkrebs erst sehr spät erkannt, so daß bereits 30 Prozent der Fälle nicht mehr operiert werden können. Insgesamt überleben heute nur etwa 25 bis 45 Prozent der Betroffenen länger als fünf Jahre.

Blasenkrebs ist etwas häufiger als Nierenkrebs. Auch bei ihm ist eine *wiederholte, meist schmerzlose, aber heftige Blutung aus der Harnröhre* das verläßlichste Frühwarnzeichen. Die Prognose des Blasenkrebses ist bei der heutigen Behandlung (Operation mit Vor- und Nachbestrahlung) günstiger als noch vor Jahren; bei Früherkennung kann mit einer totalen Heilung gerechnet werden.

Erkrankungen des Bewegungsapparats – Muskeln, Knochen und Gelenke

Bewegung und Rhythmus sind Symbole und Voraussetzungen des Lebens. Die meisten Lebensprozesse laufen autonom (eigengesetzlich, nicht vom Willen gesteuert) ab: so der Informationsfluß des Nervensystems, Atmung, Verdauung, Stoffwechsel, hormonelle Prozesse oder Blutkreislauf – auch sie sind Bewegung und Rhythmus. Sichtbarer Ausdruck des Lebens ist jedoch die Tätigkeit des Bewegungsapparats, der Muskeln, Knochen und Gelenke.

Aktive Elemente des Bewegungsapparats sind Muskeln und Gelenke, passive sind die Knochen.

Man unterscheidet zwei Arten von Muskeln:

- die quergestreifte Muskulatur (Skelettmuskulatur) und
- die glatte Muskulatur (Muskelschicht der Hohlorgane – wie Darm und Blase – und der Gefäße).

Die *glatte Muskulatur* von Darm, Blase, Bronchien, Gebärmutter, Gefäßen und anderen Organsystemen arbeitet autonom (eigengesetzlich) nach bestimmten Rhythmen, ist also vom Willen nicht steuerbar. Ihre Kontraktion (Zusammenziehung) wird von Fasern des vegetativen Nervensystems durch die Ausschüttung von Adrenalin oder Azetylcholin gesteuert. Das glatte Muskelgewebe besteht aus spindelförmigen Zellen mit in der Mitte gelegenem, länglichem Kern. Die Zellflüssigkeit (Myoplasma) enthält längsverlaufende Muskelfäserchen (Myofibrillen).

Die *quergestreifte Muskulatur* ist die Muskulatur des Skeletts und damit des Bewegungsapparats. Sie macht bis zu 40 Prozent des Körpergewebes aus. Ihre Kontraktion ist vom Willen steuerbar, an keinen Rhythmus gebunden; sie wird von Impulsen der motorischen (Bewegungs-)Nerven mit Hilfe von Azetylcholin an den sogenannten motorischen Endplatten ausgelöst.

Ein quergestreifter Muskel besteht aus langen Fasern mit vielen, am Rande gelegenen Zellkernen. Die einzelnen, bis zu 0,1 Millimeter dicken Muskelfasern sind von einer straffen elastischen Hülle umgeben; im Innern der Fasern ziehen zahlreiche etwa 0,001 Millimeter dicke Fäserchen (Myofibrillen) in Längsrichtung durch die Zellflüssigkeit.

Bei diesen *Myofibrillen* wechseln dunkle und helle Segmente ab, so wirken sie quergestreift. Die dunklen Segmente enthalten dickere Eiweißfäden *(Myosinfilamente)*, die hellen dünnere Fäden *(Aktinfilamente)*. Bei einem entsprechenden Nervenimpuls schieben sich die dünneren Fäden weiter in die dunklen Segmente hinein, vorbei an den dickeren Fäden. So kommt es zur Verkürzung des Muskels, zur Kontraktion.

Die *Herzmuskulatur* nimmt eine Sonderstellung zwischen der glatten und der quergestreiften Muskulatur ein. Die Kerne liegen in der Mitte der Fasern, die quergestreift sind, aber mehr Zellflüssigkeit als die Skelettmuskulatur enthalten. Jeder Zellbereich ist durch besondere Glanzstreifen abgegrenzt. Die Kontraktionen des Herzmuskels sind wie die der glatten Muskulatur rasch, autonom und rhythmisch, doch ist die Autonomie noch stärker vom vegetativen Nervensystem beeinflußbar.

Die quergestreifte Skelettmuskulatur setzt mit Hilfe von *Sehnen* an den jeweiligen Knochen an. So wird die Kraftübertragung von den Muskeln auf das Skelett ermöglicht. Zu den Sehnen siehe Seite 520.

Das *Knochenskelett* gibt dem Körper seine Gestalt; es stellt den passiven Bewegungsapparat. Die Bewegungen zwischen zwei oder mehreren Knochen werden durch *Gelenke* ermöglicht. Gelenke werden von den jeweiligen Knochenenden gebildet; sie sind schützend in eine Gelenkkapsel eingehüllt. Siehe dazu Seite 530.

Verletzungen des Bewegungsapparats sind die häufigsten größeren Verletzungen des menschlichen Körpers überhaupt. An der Spitze stehen Verstauchungen, Verrenkungen und Knochenbrüche. Gleichsam vorprogrammiert aufgrund einer Anlage oder Überbeanspruchung sind die degenerativen Erscheinungen an den Gelenken (Arthrosen). Entzündliche Prozesse des Bewegungsapparats – vor allem an den Gelenken – sind nicht nur rheumatischer Natur. Erkrankungen oder Verletzungen jedweder Art des Bewegungsapparats werden als empfindliche Einschränkungen der Lebensäußerungen empfunden – denn Bewegung ist gleich Leben.

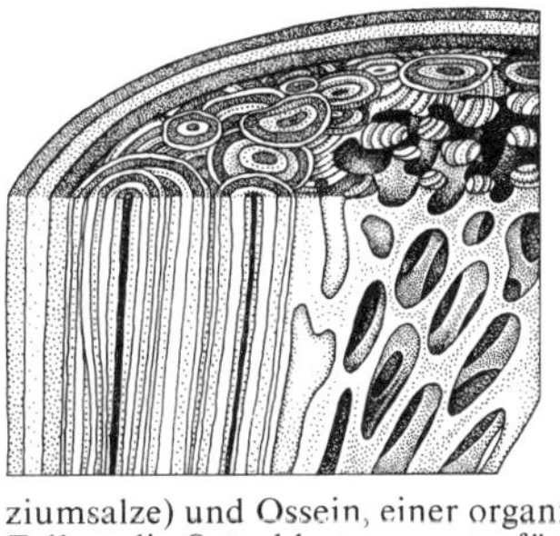

Knochengewebe
Knochen wird von den Osteoblasten gebildet, die eine Knochengrundsubstanz absondern. Sobald die Osteoblasten von dieser Substanz umschlossen sind, heißen sie Osteozyten (Knochenzellen). Die Knochengrundsubstanz besteht aus Mineralsalzen (vor allem Kalziumsalze) und Ossein, einer organischen Substanz. Andere Zellen, die Osteoklasten, sorgen für den Abbau überschüssiger Knochensubstanz.

Das knöcherne Skelett

Das knöcherne Skelett gibt dem Körper Form und Halt. Es ermöglicht die Bewegungen: Am Skelett greifen die Muskeln an, und einzelne Skeletteile sind durch Gelenke verbunden. Das Skelett schützt die inneren Organe: Gehirn, Herz, Lunge oder Blase wären ohne den Schutzwall des Skeletts äußerer Gewalt weit mehr ausgeliefert.

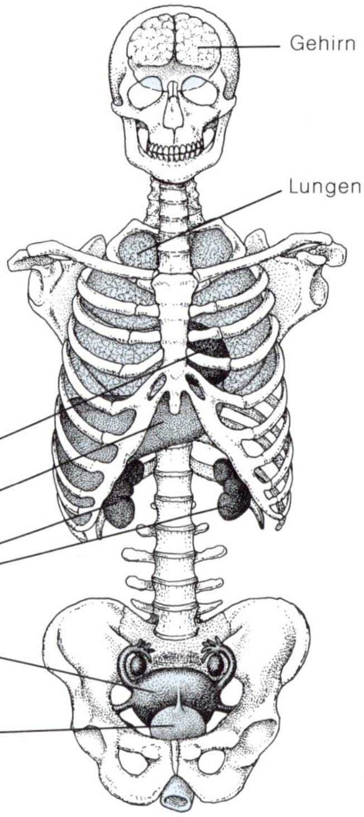

Arten der Gelenke

Gelenke sind Verbindungen zwischen zwei oder mehr Knochen, die Bewegungen ermöglichen. Das Gelenk wird von den mit glattem Knorpel überzogenen Knochenenden gebildet. Schützend eingehüllt ist es in die Gelenkkapsel. Gelenkbänder verstärken die Kapsel und regulieren die Beweglichkeit mit. Das Gleiten wird durch Gelenkflüssigkeit und Schleimbeutel erleichtert. Es gibt sechs Hauptarten von Gelenken:

- Kugelgelenk: ermöglicht freie Bewegungen nach allen Richtungen (Beispiel: Schulter)
- Scharniergelenk: gestattet Bewegungen nur um eine Achse (Beispiel: Gelenke der Fingerglieder);
- Dreh- oder Radgelenk: erlaubt Drehbewegungen um eine Achse (Beispiel: Gelenk zwischen Elle und Speiche);
- Ellipsoidgelenk: sehr bewegliches Gelenk, das aber keine Rotation (Drehung um 360 Grad) zuläßt (Beispiel: Gelenk zwischen Speiche und Handwurzelknochen, ein Teil des Handgelenks);
- Sattelgelenk: läßt Bewegungen in zwei Achsen (Ebenen) zu (Beispiel: Daumengrundgelenk);
- Zapfengelenk: ermöglicht Außen- und Innendrehung (Beispiel: Gelenk zwischen erstem und zweitem Halswirbel).

Das Kniegelenk (unten) ist das größte, empfindlichste und komplizierteste Gelenk des ganzen Körpers – ein Scharniergelenk, das aber gestreckt oder gebeugt auch eine gewisse Drehung nach innen und außen ermöglicht.

Das Becken

Das Becken ist ein kräftiger knöcherner Gürtel, das Verbindungsstück zwischen Wirbelsäule und Oberschenkelknochen. Es besteht aus den beiden schaufelartigen, in der Schambeinfuge zusammengewachsenen Hüftbeinen. Auf der Rückenseite ist das Kreuzbein, das Endstück der Wirbelsäule, eingelassen – mit seinem Fortsatz, dem Steißbein. Die Zeichnungen zeigen das Becken von oben, so ist es einem Trichter vergleichbar. Das weibliche Becken ist gewöhnlich etwas breiter als das männliche und hat einen weiteren Innenraum: So ermöglicht es bei einer Geburt dem Baby einen relativ angemessenen Weg durch den Geburtskanal.

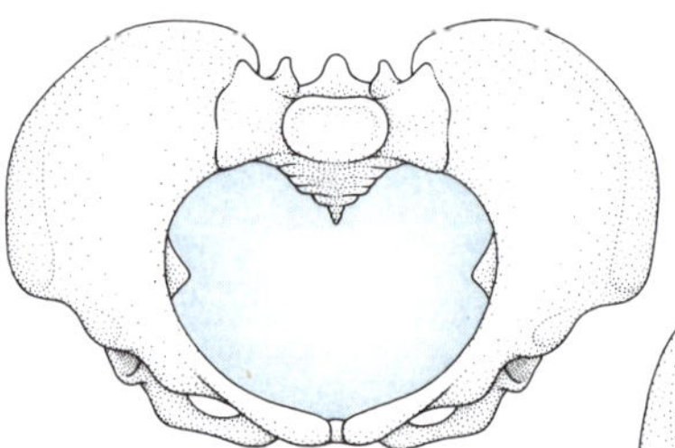

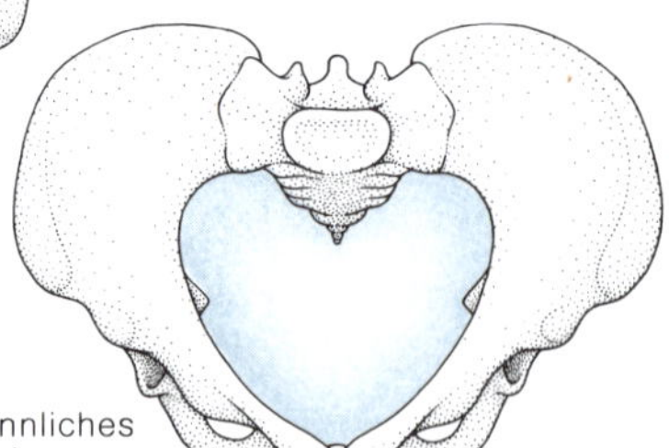

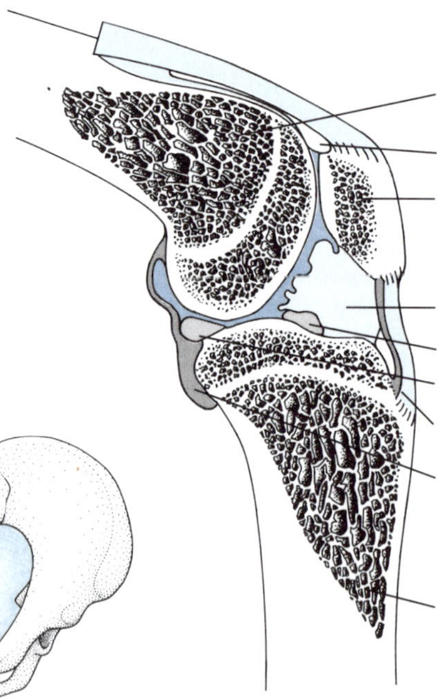

Skelettmuskeln

Die Skelettmuskulatur ist quergestreift. Ihre Kontraktion (Zusammenziehung) ist willkürlich und rasch beeinflußbar. Sie ist an keinen Rhythmus gebunden wie beispielsweise der Herzmuskel. Die Kontraktion wird von Impulsen des motorischen Nervensystems mit Hilfe des Überträgerstoffes Azetylcholin ausgelöst.

Bauchmuskulatur

Die Bauchmuskulatur hilft bei der Atmung mit, stützt die Bauchorgane ab, hilft der Rückenmuskulatur bei der Entlastung des Rückenmarks und hilft bei der Darm- und Blasenentleerung. Spezielle Muskeln des Bauches und des Beckens haben besondere Aufgaben – wie die Schließmuskeln der Blase oder des Afters.

Beinmuskeln

Die Beinmuskeln – wie der breite Oberschenkel- oder der Wadenmuskel – gehören mit zu den kräftigsten Muskeln des Körpers.

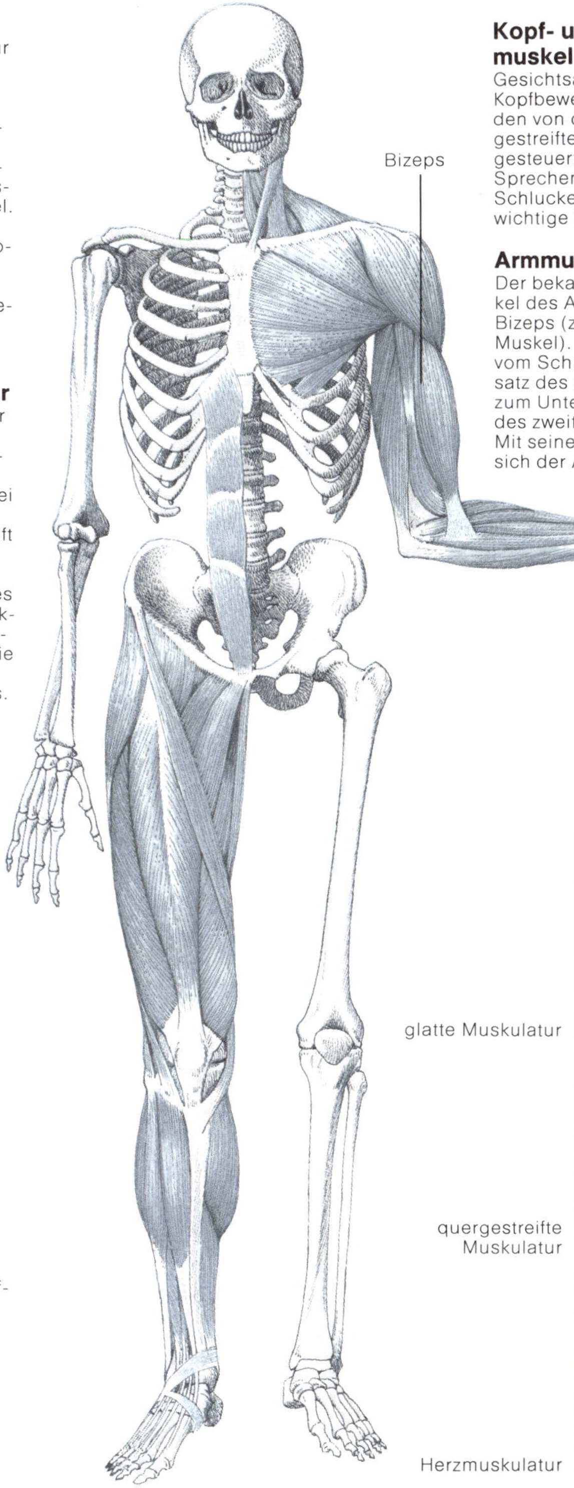

Kopf- und Halsmuskeln

Gesichtsausdruck und Kopfbewegungen werden von dieser quergestreiften Muskulatur gesteuert. Auch beim Sprechen oder Schlucken hat sie eine wichtige Funktion.

Armmuskeln

Der bekannteste Muskel des Arms ist der Bizeps (zweiköpfiger Muskel). Er zieht sich vom Schulterblatt (Ansatz des einen Kopfes) zum Unterarm (Ansatz des zweiten Kopfes). Mit seiner Hilfe läßt sich der Arm beugen.

Muskelgewebe

Muskeln sind aktive Elemente des Bewegungsapparats. Der Wechsel zwischen Erschlaffung und Zusammenziehung eines Muskels ist von Nervenimpulsen abhängig. Man unterscheidet:

- die nicht vom Willen steuerbare glatte Muskulatur (Muskelschicht der Hohlorgane und der Gefäße;
- die quergestreifte, vom Willen steuerbare Muskulatur (Skelettmuskeln);
- die Herzmuskulatur, die eine Sonderstellung einnimmt.

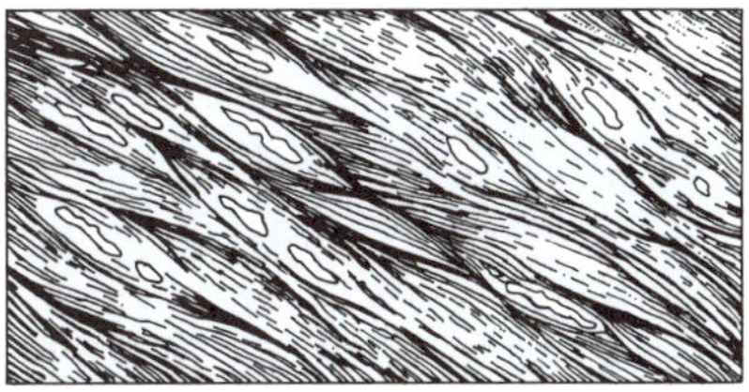
glatte Muskulatur

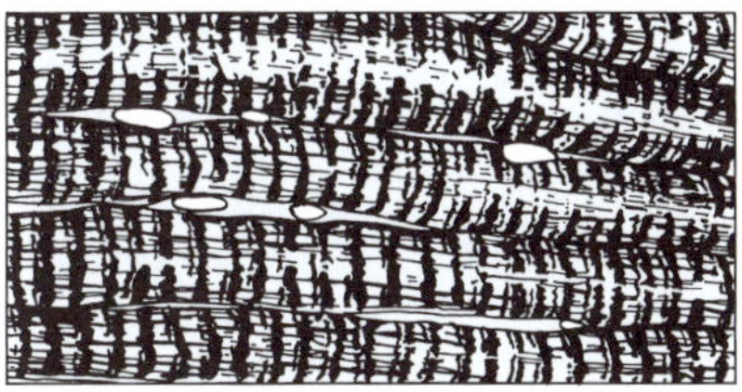
quergestreifte Muskulatur

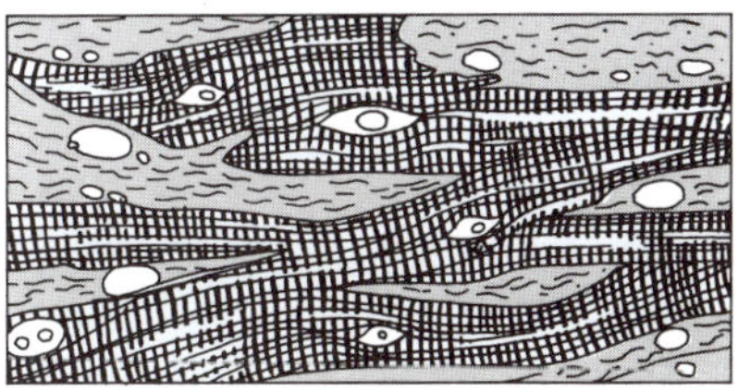
Herzmuskulatur

Verletzungen des Bewegungsapparates

Die Belastbarkeit von Muskeln, Sehnen, Gelenken und Knochen ist recht groß. Sicher – Muskel- und Bänderzerrungen sind häufig, doch meist auch harmlos.

Der Bewegungsapparat hat ziemliche Leistungs- und Belastungsreserven – selbst das vermeintlich starre knöcherne Skelett. Doch ebensowenig, wie es der Motor Ihres Autos auf Dauer verkraftet, wenn Sie ihn noch kalt zu Höchstleistungen jagen, verträgt Ihr Bewegungsapparat »Kaltstarts«. Die häufigen Verstauchungen, Verrenkungen oder Knochenbrüche bei Skiabfahrten von »Amateuren« sind mehr oder weniger »liftbedingt«, also auf Kaltstarts zurückzuführen. Jeder Profi – egal, welcher Sportart – macht seinen Bewegungsapparat vor Höchstleistungen erst warm und elastisch. Ein Großteil von Verletzungen des Bewegungsapparats wird allerdings durch Verkehrsunfälle verursacht. Doch viele Bänderrisse oder auch Knochenbrüche und Muskelverletzungen wären bei einem regelmäßigen Fitneßtraining zu vermeiden.

Muskelzerrung, Muskelriß

Muskelzerrungen sind recht häufig – vor allem bei ungewohnter körperlicher Aktivität oder im Hochleistungssport. Im allgemeinen sind sie harmlos. Eine Zerrung entsteht bei Überdehnung eines Muskels; oft sind ein paar Muskelfasern gerissen, bisweilen auch Fasern der Sehne, die am Muskel ansetzt, beschädigt.

Anzeichen

Plötzlicher starker Schmerz; die Funktion des Muskels ist eingeschränkt. Kommt es zum Bluterguß, schwillt der Muskel an.

Behandlung

Die gerissenen Muskelfasern heilen bei Ruhigstellung durch eine (nicht zu feste!) Bandage und gegebenenfalls eine Armschlinge. Hilfreich sind auch schmerzlindernde und abschwellende Gels. Bei stärkeren Schmerzen nehmen Sie nach Rücksprache mit Ihrem Hausarzt zusätzlich Schmerztabletten. Sind Oberschenkelmuskeln gezerrt, sollten Sie viel liegen und beim Gehen bis zur Abheilung eine Krücke benutzen.

Bei stärkeren Zerrungen wird Ihnen der Orthopäde nach Abheilung eine krankengymnastische Behandlung (Physiotherapie) empfehlen.

Ein totaler *Muskelriß* kann bei einer plötzlichen extremen Muskelanspannung auftreten. Solche Risse treten so gut wie nie bei rhythmischen Sportarten auf, dagegen sind sie häufig bei Sportarten, die aus einer relativ leichten Aktivität eine plötzliche Hochleistung erfordern (so beispielsweise beim Fußballspielen). Einen Muskelriß begünstigen auch Kälte und verminderte Durchblutung.

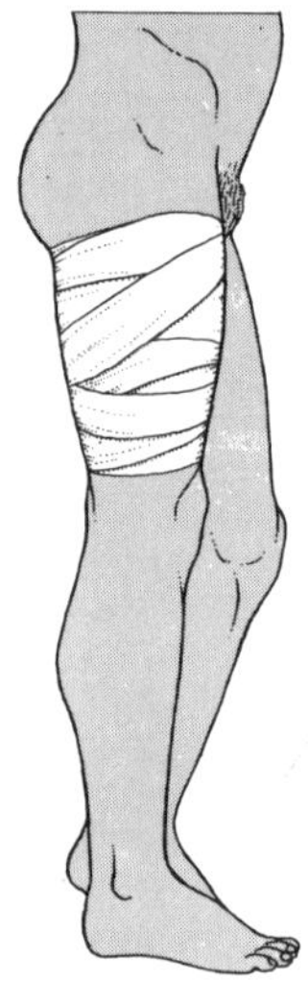

Muskelzerrung
Eine Muskelzerrung ist eine harmlose Überdehnung eines Muskels mit der Schädigung einzelner Muskelfasern. Eine Zerrung der Oberschenkelmuskeln ist beim Sport ziemlich häufig. Eine Ruhigstellung durch Bandagen ist hilfreich.

Anzeichen

Einen Muskelriß erkennen Sie daran, daß die Funktion des Muskels total aufgehoben ist.

Behandlung

Operative Muskelnaht und Entlastungsgips.

Verstauchungen und Verrenkungen

Diese häufigen Verletzungen von Gelenken sind oft schwer voneinander zu unterscheiden.

Eine *Verstauchung (Distorsion)* ist eine Zerrung der Gelenkkapselbänder, oft mit Blutergüssen durch Überbeugung des Gelenks; in schweren Fällen können die Gelenkkapselbänder auch eingerissen oder zerrissen sein.

Eine *Verrenkung (Luxation)* ist eine Verschiebung von zwei durch ein Gelenk verbundenen Knochenenden. So kann beispielsweise ein Gelenkkopf aus einer Gelenkpfanne geschoben sein. Eine solche Verschiebung führt zumindest zu einer Überdehnung, oft aber auch zur Zerreißung der Gelenkkapsel und ihrer Bänder.

Anzeichen

Beide Verletzungsarten sind durch *Schmerzen, Schwellung* (Bluterguß) und *gestörte Beweglichkeit* gekennzeichnet. Meist, aber nicht immer fällt eine Verrenkung durch eine *Fehlhaltung* der betroffenen Glieder auf, beispielsweise des Armes bei einer Luxation des Schultergelenkes (»Auskugelung der Schulter«) oder der Hand bei einer Luxation des Handgelenkes.

Behandlung

Bei einer Verstauchung schmerzlinderndes und abschwellendes Gel oder Salbe auftragen, elastischen Verband anlegen, Gelenk für ein oder zwei Tage ruhigstellen. Lassen Schmerzen und Schwellung nicht nach, Arzt (am besten einen Orthopäden) aufsuchen. Fällt eine Fehlstellung auf oder sind die Schmerzen sehr stark (Hinweise auf eine Verrenkung), sofort einen Orthopäden aufsuchen.

Wichtig: Sehr starke Schmerzen nach einer vermeintlichen »Verstauchung« oder eine Fehlhaltung können auch auf einen *Knochenbruch* hindeuten.

Wiederholte Luxation: Sind die Bänder eines Gelenks schwach und überdehnt, kann es zu wiederholten Luxationen kommen. Eine operative Straffung der Bänder kann hier helfen.

Sind Bänder gerissen, können sie operativ wiederhergestellt werden. Nach mehrmaligen Bänderrissen ist seit kurzem auch ein *Bandersatz* (aus Kohlenstoffasern) möglich.

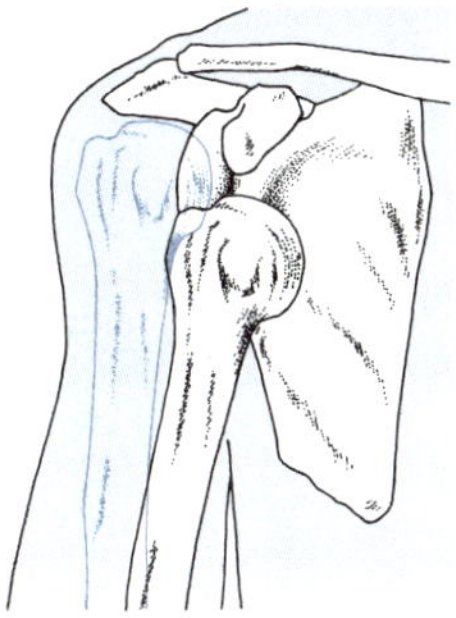

»Auskugeln« des Schultergelenks
Eine Luxation (Verrenkung) des Schultergelenks ist relativ häufig: Der Oberarmkopf springt aus der Pfanne nach vorne. In Kurznarkose kann das Gelenk wieder eingerenkt werden.

Sehnenverletzungen

Am häufigsten sind Sehnenrisse bei Sehnen, die durch Überbeanspruchung degenerieren – so beispielsweise Achillessehnenrisse. Schnittverletzungen können zur Durchtrennung intakter Sehnen führen.

Anzeichen

Eine Sehnenverletzung erkennen Sie daran, daß Sie das von der Sehne versorgte Glied nicht mehr beugen oder strecken können (je nachdem, ob eine Beuge- oder eine Strecksehne verletzt ist).

Behandlung

Ein Riß oder eine Durchtrennung einer intakten Sehne kann genäht werden – bei Beugesehnen allerdings nicht immer erfolgreich.

Bei degenerierten Sehnen oder bei ausgedehnten Verletzungen ist eine *Sehnentransplantation* notwendig: Eine weniger wichtige Sehne von einer anderen Körperstelle ersetzt die geschädigte Sehne. Auch die Einpflanzung von *Kunststoffsehnen* ist möglich.

Ein Sehnenabriß kann operativ wieder fixiert werden.

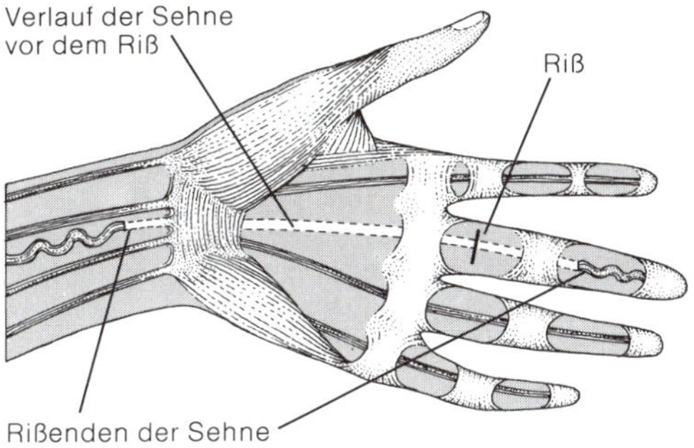

Sehnenriß
Eine gerissene oder zerschnittene Sehne zieht sich zurück. Durch eine Operation können die beiden Enden wieder verbunden werden.

Knochenbrüche

Fast jeder Mensch erleidet irgendwann einmal in seinem Leben einen Knochenbruch, eine *Fraktur*, wie es in der Fachsprache heißt.

Ursachen

Die häufigste Ursache von Knochenbrüchen ist die direkte Gewalteinwirkung – etwa bei Stürzen oder Verkehrsunfällen. Der Fachmann spricht hier von traumatischer Fraktur. Seltener ist verminderte Belastbarkeit des Knochengewebes die Ursache – so bei Knochenerkrankungen, Knocheneiterung oder Knochenzerstörung durch Tumoren. Alte Menschen erleiden infolge des Altersabbaus ihres Knochengewebes oft schon bei relativ leichter Gewalteinwirkung eine Fraktur.

Anzeichen

Schmerzen, Schwellung, Verformung, Fehlstellung und gestörte Funktion der Gliedmaße sind die typischen Symptome eines Knochenbruchs. In Gelenknähe

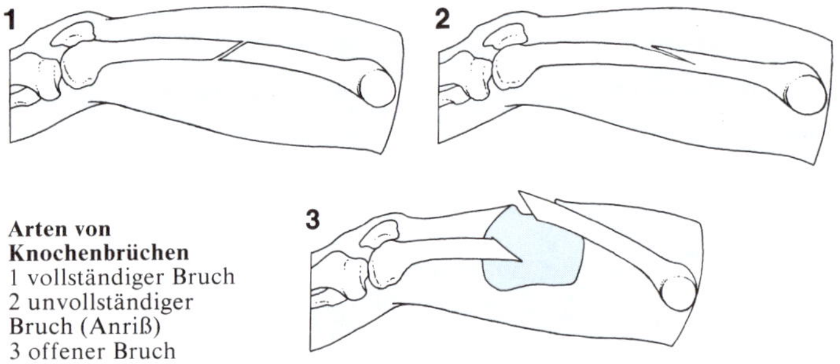

Arten von Knochenbrüchen
1 vollständiger Bruch
2 unvollständiger Bruch (Anriß)
3 offener Bruch (Knochenbruch mit gleichzeitiger Verletzung des umgebenden Muskel- und/oder Hautgewebes, ein Knochenbruchstück wird sichtbar)

kann ein leichterer Knochenbruch jedoch auch als »Verstauchung« (siehe Seite 514) verkannt werden oder – liegt eine Fehlstellung vor – als Verrenkung (Seite 514). Umgekehrt ist bei schwereren Verrenkungen immer auch mit einem Knochenbruch zu rechnen.

Letzten Aufschluß darüber, ob ein Knochenbruch vorliegt und welcher Art und Schwere er ist, gibt nur die *Röntgenaufnahme.*

Arten von Knochenbrüchen

Fachleute unterscheiden zwischen einer

- *geschlossenen Fraktur* (die den Knochen umgebenden Weichteile sind unverletzt) und einer
- *offenen* oder *komplizierten Fraktur* (der Weichteilmantel ist mitverletzt).

Von einer *unvollständigen Fraktur* spricht man, wenn der Knochen noch zusammenhängt, wenn er also nur *eingerissen* oder *eingeknickt* ist. Eine *vollständige Fraktur* bedeutet einen *Quer-, Schräg-, Spiral-, Längs-, Doppel-* (mehr als zwei Bruchstücke) oder *Splitterbruch* (»Knochensalat«).

Einrichtung des gebrochenen Knochens durch Zug
Beim Bruch eines langen Röhrenknochens zieht sich die Muskulatur zusammen: So schieben sich die Bruchenden aneinander vorbei. Die Zeichnung zeigt dies beim vollständigen Bruch eines Oberschenkelknochens. Bei einem einfachen vollständigen Bruch kann der Chirurg den Knochen durch Zug wieder einrichten.

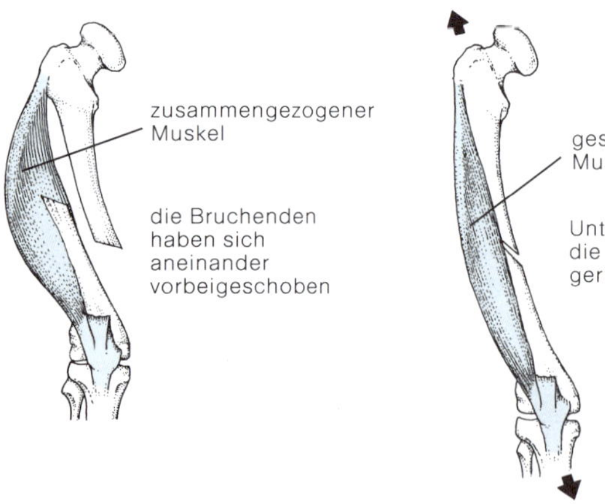

Nach Art der Gewalteinwirkung unterscheidet man:

- *Abrißfraktur:* Plötzlicher, zu starker Zug von Muskeln, Bändern oder Sehnen kann einen Knochenteil abreißen.
- *Drehfraktur (Torsionsfraktur):* Der Knochen ist um seine Längsachse gedreht.
- *Kompressionsfraktur:* Der Knochen ist stark komprimiert, eingestaucht; oft entstehen mehrere Bruchstücke.
- *Abscherfraktur:* Zwei entgegengesetzte Kräfte (Zug und Druck) schieben die Bruchenden übereinander.
- *Biegungsfraktur:* Die Gewalteinwirkung ist stärker als die Knochenelastizität; es kommt zum Quer-, Schräg- oder Splitterbruch.

Die häufigsten Frakturen sind die der Unterarmknochen in Nähe des Handgelenks sowie der Hand- und der Fußknochen. Es folgen die Schlüsselbeinbrüche – erkennbar am einwärts gekehrten Arm und einer meist deutlichen Stufe in der Schlüsselbeingegend. Lebensgefährlich können *Schädelfrakturen* (Seite 327/328) und *Beckenbrüche* sein, letztere durch die Mitverletzung von Blase, Mastdarm und großen Gefäßen. Bei *Brüchen der Wirbelsäule* droht Querschnittslähmung (Seite 341).

Behandlung

Ziel der Behandlung ist es, die Bruchenden wieder in die richtige Lage zu bringen (Einrichtung oder Reposition der Fraktur) und den gebrochenen Knochen bis zur Heilung ruhigzustellen.

Leichtere Brüche können ohne operativen Eingriff durch Zug eingerichtet werden. Bei vielen Brüchen ist jedoch die operative Freilegung des Bruchs notwendig, um die Bruchenden oder Bruchstücke exakt wieder aneinanderzufügen.

Sind die Bruchenden eingerichtet, muß diese Reposition fixiert werden – bei leichteren Brüchen durch einen Gipsverband, bei schwereren durch eine Osteosynthese. Unter *Osteosynthese* versteht man die Fixierung der Bruchstücke mit Nägeln, Schrauben und Metallplatten. Die Osteosynthese hat außer dem Wegfall des lästigen Gipsverbandes den Vorteil, daß der Patient schon wenige Tage nach der Operation das gebrochene Glied bewegen und bald auch belasten kann.

Bei schweren Trümmerbrüchen, einem »Knochensalat«, schafft eine *Knochentransplantation* befriedigende Stabilität: Ein meist aus dem Beckenkamm entnommenes Knochenstück wird längs oder zwischen den Bruchstücken eingesetzt.

Heilung und Prognose von Knochenbrüchen

Eine Fraktur heilt durch die Bildung von Kallus, der die Bruchstücke miteinander verbindet.

Kallus ist zuerst ein bindegewebiges Material, das sich stufenweise über knorpeligen Kallus zu Faserknochen bis zu einem kompakten Knochen festigt.

Ist ein Knochenbruch anatomisch und funktionell gut eingerichtet und fixiert, erhält der Knochen seine alte Belastbarkeit und Elastizität zurück. Die Heilung wird durch Bewegung gefördert. Da ein mittels Osteosynthese eingerichteter Bruch früher belastet werden kann, heilt er auch schneller.

Hernie (»Bruch«)

Ein Vorfall von Eingeweideanteilen *(Bruchinhalt)* in eine Vorbuchtung des Bauchfells *(Bruchsack)* durch eine Bauchwandlücke *(Bruchpforte)* – das ist ein »Bruch«, in der Fachsprache Hernie genannt.

Eine Hernie kann angeboren oder während des Lebens erworben sein. Bei der *angeborenen Hernie* sind angeborene Defekte die Ursache; bei der *erworbenen Hernie* liegt eine Bindegewebsschwäche vor.

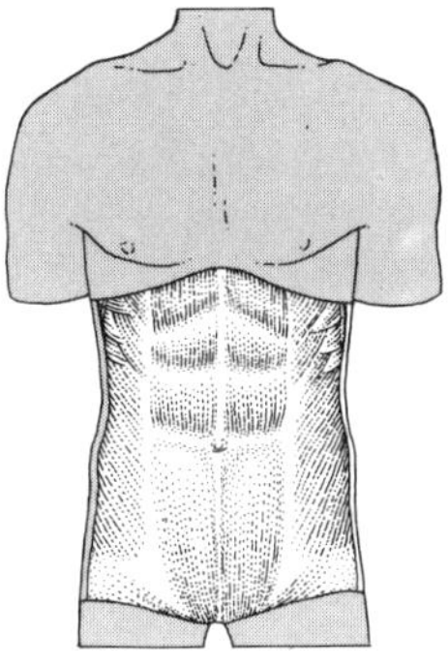

Die Bauchwand
Die Bauchwand ist gleichsam ein muskulöses Hemd vom Zwerchfell bis einschließlich der Leistengegend. Sie hält die Eingeweide an ihrem Platz. Die meisten Hernien sind hier lokalisiert. Eine Zwerchfellhernie tritt durch die Speiseröhrenpforte in den Brustraum heraus.

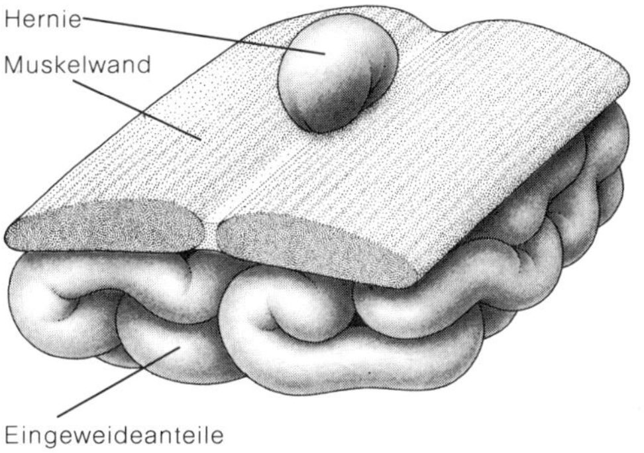

Hernie (Bruch)
Eine Hernie ist der Vorfall von weichen Eingeweideanteilen durch eine Bauchwandlücke.

Leistenhernie

Dies ist die häufigste Hernie. Etwa 1 bis 2 Prozent der Männer leiden an einer Leistenhernie, bei Frauen ist sie sehr selten. Durch den Leistenkanal entlang der Samenstranggebilde tritt der Bruchsack mit in ihm enthaltenen Eingeweiden in den Hodensack heraus. Die Leistenhernie kann angeboren oder später erworben sein.

Anzeichen

Ausbuchtung des Hodensacks, Brennen, Druck, Schmerz, Störung der Passage des Darminhalts.

Behandlung

Durch eine Operation wird die Bruchpforte verschlossen. Drei Monate nach der Operation ist schweres Heben wieder möglich. Nur wenn im höheren Alter keine Operation mehr möglich ist, sollte auf ein Bruchband zurückgegriffen werden.

Schenkelhalshernie

Etwa eine von 300 Frauen leidet unter dieser Hernie; Männer sind selten von ihr betroffen. Sie tritt unter dem Leistenband aus und folgt den großen Blutgefäßen, die in den Oberschenkel ziehen.

Anzeichen

Leistenschmerz, Stuhlunregelmäßigkeiten, Schwierigkeiten beim Wasserlassen oder blutiger Harn. Häufige Komplikation ist die Darmeinklemmung (Inkarzeration), die zu schweren Durchblutungsstörungen der betroffenen Darmschlinge, zu deren Absterben und so zu einer schweren Bauchfellentzündung führt (Todesrate etwa 15 Prozent).

Behandlung

Rechtzeitige Operation.

Formen der Hernie

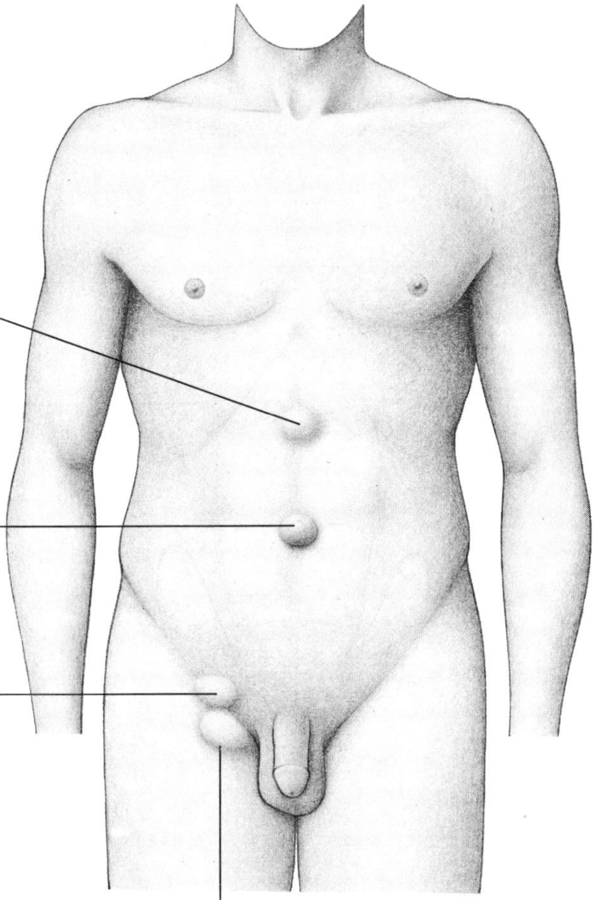

Epigastrische Hernie
Der Bruchsack liegt zwischen Brustbein und Nabel.

Bruch um den Nabel

Schenkelhalshernie
(Femoralhernie)
Der Bruchsack tritt unter dem Leistenband aus und folgt den großen Blutgefäßen in den Oberschenkel.

Leistenhernie
Eine Leistenhernie tritt durch eine schwache Stelle des Leistenbandes heraus (Zeichnung). Nicht selten folgt der Bruchsack auch dem Leistenkanal in einen Hodensack.

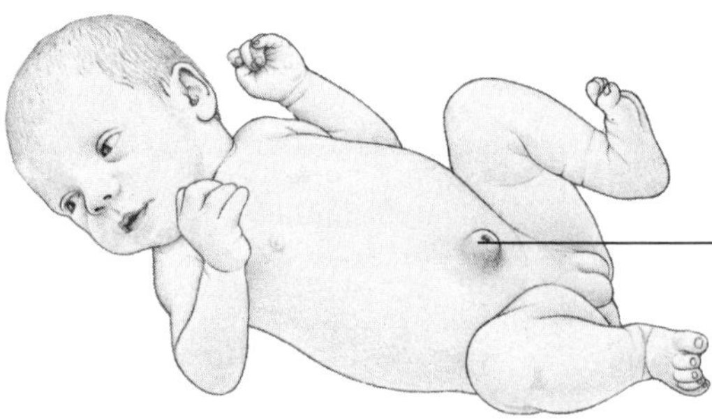

Nabelhernie
Der Bruchsack fällt durch einen offen gebliebenen Nabelbindegewebsring hervor.

Bruchoperation

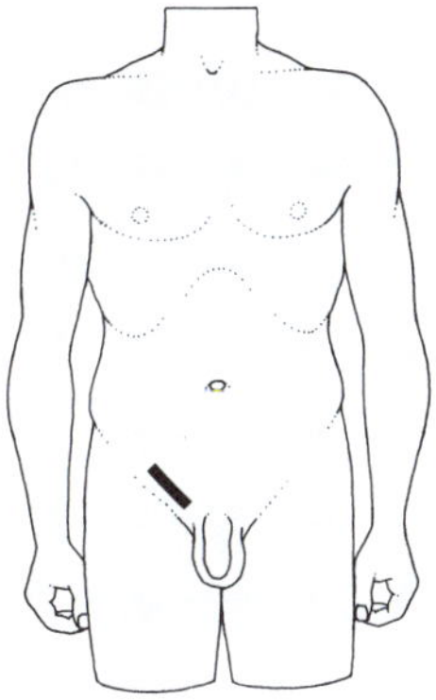

Die allermeisten Brüche (Hernien) müssen operiert werden: Der Bruchsack wird an seinen Platz zurückgeschoben, die Bruchpforte verschlossen. Wenn im hohen Alter keine Operation mehr möglich sein sollte, kann ein Bruchband angelegt werden.

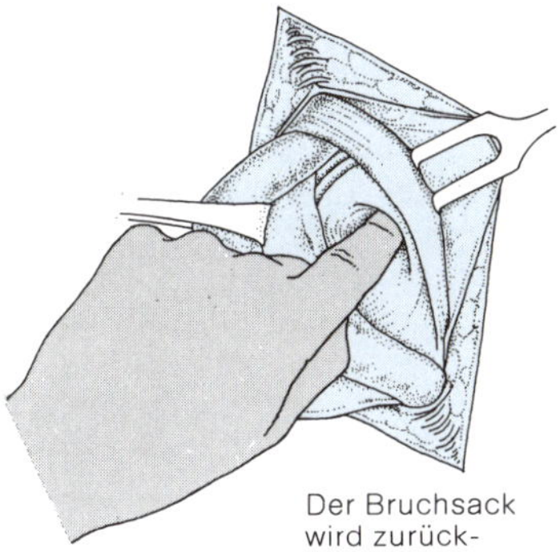

Der Bruchsack wird zurückgeschoben

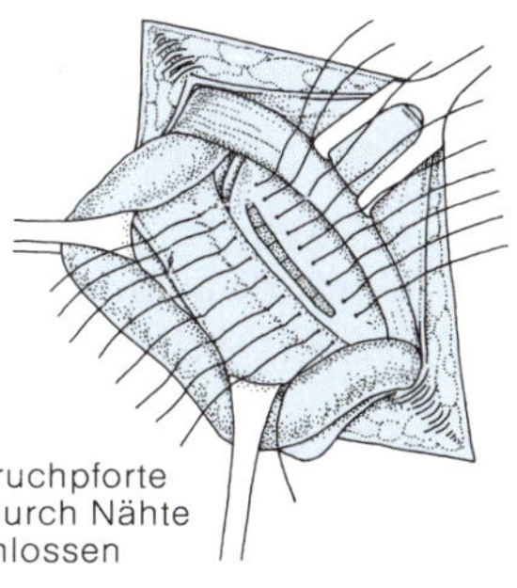

Die Bruchpforte wird durch Nähte verschlossen

Nabelhernie

Diese sehr seltene Hernie ist angeboren. Sie zeigt sich schon beim Neugeborenen (häufiger bei Mädchen): Ein Bruchsack fällt durch einen offen gebliebenen Nabelbindegewebsring vor.

Behandlung

Zurückdrücken und Nabelpflaster; ab dem zwölften Lebensmonat sollte operiert werden.

Epigastrische Hernie

Bei dieser höchst seltenen Hernie liegt der Bruchsack zwischen Brustbein und Nabel in der Mittellinie des Bauches. Oft fällt sie kaum auf und erzeugt nur unklare Oberbauchbeschwerden, bisweilen mit Erbrechen.

Behandlung

Operation.

Nabelschnurbruch

Neugeborene leiden nicht selten an dieser Hernie. Es handelt sich um einen weiten Nabelring mit einem von den Eihäuten überzogenen Bruchsack, der vorgefallene Teile der Leber und des Darms enthält. Bisweilen ist der Nabelschnurbruch mit Herzfehlern verbunden.

Behandlung

Operation.

Zwerchfellhernie

Die Bruchpforte dieser relativ häufigen Hernie ist in den meisten Fällen die Zwerchfellpforte, durch die die Speiseröhre aus dem Brust- in den Bauchraum übertritt. Der Arzt spricht dann von einer *Hiatus-Hernie* (Seite 472). Doch es gibt auch Brüche an anderer Stelle eines mangelhaft entwickelten oder verletzten Zwerchfells.

Anzeichen

Etwa 70 Prozent der Zwerchfellhernien machen keine Beschwerden, bei den restlichen 30 Prozent kommt es zu Schmerzen oder Druck hinter dem Brustbein, oft auch zu Erbrechen und starkem Sodbrennen.

Behandlung

Bei Beschwerden und drohenden Komplikationen sollte die Zwerchfellhernie operiert werden.

Erkrankungen von Muskeln und Sehnen

Sehnen sind sozusagen Muskelendstücke, mit denen die Muskeln am Knochen ansetzen: Sie ermöglichen die Kraftübertragung von den Muskeln auf das Skelett. Sehnen bestehen aus weißem, nicht dehnbarem, faserigem Bindegewebe und sind meist strangförmig; doch gibt es auch flächenhafte Sehnen, so die Sehnenplatte der Handfläche (Aponeurose).

Verletzungen der Sehnen finden Sie auf Seite 515, Sehnenscheidenentzündungen in diesem Kapitel auf Seite 521.

Anatomie und Funktion der Muskeln sind auf Seite 511 beschrieben.

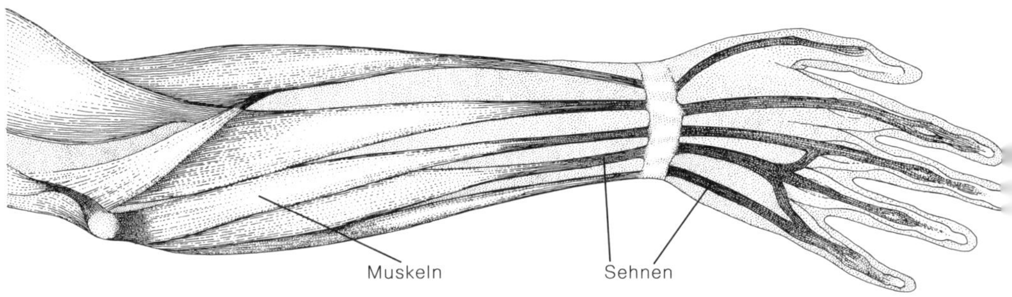

Sehnen sind aus fasrigem Bindegewebe gebildete Muskelendstükke, mit denen die Muskeln an den Knochen ansetzen. Sehnen ermöglichen die Kraftübertragung von den Muskeln auf das Skelett.

»Muskelkater« und Muskelkrämpfe

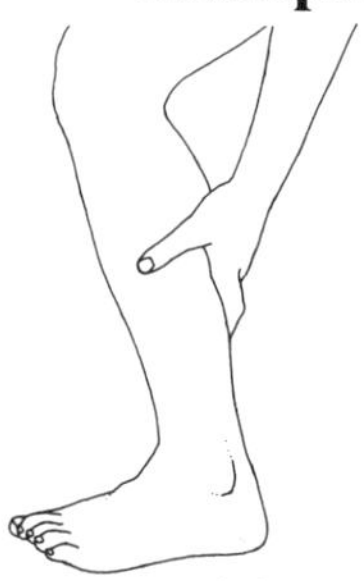

Muskelkrämpfe können Sie durch eine Massage erleichtern.

Der bekannte *»Muskelkater«* ist eine *Muskelermüdung:* Bei Überbeanspruchung eines Muskels oder bei ungewohnter Muskelaktivität kommt es durch die Anhäufung vor allem von Milchsäure (Abfallprodukt des Muskel-Energiestoffwechsels) zu Muskelschmerzen.

Behandlung

Heiße Bäder und Massage bekämpfen den »Muskelkater« durch Aktivierung der Blut- und Lymphzirkulation.

Muskelkrämpfe sind plötzliche starke, schmerzhafte Zusammenziehungen eines Muskels mit krampfartiger Verhärtung. Muskelkrämpfe treten meist spontan oder nach Überanstrengung der Muskulatur auf. Häufig sind Wadenmuskelkrämpfe.

Behandlung

Meist sind Muskelkrämpfe harmloser Natur, auch die nächtlichen Wadenmuskelkrämpfe. Leiden Sie jedoch häufig an ihnen (besonders an Wadenmuskelkrämpfen), sollten Sie einen Arzt konsultieren. Denn möglicherweise liegen dann ernste Durchblutungsstörungen zugrunde.

Sehr starke Muskelkrämpfe können bei einem Mangel an Parathormon (Unterfunktion der Nebenschilddrüse, Seite 316) vorkommen.

Siehe auch Tetanus (Wundstarrkrampf) auf Seite 274.

Muskelentzündung (Myositis)

Entzündliche Erkrankungen der Muskulatur sind relativ selten. Erkennbar sind sie an Muskelschwäche (leichte Lähmungserscheinung), Muskelschmerzen oder Muskelverhärtung mit Druckschmerz.

Ursache

Meist liegen allergische Reaktionen auf verschiedene Virusinfektionen zugrunde oder der seltene *Morbus Boeck*, der Lymphknoten, Haut, Zunge und/oder Eingeweide befallen kann.

Behandlung

Suchen Sie grundsätzlich einen Arzt auf, wenn Sie häufig an Muskelschwäche und Muskelschmerzen leiden!

Myasthenia gravis

Myasthenia gravis (»schwere Muskelschwäche«) ist eine ziemlich seltene Muskelerkrankung – an ihr leiden etwa zwei von 100 000 Menschen. Bekannt wurde sie eigentlich nur durch den Umstand, daß prominente Persönlichkeiten an ihr litten (so beispielsweise der griechische Reederkönig Onassis).

Anzeichen

Einzelne Muskeln ermüden zusehends bei zunehmender Belastung. Somit zeigt sich die Muskelschwäche am ehesten gegen Abend. Besonders häufig ist am Anfang der Lidhebermuskel betroffen: Dem Erkrankten fällt es schwer, eines oder beide Augenlider voll zu heben (Ptosis, siehe auch Seite 370).

Aber auch Augenmuskeln, Gaumensegel-, Schlund- sowie Nackenmuskeln sind oft schon am Anfang der Krankheit mehr oder weniger in Mitleidenschaft gezogen. Anzeichen für diese Muskelschwächen sind: Sehen von Doppelbildern, näselnde Sprache, Schwäche bei Kopfbewegungen.

Ursache

Nach neueren Erkenntnissen liegt der Myasthenia gravis eine Störung der Übertragung von Nervenimpulsen auf die motorischen Endplatten der betroffenen Muskeln zugrunde. Vereinfacht kann gesagt werden, daß es an Azetylcholin mangelt, einem Überträgerstoff, der die Nervenimpulse überträgt.

Behandlung

Inzwischen gibt es Medikamente, die die Störung der Nerven-Chemie mindern können: die sogenannten Cholinesterase-Hemmer.

Sehnenscheidenentzündung

Strangförmige Sehnen gleiten überall dort, wo sie großer Reibung ausgesetzt wären, in Bindegewebsschläuchen, Sehnenscheiden oder besser Sehnentunnel genannt. Solche Sehnentunnel haben eine äußere feste und eine innere schleimabsondernde Gleitschicht. Degenerative Veränderungen und Entzündungen der Tunnelschichten sind relativ häufig, besonders im Bereich der Hand- und Fingergelenke.

»Sehnenscheidenentzündung« bei Sekretärinnen

Häufig sind entzündliche oder degenerative Prozesse der Tunnel der *Daumenabspreizer-Sehnen* und der kurzen *Daumenbeugersehne,* die im Handgelenkbereich ansetzen. Folge ist eine Verengung der Tunnel – in der Fachsprache *Tendopathia stenosans* (»verengerndes Sehnenleiden«).

Ursachen

Ungewohnte oder monotone Tätigkeiten, beispielsweise Schreibmaschinenschreiben. So können besonders Sekretärinnen an diesem Sehnentunnelsyndrom erkranken.

Behandlung

Ruhigstellung des Handgelenks und der Daumengelenke, bei entzündlichen Prozessen entsprechende Medikamente.

Ein ähnliches Krankheitsbild ergibt oft eine chronische Irritation des Speichennervs in Handgelenknähe oder eine Erkrankung des sehnigen Ansatzes des Speichenmuskels. Die Ursachen können dieselben wie bei der Tendopathia stenosans sein, also beispielsweise Schreibmaschinenschreiben. Doch ist die Behandlung schwieriger.

»Schnellender Finger«

Hier handelt es sich um eine Erkrankung der Beugesehnentunnel der Finger.

Anzeichen

Ein oder mehrere Finger schnellen oder schnappen eigenartig.

Behandlung

Ruhigstellung und eventuell entzündungshemmende Medikamente.

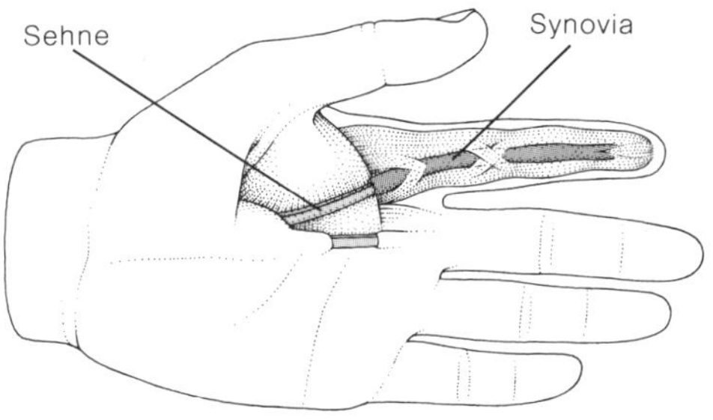

Sehnenscheide
Strangförmige Sehnen sind in eine Sehnenscheide (besser Sehnentunnel) gehüllt. Im Sehnentunnel ermöglicht eine der Gelenkschmiere ähnliche Substanz (Synovia) das reibungslose Gleiten der Sehne.

Karpaltunnel-Syndrom

Der Karpaltunnel verläuft über das Handgelenk zur Handfläche und enthält neben Sehnen auch einen Armnerv (Nervus medianus). Erkrankt der Karpaltunnel, wird der Nerv komprimiert.

Anzeichen sind nächtlicher Schmerz mit morgendlicher leichter Schwellung der Hand. Meist ist der Faustschluß unmöglich.

Ursachen

Ursachen des Karpaltunnelsyndroms können sein: Rheuma, gelenknahe Speichenbrüche oder Degeneration.

Behandlung

In den meisten Fällen ist eine Operation notwendig.

Sehnenknarren (Peritendinitis crepitans)

Eine bindegewebige Verdickung des Sehnengleitgewebes kann zu Schmerzen und einem eigenartigen Knarren oder »Schneeballknirschen« führen. Am häufigsten sind davon die Sehnen an der Streckseite des Unterarms betroffen, und zwar etwa die letzten 10 Zentimeter vor dem Handgelenk.

Ursache

Meist eine Überbeanspruchung durch ungewohnte oder monotone Tätigkeiten.

Behandlung

Ruhigstellung des Unterarms und des Handgelenks, abschwellende und entzündungshemmende Medikamente.

Fingerverkrümmung (Dupuytren-Kontraktur)

Sind Ihre Finger, besonders der kleine und der Ringfinger, eigenartig verkrümmt und leiden Sie nicht an Rheuma, ist die Sehnenplatte Ihrer Hand (meist der rechten) erkrankt.

Ursachen

Dieser Dupuytren-Kontraktur liegt eine narbige Schrumpfung und eine Ausbildung derber Stränge und Knoten der Sehnenplatte zugrunde. So wird das Strecken der Finger immer mehr behindert.

Die *Ursachen* sind noch nicht exakt geklärt. Das häufig gleichzeitige Bestehen einer Bandscheibenerkrankung der Halswirbelsäule läßt an eine Ernährungsstörung der Sehnenplatte infolge mangelnder Versorgung durch Nerven und Gefäße, deren Ursprung durch das Bandscheibenleiden komprimiert wird, denken.

Überbein (Ganglion)

Haben Sie im Bereich des Hand- oder Kniegelenks oder am Fußrücken eine auffallende Schwellung unter der Haut, kann es sich um ein Ganglion handeln. Es sind dies Kapselgeschwülste von Erbs- bis Apfelgröße, die von Gelenken, Sehnen und Sehnentunnel ausgehen und mit einer gelblichen Flüssigkeit gefüllt sind. Sie können sich weich, aber auch hart anfühlen.

Behandlung

Ein Ganglion ist immer gutartig. Grundsätzlich aber sollten Sie einen Arzt aufsuchen, wenn Sie bei sich ein solches Gebilde entdecken. Denn in einigen wenigen Fällen kann es sich auch um einen anderen Tumor handeln!

Wenn notwendig, wird der Arzt eine operative Entfernung vorschlagen.

Knochenerkrankungen

Knochen ist keineswegs ein starres Gebilde. Knochen lebt, immer wieder gehen Knochenzellen zugrunde und werden durch neue ersetzt. Alle Knochen sind von einer Knochenhaut (Periost) umgeben, von ihr sprossen die Blutgefäße aus, die Knochengewebe und Knochenmark ernähren. Blutbildendes rotes Knochenmark enthalten die kurzen und die platten Knochen, außerdem noch die Gelenkenden der Röhrenknochen.

Störungen der Knochenbildung, Störungen zwischen Knochenabbau und Knochenneubildung und Erkrankungen des Knochengewebes (Infektionen, Tumoren) können schwerwiegende Folgen haben. Knochenkrebs gehört zu den fatalsten Krebsarten.

Krankheiten des blutbildenden Knochenmarks führen zu bestimmten Formen der Anämie (Seite 439, 442) oder zu Leukämien (»Blutkrebs«, Seite 444).

Krankheiten der Wirbelkörper und Bandscheiben finden Sie auf den Seiten 525 bis 529.

Osteoporose

Osteoporose ist eine unzureichende Bildung von Knochengrundsubstanz infolge einer Störung von Knochenabbau und Knochenneubildung. Folge ist eine zunehmende Neigung zu Knochenbrüchen. Die *senile Osteoporose* ist Ausdruck eines altersbedingten Rückgangs der biologischen Funktion des Knochenumbaus, ab dem sechsten bis siebten Lebensjahrzehnt ist sie natürlich (siehe Seite 19–20).

Osteomalazie

Osteomalazie ist eine Mineralisations-Verminderung des Knochens – es kann nicht mehr genügend Kalzium-Apatit in die Knochengrundsubstanz eingelagert werden.

Folgen sind Skelettdeformierungen wie eine Seitwärtsverbiegung der Wirbelsäule, Rundrücken oder X-Bein-Stellung sowie eine Neigung zu Knochenbrüchen.

Ursachen können sein:

Vitamin-D-Mangel und Eiweißmangelernährung, in seltenen Fällen auch biochemische Veränderungen des Knochenumbaus.

Behandlung

Vitamin-D-Zufuhr. Osteomalazie ist heutzutage bei uns höchst selten. Das gilt auch für die *Rachitis* (Seite 671), wie die Osteomalazie im Kindesalter genannt wird.

Ossifikationsstörungen

Die typischste Ossifikationsstörung (Ossifikation = Knochenbildung) ist die *Osteogenesis imperfecta*. Bei ihr arbeiten die Knochenbildungszellen (Osteoblasten) nicht normal, sie bilden nicht genügend Knochengrundsubstanz. Die Knochenabbauzellen (Osteoklasten) dagegen funktionieren normal, so daß sich kein gesunder Knochen entwickeln kann.

Bei der Frühform brechen sich die Kinder bereits im Mutterleib die Knochen! Werden sie trotzdem lebend geboren, überleben sie meist das zweite Jahr nicht. Bei der Spätform tritt die Störung erst beim Kleinkind oder in der frühen Jugend in Erscheinung.

Krankheitsbild

Verbiegungen und Verkürzungen der Gliedmaßen, Verformung von Becken und Wirbelsäule, in Fehlstellung verheilte Knochenbrüche. Mit Beendigung des Wachstums kommt es meist zu einem Stillstand der Knochenbrüche, das Skelett konsolidiert sich.

Behandlung

Bei guter Versorgung der Brüche, Entlastung und Schienung der Röhrenknochen der Beine durch orthopädische Apparate und Korsetts für die Wirbelsäule können entstellende Deformierungen weitgehend verhindert werden.

Marmorknochen-Krankheit

Bei dieser Erbkrankheit ist die Knochenbildung voll erhalten, der Knochenabbau jedoch funktioniert nicht normal.

Anzeichen

Leichte Formen bleiben ohne Anzeichen. Bei schwereren Formen jedoch erscheint der Knochen »marmoriert«, und der mangelnde Abbau führt zu einer Einengung des blutbildenden Knochenmarks, so daß es zu schweren, meist schon im Kindesalter tödlichen Anämien kommt.

Künstliche Gliedmaßen (Prothesen)

Die historisch wohl bekannteste künstliche Gliedmaße ist die eiserne Hand des Götz von Berlichingen. Angeborene Defekte sowie der Verlust von Gliedmaßen durch Arbeits- und Verkehrsunfälle, schwere Durchblutungsstörungen (»Raucherbein«) und in seltenen Fällen auch Krebserkrankungen machen heute künstliche Gliedmaßen erforderlich. Allein in der Bundesrepublik Deutschland gibt es etwa 150 000 Armamputierte (davon etwa 1000 doppelseitig) und etwa 250 000 Beinamputierte.

Bei Beinprothesen wird heute durch hydraulische Elemente der Kniegelenkkonstruktionen eine Gangphasensteuerung möglich, so daß ein ausgeglichenes Gangbild entsteht. Durch sogenannte rheopexe Flüssigkeiten in den hydraulischen Zylindern können sogar drohende Stürze abgefangen werden. Die fortschrittlichsten Kunstarme sind heute myoelektrisch gesteuert: Elektroden leiten von den Muskeln der verbliebenen Armschäfte elektrische Potentiale ab und steuern damit einen Antriebsmotor, so daß gewisse Bewegungen der künstlichen Hand (Spitzgriff) möglich sind. Die Zukunft liegt hier in gelenkig ausgeführten Fingern und der Möglichkeit einer aktiven Drehung im künstlichen Handgelenk.

Paget-Krankheit

Die Paget-Krankheit, auch *Osteopathia deformans* genannt, befällt meist über 40jährige Männer. Die *Ursachen* sind unbekannt.

Anzeichen

Verdickungen und Verbiegungen der Knochen. Im fortgeschrittenen Stadium nimmt der knöcherne Schädel an Umfang zu (»der Mann, dem der Hut zu klein wird«), es kommt zu ständigen Kopfschmerzen. Die Beine verbiegen sich säbelartig, es entwickelt sich ein Buckel, Knochenbrüche sind häufig. Die Entstehung eines Knochenkrebses ist möglich.

Behandlung

Schmerzlinderung, orthopädische Maßnahmen, bei Knochenkrebs Amputation der betroffenen Gliedmaße.

Osteomyelitis (Knocheneiterung)

Nach Knochenverletzungen, Operationen am Knochen oder über den Blutweg kann es zu einer Knocheninfektion mit Staphylokokken (Eitererregern) kommen.

Anzeichen

Schüttelfrost, Fieber, Schmerzen und Schwellung des betroffenen Bereichs.

Behandlung

Antibiotika, eventuell Operation und Deckung des Knochendefekts mit einem Knochenspan aus dem Darmbeinkamm.

Gutartige Knochentumoren

Es gibt eine Reihe gutartiger Tumoren, die vom Knochengewebe oder vom Knorpel ausgehen. Manche von ihnen, so das kleine *Osteoidfibrom* der Beine, können sehr schmerzhaft sein.

Behandlung

Eine krebsige Entartung dieser *Osteome* (Tumor geht von Knochenzellen aus) oder *Chondrome* (Tumor geht vom Knorpel aus) ist höchst selten. Trotzdem wird man sie – so bei Schmerzen oder aus kosmetischen Gründen – meist entfernen.

Wichtig: Entwickelt sich bei Ihnen eine mehr oder weniger harte, kleine oder große Geschwulst, die anscheinend vom Knochen ausgeht, sollten Sie sofort einen Orthopäden aufsuchen. Denn die Möglichkeit eines sehr bösartigen Knochenkrebses ist erst nach exakter Untersuchung auszuschließen.

Knochenkrebs

Der häufigste und bösartigste Knochenkrebs ist das *Osteosarkom.* Aber auch alle anderen von den Knochenbildungszellen, vom Knochen- oder Knorpelgewebe ausgehenden Krebsarten sind höchst bösartig. Sie setzen sehr schnell Metastasen (Tochtergeschwülste), vor allem in der Lunge.

Am häufigsten sind Knochenkrebse bei Jugendlichen und 20- bis 30jährigen.

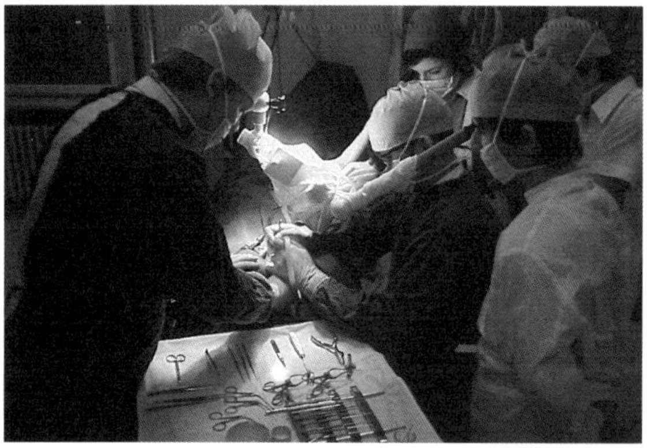

Die Mikrochirurgie kann Gliedmaßen wieder annähen

Mikrochirurgische Verfahren ermöglichen heute unter bestimmten Umständen das Wiederannähen abgetrennter Finger, ja sogar von Gliedmaßen. Voraussetzung der Mikrochirurgie ist einmal das Operationsmikroskop, und zum anderen sind es subtile Methoden von Gefäß- und Nervennähten oder Nerventransplantationen. Abgetrennte Gliedmaßen können jedoch nur dann gerettet werden, wenn die Verunglückten so schnell wie möglich (etwa mit dem Rettungshubschrauber) in eine spezialisierte Uniklinik gebracht werden.

Mikrochirurgische Operation mit Hilfe des Operationsmikroskops

Die *Ursachen* sind unbekannt, bei einigen Arten scheinen es krebserzeugende Viren zu sein.

Die Überlebensaussichten bei Knochenkrebsen oder Knorpelkrebsen *(Chondrosarkomen)* sind ungünstig. Nur bei Amputation der betroffenen Gliedmaße überleben bei einigen Arten bis zu 70 Prozent der Patienten fünf Jahre.

Häufig sind Tochtergeschwülste (Metastasen) verschiedener anderer Krebsarten in den Knochen.

Rückenschmerzen

Nahezu jeder zehnte Mensch leidet bisweilen oder öfter unter Rückenschmerzen. Meist sind diese Rückenschmerzen harmloser Natur. So können sie nur rein *psychisch-vegetativ* bedingt sein. Oder sie treten bei *Überanstrengung* und *Ermüdung der Rückenmuskulatur* auf. Häufig sind sie auch bei *statischen Veränderungen,* so bei einer Schwangerschaft oder beim ständigen Tragen zu hoher Absätze.

Nicht selten sind Schmerzen im oberen Lendenwirbelsäulenbereich bei Erkrankungen im Bauchraum (beispielsweise bei Zwölffingerdarmerkrankungen, Eierstockstumoren oder einem Gebärmuttervorfall). In der Regel werden diese ausgestrahlten Schmerzen aber von Bauch- oder Unterleibsschmerzen begleitet.

Schmerzen seitlich der Lendenwirbelsäule deuten auf *Nierenerkrankungen* hin. Schmerzen im Kreuzbeinbereich können psychisch-vegetativ sein, aber auch einen *Tumor* oder eine *Erkrankung des Mastdarms* signalisieren.

»Hexenschuß« (Lumbago)

Ein bekannter Schmerz im Lendenwirbelsäulenbereich ist der *»Hexenschuß«,* in der Fachsprache *Lumbago* genannt. Diese starken Schmerzen sind oft nur durch eine gebückte Haltung einigermaßen zu ertragen.

Ursachen

Dem Hexenschuß liegt meist eine *Zerrung oder Verspannung der Rückenstreckmuskulatur* oder eine Zugbelastung an den Bändern der Lendenwirbelsäule zugrunde: Sie haben sich ungeschickt bewegt, oder Sie haben zu schwer und nicht richtig gehoben.

Doch Vorsicht! Leiden Sie häufig an einem Hexenschuß, haben Sie wahrscheinlich einen *Bandscheibenschaden* (Seite 331).

Behandlung

Einen einfachen Hexenschuß können Sie mit Wärmeanwendung, Massage und Schmerzmitteln beheben. In stärkeren Fällen wird Ihnen der Arzt eine schmerzlindernde Spritze geben.

Ischias

Haben Sie Schmerzen im Lendenwirbelsäulenbereich, die von dort über den Po zum Bein, manchmal bis zum Fuß hin »ausstrahlen«, leiden Sie an *Ischias,* das heißt an Schmerzen im Ausbreitungsgebiet des Ischiasnervs.

Ursachen

Fast immer liegt dem Ischias ein *Bandscheibenschaden* (Seite 331) zugrunde, der die Wurzel des Ischiasnervs komprimiert. *Suchen Sie bei Ischias baldmöglichst einen Orthopäden auf!*

Neben Bandscheibenschäden gibt es noch weitere Erkrankungen, Verletzungen oder degenerative Schädigungen der Wirbelsäule, die schwere Rückenschmerzen verursachen können:

- *Skoliose,* das ist eine meist erbliche Seitwärtsverbiegung der Wirbelsäule mit Verdrehung der Wirbelkörper. In leichteren Fällen verursacht sie kaum Rückenschmerzen, höchstens im Alter. In schwereren Fällen führt sie zu entstellenden, behindernden Deformierungen (Rippenbuckel, Beckenschiefstand). Siehe dazu Seite 672.
- *Wirbelgleiten* (Seite 528),
- *Bechterew* (Seite 529),
- *Scheuermann* (Seite 528),
- *Tumoren der Wirbelsäule,*
- *Wirbelbrüche* (Seite 340).

Die Wirbelsäule

Die Wirbelsäule besteht aus den insgesamt 29 Wirbeln der Hals-, Brust- und Lendenwirbelsäule sowie des Kreuzbeins. Das Kreuzbein ist ein verschmolzener Block aus fünf Wirbeln. An das Kreuzbein schließt das Steißbein an. Zwischen den Wirbelkörpern liegen die Bandscheiben (Seite 331, 528) als Puffer.

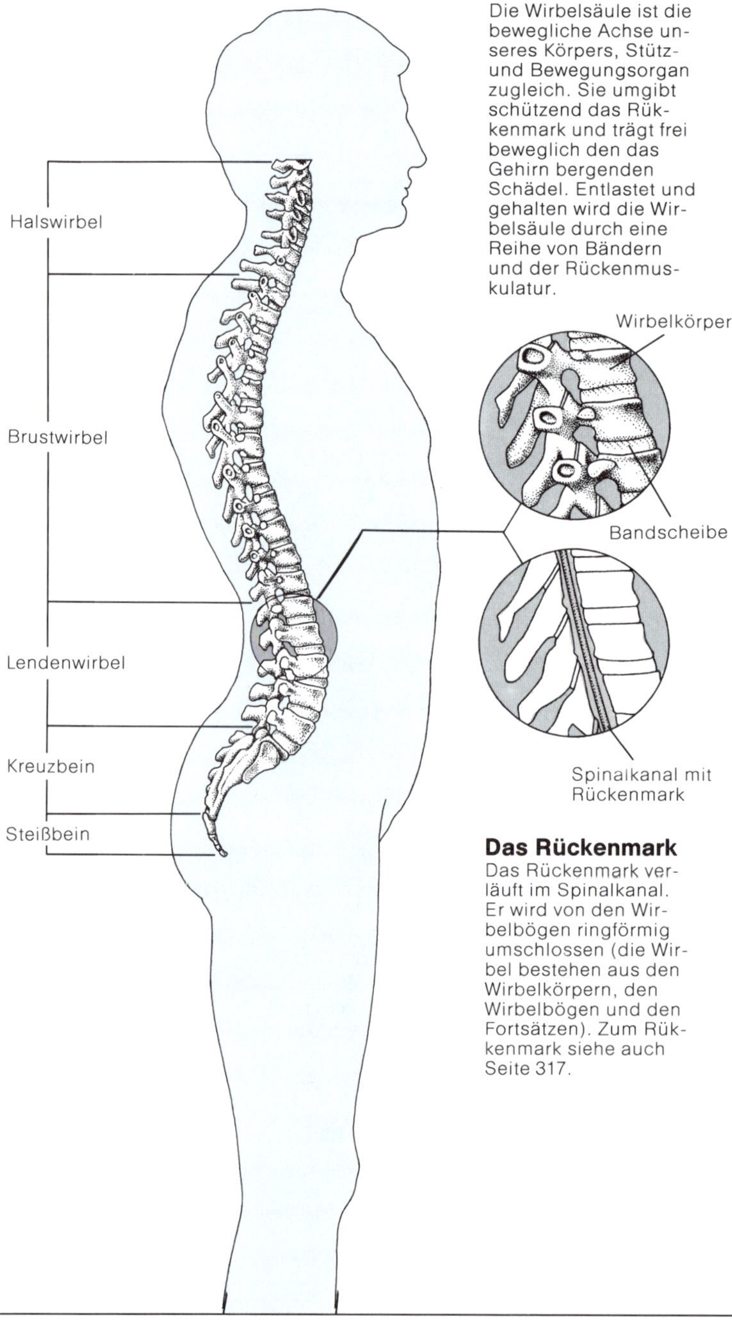

Die Wirbelsäule ist die bewegliche Achse unseres Körpers, Stütz- und Bewegungsorgan zugleich. Sie umgibt schützend das Rückenmark und trägt frei beweglich den das Gehirn bergenden Schädel. Entlastet und gehalten wird die Wirbelsäule durch eine Reihe von Bändern und der Rückenmuskulatur.

Das Rückenmark
Das Rückenmark verläuft im Spinalkanal. Er wird von den Wirbelbögen ringförmig umschlossen (die Wirbel bestehen aus den Wirbelkörpern, den Wirbelbögen und den Fortsätzen). Zum Rückenmark siehe auch Seite 317.

Rückenschmerzen

Rückenschmerzen gehören zu den häufigsten Schmerzen. Oft sind sie lediglich Symptome einer Überlastung, oft aber auch einer ernsteren Erkrankung oder Schädigung.

Bei wiederholten oder ständigen stärkeren Rückenschmerzen sollten Sie baldmöglichst einen Orthopäden aufsuchen.

Nach ihrer Lokalisation werden drei Arten von Rückenschmerzen unterschieden:

- *Lumbago* (»Hexenschuß«) – der Schmerz ist in der Lendengegend lokalisiert,
- *Ischias* – der Hauptschmerz folgt dem Verlauf des Ischiasnervs: von der Lendengegend über eine Pobacke ins Bein. Ischiasschmerzen sind meist einseitig, nur selten auf beiden Seiten.
- *Kokzydynie* (Schmerzen in der Steißbeingegend).

Ursachen der Lumbago können sein:

- bei einer leichteren Lumbago psychisch-vegetative Störungen,
- Zerrung und Verspannung der Rückenstreckmuskulatur infolge ungeschickten Hebens, zu schweren Hebens, abrupter Bewegungen, gebückter Tätigkeit, falschen Sitzens oder einer Fehlhaltung. Die Verspannung der Rückenstreckmuskulatur führt auch zu einem schmerzhaften Zug an den Bändern.
- Bandscheibenschäden (Seite 331),
- Scheuermann-Krankheit (Seite 528),
- Wirbelgleiten (Spondylolisthese, Seite 528) oder
- Skoliose (Seite 672),
- leichtere Brüche von Wirbeln bei Stürzen oder anderen Verletzungen,
- Tumoren der Wirbelsäule.

Ursachen eines Ischias können sein:

- Bandscheibenschaden,
- Wirbelgleiten.

Ursachen von Schmerzen in der Steißbeingegend können sein:

- psychisch-vegetative Störungen,
- Erkrankungen des Mastdarms,
- Verletzungen.

Wichtig: Sind die Schmerzen seitlich der Wirbelsäule im Lendenbereich lokalisiert, handelt es sich möglicherweise um Nierenschmerzen. Auch Erkrankungen der Gallenblase, der Gallenwege, des Zwölffingerdarms, Entzündungen oder Tumoren der Gebärmutter oder der Eierstöcke können Rückenschmerzen provozieren. Allerdings ist bei ihnen der Schmerz im Bauchbereich meist stärker.

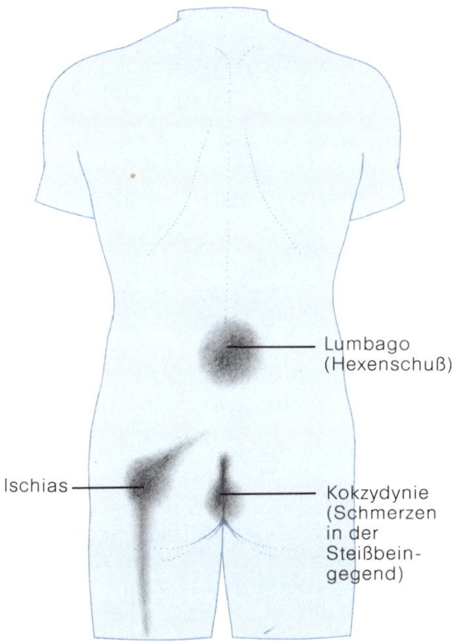

Wie Sie Ihre Wirbelsäule und die Bandscheiben schonen können

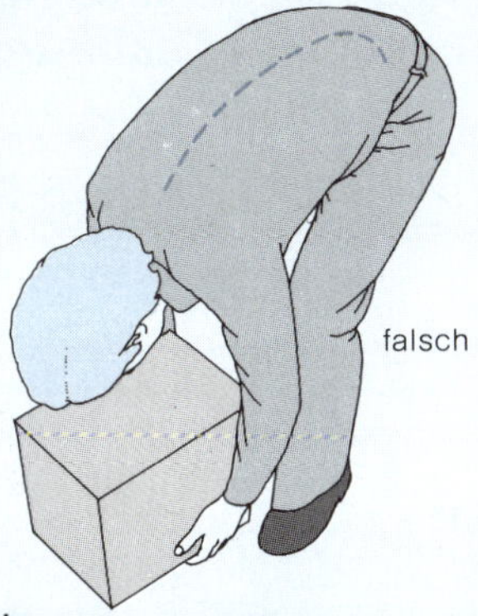

Heben Sie schwere Gegenstände richtig!
Bücken Sie sich zum Heben nicht zu den Gegenständen hinunter. Dieses falsche Heben belastet die Wirbelsäule immens. Richtiges Heben: Gehen Sie in die Hocke, und nutzen Sie die Kraft Ihrer Oberschenkelmuskeln. Prüfen Sie die Schwere eines Gegenstandes, bevor Sie ihn heben!

Stärken Sie Ihre Rückenmuskulatur
Eine starke Rückenmuskulatur entlastet die Wirbelsäule. Stärken können Sie Ihre Rückenmuskulatur vor allem durch Gymnastik (Seite 14) und regelmäßiges Schwimmen!

Richtige Schuhe
Tragen Sie – wenn möglich – flache Schuhe. Als Frau sollten Sie Schuhe mit hohen Absätzen nur zwischendurch tragen. Hohe Absätze provozieren eine unnatürliche Haltung und belasten nicht nur die Füße, sondern auch die Wirbelsäule.

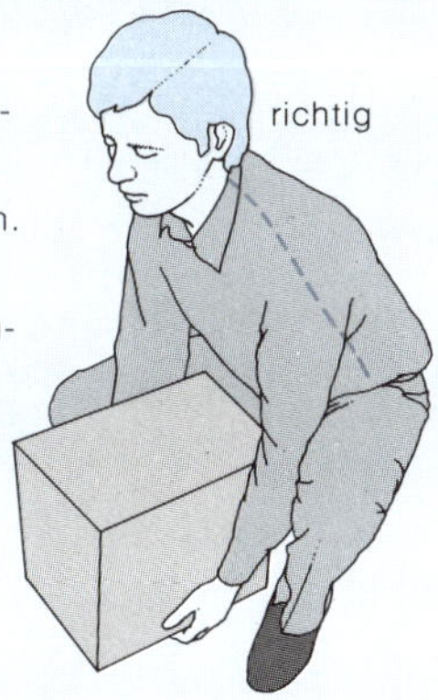

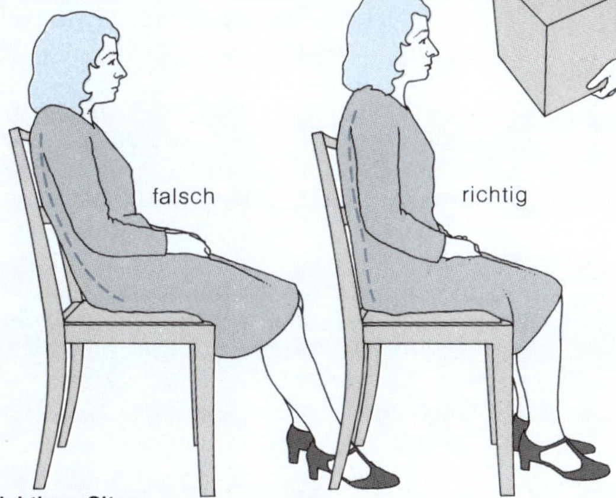

Richtiges Sitzen
Wenn Sie schon auf einem solchen nicht körpergerechten Stuhl sitzen müssen, sollten Sie wenigstens gerade sitzen und Ihren Rükken anlehnen. Üben Sie eine sitzende Tätigkeit aus, sollten Sie auf einem körpergerechten Stuhl mit verstellbarer Rückenlehne sitzen; auch in der Höhe sollte der Stuhl verstellbar sein.

Richtige Matratze
Schlafen Sie auf einer ziemlich harten Matratze. Unter der Matratze sollte ein moderner Lattenrost sein.

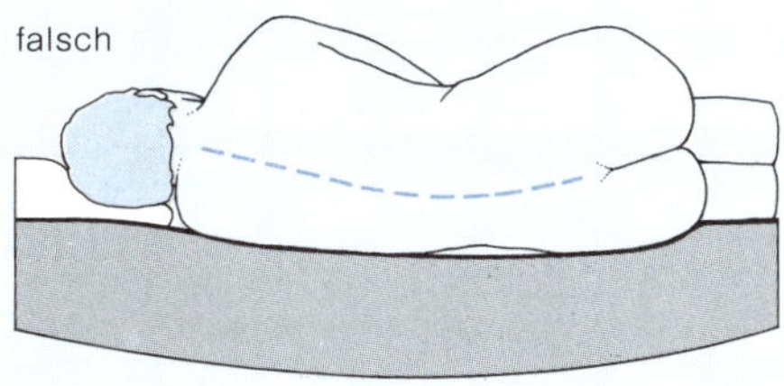

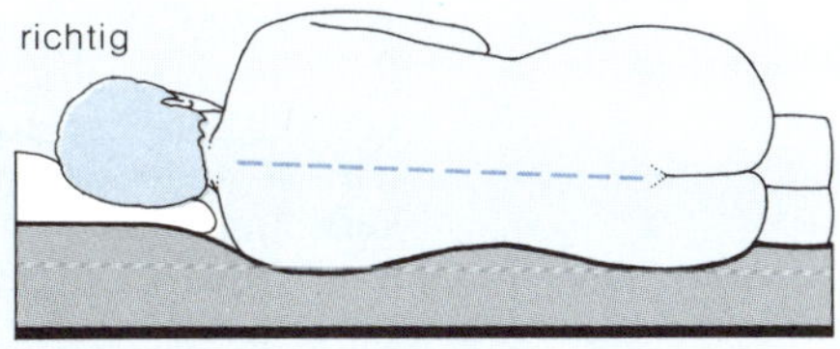

Wie es zum Ischias infolge eines Bandscheibenschadens kommt

Ein Bandscheibenschaden im Bereich des aus dem Spinalkanal austretenden Ischiasnervs ist ziemlich häufig. Der vorgefallene Kern der Bandscheibe drückt auf die austretende Nervenwurzel (b). Drückt der Kern auf die Cauda (Nervenbündel als Fortsetzung des Rückenmarks; das Rückenmark selbst hört zwischen dem ersten und zweiten Lendenwirbel auf), kommt es zum Caudasyndrom (c) mit Lähmungserscheinungen.

Die Grafiken zeigen die Bandscheibe von oben (bei Entfernung des darüberliegenden Wirbelkörpers).

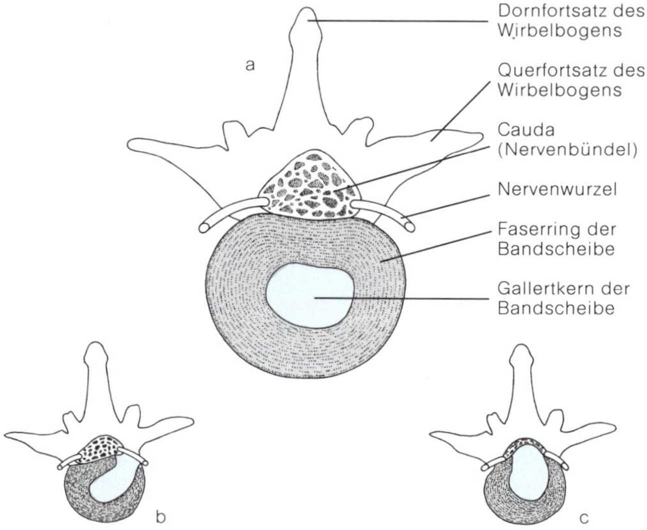

Wirbelgleiten

Dem Wirbelgleiten *(Spondylolisthese)* liegt eine Unterbrechung an bestimmter Stelle eines Wirbelbogens zugrunde. An einem solchen Defekt eines Wirbels leiden etwa 5 Prozent aller Menschen.

Anzeichen

In leichteren Fällen macht sich die so entstehende Instabilität des betroffenen Bewegungssegments der Wirbelsäule nur durch gelegentliche Rückenschmerzen bemerkbar.

In schwereren Fällen gleitet der Wirbelkörper bei entsprechenden Bewegungen etwas zur Bauchseite hin; durch diese Bewegung werden Rückenmark und/oder Nervenwurzeln komprimiert: Es kommt zu starken Rückenschmerzen und – bei einer Komprimierung von Wurzeln eines Nervs, der in die Beine zieht – auch zu Beinschmerzen.

Komplikationen

In sehr schweren Fällen kann der Wirbelkörper total zur Bauchseite hin abgleiten *(Spondyloptose)*. Die Wirbelsäule wird so in Höhe dieses Segments total instabil, was durch starke Komprimierung von Rückenmark und/oder Nervenwurzeln zu einer Querschnittslähmung führen kann.

Behandlung

Stärkung der Rückenmuskulatur durch Krankengymnastik (Bewegungstherapie), Meiden ungeschickter Bewegungen und schweren Hebens. In schwereren Fällen kann eine operative Aufrichtung und Stabilisierung des betroffenen Segments der Wirbelsäule durch Metallstabkonstruktionen erfolgreich sein und den Patienten beschwerdefrei machen.

Scheuermann (Morbus Scheuermann)

Die Scheuermann-Krankheit ist mit das häufigste Leiden der jugendlichen Wirbelsäule. Äußerliches Kennzeichen ist ein meist nur flacher, keineswegs entstellender Rundrücken.

Anzeichen

Es kommt zu einer leichten Ermüdbarkeit der Wirbelsäule und des Rückens, bisweilen zu mehr oder weniger starken Rükkenschmerzen. Im Röntgenbild erscheinen mehrere Wirbelkörper in typischer Keilform.

Entstehung und Ursachen

Die Krankheit ist sicherlich erblich bedingt, möglicherweise in Verbindung mit hormonellen Störungen und mechanischen Schädigungen.

Den Veränderungen der Wirbelsäule liegt eine großräumige Unterbrechung der kollagenen Fasersysteme in den Grund- und Deckplatten der Wirbelkörper zugrunde, außerdem ein abschnittsweises Fehlen der Wachstumszonen.

Zwischen dem 12. und 17. Lebensjahr bilden sich die klassischen, im Röntgenbild erkennbaren Veränderungen der Wirbelsäule allmählich aus:

- Verschmälerung mehrerer Bandscheiben,
- Keilform der entsprechenden Wirbelkörper und
- Unregelmäßigkeiten der Wirbeldeckplatten (Schmorl-Knorpelknötchen).

Ist nur ein Teil der Brustwirbelsäule betroffen, entsteht ein Rundrücken im Brustbereich und als Ausgleich ein Hohlrücken im Lendenwirbelsäulenbereich. Sind Teile der Brust- und Lendenwirbelsäule betroffen, entsteht ein leichter Totalrundrücken. Ist nur die Lendenwirbelsäule betroffen, flacht sich die gesamte Wirbelsäule ab: Es entsteht ein Flachrükken – eine ungünstige Fehlform, die häufig übersehen wird.

Prognose

Mit etwa dem 18. Lebensjahr kommt die Krankheit in der Regel zum Stillstand, was jedoch nicht Heilung bedeutet: Die Funktionsminderung und die Verformung der Wirbelsäule bleiben, ebenso natürlich die degenerativen Schäden mehrerer Bandscheiben. Die Betroffenen leiden zeit ihres Lebens an mehr oder weniger starken Rückenschmerzen und können nur leichtere körperliche Arbeiten verrichten. Das Risiko eines Bandscheibenvorfalls (Seite 331) – meist oberhalb und unterhalb der geschädigten Wirbelsegmente – ist groß.

Behandlung

Eine intensive und ständige Krankengymnastik stärkt die Rückenmuskulatur und entlastet so die Wirbelsäule. In Fällen, bei denen die Entwicklung eines entstellenden Rundrückens zu erwarten ist, kann das Anlegen eines Gipsmieders für einige Monate und später eines Korsetts den Grad des Rundrückens reduzieren; eine solche Behandlung kann natürlich nur während des Wachstumsalters sinnvoll sein.

Skoliose

Eine Skoliose ist eine Seitwärtsverbiegung der Wirbelsäule mit Verdrehung einzelner Wirbelkörper zueinander. In schweren Fällen kann es zu einem »Rippenbuckel« kommen. Nähere Informationen finden Sie auf Seite 672.

Bechterew

Bechterew ist eine chronisch entzündliche Versteifung der Wirbelsäule mit Buckelbildung. Er entsteht durch entzündliche Veränderungen, Verhärtungen und Verknöcherungen des gesamten Wirbelsäulenapparats. Durch Entkalkung der Wirbel, gleichzeitige wulstartige Verknöcherung der Gelenkbänder und die nach vorn gebeugte Wirbelsäule entsteht im Röntgenbild der Eindruck eines Bambusstabs (»Bambusstab-Wirbelsäule«).

Anzeichen

Die Erkrankung beginnt zwischen dem 20. und 30. Lebensjahr mit Kreuz- und oft auch Armschmerzen, vielfach ist gleichzeitig die Regenbogenhaut des Auges entzündet. Die Schmerzen nehmen im Verlauf der Krankheit zu und hören erst bei vollständig versteifter Wirbelsäule auf. Im Spätstadium werden die Rippengelenke ebenfalls betroffen, so daß die Atmung behindert wird und sich die Lunge verändert. Auch *Lähmungserscheinungen* sind nicht selten; sie werden durch Druck auf die Nervenwurzeln, die vom Rückenmark ausgehen, ausgelöst.

Bechterew ist ein relativ häufiges Leiden, es führt zu frühzeitiger und dauernder Invalidität.

Ursachen

Die Ursachen sind noch ungeklärt, die entzündlichen Erscheinungen ordnen den Bechterew in die Nähe von Rheuma ein. Als mögliche Ursachen werden diskutiert: Autoimmunkrankheit (das Abwehrsystem richtet sich gegen körpereigenes Gewebe), Virusinfektion oder Stoffwechselerkrankung.

Behandlung

Infrarotbestrahlung, Bäder, Rheumamittel und andere Medikamente können Linderung schaffen, aber sie stoppen den Krankheitsprozeß nicht. Wichtig ist eine intensive und ständige krankengymnastische Behandlung zur Stärkung der Rükkenmuskulatur, um die Wirbelsäule zu entlasten. In schwereren Fällen sollte heute operiert werden.

Erkrankungen der Gelenke

Gelenke ermöglichen die Verbindung zwischen zwei und mehreren Knochen und so die Bewegungen des Körpers. Sie werden von den mit glattem Knorpel überzogenen Knochenenden gebildet, die entsprechend der Knochenverbindung geformt sind. Ein Gelenk wird von der *Gelenkkapsel* schützend eingehüllt. *Gelenkflüssigkeit* (»Gelenkschmiere«) ermöglicht das sanfte, reibungslose Gleiten der Gelenkenden. *Gelenkbänder* verstärken von außen die Gelenkkapsel und regulieren innen die Beweglichkeit mit. Das Gleiten wird außerdem noch durch *Schleimbeutel* erleichtert. Zu den Gelenkformen siehe Seite 512.

Trotz ihrer optimalen und funktionellen Konstruktion sind die Gelenke heutzutage oft überfordert – etwa durch die unnatürliche Periodik von Passivität und Belastung, Hochleistungssport und Übergewicht. Das gilt vor allem für das abgebildete Hüftgelenk oder für Kniegelenke. So ist neben einer entsprechenden Anlage die Häufigkeit von degenerativen Gelenkkrankheiten *(Arthrosen)* zu erklären. Entzündliche Gelenkerkrankungen (*Arthritis*-Formen) tun ein übriges, um Gelenkerkrankungen zu den häufigsten Erkrankungen werden zu lassen.

Arthrose

Unter Arthrose versteht man eine degenerative, deformierende Gelenkerkrankung. Zwei Drittel aller Menschen über 55 Jahre leiden an einer mehr oder weniger schweren Arthrose – vor allem der Hüft- oder Kniegelenke.

Anzeichen

Eine Arthrose macht das Gelenk funktionsuntüchtig und verursacht oft sehr starke Schmerzen. Befällt sie eines der großen tragenden Gelenke (Hüft-, Knie- oder Fußgelenk), wird das Gehen zur Qual.

Auch jüngere Menschen verschont die Arthrose bei entsprechender Anlage, Überbelastung der Gelenke oder als Folge von Gelenkverletzungen (etwa durch Ski- oder Verkehrsunfälle) nicht.

Entstehung

Regel: Eine Arthrose entsteht meist aus dem Mißverhältnis zwischen Beanspruchung und anlagebedingter oder erworbener Leistungsschwäche einzelner Gelenkanteile.

Am Anfang stehen bei der *primären Arthrose* fortwährende Abnutzungserscheinungen durch direkte Überbeanspruchung bei Schwerarbeit, Hochleistungssport, Übergewicht oder durch indirekte Überbeanspruchung, wenn das Gelenkgewebe altert oder durch Stoffwechselstörungen verändert wird.

Eine *sekundäre Arthrose* kann durch vielerlei angeborene oder erworbene Grundkrankheiten entstehen: so durch flache Gelenkpfannen und angeborene Verdrehung der Gelenke (besonders des Hüftgelenks, siehe dazu Seite 639), Knochenwachstumsstörungen, Rheuma, Wirbelsäulenerkrankungen, X-Beine, Knick- oder Plattfuß.

Anzeichen

Eine Arthrose ist durch folgende Veränderungen im Gelenk charakterisiert:

- Zerstörung des Knorpelgewebes durch Auffaserung, vollständigen Aufrieb und Gelenkkapselveränderungen;
- Verschmälerung der Gelenkspalten;
- die Gelenkenden passen nicht mehr aufeinander;
- Verhärtungen.

Behandlung

Eine befriedigende und schmerzfreie Gelenkfunktion kann Arthrotikern auf Dauer nicht durch fragwürdige Einspritzungen ins Gelenk, sondern nur durch eine Operation und vor allem durch künstliche Gelenke geschenkt werden. Siehe dazu den Kasten »Künstliche Gelenke«.

Unten links: gesundes Hüftgelenk; rechts: arthrotisch degeneriertes Hüftgelenk.

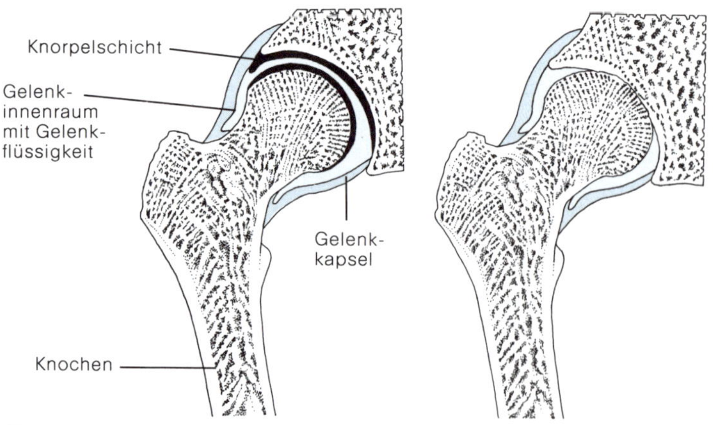

Künstliche Gelenke

Durch das Fortschreiten der biomedizinischen Technik, der histologischen (Gewebs-) und der klinischen Forschung kann heute nahezu jedes Gelenk der Arme und Beine künstlich ersetzt werden. Dabei werden an Stelle von deformierten, schmerzhaften und so funktionsuntüchtig gewordenen Gelenken entsprechend geformte Teile aus Metall, Kunststoff und auch aus Keramik eingesetzt. Mit diesen *Endoprothesen* können heute vor allem ersetzt werden:

- Fingergelenke,
- Ellbogengelenke,
- Schultergelenke,
- Hüftgelenke und
- Kniegelenke.

Künstliche Gelenke werden heute eingesetzt bei

- Arthrose (Seite 530),
- durch Arthritis (Gelenkentzündung, Seite 532), vor allem durch Rheuma (Polyarthritis, Seite 532), schwer geschädigten Gelenken,
- deformierenden Gelenkverletzungen (beispielsweise bei Verkehrsunfällen);
- unter Umständen auch bei Knochengeschwülsten in Gelenknähe, die eine radikale Knochenentfernung erfordern.

Immer sind diese Gelenkschädigungen neben der Funktionsuntüchtigkeit mit sehr starken Schmerzen verbunden. Im späteren Verlauf versteifen dann die Gelenke.

Wichtigstes Beispiel des Gelenkersatzes ist die Hüftgelenk-Totalendoprothese. Nach der anfänglichen Euphorie, bei der nahezu jede chirurgische Klinik künstliche Hüftgelenke einpflanzte, ist man heute mit der Einpflanzung künstlicher Gelenke vorsichtiger geworden: Reihenweise aufgetretene Lockerungen des künstlichen Gelenkschaftes und Brüche der künstlichen Pfanne konnten zwar durch neues Material und neue Techniken vermindert werden, lassen es aber angeraten sein, das Einsetzen von Gelenkersatz echten Spezialisten zu überlassen.

Operation und Einpflanzung des künstlichen Hüftgelenks

Das geschädigte Hüftgelenk wird bis auf den intakten Oberschenkelknochenschaft zurückgeschnitten (das heißt, der Hüftgelenkkopf wird entfernt), ebenso wird das geschädigte Gewebe der Pfanne weggefräst. Im Oberschenkelknochen wird der metallene Prothesenschaft mit Hilfe von Knochenzement verankert. Auf dem Prothesenschaft sitzt der Gelenkkopf aus Metall oder Keramik. In den passend ausgefrästen Pfannenteil des Beckenknochens wird die künstliche Pfanne aus einem speziellen Polymer-Kunststoff oder aus Keramik eingepaßt – wobei Keramik (Aluminiumoxid-Keramik) wegen ihrer optimalen Gewebeverträglichkeit vorzuziehen ist.

Probleme schafft immer noch der Knochenzement, da er die angrenzende Knochenfläche schädigen kann, so daß es zu Lockerungen kommt. Eine Keramikpfanne kann ohne Zement eingepaßt werden.

Erfolge werden auch mit der zementfreien Verankerung bestimmter Metallschäfte erzielt. Die Kohlenstoffaser als neues Prothesenmaterial hielt dagegen bis jetzt nicht, was man sich von ihr versprach. Stark verbessert wurde durch neue Technologien auch die Biomechanik der Endoprothesen.

Alle diese Forschungen haben zum Ziel, die Haltbarkeit der künstlichen Hüftgelenke zu verbessern und damit ihre Anwendung auf einen größeren Patientenkreis auch jugendlicheren Alters ausdehnen zu können. Die heute optimalste Verbundprothese besteht aus folgenden Materialien:

- Pfanne aus Aluminiumoxid-Keramik (zementfrei verankert);
- Kopf ebenfalls aus Aluminiumoxid-Keramik;
- Schaft aus Metall – biomechanisch so durch Form und Lakunen (Einbuchtungen) optimiert, daß er zementfrei verankert werden kann.

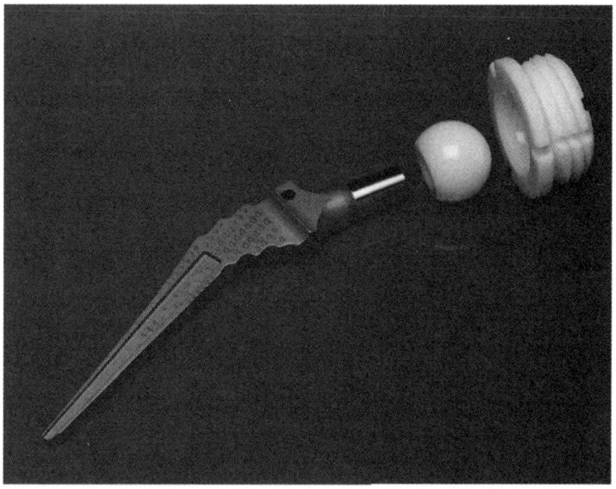

Ein künstliches Hüftgelenk

Arthritis

Arthritis bedeutet *Gelenkentzündung*. Ihren Ausgang nimmt sie in der Regel von der Gelenkinnenhaut.

Anzeichen

Warnsignal für eine Arthritis ist ein akut auftretender und anhaltender Gelenkschmerz.

Formen und Ursachen

Spontan oder bei stumpfen Verletzungen kann es zum *Gelenkerguß* (Flüssigkeitsansammlung mit Entzündung der Gelenkinnenhaut) kommen. Man spricht dann von einer *akuten Arthritis*. Schiebt sich dabei gefäßreiches Bindegewebe über die Gelenkflächen, kann die Arthritis *chronisch* werden und mit der Zeit das Gelenk zerstören.

Bei offenen Gelenkverletzungen, aber auch durch Infektionen auf dem Blutwege kann es zur *eitrigen Arthritis* kommen, die das Gelenk bei nicht rechtzeitiger Behandlung zerstört und deformiert. Folge ist dann oft eine Versteifung des Gelenks.

Gelenkentzündungen können seltener auch allergisch oder durch verschiedene Grunderkrankungen wie Tripper bedingt sein. In diesen Fällen kann es zur *Gelenkversteifung* kommen.

Behandlung

Je nach Form, Ursachen und Stadium der Arthritis wird der Orthopäde Antibiotika spritzen, entzündungshemmende und abschwellende Medikamente verordnen oder eventuell auch operieren.

Siehe auch »Rheuma« (unten) und »Rheumatisches Fieber« auf Seite 533.

Primär chronische Polyarthritis (Rheuma)

Das Rheuma der Laiensprache heißt unter Spezialisten *rheumatoide Arthritis* oder *primär chronische Polyarthritis* (fortschreitende chronische Vielgelenks-Entzündung), abgekürzt p. c. P.

Es handelt sich um entzündliche Prozesse, die sich an vielen Gelenken zeigen (*Polyarthritis*). Diese Prozesse schreiten fort (sind *progredient*) und werden zu einem *chronischen* Leiden.

Die p. c. P. ist eine Erkrankung des Bindegewebes, die sich an den Gelenken und der Gelenkumgebung bemerkbar macht. Bei schweren Verlaufsformen treten »Rheumaknötchen« im Bindegewebe der Unterhaut, gelegentlich auch in anderen Organen sowie Gefäßentzündungen hinzu.

Der wechselnde, insgesamt jedoch chronisch fortschreitende Verlauf führt zu charakteristischen Gelenkdeformationen, Funktionsausfällen der Gelenke und Schmerzen.

Anzeichen

Der Gipfel der Erkrankungshäufigkeit liegt um das 40. Lebensjahr, Frauen sind gefährdeter.

Rheuma setzt schleichend mit Gelenkschmerzen und Morgensteifigkeit der Gelenke ein. Die befallenen Gelenke (zuerst meist Hand- und Fuß-, dann Ellbogen-, Knie- oder andere Gelenke) wirken teigig geschwollen. Durch die allmähliche Zerstörung der Gelenkkapsel, Sehnenscheidenbefall und Bindegewebswucherung entstehen Gelenkdeformierungen, die das Gelenk mehr oder weniger funktionsuntüchtig machen. Bei längerem Verlauf kann es zu Knorpel- und Knochenzerstörungen kommen, die letztlich zur Gelenkversteifung führen.

Ursachen der Entstehung

Wahrscheinlich handelt es sich um eine Autoimmunkrankheit; das heißt, das Abwehrsystem richtet sich gegen körpereigenes Gewebe.

Jedenfalls wurden in den örtliche Gewebsschädigungen sogenannte Rheumafaktor-Antikörper-Immunkomplexe gefunden. Über diese Komplexe entstehen Entzündungen, bei denen lysosomale Enzyme aus weißen Blutkörperchen freigesetzt werden. Die lysosomalen Enzyme verursachen Gewebsschädigungen, die den Autoimmunprozeß aufrechterhalten.

Möglicherweise wird das anfängliche Fehlverhalten des Abwehrsystems durch Viren oder Mykoplasmen (bakterienähnliche Kleinstlebewesen) ausgelöst.

Behandlung

Die medikamentöse Rheumatherapie ist heute ziemlich breit gefächert. Neben den entzündungshemmenden und die Abwehr unterdrückenden synthetischen Nebennierenrindenhormonen (Kortison) gibt es eine Reihe von neueren entzündungshemmenden und schmerzlindernden Medikamenten, die den Krankheitsverlauf lindern und das Fortschreiten bis zu einem gewissen Grad aufhalten können.

Unterstützung der medikamentösen

Meniskusriß und Meniskusschaden

Das Kniegelenk besitzt zwei faserknorpelige Menisken, die den beiden Gelenkflächen des Schienbeinkopfes als Zwischenlager aufliegen. Meist wird der innere (mediale) Meniskus verletzt, und zwar kann eine starke Zerrung des mit ihm verwachsenen Innenbandes den Meniskus von seiner Unterlage auf dem Schienbeinkopf abreißen. Dieser Meniskusriß kommt vor allem beim Skifahren und beim Fußballspielen vor.

Anzeichen: blitzartiger, sehr heftiger Schmerz, schmerzhafte Streckhemmung, Schmerz bei Drehbewegung des leicht gebeugten Unterschenkels. Der begleitende Gelenkerguß ist immer dann blutig, wenn Gefäße mitverletzt sind. Gewöhnlich reißt der vordere innere Teil des medialen Meniskus ab, schlüpft ins Gelenk zurück und verursacht dadurch eine Einklemmung. Meniskusverletzungen – vor allem Einklemmungen – müssen meist operiert werden. Ein alter, nur durch Gipsverband gerichteter Meniskusschaden klemmt schon bei leichter Drehverstauchung des Kniegelenks wieder ein und wird von Gelenkergüssen begleitet. Die Folge ist eine Arthrose (Seite 530) des Kniegelenks. Zumindest bei wiederholten Einklemmungen sollte deshalb operiert werden.

Behandlung versprechen Bewegungstherapie, Fangopackungen und Wärme- oder Kältebehandlung. Bereits funktionsuntüchtig gewordene Gelenke können durch operative Maßnahmen oder unter Umständen auch durch künstliche Gelenke wieder gebrauchstüchtig gemacht oder ersetzt werden.

Prognose

Immerhin erleben etwa 15 Prozent der Erkrankten bei optimaler Therapie bereits nach einem Jahr ein völliges Verschwinden der Erkrankung; 60 Prozent haben einen leichten Krankheitsverlauf. Allerdings zeitigen die wirksamen Rheumamedikamente auf Dauer teils starke Nebenwirkungen, so daß sie ***nur unter ständiger Kontrolle*** (der Blutwerte usw.) verabreicht werden sollten. Doch die Vielzahl der Medikamentengruppen gestattet jederzeit einen Wechsel des Medikaments.

Rheumatisches Fieber

Rheumatisches Fieber ist durch eine von Gelenk zu Gelenk springende Arthritis und Entzündungen der Herzinnenhaut oder des Herzmuskels gekennzeichnet; das Fieber kann hoch, aber auch nur mäßig sein. Die Arthritis klingt meist nach etwa drei Monaten ab. Zugrunde liegt höchstwahrscheinlich eine allergische Reaktion auf Gifte von Bakterien (Streptokokken), möglicherweise spielen aber auch bestimmte Viren eine Rolle.

Behandlung

Kortison, Antibiotika.

Schleimbeutelentzündung (Bursitis)

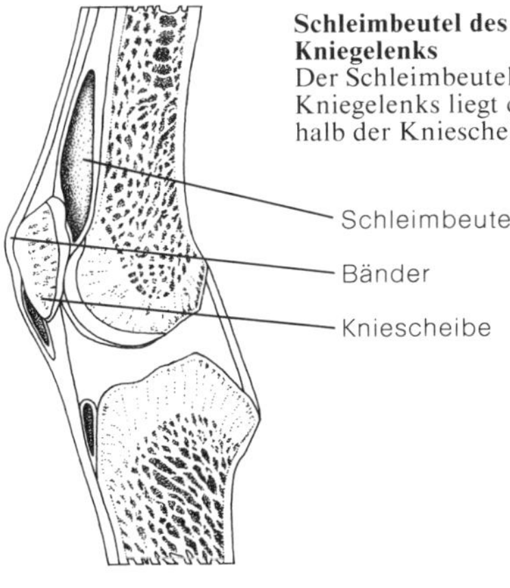

Schleimbeutel des Kniegelenks
Der Schleimbeutel des Kniegelenks liegt oberhalb der Kniescheibe.

Eine Schleimbeutelentzündung kann durch wiederholte Verletzungen, mechanische Überbeanspruchung, Infektionen oder Gelenkentzündungen entstehen.

Anzeichen

Heftige Schmerzen, Rötung, Schwellung und Bewegungsbehinderung. Häufig betroffen sind die Schleimbeutel am Ellbogen, vor der Kniescheibe und am Ansatz der Achillessehne.

Behandlung

Ruhigstellung, Wärme, schmerzlindernde Spritzen, gegebenenfalls operative Entfernung der Schleimbeutel.

Erkrankungen der Zähne und des Zahnfleisches

Hauptaufgabe der Zähne ist die Zerkleinerung der Nahrung. Die Schneidezähne »schneiden« die Nahrung in Stücke, die Prämolaren (Vorderbackenzähne) und die Molaren (Mahlzähne) zerkleinern sie weiter und »mahlen« sie. Fehlt noch die Zunge: Sie schiebt die Nahrungsbissen hin und her, so daß sie gut mit Mundspeichel durchnetzt werden können.

Das *Zahnfleisch* schließt den *Zahnhals* der Zähne dicht ab.

Der aus dem Zahnfleisch herausragende Teil der Zähne (das, was wir von den Zähnen sehen) ist mit *Zahnschmelz* überzogen. Zahnschmelz ist die härteste Substanz des menschlichen Körpers.

Zähne des Erwachsenen

Ein Erwachsener hat 32 Zähne, wobei vier von diesen – die Weisheitszähne – nicht bei jedem Menschen erscheinen. Die Schneide- und Eckzähne zerschneiden die Nahrung, die Prämolaren (Backenzähne) und Molaren (Mahlzähne) kauen und zermahlen sie.

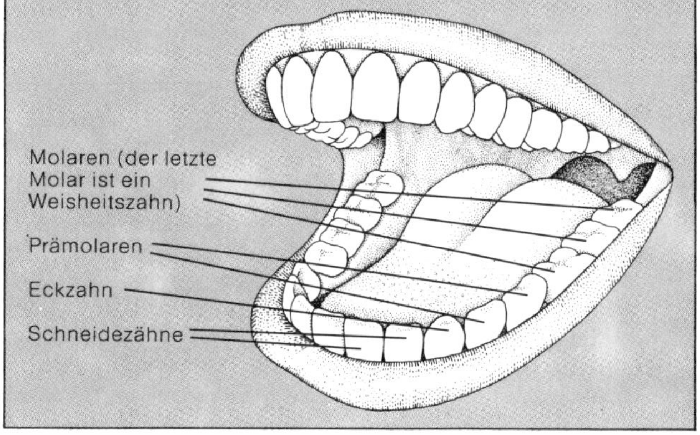

Äußerer Aufbau des Zahnes

Der sichtbare, mit Zahnschmelz überzogene Anteil der Zähne ist die *Zahnkrone*. Vom Zahnfleisch umschlossen ist der *Zahnhals*. Die *Zahnwurzel* steckt ungeteilt oder mit den Zahnwurzelästen (bei Prämolaren und Molaren) im *Zahnfach des Kiefers*. Sie ist von der *Wurzelhaut* umgeben.

Innerer Aufbau des Zahnes

Zähne sind keineswegs leblose Strukturen, wie es ihre Erscheinungsform glauben lassen könnte. Vom Zahnfach her dringen Nerven und versorgende Gefäße durch den *Wurzelkanal* in die Zahnhöhle und bilden dort mit Bindegewebe das *Zahnmark*.

Die Hauptmasse des Zahnes besteht aus *Dentin* (Zahnbein), einem besonders harten, knochenähnlichen Gewebe. Im Bereich der Zahnkrone ist das Dentin mit Zahnschmelz überzogen.

Im Bereich des Zahnhalses und der Zahnwurzel ist das Dentin mit *Zahnzement* und der *Wurzelhaut* umgeben.

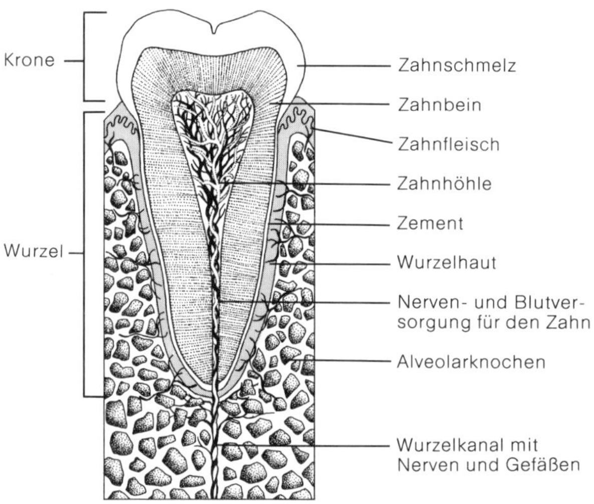

Die Umgebung des Zahnes – das Parodont

Die Umgebung des eigentlichen Zahnes besteht aus:

- den Zahnfleischabschnitten, die sich kragenartig dem Zahnhals anschmiegen, der *Gingiva;*
- *dem Wurzelzement,* einer dünnen, knochenähnlichen Schicht, die die Zahnwurzel umkleidet;
- dem zahntragenden Kieferknochen *(Alveolarknochen);*
- *der Wurzelhaut,* einem sehnenartigen, straffen Bindegewebe, das im Wurzelzement und im Alveolarknochen befestigt ist.

Zahnmediziner nennen die Umgebung des Zahnes das *Parodont*.

Der Zahn ist keineswegs starr im Kiefer verankert, sondern in einem Fasersystem *(Wurzelhaut)* aufgehängt und in der Bucht des Alveolarknochens eingebettet *(Zahnbett)*. Der Zahn hat so eine minimale Beweglichkeit.

Zahnhalteapparat (Wurzelhaut und Alveolarknochen) und Zahn bilden eine funktionelle Einheit. Sie hat die Aufgabe, die beim Kauen und Schlucken auftretenden Kräfte aufzufangen, auszugleichen und auf größere Kieferabschnitte zu verteilen.

Milchzähne und Dauerzähne

Beim Kleinkind entwickeln sich die 20 Milchzähne (in jedem Kiefer 10) bis etwa zum 18. Lebensmonat. Im 6. bis 8. Lebensjahr entwickeln sich zusätzliche Backenzähne als Dauerzähne, und die Schneidezähne werden durch Dauerzähne ersetzt. Bis zum 13./14. Lebensjahr sind alle Dauerzähne da. Nur die letzten vier Mahlzähne (Molaren), die »Weisheitszähne« (in jedem Kiefer zwei), erscheinen in der Regel erst zwischen dem 17. und 21. Lebensjahr; bei einigen Menschen entwickeln sie sich jedoch nicht.

Erkrankungen des Parodonts

An Erkrankungen des Parodonts, der Umgebung des Zahnes (siehe Seite 534), leidet heute fast jeder Erwachsene. Am Anfang steht meist die *Zahnfleischentzündung*, später kommt es dann zur *Parodontitis* (hierzulande meist *Parodontose* genannt), den entzündlichen Erscheinungen des gesamten Parodonts.

Gingivitis (Zahnfleischentzündung)

Bereits Schulkinder leiden zu 80 Prozent an Gingivitis, dem möglichen Anfangsstadium einer Parodontose.

Gesundes Zahnfleisch ist rosa und fest, entzündetes rot, weich und hier und da geschwollen. Entzündetes Zahnfleisch blutet beim Zähneputzen fast immer.

Behandlung

Putzen Sie Ihre Zähne nach jeder Mahlzeit mit einer gut reinigenden Zahncreme und einer weichen Zahnbürste. Das reicht im Normalfall, um die Zahnfleischentzündung abklingen zu lassen. Eine zusätzliche Hilfe bieten Mundwässer und das Einreiben mit einem gewebsfestigenden Zahnfleischbalsam.

Vorbeugung

Lassen Sie durch regelmäßiges Zähneputzen keinen bakteriellen Zahnbelag (*Plaque*, siehe Seite 540) aufkommen. Benutzen Sie eine Zahnbürste mit mittelharten oder harten Borsten und eine gut reinigende Zahncreme. Die meisten Zahnpasten enthalten heute Wirkstoffe, die die Entstehung der Plaque bis zu zwölf Stunden verhindern können. Einen guten Reinigungseffekt haben auch Zahnpasten, die Sole (Salz) enthalten; gleichzeitig wirken sie zahnfleischfestigend und günstig auf die Mundflora.

Wichtiger als die Wahl der Zahncreme ist jedoch das *regelmäßige* Zähneputzen: Reinigen Sie Ihre Zähne zumindest nach dem Frühstück und vor dem Zubettgehen, am besten jedoch nach jeder Mahlzeit. Zusätzliche Reinigungsmaßnahmen siehe auf Seite 536.

Parodontitis (Parodontose)

Greift die Zahnfleischentzündung mit der Zeit auf das gesamte Parodont (Zahnfleisch, Wurzelhaut und Alveolarknochen) über, entsteht eine Parodontitis. Gebräuchlicher ist der Ausdruck Parodontose, doch da das Leiden von einem chronischen Infekt am Zahnfleischrand seinen Ausgang nimmt, ist die Bezeichnung Parodontitis zutreffender (*-itis* steht für Entzündung, vergleiche Arthritis).

Nach dem 35. bis 40. Lebensjahr gehen weit mehr Zähne durch Parodontitis verloren als durch Karies. Diese überraschende Tatsache erklärt sich, wenn man die Vorgänge hinter dem entzündeten Zahnfleisch untersucht.

Zerstörung des Zahnhalteapparats

Lange Jahre kann es beim Infekt des Zahnfleischkragens bleiben, ohne daß der zahntragende Alveolarknochen geschädigt wird. Doch irgendwann einmal führen die entzündlichen Prozesse zu einer schweren Störung zwischen Knochenaufbau und Knochenabbau: Der Alveolarknochen schwindet und kann den Zahn nicht mehr halten, der Zahn lockert sich und fällt schließlich aus.

Trotz des Schwundes des Knochens bleibt das Zahnfleisch meist auf normaler Höhe am Zahnhals stehen. Dadurch entstehen zwischen Zahn und Zahnfleisch Spalten, die sogenannten Zahnfleischtaschen, aus denen sich oft auf Druck eitriges Sekret entleert.

Bei einer fortgeschrittenen Parodontitis kann allerdings auch das Zahnfleisch schrumpfen und den Zahnhals bloßlegen: Der Zahn erscheint länger.

Parodontitis
Unter Parodontitis versteht man eine Entzündung des Zahnfleisches und des Zahnbettes mit einem Schwund des umgebenden Alveolarknochengewebes und mit Zahnfleischtaschen. Parodontitis ist eine entzündliche Erkrankung *(-itis);* meist wird sie fälschlicherweise als Parodontose (*-ose* = degenerative Erkrankung) bezeichnet.

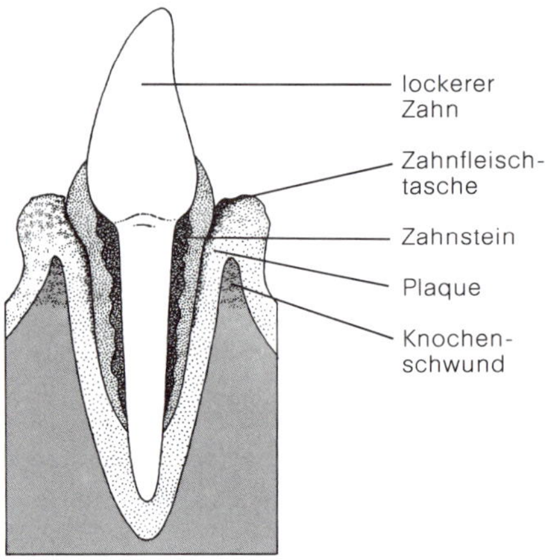

Chemischer Angriff auf das Parodont

Der Infekt am Zahnfleischrand, mit dem die Parodontitis beginnt, wird durch den bakteriellen Zahnbelag (Plaque) provoziert. Siehe dazu den Kasten auf Seite 540.

Dabei dringen die Plaquebakterien keineswegs ins Zahnfleisch ein. Ihre Stoffwechselprodukte, die als Zellgifte wirken, und von ihnen gebildete Enzyme lockern das Zahnfleischgewebe auf – was Abwehrzellen auf den Plan ruft: Solche Killerzellen wandern durch das Zahnfleisch zu den Plaquebakterien und fressen die Bakterien, wobei die Unmenge der Bakterien auch eine große Zahl von Killerzellen anlockt. Dabei geht auch immer wieder eine Menge dieser kurzlebigen Killerzellen zugrunde, und ihre so freigesetzten Verdauungsenzyme schädigen letztlich auch das Zahnfleisch.

Zur Entzündung kommt es auch durch die von den Lymphozyten gebildeten Antikörper, die bakterielle Substanzen binden und zerstören. Dieser defensive Entzündungsmechanismus kann jedoch im Laufe der Zeit letztlich das Zahnfleisch schädigen.

Entscheidender für die Zerstörung des Alveolarknochens ist jedoch ein anderer körpereigener Mechanismus: Im Rahmen der ins Knochengewebe vordringenden Entzündung bildet der Organismus vermehrt entzündungshemmende *Prostaglandine.* Die aber haben die fatale Eigenschaft, die Knochenkollagen-Bildung zu hemmen. So wird das Gleichgewicht zwischen Knochenaufbau und Knochenabbau gestört: Der Knochen schwindet allmählich, der Zahn wird locker und fällt schließlich aus.

Mundhygiene mit System

Vollständiges Entfernen der bakteriellen Zahnbeläge ist für die Gesundheit der Zähne, des Zahnfleisches und des Zahnbettes, also zur Vorbeugung von Karies und Parodontitis, entscheidend. Ein »Zahnschnellservice« ist wirkungslos.

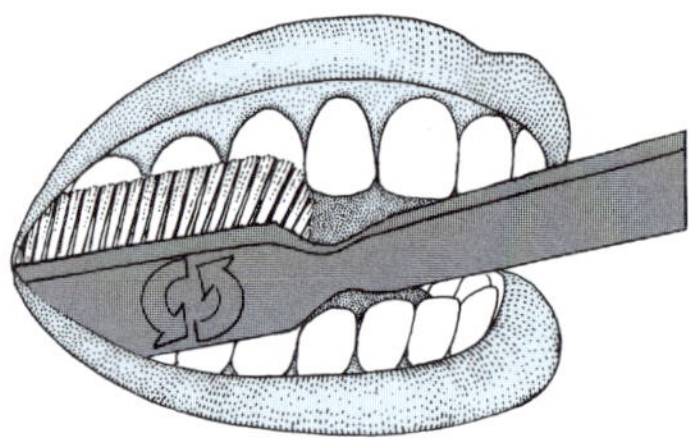

Richtiges Zähneputzen

Die Bürste wird auf die nach außen und dann auf die nach innen weisenden Zahnflächen in einem knapp 45 Grad großen Winkel aufgesetzt. Zahnbürste mit kurzem (weniger als 3 Zentimeter langem), dichtem Borstenbesatz benutzen (keine V-Borsten!). Putzen Sie in kleinen kreisenden Bewegungen, dann rutschen die Borsten richtig in die Zahnzwischenräume und zum Zahnhals: Die Plaque wird so an den entscheidenden Stellen »weggeputzt«!

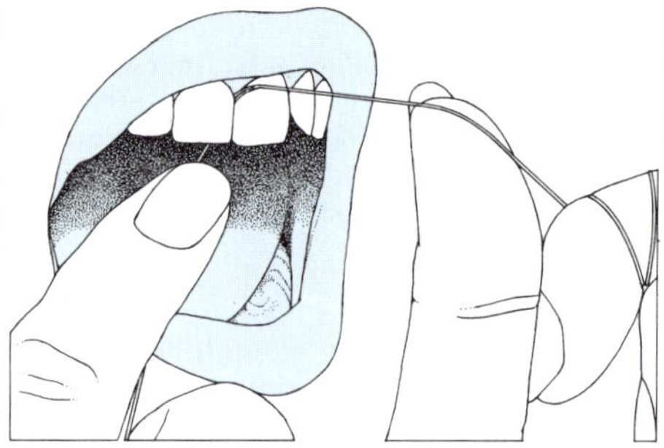

Zahnseide

Mit einem speziellen Zahnseidefaden sollten Sie zwischendurch die Zahnzwischenräume (Kontaktpunktgegend) entsprechend der Abbildung säubern. Zahnseide können Sie in der Apotheke kaufen.

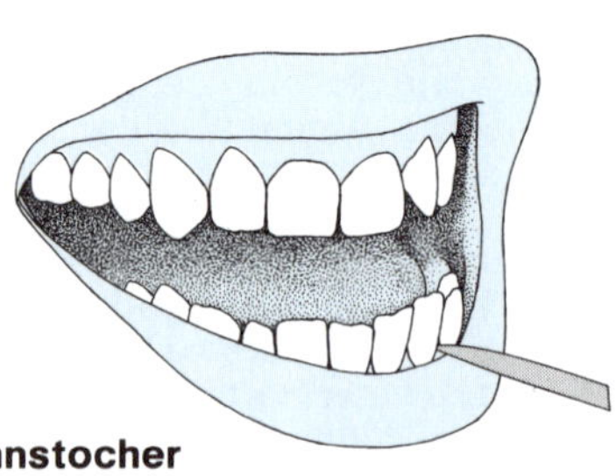

Zahnstocher

Bevor Sie die Zähne putzen, sollten Sie mit speziellen Zahnstochern aus den breiteren Zahnzwischenräumen Speisereste entfernen. Auch diese Zahnstocher bekommen Sie in Ihrer Apotheke.

Doch wann und ob es überhaupt zum Knochenabbau kommt, ist individuell höchst unterschiedlich. Es gibt Menschen, die ihr Leben lang keine Mundhygiene kennen, stets entzündetes Zahnfleisch haben, aber keine Parodontalzerstörung. Bei anderen verläuft der entzündliche Parodontalschwund trotz eigentlich ausreichender Mundhygiene und damit wenig Plaque relativ rasch. Abwehrsystem, lokale Resistenzfaktoren, Eßgewohnheiten und besonders spezifische Bakterien in der Plaque dürften für diese Unterschiede verantwortlich sein.

Hinzu kommen sicherlich auch Funktionsstörungen des Kausystems. So können etwa falsch stehende Zähne, falsch konstruierte Kronen, Brücken oder Teilprothesen zu einer ungleichmäßigen Schlußbißstellung der Zahnreihen *(Okklusion)* führen. Es berühren sich dann nicht alle Zähne gleichmäßig, sondern die Last ruht auf einem oder zwei Zahnpaaren. Bei mangelnder Leistungsfähigkeit des Zahnhalteapparats führt diese Fehlbelastung zu einer lokalen mangelnden Blutversorgung und Stoffwechselstörung. Besteht bereits eine Parodontitis im Anfangsstadium, wird dann der Alveolarknochen besonders schnell abgebaut.

Behandlung

Es ist nicht einfach, bereits entstandene Parodontitis-Schäden zu beseitigen oder auszuheilen. Sind bereits Zahnfleischtaschen entstanden, wird sie der Zahnarzt unter örtlicher Betäubung ausschälen, das heißt alles erkrankte, entzündete Gewebe entfernen und die Oberfläche der Zahnwurzel glätten. Allerdings ist diese Behandlung auf Dauer nicht immer erfolgreich; bisweilen flackert die Entzündung des Zahnfleischrandes wieder auf. Nach der Ausschälung werden durch Entschwellung und Schrumpfung des Zahnfleisches oft die Zahnhälse freigelegt; sie reagieren dann eine Zeitlang besonders auf Kältereize empfindlich und schmerzhaft. Doch das ist das kleinere Übel gegenüber dem Fortschreiten der Parodontitis.

Ist bereits der Alveolarknochen verändert und geschwunden, sind relativ komplizierte Operationen an Zahnfleisch und Knochen notwendig (Knochenplastiken, Zahnfleischverdünnung und -verbreiterung, Schleimhauttransplantate). Zufriedenstellende Resultate werden auch bei sorgfältiger Operation nicht immer erreicht. Und selbst ein Erfolg kann nur von Dauer sein, wenn der Patient durch gewissenhafte Zahnhygiene aktiv mitarbeitet.

Parodontitisbehandlungen sind zeitraubend, kostspielig und für den Patienten ziemlich belastend. Leider muß gesagt werden, daß manche Zahnärzte zu vorschnelle und mitunter auch zu ausgedehnte Parodontitisbehandlungen durchführen. Als Laie können Sie sich natürlich kein Urteil darüber erlauben, ob eine Parodontitisbehandlung überhaupt oder im vorgeschlagenen Umfang notwendig ist. Sollten Sie irgendwelche Zweifel haben, konsultieren Sie sicherheitshalber noch einen anderen Zahnarzt. Siehe auch »Zahnfleisch-Rezession« auf dieser Seite.

Vorbeugung

Die Vorbeugung entspricht der der Zahnfleischentzündung (siehe Seite 535), besteht also in regelmäßiger, intensiver Zahnhygiene. Lassen Sie auch regelmäßig bereits verkalkte Beläge (Zahnstein) vom Zahnarzt mit Handinstrumenten oder mit Ultraschall entfernen.

Zahnfleisch-Rezession

Seltener als der Parodontschwund bei der Parodontitis ist die atrophische Form des Parodonts, die Rezession. Atrophisch bedeutet schwindend aufgrund von Ernährungsstörungen. Bei der Rezession ziehen sich Zahnfleisch und zahntragender Knochen gleichzeitig im Laufe der Jahre zurück, ohne daß entzündliche Prozesse vorliegen. Meist stoppt die Rezession auch ohne Behandlung.

In den meisten Fällen ist die Rezession auf Eck- oder Schneidezähne beschränkt. Der Zahn wird »lang« – das heißt, der Zahnhals ist sichtbar. Anfangs kann der freigelegte Zahnhals auf Kältereize empfindlich reagieren. Meist kann die Schmerzempfindlichkeit allein schon durch spezielle Zahnpasten gestoppt werden. Konsultieren Sie Ihren Zahnarzt.

Wichtig: Bei der Rezession entstehen keine entzündlichen Zahnfleischtaschen wie bei der Parodontitis. Eine Behandlung ist deshalb nicht notwendig. Aus kosmetischen Gründen und bei Kariesstellen empfiehlt sich jedoch eine Glättung des Zahnhalses mit einer weißen Kunststoffmasse. Auch kann das Zahnfleisch operativ hochgezogen werden.

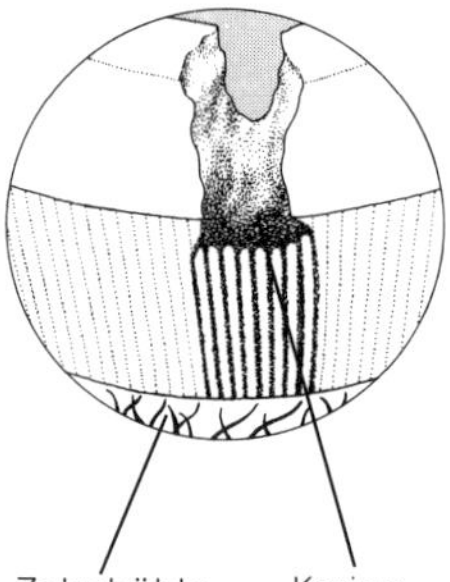

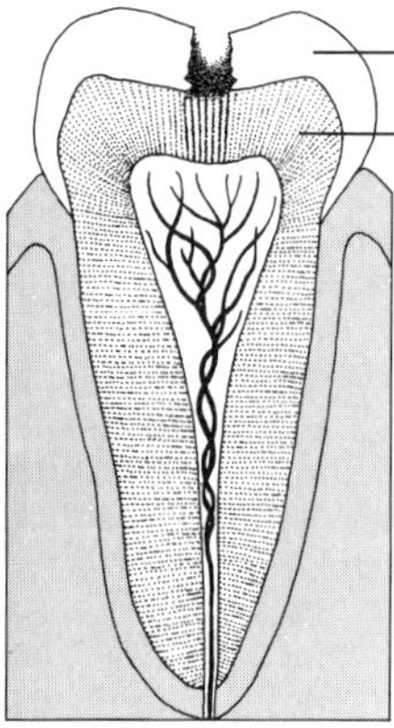

Kariesstellen
Karies beginnt von außen als ein Entmineralisierungsvorgang, wobei die Schadstelle sich schon frühzeitig nicht mehr regenerieren kann. Die Plaquebakterien vergären weiter Zucker aus der Nahrung zu sauren Stoffwechselprodukten, die jetzt auch das Zahnbein demineralisieren.

Karies

Zahnkaries ist die häufigste Erkrankung aller Altersstufen in den hochindustrialisierten Ländern: Nahezu 100 Prozent der Bevölkerung haben eine oder mehrere Kariesstellen.

Karies ist ein begrenzter, von außen beginnender Entmineralisierungsvorgang des Zahnes. Hat die Kariesstelle erst einmal den Zahnschmelz durchbrochen, schreitet sie unterminierend in die Tiefe der Zahnhartsubstanz (Dentin) fort. Bei den einzelnen Kariesstellen spricht man von *kariösen Läsionen*.

Entstehung

Eine kariöse Läsion (Kariesstelle) entsteht unter einem bakteriellen Zahnbelag (Plaque, Seite 540), in welchem Zucker aus der Nahrung zu sauren Stoffwechselprodukten vergoren wird. Diese Stoffwechselprodukte demineralisieren das Dentin. Nur bei der anfänglichen *Schmelzläsion* kann die Demineralisierung noch unterbrochen werden – etwa wenn der Betroffene nichts Süßes zwischen den Mahlzeiten mehr ißt oder fortan seine Zähne regelmäßig und gründlich reinigt und so keine Plaque mehr aufkommen läßt oder rechtzeitig entfernt. Andernfalls schreitet die Kariesstelle unbehandelt bis zum Zahnmark (Zahnpulpa) vor, wobei es zu einer echten Infektion mit Zerstörung der Pulpa und schließlich der Zahnwurzeln kommt (*Zahngranulom,* siehe Seite 541).

Eine stark ausgedehnte Kariesstelle mit bereits zerstörter Pulpa führt irgendwann zum totalen Zerfall des Zahnes.

Vorbeugung

Die Vorbeugung gegen Karies (Kariesprophylaxe) sollte bereits im Kleinkindalter beginnen. Der Kinderarzt verordnet Kleinkindern (ab etwa dem 12. Lebensmonat) Kalktabletten mit Fluoriden für Wachstum und Gesundheit der Zähne. (Zur Wirkung der Fluoride siehe rechte Seite.) Diese Tabletten sollten bis etwa zum 4. Lebensjahr (in niedriger Dosierung) genommen werden. Im 2. Lebensjahr sollte bereits das erste Zähneputzen einsetzen: Putzen Sie Ihrem Kind die Zähnchen mit einer schönfarbigen Kinderzahnbürste und einer wohlschmeckenden Kinder-Zahncreme, die das Kind auch hinunterschlucken kann (Ausspuken können Kleinkinder erst mit 3 bis 4 Jahren!). Im 4. Lebensjahr macht es dann den Kindern schon Spaß, selbst ihre Zähne zu putzen.

Wichtig: Die wohlschmeckenden Kinderzahncremes enthalten Fluoride; dosieren Sie deshalb die Fluorid-Tabletten jetzt sehr niedrig (ein Viertel der angegebenen Dosis reicht).

Grundsätzlich heißt Kariesprophylaxe für Kinder und Erwachsene:

- Lassen Sie keine Plaque (Seite 540), keinen bakteriellen Zahnbelag aufkommen; denn unter diesem Belag entwickeln sich die Kariesstellen! Reinigen Sie deshalb Ihre Zähne regelmäßig und gründlich (siehe Kasten »Mundhygiene mit System«, Seite 536).
- Nehmen Sie so wenig wie möglich Zucker oder Süßigkeiten zu sich, um die sauren Stoffwechselprodukte aus Zucker (siehe oben unter »Entstehung«) möglichst zu vermeiden. Haben Sie trotzdem etwas »genascht« oder ein süßes Getränk getrunken, sollten Sie danach oder im Ablauf von ein paar Stunden Ihre Zähne putzen.
- Benutzen Sie in der Regel eine Zahnpasta, die Fluorsalze (Fluoride) enthält.

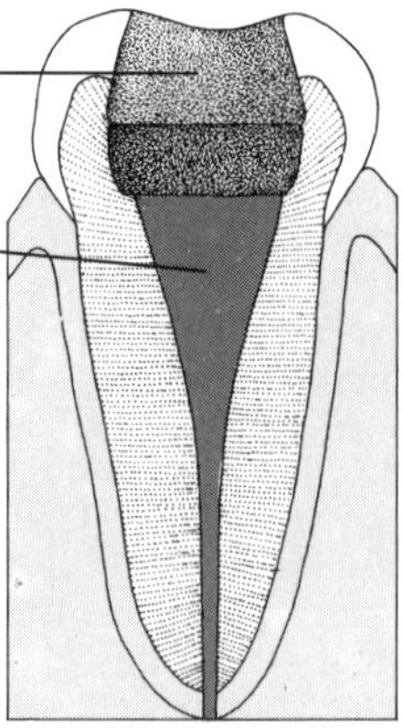

Füllung eines toten Zahnes
Beim toten Zahn müssen Karieshöhle, angegriffene Zahnhöhle und Zahnwurzel ausgeräumt und gesäubert werden. Anschließend wird der Zahn gefüllt.

Künstliche Zahnwurzel aus Keramik

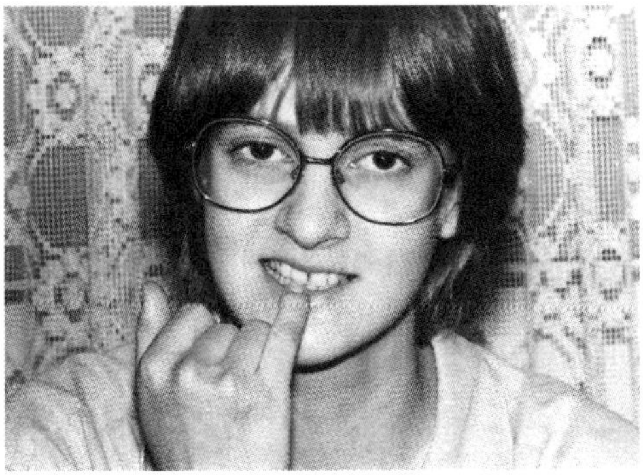

Neuerdings kann die dreigliedrige Brükke (unten) durch eine künstliche Zahnwurzel ersetzt werden. Die Keramik-Wurzel wird in den Alveolarknochen eingesetzt und verankert sich dort fest. Auf den konischen Aufbau der Keramikwurzel steckt der Zahnarzt eine übliche Krone (Platin-Keramik oder Platin-Gold). Der Vorteil dieser neucn Methode: Die angrenzenden Zähne müssen nicht abgeschliffen werden, um eine dreigliedrige Brücke aufzusetzen.

Das Bild zeigt ein 16jähriges Mädchen, das eine Keramik-Zahnwurzel mit darübersitzender Krone implantiert bekam. Bei ihr mußte ein Schneidezahn (sie weist mit dem kleinen Finger auf das Implantat) ersetzt werden, der bei einem Mopedunfall bis zur Wurzel splitterte.

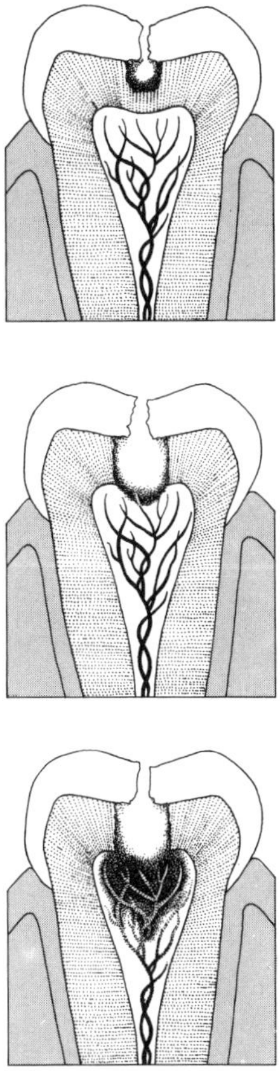

Oben: Das Zahnbein ist durchfressen.
Mitte: Die Zahnhöhle wird angegriffen.
Unten: Wird der Zahn jetzt nicht behandelt, stirbt die Zahnhöhle mit ihren Nerven und Gefäßen und mit ihr der Zahn.

Die Wirkung von Fluoriden

Fluor ist ein zu den Halogenen (»Salzbildnern« wie Chlor oder Jod) zählendes Spurenelement, ein grünlich-gelbes Gas. In der Natur und im menschlichen Körper kommt es nur in chemischen Verbindungen vor, beispielsweise als Natriumfluorid.

Fluorsalze (Fluoride) sind für die Karies-Prophylaxe wie geschaffen: Sie hemmen die zuckerauflösenden Prozesse im frischen Zahnbelag, bei denen Säuren und Energien entstehen, die den Zahnschmelz angreifen. Außerdem härten Fluoride den Zahnschmelz und machen ihn so widerstandsfähiger. Möglicherweise stört Fluor auch den Zuckertransport durch die Zellmembran der Mikroorganismen.

Von vielen Zahnmedizinern wird eine kollektive Kariesprophylaxe gefordert, etwa durch die Fluoridierung des Trinkwassers. Mit dieser Methode konnte beispielsweise in Basel die Karies-Häufigkeit bei Kindern um mehr als die Hälfte reduziert werden. Mehrere Kantone in der Schweiz haben auch mit der Fluoridierung von Kochsalz gute Erfahrungen gemacht.

Doch andere Forscher warnen vor der Fluoridierung, denn Fluor erhöhe in Tierversuchen die Krebshäufigkeit und führe zu Schäden der Erbanlagen und möglicherweise auch der Hirnzellen. Solche Risiken sind allerdings bei einer vorsichtigen Trinkwasser-Fluoridierung (1 ppm Natriumfluorid = 1 Teil Fluorid auf 1 Million Teile Wasser) wie in Basel wohl kaum zu erwarten. Die von Zahnmedizi-

Dreigliedrige Brücke

Wenn ein Zahn gezogen werden muß, entsteht eine häßliche und meist auch die Kaufunktion beeinträchtigende Lücke. Diese Lücke kann durch eine dreigliedrige Brücke ersetzt werden. Brücken für Schneide- und Eckzähne bestehen aus einer Platin-Keramik-Kombination, Brükken für die Prämolaren oder Molaren aus einer Platin-Gold-Verbindung. Um der Brücke einen festen Sitz zu geben, müssen die angrenzenden Zähne konisch zugeschliffen werden. Auf diese »Zahnstümpfe« wird die Brücke aufgesetzt.

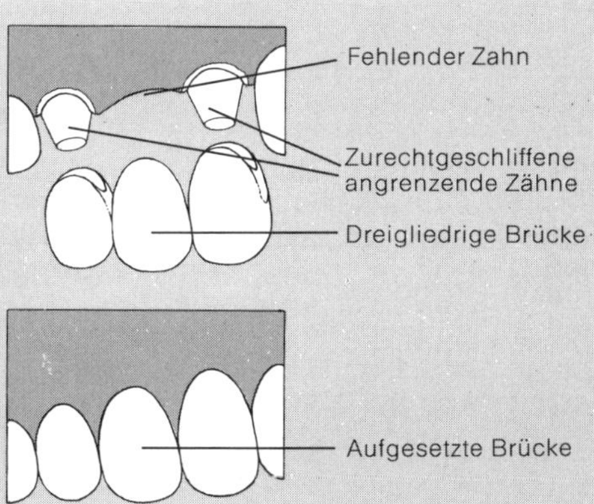

Plaque

Unter Plaque versteht man einen bakteriellen Zahnbelag. Er ist relativ weich, gelblich-grau, dicht verfilzt, zäh und klebt auf der Zahnoberfläche. Plaque ist die Ursache der *Karies* (Seite 538) und auch der *Parodontitis* (Seite 535). Denn einmal können die Stoffwechselprodukte der Bakterien Zahnschmelz und schließlich auch die Zahnhartsubstanz *(Dentin)* demineralisieren und so zu Karies führen; und zum anderen können sie komplexe Entzündungsmechanismen des Zahnfleisches und der Zahnumgebung, eine Parodontitis, provozieren.

Die Bildung der Plaque vollzieht sich in vier Phasen. Zuerst lagert sich aus der Mundflüssigkeit innerhalb von Minuten bis Stunden auf dem »absolut« sauberen Zahn eine Mukoproteinschicht (Mukoproteine sind schleimige Eiweißkörper) ab. Sie reift allmählich zu einer 10 bis 20 Mikrometer dicken, zellfreien »Pellicle« (Schmelzoberhäutchen) aus.

In einer zweiten Phase (Stunden bis zwei Tage) siedeln sich auf dem Schmelzoberhäutchen vorwiegend grampositive Kokken (Kugelbakterien) an, welche aus Zucker klebrige, extrazelluläre Polysaccharide, vor allem Glukane (Dextrane, Mutane) und Fruktane (Laevane), bilden können.

In einer dritten Phase, drei bis sieben Tage nach Beginn der Plaquebildung, kommt es zur Ansiedlung von gramnegativen Kokken sowie grampositiven und gramnegativen Stäbchenbakterien. Es werden weiter zähklebrige Glukane gebildet, welche die Mikroorganismen auf der Zahnoberfläche und untereinander verkleben.

Die vierte Phase führt zur »ausgereiften Plaque«. Sie hat eine gewisse Dicke und bakterielle Zusammensetzung erreicht.

Die Plaque ist gewebsmäßig strukturiert. Sie ist nicht wegspülbar, sondern nur mechanisch durch gründliches Zähneputzen (Seite 536) zu entfernen.

Plaque ist die Grundlage des Zahnsteins. Kein Zahnstein ohne vorherige Plaquebildung!

Vorbeugung

Regelmäßiges gründliches Zähneputzen, mindestens zweimal täglich (nach dem Frühstück und vor dem Schlafengehen), ist das oberste Prinzip der Vorbeugung einer Plaque- und Zahnsteinentstehung. Essen Sie auch so wenig wie möglich Zucker und zuckerhaltige Nahrungsmittel, denn mit dem Zucker entziehen Sie der Plaquebildung den günstigen »Nährboden«! Übrigens: Auch Limonaden enthalten große Mengen Zucker. Einen guten Effekt auf die Gesunderhaltung Ihrer Zähne haben faserreiche Nahrungsmittel wie Vollkornbrot.

Es gibt Zahncremes, die die Plaquebildung etwas zu hemmen vermögen.

nern geforderte Trinkwasser-Fluoridierung entspricht in etwa der eines natürlich fluoridreichen Wassers, wie es in manchen Gegenden vorkommt. Jedenfalls ist dort die Karieshäufigkeit der Bevölkerung vermindert.

Trotzdem, eine gewisse Vorsicht scheint angebracht zu sein. Dosieren Sie die Fluortabletten für Ihr Kind deshalb genau nach Vorschrift und nicht höher, eher etwas niedriger. Wenn sich Ihr Kind dann mit der fluoridhaltigen Kinderzahncreme die Zähne putzt, braucht es nur noch etwa ein Viertel der üblichen Dosis.

Oftmals wird empfohlen, die Fluoridtabletten bis zum 14. Lebensjahr einzunehmen. Bei dem heute in Zahncremes üblichen Fluorid, das schnell resorbiert wird, ist die zusätzliche Fluoridgabe durch Tabletten jedoch ab etwa dem 4. Lebensjahr nicht mehr unbedingt notwendig.

Versiegelung als Kariesprophylaxe

Von Schweizer Zahnmedizinern wurde zur Kariesprophylaxe eine Versiegelung der Zähne mit speziellen Kunststoffmischungen auf Diacrylatbasis entwickelt. Sicher wird dadurch der Kariesbefall bis zu 90 Prozent (!) reduziert, doch stimmt die Acryl-Komponente der Mischung bedenklich. Denn Kunststoffe auf der Basis des Gases Acrylnitril erhöhen möglicherweise das Krebsrisiko. Inwieweit dieses Risiko auch für die entwickelte Mischung zutrifft, ist noch nicht ausreichend geklärt. Jedenfalls scheint eine Versiegelung der Zähne im Kindesalter die bestmögliche Kariesprophylaxe zu sein.

Behandlung

Hat eine kariöse Läsion den Zahnschmelz noch nicht durchdrungen, ist eine Versiegelung die beste Methode, obwohl sie noch wenig praktiziert wird. Sobald die Läsion jedoch das Dentin erreicht hat, hilft nur noch eine Füllung (siehe Seite 538). □

Ist ein Kariesloch einmal bis zur Zahnpulpa vorgedrungen, droht eine Zerstörung der Zahnwurzel, zumindest aber eine chronisch eitrige Wurzelhautentzündung mit teilweiser Einschmelzung des zahntragenden Alveolarknochens. Dieses Zahngranulom ist immer abgekapselt, so daß kaum Eitererreger ins Blut abwandern können. Nur wenn es zum akuten »Aufflammen« dieses Herdes kommt, entstehen stärkere Beschwerden (oft mit »dicker Backe«).

Bisweilen bahnt sich der Herd einen Gang nach außen durchs Zahnfleisch. Über diese *Zahnfistel* kann Eiter austreten.

Behandlung

Haben Sie also im Bereich eines Zahnes stärkere Beschwerden, bemerken Sie einen kleinen Eitergang im Zahnfleisch oder haben Sie eine »dicke Backe«, deutet das immer auf eine Wurzeleiterung, auf ein Zahngranulom, hin. Suchen Sie dann so schnell wie möglich einen Zahnarzt zur Wurzelbehandlung auf. Der Zahnarzt wird versuchen, den Zahn noch durch Wurzelbehandlung und Füllung zu retten. In anderen Fällen kann nach der Behandlung immerhin noch eine Krone angepaßt werden. Ansonsten bleibt nur das Ziehen des Zahnes *(Zahnextraktion)*.

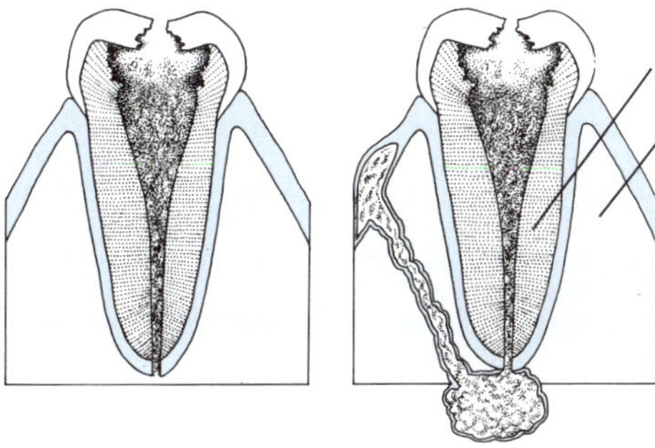

Wird ein Zahngranulom nicht behandelt, kann der Kieferknochen weiter angefressen werden. Diese *Kieferzyste* bleibt zwar auch immer abgekapselt, doch erfordert sie eine operative Ausräumung unter Antibiotikaschutz.

Zahngranulom (»Eiterzahn«, »dicke Backe«)

Zahnfistel
Eine chronisch entzündliche Wurzelhauterkrankung (bei fortgeschrittener Karies) schmilzt auch den umgebenden Alveolarknochen teilweise ein. Oft sucht sich dieser Eiterherd einen Gang nach außen durchs Zahnfleisch (Zahnfistel). Durch diese Fistel tritt Eiter nach außen aus. Flammt der Herd akut auf, kommt es zur »dicken Backe«. Suchen Sie sofort einen Zahnarzt auf!

Spezielle Erkrankungen des Mannes

Die speziellen Geschlechtsorgane des Mannes bringen auch spezielle Erkrankungen und Probleme mit sich. Zudem sind die Fortpflanzungsorgane des Mannes so eng mit den ableitenden Harnwegen verbunden, daß Erkrankungen eines Systems auch Erkrankungen des anderen mit sich bringen können.

Geschlechtsorgane des Mannes

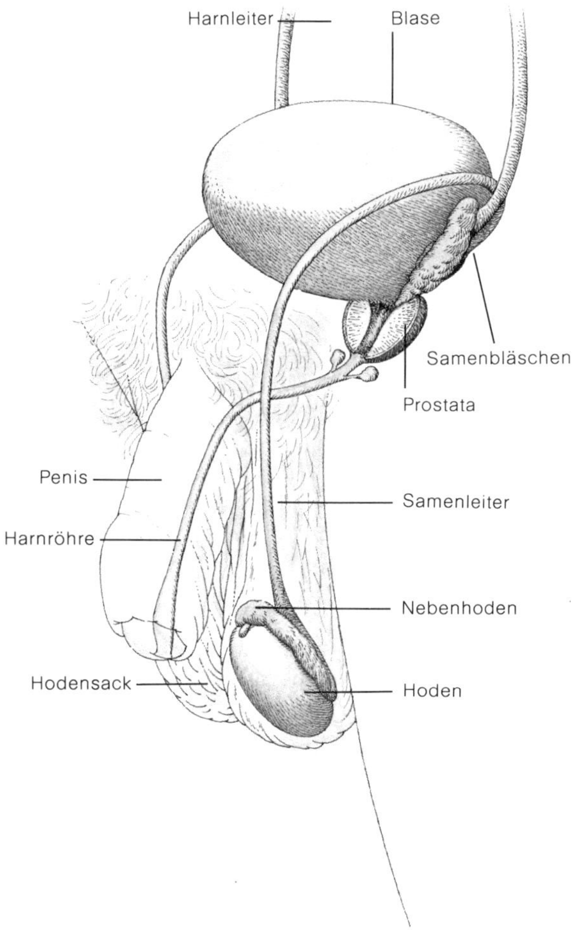

Erkrankungen und Probleme, die auch zum Problem des Partners werden können – wie Geschlechtskrankheiten, organische und psychische Impotenz, Verlust des sexuellen Verlangens – werden im Kapitel »Erkrankungen und Probleme sexueller Partner« auf Seite 568 bis 588 besprochen. Probleme, die bereits in der Kindheit des Mannes auftreten – wie die Verengung der Vorhaut –, finden Sie auf Seite 673.

Die männlichen Geschlechtsorgane bestehen aus *Penis, Hoden, Nebenhoden, Samenblasen, Samenleiter und Vorsteherdrüse (Prostata).*

Der Penis ist das »Geschlechts-Instrument« des Mannes. Charakteristisch für seine Funktion sind die Schwellkörper. Der *Harnröhren-Schwellkörper* enthält die gemeinsame *Harn-Samen-Röhre;* er bildet am Kopf des Penis die *Eichel* und verbreitert sich zum Körper hin zur Zwiebel. Im Ruhezustand des Penis wird die Eichel von der *Vorhaut* umhüllt. Die beiden *Penis-Schwellkörper* entspringen am Unterrand des knöchernen Beckens. Bei mechanischer Reizung der Eichel und beziehungsweise oder des Penisschaftes und beziehungsweise oder unter psychisch-hormonell-nervalem Einfluß kommt es zur Erektion (Aufrichtung) des Penis und bei weiterer Reizung (Selbsbefriedigung, Koitus, Fellatio) zur Ejakulation (Samenerguß).

Zu Physiologie der Hoden und Nebenhoden siehe Seite 543, zur Funktion der Prostata siehe Seite 545.

Blasenentzündungen (Seite 501) sind beim Mann recht selten, denn dank der langen Harnröhre (20 bis 25 Zentimeter lang) des Mannes steigen nicht so häufig Infektionen auf wie bei der nur 2,5 bis 4 Zentimeter langen Harnröhre der Frau. Probleme mit dem Wasserlassen bekommen Männer meist erst ab etwa dem 60. Lebensjahr durch Entzündung, Vergrößerung oder Tumoren der Prostata, die den Anfangsteil der Harnröhre nach deren Abgang aus der Blase umfaßt.

Entzündungen und Tumoren der Geschlechtsorgane sind beim Mann nicht so häufig wie bei der Frau. Penis- und Hodenkrebs sind relativ selten, Prostatakrebs allerdings ist bei älteren Männern verbreitet.

Erkrankungen der Hoden und der Nebenhoden

Hoden nennt man die paarig angelegte männliche Keimdrüse; die etwa pflaumengroßen Hoden liegen im *Hodensack* (einer Hauttasche). In ihren *Kanälchen* bilden sie die *Samenzellen* (Spermien) und die männlichen *Sexualhormone* in den Leydig-Zwischenzellen. Jeden Hoden umgibt eine derbe Bindegewebshülle.

Aufbau: Im Inneren eines Hodens finden sich mehr als 200 Läppchen, von zarten Scheidewänden, die von der Bindegewebshülle ausziehen, getrennt. Jedes der Läppchen enthält zwei bis drei gewundene Hodenkanälchen, in denen aus Ursamenzellen die Spermien entstehen.

Die beiden *Nebenhoden* liegen dem oberen Pol der Hoden und ihrer hinteren Kante an; sie bilden zahlreiche gewundene Kanalabschnitte. Die aus dem Hoden ausführenden Kanälchen bewegen durch Flimmerhaare die Samenzellen weiter und fördern deren Reifung durch Ausschüttung von Reifungsstoffen. Im Nebenhodenschweif werden die Samenzellen gespeichert. Beim Samenerguß *(Ejakulation)* wird ein Teil von ihnen durch Zusammenziehungen der glatten Muskulatur des Nebenhodenganges aus dem Nebenhodenschweif ausgetrieben.

Von den beiden Nebenhodenschweifen aus steigt jeweils ein *Samenleiter* im Innern des Samenstranges zum Leistenkanal auf, verläuft hinter der Harnblase und mündet in die *Prostata* (Seite 545). Zusammen mit dem Prostata-Sekret wird der Samen dann über die Harnröhre ausgespritzt.

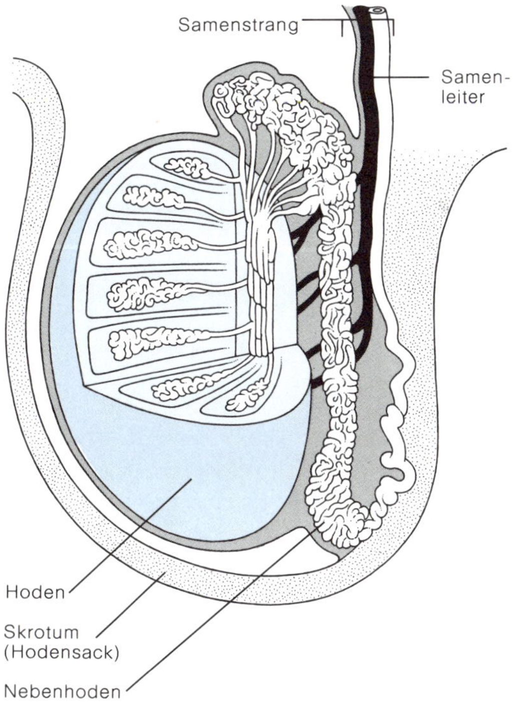

Hodentorsion (Verdrehung des Hodens)

Eine Hodentorsion ist eine Verdrehung des Gefäßstiels eines Hodens; sie kommt meist bei Kindern oder Jugendlichen mit Leisten- oder Bauchhoden (nicht abgestiegene Hoden) vor.

Durch den akuten Wring-Verschluß der zuführenden Arterie besteht bei einer Hodentorsion die Gefahr eines raschen Absterbens des Hodens.

Ursachen

Möglicherweise plötzliche Bewegungen bei Spiel oder Sport.

Anzeichen

Akuter, heftig stechender Schmerz einer Hodenseite, rasche Anschwellung ohne Fieber, Übelkeit.

Behandlung

Der Hoden kann nur innerhalb von zwei Stunden durch eine Operation gerettet werden. Häufig wird eine Hodentorsion mit einer akuten Hoden- oder Nebenhodenentzündung verwechselt, die aber bei Kindern und Jugendlichen äußerst selten vorkommen!

Hodenverletzungen

Hodenverletzungen sind gewöhnlich sehr schmerzhaft. Eine offene Verletzung muß unverzüglich chirurgisch behandelt werden, um den Hoden noch zu retten. Eine Prellung ist nur dann harmlos, wenn der Schmerz nach etwa einer Stunde zurückgeht. Hält der Schmerz jedoch länger an, schwillt der Hoden stark an und entsteht ein Bluterguß, kann meist nur eine Operation einen bleibenden Schaden abwehren.

Hodenentzündung

Eine Hodenentzündung *(Orchitis)* entsteht oft hämatogen (über das Blut durch angeschwemmte Erreger) oder nach infizierten Hodenverletzungen.

Anzeichen

Fieber, Schwellung des Hodens, zunehmende Hodenschmerzen.

Behandlung

Antibiotika, eventuell auch Kortison. Eine Hodenentzündung kann zur Unfruchtbarkeit führen. Siehe auch »Nebenhodenentzündung« (unten).

Nebenhodenentzündung

Eine Nebenhodenentzündung *(Epididymitis)* ist meist von einer Harnröhrenentzündung (Seite 547), einem Tripper (Seite 571) oder einer Prostataentzündung (Seite 545) fortgeleitet.

Anzeichen

Schmerzhafte, einseitige Hodenanschwellung.

Behandlung

Antibiotika. Meist greift die Entzündung schnell auf den Hoden über (siehe oben unter »Hodenentzündung«).

Hydrozele

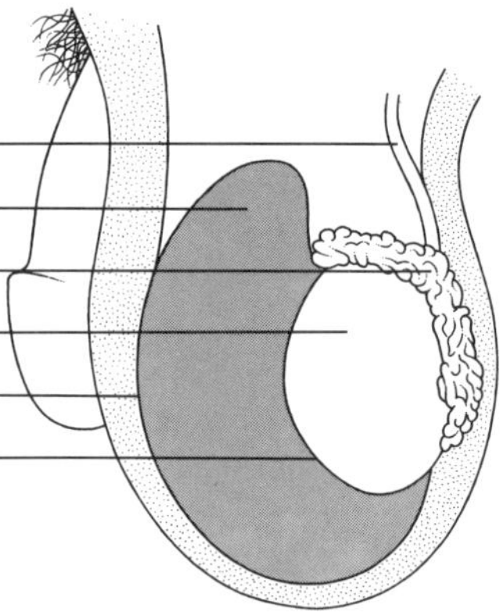

Eine Hydrozele ist eine Flüssigkeitsansammlung in der Scheidehaut des Hodens aufgrund von Verletzungen, Entzündungen oder Geschwülsten.

Anzeichen

Von außen ist eine große, vom Hoden abgrenzbare, prallelastische Geschwulst mit glatter Oberfläche zu tasten. Sie ist gut vom Hoden abgegrenzbar.

Behandlung

Operative Entfernung.

Hodenkrebs

Relativ seltener, sehr bösartiger Krebs (1 bis 2 Prozent aller Krebsgeschwülste), der Männer meist zwischen dem 20. und 40. Lebensjahr befällt und unbehandelt innerhalb von einem bis zwei Jahren zum Tode führt.

Anzeichen

Schmerzloses Größerwerden des Hodens, Verhärtung (manchmal schmerzhaft). Schwellen die Brüste bei einem jungen Mann an, steckt oft ein besonders hormonaktiver Hodenkrebs dahinter.

Vorbeugung

Monatliche Selbstuntersuchung des Hodens ab etwa dem 18. Lebensjahr. Der normale Hoden ist weich, fast elastisch und auf Druck sehr empfindlich. Jede Verhärtung, Knotenbildung, Vergrößerung eines Hodenbezirks, aber auch eine Verkleinerung gegenüber dem normalen Hoden sowie fehlender Schmerz beim Zusammendrücken können das Signal eines Hodenkrebses sein.

Behandlung

Entfernung des Hodens und der regionalen Lymphknoten, Strahlentherapie.

Prognose

In den allermeisten Fällen haben die Krebszellen bei der Diagnose bereits die regionalen Lymphknoten befallen oder gar Tochtergeschwülste in anderen Organen (Fernmetastasen) gesetzt. Bei einem Befall der regionalen Lymphknoten (ohne Fernmetastasen) überleben trotz Behandlung nur etwa 10 bis 40 Prozent der Männer fünf Jahre und länger. Bei bereits vorliegenden Fernmetastasen ist die Überlebenszeit trotz Behandlung nur sehr kurz.

Nur bei einer Früherkennung des Hodenkrebses (noch kein Befall der regionalen Lymphknoten) ist mit einer Fünf-Jahres-Überlebensrate oder einer längeren Überlebenszeit in 50 bis 90 Prozent der Fälle zu rechnen.

Wichtig: Untersuchen Sie deshalb regelmäßig Ihre Hoden (siehe oben), und gehen Sie bei jedweder Veränderung unverzüglich zum Arzt. Nicht immer sind solche Veränderungen ein Signal für Hodenkrebs, oft liegt auch ein gutartiger Hodentumor, eine Hydrozele (Seite 544) oder eine Hodenentzündung (Seite 544) zugrunde.

Erkrankungen der Prostata

Die Prostata (Vorsteherdrüse) ist eine kastaniengroße Drüse, die den Anfangsteil der männlichen Harnröhre nach ihrem Abgang aus der Blase umfaßt; sie besteht aus bis zu 50 einzelnen *Drüsenkläppchen,* die in ein Maschenwerk von glatten Muskelfasern eingelagert sind. Bevor die beiden Samenleiter in den hinteren oberen Teil der Prostata münden, nehmen sie die Ausführungsgänge der beiden *Bläschendrüsen,* die hinter der Blase liegen, auf.

Prostata

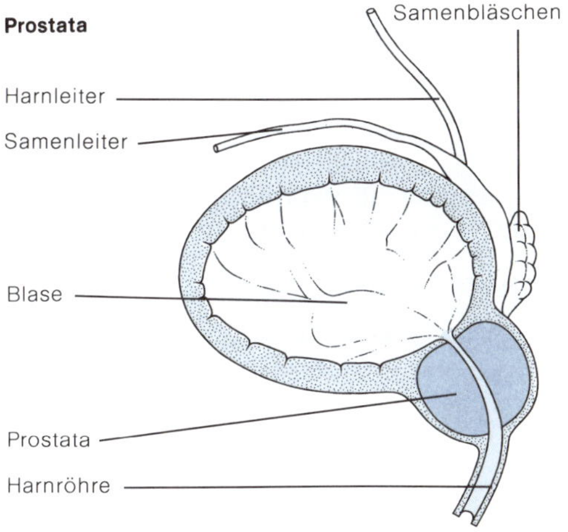

Funktion der Prostata und der Bläschendrüsen: Sie sondern ein alkalisches Sekret ab, das die beim Samenerguß aus dem Nebenhodenschweif ausgetriebenen Samenfäden zu neuem Leben erweckt (die Samenfäden werden im Nebenhodenschweif durch ein saures Sekret und Sauerstoffmangel stillgelegt).

Im Innern der Prostata setzen sich die Samenleiter als Spritzgänge fort, die auf dem Samenhügelchen enden, um das die Mündungen der *Prostatadrüsen* liegen. Prostatasekret und Samenflüssigkeit (mit dem Bläschendrüsensekret angereichert) werden gleichzeitig in die Harnröhre entleert.

Prostataentzündung

Ungefähr einer von 2000 Männern leidet irgendwann einmal an einer Prostataentzündung (Entzündung der Vorsteherdrüse).

Ursachen

Über die Harnröhre eingewanderte oder auf dem Blutwege angeschwemmte Erreger (Kolibakterien, Streptokokken, Proteusbakterien u. a.).

Anzeichen

Häufiger Harndrang, Schmerzen und Störungen beim Wasserlassen und beim Stuhlgang, blutig(-eitriger) Urin, oft Fieber.

Behandlung

Antibiotika; bilden sich Abszesse oder Fisteln (Eitergänge), muß operiert werden.

Prostatavergrößerung (Blasenhals-Adenom)

Was gemeinhin als Vergrößerung der Prostata oder Prostata-Adenom (Adenom bedeutet Drüsengeschwulst) bezeichnet wird, sind eigentlich Wucherungen der Drüsen um die beginnende Harnröhre (am Blasenhals) herum. Diese Wucherungen drücken die Prostata nach außen, bis sie schließlich bis auf eine Kapsel schrumpft, die die Wucherungen umgibt. Von außen gesehen macht die Prostata allerdings den Eindruck, als sei sie stark vergrößert.

Mehr als die Hälfte aller über 50jährigen Männer entwickelt irgendwann eine »Prostatavergrößerung«, die den Blasenhals empfindlich einengen kann.

Anzeichen

1. häufiger Harndrang (auch nachts), dann 2. Verringerung von Dicke und Stärke des Harnstrahls, keine völlige Entleerung der Blase mehr, und schließlich 3. Harnträufeln (dauernder Harndrang bei immer kleiner werdender Harnmenge).

Im ersten Stadium paßt sich die Blase durch Verstärkung ihrer Muskulatur der Abflußbehinderung an, im zweiten Stadium erweitert sich die Blase immer mehr und erschlafft schließlich, im dritten Stadium staut sich der Harn im Harnleiter bis ins Nierenbecken (Harnstauung), es kommt zu Nierenschädigung und am Ende zur schleichenden Urämie (Harnvergiftung). Dieser Ablauf dauert meist viele Jahre lang, manchmal bleibt es sogar beim ersten Stadium. Infolge der Harnstauung kommt es leicht zu Infektionen (Blasenentzündung, Nierenbecken-Nieren-Entzündung), die den Prozeß der Schädigung von Blase, Harnleiter und Nieren beschleunigen.

Behandlung

Bei leichten Beschwerden kann konservativ – das heißt nichtoperativ – behandelt werden, zum Beispiel mit Präparaten auf pflanzlicher Basis (siehe auch Phytotherapie, Seite 737 ff.). Im zweiten, grundsätzlich aber im dritten Stadium muß operiert werden.

Prostata-Krebs

Dieser häufige Krebs tritt meist erst ab etwa dem 60. Lebensjahr auf. Ein Prostata-Krebs ist im allgemeinen harmlos: Er »schläft«, ist sozusagen ein »Haustierkrebs«, der keinen Schaden stiftet. Meist bereitet er auch keinerlei Beschwerden, höchstens die einer leichteren Prostata-Vergrößerung (Seite 545). So wird auch verständlich, daß er nur in wenigen Fällen entdeckt wird, obwohl praktisch mehr als die Hälfte aller 60- bis 70jährigen Männer ihn »beherbergen« (demnach wäre er bei Männern der häufigste Krebs). In diesen wenigen Fällen jedoch kann der Prostatakrebs irgendwann die Kapsel überschreiten und vor allem in den Knochen Tochtergeschwülste (Metastasen) setzen.

Anzeichen

In den meisten Fällen treten keine Beschwerden auf, es sei denn die einer Prostata-Vergrößerung (häufiger Harndrang, dünner Harnstrahl und Nachträufeln, später auch dauernder Harndrang bei immer kleiner werdender Harnmenge), in schweren Fällen kann auch Blut im Urin oder im Samen auftreten; Kreuzschmerzen treten meist erst auf, wenn bereits Metastasen vorliegen.

Behandlung

Bei typischen Beschwerden kann eine Ultraschall-Untersuchung in einer spezialisierten Klinik zu einer Früherkennung eines Prostatakrebses führen. Die rektale Untersuchung (der Arzt tastet mit einem in den Mastdarm eingeführten Finger die Prostata durch die Darmwand hindurch ab) – wie sie im Rahmen der Vorsorgeuntersuchung für Männer üblich ist – sagt lediglich aus, ob die Prostata vergrößert ist oder nicht. Aufschluß darüber, ob Krebszellen vorliegen, gibt dann eine Feinnadel-Biopsie, mit deren Hilfe Prostatazellen aufgesaugt und untersucht werden können. Diese Biopsie ist jedoch umstritten, da sie eventuell einen schlafenden Prostata-Krebs zu einem »Raubtierkrebs« umwandeln kann; das heißt, der Krebs wuchert plötzlich weiter und setzt Metastasen.

So setzt sich immer mehr die Ansicht durch, einen »schlafenden« Prostatakrebs in Ruhe zu lassen, also die Prostata nicht zu entfernen, da bei einer Operation die Gefahr eines Verstreuens von Krebskeimen gegeben ist. Mit einem »schlafenden« Prostatakrebs können Sie 80 oder mehr Jahre alt werden; sterben werden Sie in der Regel nicht an Ihrem Krebs, sondern an irgendeiner anderen Erkrankung. Doch sollten Sie sich regelmäßig einer Ultraschalluntersuchung unterziehen, damit eine Wandlung des Krebses rechtzeitig erkannt werden kann.

Hat ein Prostatakrebs in seltenen Fällen die Kapsel durchbrochen und bereits Metastasen gesetzt, kann mit Hilfe von weiblichen Geschlechtshormonen eine Teilrückbildung des Krebses und oft auch der Metastasen erreicht werden. Allerdings mit den Folgen einer »chemischen Kastration« (Verlust des sexuellen Verlangens, Impotenz) und anderen Beschwerden.

Erkrankungen der Harnröhre und des Penis

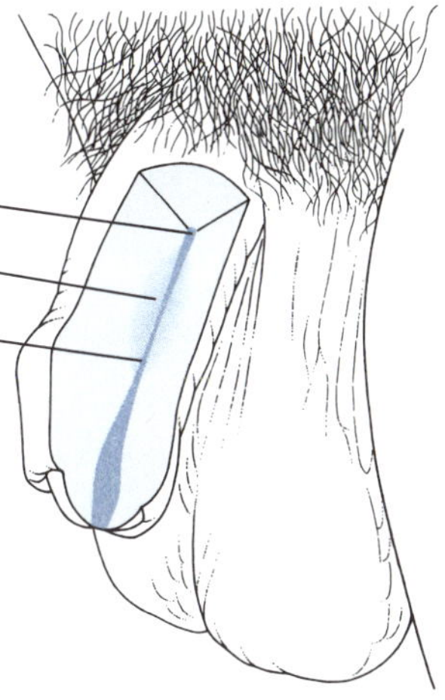

Harnröhrenstriktur
(Verengung der Harnröhre)

Die Harnröhre des Mannes ist mit etwa 20 bis 25 Zentimeter Länge ein guter Schutz vor in die Blase aufsteigenden Infektionen; jedenfalls sind Blasenentzündungen (Seite 502) beim Mann seltener als bei der Frau mit ihrer nur etwa 2,5 bis 4 Zentimeter langen Harnröhre. Entzündungen und Verengungen der Harnröhre sind bei beiden Geschlechtern dagegen etwa gleich häufig.

Peniskrebs, der etwa 2 Prozent aller Krebsgeschwülste bei Männern ausmacht, ist wohl der einzige Krebs, gegen den eine echte Vorbeugung möglich ist.

Geschlechtskrankheiten und sexuelle Probleme des Mannes (vorzeitiger Samenerguß, Impotenz) finden Sie auf den Seiten 568 bis 581 (»Erkrankungen und Probleme sexueller Partner«).

Harnröhrenentzündung (Urethritis)

Wenn Sie unter *schmerzhaftem Harndrang und Brennen beim Wasserlassen* leiden, haben Sie entweder eine *Blasenentzündung* (Seite 502) oder häufiger eine *unspezifische Harnröhrenentzündung* (Seite 501). Tritt gleichzeitig ein schleimig-schaumiger Ausfluß aus der Harnröhre aus, liegt eine *Trichomonaden-Infektion* (Seite 573) vor; ist der Ausfluß eitrig-gelbgrün, haben Sie sich wahrscheinlich einen *Tripper* (Seite 571) geholt.

Siehe auch Harnröhren-Verengung (Seite 501).

Peniskrebs

Rote, derbe Knötchen oder *Verhärtungen der Eichel oder der Vorhaut,* die nässen oder leicht bluten, sind auf einen *Peniskrebs* verdächtig. Siehe auch *Syphilis* (Primäraffekt, Seite 569). Verdächtig sind außerdem nicht heilende Entzündungen der Eichel oder der Vorhaut sowie jeder stinkende, eitrige Ausfluß bei einer Vorhautverengung (Phimose).

Ursachen

Die krebsauslösende Wirkung des unter der Vorhaut sich ansammelnden Smegmas ist unbestritten, wenn auch wahrscheinlich noch andere Faktoren (Anlage, Viren) hinzukommen.

Vorbeugung

Aufgrund der Ursachen ist eine echte Vorbeugung möglich. So kommt Peniskrebs bei beschnittenen Männern (Juden, Moslems) so gut wie nicht vor. *Eine tägliche Reinigung der Eichel und der Vorhaut* tun es jedoch auch.

Untersuchen Sie regelmäßig die Eichel und die Vorhaut (bei zurückgeschobener Vorhaut), und gehen Sie bei den oben beschriebenen Veränderungen unverzüglich zum Arzt!

Behandlung

Nur bei jüngeren Männern mit einem kleinen Krebs ohne Tiefenwachstum kann zur Erhaltung des Penis der Versuch einer alleinigen Strahlentherapie gemacht werden. Ansonsten muß der Penis mehr oder weniger total entfernt werden.

Prognose

Liegen bei Früherkennung noch keine regionalen Metastasen in den Lymphknoten vor, überleben etwa 80 bis 90 Prozent der Betroffenen fünf Jahre und länger.

Entzündungen und Geschwüre der Vorhaut und der Eichel

Es gibt mehrere Entzündungsformen, Bläschen- oder Geschwürbildungen der Eichel und der Vorhaut mit jeweils unterschiedlichen Ursachen.

So die *Balanitis aufgrund einer Pilzinfektion* (Candida-Mykose, Seite 404 und 405). Auf gerötetem Grund zeigen sich weiße, abhebbare Auflagerungen. Diese Form kann beim Geschlechtsverkehr übertragen werden; häufig ist sie bei Diabetikern.

Bei der verbreiteten *Balanitis simplex* sind Eichel und Vorhaut entzündlich gerötet. *Ursachen* können unter anderem sein: bakterielle Infektion, Vorhautverengung (Phimose, Seite 673), mechanische Verletzungen bei Masturbationsakten, Desinfektionsmittel.

Als *Ausschlag* kann sich die Balanitis nach Einnahme von bestimmten fiebersenkenden Mitteln, Barbituraten (in manchen »Schlafmitteln«) oder anderen Medikamenten zeigen.

Runde, rote, weiß umsäumte Gewebsverluste der Eichel weisen auf eine *Balanitis erosiva* hin, die durch Geschlechtsverkehr übertragbar ist.

Bei einem *geschwürigen Gewebsverlust an Eichel oder Vorhaut* kann es sich auch um einen Primäraffekt bei *Syphilis* (Seite 569) handeln.

Schmerzhafte Bläschen an Eichel und Vorhaut werden durch Herpes-II-Viren verursacht. Siehe dazu Seite 396 bis 398 und Seite 574. Auch diese Infektion ist bei empfänglichen Menschen durch Geschlechtsverkehr übertragbar.

Warnung: Rötliche, derbe Knötchen, die nässen oder leicht bluten, können einen *Peniskrebs* im Frühstadium signalisieren. Siehe dazu Seite 547.

Suchen Sie bei jeder entzündlichen Erscheinung an Eichel oder Vorhaut unverzüglich einen Hautarzt auf. Liegt der Entzündung eine Phimose zugrunde, konsultieren Sie einen Urologen.

Frauenkrankheiten

Allein schon die Tatsache, daß es Fachärzte für Frauenkrankheiten (Gynäkologen) und Frauenkliniken gibt, aber weder »Männcrärzte« noch Männerkliniken, weist auf die komplexe Bedeutung und die Häufigkeit von Frauenkrankheiten hin.

Frauenleiden sind Krankheiten, Infektionen, hormonelle Störungen und Veränderungen der weiblichen Geschlechtsorgane und der Brüste.

Am häufigsten sind *Entzündungen der weiblichen Genitalorgane,* vor allem der äußeren Geschlechtsteile (Schamlippen, Klitoris, Scheidenvorhof) und der Vagina. Solche Entzündungen werden im allgemeinen durch Bakterien, Pilze oder Einzeller (Trichomonaden) hervorgerufen und sind meist komplikationslos. Entzündungen der Gebärmutter, der Eileiter und der Eierstöcke können dagegen schwerwiegende Folgen wie Unfruchtbarkeit nach sich ziehen, wenn sie nicht rechtzeitig behandelt werden.

Während bei Männern ein Krebs der Genitalorgane ziemlich selten ist (Ausnahme ist nur der relativ ungefährliche Prostatakrebs älterer Männer), werden Frauen relativ häufig von Krebs ihrer Genitalorgane und der Brüste heimgesucht. *Brustkrebs* und *Krebs der Genitalorgane* (vor allem Gebärmutterhalskrebs und Gebärmutterkrebs) machen etwa 25 Prozent aller bei Frauen vorkommenden Krebsgeschwülste aus!

In diesem Kapitel finden Sie auch ausführliche Besprechungen von *Menstruations- und Zyklusstörungen* sowie des *Klimakteriums.*

Informationen über Unfruchtbarkeit und die Frigidität bei Frauen finden Sie im Kapitel »Erkrankungen und Probleme sexueller Partner« auf den Seiten 577 und 582. Dort werden auch die »Geschlechtskrankheiten« beziehungsweise die durch Geschlechtsverkehr übertragenen Erkrankungen (*sexual transmitted diseases,* STD) besprochen.

Über Blasenentzündungen, die bei Frauen viel häufiger als bei Männern sind, werden Sie im Kapitel »Erkrankungen der Nieren und der ableitenden Harnwege« auf Seite 501 informiert.

Geschlechtsorgane der Frau

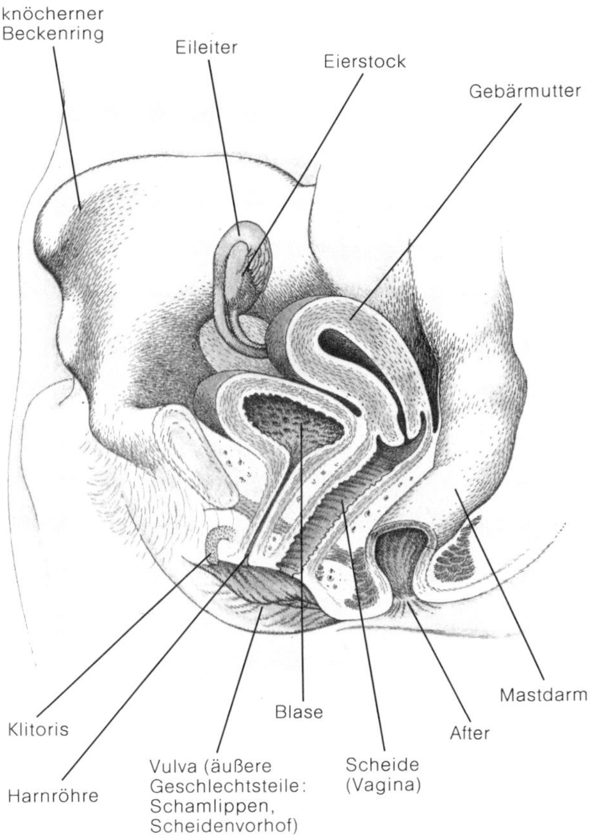

Informationen über die weiblichen Genitalorgane finden Sie auf Seite 550 (Eierstock, Eisprung und Menstruation), Seite 554 (Gebärmutter), Seite 559 (Vulva und Vagina) und Seite 563 (Brüste).

Menstruation und Menstruationszyklus

Weg des befruchtungsfähigen Eies

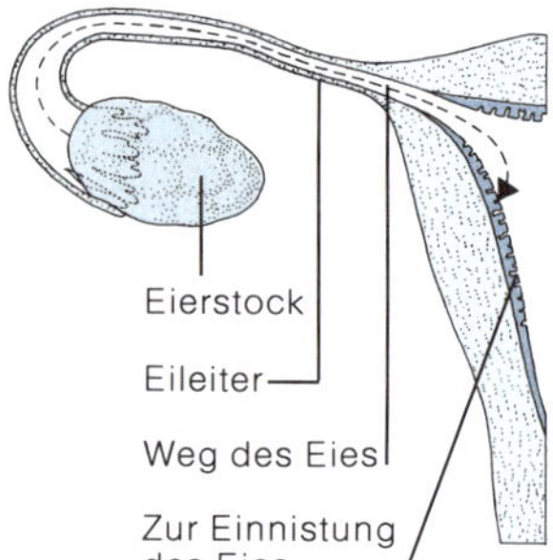

Die weibliche Keimdrüse ist der *Eierstock (Ovar)* – wie die Niere ein paariges Organ: Links und rechts von der *Gebärmutter* findet sich jeweils ein Eierstock, der mit der Gebärmutter über einen Eileiter verbunden ist.

Die beiden Eierstöcke haben Mandelform und sind etwa 4 mal 2 Zentimeter groß. Sie sind von einer Bindegewebshülle umgeben; es schließt sich die Rinden- oder Follikelschicht an, die die *Eibläschen (Follikel)* enthält und die weiblichen Sexualhormone (Östrogene, Gestagene) bildet. In geringem Ausmaß produzieren die Ovarien auch männliche Sexualhormone (Androgene). Von den etwa 400 000 unreifen Eizellen, die die Ovarien enthalten, reifen im Laufe des Lebens nur etwa 400 zu befruchtungsfähigen Eizellen heran. Die Eierstöcke beginnen erst mit der Pubertät (zwischen 10 und 12 Jahren) zu arbeiten.

Bildungsorte der weiblichen Sexualhormone in den Eierstöcken sind die reifenden *Follikel* und die nach dem Eisprung aus den gesprungenen Follikeln entstehenden *Gelbkörper (Corpus luteum)*. Man spricht deshalb auch von Follikelhormonen oder vom Gelbkörperhormon (Progesteron). Die Bildung dieser Hormone wird von der Hirnanhangdrüse (Hypophyse) durch das *follikelstimulierende Hormon (FSH)* und das *luteinisierende Hormon (LH)* angeregt.

Eisprung (Ovulation)

Der sogenannte *Zyklus* der Frau reicht vom ersten Tag der Menstruation bis zum Beginn der nächsten Menstruation (siehe unten). Insgesamt dauert der Zyklus etwa 28 Tage. Mitte eines jeden Zyklus wird stark vermehrt LH ausgeschüttet und verursacht so das Platzen eines Eibläschens und die Ovulation (Eisprung); die Eireifung wird durch das FSH angeregt; *das reife Ei springt aus dem Follikel heraus und wird in die trichterförmige Öffnung des Eileiters ausgeschwemmt.* Anschließend besorgt das LH die Umwandlung des Follikels in einen Gelbkörper.

Wird die reife Eizelle im Eileiter von einer männlichen Samenzelle befruchtet (*Konzeption*, Seite 589), kommt der zyklische Eireifungsprozeß zum Stillstand. Tritt aber keine Befruchtung ein, erfolgt etwa 14 Tage später die *Menstruation* (Monatsblutung). Weitere 14 Tage später erfolgt dann ein erneuter Eisprung.

Eierstockhormone, FSH, LH sowie die FSH und LH freisetzenden Faktoren sind in einem Regelkreis rückgekoppelt. Dieser Regelkreis verhindert, daß in einem Zyklus mehr als ein Follikel (auch keines im anderen Eierstock!) ausreift und daß nach der Befruchtung erneut ein Ei reif wird. Die Eierstockhormone helfen außerdem, eine bestehende Schwangerschaft zu erhalten, und sind für die Entwicklung der weiblichen Körpermerkmale verantwortlich.

Menstruation (Monatsblutung)

Vor dem Eisprung hat sich die Gebärmutterschleimhaut verdickt und ist sehr blutreich geworden – Voraussetzungen für die Einnistung einer befruchteten Eizelle. Diese *Zona functionalis* der Gebärmutterschleimhaut wird durch die Wirkung der Gelbkörperhormone aufgebaut. Wird das Ei nicht befruchtet, bildet sich der Gelbkörper zurück, und die Zona functionalis wird unter Blutungen abgebaut. Es kommt zur Menstruation (Monatsblutung, Regel, Periode).

Die Menstruation, die etwa vier bis fünf Tage andauert, ist sozusagen eine Abbruchblutung aufgrund des rasch absinkenden Sexualhormon-Spiegels im Blut. Die Schleimhaut wird mit dem Blut in kleinsten Teilchen nach außen geschwemmt. Währenddessen baut sich von unten her bereits wieder eine neue Schleimhaut auf. Durchschnittlich dauert

Eisenmangel

Infolge des Blutverlustes durch die regelmäßigen Monatsblutungen verlieren Frauen mit dem Blut auch ständig Eisen, so daß sie einen höheren Eisenbedarf als Männer haben. Andererseits aber nehmen Frauen durchschnittlich weniger Nahrung und damit weniger Eisen als Männer zu sich: Die meisten Frauen haben deshalb einen mehr oder weniger starken Eisenmangel. Dieser Eisenmangel sollte durch eine gezielte Ernährung (nicht durch mehr Kalorien) ausgeglichen werden, eventuell auch durch Eisenpräparate.

Lesen Sie dazu unbedingt den Abschnitt »Eisenmangel-Anämie« auf Seite 441!

eine Menstruation vier Tage; am ersten Tag ist die Blutung meist leicht, am zweiten und dritten Tag verstärkt sie sich, und am vierten Tag klingt sie ab. Im Durchschnitt gehen pro Menstruation etwa 50 bis 150 Milliliter Blut ab.

Zum *Klimakterium* und zur *Menopause* siehe Seite 553.

Menstruations- und Zyklusstörungen

Nur eine von 100 Frauen bekommt über Jahre hinweg pünktlich alle 28 Tage ihre Menstruation (siehe oben). Schwankungen des Zyklus (die Zeit vom ersten Tag der Regel bis einschließlich des Tages vor der nächsten Regel, siehe oben) zwischen 25 und 35 Tagen sind im Bereich des Normalen und sollten Sie nicht beunruhigen. Die Menstruation dauert meist zwischen vier und fünf Tagen, aber auch eine sechs- bis siebentägige Blutung ist noch kein Erkrankungszeichen. Solche Abweichungen vom normalen Bereich können zum Beispiel durch psychosozialen Streß, psychosexuelle Faktoren, Überlastung oder fiebrige Infektionserkrankungen bedingt sein.

Grundsätzlich aber sollten Sie dann sofort Ihren Frauenarzt aufsuchen, wenn die genannten Grenzen überschritten werden, wenn die Regel zu oft kommt, zu lange anhält, zu stark ist, lange ausbleibt oder irgendwann sehr schmerzhaft wird.

Schmerzen bei der Monatsblutung (Dysmenorrhöe)

Es gibt wohl kaum eine Frau, die nicht in den ersten Tagen der Menstruation über ein leichtes Ziehen im Unterbauch, gewisse Rückenschmerzen usw. berichten könnte. Doch der Spielraum der Schmerzempfindung ist groß. Kommt eine Frau mit ihrer Rolle als Frau nicht zurecht, so wird sie mehr oder weniger unwillig oder angstvoll die nächste Blutung erwarten und entsprechend mehr Beschwerden empfinden. Junge Mädchen orientieren sich vorwiegend am Beispiel ihrer Mutter: Klagt die Mutter über ihre Monatsbeschwerden beziehungsweise findet sie sich mit ihrer Rolle als Frau nicht zurecht oder bedauert sie ihre Tochter beim Eintreten der ersten Blutung (Menarche), so wird die Tochter die nächste Blutung angstvoll erwarten und die Beschwerden überbewerten. Sicher wird der Arzt in diesem Fall schmerzstillende Mittel verabreichen, auf eine psychotherapeutische Behandlung sollte jedoch nicht verzichtet werden.

Wenn die Mädchen heiraten und Kinder bekommen, verlieren sich die Periodenschmerzen meist, ebenso nach Einnahme der Pille. *Von Anfang an bestehende (primäre) Regelschmerzen sind jedenfalls meist seelisch bedingt, eine organische Ursache (unterentwickelte oder mißgebildete Gebärmutter, hormonale Störungen) ist seltener.*

Treten aber nach jahrelangen nahezu schmerzlosen Monatsblutungen plötzlich stärkere Schmerzen auf, sind sie meist organisch bedingt (beispielsweise durch eine *Endometriose,* Seite 556, *Gebärmuttergeschwülste,* Seite 557, oder eine *Gebärmuttersenkung,* Seite 559).

Suchen Sie dann unverzüglich Ihren Frauenarzt auf!

Ausbleiben der Menstruation (Amenorrhöe)

Natürliche Ursachen einer Amenorrhöe sind Schwangerschaft oder die Zeit nach der Menopause (siehe Klimakterium und Menopause, Seite 553).

Organische Ursachen können unter anderem sein: Tumoren der Hirnanhangdrüse (Hypophysentumoren, Seite 307), Mißbildungen der Gebärmutter (Seite 559), Schädigung der Gebärmutter-

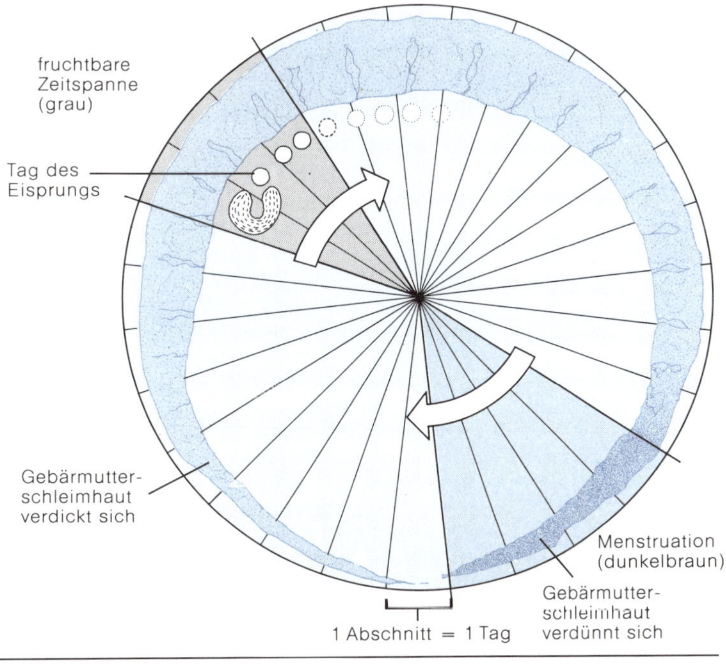

Der Zyklus der Frau
Der Zyklus beginnt mit dem ersten Tag der Monatsblutung und endet einen Tag vor dem ersten Tag der Monatsblutung. Die Grafik zeigt den Eisprung am 15. Tag (er könnte aber auch am 13., 14. oder 16. Tag stattfinden, also immer etwa um die Mitte des Zyklus). Die graue Zone weist auf den Zeitraum hin, während dessen der Samen (bei einem Eisprung am 15. Tag) in den Eileiter gelangen muß, damit eine Befruchtung stattfinden kann. Die Samenzellen bleiben im Eileiter etwa 48 Stunden lebensfähig, die Eizelle jedoch nur etwa zehn Stunden!

Ausbleibende Regelblutung bei einer Hypophysenstörung

Bleibt die Regelblutung längere Zeit aus und liegen keine natürlichen Ursachen wie Schwangerschaft oder Menopause (Seite 553) vor, ist oft eine mangelnde Hormonproduktion der Hypophyse (Hirnanhangsdrüse) der Grund. Mangelnde Hypophysenhormone führen zu einer Unterfunktion der Eierstöcke; das heißt, die Eierstöcke können nicht genügend Sexualhormone bilden – was wiederum den natürlichen Zyklus der Frau beeinträchtigt: Die Folge sind Zyklusstörungen, die sich in schweren Fällen in einem Ausbleiben der Regelblutung äußern. Ursache der mangelnden Bildung der Hypophysenhormone kann eine streßbedingte oder sonstige Funktionsstörung der Hypophyse, aber auch ein bestimmter Tumor der Hypophyse (inaktives Adenom) sein.

In anderen Fällen werden zwar ausreichend Hypophysenhormone ausgeschüttet, der Eierstock jedoch kann aufgrund einer Schwäche oder eines Tumors nicht genügend Hormone bilden.

Neben anderen Möglichkeiten kann auch eine Fehlbildung oder Unterentwicklung der Gebärmutter fehlende Regelblutungen (Amenorrhöe) verursachen.

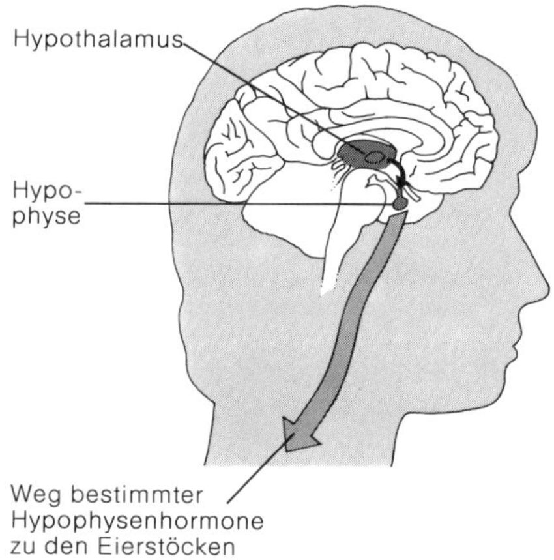

Hypothalamus und Hypophyse
Die Hypophyse (Hirnanhangsdrüse) schüttet wichtige Hormone aus, von denen einige die Produktion von Sexualhormonen regeln und kontrollieren. Siehe dazu Seite 306/307. Die Ausschüttung der Hypophysenhormone wiederum wird von Hormonen des Hypothalamus geregelt und kontrolliert. Der Hypothalamus ist eine Hirnregion an der Hirnbasis.

schleimhaut (beispielsweise nach einer schweren Endometritis, Seite 556).

Funktionelle Ursachen können Störungen der Hormonproduktion des Eierstocks sein.

Zu starke Menstruation (Hypermenorrhöe) oder verlängerte Menstruation (Menorrhagie)

Tritt die Monatsblutung zwar in normalen Abständen auf, ist sie aber ungewöhnlich stark, spricht man von einer *Hypermenorrhöe.*

Ist die Blutung nicht nur verstärkt, sondern auch verlängert, wird sie als *Menorrhagie* bezeichnet.

Häufigste Ursachen solcher Blutungsanomalien sind: krankhafte Veränderungen der Gebärmutter, so zum Beispiel Myome oder Polypen (Gebärmuttertumoren, Seite 557) sowie eine Endometriose (Seite 556). Möglicherweise liegt auch eine anlagebedingte Verstärkung vor, so zum Beispiel bei einer kleinen, unterentwickelten Gebärmutter. Durch eine unvollkommene Abstoßung der Zona functionalis (siehe Seite 550 unten) der Gebärmutter oder bei einer Endometritis (Seite 556) kann es zu einer *Nachblutung* kommen, die von einer verlängerten Regelblutung nur schwer zu unterscheiden ist. In seltenen Fällen kann auch eine Blutgerinnungsstörung vorliegen.

Behandlung

Myome oder Polypen sollten entfernt werden, in den anderen Fällen hat sich die Einnahme von Ovulationshemmern (»Pille«) als günstig erwiesen.

Übrigens haben auch viele Frauen, die eine Spirale (Seite 585) tragen, eine stärkere Monatsblutung als gewohnt.

Konsultieren Sie Ihren Frauenarzt!

Leichtere Blutung vor der eigentlichen Menstruation

Eine leichtere Blutung vor der eigentlichen Menstruation ist entweder organisch (Entzündungen, Tumoren und andere) oder funktionell durch leichte Störungen der Eierstocksfunktion bedingt (»dysfunktionelle Blutung«).

Konsultieren Sie bei solchen Blutungen Ihren Frauenarzt!

Zu häufige Menstruation

Zu häufige Monatsblutungen – etwa alle 23 Tage – sind meist durch funktionelle (hormonelle) Störungen bedingt.

Konsultieren Sie Ihren Frauenarzt!

Verlängerter Zyklus

Tritt Ihre Monatsblutung über längere Zeit erst nach etwa 35 Tagen auf, haben Sie wahrscheinlich eine Schwäche des Eierstocks (Ovarialinsuffizienz).

Konsultieren Sie Ihren Frauenarzt!

Wichtige Hinweise für andere unregelmäßige Blutungen (Fehlgeburt, Tumoren)

Haben Sie einige Wochen nach der letzten Regel eine stärkere Blutung als sonst, ist das bei Frauen im fortpflanzungsfähigen Alter häufig ein Zeichen einer *Fehlgeburt*.

Sofort Frauenarzt aufsuchen (meist ist dann eine Ausschabung der Gebärmutter notwendig)!

Bekommt eine Frau nach dem Klimakterium plötzlich wieder eine Blutung, kann das ein Anzeichen eines *Gebärmutter-Tumors* (Seite 557) sein.

Sofort Frauenarzt aufsuchen!

Leichtere Blutungen, die ohne Zusammenhang mit dem Rhythmus der Menstruation auftreten (besonders nach sexuellem Kontakt), können ein *Warnzeichen des Gebärmutterhalskrebses* (Seite 557) sein – des häufigsten Krebses der weiblichen Genitalorgane. In vielen Fällen liegt aber lediglich ein *Polyp* (gestielte oder breit aufsitzende Geschwulst) oder eine andere Ursache vor.

Auch hier grundsätzlich sofort Frauenarzt aufsuchen!

Auftreten von Blutungen ohne vorherigen Eisprung

Blutungen ohne vorherigen Eisprung und ohne Gelbkörperbildung (Seite 550) – in der Fachsprache *anovulatorische Zyklen* genannt – können bei jungen Mädchen nach der ersten Regel, bei sterilisierten Frauen, nach einer Geburt oder im Klimakterium vorkommen.

Ursachen sind hormonelle Störungen.

Konsultieren Sie Ihren Frauenarzt!

Klimakterium

Als *Klimakterium* bezeichnet man jene Jahre der Frau, in denen die Fortpflanzungsfähigkeit erlischt, das heißt die Hormonbildung im Eierstock nachläßt und schließlich ganz versiegt. Das Klimakterium endet mit der letzten Blutung (Menopause), die praktisch die Geschlechtsreife der Frau beendet. Die Phasen vor beziehungsweise nach der Menopause heißen Prä- beziehungsweise Postmenopause.

Die *Menopause* entlastet die Frau von den monatlichen Blutungen und ist ein Zeichen des Verlustes der Fortpflanzungsfähigkeit und des Eintritts in ein neues Lebensalter. Zusammen mit der ersten Regelblutung (der *Menarche*) gehört sie zu den einschneidendsten Veränderungen im Leben einer Frau.

Im Mittel tritt heute die Menopause mit 49 Jahren ein; manche Frauen erleben sie jedoch erst mit 55. Kommt es bereits mit 40 Jahren oder gar noch früher zur Menopause, spricht man von einem *Climacterium praecox* (= frühzeitig).

Körperliche Vorgänge im Klimakterium

Mit der Erschöpfung der Eierstöcke versiegt die Produktion der Sexualhormone, die Eierstöcke schrumpfen bis zu einem Drittel ihres Gewichts. Die Hypophyse (Hirnanhangdrüse), die die Ausschüttung der Sexualhormone mit ihren gonadotropen Hormonen anregt, beantwortet die Verminderung der Sexualhormone im Blut mit vermehrter Ausschüttung der *gonadotropen Hormone*. Nach der Menopause wird auch die Gebärmutter kleiner, und die Gebärmutterschleimhaut schrumpft. Die oberen Schichten der Scheidenschleimhaut schrumpfen dagegen meist erst in höherem Alter, da vorher die Eierstöcke noch geringe Mengen Östrogene (Östrogene stellen mit den Gestagenen die weiblichen Sexualhormone) bilden, mit deren Hilfe die Zellen der Scheidenschleimhaut immer wieder erneuert werden. Außerdem übernimmt auch die Nebennierenrinde einen Teil der Östrogenproduktion. Erst bei der Greisin schrumpft dann auch das äußere Genitale (Vulva).

Beschwerden im Klimakterium und nach der Menopause

Im Klimakterium kommt es oft zu einer langanhaltenden und verstärkten Östrogenproduktion und als deren Folge zu *Dauerblutungen* unterschiedlicher Stärke. Bei solchen Dauerblutungen muß zuerst nach *Krebs* der Gebärmutter gefahndet werden, bis (meist) das Gegenteil bewiesen ist.

Blutungen nach der Menopause sind immer krebsverdächtig, obwohl sie auch durch Gebärmutterpolypen (Seite 557) oder Östrogenzufuhr von außen bedingt sein können.

Besonders bei Frauen, die nicht geboren haben, können sich die Scheide und der Scheideneingang nach der Menopause so verengen, daß *Beschwerden beim Geschlechtsverkehr* auftreten; außerdem wird die Scheidenwand nur mangelhaft benetzt. Eine Behandlung mit Östrogensalben und -tabletten führt wieder zur Auflockerung der Scheide.

Bei manchen Frauen tritt auch ein *quälender Juckreiz* der äußeren Geschlechtsorgane, der Vulva (*Pruritus vulvae,* Seite 562) auf, oder es bildet sich eine weißliche Verdickung der Vulva (*Leukoplakie,* Seite 562 unten). Bei Greisinnen kommt es in seltenen Fällen – auch ohne vorangehende Leukoplakie – zu einer totalen Schrumpfung der Vulva, bis der Scheideneingang nur noch aus einem kleinen, starren Loch besteht *(Kraurosis vulvae).* Der Erfolg einer Behandlung ist meist nicht befriedigend.

Inwieweit der neue Lebensabschnitt positiv oder negativ bewertet wird, hängt von der subjektiven Einstellung der Frau zur Weiblichkeit, aber auch davon ab, ob ihr bisheriges Leben als Sexualpartner, Frau und Mutter erfüllt war. Entscheidend ist auch das Gewicht der nicht gelebten und nicht erfüllten sexuellen Wünsche und Vorstellungen sowie der sexuellen Enttäuschungen. Aber allein schon die mangelnde Sexualhormonproduktion kann über verschiedene Mechanismen zu psychischen Störungen führen.

Patientinnen im Klimakterium klagen meist über Hitzewallungen. Die *fliegende Hitze* wiederholt sich täglich mehrmals, oft gefolgt von unangenehmen Kälteschauern. Anfälle von Herzklopfen, Schwindelgefühl, Schlaflosigkeit kommen hinzu. Viele Frauen im Klimakterium sind psychisch labil, nervös und reizbar und empfinden jede Veränderung ihres Lebensbereiches als negativ (die Kinder sind erwachsen, die Pflichten verschieben sich). Die Ehemänner sind dann rat- und oft verständnislos. Bei manchen Frauen treten Neurosen auf, bei anderen kommen gar Psychosen (Seite 345) zum Durchbruch.

Behandlung der Beschwerden

Ihr Frauenarzt wird Ihnen gegebenenfalls Östrogene oder eine spezielle Kombination weiblicher Sexualhormone verschreiben. Die Hormone können – je nach Beschwerden – als Salbe, Tablette, Spritze oder Pflaster zum Einsatz kommen. Gegebenenfalls wird der Arzt Ihnen auch kurzfristig *Valium* oder ein anderes Psychopharmakon verordnen.

Grundsätzlich sollten Sie aber bei stärkeren psychischen Störungen die Hilfe eines Psychotherapeuten oder eines Psychiaters suchen.

Erkrankungen der Eierstöcke, der Gebärmutter und des Gebärmutterhalses

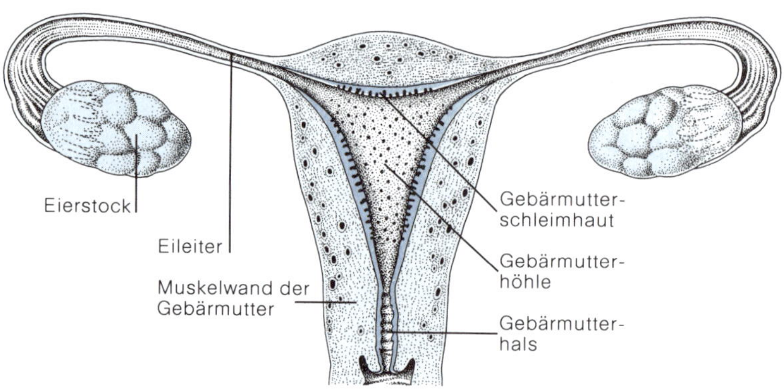

Die Funktion der *Eierstöcke* wurde bereits auf Seite 550 (»Menstruation und Menstruationszyklus«) besprochen. Zusätzliche Informationen finden Sie auf Seite 589 unter »Konzeption« (Empfängnis).

Die *Gebärmutter* ist ein birnenförmiger Hohlmuskel, der geschützt im knöchernen Becken liegt und dessen Hauptaufgabe in der Aufnahme und Ernährung des Keimes, in der Austragung und Ausstoßung der Frucht (Kind im Mutterleib) besteht. Man unterscheidet den *Gebärmutterkörper (Korpus)* und den *Gebärmutterhals (Zervix).* Der Halsteil reicht mit der sogenannten *Portio* kuppenartig in die Scheide hinein, die Öffnung zur Scheide heißt *äußerer Muttermund*. Der *innere Muttermund* ist der Übergang von der *Gebärmutterhöhle* zum *Zervixkanal*. Die *Gebärmutterwand* besteht aus einer dicken Schicht glatter Muskulatur, dem Myometrium, und einer inneren Schleimhautschicht (Endometrium).

Erkrankungen der Eierstöcke (Entzündungen, Tumoren) und vor allem der Gebärmutter (Tumoren u. a.) sind ziemlich häufig. *Lesen Sie deshalb das folgende Kapitel aufmerksam durch, und konsultieren Sie baldmöglichst Ihren Frauenarzt, wenn Sie entsprechende Symptome bei sich feststellen.*

Eileiter- und Eierstockentzündung

Bei der Menstruation, einer Geburt oder Fehlgeburt sowie bei instrumentellen Eingriffen in die Gebärmutter kann es zu einem Aufsteigen von Keimen in die Eileiter und so zu einer Eileiterentzündung *(Salpingitis)* kommen.

Anzeichen

Heftige, meist doppelseitige Unterbauchschmerzen, manchmal Fieber. Tritt die Infektion zur Zeit des Eisprungs ein (zu dieser Zeit befindet sich ein Eileiter in Kontakt mit dem Eierstock) oder bei besonderer Virulenz der Keime, kann es auch zu einer Eierstockentzündung (Oophoritis) mit Abszeßbildung kommen.

Behandlung

Strengste Bettruhe (meist nur in einer Klinik möglich!), Antibiotika, Kortikosteroide, außerdem zuerst Eisbeutel auf den Bauch, später Fangopackungen, eventuell Kurzwellenbehandlung. Bei rechtzeitiger und intensiver Behandlung kann die Eileiterfunktion, das heißt die Fruchtbarkeit, in der Regel erhalten werden. Lediglich bei einer chronischen Salpingitis ist die Prognose relativ schlecht, doch kann hier der Versuch einer plastischen Operation mit Lösung der entstandenen Verwachsungen die Prognose verbessern. Nach mehreren Rezidiven (Wiederaufflackern der Entzündungen) muß jedoch der (oder beide) Eileiter entfernt werden.

Eine Eierstockentzündung kann auch als Folge einer Bauchfellentzündung (Seite 483) auftreten.

Tumoren der Eierstöcke

Zystom

Jeder dritte oder vierte Ovarialtumor ist oder wird bösartig (Eierstockkrebs, Seite 556)!

Der häufigste Eierstocktumor ist das seröse *Zystom* (Kystom): ein gutartiger zystischer Tumor (*Zyste:* Kapselgeschwulst), der im Innern mit Epithelgewebe ausgekleidet ist. Zystome sind meist hühnerei- bis grapefruitgroß, können aber auch riesige Dimensionen annehmen. Manchmal sind in der Zystenwand auch Drüsenformationen nachweisbar (seröses Zystadenom).

Anzeichen

Vergrößerung des Leibesumfangs (»die Hose paßt nicht mehr«). Größere Tumoren können Schmerzen im Oberbauch verursachen, bei abrupten Bewegungen kommen »ziehende« Schmerzen vor. Stärkere Beschwerden treten dann auf, wenn sich der Stiel (Eileiter, Bänder, Gefäße) des Tumors verdreht; bei Drosselung der Vene kommt es zu Spannungsschmerzen, bei Unterbrechung der Arterie zu starken Schmerzen, Bauchdeckenspannung und schwerer Verschlechterung des Allgemeinzustands.

Behandlung

Entfernung des Zystoms mit dem Versuch, den Rest des Eierstocks zu erhalten, bei Frauen im Klimakterium oder danach Entfernung beider Eierstöcke.

Granulosazelltumor

Der häufigste hormonbildende Eierstocktumor ist der *Granulosazelltumor*, der in allen Lebensaltern vorkommt. Die Menge der Östrogenbildung ist variabel, beim Kind führt sie zur frühzeitigen Geschlechtsreife *(Pseudopubertas praecox)*, bei der Frau kommt es zu Durchbruchsblutungen (Schmierblutungen während des Monatszyklus) und manchmal zu einem Anschwellen der Brüste.

Behandlung

Entfernung des Eierstocks und bei Verdacht auf Bösartigkeit gegebenenfalls auch Entfernung der Gebärmutter und der Eileiter.

»Funktionelle« Eierstockzysten

Hier handelt es sich um keine echten Zysten, sondern lediglich um eine übermäßige Sekretansammlung in den Follikeln oder im Gelbkörper (Seite 550).

Mit der Zeit bilden sich die Vergrößerungen von selbst zurück, eine Behandlung dieser »funktionellen Zysten« ist also nicht erforderlich.

Eierstock-Krebs (Ovarial-Karzinom)

Das Risiko einer Frau, irgendwann in ihrem Leben an einem Eierstock-Krebs zu erkranken, beträgt etwa 1 Prozent. Eierstock-Krebs ist demnach zwar nicht so häufig wie der Gebärmutterhals-Krebs (Risiko 2 bis 4 Prozent, Seite 557), dafür aber um so fataler.

In den Frühstadien ist ein Eierstockkrebs symptomlos. So wird er meist erst in späteren Stadien entdeckt, wenn er stärkere Beschwerden verursacht: Bauchschmerzen, Auftreiben des Bauches, Appetitlosigkeit und Gewichtsverlust. In diesen späteren Stadien sind die Therapieerfolge dann ziemlich gering: Nur etwa 30 Prozent der betroffenen Frauen können damit rechnen, die Behandlung fünf Jahre und länger zu überleben.

Entzündung der Gebärmutterschleimhaut (Endometritis)

Eine Endometritis zeigt sich durch eine *sehr schmerzhafte, starke Blutung,* gegebenenfalls durch eine verstärkte und verlängerte Monatsblutung, mitunter auch durch unregelmäßige Blutungen (eventuell Schmierblutung).

Weitere Anzeichen sind: Schmerzen und Druckempfindlichkeit im Unterleib, Schwäche und Fieber, vergrößerte, derbe Gebärmutter.

Ursachen

Ursachen können sein: Folge einer Fehlgeburt oder Abtreibung, wobei Keime von der Scheide aus in die Gebärmutter gelangt sind; Infektion während oder nach einer Entbindung (ziemlich häufig!); während einer Menstruation in die Gebärmutter aufgestiegene Keime (sehr selten); höchst selten bei Tripper.

Behandlung

Der Frauenarzt wird Ihnen nach ursächlicher Abklärung Bettruhe und Antibiotika verordnen. Eventuell kann eine Ausschälung der Gebärmutterschleimhaut *(Abrasio)* notwendig werden. Hat die Infektion auf die Gebärmutter übergegriffen, muß unter Umständen die Gebärmutter entfernt werden. *Doch fragen Sie vor einer solchen Operation, ob wirklich ein Notfall vorliegt!*

Kürettage

(Abrasio, Ausschabung der Gebärmutterschleimhaut)

Eine Kürettage (Curettage, Abrasio) ist die Auskratzung oder Ausschabung der Gebärmutterschleimhaut mit einem scharfen Löffel. Sie dient zur Diagnose ungeklärter Gebärmutterblutungen sowie der Abklä-

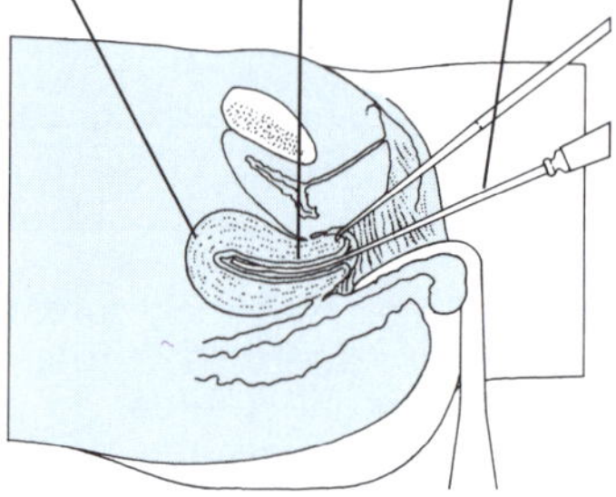

rung des Verdachtes auf Polypen der Gebärmutterhöhle oder auf Gebärmutterkrebs (Entnahme einer Schleimhautprobe zur Gewebsuntersuchung). Mit dem Ausschabungslöffel können aber auch Polypen entfernt, Wucherungen der Gebärmutterschleimhaut oder eine schwere Gebärmutterschleimhautentzündung (siehe dazu links) abgekratzt sowie bei einer Fehlgeburt zurückgebliebene Teile der Frucht oder des Mutterkuchens ausgeräumt werden. Während der Abrasio, die nur unter Vollnarkose ausgeführt wird, ist der Gebärmutterhalskanal mit Hilfe eines speziellen Instruments erweitert. Die Gebärmutterschleimhaut regeneriert sich schnell wieder; eine fachgerechte Abrasio ist deshalb kein Hindernis für eine bald darauf folgende Schwangerschaft.

Endometriose

Diese Krankheit, bei der Gebärmutterschleimhaut *(Endometrium)* außerhalb der Gebärmutterhöhle vorkommt, ist so selten nicht. Nur verursacht sie in der Mehrzahl der Fälle überhaupt keine Symptome, bleibt also unbemerkt.

Anzeichen und Ursachen

In den seltenen schweren Fällen verursacht die Endometriose *starke Schmerzen vor und während der Menstruation,* eventuell eine *schmerzhafte Harn- oder Stuhlentleerung* während der Menstruation oder eine *Verstärkung der Menstruation.*

Die externen Zellnester der Gebärmutterschleimhaut vegetieren meist an der Außenhülle der Gebärmutter, an den Eierstöcken oder in der Scheide, bisweilen auch in der Harnblase, im Darm, ja sogar in der Lunge. Sie funktionieren wie normale Gebärmutter-Schleimhautzellen: Sie vergrößern sich vor jeder Monatsblutung und bluten gleichzeitig mit der Menstruation. Nach außen bluten sie zwar nicht, da sie durch Gewebe abgekapselt sind. Schmerzen verursachen sie nur, wenn sie eine entsprechende Größe haben oder an ungünstiger Stelle liegen. Immerhin aber kann beispielsweise ein solches Zellnest im Darm während der Menstruation zu einem Darmverschluß führen!

Die *Ursachen* sind noch nicht voll abgeklärt. Höchstwahrscheinlich liegen Störungen der Zelldifferenzierung zugrunde.

Behandlung

Verursachen die Zellnester Beschwerden, kann die Menstruation vorübergehend hormonell unterdrückt werden. Auch die »Pille« schwächt Anschwellung und Blutung der Zellnester. Eventuell kann eine operative Entfernung notwendig werden.

Gutartige Tumoren der Gebärmutter (Uterustumoren)

Gutartige Tumoren der Gebärmutter sind ziemlich häufig. Man kann damit rechnen, daß etwa 20 Prozent aller über 30jährigen Frauen einen oder mehrere dieser Tumoren haben. Allerdings sind und bleiben die Tumoren oft so klein, daß sie keine Beschwerden verursachen und daher nicht bemerkt werden.

Die Tumoren können entweder *Myome* (vom Muskelgewebe ausgehende Tumoren) oder *Polypen* (gestielte Schleimhauttumoren) sein.

Anzeichen

Anzeichen größerer oder mehrerer Tumoren können sein: *Zwischenblutungen* (Schmierblutungen) zwischen den Monatsblutungen, *starke, verlängerte, bisweilen schmerzhafte Monatsblutungen.* Sitzen die Polypen am Gebärmutterhals, kann es zu Schmerzen und Blutungen nach dem Geschlechtsverkehr kommen. Große Tumoren können bisweilen zu Druckbeschwerden führen, wenn sie auf die Blase drücken, auch zu Beschwerden beim Wasserlassen.

Behandlung

Entfernung der Tumoren. Bei jüngeren Frauen sollte grundsätzlich versucht werden, die Gebärmutter zu erhalten. Bei älteren Frauen wird der Arzt meist die Gebärmutter entfernen (auch zur Krebsprophylaxe!).

Gebärmutterhals-Krebs (Zervixkarzinom)

Das Risiko einer Frau von 20 bis 30 Jahren, im Laufe ihres Lebens an Gebärmutterhals-Krebs zu erkranken, wird auf 2 bis 4 Prozent geschätzt. Die Entwicklung zum Krebs verläuft über verschiedene Vorstadien von Zellveränderungen und ein kleines oberflächliches *Carcinoma in situ.* Durch Zellabstriche vom äußeren Muttermund und aus dem Gebärmutterhalskanal können die Zellveränderungen (Papanicolaou III–V) in einer zytologischen (Zell-)Untersuchung festgestellt werden. Bis aus dem kleinen *Carcinoma in situ,* das leicht entfernt werden kann, ein Mikrokrebs entsteht, vergehen etwa zwei Jahre, in den meisten Fällen sogar mehr als fünf Jahre. (Nur in 10 Prozent der Fälle muß mit einer Entwicklung unter einem Jahr gerechnet werden.) Das unterstreicht den Wert regelmäßiger Vorsorgeuntersuchungen mehr als deutlich.

Anzeichen

Lange Zeit bleibt die Symptomatik eines Zervixkarzinoms minimal. Ist der Krebs bereits fortgeschritten, kann er bei Frauen, die die Menopause (Seite 553) bereits hinter sich haben, zu leichten Blutungen aus der Scheide führen, vor allem nach dem Geschlechtsverkehr. Bei Frauen vor dem Klimakterium kann es zu *Blutungen zwischen den Perioden* oder ebenfalls *nach dem Sex* kommen. Bisweilen kann auch ein rosa-wäßriger Ausfluß ein Warnsignal für einen Gebärmutterhals-Krebs sein. Treten Schmerzen auf, ist der Krebs meist schon stark fortgeschritten und hat den Gebärmutterhals überschritten.

Wichtig: Blutungen zwischen den Perioden oder nach dem Sex kommen ebenso bei gutartigen Polypen des Gebärmutterhalses (siehe oben) vor. Blutungen zwischen den Perioden können überdies auch ein Zeichen eines gutartigen Eierstocktumors (Seite 555) oder nur einer hormonellen Störung sein. Sie brauchen sich also meist keine unnötigen Sorgen zu machen, wenn Sie zwischen den Perioden oder nach dem Sex bluten. Doch sollten Sie zur Abklärung baldmöglichst Ihren Frauenarzt aufsuchen!

Behandlung und Prognose

Wird bei einer Vorsorgeuntersuchung ein Mikrokarzinom (Durchmesser weniger als 1 Zentimeter, geringes Tiefenwachstum) entdeckt, kann die Gebärmutter in der Regel erhalten werden. Der Mikrokrebs wird lediglich mit einem Teil des umgebenden gesunden Gewebes ausgeschnitten. Auch ohne eine Entfernung der Gebärmutter können Sie so mit einer Dauerheilung rechnen. Allerdings sollten Sie sich in der Folge regelmäßigen zytologischen (Zell-)Untersuchungen unterziehen, damit ein Wiederwachstum (Rezidiv) rechtzeitig erkannt werden kann.

Führt das Zervixkarzinom bereits zu Beschwerden, ist es also fortgeschritten, muß die Gebärmutter mit einer kleinen Vaginamanschette operativ entfernt werden. Die Sexualhormone produzierenden Eierstöcke können jedoch erhalten bleiben. Hat das Karzinom bereits den Gebärmutterhals überschritten, kann meist nicht mehr operiert werden; hier kann nur noch eine Strahlentherapie eine gewisse Verlängerung der Überlebenszeit bringen. Nebenwirkungen der Strahlentherapie können sein: Schäden an Vagina, Blase und Darm.

Bei allen fortgeschrittenen Stadien des Zervixkarzinoms zusammengenommen, überleben durchschnittlich etwa 50 Prozent der Frauen fünf Jahre und länger.

Gebärmutterkrebs (Korpuskarzinom)

Korpuskarzinom bedeutet, daß der Krebs den Körper der Gebärmutter, also nicht den Gebärmutterhals, befallen hat. (Ein Gebärmutterhals-Krebs heißt *Zervixkarzinom,* siehe Seite 557).

Ein Korpuskarzinom ist weniger fatal als ein Zervixkarzinom; außerdem tritt es meist erst bei über 50jährigen Frauen auf. Die Wahrscheinlichkeit einer 40jährigen Frau, in ihrem weiteren Leben an einem Korpuskarzinom zu erkranken, liegt bei etwa 1,5 Prozent.

Anzeichen

Leichte Blutungen aus der Vagina bei Frauen, die die Menopause (Seite 553) bereits hinter sich haben; bei Frauen, die noch menstruieren, Blutungen zwischen den Perioden.

Wichtig: Solche Blutungen müssen nicht unbedingt auf ein Korpuskarzinom hindeuten; sie können auch ein Zeichen eines gutartigen Eierstocktumors oder einer hormonellen Störung sein. Bemerken

Totalentfernung der Gebärmutter

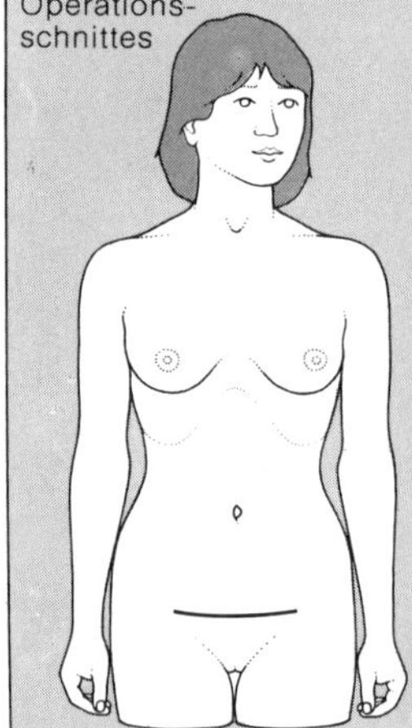

Bei Gebärmutterkrebs, der sich noch auf die Gebärmutter beschränkt, bringt eine Totalentfernung der Gebärmutter in 90 Prozent der Fälle die Aussicht auf eine Dauerheilung. Ist die Gebärmutter-Schleimhaut von zahlreichen Polypen (gestielte, gutartige Schleimhauttumoren) besiedelt, wird der Gynäkologe versuchen, die Gebärmutter zumindest bei jüngeren Frauen zu erhalten. Das gilt auch für den Befall des Gebärmuttermuskels mit mehreren Myomen (gutartigen Muskeltumoren). Bei Frauen im und jenseits des Klimakteriums wird der Gynäkologe jedoch auch bei Polypen und Myomen im allgemeinen die Gebärmutter entfernen – als Vorbeugung gegen einen Gebärmutterkrebs.
Bei Gebärmutterkrebs werden neben der Gebärmutter oft auch Eierstöcke und Eileiter mitentfernt, da sich in 5 bis 10 Prozent der Fälle in den Eierstöcken Tochtergeschwülste (Metastasen) ansiedeln können. Wird eine solche Mitentfernung der Eierstöcke in seltenen Fällen bei jüngeren Frauen notwendig, führt die dadurch stark verminderte Produktion von Sexualhormonen zu einem früheren Einsetzen des Klimakteriums und auch einer relativen Minderung des sexuellen Verlangens. Die alleinige Entfernung der Gebärmutter hat dagegen keinen Einfluß auf das sexuelle Verlangen – es sei denn vorübergehend über psychische Probleme.

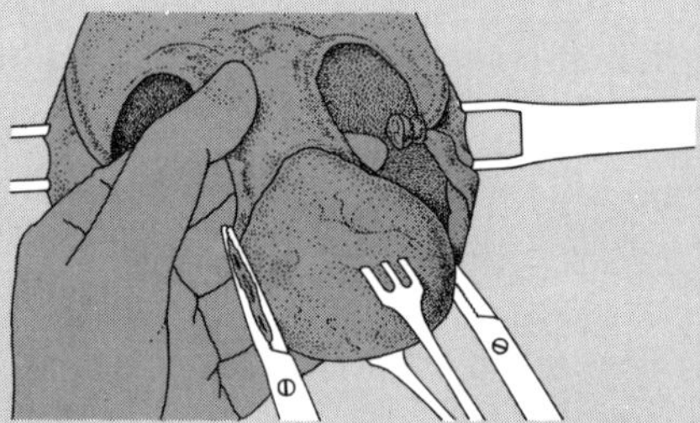
Entfernung der Gebärmutter

Sie auch nach dem Sex solche Blutungen, kann ein gutartiger Polyp des Gebärmutterhalses (Seite 557), aber auch ein Gebärmutterhalskrebs (Seite 557) vorliegen.

Behandlung und Prognose

Solange sich der Krebs auf die Gebärmutter beschränkt, verhilft deren Entfernung zu einer fast 90prozentigen Heilung.

Gebärmuttersenkung (Uterusvorfall)

Durch eine angeborene Bindegewebsschwäche oder durch Geburtsvorgänge kann sich die Gebärmutter *(Uterus)* infolge des geschwächten Halteapparats oder einer Schädigung des Beckenbodens – der Schwerkraft folgend – nach unten senken. Der Gebärmutterhals fällt dabei mehr oder weniger in das Scheidenrohr vor *(isolierter Descensus uteri)*. In schweren Fällen kann es zum Erscheinen eines Teiles der Gebärmutter sowie der dann mitgesunkenen oberen Scheidenanteile *(partieller Prolaps)* oder gar zum *totalen Prolaps* (Vorfall) kommen.

Anzeichen

Häufige Rückenschmerzen; bisweilen Schmerzen beim Sex, wenn der Penis zu tief eindringt.

Behandlung

Leichtere Fälle bedürfen keiner Behandlung, in schwereren Fällen muß operiert werden. Zu empfehlen sind regelmäßige Übungen zur Stärkung des Beckenbodens.

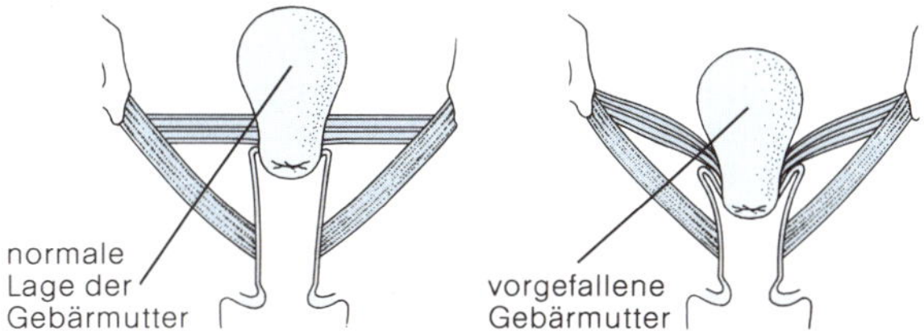

Gebärmutter-Fehlbildungen

Fehl- oder Mißbildungen der Gebärmutter wie beispielsweise eine Doppelbildung (gehörnte Gebärmutter) führen zur Unfruchtbarkeit (Sterilität).

Das gilt nicht für die *Retroflexio uteri*, die *Abknickung des Gebärmutterkörpers* gegen den Gebärmutterhals nach hinten zum Mastdarm hin. Eine solche Abknickung haben etwa 20 Prozent aller Frauen; sie führt weder zur Sterilität, noch macht sie eine Schwangerschaft unmöglich. Denn wenn das Kind im Mutterleib heranwächst, richtet sich der Gebärmutterkörper meist von selbst auf. Ist der Gebärmutterkörper jedoch in selteneren Fällen durch Verwachsungen fixiert, sind Kind und auch Mutter ohne eine spezielle Operation zur Aufrichtung der Gebärmutter gefährdet.

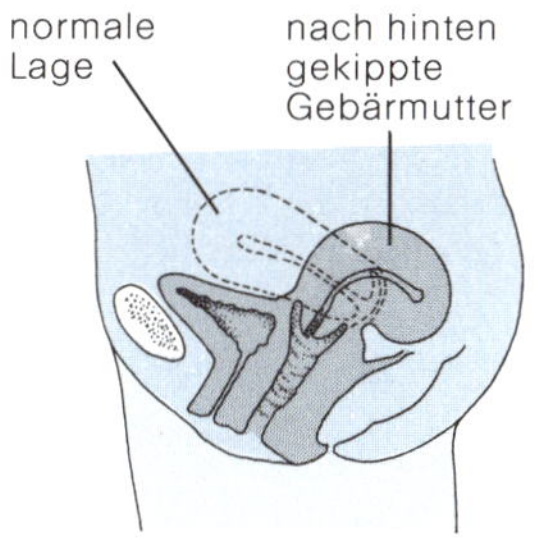

Erkrankungen der Vagina und der äußeren Geschlechtsteile (Vulva)

Die äußeren weiblichen Geschlechtsteile *(Vulva)* bestehen aus den *Schamlippen*, der *Klitoris* (Kitzler) und dem *Scheidenvorhof*. Im oberen Teil des Scheidenvorhofs (oberhalb des Eingangs zur Vagina) mündet die *Harnröhre*.

Die äußeren oder *großen Schamlippen* sind zwei größere Hautfalten mit zahlreichen Talgdrüsen und bestehen aus Fettpolstern, die von Bindegewebe und glatten Muskelfasern durchsetzt sind. Sie stoßen an der von ihnen gebildeten Schamspalte zusammen und bedecken die *kleinen Schamlippen*, die den Scheiden-

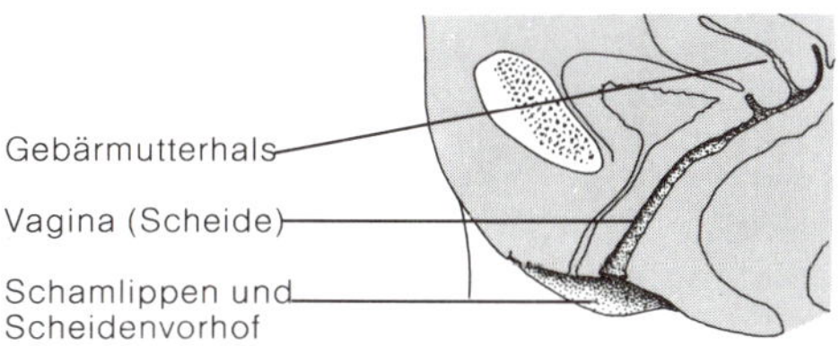

vorhof begrenzen. Die *Klitoris* (Kitzler) liegt oberhalb des Scheidenvorhofs zum Schamberg hin, sie wird vorn vom oberen Teil der kleinen Schamlippen umschlossen, die nur die Eichel des Kitzlers hervorschauen lassen.

Am Grunde des Vorhofs befinden sich kleine *Schleimhautdrüsen,* die zusammen mit den *Bartholin-Drüsen* (mit Ausführungsgängen an der Basis der kleinen Schamlippen) die Vulva bei sexueller Erregung befeuchten. Zu beiden Seiten des Vorhofs liegen *Schwellkörper* (entsprechend den Schwellkörpern des Penis). Auch die Klitoris enthält Schwellkörper, durch die sie bei sexueller Erregung vergrößert wird. Die Klitoris ragt bei weiterer sexueller Reaktion aus der umgebenden Schleimhautfalte hervor und verschwindet kurz vor dem Orgasmus wieder unter ihr. Die Klitoris ist dank Tast- und anderer sensibler Körperchen sexuell hochreaktiv: Ihre direkte oder indirekte Reizung führt zum weiblichen Orgasmus. Auch die sensiblen kleinen Schamlippen spielen bei der Auslösung der sexuellen Erregung eine wichtige Rolle.

Die *Vagina* (Scheide) ist etwa 8 bis 10 Zentimeter lang und verbindet die inneren Geschlechtsorgane der Frau (Gebärmutter mit Gebärmutterhals, Eileiter und Eierstöcke) mit dem Scheidenvorhof und der übrigen Vulva. Bei sexueller Erregung nehmen die großen Schamlippen an Größe zu, und der Scheidenvorhof schwillt durch Schwellkörper an.

Die Vagina ist ein muskulöser, mit Schleimhaut ausgekleideter Schlauch, der bei »Jungfrauen« vor dem ersten Geschlechtsverkehr durch eine ringförmige Hautfalte, das Jungfernhäutchen *(Hymen),* verschlossen wird. Durch den ersten Geschlechtsverkehr reißt das Häutchen ein, und mit der Zeit bleiben nur noch winzige Wärzchen am Scheideneingang übrig.

Die Scheidenschleimhaut bildet quer verlaufende Falten; sie ist drüsenlos, aber dennoch von einem weißlichen Scheidensekret belegt, das im wesentlichen aus abgeschilferter oberster Schleimhautschicht und einer Flüssigkeit besteht, die von den Scheidenbakterien durch Umbau von Glykogen (Stärke) in Milchsäuren gebildet wird. Durch diese *Milchsäureproduktion der Döderlein-Bakterien* reinigt sich die Scheide selbst; überdies verhindert dieses saure Scheidenmilieu das Eindringen von Krankheitskeimen.

Scheidenentzündung (Kolpitis) **und Ausfluß** (Fluor)

Wenn Schamlippen und Scheide jucken oder brennen und Sex unangenehm oder schmerzhaft wird, leiden Sie unter einer Scheidenentzündung. Meist kommt auch noch ein Ausfluß *(Fluor)* hinzu.

Ursachen sind meist Bakterien, Pilze oder bestimmte Einzeller (Trichomonaden).

Arten der Scheidenentzündung und des Ausflusses

1. Sind Schamlippen und Scheide intensiv entzündlich gerötet und angeschwollen und kommt ein rahmig-weißlicher Ausfluß hinzu, leiden Sie wahrscheinlich an einer *Candida-Mykose.* Diese Pilzinfektion ist ziemlich häufig; etwa 40 Prozent aller Frauen leiden bisweilen oder ständig an ihr.
   Weitere Anzeichen können mitunter weißliche Auflagerungen *(»Candida-Rasen«)* sein. Juckreiz und Brennen können sehr intensiv sein, vor allem beim und nach dem Sex (das Reiben des Penis belastet die entzündete Schleimhaut). Mitunter aber lassen die Symptome bis auf einen leichten Ausfluß auch nach, ohne daß die Infektion überwunden ist. Näheres siehe unter Candida-Mykose auf Seite 405.
2. Treten neben einer intensiven Entzündung Harndrang und Brennen beim Wasserlassen in den Vordergrund und ist der Ausfluß dünnflüssig und schaumig, leiden Sie an einer Infektion mit *Trichomonaden.* Diese einzelligen Geißeltierchen gehören zu den häufigsten Parasiten unserer Zonen. Man kann davon ausgehen, daß etwa 30 Prozent aller Frauen zeitweilig eine *Trichomoniasis* haben. Übrigens wird die Trichomoniasis so gut wie immer nur durch Geschlechtsverkehr übertragen. Das Brennen in der Scheide kann auch bei der Trichomoniasis während und nach dem Sex sehr schmerzhaft werden. Näheres siehe Seite 573.
3. Leiden Sie bei einer meist leichteren Scheidenentzündung unter einem grünlich-gelblichen, rahmigen Ausfluß und kommt eventuell noch Brennen beim Wasserlassen hinzu, dann haben Sie sich möglicherweise eine Gonorrhöe (Tripper) eingehandelt.
   Wichtig: Ein Tripper ist oft sehr symptomarm, das Brennen beim Wasser-

lassen kann fehlen, der Ausfluß mag minimal sein. Nähere Informationen dazu siehe Seite 571.
Grundsätzlich sollten Sie bei einem gelb-grünlichen Ausfluß unverzüglich Ihren Frauenarzt und gegebenenfalls einen Facharzt für Haut- und Geschlechtskrankheiten aufsuchen, obwohl es sich bei einem gelb-grünlichen Ausfluß auch um eine Infektion mit den eitererregenden Staphylokokken oder Streptokokken (siehe den folgenden Punkt 4) handeln kann, Sie also möglicherweise gar keine Gonorrhöe haben.
4. Ist die Scheidenentzündung leicht, fällt Ihnen aber ein glasig-farbloser, trüblich-gelblicher oder gelb-grünlicher Ausfluß auf und verspüren Sie kein Brennen beim Wasserlassen, haben Sie eine *bakterielle Infektion* der Scheide. Ein trüblich-gelblicher oder gelb-grünlicher Ausfluß deutet auf eine Infektion mit den eitererregenden Streptokokken oder Staphylokokken hin. Möglicherweise kann es sich aber auch um eine Gonorrhöe handeln, vor allem, wenn Sie Brennen beim Wasserlassen verspüren. Siehe dazu den vorangehenden Punkt 3!

Entstehungsursachen der Scheidenentzündung

Im allgemeinen bietet die natürliche Döderlein-Flora (siehe Seite 560) Ihrer Scheide und der durch sie bedingte saure pH-Wert der Scheidenschleimhaut eine wirksame Barriere gegen das Eindringen von Bakterien, die an den großen Schamlippen sitzen, oder gegen die Vermehrung von Bakterien, die beim Koitus oder bei der Selbstbefriedigung in die Scheide verschleppt werden können. Selbst wenn nach einem Analkoitus der Penis in die Scheide eingeführt wird, kommt es nach neuesten Untersuchungen nur sehr selten zu einer Scheidenentzündung. Unter bestimmten Umständen – etwa bei massiver bakterieller Invasion oder hormonellen Veränderungen – können jedoch krankmachende Bakterien oder Pilze in der Scheide überleben und sich vermehren.

Solche Umstände können unter anderem sein:

- extrem unsauberer Penis mit viel bakteriell besetztem Smegma;
- nicht häufig genug gewechselte Tampons (werden die Tampons zu lange in der Scheide belassen, benutzen die Bakterien den heraushängenden Faden als Leitschiene für ihr Eindringen in die Vagina);
- mangelnde Körperpflege (vor allem ständige ungenügende oder falsche Säuberung des Afters nach dem Stuhlgang – nicht von hinten nach vorne wischen!);
- hormonelle Veränderungen (während der Schwangerschaft und der Einnahme »der Pille« entstehen im veränderten hormonellen Milieu gerne Pilzinfektionen);
- Eisenmangel, Diabetes mellitus oder eine Antibiotikabehandlung können ebenfalls eine Pilzinfektion fördern;
- Scheidenspülungen, die die Döderlein-Flora stören.

Gegen eine Trichomonadeninfektion, die beim Koitus vom Partner übertragen wird, nützt allerdings selbst peinlichste Sauberkeit nichts. Dasselbe gilt auch für die meisten Pilzinfektionen oder für eine Infektion mit Gonokokken (den Erregern der Gonorrhöe). Und sicher kann es auch selbst bei sorgfältiger Hygiene bisweilen zu einer bakteriellen Infektion kommen – aufgrund einer aus ungeklärten Ursachen veränderten Scheidenflora.

Wichtig: Die Stärke eines Ausflusses sagt nicht unbedingt etwas über die Stärke des Befalls der Scheide mit Erregern aus. In vielen Fällen bleibt der Ausfluß schwach und so unbemerkt. Scheidensekret mit normaler Döderlein-Flora duftet angenehm leicht säuerlich und frisch. Bemerken Sie eine Änderung dieser erregenden Duftnote in einen abgestandenen, fischähnlichen Geruch, liegt eine Veränderung der normalen Scheidenflora vor – etwa durch einen symptomarmen bakteriellen Befall. *Konsultieren Sie auch in diesem Fall Ihren Frauenarzt.*

Behandlung

Die Behandlung richtet sich nach den Ursachen. Bei einer bakteriellen Scheidenentzündung wird der Frauenarzt Ihnen Vaginaltabletten verordnen, die die Scheidenflora wieder in Ordnung bringen.

Bei einer Pilzinfektion helfen pilztötende Vaginaltabletten und Salben. Grundsätzlich sollte sich auch der Partner mitbehandeln. Oft ist auch der Mastdarm mit Candida-Pilzen besiedelt; in diesem Fall müssen Tabletten eingenommen werden, um eine erneute Infektion der Vulva und der Scheide zu verhindern. Siehe auch Seite 405.

Gegen Trichomonaden gibt es sehr wirksame Mittel. Siehe dazu »Trichomoniasis« auf Seite 573.

Ausfluß ohne Scheidenentzündung

Ist der Ausfluß farblos-schleimig, aber ungewöhnlich stark, können chemisch-mechanische Reize zugrunde liegen wie beispielsweise die Benutzung von Ovula zur Konzeptionsverhütung (chemische Verhütungsmethoden, Seite 586), von Tampons, Pessaren (Konzeptionsverhütung, Seite 585) oder auch Scheidenspülungen.

Ist der Ausfluß wäßrig-rosa oder sichtbar blutig, können ein gutartiger Tumor des Gebärmutterhalses (Seite 557), eine Endometritis (Gebärmutterschleimhautentzündung, Seite 556) oder ein Gebärmutterhals-Krebs die Ursache sein. In diesen Fällen kommt es oft auch zu starken Monatsblutungen oder Zwischenblutungen (Seite 552/553).

Suchen Sie bei solchen Ausflüssen oder Blutungen unverzüglich Ihren Frauenarzt auf!

Pruritus vulvae (Jucken der äußeren Geschlechtsteile)

Ein Juckreiz der Vulva (äußere Geschlechtsteile wie Schamlippen und Scheidenvorhof) kommt bei einem Befall mit Trichomonaden oder Candida-Pilzen vor, ist hier jedoch meist mit einer Scheidenentzündung und Ausfluß (Seite 560) verbunden. Bei kleinen Mädchen können auch Würmer, die vom Afterbereich herüberkriechen, die Ursache sein.

Bei Frauen im Klimakterium, in der Menopause oder danach kann der Östrogenmangel zu einem Juckreiz der Vulva führen (siehe dazu Seite 554).

Feigwarzen (Kondylome)

Feigwarzen sind kleine, warzig zerklüftete, auf der Haut spitz aufsitzende Wucherungen, vorwiegend an feuchten Stellen wie Eichel oder Vorhaut, äußere weibliche Geschlechtsteile und Umgebung, Afterbereich. Fluor vaginalis (Ausfluß) oder Tripper fördern ihre Entstehung.

Ursache

Virusinfektion, meist durch Kontakt beim Geschlechtsverkehr übertragen.

Behandlung

Gegebenenfalls elektrochirurgische Entfernung, Behandlung eines Ausflusses oder eines Trippers.

Feigwarzenähnliche Knötchen in Linsengröße, die nässen, weisen eventuell auf das Sekundärstadium der Syphilis hin (Seite 570).

Bartholinitis

Ist die untere Hälfte der großen und kleinen Schamlippe auf einer Seite gerötet und leicht geschwollen (geringer Druckschmerz), haben Sie wahrscheinlich eine *Entzündung einer Bartholin-Drüse* (Seite 560) oder ihres Ausführungsganges. Nur selten sind die Bartholin-Drüsen auf beiden Seiten entzündet.

Ursachen

Bakterielle Infektionen, etwa eine Infektion mit Gonokokken (den Erregern der Gonorrhöe, des Trippers).

Bei einer nicht rechtzeitigen Behandlung kann es bei einer Verstopfung des Ausführungsganges einer Bartholin-Drüse zu einem *Abszeß* kommen: Der Drüsenbereich ist dann prall geschwollen und schmerzt stark.

Behandlung

Ausstülpende Operation oder Entfernung der Drüse.

Vulva-Karzinom

Vulva-Karzinome (Krebs der äußeren weiblichen Geschlechtsteile) sind ziemlich selten; meist kommen sie nur im höheren Alter vor (Durchschnittsalter 65 Jahre).

Vorstufen können bisweilen eine nach dem Klimakterium beginnende fortschreitende Schrumpfung der Vulva mit Bildung stark juckender Hautveränderungen *(Kraurosis vulvae)* oder *Leukoplakien* (weißliche, etwas erhabene Bezirke) sein. Verdächtig sind vor allem auch jeder Behandlung trotzende chronische Entzündungen mit einem ekzemartigen Aussehen.

Behandlung und Prognose

Bei radikaler Therapie (Entfernung der Vulva) überleben etwa 60 Prozent der Patientinnen fünf Jahre und länger.

Höchst selten ist ein *Krebs der Vagina*. Auch hier ist meist eine radikale Operation angezeigt.

Inspektion und Abtastung der Scheide sowie Zellabstrich zur Krebsfrüherkennung

Im Rahmen der gesetzlichen *Vorsorgeuntersuchungen* (kostenlose jährliche Krebs-Früherkennung) gehören zum Untersuchungsprogramm bei Frauen: Abtasten und Inspektion der Brüste, Abtasten der Gebärmutter und Eierstöcke sowie die Inspektion der Scheide und ein Zellabstrich aus dem Scheidengewölbe, dem äußeren Muttermund und gegebenenfalls aus dem Gebärmutterhalskanal.

Der Zellabstrich läßt krankhafte, insbesondere krebsverdächtige Zellgewebsveränderungen erkennen. Die Zellbefunde werden nach einer Gewebsuntersuchung (histologischer Befund) in einzelne sogenannte Pap-Gruppen (Papanicolaou-Gruppen) eingeteilt:

Gruppe I: normales Zellbild, keine Beimengung von weißen Blutkörperchen oder Mikroorganismen (Wertigkeit: negativ = ohne Befund);

Gruppe II: Beimengung von weißen Blutkörperchen und Mikroorganismen, keine krankhaften Zellen (negativ);

Gruppe II w: wie II, aber mit entzündlichen Erscheinungen (negativ);

Gruppe III: Zell- und Zellkernveränderungen, die nicht sicher beurteilbar sind (suspekt); Patientin muß regelmäßig (alle drei Monate) kontrolliert werden;

Gruppe IV: einige krankhafte Zellen; Gewebeentnahme und -untersuchung (histologische Abklärung) ist notwendig (positiv = mit Befund);

Gruppe V: massenhaft krankhafte Zellen; histologische Abklärung ist notwendig (positiv).

Nützen Sie diese Vorsorgeuntersuchung! Ein früherkannter Krebs des äußeren Muttermunds oder des Gebärmutterhalses ist nahezu hundertprozentig heilbar!

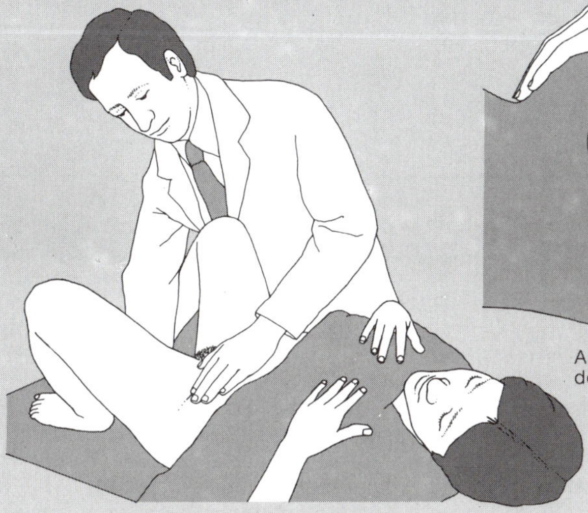

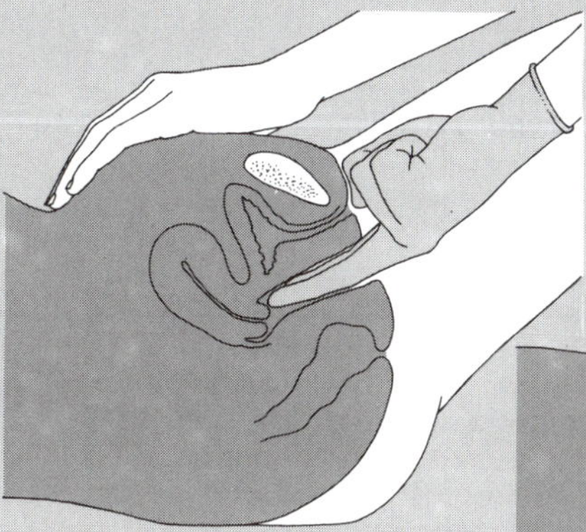

Abtastung der Vagina und des äußeren Muttermundes

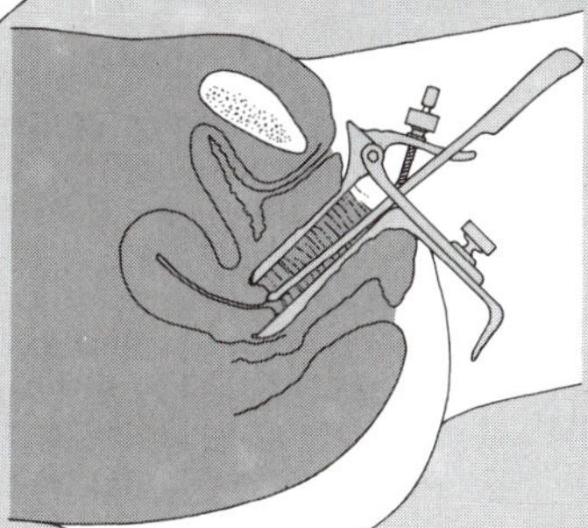

Entnahme eines Zellabstriches

Erkrankungen der Brüste

Jede weibliche Brust *(Mamma)* besteht aus 15 bis 20 Einzeldrüsen, die in Binde- und Fettgewebe eingebettet sind. Beim heranreifenden Mädchen in der Pubertät entwickelt sich unter hormonellem Einfluß zuerst das typische Fettpolster, das der Brust seine ansprechende Form gibt. Wird dann der Menstruationszyklus regelmäßig, vergrößeren sich die Brüste allmählich, sie werden fester und empfindlicher, der Drüsenkörper wächst heran.

Von jeder Drüsengruppe führt ein Milchgang zur Brustwarze *(Mammilla),* die von kleinen Talgdrüsen des dunklen Warzenhofes eingefettet und weich gehalten wird.

Während der Schwangerschaft entwickelt sich das Drüsengewebe stärker, die Brüste werden größer. Nach der Geburt des Kindes regt *Prolaktin* (das Milchbildungshormon) die Milchproduktion an. Etwa am dritten Tag nach der Entbindung »schießt« dann die Milch ein.

Milchdrüsen der Brust

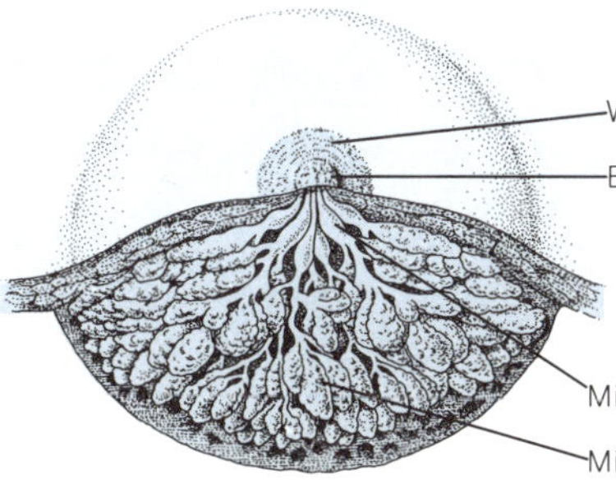

Entzündung der Brustdrüsen (Mastitis)

Eine Entzündung der weiblichen Brust kann in erster Linie nach einer Entbindung vorkommen – ob Sie stillen oder nicht.

Ursache

Bakterien, die durch kleine Verletzungen der Brustwarze eindringen.

Anzeichen

Schmerzen, Rötung der Brust, Fieber.

Behandlung

Antibiotika, kalte Umschläge, entzündungshemmende Medikamente. In sehr seltenen Fällen kann sich – vor allem bei nicht rechtzeitiger Behandlung – ein *Abszeß* bilden, der dann operiert werden muß.

Vorbeugung

Zum Ende der Schwangerschaft hin haben sich Brüste und auch Brustwarzen ziemlich vergrößert. So können Einrisse entstehen, in die dann Bakterien eindringen. Wichtig ist es also, die Brustwarzen nach der Geburt mit speziellen Salben oder Ölen geschmeidig zu machen, um eventuelle Einrisse zu verhindern.

Übrigens ist eine Mastitis bei stillenden Müttern weniger häufig als bei Frauen, die nicht stillen – unter anderem wohl deswegen, weil eventuell eingedrungene Bakterien mit der Milch wieder ausgeschwemmt werden.

Wichtig: Eine Mastitis, die außerhalb der Schwangerschaft oder der Monate nach einer Entbindung vorkommt, kann ein Warnsignal für Brustkrebs sein!

Brusttumoren

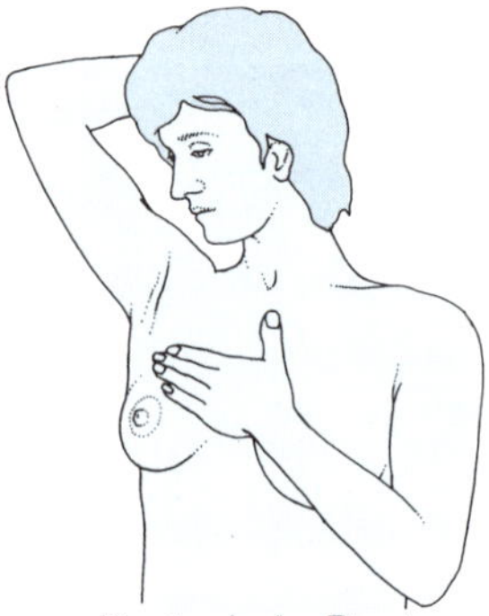

Knoten in der Brust
Knoten in der Brust können durch regelmäßige Selbstuntersuchung oder Untersuchung beim Frauenarzt erkannt werden. Die meisten Knoten sind harmlose Zysten (Kapselgeschwülste), doch in einigen Fällen können sie auch einen Brustkrebs signalisieren.

Tumoren der Brust sind ziemlich häufig; die meisten von ihnen sind gutartig. So gibt es viele Frauen, die mehrere kleine Zysten (Kapselgeschwülste) in ihren Brüsten haben. Solche Zysten entstehen durch Abschnürung kleinster Drüsengänge infolge einer Vermehrung des Bindegewebes in den Brüsten. Die Zysten bleiben klein und harmlos, müssen also nicht operiert werden. Dasselbe gilt für kleine bindegewebige Tumoren, die schon mal beim Abtasten als Knoten imponieren können.

Doch andere, nicht so häufige Tumoren können, obwohl sie primär gutartig sind, irgendwann den Boden für einen Brustkrebs bereiten. Sie sollten deshalb entfernt werden, ebenso wie größere, weiterwachsende Zysten.

Stellen Sie bei der Selbstabtastung Ihrer Brüste (Anleitung dazu siehe Seite 565) irgendeinen Knoten fest, sollten Sie sicherheitshalber Ihren Frauenarzt aufsuchen. Doch keine Sorge, die meisten »Knoten« der Brust sind gutartig und müssen – wie gesagt – nicht operiert werden. Gegebenenfalls wird Ihr Frauenarzt, nachdem er Ihre Brüste durch Abtastung untersucht hat, auch eine *Mammographie* (spezielle Röntgenuntersuchung der weiblichen Brust) oder eine *Ultraschalluntersuchung* anordnen, um eine sichere Diagnose stellen zu können. Ergeben die Untersuchungen den selteneren Typ eines primär gutartigen Tumors, der irgendwann den Boden für Brustkrebs bereiten kann, wird Ihr Frauenarzt die Entfernung des Tumors vorschlagen – im Sinne einer Vorbeugung gegen Brustkrebs.

Ergeben die Untersuchungen jedoch gewisse Verdachtsmomente auf Brustkrebs, wird mittels *Feinnadel-Biopsie* ein kleines Stückchen Gewebe aus dem verdächtigen Bereich entfernt und histologisch (auf Art des Gewebes und der Zellen hin) untersucht.

Zur Mammographie und Ultraschalluntersuchung siehe den Kasten auf Seite 567.

Brustkrebs

In der Bundesrepublik Deutschland ist jährlich mit etwa 15 000 Neuerkrankungen an Brustkrebs zu rechnen, in Österreich und der Schweiz mit etwa 2000.

Brustkrebs ist mit der häufigste Krebs bei über 45jährigen Frauen.

Bei Brustkrebs ist der Wert einer relativen Früherkennung besonders deutlich. Wird ein noch nicht ausgedehnter Krebs (unter etwa 2 Zentimeter Durchmesser) entdeckt und mit der Brustdrüse, der bedeckenden Haut und den Lymphknoten am Rand der Brustmuskulatur und im Achselhöhlenbereich entfernt, ist eine echte Dauerheilung möglich: Etwa 60 bis 70 Prozent dieser Patientinnen überleben zehn Jahre und länger. Ist der Krebs bereits jenseits der beiden Frühstadien, hat

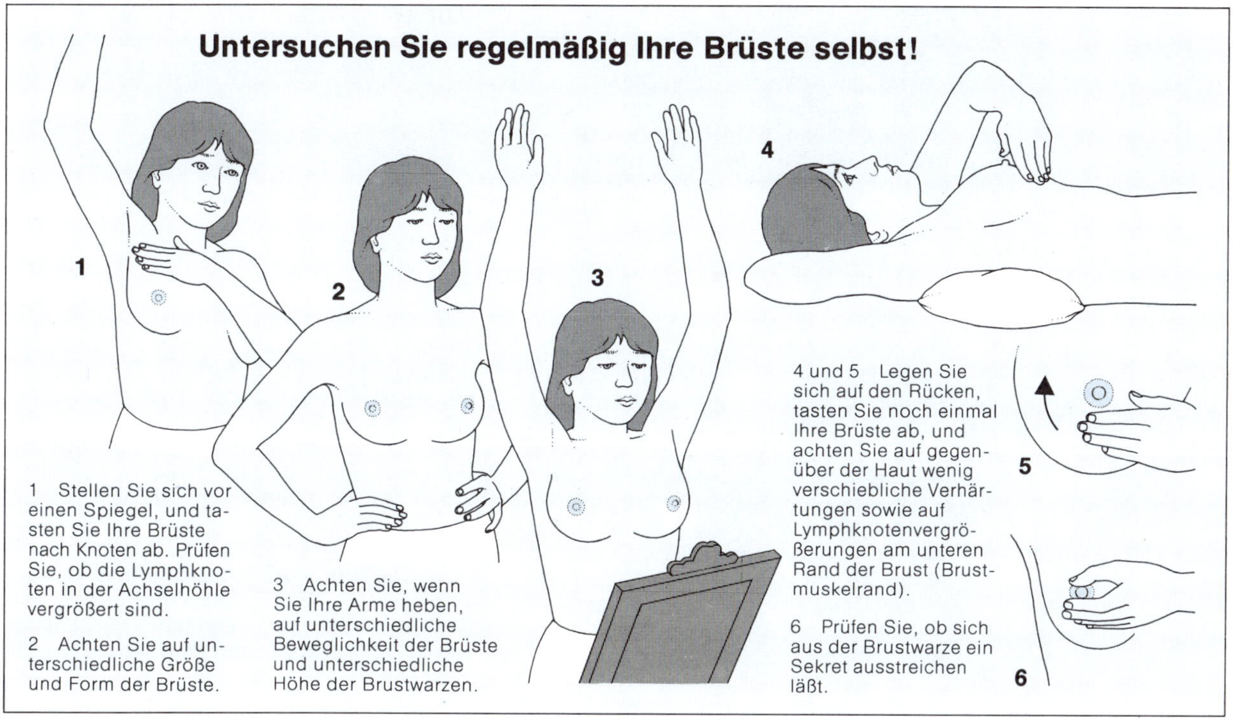

Untersuchen Sie regelmäßig Ihre Brüste selbst!

1 Stellen Sie sich vor einen Spiegel, und tasten Sie Ihre Brüste nach Knoten ab. Prüfen Sie, ob die Lymphknoten in der Achselhöhle vergrößert sind.

2 Achten Sie auf unterschiedliche Größe und Form der Brüste.

3 Achten Sie, wenn Sie Ihre Arme heben, auf unterschiedliche Beweglichkeit der Brüste und unterschiedliche Höhe der Brustwarzen.

4 und 5 Legen Sie sich auf den Rücken, tasten Sie noch einmal Ihre Brüste ab, und achten Sie auf gegenüber der Haut wenig verschiebliche Verhärtungen sowie auf Lymphknotenvergrößerungen am unteren Rand der Brust (Brustmuskelrand).

6 Prüfen Sie, ob sich aus der Brustwarze ein Sekret ausstreichen läßt.

er sich also schon weiter ausgedehnt und bereits regionale Lymphknoten befallen oder gar Fernabsiedlungen *(Metastasen)* in den Knochen gebildet, überleben nur noch etwa 10 Prozent der Patientinnen fünf Jahre und länger.

Dabei wäre es recht einfach, einen Brustkrebs in den beiden Frühstadien zu entdecken und es nicht zu einem ausgedehnteren Wachstum oder gar zu einer Metastasenbildung kommen zu lassen:

- Lassen Sie Ihre Brüste regelmäßig alle sechs Monate von Ihrem Frauenarzt inspizieren und abtasten. Bei Verdachtsmomenten wird er speziellere Untersuchungen veranlassen (siehe oben unter »Brusttumoren«).
- Untersuchen Sie in der Zwischenzeit regelmäßig selbst Ihre Brüste (Anleitung siehe oben).

In den letzten Jahren gab es teils heftige Diskussionen darüber, ob nicht eine jährliche *Mammographie* (eine spezielle Röntgenuntersuchung der weiblichen Brust) im Rahmen der gesetzlichen, freiwilligen Vorsorgeuntersuchungen eine echte Früherkennung ermöglichen würde. Sicher lassen sich mit Hilfe der Mammographie bereits krebsverdächtige sogenannte Mikrokalzifikationen entdecken. Doch bringt die Strahlenbelastung der Mammographie vor allem bei unter 45jährigen auch ziemliche Risiken mit sich (siehe dazu den Kasten auf Seite 567).

Gefährdete Frauen

In den letzten Jahren wurden von Spezialisten Risikogruppen erarbeitet; das heißt, es wurden Kriterien dafür entwickelt, welche Frauen gefährdet sind, an Brustkrebs zu erkranken. Ihr Risiko, an Brustkrebs zu erkranken, ist dann überdurchschnittlich hoch,

Veränderungen der Brustwarzen

Bei allen Veränderungen der Brustwarzen sollten Sie Ihren Frauenarzt unverzüglich aufsuchen, vor allem wenn

- die Brustwarzen eingezogen sind
- oder eine blutige oder fleischfarbene Flüssigkeit absondern.

Warnsignale bei Brustkrebs

Untersuchen Sie als Frau ab etwa dem 30. Lebensjahr regelmäßig Ihre Brüste selbst, und lassen Sie überdies Ihre Brüste regelmäßig vom Frauenarzt untersuchen (etwa bei der halbjährlichen Routineuntersuchung). Zur »Selbstuntersuchung der Brüste« siehe Seite 565.

Mögliche Warnzeichen eines Brustkrebses können sein:

- unterschiedliche Form und Größe der Brüste;
- unterschiedlicher Stand der Höhe der Brustwarzen bei hängenden oder gleichmäßig erhobenen Armen;
- unterschiedliche Beweglichkeit der Brüste, wenn Sie die Arme gleichzeitig erheben;
- eingezogene Brustwarzen;
- bei hängenden oder erhobenen Armen zieht sich die Haut über einem Brustbereich ein;
- entzündliche, ekzemartige oder geschwürige Veränderungen im Bereich der Brustwarze und der Haut der Brüste (Spätzeichen!);
- unregelmäßige begrenzte Verhärtungen der Brustdrüse, die Sie bei der Selbstuntersuchung tasten; versuchen Sie die Haut über dieser Verhärtung zwischen zwei Fingern zu falten, zieht sich die Haut ein;
- vergrößerte Lymphknoten am Rande des Brustmuskels oder in der Achselhöhle;
- blutige oder fleischfarbene Sekretion aus einer Brustwarze.

Gehen Sie bei all diesen Veränderungen unverzüglich zum Frauenarzt! Tasten Sie irgendwelche rundlichen Knoten in einer Brust, brauchen Sie nicht besorgt zu sein. Trotzdem sollten Sie auch da Ihren Frauenarzt konsultieren!

- **wenn Ihre Mutter oder deren Schwestern an Brustkrebs litten;**
- **wenn Sie an bestimmten gutartigen Tumoren der Brüste litten oder leiden;**
- **wenn Sie eine Mastitis (Seite 564) hatten;**
- **wenn Sie nicht gestillt haben.**

Gehören Sie zur ersten Risikogruppe, sollten Sie sich ab etwa dem 40. Lebensjahr einer jährlichen Ultraschalluntersuchung oder jedes zweite Jahr einer Mammographie unterziehen. Gehören Sie zur zweiten Risikogruppe, ist nach der Entfernung des Tumors eine jährliche Mammographie oder Ultraschalluntersuchung angezeigt. *Sprechen Sie mit Ihrem Frauenarzt darüber,* auch wenn Sie zur dritten oder vierten Risikogruppe gehören.

Bei Frauen ab dem 50. Lebensjahr kann eine jährliche Mammographie oder Ultraschalluntersuchung von Nutzen sein.

Behandlung

Beim gesicherten Brustkrebs muß – von wenigen Ausnahmen abgesehen – operiert werden. Aus den Befunden des vom Pathologen untersuchten Operationspräparats ergibt sich dann das Gesamttherapiekonzept. Manchmal wird direkt nach der Gewebsentnahme gleich weiter operiert, wenn der Befund dies erforderlich macht.

Wie radikal operiert wird – das heißt, wieviel Gewebe entfernt wird –, hängt vom Stadium der Erkrankung und von den biologischen Besonderheiten des Brustkrebses ab. Bei sehr kleinen Knoten ist es möglich, daß diese mit dem umliegenden Gewebe entfernt werden: die sogenannte Tumorektomie. Normalerweise wird aber mehr Gewebe entfernt, um das Risiko, Krebszellen übersehen zu haben, möglichst gering zu halten. Bei der sogenannten Quadrantenresektion werden Teile der Brust entfernt, bei der einfachen Mastektomie die Brust als Ganzes und bei der modifizierten Mastektomie mit sorgfältiger Ausräumung der Axilla auch die Lymphknoten in der Achselhöhle.

Je nach Tumor ist es auch erforderlich, radiologisch und/oder mit Chemotherapeutika zu behandeln. Auch die Behandlung des Brustkrebses mit Hormonen hat in den letzten Jahren an Bedeutung gewonnen.

Welche Therapie gewählt wird, hängt unter anderem davon ab, wie groß der Tumor ist, wie bösartig er wächst und ob er bereits Tochtergeschwülste gebildet hat.

Die Entfernung einer oder beider Brüste bedeutet für Frauen immer eine starke psychische Belastung. In den meisten Fällen führt sie auch zu Eheschwierigkeiten, vor allem bei wenig einfühlsamen Ehemännern. Grundsätzlich sollte deshalb immer eine *Mammaplastik* (Rekonstruktion der weiblichen Brust) durchgeführt werden. Doch leider mangelt es an entsprechenden Zentren.

Technik der Mammaplastik

Bei einer weniger radikalen Operation, bei der die über der Brustdrüse liegende

Mammographie und Ultraschalluntersuchung

Die *Mammographie* ist eine spezielle Röntgenuntersuchung zur Früherkennung von Brustkrebs. Trotz verbesserter Methodik ist die Strahlenbelastung durch die Mammographie noch relativ hoch – allerdings nicht mehr so hoch wie noch etwa Mitte der siebziger Jahre, als durch Mammographien etwa ebenso viele Brustkrebse früh erkannt wie durch die Strahlenbelastung induziert (ausgelöst) wurden. Trotzdem sollte auch heute noch die Mammographie vorsichtig und nur gezielt eingesetzt werden. Siehe dazu den Abschnitt »Brustkrebs« auf Seite 564.

Als neue Methode zur Früherkennung des Brustkrebses wurde eine spezielle *Ultraschalluntersuchung* entwickelt. Ultraschall schädigt in der angewandten Dosis das Gewebe nicht, auch erhöht diese Technik das Krebsrisiko nicht. Ultraschall sollte deshalb vor allem bei unter 50jährigen Frauen und bei Zwischenuntersuchungen angewandt werden.

In Risikofällen, zur Kontrolle einer Verdachtsmomente bringenden Ultraschalluntersuchung und bei über 50jährigen Frauen empfiehlt sich in der Regel eher die Mammographie, da sie nach dem heutigen Entwicklungsstand immer noch die bessere Methode zum Aufspüren von Brustkrebs in frühesten Stadien ist.

Die Mammographie zeigt eine Zyste (heller, kreisrunder Fleck).

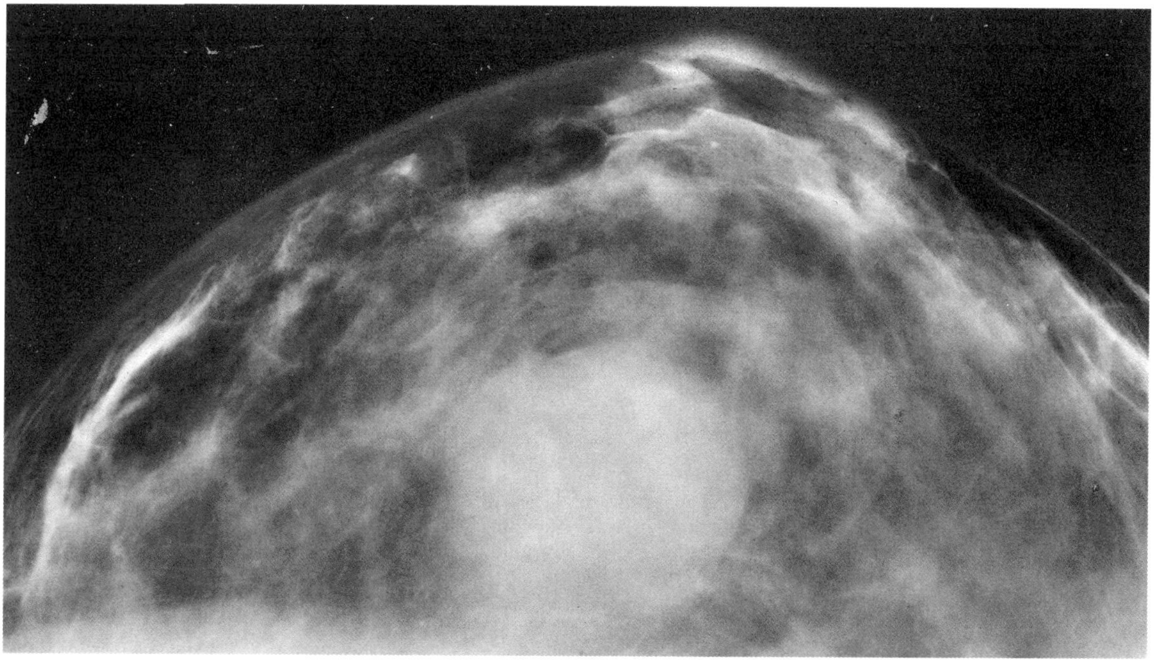

Haut und die Brustwarze erhalten bleiben, wird an Stelle der Brustdrüse ein Plastiksäckchen mit Kochsalzlösung oder flüssigem Silikon eingesetzt. Bei einer radikalen Operation mit Entfernung der Haut wird die umliegende Haut gedehnt und zur Formung der Brust über das Plastiksäckchen gezogen. Die Brustwarze wird aus einem Stückchen der großen Schamlippen nachgeformt.

Krankenkassen erstatten die Kosten einer Mammaplastik in der Regel nur dann, wenn ein Gutachter eine solche Operation als notwendige Behandlung anerkannt (zum Beispiel bei Stripteasetänzerinnen, aber auch bei schweren psychischen Störungen infolge des Verlusts einer oder beider Brüste).

Die sogenannten *Mammaprothesen,* die aufgeklebt werden, sind nur ein schlechter Ersatz für die operative Brustplastik.

Erkrankungen und Probleme sexueller Partner

Sexuelles Leben und sexuelle Partnerschaft sind freier und unbelasteter geworden. Doch Probleme, mit denen zumindest jede längerdauernde sexuelle Partnerschaft irgendwann einmal konfrontiert wird, gibt es nachgerade genug. Solche Problemkreise können neben psychosozialen Faktoren sein: erstens die *Sexualität* an sich, zweitens *Unfruchtbarkeit* und *Empfängnisverhütung,* drittens *Geschlechtskrankheiten* sowie viertens *Störungen des sexuellen Verlangens* und *Impotenz.*

Sicher stehen wir all diesen Problemkreisen heute nicht mehr so ratlos gegenüber wie noch vor Jahrzehnten. Die Empfängnisverhütung ist perfektioniert; moderne medikamentöse und auch chirurgische Methoden können bei starkem Kinderwunsch so manche Unfruchtbarkeit beheben; hinzu kommt die Möglichkeit der künstlichen Befruchtung *(Insemination).* Psychotherapeutische Methoden können eine psychisch bedingte Impotenz oder Frigidität, chirurgische und medikamentöse Methoden so manche organisch bedingte Impotenz heilen. Die klassischen Geschlechtskrankheiten wie Syphilis oder Gonorrhöe (Tripper) haben dank wirksamer Medikamente ihren Schrecken verloren – an Syphilis stirbt niemand mehr, durch einen Tripper wird bei rechtzeitiger Behandlung niemand mehr unfruchtbar. Allerdings gibt es auch durch Geschlechtsverkehr übertragene Erkrankungen, die schwierig zu behandeln sind oder jeder Behandlung mehr oder weniger trotzen wie Herpes genitalis (Seite 574).

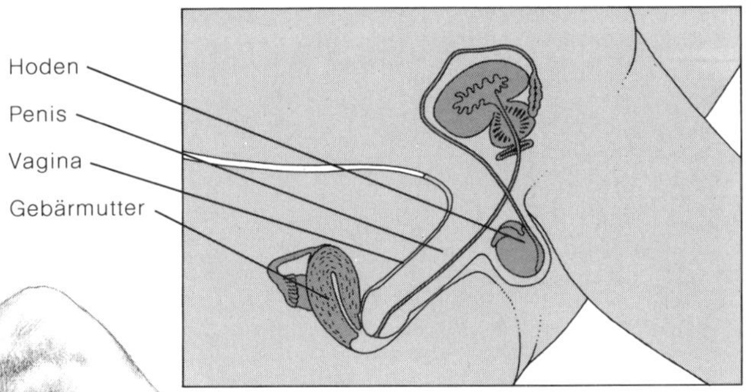

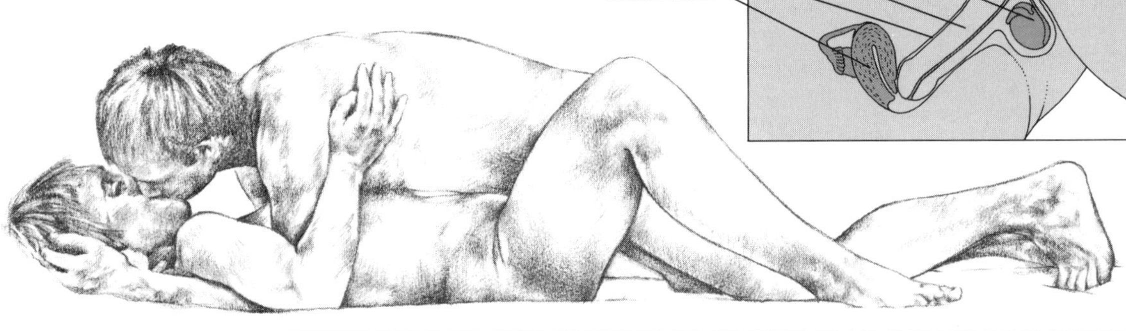

Ein bißchen Vorspiel gehört dazu – es macht die Vagina feucht und führt die Frau eher gleichzeitig mit dem Partner zum Orgasmus.

Die klassischen Geschlechtskrankheiten und andere durch Geschlechtsverkehr übertragbare Erkrankungen

Geschlechts- oder venerische Krankheiten sind ansteckende Krankheiten, die in der Regel durch Geschlechtsverkehr erworben werden (*venerisch* = die *Venus,* das Geschlecht betreffend). Zu ihnen gehören die *Syphilis (Lues),* die *Gonorrhöe (Tripper),* das *Ulcus molle* (weicher Schanker), das *Lymphogranuloma inguinale (Lymphopathia venerea,* »vierte Geschlechtskrankheit«) und das *Granuloma venereum.* Diese Infektionskrankheiten müssen gemeldet werden (nur das Geburtsdatum, nicht der Name des Patienten). Da die Meldepflicht aber sehr großzügig gehandhabt wird, ist die genaue Zahl der erkrankten Personen nicht bekannt.

Nicht zu den eigentlichen Geschlechtskrankheiten zählen die *Trichomoniasis* und *Herpes genitalis* (siehe auch Seite 397). Da sie aber meist durch Geschlechtsverkehr übertragen werden und zu einer Infektion der Geschlechtsorgane führen, sollen sie ebenfalls hier besprochen werden. *Filzläuse,* die gleichfalls meist beim Geschlechtsverkehr übertragen werden, sind auf Seite 729 behandelt.

Syphilis (Lues)

Ihren Namen hat diese gefährliche Geschlechtskrankheit von dem Hirten Syphilos, der – wie ein Gedicht des Veroneser Arztes Girolamo Fracastorio aus dem Jahre 1521 überliefert – mit der Seuche geschlagen wurde, weil er Gott gelästert hatte.

Doch Syphilos war sicher nicht der erste, der von der »Seuche der Venus« *(Lues venerea* – so der wissenschaftliche Name) befallen wurde. Schon an prähistorischen Knochenfunden haben Medizinhistoriker Merkmale von Syphiliserkrankungen gefunden. Vielleicht ist die Syphilis so alt wie die Menschheit.

Andere Wissenschaftler wollen wissen, daß Christoph Columbus diese Infektionskrankheit im Jahre 1494 aus Mittelamerika mit nach Europa gebracht hat; und sie haben weder Zeit noch Forschungsmittel gespart, um den Weg der Seuche genau nachzuzeichnen. Im Jahre 1495 war bereits das ganze Heer Karls VIII., der damals mit seinen Landsknechten Neapel belagerte, mit ihr infiziert. Per Schiff und auf dem Landweg verbreitete sich die Syphilis schnell weiter. Nur zehn Jahre später hatte sie bereits China erreicht.

Während des 15. und des ganzen 16. Jahrhunderts wütete die »Franzosenkrankheit« – wie die Syphilis auch genannt wird – mit ähnlichem Schrecken wie die Pest. Die meisten, die an ihr erkrankten, mußten sterben. Die heimtückische Seuche rottete ganze Städte und Dörfer aus. Wer ihr erlag, hatte einen langen und qualvollen Tod zu erleiden.

Wie andere Seuchen ist auch die Syphilis unberechenbar. Ihr Auftreten und Absinken gleicht einer eigenartigen Wellenbewegung – auf ein Wellental folgt als Wellenberg eine epidemische Häufung von Syphiliserkrankungen. Doch sind darin kaum Gesetzmäßigkeiten festzustellen. Allenfalls läßt sich sagen, daß Kriegs- und Notzeiten die Verbreitung der Syphilis begünstigen und daß sie sich gern dort ausbreitet, wo lockere Sitten die Promiskuität – den Geschlechtsverkehr mit häufig wechselnden Partnern – fördern.

Syphilis-Erreger

Die *Lues venerea* (kurz: *Lues*) wird durch das Spiralbakterium (Spirochäte) *Treponema pallidum*, einem lebensgefährlichen Parasiten, übertragen. In den allermeisten Fällen geschieht die Infizierung beim Geschlechtsverkehr. Die Erreger dringen durch kleine Verletzungen in Haut und Schleimhaut in den Organismus des Menschen ein. Unverletzte Haut können sie nicht durchdringen. Doch entstehen fast zwangsläufig beim Koitus Verletzungen, die mikroskopisch klein sein mögen, aber von den Treponemen trotzdem gefunden werden.

Da die Erreger der Syphilis ein feuchtes Milieu brauchen und im Kühlen schnell absterben, haben sie kaum Chancen, außerhalb des Organismus zu überleben. Sie können zwar auch beim Küssen übertragen werden, aber Ansteckungen zum Beispiel über feuchte Handtücher oder Trinkgläser sind höchst selten.

Anzeichen

Erst etwa drei Wochen nach der Ansteckung macht sich der sogenannte *Primäraffekt*, das Frühstadium der Syphilis, bemerkbar. Direkt an der Infektionsstelle zeigen sich linsen- bis pfenniggroße, schinkenfarbene, scharf begrenzte Erosionen, das heißt Gewebsverluste der Haut. Innerhalb der nächsten ein bis zwei Wochen schwellen die Lymphknoten in der Leistengegend an. In der sechsten Woche scheint die Krankheit zum Stillstand zu kommen, die Anzeichen bilden sich zurück. Doch dies ist nur eines der gefährlichen Täuschungsmanöver der Syphilis. Während der Kranke nur allgemein ein Gefühl der Abgespanntheit empfindet, dazu ein Ziehen in den Gelenken und einen leichten Temperaturanstieg, eventuell auch leichte Kopfschmerzen und Lymphknotenschwellungen – Symptome, wie sie auch bei einer »Erkältung« auftreten können –, arbeiten im befallenen Organismus die Erreger der Syphilis weiter.

In der neunten oder zehnten Woche nach der Infektion beginnt das zweite Stadium der Krankheit. An verschiedenen Körperstellen entsteht ein spezieller hellroter bis braunroter fleckiger Hautausschlag, der auch mit Knötchenbildung verbunden sein kann. Meistens schmerzen oder jucken solche Exantheme nicht einmal. Sie bilden sich bald wieder zurück, können jedoch nach unregelmäßigen Ruhepausen in schwererer Form immer wieder auftreten. Oft kommt aber in diesem Stadium eine Leberentzündung (Hepatitis) hinzu.

Erst nach vier bis fünf Jahren beginnt das dritte Stadium der Syphilis. Nun entfaltet sich die Krankheit in ihrer ganzen verheerenden Gefährlichkeit. Sie kann als tödliche Allgemeinerkrankung praktisch jedes Organ erfassen. An Haut und Mundschleimhaut zeigen sich tiefgreifende Gummen (»Gummigeschwüre«), die sich auch an inneren Organen – Mastdarm, Leber, Hoden, Gehirn und Knochen – bilden. Allenthalben entwickeln sich entzündliche Prozesse. Gefäßerkrankungen wie Entzündungen der Hauptschlagadern und der Gehirnarterien gehören jetzt zu den besonders gefährlichen Folgen der Krankheit. Es läßt sich nicht vorausberechnen, wann die Syphilis welches Organ befällt. Sie kann nach fünf Jahren die schwersten Schädigungen hervorrufen; es gibt jedoch auch Fälle, wo die Folgen erst 20 Jahre nach der Ansteckung voll wirksam werden.

Vom vierten Stadium der Syphilis spricht man, wenn sich die Erreger auch im Zentralnervensystem angesiedelt haben. In diesem Fall kommt es zur Rückenmarksschwindsucht *(Tages)* oder zur progressiven Paralyse mit entzündlichen Prozessen im Großhirn und Schrumpfung der Gehirnzellen.

Es kommt vor, daß sich das dritte Stadium der Syphilis nicht ausbildet. Das heißt, es treten keine Gummen auf. Wenn sich dann bei einer Blutuntersuchung herausstellt, daß das Ergebnis negativ ist, sich also keine Erreger mehr im Organismus befinden, liegt eine spontane Heilung der Syphilis vor.

Behandlung

Seit der Erfindung des Penizillins kann die Syphilis geheilt werden. Die Treponemen, die Erreger der Syphilis, entwickeln keine Resistenz gegen das Penizillin. Bei Erkrankten mit einer Penizillin-Allergie kann auf Tetrazykline (eine andere Antibiotikagruppe) zurückgegriffen werden. Bei einer bestehenden Schwangerschaft dürfen Tetrazykline jedoch nicht angewandt werden; in diesem Fall sind Erythromyzin-Präparate erforderlich.

Penizillin oder die Ersatzmedikamente können auch noch im dritten Stadium der Syphilis helfen. Organzerstörungen lassen sich damit zum Stillstand bringen. Lediglich Schädigungen des Zentralnervensystems sind irreparabel, da die Nervenzellen sich nicht regenerieren.

Gefährlichkeit der Syphilis

Das Gefährliche an dieser Geschlechtskrankheit sind ihre Täuschungsmanöver. Die Symptome der ersten Phase werden oft nicht bemerkt oder harmlosen Erkrankungen zugeschrieben. Latenzphasen (Phasen ohne Krankheitssymptome) und der harmlos wirkende Hautausschlag im zweiten Stadium machen eine Täuschung weiterhin möglich.

Geschwüre und Hautausschlag im Genitalbereich sowie im Bereich der Lippen können auch eine andere, weitaus harmlosere Ursache haben. Dennoch sollten Sie solche Anzeichen ernst nehmen und jede Hauterscheinung durch einen Facharzt abklären lassen. Auf diese Weise können Sie die Verschleppung der Syphilis verhindern und wirken anderen gegenüber nicht als Infektionsquelle.

Diagnose der Syphilis

Für die Diagnose der Syphilis werden verschiedene Untersuchungsmethoden eingesetzt:

1. Die Erreger können im sogenannten *Dunkelfeld* erkannt werden, einer speziellen mikroskopischen Untersuchung der Flüssigkeit im Primäraffekt.
2. *Serologische Tests* (Untersuchung des Blutserums auf Antikörper:
   FTA-Test (Fluoreszenz-Treponemen-Antikörper-Test). Bei diesem Test wird eine Antigen-Antikörper-Reaktion unter dem Fluoreszenz-Mikroskop sichtbar gemacht, und zwar mit Hilfe von fluoreszierend angefärbten tierischen Antikörpern, die sich an diese Reaktion ankoppeln. So werden auch die menschlichen Antikörper, die gegen die als Antigene wirkenden Treponemen gebildet wurden, dargestellt.

Häufigkeit von Geschlechtskrankheiten

Nach wie vor kommen sowohl Syphilis als auch Tripper vor.

Freizügiger Umgang mit der Sexualität und zunehmende Mobilität machen es den Erregern dieser Krankheiten leichter, sich zu verbreiten. Die früher häufig in Ermangelung anderer Verhütungsmethoden verwendeten Präservative bieten zumindest gegen die Erreger des Trippers einen gewissen Schutz. Daß diese beiden Geschlechtskrankheiten sich nicht mehr epidemisch ausbreiten, ist der modernen medizinischen Behandlung mit Penizillin und anderen Antibiotika zu verdanken. Die Syphilis ist inzwischen sogar wieder etwas seltener geworden als in den vergangenen Jahren. Wahrscheinlich ist auch hier Präservativgebrauch wegen der AIDS-Gefahr ein Grund für diese Tendenz.

Nelsontest. Im Kaninchenhoden gezüchtete Treponemen werden durch die beim Patienten gebildeten Antikörper funktionsunfähig.

Der FTA-Test reicht im allgemeinen zur Diagnose der Syphilis aus. Exaktere Testverfahren wie der TPHA-Test sind das Ergebnis neuerer medizinischer Forschung. Die früher übliche Wassermann-Reaktion wird heute nicht mehr angewandt, weil ihre geringe Nachweisempfindlichkeit dieses Verfahren zu unsicher macht.

Angeborene Syphilis

Frauen, die während einer Schwangerschaft an Syphilis erkranken, können das ungeborene Kind über den Mutterkuchen infizieren. Dies ist ab dem fünften Schwangerschaftsmonat möglich. Vielfach werden mit Syphilis-Erregern infizierte Kinder tot geboren oder sind zumindest nicht lebensfähig. Deshalb müssen an Syphilis erkrankte schwangere Frauen rechtzeitig mit Erythromyzin-Präparaten behandelt werden.

Wer einmal an Syphilis erkrankt war, kann sich trotz Heilung wieder infizieren. Der menschliche Körper kann keine Immunität gegen Treponemen ausbilden. Auch eine Schutzimpfung gegen die venerische Krankheit ist bis heute nicht möglich. Ein wirksamer Impfstoff wurde noch nicht gefunden, obwohl weltweit auf diesem Gebiet geforscht wird.

Gonorrhöe (Tripper)

Der Tripper (*Gonorrhöe* oder *Urethritis gonorrhoica*) ist noch immer die am meisten verbreitete Geschlechtskrankheit. Er wird fast ausschließlich durch Geschlechtsverkehr übertragen. Verursacht wird die Gonorrhöe durch *Gonokokken* (Neisseria gonorrhoea). Diese kaffeebohnenförmigen Bakterien können in den Organismus eindringen, ohne daß es dazu – wie bei der Syphilis – einer Wunde bedarf.

Anzeichen

Etwa drei Tage, nachdem die Erreger durch Geschlechtsverkehr übertragen wurden, macht sich beim Wasserlassen ein Brennen bemerkbar. Kurz danach tritt beim Mann gelbrahmiger Eiter aus der Harnröhrenmündung am Penis aus. Der bei Frauen auftretende eitrige Ausfluß, der sich ebenfalls nach anfänglichem Wasserlassen einstellt, wird oft nicht bemerkt oder mißdeutet.

Aus diesem Grunde tragen viele Frauen einen unerkannten Tripper mit sich herum. Etwa 20 Prozent der infizierten Frauen haben so gut wie keinen Ausfluß. Weitere 23 Prozent haben nur geringfügigen Ausfluß und halten diesen oft für die natürliche Schleimabsonderung der Vagina. Selbst wenn außer der Harnröhre auch der Gebärmutterhals infiziert ist, muß es nicht zu starkem Ausfluß kommen. Auch wenn die Gonorrhöe Eileiter und Eierstöcke befallen hat und gar chronisch geworden ist, kann sie unbemerkt bleiben, weil sie symptomlos ist. Meist wird die Gonorrhöe dann erst durch die Erkrankung des männlichen Partners erkannt, bei dem die Symptome unübersehbar sind.

Schwerwiegendste Folge einer nicht behandelten und chronisch gewordenen Gonorrhöe ist die Unfruchtbarkeit durch Verschluß der Samenleiter beim Mann und der Eileiter bei der Frau. Außerdem kann ein unbehandelter Tripper bei Männern zu Entzündungen der Prostata und der Nebenhoden führen. Ein Bartholin-Abszeß (Seite 562, Bartholinitis) kommt nur etwa bei 5 Prozent der an Tripper erkrankten Frauen vor.

Die Ausbreitung des Trippers wird auch durch Männer gefördert, die trotz Infektion symptomfrei sind. Die Tatsache, daß ein Ausfluß sowohl bei der Frau wie beim Mann nicht unbedingt als Alarmzeichen für einen Tripper gedeutet werden muß, macht die Eindämmung dieser verbreiteten Geschlechtskrankheit schwer. Es gibt vor allem bei Frauen verschiedenartige und vielfach harmlose Arten von Ausfluß.

Bei jedem Ausfluß, der bemerkt wird, sollte die Frau jedoch den Frauenarzt aufsuchen und um eine Untersuchung bitten. Handelt es sich nicht um eine bakterielle Harnröhrenentzündung *(Urethritis)*, ist ein Gang zum Facharzt für Haut- und Geschlechtskrankheiten notwendig. Denn dann kann es sich eventuell um einen Tripper handeln. Der Mann sollte bei Auftreten von Ausfluß sofort zum Facharzt gehen.

Die früher häufigen Komplikationen beim Tripper sind inzwischen erheblich zurückgegangen. Außerdem haben Mediziner einen gewissen Gestaltwandel der Infektion bemerkt.

Die gonorrhoisch bedingte Gelenkentzündung, die besonders schmerzhaft ist

Geschlechtskrankheiten bei Jugendlichen

Besonders junge Menschen sind oft erstaunlich uninformiert über Geschlechtskrankheiten. Viele meinen, daß diese Krankheiten längst ausgerottet seien und zumindest in Europa nicht mehr vorkommen. Deshalb ist es besonders wichtig, daß Jugendliche im Rahmen der sexuellen Aufklärung genau über Geschlechtskrankheiten informiert werden. Eltern sollten mit ihren heranwachsenden Kindern ausführlich über dieses Thema sprechen oder sie diesen Artikel lesen lassen. Auch junge Mädchen können an Gonorrhöe erkranken und sich durch ein Verschleppen der Krankheit für ihr Leben unglücklich machen, da dies zur Unfruchtbarkeit führen kann. Wesentlich schlimmer sind die Folgen einer Syphilisinfektion.

Denken Sie nicht, daß nur Personen mit häufig wechselnden Geschlechtspartnern erkranken können. Geben Sie Ihrem Kind Gelegenheit, mit Ihnen darüber zu sprechen, damit es nicht aus Angst Beschwerden und Symptome verschweigt.

und meist ein Knie- oder Handgelenk befällt *(Monoarthritis)* ist inzwischen seltener geworden. Sie entsteht durch Ausbreitung der Erreger auf dem Blutweg. Auch eine gonorrhoisch bedingte Racheninfektion kann durch oral-genitale Praktiken (Fellatio oder Cunnilingus) entstehen.

Bei Frauen kann sich auch eine durch den Tripper bedingte Entzündung des Bauchfellüberzugs der Leber *(Perihepatitis)* einstellen, die sich durch Oberbauchbeschwerden bemerkbar macht. Auch eine rektale Gonorrhöe im Mastdarm ist möglich, und zwar bei beiden Geschlechtern. Sie wird oft nicht erkannt, weil sie symptomarm verläuft. Ein rektaler Tripper bedarf einer eingehenden ärztlichen Behandlung durch den Facharzt.

Diagnose

Bei Frauen kann nur in 50 Prozent der Fälle eine Färbung eines Abstrichs des Ausflusses ein sicheres Ergebnis erbringen. Deshalb wird in jedem Fall eine Gonokokken-Kultur aus dem Abstrich angelegt.

Behandlung

Ebenso wie die Erreger der Syphilis können die Erreger des Trippers mit *Penizillin* behandelt werden. Allerdings entwickeln Gonokokken eine relative Resistenz gegen das Penizillin, das heißt, es werden immer höhere Dosen zur Behandlung benötigt. Es gibt sogar Gonokokken-Stämme, die mittlerweile vollkommen resistent gegen das Penizillin sind. Ursache davon ist die Tatsache, daß sich viele Prostituierte aus dem Fernen Osten mit vorbeugenden Penizillin-Dosen gegen Gonokokken immun machen wollen. US-Soldaten und der Fern-Tourismus unserer Zeit haben diese resistenten Gonokokken-Stämme nach Europa gebracht.

Inzwischen hat sich noch ein anderes Antibiotikum als anwendbar gegen den Tripper erwiesen. Es heißt *Spektinomyzin* und wird anstelle von Penizillin gegeben, wenn eine Penizillinüberempfindlichkeit besteht oder die Therapie nicht anschlägt.

Auch gegen den Tripper ist bisher trotz eingehender Forschung noch kein Impfstoff gefunden worden. Allerdings geht man davon aus, daß Wissenschaftler hier schneller Erfolg haben werden als bei der Syphillis.

Wichtig: Selbstbehandlung beim Tripper kann ebenso gefährlich sein wie die vermeintliche Vorbeugung mit Penizillin. Dadurch können Symptome verschleiert oder die Krankheit chronisch werden. Darüber hinaus kann eine nicht vom Arzt kontrollierte Einnahme von Penizillin zu einer Penizillin-Allergie führen.

Wer mit einem am Tripper erkrankten Menschen sexuellen Kontakt hatte, sollte sofort einen Arzt aufsuchen, auch wenn sich keinerlei Symptome bemerkbar machen. Dies gilt auch für die Syphilis. In beiden Fällen wird der Arzt zuerst einen Test machen, bevor er mit Antibiotika behandelt.

Ulcus molle

Diese Geschlechtskrankheit wird auch als *weicher Schanker* bezeichnet (die Bezeichnung »harter Schanker« wird manchmal für die im Frühstadium der Syphilis auftretenden Geschwüre verwendet). Verursacht wird der Ulcus molle durch den *Streptobacillus haemophilus* (auch Streptobacterium ulceris mollis oder Streptobacterium haemophilus ducreyi genannt). Die Krankheit kann auch als Mischinfektion mit Syphiliserregern auftreten *(Ulcus mixtum)*. Männer sind von ihr fünfmal häufiger betroffen als Frauen.

In Mittel- und Westeuropa schien der weiche Schanker lange Zeit fast ausgerottet zu sein. Inzwischen ist er vor allem in Hafenstädten wieder häufiger geworden.

Anzeichen

Nach einer Inkubationszeit von nur ein bis zwei Tagen machen sich mehrere weiche und schmerzhafte Geschwüre mit unterhöhlten Rändern bemerkbar. Vor allem an der Eichel, an der Vorhaut und den Schamlippen kommen diese Geschwüre vor. Wenige Tage danach schwellen die Lymphknoten an der Leistengegend schmerzhaft an. Die Schwellungen können so stark werden, daß sie mit der Haut verbacken und durchbrechen.

Behandlung

Für die Behandlung des Ulcus molle werden Breitband-Antibiotika eingesetzt.

Lymphogranuloma inguinale (Lymphopathia venerea)

Diese auch »vierte Geschlechtskrankheit« genannte Infektionskrankheit kommt außerhalb der Tropen nur in großen Hafenstädten vor. Sie ist selbst in den Tropen relativ selten. Sie wird von dem »Großen Virus« *Miyagawanella lymphogranulomatis* hervorgerufen.

Anzeichen

Vier Tage bis vier Wochen nach dem Geschlechtsverkehr zeigt sich an den Geschlechtsorganen (vor allem an der Vorhaut und den Innenseiten der großen Schamlippen) ein kleines Bläschen, das schnell geschwürig zerfällt (roter feuchter Grund und scharf begrenzte Ränder). Nach etwa zwei Wochen verschwindet das Bläschen wieder, und es treten schmerzhafte, bretthartе Lymphknotenschwellungen mit Lymphstauung auf. Neben den bis zur Faustgröße geschwollenen Leistenlymphknoten treten kleinere Knoten auf, die schließlich Eiter ausscheiden und verschmelzen. Nach Wochen heilen sie ab und bilden eingezogene Narben.

Infizieren sich die Lymphknoten im Inneren des Beckens, können wuchernde Abszesse entstehen, die zu einer schweren Bauchfellentzündung führen.

Behandlung

Breitband-Antibiotika, chirurgische Ausräumung der Eiterherde.

Granuloma venereum

Fast ausschließlich in den Tropen vorkommende seltenere Geschlechtskrankheit, die durch die *Donovan-Kapselkokken* (zu den Kugelbakterien gehörend) hervorgerufen werden.

Anzeichen

Schmerzlose (!), geschwürig zerfallende Knoten im Bereich der Lymphknoten der Genital- und Aftergegend, die unter Narbenbildung abheilen.

Behandlung

Breitband-Antibiotika.

Frambösie (Himbeerseuche)

Die Frambösie ist eine in den Tropen vorkommende Infektionskrankheit, die der Syphilis sehr ähnlich ist und auch durch ein ähnliches Bakterium *(Treponema pertenue)* verursacht wird.

Anzeichen

Hautausschlag mit himbeerroten Knötchen, die später geschwürig zerfallen.

Behandlung

Penizillin.

Trichomoniasis

Die Trichomoniasis gehört nicht zu den eigentlichen Geschlechtskrankheiten, wird aber hauptsächlich durch Geschlechtsverkehr übertragen.

Anzeichen

Bei der Frau Brennen in der Scheide, Scheidenentzündung mit schaumig-eitrigem Ausfluß, beim Mann Brennen in der Harnröhre und schleimig-schaumiger Ausfluß.

Ursachen

Erreger sind winzige Urtierchen, die *Trichomonaden. Rund 30 Prozent aller Frauen haben Trichomonaden-Befall!* Die Folgen können bei beiden Geschlechtern unangenehm werden (chronische Scheidenentzündung bei der Frau, Entzündung der Prostata beim Mann).

Trichomonaden gehören zu den am weitesten verbreiteten Parasiten unserer Zonen.

Behandlung

Metronidazol-Präparate (*Clont, Sana-Trichom* u. a.) müssen sechs Tage eingenommen werden, bei anderen Präparaten (*Simplotan 500* oder *Tiberal*) reicht die einmalige Einnahme von zwei oder drei Tabletten.

Alle diese Präparate dürfen in den ersten Schwangerschaftsmonaten und während der Stillzeit nicht genommen werden.

Wichtig: Grundsätzlich müssen sich beide Sexualpartner behandeln lassen!

Eine (wenn auch seltene) Infektion mit Trichomonaden ist auch in überwarmen Schwimmbädern oder auf Toiletten möglich. Auch bei kleinen Mädchen ab drei Jahren wurde schon eine Trichomoniasis festgestellt; die Ursachen sind noch nicht geklärt, wahrscheinlich spielt aber die Zusammensetzung der Scheidenflora (Östrogenspuren in einer unreifen Vagina?) eine Rolle.

Herpes genitalis

Diese Infektionskrankheit ist nicht mit den anderen durch Geschlechtsverkehr übertragbaren Erkrankungen (STD, Abkürzung für *sexually transmitted diseases*) vergleichbar. Erreger sind die allgegenwärtigen *Herpes-Viren,* und zwar diejenigen vom Typ II. Etwa 15 Prozent der Bevölkerung haben Antikörper gegen die Herpes-II-Viren (HSV II), wurden also irgendwann mit ihnen infiziert.

Das besondere Charakteristikum der Herpes-Viren ist, daß sie bei den allermeisten Menschen sofort und ohne jedes Krankheitszeichen vom Abwehrsystem erfolgreich bekämpft werden. Nur bei sehr wenigen Menschen kommt es zu den typischen *Anzeichen:* schmerzhafte Bläschen im Genitalbereich.

Nähere Informationen siehe dazu auf Seite 397.

Sexualität

Man unterscheidet zwischen biologischer Sexualität und Sexualität als subjektive Erfahrung.

Biologische Sexualität ist eine spezialisierte Form der Fortpflanzung; siehe unter Empfängnis (Konzeption, Seite 589).

Sexualität als subjektive Erfahrung ist eine spezielle lustvolle Erlebnisqualität, die mit der körperlichen Reifung verknüpft ist – ein körperlich-seelisches Phänomen, das zwar auf die Geschlechtsorgane zentriert, aber nicht auf sie beschränkt ist. Welche anderen Körperbereiche, welche Körperausscheidungen (Urin, Stuhl, Schweiß) und Sinne in welcher Frequenz mit einbezogen werden, hängt von der Kollektivnorm einer Gesellschaft, von der Individualnorm der Mitglieder dieser Gesellschaft und schließlich von der sexuellen Norm zweier Sexualpartner ab. Allgemein läßt sich sagen, daß neben den Geschlechtsorganen jede Körperregion, die durch die Qualität ihrer Oberfläche und ihrer Versorgung mit sensiblen Nerven lustvoll stimuliert werden kann *(erogene Zonen),* mehr oder weniger stark in die Sexualität integriert wird: so die Schleimhäute von Körperhöhlen (Mund, Mastdarm, Harnröhre), große Bezirke der Haut, weibliche Brüste, After.

Sexualität ist wesentlicher Bestandteil der Persönlichkeit, sexuelle Störungen – seien sie psychosozialer, funktioneller oder organischer Natur – wirken sich negativ auf Psyche, Körper und auf das Sozialverhalten des Menschen aus. Sexualität führt den einzelnen aus seiner Isolation, führt ihn zum Partner. Sexualität spendet Lust und Freude – zwei wesentliche Elemente psychisch-körperlicher Ausgeglichenheit und organischer Gesundheit.

Und trotzdem wurde die Sexualität in vielen Kulturen immer wieder jahrhundertelang unterdrückt, beschnitten oder als »niederer Instinkt« verteufelt. Die Menschheit brachte (und bringt teilweise immer noch) eines ihrer grundlegenden Elemente als Opfer dar – irgendwelcher religiösen, sozialen oder anderen »höheren« Prinzipien wegen – und verstümmelt sich so nachgerade selbst.

Wandel der »Kollektivnormen«

Sicher, vieles was gestern bisweilen noch als pervers (verdreht, sich sexuell abnorm verhaltend; Hauptwort: Perversion) galt, rangiert heute unter der Kollektivnorm.

So der *oral-genitale Sex:* Unter *Cunnilingus* versteht man das Lecken der äußeren weiblichen Geschlechtsteile (Klitoris,

Schamlippen), aber auch der Vagina; unter *Fellatio* versteht man die Aufnahme der Eichel und eines Teiles des Penisschaftes in den Mund. Oft wird der Cunnilingus bis nach dem Orgasmus der Frau und die Fellatio bis nach dem Samenerguß des Mannes ausgedehnt.

Oder die *Analerotik:* Lecken des Afters, Einführen des Fingers, von Obst oder des Penis in den Mastdarm des Partners (letzteres heißt in der Fachsprache *Analkoitus*), Abschlecken des eingeführten Fingers, anale Selbstbefriedigung. Besondere analerotische Praktiken wie Klistiersucht oder Koprophagie (Essen größerer Mengen von Kot) fallen zwar nicht mehr in die Kollektivnorm, gelten heute aber in der Sexualwissenschaft nicht mehr als Deviation, sondern eher als spezielle sexuelle Spielart von Sexualpartnern. Fest steht jedenfalls, daß Geruch und Geschmack der Afterregion und des Mastdarms des Sexualpartners auf die meisten Menschen sexuell mehr oder weniger stark erregend wirkt. Fest steht weiter, daß die Schleimhaut des Afters und des Mastdarms bei beiden Geschlechtern sexuell höchst erregbar ist (bei Frauen oft noch mehr als die Vaginalschleimhaut); bisweilen ist so beim Analkoitus oder der analen Selbstbefriedigung eine Art von Orgasmus zu erreichen, die als stark und lustvoll empfunden wird.

Vom medizinischen Standpunkt aus muß im Rahmen der Analerotik allein vor häufigen Wasserspülungen und prinzipiell vor Seifenspülungen gewarnt werden. Nach neueren Erkenntnissen kommt es auch nur selten zu einer Scheidenentzündung, wenn der Penis des Mannes nach einem Analkoitus – ohne gewaschen zu werden – in die Scheide eingeführt wird.

Auch die Harnerotik (Trinken von Urin des Partners, »Natursekt-Liebhaber« und andere) fällt heute weitgehend unter die Kollektivnorm. Akzeptiert wird meist auch der gleichzeitige Geschlechtsverkehr mit zwei oder mehr Partnern, wenn auch diese Form keineswegs in die Kollektivnorm fällt.

Doch insgesamt gesehen hat sich die Kollektivnorm weitgehend den partnerschaftlichen Möglichkeiten und der Entwicklung von Phantasie beim Sex angepaßt – mit der psychosozial positiven Folge, daß Sex heute weit variationsreicher als noch vor Jahrzehnten ist.

Akzeptiert werden heute auch meist *Homosexualität* (gleichgeschlechtliche Liebe, bei Frauen auch lesbische Liebe genannt) sowie *Bisexualität* (gelegentlicher gleichgeschlechtlicher Sex) als mögliche Formen der Sexualität. Jedenfalls ist das lange Randgruppendasein Homosexueller ziemlich aufgelockert, der psychosoziale Druck ist weitgehend gewichen. Doch nicht vergessen sei, daß noch vor gut einem Jahrzehnt psychotherapeutische Schulen versuchten, Homosexuelle durch langwierige verhaltenstherapeutische Programme »umzudrehen«.

Unter Umständen kann die individuelle und auch die partnerschaftliche Wertnorm sexuellen Verhaltens mit der kollektiven Norm in Konflikt treten. So kann es beispielsweise aus gesundheitspolitischen Gründen notwendig sein, Altersgrenzen zu ziehen und überindividuelle Gesetzesnormen zu vertreten, die Kinder bis zu einem bestimmten Alter vor sexuellen Kontakten schützen. Das kann etwa geschehen unter der Vorstellung, daß sie zu diesem Alter in den meisten Fällen noch nicht in der Lage sind, über sich selbst und ihre sexuellen Wünsche entscheiden zu können. Der Umgang mit einer solchen kollektiven, auch gesetzmäßig institutionalisierten Norm ist aber auf jeden Fall vorsichtig zu handhaben.

Sexuelle Abweichungen

Die Sexualforschung verwendet heute statt des Begriffs *Perversion* den neutraleren Begriff *sexuelle Deviation* (Abweichung); ein sexuell Devianter verhält sich gewohnheitsmäßig auf einem Gebiet seines Sozialverhaltens, der Sexualität, anders als die meisten anderen Menschen, das heißt, seine Individualnorm wird von der Kollektivnorm nicht akzeptiert oder gerät mit der Kollektivnorm oder Gesetzen in Konflikt.

Der Begriff sexuelle Deviation ist natürlich abhängig vom jeweiligen Kulturkreis und der Kollektivnorm. So war zum Beispiel im alten Griechenland die Homosexualität sogar eine besonders anerkannte Form der Kollektivnorm, oder so sind in manchen Gesellschaften sexuelle Beziehungen zwischen Männern und Mädchen vor der Pubertät innerhalb der Norm (wie zum Beispiel bei den Leptschas in Indien).

Formen sexueller Deviationen

- *Exhibitionismus* ist die sexuelle Befriedigung durch anonymes Zur-Schau-Stellen der Geschlechtsorgane (meist bei Männern).
- *Voyeurismus* bedeutet sexuelle Befriedigung durch heimliches Betrachten

und Belauschen von Intimitäten anderer Personen.

- Als *Masochismus* bezeichnet man Lusterlebnisse aus Schmerzbereitung (körperliche und seelische Mißhandlung) durch den Partner.
- *Sadismus* ist die vollkommene, häufig ritualisierte Unterwerfung des Partners und Lustgewinn durch Schmerzen, die dem Partner zugefügt werden. Der Grad des Schmerzzufügens ist unterschiedlich.
- Eine Unterform des Sadismus ist der *Flagellantismus,* bei dem es hauptsächlich um Schlagen und Auspeitschen geht. Auch das Fesseln des Partners spielt bei Sadisten eine Rolle.
- *Vampirismus,* bei dem es um Blutsaugen geht, und sexuelle Tötungsdelikte (Lustmorde) kommen nicht häufig vor. Häufiger sind unbeabsichtigte tödliche Folgen sadomasochistischer Praktiken, besonders bei partnerlosen männlichen Masochisten, die Befriedigung an anonymen Orten suchen.
- Der *Frotteurismus* ist die sexuelle Befriedigung durch Reiben (französisch *frotter*) und Sichanschmiegen von Männern an Frauen in der Öffentlichkeit und im dichten Gedränge von Menschenansammlungen.
- *Pädophilie,* auch *Päderastie* genannt, ist die Bezeichnung für die sexuelle, meist homosexuelle Neigung erwachsener Männer zu Kindern oder sehr jungen Jugendlichen. Die Ursache der Päderastie ist meist ein sexuelles Minderwertigkeitsgefühl, das aus Angst vor der Begegnung mit erwachsenen Frauen entstanden ist. Auch eine geheime Angst vor dem eigenen Erwachsensein oder die Sehnsucht nach der eigenen verlorenen Kindheit kann die Ursache sein.

Sexuelle Kontakte mit jungen Mädchen während oder nach der Pubertät sind inzwischen nach landläufiger Meinung nicht mehr als sexuelle Deviation zu betrachten. Die immer früher einsetzende sexuelle Entwicklung (Akzeleration) junger Menschen führt auch zu einer früheren Aufnahme sexueller Kontakte im Rahmen einer gegenseitigen normalen Liebesbeziehung.

Sexuelle Aggressionen, Notzuchthandlungen und Sadismus gegenüber Kindern gehören nicht zur Pädophilie. Sie sind meist Ausdruck einer tiefen seelischen Störung und Fehlentwicklung und bedürfen psychotherapeutischer Behandlung.

- Als *Sodomie* werden sexuelle Beziehungen zu Tieren bezeichnet, vor allem zu Hunden, die sich für solche Praktiken am leichtesten dressieren lassen.
- *Fetischismus* ist die Fixierung der sexuellen Lust auf einen Gegenstand (Unterwäsche, Strümpfe, Gummi, Pelze usw.) oder auf einen bestimmten Körperteil (Brüste, Gesäß, Füße), auf Leichen *(Nekrophilie),* Ausscheidungen wie Kot und Urin oder auch auf das eigene Spiegelbild *(Narzißmus).* Zum Fetischismus gehört auch der
- *Transvestitismus,* das Anlegen von Frauenunterwäsche und -kleidung bei heterosexuellen und homosexuellen Männern. Dies kann zur Luststeigerung beim Onanieren geschehen oder zur Darstellung in der Öffentlichkeit.

Transsexualismus

Als Transsexualismus bezeichnet man die vollständige psychische Indentifikation mit dem anderen Geschlecht; das heißt, es handelt sich um körperlich normal entwikkelte Männer, die in ihrem geistigen und seelischen Bewußtsein weiblich sind und sein wollen. Transsexualismus gibt es auch bei Frauen. Transsexuelle tragen nicht nur die Kleidung des anderen Geschlechts, sie leiden darunter, einen gegengeschlechtlichen Körper zu haben, was bei vielen Transsexuellen zu Depressionen und Haß auf den eigenen Körper führen kann. Eine operative Geschlechtsumwandlung mit gleichzeitiger Hormonbehandlung ist der Wunsch aller echten Transsexuellen.

Während die operative Umwandlung transsexueller Männer in Frauen heute weitgehend problemlos durchgeführt werden kann, ist die Umwandlung von der Frau zum Mann kompliziert. Allen umgewandelten Transsexuellen ist die Erleichterung gemein, endlich ein normales Leben führen zu können.

Die *Ursachen* des Transsexualismus sind noch ungeklärt. Wird einerseits eine entsprechende Sensibilisierung von Hypothalamus-Zentren angenommen, so weiß man andererseits, daß Menschen die sexuelle Identität entwickeln, zu der sie erzogen wurden. Menschen mit nicht eindeutig entwickelten Geschlechtsorganen (Zwitter) nehmen die sexuelle Identität an, die die Eltern ihnen geben.

Behandlung sexueller Deviationen

Wenn eine Deviation ohne Beeinträchtigung oder Schädigung anderer auszuleben ist und von dem Betroffenen bejaht wird, so ist von einer Behandlung abzuraten. Wenn der Betroffene seine Neigungen jedoch verdrängt und nicht zulassen will, können sich sexuelle Störungen wie Impotenz oder seelische Leiden wie Depression einstellen. In diesen Fällen ist eine psychotherapeutische Behandlung angeraten, die dem Betroffenen hilft, seine Neigungen zu akzeptieren und auszuleben.

Speziell im Falle einer sexuellen Deviation, die nicht ausgelebt werden kann und sollte, wie zum Beispiel bei Pädophilie oder der Neigung zu Vergewaltigungen, kann nur eine gezielte psychotherapeutische Behandlung und Betreuung helfen.

Vor allem Sexualstraftäter versuchen, ihre Neigungen abzuwehren und vor sich selber zu verleugnen. Dies führt zu einem Teufelskreis von Schuldgefühlen, Selbstbestrafung und lustvoller Faszination. Schließlich kommt es zum Aufstauen von Gefühlen, die zum Abspalten der Deviation und zu unkontrollierbaren Handlungen führen kann.

Neben einer ichstärkenden, sozialintegrierenden Psychotherapie werden meist Antiandrogene (gegen die männlichen Sexualhormone gerichtete, triebdämpfende Mittel) als medikamentöse Behandlung eingesetzt.

Viele Sexualstraftaten entstehen gerade deshalb, weil lange zurückgehaltene Triebwünsche plötzlich durchbrechen und von dem Betroffenen nicht mehr verdrängt werden können. Als zusätzlich auslösende Faktoren spielen Alkohol und andere Drogen eine Rolle, ebenso seelischer Streß oder ein einschneidendes, traumatisches Erlebnis, das nicht unbedingt in unmittelbaren Zusammenhang mit den unterdrückten Triebwünschen stehen muß. Selten suchen die von solchen Triebwünschen gequälten Sexualstraftäter von sich aus die Hilfe eines Psychotherapeuten, was eine konsequente psychotherapeutische Behandlung unmöglich macht. In den meisten Fällen wird man erst durch die begangene Straftat auf sie aufmerksam. Zu diesem Zeitpunkt ist meist nur eine medikamentöse Therapie mit Antiandrogenen und eine Verwahrung in psychiatrischen Anstalten möglich, um weitere potentielle Opfer zu schützen.

Als letzte Konsequenz wird eine Entfernung der Hoden (Kastration) angewandt, um weitere mögliche Straftaten zu verhindern. Letztlich haben wir nur wenig Möglichkeiten, Sexualstraftätern wirklich zu helfen und sie vom Druck ihrer gefährlichen Triebwünsche zu befreien.

Perversionen und sexuelle Freiheit

Sexuelle Deviationen werden verschiedenen Ursachen zugeschrieben. Die Psychoanalyse geht wie die Sexual-Psychopathologie davon aus, daß sie als unreifer Ausdruck der Sexualität und als mangelnde Ich-Entwicklung betrachtet werden müssen. Diese Sichtweise ist zwar nicht von der Hand zu weisen, wird jedoch vielen Formen sexueller Deviation nicht gerecht. Die Grenzen sexuellen Verhaltens sind fließend. Nicht jeder, der im Zusammenhang mit sexueller Erregung Lust am Schmerz als Luststeigerung empfindet, ist gleich ein Masochist. Erst eine die Sexualität einschnürende und unterdrückende Gesellschaft bringt extreme Abweichungen im sexuellen Verhalten hervor.

»Perversionen« können auch als ein Befreiungsversuch beziehungsweise als Rebellion gegen enge Sexualnormen verstanden werden.

Unfruchtbarkeit

Es gibt zwei Formen von Unfruchtbarkeit, die unterschieden werden müssen. Unter *Sterilität* versteht man die vollkommene Unfähigkeit einer Empfängnis (Konzeption, Seite 589). *Infertilität* dagegen bedeutet die Unfähigkeit, ein empfangenes Kind auszutragen.

Von Sterilität kann gesprochen werden, wenn in einer Partnerschaft bei wöchentlich mindestens zwei- bis dreimaligem Geschlechtsverkehr nach etwa ein bis zwei Jahren keine Konzeption (Empfängnis) eintritt. Sowohl beim Mann wie bei der Frau kann Sterilität vorliegen. Etwa die Hälfte der Fälle von Sterilität treten beim weiblichen Partner auf. In 30 bis 40 Prozent der Fälle liegt die Unfähigkeit zur Befruchtung beim Mann. In 10 bis 20 Prozent der Fälle bleibt es ungeklärt, welcher der Partner steril ist. Die Sterilität kann von Anbeginn der Partnerschaft bestehen *(primäre Sterilität)* oder erst nach Geburten und Fehlgeburten entstanden sein *(sekundäre Sterilität).*

Ursachen und Behandlung der Unfruchtbarkeit

1. *Konzeption nicht möglich, Behandlung ohne Aussicht auf Erfolg:*

- chromosomale Entwicklungsstörungen oder Hemmungsmißbildungen der weiblichen Geschlechtsorgane (häufig Mißbildungen beziehungsweise Unterentwicklung der Gebärmutter oder der Eierstöcke).

2. *Konzeption nicht möglich, Behandlung aussichtsreich:*
- adrenogenitales Syndrom; oft ist eine erfolgreiche *Behandlung* mit Kortison möglich;
- sekundäres Ausbleiben der Monatsblutung (infolge Fehlfunktion übergeordneter Hormonzentren des Gehirns, zahlreicher Zysten des Eierstocks, Seite 555, und verschiedener anderer Erkrankungen wie zum Beispiel Leberzirrhose, Nebennieren- und Schilddrüsenerkrankungen); *Behandlung:* Heilung der Grunderkrankung;
- geringe Monatsblutungen mit fehlendem Eisprung; *Behandlung:* Ersatz entsprechender Hormone;
- Verschlüsse beider Eileiter können durch eine *Operation* oft erfolgreich behandelt werden.

3. *Konzeption erschwert, Behandlung aussichtsreich:*
- scheinbare Sterilität: Unkenntnis der Ehepartner über den Zeugungsvorgang und den besten Zeitpunkt einer Empfängnis (siehe Seite 589);
- schwer voraussehbarer Eisprung bei einem verlängerten, unregelmäßigen Zyklus (ovulatorische Oligomenorrhöe, Seite 553); *Behandlung:* möglichst häufiger Geschlechtsverkehr in der Woche vor dem erwarteten Eisprung;
- Entzündungen der Vagina (Kolpitis, Seite 560) mit Zerstörung der Scheidenflora, was die Beweglichkeit der Spermien einschränkt; *Behandlung:* Versuch, die Scheidenflora wiederherzustellen;
- Entzündungen des Gebärmutterhalses (Zervizitis) oder der Gebärmutterschleimhaut (Endometritis, Seite 556); *Behandlung:* Heilung der entzündlichen Prozesse;
- Entzündungen der Eileiter (Seite 555); *Behandlung:* Kombinationstherapie mit Antibiotika-Hydrokortison, eventuell Durchtrennung von Verwachsungen.

4. *Konzeption möglich, doch frühzeitiger Fruchttod oder gestörte Einnistung des Eis in der Gebärmutter:*
- chromosomale (Chromosomen sind die Träger der Erbanlagen) Störungen des Eis, so daß das Ei vielfach schon auf dem Weg in die Gebärmutter zugrunde geht; *Behandlung nicht möglich;* auch schwere Vergiftungen können das Ei zugrunde richten;
- zu kurze Lebensdauer des Gelbkörpers (siehe unter Empfängnis, Seite 590); *Behandlung:* Verlängerung der Progesteron-Phase durch Zufuhr eines Gestagen-Östrogen-Gemisches;
- Geschwülste der Gebärmutter; *Behandlung:* Entfernung, trotzdem Gefährdung der Schwangerschaft (eventuell Gebärmutterriß!).

5. *Allergie der Frau gegen den Samen des Mannes:* Durch die entwickelten Antikörper werden die Samen zerstört beziehungsweise bewegungsunfähig gemacht; *Behandlung nicht möglich.*
6. *Das befruchtete Ei wird als Fremdkörper empfunden und abgestoßen* (zerstört), wie es zum Beispiel auch bei einem transplantierten Fremdorgan möglich ist. *Behandlung nicht möglich.*
7. *Impotentia coeundi* (siehe unter Impotenz, Seite 579) oder Samenerguß vor Einführung des Penis in die Scheide (Seite 579 unter Impotenz). *Behandlung:* künstliche Einführung des Samens in die Scheide *(Insemination).*
8. *Stark verminderte Samenzellen des Mannes* (Oligospermie), unzureichende Beweglichkeit der Spermien, vermindertes Volumen oder unzureichende Verflüssigung des Samenergusses. *Behandlung:* Insemination (künstliche Einführung des Samens in die Scheide).
9. *Nicht lebensfähige oder abnorme Samenzellen. Eine Behandlung nicht möglich.*

Empfehlung: Wenn Sie und Ihr Partner einen starken Kinderwunsch haben und der Arzt bei Ihnen oder Ihrem Mann eine Unfruchtbarkeit diagnostiziert, die wahrscheinlich nicht erfolgreich behandelt werden könne – dann sollten Sie sicherheitshalber noch einen anderen Facharzt konsultieren.

Impotenz und Frigidität

Impotenz des Mannes bedeutet seine Unfähigkeit, den Geschlechtsverkehr auszuüben. Die Zeugungsunfähigkeit (Sterilität, Seite 577) hat damit nichts zu tun. Bei Impotenz handelt es sich darum, daß der Mann nicht imstande ist, eine Erektion zu erlangen, oder daß andere funktionelle Störungen den Vollzug des Geschlechtsverkehrs verhindern.

Auch bei Frauen unterscheidet man zwischen der Unfähigkeit zur Empfängnis (Unfruchtbarkeit, Seite 577) und der Frigidität, worunter man einen Mangel an sexuellem Verlangen (gestörte Libido) und sexueller Erregbarkeit der Frau versteht.

Impotenz

Man unterscheidet verschiedene Formen der Impotenz beim Mann:

Impotentia concupiscentiae

Es liegt eine Störung der Libido vor; das heißt, der Mann ist unfähig, Verlangen nach einem (weiblichen oder männlichen) Sexualpartner zu empfinden.

Impotentia erectionis

Der Mann ist nicht fähig, eine ausreichende Versteifung des Gliedes (Erektion) zu erlangen.

Impotentia coeundi

Der Mann ist aufgrund einer Erektionsschwäche unfähig, das Glied in die Scheide einzuführen.

Ejaculatio praecox

Vorzeitiger Samenerguß; der Mann ist unfähig, den Koitus auszudehnen. Der Samenerguß (Ejakulation) erfolgt bereits vor dem Einführen des Penis in die Scheide oder unmittelbar danach.

Impotentia ejaculationis

Die Unfähigkeit zum Orgasmus während des Koitus; der Mann kommt in der Scheide zu keinem Samenerguß.

Unter ungünstigen äußeren Bedingungen, auch unter Alkoholeinfluß, kann es gelegentlich zu Erektionsschwächen kommen. Wer unter solchen Umständen einmal »versagt«, braucht nicht zu fürchten, impotent zu sein.

Ursachen der Impotenz

In den meisten Fällen ist eine Impotenz auf psychische Faktoren zurückzuführen. Organische Ursachen sind wesentlich seltener.

1. Psychische Ursachen

Etwa 95 bis 98 Prozent aller Fälle von Impotenz sind psychisch bedingt. Allgemein läßt sich sagen, daß psychische Faktoren im Spiel sind, wenn ein Mann trotz vorhandenem sexuellem Verlangen beim Zusammensein mit einer Frau meistens keine Erektion erlangt, wenn er aber bei der Selbstbefriedigung sowohl eine volle Versteifung des Gliedes als auch einen normalen Samenerguß haben kann.

Erektionsstörungen

Vor allem bei den ersten sexuellen Erfahrungen männlicher Jugendlicher kann es zu Erektionsstörungen kommen. Meist sind Aufregung und Angst vor dem ersten Mal die primäre Ursache.

Auch äußerliche Faktoren wie zum Beispiel die Anwesenheit der Eltern in der gleichen Wohnung oder die Furcht, gestört zu werden, spielen dabei eine Rolle.

Diese Art von Erektionsstörung sollte man sich nicht zu sehr zu Herzen nehmen, da sie sich meist im Laufe der nächsten sexuellen Kontakte mit abnehmendem Leistungsdruck und besseren äußerlichen Bedingungen von allein gibt.

Gibt sich die Angst jedoch auch bei weiteren Versuchen nicht, so sollte der männliche Jugendliche versuchen, sich zu entspannen, und den Gedanken an den Geschlechtsverkehr erst einmal beiseite schieben.

Statt dessen sollte er sich zärtlich mit seiner Partnerin unterhalten. Alkohol ist nur in kleinen Mengen ratsam, da größerer Alkoholkonsum die Erektion erschweren kann. Das Vorspiel, also das Streicheln des ganzen Körpers der Partnerin, das Küssen auf den Mund und auf die erogenen Zonen, sollte ausgedehnt werden. Oft kann es helfen, wenn man es erst einmal beim Vorspiel beläßt. Da Mädchen – vor allem dann, wenn sie selbst noch wenig sexuelle Erfahrung haben – ein ausgedehntes Vorspiel mögen und brauchen, kann sich der sexuelle Anfänger getrost Zeit lassen.

Frauen können potenzgestörten Sexualpartnern dadurch helfen, daß sie den Leistungsdruck durch eine entspannte Atmosphäre und durch zärtliches Streicheln mindern. Entrinnt der potenzgestörte Mann dem Leistungsdruck nicht, so kann er leicht in einen Teufelskreis geraten, weil die Angst vor dem Versagen zu erneutem Versagen führt und weiter zu erneuter Versagensangst, die weiteres Versagen heraufbeschwört.

Impotenz kann auch dadurch verursacht sein, daß man den falschen Partner gewählt hat, vielleicht aus einem alkoholisierten Überschwang oder weil man nicht »nein« sagen mochte. Die falsche Partnerwahl kann sich zum Beispiel daran zeigen, daß man seinen Sexualpartner buchstäblich »nicht riechen« kann – das heißt, daß einem der intime Körpergeruch des Partners unangenehm ist. Dabei spielen nicht nur Sympathie oder Liebe eine Rolle. Es ist auch möglich, daß Menschen sexuell nicht zueinander passen, weil sie unterschiedliche Praktiken bevorzugen. Mag dem einen oraler oder analer Sex als Luststeigerung dienen, so kann dies einen anderen Menschen gar nicht erregen oder sogar abstoßen.

Eine weitere Ursache für Impotenz kann eine vorliegende latente Homosexualität sein. Homosexuelle Männer, denen ihre Neigung nicht bewußt ist oder die sie stark verdrängen, haben Schwierigkeiten, einen Geschlechtsverkehr mit einer Frau wirklich zu genießen. Homosexuelle Phantasien bei der Selbstbefriedigung und beim Geschlechtsverkehr können einen Hinweis darauf bedeuten, daß eine latente Homosexualität vorliegt.

Zwar haben auch heterosexuell geprägte Menschen gelegentlich homosexuelle Phantasien, wenn diese jedoch überwiegen, so sollte sich der Betroffene damit auseinandersetzen, daß er möglicherweise homosexuell ist. In diesem Fall wird der Psychotherapeut dem Patienten helfen, sich zu seiner Neigung zu bekennen, um ihm auf diese Weise zu einem erfüllten Sexualleben zu verhelfen.

Behandlung der Erwartungsangst

Vor allem ist es wichtig, den Teufelskreis aus Leistungsdruck, Erwartungsangst und Versagen zu durchbrechen. Mindestens ebenso wichtig ist es, der Sexualpartnerin das Gefühl von Enttäuschung zu nehmen.

Sexualtherapeuten bedienen sich dabei der Methode, den Geschlechtsverkehr für eine Weile vollkommen zu verbieten. Das heißt, daß jede Sexualpraktik zwischen den Partnern erlaubt ist – bis auf den direkten Koitus, also das Einführen des Gliedes in die Scheide.

Nach einiger Zeit wird bei beiden Partnern das Bedürfnis wachsen, den Koitus zu vollziehen. Das Verbot hat seinen Sinn – die Überwindung der Versagensangst – erfüllt, wenn es übertreten wird.

Folgende partnerschaftliche Behandlungsregeln helfen außerdem, Impotenz zu überwinden:

- Verzicht auf alle belastenden Maßnahmen zur Empfängnisverhütung, wie Coitus interruptus (vorzeitiges Unterbrechen des Geschlechtsverkehrs vor dem Samenerguß), Anlegen von Kondomen, Beschränkung auf risikofreie Tage. Die Einnahme der »Pille« oder das Einlegen einer Spirale sind in diesem Fall bessere Mittel zur Empfängnisverhütung.
- Die Förderung einer größeren Offenheit zwischen den Partnern. Die Partner sollten miteinander darüber sprechen, welche Sexualpraktiken sie besonders erregen, zum Beispiel Fellatio (die Partnerin reizt den Penis mit dem Mund, eventuell bis zum Orgasmus) oder neue Koituspositionen. Oft hilft es auch, den Geschlechtsverkehr nicht nur im Bett und nicht nur nachts zu vollziehen. So manche Impotenz hat ihre Ursache in der langweiligen Regelmäßigkeit einer langjährigen Sexualbeziehung zur gleichen Zeit, am gleichen Ort.
- Behandlung der möglicherweise latent vorhandenen Konflikte zwischen Partnern, die allerdings auch zur Trennung führen können.

Es muß von Fall zu Fall entschieden werden, welche Therapieform die größte Aussicht auf Erfolg hat. Mag es für den einen günstig sein, seine sexuellen Probleme mittels Gruppentherapie zu lösen, so kann für einen anderen die Einzeltherapie erfolgversprechender sein.

Ejaculatio praecox

Es ist nicht leicht zu sagen, ab wann von einem vorzeitigen Samenerguß *(Ejaculatio praecox)* gesprochen werden kann. Ob der Orgasmus des Mannes zu früh erreicht wird, richtet sich auch nach den sexuellen Gewohnheiten und Interessen beider Partner. Die Beurteilung ist meist sehr subjektiv.

Dem einen Paar kann ein Koitus, bei dem es weniger als zehn Minuten dauert, bis der Mann einen Samenerguß hat, zu kurz sein. Einem anderen Paar kann es genügen, wenn der Orgasmus schon nach wenigen Minuten erreicht wird.

Die Zeitdauer bis zum Orgasmus des Mannes ist bei allen Menschen ebenso verschieden wie die Anzahl der Orgasmen, die während eines Geschlechtsverkehrs erlebt werden können. Auch Frauen brauchen unterschiedlich lange, bis sie durch den Koitus oder mechanische Reizung der Klitoris einen Orgasmus erreichen. Die glücklichsten sexuellen Partnerschaften sind diejenigen, die einen möglichst ähnlichen Rhythmus haben.

Normalerweise spricht man dann von Ejaculatio praecox, wenn der Samenerguß bereits vor Ablauf einer Minute erfolgt, der Mann also keine Zeit hat, Lust zu erleben.

Ein krankhafter Fall liegt aber eigentlich nur dann vor, wenn der Samenerguß bereits vor dem Einführen des Gliedes erfolgt, ohne daß dieses zuvor längere Zeit mechanisch gereizt wurde.

Die Ursache für eine Ejaculatio praecox kann ebenso wie die anderer Formen der Impotenz in der Angst vor der Sexualität liegen. Auch auf eine Übererregbarkeit des vegetativen Nervensystems kann sie zurückgeführt werden. Die Versagensangst kann Ejaculatio praecox noch steigern.

Behandlung

Je häufiger man den Koitus hintereinander ausübt, um so länger braucht der Mann, um zum Samenerguß zu kommen. Daher sollte man bei einem vorzeitigen Samenerguß nach einer kurzen Ruhepause einen zweiten Versuch starten.

Ebenso wie bei der Versagensangst sollte man sich von der Fixierung auf den Koitus lösen und seine Aufmerksamkeit mehr dem zärtlichen Vorspiel widmen. Zur Entspannung der Situation kann auch beitragen, wenn der Mann der Frau durch mechanische Reizung der Klitoris mit dem Mund oder dem Finger einen Orgasmus verschafft, so daß der Leistungsdruck nicht mehr vorhanden ist.

Als weitere Maßnahmen zur Überwindung einer Ejaculatio praecox können empfohlen werden:

- Verzögerungstraining, indem die Partnerin den Penis des Mannes mit der Hand reizt und kurz vor dem Samenerguß damit aufhört. Diese Praktik wird mehrmals wiederholt, bis der Samenerguß zugelassen wird. Anschließend kann das Verzögerungstraining auch mit dem Mund und in der Scheide vollzogen werden.
- Gedankliche Ablenkung während des Koitus. Dies darf allerdings nicht so weit führen, daß die Erregung nachläßt und der Penis erschlafft.
- Änderung der Positionen. Dadurch hat der Mann die Gelegenheit, den Koitus zu unterbrechen und kann so den Samenerguß hinauszögern.
- Beruhigende Mittel (zum Beispiel *Valium*) haben sich zwar bei Behandlung von schwerer Ejaculatio praecox bewährt. Doch sollte man dabei bedenken, daß es sich um Psychopharmaka handelt, die auf nicht unerhebliche Weise in den Organismus eingreifen. Das Einsetzen solcher Mittel sollte niemals auf eigene Faust geschehen. Psychopharmaka nur nach Konsultation eines Arztes einnehmen.

Da sowohl psychosozialer Streß wie seelisches Fehlverhalten (Neurose) die Ursache für sexuelle Störungen sein können, sollte bei länger andauernden Problemen ein Psychotherapeut aufgesucht werden.

2. Organische Ursachen

- Erkrankungen und Störungen des Zentralnervensystems (Gehirn und Rükkenmark): Lähmungen, multiple Sklerose, Zoster (Gürtelrose, Seite 272), Rückenmarkstumoren und andere. Wird das *Erektionszentrum* (Zentrum, das für das Steifwerden des Gliedes sorgt) im Rückenmark gestört oder sind Nervenstränge geschädigt, die vom Erektionszentrum Impulse an die Geschlechtsorgane (oder umgekehrt) leiten, so ist die Erektionsfähigkeit mehr oder weniger beeinträchtigt beziehungsweise total aufgehoben. Auch alleinige Störungen der Ejakulationsfähigkeit bei erhaltener Erektionsfähigkeit kommen bei Schädigungen im Rückenmarksbereich vor.
- Durchblutungsstörungen der Beckenarterien beeinträchtigen meist das Erektionsvermögen.
- Weitere Ursachen einer organisch bedingten Impotenz können sein: Diabetes mellitus (Seite 294), Lebererkrankungen, Alkoholismus, Medikamente (zum Beispiel Östrogen zur Behandlung eines Prostatakrebses).
- Eine primäre Impotenz liegt gewöhnlich bei bestimmten Chromosomenstörungen (beispielsweise beim *Klinefelter-Syndrom:* Unterentwicklung der Keimdrüsen) vor sowie bei Hodeninsuffizienz (Hodenschwäche) infolge mangelnder Bildung des männlichen Sexualhormons Testosteron, das die körperliche Basis der männlichen Libido bildet.

Behandlung organischer Ursachen

Zwar gibt es inzwischen eine Reihe von medizinischen Möglichkeiten, organisch bedingte Impotenz zu beheben, doch sind diese nicht immer zufriedenstellend für den Patienten. Bei erektiver Impotenz kann ein Kunststoffspan in den Penis implantiert werden. Dieses so künstlich versteifte Glied kann dann in die Scheide eingeführt werden. Manchmal kann es auf diese Weise zu einer ausreichenden Erektion kommen.

Ist ein Mangel der Testosteron-Produktion die Ursache, so können Testosteron-Präparate verabreicht werden.

Verhindert eine verschlossene Arterie im Beckenbereich eine Erektion, so kann mittels einer Operation der verschlossene Abschnitt durch eine Vene umgangen werden (Bypass-Operation). Auf diese Weise kann das Glied wieder ausreichend mit Blut versorgt werden.

Siehe auch das Kapitel »Sexualität« auf den Seiten 574 bis 577.

Frigidität

Das fehlende oder gestörte sexuelle Verlangen und mangelnde Erregbarkeit der Frau (gestörte Libido) nennt man Frigidität. Eine Frau kann frigide sein, wenn sie grundsätzlich Angst vor der Sexualität hat, aber auch dann, wenn sie mit dem falschen oder einem sich falsch verhaltenden Partner zusammen ist. Genau wie beim Mann kann der Mangel auf eine latente und verdrängte Homosexualität deuten.

Ursachen

- Sexualfeindliche Erziehung, die zur Abwehr der Sexualität insgesamt führt. Oft geht eine sexualfeindliche Erziehung kleiner Mädchen mit einer männerfeindlichen Erziehung einher. Neben dem Verbot der Onanie und sexueller Spiele mit Gleichaltrigen wird dem weiblichen Kind vermittelt, daß Männer schlecht sind, Frauen und Mädchen gegenüber feindlich gesonnen usw. Da Frauen grundsätzlich der Gefahr sexueller Attacken ausgesetzt sind, neigen viele Eltern dazu, ihren Töchtern Warnungen vor Männern mit auf den Lebensweg zu geben. Unbewußt stellt sich dann Angst und Abwehr Männern gegenüber ein, die dann später als Sexualpartner nicht akzeptiert werden können.
- Identitätskrisen der Frau, die vor allem in den letzten Jahren durch den Rollenwandel der Geschlechter häufig vorkommen.
- Depressionen aller Art, die die Sexualität in den Hintergrund drängen.
- Falscher männlicher Partner beziehungsweise sich falsch verhaltender männlicher Partner. Trotz größerer Informiertheit über die Sexualität ist ein Großteil der Männer nach wie vor nicht aufgeklärt über die sexuellen Bedürfnisse von Frauen, die sich oft erheblich von denen des Mannes unterscheiden.
- Ehen, in denen die Sexualität gleichförmigen Abläufen unterliegt – ohne Abwechslung oder phantasievolle Gestaltung des Sexuallebens.
- Unbewußte (latente) Neigung der Frau zur lesbischen Liebe, die sie aber aufgrund ihrer Erziehung oder Umwelt nicht ausleben kann oder will.

Der häufig zitierte Libido-Verlust nach Einnahme der Pille ist in Wirklichkeit selten. Normalerweise kann man davon ausgehen, daß Frauen, die über Mangel an sexuellem Interesse nach Einnahme der Pille klagen, bereits vorher seelische Probleme mit ihrer Geschlechtsrolle hatten oder in ihrer sexuellen Erlebnisfähigkeit schon länger gestört waren.

Formen der Frigidität

- Mangelnde sexuelle Erlebnisfähigkeit mit manchmal bestehender Fähigkeit zum Orgasmus.
- Unfähigkeit, beim Koitus zum Orgasmus zu kommen: 1. situationsbedingte Unfähigkeit, mit einem bestimmten Partner oder in einer bestimmten Situation zum Orgasmus zu kommen. 2. Orgasmusfähigkeit bei Selbstbefriedigung, aber nicht beim Geschlechtsverkehr. Hier kann ein Fehlverhalten des Mannes vorliegen. Möglicherweise läßt der Partner der Frau nicht genügend Zeit, erregt zu werden, zu schneller Samenerguß, phantasielose Gestaltung des Geschlechtsaktes. Fühlt sich eine Frau von ihrem Partner sexuell nicht richtig behandelt, so sollte sie unbedingt den Mut finden, mit ihm darüber zu sprechen und ihm zeigen, welche Sexualpraktiken sie erregen (beispielsweise Cunnilingus oder Analerotik, siehe Seite 574/575).

  Nicht jede Frau kann einen Orgasmus während des Koitus, also beim Hin- und Herbewegen des Penis in der Scheide, erreichen – obwohl sie den

Koitus lustvoll erlebt. Ist sie durch mechanische Reizung der Klitoris mittels Cunnilingus oder Reiben mit dem Finger zum Orgasmus fähig, so handelt es sich nicht um Frigidität.

Vielen Frauen hat die Vorstellung, unbedingt beim Koitus einen Orgasmus erreichen zu müssen, ein belastetes Sexualleben und ein Gefühl der Unzulänglichkeit beschert, ebenso wie die Legende vom vaginalen Orgasmus, der sich angeblich vom klitoralen Orgasmus unterscheidet. Noch vor gar nicht so langer Zeit hielt die Psychoanalyse an der Theorie fest, der klitorale Orgasmus sei Ausdruck sexueller Unreife, während der vaginale Orgasmus von der sexuell reifen Frau erlebt werden könne. Es ist nicht auszudenken, in wie vielen Generationen damit bei zahllosen Frauen seelischer Schaden angerichtet worden ist.

In Wahrheit ist die Klitoris das Organ, mit dem die Frau ihren Orgasmus erlebt. Manche Frauen können dies auch während des Koitus erleben. Die Zahl derjenigen Frauen, die ohne mechanische Reizung nicht auskommen, ist jedoch erheblich.

- Schmerzen während des Koitus: Bei vielen frigiden Frauen wird vor und während des Koitus die Scheidenschleimhaut nicht ausreichend befeuchtet, so daß der Koitus Schmerzen bereitet. Schmerzen während des Beischlafs können auch eine organische Ursache haben. Bei länger anhaltenden Schmerzen sollte unbedingt ein Frauenarzt aufgesucht werden.
- Vaginismus: Scheidenkrämpfe, die durch eine Verkrampfung der Beckenmuskulatur während des Geschlechtsverkehrs entstehen. Zugrunde liegen kann eine generelle Abwehr von Sexualität oder auch eine Ablehnung des Partners.
- Anorexie: Als schwerste Form der Ablehnung der eigenen Weiblichkeit kann die Anorexie (Pubertätsmagersucht, Seite 303) auftreten. Dabei können sich junge Mädchen buchstäblich zu Tode hungern, während sie das Gefühl haben, zu dick zu sein. Magersucht ist lebensgefährlich und muß vom Arzt und von einem Psychotherapeuten behandelt werden. Es gibt jedoch auch Anorexiefälle, die keiner Behandlung bedürfen.

Behandlung

In vielen Fällen hilft ein Gespräch mit dem Frauenarzt, eine Psychotherapie oder ein auf psychische Sexualstörungen von Frauen spezialisierter Sexual-Therapeut.

Sterilisation

Über 50 000 Männer und Frauen jährlich lassen sich in der Bundesrepublik Deutschland operativ unfruchtbar machen. Die Sterilisation ist die endgültige Lösung der Empfängnisverhütung, sie ist weder bei der Frau noch beim Mann wieder rückgängig zu machen. Deshalb sollten Sie sich die Entscheidung zur Sterilisation reiflich überlegen: Habe ich wirklich keinen Wunsch mehr nach einem weiteren eigenen Kind – was ist, wenn ich irgendwann eine neue Partnerschaft eingehe? Immerhin bereuen etwa 5 bis 10 Prozent Männer und Frauen ihre Entscheidung. Jedenfalls empfiehlt sich für Frauen und Männer, die noch keine eigenen Kinder haben, die Sterilisation nicht – selbst bei anscheinend fester Entscheidung. Denn Vorstellungen, Partner und Lebenssituationen können sich ändern.

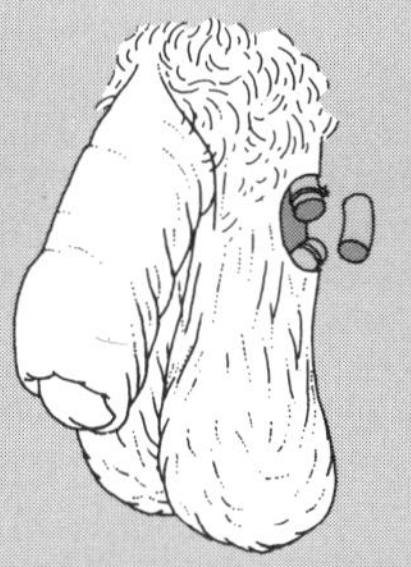

Vasektomie
Eine Unterbrechung der Samenstränge macht den Mann hundertprozentig unfruchtbar. Eine solche Unfruchtbarmachung sollte als endgültig betrachtet werden, obwohl eine wiederherstellende Operation in vielen Fällen Erfolg hat.

Sterilisation bei der Frau

Bei der Frau wird durch einen kleinen Schnitt unterhalb des Nabels ein Laparoskop (Bauchspiegel) vorgeschoben und beide Eileiter mit Strom verschlossen. So können sich Eizellen nicht mehr mit Samenzellen verbinden. Die Operation dauert nicht länger als 15 Minuten und wird unter Narkose vorgenommen. Nach einem ein- bis zweitägigen Klinikaufenthalt können Sie wieder nach Hause. Tödliche Operationskomplikationen sind höchst selten, weniger ernste Komplikationen können bei einem von etwa 200 bis 300 Eingriffen vorkommen.

Sterilisation beim Mann (Vasektomie)

Die Unterbrechung beider Samenleiter kann meist in örtlicher Betäubung vorgenommen werden. Ein bis zwei Wochen nach der Operation können Sie bisweilen noch ein leichtes Ziehen oder leichte Beschwerden im Hodensack verspüren.

Eine Sterilisation hat keinerlei Nebenwirkungen

Weder beim Mann noch bei der Frau hat eine Sterilisation körperliche Nebenwirkungen. Sexuelles Verlangen und Potenz bleiben voll erhalten, da ja die Produktion der Sexualhormone keineswegs betroffen ist. Bei der Frau ändert sich weder etwas an der Monatsblutung noch an den Körperformen. Beim Mann ändert sich die Menge des Ejakulats nicht, es sind lediglich keine Samenzellen im Ejakulat mehr enthalten.

Wichtig: Beim Mann können noch einige Zeit nach der Sterilisation im Samenleiter verbliebene Samenzellen ins Ejakulat gelangen!

Ein Ratschlag: Fällen Sie Ihre Entscheidung nie unter Druck durch dritte und grundsätzlich in voller Übereinstimmung mit Ihrem Partner. Sprechen Sie offen mit Ihrem Partner über Ihre Erwartungen und über Ihre eventuellen Ängste!

Konzeptionsverhütung (Empfängnisverhütung)

Die Konzeptions- oder Empfängnisverhütung dient der Geburtenregelung. Es gibt verschiedene Methoden der Konzeptionsverhütung, die einen unterschiedlich hohen Grad an Sicherheit bieten. Als sicherste Methode gilt heute die »Pille« (Ovulationshemmer).

Empfängnisverhütung wird zur Vorbeugung einer unerwünschten Schwangerschaft sowie bei Gefährdung der Frau durch eine Schwangerschaft angewendet. Zu den Maßnahmen der Geburtenkontrolle gehört auch die Unterbrechung einer Schwangerschaft (Abtreibung, Seite 606).

Natürliche Methoden

Coitus interruptus

Die älteste, aber auch die unsicherste Methode zur Verhütung einer Empfängnis ist der Coitus interruptus (unterbrochener Koitus). Dabei wird das männliche Glied kurz vor dem Samenerguß aus der Scheide gezogen, der Geschlechtsakt also vorzeitig unterbrochen.

Laien sind häufig der Ansicht, es komme beim Coitus interruptus deshalb so häufig zu Schwangerschaften, weil sich in dem vor dem Samenerguß abgesonderten Prostata-Sekret Samenzellen befinden. Das stimmt nicht. Zu einer Befruchtung kommt es zumeist, weil ein erster Spritzer mit Samenflüssigkeit in die Scheide gelangt, bevor das Glied herausgezogen wurde.

Das statistische Risiko einer Schwangerschaft ist beim Coitus interruptus sehr hoch. Es beträgt pro 100 Anwendungsjahre (Pearl-Index) 10 bis 20 Schwangerschaften. Das bedeutet: Wenn sich 100 Frauen ein Jahr lang (= 100 Anwendungsjahre) auf diese Verhütungsmethode verlassen, werden 10 bis 20 von ihnen im Laufe des Jahres schwanger.

Weitere Nachteile des Coitus interruptus: Die für diese Verhütungsmethode notwendige Disziplin läßt sich bei sexueller Erregung nicht immer aufrechterhalten. Der Coitus interruptus verschafft beiden Partnern normalerweise keine volle Befriedigung und kann daher auf die Dauer zu Konflikten in der Partnerschaft und zu seelischen Störungen führen.

Temperaturmethode

Bei dieser Methode wird mit Hilfe der Messung der Körpertemperatur ermittelt, wann die Frau innerhalb ihres Monatszyklus empfängnisbereit ist. Nur während insgesamt 60 Stunden innerhalb eines Zyklus ist die Frau empfängnisbereit (Konzeptionsoptimum, siehe dazu Seite 589). Entscheidend für die Temperaturmethode ist der Zeitpunkt des Eisprungs. Er findet normalerweise ein bis zwei Tage vor dem Temperaturanstieg statt. Ab dem zweiten Tag nach der Temperaturerhöhung bis zum Beginn der nächsten Monatsblutung darf die Frau Geschlechtsverkehr haben.

Weniger zuverlässig zu berechnen ist eine weitere unfruchtbare Phase innerhalb des Monatszyklus. Sie reicht vom ersten Tag der Menstruation bis sechs Tage vor dem frühestmöglichen Temperaturanstieg. Hierzu muß die Temperatur zuverlässig morgens immer um die gleiche Zeit gemessen werden.

Wird das auch nur einmal vergessen, muß diese Abweichung auf dem stets zu führenden Kurvenblatt eingetragen werden, weil die Werte bei einer späteren Messung um etwa 0,5 Grad Celsius erhöht sind. Andere Abweichungen vom Lebensrhythmus, wie zum Beispiel weniger als sechs Stunden Schlaf oder übermäßiger Alkoholgenuß am Abend vorher, müssen ebenfalls gewissenhaft auf dem Kurvenblatt eingetragen werden, ebenso Erkältungen, Kopfschmerzen und die Einnahme

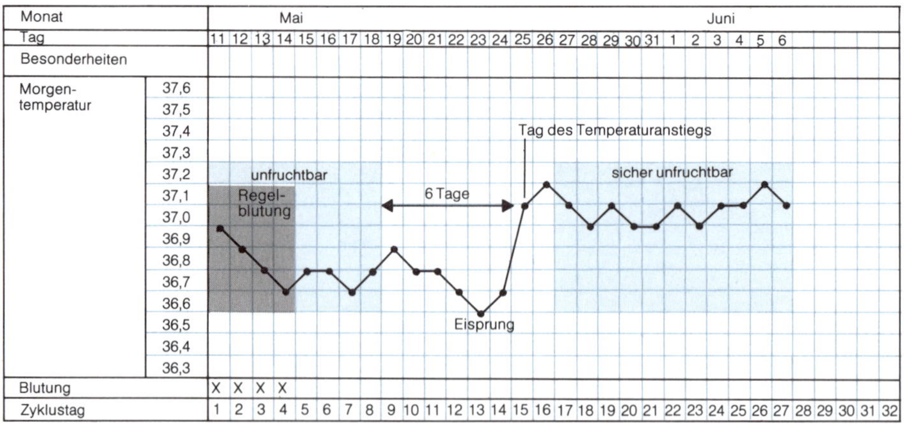

Die Temperaturmethode
Die Temperatur muß jeden Morgen vor dem Aufstehen gemessen werden, möglichst um etwa die gleiche Uhrzeit. Messen Sie die Temperatur im After, nicht in der Achselhöhle! Der Eisprung erfolgt ein bis zwei Tage vor dem Temperaturanstieg. Vom dritten Tag der erhöhten Temperatur an sind Sie sicher unfruchtbar. Unfruchtbar sind Sie auch bis zum sechsten Tag vor dem Temperaturanstieg.

von Medikamenten. Denn jede Abweichung von den normalen Lebensgewohnheiten kann den Temperaturzyklus beeinflussen.

Jeden Monat muß ein neues Kurvenblatt angelegt werden. Hat man seine Temperatur wenigstens ein halbes Jahr lang täglich exakt gemessen, kennt man den frühestmöglichen Zeitpunkt des Eisprungs ziemlich genau.

Die Temperaturmethode sollte nur nach Anleitung durch einen Frauenarzt angewendet werden. An den kritischen Tagen sollte man ein Kondom benutzen oder auf andere Sexualpraktiken ausweichen und auf den Koitus verzichten.

Bei der strengen Form der Temperaturmethode - Geschlechtsverkehr also nur nach der Zeit des Konzeptionsoptimums bis zum Beginn der Monatsblutung - liegt die Versagerquote bei etwa einer Schwangerschaft pro 100 Anwendungsjahre. Sie ist damit ungefähr ebenso sicher wie die »Pille«. Bei der weniger strengen Form - Geschlechtsverkehr auch während der ersten Hälfte des Monatszyklus bis sechs Tage vor dem frühestmöglichen Eintritt der Temperaturerhöhung - beträgt die Versagerquote etwa drei Schwangerschaften pro 100 Anwendungsjahre. Damit ist die Sicherheit dieser Methode - gewissenhafte Durchführung der Messungen vorausgesetzt - noch immer relativ hoch.

Kalendermethode

Ohne Temperaturmessung arbeitende Kalendermethoden nach Knaus oder Ogino haben in der Praxis eine weit geringere Zuverlässigkeit. Sie sind deshalb im Vergleich mit der Temperaturmethode weniger empfehlenswert.

Mechanische Verhütungsmethoden

Kondome (Präservative)

Als Kondom oder Präservativ bezeichnet man einen Überzug aus dünnem Gummi, der vor dem Geschlechtsverkehr über das männliche Glied gestreift wird. Das Kondom gilt als das meistbenutzte Verhütungsmittel. Allein in der Bundesrepublik Deutschland werden täglich mehr als 500 000 Kondome verbraucht. Die Versagerquote beträgt etwa sieben Schwangerschaften pro 100 Anwendungsjahre. Damit ist die Verwendung eines Kondoms sicherer als der Coitus interruptus, aber weniger sicher als die Temperaturmethode.

Einige der Befeuchtungsmittel, mit denen manche »Pariser« - wie die Präservative im Volksmund genannt werden - präpariert sind, enthalten spermientötende Substanzen, die den Schutz noch erhöhen. Kondome bieten darüber hinaus auch einen gewissen Schutz gegen Geschlechtskrankheiten wie den Tripper. Sie sind überall erhältlich und einfach anzuwenden.

Sie besitzen jedoch auch einen Nachteil: Bei Verwendung eines Kondoms geht der Reiz des

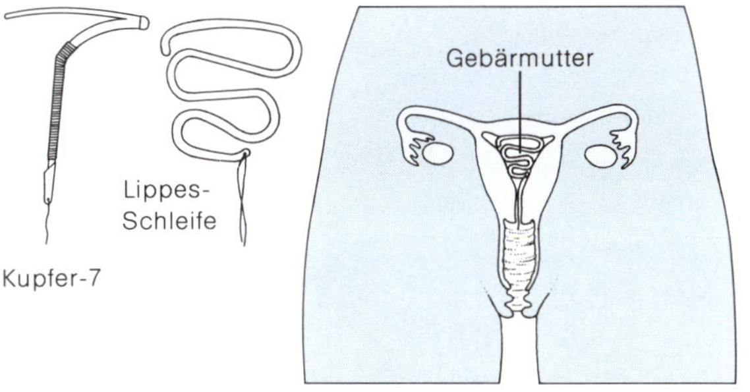

Die Spirale (IUP)
Die Spirale verbleibt zwei bis drei Jahre in der Gebärmutter, bis sie ausgetauscht wird.

Hautkontaktes verloren. Viele Paare lehnen Kondome auch deshalb ab, weil das profane Überstreifen auf das erigierte Glied zärtliche und liebevolle Empfindungen beim Beischlaf stört.

Intrauterin-Pessare (IUP, IUCD)

Das Einlegen eines Pessars in die Gebärmutter (Uterus) ist die einzige in bezug auf die Sicherheit der »Pille« gleichkommende Methode. Das schleifen-, spiralen- oder T-förmige, meist aus Plastikmaterial bestehende Pessar läßt sich leicht in den Gebärmutterhals einführen und verbleibt dort bis zu zwei Jahren. Warum ein Pessar eine Schwangerschaft verhütet, ist noch nicht bekannt. Möglicherweise schädigen weiße Blutkörperchen des Abwehrsystems, die sich an den Pessaren festsetzen, die befruchtete Eizelle.

Das Kupfer-T, Kupfer-7 und Multiload Cu 250 sind die modernsten Pessare. Ihre senkrechten Schäfte sind mit einem dünnen Kupferdraht umwickelt: Man vermutet, daß die Abscheidung der Kupferionen negativ auf die befruchtete Eizelle einwirkt. Andere T-förmige Pessare geben statt der Kupferionen kleine Mengen Progesteron ab - Progesteron ist auch in der »Pille« enthalten. Ob diese zusätzlichen Maßnahmen die Sicherheit wesentlich erhöhen, ist allerdings nicht erwiesen. Die Versagerquote zum Beispiel der normalen Lippes-Schleife liegt nur wenig höher. Sie beträgt für Intrauterin-Pessare allgemein etwa 1,6 pro 100 Anwendungsjahre.

Ein Intrauterin-Pessar sollte in jedem Fall von einem Frauenarzt eingesetzt werden. Das Einsetzen erfolgt meist unter Vollnarkose während der Monatsblutung, weil zu dieser Zeit der Gebärmutterhals ein wenig geweitet ist.

Niemals sollte ein Intrauterin-Pessar von ärztlichem Hilfspersonal eingesetzt werden, da bei nicht fachgerechter Behandlung Schädigungen gefährlicher Art, zum Beispiel eine Durchbohrung der Gebärmutter, vorkommen können. Auch bei Nichtbe-

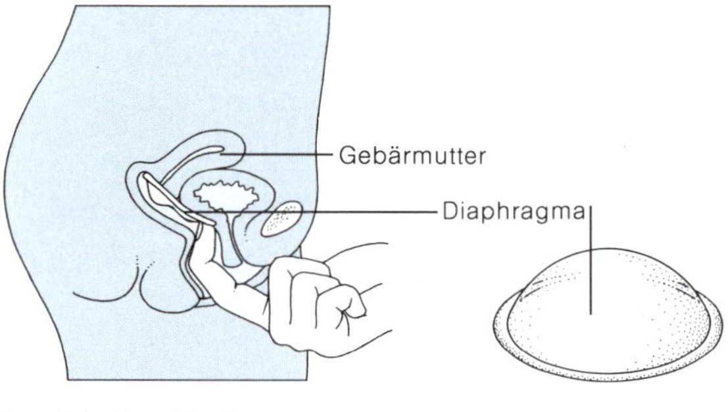

Das Scheiden-Diaphragma
Ein Scheiden-Diaphragma wird vor dem Sexualverkehr eingelegt und spätestens nach 12 Stunden wieder entfernt.

achtung peinlicher Asepsis können durch bakteriell verunreinigte Pessare gefährliche Entzündungen der Gebärmutter, der Eileiter und sogar der Eierstöcke auftreten.

Nachteil der Intrauterin-Pessare: Viele Frauen leiden nach Einsetzen unter verstärkter Monatsblutung und stärkeren Schmerzen während dieser Zeit. Auch zwischen den Perioden kann es zu leichten Blutungen kommen. Der größere Blutverlust führt zu einem Eisenmangel, der sich jedoch leicht mit entsprechenden Präparaten beheben läßt.

Der Sitz des Intrauterin-Pessars sollte regelmäßig kontrolliert werden. Bei etwa 10 Prozent der Trägerinnen von Pessaren kommt es zur Ausstoßung – meist weil das Pessar zu klein ist oder nicht richtig sitzt. Das Kupfer-T muß wegen des fortwährenden Kupferverlusts alle zwei Jahre erneuert werden. Diese Maßnahme kann auch bei anderen Pessaren empfohlen werden. Nach allen bisher gewonnenen Erkenntnissen ist ein erhöhtes Krebsrisiko bei Trägerinnen von Pessaren nicht gegeben.

Scheidendiaphragma

Das Scheidendiaphragma besteht aus einem elastischen Ring, über den eine Gummihaut gespannt ist. Es wird im hinteren Scheidengewölbe vor den äußeren Muttermund gelegt und spannt sich dort durch die Federung des Ringes fest. Auf diese Weise schließt es den äußeren Muttermund ab und verhindert so das Eindringen des männlichen Samens.

Mit einer Versagerquote von vier Schwangerschaften pro 100 Anwendungsjahre liegt das Diaphragma noch günstiger als das Kondom. Meist wird das Diaphragma im Zusammenhang mit einer spermienabtötenden Creme benutzt. Es darf nicht länger als zwölf Stunden in der Scheide verbleiben, da sonst eine Scheidenentzündung entstehen kann.

Ein Scheidendiaphragma erhält man vom Frauenarzt, der die richtige Größe anpassen muß.

Chemische Verhütungsmethoden

Schaumtabletten, Zäpfchen, Ovula, Cremes und Sprays, die spermienabtötende Substanzen wie Chinin- oder Quecksilberverbindungen enthalten, gehören zu den chemischen Verhütungsmitteln. Schaumtabletten und Ovula haben eine Versagerquote von einer bis sieben Schwangerschaften pro 100 Anwendungsjahre und sind damit im Durchschnitt wirksamer als Präservative (Kondome).

Bei der Anwendung von chemischen Verhütungsmitteln sollte man genau die Gebrauchsanweisung befolgen, um einen möglichst hohen Schutz zu sichern. Im allgemeinen sind diese Mittel etwa zehn Minuten vor dem Geschlechtsverkehr in die Scheide einzuführen.

Der Nachteil chemischer Verhütungsmittel: Sie können ein leichtes Brennen, Jucken, manchmal auch allergische Erscheinungen hervorrufen. Außerdem verbieten sich nach Einführung dieser Mittel orale Kontakte mit den weiblichen Geschlechtsteilen.

Hormonelle Verhütungsmittel: Ovulationshemmer (die »Pille«)

Ovulationshemmung bedeutet Hemmung des Eisprungs (Seite 589). Die theoretischen Grundlagen der Ovulationshemmung durch weibliche Sexualhormone wurden schon 1921 durch den deutschen Forscher Haberlandt erarbeitet. Für die Praxis gewannen sie jedoch erst 1954 Bedeutung, als dem Gelbkörperhormon (Progesteron) ähnliche Stoffe synthetisiert werden konnten, die ihre Wirksamkeit entfalten, wenn sie oral (durch den Mund) eingenommen werden.

1956 gelang es den amerikanischen Forschern Pincus und Rock, diese Gestagene mit ebenfalls oral wirksamen Östrogenen zu kombinieren. Damit war die »Pille« erfunden.

Die Wirkungsweise dieser Methode der Konzeptionsverhütung: Nicht nur der Eisprung wird unterbunden, sondern es entsteht eine pünktliche Blutung, sobald die Kombination abgesetzt wird. Und diese Blutung unterscheidet sich von der echten Monatsblutung nicht wesentlich.

Theoretisch ist die Versagerquote der »Pille« gleich null. In der Praxis wird höchstens eine von 100 Frauen, die zwei Jahre die »Pille« nehmen, schwanger – was ausschließlich auf Einnahmefehler zurückzuführen ist. Diese niedrige Versagerquote – 0,02 bis 0,5 Schwangerschaften pro 100 Anwendungsjahre – macht die »Pille« zum sichersten aller Verhütungsmittel.

Typen der Pille

- Ein-Phasen-Pille: entspricht der alten Pincus-Pille. An allen 21 Einnahmetagen wird die gleiche Gestagen-Östrogen-Kombination eingenommen. Durch die lange Wirkungsdauer der enthaltenen Gestagene ist auch ein zuverlässiger Schutz gewährt, wenn einmal die Pille vergessen und erst zwölf Stunden später eingenommen wird. Ebenso sicher sind hormonärmere Ein-Phasen-Präparate, die statt 0,05 mg nur 0,03 mg Östrogene enthalten. Sie sind bei den Frauen angezeigt, die bei stärkeren Präparaten unter anhaltender Übelkeit oder Kopfschmerzen leiden. Ihre Sicherheit ist dabei nicht geringer.

- Zwei-Phasen-Präparate: enthalten in der ersten Einnahme-Phase nur Östrogene und in der zweiten Phase die übliche Östrogen-Gestagen-Kombination.
- Zwei-Stufen-Präparate: Die Zwei-Phasen-Präparate sind meist zyklusgerechter als die Ein-Phasen-Pille und ebenso sicher. In der elftägigen ersten Phase nimmt man Pillen, die neben Östrogenen eine geringe Gestagen-Komponente enthalten, in der zweiten, zehntägigen Phase Pillen mit der normalen Kombination. Anschließend folgt eine siebentägige Pillenpause, während der die sogenannte menstruationsähnliche Abbruchblutung auftritt. Es gibt auch 28-Tage-Präparate, bei denen in der Pause täglich eine Zuckerpille eingenommen wird, damit man die regelmäßige Pilleneinnahme nicht »verlernt.«
Die Verträglichkeit der modernen Zwei-Stufen-Präparate ist besser als die der Ein-Phasen-Pille. Vor allem kommen seltener Gewichtsanstieg und Magen-Darm-Beschwerden vor. Die Abbruchblutung, die nach beendeter Einnahme jeweils einer Pillenserie (21 Pillen) auftritt, gleicht nach Stärke und Dauer der normalen Menstruationsblutung, während bei den Ein-Phasen-Pillen meist schwächere Blutungen auftreten. Zwei-Stufen-Präparate sind vor allem bei jungen Mädchen und jungen Frauen angezeigt. Wird einmal eine Pille vergessen, muß sie bis zu zwölf Stunden (nicht bis zu sechs Stunden, wie manchmal noch behauptet wird) später eingenommen werden (wie bei der Ein-Phasen-Pille auch).
- Drei-Stufen-Präparate: Die Drei-Stufen-Präparate enthalten für alle drei Einnahme-Stufen eine niedrig gehaltene Mischung an Gestagen und Östrogen; die Hormonstärke ist jedoch für jede der drei Stufen unterschiedlich und kommt so der hormonellen Situation eines natürlichen Zyklus näher als die übrigen Pillen-Arten.
- Mikro-Pille: Dies ist die Bezeichnung für hormonarme Ein-Phasen-Pillen, die eine Tagesdosis von weniger als 50 Mikrogramm (μg; das heißt weniger als 50 Millionstel Gramm) Östrogen enthalten.

Einnahme der Pille vergessen?

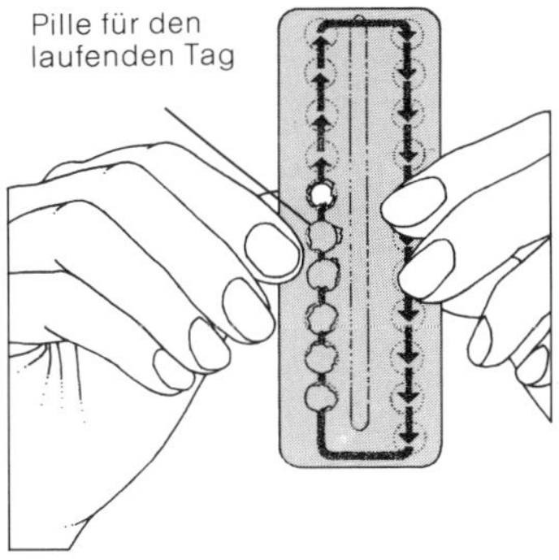

Haben Sie einmal am Abend vorher die Pille vergessen, können Sie sie noch an nächsten Morgen einnehmen, ohne daß die Sicherheit darunter leidet. Mit einem vollen Empfängnisschutz kann nur dann nicht gerechnet werden, wenn die Einnahmepause zwischen zwei Pillen größer als 36 Stunden ist. Sicherheitshalber sollten Sie dann bis zur nächsten Regelblutung zusätzlich ein anderes Verhütungsmittel (beispielsweise Kondome) nehmen.
Wichtig: Bei der sogenannten »Minipille« gilt die obige Regel nicht. Diese Pille müssen Sie regelmäßig täglich zur festgesetzten Stunde einnehmen. Die übliche Einnahmezeit darf um höchstens drei Stunden überschritten werden.

- Mini-Pille: Die Mini-Pille bewirkt hauptsächlich eine Verhinderung des Aufsteigens der Samenzellen durch den Schleimpfropf des Gebärmutterhalskanals, aber keine Hemmung des Eisprungs wie die anderen »Pillen«. Sie enthält lediglich eine sehr niedrige Dosis eines Gestagens. So liegt die Versagerquote auch entsprechend höher als bei den anderen Pillen: drei Schwangerschaften auf 100 Anwendungsjahre. Nebenwirkungen sind allein Zyklusstörungen, die allerdings oft nach mehrmonatiger Anwendung wegfallen. Die Mini-Pille ist deshalb vor allem für Frauen geeignet, die keine übrigen Pillen vertragen und andere Verhütungsmittel ablehnen.

Zur »Drei-Monats-Spritze« und anderen hormonellen Verhütungsmethoden siehe nach dem Abschnitt »Nebenwirkungen«.

Nebenwirkungen der »Pille«

Die meisten Nebenwirkungen der »Pille« sind harmloser Natur. Manche Frauen klagen über Kopfschmerzen, leichte Übelkeit, Reizbarkeit, Hitzewallungen, Schlafstörungen, Spannungsgefühl in der Brust, leichte Gewichtszunahme oder Veränderungen des sexuellen Verlangens. In den letzten Jahren sind diese Beschwerden jedoch zurückgegangen, da die heutigen Präparate eine schwächere Hormondosierung aufweisen. Vielfach scheinen psychische Faktoren beim Auftreten von Nebenwirkungen eine Rolle zu spielen.

Bisweilen treten *Schmierblutungen* (Zwischenblutungen) auf, oft mitten im Zyklus. Wenn sich Zwischenblutungen wiederholen, sollte auf ein östrogenreicheres oder auf ein Zwei-Stufen-Präparat umgewechselt werden.

Zu den seltenen Nebenwirkungen zählt man hartnäckige *Durchbruchsblutungen*, die Regelstärke haben und meist in der letzten Woche der Pilleneinnahme auftreten. Bisweilen hilft die Umstellung auf eine östrogenreichere »Pille«. Überlassen Sie die Entscheidung Ihrem Frauenarzt.

Ebenso selten ist ein wiederholtes Ausbleiben der Regelblutung. Auch hierbei wird meist auf ein anderes Präparat umgestellt. Bleibt die Regelblutung aus, so sollte stets zunächst geprüft werden, ob die Einnahme der »Pille« regelmäßig erfolgt ist. Andernfalls kann eine Schwangerschaft vorliegen; ein Schwangerschaftstest bringt Gewißheit.

Wer trotz bestehender Schwangerschaft die »Pille« weiter genommen hat, muß sich keine Sorgen um das ungeborene Kind machen. Seine Entwicklung ist – wie aus neueren Untersuchungen hervorgeht – nicht gefährdet.

Die Hormone der »Pille« scheinen durch Veränderung der Scheidenschleimhaut und des Scheidenmilieus das Angehen bestimmter Infektionen zu begünstigen. So treten bei Einnahme der »Pille« *Scheidenentzündungen* (Kolpitis) durch Candida-Pilze (Seite 405) oder Trichomonaden (Seite 573) häufiger auf als sonst.

Wenn bei Einnahme der »Pille« eine *Migräne* auftritt, liegt eine Empfindlichkeit der Hirngefäße gegenüber den Hormonen vor. In diesem Fall sollte auf ein anderes Verhütungsmittel ausgewichen werden. Das Ausweichen auf ein anderes Verhütungsmittel empfiehlt sich auch, wenn Sie schon eine Thrombose oder eine Lungenembolie durchgemacht haben oder an starken Krampfadern leiden. Es ist nicht auszuschließen, daß die »Pille« Gefäßverschlüsse fördert.

Starke Raucherinnen sollten sich darüber im klaren sein, daß die »Pille« für sie ein Risikofaktor für einen Herzinfarkt bedeutet.

Auch nach langjähriger Einnahme der »Pille« ist die Frau normalerweise fruchtbar. Besteht der Wunsch nach einem Kind, sollte man die »Pille« jedoch mindestens drei Monate vor der Konzeption absetzen und während dieser Wartezeit auf andere Verhütungsmittel umsteigen. Das Risiko einer Fehlgeburt ist um so höher, je kürzer die Zeit zwischen dem Absetzen der »Pille« und der Konzeption ist.

Das immer wieder befürchtete Krebs-Risiko für Frauen, die die »Pille« nehmen, hat sich auch nach umfangreichen, langjährigen Forschungen nicht nachweisen lassen. Man kann sogar davon ausgehen, daß die in der »Pille« enthaltenen Gestagene eher eine leichte Schutzwirkung gegenüber Gebärmutter- und Gebärmutterhalskrebs haben, da diese Substanzen zu den krebshemmenden Mitteln gezählt werden. Diese Annahme ist jedoch noch nicht durch wissenschaftliche Forschung belegt. Gesichert ist inzwischen allerdings die Erkenntnis, daß die Pille das Auftreten gutartiger Knoten (Fibroadenome) in den weiblichen Brustdrüsen verhindert.

Die Drei-Monats-Spritze

Die Drei-Monats-Spritze enthält 150 Milligramm Progesteron-Azetat, das intramuskulär (in einen Po-Muskel) gespritzt wird. Sie bewirkt auf die Dauer von drei Monaten eine Unterdrückung des Eisprungs, in erster Linie aber eine Erschwerung der Einnistung des Eis in der Gebärmutterschleimhaut und ein Zähbleiben des Schleimpfropfs am Eingang des Gebärmutterhalses.

Zuverlässigkeit: 0,4 auf 100 Anwendungsjahre. Die allgemeinen Nebenwirkungen sind sehr gering, jedoch bricht der Zyklus-Rhythmus vollkommen zusammen – bis zum totalen Ausbleiben der Monatsblutung. Überdies kann es bis zu zwei Jahren dauern, bis sich nach Absetzen der Spritze wieder eine normale Fruchtbarkeit einstellt.

Die Ein-Monats-Spritze

Die Ein-Monats-Spritze enthält eine Kombination von langwirkenden Östrogenen und Gestagenen; sie wird jeweils am achten Zyklustag gespritzt und wirkt zuverlässig wie die Pille. Doch ist sie im jetzigen Entwicklungsstadium (sie ruft starke Schwankungen der Zykluslänge und starke Blutungen hervor) noch relativ ungeeignet.

Die »Pille am Morgen danach« (»Morning-after-pill«)

Sie verhindert mit hohen Östrogendosen eine Einnistung des Eis in der Gebärmutter, wenn sie etwa fünf Tage lang regelmäßig genommen wird. Die Behandlung muß allerdings mindestens innerhalb von 48 Stunden nach der erfolgten Konzeption beginnen. Nebenwirkungen sind Übelkeit und nachfolgende Zyklus-Störungen. Die »Morning-after-pill« ist höchstens für »Notfälle« geeignet.

Pille für den Mann

Die Beeinflussung der Samenbildung des Mannes durch Medikamente steckt noch in den Kinderschuhen. Alle bisherigen Versuche waren nicht das Gelbe vom Ei: Entweder minderten die hormonellen Versuchssubstanzen wie Testosteronönanthat oder Äthinylnortestosteron Libido und Potenz sehr stark, oder chemische Substanzen wie Dichloacethyldiamin-Derivate riefen bei gleichzeitigem Alkoholgenuß starke Nebenwirkungen hervor. Neue Substanzen sind in der Erprobung. Aber selbst wenn eines Tages eine relativ nebenwirkungsfreie Substanz entwickelt wird, dürfte das die Herren der Schöpfung kaum begeistern. Einerseits weil sie dennoch um ihre Potenz fürchteten, andererseits weil »Empfängnisverhütung doch Sache der Frau« sei. Außerdem dürften sich Männer kaum an die regelmäßige Einnahme einer »Pille für den Mann« gewöhnen – womit deren Wirkung sowieso in Frage gestellt wäre. Aber was nicht ist, kann noch werden . . .

Empfängnis und Schwangerschaft

Sie sind eine jüngere Frau und haben einen starken Wunsch nach einem Kind: Etwa viermal pro Woche Sex mit dem Partner (und natürlich kein Verhütungsmittel) – dann werden Sie spätestens vor Ablauf eines Jahres schwanger. Wünschen Sie sich jedoch schnellstmöglich ein Baby, müssen Sie die Zeit des *Empfängnis-Optimums* ausnutzen, also die Zeit, in die der *Eisprung* fällt und in der deshalb eine Empfängnis mit größter Wahrscheinlichkeit stattfinden kann. Diese Zeit liegt bei einer Zyklusschwankung von 25 bis 30 Tagen im allgemeinen zwischen dem 10. und dem 17. Tag des Zyklus (der Zyklus ist die Spanne vom ersten Tag Ihrer Menstruation bis einschließlich des Tages vor der nächsten Menstruation; dazu und zum Eisprung siehe Seite 550, 551 und 590). Schlafen Sie über ein paar Zyklen hinweg *in der Zeit des Empfängnis-Optimums jeden Tag* mit Ihrem Mann, ist eine Empfängnis hochwahrscheinlich. Tritt dennoch keine Schwangerschaft ein, ist anzunehmen, daß Sie oder Ihr Partner unfruchtbar sind (siehe dazu Seite 577). Aber keine voreilige Sorge, es gibt viele Formen der Unfruchtbarkeit, die heutzutage behoben werden können (Seite 577/578).

Sie können natürlich auch Ihr persönliches Empfängnis-Optimum berechnen, doch dazu müssen Sie über ein halbes Jahr hinweg jeden Tag Ihre Aufwachtemperatur messen (siehe Seite 584).

In diesem Kapitel finden Sie folgende Abschnitte

Informationen über Amnioskopie, Chorionzottenbiopsie und Amniozentese finden Sie im Kasten auf Seite 598, über Eileiterschwangerschaft auf Seite 592, über Arten der Fehlgeburten auf Seite 603.

Eizelle und Samenzelle

Bei der Empfängnis (Konzeption) verschmelzen eine Eizelle der Frau und eine Samenzelle des Mannes. Die *befruchtungsfähige Eizelle* gelangt nach dem Eisprung (siehe Seite 590) in den Eileiter, wo sie für etwa *zehn bis zwölf Stunden befruchtbar ist*. Die Samenflüssigkeit ergießt sich beim Koitus in das hintere Gewölbe der Scheide. Die beweglichen *Samenzellen* dringen durch den im Gebärmutterhals befindlichen Schleimpfropf, der vor dem Eisprung dünnflüssiger wird, und wandern durch die Gebärmutter in den Eileiter. Nach dieser rund zwei Stunden dauernden Wanderung bleiben die Samenzellen etwa 48 Stunden lebensfähig. Und da die Eizelle nur zehn bis zwölf Stunden befruchtungsfähig bleibt, ist die Möglichkeit einer Befruchtung innerhalb eines Monatszyklus auf maximal 60 Stunden beschränkt.

Konstruieren wir ein paar Beispiele für einen Monatszyklus, bei dem der Eisprung am 14. Tag um 15 Uhr stattfindet:

1. Schlafen Sie abends um 22 Uhr mit Ihrem Mann, brauchen die Samenzellen noch zwei Stunden, also bis Mitternacht, um in den Eileiter zu gelangen, wo die Eizelle seit neun Stunden wartet. Eine Befruchtung ist also möglich.
2. Schlafen Sie erst um 2 Uhr nachts mit Ihrem Partner, ist eine Befruchtung kaum mehr möglich. Denn die Eizelle wartet bereits 13 Stunden, bis die Samenzellen zu ihr gelangen.
3. Schlafen Sie am 13. Tag um 23 Uhr mit Ihrem Partner, gelangen die Samenzellen um 1 Uhr morgens in den Eileiter und warten dort noch etwa 14 Stunden auf die Eizelle. Eine Befruchtung ist also möglich.
4. Schlafen Sie am 12. Tag um 23 Uhr mit Ihrem Partner, am 13. und 14. Tag aber nicht, ist eine Befruchtung gerade noch möglich: Die Samenzellen sind dann 40 Stunden alt und noch lebensfähig.
5. Schlafen Sie am 12. Tag um 2 Uhr morgens mit Ihrem Partner, sind die Samenzellen bis zum Eisprung überaltert (61 Stunden alt). Eine Befruchtung ist also kaum mehr möglich.

Empfängnis

Wie es zum »Eisprung« kommt

Unter einem Eisprung versteht man das Platzen eines Eibläschens (Follikel) im Eierstock und den »Sprung« des Eis aus dem platzenden Follikel heraus in die trichterförmige Öffnung des Eileiters. Von den etwa 400 000 bereits bei der Geburt vorhandenen unreifen Eizellen reifen im Leben einer Frau nur etwa 400 zu befruchtungsfähigen Eizellen im Eierstock heran, die jeweils nach dem Platzen eines Follikels in den Eileiter gelangen. Die weiblichen Sexualhormone werden in den reifenden Follikeln und in den Gelbkörpern, die nach dem Platzen der Follikel entstehen, gebildet.

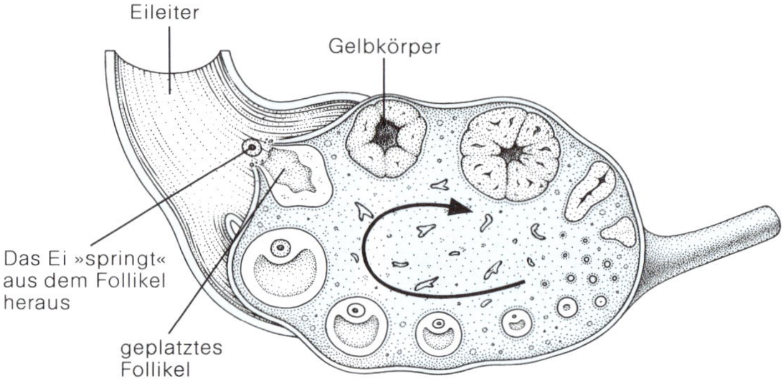

Samenzellen

Samenzellen (Spermien) sind geschwänzte, bewegliche Zellen von etwa $\frac{1}{20}$ Millimeter Länge. Die Samenzellen werden in den Hodenkanälchen gebildet. Von den Hodenkanälchen gelangt der Samen in den Nebenhoden und von dort in den Samenleiter.

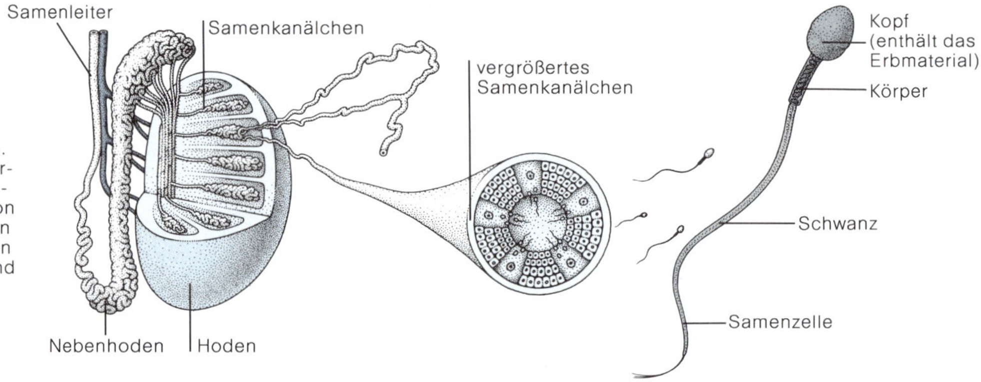

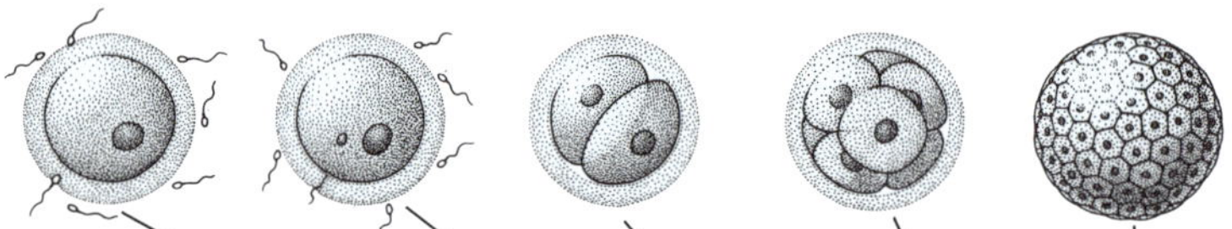

Der Weg des befruchteten Eies

Das befruchtete Ei wandert nach der Vereinigung mit der Samenzelle den Eileiter hinunter in die Gebärmutterhöhle. Diese Wanderung dauert 36 Stunden.

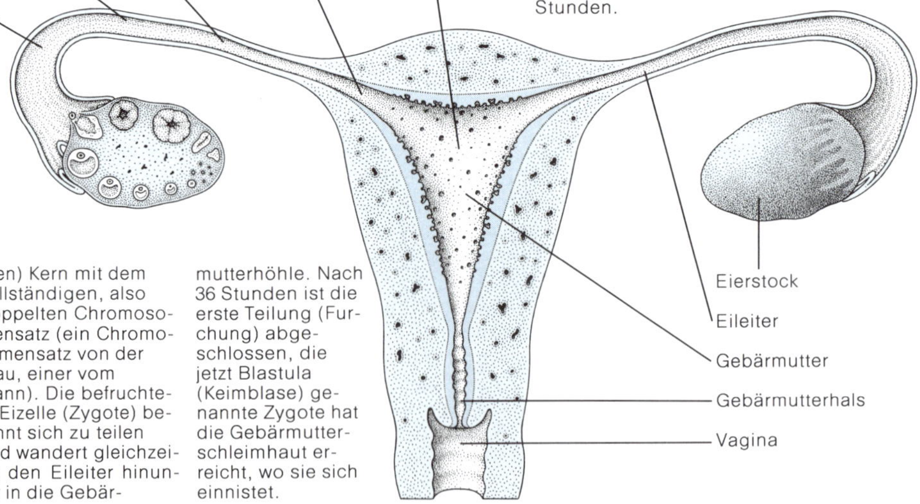

Befruchtung

Eizelle und Samenzellen treffen in einem Eileiter zusammen. Es können mehrere Samenzellen in die Eizelle eindringen, die Eizelle verbindet sich in der Regel jedoch nur mit einer Samenzelle. In der Eizelle schwillt der Kopf der Samenzelle durch Flüssigkeitsaufnahme an, gleichzeitig halbiert die Eizelle ihren Chromosomensatz (Chromosomen sind die Träger der Erbanlagen). Die Kerne der Samen- und der Eizelle vereinigen sich nun zum doppelten (diploiden) Kern mit dem vollständigen, also doppelten Chromosomensatz (ein Chromosomensatz von der Frau, einer vom Mann). Die befruchtete Eizelle (Zygote) beginnt sich zu teilen und wandert gleichzeitig den Eileiter hinunter in die Gebärmutterhöhle. Nach 36 Stunden ist die erste Teilung (Furchung) abgeschlossen, die jetzt Blastula (Keimblase) genannte Zygote hat die Gebärmutterschleimhaut erreicht, wo sie sich einnistet.

Die wachsende Frucht

Die ersten drei Monate heißt die Frucht Embryo. Der Embryo wächst rapide: Vier Wochen nach der Befruchtung ist er etwa 3 bis 4 Millimeter groß, mit acht Wochen ist er bereits etwa 3 Zentimeter groß und wiegt schon 1,5 Gramm! Mit vier Wochen entwickelt er bereits ein herzähnliches Gebilde, und das Gehirn hat seine ersten Entwicklungsschritte hinter sich. Nach sechs Wochen ist deutlich der Kopf mit Augen, Mund und Ohren zu erkennen. Mit acht Wochen sieht er bereits aus wie ein Mensch, alle Organanlagen sind vorhanden. Nach drei Monaten ist die Embryonalzeit abgeschlossen: Das Herz schlägt kräftig, das Gehirn ist entwickelt, die Muskeln führen ihre ersten Bewegungen aus. Ab diesem Zeitpunkt heißt das Kind im Mutterleib Fetus.
Die oberen Umrißzeichnungen zeigen die ungefähre Größe des Embryos zur angegebenen Zeit.

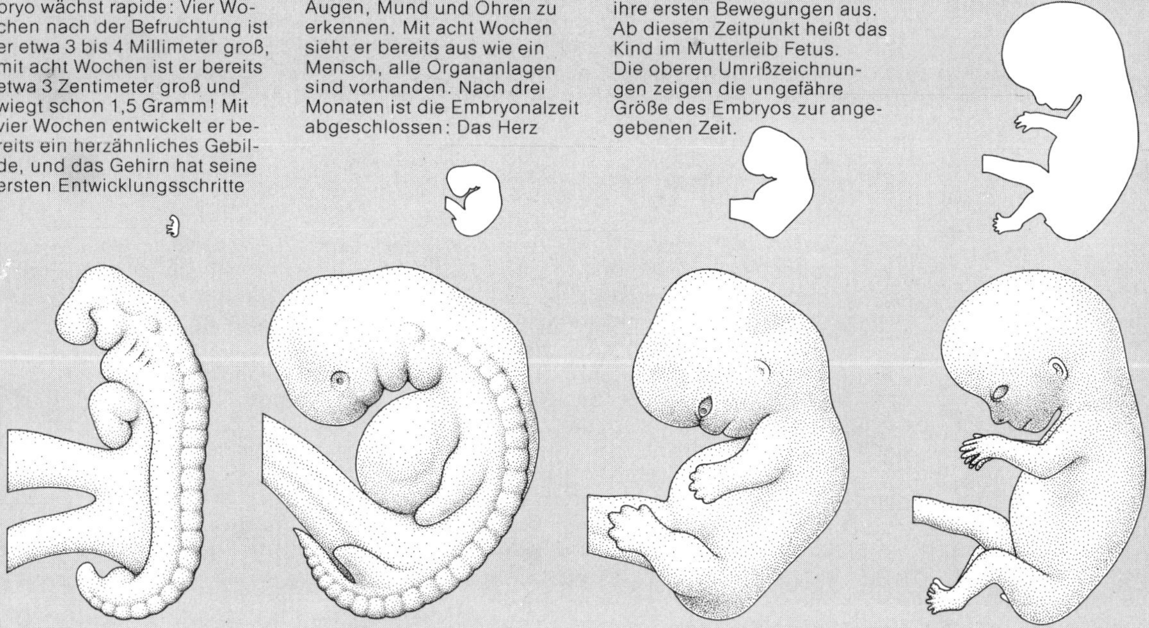

Wochen nach der Befruchtung 4 Wochen 5 Wochen 7 Wochen 8 Wochen

Wie sich Ihre Körperformen bei einer Schwangerschaft ändern

Die Brüste sind bereits im zweiten Monat größer, der Brustwarzenhof verfärbt sich dunkler; in der Folgezeit nehmen die Brüste weiter an Umfang zu. Von der 16. Woche an ist die Schwangerschaft durch Ausdehnung der Gebärmutter auch äußerlich sichtbar. In der 24. Woche ist der oberste Punkt der Gebärmutter in Nabelhöhe zu tasten. Mit der 35. bis 36. Woche erreicht die Gebärmutter den Rippenbogen und drückt das Zwerchfell nach oben, was sich durch Kurzatmigkeit bemerkbar macht. Tritt zwischen der 37. und 40. Woche der kindliche Kopf in das Becken ein, senkt sich die Gebärmutter wieder etwas – die Atmung wird freier.

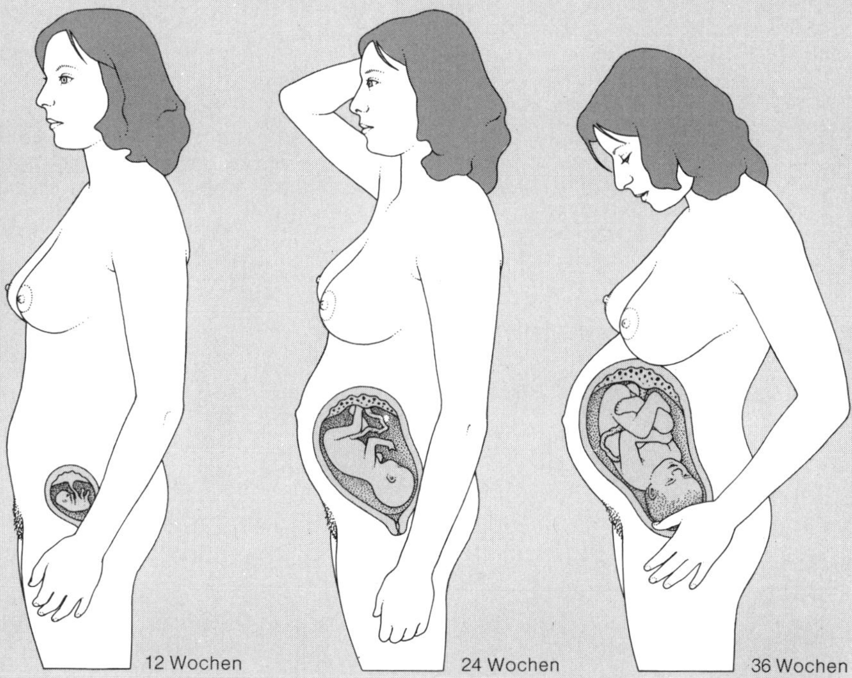

12 Wochen 24 Wochen 36 Wochen

Befruchtung und Weg der befruchteten Eizelle

Ungefähr zwei Stunden nach dem Geschlechtsverkehr sind die schnellsten unter den Millionen Samenzellen im Eileiter bis in die Nähe der Eizelle gelangt und werden nun durch Lockstoffe direkt zur Eizelle geleitet. Es kann aber auch umgekehrt die Vorhut der Samenzellen bereits im Eileiter sein, wenn die Eizelle erst hinzustößt. Sobald Kopf und Mittelteil eines Spermiums in das Plasma der Eizelle eingedrungen sind, wird der Schwanzfaden abgestoßen. Falls mehrere Samenzellen in die Eizelle eindringen, verbindet sich diese in der Regel nur mit einer einzigen von ihnen, die übrigen gehen zugrunde.

Im Innern der Eizelle nimmt der Kopf

»Eileiterschwangerschaft«

Findet die Schwangerschaft außerhalb der Gebärmutter statt, so spricht man von einer »Bauchhöhlenschwangerschaft« oder »Eileiterschwangerschaft« (fachsprachlich: *Extrauteringravidität*). Das befruchtete Ei hat sich nicht in der normalen Einnistungsstelle, der Gebärmutter, angesiedelt, sondern außerhalb derselben, im Eileiter. In selteneren Fällen kommt es auch zu Einnistungen auf dem Eierstock, in der Bauchhöhle oder im Gebärmutterhalskanal.

Zunächst zeigen sich bei einer Eileiterschwangerschaft kaum Anzeichen: Ganz normal bleibt zunächst die Menstruation aus, und die Hinweise auf eine beginnende Schwangerschaft wie morgendliche Übelkeit oder Vergrößerung der Brüste können, müssen aber nicht vorhanden sein. Oft tritt aber nach einer gewissen Zeit eine Blutung, eine sogenannte Schmierblutung (geringfügige Blutung), auf und zusätzlich leichte Schmerzen im Unterleib, möglicherweise auch nach dem Geschlechtsverkehr. Platzt dann der Eileiter, so kommt es zu schweren Blutungen in die Bauchhöhle, die an heftigen Bauchschmerzen (bei prall gespannter Bauchdecke), Ohnmacht und Schock erkennbar sind.

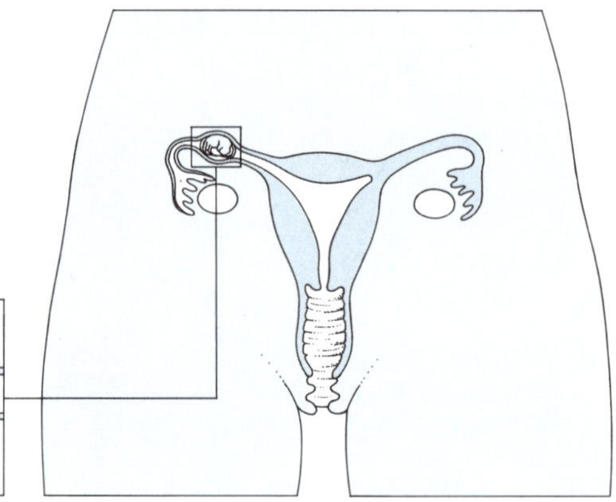

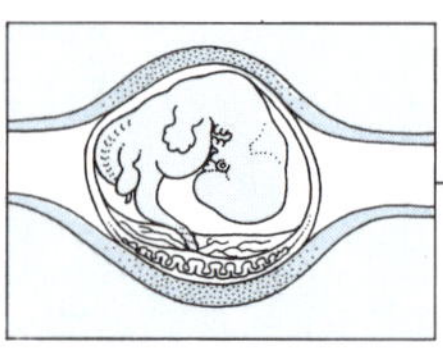

Gelangt die befruchtete Eizelle – aus welchen Gründen auch immer – nicht in die Gebärmutter, sondern bleibt sie im Eileiter »hängen«, kommt es zu einer Eileiterschwangerschaft.

Bei dieser Tubenruptur (Eileiterriß) besteht Lebensgefahr! Doch ist jede betroffene Frau zu retten, wenn sofort operiert, das heißt, wenn der Eileiter entfernt wird. Es handelt sich um keine schwere Operation. Operiert werden muß bei jeder Extrauteringravidität, also auch bei einem Tubarabort, das heißt, wenn die Frucht durch die Eileiteröffnung oberhalb der Eierstöcke in die Bauchhöhle ausgestoßen wird.

Besteht nach Auskunft des Arztes Verdacht auf Eileiterschwangerschaft, dann ist augenblicklich der Arzt zu rufen, sobald irgendeine Änderung des Zustandes eintritt.

Die Diagnose der Extrauteringravidität erfolgt anhand folgenden Merkmale:

1. an den oben genannten Anzeichen;
2. an einer tastbaren Schwellung neben der nicht wesentlich vergrößerten Gebärmutter;
3. durch Douglasskopie; dabei dringt der Arzt mit einem dünnen Endoskop durch die Scheidenwand in die Bauchhöhle ein und betrachtet diese und die beiden Eileiter;
4. durch Laparoskopie; ein Endoskop wird durch einen kleinen Schnitt in der Bauchdecke in die mit Luft gefüllte Bauchhöhle vorgetrieben.

Obwohl ein Eileiter oder (selten) auch ein Eierstock entfernt werden muß, sind weitere Schwangerschaften möglich, da ja immer noch der zweite Eileiter und der zweite Eierstock vorhanden sind. Doch ist das Risiko, nach einer Eileiterschwangerschaft auch noch eine zweite zu erleiden, etwas größer als im Durchschnitt, bei dem auf 350 normale Schwangerschaften eine Extrauteringravidität entfällt.

des Spermiums Flüssigkeit auf und schwillt an, bis er Zellkerngröße erreicht. Gleichzeitig halbiert die Eizelle ihren Chromosomensatz (Chromosomen sind die Träger der Erbanlagen) – ein Vorgang, der als Reduktionsteilung bezeichnet wird. Eikern und Samenkern legen sich dicht aneinander, die Kernmembranen (Kernhäute) lösen sich auf, und die Kerne – mit jeweils dem halben Chromosomensatz – vereinigen sich zum *diploiden Kern* mit dem doppelten, also vollständigen Chromosomensatz. Damit ist die Befruchtung abgeschlossen. Die befruchtete Eizelle, *Zygote* genannt, enthält also Gene (Erbanlagen) von der Frau und vom Mann.

Schon eine Stunde nach der Konzeption beginnt sie sich zu teilen (zu furchen), doch dauert es 36 Stunden, bis aus der Urzelle zwei Zellen geworden sind und damit der Grundstock geschaffen ist für die Milliarden Zellen, aus denen das voll entwickelte Kind besteht.

Durch fortgesetzte Zellteilungen entsteht eine Furchungskugel, *Morula* genannt, die zunächst nicht viel größer ist als die befruchtete Eizelle. Später, wenn man dann an der Morula eine innere und eine äußere Zellgruppe unterscheiden kann, ist die Morula zur Keimblase *(Blastula, Blastozyste)* geworden. Die innere Zellgruppe heißt Embryoblast und bildet den Embryo in seinem frühesten Entwicklungsstadium sowie die Nabelblase und das *Amnion* (die »Schafshaut«, das sind die das Fruchtwasser umhüllenden Eihäute). Die äußere Zellgruppe, *Trophoblast* genannt, bildet das *Chorion* (die »Zottenhaut«).

36 Stunden nach der Befruchtung ist das befruchtete Ei in der Gebärmutter angekommen und hat gleichzeitig diese Entwicklungsstufe erreicht. In der Gebärmutter wurde inzwischen die Einnistung *(Nidation)* der befruchteten Eizelle durch die Wirkung der Sexualhormone vorbereitet: Die Wucherung der Zottenhaut nach der Einnistung eröffnet zunächst Drüsen, später auch Gefäße der Gebärmutterschleimhaut, bis schließlich die Chorionzotten in besonderen Bluträumen liegen, die von den Gefäßen der Gebärmutterschleimhaut versorgt werden.

Entwicklung des Kindes im Mutterleib bis zur Geburt

Hat sich das befruchtete Ei in der Gebärmutterschleimhaut eingenistet, schreiten Zellteilungen und Zelldifferenzierungen weiter fort. Die »Zottenhaut« nimmt mit der durch das Gelbkörperhormon hoch aufgebauten Gebärmutterschleimhaut Kontakt auf und bildet Verbindungen, die sich zuletzt zu einem Austauschorgan, der *Plazenta* (Mutterkuchen), entwickeln. In der dritten Woche entwickeln sich Kopf, Rumpf und Nabelschnur an der Frucht, die dann etwa 3 Millimeter groß ist.

Die Verbindung zwischen dem Mutterkuchen und dem im Fruchtwasser – umgeben von den Eihäuten – schwimmenden Embryo stellt die Nabelschnur her. Durch sie laufen die Gefäße, die das Kind versorgen. Alle Substanzen, die die Mutter aufnimmt, gehen vom Mutterkuchen auf das Kind über. Das Kind gibt an den mütterlichen Anteil der Plazenta lediglich Stoffwechselschlacken und Kohlendioxid ab.

Nach Ablauf eines Monats wiegt das Kind noch nicht einmal 1 Gramm und ist knapp 5 Millimeter groß. Doch hat sich auch schon ein herzähnliches Gebilde in seinem Innern entwickelt, und das Gehirn hat seine ersten Entwicklungsschritte hinter sich. Nach weiteren zwei Wochen sind deutlich Kopf, Augen, Mund und Ohren auszumachen, und im Alter von acht Wochen sieht der Embryo – 3 Zentimeter groß, 1,5 Gramm schwer – bereits wie ein Mensch aus. Alle Organanlagen sind dann vorhanden. Nach einem exakt ablaufenden Plan differenzieren sich in den ersten zwölf Wochen der Reifung alle Körper- und Sinnesorgane aus. Die unterschiedliche Entwicklung der Geschlechtsorgane beginnt mit dem 56. Tag, und nach zwölf Wochen ist die Embryonalzeit zu Ende: Das Herz schlägt kräftig, das Gehirn ist bereits entwickelt, und die Muskeln führen ihre ersten Bewegungen aus. (Diese Kindsbewegungen sind mit Ultraschall zu erkennen, doch spürt sie eine Erstgebärende erst in der 19. bis 20. Schwangerschaftswoche, eine Zweitgebärende in der 16. bis 18. Woche).

Von jetzt ab spricht man vom Fetus, nicht mehr vom Embryo – es beginnt die Fetalzeit. Die einzelnen Organe reifen heran, auch Hände, Finger, Füße und Zehen beginnen sich auszubilden. Von der 30. Woche an beginnt sich beim Fetus die Individualität der Elternteile durchzuset-

Die Plazenta

Hat sich der Keim in der Gebärmutterschleimhaut eingenistet, wuchern auf seiner Oberfläche zottige Gebilde. Diese Zottenhaut nimmt mit der durch das Gelbkörperhormon hoch aufgebauten Gebärmutterschleimhaut Kontakt auf und bildet Verbindungen, die sich letztlich zu einem Austauschorgan, der Plazenta (Mutterkuchen) entwickeln.

In der dritten Woche nach der Befruchtung entwickeln sich bei der jetzt etwa 3 Millimeter großen Frucht Kopf, Rumpf und Nabelschnur. Die Nabelschnur ist die Verbindung vom Mutterkuchen zur Frucht. Durch die Nabelschnur laufen die Gefäße, die das Kind versorgen. Die Frucht schwimmt im Fruchtwasser, umgeben von den Eihäuten.

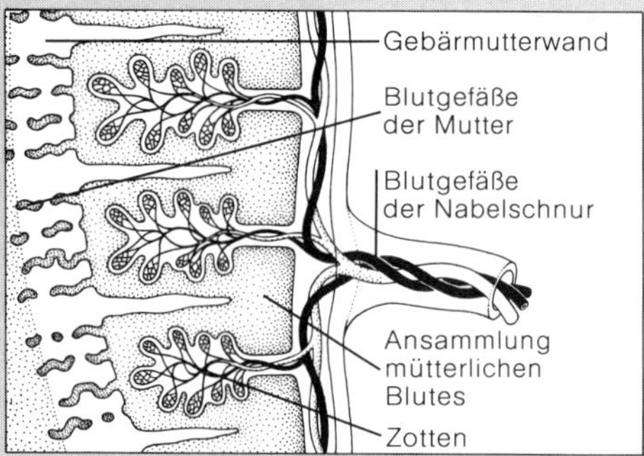

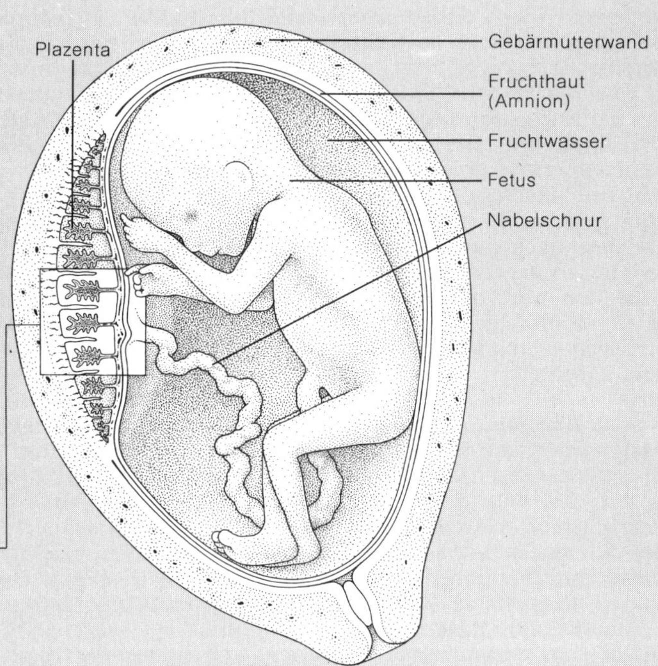

zen, es entscheiden sich – bedingt durch erbliche Faktoren – Geburtsgewicht und -länge des Kindes.

In den nachfolgenden Schwangerschaftswochen übernehmen die Entgiftungsorgane ihre Aufgaben: Leber, Galle und Nieren beginnen zu arbeiten, nachdem das Kind Fruchtwasser geschluckt und verdaut hat.

Im Alter von 20 Wochen ist der Fetus bereits vom Schädel bis zum Steiß 35 Zentimeter lang und wiegt 800 Gramm; in der 30. Woche mißt er 43 bis 48 Zentimeter und wiegt etwa 2000 Gramm. Bei der Geburt wiegen die Kinder 2800 bis 4000 Gramm und sind 47 bis 56 Zentimeter lang.

Schwangerschaftstest

Allgemein wird das Ausbleiben der Monatsblutung als Anzeichen für eine Schwangerschaft betrachtet, und meist trifft diese Diagnose auch zu, sofern der Monatszyklus vorher über einen längeren Zeitraum normal gewesen war. Wenn außerdem die Brüste spannen und es zu Übelkeit kommt, scheinen Zweifel kaum mehr angebracht. Aber so klar muß der Fall gar nicht sein: Wird eine Schwangerschaft *befürchtet*, so können psycho-vegetative Mechanismen diese Frühanzeichen auslösen. Und die Regel kann auch durch besondere Belastungen, wie Krankheiten oder starken psychosozialen Streß, bis zu zehn Tage hinausgezögert werden.

Ein Schwangerschaftstest jedoch gibt endgültigen Aufschluß. Zwölf Tage nach Ausbleiben der Regel können Sie einen Urintest selbst vornehmen, falls Sie bei Ihrem Frauenarzt erst zu einem späteren Termin drankommen. Besorgen Sie sich in der Apotheke ein Test-Set, bei dem Sie nach bis zu zwei Stunden das Ergebnis ablesen können (also keinen Schnelltest!). Eine ausführliche Gebrauchsanweisung liegt dem Set bei.

Den Test durch Ihren Frauenarzt ersetzt dieser »private« Test jedoch grundsätzlich nicht – es gibt Zweifelsfälle! Der Frauenarzt macht entweder ebenfalls einen Urintest oder in den ersten Tagen nach dem Ausbleiben der Regel einen Hormontest. (Liegt keine Schwangerschaft vor, kommt es hier nach fünf bis zehn Tagen zu einer Blutung.)

Eine Schwangerschaft ist eine absolut natürliche Sache und dazu eine der schönsten der Welt: Als Grundlage für das Weiterbestehen der Menschheit ist sie das Produktivste, dessen ein Mensch fähig ist. Natürlich wird sie Ihr Leben verändern und psychosoziale und körperliche Probleme aufwerfen. Eine Schwangerschaft erfordert nicht nur physische, sondern in besonderem Maße auch psychische Leistungen von der werdenden Mutter!

Schwangerschaftsbeschwerden

Die mit einer Schwangerschaft verbundenen körperlichen Veränderungen gehen langsam vor sich, Sie werden also körperlich keineswegs überrascht. Die Blutflüssigkeit nimmt bis zur 34. Schwangerschaftswoche um etwa ein Drittel zu. Das Schwangerschaftshormon *(Corpusluteum-Hormon)* stellt die Gefäße weit. Ihr Gefäßsystem wird durch neu hinzukommende Gefäße – der Gebärmutter, der Brüste und des Mutterkuchens *(Plazenta)* – vergrößert. Das bewirkt einen niedrigeren Blutdruck, der – je nach Ausmaß – mit Leistungsschwäche, Schwindel und Übelkeit verbunden sein kann, mitunter auch mit Herzjagen. Im Laufe der Schwangerschaft paßt sich Ihr Kreislauf meist den veränderten Bedingungen an. Auch vermindert sich in den letzten beiden Schwangerschaftswochen die Gesamtblutmenge, womit die Belastung des Herzens zurückgeht.

Frauen mit gesundem Herzen und intaktem Kreislauf leiden während der Schwangerschaft trotz der Kreislaufbelastung infolge Anpassung weniger an Kreislaufbeschwerden. Möglicherweise geraten sie allerdings durch die Schwangerschaft in psychosoziale Spannungen und entwickeln dadurch vegetative Regulationsstörungen. Bei Frauen, die häufig unter psychosomatischen Erkrankungen leiden, kann die Kreislaufbelastung während der Schwangerschaft zu zu starken Beschwerden führen, vor allem dann, wenn sich bei ihnen auch sonst ihre psychosozialen Spannungen im gynäkologischen Bereich auswirken (etwa durch Menstruationsbeschwerden). Auch durch Erwartungsängste (Angst vor der Geburt, Angst um das Kind, Erinnerung an eine schwere erste Geburt) können Schwangerschaftsbeschwerden ausgelöst werden.

Behandlung von Herz- und Kreislaufbeschwerden während der Schwangerschaft

Vegetative Regulationsstörungen *(vegetative Dystonie)* werden mit homöopathisierten pflanzlichen Arzneimitteln, Schwimmen, eventuell Psychotherapie, bei niedrigem Blutdruck (Hypotonie) unter 100 (systolischer Wert) kurzfristig zum Beispiel mit *Effortil retard* behandelt. Bei Vorliegen eines organischen Herzleidens sollten sich Ihr Frauenarzt und Ihr Internist über die Behandlungsmethode abstimmen.

Übelkeit und Erbrechen während der Schwangerschaft werden zwar ebenfalls von psychischen Faktoren beeinflußt, sind jedoch auch positive Anzeichen einer normal voranschreitenden Schwangerschaft: sozusagen eine Reaktion der Mutter auf die Fruchtanlage. Das Fehlen des Erbrechens könnte auf eine bereits abgestorbene Frucht hindeuten. Tatsächlich findet sich bei Frauen, die häufig über Erbrechen klagen, ein erheblich geringeres Risiko einer Fehlgeburt. Siehe aber den folgenden Abschnitt »Schweres Schwangerschaftserbrechen« (Seite 596), in dem auch Medikamente angegeben werden.

Kreuzschmerzen haben zu Anfang der Schwangerschaft meist seelische Ursachen, später kommen auch statische (»Bauchlastigkeit«) hinzu.

Zur *Behandlung* ist Schwangerschaftsgymnastik oder Schwimmen zu empfehlen.

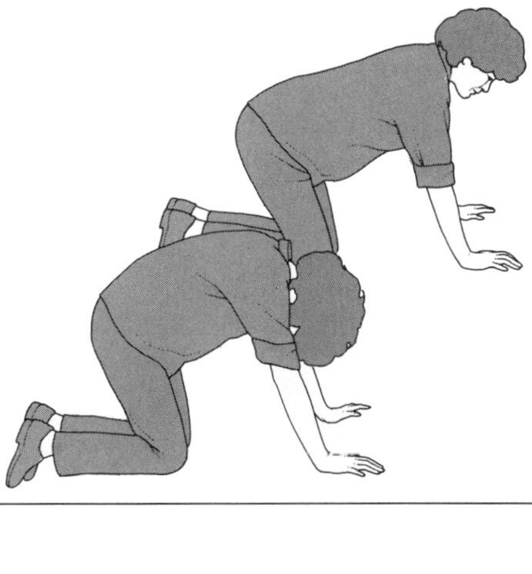

Wie Sie Rückenschmerzen während der Schwangerschaft lindern können
Knien Sie sich auf alle viere, und biegen Sie ein paarmal Ihre Lendenwirbelsäule nach oben. Übrigens: Schwimmen ist die beste Vorbeugung gegen Rückenschmerzen.

Siehe auch »Eklampsie« (Seite 605).

Das zuvor erwähnte vermehrte Blutvolumen während der Schwangerschaft belastet vor allem die Beinvenen übermäßig. Zwar gelingt in den meisten Fällen die Anpassung des Kreislaufs recht gut; in anderen Fällen aber sind Stechen und Schmerzen, Müdigkeit, Schwere in den Beinen, Anschwellen der Beine und nächtliche Wadenkrämpfe die Folge. Nicht selten werden diese Beschwerden – psychisch bedingt – so stark erlebt, wie sie den organischen Veränderungen nach nicht sein können.

Zur *Behandlung* können Kompressionsstrümpfe angewendet werden.

Schweres Schwangerschaftserbrechen

Eine echte, mit dem Frühstadium der Schwangerschaft verknüpfte Erkrankung *(Frühgestose)* ist die *Hyperemesis gravidarum,* das schwere Schwangerschaftserbrechen.

Anzeichen

Über das normale Schwangerschaftserbrechen hinausgehende Brechanfälle, 5- bis 10mal und mehr pro Tag; durch den dadurch bedingten Wasserverlust starker Durst, schlechter Allgemeinzustand, Temperaturanstieg, oft Benommenheit, unter Umständen Delirien.

Ursache

Hormonelle Fehlsteuerung, möglicherweise als Reaktion auf das Kind, auch psycho-vegetative Einflüsse spielen eine Rolle.

Behandlung

Antiemetika (gegen Erbrechen wirksame Substanzen), zum Beispiel *Peremesin.*

Wichtig: Medikamente sollen in den ersten drei Monaten der Schwangerschaft wegen der Gefahr von Mißbildungen nur mit Zurückhaltung eingenommen werden (siehe Abschnitt »Medikamente während der Schwangerschaft« auf Seite 600). Andererseits ist nicht abzustreiten, daß die Hyperemesis selbst beziehungsweise ihre Folgen zur Gefährdung oder Beeinträchtigung des Kindes führen können. Grundsätzlich sollten Sie in der Schwangerschaft Ihren Frauenarzt regelmäßig aufsuchen; auch im Falle einer Hyperemesis wird er Ihnen geeignete und erprobte Mittel verordnen. Bei Hyperemesis müssen meist auch die Flüssigkeits- und Salz-(Elektrolyt-)Verluste ausgeglichen werden (beispielsweise durch Traubenzucker- und Salzlösungen sowie durch Kaliumchorid).

Beim einfachen Schwangerschaftserbrechen ist keine Behandlung notwendig; jedenfalls sollten Sie hier versuchen, ohne Antiemetika auszukommen.

Psychosoziale Problematik der Schwangerschaft

Schwangerschaft und Geburt sind körperliche und psychische Höchstleistungen der Frau. Nicht immer gelingt eine volle Anpassung des Organismus (siehe »Schwangerschaftsbeschwerden«, Seite 595), insbesondere dann nicht, wenn psychische Faktoren einwirken.

Psychische Belastung entsteht einmal durch die Verantwortung für das Baby, die Sorge um einen anderen Menschen, der der Schwangeren so direkt anvertraut ist wie in keiner anderen Situation. Dann ist da die Angst, irgend etwas falsch zu machen und damit dem Baby zu schaden, und die ständige Frage, ob es auch ein gesundes Kind wird. Oft befindet sich die Schwangere auch in einer psychosozialen Isolation. Zwar braucht heute eine werdende Mutter nicht mehr – wie in der sexualfeindlichen Zeit zu Beginn unseres Jahrhunderts – hinter wallenden Kleidern ihren Zustand zu verbergen; sie wird aber oft milde belächelt (»warum nimmt sie nicht die Pille?«), man prophezeit ihr eine Zukunft als »Hausmütterchen« oder tadelt sie gar, weil sie sich ihre berufliche Zukunft »verbaut« und ihre Selbständigkeit geopfert habe.

Nicht selten wird Schwangerschaft als Degradierung, ja sogar als Verantwortungslosigkeit angesehen. Was man in dieser Zeit der Kinderfeindlichkeit meist übersieht, ist der Umstand, daß die Altersversorgung der sich so aufgeklärt gebenden Bekannten und Kollegen eines Tages auch von diesem Kind mitgesichert werden wird. Jedenfalls hat heute die werdende Mutter in der Gesellschaft nicht die Stellung, die ihrer Leistung entspricht.

Ist dann der Vater des Kindes durch beruflichen Streß überlastet oder überhaupt wenig einfühlsam, dann bleibt die Frau mit ihren Sorgen, Ängsten und Wünschen allein. Dazu kommt in vielen Fällen auch noch eigener beruflicher Streß.

Angesichts dieser psychosozialen Problematik verlangt man dann auch noch von der Schwangeren, daß sie ihren Zustand voll bejaht, keine Ängste und Sorgen äußert und sich wohlverhält und glücklich gibt.

Alles, was den Blutkreislauf der Mutter stört, gefährdet den Fetus. Dessen Wohlbefinden hängt ja stark von der Sauerstoffversorgung durch die Plazenta und damit vom mütterlichen Kreislauf ab. So kann zum Beispiel niedriger Blutdruck infolge einer Verletzung oder Nachwirkungen eines Schocks die Sauerstoffversorgung des Fetus stark beeinträchtigen und zu Gehirnschäden des ungeborenen Kindes führen.

Die wichtigste aller denkbaren Beeinträchtigungen ist jedoch ohne Zweifel seelischer und körperlicher Streß. Das sollten sich alle Arbeitgeber und vor allem die Ehemänner schwangerer Frauen zu Herzen nehmen!

Eine Frau ist keine Gebärmaschine – so ist es zu verstehen, daß wohl jede Schwangere irgendwann einmal ihren Zustand wieder wegwünscht (ohne dabei bewußt schon an Abtreibung zu denken).

Wenn Sie mit schweren psychosozialen Problemen belastet sind, sollten Sie einen Psychotherapeuten konsultieren.

Mutterschutz

Der Mutterschutz ist ein arbeitsrechtlicher Schutz von werdenden Müttern und Wöchnerinnen, die in einem Arbeitsverhältnis stehen. Ist Ihre Schwangerschaft vom Arzt bestätigt worden, sollten Sie umgehend Ihren Arbeitgeber davon unterrichten und ihm am besten ein Attest vorlegen. Sobald er über Ihre Schwangerschaft informiert ist, kommen Sie in den Genuß der Rechte des Mutterschutzes. Dazu gehört als wichtigstes die Kündigungssperre: Sie sind ab sofort bis vier Monate nach der Entbindung unkündbar. Eine bereits ausgesprochene Kündigung wird unwirksam, wenn Sie die Unterrichtung des Arbeitgebers innerhalb von zwei Wochen schriftlich nachholen.

Zu den weiteren Vergünstigungen des Mutterschutzes gehört die Arbeitserleichterung: Gesundheitsgefährdende oder schwere körperliche Arbeiten dürfen einer Schwangeren nicht zugemutet werden; ebenso keine Nacht- oder Akkordarbeit. Der Arbeitsplatz hat eine Reihe von Anforderungen zu erfüllen – er muß beispielsweise gut gelüftet und leicht erreichbar sein.

Sechs Wochen vor und acht Wochen nach der Entbindung brauchen Sie nicht mehr zu arbeiten (bei Früh- und Mehrlingsgeburten bis zwölf Wochen nach der Entbindung). Während der Zeit, in der Sie nicht arbeiten, zahlt die Krankenkasse ein Mutterschaftsgeld in Höhe des Nettolohnes.

Die Bestimmungen des Mutterschutzes können Sie im Mutterschutzgesetz nachlesen, dessen Text in jedem Betrieb vorhanden sein muß, in dem mehr als drei Frauen arbeiten.

Auch in *Österreich* und in der *Schweiz* ist der Mutterschutz gesetzlich geregelt. In Österreich besteht dieselbe Kündigungssperre wie in der Bundesrepublik Deutschland. In der Schweiz beginnt der Kündigungsschutz fünf Monate vor dem zu erwartenden Zeitpunkt der Niederkunft und dauert bis zwei Monate nach der Geburt.

Änderungen der gesetzlichen Bestimmungen sind möglich. Lassen Sie sich daher – zum Beispiel beim Betriebsrat oder beim Arbeitsamt – genau über Ihre Rechte informieren.

Mutterpaß und Vorsorgeuntersuchungen

Den Mutterpaß, ein kleines Untersuchungsheft, händigt Ihnen der Arzt nach der ersten Vorsorgeuntersuchung aus. Er hat bereits alle Ergebnisse der ersten Routinekontrolle eingetragen. Die werdende Mutter hat dieses Heft zu jedem weiteren Arztbesuch mitzubringen. Es wird immer auf den neuesten Stand gebracht.

Bei der Routineuntersuchung wird ein Zellabstrich (Papanicolaou) abgenommen, die Gebärmuttergröße durch Abtasten festgestellt, Körpergewicht und Blutdruck gemessen sowie eine Blut- und Urinuntersuchung gemacht.

Im Mutterpaß sind außerdem enthalten: bisherige Erkrankungen und Operationen sowie Erbkrankheiten in der Familie beider Eltern, frühere Schwangerschaften, Fehlgeburten, Geburten (etwaige Frühgeburten, Saugglocken- oder Zangengeburten).

Die weiteren Vorsorgeuntersuchungen erfolgen alle vier Wochen, in den letzten beiden Schwangerschaftsmonaten alle zwei Wochen. Dabei stellt der Arzt auch die Lage des Kindes fest, kontrolliert dessen Herztöne und erkennt eine eventuelle Zwillingsschwangerschaft. Außerdem sollten mit Hilfe einer Ultraschalldiagnostik auch noch festgestellt werden: die körperliche Intaktheit des Kindes, seine Bewegungen und sein Kopfumfang.

Amnioskopie, Amniozentese und Chorionzottenbiopsie

Durch die *Amnioskopie* ist es möglich geworden, schwere Schäden des Kindes zu verhindern. Bei dieser von Erich Saling (Berlin) eingeführten Fruchtwasserbetrachtung wird ein röhrenförmiges Instrument, ein Endkoskop (hier *Amnioskop* genannt), durch Vagina und Gebärmutterhals eingeführt. Mit dem beleuchteten Amnioskop läßt sich durch die transparenten Eihäute hindurch die Qualität des Fruchtwassers begutachten.

Hauptziel der Amnioskopie ist es, beginnende Sauerstoffmangelzustände in den letzten vier Wochen vor der Geburt zu erkennen. Sauerstoffmangel kann Hirnschädigungen verursachen. Ist nun das Fruchtwasser grünlich verfärbt, so besagt dies, daß das Kind als Folge ernster Sauerstoffmangelkrisen seinen Darminhalt entleert hat.

So einfach die Methode ist, so zuverlässig ist sie auch. Sie sollte grundsätzlich bei jeder Schwangerschaft in den letzten zwei bis drei Wochen vor der Entbindung regelmäßig durchgeführt werden.

Bei der *Amniozentese* dagegen wird Fruchtwasser entnommen, um Stoffwechselstörungen und Blutschäden (etwa infolge Rhesusfaktor-Unverträglichkeit) beim Kind im Mutterleib rechtzeitig festzustellen. Hier werden durch die Bauchdecke hindurch die Eihäute punktiert und auf diese Weise Fruchtwasser angesogen, um anschließend dessen Zellen mit Hilfe einer Zellkultur zu untersuchen. Die Amniozentese ist jedoch nur bei Annahme einer Gefährdung oder Mißbildung des Kindes notwendig.

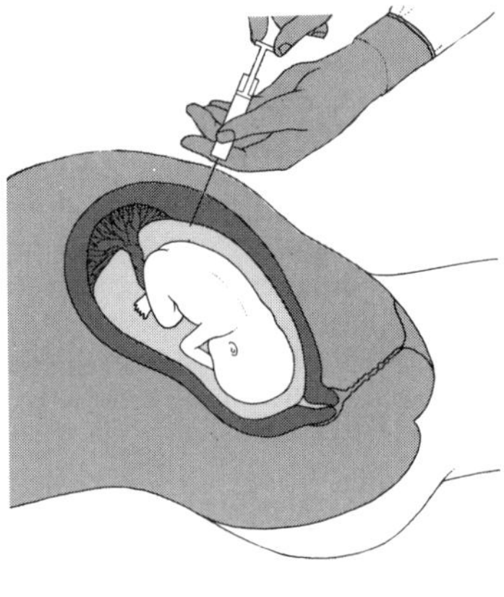

Amniozentese
Eine Amniozentese bedeutet die Untersuchung von Fruchtwasser zur Feststellung von Stoffwechselstörungen und Blutschäden beim Kind im Mutterleib. Dazu wird mit Hilfe einer Feinnadel-Punktur etwas Fruchtwasser angesogen.

Schon früher als mit der Amniozentese läßt sich mit Hilfe der Chorionzottenbiopsie feststellen, ob genetisch bedingte Krankheiten vorliegen. Die sogenannten Chorionzotten bilden sich an der äußeren Haut der Keimblase, aus ihnen entwickelt sich die Plazenta. Sie enthalten die gleichen Zellen wie das spätere Kind, daher können auch diese Zellen schon untersucht werden. Mit einem Saugrohr und einer dünnen Zange wird bereits in der 10. bis 12. Schwangerschaftswoche Gewebe dieser Zotten entnommen. Das größte Risiko hierbei ist die erhöhte Gefahr einer Fehlgeburt. Deshalb wird der Eingriff nicht bei allen Frauen vorgenommen, er kommt vor allem in Frage, wenn Erbkrankheiten in der Familie von Mutter oder Vater vorkommen oder wenn die Mutter bereits älter als 35 Jahre ist.

Risikoschwangerschaft

Eine Risikoschwangerschaft besteht, wenn eine Fehl- oder Totgeburt vorangegangen ist sowie bei vorliegenden Herz-, Leber-, Lungenkrankheiten oder Zuckerkrankheit der Schwangeren (siehe dazu Seite 297/298); außerdem, wenn Zwillinge erwartet werden, wenn die Gefahr einer Frühgeburt besteht (etwa bei Auseinanderklaffen des äußeren Muttermundes, Seite 604 oben), falls die Schwangere über 34 Jahre alt und Erstgebärende ist, wenn Rhesusfaktor-Unverträglichkeit (Seite 602) vorliegt, schließlich auch bei übermäßiger Gewichtszunahme (Seite 599 und 605), bei Gefahr der Eklampsie (Seite 605) und einigen anderen Risiken.

Risikoschwangerschaften werden in kürzeren Zeitabständen überwacht.

Wachsen des Leibesumfangs und Veränderungen der Brüste

Äußerlich sichtbar wird die Schwangerschaft von der 16. Woche an durch Ausdehnung der Gebärmutter. In der 24. Woche ist der oberste Punkt der Gebärmutter in Höhe des Nabels zu tasten. In der 35. bis 36. Woche wird der Rippenbogen erreicht. Da die Gebärmutter das zur Atmung notwendige Zwerchfell nach oben drückt, tritt Kurzatmigkeit auf. Die Atmung wird später wieder freier, wenn sich die Gebärmutter von der 37. bis 40. Woche wieder senkt (jetzt tritt der Kopf des Kindes in das mütterliche Becken ein). Hat eine Frau bereits eines oder mehrere Kinder geboren, ist das erst bei Wehenbeginn der Fall.

Der Bauch erreicht bis zum Ende der Schwangerschaft einen Umfang von 90 bis 110 Zentimetern, bei Zwillingen etwa 100 bis 130 Zentimeter. Entscheidend für das Wachstum des Bauches ist auch die Fruchtwassermenge, die im neunten Monat etwa 1 Liter – selten mehr – beträgt. Da beim zweiten Kind die Bauchdecke nicht mehr so straff ist, nimmt der Leibesumfang entsprechend zu. Normalerweise wölbt sich der Bauch ungefähr vier Wochen vor der Geburt vor und fällt nach unten – beim Eintritt des kindlichen Kopfes in das mütterliche Becken.

Bereits im zweiten Schwangerschaftsmonat vergrößert sich die Brust – die Milchdrüsen bereiten sich auf ihre Aufgabe vor. Der Hof der Brustwarzen wird dunkler.

Damit nicht Sie selbst und Ihr Kind gefährdet werden, wacht Ihr Frauenarzt darüber, daß Sie nicht übermäßig zunehmen. Siehe dazu den folgenden Abschnitt »Ernährung während der Schwangerschaft« (unten) und »Eklampsie« (Seite 605).

Ernährung während der Schwangerschaft

»Schwangere müssen für zwei essen« – das ist eine Redensart, die nur bedingt zutrifft. Ein Mehrbedarf besteht bei Eiweiß, Vitaminen, Eisen, Kalzium und Jod, und sicher brauchen Sie auch einige Kalorien mehr. Sie sollten jedoch während der Schwangerschaft nicht abrupt zunehmen und auch insgesamt um nicht mehr als 11 bis 12 Kilogramm!

Im ersten Stadium der Schwangerschaft besteht zumeist ein Vitamin-B_1-Mangel (Vitamin B_1 ist hauptsächlich in Vollkornbrot vorhanden), in den letzten Schwangerschaftsmonaten außerdem ein Mangel an Vitaminen A, B_2 und B_6 und überdies während der gesamten Dauer ein leichter Folsäure-Mangel. Vitamin A ist in Milch und Milchprodukten enthalten, seine Vorstufe, das Provitamin A, in Karotten. (Doch sollte man nicht zuviel Karottensaft trinken, da ein Zuviel an Karotin Leber und Stoffwechsel belastet.) Vitamin B_2 ist in Vollkornbrot, Milch und Leber enthalten, das Vitamin B_6 in Fleisch, Leber, Vollkornbrot und Hefe. Folsäure findet sich in grünem Blattgemüse, in Leber, Fleisch und Milch.

Man sieht: Die notwendigen Vitamine sind zumeist in Fleisch, Vollkornbrot und Milchprodukten enthalten. Gewiß sollten Sie in der Schwangerschaft auch viel Obst und Gemüse essen, noch wichtiger aber ist eine ausreichende Zufuhr von Milchprodukten wie Joghurt, Buttermilch und Quark sowie von Vollkornbrot und Fleisch. Die Milchprodukte decken übrigens auch den erhöhten Kalziumbedarf ab, das Fleisch den gesteigerten Eisenbedarf (im Fleisch ist mehr und besser verwertbares Eisen enthalten als etwa in Blattgemüse wie Spinat). Falls Sie Vegetarierin sind, sollten Sie mehr Milchprodukte und hochwertige Vollkornprodukte als sonst essen, damit es nicht zu Mangelerscheinungen kommt. Jod in ausreichender Menge ist nur im jodierten Speisesalz enthalten, das überall erhältlich ist (siehe dazu »Schilddrüsenerkrankungen«, Seite 314).

Obwohl die natürliche Vitaminzufuhr für den Körper am besten zu verwerten ist, können Sie während der ersten drei und der letzten drei Schwangerschaftsmonate zusätzlich Vitamintabletten mit Mineralsalzen zu sich nehmen. Diese Präparate enthalten auch Eisen und Kalzium. Im Falle eines eklatanten Eisenmangels oder gar einer Eisenmangelanämie (Seite 441) verordnet Ihnen der Frauenarzt jedoch ein Eisenpräparat.

Haben Sie bereits über Gebühr zugenommen oder besteht die Gefahr dazu (siehe dazu auch »Eklampsie«, Seite 605), dann ist kurzfristig eine strenge Diät angezeigt. Dabei soll jedoch nicht auf Fleisch und Milchprodukte (siehe oben) verzichtet werden, sondern auf Zucker, Reis, Kartoffeln und Nudeln – auf Kohlenhydrate also. Zum Frühstück und zum Abendessen jedoch – wegen des Vitamins B_1 – eine Scheibe Vollkornbrot oder Haferflocken essen, auch Salate und Gemüse, aber kein zu süßes Obst – wegen der Kohlenhydrate. Vitamintabletten können die Diät absichern.

Alkohol während der Schwangerschaft

Kinder von Alkoholikerinnen müssen schwer für die »Sünden« ihrer Mütter büßen. Seit kurzem weiß man sicher: Einen angetrunkenen Vater trifft keine Schuld an Mißbildungen; den Kindern droht vielmehr dann Gefahr, wenn ihre Mütter während der Schwangerschaft chronisch zur Flasche greifen.

Die kritische Grenze liegt etwa bei drei Viertellitern Wein, eineinhalb Liter Bier (Gewichtszunahme!) oder drei doppelten Schnäpsen pro Tag. Aus Sicherheitsgründen sollten Sie jedoch weit unterhalb dieser Grenze bleiben! Dabei müssen Sie durchaus nicht gleich zur Antialkoholikerin werden; ein oder zwei Glas Wein oder Bier hin und wieder am Abend schaden nicht.

Wahrscheinlich liegt es an der Zunahme des Alkoholismus auch bei jungen, gebärfähigen Frauen, daß ein echtes, klinisch recht typisches und unmittelbar erkennbares Alkoholsyndrom bei Kindern immer deutlicher in Erscheinung tritt. »Alkoholembryopathie« lautet der wissenschaftliche Fachausdruck dafür.

Die Alkoholembryopathie zeigt folgende Mißbildungen: frühzeitige Wachstumsverzögerung, Zurückbleiben der geistigen Entwicklung, Anomalien am Kopf und im Gesicht (kleiner Kopf, fliehendes Kinn, zu kurze Lidspalten, schmallippiger Mund, Kummerfalten), Mißbildungen an Herz und Genitalien sowie defekte Extremitäten.

Nach Feststellung der amerikanischen Forscher K. L. Jones und D. L. Smith von der Kinderklinik in Washington sterben 17 Prozent der Kinder von Alkoholikerinnen im perinatalen Zeitraum (kurz vor, während oder bald nach der Geburt). Von den überlebenden Kindern zeigen mehr als 30 Prozent Anzeichen der Alkoholembryopathie.

Als mißbildender Schadstoff wird das Alkoholabbauprodukt Azetaldehyd vermutet. Doch läßt die Art der Wachstumsschädigung und der Mißbildungen darauf schließen, daß nicht nur der Alkohol selbst – der die Plazenta ungehindert passieren kann –, sondern auch die bei Alkoholikerinnen zwangsläufige Fehl- und Mangelernährung der Mutter für die Schäden verantwortlich ist.

Rauchen während der Schwangerschaft

Untergewichtige Kinder sind häufig die Folge von Zigarettenrauchen während der Schwangerschaft. Doch schlimmer noch: Bei starken Raucherinnen – nach Definition »mehr als zehn Zigaretten pro Tag« – scheint die Kindersterblichkeit wesentlich höher als der Gesamtdurchschnitt zu sein. Das Kind im Mutterleib »raucht mit«.

Sicher ist, daß das Untergewicht des Neugeborenen (als Mangelgeburt beurteilt unter Berücksichtigung der Schwangerschaftsdauer) nicht davon abhängt, ob der Vater raucht oder nicht raucht, sondern vom Rauchverhalten der Schwangeren selbst.

Bei der perinatalen Sterblichkeit liegen die Dinge dagegen etwas anders. Sie ist nicht nur bei Kindern starker Raucherinnen deutlich erhöht, sondern auch dann, wenn der Vater regelmäßig zehn oder mehr Zigaretten pro Tag verbraucht. Kinder von stark rauchenden Männern sterben auch bei nichtrauchenden Müttern in größerer Anzahl.

Möglicherweise wirkt sich das Rauchen des Vaters auf die Bildung seiner Samenzellen aus. Auch die doppelte Häufigkeit der Mißbildungen bei Kindern von Rauchern wird dem Zigarettenkonsum der Väter zugeschrieben. Man vermutet, daß starkes Rauchen die Teilung der Samenzellen behindert.

Versuchen Sie also als Raucherin und werdende Mutter, täglich nicht mehr als etwa fünf bis acht Zigaretten zu rauchen. Als künftiger Vater sollten Sie etwa einen Monat vor einer gewünschten und geplanten Befruchtung Ihren Zigarettenkonsum stark reduzieren.

Medikamente während der Schwangerschaft

Von keinem Medikament läßt sich behaupten, es sei vollkommen unschädlich (siehe »Nebenwirkungen von Medikamenten«, Seite 745). Es ist daher ratsam, während der Schwangerschaft den Medikamentenverbrauch gewissenhaft nach Schaden und Nutzen für Mutter und Kind abzuwägen und insgesamt drastisch einzuschränken.

Allein chronische Erkrankungen der Schwangeren, die einer stetigen Medikation bedürfen, sind davon ausgenommen. Hier könnte ein Abbrechen oder auch schon eine Verringerung der Dosis Gefahr für Mutter und Kind heraufbeschwören. So braucht eine insulinabhängige Mutter eher noch mehr Insulin als vor der Schwangerschaft; ihre Chancen, ein gesundes Kind voll bis zum neunten Monat austragen zu können, steigen, je exakter sie mit Insulin »eingestellt« ist.

Da aus ethischen Gründen mit Schwangeren keine klinischen Versuche durchgeführt werden dürfen, sind Mißbildungen durch neue Medikamente (oder neue Wirkstoffe) nie ganz auszuschließen. Contergan, einst als scheinbar harmloses Schlafmittel angesehen, wurde von Tausenden werdender Mütter eingenommen. Die daraus resultierende Katastrophe ist noch in allgemeiner Erinnerung. Arzneimittel-Katastrophen dieses Ausmaßes wären allerdings heute nicht mehr möglich.

Es gilt aber grundsätzlich: Sie sollten nur Medikamente einnehmen, die Ihnen Ihr Frauenarzt oder ein anderer Arzt (am besten nach Rücksprache mit dem Frauenarzt) ausdrücklich verordnet hat. Auch an sich harmlose »Grippemittel«, »Schmerzmittel« usw. vermögen dem Kind zu schaden, insbesondere fiebersenkende Substanzen oder die Substanz Phenazetin. Auch solche »harmlosen« Mittel sollten Sie sich nur vom Arzt verschreiben lassen.

Vorsicht ist auch bei Vitamintabletten angezeigt. Nehmen Sie mehr als eine am Tag, denn pumpen Sie Ihren Körper mit Vitamin D voll, was dem Kind schadet, da es Organverkalkungen verursachen kann.

Psychopharmaka nach Art des *Valiums* dagegen scheinen dem Kind – trotz einiger Alarmmeldungen – nicht zu schaden. Vorsicht ist dennoch am Platze, und die vom Arzt verordnete Dosis ist unbedingt einzuhalten.

Sie sollten bereits dann auf Medikamente verzichten, wenn die Monatsblutung ausgeblieben ist – auch wenn eine eingetretene Schwangerschaft noch nicht sofort zu erkennen ist. Da die entgiftenden Systeme in Leber und Nieren während der ersten drei Schwangerschaftsmonate noch nicht voll ausgebildet sind, können diese Medikamente in dieser Zeit den meisten Schaden anrichten.

Mißbildungen durch Medikamente sind ab dem vierten Monat zwar kaum noch möglich, doch können jederzeit Schädigungen anderer Art (etwa am Nervensystem) verursacht werden. Darum der Rat zur Vorsicht bei Medikamenten während der gesamten Schwangerschaft.

Mittel gegen Schwangerschaftserbrechen dagegen geben keinen Grund zur Besorgnis. Sie schaden nicht nur dem Kind nicht, sondern verhindern das für das Kind gefährliche Dauer-Erbrechen (siehe »Schweres Schwangerschaftserbrechen«, Seite 596).

Toxoplasmose während der Schwangerschaft

Die Toxoplasmose ist eine Infektionskrankheit, die durch bestimmte Parasiten (Toxoplasmen) hervorgerufen wird. Toxoplasmen schmarotzen häufig bei Haustieren. Entgegen der bisherigen Meinung vergrößert der Umgang mit Haustieren wie Katzen, Hunden und Meerschweinchen das Risiko einer Toxoplasmose-Infektion nicht. Als Hauptinfektionsquelle stellte sich vielmehr der Verzehr unzureichend erhitzten Fleisches (enzystierte Toxoplasmosen) heraus.

Bei einer serologisch nachgewiesenen frischen Infektion muß eine Therapie in der Schwangerschaft erfolgen, da sonst in hohem Maße mit einer Schädigung des Feten zu rechnen ist.

Röteln- und Zytomegalie-Infektion während der Schwangerschaft

Dieselbe Studie hat auch bei Röteln-, Mumps- und Zytomegalieviren (CMV) keine sichtbaren Anomalien von Neugeborenen festgestellt, die mit einer Infektion des Kindes im Mutterleib zusammenhängen.

Eine ruhende, latente Infektion mit Zytomegalieviren allerdings kann neuen Erkenntnissen zufolge durch die Schwangerschaft erneut auftreten. In diesem – und nur in diesem – Fall droht eine Fehlgeburt.

Bei der genannten Studie wurde durch Antikörperbestimmungen im Nabelschnurblut der Neugeborenen festgestellt, daß über 3 Prozent von ihnen vor der Geburt einen Infekt mit Viren durchgemacht hatten. Später jedoch konnte kein klinisches Symptombild mehr registriert werden.

Also scheint sogar eine Infektion der Mutter mit Röteln nicht grundsätzlich zu einem geschädigten Kind zu führen. Da aber Fehlgeburten dennoch nicht auszuschließen sind, sollte sich jede Frau im gebärfähigen Alter, die keine Röteln-Antikörper im Blut hat (also noch keine Röteln-Infektion überstanden hat), gegen Röteln impfen lassen – vor allem natürlich vor einer geplanten Schwangerschaft.

Rhesusfaktor-System und Rhesusfaktor-Unverträglichkeit

Landsteiner und Wiener, zwei amerikanische Ärzte, entdeckten im Jahre 1940, daß das Blut des Meerschweinchens Antikörper gegen die Blutkörperchen des Rhesusaffen bildet (Antigen-Antikörper-Reaktion). Auch menschliche Blutkörperchen verklumpen in 85 Prozent der Fälle (Rh-positiv) durch diese Antikörper; bei den restlichen 15 Prozent der Menschen zeigt sich diese Reaktion nicht (Rh-negativ).

Wenn Rh-negatives menschliches Blut mit Rh-positivem in Berührung kommt, wird sein Träger von diesem Zeitpunkt an sensibilisiert – es bilden sich Antikörper in seinem Blut. Man achtet daher seit langem darauf, daß Rh-negative Personen kein Rh-positives Blut transfundiert bekommen.

Neben den »klassischen« Blutgruppen 0, A, B oder AB wird heute im Mutterpaß stets auch der sogenannte Rhesusfaktor (Rh) eingetragen. Ist die Mutter Rh-negativ, findet sich zusätzlich noch ein Vermerk: Antikörper positiv oder negativ.

Angenommen, eine Rh-negative Mutter ist mit einem Rh-positiven Kind schwanger, dann werden unvermeidlicherweise kleine Mengen Rh-positiver Blutkörperchen in den Blutkreislauf der Mutter übertreten. Dadurch wird die Mutter sensibilisiert, das heißt, sie bildet Antikörper gegen diese in ihren Kreislauf geratenen Rh-positiven Blutkörperchen. Da dies aber in der Regel erst nach der Geburt geschieht, wird dadurch nicht mehr dieses Kind gefährdet, sondern erst ein zweiter oder weiterer Fetus, der Rh-positive Blutkörperchen hat.

In den meisten Fällen haben Rh-negative und sensibilisierte Frauen sogenannte inkomplette Antikörper. Diese allein schädigen das Kind: Die Reaktion zwischen inkompletten Antikörpern der Mutter und Rh-positiven Blutkörperchen im Kind führt zur Blutarmut des Fetus, die so schwer sein kann, daß dieser noch in der Gebärmutter stirbt. Zunächst versucht der Fetus noch, seinen Blutverlust durch erhöhte Blutneubildung auszugleichen, wobei im Blut besondere Zellen gehäuft auftreten *(Erythroblastose)*. Später treten zahlreiche weitere Krankheitssymptome hinzu, vor allem die extreme Neugeborenengelbsucht; sie kann zur Schädigung von Nervenzellen im Gehirn führen.

Um 1950 wurde die Möglichkeit geschaffen, das Blut des Neugeborenen gefahrlos durch seinen Nabel gegen Rh-negatives Blut auszutauschen. Bis heute haben dank dieser Methode viele Tausende von bedrohten Neugeborenen völlig gesund überlebt.

Hinzu kam in den letzten Jahren eine Behandlung mit hellem Licht, aus dem die ultraviolette Strahlung herausgefiltert ist. In einem besonderen Brutkasten werden die Neugeborenen mehrere Tage lang bestrahlt, mit dem Erfolg, daß der gelbe Farbstoff beschleunigt abgebaut wird und somit in vielen Fällen gar nicht bis zu je-

Rhesusfaktor und Schwangerschaft

Wenn eine rhesusfaktor-negative Mutter ein Baby gebärt, das rhesusfaktor-positives Blut hat, kann während der Geburt etwas kindliches Blut in den Blutstrom der Mutter gelangen (1). Daraufhin entwickelt die Mutter Antikörper gegen das rhesusfaktor-positive Blut (2). Bekommt die Mutter später noch einmal ein Kind mit rhesusfaktor-positivem Blut, gelangen ihre Antikörper über die Plazenta zum Kind (3) und zerstören rote Blutkörperchen des Kindes.

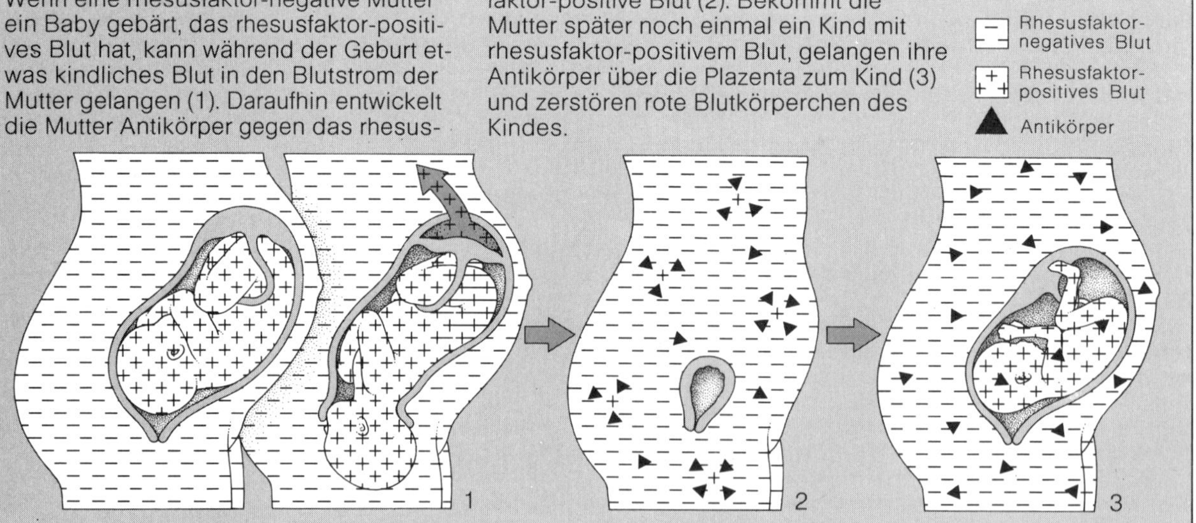

ner Grenze ansteigt, von der ab eine Austauschtransfusion nötig wird. Verbesserte Überlebenschancen haben Kinder auch bei einer um zwei bis vier Wochen vorverlegten Entbindung. Die Austauschtransfusion führt inzwischen bei 30 bis 50 Prozent der Fälle zum Erfolg. Damit sind die Chancen auch bei stark gegen den Rhesusfaktor sensibilisierten Müttern beträchtlich gestiegen, ein lebendes und gesund überlebendes Kind zu bekommen.

Für das zweite Kind gibt es seit kurzem einen Rettungsanker in Form einer Prophylaxe (vorbeugenden Maßnahme): Die noch nicht sensibilisierte Mutter bekommt unmittelbar nach der Entbindung von einem Rh-positiven (ersten) Kind inkomplette Rh-Antikörper (Anti-D-Immunoglobulin) injiziert, wodurch die vom Kind stammenden Rh-positiven Blutkörperchen zerstört werden können und damit die Sensibilisierung in 90 Prozent der Fälle unterbleibt. Würde dieses Präparat in breitem Rahmen konsequent angewendet, könnten somit bei neun von zehn ansonsten krank geborenen Kindern Rh-Schäden verhindert werden.

Fehlgeburt

Von einer Fehlgeburt (fachsprachlich *Abort* oder *Abortus*) spricht man, wenn die Frucht während der ersten sechs (oder sieben) Monate der Schwangerschaft aus dem Mutterleib ausgestoßen wird – zu einem Zeitpunkt also, in dem das Kind noch nicht lebensfähig ist. Zu unterscheiden sind der natürliche oder spontane Abort und der künstlich eingeleitete Abort (Schwangerschaftsabbruch, Seite 606).

Die spontane Fehlgeburt kann folgende Ursachen haben: Fehlbildungen von Ei, Samenzelle, befruchtetem Ei oder Mutterkuchen, Mißbildungen und Erkrankungen der Gebärmutter, Hormon- und Stoffwechselstörungen, Infektionskrankheiten, starke Strahlenbelastungen, Vergiftungen, schwere Unfälle sowie Abtreibungsversuche. Mitverursacht werden können Fehlgeburten unter Umständen auch durch schwere seelische Belastungen.

Arten der Fehlgeburten

- *Drohende Fehlgeburt:* Kommt es in der frühen Schwangerschaft zu Schmierblutungen aus der Scheide und zu Unterleibskrämpfen, ohne daß sich der Muttermund öffnet, dann sofortige Bettruhe und den Frauenarzt rufen! Meist kann dann mit Hilfe verschiedener Medikamente die Schwangerschaft gerettet werden.
- *Beginnende Fehlgeburt:* Hier ist der Muttermund bereits unter starken Blutungen geöffnet; die Ausstoßung der Frucht aus der Gebärmutter kann dann im allgemeinen nicht mehr verhindert werden.
- *Vollständige Fehlgeburt:* Frucht, Eihüllen und Mutterkuchen sind vollständig aus der Gebärmutter ausgestoßen worden.
- *Unvollständige Fehlgeburt:* Zurückbleiben von Eihüllen beziehungsweise des ganzen Mutterkuchens. Hier muß der Frauenarzt die zurückgebliebenen Teile ausschaben (Abrasio), sonst würden sie Dauerblutungen provozieren sowie durch aufsteigende Keime infiziert werden können. Ist bereits starker Blutverlust eingetreten, sind Bluttransfusionen erforderlich.
- *Verhaltene Fehlgeburt* (»missed abortion«): Hier ist die Frucht abgestorben und hat sich von der Gebärmutter gelöst, wird aber nicht ausgestoßen. Mitunter läßt sich die Abstoßung durch Medikamente herbeiführen, sonst muß die Selbstentleerung der Gebärmutter abgewartet werden.
- *Habitueller Abort* (wiederholter Abort): Ursache sind zumeist Hormonstörungen oder angeborene Mißbildungen der Gebärmutter; es kommen jedoch auch seelische Belastungen und Störungen in Betracht. Es gilt, die Ursachen herauszufinden und zu behandeln.

Oft ist eine Fehlgeburt nur ein unglücklicher Einzelfall, und dieselbe Frau vermag eine zweite Schwangerschaft normal auszutragen. Doch muß jeder Abort richtig behandelt werden, sonst können ernste Folgen eintreten: Schwere Infektionen der Gebärmutter, der Eierstöcke und Eileiter, außerdem dauernde Unfruchtbarkeit.

Alarmzeichen einer drohenden Fehlgeburt

Fehlgeburten ereignen sich in 80 Prozent der Fälle während der ersten drei Monate der Schwangerschaft, vor allem im dritten Monat. Alarmzeichen können sein:

- Ziehende Schmerzen im Unterleib. Auch wenn diese Schmerzen zumeist nur auf das Wachsen der Gebärmutter hinweisen, sollte sofort der Frauenarzt davon unterrichtet werden.
- Jede starke Blutung. (Schwache Blutungen sind zwar meist harmlos, doch sollten Sie auch hier den Arzt rufen.) *Wichtig:* Sofort hinlegen und auf den Arzt warten. Meist läßt sich die Schwangerschaft durch strenge Bettruhe und Hormonpräparate (Angst vor Mißbildungen ist hier unbegründet) erhalten.

Klafft der Gebärmutterhals (Zervix) oder ist er zu kurz, dann besteht erhöhte Gefahr einer Fehl- oder Frühgeburt. Eine (durch eine schwere erste Geburt bedingte) Zervixschwäche oder ein Zervixriß kann bei einer Zweitgebärenden eine klaffende Zervix verursachen. Oft ist nur der äußere Muttermund geöffnet, manchmal auch der innere, und der Gynäkologe wird je nachdem die Zervix mit einer Tabaksbeutelnaht (Shirodkar) verschließen oder lediglich die weiteren Veränderungen ständig kontrollieren.

Falls der äußere Muttermund nicht mehr als 2 Zentimeter geöffnet und der innere fest verschlossen ist, kann auf eine Naht in der Regel verzichtet werden – ebenso nach der 32. Schwangerschaftswoche. Bei vorzeitiger Wehentätigkeit wird man dann zuerst versuchen, mit wehenhemmenden Mitteln eine Frühgeburt zu vermeiden.

Über die Arten der Fehlgeburten und die Prognose einer weiteren Schwangerschaft siehe den Kasten auf Seite 603.

Sport während der Schwangerschaft

Während der Schwangerschaft soll außer Schwimmen kein Sport getrieben werden – so wird vielfach empfohlen. Das kann jedoch nur generell während der ersten drei Monate der ersten Schwangerschaft gelten sowie bei der Gefahr einer Fehl- oder Frühgeburt. Im übrigen können Sie alle Arten von Sport betreiben, die Ihnen Spaß machen, und sogar bis zum siebenten Schwangerschaftsmonat Leistungssport weiterführen.

Sportliche Betätigung beugt Herz-Kreislauf-Beschwerden während der Schwangerschaft vor. Schwimmen ist die beste Vorbeugung gegen Kreuzschmerzen in der Schwangerschaft. Außerdem mindert Schwimmen die Bildung der Schwangerschaftsstreifen (Striae). Diese zunächst blaurötlichen, später gelbweißlichen Streifen an Bauch und Hüfte entstehen durch eine Schädigung der elastischen Fasern.

Vorbeugung: Außer Sport sind eiweißreiche Kost und leichtes Einreiben (nicht Massieren) mit Massageöl nützlich.

Reisen während der Schwangerschaft

Grundsätzlich tun jeder werdenden Mutter Erholung, Ausspannen, Ortswechsel gut. Doch sollte der Urlaubsort ein mildes, ausgeglichenes Klima haben (abrupte Klimawechsel meiden); empfehlenswert sind Mittelgebirge, Seengegenden, Meeresküsten mit nicht zu heißen Temperaturen.

Bei Neigung zu Fehlgeburten oder bei Gefahr einer Frühgeburt sollte in den ersten 4 Monaten und ab dem achten Monat kein Urlaub geplant werden; außerdem sind in dieser Situation längere Autofahrten oder Flugreisen (Vibrationen beim Start, mögliche Erschütterung bei der Landung) gefährlich. Längere Autofahrten sind auch bei nicht gefährdeten Schwangerschaften zu meiden (abgeknickte Haltung, mangelnde Beweglichkeit – Thrombosegefahr!).

Am günstigsten ist der Urlaub zwischen dem 5. und 7. Monat.

Wichtig: Mutterpaß nicht vergessen, am Urlaubsort sich um die Adresse eines Frauenarztes kümmern, um im Notfall nicht lange suchen zu müssen.

Sexualität während der Schwangerschaft

Daß der Orgasmus der Frau in der Schwangerschaft das Baby schädigen oder gar eine Fehlgeburt auslösen könnte, dafür gibt es keinerlei Hinweise. Bei nicht wenigen Frauen verstärkt sich gerade in der Schwangerschaft der Wunsch nach Zärtlichkeit und sexueller Vereinigung; ein Verzicht auf den Geschlechtsverkehr würde die psychosoziale Isolation der schwangeren Frau nur vertiefen.

Doch ist für manche Männer die Schwangerschaft der Frau ein Grund, sich zurückzuziehen – entweder weil sie die Frau (selten) in diesem Zustand sexuell weniger anziehend finden oder weil sie eine unbewußte Scheu vor den Vorgängen während der Schwangerschaft haben, möglicherweise auch aus unbegründeter, jedoch traditioneller Rücksichtnahme. Andere Männer jedoch finden gerade eine schwangere Frau sexuell besonders attraktiv (große Brüste, frische Haut, verstärkte erotische Ausstrahlung).

In jedem Fall sollte man den Geschlechtsverkehr sechs Wochen vor der Entbindung im Hinblick auf die Infektionsgefahr (Trichomonaden, Candida-Mykose; deswegen ist auch peinlichste Säuberung des Penis kurz vor dem Verkehr unumgänglich) einschränken. Schon in der Periode vorher sollten bestimmte Stellungen (Seitlage, Reiten) bevorzugt werden.

Eklampsie

Krämpfe mit Muskelzittern bis zu schweren krampfhaften Zuckungen des ganzen Körpers, Zusammenbeißen der Zähne und Aneinanderpressen der Hände, außerdem Schaum vor dem Mund und in den meisten Fällen Bewußtlosigkeit mit blaurötlicher Gesichtsfärbung sind die Merkmale der Eklampsie. Meist tritt sie in den letzten Monaten einer Schwangerschaft auf oder (seltener) während der Geburt und Stunden danach.

Die Eklampsie ist Auswirkung einer schweren Entgleisung des mütterlichen Stoffwechsels (Ursachen noch nicht geklärt) und kommt bei einer unter ungefähr 800 Schwangerschaften vor. Schwere Schädigungen des Gehirns (Ödeme, Thrombosen, Gefäßrisse), der Nieren und der Leber sind die Folge. Die Anfälle dauern bis zu zwei Minuten und können sich wiederholen. Erstgebärende sind (mit 80 Prozent) am häufigsten betroffen.

Warnzeichen

Eine Eklampsie kann sich ankündigen durch raschen Anstieg des Blutdrucks, der zu starkem Kopfschmerz im Stirnbereich führt, durch Flimmern und Schleier vor den Augen, Doppeltsehen, Schmerzen im Oberbauch, Übelkeit und Erbrechen. Außerdem treten Ödeme (Schwellungen) im Gesicht, an Händen, Beinen und Füßen auf. Es kommt zu einer abnormalen, starken Gewichtszunahme, teils durch massive Wassereinlagerungen. Im Harn findet sich hohe Eiweißausscheidung.

Man spricht bei diesen Erscheinungen von Präeklampsie (*prä* = vor), doch muß sich diese nicht zur Eklampsie entwickeln. In diesen Fällen gilt die Präeklampsie als eigenständige Krankheit und wird – wie die Eklampsie – zu den Schwangerschafts-Toxikosen (Toxikosen: durch Vergiftung verursachte Krankheiten) gerechnet. Von der Eklampsie unterscheidet sie sich durch das Fehlen der Krämpfe und der Bewußtlosigkeit.

Behandlung der Eklampsie

Als erstes einen hölzernen Löffelstiel oder etwas Ähnliches zwischen die Zähne schieben, um ein Abbeißen der Zunge im Krampf zu verhindern. Dann sofort Krankentransport, Notarztwagen oder eventuell Rettungsflugwacht anfordern. Die Behandlung in der Klinik erfolgt mit beruhigenden und blutdrucksenkenden Mitteln und Medikamenten zur Vermehrung der Harnausscheidung (Diuretika). Meist muß sofort eine Entbindung angestrebt werden, wenn nötig mit Kaiserschnitt. Ohne Behandlung ist eine Eklampsie fast immer tödlich für Mutter und Kind. Wird sie jedoch früh und energisch behandelt und hatte die werdende Mutter nicht zuvor schon eine Nieren- oder Gefäßkrankheit, dann bleiben keine Schäden zurück.

Behandlung der Präeklampsie

Es werden harntreibende Medikamente verabreicht, die Salzzufuhr beschränkt und eine eiweißreiche Diät verordnet. In manchen Fällen sind auch blutdrucksenkende Mittel angezeigt. Aufnahme in eine Klinik ist zu empfehlen, falls die Patientin auf diese Behandlung nicht anspricht.

Vorbeugung der Eklampsie und der Präeklampsie

Die Kontrolluntersuchungen von Blutdruck, Harn und Körpergewicht im Rahmen der modernen Schwangerenvorsorge und das Auftreten von Schwellungen lassen diese Erkrankungen frühzeitig erkennen. Nützen Sie daher diese Möglichkeit, gehen Sie regelmäßig zum Frauenarzt! Eine vorbeugende Behandlung ist dann möglich, die unter anderem eine eiweißreiche Diät, Beschränkung der Salzzufuhr und harntreibende Medikamente umfaßt.

Genetische Beratung – Auskunft über das Risiko von Erbkrankheiten

In Ihrer Verwandtschaft sind Fälle von erblich bedingten Krankheiten (beispielsweise Mongolismus oder Diabetes mellitus) aufgetreten. Oder Sie selbst oder Ihr Partner leiden beispielsweise an einem insulinpflichtigen Diabetes mellitus. So machen Sie sich vor einer gewünschten Schwangerschaft Sorgen um Ihr künftiges Kind.

Bei jeder erblich bedingten Krankheit, die in diesem Buch besprochen ist, finden Sie auch das Risiko Ihrer Nachkommenschaft, mit dieser Krankheit belastet zu werden. So beispielsweise bei Diabetes mellitus (Seite 294).

Eine Auskunft über das spezielle Risiko Ihrer Nachkommenschaft aufgrund Ihrer Krankheit, der Ihres Partners oder der Groß- sowie Urgroßeltern erhalten Sie an einer genetischen Beratungsstelle. Solche Beratungsstellen gibt es an manchen Unikliniken oder ähnlichen Instituten sowie bei einigen Gesundheitsämtern.

Je nach dem Ergebnis, das manchmal auch durch spezielle Untersuchungen an den Ratsuchenden gestützt wird, raten Ihnen dann die Ärzte von einer Schwangerschaft ab oder attestieren ein nur minimales beziehungsweise nur leicht über dem Durchschnitt liegendes Risiko. Bisweilen empfehlen sie Ihnen auch die Beschränkung auf ein oder zwei Kinder, was als Entscheidungshilfe verstanden werden sollte.

Ob Sie Ihrem Wunsch nach Kindern selbst bei dominant vererblichen Krankheiten nachgeben können, hängt auch von den *Behandlungsmöglichkeiten* ab. Bei manchen Erbleiden, die früher unweigerlich zum Schwachsinn führten, entwickeln sich die Kinder bei rechtzeitiger Behandlung völlig normal – so beispielsweise bei der *Phenylketonurie* (PKU, Seite 304).

Mit dem *Alter der Mutter* steigt auch das Risiko, ein mongoloides oder mißgebildetes Kind zur Welt zu bringen. So kommt bei 20- bis 24jährigen Müttern ein mongoloides Kind auf 1600 Geburten, bei 35- bis 39jährigen Müttern beträgt das Risiko bereits 1 : 300.

Aber auch Fehler in der Bildung der männlichen Samenzellen spielen bei Mongolismus zu etwa 30 Prozent eine Rolle. Doch so groß ist das Risiko auch wieder nicht, daß Sie sich als 35- bis 40jährige Frau einen starken Wunsch nach einem Kind versagen müßten.

Auch wenn Sie schon schwanger sind und sich um die Gesundheit Ihres Kindes sorgen, weil Ihnen zum Beispiel eine Erbkrankheit in der Familie Ihres Mannes bekannt geworden ist, sollten Sie eine genetische Beratungsstelle aufsuchen. Die Ärzte werden dann allein aufgrund der Erbkrankheit oder nach einer Untersuchung der Zellen Ihres Kindes (*Amniozentese,* Seite 598) das Risiko des Kindes, an diesem Erbleiden zu erkranken, ermitteln können. Auch mit der Chorionzottenuntersuchung ist eine Aussage über eine Reihe von Krankheiten möglich. Der Vorteil dieser Untersuchung ist, daß das Ergebnis schon relativ früh im Vergleich zur Fruchtwasseruntersuchung vorliegt: der Nachteil liegt vor allem in einer größeren Zahl von teilweise gravierenden Nebenwirkungen. Auch eine Hormonuntersuchung kann Anhaltspunkte für das Vorliegen beispielsweise eines Down-Syndroms oder eines offenen Rückens geben.

Es ist bis jetzt in den allermeisten Fällen unmöglich, ein ungeborenes Kind, bei dem Erbkrankheiten festgestellt werden, im Mutterleib zu behandeln. Deshalb werden Untersuchungen vor der Geburt vor allem deshalb durchgeführt, um den werdenden Eltern die Entscheidung zu überlassen, ob die Schwangerschaft vorzeitig beendet werden soll (siehe Schwangerschaftsabbruch).

Zu beachten ist noch, daß mit den üblichen Untersuchungsmethoden sehr wohl eine Reihe von Krankheiten aufgespürt werden können – aber bei weitem nicht alle. Die Zahl möglicher, sehr seltener Leiden geht in die Tausende. Daher ist ein »negativer« Test – also ein Test ohne pathologischen Befund – keine Garantie dafür, ein gesundes Kind zur Welt zu bringen.

Nach der Geburt eines Kindes mit einem Erbleiden sollten Sie es unverzüglich in einer dafür eingerichteten Kinderklinik unterbringen (Name und Adresse der Klinik beim Kinderarzt erfragen). Viele Kinder mit einem schweren Erbleiden können heute gerettet werden.

Schwangerschaftsabbruch

Nach Schätzungen lassen in der Bundesrepublik Deutschland mehrere hunderttausend Frauen pro Jahr ihre Schwangerschaft unterbrechen – offiziell waren es 1993 111000. Und obwohl der § 218, der den Schwangerschaftsabbruch regelt, bis vor kurzem eine soziale Indikation vorsah, sind viele Frauen ins benachbarte Ausland

– Holland oder England – gefahren, um den Schwangerschaftsabbruch vornehmen zu lassen.

Mitte 1995 fand nach langer Diskussion eine neue Regelung die Mehrheit im Bundesrat. Danach können Frauen nach vorheriger Beratung durch eine staatlich anerkannte Institution ihre Schwangerschaft bis zum Ende der zwölften Woche durch einen Facharzt unterbrechen lassen. Dieses Beratungsgespräch soll »ergebnisoffen« geführt werden. Das heißt also:

- Jede Frau darf eine Schwangerschaft innerhalb der ersten drei Monate straffrei abbrechen, wenn sie sich vorher beraten läßt.
- Die Beratung dient dem Schutz des ungeborenen Lebens, sie muß aber ergebnisoffen geführt, die Frauen dürfen beim Beratungsgespräch also nicht bevormundet werden. Frauen haben auch das Recht, anonym zu bleiben, sie dürfen auch nicht gezwungen werden, ihre Gründe für einen Schwangerschaftsabbruch zu nennen.
- Wichtig ist noch, daß auch derjenige mit Bestrafung – bis zu fünf Jahre Haft – rechnen muß, der Schwangere zum Abbruch nötigt. Auch das Vorenthalten von Unterhalt als Druckmittel kann mit einer Strafe in gleicher Höhe belegt werden.

Es gibt mehrere Methoden, eine Schwangerschaft zu beenden.

- Beim sogenannten Absaugen wird mit Spritzen der Bereich der Scheide und des Muttermundes betäubt. Anschließend wird ein Röhrchen durch den Muttermund in die Gebärmutter eingeführt und die Plazenta samt anhängender Fruchtblase abgesaugt. Ob alles kindliche Gewebe entfernt wurde, wird anschließend mittels Ultraschall geprüft.
- Bei der sogenannten Ausschabung wird eine Metallschlinge durch den Muttermund in die Gebärmutter eingeführt. Durch Abschaben der Schleimhaut wird auch der Embryo samt Plazenta entfernt.
- Auch mit Hormonen läßt sich eine Abtreibung vornehmen. Dazu werden die sogenannten Prostaglandine verwendet, die den Gebärmutterhals weiten und lockern sowie die Gebärmuttermuskulatur zum Zusammenziehen bringen. Damit kann auch im fortgeschrittenen Schwangerschaftsstadium eine Fehlgeburt provoziert werden.
- Im Ausland, z. B. Frankreich, ist auch ein Hormonpräparat zugelassen, das als »Pille danach« eingesetzt wird, weil es in der Mehrzahl der Fälle dazu führt, daß der Embryo ausgestoßen wird. In Deutschland ist diese Pille nicht zugelassen worden.

Ganz wichtig: Schwangere, die eine Schwangerschaft abbrechen wollen oder abgebrochen haben, brauchen Hilfe und Unterstützung durch nahestehende Personen!

Geburt

Die »schwere Stunde« nannte man früher die Geburt, und ein Kind zu gebären ist in der Tat ein schweres, schmerzhaftes Stück Arbeit – weshalb man im angloamerikanischen Sprachgebrauch auch den Begriff *Labour* anstelle von Geburt verwendet. Wenn auch manche Frauen leichter ein Kind zur Welt bringen als andere, die es besonders schwer haben – eine schmerzlose Geburt gibt es nicht.

Schwer ist die Geburt aber nicht nur für die Mutter, sondern auch für das Baby, denn es ist der fast gewaltsame Schritt aus der Geborgenheit des Mutterleibs, wo es im warmen Fruchtwasser geschützt war, in eine helle, fremde Welt, der es nun nackt und schutzlos preisgegeben ist.

Für die Mutter aber ist die Geburt auch Erlösung, ein großer Augenblick der Freude und des Glücks. Wenn sie nun zum ersten Mal ihr Kind in den Armen halten, es zärtlich streicheln kann, gibt es nicht nur ihr das Gefühl höchsten Glücks, es vermittelt auch dem Baby etwas von der verlorenen Geborgenheit.

Daß eine Frau sich vor der Geburt fürchtet, daß sie mit gemischten Gefühlen den Kreißsaal betritt, ist verständlich, und sie braucht sich dessen nicht zu schämen. Wer die natürliche Angst vor Schmerzen verdrängt, nimmt sich auch viel der Vorfreude. Zudem bereitet ein gewisses Maß an Furcht den Körper auf die zu erwartenden Schmerzen vor, er wird nicht mehr von ihnen überrascht. Die Angst schwindet im übrigen von selbst und mit ihr auch die Verspannung der Muskulatur. Es ist falsch, sich zusammenzureißen, um tapfer zu sein – das verkrampft nur und erhöht damit die Schmerzempfindung. Wem danach ist, der sollte stöhnen oder auch schreien – weil das erleichtert und Verspannungen löst. Rücksicht etwa auf die Hebamme ist hier fehl am Platze, ebenso auf den Mann, wenn er bei der Geburt zugegen ist. Ein Recht auf Rücksichtnahme hat die Gebärende, denn sie erbringt eine der größten menschlichen Leistungen, sicherlich aber die schönste.

Die moderne Geburtshilfe steht der Gebärenden heute mit einer ganzen Reihe von Schmerzerleichterungen zur Seite, und auch die Frau selbst kann durch zuvor geübtes Entspannen dazu beitragen, daß sich die Schmerzen in Grenzen halten. Für das Baby freilich gibt es kaum Hilfe, es muß die Austreibung aus der Geborgenheit des mütterlichen Leibs allein durchstehen. Deshalb bedarf es auch nach der Geburt des sofortigen Körperkontakts mit der Mutter und besonders liebevoller Behandlung.

Es ist sehr wichtig, daß das Baby gleich nach der Geburt, wenn die Abnabelung erfolgt ist, der Mutter in die Arme gelegt wird, die es dann zärtlich streicheln sollte. Es ist auch wichtig, daß das Kind danach im Zimmer der Mutter bleibt *(Rooming-in)*, wo sie es unter Anleitung der Schwestern selbst versorgen kann. So kann das Kind die Nähe der Mutter spüren, fühlt sich geborgen, gedeiht besser und läuft nicht Gefahr, seelischen Schaden zu nehmen. Zugleich entwickelt sich eine innige Beziehung zwischen Mutter und Kind. Es gibt heute nur noch wenige Kliniken, wo dieses Rooming-in nicht praktiziert wird. Eine werdende Mutter sollte sich rechtzeitig erkundigen, ob das Rooming-in in der Klinik ihrer Wahl möglich ist.

Einen weiteren Vorteil hat diese Methode: Die Mutter lernt von Anfang an unter sachkundiger Anleitung, richtig mit ihrem Kind umzugehen, so daß die Infektionsgefährdung gering gehalten wird. Es ist außerdem von großem Vorteil, wenn die saubere und sachgerechte Versorgung des Nabels, das Füttern und Waschen geübt wurde, bevor man zu Hause allein die Verantwortung für das Baby übernimmt.

In diesem Kapitel finden Sie folgende Abschnitte:

Informationen über das Stillen und die Muttermilch finden Sie auf Seite 632. Informationen über Fehlgeburten finden Sie auf Seite 603 und 604.

Die Stadien der Geburt

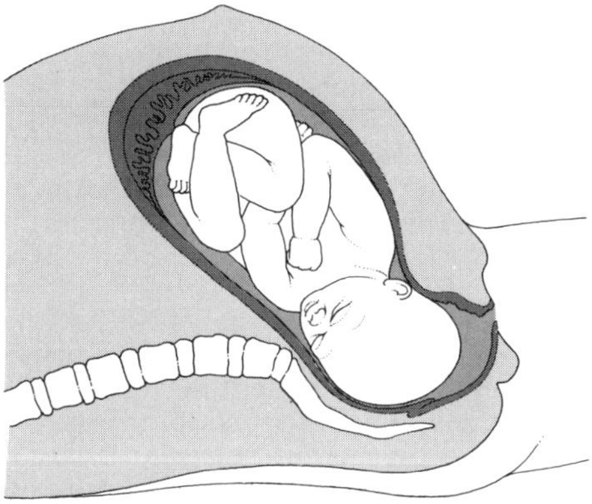

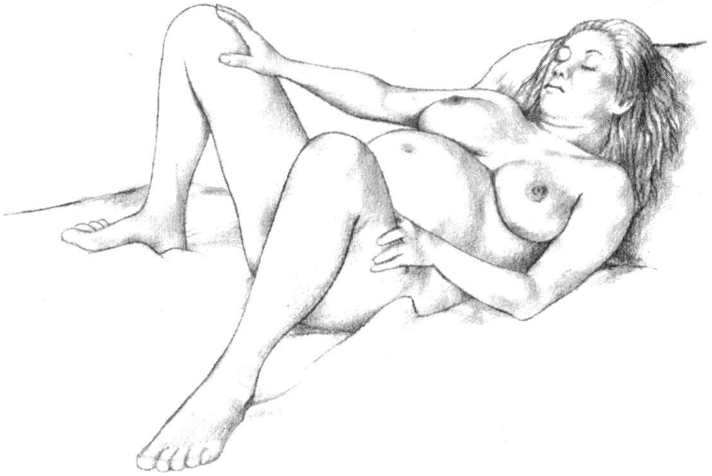

Kehren die Wehen in Abständen von etwa 15 Minuten wieder, fängt die *Eröffnungsphase* der Geburt an. Der innere Muttermund und der Gebärmutterhals öffnen sich. Die Eröffnungsphase dauert etwa 6 bis 15 Stunden.

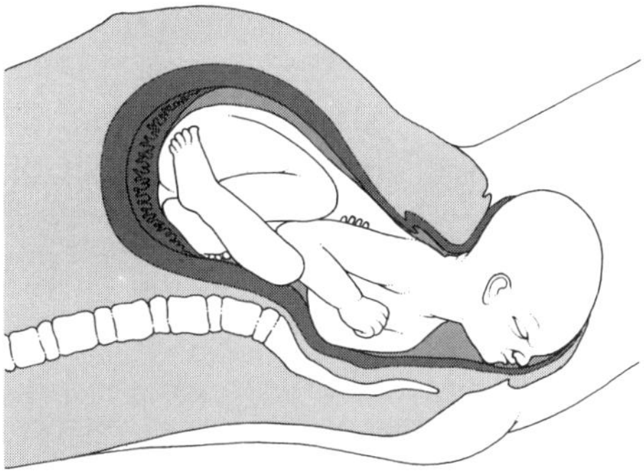

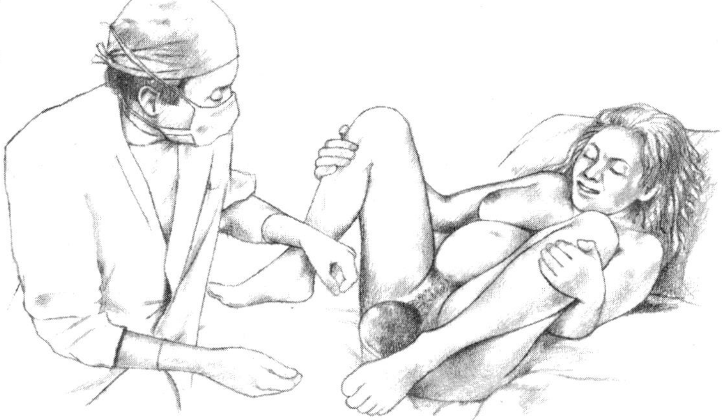

Während der *Austreibungsphase* wird das Kind mittels Preßwehen durch den Geburtskanal getrieben. Die Austreibungsphase dauert eine halbe bis eineinhalb Stunden.

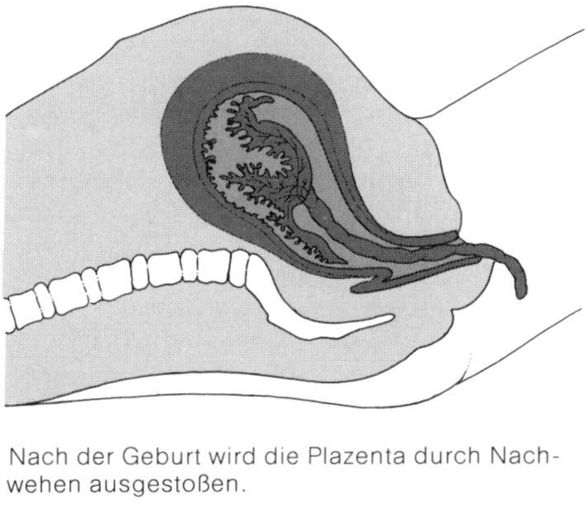

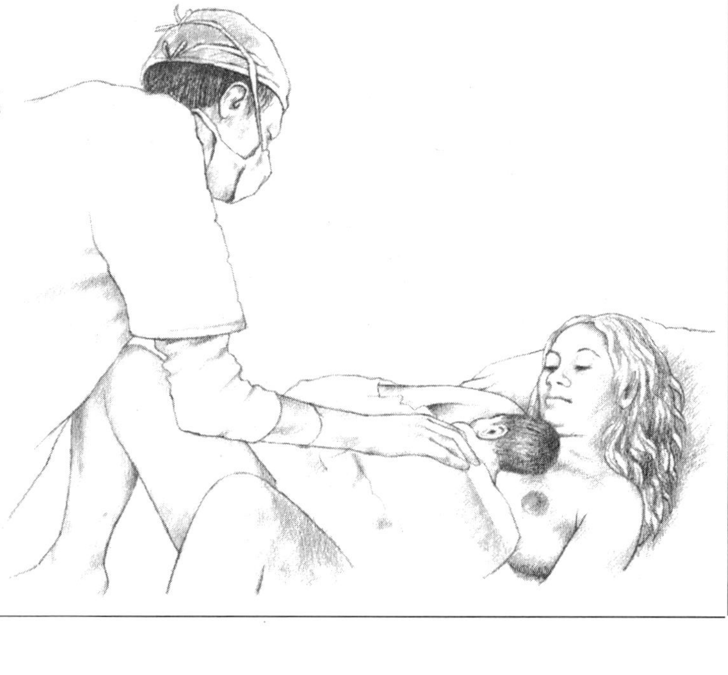

Nach der Geburt wird die Plazenta durch Nachwehen ausgestoßen.

Wann ist das Kind reif für die Geburt?

Im Durchschnitt tritt die Geburt 266 Tage nach der Empfängnis oder Konzeption ein (siehe Seite 590). Das neue Leben entsteht, wenn einer von Millionen männlicher Samenfäden in die weibliche Eizelle eindringt. Mit der Geburt wird dieses Leben also nur außerhalb des Mutterleibs fortgesetzt.

Den meisten Frauen freilich ist der Tag des letzten Eisprungs und der Empfängnis nicht genau bekannt, deshalb wird der Termin der Geburt vom ersten Tag der letzten Menstruation hochgerechnet. Man kann davon ausgehen, daß der entscheidende Eisprung und die Empfängnis etwa 11 bis 17 Tage nach der letzten Menstruation stattfinden.

Daraus läßt sich folgender Zeitplan ableiten:

- Die Geburt erfolgt zwischen 270 bis 294 Tagen nach dem ersten Tag der letzten Menstruation, also von der 39. bis Mitte der 42. Schwangerschaftswoche. Der hochgerechnete Termin der Entbindung ist das Ende der 40. Schwangerschaftswoche, also der 280. Tag nach dem ersten Tag der letzten Monatsblutung. Allerdings kommen exakt zu diesem Termin nur rund fünf Prozent aller Kinder zur Welt.
- Nach 252 Tagen, also mit Beginn der 37. Schwangerschaftswoche, ist das Baby ohne besondere medizinische Hilfe voll lebensfähig.
- Von Übertragen spricht man von der Mitte der 42. Schwangerschaftswoche an. Damit eine echte Übertragung nicht übersehen wird, muß die werdende Mutter vom errechneten Geburtstermin an in kurzen Zeitabständen kontrolliert werden. Sollte es sich nicht um eine rechnerische Übertragung handeln – also um Rechenfehler, unregelmäßige Monatsblutungen –, kann es angezeigt sein, mit Wehenmitteln die Geburt einzuleiten.

Der Länge der wirklichen Schwangerschaft, die ja erst mit dem Eisprung und der Konzeption beginnt, entspricht nicht, was hier als Schwangerschaftswochen gerechnet wird. Wer einen Schwangerschaftskalender benutzt – er ist beim Arzt erhältlich –, darf sich nicht wundern, daß dort die Schwangerschaft mit zehn Monaten angegeben wird. Wie auch der Arzt rechnet die Schwangerschaftsscheibe mit *Mondmonaten,* und diese sind 28 Tage lang. *40 Schwangerschaftswochen ergeben also genau zehn Mond-Monate.*

Wie bereits erwähnt, ist das Baby schon einen Monat vor der Geburt mit seinen Organen auf die Außenwelt wohl vorbereitet. Die restliche Zeit wächst und reift es noch, sammelt aber auch Fettpolster an, die für die selbständige Wärmeregulierung sorgen sollen.

Hormone leiten im Organismus der Mutter die Geburt ein, die mit den Wehen, der mehr oder weniger schmerzhaften Zusammenziehung der Gebärmutter, beginnt. Noch ist nicht bekannt, welche Hormone dafür verantwortlich sind. Für die erhöhte Bereitschaft des Gebärmuttermuskels, sich zusammenzuziehen, scheint das Oxytozin von Bedeutung zu sein, aber auch – neben anderen Faktoren – ein Abfall des Progesteron-Spiegels sowie ein Anstieg der Prostaglandine. Unklar ist auch noch, welche Faktoren zu diesen und noch anderen hormonellen Reaktionen führen. Man weiß aber, daß die Lokkerung des Geburtskanals ebenfalls durch Hormone bewirkt wird.

Der Geburtskanal, der relativ eng ist und durch den das Kind ausgetrieben wird, besteht aus dem inneren Muttermund am unteren Ende der Gebärmutter, dem Gebärmutterhals, dem äußeren Muttermund und der Scheide. Für seine Ausweitung sind der knöcherne Beckenring und der Ring der Beckenmuskulatur entscheidend.

Die Geburt gliedert sich in

- die Eröffnungsphase und
- die Austreibungsphase, den eigentlichen Geburtsvorgang.

Während der Eröffnungsphase, die zwischen 6 bis 15 Stunden dauert, öffnen sich der innere Muttermund und der Gebärmutterhals. Die Schwangere spürt diese Dehnungsvorgänge als Eröffnungswehen.

Während der Austreibungsphase, die eine halbe bis eineinhalb Stunden dauert, wird das Kind mittels Preßwehen durch den Geburtskanal getrieben. Unmittelbar bevor das Baby den Scheidenausgang erreicht, macht der Arzt vor allem bei erstgebärenden Frauen oft einen sogenannten Dammschnitt, damit der Damm zwischen Scheide und After nicht einreißt.

Ist das Kind geboren, wird es sofort abgenabelt und ärztlich versorgt. Dann wird der Dammschnitt bei der Mutter genäht. Kurz darauf wird der Mutterkuchen (die Plazenta) als sogenannte Nachgeburt ausgestoßen. □

Frühgeburt
Als Frühgeburten gelten Kinder, die vor Ablauf der 37. Schwangerschaftswoche geboren wurden oder weniger als 2500 Gramm wiegen. Ein Frühgeborenes muß sofort nach der Geburt in einen Brutkasten (Inkubator) gelegt und dort versorgt sowie ständig überwacht werden. Die Überlebenschance der Frühgeborenen steigt mit dem Gewicht; unreife Babys mit weniger als 1250 Gramm können nur selten am Leben erhalten werden.

In welchem Stadium der Wehen muß man in die Klinik?

Eine kurz bevorstehende Geburt wird durch Wehen angekündigt. Platzt die von den Eihäuten gebildete Fruchtblase, wobei rasch bis zu 2 Liter Wasser abgehen können, sollte sich die Schwangere unverzüglich liegend in die Klinik fahren lassen; es besteht in diesem Fall die Gefahr eines Nabelschnurvorfalls (siehe »Komplikationen bei der Geburt«, Seite 618). Die Geburt kann dann durch einen Wehentropf beschleunigt werden (siehe »Die Austreibungsphase«, Seite 612). Zum Blasensprung kommt es normalerweise allerdings erst bei fortschreitenden Wehen. Manchmal geht ein bis zwei Tage oder kurz vor den Wehen blutiger Schleim aus der Scheide ab.

Manchmal beginnen die Wehen schon Tage vor der Geburt, bereiten dann aber wenig Beschwerden. Irgendwann folgen sie dann in Abständen von einer Stunde. Treten die Wehen in Abständen von etwa 15 Minuten auf, wobei die einzelne Wehe etwa 50 Sekunden dauert, beginnt die Eröffnungsphase der Geburt: Der Muttermund und der Gebärmutterhals beginnen sich langsam zu öffnen. Ungefähr 6 bis 15 Stunden vergehen jetzt noch bis zur Austreibung des Kindes. Bei Frauen, die schon einmal geboren haben, medizinisch *Pluripara* genannt, dauert es nur noch zwischen vier und neun Stunden.

Wenn eine Frau ihr erstes Kind bekommt, sollte sie die Klinik aufsuchen, sobald die Wehen kräftig alle 10 oder 5 Minuten kommen. Beim zweiten Kind aber muß sie schon bei Wehen, die alle 15 oder 10 Minuten einsetzen, in die Klinik. Es empfiehlt sich, die Klinik vor der Ankunft anzurufen.

Die Untersuchung vor der Geburt

Sind die Formalitäten bei der Aufnahme erledigt, werden in der Klinik folgende Untersuchungen durchgeführt:

- Messen des Blutdrucks und der Temperatur, Harnuntersuchung. Außerdem wird rasiert und ein Darmeinlauf gemacht. Liegt kein Blasensprung vor und ist der Herztonverlauf des Kindes normal, darf die Schwangere ein warmes Bad nehmen.
- Aufnahme-Amniskopie, das heißt Fruchtwasserbetrachtung zur Erkennung von Sauerstoffmangelzuständen des Kindes (siehe Kasten Seite 598).
- Anschließend werden die kindlichen Herzschläge und die Wehentätigkeit überwacht, und zwar erstens mit dem Stethoskop (Hörrohr) und durch Abtasten und zweitens mit dem Herzton-Wehen-Schreiber (Kardiotokograph). Das funktioniert folgendermaßen: Die Herztöne können über das Elektrokardiogramm des Kindes, über ein Mikrofon oder durch Ultraschall aufgezeichnet werden. Die Wehen werden durch einen Druckaufnehmer von der Bauchwand, bei einem Blasensprung in besonderen Fällen über einen feinen Plastikschlauch auch direkt aus der Gebärmutterhöhle registriert. Sowohl die Herzschlagfrequenz in Schlägen pro Minute als auch die Wehen werden auf einem Papierstreifen aufgezeichnet. Herztöne und Wehen werden auch während der Geburt überwacht.
- Die Kindslage wird durch Abtasten durch die Scheide oder den Mastdarm, in unklaren Fällen auch durch Ultraschall untersucht. Bei engem Becken kann in besonderen Fällen der quere Kopfdurchmesser des Kindes durch Ultraschall ermittelt werden.
- Es wird geprüft, wie weit der äußere

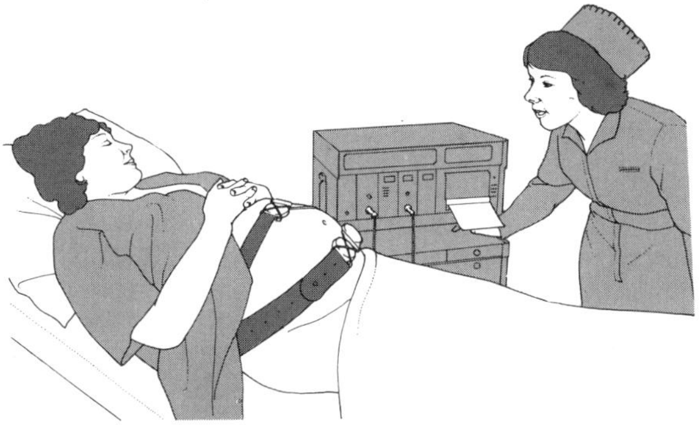

Herzton-Wehen-Schreiber (Kardiotokograph)

Mit Hilfe eines speziellen Gerätes können ab etwa der 30. Woche der Schwangerschaft (und auch während der Geburt) die kindlichen Herzschläge per Ultraschall aufgezeichnet werden. Mit demselben Gerät läßt sich auch die Wehentätigkeit messen. Die Kardiotokographie ist vor allem bei Risikoschwangerschaften angezeigt. Aber auch bei einer anscheinend normal verlaufenden Geburt kann sie beispielsweise ein plötzliches Risiko für das Kind (Abfall der Herzschläge) anzeigen.

Muttermund, also die Öffnung des Gebärmutterhalses in die Scheide, schon geöffnet ist.

- Sind die Herzschlagfrequenzen des Kindes verlangsamt, wird eine Fetal-Blutanalyse gemacht. Bei dieser von dem Berliner Perinatalmediziner Erich Saling eingeführten Methode werden dem Kind im Mutterleib nach Eröffnung der Fruchtblase einige Blutstropfen entnommen, um den Blutsäuregrad messen zu können, wobei Übersäuerung einen Sauerstoffmangel anzeigt. Die Methode wird vor allem zur weiteren Klärung der Befunde von Amnioskopie und Herztonverlauf eingesetzt, allerdings nicht in jeder Klinik. Ihr Vorteil ist, daß durch die exakte Messung des Sauerstoffmangels nicht sofort bei jeder Herzschlagverlangsamung oder bei anderen verdächtigen Signalen ein »Kaiserschnitt« in Betracht gezogen werden muß. Es genügt oft, die Wehen zunächst entsprechend zu regulieren und dann eine normale Geburt einzuleiten.

Letzte Phase der Eröffnung

Die Eröffnungswehen werden in den folgenden Stunden etwas schmerzhafter. In der letzten Phase der Eröffnung sind sie am stärksten, weil der Gebärmutterhals die letzten Zentimeter bis zu einer Weite von 10 bis 11 Zentimetern gedehnt werden muß. Wer die Schmerzen nicht ertragen kann, bekommt auf Verlangen schmerzstillende Mittel. Übrigens sind die Eröffnungsschmerzen der Preis für unseren aufrechten Gang: Der kräftige Ringmuskel des Gebärmutterhalses muß nämlich dafür sorgen, daß das Kind nicht zu früh aus der Gebärmutter kommt.

Die Schmerzen können jetzt gemildert werden, wenn man sich der in der Schwangerschaftsgymnastik erlernten Atemgymnastik bedient. Es hilft!

Die Austreibungsphase

Kurz vor dem großen Akt der Geburt, am Ende der Eröffnungsphase, klingen die starken, schmerzhaften Wehen vorübergehend ab. Das Baby, auf seinem beschwerlichen Weg nach draußen, hat sich bereits durch den inneren Muttermund und den knöchernen Beckenring hindurchgearbeitet und drückt jetzt auf den Beckenboden und den Mastdarm, was in der Mutter einen unwiderstehlichen Drang zum Pressen auslöst.

Dabei soll das Pressen mehr Reflex als bewußtes Handeln bei der Gebärenden sein. Preßt sie nämlich stark mit, dann kann der Druck der von selbst ablaufenden Preßwehen so verstärkt werden, daß das Baby zu schnell und zu hart durch den Geburtskanal gepreßt wird, was Schädigungen des Gehirns (Geburtslähmung, Zerebralparese, Seite 624) oder einen anderen Geburtsschaden (Seite 623) zur Folge haben kann. Bei übermäßigem bewußtem Mitpressen kann auch die Sauerstoffkonzentration im mütterlichen und damit auch im kindlichen Blut herabgesetzt werden.

Entspannt sich die Gebärende in der Eröffnungsphase gut, dann kann sie die Wehen gewissermaßen über sich hinweggehen lassen, sich der Vorfreude hingeben oder die Schmerzen ergeben ertragen. Auf jeden Fall ist ihr Verhalten dabei eher passiv. In der Austreibungsphase aber, beim aktiven Mitpressen unter der Anleitung der Hebamme, erlebt die Gebärende unmittelbar, wie ihr Kind durch ihren Einsatz, durch ihre Kraft zur Welt kommt. Je nach Einzelfall entscheidet der Arzt, wann und wie stark die Gebärende bewußt mitpressen soll oder kann.

Zwischen einer halben und eineinhalb Stunden dauert die Austreibungsphase, in der die Wehen ziemlich schmerzhaft sind (siehe dazu das Kapitel »Wie kann man Geburtsschmerzen erleichtern?«, Seite 613). Eine zu kurze Austreibungsphase schadet dem Baby ebenso wie eine zu lange dauernde. Die Maßnahmen werden vom Geburtshelfer aber so getroffen, daß die Austreibungsphase optimal verläuft. Bei Wehenschwäche (siehe »Komplikationen bei der Geburt«, Seite 618) wird die Gebärende beispielsweise an einen Wehentropf gehängt, damit die Wehen stärker werden: Das je nach Bedarf in die Armvene eintropfende Wehenmittel sorgt für die günstigste Stärke der Wehen. Der Geburtshelfer muß aber auch dafür sorgen, daß der kindliche Kopf nicht zu plötzlich in die Außenwelt kommt, weil der jähe Druckwechsel dem Kind schaden kann.

Den Hindernissen bei der Austreibung durch den Geburtskanal paßt sich das Baby aktiv an: Es streckt die Wirbelsäule, es dreht den Kopf seitwärts oder zieht ihn gegen die Brust hin ein. Kommt es aus dem rötlichen Dämmerlicht der Gebärmutter, wo es geborgen war, ans grelle Licht der Außenwelt und an die für das Baby zunächst ungewohnte Luft, erlebt es nach dem beschwerlichen Weg durch den Geburtskanal einen zweiten Schock. Füllt die Außenluft zum ersten Mal seine Lungen, protestiert es mit Unmutsgeschrei gegen die erlittenen Qualen. Das wenigstens ist die Meinung des französischen Geburtshelfers Frédérick Leboyer.

Es ist inzwischen bewiesen, daß sich das Kind noch längere Zeit an seine Geburt erinnert. Deshalb sträubt sich der Säugling auch, wenn man ihm ein enges Kleidungsstück über den Kopf ziehen will. Auch Erwachsene haben manchmal noch Alpträume, in denen sie sich durch eine enge Röhre oder ähnliches zwängen müssen.

Nach vorsichtiger Säuberung der Nase und der Luftwege vom Fruchtwasser sollte das Baby sofort in die Arme der Mutter gelegt werden, die es dann zärtlich streichelt. Dort hört es die vertrauten Herztöne der Mutter und fühlt sich wieder geborgen. Man kann das Baby übrigens auch in den Armen der Mutter säubern.

Kurz nach der Geburt sollte das Neugeborene von der Mutter die Vormilch bekommen – nicht nur, damit es Geborgenheit spürt und die Mutter-Kind-Beziehung gefestigt wird. Durch den Reiz des Saugens zieht sich nämlich die Gebärmutter zusammen, wodurch spontan oft ein festsitzender Mutterkuchen, also die Plazenta, ausgestoßen wird. Die Nachblutungen der Mutter bleiben dadurch geringer, weil sich die Gebärmutter schneller zurückbildet.

Weil die Vormilch leicht abführend wirkt, hat das Baby viel früher seinen ersten Stuhlgang. Dieses frühe Anlegen an die Mutterbrust hat einen weiteren Vorteil. Die Milchproduktion, das »Einschießen« der eigentlichen Milch, wird schneller angeregt, so daß fast jede Mutter stillen kann. Leider wird das Baby manchmal der Mutter erst zwei oder drei Tage nach der Geburt zum Vormilch-Trinken gebracht, so daß die Milch nur in geringem Maße einschießt, die Mutter ungeduldig wird und vielleicht von ihrem Wunsch zu stillen abgebracht wird. Über die wesentlichen Vorteile der Muttermilch wird bei »Stillen«, Seite 632, berichtet.

Wie kann man Geburtsschmerzen erleichtern?

»Mit Schmerzen sollst du deine Kinder gebären« – so steht es schon in der Bibel. Die Angst vor der Geburt, die schon immer anstrengend und schmerzhaft war, gehört von alters her zum Menschen. Sie ist also keineswegs nur »verweichlichten, verwöhnten, verspannten und von der Natur entfernten« Frauen von heute zu eigen, wie es mancherorts in Entbindungskliniken noch gesehen wird. Die Schmerzen bei den Wehen sind ganz real. Sie entstehen durch die Dehnung des Gebärmutterhalses, durch den Druck des Babys gegen den Beckenboden und durch den Vorstoß des obersten Teils der Gebärmutter gegen die Bauchwand. Die Angst vor der Geburt läßt im allgemeinen kurz vor der Geburt nach, die Entbindung wird oft geradezu herbeigesehnt, sind doch die letzten Wochen auch der glücklichsten Schwangerschaft sehr beschwerlich.

Eine andere Angst stellt sich jedoch jetzt vielfach ein, die Angst vor dem Klinikbetrieb und seiner mitunter auch heute noch kühl-geschäftigen Atmosphäre. Das kann dazu führen, daß die werdende Mutter sich verspannt. Ihr jetzt eine beruhigende Spritze zu geben ist keine gute Hilfe, weil die junge Frau das, was sie in den Schwangerschaftskursen an Atem- und Entspannungstechnik gelernt hat, kaum anwenden kann, da eine zu starke Beruhigungsspritze sie benebelt. Auch Sätze wie »Sie brauchen keine Angst zu haben«, Ungehaltenheit, weil die Gebärende immer noch Angst hat, führen ausschließlich dazu, daß sich die Verspannungen steigern.

Nach neuesten psychologischen Erkenntnissen ist es wichtiger und richtiger, den Frauen nahezubringen, wie sie mit Schmerzen und Angst, die nun einmal zur Geburt gehören, besser zurecht kommen können. So sollte eine Gebärende – das wurde schon gesagt – getrost stöhnen oder schreien, wenn ihr danach ist. Der Wille, tapfer zu sein, sich zusammenzureißen, fördert nur Verkrampfung und Verspannung.

Trotz aller medikamentösen Geburtserleichterungen haben es die Gebärenden heute vielleicht sogar schwerer als die Frauen in früheren Jahrhunderten. Denn diese konnten ihre Kinder im Kreise der Familie zur Welt bringen, erfuhren deren Trost und Zuspruch.

Jede Frau braucht nämlich während der Geburt echte und nicht bloß routinemäßige Zuwendung, braucht Hautkontakt und die Nähe vertrauter Gesichter. Auch heute gibt es noch Kliniken, die den Mann oder einen anderen nahestehenden Menschen nicht bei der Geburt dabeihaben wollen, weil er angeblich den Betrieb stört, obwohl gerade seine Anwesenheit die Geburt erleichtert.

Wichtig: Frauen, die in einem Schwangerschaftskurs intensiv Entspannungs- und Atemtechnik gelernt haben, sollten die oft gleich zu Beginn der Geburt routinemäßig gegebene Beruhigungsspritze (zum Beispiel *Valium*) ablehnen. Auch später sollten sie versuchen, mit so wenig Schmerz- und Beruhigungsmitteln wie möglich auszukommen. Es empfiehlt sich, vorher mit dem Arzt darüber zu sprechen. Man erlebt die Geburt sonst nur im Dämmerzustand und wird des glücklichen Augenblicks kaum gewahr, da der Kopf des Kindes erscheint. Sind die Spritzen sehr stark, ist auch der wichtige erste Tag, an dem die junge Mutter ihr Baby bei sich hat, wie vernebelt. Im übrigen bekommt ja auch das Kind einen Teil der Medikamente ab, was seinen Zustand beeinträchtigt.

Schmerzlinderung bei den Eröffnungswehen

- Dolantin-Spritze (Dolantin wirkt schmerzlindernd und krampflösend, verkürzt die Zeit der Öffnung des Gebärmutterhalses und des äußeren Muttermundes);
- Einatmen eines Lachgas-Sauerstoff-Gemischs, das normalerweise keinen Brechreiz auslöst. Dies wird angewandt, wenn der äußere Muttermund bereits mindestens 3 Zentimeter geöffnet ist. Die Gebärende bleibt dabei bei vollem Bewußtsein, spürt aber die Wehenschmerzen weniger. Atmet man zuviel Gas ein, ist man mehr oder weniger betäubt. Die Gebärende kann selbst bestimmen, wann sie zur Lachgasmaske greifen will. Am besten ist es, die Lachgasmaske schon wenige Sekunden, bevor die nächste der jetzt alle 3 Minuten kommenden Wehen einsetzt, zu nehmen. Man kann selbst auf die Uhr schauen oder den anwesenden Mann darum bitten.
- Jetzt sollte versucht werden, die im Schwangerschaftskurs geübte Atem- und Entspannungstechnik einzusetzen.

Die Stärke der Wehen und die Schmerzempfindung sind individuell recht verschieden. Deshalb sollte eine Gebärende sich dagegen wehren, wenn, wie heute mancherorts noch üblich, Spritzen routinemäßig zu bestimmten Zeiten in starker Dosis verabreicht werden. Eine Frau weiß selbst am besten, ob ihre Wehenschmerzen noch erträglich sind. Sie kann also sagen, daß sie noch keine weitere Spritze braucht.

Schmerzerleichterung während der Austreibungsphase

- Kurznarkose: Hat eine Frau eine nicht zu überwindende Angst vor dem letzten Teil der Geburt, vor den starken Preßwehen und dem Dammschnitt, kann sie sich eine Kurznarkose geben lassen, wobei *Evipan* in die Armvene gespritzt wird. Gleichzeitig muß allerdings ein hochdosiertes Wehenmittel verabreicht werden, damit die Wehen nicht mit der Gebärenden »einschlafen«. Diese Narkose ist aber nicht unproblematisch, da sie auch das Baby beeinträchtigt und unter Umständen beim Kind zu Sauerstoffmangel führen kann. Besonders gefährdet sind Frühgeborene und untergewichtige Babys, weshalb man in solchen Fällen die Evipan-Narkose prinzipiell nicht macht. Die Gebärende sollte sich die Entscheidung für eine Narkose gut überlegen. Denn sie hat bereits den großen Teil der Schmerzen hinter sich und würde in Narkose den wunderbaren Augenblick der Geburt versäumen. Schließlich dauert die Austreibungsphase nur eine halbe bis anderthalb Stunden.
- Besser ist der Pudendus-Block. Dabei wird rechts und links von der Scheide eine schmerzstillende Lösung in den Pudendus-Nerv, der dieses Gebiet versorgt, gespritzt. Der Arzt führt die Spritze, die am Endglied des untersuchenden Fingers befestigt ist, in die Scheide ein. Je genauer es ihm gelingt, in die Nervenkreuzung zu spritzen, desto vollständiger ist die Schmerzlinderung beim Dammschnitt und beim Ausschlüpfen des Babys. Die Wirkung des Pudendus-Blocks hält noch eine Zeitlang an, so daß auch der Dammschnitt noch schmerzlos genäht werden kann.
  Diese örtliche Betäubung gefährdet das Kind in keiner Weise, und die Mutter bleibt bei vollem Bewußtsein.

Periduralanästhesie und Parazervikalblockade

Periduralanästhesie (Epiduralanästhesie)

Dabei erhält die Gebärende zwei Stunden vor der Geburt eine Spritze in den das Rückenmark umgebenden Kanal, so daß die Schmerzleitungen, die von der Gebärmutter, dem Gebärmutterhals und der Scheide ins Rückenmark und von dort ins Gehirn führen, blockiert werden. Die Spritze tut nicht weh, und sie beeinträchtigt auch das Baby nicht.

Die schmerzstillende Lösung kann der werdenden Mutter aber auch je nach Bedarf in kleinen Dosen über eine Sonde zugeführt werden (Katheter-Periduralanästhesie). Diese Methode ist günstiger, weil sie schon früh in der Eröffnungsphase angewandt werden kann. Sie hat aber den Nachteil, daß der ganze Körper vom Brustkorb an gefühllos wird, so daß auch die Wehen immer schwächer werden und die Gebärende in der Austreibungsphase, falls erforderlich, nicht genügend mitpressen kann. Man muß der Gebärenden also zugleich ein Wehenmittel geben.

Dennoch muß das Kind nicht selten mit der Saugglocke oder in manchen Fällen (beispielsweise bei Gesichtslage) mit der Geburtszange geholt werden, damit es die Scheide, den engsten Teil des Geburtskanals, passieren kann.

Der Geburtshelfer muß bei einer notwendigen operativen Beendigung der Geburt durch die Scheide von Fall zu Fall entscheiden, was günstiger ist, die Saugglocke oder die Zange. Dabei muß bedacht werden, daß der Gefahr von möglichen Verletzungen des Kindes und der Geburtswege (Geburtslähmung, Seite 624; Geburtsschaden, Seite 623; Zerebralparese, Seite 668) andererseits das Risiko eines zu langen Geburtsverlaufs und Sauerstoffmangels des Kindes gegenübersteht. Eine zu spät durchgeführte oder gar unterlassene geburtshilfliche Operation kann größeren Schaden verursachen, als ihn der Eingriff selbst möglicherweise mit sich gebracht hätte.

Bei der Periduralanästhesie kann es in seltenen Fällen infolge von Überdosierung oder unsachgemäßer Handhabung zu vorübergehenden Lähmungserscheinungen kommen. Deshalb sollte die Periduralanästhesie – auch wenn ihre Risiken in der Regel nicht groß sind – weniger häufig angewendet werden als bisher. Jedenfalls sollte sie nicht – wie in manchen Kliniken üblich – routinemäßig vorgenommen werden.

Die Periduralanästhesie sollte – wie jede eingreifende Methode – nicht grundsätzlich, sondern individuell und nach gründlichem Abwägen des Für und Wider gemacht werden. Man sollte den Arzt darauf ansprechen, wenn man eine Periduralanästhesie wünscht, ihm aber auch sagen, daß man sich für eine mehr natürliche Geburt ohne eingreifende Methoden entschieden hat, vor allem dann, wenn man in einer Klinik ist, in der solche Methoden routinemäßig angewandt werden.

Parazervikalblockade

Dies ist eine örtliche Betäubung, mit der gezielt die Bahnen blockiert werden, die vom Gebärmutterhals und vom äußeren Muttermund den Schmerz in das Rückenmark leiten. Über zwei feine Plastikschläuche wird rechts und links vom Muttermund eine betäubende Substanz in kleinen Dosen in das Gewebe geleitet, und zwar jeweils nur so viel, wie die Mutter braucht, um während der Eröffnungsphase keine Schmerzen zu haben.

Schon wenn sich der Muttermund erst 3 Zentimeter geöffnet hat, kann die Parazervikalblockade angelegt werden. Wenn der Muttermund vollständig geöffnet ist, werden die Sonden herausgezogen, und es wird ein Pudendus-Block verabreicht. Daß man die Substanz für die Parazervikalblockade früher in einer einmaligen Dosis spritzte, hat in vielen Fällen zu Schäden beim Neugeborenen geführt, weil das Baby über die mütterliche Blutbahn zuviel von dem Medikament mitbekam. Die heutige fortlaufende, tropfenweise und niedrige Dosierung gefährdet das Baby nicht mehr.

Verbindet man die Parazervikalblockade in der Eröffnungsphase mit dem Pudendus-Block in der Austreibungsphase, kann, wie mit der Katheter-Periduralanästhesie, eine weitgehend schmerzlose Geburt erreicht werden. Bei geburtshilflichen Operationen – Zangen- oder Saugglockengeburt – ist letztere jedoch wegen der größeren Ausdehnung und besseren Steuerbarkeit zu bevorzugen. Sie kann übrigens auch beim Kaiserschnitt angewandt werden.

»Schmerzlose« oder »natürliche« Geburt

Wer einer Schwangeren eine »schmerzlose« oder eine »natürliche« Geburt verspricht, sofern sie sich nur nach bestimmten Entspannungs- und Atemtechniken richtet, die der englische Arzt Dick Grantly Read und der französische Geburtshelfer Frédéric Lamaze in den dreißiger Jahren unabhängig voneinander für werdende Mütter entwickelt haben, der täuscht die Schwangere unredlich. Sicherlich haben die Trainingsprogramme, die werdende Mütter in den Schwangerschaftskursen lernen (Schwangerschaft, Seite 589), bei manchen Frauen durchaus Erfolg: Die Frau erlebt die Geburt entspannter und mit weniger Angst, aber nur selten weniger schmerzvoll. Die schmerzfreie Geburt gibt es nicht, es sei denn, die Schwangere wird durch Kaiserschnitt entbunden. Entspannungstechniken sind also keine Alternative für die medikamentöse Schmerzlinderung, wie es sich Read und Lamaze vorgestellt hatten.

»Sanfte« Geburt

Dem französischen Geburtshelfer Frédérick Leboyer gebührt das Verdienst, das Recht des Neugeborenen auf sanfte, liebevolle Behandlung nach der strapaziösen Austreibung aus dem schützenden Mutterleib postuliert zu haben. Deshalb entbindet Leboyer seine Patientinnen nur im Halbdunkel, damit das grelle Licht dem Baby keine Schmerzen bereitet. Sofort nach der Geburt wird es auf den Bauch der Mutter gelegt und, wenn die Nabelschnur durchgetrennt ist, ausgiebig in warmem Wasser gebadet (Fruchtwassermilieu).

Gewiß ist bei Leboyers Methoden manches übersteigert – wie soll der Arzt etwa im Halbdunkel einen guten Dammschnitt machen? –, in einem hat er sicher recht: In den Entbindungsräumen muß mehr Platz für Menschlichkeit geschaffen werden, vor allem auch für das Baby.

Steißlage und andere schwierige Lagen des Kindes vor der Geburt

Auf die günstigste Art, nämlich mit dem Hinterkopf zuerst, das Gesicht nach hinten zur Wirbelsäule der Mutter gekehrt, durchdringen 94 Prozent aller Babys den Geburtskanal. Mit dem harten Hinterkopf schafft es das Baby am besten, den Geburtskanal zu dehnen und sich dann hindurchzuzwängen. Liegt das Kind allerdings anders, dann erschwert das die Geburt; in manchen Fällen muß sogar ein Kaiserschnitt gemacht werden. Die Lage des Kindes kann durch Abtasten oder durch eine Ultraschalluntersuchung festgestellt werden.

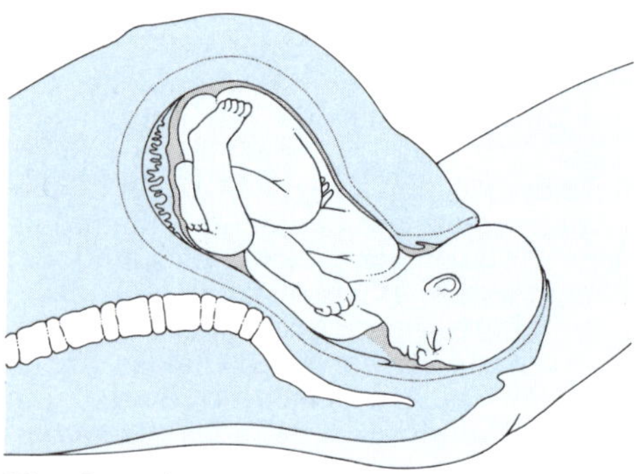

Hinterhauptslage
(normale Geburtslage)

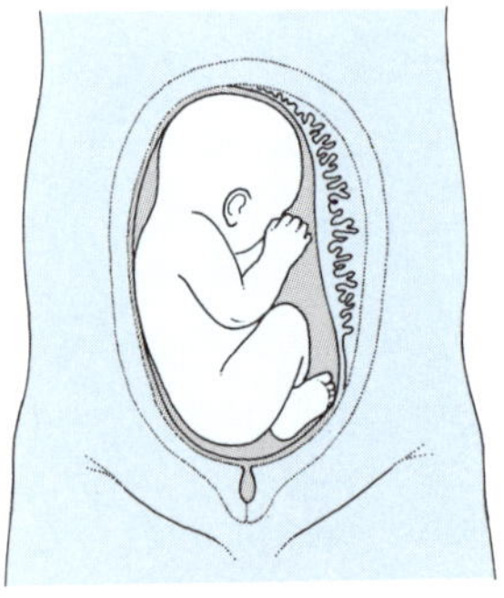

Beckenendlage
Die Beckenendlage (Steiß- oder Fußlage) ist die häufigste der falschen Kindslagen bei der Geburt.

Beckenendlage (zum Beispiel Steiß- oder Fußlage)

Das Kind liegt mit dem Hinterteil oder den Füßen zum Geburtskanal. Manchmal ändert sich die falsche Lage noch während der Eröffnungswehen, oft ist die Geburt auch in der Steißlage (3 Prozent aller Kindslagen) möglich. Wenn das nicht der Fall ist, muß ein Kaiserschnitt vorgenommen werden.

Querlage (1 Prozent der Kindslagen)

Hierbei liegt das Baby quer in der Gebärmutter. Der Arzt kann gegen Ende der

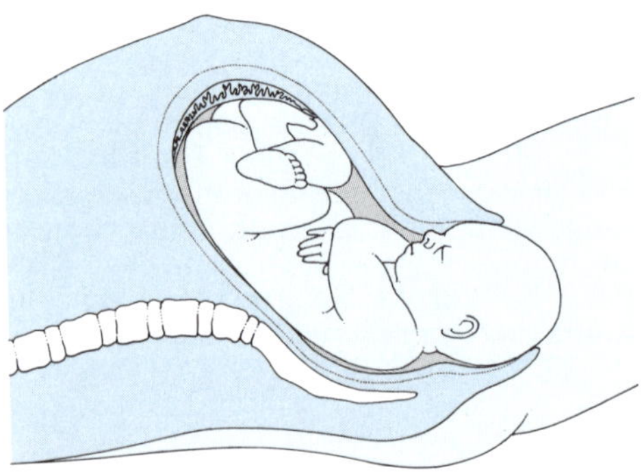

Gesichts- oder falsche Kopflage

Schwangerschaft versuchen, das Baby durch gezieltes Drücken in die richtige Lage zu bringen. Mißlingt dies, bleibt nur der Kaiserschnitt.

Gesichtslage oder falsche Kopflage (2 Prozent)

Wenn das Baby versucht, mit dem Gesicht voran durch den Geburtskanal zu dringen, oder wenn es zwar mit dem Kopf nach unten, aber mit dem Gesicht zur Bauchseite anstatt zur Wirbelsäule durch den Geburtskanal gelangt, kann ein operativer Eingriff mit Saugglocke, Geburtszange oder auch ein Kaiserschnitt erforderlich sein.

Kaiserschnitt

Der Name Kaiserschnitt (Sectio caesarea) geht auf einen Übersetzungsfehler aus dem Lateinischen zurück. Caesere heißt nämlich schneiden. Doch die Legende weiß eine hübschere Erklärung: Julius Caesar soll durch eine Schnittentbindung bei seiner eben verstorbenen Mutter zur Welt gekommen sein.

Durch einen Kaiserschnitt – auch Schnittentbindung genannt – kommen etwa 10 Prozent aller Kinder auf die Welt. Davon sind 75 Prozent Not-Kaiserschnitte, weil während einer ansonsten normalen Geburt plötzliche Komplikationen auftreten, die nicht vorhersehbar waren. Das verbliebene Viertel sind geplante Schnittentbindungen, bedingt durch verschiedene Voraussetzungen, die eine normale Geburt unmöglich machen. Zwar sind Schnittentbindungen relativ leichte Operationen, sie bergen aber immer noch ein weit größeres Risiko als eine normale Geburt.

Nur wenn eine normale Geburt die Mutter oder das Kind beziehungsweise beide in Gefahr bringen würde, wird ein Kaiserschnitt gemacht.

Kaiserschnitte werden bei folgenden Komplikationen geplant

- Wenn das Becken der Mutter im Verhältnis zum Kopf des Kindes zu eng ist;
- wenn die Plazenta (der Mutterkuchen) ganz oder zum Teil vor dem vorangehenden Kopf des Kindes (Placenta praevia) liegt, was für Mutter und Kind Verblutungsgefahr bedeutet;
- wenn der Mutterkuchen sich von der Gebärmutterwand vor der Geburt abgelöst hat – ebenfalls Verblutungsgefahr;
- wenn das Kind sich in Steiß-, Quer- oder Gesichtslage befindet (Seite 616);
- wenn ein stark mißgebildetes Kind erwartet wird;
- wenn Totgeburten unbekannter Ursache vorausgegangen sind;
- wenn bei der Gebärenden Eklampsie (Seite 605) oder schweres Schwangerschaftserbrechen (Seite 596) vorliegt;
- wenn schon zuvor Schnittentbindungen, Operationen der Gebärmutter (Entfernung von Myomen) oder Scheidenoperationen vorgenommen wurden;
- wenn bei Diabetes mellitus infolge schlechter Blutzucker-Einstellung der Mutter ein Riesenbaby erwartet wird;
- wenn eine Rhesusfaktor-Unverträglichkeit von Mutter und Kind gegeben ist (Seite 602).

Kaiserschnitt als Notoperation

Als Notoperation muß ein Kaiserschnitt in folgenden Fällen vorgenommen werden:

- Wenn trotz verabreichter Wehenmittel die Wehen wirkungslos bleiben und das Kind durch eine zu lange dauernde Geburt durch die Scheide schwer gefährdet ist;
- wenn die Verlangsamung des kindlichen Herzschlags während der Geburt auf schweren Sauerstoffmangel hindeutet oder dieser schon kurz vor der Geburt durch eine Fetalblutanalyse festgestellt wurde (siehe »Die Untersuchung vor der Geburt«, Seite 611);
- wenn es zu einem Vorfall der Nabelschnur kommt (siehe »Komplikationen bei der Geburt«, Seite 618).

Wie wird der Kaiserschnitt durchgeführt?

Erst eine Minute vor dem Eingriff bekommt die Mutter eine Vollnarkose. Der Arzt führt dann einen 12 bis 15 Zentimeter langen Querschnitt direkt oberhalb der Schamhaargrenze durch, schneidet die fünf Schichten der Bauchdecke auf, um Gebärmutter und Fruchtblase zu öffnen. Mit dem Kopf voran wird das Baby herausgehoben. Besteht höchste Gefahr für Mutter und Kind, macht der Arzt den schnelleren Längsschnitt, der allerdings eine deutlich sichtbare Narbe hinterläßt. Die Geburt selbst dauert nur rund fünf Minuten. Bis die Wunde vernäht und das Kind versorgt ist, dauert es dann noch etwa 45 Minuten. Wenn es sich nicht um einen Not-Kaiserschnitt handelt, kann auch die Periduralanästhesie angewendet werden (Seite 615).

Nachteile der Kaiserschnitt-Entbindung

Durch einen Kaiserschnitt kommt ein Kind sicherlich behutsamer auf die Welt, doch werden seine Lebensgeister nicht so angeregt wie bei einer nicht zu lange dauernden normalen Geburt. Es läßt sich auch nicht vermeiden, daß das Baby vorübergehend durch das Narkosemittel geschädigt wird. Weil sich die Gebärmutter nicht reibungslos zurückbildet, kann es manchmal zu Gebärmutterblutungen kommen. Die Rückbildung der Gebärmutter läßt sich aber mit Medikamenten fördern, wie sich auch die Blutungen medikamentös verhindern lassen. Ein großer Nachteil ist freilich, daß die Mutter ihr Baby erst nach vier bis fünf Tagen erstmals stillen kann. Da hat sich das Baby aber oft schon so an das Fläschchen gewöhnt, daß ihm das Saugen an der Mutterbrust zu anstrengend ist und es schreiend nach dem Fläschchen verlangt. Wenn eine Mutter ihr Baby aber wirklich stillen will, dann sollte sie darauf bestehen, daß es in seinem Bettchen neben ihr Bett gestellt wird, damit sie immer wieder Stillversuche unternehmen kann.

Eine Frau, die beim ersten Kind eine Schnittentbindung hatte, kann ihr zweites Kind unter Umständen normal zur Welt bringen. Voraussetzung dafür ist allerdings, daß sie von Beginn der Geburt an ärztlich sehr sorgsam überwacht wird und der Arzt im Notfall unverzüglich einen Kaiserschnitt machen kann.

Eine Frau kann, ohne daß das Operationsrisiko wesentlich steigt, zwei bis drei Schnittentbindungen durchstehen.

Wichtig: Nach einer Schnittentbindung sollte sich die junge Mutter keinen großen körperlichen Anstrengungen aussetzen und auf sexuellen Verkehr in den ersten sechs Wochen verzichten.

Komplikationen bei der Geburt

Verzögerung der Geburt durch Wehenschwäche

Wehenschwäche liegt vor, wenn die Zusammenziehungen der Gebärmutter nur schwach und ungenügend sind. Man unterscheidet zwischen *primärer* und *sekundärer Wehenschwäche.*

Die *Ursachen* bei der *primären Wehenschwäche*, bei der die Wehen von Anfang an schlecht sind, können eine überdehnte Gebärmutter bei einem zu großen Kind oder bei Zwillingen sein; außerdem zuviel Fruchtwasser in der Gebärmutter oder eine schwache Gebärmuttermuskulatur. Auch starke Angst und die dadurch ausgelösten Verkrampfungen können die Stärke der Wehen beeinflussen.

Die *sekundäre Wehenschwäche* tritt bei primär guten Wehen auf, wenn die Geburt langwierig verläuft, Wasserverlust entsteht und die Mutter zu erschöpft ist. Die *Ursachen*: Das Becken der Mutter ist für den übergroßen Kopf des Babys zu eng, das Kind liegt falsch (Steiß- oder Querlage, Seite 616) oder die Erweiterung des Muttermunds bei einem derb-muskulösen Gebärmutterhals ist unzureichend.

In vielen Entbindungskliniken ist es heute leider üblich geworden, mit allen möglichen Mitteln zu verhindern, daß eine Frau ihr Baby nachts bekommt, denn da ist die Klinik nicht voll besetzt (80 Prozent aller Entbindungskliniken sind personell unterbesetzt!). Kommt die werdende Mutter beispielsweise am Nachmittag, wird sie nach den Aufnahmeformalitäten und den erforderlichen Untersuchungen in einen nüchternen Raum neben dem »Kreißsaal« gelegt, wo sie sich entspannen soll. Ihr Muttermund ist zu diesem Zeitpunkt bei einem etwas derben Gebärmutterhals erst zwei Zentimeter geöffnet. Ist sie ängstlich und verkrampft, wird ihr ein Beruhigungsmittel und eine Dolantinspritze gegeben. Irgendwo hört sie das Weinen von Neugeborenen. Aber um sie kümmert sich niemand.

Weil sie verkrampft ist, schreiten die Eröffnungswehen nicht richtig fort, so daß sich am Morgen gegen fünf Uhr ihr Muttermund erst 5 Zentimeter geöffnet hat – und dabei hat sie eine Nacht voller Wehenschmerzen hinter sich und ist erschöpft. Diese Erschöpfung wiederum trägt dazu bei, daß der Muttermund sich weiterhin nur sehr langsam öffnet. Erst um zehn Uhr wird sie an einen Wehentropf gehängt. Kommt endlich die Austreibungsphase, sind die Wehen trotz des Wehentropfs ziemlich schwach, das Kind arbeitet sich nur zögernd durch den Geburtskanal, mitunter ist seine Herzfrequenz sogar verlangsamt. Um 15 Uhr schließlich wird das Baby mit der Saugglocke geholt – es hat Atemstörungen und ist noch erschöpfter als seine Mutter.

Solch eine Geburt hätte – wäre die Gebärende schon am Abend zuvor an einen Wehentropf gehängt worden – für Mutter und Kind schneller und menschlicher verlaufen können. Es kommt sogar vor, daß man einer Frau noch wehenhemmende Mittel verabreicht, damit das Kind nur nicht in der Nacht kommt.

Die werdende Mutter tut gut daran, sich bei der Klinik ihrer Wahl zu erkundigen, ob auch nachts ein Arzt zur Verfügung steht. Sie sollte den Arzt oder die Hebamme ruhig um ein Wehenmittel bitten, wenn sich der Muttermund nach Stunden noch nicht sehr erweitert hat. Sie bringt schließlich ihr Kind auf die Welt, ein großer Augenblick in ihrem Leben, der ihr nicht in qualvoller Erinnerung bleiben soll.

Wehenschwäche, welcher Ursache auch immer, wird heute meist mit *wehenfördernden Mitteln* behandelt. Es gibt aber auch weniger hart angreifende Möglichkeiten, die Wehentätigkeit anzuregen, zum Beispiel einen Darmeinlauf, ein heißes Bad, ein Spaziergang, eine Streichmassage und verschiedene homöopathische Medikamente. Solche Maßnahmen sind mit einer *Frage* oder einer *Bitte* an das Kind zu vergleichen, während die Wehenmittel ein *Befehl* sind.

Es ist ein Irrglaube, daß die kürzeste Geburt für Mutter und Kind auch immer die schonendste und die schönste ist. Werden Mutter und Kind sachgerecht überwacht und liebevoll betreut und ist auch der Vater zugegen, dann kann dieses Kommen des Kindes unvergeßliche Empfindungen schenken, die größeres Gewicht haben als der Wunsch, alles so schnell wie möglich hinter sich zu bringen.

Geduld ist bei allem medizinischem Fortschritt und modernster Technik nach wie vor eine der wichtigsten Tugenden in der Geburtshilfe. Wo früher die Ungewißheit über den gesundheitlichen Zustand des Kindes im Mutterleib zu operativem Eingreifen zwang, erlaubt die moderne Intensivüberwachung heute oft ein abwartendes Verhalten (siehe »Die Untersuchung vor der Geburt«, Seite 611).

Nur wenn der Kopf des Kindes wirklich zu groß für das Becken der Mutter ist (bei Kindern von zuckerkranken Frauen beispielsweise) oder wenn eine Steiß-, Quer- oder Gesichtslage gegeben ist, muß dann ein Kaiserschnitt gemacht werden.

Nabelschnurvorfall

Am häufigsten kommt ein Nabelschnurvorfall nach dem Blasensprung, also nach dem Abgang des Fruchtwassers, im Verlaufe der Geburt vor. Die Nabelschnur gleitet dabei an dem vorangehenden Teil des Kindes (Kopf oder Hinterteil) vorbei und gelangt vor dem Kind in den Geburtskanal. Zum Nabelschnurvorfall kommt es bei Steißgeburten übrigens häufiger als bei Kopflagen. So gefährlich ist er deshalb, weil Blutzufuhr und Blutabfuhr durch die Nabelschnur unterbrochen werden, ist die Nabelschnur doch zwischen dem knöchernen Beckenring der Mutter und knöchernen Teilen des Kindes eingeklemmt. Dadurch kommt es zu mangelnder Sauerstoffversorgung des Kindes (Zerebralparese, Seite 668).

Ein Nabelschnurvorfall kann am Vorangehen der Nabelschnur durch den äußeren Muttermund in die Scheide und an den langsamen, unregelmäßigen Herztönen des Kindes erkannt werden. Schreitet die Geburt rasch fort, kann – unter Sauerstoffzufuhr – die natürliche Austreibung abgewartet oder mit der Saugglocke beschleunigt werden. Ansonsten muß schnell eine Schnittentbindung vorgenommen werden.

Risikofälle

Wer als Risikofall eingestuft wird, sollte deshalb nicht erschrecken. Das heißt nämlich keinesfalls, daß die Geburt schwierig verlaufen muß. Man wird lediglich größere Vorsicht walten lassen. Zu den Risikofällen gehören:

- Frauen, die unter 20 oder über 30 Jahre alt sind und ihr erstes Kind bekommen;
- Frauen, die eine Tot-, Fehl- oder Frühgeburt hatten;
- Frauen, die schon öfter als viermal schwanger waren;
- Frauen, die eine Eklampsie (Seite 605) oder schweres Schwangerschaftserbrechen (Seite 596) hatten oder bei denen diese Gefahr gegeben war;
- Frauen, die während der Schwangerschaft Viruserkrankungen, Ge-

schlechtskrankheiten, Toxoplasmose oder Röteln hatten;
- Frauen mit mehr als 15 Kilogramm Übergewicht;
- Frauen, die an Anämie, Herz- und Gefäßkrankheiten, Nieren-, Leber- oder Lungenkrankheiten leiden;
- Frauen, die Diabetes mellitus haben (wobei Zuckerkrankheit heute so gut einstellbar ist, daß kein Riesenbaby zur Welt kommen muß);
- Schwangerschaften, bei denen eine Blutgruppenunverträglichkeit besteht (Rhesusfaktor-Unverträglichkeit, Seite 602).

Unter Umständen kann bei diesen werdenden Müttern ein Kaiserschnitt (Seite 617) notwendig sein.

Wer als Risikofall eingestuft wird, muß in einer Klinik entbinden.

- In der Klinik müssen auch nachts eine Hebamme und ein erfahrener Geburtshelfer verfügbar sein.
- In der Klinik müssen zu jeder Zeit eine fachgerechte Narkose und ein fachgerechter Kaiserschnitt durchgeführt werden können.
- In der Klinik müssen auch alle notwendigen Geräte für eine fachgerechte Untersuchung und Behandlung des Neugeborenen bereitstehen.

Am besten ist es, sich von seinem Frauenarzt bei der Wahl der Klinik beraten zu lassen.

Eingeleitete, programmierte Geburt

Die eingeleitete Geburt ist schon lange bei Wehenschwäche (siehe »Komplikationen bei der Geburt«, Seite 618) und Übertragung – das heißt, wenn das Kind nicht mehr ausreichend ernährt wird – üblich. Die Geburt wird also zum erwarteten Geburtstermin künstlich in Gang gesetzt, und zwar durch das Aufstechen der Fruchtblase, was übrigens nicht schmerzhaft ist, also durch einen künstlichen Blasensprung. Immer beliebter wird jedoch die eingeleitete Geburt als regelrecht geplante, als *»programmierte«* Geburt.

Das hat *Vorteile*:

- Die werdende Mutter kommt am Morgen gut ausgeschlafen in die Klinik.
- Die Geburt findet am Tage statt, alles ist darauf vorbereitet; der Arzt, den die Frau gewählt hat, kann entbinden. Nachts läuft man nämlich in mancher Klinik Gefahr, daß die Entbindung auf den kommenden Tag geschoben wird.
- Die letzten Tage der Schwangerschaft, die mit Schlaflosigkeit, Nervosität und Rückenschmerzen beschwerlich sind, können verkürzt werden.

Dem stehen aber auch *Nachteile* gegenüber:

- Die Wehen setzen mit größerer Heftigkeit ein und sind deshalb auch schmerzhafter; auch folgen sie in geringeren Abständen.
- Schwierigkeiten macht es auch, selbst bei dem heute üblichen Wehentropf, das Wehenmittel individuell richtig zu dosieren. So kommt es bei manchen Frauen zu derart heftigen Zusammenziehungen der Gebärmutter, daß der Gebärmuttermuskel frühzeitig erschöpft ist und das Kind Schaden nehmen kann. In manchen Kliniken werden die Wehen bereits exakt gesteuert: In die eine Armvene tropft das Wehenmittel, in die andere ein Wehenhemmer.

Erfahrene und verantwortungsbewußte Geburtshelfer können eine künstlich eingeleitete Geburt also jederzeit meistern. In manchen Kliniken läuft die werdende Mutter jedoch Gefahr, daß die programmierte Geburt zu früh eingeleitet wird, wenn Mutter und Kind noch nicht wirklich »geburtsreif« sind. Eine eingeleitete Geburt ist nur dann ganz ohne Risiko, wenn die Schwangerschaft genau überwacht wurde, und selbstverständlich muß das Kind die richtige Lage haben.

Der Frauenarzt bespricht dieses Problem gern mit seiner Patientin; er wird seinen Ratschlag auch davon abhängig machen, ob sich in der Nähe eine geeignete Klinik befindet.

Hausgeburt

Da rund 80 Prozent der Geburten so problemlos verlaufen, daß sie auch zu Hause stattfinden könnten, entschließen sich heute vor allem jüngere Frauen zunehmend für die Entbindung in vertrauter Umgebung, nicht zuletzt, weil sie den Nachteilen eines Klinikbetriebs entgehen wollen.

Aber auch wenn die Schwangerschaft problemlos verläuft, hat niemand die Garantie, daß auch die Entbindung ohne Komplikationen vor sich geht. Deshalb kann man keiner Frau ganz guten Gewissens empfehlen, auf die vielen neuen Errungenschaften der Geburtshilfe und der Perinatalmedizin (perinatal heißt »um die Geburt herum«) zu verzichten. Wer aber doch zu Hause gebären will, sollte sich vergewissern, ob eine gute Entbindungsklinik und eine Kinderklinik in der Nähe sind, damit im Notfall schnelle Hilfe möglich ist.

»Hausgeburt« in der Klinik

Als optimale Lösung für Mutter und Kind kann die »Hausgeburt« in der Klinik gelten. Voraussetzung dafür wäre ein größeres Maß an Menschlichkeit in der Entbindungsklinik. Dazu gehört die Ausstattung des »Kreißsaals« ebenso wie die psychologische Betreuung der Gebärenden oder das Rooming-in des Neugeborenen.

Eine Geburt in der Klinik muß für die werdende Mutter schöner und humaner werden. Immer mehr Geburtsmediziner haben inzwischen auch eingesehen, daß die Frau während und nach der Geburt psychische Betreuung braucht.

Wie die Entbindung in der Klinik schöner wird

- Gardinen, Bilder, farbige Wände usw. geben dem Entbindungsraum einen wohnlichen Charakter.
- Ärzte und Hebammen versuchen, die Gebärende auch psychisch zu betreuen und sie nicht nur mit Medikamenten zu versorgen.
- Eine vertraute Person sollte bei der Geburt zugegen sein, am besten natürlich der Vater des Kindes. Ist dieser dazu nicht imstande, sollte eine Freundin oder sonst ein Vertrauter bei der Gebärenden sein dürfen. Wichtig ist, daß auch die Person, die bei der Geburt dabei ist, sich darauf vorbereitet.
- Nach der Geburt sollte das Baby der Mutter auf den Bauch gelegt werden (siehe »Die Austreibungsphase«, Seite 612).
- Das Baby sollte im Zimmer der Mutter untergebracht sein (Rooming-in).

Vaterschaftsgutachten

Ein Vaterschaftsausschluß kann durch die Feststellung der Blutgruppe von Mutter und Kind und vermeintlichem Vater erfolgen. Dieser Ausschluß gelingt allerdings in relativ vielen Fällen nicht (siehe dazu »Blutgruppen«, Seite 439). Sicherer ist der Vaterschaftsausschluß durch Bestimmung der Haptoglobine, also der Eiweißkörper, die freien roten Blutfarbstoff zu binden vermögen.

Anwesenheit des Vaters bei der Geburt

Ob der Vater bei der Geburt seines Kindes anwesend sein soll, ist heute eigentlich keine Frage mehr: Unbedingt sollte er zugegen sein – es sei denn, er fühlt sich dazu nicht imstande. Am besten spricht die werdende Mutter mit ihm schon früh über ihren Wunsch, ihn bei sich zu haben. Väter sind nicht nur als psychische Stütze bei der Geburt wichtig, sie können sich auch aktiv beteiligen, zum Beispiel ihre Frau bei der Atmung und bei den Preßwehen unterstützen, ihr den Kopf hochhalten, damit sie sehen kann, wie ihr Kind zur Welt kommt, und – nach kurzer Unterweisung durch Arzt oder Hebamme – die kindlichen Herztöne mit überwachen.

Wie sieht das Baby nach der Geburt aus?

Meist hat die Haut des Neugeborenen eine satte dunkle Farbe, die auf die in den letzten Wochen vor der Geburt angesammelte Blutmenge zurückzuführen ist. Sein sprichwörtlich »rosiges« Aussehen erhält es erst mit der Zeit. Das Neugeborene ist naß, mit Schleim und mitunter auch Blut vom Dammschnitt verschmiert. Oft ist es auch zum Teil noch mit der Käseschmiere überzogen, die die Haut des Babys im Fruchtwasser geschützt hat. Weist das Baby eine bläuliche Gesichtsfarbe auf, dann ist dies meistens auf mehr oder weniger starken Sauerstoffmangel während der Geburt zurückzuführen; manchmal aber kann auch ein angeborener Herzfehler die Ursache sein (siehe »Blue Baby«, Seite 637). Zum Glück ist dies selten der Fall. Blutfarbstoffverluste oder Gallenfarbstoffe verleihen dem Baby manchmal eine gelbliche Hautfarbe (Ikterus; vergleiche aber auch »Rhesusfaktor-Unverträglichkeit«, Seite 602). Siehe auch »Geburtsmale« auf Seite 625.

Untersuchungen des Babys nach der Geburt

Der Zustand des Babys nach der Geburt wird nach dem sogenannten APGAR-Schema beurteilt. Untersucht werden Hautfarbe, Atmung, Spannung der Muskulatur, Herzschlag und Reflexe.

2

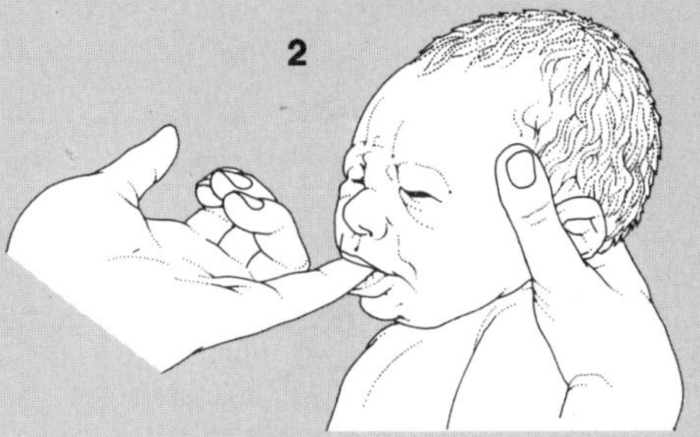

Mit dem APGAR-Schema sollte auch eine Messung des pH-Wertes des Nabelschnur-Arterienblutes beim Neugeborenen verbunden werden. So läßt sich eine Blutübersäuerung infolge eines Sauerstoffmangels während der Geburt feststellen.

1

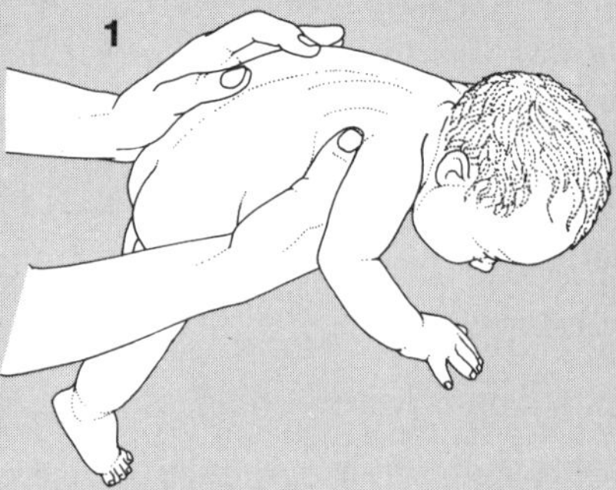

Weitere Untersuchungen sind: Überprüfung auf sofort erkennbare Mißbildungen – so die Überprüfung der Wirbelsäule (1) auf eine Meningomyelozele (Seite 635), oder Meningozele des Mundes (2) auf eine Lippen-, Kiefer- oder Gaumenspalte, des Afters auf einen angeborenen Afterverschluß und der Genitalien (3).

3

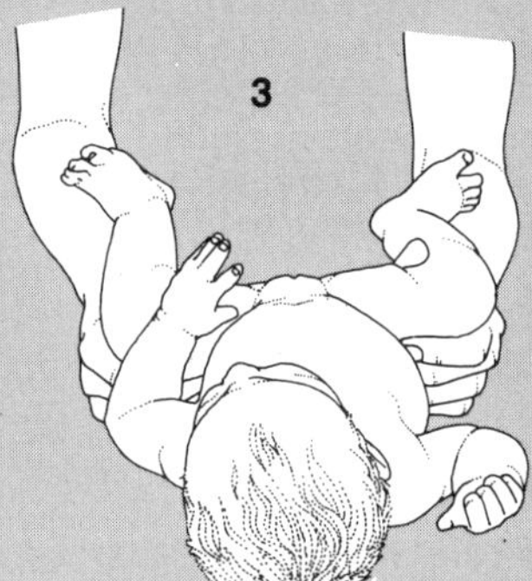

Die Untersuchungen des Neugeborenen

Das Durchschnittsgewicht eines Neugeborenen beträgt 3000 Gramm. Wiegt es weniger als 2500 Gramm, gilt es als Frühgeburt (Seite 610). Die Durchschnittslänge beträgt 50 Zentimeter.

Zur Beurteilung des Zustands eines Neugeborenen wird das sogenannte *APGAR-Schema* herangezogen. Danach bekommt das Baby jeweils 0 bis 2 Punkte für: Hautfarbe, Atmung, Spannung der Muskulatur, Herzschlag, Reflexe (»Säuglingsentwicklung«, Seite 626). Die meisten Babys erhalten bei diesem Test 10 Punkte, also die beste Note. Bekommt ein Kind weniger Punkte, ist für die weitere Entwicklung entscheidend, wie sich die Beurteilung nach einer entsprechenden Behandlung (Reanimation) ändert – etwa nach 5, 10 und 30 Minuten. 6 Punkte und weniger deuten auf ein beeinträchtigtes Kind hin (*Risikokind,* siehe »Geburtsschäden«, Seite 623/624). Dabei können sowohl ein vorausgegangener Sauerstoffmangel oder Medikamente Ursache sein (zum Beispiel geburtserleichternde Mittel oder Narkose) als auch andere Faktoren wie etwa Infektionen. Diese Kinder müssen manchmal künstlich beatmet werden und längere Zeit im *Brutkasten* bleiben.

Wer ein Risikokind zur Welt gebracht hat, braucht sich nicht unbedingt Sorgen zu machen. Viele solcher Babys überwinden ihre anfänglichen »Startschwierigkeiten« schnell, um sich dann ganz normal zu entwickeln.

In fortschrittlichen Entbindungskliniken wird heute neben der Untersuchung nach dem APGAR-Schema auch eine pH-Wert-Messung im Nabelschnur-Arterienblut des Neugeborenen vorgenommen. Durch diese von Erich Saling eingeführte Methode läßt sich eine mögliche Blutübersäuerung ermitteln und damit exakt feststellen, ob während der Geburt ein Sauerstoffmangel eingetreten ist.

Darüber hinaus gibt es weitere Untersuchungen, die grundsätzlich oder bei Bedarf vorgenommen werden sollten: die Überprüfung auf sofort erkennbare Mißbildungen (etwa Speiseröhren-, Mastdarm- oder Afterverschluß, apparative Aufzeichnung der Herzschlag- und Atemfrequenz, laufende Messung der Körpertemperatur, Blutzuckerbestimmung und die Bestimmung des Gehalts an Blutfarbstoff.

Blutungen nach der Geburt

Wenn nach der Geburt mehr oder minder starke Blutungen auftreten, kann dies verschiedene Ursachen haben:

- Die Gebärmutter zieht sich nach lange dauernden Geburten oder wenn sie überdehnt wurde (durch ein sehr großes Kind, Zwillinge, übergroße Fruchtwassermenge) unzureichend zusammen; das heißt, sie bildet sich im Vergleich zu normalen Geburten zu langsam zurück.
- Die Nachgeburt wurde nicht vollständig entfernt, weil kleine Reste gelegentlich unerkannt bleiben.
- Riß der Gebärmutter, was sehr selten vorkommt.
- Riß des Gebärmutterhalses oder der Scheide, was bei Saugglocken- oder Zangengeburten relativ häufig vorkommt.
- Blutgerinnungsstörung, was sehr selten ist.
- Tritt die Blutung erst im Wochenbett auf, kann es sich um eine Endometritis (Entzündung der Gebärmutterschleimhaut, Seite 556) handeln. Diese Infektion kann durch schlecht geschnittene, mangelhaft genähte und hygienisch nachlässig versorgte Dammschnitte sowie durch unzureichend versorgte Scheidenrisse entstehen.
- Infektionen des Dammschnitts können zu Vereiterungen und auch zum vorzeitigen Platzen von Nahtstellen führen.
- Lösen sich Teile der Dammschnittnaht vorzeitig, bleibt oft ein klaffender Einriß am Anfang der Nahtstelle (Scheideneingang). Wenn nach der Ausheilung Beschwerden beim Geschlechtsverkehr auftreten, sollte hier noch einmal geschnitten und genäht werden. Ursache ist fast immer ein nicht gut ausgeführter Dammschnitt.
  Die werdende Mutter sollte sich vergewissern, und zwar vor der Geburt, ob ein erfahrener Geburtshelfer den Dammschnitt ausführt!

Siehe auch »Wochenbettfieber« (Seite 625). *Schäden beim Baby:* siehe »Geburtslähmung des Neugeborenen« (Seite 624), »Geburtsschäden des Kindes« (Seite 624), »Zerebralparese« (Seite 668).

Zwillinge

Auf 80 bis 90 Geburten kommt eine Zwillingsgeburt. Zwillinge (Gemini) sind zwei Geschwister, die sich gleichzeitig entwickeln, das heißt in einer Schwangerschaft getragen und kurz nacheinander geboren werden.

Eineiige Zwillinge (EZ) entstehen dann, wenn ein befruchtetes Ei sich in zwei Embryonalanlagen teilt. Zu *zweieiigen Zwillingen* kommt es, wenn zwei Samenzellen zwei Eizellen befruchten. Eineiige Zwillinge sind völlig erbgleich, haben deshalb auch immer dasselbe Geschlecht.

So hat man es bei eineiigen Zwillingen mit zwei nahezu identischen Menschen zu tun, die sich später nur aufgrund verschiedenartiger Umwelteinflüsse voneinander unterscheiden. Die *Zwillingsforschung* macht sich das zunutze, kann man an ihnen doch die Bedeutung von Erbanlagen und Umwelteinflüssen untersuchen.

Eineiige Zwillinge – das ist erwiesen – beginnen zur gleichen Zeit zu sprechen, zu laufen, reagieren auf bestimmte Krankheiten gleich, wenn sie in derselben Umgebung aufwachsen. Selbst ihr Schweiß ist so identisch, daß Spürhunde ihn nicht unterscheiden können. Es gibt jedoch differenzierende Vererbungswege und Einflüsse, denen die Embryonen im Mutterleib unterworfen sind. Und diese können auch bei Superzwillingen winzige Veränderungen der Körpermaße oder in den Linien der Fingerspitzen bedingen.

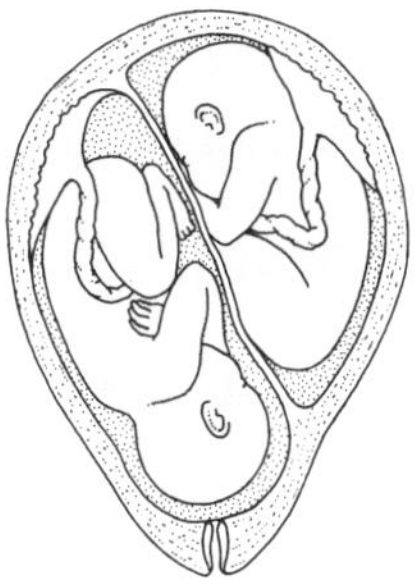

Demgegenüber sind zweieiige Zwillinge einander so ähnlich oder auch unähnlich wie Geschwister, die zu verschiedenen Zeiten geboren werden. Übrigens gehen Zwillings- und andere Mehrlingsgeburten bis hin zu Fünflingen auf eine entsprechende Erbanlage der Mutter zurück.

»Siamesische Zwillinge« siehe Seite 624.

Siamesische Zwillinge

Bei siamesischen Zwillingen handelt es sich immer um unvollkommen entwickelte oder unvollkommen getrennte eineiige Zwillinge; sie sind also sogenannte Doppelmißbildungen. Im Prinzip ist der Entstehungsmechanismus solcher Doppelmißbildungen biologisch geklärt. Alle Variationen und fließenden Übergänge von Doppelmißbildungen sind möglich: beispielsweise zwei Köpfe auf sonst normalem Rumpf oder vier Beine am sonst normalen Körper. Siamesische Zwillinge sind wie normale eineiige Zwillinge immer gleichen Geschlechts.

Je früher es zur Aufteilung der gemeinsamen Keimanlage in zwei Individuen kommt, desto kompletter ist jeder der Zwillinge. Wenn sich der Kern aber erst spät und unvollständig teilt, erfolgt eine unvollständige Doppelbildung. Bei den eigentlichen siamesischen Zwillingen teilt sich die Embryonalanlage in einem frühen Entwicklungsstadium fast ganz durch, wobei vollständig ausgebildete Zwillinge entstehen, die an einer Gewebe- oder Organbrücke zusammenhängen. Oft gibt es Verbindungen am Brustbein oder am Schwertfortsatz des Brustbeins, wobei auch eine Leberbrücke gegeben sein kann; seltener hingegen sind Verbindungen am Kopf oder am Rückenende.

Noch ungeklärt sind die *Ursachen* von Doppelmißbildungen. In Betracht kommen jedoch anlagebedingt-erbliche (endogene) Teilungsanomalien und chemische, physikalische oder mechanische Einflüsse (exogene Induzierungen) auf die Entwicklung der befruchteten Eizelle. Hierzu gehören unter anderem Medikamente, Gifte, Vitaminmangel der Mutter, Hormone, Stoffwechselstörungen, zum Beispiel Sauerstoffmangel des Embryos, Strahlenschäden, aber auch Schädigungen des Embryos durch Viruserkrankungen der Mutter.
»Zwillinge« siehe Seite 623.

Geburtsschäden des Kindes

Leider kommen Schädigungen des Neugeborenen durch eine langwierige Geburt, bei der das Baby übermäßigem Druck, Verletzungen durch Zange oder Saugglocke oder längerem Sauerstoffmangel ausgesetzt war, immer noch relativ oft vor. Dabei können Hirnblutungen auftreten, oder es kann zum Sauerstoffmangel der Hirnzellen kommen, was manchmal zu Schwachsinn, häufiger jedoch zu mehr oder minder starken Lähmungserscheinungen führt (Zerebralparese, Seite 668). Kinder mit Zerebralparese, auch CP-Kinder genannt, können heute, wenn die Schädigung früh genug erkannt wird, meist durch eine Reihe von Übungsprogrammen geheilt werden.

Vergleichsweise harmlose Folgen des Geburtsvorgangs sind Knochenbrüche (häufig Brüche des Schlüsselbeins) und Lähmungserscheinungen der Armnerven oder des Gesichtsnervs (»Geburtslähmung«, unten).

Geburtslähmung des Neugeborenen

Eine Nervenlähmung, die durch starken Druck auf einen Nerv oder durch eine Nervenzerrung während der Geburt ausgelöst wird, ist beim Neugeborenen relativ selten. Wird das Baby aber mit einer Geburtszange geholt, kann mitunter der Gesichtsnerv (Fazialis) durch den Druck der Zange angegriffen werden. Da meist nur der Gesichtsnerv auf einer Seite betroffen ist, kommt es zum »schiefen Gesicht«, einer Fazialislähmung. Die Lähmung ist im allgemeinen nur vorübergehend, weil der Nerv sich wieder erholt; manchmal kann sich die Lähmung aber auch über Jahre hinziehen.

Zu Druck oder Zerrung von Halsnervenwurzeln, die den Ursprung von Armnerven bilden, kann es bei langwierigen Geburten kommen. Abhängig davon, welche Nervenwurzeln beeinträchtigt sind, hängt der Arm schlaff und nach innen gedreht herunter (*obere Armplexus-Lähmung* oder *Erb-Duchenne-Lähmung*), oder der Unterarm und die Finger sind unbeweglich *(untere Armplexus-Lähmung)*, was sehr selten ist.

Behandlung

Massage und Elektrotherapie sorgen dafür, daß sich die Nervenwurzeln wieder erholen. Siehe auch »Zerebralparese« (Seite 668).

Geburtsmale des Kindes

Geburtsmale nennt man Hautveränderungen, Blutergüsse und Hautschwellungen beim Neugeborenen.

Geburtsgeschwulst oder Kopfgeschwulst

Es handelt sich um Flüssigkeits- und Blutansammlungen in der Haut und im Unterhautzellgewebe, die bei der Geburt nach dem Blasensprung entstehen können, wenn der Kopf des Babys durch den Geburtskanal vordringt. Ursache ist vermutlich die Saugwirkung des geringeren äußeren Drucks. Zur Kopfgeschwulst kommt es aber auch durch die Saugwirkung bei einer Geburt mit der Saugglocke. Sie ist übrigens harmlos und bildet sich innerhalb kurzer Zeit zurück.

Kopfblutgeschwulst (Kephalhämatom)

Bluterguß zwischen Schädelknochen und Knochenhaut, der bei einer langwierigen Geburt entstehen kann. Auch er bildet sich nach ein paar Monaten von selbst zurück.

Hämangiom (Blutgefäßgeschwulst)

Das Hämangiom wird auch Blutschwamm genannt, weil es eine aus der Haut hervorragende, schwammartige oder erdbeerartige Geschwulst ist, die am Kopf, aber auch an anderen Körperteilen auftreten kann. Sie bildet sich oft spontan zurück, manchmal bleibt sie aber auch über Jahre bestehen.

Feuermale

Meist nur sehr langsam oder gar nicht bilden sich die Feuermale zurück: nicht erhabene rote Flecke an der Stirn, über der Nasenwurzel und im Nacken. Spontan bilden sich in aller Regel nur die Feuermale an der Stirn zurück, meistens im zweiten oder dritten Lebensjahr. Sowohl geburtsbedingte Hämangiome als auch Feuermale sind wahrscheinlich durch Druck verursachte Blutgefäßveränderungen.

Visuelle Diagnosehilfe Seite 241.

»Wochenbett«

Den Zeitraum von 6 bis 8 Wochen, in dem sich der Organismus einer Frau nach der Geburt wieder auf »nicht schwanger« umstellt, wird auch Wochenbett genannt. Lediglich 5 bis 10 Tage verbringt die Frau davon zur Kontrolle in der Entbindungsklinik.

Körperliche Vorgänge in diesem Zeitraum: Die Gebärmutter bildet sich zurück, was oft mit milden Nachwehen verbunden ist. Der Wochenfluß tritt ein; das heißt, Blut, Gewebeteilchen und Wundsekret gehen ab. Außerdem Abnahme durch Flüssigkeitsausscheidung und Milchabsonderung.

Siehe außerdem die abschließenden Abschnitte »Wochenbettfieber« und »Wochenbettpsychose«.

Wochenbettfieber

Das Wochenbettfieber, auch Kindbett- oder Puerperalfieber genannt, war vor der Entdeckung der Antibiotika eine gefürchtete Krankheit, der viele Mütter zum Opfer fielen. Es ist eine fieberhafte Infektion, die vornehmlich durch Streptokokken und Staphylokokken hervorgerufen wird, die während der Geburt in Verletzungen (Scheidenriß, Gebärmutterhalsriß) oder in die Gebärmutterhöhle eindringen. Infektionsgefahr besteht, wenn die Asepsis nicht streng eingehalten wird – das heißt, wenn die Hände des Geburtshelfers oder die Instrumente nicht keimfrei sind – oder, was seltener vorkommt, Erreger durch die Luft des Geburtsraums in die Verletzungen gelangen. Desgleichen können mangelnde Vorsorgung des Dammschnitts oder der Geburtsverletzungen nach der Geburt die Ursache sein.

Behandlung

Heute werden bei Wochenbettfieber Antibiotika eingesetzt.

Siehe auch »Endometritis« (Gebärmutterschleimhautentzündung), Seite 556.

Wochenbettpsychose

Wochenbettpsychose nennt man die Depressionen der Frauen im Wochenbett, also Traurigkeit, Niedergeschlagenheit, Neigung zum Weinen. Sie sind auf die radikale Hormonumstellung im Körper nach der Schwangerschaft zurückzuführen, können aber durch eine unpersönliche oder gar lieblose Klinikatmosphäre sowie durch mangelndes Verständnis des Ehemanns noch verstärkt werden. Auch die unnatürliche Trennung von Mutter und Kind nach der Geburt mag dazu beitragen. Wird in einer Klinik das Rooming-in praktiziert, darf also die Mutter ihr Kind bei sich haben, treten diese Depressionen, wenn überhaupt, viel seltener auf.

Entwicklung und Erkrankungen des Säuglings

In keinem Lebensalter braucht der Mensch soviel Zuwendung und liebevolle Umsorgung wie als Säugling. Und auch medizinisch muß ein Säugling von seiner Geburt an in regelmäßigen Abständen betreut werden. Denn viele Entwicklungsstörungen und teils lebensbedrohende Krankheiten, die bereits im Säuglingsalter entdeckt werden, können Ärzte heute beheben beziehungsweise heilen. Als Säugling gilt der neue Erdenbürger bis zum Ablauf seines ersten Lebensjahres. Die wichtigste und beste Nahrung für einen Säugling bis etwa zum Ende seines fünften Lebensmonats ist die Muttermilch (zur Säuglingsernährung und zum Stillen siehe Seite 631 und 632).

Körpergröße und Gewicht

Die Grafiken zeigen die normale Bandbreite der Körpergröße und des Körpergewichts bei Mädchen und Jungen von der Geburt bis zum Beginn des 15. Lebensjahres: links die Körpergröße im Verhältnis zum Alter, rechts die Körpergröße im Verhältnis zum Gewicht. Die Zahlen an den Kurven geben die prozentuale Verteilung an, wobei jeweils die unteren und die oberen 3 Prozent – als außerhalb der Norm liegend – unberücksichtigt blieben.
Ein Beispiel: 3 Prozent der Mädchen sind im Alter von 15 Jahren bis zu 150 Zentimeter groß; die Durchschnittsgröße (50 Prozent) liegt bei 162 Zentimeter; bei 174 Zentimeter Körpergröße sind 97 Prozent der Mädchen erfaßt – das heißt, nur 3 Prozent sind größer.

Mädchen:
Körpergröße im Verhältnis zum Alter

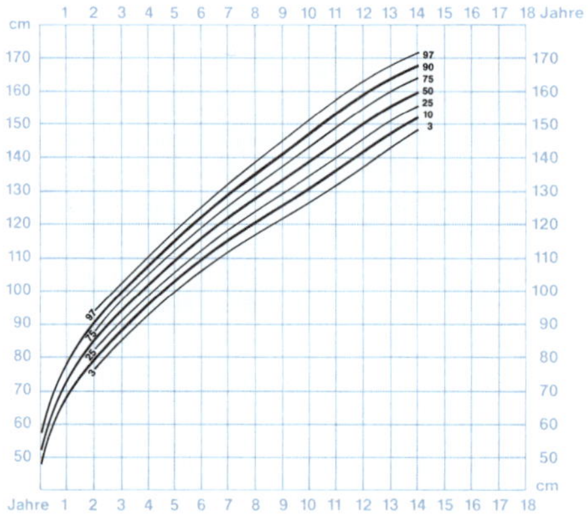

Mädchen:
Körpergröße im Verhältnis zum Gewicht

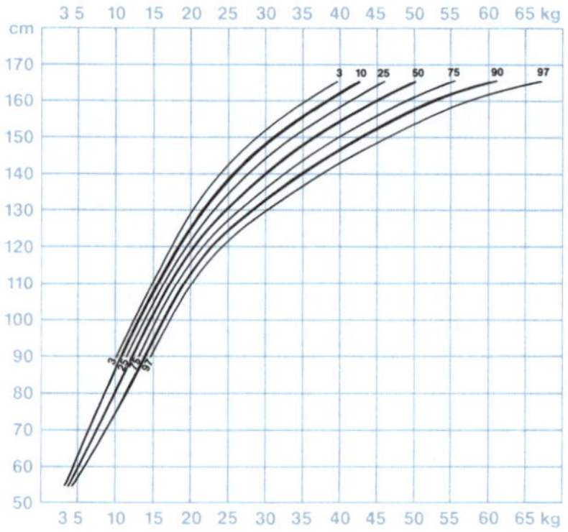

Jungen:
Körpergröße im Verhältnis zum Alter

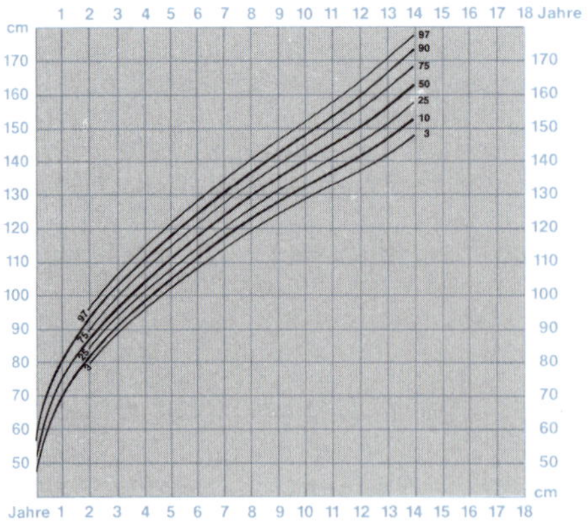

Jungen:
Körpergröße im Verhältnis zum Gewicht

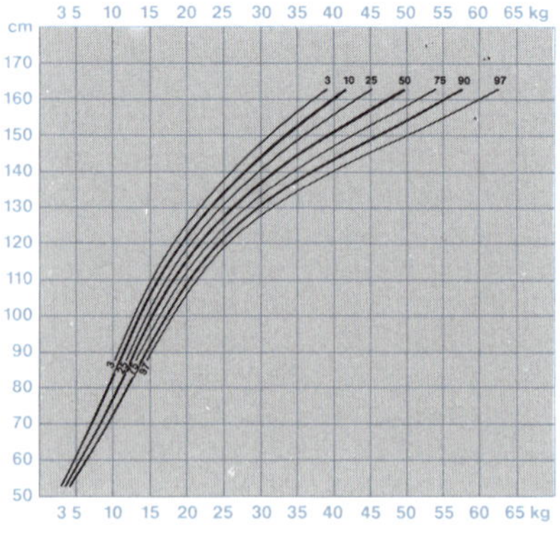

Psychisch-geistige Entwicklung des Säuglings

Es gehört für die Eltern zu den faszinierenden Erlebnissen, die Entwicklung des Neugeborenen vom nahezu hilflosen Wesen zu einem seine Umwelt wahrnehmenden und schrittweise erforschenden Menschenkind zu beobachten.

Von Anfang an kann man feststellen, daß der Säugling Berührungsreize zu empfinden vermag – der Körperkontakt mit der Mutter tut ihm offensichtlich wohl. Schon im ersten Monat reagiert das Kind auf stärkere Geräusche: Es erschrickt zum Beispiel bei einem Türenknall. Um diese Zeit kann es auch einen unbeweglichen, in seiner Nähe befindlichen Gegenstand fest anschauen, wobei sein Gesicht allerdings noch kaum einen Ausdruck zeigt. Bald lernt es jedoch auch, Gegenständen oder dem Gesicht der Mutter mit den Augen zu folgen und schließlich dabei auch den Kopf zu drehen.

Ein bewegender Augenblick für jede Mutter ist es, wenn das Baby sie – mit etwa sechs Wochen – zum erstenmal anlächelt. Das Erinnerungsvermögen wächst, und in den nächsten Wochen lernt das Baby Personen zu unterscheiden. Es freut sich offensichtlich, wenn die Mutter an sein Bettchen tritt, und kann mit etwa drei Monaten laut lachen. Es »spricht« Personen an, indem es Laute der verschiedenen Art von sich gibt, es brabbelt, gurrt und kann vor Vergnügen quietschen. Und eines Tages beginnt es, zusammenhängende Tonfolgen hervorzubringen – es setzt seine Stimme bewußt ein. Fremde Stimmen vermag es zu unterscheiden, auf sanftes Ansprechen reagiert es freundlich, es schaut den Sprechenden an.

Mit fünf Monaten greift das Kind selbständig nach Gegenständen und kann sich ausgiebig mit ihnen beschäftigen.

Um diese Zeit sollte man beginnen, häufig mit dem Kind zu spielen und es so bei der Erkundung seiner Umwelt zu unterstützen. Es versteht bereits Spaß und möchte sich unterhalten. Reden Sie viel mit ihm, das fördert seine optimistische Grundstimmung, und trösten Sie es stets, wenn es – mit dicken, kullernden Tränen – weint.

Mit etwa sechs Monaten beginnt das Kind rhythmische Silbenketten wie »dadada« zu bilden. Um diese Zeit fängt es meist jedoch auch an zu »fremdeln«, das heißt, es schrickt vor unbekannten Personen zurück und weint oder schreit, wenn sie sich ihm nähern. Um so erfreuter ist es, wenn sich ihm vertraute Personen zuwenden.

Im neunten Monat spielt es selber mit anderen, will also nicht mehr nur beschäftigt sein. Es versteht Lob und Tadel und kommt einfachen Aufforderungen nach: Es reicht zum Beispiel einen Gegenstand, wenn die Mutter: »Gib mir«, sagt.

Etwa im zehnten Monat sagt das Kind zum erstenmal »Mama« und »Papa« – es spricht seine Bezugspersonen gezielt an. Mit diesem Schritt beginnt für das Baby die Phase des sozialen Lernens, es entwickelt sich zum »Gesellschaftsmenschen«.

Noch im ersten Lebensjahr lernt es, seinen Erfahrungen gemäß relativ logisch zu denken und seine Wahrnehmungen miteinander in Verbindung zu bringen. Es behält Gesehenes und Erlebtes im Gedächtnis und lernt nun sehr schnell.

Körperliche Entwicklung des Säuglings

Der Körper des Säuglings zeigt gegenüber dem eines erwachsenen Menschen völlig andere Proportionen. Der Kopf des Neugeborenen nimmt etwa ein Viertel der gesamten Körperlänge ein. Im Laufe des Wachstums verändern sich diese Größenverhältnisse, da der Kopf gegenüber den anderen Körperteilen wesentlich weniger wächst. Während des ersten Lebensjahres ist die körperliche Entwicklung des Kindes am deutlichsten erkennbar.

Bei der Geburt mißt der Säugling im Durchschnitt 50 Zentimeter – Mädchen 47 bis 54 Zentimeter ausgestreckte Körperlänge, Jungen 49 bis 56 Zentimeter. Nach etwa einem Monat haben die Mädchen die Jungen jedoch bereits eingeholt. Nach drei Monaten sind beide zwischen 57 und 64 Zentimeter groß, am Ende des ersten Jahres messen sie etwa 70 bis 78 Zentimeter.

Das Körpergewicht eines neugeborenen Jungen beträgt etwa 3000 bis 4000 Gramm, ein Mädchen wiegt nach der Geburt etwa 2800 bis 3600 Gramm. Am Ende des ersten Monats liegt das Gewicht bei beiden zwischen 3900 und 4200 Gramm. Nach drei Monaten wiegen Jungen etwa 5600 bis 6000 Gramm und Mädchen etwa 5200 bis 5600 Gramm. Im Durchschnitt hat sich das Geburtsgewicht nach vier bis fünf Monaten verdoppelt. Nach einem

Jahr wiegen Jungen 9 bis 10,5 Kilogramm, Mädchen etwa 8,5 bis 9,5 Kilogramm.

Das Neugeborene ist den Reizen seiner Umwelt gegenüber weniger hilflos, als man annehmen könnte. Es verfügt bereits über eine Reihe von Reflexen, die es vor Gefahren schützen können. Es hustet zum Beispiel heftig, wenn Milch in seine Luftröhre gerät. Es krallt blitzschnell Zehen oder Finger zusammen, wenn man seine Handfläche oder die Fußsohle berührt; und es macht automatische Saugbewegungen, sobald es eine Berührung an den Lippen spürt. All diese automatischen Reaktionen gehören zu den frühkindlichen Reflexen, die im Rahmen der Vorsorgeuntersuchung vom Kinderarzt geprüft werden. Zu den automatischen Reaktionen gehört auch der Schreitreflex: Wenn das Baby auf die Beine gestellt und gehalten wird, macht es Schreitbewegungen; allerdings »verlernt« das Kind diese Bewegungen nach etwa einem Monat.

Bereits im Laufe der ersten Wochen erwirbt das Baby eine Reihe weiterer körperlicher Fähigkeiten. Nach fünf Wochen kann es seinen Kopf kurz anheben, wenn es auf dem Bauch liegt, etwa eine Woche später kann es ihn schon zehn Sekunden lang hochhalten, im dritten Monat gelingt ihm dies schon mindestens eine Minute lang. Im vierten Monat hebt das Kind in Bauchlage gleichzeitig Kopf, Brustkorb und Arme und vollführt mit den Beinen Schwimmbewegungen. Wenn man es aus der Rückenlage an den Armen zum Sitzen hochzieht, hebt es den Kopf mit und hält ihn im Gleichgewicht. Im fünften Monat lernt es, sich in der Bauchlage mit den Händen abzustützen, und im sechsten Monat hebt es den Kopf auch in der Rükkenlage.

Im siebenten Monat hat das Baby gelernt, nach einem Gegenstand zu greifen und ihn wieder loszulassen. Im neunten Monat kann es etwa eine Minute lang sitzen und sich dabei mit den Händen abstützen. Jetzt lernt es auch, sich fortzubewegen: Es beginnt zu krabbeln und bald darauf auch aufzustehen – zunächst, indem es sich an Gegenständen wie Möbeln usw. hochzieht. Etwa im zwölften Monat unternimmt das Kind, sich an den Möbeln festhaltend, seine ersten Schritte, und bald darauf – etwa um seinen ersten Geburtstag – wird es zum erstenmal frei laufen.

Von Beginn an sollten Sie mit Ihrem Baby regelmäßig zur Vorsorgeuntersuchung zum Kinderarzt gehen (Seite 629). Das ist nicht nur zur Feststellung möglicher Geburtsschäden oder Entwicklungsstörungen wichtig, sondern auch, um zum Beispiel Ernährungsfehler zu vermeiden, die etwa zur Übergewichtigkeit des Kindes führen können.

Die Haare des Säuglings

Die Haarfarbe des Säuglings während der ersten drei Monate ist nicht endgültig. Blonde Haare dunkeln auch später meist noch nach. Im dritten Monat macht sich oft ein Haarausfall bemerkbar, Folge der Dehnung der Kopfhaut durch das Wachsen des Schädels. Die Menge der Haare eines Babys hängt mit dem Hormonspiegel der Mutter zusammen.

Augenfarbe des Säuglings

Neugeborene haben meist blaue Augen, erst in den folgenden Monaten bildet sich die endgültige Augenfarbe aus – entsprechend der erblich bedingten Pigmentverteilung und -konzentration. Es gibt nur grüne und vor allem braune Pigmente in der Iris (Regenbogenhaut). Blaue Augen kommen durch bestimmte Lichtbrechungsverhältnisse an den Prismen der Sehzellen in der Netzhaut zustande.

Wann bekommt ein Baby seinen ersten Zahn?

Den ersten Zahn – meist ist es einer der oberen Schneidezähne – bekommen die meisten Babys mit etwa sechs Monaten. Es folgen die anderen Schneidezähne des Ober- und Unterkiefers. Backen- und Eckzähne erscheinen meist gegen Ende des ersten Lebensjahres. Zwischen dem 20. und 30. Monat hat das Kind sein vollständiges Milchgebiß (siehe Seite 645).

Schmerzen beim Zahnen und Gesundheit der Zähne

Das Druchbrechen der Zähne, das Zahnen, schmerzt ziemlich (besonders weh tut das Durchbrechen der Backenzähne). Diese Schmerzen können Sie mit schmerzlindernden Pasten erträglicher machen. Linderung bringen auch kühlende Beißringe.

Für *Wachstum und Gesundheit der Zähne* braucht ein Kind Kalk mit Mineralsalzen (vor allem mit Fluoriden). Dosieren Sie solche Tabletten oder Pulver vorsichtig; bei reinen Fluortabletten reicht die Hälfte der empfohlenen Menge (siehe dazu Seite 538 bis 540).

Babypflege

- Baden Sie Ihr Baby jeden Tag kurz (milde, ölige Babybademilch oder mildes Babybad benutzen); die Wassertemperatur sollte 36 Grad Celsius betragen (mit Badethermometer messen!). Säubern Sie auch Genital- und Pobereich sorgsam.
- Bei Buben die Vorhaut so weit wie möglich leicht zurückstreifen und sanft säubern. Läßt sich die Vorhaut auch nach dem zweiten Lebensjahr nur minimal zurückstreifen, so daß nur der Eichelbereich um die Harnröhre hervorlugt, wird der Kinderarzt Ihnen raten, täglich zu versuchen, die Vorhaut etwas weiter zurückzustreifen. Keine Sorge – um eine Vorhautverengung (*Phimose,* Seite 673) handelt es sich dabei meist nicht: Die Vorhaut von unter vierjährigen Buben ist in den meisten Fällen sehr eng. Erst ab etwa dem vierten Lebensjahr läßt sich die Vorhaut meist gut zurückstreifen.
- Verwenden Sie am besten saugstarke Einmalwindeln (etwa drei- bis viermal täglich wechseln!).
- Reinigen Sie die Ohren des Babys sanft mit in Babyöl getränkten Wattestäbchen.
- Nach dem Baden reiben Sie das Baby sanft mit wenig Babyöl ein.
- Ist die Windel voll, reinigen Sie Po- und Genitalbereich ebenfalls mit Babyöl und tragen anschließend eine Babysalbe als Entzündungsschutz auf.

Vorsorgeuntersuchungen

Die Vorsorgeuntersuchung bei Kindern dient der Früherkennung und der frühestmöglichen Behandlung von schwerwiegenden vererbten oder angeborenen Erkrankungen (zum Beispiel Enzymdefekte wie Phenylketonurie; Herzfehler; Gesichtsspalten; Mißbildungen der Geschlechtsorgane; Stoffwechselstörungen; Schädigungen des Zentralnervensystems wie zum Beispiel Zerebralparese; später auch Störungen des Knochenwachstums) oder von erworbenen Erkrankungen.

Die beiden ersten Vorsorgeuntersuchungen finden bereits in der Entbindungsklinik statt. Von der Klinik erhält die Mutter auch ein Vorsorgeheft, das sie zusammen mit dem Impfpaß und dem Mutterpaß aufbewahren soll.

Die dritte Untersuchung findet in der vierten bis sechsten Lebenswoche statt: Der Kinderarzt beurteilt das Kind nach 52 verschiedenen Kriterien. Wichtige Punkte sind dabei: Hörprüfung: bestehen Krampfanfälle?; Schluckstörungen; Stuhl; Körpermaße; Entwicklung der Motorik (Bewegung) und des Zentralnervensystems anhand der frühkindlichen Reflexe; Abhören der Herztöne und der Atemgeräusche.

Die vierte Untersuchung im dritten bis vierten Monat gilt vor allem der Untersuchung der Hüftgelenke auf eine angeborene Hüftdysplasie (Seite 639), des Herzens, der Leber und der Geschlechtsorgane. Außerdem fragt der Arzt, ob das Kind das Lächeln der Eltern erwidert (siehe dazu »Autismus«, Seite 648).

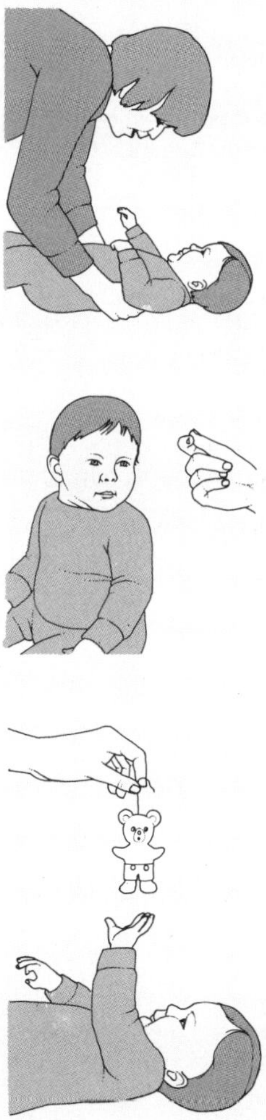

Kann mein Kind gut sehen und hören?

Bringen Sie Ihr Baby regelmäßig zu den Vorsorgeuntersuchungen, damit Entwicklungsstörungen und Krankheiten rechtzeitig erkannt werden können.

Drei kleinere Seh- und Hörtests können Sie mit Ihrem Baby machen:

1. In den ersten Lebenswochen sind alle Babys ziemlich kurzsichtig. Aber etwa in der sechsten Woche sollte Sie Ihr Baby anschauen oder lächeln, wenn Sie sich bis auf 50 Zentimeter zu ihm hinunterbeugen.
2. Wenn das Baby drei Monate alt ist, können Sie einen Hörtest mit ihm machen. Schreit das Baby gerade, und Sie machen nahe an seinem Ohr ein lautes Geräusch, sollte es auf das Geräusch achten und kurz mit dem Schreien aufhören (und gleich wieder schreien). Mit vier Monaten sollte das Baby seinen Kopf nach der Quelle des Geräusches wenden.
3. Wenn Sie bei Ihrem drei Monate alten Baby ein ihm vertrautes Spielzeug etwa 20 Zentimeter von seinen Augen entfernt hin und her bewegen, sollte das Baby den Bewegungen mit seinen Augen folgen.

Machen Sie sich Sorgen um das Seh- oder Hörvermögen Ihres Babys, sollten Sie das dem Kinderarzt mitteilen. Meist kann er Sie dann durch eine eingehende Vorsorgeuntersuchung beruhigen.

Impfkalender für Kinder und Jugendliche – nach Lebensalter geordnet

Lebensalter	Impfung gegen	Personenkreis
ab 3. Lebensmonat	Diphtherie-Pertussis-Tetanus (DPT) 3 × im Abstand von 4 Wochen	alle Säuglinge und Kleinkinder
	Hämophilus influenza Typ b 2 Injektionen im Abstand von mindestens 6 Wochen oder mit der 1. und 3. DPT-Impfung. (Die Injektion erfolgt kontralateral zur Injektion gegen DPT)	alle Säuglinge und Kleinkinder
	Poliomyelitis 2 × trivalente Schluckimpfung im Abstand von mindestens 6 Wochen, mit der 1. und 3. DPT-Impfung oder Teilnahme an Impfaktionen der Gesundheitsämter im folgenden Winter (November/Januar)	alle Säuglinge und Kleinkinder
2. Lebensjahr (nicht vor dem 15. Lebensmonat)	Masern, Mumps und Röteln (Kombinationsimpfstoff) Diphtherie-Pertussis-Tetanus 4. Injektion (Abschluß der Grundimmunisierung) Haemophilus influenzae Typ b 3. Injektion, ggf. in Verbindung mit der 4. DPT-Impfung (Die Injektion erfolgt kontralateral zur Injektion gegen DPT) Poliomyelitis 3. trivalente Schluckimpfung	alle Kleinkinder und Kinder
ab 6. Lebensjahr	Masern, Mumps und Röteln (Wiederimpfung) Tetanus-Diphtherie (Auffrischimpfung, gegen Diphtherie d-Impfstoff für Erwachsene verwenden, zweckmäßigerweise als Kombination T d)	alle Kinder
	Nachholimpfungen (bisher versäumte Impfungen außer gegen Pertussis und Haemophilus influenzae b: bei Erstimpfung gegen Diphtherie d-Impfstoff für Erwachsene verwenden, zweckmäßigerweise als Kombinationsimpfung mit Td-Impfstoff)	alle Kinder
ab 10. Lebensjahr	Poliomyelitis (Wiederimpfung) trivalente Schluckimpfung	alle Kinder
11.–15. Lebensjahr	Röteln	alle Mädchen, auch wenn im Kleinkindes- alter bereits gegen Röteln geimpft
	Tetanus (Auffrischimpfung) Diphtherie (Auffrischimpfung mit d-Impfstoff für Erwachsene; zweckmäßig als Kombinationsimpfung mit Td-Impfstoff). Der Abstand zur letzten Auffrischimpfung sollte nicht kürzer als 5 Jahre sein.	alle Kinder und Jugendliche

Diese Empfehlungen gelten für den Normalfall. In einigen Fällen wird der Kinderarzt jedoch jede Impfung vorsichtig abwägen: so bei Kindern mit einer allergischen Reaktionslage, mit Neigung zu Fieberkrämpfen oder neurologischen Störungen. Grundsätzlich sollten Kinder auch dann nicht geimpft werden, wenn der Verdacht auf eine mögliche Infektion (Einnistungszeit beachten!) besteht oder wenn sie sich gerade von einer anderen Erkrankung erholen. Unter anderem sind auch eine Allergie gegen Hühnereiweiß oder ein Antikörpermangelsyndrom Gegenanzeigen für bestimmte oder alle Impfungen.

Bei der fünften Untersuchung im sechsten bis siebenten Monat nimmt die Untersuchung der Motorik und des Nervensystems den größten Raum ein. Der Arzt prüft verschiedene Reflexe, er untersucht beispielsweise, ob das Baby beim Abstützen in der Bauchlage die Hände geöffnet und den Kopf aufrecht hält und ob es nach einem Spielzeug greift. Fehlen diese Reflexe, kann eine Zerebralparese (Seite 668) vorliegen. Außerdem kümmert sich der Arzt darum, ob die Schutzimpfungen durchgeführt worden sind.

Bei der sechsten Untersuchung im zehnten bis zwölften Monat prüft der Arzt Sprechentwicklung, Gehör und Wirbelsäule, fahndet nach Bewegungsauffälligkeiten. Er testet verschiedene Reflexe, begutachtet die Haltung des Kindes und sein Krabbel- und Stehverhalten.

Zu den weiteren Vorsorgeuntersuchungen nach dem ersten Lebensjahr siehe Kasten auf Seite 645.

Wichtig: Bringen Sie Ihr Kind zu jeder dieser kostenlosen Vorsorgeuntersuchungen. Je früher eine Gesundheitsstörung entdeckt wird, desto erfolgreicher kann sie behandelt werden. Setzen Sie nicht die gesunde Entwicklung Ihres Kindes aufs Spiel.

Säuglingsernährung

Das Baby braucht zum Wachsen und Gedeihen eine seinen Bedürfnissen entsprechende, ausreichende Nahrung. Mindestens während der ersten drei Monate bietet die Muttermilch die beste Gewähr für eine gesunde Ernährung des Säuglings. Sie enthält alle Nährstoffe in der richtigen Zusammensetzung und Menge. Siehe dazu den Kasten »Stillen« auf Seite 632.

Mütter, die nicht stillen können, sollten mit dem Kinderarzt ausführlich über die Ernährung ihres Babys sprechen. In der Regel wird er empfehlen, anfangs die Fertigmilch zu verwenden, die das Baby in der Klinik bekommen hat. Unter Umständen wird er aber auch die Umstellung auf eine nährstoffreichere Milch vorschlagen. Allerdings reagieren viele Babys auf den Wechsel mit Verdauungsstörungen.

Beim Trinken aus dem Fläschchen sollte man es dem Baby nicht zu leicht machen – ein wenig Anstrengung beim Saugen kräftigt die Mund- und Unterkiefermuskulatur. Das Loch im Sauger sollte daher etwa so groß sein, daß die Milch tropfenweise herauskommt, wenn man das Fläschchen nach unten hält.

Neben dem Milchfläschchen benötigen Sie auch ein Teefläschchen mit kleinerem Sauger. Mit diesem Fläschchen können Sie dem Kind zum Beispiel Fencheltee zur Beruhigung oder bei leichten Verdauungsstörungen geben. Später kann es aus dieser Flasche auch Obstsäfte und Karottensaft trinken. Vorsicht allerdings bei Karottensaft: Das darin enthaltene Karotin führt zwar zu einer Gelbfärbung der Haut, die bei Säuglingen als »gesunde Gesichtsfarbe« gilt; es ist aber in größeren Mengen gesundheitsschädlich.

Wenn das Baby fünf Wochen alt ist, sollte es neben der Milchnahrung täglich einen Eßlöffel Obstsaft bekommen; ab der zehnten Woche einige Teelöffel Obstmus, zum Beispiel von Äpfeln, Birnen, Bananen usw., zur Abwechslung auch Gemüse- beziehungsweise Salatbrei. Auch Babys, die gestillt werden, sollten diese Zusatzkost bekommen. Es gibt sie als Fertignahrung in Gläsern zu kaufen.

Aber der zehnten Lebenswoche können Sie mit einer leichten Breikost beginnen, die Sie aus Obst und Haferflocken oder Zwieback selbst zubereiten können. Nach der zwölften Woche kann das abendliche Fläschchen durch einen Brei aus Obst, Zwieback und Milch ersetzt

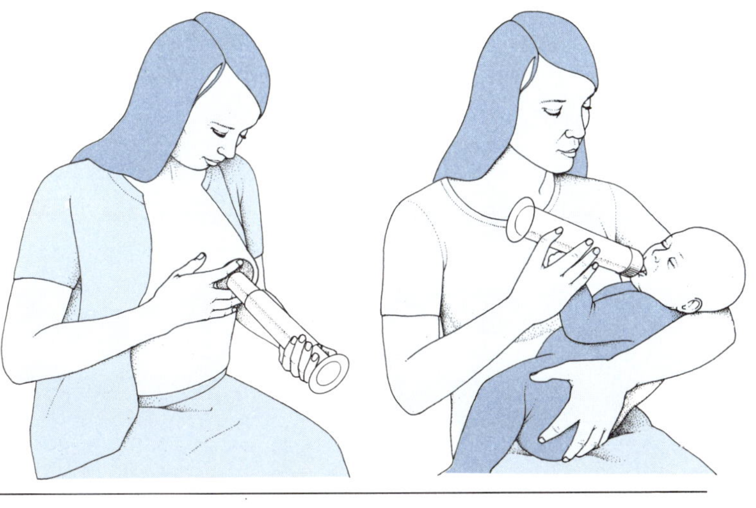

Abpumpen der Milch
Manche Milchpumpen können zum unmittelbaren Gebrauch in ein Fläschchen umgewandelt werden.

Stillen

Die natürliche und daher zweifellos beste Nahrung für den Säugling ist die Muttermilch. Daher sollte ein Neugeborenes wenn irgend möglich wenigstens während der ersten drei Lebensmonate (besser: vier bis fünf Monate) gestillt werden.

Die Muttermilch enthält alle Nährstoffe (Fette, Eiweiße und Kohlenhydrate) sowie Vitamine in der für das Baby günstigsten Zusammensetzung. Sie steht zudem jederzeit zur Verfügung, ist richtig temperiert, keimfrei und enthält außerdem Antikörper, die das Baby monatelang vor Krankheitserregern schützen. Brustkinder werden daher seltener als Flaschenkinder von Infekten der Atemwege und des Magen-Darm-Trakts befallen.

All dies läßt sich durch keine andere Ernährungsweise in ähnlicher Vollkommenheit erreichen. Die Konzentration an chemischen Umweltgiften scheint zwar in der Muttermilch oft etwas höher zu sein als in der Kuhmilch (der Grundlage der Flaschennahrung), doch wird dieser Nachteil von den Vorteilen mehr als wettgemacht.

Leider wird das Stillen den Müttern auf vielen Wöchnerinnen-Stationen immer noch unnötig erschwert. Dabei ist gerade auch der durch das Stillen gegebene enge Kontakt zwischen Mutter und Kind für die Entwicklung des Säuglings von großer Bedeutung. Erwiesen ist außerdem, daß Frauen, die stillen, seltener Brustkrebs bekommen.

Wenn eine Frau nach etwa vier oder fünf Monaten abstillen möchte, sollte sie nicht abrupt mit dem Stillen aufhören. Empfehlenswert ist eine Abstillzeit von etwa vier Wochen mit einer abgestuften zusätzlichen Fütterung des Babys. Das allmähliche Abstillen wirkt sich günstiger auf Körper und Psyche des Babys aus. Während oder kurz nach einer Erkrankung des Babys sollte nicht abgestillt werden.

Einige Ratschläge für das Stillen

- Ab dem fünften Monat sollte ein Baby zusätzlich zum Stillen gefüttert werden, denn das Eisen, das das Baby vor der Geburt gespeichert hat, ist zu diesem Zeitpunkt verbraucht. Eisen muß also von außen zugeführt werden, da das Eisen in der Muttermilch trotz seiner Hochwertigkeit für die folgende Zeit nicht mehr ganz ausreicht.
- Da Muttermilch zu mehr als 90 Prozent aus Wasser besteht (das Ihrem Körper entzogen wird), müssen Sie während des Stillens viel trinken – bis zu drei Liter Flüssigkeit täglich!
- Schränken Sie während der Periode des Stillens das Rauchen auf unter fünf Zigaretten täglich ein, trinken Sie nicht mehr als etwa ein Glas Bier oder Wein täglich – denn sowohl Nikotin als auch Alkohol gehen in bestimmten Mengen in die Muttermilch über!
- Nehmen Sie in den Monaten, in denen Sie stillen, nie von selbst irgendwelche Medikamente ein, auch wenn Sie sie für noch so harmlos halten! Wenn Sie glauben, auf Grund irgendwelcher Beschwerden ein Medikament zu benötigen, besprechen Sie das mit Ihrem Frauenarzt und dem Kinderarzt, gegebenenfalls auch mit einem anderen Facharzt. Bei ernsteren Erkrankungen, für die Sie stärkere Medikamente brauchen, müssen Sie dann in der Regel abstillen.
- Ein Stillen über den sechsten Monat hinaus wird von den meisten Kinderärzten nicht empfohlen, besonders auch deshalb, weil sonst die Abhängigkeit des Kindes von der Mutter und die Mutter-Kind-Bindung zu stark werden könnten. Allerdings lassen sich hier keine festen Regeln aufstellen.

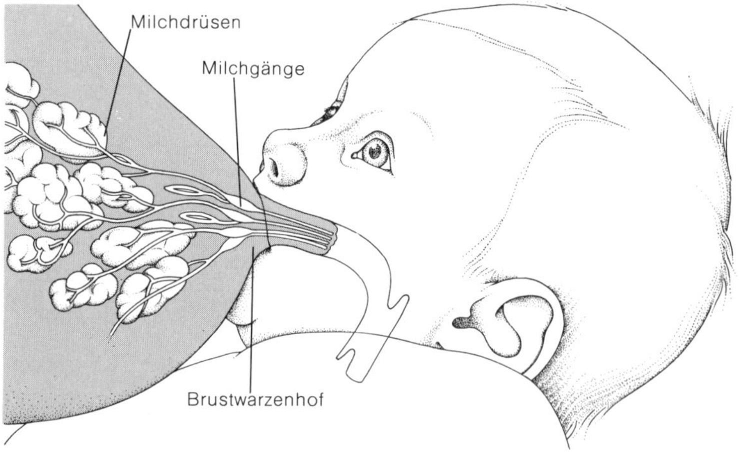

Produktion der Milch
Die Milch wird in den Milchdrüsen gebildet und fließt auf den Saugreiz hin durch die Milchgänge zur Brustwarze.

werden. Wenn das Baby Durst hat, darf es zusätzlich etwas Fencheltee erhalten.

Ab dem vierten Monat bekommt das Baby bereits einmal täglich eine pürierte Fertignahrung (aus dem Glas). Da sein Eisenvorrat zu dieser Zeit erschöpft ist, braucht das Kind jetzt auch das im Fleisch enthaltene hochwertige Eisen. Die geringe Fleischmenge in der pürierten Fertignahrung reicht jedoch aus. Anstelle von Fleisch kann das Baby auch pürierte Körner (Getreidevollkost) bekommen, die beispielsweise in der »Demeter«-Fertignahrung enthalten sind. Auch eine Getreidevollkost mit Gemüse gibt dem Baby ausreichend Eisen. Etwas später ist auch ab und zu ein Zwieback zu empfehlen. Ab etwa dem siebenten Monat können Sie pürierte Nahrung selbst zubereiten, doch keine Bohnenkerne oder Linsen.

Erkrankungen Ihres Babys

Grundsätzlich gilt, daß man mit dem Baby lieber zu oft als zu selten zum Kinderarzt gehen sollte. Suchen Sie also bei jedem Krankheitszeichen (Husten, Schnupfen, Fieber, Krämpfe, Durchfall, Erbrechen, Hautausschlag usw.) sofort den Kinderarzt auf. Versuchen Sie nie, das Kind ohne Konsultation des Arztes selber zu behandeln!

Ein *Durchfall (manchmal mit Erbrechen)* des Säuglings ist oft nicht durch eine falsche Ernährung, sondern durch Bakterien und vielfach auch durch Viren bedingt. *Zieht Ihr Baby die Beine an und schreit,* sind meist *Darmkrämpfe* infolge einer bakteriellen oder Virus-Infektion daran schuld (seltener eine falsche Ernährung). *Kinderarzt aufsuchen!*

Brechdurchfall mit aufgeblähtem Bauch kann auch auf die sehr seltene erblich bedingte *Zöliakie* (Seite 640), eine Allergie auf Getreideeiweiß, hindeuten.

Zu den anderen möglichen Erkrankungen Ihres Babys siehe die folgenden Abschnitte. *Angeborene Herzfehler* finden Sie auf Seite 637, *Mongolismus* und *Zöliakie* auf Seite 674 beziehungsweise auf Seite 640. Erkrankungen, die meist erst bei Kleinkindern auftreten, finden Sie im Kapitel »Erkrankungen von Kindern« (Seite 657 bis 675) – so beispielsweise »Bronchiolitis« (Seite 666) oder »Krupp-Husten« (Seite 664).

Wenn Ihr Baby schreit

Wenn Sie aufmerksam die Mimik und die Gesten Ihres Babys beobachten, haben Sie bald heraus, warum es schreit:

- vielleicht braucht es mehr Zuwendung und will in den Arm genommen werden,
- vielleicht hat es Hunger, oder
- es bekommt einen Zahn (mit sechs Monaten entwickelt sich bei den meisten Babys der erste Zahn).
- Zieht Ihr Baby die Beine an und schreit, sind meist Darmkrämpfe infolge einer bakteriellen oder Virus-Infektion daran schuld – nicht so oft eine falsche Ernährung. Suchen Sie den Kinderarzt auf!
- Wechseln Sie die Windeln regelmäßig. Achten Sie auf Hautausschläge in der Genital- und Pogegend. Solche Ausschläge sind oft sehr schmerzhaft!
- Auch Virusinfektionen (Schnupfen, Husten, Bronchiolitis) können Ihrem Baby zu schaffen machen. Achten Sie auf Krankheitszeichen, und suchen Sie mit dem Baby rechtzeitig den Kinderarzt auf.

Ekzeme beim Baby

Ekzeme (»Juckflechten«) sind häufige Hautkrankheiten. Auch Babys werden von ihnen nicht verschont. Nahezu jedes Baby hat irgendwann einmal eine *Windel-Dermatitis* (Dermatitis heißt Hautentzündung; siehe Seite 634). Eines von hundert Babys leidet an »Gneis«, dem *seborrhoischen Ekzem* (Seite 634). Langwierig und schwer zu behandeln ist der »Milchschorf«, das »frühkindliche Ekzem« (Seite 635). *Allergische Kontaktekzeme* (Seite 280) sind bei Babys seltener als bei Erwachsenen. Sie können durch Babypflegeartikel, Cremes, aber auch durch mit Weichspülern behandelte Wäsche ausgelöst werden. Ihr Erscheinungsbild ist recht vielgestaltig, es reicht von entzündeten Feldern bis zu rötlichen Knötchen oder Pusteln.

Windel-Dermatitis

Wenn der Po- und Genitalbereich Ihres Babys rot entzündet ist, sich nässende Knötchen bilden und bald auch Krusten – dann leidet das Baby an einer schmerzhaft-juckenden Windel-Dermatitis.

Eine Schuppung und weißlich-trübe Pusteln weisen auf eine zusätzliche Pilzinfektion (Candida-Mykose, Seite 404) hin.

Die Windel-Dermatitis entsteht durch Ammoniak-Bildung infolge bakterieller Zersetzung des Urins, Durchfälle, Scheuerreizungen durch die Windeln, Reizung durch Seife oder Wärme- und Feuchtigkeitsstauung.

Behandlung

Suchen Sie grundsätzlich bei solchen Hautreizungen mit Ihrem Baby den Kinderarzt auf. Bei einem schwereren Erscheinungsbild wird er eine kortison- und lokalantibiotikahaltige Hautcreme verschreiben, bei einer zusätzlichen Pilzinfektion eine pilztötende Creme (Antimykotikum). Und er wird Ihnen zur Vermeidung einer erneuten Dermatitis unter anderem folgende Ratschläge geben:

- häufiges Windelwechseln;
- regelmäßiges Baden des Babys (mildes ölhaltiges Babybad oder ölhaltige Babybademilch dem Wasser zusetzen, keine Seife benutzen);
- bei jedem Windelwechsel (drei- bis viermal täglich, je nach Bedarf auch öfter) Genital- und Pobereich sowie die Innenseiten der Oberschenkel mit einem Babyöl gründlich reinigen. Anschließend als Schutz Babypaste auftragen;
- Wärmestauung vermeiden (Höschenwindel nicht zu straff anlegen).

Visuelle Diagnosehilfe Seite 242.

Wenn Ihr Baby erbricht

Eine bakterielle oder eine Virusinfektion kann beim Baby einen heftigen Brechreiz hervorrufen. Nicht so oft ist eine falsche Ernährung daran schuld. In sehr seltenen Fällen kann eine angeborene Stoffwechselstörung oder ein Enzymdefekt dahinterstecken: Bestimmte Nahrungsbestandteile werden so für Ihr Baby unverträglich.

Häufiges Erbrechen eines Babys kann sehr gefährlich werden; lassen Sie deshalb die Ursache des häufigen Erbrechens unverzüglich vom Kinderarzt abklären.

Seltene Fehlbildungen des Verdauungstraktes – etwa der Verschluß der Speiseröhre (Ösophagus-Atresie) oder des Darmes (Darm-Atresie) – werden bereits in der Entbindungsstation bei der Erstuntersuchung entdeckt. Nach einer Hausgeburt kann sich jedoch die richtige Diagnose verzögern. Ein Zeichen für solche Atresien kann sein, daß Ihr Baby die aufgenommene Nahrung grundsätzlich wieder erbricht.

Wichtig: Kortisonhaltige Salben nur kurzfristig verwenden (das Hormon wird von Babyhaut und Gefäßen aufgenommen und verursacht so bei längerem Gebrauch Nebenwirkungen!) Kortison steht hier – weil allgemein bekannt – für die in den Salben gebräuchlichen synthetischen Nebennierenrindenhormone wie Dexamethason, Betamethason, Flugprednyliden, Prednisolon usw.

Seborrhoisches Ekzem (Gneis)

Auflagerungen fettiger gelber Schuppen im Bereich des behaarten Kopfes des Babys deuten auf ein seborrhoisches Ekzem (Gneis) hin. Die Auflagerungen sind meist durch Einrisse gefeldert. Bei einer starken Schuppenkrustenbildung kann auch eine entzündliche Rötung auftreten. Im Bereich des Gesichts ist das Ekzem meist durch Rötung und Knötchen gekennzeichnet.

Der Gneis entsteht meist infolge einer vermehrten Talgdrüsenproduktion und einer gering vermehrten Hornbildung, die eigentlichen Ursachen sind nicht geklärt.

Behandlung

Waschen Sie die Haare des Babys öfter, aber mit einem sehr milden Babyshampoo. Krustige Auflagerungen können Sie auch sanft mit einem Babyöl entfernen (Öl über Nacht einwirken lassen!). In schweren Fällen wird der Kinderarzt oder ein Hautarzt spezielle medizinische Shampoos, Salben oder Tinkturen verschreiben.

Wichtig: Der Gneis geht nach ein paar Wochen oder Monaten von allein zurück. *Denken Sie daran, daß stark wirkende*

Mittel von der Haut des Babys aufgenommen werden und so Nebenwirkungen verursachen können; überdies schwindet mit diesen Mitteln die Erkrankung meist auch nicht schneller. Kadmiumhaltige Antiseborrhoika sollten Sie bei einem Baby nicht verwenden (Kadmium schädigt die zarte Kopfhaut des Babys und erhöht selbst bei Erwachsenen das Hautkrebsrisiko). In hartnäckigen Fällen können Sie den Kinderarzt auch um die Verschreibung von pflanzlichen Mitteln bitten!

Visuelle Diagnosehilfe Seite 242.

Frühkindliches Ekzem (Milchschorf)

»Milchschorf« ist das hartnäckigste Ekzem der Babys. Es zeigt sich eine entzündliche Rötung und Schuppung an Wangen, am Scheitelbereich und später am ganzen Kopf; auch am Rumpf, an Armen oder Beinen können Herde auftreten. Milchschorf kann schmerzhaft jucken; häufig nässen die entzündlichen Herde, es bilden sich Bläschen, und schließlich kann es zur Krustenbildung kommen.

Die Erscheinungen können monatelang anhalten und dann spontan abheilen. In etwa 10 Prozent der Fälle verliert das frühkindliche Ekzem aber lediglich seinen nässenden Charakter und geht in das *endogene Ekzem* (Seite 398) über.

Behandlung

Waschen Sie Ihr Baby nie mit Seife, sondern schütten Sie dem Badewasser ein mildes, ölhaltiges Babybad zu oder eine milde, ätherische Kräuteröle enthaltende Bademilch für Babys (beispielsweise *Lindos*). In schwereren Fällen wird der Haut- oder Kinderarzt ein Antihistaminikum (juckreizstillendes Medikament) sowie eine kortison- und antibiotikahaltige Salbe verordnen. Solche Salben sollten jedoch nur kurzfristig angewendet werden!

Visuelle Diagnosehilfe Seite 242.

Fehl- und Mißbildungen bei Babys

Mißbildungen sind erbliche oder im Mutterleib durch mißbildungsfördernde (teratogene) Substanzen oder physikalische Faktoren hervorgerufene Fehlbildungen einzelner innerer Organe, des knöchernen Schädels, der Wirbelsäule, der Knochen oder der Extremitäten.

Häufige teratogene Substanzen sind verschiedene Medikamente (siehe dazu Kapitel »Schwangerschaft«, Seite 600); teratogene physikalische Faktoren sind vor allem Röntgenstrahlen und andere ionisierende Strahlen.

Relativ häufige Mißbildungen sind angeborene Herzfehler (Seite 637), Gesichtsspalten (beispielsweise Hasenscharten), Harnwegsmißbildungen (Seite 502 und 511), Meningomyelozelen oder zusammengewachsene Finger. Siamesische Zwillinge sind Doppelmißbildungen.

Bei schweren Mißbildungen (Fetus ohne Kopf oder Kopfmißbildungen) kommt es meist zu einer Fehlgeburt. Dem Mongolismus (Seite 674) liegt eine Chromosomenanomalie infolge fehlerhafter Reifeteilung der weiblichen Eizelle zugrunde.

Meningomyelozelen

Meningomyelozelen sind sackartige Vorfälle von Rückenmarkshäuten und Rükkenmarksabschnitten durch einen Spalt der Wirbelsäule. Ein Spalt der Wirbelsäule *(Spina bifida)* findet sich bei etwa jedem zehnten Menschen, er ist meist harmlos und wird dann oft nur zufällig durch eine Röntgenaufnahme entdeckt. Manchmal weisen auch Pigmentflecke, Feuermale, kleine Haarbüschel oder ein Grübchen auf einen solchen Spalt hin. Bisweilen kann es bei einer solchen Spaltbildung im späteren Leben zu einem Wirbelgleiten (Seite 528) mit unterschiedlichen Rückenbeschwerden kommen.

In selteneren Fällen jedoch treten bei einer Spina bifida Rückenmarkshäute oder Rückenmarksabschnitte durch den Spalt hervor. So ist das Rückenmarksnervengewebe nach außen hin lediglich durch eine zarte Rückenhaut und eine hauchzarte Rückenmarkshaut abgeschlossen.

Folgen einer Meningomyelozele sind schlaffe Lähmungen und Sensibilitätsverluste.

Betroffen sind meist die Rückenmarksabschnitte und Nervenwurzeln, die die Muskulatur von Beinen und Blase sowie den Afterschließmuskel innervieren.

Blutkreislauf vor und nach der Geburt

Kreislauf vor der Geburt

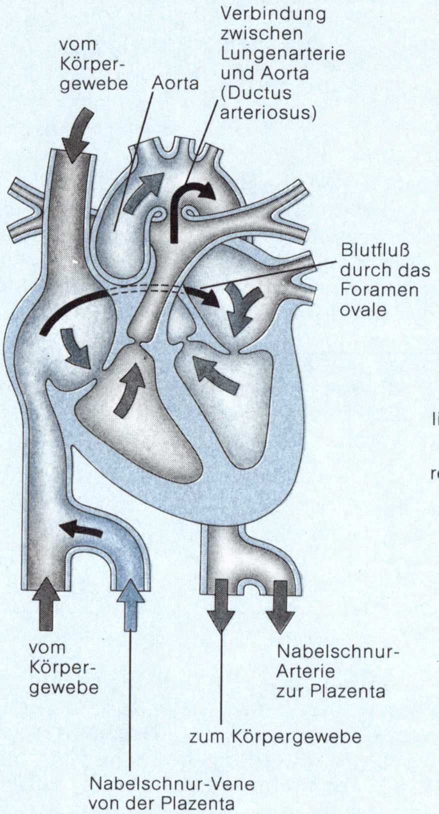

Da der Fetus keine Luft atmen kann, bekommt er von der Plazenta (Mutterkuchen) sauerstoffreiches Blut über die Nabelschnurvene; durch die Lunge fließt nur so viel Blut, wie für ihre Durchblutung notwendig ist. Das meiste Blut aus dem rechten Herzen fließt jedoch durch ein Loch (Foramen ovale) vom rechten Vorhof in den linken Vorhof oder von der rechten Herzkammer über den Anfangsteil der Lungenarterie durch eine Verbindung in die Aorta (Ductus arteriosus). Kurz nach der Geburt schließen sich Loch und Verbindung: Der normale Kreislauf beginnt.

Kreislauf nach der Geburt

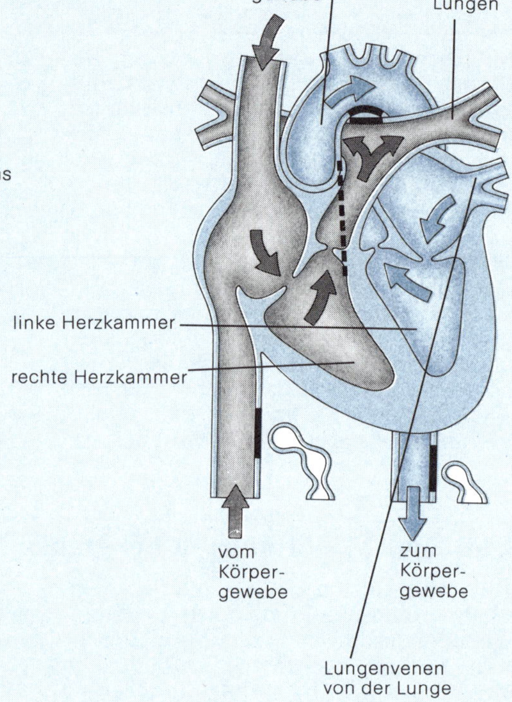

So können die Kinder dann im Kleinkindesalter kaum oder nur mit Mühe laufen und auch die Blase und den Afterschließmuskel kaum oder nur mit Mühe kontrollieren. Ebenso ist die Sensibilität ihrer Beine (das Berührungs- und Schmerzempfinden) stark gestört: Diese Kinder können sich an den Beinen verletzen oder verbrennen, ohne es zu merken.

Behandlung

In vielen Fällen sind mehrere Operationen notwendig, um ein optimales Behandlungsergebnis zu erzielen.

Querschnitt durch eine normale Wirbelsäule

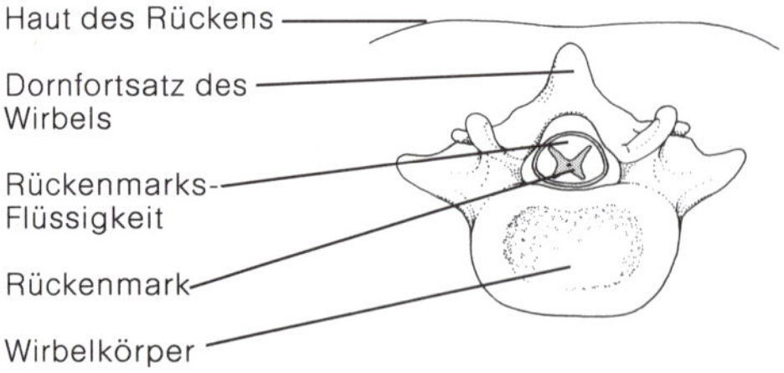

Querschnitt durch eine Spina bifida

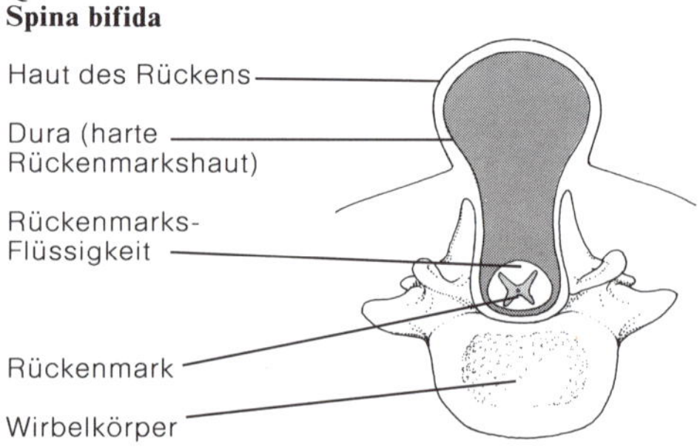

Angeborene Herzfehler

(weitere Informationen Seite 426)

Atriumseptum-Defekt

(Loch in der Scheidewand der Vorhöfe)

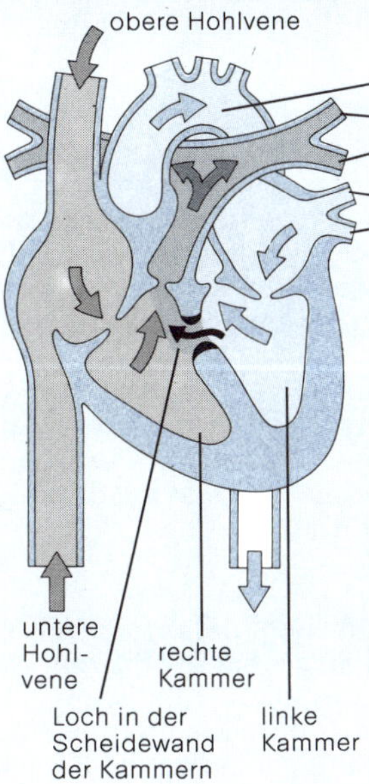

Sauerstoffreiches Blut dringt vom linken in den rechten Vorhof des Herzens.
Anzeichen sind: Entwicklungshemmung, später Atemnot bei Belastung und schließlich in Ruhe. Operiert werden muß in den meisten Fällen, es sei denn, das Loch ist sehr klein.

Ventrikelseptum-Defekt

(Loch in der Scheidewand der Herzkammer)

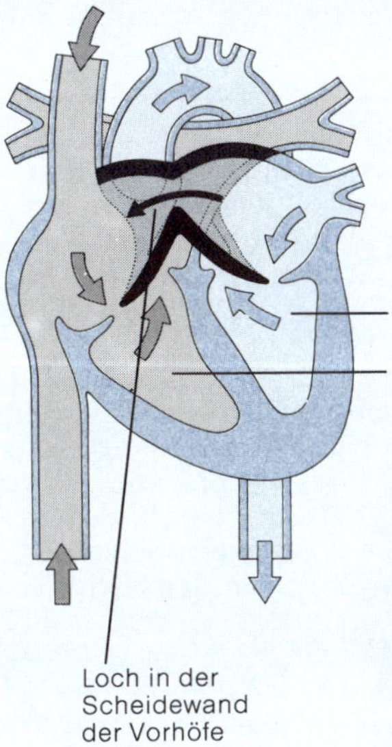

Erst ein Loch von 1,5 bis 2 Zentimeter im Durchmesser führt zu einer deutlichen Leistungsminderung. Operiert werden kann ab dem zweiten Lebensjahr, wenn sich das Loch bis dahin nicht selbst geschlossen hat (bei einem Viertel der Fälle).

Fallot-Tetralogie

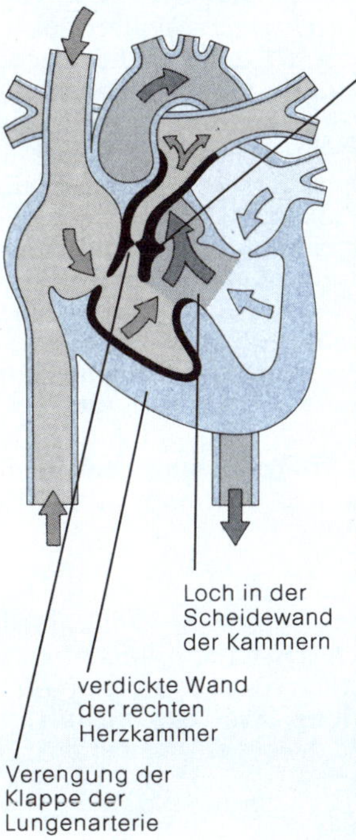

Bei diesem Herzfehler kommen vier Störungen oder Defekte zusammen: eine Verengung der Klappe der Lungenarterie, ein Loch in der Scheidewand der Herzkammern, eine verlagerte Aorta und eine Vergrößerung des rechten Herzens.

Anzeichen: blaßbläuliche Haut der Babys infolge Sauerstoffmangels der Gewebe (»Blue baby«) und Atemnot. In schweren Fällen muß bereits im Säuglings- oder Kleinkindesalter operiert werden, in leichteren Fällen erst zwischen dem sechsten und achten Lebensjahr.

Offen bleibender Ductus arteriosus

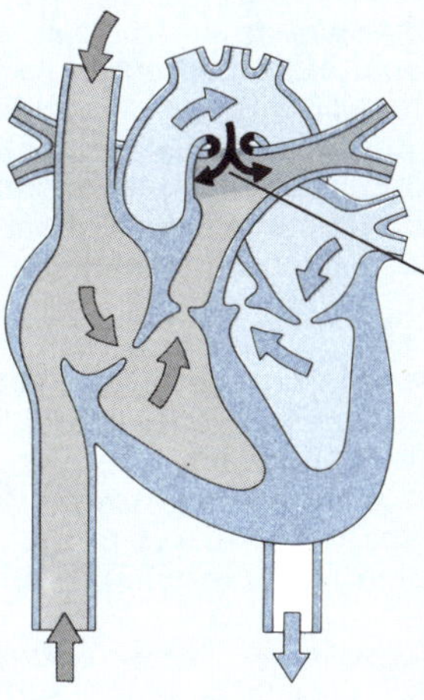

Der Ductus arteriosus ist die Querverbindung zwischen der Aorta und der Lungenarterie, wie sie beim Kreislauf des Kindes im Mutterleib (Seite 636) besteht. Bleibt diese Verbindung nach der Geburt offen, kommt es zu schwerer Atemnot bei Belastung. Operiert werden sollte bereits im zweiten Lebensjahr.

Prognose

Hängt davon ab, wieviel Nervengewebe oder Nervenbahnen bereits vor der Operation unwiederbringlich geschädigt wurden und inwieweit die umgebenden, noch intakten Nervenbahnen geschont und gerettet werden können. Ein gutes krankengymnastisches Programm kann den Operationserfolg unterstützen, erhalten oder gar ausbauen.

Die Lebenserwartung der betroffenen Kinder ist meist stark eingeschränkt. Ihre Intelligenz ist nicht beeinträchtigt, es sei denn, mit der Meningomyelozele ist ein *Hydrozephalus* (Wasserkopf) kombiniert. Siehe dazu den folgenden Abschnitt.

Hydrozephalus (Wasserkopf)

Etwa eines von 2000 Babys hat einen »Wasserkopf«, der mit einer »Meningomyelozele« (siehe vorhergehenden Abschnitt) kombiniert ist. Ein Wasserkopf allein kommt seltener vor.

Ursache

Stauung der Hirnflüssigkeit in den Hirnkammern (Hirnventrikel, Seite 62/63) infolge eines Verschlusses des sogenannten Aquädukts durch einen Hirntumor oder eine Blutung zwischen dem dritten und vierten Ventrikel oder einer mangelnden Rückresorption der Hirnflüssigkeit.

Anzeichen

In manchen Fällen bereits bei der Geburt abnorm großer Kopf; meist zeigt sich der Hydrozephalus aber erst in den folgenden Monaten durch einen schnell zunehmenden Kopfumfang; durch den Druck des erweiterten dritten Hirnventrikels auf den Augenmuskelnerv (III. Hirnnerv) entsteht das *Phänomen der »untergehenden Sonne«:* Die Augäpfel werden zeitweise oder dauernd nach unten gedreht (kommt gelegentlich auch bei gesunden Kindern vor).

Behandlung

Je frühzeitiger operiert wird, desto weniger Hirngewebe wird zerstört. Die Operation besteht in der Umgehungsdrainage (sogenannte Ventiloperation).

Prognose

Bei den heutigen Behandlungsverfahren günstig; so erreichen über 50 Prozent der Kinder einen normalen Intelligenzquotienten, bei 20 Prozent besteht ein leichter geistiger Rückstand, bei etwa 30 Prozent kann die Hirnschädigung jedoch leider nicht mehr ausgeglichen werden.

»Hasenscharte« und andere Gesichtsspalten

Gesichtsspalten sind ein- oder doppelseitige Spaltbildungen im Gesicht – sogenannte Hemmungsmißbildungen, die während der frühen Fruchtentwicklung im Mutterleib entstehen (im ersten bis zweiten Schwangerschaftsmonat). Der Grund ist eine ausbleibende oder gehemmte Vereinigung der sogenannten Gesichtsfortsätze. So bleibt zum Beispiel bei der Hasenscharte die Verschmelzung der beiden Oberlippenteile infolge unvollständiger Verwachsung der Oberkieferfortsätze mit dem Stirnfortsatz aus. Gesichtsspalten sind oft erblich, das heißt, sie treten familiär gehäuft auf.

- *Hasenscharte (Lippenspalte):* die häufigste Gesichtsspalte; sie kommt bei einem von über 1000 Neugeborenen vor. Sie kann ein- oder beidseitig, unvollständig oder vollständig (bis ins Nasenloch reichend!) sein.
- *Lippen-Kiefer-Spalte:* Der Zahnfortsatz des Oberkiefers ist mitbetroffen. Die Spalte tritt meist zwischen Eck- und seitlichem Schneidezahn auf. Seltener liegt die Kieferspalte allein vor.
- *Lippen-Kiefer-Gaumen-Spalte:* Zusätzlich zur Lippen-Kiefer-Spalte kommt noch eine Spaltbildung des harten und weichen Gaumens vor (vollständige Spalte). Die doppelseitige, breit klaffende Lippen-Kiefer-Gaumen-Spalte heißt im Volksmund auch *Wolfsrachen.* Bei einer unvollständigen Spalte ist nur der weiche Gaumen betroffen.
- *Schräge Gesichtsspalten* zwischen Oberkiefer und seitlichem Stirnfortsatz sind seltener. Der Spalt reicht dann von der Oberlippe bis zum Auge.

Gesichtsspalten führen je nach Stärke der Ausbildung zu mehr oder weniger schweren Sprachstörungen.

Behandlung

Oft sind mehrere plastische Operationen notwendig; nach der Operation sollten in schwierigen Fällen eine krankengymnastische Behandlung *(Kiefergymnastik)* und *Sprechunterricht* durchgeführt werden. □

Hüftdysplasie

Wenn Ihr Baby ein Beinchen in der Hüfte nicht abspreizen kann und die Po- und Oberschenkelfalten eventuell asymmetrisch sind, leidet es möglicherweise an einer Hüftdysplasie. Unter Hüftdysplasie versteht man die angeborene Fehl- oder mangelhafte Entwicklung der knöchernen Hüftpfanne (die mit dem Oberschenkelkopf das Hüftgelenk bildet). Diese häufigste angeborene Entwicklungsstörung des Skeletts kann einseitig, aber auch doppelseitig auftreten.

Bei der Hüftdysplasie ist die Pfanne flach und steil gestellt, außerdem ist das Pfannendach unvollkommen ausgebildet. So findet der Oberschenkelkopf in der Pfanne kein richtiges Lager; unter Belastung – wenn das Kind zu laufen beginnt – kann es deshalb zu einer Hüftverrenkung *(Hüftluxation)* kommen. Das Kind hinkt dann, oder es »watschelt« regelrecht. Mädchen sind etwa viermal häufiger von dieser Entwicklungsstörung der Knochen betroffen.

Man kann drei Stadien unterscheiden:

1. die *Dysplasie,*
2. die *Subluxation* (der Oberschenkelkopf hat sich etwas vom flachen Pfannenrand entfernt) und
3. die komplette *Luxation* (Verrenkung); das heißt, der Gelenkkopf gleitet über den Knorpelrand der Pfanne hinweg und weitet die Gelenkkapsel nach oben schlauchartig aus.

Behandlung

Heute wird durch die regelmäßigen Vorsorgeuntersuchungen beim Säugling (Seite 629) bereits die Dysplasie erkannt, und zwar bei der Untersuchung im vierten Monat. Hat der Kinderarzt den begründeten Verdacht auf eine Dysplasie, wird er ein Spreizhöschen empfehlen, das das Kind dann etwa bis zum sechsten, siebenten Monat tragen muß. Die Behandlung fördert in den allermeisten Fällen die normale Pfannenentwicklung, so daß es später zu keiner Subluxation oder Luxation kommen kann.

Wichtig: Normalerweise reichen die klinischen Verdachtsmomente *(Abspreizbehinderung, Gelenkgeräusche* und *asymmetrische Falten)* zur Diagnose aus. *Eine Röntgenaufnahme ist meist unnötig, zumal das Spreizhöschen dem Baby nicht schadet – auch wenn man es bereits bei nur vagen Verdachtsmomenten anlegt.* Eine Röntgenaufnahme dagegen bringt dem Baby und auch seinen Keimdrüsen (trotz Keimdrüsenschutzes) immer eine bestimmte Strahlenbelastung. Überdies reifen bei manchen Babys bestimmte knöcherne Kerne erst im sechsten oder siebenten Monat aus, so daß eine Röntgenaufnahme bereits im vierten oder fünften Monat nicht immer eine endgültige Klarheit bringen kann. Bei mangelndem Behandlungserfolg jedoch wird eine Röntgenaufnahme erforderlich.

Sichelfuß

Zieht Ihr Baby den vorderen Teil seiner Füßchen nach innen, spricht man von Sichelfüßchen (in der Fachsprache: *Pes adductus* = herangezogener Fuß). In leichteren Fällen ist nur die Großzehe herangezogen. Das Fußgewölbe ist meist abgeflacht, der Rückfuß nach innen gezogen (Knickfußstellung). Ohne Korrektur würde sich unter Fehlbelastung des Fußes eine bleibende knöcherne Fehlform entwickeln – normale Schuhe passen dann nicht.

Ursachen

Der Sichelfuß wird durch eine entsprechende langdauernde Haltung in der Gebärmutter sowie durch eine ausschließliche Bauchlage des Säuglings verursacht.

Behandlung

Der Orthopäde drückt den Fuß in die richtige Form *(Redression)* und legt einen allseitigen Gipsverband (Fuß und Unterschenkel umfassend) an, der etwa sechs Wochen getragen werden muß. Gipsschienen (nach vorne nur mit Watte gepolstert) sind in ihrer Korrekturwirkung mangelhaft. Eine vorherige Röntgenuntersuchung des Fußes (Keimdrüsenschutz!) ist in schwereren Fällen vorteilhaft, in leichteren Fällen ist sie unnötig. Nach Abnahme des Gipsverbandes empfiehlt es sich, eine Zeitlang regelmäßig die Innenseite des Vorfußes zu kitzeln, damit eine meist noch vorhandene leichte Sichelfußhaltung durch Reizung der die Muskeln innervierenden Nerven (Reflexbewegung des Vorfußes nach außen) korrigiert wird. Sobald das Kind zu gehen anfängt, korrigiert sich eine verbliebene leichte Sichelfußhaltung von selbst. Nur in Fällen, wo ein Sichelfuß nicht schon im Krabbelalter korrigiert wird, ist eine spätere operative Korrektur notwendig.

Manchmal ist ein Sichelfuß mit einem leichten Klumpfuß verbunden (siehe nachfolgenden Abschnitt). Die Behandlung ist hier dieselbe.

Klumpfuß

Ein Klumpfuß ist eine meist angeborene, oft auch erbliche Skelettdeformierung des Fußes: Der Fuß ist einwärts gerollt, so daß die Fußsohle nach innen und oben gerichtet ist. Ein leichterer Klumpfuß ist oft mit einem Sichelfuß (siehe vorangehenden Abschnitt) kombiniert.

Die *Behandlung* entspricht der des Sichelfußes: schrittweise, schonende Korrektur.

Zwitter

Ein echtes Zwittertum *(Hermaphroditismus verus)* ist relativ selten. Ein Zwitter hat nebeneinander männliche und weibliche Keimdrüsen, wobei Eierstock und Hoden getrennt, aber auch in einem Organ vereint liegen können. Die männlichen und die weiblichen Geschlechtsorgane sind unterschiedlich ausgebildet, in den meisten Fällen unvollkommen.

Eine Chromosomenuntersuchung kann das eigentliche genetische Geschlecht enthüllen. Der häufigste Geschlechtschromosomen-Bestand ist XX, also weiblich. Die häufigste anerzogene Geschlechtsrolle bei Zwittern ist jedoch männlich.

Mit Hilfe von mehreren Operationen im Kleinkindesalter kann heute Zwittertum entsprechend dem genetischen Geschlecht normalisiert werden. Solche Operationen sind natürlich auch noch im jungen Erwachsenenalter möglich, wenn auch schwieriger.

Erbliche Stoffwechselkrankheiten

Die bekannteste erbliche Stoffwechselkrankheit ist der *Diabetes mellitus* (Zukkerkrankheit), der auf den Seiten 295 bis 299 ausführlich besprochen wird. Die juvenile (jugendliche) Form des Diabetes mellitus macht sich meist schon im schulpflichtigen Alter bemerkbar. Eine ganze Reihe seltenerer Stoffwechselkrankheiten tritt jedoch bereits im Säuglings- oder spätestens im Kleinkindesalter in Erscheinung; doch die meisten von ihnen sind durch eine entsprechende Diät gut beherrschbar – bleibende geistige und körperliche Schäden entstehen nicht, wenn die Diät dank einer Früherkennung rechtzeitig eingesetzt werden kann.

Phenylketonurie (PKU)

Eines von etwa 10 000 Babys kommt mit einer Phenylketonurie (PKU) auf die Welt. Früher führte diese Krankheit zu einem mehr oder weniger ausgeprägten Schwachsinn.

Ursache der PKU ist das Fehlen des Enzyms Phenylalanin-Oxidase, das beim Gesunden die Aminosäure Phenylalanin in die Aminosäure Tyrosin umbaut. Durch das Fehlen des Enzyms entsteht vor allem die giftige Phenylbrenztraubensäure, die unter anderem die Gehirnzellen schädigt.

Heute wird bei allen Babys bereits in den ersten Lebenswochen ein Erkennungs-Test der PKU durchgeführt *(Guthrie-Test)*.

Wird bei einem Kind PKU festgestellt, muß es bis etwa zu seinem zehnten Lebensjahr eine phenylalaninarme Diät durchhalten (beispielsweise Verzicht auf die meisten Fleischsorten). So kann sich das Kind vollkommen normal entwikkeln. Nach dem zehnten oder zwölften Lebensjahr ist keine Diät mehr notwendig.

Zöliakie

Zöliakie ist eine höchst seltene erblich bedingte *Verdauungsschwäche aufgrund einer Allergie des Dünndarms gegenüber Klebereiweiß* (Gluten). Gluten ist – außer in Mais – in fast allen Getreidearten enthalten.

Anzeichen

Brechdurchfälle, übelriechende, fettige Gärungsstühle, aufgetriebener Bauch, schwere Gedeihstörungen. Bei Babys, die gestillt werden, zeigt sich die Zöliakie natürlich erst nach dem Abstillen, wenn sie also die normale Fläschchennahrung oder Getreidebreie erhalten.

Behandlung

Klebereiweißfreie Diät, die bis zum Erwachsenenalter durchgehalten werden muß; ab etwa dem 16. bis 20. Lebensjahr vertragen die Betroffenen geringere Mengen von Klebereiweiß recht gut. □

Laktose-Intoleranz

Explosive Brechdurchfälle Ihres Babys können auf einen erblich oder anlagebedingten Mangel an Laktase, eines Enzyms, das Milchzucker (Laktose) spaltet, zurückzuführen sein. Allerdings ist diese Laktose-Intoleranz sehr selten.

Stellt sie der Kinderarzt bei Ihrem Baby fest, kann die Hinzufügung eines zweiten Kohlenhydrats zur Milch die Symptome bessern; eventuell muß jedoch auch eine laktosefreie Milch für die Nahrung verwendet werden.

Erblich bedingte Muskelschwächen

Es gibt eine Reihe erblicher Muskelschwächen, die auf einen Enzymmangel des Muskelstoffwechsels zurückgehen *(Muskeldystrophien).*

Die meisten Formen dieser seltenen Muskeldystrophien befallen nur Buben, allerdings kaum vor dem zweiten Lebensjahr. Siehe dazu Seite 671.

Krippentod oder plötzlicher Kindstod

»Eines Abends war ich allein zu Hause und wollte noch einmal nach unserem Baby sehen, wie es schläft«, berichtet ein Vater. »Kai lag auf dem Rücken, war blau, hatte erbrochen – und war tot. Ich glaubte, er wäre am Erbrochenen erstickt, und ich machte mir Vorwürfe, ihn beim Einschlafen nicht auf den Bauch gelegt zu haben.«

Man hört gelegentlich von ähnlichen Fällen, wo sich Eltern wegen Verletzung der Aufsichtspflicht verantworten mußten. Doch dieser Vater hatte sicher keine Schuld: Sein Söhnchen war nicht am Erbrochenen erstickt, es starb den *Sudden infant death,* den plötzlichen Kindstod oder Krippentod, der vor allem in den ersten vier Lebensmonaten, aber kaum nach dem ersten Lebenshalbjahr vorkommt. Die Atmung dieser Kinder stockt plötzlich während des Schlafens und setzt nicht mehr rechtzeitig ein. Erst beim Sterben erbrechen dann die Babys.

Doch meist kommt der Krippentod nicht aus heiterem Himmel und nicht ohne Vorwarnung. Kurze Atempausen und/oder Perioden von Herzfrequenzverlangsamung sind oft schon in der Neugeborenenperiode seine Vorboten. Und solche Warnzeichen können mit Atemmonitoren erkannt werden, von denen Kinderärzte noch häufiger als bisher Gebrauch machen sollten, um besonders gefährdete Babys zu entdecken. In schweren Fällen muß man die Babys mehrere Wochen überwachen.

Nach Angaben des statistischen Bundesamtes ist der plötzliche Kindstod die häufigste Todesursache bei Säuglingen. So war bei den 1993 insgesamt 4665 gestorbenen Säuglingen in 870 Fällen der plötzliche Kindstod Todesursache. Die Gründe für diese plötzlichen, unerwarteten Sterbefälle sind noch nicht geklärt. Man vermutet aber, daß die Schlaflage ursächlich damit zusammenhängt. Aus diesem Grund wird den Eltern seit 1991 auch geraten, ihre Kinder nicht mehr in der Bauchlage schlafen zu lassen. Seitdem ist die Zahl der Sterbefälle um fast ein Drittel gesunken.

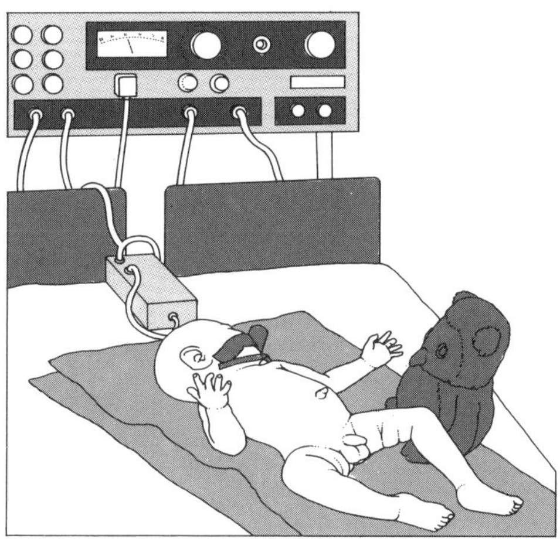

Intensivstation für Babys
Bei durch Atemstörungen gefährdeten Neugeborenen werden fortlaufend Augenbewegungen, Muskelaktivität, Hirnströme (EEG), Atmung und Herzfrequenz überwacht.

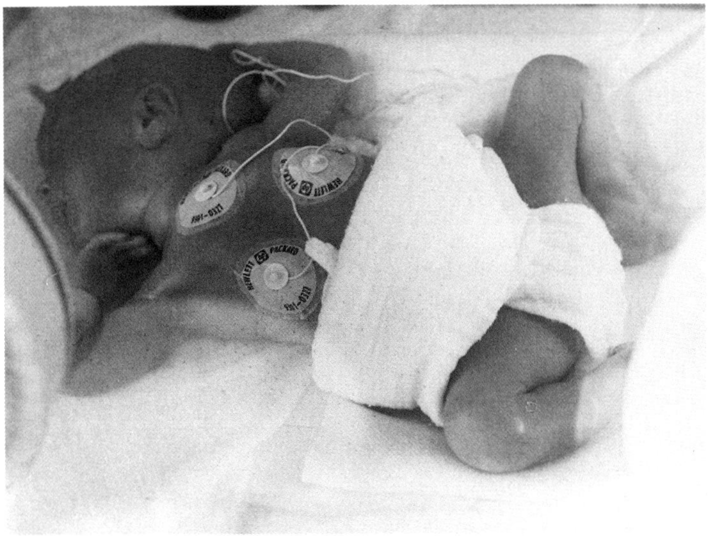

Neugeborenes mit Atemstörungen in einer speziellen Intensivstation, in der ständig alle lebenserhaltenden Funktionen überprüft werden.

In Deutschland wurden bereits Erfahrungen mit dem sogenannten Heim-Monitoring gesammelt. Dabei wurden unter anderem Geräte verwendet, die eine sogenannte Apnoe – einen Atemstillstand – feststellen können. Durch den Gebrauch dieser Geräte nach einer intensiven Einweisung in die Technik wurden die meisten Eltern deutlich beruhigt.

Ob das einfache Monitoring daheim die Häufigkeit des plötzlichen Kindstods zu senken vermag, ist allerdings immer noch nicht endgültig geklärt. Es scheint so, als biete dieses Verfahren eine Möglichkeit, vermutlich bedrohliche Atemstillstände rechtzeitig zu erkennen, zu beheben und damit Leben zu retten. Ganz sicher verhüten läßt sich mit dem Heim-Monitoring der plötzliche Kindstod jedoch nicht.

Dennoch sind viele Mediziner der Meinung, daß ein Heim-Monitoring für manche Risikokinder angebracht wäre. Eine möglichst optimale Überwachung setzt aber auch voraus, daß die Eltern optimal auf den Notfall vorbereitet werden und daß die Überwachung auch konsequent vorgenommen wird.

Zu Warnen ist noch vor Geschäftemachern, die fragwürdige Überwachungsapparate anbieten. Wer sich für ein Heim-Monitoring interessiert, sollte sich am besten von seinem Kinderarzt beraten lassen.

Risikofaktoren

Als mögliche Risikofaktoren für den plötzlichen Kindstod können unter anderem gelten:

- Atemstillstände
- Geschwister, die am plötzlichen Kindstod gestorben sind
- Kinder mit einem Geburtsgewicht von weniger als 2000 Gramm
- Drogenmißbrauch der Mutter während der Schwangerschaft
- Starkes nächtliches Schwitzen

Entwicklung und Probleme von Kindern

Die ersten Lebensjahre eines Menschen entscheiden darüber, wie gut dieser später als Erwachsener sein Leben meistern wird. Alle Eltern lieben ihre Kinder und wünschen sich das Beste für sie. Dennoch geschehen gerade im Namen dieser Liebe schwere und manchmal irreparable Erziehungsfehler.

Kinder sind Erwachsenen gegenüber nicht nur körperlich unterlegen. Sie sind in jeder Hinsicht von ihnen abhängig. Wir sollten uns darüber im klaren sein, daß wir Erwachsenen die Macht haben, über Glück und Leid unserer Kinder zu verfügen. Es sei Eltern daher unbedingt angeraten, sich gründlich über Kinder, ihre Entwicklungsstufen und Bedürfnisse zu informieren. Es ist eine Selbstverständlichkeit, daß vor Gebrauch jeder Maschine die Gebrauchsanleitung gründlich studiert wird; kaum ein Beruf, der ohne gründliche Ausbildung ausgeübt werden darf. Nur in Fragen der Kindererziehung meinen manche Eltern, daß neben der biologischen Fähigkeit, Kinder in die Welt zu setzen, der sogenannte gesunde Menschenverstand ausreiche, Kinder zu erziehen.

Viele Kinder müssen die natürliche Entwicklung ihrer Persönlichkeit gegen eine falsche Erziehung behaupten, gegen Verbote, unsinnige Strafen und sogar körperliche und seelische Mißhandlungen.

Es ist nicht möglich, die Erkenntnisse der Kinderpsychologie in diesem Buch erschöpfend darzulegen. Die Grundregeln einer guten und liebevollen Kindererziehung lassen sich jedoch auch in wenigen Worten ausdrücken: Lassen Sie Ihrem Kind genügend Freiraum, damit es seine eigene Persönlichkeit entwickeln kann. Engen Sie es nicht mit unnötigen Verboten ein, die sein Durchsetzungsvermögen und seine Kreativität stören. Diese beiden Fähigkeiten sind notwendig, um aus Ihrem Kind später einen selbstbewußten und starken Erwachsenen werden zu lassen. Sind Verbote unumgänglich, so geben Sie dem Kind Gelegenheit, Einsicht in diese Verbote zu entwickeln, indem Sie sie begründen. Kinder leben dem Augenblick und empfinden Freude, Glück, aber auch Schmerz, zugefügtes Leid und Ohnmacht gegenüber verständnislosen Erwachsenen intensiver als wir Großen. Wir brauchen daher ein besonderes Einfühlungsvermögen, um uns in die Welt von Kindern hineinzuversetzen.

Eine zu strenge Erziehung ist von ebenso großem Schaden wie eine lieblose, überbeschützte (Overprotection) oder zu freiheitliche Erziehung.

Lassen Sie Ihr Kind seine eigenen Erfahrungen machen. Das ist notwendig, um die Welt, in der es lebt, zu entdecken. Aus einem Kind, das aus allen

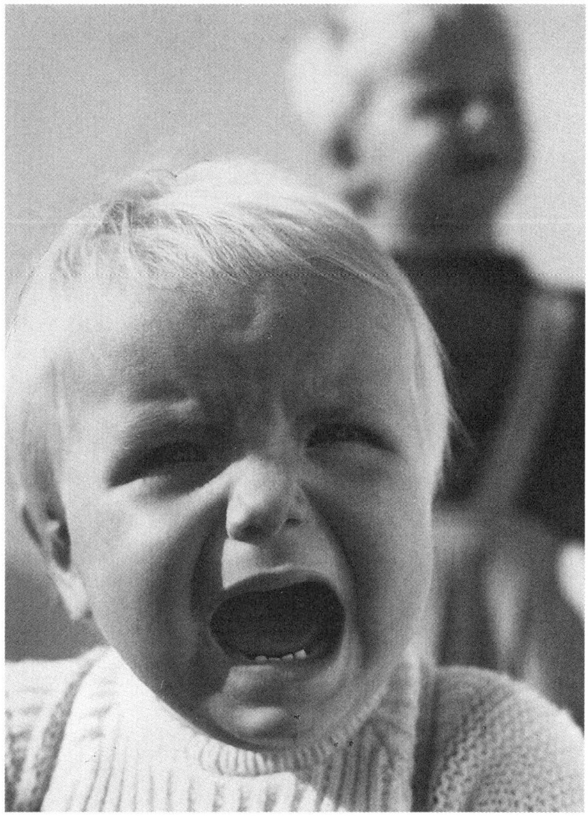

vermeintlich gefährlichen Situationen herausgehalten wird, wird ein ängstlicher, lebensuntüchtiger Erwachsener. Eine zu große Freiheit kann von dem Kind als Interesselosigkeit der Eltern und Sicherheitsmangel empfunden werden.

Durch Fachbücher und informative Gespräche mit Fachleuten sollten Eltern sich gründlich über die Entwicklung des Kleinkindes, über Probleme von Schulkindern und die Bedürfnisse von Jugendlichen informieren.

Im ersten Lebensjahr bezeichnet man ein Kind als Säugling. Vom zweiten bis vierten Lebensjahr spricht man vom Kleinkind. Bis zum sechsten Lebensjahr ist das Kind im Kindergartenalter, anschließend wird es zum Schulkind. Ab dem zwölften Lebensjahr wird aus ihm ein Jugendlicher. Siehe dazu die Kapitel »Entwicklung und Erkrankungen des Säuglings«, Seite 626 bis 642, und »Probleme und Erkrankungen von Jugendlichen«, Seite 676 bis 681.

Richtlinien der Entwicklung

Bevor ein Kind sprechen lernt, lernt es laufen. Dies ist entwicklungspsychologisch einleuchtend. Erst wenn der Mensch auf Gegenstände seiner Umwelt »zugehen«, das heißt sie erfassen kann, vermag er sie auch zu benennen. Im allgemeinen können kleine Kinder mit zwölf bis 14 Monaten allein gehen. Die ersten Laufversuche beginnen jedoch schon früher, meist mit elf oder zwölf Monaten. Mädchen beginnen im Durchschnitt etwas früher zu laufen als Jungen. Es wäre aber völlig falsch, Ihrem Kind das Laufen beibringen zu wollen. Erstens weiß das Kleine selbst am besten, wann es soweit ist, und zweitens kann ein forciertes Gehenlernen Muskeln, Sehnen, Bänder und Knochen schädigen. Hat Ihr Kind mit etwa 18 Monaten noch immer keine Anstalten gemacht, zu laufen, sollten Sie einen Kinderarzt aufsuchen. Er wird klären, ob Ihr Kind ein »Spätentwickler« ist oder ob eine organische Ursache für die Entwicklungsverzögerung vorliegt.

Mit zehn, spätestens zwölf Monaten ist das Kind normalerweise in der Lage, Doppelsilben auszusprechen. Das ist die Zeit, in der das Kleine zur Freude der Eltern »Mama« und »Papa« zu sagen lernt. Im Alter von zwei Jahren kann das Kind sich allein die Hände waschen und Kleidungsstücke ausziehen. Mit zweieinhalb Jahren sollte es in der Lage sein, einfache Sätze zu sprechen. Mit drei bis vier Jahren kennt es seinen Vor- und Nachnamen und ist imstande, sich unter Anleitung und Hilfestellung anzuziehen. Spätestens mit vier Jahren sollte ein Kind die wichtigsten Farben kennen und unterscheiden sowie einen Kreis zeichnen können. Mit fünf Jahren kann es einen Menschen zeichnen, der aus mehr als drei Teilen besteht.

Wenn Sie sich Sorgen über die Füße oder Beine Ihres Kleinkindes machen

Viele Eltern machen sich unnötig Sorgen um die Füße oder die Beine ihres Kleinkindes. So wird beispielsweise jedes Baby mit einem »Plattfuß« geboren. Das Fußgewölbe entwickelt sich erst im Laufe der ersten sechs Lebensjahre. Glauben Sie, daß Ihr Kind mit etwa vier, fünf Jahren immer noch einen extremen Plattfuß hat, sollten Sie Ihre Sorgen dem Kinderarzt oder einem Orthopäden mitteilen.

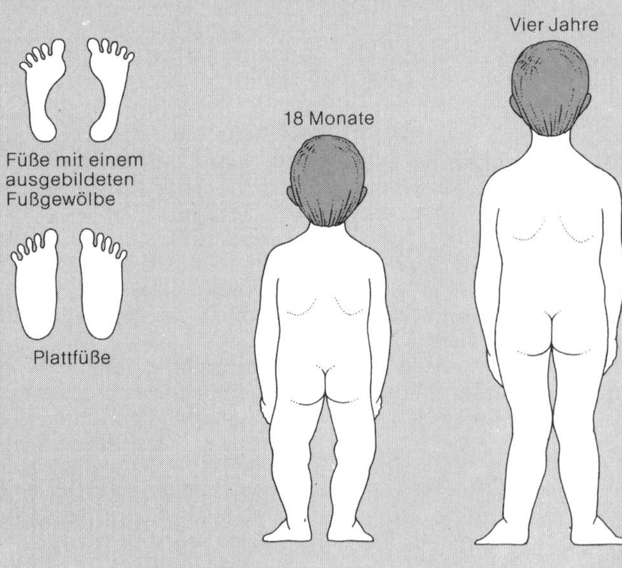

Bis zum zweiten Lebensjahr hat ein Kind leichte O-Beine: Die Füße berühren sich fast, der Kniebereich weicht auseinander. Die O-Beine verschwinden allmählich mit dem dritten Lebensjahr. Mit dem dritten oder vierten Lebensjahr entstehen jedoch leichte X-Beine: Steht Ihr Kind gerade, berühren sich die Kniebereiche, die Füße aber weichen voneinander. In den nächsten Lebensjahren geben sich auch die relativ leichten X-Beine.

O-Beine aufgrund einer Rachitis sind heute in Europa dank der Rachitisprophylaxe extrem selten.

Stellen Sie bei Ihrem Baby Sichelfüßchen (Seite 639) fest, sollten Sie einen Orthopäden aufsuchen. Sichelfüßchen müssen meist behandelt werden.

Achten Sie auf gute Schuhe

Zumindest in den ersten sechs Lebensjahren sollte Ihr Kind leichte, weiche Schuhe mit biegsamer Sohle tragen. Eine zu hohe Fersenstütze, wie sie bisweilen üblich ist, ist ungünstig. Nicht zu empfehlen sind auch »Clocks« für Kleinkinder. Besprechen Sie das Schuhwerk des Kindes mit dem Kinderarzt!

Ein Kleinkind hat noch kein ausgebildetes Fußgewölbe, seine Füße erscheinen eher als Plattfüße. Noch im zweiten Lebensjahr imponiert eine O-Bein-Haltung, ab dem dritten Lebensjahr hat ein Kind eher X-Beine.

Vorsorgeuntersuchungen

Zu den *Vorsorgeuntersuchungen im Säuglingsalter,* also bis einschließlich des zwölften Lebensmonats, siehe unter ››Entwicklung und Erkrankungen von Säuglingen‹‹ auf Seite 629.

Die erste gesetzlich vorgesehene und von den Krankenkassen übernommene Untersuchung im Kleinkindalter (zweites bis fünftes Lebensjahr) ist im 21. bis 24. Lebensmonat vorgesehen. Sie gilt der Sprachentwicklung und dem Gehverhalten. Außerdem untersucht der Kinderarzt die Leistungen des Zentralnervensystems, so beispielsweise, ob das Kind mit den Spitzen von Daumen und Zeigefinger greifen kann und ob es aus der Hocke wieder hochkommt.

Die zweite Vorsorgeuntersuchung im Kleinkindalter erfolgt im dritten bis vierten Lebensjahr. Zusammen mit den Untersuchungen im ersten Lebensjahr ist sie insgesamt die achte Vorsorgeuntersuchung vor dem Schulalter. Sie dient der Prüfung der Seh- und Hörfunktionen und der Sprachentwicklung. Außerdem untersucht der Arzt die Zähne und fragt nach Verhaltensauffälligkeiten (beispielsweise Bettnässen).

Bringen Sie Ihr Kleinkind zu jeder dieser kostenlosen Vorsorgeuntersuchungen! Je früher eine Entwicklungsstörung oder Krankheit entdeckt wird, desto erfolgreicher kann sie behandelt werden. Setzen Sie nicht die gesunde Entwicklung Ihres Kindes aufs Spiel!

Bedenken Sie bitte, daß es sich hierbei nur um Richtlinien der Entwicklung von Kindern handelt. Es gibt Kinder, die sich schnell entwickeln, und sogenannte Spätentwickler. Wenn Sie Fragen zur Entwicklung Ihres Kindes haben, wenden Sie sich an einen Kinderarzt. Er wird herausfinden, ob eventuelle Sorgen berechtigt sind und eine Entwicklungsstörung vorliegt (siehe dazu den Kasten »Vorsorgeuntersuchungen«, oben).

Auf jeden Fall sollten Sie nicht den Ehrgeiz haben, die Entwicklung Ihres Kindes zu forcieren.

Durchbrechen der Zähne – Gesundheit der Zähne

Mit etwa sechs Monaten beginnt der Säugling zu zahnen – der erste Zahn bricht durch. Meist ist es einer der oberen Schneidezähne. Danach folgen die unteren vorderen Schneidezähne. Bis zum zweiten Lebensjahr sind alle Schneidezähne des Ober- und Unterkiefers durchgebrochen. Es folgen die Backen- und die Eckzähne. Zwischen dem 20. und 30. Lebensmonat sind die Milchzähne komplett.

Da das Zahnen weh tut, kann Ihr Kind darauf mit Weinen und Unruhe reagieren. Schmerzstillende Pasten, die mit dem Finger leicht in das Zahnfleisch massiert werden, bringen dem Kind Linderung. Sogenannte Beißringe oder harte Brotkrusten, auf denen das Kind kauen kann, helfen den Zähnen, leichter durchzubrechen. Zur Kariesvorsorge mit Kalk- und Fluoridtabletten lesen Sie bitte auf Seite 628 und Seite 538 bis 540.

Zahnpflege sollte so früh wie möglich begonnen werden, um der Karies (Seite 538) vorzubeugen. Gewöhnen Sie Ihr Kind von Anfang an daran, sich regelmäßig die Zähne zu putzen. Eine wohlschmeckende Zahncreme, eine Zahnbürste in leuchtender Farbe und die vorbildliche Haltung der anderen Familienmitglieder helfen dem Kind, sich an das regelmäßige Putzen der Zähne zu gewöhnen. Schon ab dem zweiten Lebensjahr sollte man mit dem Gewöhnungstraining beginnen. Zur weiteren Entwicklung der Zähne (zweite Zähne usw.) siehe Seite 535.

Zum Thema Gesunderhaltung der Zähne finden Sie in den beiden Abschnitten »Parodontitis« (Seite 535) und »Karies« (Seite 538) wichtige Informationen und Ratschläge.

Wann die Milchzähne erscheinen

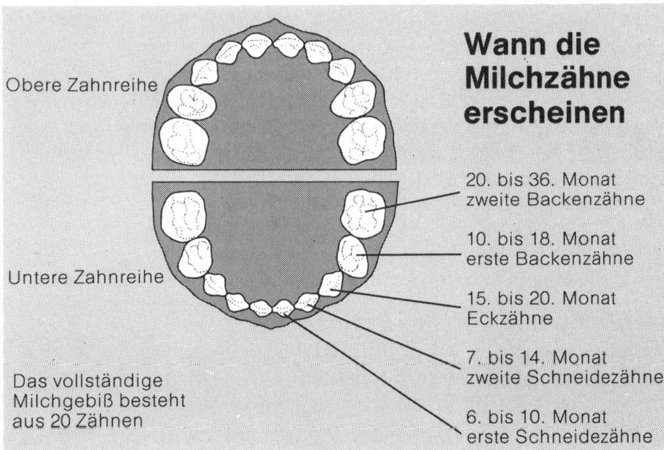

Das vollständige Milchgebiß besteht aus 20 Zähnen

Bettnässen

Die meisten Kinder sind spätestens nach Ablauf ihres dritten Lebensjahres imstande, ihre Harnblase tagsüber zu kontrollieren. Spätestens mit vier Jahren sollte ein Kind auch nachts trocken sein. Näßt ein Kind nach diesem Zeitpunkt noch ein, spricht man von *Enuresis* (unwillkürliches Harnlassen).

Man unterscheidet zwischen der *primären* und der *sekundären Enuresis*. An primärer Enuresis leiden Kinder, die über den normalen Zeitpunkt der Sauberkeitsgewöhnung hinaus einnässen. An sekundärer Enuresis leiden Kinder, die bereits sauber waren, aber später wieder zu Bettnässern wurden.

Immerhin 10 Prozent aller Kinder nässen nach dem vierten Lebensjahr nachts noch ein. Etwa die Hälfte der bettnässenden Kinder überwindet die Enuresis bis zur Einschulung. Die andere Hälfte näßt häufig bis in die Pubertät hinein ein. Nur ein verschwindend kleiner Teil kann die Blase bis ins Erwachsenenalter nachts nicht kontrollieren. Etwa zwei Drittel aller bettnässenden Kinder sind Jungen, nur ein Drittel Mädchen.

Das kontrollierte Harnlassen setzt die Reifung der an die Blasenmuskulatur angrenzenden Nervenendigungen voraus. Es ist eine Frage der Übung, daß das Kind den auftretenden Harndrang erkennen und den Schließmuskel so lange geschlossen halten kann, bis es Gelegenheit zum Wasserlassen hat. Das hört sich verhältnismäßig einfach an. Dennoch liegt dieser Funktion ein komplizierter Ablauf zugrunde. Zum Reflex des Harnlassens kommt es, sobald die Blase entsprechend gefüllt ist. Die Beckenmuskulatur kann sich der gefüllten Blase ohne Anspannung anpassen. Erst kurz vor dem Harnlassen zieht sie sich zusammen, und der Schließmuskel am Blasenhals öffnet sich – der Harn fließt durch die Harnröhre heraus.

Diesen Reflex muß das Kind auch nachts während des Schlafes spüren, um nicht einzunässen. Es ist leicht nachzuvollziehen, daß dies für einen kleinen Menschen eine bemerkenswerte und gar nicht so einfache Leistung ist, die gelernt sein will. Kinder können diese Leistung offensichtlich nur erbringen, wenn sie sich geliebt und in ihrer Umwelt geborgen fühlen. Sie selber empfinden das Einnässen bis zum normalen Zeitpunkt der Sauberkeitsgewöhnung nicht als störend. Sie lernen Sauberkeit der Mutter zuliebe.

Bettnässen kann verschiedene Ursachen haben. In den meisten Fällen ist es jedoch psychisch bedingt. Es sind aber auch organische Ursachen möglich.

Psychische Ursachen des Bettnässens

In vielen Fällen liegt dem Bettnässen ausschließlich ein Fehlverhalten der Eltern bei der Sauberkeitserziehung zugrunde. Zu den häufigsten Fehlern gehören:

Zu frühe Sauberkeitserziehung

Durch zu frühe Leistungsanforderungen wird das Kind entmutigt. Richtiges Verhalten der Mutter ist es, ihr Kind etwa einige Zeit vor Vollendung des zweiten Lebensjahres liebevoll zur Stuhlkontrolle und einige Zeit nach dem zweiten Geburtstag auch zur Harnkontrolle anzuhalten. Dabei ist jeder Zwang, der nur Trotzverhalten des Kindes provozieren würde, zu unterlassen.

Zu späte Sauberkeitserziehung

Wenn die Mutter zu spät beginnt, das Kind zur Stuhl- und Harnkontrolle anzuhalten, so fällt die Sauberkeitserziehung in eine Entwicklungsphase, in der das Kind mehr nach außen lebt, also inneren Vorgängen nicht mehr genügend Beachtung schenkt. Es widmet seine Aufmerksamkeit anderen Dingen.

Falsche Sauberkeitserziehung

Der Erfolg der Sauberkeitserziehung bleibt häufig aus, weil die Mutter sie mit falschen Mitteln betreibt. Dabei ist nicht nur aggressives Verhalten wie Anschreien oder Schläge von Übel, sondern auch die übertriebene Betonung des Sauberseins als sozusagen moralischer Wert. Ebenso wird eine überbesorgte und verwöhnende Erziehung das Kind zu keiner Leistung anspornen.

Nicht immer liegen die Gründe für das Einnässen jedoch in einer falschen oder falsch terminierten Sauberkeitserziehung. Es gibt einige weitere Ursachen für das psychisch bedingte Einnässen:

Konflikte in der Familie

Vor allem Konflikte zwischen Mutter und Kind, aber auch zwischen Vater und Kind können das Sauberwerden behindern. Wenn die Eltern nicht in der Lage sind, sich dem Kind innerlich voll zuzuwenden, fühlt sich das Kind nicht motiviert, ihnen zuliebe die Leistung des Sauberwerdens zu vollbringen.

Auch Rivalitäten und Aggressionen zwischen Geschwistern können sich störend auswirken. Eine häufige Ursache ist die Geburt eines jüngeren Geschwisterchens. Das Kind reagiert auf diesen unwillkommenen Konkurrenten in bezug auf die Elternliebe mit Eifersucht und setzt das Einnässen unbewußt als Mittel ein, sich zur Wehr zu setzen. Mit diesem Verhalten regrediert es; das heißt, es kehrt in ein frühkindliches Stadium zurück.

Egoistisches Verhalten des Kindes

Es gibt Kinder, die in diesem Alter noch nicht fähig sind, anderen etwas zuliebe zu tun – meist infolge mangelnder Zuwendung.

Bettnässen aus Gewohnheit

Das Kind näßt weiter ein, obwohl die Gründe, die das Sauberwerden verhindert haben, inzwischen nicht mehr bestehen. Es hat den richtigen Zeitpunkt verpaßt.

Zielgerichtetes Bettnässen

Das Kind setzt das Bettnässen ein, um damit ein bestimmtes Ziel zu erreichen - meistens möchte es von den Eltern mehr Liebe und Aufmerksamkeit.

Psychosozialer Streß

Zur sekundären Enuresis - also zum Einnässen von Kindern, die schon sauber waren - kann es auch durch psychosozialen Streß kommen: Überforderung in der Schule, Angst vor dem Versagen usw. Anzeichen für eine psychische Belastung des Kindes sind zum Beispiel häufige Alpträume, Wutausbrüche oder übersteigerte Angst.

Behandlung des psychisch bedingten Bettnässens

Familien, die ein bettnässendes Kind haben, sind in mehrfacher Hinsicht stark belastet. Abgesehen davon, daß die Notwendigkeit des ständigen Wechselns der Bettwäsche arbeitsbelastend ist, ist das Einnässen sozial auffällig. Klassenreisen, Urlaub und ähnliche Unternehmungen sind mit großen Schwierigkeiten verbunden. Haben Spiel- und Klassenkameraden erst einmal erfahren, daß ein Kind einnäßt, so ist es Hänseleien und Verachtung ausgesetzt. Dies wiederum führt zu weiterem psychosozialem Streß, auf den das Kind wiederum mit Einnässen reagiert.

Der Umgang mit einem einnässenden Kind erfordert daher vor allem Geduld, Einfühlungsvermögen und Gelassenheit. Mit Bestrafungen, Schimpfen oder gar Schlagen erreicht man überhaupt nichts. Halten Sie sich vor Augen, daß ein einnässendes Kind - sofern es schon älter ist - unter seiner »Schwäche« leidet und sich dafür schämt.

Folgende Maßnahmen helfen Ihrem Kind beim Lernen des Trockenwerdens:

- Geben Sie ihm ab dem Abendessen nichts mehr zu trinken.
- Regelmäßige Harnentleerung vor dem Zubettgehen.
- Training der Blasenmuskulatur und der Blasenkapazität durch Hinauszögern des Wasserlassens beim Harndrang während des Tages.
- Loben oder belohnen Sie das Kind für trockene Nächte - das hilft manchmal. Aber machen Sie ihm keinesfalls Vorwürfe, wenn es nach mehreren trockenen Nächten wieder einnäßt.
- Vermeiden Sie es, in Anwesenheit des Kindes vor Dritten über das Problem des Einnässens zu reden.
- Psychotherapie: Mit Hilfe eines erfahrenen Psychotherapeuten sollten die Ursachen des Bettnässens herausgefunden werden.
- Versuchen Sie vor allem, dem Kind eine Atmosphäre von Ruhe und Geborgenheit zu schaffen. Besonders abends sollten Aufregungen vermieden werden. Fernsehen vor dem Schlafengehen kann das einnässende Kind seelisch belasten.

Nicht zu empfehlende Maßnahmen

Wecken während der Nacht zu bestimmten Zeiten, um die Blase zu entleeren. Auf diese Weise mag das Bett zwar manchmal trocken bleiben; das Kind lernt dadurch jedoch nicht, den Blasenschließmuskel zu kontrollieren.

Wenig hilfreich sind auch Weckapparte, die im Bett installiert werden und beim ersten Harntropfen ein Klingelsignal auslösen. Sie verursachen ebenfalls keinen Lerneffekt.

Organische Ursachen des Bettnässens

Bevor Sie damit beginnen, die richtigen Maßnahmen gegen das Einnässen Ihres Kindes herauszufinden, versichern Sie sich, daß keine organische Ursachen vorliegen. Wenden Sie sich hierzu an einen Kinderarzt oder an einen Urologen.

Organische Ursachen des Bettnässens können sein:

- Entwicklungsstörungen wie Verzögerungen der Reife des Nervensystems bei Frühgeborenen oder CP-Kindern (Zerebralparese, Seite 678). In diesen Fällen tritt die nächtliche Harnkontrolle später ein;
- noch unentdeckte nächtliche epileptische Anfälle;
- Neuropathie, das ist eine übermäßige Reaktion auf äußere oder innere Störfaktoren aufgrund einer reizbaren Schwäche des Nervensystems;
- Fehlbildungen im Harnsystem (dann hat das Kind auch tagsüber noch keine Harnkontrolle);
- häufige oder chronische Blasenentzündungen;
- anlagebedingte geringe Blasenkapazität;
- anlagebedingte geringe Harnproduktion am Tag und vermehrte Produktion während der Nacht;
- zu leichter Schlaf, bei dem sich das Kind gegen alle Störfaktoren abriegelt;
- zu tiefer Schlaf;
- beginnender Diabetes mellitus (dann auch am Tag vermehrter Harndrang und übermäßiger Durst!).

Wann sollte ein Kind »sauber« sein?

Spätestens mit dem Ende des dritten Lebensjahres sollte ein Kind zumindest tagsüber seine Harnblase kontrollieren können. Mit dem Ende des vierten Lebensjahres sollte das Kind in der Lage sein, auch nachts nicht mehr einzunässen.

Stuhldrang lernt das Kind spätestens im dritten Lebensjahr von anderen Körperempfindungen zu unterscheiden. Mit der Sauberkeitserziehung kann ab dem zweiten Lebensjahr liebevoll und ohne Zwang begonnen werden. Drängen Sie Ihr Kind nicht dazu, trocken beziehungsweise sauber zu werden. Ein halbes Jahr länger Windeln wechseln steht in keinem Verhältnis zu seelischen Fehlentwicklungen, die durch eine falsche Sauberkeitserziehung entstehen können. Unter »Bettnässen« (Seite 646) finden Sie Informationen zur Sauberkeitserziehung und Ratschläge, wie Sie mit einnässenden Kindern umgehen sollten.

Die seelisch-geistige Entwicklung des Kindes

Aus seinem Verhältnis zur Mutter – oder gegebenenfalls zu einer anderen Bezugsperson – entwickelt das Kind während der ersten 15 Monate seine Grundeinstellung zum Leben. In dieser Zeit entsteht das sogenannte Urvertrauen. Wird dem Kind zuviel versagt, weil die Mutter beispielsweise nicht kommt, wenn das Kind schreit, es nicht liebevoll und zärtlich betreut, so kann das Kind kein oder nur ein gestörtes Vertrauen zu seiner Umwelt entwickeln. Die Ansicht, daß man einen Säugling ruhig öfter einmal schreien lassen dürfe (das gibt kräftige Lungen), sollte endgültig der Vergangenheit angehören.

Ebenso wichtig ist es, von Anfang an zu dem Kind zu sprechen. Dies erleichtert ihm nicht nur das Sprechenlernen. Die Stimme der Mutter signalisiert dem Kind auch Liebe und Sicherheit. Verzichten Sie auch auf die sogenannte Babysprache, ahmen Sie nicht die Sprache des Kindes nach – es soll schließlich von Ihnen sprechen lernen. Auch in einer Zeit, wo das Kind vermeintlich noch nichts versteht, nimmt es Worte und Begriffe in sein Bewußtsein auf.

Bis zum Ende des vierten Lebensjahres ist ein Kind normalerweise in seiner Entwicklung so weit, sich in die Familie und

Autismus

Als Autismus bezeichnet man eine Krankheit, bei der die Betroffenen völlig in ihrer eigenen Gedankenwelt leben und sich gleichzeitig gegen die Umwelt absperren. Die Ursachen des Autismus liegen bis heute weitgehend im dunkeln. Er kann als Entwicklungsstörung bei Kindern auftreten oder in späterem Alter auch im Rahmen einer Schizophrenie.

Autistische Kinder haben ganz normale Gehirnströme. Ihr Verhalten ist fremdartig, weil sie keine Beziehung zu anderen Menschen aufbauen, auch nicht zu Vater und Mutter. Sie sprechen kaum und verhalten sich völlig teilnahmslos.

Frühe Anzeichen

Autistische Säuglinge zeigen kein Interesse an ihrer Umwelt. Sie haben kein Bedürfnis nach Zärtlichkeit und lachen nicht. Sie sind selbstzufrieden, quengeln nicht und schauen auch nicht hinter sich bewegenden oder bunten Gegenständen her. Sie bilden keine Sprechlaute wie normale Kinder.

Die Vermutungen über die Ursachen des Autismus reichen von Schädigung des kindlichen Nervensystems im Mutterleib bis zu ablehnenden, kalten Müttern. Bisher hat sich jedoch keine dieser Vermutungen erhärtet. Es gibt Kinder von lieblosen, kalten Eltern, die sich entweder normal oder auf irgendeine Weise seelisch gestört entwickeln, aber keineswegs autistisch sind. Der Nachweis der organischen Ursache ist Ärzten bisher auch nicht gelungen. Als gesichert gilt nur, daß autistische Kinder von Geburt an die Zeichen der Erkrankung zeigen.

Behandlung

Eltern mit autistischen Kindern brauchen nicht nur Hilfe für das Kind, sondern auch seelische Unterstützung für sich selbst. Bei einfühlsamer Therapie durch entsprechend geschulte Psychologen, die den zumeist ratlosen Eltern Hilfestellung geben können, ist es möglich, autistische Kinder langsam aus ihrer seltsamen Erstarrung zu lösen. Rat und Hilfe bietet auch der »Bundesverband Hilfe für das autistische Kind, Vereinigung zur Förderung autistischer Menschen e.V.«, Bebelallee 141, 22297 Hamburg, Telefon: 040/511 56 04.

Sprachstörungen

Die Ursachen von Sprachstörungen können in einer Schädigung oder Störung des Sprachzentrums im Gehirn, in Nervenlähmungen oder — was am häufigsten der Fall ist — in einer fehlerhaften Lautbildung (undeutliche Aussprache) liegen. *Stottern* ist eine Sprachneurose.

1. Verzögerte Sprachentwicklung

Die Ursache ist meist ein mangelnder Sprechantrieb beziehungsweise eine ungenügende sprachliche Anregung. Falls keine Hirnschädigung vorliegt, kann die Störung bei sonst ungestörter Intelligenz des Kindes durch hinreichende Beschäftigung mit dem Kind bis zur Einschulung behoben werden.

2. Behinderte Sprachentwicklung durch Hörstörungen

Taub geborene Kinder bleiben stumm, bei Verlust des Gehörs vor dem siebenten Lebensjahr geht das bis dahin erworbene Sprachvermögen wieder verloren (Taubstummheit, siehe unter Schwerhörigkeit auf den Seiten 389 und 387).

3. Behinderte Sprachentwicklung bei Schwachsinn

4. Hörstummheit

Die Ursachen sind noch ungeklärt (frühkindliche Gehirnerkrankung?). Man unterscheidet:

- *motorische Hörstummheit:* Das Sprachverständnis ist weitgehend vorhanden, doch können die Kinder nicht sprechen. Im Test werden Aufträge ausgeführt, doch Nachsprechen wird nicht befolgt.
- *sensorische Hörstummheit* (Seelentaubheit): Das Sprachverständnis fehlt. Im Test werden Aufträge nicht verstanden. Doch Nachsprechen ist möglich (Echolalie).

5. Stammelfehler (Dyslalie, Lautbildungsfehler, Störungen der Artikulation)

Beim Kleinkind (vor allem bei Buben) ist Stammeln bis einschließlich des vierten Lebensjahres natürlich, danach bestehende Lautbildungsfehler bedürfen auf jeden Fall der Behandlung. Stammelfehler können funktionell oder organisch bedingt sein. Schwerhörigkeit muß stets ausgeschlossen werden!

- *Sigmatismus (Lispeln):* falsche Bildung der S-Laute (die Zunge stößt an die Hinterfläche der Schneidezähne, vorn zwischen die Zähne, oder die Luft entweicht einseitig in die Backentasche);
- *Gammazismus, Lappazismus, Lambdazismus:* falsche Bildung der G-, K- und L-Laute;
- *Rhinophonia (Rhinolalia, Näseln):* Beim geschlossenen Näseln (Nasallaute werden ohne Nasenresonanz gesprochen) ist die Ursache meist organisch bedingt, zum Beispiel durch verlegte Nasenatmung bei Schnupfen, Polypen, Tumoren; offenes Näseln (alle Laute haben einen nasalen Beiklang) kann organisch, so durch eine Gaumenspalte (Gesichtsspalten, Seite 638) oder Gaumensegellähmung, aber auch funktionell (Schonstellung des Gaumensegels) bedingt sein; im letzteren Fall haben nur Vokale einen nasalen Beiklang; auch gemischtes Näseln ist möglich.

Behandlung von Stammelfehlern: bei organischer Ursache Behandlung der Ursache, sonst Sprachübungsbehandlung (Logopädie) mit Beibringen der richtigen Technik der Lautbildung. Eine neue und noch ziemlich unbekannte Methode ist die *Chirophonetik* des österreichischen Arztes Dr. Baur (Linz).

6. Poltern

Hastiges, verwischtes Sprechen mit Auslassungen, Umstellungen oder Wiederholungen von Lauten und Silben heißt »Poltern«. Diese Sprachformulierungsschwäche wird durch Erziehung zu langsamem Sprechen und durch Atemschulung behandelt.

7. Stottern

Stottern ist eine Sprachneurose mit Hemmungen und Unterbrechungen des Sprechablaufes; die Atmung ist nicht koordiniert, der Redefluß gestört.

Ursachen: psychosoziales Trauma, Anlage, Schwäche oder Störung des Atemsystems oder frühkindliche Hirnschäden.

Behandlung: Atemschulung, Üben von langsamem und rhythmischem Sprechen, Psychotherapie. Gegebenenfalls kann der Kinderarzt Medikamente gegen Angst- und Spannungszustände verordnen.

8. Zentrale (das Gehirn oder Hirnnerven betreffende) **Sprachstörungen:**

- *Aphasien:* durch Gehirnerkrankungen der Sprachzentren kommt es zu Störungen oder zum Verlust der bereits erworbenen Sprache.
- *Dysarthrien:* bedingt durch Erkrankungen der Kerne und Bahnen bestimmter Hirnnerven; der gesamte Sprechvorgang ist durch die gelähmte Sprechmuskulatur gestört.

Behandlung: Sprachschulung (logopädische Behandlung). Bei Lähmungen peripherer Anteile der Hirnnerven kann bisweilen auch eine Akupunktur erfolgreich sein.

seine Umwelt einzuordnen. Nun beginnt es, seine Persönlichkeit gegen andere abzugrenzen, und lernt, sich durchzusetzen (»Trotzphase«). Diese Zeit ist für Eltern ziemlich anstrengend und erfordert viel Geduld, da das Kind sich nicht nach logischen Richtlinien der Erwachsenenwelt durchsetzt und behauptet. Es kann sich auf völlig irrationale Weise jeder Art von Anforderungen widersetzen.

Mit diesem Trotz entwickelt das Kind Entscheidungsfähigkeit, Stolz, Willen, Liebesfähigkeit und die Bereitschaft zu Kompromissen und Kooperation.

Eine zu starke elterliche Reglementierung, die dem Kind seine Unterlegenheit gegenüber den Erwachsenen zu sehr vor Augen führt, macht das Kind entscheidungsunfähig und ängstlich. Das Kind braucht in dieser Zeit Erfolgserlebnisse. Setzen Sie Ihrem Kind im Trotzalter jedoch überhaupt keinen Widerstand entgegen, so lernt es nicht, für seine Entscheidungen zu kämpfen. Es wird eigensinnig, egoistisch und wird als Erwachsener glauben, daß sich Lebensziele ohne viel eigenes Zutun erreichen lassen.

In diesem Alter sollte das Kind auch häufiger mit Gleichaltrigen zusammenkommen. Aufgrund seiner Entwicklung ist es jetzt imstande, andere Kinder als Spielkameraden wahrzunehmen. Regelmäßiger Kindergartenbesuch ist daher zu empfehlen.

Im Alter von vier bis sechs Jahren besitzen Kinder eine gute Vorstellung von sich selbst und haben bei entsprechender Erziehung ein gesundes Selbstbewußtsein entwickelt. Ihr Wissensdrang ist nun erheblich.

Vom siebenten bis zum zehnten Lebensjahr ist der Mensch geistig so lernfähig wie nie mehr später in seinem Leben. Er lernt Wissen aktiv zu erwerben und anzuwenden. In diesen Jahren werden Kooperation und ein Gefühl für Arbeitsteilung erlernt.

Das Kind lernt nicht nur, sich unter Gleichaltrigen zu behaupten, sondern auch, in sozialen Gruppen seinen Platz zu finden. Bei genauer Beobachtung kann man jetzt schon feststellen, welche soziale Rolle das Kind später als Erwachsener in der Gesellschaft einnehmen wird (Gruppenführer, Gruppenclown, Sündenbock). Sollte Ihr Kind in diesen Jahren Minderwertigkeitsgefühle entwickeln und Schwierigkeiten haben, sich sozial einzuordnen, so sollten Sie mit einem Kinderpsychologen sprechen und Möglichkeiten finden, dem Kind mehr Selbstvertrauen zu geben.

Ab dem elften Lebensjahr beginnt das Kind, Vorstellungen für seine Zukunft zu entwickeln. Es ist sich jetzt über seine Identität und über sein Geschlecht im klaren.

Wann ist ein Kind schulreif?

Wann ein Kind schulreif ist, hängt von verschiedenen Faktoren ab. Entwicklungspsychologisch gesehen ist ein Kind mit sechs bis sieben Jahren soweit, die Schule zu besuchen. Es hat dann ein großes Wissensbedürfnis, kann sich zeitweise von seiner Familie trennen und findet sich einigermaßen in fremden Gruppen zurecht. Auch ist es dann verkehrssicher genug, um den Schulweg allein gehen zu können – vorausgesetzt, er ist nicht zu weit und zu verkehrsreich. Seine Motorik (Bewegungssystem) ist soweit entwickelt, daß es aus dem Handgelenk heraus mit den Fingern malen kann und eine bestimmte Größe von Linien und Zeichen einhalten kann.

Intellektuell schulreif ist ein Kind, wenn es imstande ist, sich ungefähr 15 Minuten lang zu konzentrieren, sich verständlich auszudrücken und wenn es schon von Zahlen und Buchstaben weiß.

Über den Schulbesuch entscheidet meistens ein Schultest. Kinder, die einen Kindergarten besucht haben, sind in ihrer Entwicklung meistens so weit, daß einem Schulbesuch nichts im Wege steht.

Sollte der Schulreifetest ergeben, daß Ihr Kind noch ein Jahr zurückgestellt wird, so bedeutet das keinesfalls, daß Ihr Kind weniger intelligent als andere ist. Vergessen Sie nicht, daß es Früh- und Spätentwickler gibt. Sie tun Ihrem Kind keinen Gefallen damit, wenn Sie es einschulen lassen, bevor es seelisch und geistig reif dafür ist. Das heutige Schulsystem stellt in jeder Hinsicht große Anforderungen an unsere Kinder. Viele Psychologen und Pädagogen sind sogar der Ansicht, daß das jetzige Schulsystem unsere Kinder seelisch krank macht. Deshalb sollten Kinder erst dann eingeschult werden, wenn sie stark genug sind, mit der Schule fertig zu werden.

Hat ein Kind seelische oder geistige Schwierigkeiten in der Schule, so sollten Sie sich nach einem Gespräch mit dem Lehrer Rat bei einem Kinderpsychologen holen.

Sexuelle Aufklärung

Sexuelle Aufklärung von Kindern ist nicht mit einem einzigen Gespräch zu leisten. Seinem Alter und seiner Entwicklung entsprechend sollte das Kind vom Kleinkindalter an bis hinein in die Pubertät mit seinen Eltern über sexuelle Fragen reden können.

Normalerweise klärt man ein Kind dann auf, wenn es fragt. Aber erstens gibt es Kinder, die nicht fragen, und zweitens Eltern, die Hemmungen haben, über sexuelle Belange zu sprechen. Gute Aufklärungsbücher sind Hilfsmittel, deren sich Eltern ruhig bedienen können. Auch die Schule vermittelt sexuelle Aufklärung.

Schon zwei- bis dreijährige Kinder interessieren sich für den Unterschied der Geschlechter. Es ist wesentlich, daß Sie auch kleinen Kindern den Unterschied der männlichen und weiblichen Geschlechtsorgane erklären. Falsch ist es, nur davon zu sprechen, daß Jungen einen Penis haben und Mädchen nicht. Erklären Sie Ihrem Kind, daß das Mädchen dem Penis entsprechende Geschlechtsorgane hat, die sich im Körperinnern befinden. Begründen Sie dies damit, daß Mädchen später Kinder bekommen, die im Innern des Körpers geschützter aufwachsen.

Schon fünf- bis sechsjährige Kinder sollten nicht nur über die Geschlechtsunterschiede informiert sein. Sie sollten schon wissen, wie der Geschlechtsakt vor sich geht und daß er nicht nur ausgeübt wird, um Kinder zu zeugen: Sexualität als Ausdruck und Bestandteil einer Liebesbeziehung muß den Kindern ebenfalls vermittelt werden.

Auch Fragen der Schwangerschaft und des Geburtsvorganges können mit Kindern dieses Alters besprochen werden. Je weniger in die Sexualität hineingeheimnist wird, um so besser ist das Verhältnis, das Kinder zum Körper und seinen Vorgängen entwickeln. Außerdem ist es immer noch besser, Ihr Kind bekommt von Ihnen die richtigen Informationen, als wenn es falsch kolportierte Berichte von Spielkameraden oder anderen aufschnappt. Siehe dazu auch »Sexualität«, Seite 574.

Auch über sexuelle Abweichungen muß mit Kindern rechtzeitig gesprochen werden. Sie geben Ihrem Kind damit die Chance, mögliche Verführungen fremder Erwachsener abzuwehren, und schützen es so vor Sexualverbrechen besser.

Vermitteln Sie Ihrem Kind, daß Sexualität ein positiver, normaler Bestandteil des Lebens ist und weder sündig noch schlecht. Als Erwachsener soll Ihr Kind zu einem erfüllten Sexualleben imstande sein. Die Grundlage dafür legen Eltern in der Kindheit. Machen Sie sich klar, daß auch schon Kinder sexuelle Wesen sind, mit altersgemäßen sexuellen Lustempfindungen. Dazu gehören auch das Onanieren und sexuelle Spiele mit anderen Kindern.

»Schulversager« dürfen nicht noch zusätzlich bestraft werden. Die damit verbundenen Mißerfolgserlebnisse sind schon Strafe genug. Wird ein Kind für schlechte Noten auch noch bestraft, kann seine seelische Not so groß werden, daß es zu Kurzschlußhandlungen wie Ausreißen oder Selbstmord kommt.

Was bedeutet die Familie für das Kind?

»Die Familie ist als erste soziale Gruppe für das Kind unbrauchbar – aber das Kind braucht sie.« Dieser Satz eines Sozialpädagogen zeigt in aphoristischer Überspitzung, wie zwiespältig die Familie als soziale Institution heute vielfach beurteilt wird. Einerseits weiß man, daß die Entwicklung des Kindes in der Familie viel zu häufig nur ungenügend gefördert, wenn nicht gar gehemmt wird. Andererseits ist keine andere Institution in der Lage, sich dem Kind in der individuellen Weise zuzuwenden, die allein den Reifeprozeß seiner Persönlichkeit unterstützen kann. Alle Versuche einer »Sozialisierung« der Erziehung – etwa durch Gruppen- oder Gemeinschaftserziehung – haben auf Dauer nicht die Erfolge erzielen können, die ihre Initiatoren erhofft hatten. Die Familie bleibt letztlich der Ort, an dem die optimale Förderung der Anlagen und Fähigkeiten des Kindes zumindest möglich ist.

Es ist daher immer wieder zu fordern, daß die Voraussetzungen für eine optimale Erziehung in der Familie verbessert werden. Dazu gehört, daß den Eltern ausreichend Möglichkeiten geboten werden, Erziehung zu lernen und damit Erziehungsfehler zu vermeiden. Dazu gehört aber vor allem auch, daß Staat und Gesellschaft Familien mit Kindern jede nur mögliche Unterstützung zukommen lassen. Viele Mißhandlungen und Lieblosigkeiten gegenüber Kindern entstehen nicht aus Mangel an Liebe, sondern aus Überforderung und psychosozialem Streß.

Es kann nicht oft genug betont werden, daß die Erziehung unserer Kinder zu den wichtigsten gesellschaftlichen Aufgaben gehört. Die Jahre, die das Kind in der Familie verbringt, sind für sein späteres Schicksal von entscheidender Bedeutung.

Wieviel Schlaf braucht ein Kind?

Ein Säugling verbringt sein Leben zum größten Teil schlafend. Je älter das Kind wird, desto länger werden die Wachphasen.

Im zweiten und dritten Lebensjahr braucht ein Kind etwa elf Stunden Schlaf. Dazu sollte es in diesem Alter noch zwei Stunden Mittagsschlaf einhalten.

Ab vier Jahren reichen zehn bis elf Stunden Schlaf, ein Mittagsschlaf ist nicht mehr nötig. Schicken Sie Ihr Kind nicht zu früh ins Bett. Um so früher erwacht es am Morgen, voll kindlichem Tatendrang. Geht ein Kind altersentsprechend um 20 oder 21 Uhr schlafen, bekommt es noch etwas vom abendlichen Familienleben mit und hat Gelegenheit, den berufstätigen Elternteil täglich zu erleben.

Das abendliche Familienleben sollte jedoch möglichst nicht vom Fernseher bestimmt werden. Erstens ist jede Beschäftigung mit dem Kind für seine seelisch-geistige Entwicklung weitaus förderlicher und zweitens kann abendliches Fernsehen dem Schlaf abträglich sein.

Bleibt ein Kind an Festtagen oder bei besonderen Gelegenheiten einmal länger auf, so schadet es nicht. Man sollte im allgemeinen jedoch auf Regelmäßigkeit beim Schlaf achten.

Sie können Ihrem Kind das Schlafengehen erleichtern, indem Sie ihm regelmäßig am Bett noch ein wenig Gesellschaft leisten. Kinder lieben es, vor dem Schlafengehen noch eine Gutenachtgeschichte zu hören. Viele Kinder entwickeln ein regelrechtes Ritual vor dem Schlafengehen.

Kein Kind neigt von Natur aus zum Dicksein. Als starker Esser wird man nicht geboren, man wird dazu erzogen. Drüsenfunktionsstörungen, die dicke Menschen gern als Begründung für ihr Übergewicht anführen, gibt es nur in äußerst seltenen Fällen (siehe »Fettsucht«, Seite 300).

Pausbacken und Speckfalten sind kein Zeichen für die gesunde Entwicklung eines Kindes. Dicke Kinder sind anfälliger gegen Infektionen, sind weniger leistungsfähig und können sogar Skelettschäden bekommen. Darüber hinaus leiden dicke Kinder meist auch psychisch unter ihrer Erscheinung.

Zwingen Sie also Ihr Kind nicht, seinen Teller leer zu essen. Sagen Sie ihm auch nicht, es sei ein braves Kind, wenn es besonders viel ißt.

Mästen Sie Ihr Kind auch nicht mit Süßigkeiten. Immer wieder begehen Eltern den Erziehungsfehler, ihr Kind mit Süßigkeiten zu belohnen. Süßigkeiten sind sogenannte leere Kalorien. Sie führen dem Körper weder wichtige Eiweiße noch Vitamine zu, sondern sorgen nur dafür, daß Ihr Kind unter Umständen Fettpolster entwickelt. Außerdem sind Süßigkeiten die Hauptursache für Karies.

Übergewichtige Kinder brauchen einen ausgewogenen Ernährungsplan, der auf dem genau errechneten Kalorienbedarf pro Tag aufgebaut sein sollte. Machen Sie mit Ihrem Kind jedoch keine Abmagerungskur auf eigene Faust. Dies muß

Fernsehen schadet Kindern

Eine großangelegte englische Studie bestätigt eine alte pädagogische Erfahrung: Fernsehen stört die Entwicklung der Kreativität und der Intelligenz von Kindern, beeinträchtigt ihr Konzentrationsvermögen und ihr psychosoziales Verhalten. Fernsehen ist kein kindgemäßes Medium. Und die Eltern, die ihr Kind sogar vom Spielplatz rufen, damit es »seine« Sendung anschauen kann, oder die ihm gar eine eigene »Glotze« in sein Zimmer stellen, tun ihm damit nichts Gutes.

Manche Eltern meinen, ihr Kind lerne durch Fernsehsendungen. Auch das haben die englischen Forscher widerlegt: Informationen, die das Kind bis etwa zu seinem zehnten Lebensjahr durch das Fernsehen aufnimmt, vergißt es bald wieder.

Halten Sie deshalb zumindest Kinder bis zum Schulalter vom Fernsehen fern. Und schränken Sie das Fernsehen bei größeren Kindern stark ein. Erklären Sie dem Kind diese Maßnahmen, bieten Sie ihm dafür Spiele und Gespräche im Familienkreis, und fördern Sie kindgemäße Aktivitäten (Basteln, Malen, Spiele mit anderen Kindern).

Vererbung

Unter Vererbung versteht man die Fähigkeit aller Lebewesen, ihre besonderen kennzeichnenden Merkmale (die Erbanlagen) an ihre Nachkommen weiterzugeben. Träger der Erbanlagen sind die Chromosomen im Zellkern einer jeden Zelle. Das genetische Material in den Chromosomen besteht aus fadenförmigen Molekülen der DNA (Desoxyribonukleinsäure), die die Form einer Doppelspirale zeigen.

Jeder Mensch besitzt in seinen Zellen 23 Chromosomenpaare, einschließlich der beiden Geschlechtschromosomen (beim Mann XY, bei der Frau XX). Die befruchtete Eizelle enthält zwei halbe Chromosomensätze, also 23 Chromosomen von der Eizelle der Mutter und 23 Chromosomen von der Samenzelle des Vaters. Ein Chromosomenpaar setzt sich also immer aus einem Chromosom von der Mutter und einem Chromosom vom Vater zusammen. Und jedes Chromosom enthält wiederum Tausende von Genen (Erbanlagen). Und jedes Gen eines Chromosoms hat im anderen Chromosom des Chromosomenpaares ein entsprechendes Gen.

Beispiel: In einem Chromosom findet sich ein Gen für braune Augenfarbe (etwa von der Mutter), im anderen ein Gen für blaue Augenfarbe (etwa vom Vater).

Dominante und rezessive Vererbung

Ist ein Gen dominant (beispielsweise das Gen für braune Augenfarbe), überdeckt es das andere Gen (das für blaue Augenfarbe). Hat ein Kind also etwa von der Mutter ein Gen für braune Augen und vom Vater ein Gen für blaue Augen oder umgekehrt, sind seine Augen braun. Man spricht dann von einer dominanten Vererbung.

Blaue Augen bekommt das Kind nur, wenn es von beiden Eltern Gene für blaue Augen erhalten hat. Dabei spielt die Augenfarbe der Eltern keine Rolle: Selbst braunäugige Eltern können ein blauäugiges Kind bekommen, aber nur dann, wenn sie neben braunen auch Gene für blaue Augen haben und zufällig jeder Elternteil dem Kind das »blaue« Gen vermittelt. Gene, die nur dann durchschlagen, wenn sie zu zweit sind, heißen rezessive Gene. Man spricht hier von einer rezessiven (zurückschreitenden) Vererbung. Auch viele Erbkrankheiten sind rezessiv: Ein Kind erkrankt also nur, wenn es zwei krankhafte Gene mitbekommt.

Geschlechtsgebundene Vererbung

Es gibt zwei Geschlechtschromosomen: X und Y; Frauen haben zwei X-Chromosomen, Männer ein Y- und ein X-Chromosom. Das X-Chromosom enthält auch Gene, die mit der Geschlechtsbestimmung nichts zu tun haben. Ein solches Gen kann auch »krankhaft« sein, das heißt eine Erbkrankheit vermitteln. Charakteristisch für diese Erbkrankheiten ist, daß praktisch nur Männer erkranken; Frauen sind in der Regel nur Trägerinnen des krankhaften Gens.

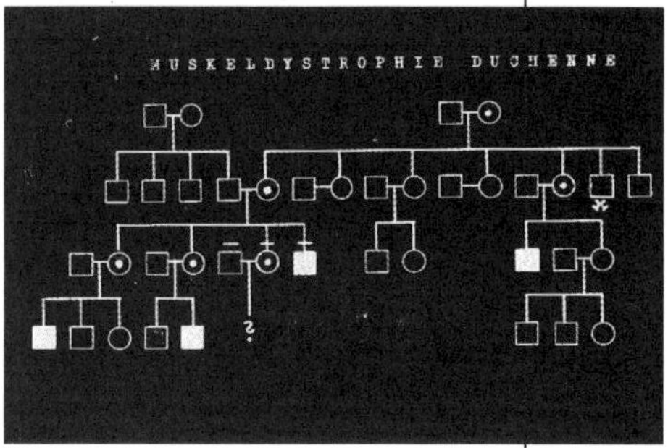

Stammbaum einer Familie mit der Erbkrankheit Muskeldystrophie Duchenne Seite 671, die geschlechtsgebunden rezessiv vererbt wird: Es erkranken allein Söhne (volle Quadrate: erkrankte Söhne; leere Quadrate: gesunde Söhne). Töchter (Kreis) sind gegebenenfalls nur Trägerinnen (Kreis mit Punkt) des krankhaften Gens.

Erklärung: Nehmen wir an, ein Mann ist Bluter (Seite 444), hat also ein Gen für Hämophilie auf seinem X-Chromosom. Dann erhalten seine Töchter von ihm das krankhafte X-Chromosom und von der Mutter das gesunde X-Chromosom (Frauen haben XX). Die Söhne dieser Töchter erkranken dann zu 50 Prozent – je nachdem, ob sie das krankhafte oder das gesunde X-Chromosom der Mutter erhalten haben (vom Vater bekamen sie ja ein Y-Chromosom, Männer haben XY). Eine Frau könnte nur erkranken, wenn ihr Vater Bluter ist und ihre Mutter Trägerin, dann aber auch nur, wenn sie von ihrer Mutter zufällig das krankhafte X-Chromosom bekommen hätte.

Gene für geschlechtsgebundene Gene sind rezessiv. Trotzdem erkranken alle Männer, die ein solches Gen auf einem X-Chromosom erhalten. Denn auf dem anderen Chromosom des männlichen Geschlechtschromosomenpaares, auf dem Y-Chromosom also, findet sich kein Gegengewicht in Form eines dominanten Gens.

Das erklärt auch, warum ein Mann, der an einer geschlechtsgebundenen Erbkrankheit leidet, seinem Sohn das krankhafte Gen nicht übergibt. Denn sein Sohn hat ja von ihm nur das Y-Chromosom.

Multifaktorielle Vererbung

Nun gibt es aber Erbkrankheiten, bei denen der Erbmechanismus noch komplizierter ist – so kompliziert, daß er noch weitgehend ungeklärt ist. Klar scheint nur zu sein, daß bei diesen Erbkrankheiten wie beispielsweise Diabetes mellitus mehrere Gene eine Rolle spielen. Andererseits scheinen bis zu 25 Prozent der Bevölkerung beispielsweise Diabetes-mellitus-Gene zu haben, es erkranken aber nur 3 bis 5 Prozent der Bevölkerung. So müssen also noch andere Faktoren als Gene, zum Beispiel Viren, eine Rolle bei diesen Erbkrankheiten spielen. Man spricht deshalb von einer multifaktoriellen Erbkrankheit.

vom Kinderarzt empfohlen und kontrolliert werden. Außerdem benötigen übergewichtige Kinder ausreichende körperliche Betätigung bei Sport und Spiel.

Einige Regeln der Ernährung

Milch und Milchprodukte wie Joghurt, Quark und Käse enthalten hochwertiges Eiweiß sowie Kalzium, das für das gesunde Wachstum der Knochen und Zähne wichtig ist.

Eine ausgewogene Ernährung sollte auch ausreichend tierisches Eiweiß aus Fleisch und Fisch enthalten. Daneben sind Ernährungsstoffe wie Fette und Kohlenhydrate wesentlich. Das bedeutet, daß Ihr Kind auch mit frischem Obst und Gemüse ernährt werden muß. Auch die ausreichende Aufnahme von Ballaststoffen ist wesentlich für die Gesundheit Ihres Kindes. Ballaststoffe sorgen für eine regelmäßige Verdauung (siehe »Richtige Ernährung«, Seite 34).

Ein Kind braucht viel Vitamine. Deshalb sollten Sie Gemüse und Obst nicht bis zur Unkenntlichkeit zerkochen, weil auf diese Weise Vitamine zerstört werden. Rohkostsalate und ungekochtes Obst enthalten die vollen Vitamine.

Spinat ist aus zweierlei Gründen nicht annähernd so gesund für Kinder, wie Generationen von Müttern geglaubt haben: Erstens ist die im Spinat enthaltene Oxalsäure für Kinder zumindest im ersten Lebensjahr unbekömmlich; darüber hinaus kann Spinat nach dem Wiederaufwärmen zu Vergiftungen führen. Zweitens ist Spinat aufgrund unserer vergifteten Umwelt stark nitrathaltig; Nitrat gehört zu den gesundheitsschädigenden Stoffen.

Obwohl Wissenschaftler festgestellt haben, daß die Muttermilch inzwischen auch eine Reihe von Schadstoffen aus der Umwelt aufgenommen hat und diese durch das Stillen an den Säugling weitergegeben werden, kann auf diese optimale Art der Ernährung nicht verzichtet werden. Die Muttermilch enthält nicht nur alle für das Baby notwendigen Nährstoffe in präzise abgestimmter Zusammensetzung, sondern ist auch für die seelische Entwicklung des Kindes wertvoll. (Siehe »Säuglingsernährung«, Seite 631, und »Stillen«, Seite 632.)

Im zweiten Lebensjahr sollte das Kleinkind nicht mehr nur passierte Speisen bekommen. Die Verdauungsorgane sollen sich nun daran gewöhnen, auch schwerere Speisen zu verarbeiten. Außerdem soll das Kind sich daran gewöhnen, seine Zähne zu benutzen.

Die wichtigen Vitamine B_1 und B_2 bezieht Ihr Kind aus Brot und anderen Getreideprodukten wie Haferflocken und Naturreis. Vitamin C ist nicht nur in Zitrusfrüchten enthalten, sondern auch im Gemüse und in Kartoffeln. Vitamin A geben Karotten und Karottensaft, die man allerdings nicht in größeren Mengen füttern sollte; das darin enthaltene Karotin kann sonst zu Gesundheitsstörungen führen (das gilt auch für Möhren).

Hülsenfrüchte sind schwer verdaulich und sollten Kindern nicht vor dem vierten Lebensjahr gegeben werden.

Lesen Sie hierzu auch das Kapitel »Ernährung und Gesundheit« auf Seite 21.

Appetitlosigkeit

Normalerweise ist bei Kindern die Regulierung des Nahrungsbedürfnisses noch natürlich entwickelt. Der kindliche Körper nimmt so viel auf, wie er braucht. Hat Ihr Kind ab und zu einmal keinen Appetit, so ist das kein Anlaß, sich Sorgen zu machen. Manchmal sind auch die zwischen den Mahlzeiten reichlich genossenen Süßigkeiten daran schuld. Ein Kind, das längere Zeit appetitlos ist, kann unter Umständen organisch krank sein.

In vielen Fällen ist Appetitlosigkeit jedoch seelisch bedingt. Vor allem überbeschützte Kinder neigen dazu, Essen zu verweigern. Dies ist eine der wenigen kindlichen Möglichkeiten, sich zur Wehr zu setzen. Je nervöser die Mutter darauf reagiert, um so mehr sieht das Kind die Essensverweigerung als erfolgreich an. Gelassenheit und der Verzicht auf Essenszwang sind die beste Methode, die Essensgewohnheiten wieder zu normalisieren. Siehe dazu auch »Anorexia nervosa« (Magersucht), Seite 303.

Wächter der Gesundheit: der Kinderarzt

Der Kinderarzt sollte mit seinem Wissen über die körperliche und seelische Entwicklung des Kindes von den Eltern als Partner und Berater lieber einmal zu oft als zu selten zu Rate gezogen werden. Je kleiner das Kind ist, um so regelmäßiger sollten die Arztbesuche sein.

Bei Fieber sollten Sie den Kinderarzt grundsätzlich konsultieren. Ab 39 Grad ist ein Hausbesuch des Arztes angebracht.

Siehe auch »Vergiftungen« unter Erste Hilfe, Seite 724.

Giftpflanzen

Kinder bis zum zweiten Lebensjahr erfahren ihre Umwelt noch gerne mit dem Mund. So kann es in unbehüteten Augenblicken schon einmal vorkommen, daß sie giftige Beeren oder Pflanzenteile in den Mund stecken. Sicher werden sie diese Beeren oder Blätter gleich wieder ausspucken, da sie meist bitter oder einfach nicht gut schmecken. So kommen Vergiftungen recht selten vor, denn einmal daraufgekaut und wieder ausgespuckt sind die meisten Giftpflanzen nicht weiter gefährlich. Ausnahmen sind:

- *Blauer oder Gelber Eisenhut* (Wild- und Zierpflanze), die gern in der Nähe von Sennhütten wachsen. Geringste Mengen wirken bereits hochgiftig (Schmerzen, Lähmungen)! Pflanzen Sie den Eisenhut nicht in Ihrem Garten an, wenn Sie Kleinkinder haben!

- *Tollkirsche* (Waldpflanze). Die süß (!) schmeckenden schwarzen Beeren dieser Stauden können von Kindern mit Brombeeren verwechselt werden und wirken in größeren Mengen stark giftig (Erregung und dann Bewußtlosigkeit).

- *Goldregen* (Ziergehölz). Die zum Reinbeißen verlockenden Schoten wirken in höherer Dosis tödlich! Nicht im Garten anpflanzen!

- *Zaunrübe* (Kletterpflanze mit roten oder schwarzen Beeren). Der Verzehr mehrerer Beeren ruft Krämpfe, Durchfall und Lähmungen hervor.

Im Gemüsegarten sind gefährlich:

- rohe grüne Bohnen,
- Blätter von Rhabarber,
- Blätter und Früchte von Kartoffeln,
- Blätter von Tomaten und grüne Tomaten (nur in größeren Mengen).

Was tun bei Vergiftungen?

Wenn der Verdacht besteht, daß Ihr Kind von einer Giftpflanze gegessen hat (häufigste Anzeichen sind: Brennen im Mund, Brechdurchfall, Muskelzittern, Krämpfe, Atembeschwerden, Lähmungen), geben Sie ihm Fruchtsaft zu trinken und lassen es erbrechen (Finger in den Mund stecken!). Bringen Sie das Kind so schnell wie möglich in das nächste Krankenhaus, und nehmen Sie die verdächtige Pflanze mit. In schweren Fällen Arzt und Notarztwagen rufen!

Vorbeugung

Bei Kindern bis zum zweiten Lebensjahr hilft nur Aufpassen und die Verbannung von Giftpflanzen aus dem Garten. Dreijährigen und älteren Kindern sollten Sie die Natur erklären; zeigen Sie ihnen die wichtigsten Giftpflanzen.

Nicht nur Krankheitssymptome wie zum Beispiel Husten, Schnupfen, Erbrechen, sondern auch Entwicklungsverzögerungen wie verspätetes Laufenlernen sollten Anlaß für Eltern sein, den Kinderarzt zu befragen.

Gehen Sie mit Ihrem Kleinkind auch regelmäßig zu den Vorsorgeuntersuchungen (Seite 645). Die Vorsorgeuntersuchung ist eine Möglichkeit, Entwicklungsstörungen und von den Eltern nicht bemerkte Behinderungen (zum Beispiel Gehörfehler oder Schädigungen des Zentralnervensystems) rechtzeitig zu entdecken. Je früher diese erkannt werden, desto besser und erfolgreicher lassen sich entsprechende Therapien anwenden.

Kinder-Unfälle

Unfälle im Straßenverkehr treffen Kleinkinder und Schulkinder am häufigsten. Kinder haben ein noch nicht so differenziertes Wahrnehmungsvermögen und ein eingeengteres Gesichtsfeld als Erwachsene. Außerdem neigen Kinder – je kleiner, desto mehr – zu spontanen, vom Augenblick bestimmten Handlungen.

Kinder im Vorschulalter sollten rechtzeitig an richtiges Verhalten im Straßenverkehr gewöhnt werden. Lassen Sie Ihr Kind an speziellen Verkehrserziehungsprogrammen für Kinder teilnehmen. In vielen Städten gibt es von der Polizei organisierte Verkehrserziehungsprogramme, wie zum Beispiel den Verkehrskaspar.

Schulanfänger sollten den Schulweg einüben. Es gibt für Schulkinder verkehrssichere orangefarbene Schutzkleidung (Mütze, Jacke, Schulranzen).

Kinder gehören beim Autofahren grundsätzlich auf den Rücksitz. Besonders gefährdet sind Kinder, die von der Mutter auf dem Schoß gehalten werden, während sie auf dem Beifahrersitz im Auto fährt. Kinder bis zum zwölften Lebensjahr auf dem Beifahrersitz Platz nehmen zu lassen, ist nicht nur sträflicher Leichtsinn, sondern auch verboten. Ein Kleinkind gehört auch auf dem Rücksitz in einen Kinder-Sicherheitssitz, größere Kinder müssen auch hinten im Auto angeschnallt sein.

Das Fahrrad ist für Kinder ein besonders gefährliches Fahrzeug. Lassen Sie kleinere Kinder niemals ohne Begleitung eines Erwachsenen im Straßenverkehr fahrradfahren. Die Körperbeherrschung eines Kindes ist noch nicht so weit entwikkelt, daß es das Fahrrad optimal beherrscht. Üben Sie das Fahrradfahren mit Ihrem Kind auf Wald- und Feldwegen, damit es ausreichend Sicherheit gewinnt. Automobilklubs, Schulen, Gemeinden oder die Verkehrspolizei veranstalten Fahrradkurse und Fahrradturniere, an denen Sie Ihr Kind teilnehmen lassen können.

Stürze sind die zweithäufigste Unfallursache bei Kindern. Sichern Sie Ihre Wohnung mit entsprechenden Sturzgittern an den Fenstern, und überprüfen Sie Ihren Haushalt auf Unfall-Fallen wie rutschende Teppiche, leicht wackelnde Stühle usw.

Steckdosen sollten unbedingt mit einer Kindersicherung abgesichert sein, die es für wenig Geld in jedem Elektro-Fachgeschäft zu kaufen gibt. In Haushalten mit Kindern sollten Streichhölzer, scharfe Reinigungsmittel, Arzneien und jede Art von giftigen oder ätzenden Stoffen für Kinder unerreichbar aufbewahrt werden. Bedenken Sie bitte, daß die größte Zahl der Unfälle überhaupt im Haushalt und nicht im Straßenverkehr passiert. Mit einem vergifteten, verletzten oder verätzten Kind sollten Sie sofort einen Arzt oder die Unfallambulanz eines Krankenhauses aufsuchen (Siehe dazu auch »Erste Hilfe«, Seite 704 bis 726).

Sportunfälle: Sport und Spiel sind für die körperliche Entwicklung des Kindes notwendig, jedoch auch eine Quelle diverser Unfälle. Kletterübungen auf Spielplätzen sollten Sie so lange beaufsichtigen, bis das Kind sie sicher beherrscht. Skateboard- und Rollschuhfahren sollte das Kind erst ab dem zehnten Lebensjahr. Es ist wichtig, daß das Kind diese Sportarten nur mit Schutzhelm, Handschuhen und Knieschutz ausübt. Achten Sie außerdem darauf, daß das Kind mit diesen, hohe Geschwindigkeiten produzierenden Geräten nur dort spielt, wo keine Autos fahren.

Siehe auch
Erste Hilfe
Seite 704–726.

Inhalierte Fremdkörper

Knöpfe, Gräten, Nadeln und andere Fremdkörper können beim Verschlukken in ››die falsche Röhre‹‹, das heißt in die Luftröhre, gelangen, eventuell auch am Kehlkopf steckenbleiben. Größere Fremdkörper verursachen akute Atemnot, kleinere bewirken auf Dauer Entzündungen der Schleimhaut und asthmatische Beschwerden. Bei akuter Atemnot zuerst Versuch mit dem *Heimlich-Handgriff* (siehe unter Erste Hilfe, Seite 716); wird dann der Fremdkörper nicht herauskatapultiert, ist ein Luftröhrenschnitt erforderlich. Sofort Arzt und Notarztwagen rufen! Kleinere Fremdkörper, die schon länger festsitzen, lassen sich mit dem Tracheoskop oder dem Bronchoskop erkennen, so daß eine entsprechende Behandlung eingeleitet werden kann.

Zu ››verschluckte Fremdkörper‹‹ sowie ››Fremdkörper in Augen, Nase und Ohren« siehe »Erste Hilfe«, Seite 709 und 717.

Trotz der Unfallgefahren beim Sport sollten Sie Ihr Kind nicht durch Übervorsicht von körperlicher Bewegung abhalten und es ängstlich machen.

Verbrennungen: Töpfe mit kochendem Inhalt, brennende Kerzen und Streichhölzer dürfen nicht ohne elterliche Aufsicht in Reichweite von Kindern belassen werden. Grundschulkindern sollte man den richtigen Umgang mit Streichhölzern beibringen. Bei älteren Kindern muß der Umgang mit Feuerwerkskörpern kontrolliert und erklärt werden. Siehe dazu »Verbrennungen« im Kapitel »Erste Hilfe« auf Seite 724.

Ersticken: Plastiktüten sind kein Spielzeug für Kinder. Sie sollten auch nie für Kinder greifbar sein. In der warmen Jahreszeit sollten Kinder Limonade oder Saft, die nicht direkt aus dem Kühlschrank kommen, nie aus der Flasche trinken. Wespen, die durch den Süßstoff angezogen werden, halten sich gerne in solchen Flaschen auf. (»Ersticken« siehe Seite 716, »Insektenstiche«, Seite 718).

Erkrankungen von Kindern

In diesem Kapitel werden Erkrankungen und Entwicklungsstörungen von Kindern ab dem zweiten Lebensjahr besprochen, also von Kleinkindern und Schulkindern. Die »Entwicklung und Erkrankungen des Säuglings«, also des Kindes im ersten Lebensjahr, finden Sie auf den Seiten 626 bis 642. »Entwicklung und Probleme von Kindern« werden auf den Seiten 643 bis 656 ausführlich diskutiert. Dieses vorangehende Kapitel beschäftigt sich nicht nur mit Erziehungsfragen – und die »Erziehung« eines Kindes ist eine großartige, wenn auch nicht einfache Aufgabe –, sondern auch mit der speziellen Problematik des kindlichen Wesens. Überdies finden Sie dort Abschnitte über Unfälle und deren Verhütung sowie besonders hervorgehobene Kästen über die Impfungen von Kindern, über Vorsorgeuntersuchungen, sexuelle Entwicklung und sexuelle Aufklärung sowie über andere wichtige Fragen.

Ab etwa dem zwölften Lebensjahr, mit dem Einsetzen der Pubertät also, tritt der heranreifende Mensch in einen neuen Lebensabschnitt ein: Er gilt als Jugendlicher. »Spezielle Erkrankungen und Probleme von Jugendlichen« finden Sie im nächsten Kapitel.

Kinderkrankheiten wie *Masern, Krupp-Husten, Windpocken* oder *Röteln* sind keineswegs nur ein lästiges Übel – sie fördern auch die Entwicklung des Kindes und stärken seine Abwehrkräfte. Wer beispielsweise einmal den Reifungsprozeß eines Kindes nach einer Masernerkrankung erlebte, wird einige der üblichen Impfungen in Frage stellen. Zu befürworten sind natürlich *Impfungen gegen Kinderlähmung, Wundstarrkrampf (Tetanus)* und *Diphtherie* (siehe dazu Seite 630).

Außer den sogenannten Kinderkrankheiten finden Sie in diesem Kapitel auch Informationen über andere Erkrankungen und Probleme im Kindesalter wie beispielsweise *Bronchiolitis, spastische Bronchitis, Skoliose* oder *Krampfanfälle* sowie über *Schielen*. Besprochen werden außerdem geistige und/oder körperliche Behinderungen wie *Zerebralparese (CP-Kinder)* oder *Mongolismus*. Als wichtige zusätzliche Informationen sind die Kästen »Kind im Krankenhaus«, »Strahlenbelastung durch Röntgenaufnahmen«, »Fieber« und »Medikamente für Kinder« gedacht. *Autismus, Sprachstörungen* und *Bettnässen* finden Sie im vorhergehenden Kapitel »Entwicklung und Probleme von Kindern«.

»Kinderkrankheiten«

Als Kinderkrankheiten gelten Krankheiten, die vor allem im Kindesalter vorkommen und meist eine bleibende Immunität (Wiederansteckungsschutz) hinterlassen. Dazu gehören in erster Linie die Infektionskrankheiten *Masern, Diphtherie, Scharlach, Mumps, Keuchhusten, Röteln, Windpocken* und auch die *Kinderlähmung* (Poliomyelitis). Gegen Masern, Mumps, Kinderlähmung und Diphtherie können Kinder heute schutzgeimpft werden, so daß manche der Kinderkrankheiten nahezu ausgestorben sind.

Siehe dazu den Kasten »Schutzimpfungen« auf Seite 630.

An manchen der Kinderkrankheiten, so an Mumps, Windpocken oder Kinderlähmung, können auch Erwachsene erkranken; meist ist dann der Krankheitsverlauf schwerer.

Masern

Masern sind eine akute, sehr ansteckende *Virusinfektion*. 99 Prozent aller Menschen, die mit einem Erkrankten in Berührung kommen, werden angesteckt, sofern sie die Krankheit nicht selbst durchgemacht haben und dadurch immun sind.

Anzeichen

Nach einer Einnistungszeit (Inkubationszeit) von neun bis elf Tagen, in der vor allem Kinder häufig bereits appetitlos, schläfrig und matt sind, beginnt die Erkrankung unter plötzlichem Fieberanstieg mit Kopfschmerzen, Lichtscheu, Schnupfen, Husten und Augenbindehautentzündung. Gleichzeitig treten kleine weiße Stippchen mit rotem Saum an der Wangenschleimhaut auf. Meist schon am zweiten Tag fällt das Fieber ab, steigt jedoch am vierten bis fünften Tag wieder an. Mit dem zweiten Fieberanstieg erscheint der typische Masernausschlag im Gesicht und hinter den Ohrmuscheln, der

Visuelle Diagnosehilfe Seite 247.

Fieber bei Kindern

Mit der Erhöhung der Körpertemperatur wehrt sich der menschliche Organismus gegen Infektionen. Auf welche Weise es zum Fieber kommt, ist bis heute jedoch noch nicht vollständig geklärt.

Bisher weiß man von der Entstehung des Fiebers, daß es durch fiebererzeugende Substanzen aus Bakterien oder Vieren ausgelöst wird. Darauf reagieren bestimmte weiße Blutkörperchen, *Granulozyten* genannt, die die Aufgabe haben, Krankheitserreger abzuwehren und zu bekämpfen. Reaktion auf die Aktivität der weißen Blutkörperchen scheint die Produktion von *Pyrogen* zu sein, das seinerseits auf das Temperaturzentrum im Gehirn einwirkt.

Auch die genaue Art und Weise der Wirkung, die das Fieber auf die in den Körper eingedrungenen Krankheitserreger hat, konnte die Wissenschaft bisher noch nicht eindeutig klären. Bekannt ist, daß die Vermehrung von Viren bei einer Körpertemperatur von 38 bis 39 Grad Celsius gehemmt wird. Möglicherweise schädigt die erhöhte Temperatur den Stoffwechsel der Krankheitserreger und regt das körpereigene Abwehrsystem zu intensiver Tätigkeit an.

Fieber ist also eine sinnvolle und offensichtlich wirksame Abwehrreaktion des Körpers. Deshalb sollte man bei Fieber nicht sofort mit fiebersenkenden Mitteln (sogenannten Antipyretika) darauf reagieren. Man verhindert so, daß der Körper auf seine Weise die Vermehrung von Viren oder Bakterien stoppt.

Bei einer Körpertemperatur von 37,5 bis 37,9 Grad Celsius spricht man von erhöhter Temperatur. 38,0 bis 38,9 Grad Celsius gelten als mäßiges Fieber, 39,0 bis 40,5 Grad Celsius als hohes Fieber und darüber als sehr hohes Fieber. Eine Körpertemperatur von mehr als 42 Grad Celsius ist lebensgefährlich, wenn es nicht nach einiger Zeit gesenkt wird.

Bei längerdauerndem Fieber über 42 Grad Celsius bricht die vom Gehirn gesteuerte Wärmeregulation zusammen, weil bereits eine Schädigung von Gehirnzellen eingetreten ist. Dieser Zustand ist erkennbar an schweren Delirien. Es ist daher notwendig, bei dermaßem hohem Fieber rechtzeitig fiebersenkende Mittel zu geben.

Die meisten Fieberzustände sind durch Viruserkrankungen bedingt, wobei die etwa 200 Virusarten, die »Grippe« (Seite 267) verursachen, die größte Rolle spielen.

Grundsätzlich gilt bei Säuglingen, Kleinkindern und Kindern: Fieber sollte unverzüglich ärztlich abgeklärt werden. Suchen Sie also mit Ihrem Kind sofort den Kinderarzt oder den Hausarzt auf (bei Fieber über 39 Grad Celsius Arzt rufen). Denn in einigen Fällen kann dem Fieber eine bakterielle Infektion, die einer sofortigen Behandlung mit Antibiotika bedarf (das gilt auch für Erwachsene), oder eine andere ernste Erkrankung zugrunde liegen.

Vorsicht vor Fieberzäpfchen

Solange Fieber Kreislauf und Zentralnervensystem nicht beeinträchtigt, sollte es nicht gesenkt werden – schließlich bekämpft es ja die Viren. Kinder vertragen Fieber besser als Erwachsene. *Daher sollten Sie Ihrem Kind erst ab etwa 39,5 Grad Celsius auf Anweisung des Arztes ein ›‹Fieberzäpfchen‹‹ geben!*

Einen Fieberkrampf (Bewußtseinsverlust) erkennt man am Verdrehen der Augen und an krampfartigen Bewegungen. Diese Symptome bedeuten, daß das Zentralnervensystem durch die hohe Körpertemperatur beeinträchtigt ist. Lediglich 2 bis 5 Prozent der Kinder haben bis zu ihrem fünften Lebensjahr irgendwann einmal einen Fieberkrampf gehabt.

Bei einem Fieberkrampf sollte sofort ein Arzt gerufen werden. Bis zu seinem Eintreffen können dem Kind kalte Wadenwickel gemacht werden. Dazu taucht man saubere Küchenhandtücher in Eiswasser und umwickelt damit die Fesseln und Waden des Kindes.

Kinder, die Fieber haben, benötigen viel frische Luft und sollten nicht in zu warmen Räumen liegen. Außerdem brauchen sie viel Flüssigkeit, am besten in Form von Fruchtsäften.

Bei grippalen Infekten, die sich durch Schnupfen und leichten Husten bemerkbar machen, sollten Brust und Rücken des Kindes mit einer Salbe eingerieben werden, die ätherische Öle enthält. Anschließend muß das Kind warm eingepackt werden. Die Salben und die darin enthaltenen Substanzen vermitteln ein wohliges, wärmendes Körpergefühl und lassen das Kind befreiter atmen.

Wenn Ihr Kind unter einem Reizhusten leidet, sollten Sie mit ihm auf jeden Fall einen Kinderarzt aufsuchen – auch wenn es kein Fieber hat. Der Arzt wird feststellen, ob die Bronchien des Kindes betroffen sind, und gegebenenfalls eine Behandlung einleiten.

sich nach zwei bis drei Tagen über den ganzen Körper ausbreitet: anfangs hellrot und klein, später braunrot und flächenhaft zusammenfließend. Nach weiteren drei bis fünf Tagen normalisiert sich die Temperatur, der Ausschlag blaßt ab, und der Schnupfen verschwindet.

Komplikationen sind bei Masern sehr selten; ausgenommen ist eine Entzündung der kleinen Bronchien (*Bronchiolitis,* Seite 666). Die ernsteste Komplikation, eine Hirnentzündung (*Enzephalitis,* Seite 325), kommt heute bei einer Masernerkrankung so gut wie nicht mehr vor. Sehr seltene Komplikationen sind auch Lungenentzündung und Mittelohrentzündung (letztere bei einer zusätzlichen bakteriellen Infektion).

Behandlung

Sicher gibt es heute einige synthetische *Virostatika* (virushemmende Mittel), die bei sehr schweren Virusinfektionen eingesetzt werden können. Allerdings haben diese Mittel so ernste Nebenwirkungen, daß sie kein Arzt bei Masern oder anderen noch relativ leichten Virusinfektionen verordnen würde, zumal ihre Wirkung überdies meist nicht befriedigend ist.

Eine bakterientötende und virushemmende Wirkung haben aber auch die ätherischen Öle einiger Heilkräuter, vor allem die des Thymians und der Thuja. Thymian wirkt überdies noch schleimlösend und hustenreizstillend sowie leicht stimulierend. Und Thymian, Thuja, Echinacea purpurea sowie einige andere Heilkräuter stärken die Abwehrkräfte und regen die Selbstheilungskräfte an. Diesen günstigen Effekten einiger Heilkräuter stehen bei normaler, wirksamer Dosierung keine Nebenwirkungen gegenüber.

Rufen Sie grundsätzlich den Kinderarzt, wenn Sie vermuten, Ihr Kind habe Masern! Siehe dazu Seite 657. Der Kinderarzt wird auch mögliche Komplikationen erkennen, überwachen und die nötigen Medikamente verordnen. Bitten Sie den Kinderarzt auch um die Verordnung eines der obengenannten Medikamente. Teezubereitungen zahlen die Krankenkassen nicht. Der Kinderarzt wird Ihnen auch raten,

- dem Kind *viel zu trinken* zu geben (Fruchtsäfte, Mineralwasser, Tees) und
- die verordneten »Fieberzäpfchen« erst bei etwa 39,5 Grad Celsius einzusetzen (siehe dazu den Kasten »Fieber« auf Seite 658!). Fieber hemmt nämlich die Vermehrung der Viren; erst wenn es den Kreislauf belastet, sollte es gesenkt werden.

Zur Unterscheidung der Masern von Röteln und Scharlach (sehr selten geworden) *siehe rechts.*

Zur Frage der *Schutzimpfung* gegen Masern siehe die Einleitung dieses Kapitels (Seite 657) und den Kasten »Schutzimpfungen« auf Seite 630.

Zur Unterscheidung der Masern von Röteln und Scharlach

- Hautausschlag bei Masern: hellrote, kleine Flecken, die später über den ganzen Körper braunrot zusammenfließen.
- Hautausschlag bei Röteln: kleinste rosarote Flecken mit hellem Hof, die nicht zusammenfließen.
- Hautausschlag bei Scharlach: feinstfleckige Rötung.
- Bei Masern höheres Fieber mit Schnupfen und Husten, nach dem zweiten Fieberanstieg Hautausschlag.
- Bei Röteln mäßiges Fieber (bis 38 Grad Celsius) und leichter Schnupfen.
- Bei Scharlach hohes Fieber, düsterrot geschwollener Gaumen und Rachen, am dritten Tag eventuell »Himbeerzunge«.

Röteln

Röteln *(Rubella, Rubeolae)* sind wie Masern ebenfalls eine *Viruserkrankung,* allerdings verlaufen sie meist leicht. Röteln sind durch einen masernähnlichen Hautausschlag und eine Lymphknotenschwellung gekennzeichnet.

Das Rötelnvirus ist ein RNS-Virus, das durch Tröpfcheninfektion übertragen wird. *Die meisten Erkrankungsfälle liegen zwischen dem 7. und 20. Lebensjahr.* Röteln hinterlassen eine lebenslange Immunität.

Anzeichen

Bevor sich auf der Haut die ersten Krankheitszeichen zeigen, setzt mäßiges Fieber bis höchstens 38 Grad Celsius und leichter Schnupfen ein.

Nach zwei Tagen zeigen sich dann kleine rosarote Flecken mit hellem Hof auf der Haut. Diese Flecken, die kleiner sind als bei den Masern und die nicht zusammenfließen, erscheinen zuerst hinter den Ohren.

Von dort aus breiten sie sich über das Gesicht aus, dann weiter an Armen, Rumpf und Beinen. Die Lymphknoten schwellen zuerst im oberen Nackenteil, dann in den Achselhöhlen, den Leistenbeugen und den Kieferwinkeln an.

Zwei bis vier Tage später verschwindet der Hautausschlag wieder. Die Milz ist während dieser Zeit fast immer vergrößert. Bis das Fieber und die Lymphknotenschwellungen verschwinden, vergehen ein bis zwei Wochen. Nur in sehr seltenen Fällen haben Röteln schwere Krankheiten wie Gelenkentzündungen oder Hirnhautentzündungen zur Folge. Dagegen kommen Mittelohrentzündung und Entzündungen des Rachenraumes gelegentlich als Folge vor.

Behandlung

Siehe unter Masern (Seite 659). Auf jeden Fall sollte der Haus- oder Kinderarzt gerufen werden. Informationen zur Unterscheidung der Röteln von Masern siehe Seite 659.

Informationen zur Frage der Schädigung von Embryos im Mutterleib bei einer Rötelninfektion während der ersten drei Schwangerschaftsmonate finden Sie unter »Schwangerschaft« auf Seite 601.

Visuelle Diagnosehilfe Seite 247.

Frauen, die den Wunsch nach einem Kind haben und bisher noch nicht an Röteln erkrankt waren, sollten sich zur Sicherheit gegen Röteln impfen lassen. Der Arzt kann feststellen, ob man bereits Antikörper gegen Röteln entwickelt hat.

Scharlach

Scharlach ist keine Viruserkrankung wie Masern oder Röteln, sondern wird durch *Streptokokken* (eitererregende Bakterien) hervorgerufen. Typisch für diese recht seltene Kinderkrankheit ist eine feinstfleckige bis ausgebreitete Hautrötung *(Scharlach-Exanthem)*. Zur Unterscheidung von Masern und Röteln siehe Seite 659. Die Übertragung erfolgt meist durch Tröpfchen-Infektion.

Anzeichen

Die ersten Anzeichen von Scharlach sind hohes Fieber, eventuell Schüttelfrost und Erbrechen, dazu Schluckbeschwerden und starke Kopf- und Gliederschmerzen. Die Kieferwinkellymphknoten sind angeschwollen, ebenso der Rachenraum, der zudem von düsterroter Farbe ist. Die Zunge ist ebenfalls geschwollen und zeigt einen weißen Belag.

Am zweiten Tag der Erkrankung breitet sich das Scharlach-Exanthem aus, und zwar an Hals und Brust beginnend und sich dann über Rumpf, Arme und Beine ausbreitend. Am dritten Tag ist die Zunge nicht mehr belegt, sondern himbeerrot – man spricht daher von einer *Himbeerzunge*. Das Exanthem wird zum Ende der ersten Woche schwächer. Gleichzeitig verschwinden die Halsschmerzen und das Fieber. Zu diesem Zeitpunkt beginnt die Haut sich kleieförmig zu schuppen.

Zu den Folgekrankheiten und Komplikationen bei Scharlach zählen Mittelohrentzündung, Hirnhautentzündung, Herzmuskel- und Herzinnenhautentzündung. Aufgrund der heute üblichen rechtzeitigen Penizillinbehandlung sind diese Komplikationen jedoch selten.

Behandlung

Hohe Penizillingaben über etwa zehn Tage. In dieser Zeit muß der Erkrankte wegen Ansteckungsgefahr isoliert werden. Der Körper entwickelt gegen Scharlach Immunstoffe.

Windpocken

Windpocken *(Varizellen)* sind eine hochansteckende *Viruserkrankung*, die durch den Varizellen-Virus hervorgerufen wird.

Anzeichen

Etwa 14 Tage nach der Infektion Beginn von Kopf-, Kreuz- und Gliederschmerzen. Meistens stellt sich Fieber zwischen 38 und 39 Grad Celsius ein. An einem der nächsten beiden Tage beginnt ein Hautausschlag mit linsengroßen roten Flecken. Anschließend verwandeln diese sich in juckende Knötchen und später in Bläschen, die mit einer wasserhellen, dann trüben Flüssigkeit gefüllt sind. Die Krankheit verläuft schubweise. Daher können sich gleichzeitig Flecken, Knötchen und Bläschen am Körper befinden. Meistens breitet sich der Ausschlag vom Kopf her über den ganzen Körper aus. Die Bläschen verkrusten, trocknen ein und fallen ohne Hinterlassung von Narben ab. Dies geschieht innerhalb von etwa zwei Wochen.

Trotz des großen Juckreizes sollte am Windpockenausschlag nicht gekratzt werden, da sich die kleinen Bläschen dadurch entzünden können. Auf diese Weise können kleine Narben entstehen. Von dem Hautausschlag können auch Schleimhäute, die Hornhaut des Auges, Schamlippen und Vorhaut befallen sein.

Visuelle Diagnosehilfe Seite 247.

Komplikationen: Hirnhaut- und Nierenentzündung in seltenen Fällen. Bei eitrigen Infektionen kann es zu Mittelohrentzündung und Abszessen kommen.

Behandlung

Bei Eiterbläschen werden Antibiotika gegeben. Salben und Lotionen lindern schmerzhafte Hautreaktionen. Fieberzäpfchen sind nur dann angezeigt, wenn das Fieber über 39 Grad Celsius steigt (siehe dazu den Kasten »Fieber bei Kindern« auf Seite 658). Gegen den Juckreiz helfen juckreizstillende Salben oder Medikamente (Antihistaminika).

Überdies empfehlen sich gegen Windpocken als Viruserkrankung dieselben Medikamente und Kräutertees wie bei Masern (siehe Seite 659 unter »Behandlung«).

Wichtig: Ist Ihr Kind an Windpocken erkrankt, haben Sie aber selbst noch keine Windpocken gehabt, sind Sie hoch ansteckungsgefährdet. Stärken Sie daher in dieser Zeit Ihr Immunsystem. So können Sie möglicherweise eine Erkrankung verhindern, sie zumindest aber in ihrem Erscheinungsbild lindern oder mögliche Komplikationen vermeiden (Komplikationen sind bei Erwachsenen, die an Windpocken erkranken, gar nicht so selten wie bei Kindern).

Vielleicht fragen Sie sich, warum man dieser Viruserkrankung den Namen »Windpocken« gab: Windpocken können nicht nur durch eine Tröpfcheninfektion übertragen werden, häufiger ist die Übertragung des Varizellen-Virus durch Luftbewegungen (»Wind«), die auch in geschlossenen Räumen stattfinden; das heißt, der Virus löst sich von den Bläschen und wird durch Luftbewegungen in den Raum getragen.

Mumps

Mumps ist eine ansteckende Viruserkrankung, bei der die Ohrspeicheldrüsen eitrig anschwellen. Die Ohrspeicheldrüsen liegen zwischen aufsteigendem Unterkieferast und äußerem Gehörgang.

Das Mumpsvirus gehört zu den *Paramyxo-Viren.* Mumps ist damit den Masern verwandt. Vor allem Jungen im Alter zwischen fünf und 18 Jahren erkranken an Mumps. Mumps ist einige Tage vor bis eine Woche nach Ausbruch der Erkrankung ansteckend.

Anzeichen

Fieber, Schwellung der Speicheldrüsen, Ohrenschmerzen und Behinderung des Mundöffnens. Die Ohrspeicheldrüsen entzünden sich nacheinander. Selten befallen die Mumpsviren andere Organe, zum Beispiel Hoden, Eierstöcke, Bauchspeicheldrüse und Schilddrüse.

Behandlung

Da die Mumpsviren denen der Masern verwandt sind, können dieselben Behandlungsrichtlinien wie bei Masern angewendet werden. Siehe dazu unter Masern auf Seite 659.

Zwar gibt es eine Schutzimpfung gegen Mumps, die Komplikationsrate ist dabei jedoch größer als Komplikationen durch die Erkrankung an Mumps. Viele Ärzte raten deshalb von einer Mumpsschutzimpfung ab. Siehe dazu »Schutzimpfungen« auf Seite 630.

Diphtherie

Diphtherie ist eine bakterielle Infektionskrankheit, die hauptsächlich bei Kindern auftritt. Selten erkranken Erwachsene an ihr. Eine erfolgreiche Schutzimpfung hat die Krankheit sehr selten werden lassen.

Anzeichen

Zwei bis drei Tage nach der Infektion setzen Fieber, Mattigkeit, Kopfschmerzen und manchmal auch Erbrechen ein. Entsteht eine Rachendiphtherie, treten

Wann sollen Kinder Medikamente bekommen

Wann Ihr Kind Medikamente nehmen soll und welche für die jeweilige Erkrankung geeignet sind, entscheiden allein der Kinderarzt, der Hausarzt oder der jeweilige Facharzt!

Die meisten Medikamente für Erwachsene sind für Kinder nicht geeignet — auch wenn es oft nur eine Frage der Dosierung ist; aber gerade Fehler in der Dosierung können bei Kindern schwere Nebenwirkungen hervorrufen.

»Verordnen« Sie Ihren Kindern also nie Tabletten aus der Hausapotheke, die noch von irgendeiner Erkrankung übrig sind. Sie können als Laie nicht beurteilen, ob diese Medikamente — wenn sie überhaupt noch frisch sind — auch für die jetzige Erkrankung geeignet sind. Meist richten Sie damit ziemlichen Schaden an, zum Beispiel wenn die vermeintlich geeigneten Tabletten Antibiotika, Sulfonamide oder Kortison enthalten. Geben Sie Ihren Kindern auch keine Kopfschmerztabletten oder gar Schlaftabletten. Auch irgendwelche übriggebliebenen Salben gegen Hautausschlag sollten Sie im Schränkchen liegen lassen; denn Sie können nicht entscheiden, welcher Art der Hautausschlag ist, ob es sich um eine Pilzerkrankung, eine Virusinfektion, eine Allergie oder gar um eine Kinderkrankheit handelt.

Gewarnt sei auch vor Beruhigungszäpfchen, Fieberzäpfchen (siehe den Kasten »Fieber bei Kindern« auf Seite 658) und vor »Grippetabletten« ohne ärztliche Verordnung.

Kind im Krankenhaus

Ein Krankenhaus-Aufenthalt ist besonders für Kinder unter sieben Jahren ein einschneidendes Erlebnis, das sie oft als Liebesentzug, Bestrafung und totale Verlassenheit empfinden. Viele Kinder nehmen dadurch einen bleibenden seelischen Schaden. Die seelische Belastung, der ein Kind im Krankenhaus ausgesetzt ist, und die Folgeerscheinungen (siehe unten) werden mit dem Fachausdruck Hospitalismus bezeichnet.

Welche Möglichkeiten gibt es, den Hospitalismus zu vermeiden?

1. Fragen Sie Ihren Hausarzt und eventuell einen Klinikarzt, der Ihr Kind untersucht hat, ob ein Klinikaufenthalt überhaupt notwendig ist.
2. Oftmals ist ein Klinikaufenthalt abzukürzen, meist kann ein Kind auch nach einer Operation früher wieder nach Hause, als es üblich ist. Besprechen Sie diese Frage mit dem behandelnden Arzt.
3. Immer mehr Kinderkliniken richten *Rooming-in*-Einheiten ein; das heißt, Sie können als Mutter im Zimmer des Kindes bleiben oder bekommen ein eigenes Zimmer neben dem Ihres Kindes. Wenn Ihr Kind unbedingt ins Krankenhaus muß, sollten Sie eine solche Klinik auswählen.
4. Zumindest aber sollten Sie eine Klinik suchen, in der den ganzen Tag über Besuch erlaubt ist.
5. Wenn Sie keine *Rooming-in*-Klinik in Ihrer Nähe gefunden haben, sollten Sie Ihr Kind jeden Tag besuchen. Daß ein Kind im Krankenhaus seine Mutter jeden Tag sieht, ist wichtig.
6. Wenn Ihr Kind ins Krankenhaus muß, versichern Sie ihm vor allem, daß Sie es weiter lieb haben, daß es ihm nachher besser gehen wird und daß es wieder nach Hause kommt.
7. Kommt das Kind vom Krankenhaus wieder nach Hause, sollten Sie die möglichen Folgeerscheinungen (Hospitalismus) wie *Schlafstörungen, Angstträume, Appetitlosigkeit, Bettnässen, Kontaktschwierigkeiten, Aggressionen* oder *übergroße Anhänglichkeit* mit liebevoller Zuwendung überwinden helfen. Bessern sich die psychischen Veränderungen auch nach Monaten nicht, sollten Sie mit Ihrem Kind einen Kinderpsychologen oder eine Erziehungsberatungsstelle aufsuchen.

Schluckbeschwerden und eine entzündete Gaumen- und Rachenschleimhaut auf. Rachenschleimhaut, Mandeln und Gaumen überziehen sich mit einem grauweißen häutigen Belag. Auch die Mundschleimhaut kann damit überzogen sein. Erreger der Diphtherie ist das Koryne-Bakterium.

Eine *Nasendiphtherie* ist verhältnismäßig selten. Man erkennt sie an einem blutigen Schnupfen.

Noch seltener ist inzwischen die *Kehlkopfdiphtherie* geworden. Man erkennt sie an Heiserkeit, bellendem Husten und Atemnot infolge der dicken Beläge. Eine Kehlkopfdiphtherie, auch »echter Krupp« genannt, kann lebensgefährlich werden, wenn sich die Beläge in Luftröhre und Bronchien ausbreiten.

Bei der *toxischen Diphtherie* werden die in Nase, Rachen und Mundhöhle ausgebreiteten Beläge schnell schmutzig braun. Über diese entzündlichen Flächen gelangen Bakteriengifte (Toxine) in den Organismus. Die Folgen sind fortwährendes Erbrechen, abfallender Blutdruck, hohes Fieber sowie Nasen-, Haut und Darmblutungen. Der Hals ist bei toxischer Diphtherie unförmig dick.

Komplikationen

Wird die Krankheit mit einem Diphtherie-Heilserum behandelt, klingt sie nach spätestens einer Woche ab. Bei toxischer Diphtherie kann noch zwei bis vier Wochen nach Beginn der Erkrankung, wenn sich eigentlich schon ein Heilerfolg eingestellt hat, eine Herzmuskelentzündung (Myokarditis) eintreten, die manchmal tödlich endet. Sehr selten kann durch die Bakteriengifte ein tödlicher Kreislaufschock ausgelöst werden.

Zu den häufigen Komplikationen zählen Lähmungen der Gaumennerven und Sprachstörungen sowie Sehstörungen. Spätlähmungen an Armen und Beinen ebenso wie Atemmuskellähmungen sind selten.

Behandlung

Die Diphtheriebehandlung ist um so erfolgversprechender, je früher ein Diphtherie-Heilserum verabreicht wird. Ist das Gift erst einmal am Herzen fixiert, kann das Serum eine Herzmuskelentzündung nicht mehr verhindern. Zusammen mit dem Serum wird ein Antibiotikum verabreicht.

Vorbeugung

Zur Vorbeugung der gefährlichen Diphtherie wird heute allen Kindern eine Schutzimpfung verabreicht. Die erste Schutzimpfung erfolgt im Alter von zwei bis drei Monaten. Eine Schutzimpfung gegen Diphtherie ist unbedingt zu empfehlen. Lesen Sie dazu die Informationen unter »Schutzimpfungen« auf Seite 630.

Als anzeigepflichtige Krankheit muß die Diphtherie vom Arzt den Gesundheitsbehörden gemeldet werden. Obwohl diese Krankheit gefährlich ist, kann ein erkranktes Kind zu Hause behandelt werden, sofern sich keine Komplikationen ergeben. Alle nicht geimpften Kontaktpersonen sollten mit dem Heilserum behandelt werden.

Kinderlähmung (Polio)

Die Kinderlähmung *(Polio, Poliomyelitis)* gehört zu den Infektionskrankheiten. Erreger sind die Polioviren. Die Krankheit wird auch spinale Kinderlähmung genannt, was soviel heißt wie die Wirbelsäule und das Rückenmark betreffend. Sie ist durch schlaffe Lähmungen gekennzeichnet. Seitdem es eine aktive Schutzimpfung gegen die Kinderlähmung gibt, ist die Krankheit selten geworden. Übertragen wird sie durch Schmierinfektion, das heißt durch den Stuhl Erkrankter.

Anzeichen

Zumeist verläuft die Kinderlähmung zuerst ohne irgendwelche besonderen Symptome. Es kann sich ein allgemeines Krankheitsgefühl einstellen, zu dem kurzes Fieber, Kopfschmerzen, Halsentzündungen und manchmal Durchfall gehören. Nur bis zu 5 Prozent der Erkrankten klagen über anschließende Symptome, wie sie bei einer Hirnhautentzündung auftreten, zum Beispiel starke Kopfschmerzen, große Lichtempfindlichkeit und Nakkensteifigkeit.

Einige Tage später kann es zu schlaffen Lähmungen kommen. Zu diesem Zeitpunkt sind die Vorderhörner des Rückenmarks, seltener das Verlängerte Mark oder die Brücke des Gehirns betroffen. Zu den Symptomen zählen dabei Schluckstörungen, Atemlähmung, Lähmung des Gesichtsnervs und manchmal auch eine Augenmuskellähmung. Bewußtseinsstörungen und Verwirrtheitszustände kommen, wenn auch sehr selten, vor.

Die Lähmungen beginnen sich nach Tagen oder Wochen zurückzubilden. Meistens bleiben die Gliedmaßen mehr oder weniger stark gelähmt. Bei Kindern wird das Wachstum der gelähmten Gliedmaßen behindert.

Behandlung

Ist ein Mensch erst einmal an Kinderlähmung erkrankt, kann die Medizin nicht viel für ihn tun. Man gibt schmerzstillende Mittel, bei Atemlähmung künstliche Beatmung und verordnet Bettruhe. Bereits im Lähmungsstadium muß frühzeitig mit einer Bewegungstherapie begonnen werden.

Da die Folgen der Kinderlähmung eine lebenslängliche Behinderung sind, sollten Sie ihr Kind rechtzeitig durch eine Schluckimpfung schützen (siehe auch »Schutzimpfungen« auf Seite 630). Kinderlähmung ist keine ausschließliche Kinderkrankheit. Auch Erwachsene können von ihr befallen werden.

In schweren Fällen sollten Sie mit dem Arzt über eine virushemmende (virostatische) Therapie sprechen, durch synthetische Medikamente und/oder durch pflanzliche Mittel *(Phytotherapeutika).* Siehe dazu unter »Masern« den Abschnitt »Behandlung« auf Seite 659. Pflanzliche *Virostatika* (virushemmende Mittel) steigern überdies auch die Abwehrkraft und die Selbstheilungskräfte. Phytotherapeutika sollten also bereits zur Vorbeugung von Komplikationen bei den ersten Anzeichen der Erkrankung eingenommen werden.

Insgesamt gesehen treten bleibende schlaffe Lähmungen nur in etwa 1 Prozent der Erkrankungsfälle auf, so daß der angsterregende Ruf der sowieso nicht häufigen Polio ziemlich unbegründet ist. Dessen ungeachtet empfiehlt es sich, sein Kind gegen Polio impfen zu lassen, zumal Impfkomplikationen höchst selten sind. Siehe dazu »Schutzimpfungen« auf Seite 630.

Zu den typischen Kinderkrankheiten zählt auch der *Keuchhusten* (»Pertussis«). Diese bakterielle Infektions-Erkrankung wird im nächsten Unterkapitel »Infektionen der Atemwege« behandelt, zumal Keuchhusten neuerdings oft in larvierten (verschleierten) Formen auftritt.

Infektionserkrankungen der Atemwege

Infektionserkrankungen der Atemwege sind bei Kindern sehr häufig: Der kindliche Organismus muß sich gleichsam erst einmal auf all das einstellen, was durch die Pforte seiner Luftwege eindringt, nachdem der mütterliche Infektionsschutz mit etwa dem sechsten bis achten Lebensmonat langsam erlischt. Schnupfen, Reizhusten und Halsentzündungen sind bei Kindern recht häufig. Doch von diesen »Erkältungskrankheiten« soll hier nicht die Rede sein, sondern von den speziellen Infektionskrankheiten der kindlichen Atemwege, die teilweise durch absteigende Viren bei den allgemeinen Erkältungskrankheiten verursacht werden (wie die *Bronchiolitis*) oder durch eigene Erreger (wie der *Krupp-Husten* und der *Keuchhusten*).

Am häufigsten von diesen Infektionserkrankungen der Atemwege ist der Krupp-Husten (siehe unten), unter dem die allermeisten Kleinkinder irgendwann einmal leiden, viele sogar mehrmals. Am gefährdetsten sind Kinder mit einem anlagebedingt schwächeren Atemtrakt oder einer Belastung des Atemtrakts im perinatalen Zeitraum (*perinatal* = um die Geburt herum). Diese Kinder können bereits im späteren Babyalter an einer Bronchiolitis, einer entzündlichen Infektion der kleinsten Bronchien (Bronchiolen), erkranken. Und sie sind auch gefährdeter, im Kleinkindalter eine *spastische Bronchitis* (asthmoide Bronchitis) zu entwickeln.

Erkrankungen der Atemwege sind bei Babys und Kleinkindern in jedem Fall sehr ernst zu nehmen. Rufen Sie deswegen immer den Kinderarzt, wenn sich das Kind »erkältet« hat, oder suchen Sie mit ihm unverzüglich einen Kinderarzt auf (wenn es kein Fieber über 39 Grad Celsius hat).

Krupp-Husten

Wenn Ihr Kind schwer und geräuschvoll atmet, heiser ist oder gar die Stimme verliert, bellend hustet, Fieber hat und am späten Abend und nachts Attacken schwerer Atemnot bis zu Erstickungsanfällen erleidet – dann hat es Krupp-Husten, meist einfach nur Krupp genannt. Krupp kommt nahezu grundsätzlich nur bei ein- bis fünfjährigen Kindern als Form oder im Laufe eines grippalen Infekts vor, und zwar in der Regel in der Nacht. Früher bezeichnete man lediglich die Kehlkopf-Diphtherie, eine seltene Form der Diphtherie, als *»echten« Krupp* (siehe dazu Seite 662 unter »Diphtherie«) und den sehr häufigen Krupp im Laufe eines grippalen Infekts, eines Schnupfens oder einer Halsentzündung als *»Pseudo-Krupp«*. Heute trifft man diese Unterscheidung nicht mehr, zumal die Diphtherie sehr selten geworden ist, und der »echte Krupp«, die Kehlkopf-Diphtherie, noch seltener.

Entstehung des Krupps

Die Erkältungs-Viren (siehe dazu Seite 449) steigen in den Kehlkopf hinab und führen zu einer Entzündung und Schwellung des Kehlkopfes und meist auch zu einer starken Verschleimung der Luftröhre. Durch die Verengung des Kehlkopfes und die Verschleimung der Lufröhre entsteht das schwere und geräuschvolle Atmen *(Stridor)*, durch die Entzündung des Kehlkopfes die Heiserkeit. Weiteres Kennzeichen ist der bellende Husten. Schwillt der Kehlkopf meist am späten Abend oder nachts, wenn die Kinder schlafen, weiter an, kommt es dann zu einzelnen Attacken schwerer Atemnot und oft auch zu Erstickungsanfällen. Die Kinder wachen voller Angst auf.

Stellen Sie während des Tages bereits die ersten Anzeichen eines Krupps fest (geräuschvolles Atmen, Heiserkeit, bellender Husten, Fieber), sollten Sie unverzüglich den Kinderarzt aufsuchen! Messen Sie über 39 Grad Celsius Fieber, rufen Sie den Kinderarzt oder den Hausarzt zum Hausbesuch. Der Arzt wird Sie mit Medikamenten versorgen, mit denen Sie nachts einen möglichen Erstickungsanfall Ihres Kindes verhindern und eine schwere Atemnot lindern können. Treten die Symptome des Krupps in der Nacht auf, rufen Sie – wenn möglich – den Hausarzt an oder bringen das Kind sofort in eine Klinik, wenn es einen Erstickungsanfall hat. Trösten Sie das Kind, und sprechen Sie ruhig mit ihm. Bleiben Sie in der Klinik bei ihm.

Behandlung

Der Kinderarzt wird ein schleimverflüssigendes und auswurfförderndes Medikament verordnen, so etwa Hustenzäpfchen, die gleichzeitig den Hustenreiz lindern, oder/und einen Hustensaft. Bewährt haben sich auch homöopathische Medikamente, die die Abwehrkräfte steigern. Überdies sollte das Kind viel trinken, denn Flüssigkeit wirkt schleimverflüs-

Untersuchung eines »erkälteten« Kindes

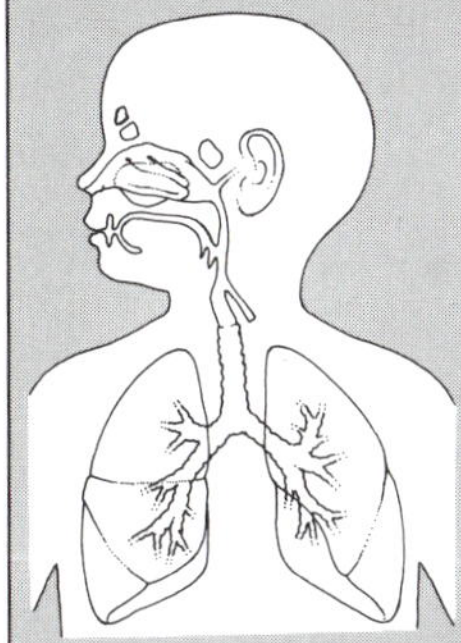

Infektionen des Atemtraktes durch Viren oder auch Bakterien sind bei Kleinkindern häufig. Ist Ihr Kind »erkältet«, sollten Sie grundsätzlich und baldmöglichst mit ihm den Kinderarzt aufsuchen!

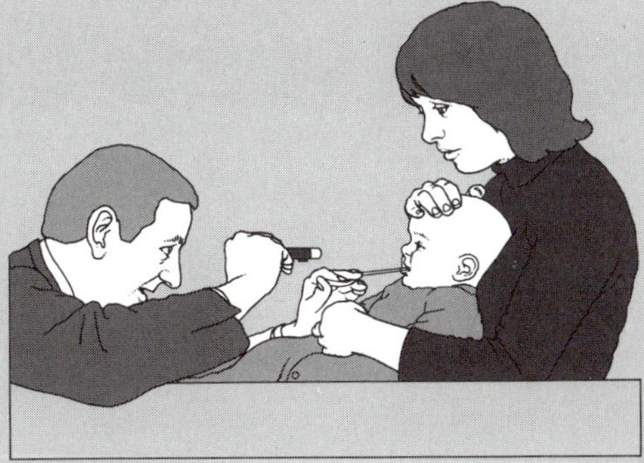

Lesen Sie unbedingt die Abschnitte über »Bronchiolitis«, die Entzündung der kleinsten Bronchien (Seite 666) und über den Krupp-Husten, eine bisweilen gefährliche Infektion des Kehlkopfes und der Luftröhre (Seite 664).

Untersuchung der Mandeln und des Rachens.

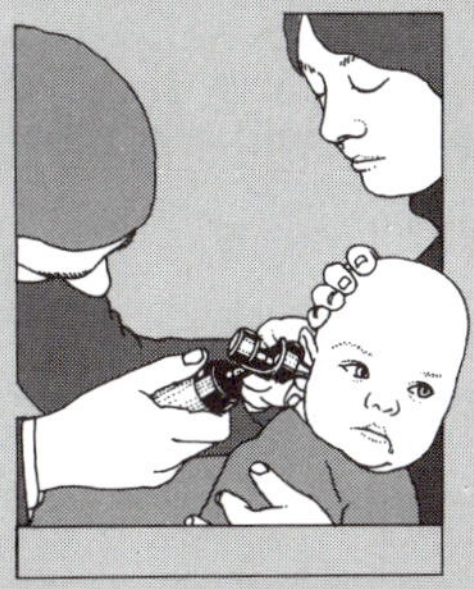

Untersuchung der Ohren mit einem Ohrenspiegel bei Verdacht auf eine Mittelohrentzündung.

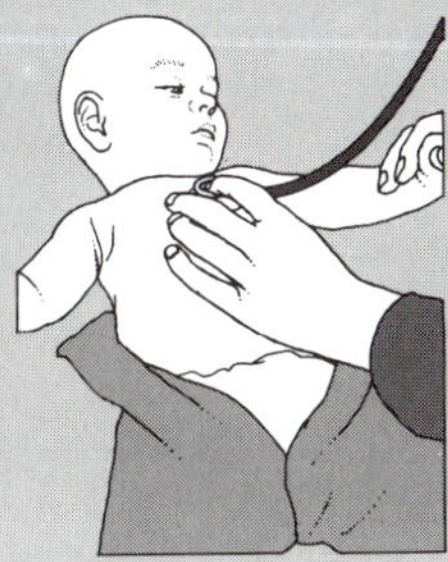

Bei jeder »Erkältung« Ihres Babys wird der Kinderarzt grundsätzlich auch die Geräusche in der Luftröhre und den Bronchien abhören.

sigend, so daß der Schleim aus der Luftröhre heraus expediert werden kann. Zur Abschwellung und Entzündungshemmung bei schwerer Atemnot oder Erstickungsanfällen kann der Kinderarzt homöopathische Mittel spritzen oder Kortison (Prednison-Zäpfchen) verabreichen. Er wird Ihnen auch Anweisungen geben, wann Sie die Prednison-Zäpfchen einsetzen sollen. Wacht etwa das Kind infolge schwerer Atemnot auf, reicht die einmalige Verabreichung eines Prednison-Zäpfchens von etwa 10 Milligramm, um die Atemnot zu lindern und einen Erstickungsanfall zu vermeiden. Eventuell ist dann am nächsten Abend noch eine Prednison-Dosis von 5 Milligramm notwendig, wenn das Kind wieder an Atemnot leidet. Am dritten Tag klingt der Krupp bereits allmählich ab, und für die nächsten zwei Tage reichen die anderen Medikamente zur Linderung der Symptome aus.

Eine Prednison-Injektion in höherer Dosis ist nur bei einem schwersten Erstikkungsanfall notwendig. Eine Intubation in die Luftröhre oder gar ein Luftröhrenschnitt ist heute dank Prednison nicht mehr notwendig.

Der Kinderarzt wird Ihnen auch Anweisungen geben, wie Sie sich verhalten sollen, wenn Ihr Kind im selben Winter noch einmal an Krupp leiden sollte.

Antibiotika wird der Kinderarzt nur dann verschreiben, wenn dem Krupp eine bakterielle Infektion zugrunde liegt oder eine solche hinzukommt.

Bronchiolitis

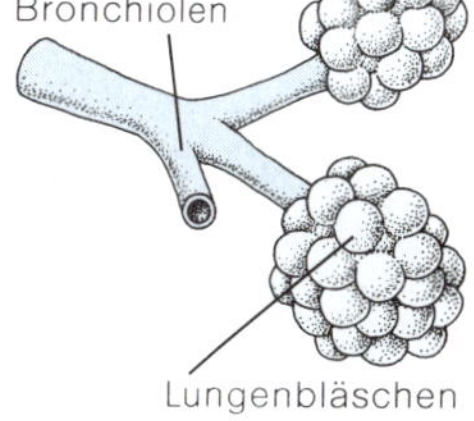

Steigt eine Virusinfektion (beispielsweise ein Schnupfen) bis in die feinsten Bronchien (Bronchiolen) hinab, schwillt die Bronchialschleimhaut an und werden die Bronchien mit Schleim verstopft, so daß die Luftpassage behindert wird, spricht man bei Kleinkindern von einer Bronchiolitis. Vor allem Babys und Kinder im zweiten Lebensjahr können bei einer Bronchiolitis unter ziemlicher Atemnot leiden. Das Kind atmet sehr schnell und bekommt den Schleim auch durch Hustenattacken kaum herauf.

Suchen Sie mit Ihrem Kind dann unverzüglich einen Kinderarzt auf. Er wird schleimverflüssigende und auswurffördernde Medikamente, unter Umständen auch Antibiotika verordnen, wenn eine bakterielle Superinfektion besteht oder droht. In schweren Fällen, bei starker Entzündung und Anschwellung der Bronchialschleimhaut, kann Kortison (Predni-

son) als Injektion oder in Zäpfchenform notwendig werden, grundsätzlich aber dann mit Antibiotika-Schutz (Kortison behindert die Abwehrreaktionen gegen Erreger). So weit wie möglich wird der Kinderarzt aber versuchen, ohne Kortison und Antibiotika auszukommen. Wichtig ist es auch, daß das Kind viel Flüssigkeit zu sich nimmt (Flüssigkeit wirkt schleimverflüssigend und wirkt so der Schleimverstopfung entgegen). Neben anderen Medikamenten ist auch ein Hustensaft mit Thymian empfehlenswert (siehe dazu unter »Krupp-Husten«, vorangehender Abschnitt).
Siehe außerdem »Bronchitis« auf den Seiten 457–461.

Keuchhusten

Hat Ihr Kind nach einem etwa zweiwöchigen Vorstadium mit Schnupfen, leichtem Fieber und Husten plötzlich heftige Hustenattacken (meist mit herausgestreckter Zunge), leidet es an Keuchhusten *(Pertussis)*. Die Hustenanfälle enden meist mit einer tiefen, pfeifenden Einatmung. Häufig ist auch das Aushusten von zähem Schleim.

Keuchhusten ist eine *Infektionskrankheit* der Atemorgane, verursacht durch das Bakterium *Haemophilus pertussis*. Die Erreger brauchen etwa 14 Tage zum Einnisten (Inkubationszeit). Keuchhusten befällt vorwiegend Kleinkinder, aber auch ältere Kinder und Erwachsene, die noch keinen Keuchhusten hatten. Die Übertragung erfolgt durch Tröpfcheninfektion (Anhusten). Keuchhusten ist eine ziemlich langwierige Erkrankung, die oft erst nach etwa acht Wochen überstanden ist.

Wichtig: Neuerdings kommt Keuchhusten öfter in larvierter (verschleierter) Form vor; das heißt, manche der typischen Symptome fehlen. Doch die langwierigen Hustenattacken machen eine Diagnose auch dann nicht allzu schwer.

Komplikationen wie Mittelohrentzündung oder Lungenentzündung kommen bei den heutigen Behandlungsmöglichkeiten nur noch höchst selten vor.

Behandlung

Zur Behandlung zeigen bisweilen pflanzliche (phytotherapeutische) oder homöopathische Mittel eine gute Wirkung. Antibiotika sind meist nicht notwendig. Überdies wird der Arzt hustenlindernde und schleimverflüssigende Medikamente sowie viel frische Luft (vor allem Höhenluft) verordnen, in schweren Fällen auch Beruhigungsmittel. □

Spastische Bronchitis (asthmoide Bronchitis)

Hat Ihr Kind im Winter über längere Zeit oder wiederholt einen hartnäckigen Husten mit starker Verschleimung und giemende, brummende Atemgeräusche (»das Bärchen brummt«), leidet es unter spastischer, asthmoider Bronchitis. *Suchen Sie mit ihm dann unverzüglich einen Kinderarzt auf.*

Der spastischen Bronchitis liegen Krämpfe der Bronchien zugrunde; aufgrund dieser Krämpfe kommt es oft zu einer richtigen Schleimverstopfung der Bronchien (der Schleim kann oft nicht normal nach oben abfließen) und so auch zu Atemschwierigkeiten, zu einer erschwerten Luftpassage.

Auslösefaktoren dieser spastischen Bronchitis können allergische Faktoren sein, so beispielsweise eine *Infektionsallergie:* Nach jedem Schnupfen oder nach jeder Halsentzündung kommt es dann zu einer spastischen Bronchitis. In einigen Fällen können auch *psychische und vegetative Faktoren* als Auslösefaktor wirken.

Aufgrund der Schleimverstopfung können sich leicht *bakterielle Infektionen* aufpfropfen (im Sinne einer akuten Bronchitis, Seite 457).

In der Regel werden diese Kinder mit ihrem sechsten bis siebenten Lebensjahr die spastische Bronchitis los. In einigen Fällen jedoch kann es aufgrund der Bereitschaft der Bronchien, mit Krämpfen auf verschiedene Faktoren zu reagieren, später zu einem Bronchialasthma (Seite 459) kommen.

Behandlung

Die Behandlung einer spastischen Bronchitis ist ziemlich schwierig; meistens bewahrt nur die Aussicht, daß die Krankheit mit dem sechsten, siebenten Lebensjahr ihr Ende findet, Arzt und Eltern vor Resignation. Doch wenn man mit der Behandlung »am Ball bleibt« und überdies auch psychische Faktoren berücksichtigt (Rücksichtnahme auf das belastete Kind während seiner Erkrankungsschübe, Eingehen auf seine psychischen Bedürfnisse), ist Resignation nicht angebracht.

Die Bronchienkrämpfe können mit verschiedenen Medikamenten gemildert werden. Diese Präparate dienen jedoch nie einer Langzeitbehandlung, sondern nur der Behandlung akuter Phasen der Bronchialkrämpfe. Die Wirkung dieser Präparate: Sie erweitern die Bronchien und mindern die Krämpfe, so daß der Schleim abfließen und ausgehustet werden kann.

Zusätzlich aber müssen in den akuten Erkrankungsphasen schleimverflüssigende und schleimlösende, auswurffördernde Medikamente gegeben werden. Manchmal reichen hier Thymian oder andere pflanzliche Mittel; bisweilen müssen aber auch stärkere Medikamente gegeben werden. Wichtig aber ist in jedem Fall, daß das Kind viel trinkt (Fruchsäfte, Mineralwasser, Kräutertees), weil damit eine gute Schleimverflüssigung zu erreichen ist.

In einigen wenigen Fällen wird sich der Kinderarzt auch entschließen, kurzfristig eine niedrige Dosierung von Kortison (Prednison) gegen entzündliche Schwellungen der Bronchialschleimhaut zu verordnen.

Die Verabreichung von Prednison ist aber meist dann zu vermeiden, wenn das Kind in akuten Phasen mit einem Ultraschallgerät bestimmte Mittel inhaliert.

Aber über diese Möglichkeiten oder die Einnahme eines anderen Medikaments wird Ihr Kinderarzt entscheiden, wie denn überhaupt bei der spastischen Bronchitis *die enge Zusammenarbeit zwischen Kinderarzt und Eltern* eine Voraussetzung für eine optimale Therapie ist.

Lungenentzündung bei Kindern

Eine Lungenentzündung kann heute bei Kindern (wie auch bei Erwachsenen!) oft laviert, das heißt ohne die üblichen Krankheitszeichen verlaufen. So können die Kinder ein nur mäßiges Fieber haben – ohne Bluthusten und typisches Nasenflügelatmen, bei einem nicht sehr eingeschränkten Allgemeinzustand. Trotzdem kann auch eine solche Lungenentzündung zu einer bleibenden Beeinträchtigung der Atemorgane führen. Möglich ist auch, daß der Herzmuskel mitentzündet wird (Myokarditis, Seite 431) – erkennbar an einem auffallenden Herzjagen.

Suchen Sie also grundsätzlich bei jeder »Erkältungskrankheit« mit Ihrem Kind den Kinderarzt auf.

Lesen Sie dazu auch den Artikel »Lungenentzündung« auf Seite 463.

Ringelröteln (Erythema infectiosum)

Die Ringelröteln werden auch »Fünfte Krankheit« genannt. Sie treten meist bei Kindern zwischen dem sechsten und 15. Lebensjahr auf und werden wahrscheinlich durch Parvoviren verursacht.

Nach einer Inkubationszeit von sechs bis 16 Tagen erscheint auf dem Gesicht eine häufig schmetterlingsförmige Rötung, später bilden sich dann ring- und girlandenförmige, zum Teil juckende rote Flecken an den Streckseiten der Extremitäten. Die Temperatur ist meist leicht erhöht, allgemeines Krankheitsgefühl und Kopfschmerzen begleiten häufig die Hauterscheinungen. Diese verschwinden normalerweise nach sechs bis zehn Tagen.

Als Komplikation können in seltenen Fällen bei bestimmten Patienten schwere Anämien auftreten, bei Infektion in der Schwangerschaft kann auch das ungeborene Kind schwer erkranken.

Behandlung

Die Behandlung ist symptomatisch. Ihr Arzt wird dem Kind gegebenenfalls juckreizstillende Salben verschreiben. Fiebersenkende Präparate sind normalerweise nicht notwendig. Bettruhe und genug zu trinken ist meist ausreichend.

Dreitagefieber (Roseola infantum, Exanthema subitum)

Der Erreger des sogenannten Dreitagefiebers ist ein spezieller Herpesvirus (HHV-6). Besonders Säuglinge und Kleinkinder im Alter von sechs Monaten bis drei Jahren erkranken daran.

Anzeichen

Nach einer Inkubationszeit von zehn bis 14 Tagen tritt plötzlich drei Tage lang unklares, hohes Fieber (bis 41 Grad Celsius) auf, dabei bestehen leichte Symptome wie bei einer Erkältung. Am vierten Tag fällt das Fieber schlagartig ab, und ein rötelähnlicher Hautausschlag tritt auf – meist am Rumpf, seltener auch im Gesicht. Diese Hauterscheinungen verschwinden meist innerhalb von ein bis zwei Tagen. Komplikationen sind sehr selten.

Behandlung

Erst mit dem Auftreten der rötlichen Hauterscheinungen läßt sich die Diagnose sicher stellen, und dann ist meist keine Therapie mehr erforderlich. Vorher reichen Bettruhe und gegebenenfalls fiebersenkende Mittel.

Nichtinfektiöse Krankheiten und körperliche Störungen

Die typischen infektiösen Kinderkrankheiten wie Masern haben teilweise infolge der Schutzimpfungen (Seite 630) ihren Stellenwert verloren. Schätzungsweise macht heute nur etwa jedes 30. Kind eine typische Kinderkrankheit durch, wobei Windpocken und Keuchhusten im Vordergrund stehen. Keuchhusten (Seite 666) kommt heute allerdings oft in so larvierten (verschleierten) Formen vor, daß er oft verkannt wird. Auch Rötelninfektionen verlaufen oft leicht und nahezu unbemerkt. Häufiger scheinen dagegen die Infektionen der Atemwege geworden zu sein (zu denen ja auch Keuchhusten zählt), vor allem Krupp (Seite 664), Bronchiolitis (Seite 666) und spastische Bronchitis. Bei der spastischen Bronchitis (Seite 667) liegt eine allergische oder psychisch-vegetativ bedingte Reaktionsbereitschaft zugrunde, Infektionen sind hier nur auslösende oder verstärkende Faktoren.

Insgesamt gesehen treten so heutzutage die nichtinfektiösen Krankheiten, psychischen und körperlichen Störungen von Kindern in den Vordergrund. Nicht etwa, weil sie relativ zugenommen hätten (wie beispielsweise Mongolismus und Mißbildungen) – sie werden einfach stärker beachtet im Sinne eines gewachsenen Gesundheitsbewußtseins oder infolge medizinischer Fortschritte eher diagnostiziert und behandelt (wie beispielsweise Skoliose). So werden sie heute auch nicht mehr als schicksalhafte Fügungen, gegen die man nichts machen kann, hingenommen (wie früher etwa das Schielen oder Stimm- und Sprechstörungen). Dank der Vorsorgeuntersuchungen werden auch stark behindernde Erbkrankheiten wie die Phenylketonurie (Seite 640) oder motorische Störungen des Zentralnervensystems wie die Zerebralparese frühzeitig erkannt und erfolgreich behandelt.

Zerebralparese (CP-Kinder)

Ist Ihr Baby oder Ihr Kleinkind bewegungsgestört, besteht der Verdacht auf eine Zerebralparese. Im Laufe der Vorsorgeuntersuchungen (Seite 629) wird diese Störung oder Schädigung von Bereichen des Gehirns heutzutage meist rechtzeitig erkannt und durch verschiedene Therapiemethoden gemindert oder ausgeglichen.

Ursachen

Ursachen der Zerebralparese sind meist perinatale Komplikationen (*perinatal* = um die Geburt herum), so beispielsweise Sauerstoffmangel des Kindes, Hirnblutungen oder Hirnquetschungen. Weniger häufige Ursachen sind: Infektionskrankheiten der werdenden Mutter oder erblich bedingte Störungen. Bei einem kleinen Teil der CP-Kinder (CP ist die englischsprachige Abkürzung für *cerebral paresis*) entsteht die Schädigung auch erst im Laufe der ersten Lebensjahre durch Atemstörungen, Schädelverletzungen oder Krankheiten. Bei nahezu einem Viertel der CP-Kinder ist die Ursache jedoch unbekannt.

Anzeichen

Die häufigste Form der Zerebralparese ist die *Spastik;* das heißt, die Muskulatur ist zu stark gespannt *(Tonus).* Das Kind kann sich nur beschränkt und mit großer Anstrengung bewegen. Meist ist nur eine Körperseite oder sind nur die Arme oder die Beine betroffen. Die bewegungsgestörte Körperseite oder deren Gliedmaßen reagieren aber auch spastisch, wenn die nervlich normal versorgten Glieder bewegt werden. Oft ist aber auch die Spastik mit einer schwankenden Muskelspannung *(Athetose)* von steif zu normal und schlaff (und umgekehrt) kombiniert. So hat das Kind beispielsweise Schwierigkeiten beim Malen und später beim Schreiben, oder es kann einen Gegenstand nicht gleichzeitig halten und manipulieren.

In vielen Fällen sind die CP-Kinder nicht nur motorisch (bewegungs-)gestört, sondern auch in ihrer Wahrnehmungs- und Lernfähigkeit eingeschränkt.

Werden die CP-Kinder nicht rechtzeitig behandelt, verstärkt sich das krankhafte Bewegungsmuster; überdies kann es zu Spätschäden und Spätformen wie Muskelschwund, Gelenkversteifungen und -verformungen kommen.

Behandlung

Die bekannteste Behandlungsmethode ist die heilgymnastische Methode nach Bobath; sie bezieht auch psychische und intellektuelle Entwicklungsfaktoren in ihr Therapieprogramm ein.

Krampfanfälle bei Kleinkindern

Rufen Sie sofort den Kinderarzt oder den Hausarzt, wenn Ihr Kind unter Krämpfen leidet! Allein *Bauchkrämpfe* beim Säugling (u. a. erkennbar am Anziehen der Beinchen) sind meist ungefährlich; in der Regel beruhen sie auf Ernährungsstörungen. Aber auch da sollten Sie den Kinderarzt benachrichtigen, denn oft können die Krämpfe durch die Wahl einer anderen Flaschennahrung abgestellt werden.

Die früher häufigen *Fieberkrämpfe* sind heute bei Kleinkindern recht selten, da das Kind meist bereits bei mäßigem Fieber Fieberzäpfchen bekommt (siehe dazu »Fieber« auf Seite 658).

Sind die Krämpfe mit Bewußtseinsstörungen verbunden, liegen meist ernste Ursachen zugrunde: so Schädigungen und Entzündungen der Hirnhäute (*Meningitis,* Seite 324), des Gehirns (*Enzephalitis,* Seite 324, *Hirnblutungen,* Seite 322 oder *Hirntumoren,* Seite 329), *Epilepsie* (Seite 336) oder *akute Stoffwechselstörungen.*

Wichtig: Kleine epileptische Anfälle (*»petit mal«*) sind meist nur als Schwindel oder Ohnmachtsanfälle gekennzeichnet, Krämpfe fehlen ganz oder sind unbedeutend! Bei Hirntumoren sind die Krampfanfälle zuerst nur auf einen bestimmten Körperabschnitt (Hand, Mundwinkel u. a.) beschränkt, befallen jedoch später oft eine ganze Körperhälfte oder die gesamte Muskulatur. Nach einem solchen Anfall können vorübergehende Lähmungen auftreten.

Strahlenbelastung von Kindern durch Röntgenuntersuchungen

Röntgenstrahlen sind radioaktiv; in der Fachsprache spricht man von ionisierender Strahlung. Diese energiereiche Strahlung hat zwei entscheidende Wirkungen auf den Organismus, einmal

- die somatische (körperliche), das heißt die Körperzellen im Sinne einer Erhöhung des Krebsrisikos belastende, und zum anderen
- eine genetische im Sinne einer möglichen Erbschädigung der Nachkommen des strahlenexponierten Menschen.

Sicher sind Röntgenstrahlen im medizinischen Bereich für die Diagnostik (Erkennung) verschiedener Krankheiten nützlich und so letzten Endes für den Patienten von Vorteil. Ein somatisches und/oder ein genetisches Risiko ist bei der im diagnostischen Bereich verwendeten Strahlendosis allerdings nicht auszuschließen. Dieses Risiko steigt mit der Strahlendosis und mit der Zahl der Röntgenaufnahmen in bestimmten Zeiträumen. Das genetische Risiko kann und sollte durch Verwendung eines Keimdrüsenschutzes gemindert werden. Röntgen ist also eine Frage von Nutzen und Risiko, wobei das Risiko häufig heruntergespielt oder nicht beachtet wird: Oft wird unnötigerweise geröntgt, und oft werden bei einem Patienten unnötigerweise viele Aufnahmen gemacht.

Schlägt ein Arzt bei Ihrem Kind eine Röntgenaufnahme vor, fragen Sie grundsätzlich nach der Notwendigkeit. Ist die Aufnahme unumgänglich, dann achten Sie darauf, daß Ihr Kind wegen ein und desselben Leidens nicht unnötig oft geröntgt wird. Sicher können Sie das kaum beurteilen, doch allein Ihre Fragen werden den Arzt vorsichtig stimmen, und so können Sie Ihrem Kind die eine oder andere Strahlenbelastung ersparen.

Schielen

Ob ein Kind schielt, läßt sich erst ab dem sechsten Lebensmonat sicher feststellen, denn vorher sind unkoordinierte Augenbewegungen mit zeitweiligem Schielen natürlich.

Unter Schielen versteht man das *Abweichen einer oder abwechselnd beider Sehachsen aus der Normallage.* Normallage bedeutet Parallelität der Sehachsen für die Ferne. Man unterscheidet zwischen *Begleitschielen* (*Strabismus concomitans,* dem Schielen im engeren Sinne) und dem *Lähmungsschielen (Strabismus paralyticus),* dem Schielen infolge einer Lähmung der Augenmuskulatur.

Begleitschielen

Das Begleitschielen beruht auf einer Störung des Augenmuskelgleichgewichts, die eine Stellungsanomalie zur Folge hat. Es kann angeboren oder anlagebedingt sein. Es ist möglich, daß ein schielendes Kind diese Anomalie so weit überwindet, daß es nur unter besonderen Bedingungen wie extremer Müdigkeit schielt (latentes Schielen, *Heterophorie*). Etwa 4 Prozent aller Kinder schielen, die meisten von ihnen dauernd (manifestes Schielen, *Heterotropie*).

Latentes Schielen

Darunter versteht man das zeitweilige Schielen bei Übermüdung, fieberhaften Erkrankungen oder psychosozialem Streß. In diesen Fällen gelingt es den Augenmuskeln nicht, die Netzhautbilder beider Augen zu einem Bild zu verschmelzen (mangelnde Fusionskraft). Begleiterscheinung des latenten Schielens kann häufiges starkes Kopfweh sein, das dadurch entsteht, daß die Augenmuskeln durch den dauernden Fusionszwang überbeansprucht sind.

Man kann davon ausgehen, daß etwa 75 Prozent aller Menschen kein ideales Augengleichgewicht haben. Eine Heterophorie kann sich sowohl als Schielen nach innen *(Esophorie)* wie auch als Schielen nach außen *(Exophorie)* zeigen.

Behandlung

Beim latenten Schielen hilft meist eine Augenschulung und eine Brillenkorrektur. Wenn dem Innenschielen eine Weitsichtigkeit zugrunde liegt – was in den meisten Fällen zutrifft –, ist eine Brillenkorrektur notwendig.

Manifestes Schielen

Beim manifesten Schielen *(Heterotropie)* stehen beide Augen in abnormer Stellung zueinander. Eine Heterotropie ist meistens als Innenschielen ausgeprägt, das generell häufiger vorkommt als das Außenschielen. Der Schielwinkel ist in allen Blickrichtungen gleich groß. Um ein Doppeltsehen zu vermeiden, wird eines der beiden Augen in seiner Funktion nachlassen. Dessen Sehkraft nimmt immer mehr ab. Der Betroffene hat neben der starken Sehschwäche auch die Fähigkeit zum räumlichen Sehen verloren.

Behandlung

Diese Art des Schielens kann nur in der Kindheit behoben werden. Die Behandlung sollte schon abgeschlossen sein, wenn das Kind in die Schule kommt.

Eine Therapie des Schielens erfordert viel Geduld von dem kleinen Patienten und seinen Eltern. Um die Schwachsichtigkeit schon vom ersten Lebensjahr an zu verhindern, wird der Augenarzt abwechselnd beide Augen mit Atropin behandeln. Ab

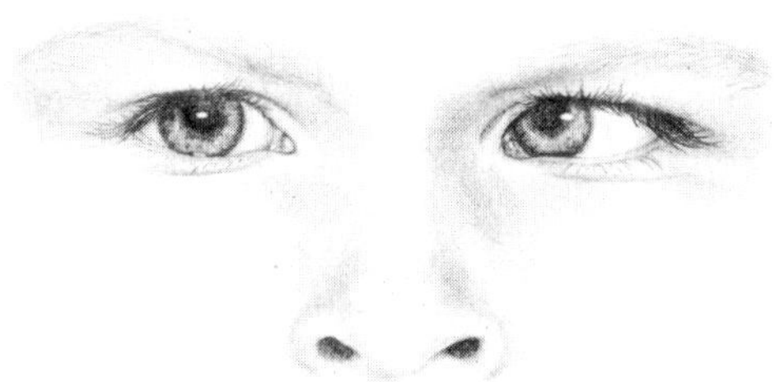

dem zweiten Lebensjahr kann operativ und mit einer Brille korrigiert werden.

Ebenfalls im zweiten Lebensjahr und auch, wenn eines der Augen schon schwachsichtig ist, wird jeweils ein Auge im Wechsel mit Pflaster oder zugeklebtem Brillenglas abgedunkelt.

Ab dem fünften Lebensjahr beginnen spezielle Übungsbehandlungen des schwachsichtigen Auges *(Pleoptik).* Dabei ist die aktive Mitarbeit sowohl des Kindes als auch der Eltern erforderlich.

Darüber hinaus kann das schwachsichtige Auge durch ein entsprechendes Brillenglas die Aufgabe übernehmen, in der Nähe klar zu sehen, während das besser sehende Auge mit Hilfe von Atropin die Funktion übernimmt, in der Ferne scharf zu sehen. Man nennt diese Behandlung *Penalisation*, das bedeutet »Bestrafung« des führenden Auges.

Ein operativer Eingriff kann die Augen lediglich gerade stellen. Das gleichmäßige Sehen auf beiden Augen kann operativ nicht erreicht werden. Das Tragen einer korrigierenden Brille wird also auch nach einer Schieloperation notwendig sein. Ob darüber hinaus ein Sehtraining für die Augen notwendig ist, wird der Augenarzt am individuellen Fall entscheiden. Dies richtet sich auch nach dem Grad der Schwachsichtigkeit.

Muskelatrophien und Muskeldystrophien

Im Kleinkindesalter sind die meisten Muskelatrophien *(Muskelschwund)* erblich; zugrunde liegen können verschiedene, meist höchst seltene Erbkrankheiten. In der Mehrheit der Fälle werden die Muskeln nicht ausreichend von Nervenimpulsen versorgt, in anderen Fällen liegt eine Ernährungsstörung der Muskulatur vor *(Muskeldystrophie)*.

Die Prognose der sehr seltenen Muskelatrophien ist recht unterschiedlich. So sterben beispielsweise die am *Typus Werding-Hoffmann* leidenden Kinder innerhalb weniger Jahre: Zuerst ist nur die Oberschenkelmuskulatur betroffen, später die übrige Skelettmuskulatur. Bei der *Muskeldystrophie Duchenne,* an der nur Buben erkranken, ist zuerst die Funktion der Beckengürtel- und Rückenmuskulatur gestört, schließlich aber auch die Atemmuskulatur, was zum schnellen Tod führt.

Die mehr gutartigen Formen dieser Muskeldystrophie haben jedoch einen jahrzehntelangen Verlauf. Manche erblichen Muskelatrophien machen sich erst im mittleren Lebensalter durch einen sehr langsamen Muskelschwund bemerkbar.

Mittlerweile ist das Gen, das für einige Formen der Muskeldystrophie verantwortlich ist, identifiziert worden. Dennoch ist eine Heilung noch nicht möglich. In manchen Fällen bessert Bewegungstherapie den Krankheitsverlauf.

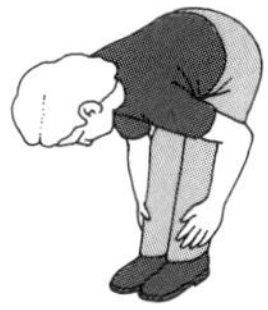

Ein mögliches Zeichen einer erblichen Muskeldystrophie ist: Das Kind hat Schwierigkeiten, eine aufrechte Haltung anzunehmen.

Rachitis

Eigentlich könnte der Abschnitt in diesem Buch fehlen, da die rachitischen Skelettveränderungen heutzutage so gut wie nicht mehr vorkommen – einmal aufgrund der günstigen Ernährungsbedingungen der Kinder und zum anderen auch infolge der (bisweilen übertriebenen) Rachitis-Prophylaxe. Nur in den Ländern der Dritten Welt ist Rachitis bisweilen noch verbreitet.

Unter Rachitis versteht man eine über den ganzen Körper verbreitete Skeletterkrankung, die als Folge eines Vitamin-D-Mangels auftritt. Charakteristische Skelettveränderungen sind O-Beine, Knick-Platt-Füße, glockenförmig einwärts gerichtete Deformierung des Brustkorbs mit Einsenkungen in Zwerchfellhöhe sowie Deformierungen der Wirbelkörper, die einen »Sitzbuckel« verursachen.

Ursachen

An Rachitis erkranken Kinder bis zum dritten Lebensjahr, wenn sie nicht ausreichend mit Vitamin D versorgt werden. Mangel an Vitamin D führt zu einer mangelnden Mineralisation der Knochengrundsubstanz. Auch Mangel an Sonnenlicht kann ein Kind rachitisch schädigen, da erst die Sonnenstrahlung ein im Körper vorhandenes Provitamin in das eigentliche Vitamin D umwandeln kann. Durch den Mineralisationsmangel bleiben die Knochen weich und verformen sich bei Belastung.

Heute ist die Krankheit ziemlich selten geworden – dank der Rachitis-Prophylaxe in Form einer täglichen Vitamin-D-Gabe oder Stoßtherapie in der sechsten Lebenswoche und im sechsten Monat.

Behandlung

Vitamin-D-Gaben, Bauchlage auf harter Matratze, um Verformungen der Wirbelkörper zu vermeiden. An Rachitis erkrankte Kinder dürfen nicht zum Laufen angehalten werden, um Knochenverformungen durch die Gewichtsbelastung zu vermeiden.

Warnung: Viele Kinderärzte warnen vor der üblichen Vitamin-D-Stoßtherapie

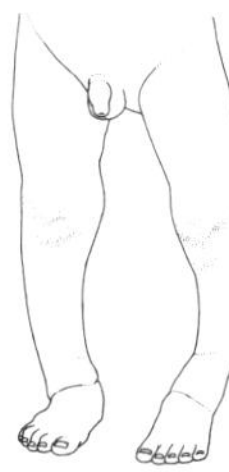

Verbogene Beinchen bei einem rachitischen Kind

Hodenhochstand

Während der Entwicklung des Kindes im Mutterleib gleiten die Hoden durch den Leistenkanal in den Hodensack. Beim Hodenhochstand (*Kryptorchismus,* das heißt Verborgensein der Hoden) bleibt einer oder bleiben beide Hoden im Bauchraum (Bauchhoden), im Leistenkanal (Leistenhoden) oder im äußeren Leistenring stecken. Der Hoden ist nahezu immer verkleinert. Nur der Leistenhoden verursacht Schmerzen bei Bewegung und Sport.

Behandlung: Oft hilft eine hormonelle Behandlung, die bis zum vierten Lebensjahr abgeschlossen sein muß. Ansonsten muß der Hoden operativ heruntergezogen und im Hodensack fixiert werden. Eine Behandlung ist — wenn der Hoden innerhalb des ersten Lebensjahres nicht von selbst ››absteigt‹‹ — dringend zu empfehlen, da sonst neben Unfruchtbarkeit eine starke Hodenkrebsgefährdung besteht.

(siehe oben), denn normalerweise leidet heute kein Kleinkind bei normaler Ernährung an Vitamin-D-Mangel. Dagegen könnte die Stoßtherapie unter Umständen gefährlich werden: Verkalkung in Knochen, Kalkablagerungen in weichen Geweben, Störungen des Zentralnervensystems und Nierenstörungen. Eine *niedrig dosierte* Kalzium- und Vitamin-D-Gabe während der ersten drei Lebensjahre reicht vollkommen aus.

Skoliose (Seitwärtsverbiegung der Wirbelsäule und Rippenbuckel)

Skoliosen sind häufiger, als allgemein angenommen wird – immerhin sind etwa 15 Prozent der Bevölkerung von ihnen betroffen. Aber nur bei einem Teil entwikkelt sich eine mittelgradige bis schwere Skoliose mit anhaltenden Schmerzen, Herz- und Kreislaufbeschwerden. Bei den übrigen Skoliosekranken machen sich Beschwerden erst im Alter bemerkbar.

Eine mittlere oder schwere Skoliose zeigt sich in einer Seitwärtsverbiegung der Wirbelsäule mit Verdrehung der einzelnen Wirbelkörper gegeneinander und einem Rippenbuckel. Leichtere Skoliosen werden vielfach nicht wahrgenommen, weil sie keine auffälligen Deformierungen erkennen lassen. Seitverbiegung und leichter Rippenbuckel, die sich besonders beim Rumpfbeugen nach vorn zeigen, werden oft als Haltungsanomalien mißdeutet. Meist kann nur der Fachmann die richtige Diagnose stellen.

Anzeichen

Im Gegensatz zur normalen Wirbelsäule, die von vorn betrachtet gerade und in der Seitenansicht S-förmig gebogen ist, weist die Wirbelsäule bei einer Skoliose eine Seitverbiegung auf. Darüber hinaus sind die einzelnen Wirbelkörper gegeneinander verdreht (Rotation). Verformung der Wirbelkörper im verkrümmten Bereich, Fixation der Seitverbiegung, Rippenbukkel, Lendenwulst, asymmetrische Taille (Schiefwuchs) und Funktionsbeeinträchtigungen der Wirbelsäule sind weitere Kriterien der Skoliose. Kennzeichnend für eine echte Skoliose sind also sogenannte »strukturelle« Veränderungen, das heißt Deformierungen an den einzelnen Wirbelkörpern.

Seitverbiegungen der Wirbelsäule durch Haltungsanomalien sind daher keine echten Skoliosen; solche Haltungsanomalien können zum Beispiel als Zwangsausweichhaltung, etwa bei einem Bandscheibenvorfall, auftreten oder als anatomische Folge einer Beinverkürzung.

Je schwerer eine Skoliose ist, desto deutlicher wird ihr auffallendstes Kennzeichen: der Rippenbuckel. Er entsteht als Folge der Deformierungen an der Wirbelsäule. Diese verändern die Druckverhältnisse auf die Wirbelkörper und verursachen dadurch in Zeiten des Wachstums deren Verformung. Die an den Querfortsätzen der Wirbelkörper befestigten Rippen werden durch den Drehvorgang in einer Richtung herausgedreht und stehen gegenüber der anderen Seite vor. So bildet sich der mehr oder weniger hohe, runde oder gratartige Rippenbuckel und auf der Gegenseite das Rippental – bedingt durch denselben Mechanismus.

Von der Skoliose werden Mädchen (70 Prozent) häufiger befallen als Jungen (30 Prozent). Die Ursachen für dieses Mißverhältnis sind noch nicht geklärt.

Ebenso ungeklärt ist, warum die Betroffenen im Verhältnis öfter aus sozial schwachen Klassen stammen.

Ursachen

Bei 20 Prozent der Fälle handelt es sich um *sekundäre Skoliosen*, die als Folgeerkrankungen einer Kinderlähmung, von Muskel- und Skeletterkrankungen, Mißbildungen oder Stoffwechselstörungen auftreten.

Bei den übrigen 80 Prozent der Gesamterkrankungen – den *primären* oder *ideopathischen* (»durch sich selbst entstandenen«) *Skoliosen* – liegen die Ursachen im dunkeln. Lediglich über die morphologische Entstehung des Leidens gibt es gewisse Vorstellungen: Einseitiger Druck auf die Wachstumsfugen deformiert die Wirbelkörper keilförmig und erzeugt so den einseitigen Minderwuchs. Es entsteht die Seitverbiegung der Wirbelsäule. Für die variable und mehr oder weniger starke Verdrehung der Wirbelsäule in sich dürften muskuläre Kräfte und anatomische Gegebenheiten, besonders die Stellung der Wirbelgelenke, verantwortlich sein. Sicherlich sind jedoch auch andere Faktoren beteiligt.

Die Skoliose schreitet auch nach dem Abschluß des Wachstums fort – allerdings langsamer. Das Fortschreiten kann unter anderem durch Schwangerschaften und Klimakterium begünstigt werden.

Behandlung

Leider dauert es oft viel zu lange, bis ein Skoliosekranker zum Orthopäden kommt. Eltern skoliosekranker Kinder gewöhnen sich oft an das langsame Schiefwerden und mißdeuten es als eine Fehlhaltung. Jugendliche und Erwachsene suchen meist wegen anhaltender Schmerzen, Herz- und Kreislaufbeschwerden einen Arzt auf.

Doch je früher eine Skoliose behandelt wird, desto günstiger sind die Aussichten. Haben Sie also bei Ihrem Kind den Verdacht auf eine Skoliose, sollten Sie mit ihm unverzüglich einen Orthopäden aufsuchen. Denn im Kindesalter gibt es in nicht allzu schweren Fällen die Möglichkeit einer nicht-operativen Korrektur durch krankengymnastische Übungen oder Korsetts. So läßt sich eine Operation im Jugend- oder Erwachsenenalter oft umgehen.

Unter den operativen Methoden ist die 1962 von Paul Harrington in Amerika entwickelte am gebräuchlichsten. Sie wird seit einigen Jahren auch bei uns angewendet.

Bei dieser Operation wird die Innen-

Phimose (enge Vorhaut)

Eine Phimose ist die angeborene (selten erworbene) Verengung beziehungsweise Verlängerung und Verdickung der Vorhaut des männlichen Gliedes. So kann die Vorhaut nur unvollständig oder überhaupt nicht über die Eichel zurückgestreift werden.

Folgen der Phimose sind häufige Entzündungen unter der Vorhaut im Eichelbereich, eine Erektion ist sehr schmerzhaft.

Bei Kleinkindern ist eine enge (oft auch verlängerte) Vorhaut die Regel. So kommt es nicht selten zu Entzündungen; bei Druck kann sich rahmiger Eiter entleeren. Doch ob es sich um eine Phimose handelt, kann meist erst ab etwa dem vierten oder fünften Lebensjahr geklärt werden – wenn sich auch da die Vorhaut noch nicht voll über die Eichel streifen läßt. Suchen Sie bei einer Entzündung im Eichelbereich mit Ihrem Buben baldmöglichst einen Kinderarzt auf. Meist reicht die Behandlung der Entzündung aus; überdies wird der Kinderarzt raten, die Vorhaut beim Baden sanft und so weit wie möglich zurückzustreifen. Tägliche sanfte Rückstreifversuche lockern schließlich mit der Zeit die enge Vorhaut. Gelingt das nicht und kommt es immer wieder zu Entzündungen, wird eine kleine Operation notwendig.

Nur in den Fällen einer echten Phimose ist eine Entfernung der Vorhaut (Beschneidung) notwendig, zumal eine echte Phimose neben den Beschwerden bei der Erektion auch das Risiko eines Peniskrebses erhöht.

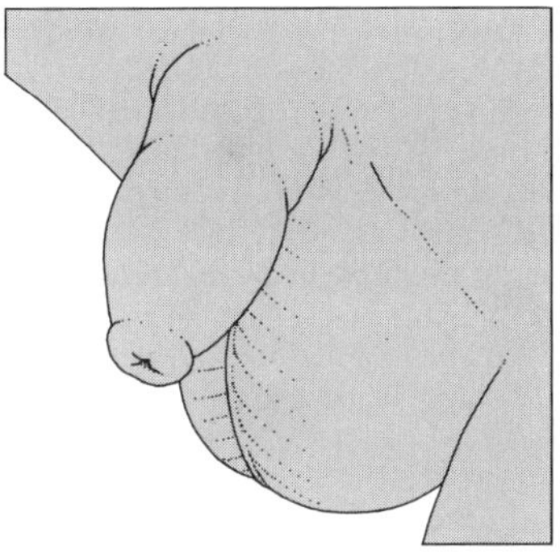

Beschneidung bei einer Phimose
Bis etwa zum fünften Lebensjahr ist die Vorhaut bei Buben natürlicherweise ziemlich eng. Von einer Phimose kann man erst sprechen, wenn sich die Vorhaut auch Ende des vierten oder Anfang des fünften Lebensjahres noch nicht zurückstreifen läßt. Dann ist eine Beschneidung der Vorhaut angezeigt. Kommt es im dritten, vierten Lebensjahr häufig zu Entzündungen unter der Vorhaut, muß eventuell ein kleiner Einschnitt vorgenommen werden.

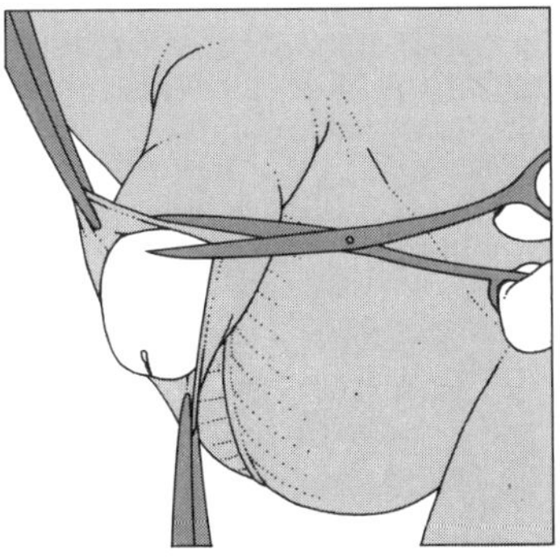

wölbung der skoliotischen Verformung durch an die Wirbelsäule angelegte Destraktionsstäbe aus Metall aufgebogen und verlängert; gleichzeitig wird die Außenwölbung durch Kompressionsstäbe verkürzt. Dann versteift man die Wirbelsäule im Bereich der Verbiegung mit Knochenspänen.

Nach der Operation wird das Korrekturergebnis durch einen Rumpfgips für ein halbes Jahr fixiert. Anschließend muß der Patient ein Jahr lang ein leichtes Korsett tragen.

Da bei dieser Operation ein Teil der Wirbelsäule versteift wird, bedeutet sie letztlich keine Heilung der Skoliose. Allerdings würde ein nicht operierter Skoliose-Erkrankter nicht nur gleichfalls mit einer Versteifung der Wirbelsäule rechnen müssen, er hätte darüber hinaus mit starken Verkrüppelungen zu leben, die durch die Operation wenigstens weitgehend aufgehoben werden.

Als weitere Verbesserung läßt sich ansehen, daß Herz- und Kreislaufbeschwerden verschwinden, was dem Skoliosekranken nicht nur das Leben leichter macht, sondern ihm auch eine höhere Lebenserwartung gibt.

Die Harrington-Methode hat allerdings auch Nachteile, die nicht unerheblich sind. Auch wenn die Skoliose aufgebogen wird, so bleibt doch die Verdrehung der einzelnen Wirbelkörper gegeneinander weitgehend bestehen. Rückenmarksverletzungen kommen bei dieser Operation zwar nicht häufig vor, sind aber möglich. Bei etwa einem Prozent der operierten Fälle kommt es zu teilweisen oder totalen Querschnittslähmungen.

Ende der siebziger Jahre hat der Skoliose-Spezialist Klaus Zielke, Chefarzt des deutschen Skoliosezentrums in Bad Wildungen-Reinhardshausen, eine eigene Methode zur operativen Behandlung der Skoliose entwickelt. Im Gegensatz zur Harrington-Methode operiert er nicht vom Rücken, sondern von der Bauchseite her.

Mit Platten, Schrauben und einem Kompressionsstab wird dabei die Seitverbiegung aufgebogen. Gleichzeitig wird mit Hilfe eines »Derotators« die Verdrehung behandelt – mit neunzig- bis hundertprozentigem Korrekturergebnis.

Gegenüber der Harrington-Methode erzielt Klaus Zielke bei der Korrektur der Seitverbiegung ein günstigeres Ergebnis. Außerdem ist der Versteifungsbezirk kleiner, so daß die Funktion der Wirbelsäule nur minimal eingeschränkt wird.

Nach der Operation braucht der Patient nur vier Wochen lang einen Gips zu tragen und bekommt dann für ein Jahr ein Korsett. Neurologische Komplikationen wie Lähmungen sind als Folge dieser Operation so gut wie ausgeschlossen.

Die »ventrale Derotationsspondylodese« (VDS) – wie das neue Verfahren genannt wird – kann nur bei sehr schweren Skoliosen nicht durchgeführt werden; in diesen Fällen, vor allem wenn die Skoliose mit einer Kyphose (Rundrücken) verbunden ist, kann nur die Harrington-Methode angewandt werden. Allerdings sind derartig schwere Skoliosen inzwischen seltener geworden, da heute meistens mit der physikalischen Behandlung früher eingesetzt wird.

Mongolismus

Mongolismus (auch als *Trisomie 21* oder *Down-Syndrom* bezeichnet) entsteht aufgrund einer Chromosomen-Aberration, das heißt einer Chromosomen-Abweichung in den Zellen. Die Chromosomen sind die Träger der Erbanlagen. Normalerweise enthält eine menschliche Zelle 23 Chromosomenpaare – das 23. Paar sind die Geschlechtschromosomen. Beim Mongolismus enthält die Zelle drei (statt zwei) Chromosomen der Nummer 21 (daher *Trisomie 21*).

Anzeichen

Mongoloide Kinder haben einen kurzen Schädel, kleine Ohren und schmale Lidspalten *(Epikanthus).* Die sogenannte Mongolenfalte am oberen Augenlid, die über den inneren Augenwinkel hinwegzieht, erweckt den Eindruck der schräggestellten Augenöffnung, wie sie den mongoliden Menschenrassen eigen ist. Typisch für mongoloide Kinder sind auch die flache Nasenwurzel, überstreckbare Gelenke und eine rauhe Haut. Sie leiden häufig an einem Herzfehler und haben eine schlaffe Muskulatur. Darüber hinaus sind sie anfällig für Infekte.

Die geistige Entwicklung mongoloider Kinder ist gestört. Ihr Intelligenzquotient liegt zwischen 20 und 50, also zwischen Schwachsinn und Idiotie.

Wenn sie in einer liebevollen, fürsorglichen Umgebung aufwachsen und nicht in ein Heim abgeschoben werden, können Mongoloide sich mehr oder weniger gut im Leben zurechtfinden. Sie können unter Umständen sogar lesen und schreiben lernen und leichtere Arbeit ausführen. Mongoloide Kinder sind besonders anhänglich, strahlen Optimismus aus und werden fast niemals aggressiv. Allerdings werden Mongoloide nur selten wesentlich älter als 25 Jahre.

Auf etwa 600 Geburten entfällt bei uns ein mongoloides Kind. Je älter eine schwangere Frau ist, um so größer ist die Gefahr, ein mongoloides Kind auf die Welt zu bringen. Bei 20- bis 24jährigen Müttern kommt ein mongoloides Kind auf 1600 Geburten. Bei einer 35- bis 39jährigen Mutter ist das Risiko bereits 1 zu 300.

Nur 30 Prozent der mongoloiden Geburten sind auf einen Fehler in der Bildung der männlichen Keimzellen zurückzuführen. Die meisten entstehen also aus der fehlerhaften Reifeteilung der weiblichen Keimzelle.

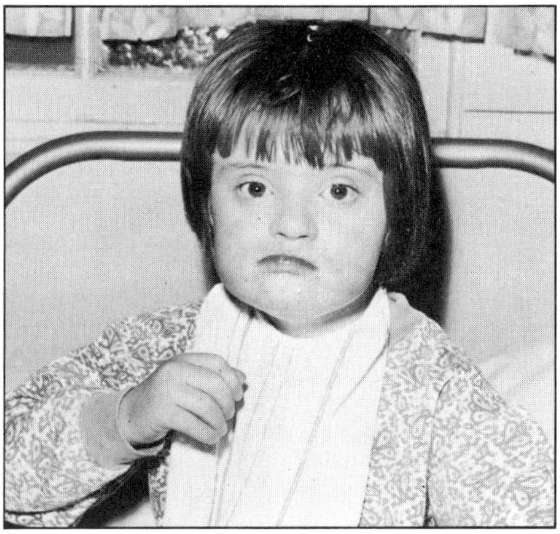

Mongoloides Mädchen
Typische Anzeichen eines mongoloiden Kindes sind: kurzer Schädel, schmale Lidspalten, die schräg nach außen und oben verlaufen, flache Nasenwurzel.

Spezielle Erkrankungen und Probleme von Jugendlichen

Mit der Pubertät beginnt die Jugendzeit, die Übergangszeit vom Status des Kindes in den Status eines Erwachsenen. Die körperlichen Reifungsprozesse und damit die Jugendzeit enden bei beiden Geschlechtern etwa mit dem 17. Lebensjahr. Die Pubertät setzt heute bei Mädchen bereits mit dem 10. bis 11. Lebensjahr ein, bei Jungen mit dem 12. bis 13. Lebensjahr.

Die vielbesungene Jugendzeit ist für viele Jugendliche so erfreulich nicht. Der psychosoziale Streß von Jugendlichen ist im allgemeinen höher als der von Erwachsenen:

- Einmal ist da der Schulstreß, der in den beiden letzten Jahrzehnten ständig gestiegen ist. Hieß es früher noch »Nicht für die Schule, sondern für das Leben lernen wir«, so ist es heutzutage umgekehrt: Gleichgültig, ob der Jugendliche Hauptschulabschluß, Mittlere Reife oder Abitur macht, er muß auf besonders gute Noten hinarbeiten, um später einen Studienplatz oder eine Lehrstelle zu bekommen – obwohl die schulischen Leistungen keineswegs auf seine späteren beruflichen Leistungen schließen lassen; und obwohl die Lerninhalte teilweise eher dem Lernen als echter Wissensanreicherung dienen. Die Schulzeit ist vielfach auf reine Wissensvermittlung beschränkt – die Schulung der Kreativität, die für das spätere Leben und für den Beruf wichtiger ist, verkümmert.
- Trotz erfolgreichen Schulabschlusses sind Studienplatz oder Lehrstelle keineswegs gesichert. Zumindest ist es für Jugendliche oft unmöglich, eine Lehrstelle (Mangel an Lehrstellen) oder einen Studienplatz (Numerus clausus) zu erhalten, die ihrem eigentlichen Berufswunsch entsprechen. Beruf und »Berufung« sind dann vielfach zweierlei Stiefel – der Beruf wird zum Job, was Unzufriedenheit und verstärkten beruflichen Streß nach sich zieht. Die Sorge um die Zukunft fängt heute bereits im Jugendalter an.
- Schulstreß und Sorge um die Zukunft lassen vielen Jugendlichen nicht mehr den Freiraum für Spiel und Leben, den sie zu ihrer Entwicklung brauchen. Die Zeit läuft ihnen davon, psychische und soziale Werte verkümmern. Die anderen Jugendlichen werden zu Rivalen, nicht zu Spielgefährten und Freunden.
- Vielfältiger Druck von Eltern, Lehrern und Gesellschaft engt den Freiraum für die Entwicklung zum kreativen, selbständigen Erwachsenen weiter ein. Sicher finden Jugendliche immer wieder Wege, dem Druck auszuweichen. Doch meist nur kurzfristig, wodurch die Pressionen eher stärker werden. Und vielfach sind die Ausweichmöglichkeiten nur äußerlich: Haartracht und Kleidung (wobei die Kleidermode meist noch von Erwachsenen kreiert und kommerziell ausgenutzt wird). Andere Ausweichmöglichkeiten sind potentiell gefährlich und können die Zukunftsaussichten und die Möglichkeiten zur Selbstfindung eher einschränken: Immer mehr Jugendliche greifen zu Drogen. Da sind einmal die Drogen, die von der Gesellschaft der Erwachsenen gebilligt und bisweilen selbst mißbraucht werden: Alkohol und Nikotin. Vermehrt greifen Jugendliche zu diesen Drogen, um früher »erwachsen« und anerkannt zu werden. Zum anderen sind da die Drogen, die einen scheinbaren Ausweg aus dieser »Scheißgesellschaft« bieten und den Weg zum »Sternenhimmel« öffnen: Kokain und Heroin (die im Vergleich zum Alkohol noch harmlose Droge Haschisch ist in den Hintergrund getreten). Wobei Kokain die Droge der erwachsenen »Schickeria« ist, was den jugendlichen Benutzern die Zugehörigkeit zu dieser scheinbar freien und sorglosen Gesellschaftsschicht vorgaukelt. Als eigentliche Droge der Jugendlichen bleibt so nur noch Hero-

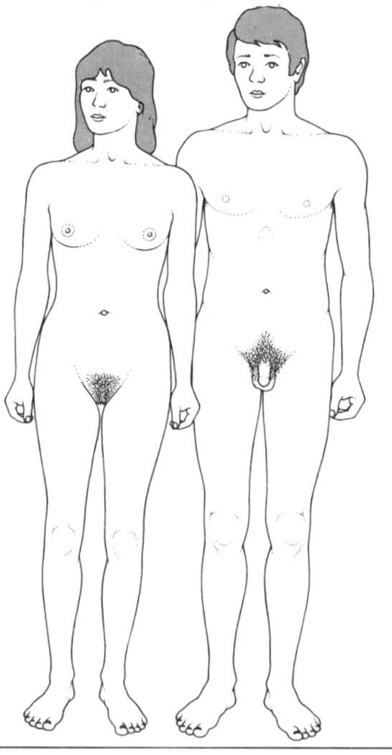

Der Körper in der späteren Jugendzeit
Mit 15 bis 16 Jahren sind die meisten Mädchen schon voll zur Frau geworden: Der Monatszyklus hat sich eingespielt, die Brüste sind voll entwickelt, das Becken ist breiter geworden, die weiblichen Polster sind ausgebildet. Jungen brauchen ein bis zwei Jahre länger, um körperlich voll Mann zu sein: Mit 16 bis 17 sind die Genitalien voll entwickelt, Bart-, Scham- und eventuell auch Brusthaare erschienen, die Stimme hat sich vertieft, Knochen und Muskeln sind voll ausgebildet (breite männliche Schultern, schmale Hüften). Bei beiden Geschlechtern stoppt etwa zu den genannten Zeitpunkten das Körperwachstum.

in, die härteste und gefährlichste Droge überhaupt. Doch den Gewinn haben hier wieder nur Erwachsene, diesmal anders als bei Alkohol und Nikotin kriminelle Erwachsene . . .

- Als wesentliches Merkmal des Erwachsenen gilt die Kritikfähigkeit. Die stark erwachenden psychischen und rationalen Kräfte des Jugendlichen schärfen die Kritikfähigkeit. So sieht er auch, daß in der Welt der Erwachsenen oder allgemein in der Gesellschaft »vieles faul« ist. Doch ändern darf und kann er meist noch nichts. Und übt der Jugendliche Kritik, sagen die Erwachsenen meist nur: »Das verstehst du noch nicht« oder »komm erst mal in unser Alter«.
- Die sexuelle Triebkraft ist beim Jugendlichen so stark wie später nie mehr. Doch die Möglichkeiten, diese Triebkraft im partnerschaftlichen Sex zu befriedigen und zu erleben, ist immer noch stark eingeschränkt. Sexualwissenschaftler führen in diesem Zusammenhang auch an, daß es in primitiveren Gesellschaften, in denen die frühjugendliche Sexualität keinen sozialen Repressionen unterliegt, keine Pubertätskrise gibt. Denken Sie deshalb als Eltern und Erzieher darüber nach, daß Sexualität nicht einfach unvermittelt ab dem 14. oder gar erst 16. Lebensjahr entsteht, sondern sich allmählich vom Kindesalter an entwickelt. Immerhin konnten Sexualwissenschaftler auch nachweisen, daß in Gesellschaften, in denen die kindliche oder frühjugendliche Sexualität nicht unterdrückt wird, sexuelle Delikte so gut wie nicht vorkommen.

Frustrationen und Neurosen Jugendlicher

Gerade in unserer Gesellschaft gibt es also für Jugendliche belastende und repressive Faktoren zur Genüge. Und diese Faktoren führen zu Unsicherheit, Labilität, Frustrationen (das Wort »Frust« wurde von Jugendlichen geprägt) und Aggressionen, zu Identitätskrisen, Drogenabhängigkeit (Seite 356) oder gar zu ernsteren psychischen Störungen und Neurosen. Immerhin sind etwa 30 bis 40 Prozent unserer Jugendlichen psychisch gestört oder neurotisch. Grund dafür ist neben den oben genannten Faktoren nicht zuletzt: Die Schubkraft an Kreativität, die Jugendliche haben und die für eine Gesellschaft wichtig ist, wird immer wieder gebrochen. Womit sich eine Gesellschaft selber schadet . . .

Sicher haben Jugendliche ein Bedürfnis nach Führung und Leitung durch Erwachsene. Wurde diese Führung jedoch von den Eltern bereits in der Kindheit vernachlässigt (typisches Beispiel: beide Eltern berufstätig, abends will man seine Ruhe haben), nehmen diese Kinder später als Jugendliche Führung und Leitung von ihren Eltern kaum mehr an – vor allem dann, wenn sich die elterlichen Aufgaben nur in Verboten und Ermahnungen erschöpfen. So suchen diese Jugendlichen Geborgenheit und Führung allein in einer Gruppe Gleichaltriger, bei älteren Jugendlichen, jungen Erwachsenen oder einem Sexualpartner. Jugendliche mit einem intakten Elternhaus suchen diese Bindungen zwar meist auch, doch bleibt ihnen bei Problemen und Gefährdungen immer noch Halt und Rat im Elternhaus.

Ratschläge für Jugendliche

- Auch du hast das Recht, mit deinen Eltern mal »ein ernstes Wort« zu sprechen – und nicht nur umgekehrt. Vor allem dann, wenn dich die Eltern mit Verboten und Ermahnungen überhäufen und »keine Zeit« haben, wenn du ihren Rat brauchst.
- Nicht nur du hast Probleme, deine Eltern sicher auch. Versuche mal, ihnen deine Vorstellungen vom Leben zu erklären, und sage ihnen ruhig, was du bei ihrer Lebensgestaltung nicht richtig findest. Erkläre ihnen deine Bedürfnisse und Ängste – und sie werden dir ihre sagen. Vielleicht kannst du ihnen auch helfen, wenn sie Probleme haben – sei es in ihrer Ehe, mit ihren Eltern oder im Beruf. So erreichst du ein partnerschaftliches Verhältnis zu deinen Eltern und kannst von ihrer größeren Lebenserfahrung profitieren.
- Verbieten dir deine Eltern dieses und jenes, steckt nicht immer »Starrheit« dahinter, sondern meist auch Angst um dich. Versuche, mit ihnen den Grund ihrer Angst zu besprechen. Erkennst du, daß deine Eltern immer noch das kleine Kind in dir sehen und praktisch einen »Besitzanspruch« erheben, solltest du konsequent versuchen, eure Beziehung auf eine realistischere Ebene zu heben. Sprich auch mit deinen Eltern darüber, wenn sie dir zu wenig Freiraum lassen, dich ständig kontrollieren und umsorgen.
- Lies auf jeden Fall mal die Artikel »Drogenabhängigkeit« (Seite 356), »Gefahren des Alkohols« (Seite 42) und »Gefahren des Rauchens« (Seite 49). Von Drogen – auch Alkohol und Nikotin sind Drogen – ist man schneller abhängig, als man denkt. Und von dieser Abhängigkeit kommt man nur sehr schwer wieder weg.
- Lies auch die Artikel »Sexualität« (Seite 574) und »Erkrankungen und Probleme sexueller Partner« (Seite 568). Im letzteren Artikel findest du auch die neuesten Informationen über die Möglichkeiten zur Empfängnisverhütung.
- Hast du schwere seelische Probleme, Ängste oder sexuelle Probleme, bei denen dir deine Eltern oder Freunde nicht helfen können, suche einen Psychotherapeuten auf. Vielleicht kann dir jemand aus deinem Freundeskreis oder euer Hausarzt einen auch auf Jugendliche spezialisierten Psychotherapeuten empfehlen.

Akne

Bis zu 80 Prozent aller Jugendlichen leiden an Akne; bei den meisten von ihnen ist die Akne jedoch nur schwach ausgeprägt (»Pubertätspickel«).

Schuld an den »Pubertätspickeln«, an den schwachen Akneformen, sind

- einmal männliche Sexualhormone *(Androgene)*, die zu einer erhöhten Talgproduktion führen, und
- zum anderen entzündungsfördernde Bakterien (*Corynebacterium acnes*, besser: *Propionibacterium acnes*).

Androgene werden erst mit dem Beginn der Pubertät vermehrt gebildet, so daß die schwere Akne und auch die leichtere Form der »Pubertätspickel« erst mit der Pubertät auftreten. Androgene bilden übrigens auch Mädchen und Frauen (wie umgekehrt Jungen und Männer auch weibliche Sexualhormone produzieren). Erst wenn sich der Organismus auf ein hormonelles Gleichgewicht eingestellt hat und die Androgen-Empfänger an den Talgdrüsen die erhöhte Androgen-Produktion verkraften, klingt die Akne allmählich ab – meist so zwischen dem 21. und dem 27. Lebensjahr.

Bei den schwereren Akneformen kommt zu den Androgenen und den Bakterien noch ein anderer Faktor hinzu:

- eine erblich bedingte abnormale Hornbildung.

Entstehung der Akne

Akne ist eine *Erkrankung der Einheit von Haarbalg und Talgdrüsen* – meist nur im Gesicht, auf Brust und Rücken, seltener am Hals, am Nacken und am Po.

Die Entstehungskette der Akne ist geklärt. Einmal führt die verstärkte Androgen-Produktion zu einer vermehrten Talgdrüsenproduktion. Das Talgdrüsen-Sekret stört die Entwicklung des Epithels (Deckschicht) der Haarbälge, es kommt zu einer *krankhaften Hornbildung*, zu einem Hornlamellengerüst. Zwischen den Hornlamellen trocknet das Sekret ein, es entsteht ein *»Mitesser«*, der gleichsam wie ein Korken den Hals des Haarbalgs verschließt, dabei die Haarbalgöffnung dehnt und sich an seiner der Luft ausgesetzten Oberfläche schwärzlich färbt. Durch den Mitesser wird der natürliche Abfluß von Fettsäuren auf die Haut, die die Haarbalgöffnung umgibt, behindert.

Visuelle Diagnosehilfe Seite 248.

Solche Fettsäuren entstehen dadurch, daß aus den Talgdrüsen stammende Neutralfette in der Haarbalghöhle von Enzymen des *Corynebakteriums acnes (Propionibakterium acnes)* gespalten werden. Die sich hinter dem Mitesser stauenden Fettsäuren durchdringen die durch Stauungsdruck überdehnte Haarbalgwand und lösen um den Haarbalg herum entzündliche Reaktionen mit Zellansammlungen aus. Dadurch entstehen die »Hautblüten« bei Akne wie *Knötchen, Eiterbläschen und bei zusätzlichen Infektionen Abszesse.*

Bei den mittleren und schwereren Formen der Akne ist die Bereitschaft der Einheit Haarbalg/Talgdrüse, auf die Androgene verstärkt zu reagieren, *erblich bedingt*. Einmal kommt es oft zu einem veränderten Talgdrüsensekret und zum anderen zu einer exzessiven abnormen Hornbildung. So haben normalerweise die Talgdrüsen eine Ausdehnung von 0,15 Quadratmillimeter, bei leichter Akne bis zu 0,60 Quadratmillimeter und bei schwerster Akne *(Akne conglobata)* bis zum zehnfachen Wert.

Bei dieser erblichen Bereitschaft können auch andere Substanzen als Androgene Akne auslösen, so beispielsweise

- Kortison,
- Brom (in einigen Schlafmitteln),
- Jod,
- Vitamin B_{12} und
- mineralölhaltige Kosmetika.

Mineralöl kann auch ohne erbliche Bereitschaft Akne verursachen, besonders bei längerem beruflichem Umgang mit Mineralöl.

Wichtig: Leiden Sie als Mädchen oder junge Frau unter Akne, kann eine Gesichtscreme, die weißes Mineralöl enthält, daran schuld sein.

Ebenso hat bei erblicher Akne-Bereitschaft eine gestagenbetonte »Pille« oft einen akneauslösenden Effekt *(Androgenwirkung)*. Lassen Sie sich dann eine Spezialpille ohne Androgeneffekt verordnen (beispielsweise eine mit Megesterolazetat).

Vorsicht auch bei »Aknesalben«! Nach wie vor sind kortisonhaltige (meist handelt es sich um Hydrocortison) Aknesalben im Handel, die nach einem entzündungshemmenden Früheffekt des Kortisons später die Akne verstärken (Kortison ist eine akneauslösende Substanz!).

Eine Akne-Diät ist sinnlos

Immer noch werden Schokolade, Nüsse, Schweinefleisch oder Käse als Akneauslöser verdächtigt, obwohl diese Ansicht

Die Entwicklung eines Aknepustels

Die Zeichnung zeigt einen gesunden Haarbalg und eine gesunde Talgdrüse. Talgdrüsen bewirken den schützenden Fettfilm für Haar und Haut.

Bei Akne bildet die Talgdrüse mehr und oft auch ein verändertes Sekret. Dieses Sekret stört die Entwicklung der Deckschicht der Haarbälge. Es kommt zu einer krankhaften Hornbildung, das Sekret trocknet zwischen den Hornlamellen ein: Ein Mitesser entsteht, der die Haarbalgöffnung wie ein Korken verschließt und dehnt.

Der Mitesser verhindert den natürlichen Ausfluß der Fettsäuren. Die sich stauenden Fettsäuren durchdringen die überdehnte Haarbalgwand und lösen entzündliche Reaktionen mit Zellansammlungen aus. Es kommt zu Eiterpusteln und bei zusätzlichen Infektionen zu Abszessen.

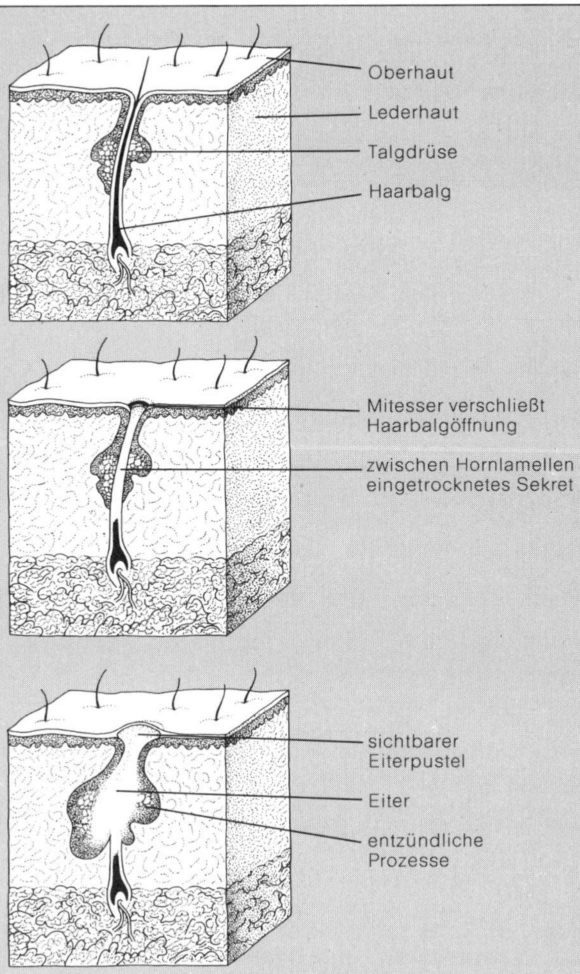

durch umfangreiche Studien widerlegt wurde. Ein Verzicht auf diese Nahrungsmittel mindert Ihre Akne also in keiner Weise!

Lassen Sie sich auch keine Akne-Diät verordnen, denn keine noch so ausgeklügelte Diät kann die Akne lindern!

Behandlung

Die gängigen Aknesalben oder -tinkturen, die antiseborrhoische (die Talgdrüsenproduktion hemmende) Substanzen wie *Schwefel, Teerbestandteile* oder *Resorzin* enthalten, wirken lediglich bei leichteren Akneformen. Salben, die *Kadmium* als Wirkstoff haben, sollten Sie nicht verwenden, denn das Schwermetall Kadmium erhöht zumindest bei längerer Anwendung das Krebsrisiko (in diesem Fall das Risiko eines Hautkrebses).

Die gängige Akne-Behandlung besteht heute aus der Verabreichung von Vitamin A und Tetrazyklin, einem Antibiotikum, das Entzündungen des Gewebes verhindert. Tetrazyklin wird nur in geringer Dosis gegeben, so daß Nebenwirkungen wie Magen-Darm-Störungen oder Leberschäden weitestgehend vermieden werden können. Vitamin A in zu hoher Dosierung kann übrigens ebenfalls Leberschäden provozieren und während der Schwangerschaft beim Kind im Mutterleib auch Fehl- oder Mißbildungen hervorrufen. Der Erfolg dieser Behandlung ist jedoch oft nicht befriedigend, zumal die Behandlung wegen der Nebenwirkungen nur über ein paar Monate, aber nicht langfristig durchgezogen werden kann.

Eine zusätzliche Möglichkeit der Behandlung ist die Schälkur mit *Benzoyl-*

peroxid, das die Coryne-Bakterien hemmt und die Verhornungsstörungen normalisiert. Ähnlich wirkt die äußere Verabreichung von Vitamin-A-Säure als Schälkur. Der Erfolg dieser beiden Substanzen ist recht gut. Auch die UV-Strahlen des Sonnenlichts mindern die Akne-Erscheinungen. Einer künstlichen UV-Bestrahlung mit der Höhensonne oder unter dem Solarium sollten Sie sich jedoch nur vorsichtig und nie über längere Zeit unterziehen, sonst riskieren Sie Hautschäden.

Eine *hormonelle Behandlung der Akne mit Anti-Androgenen* ist natürlich nur bei Mädchen oder Frauen möglich. Eine solche Hormontherapie hemmt die Talgproduktion um etwa 30 Prozent. Um Zyklusstörungen (unter anderem Veränderungen der Regelblutungen, Seite 551) zu vermeiden, wird zusätzlich Östrogen gegeben. Auch eine bestimmte »Pille« (mit Megesterolazetat) kann die Talgproduktion mindern. Zur Zeit arbeiten die Forscher noch daran, eine *Anti-Androgen-Salbe* zu entwickeln, deren Hormone nicht ins Blut gelangen. Mit dieser Salbe könnten dann auch männliche Jugendliche behandelt werden.

Trotz all dieser Behandlungsmöglichkeiten ist die Akne-Therapie nicht immer erfolgreich. *Bei der schwersten Akneform, der Akne conglobata, die durch schmerzhafte, kuppelförmige Entzündungen und Talgzysten gekennzeichnet ist und zu pokkenartigen Vernarbungen führt, hilft keine dieser Methoden.* Inzwischen fanden amerikanische Ärzte zufällig eine weitere Vitamin-A-Säure, die *13-cis-Retinsäure,* die bei der schwersten Akne-Form Erfolge bringt. Bereits in geringer Dosierung hat diese Säure, als Medikament eingenommen, folgende Wirkungen:

- starke Hemmung der Talgproduktion,
- Entzündungshemmung und
- Auflösung der Verhornungen.

Nach einer etwa dreimonatigen Behandlung mit der 13-cis-Retinsäure schwinden die Akne-Erscheinungen nahezu völlig – und dieser Erfolg hält auch nach Absetzen der Behandlung lange an.

Allerdings hat dieses Medikament auch Nebenwirkungen; wobei die starke Austrocknung der Haut noch durch die Anwendung fetthaltiger Cremes und der Lippen durch Lippenbalsame ausgeglichen werden kann. Jedoch erhöht die 13-cis-Retin-Säure die Blutfettwerte, so daß sie für Patienten mit erblich bedingten Fettstoffwechselstörungen (Seite 292) nicht in Frage kommt (Erhöhung des Herzinfarkt- und des Arteriosklerose-Risikos). Außerdem kann sie beim Kind im Mutterleib Miß- und Fehlbildungen provozieren.

Mittlerweile steht die 13-cis-Retinsäure auch in Europa zumindest den Hautkliniken und spezialisierten niedergelassenen Hautärzten zur Verfügung. Doch bleibt sie wegen ihrer starken Nebenwirkungen nur der Behandlung schwerer Akneformen vorbehalten. Bleibt zu hoffen, daß eine ähnliche Verbindung aus der Vitamin-A-Säure-Gruppe gefunden wird, die weniger Nebenwirkungen hat und deshalb auch bei weniger schweren Akneformen eingesetzt werden kann.

Psychische Belastung von Akne-Patienten

Die psychische Belastung von Akne-Patienten hängt von der Stärke der Erscheinungen, dem Alter und dem Selbstbewußtsein beziehungsweise Selbstwertgefühl der Betroffenen ab – und natürlich auch von ihrem sonstigen Erscheinungsbild und ihrer Ausstrahlung. Ein gewisses psychosoziales Handikap kann natürlich eine schwerste Akneform sein, doch unter »sozialer Isolation« dürfte heute kaum mehr ein an Akne Erkrankter stehen. Sicher wird ein 15jähriger diese Erkrankung tragischer nehmen als ein 23jähriger, aber bei Mädchen hat er wegen seiner Akne kaum weniger »Chancen« als ein gleichaltriger mit »reinem« Gesicht – vorausgesetzt natürlich, seine Ausstrahlung stimmt. Das gilt umgekehrt natürlich auch für Mädchen und junge Frauen.

Haben Sie wegen Ihrer Akne trotzdem schwerwiegende psychosoziale Probleme oder gar Komplexe, kann Ihnen sicherlich ein Psychotherapeut helfen.

Einige Ratschläge für Akne-Patienten

- Zum Abdecken der Akne-Erscheinungen können Sie gelegentlich auch eine *dekorative Kosmetik* benutzen; *kosmetisches Make-up* ist nur dann zu empfehlen, wenn es mit Sicherheit keine Mineralölzubereitungen enthält!
- *Aknenarben* können heute durch chirurgische Behandlung (Abschleifen) ausgeglichen werden.
- Ein *Gesichtsdampfbad* mit einer Kräuterzubereitung (etwa Thymian und Arnikablüten) kann mitunter auch die Akne lindern. *Vorsicht: Arnikablüten sparsam verwenden.*

- *Drücken Sie nach Möglichkeit Ihre Akne-Mitesser oder Pusteln nicht selber aus.* Das Ausdrücken begünstigt den Eintritt von Fettsäuren in das umgebende Gewebe, was zu *schweren Entzündungen* und bei mangelnder Sauberkeit sogar zu *zusätzlichen Infektionen* führen kann. Verwenden Sie lieber eine *Schälkur* mit Vitamin-A-Säure oder Benzoylperoxid; damit verschwinden die Mitesser mindestens genauso schnell!

Bei *schwereren Akneformen* sollten Sie sich in eine *Hautklinik* zur Behandlung überweisen lassen!

Skoliose (Seitwärtsverkrümmung der Wirbelsäule)

Eine Skoliose ist eine Seitwärtsverkrümmung der Wirbelsäule mit Verdrehung einzelner Wirbelkörper zueinander; in schwereren Fällen kann es zu einem »Rippenbuckel« kommen.

Heute gibt es optimale operative Korrekturmöglichkeiten von Skoliosen. Sie können sich bereits operieren lassen, wenn Ihre Skoliose kosmetisch stört. Auf jeden Fall aber sollten Sie sich operieren lassen, wenn eine schwerere Skoliose zu ernsten Einschränkungen Ihrer Herz- und Lungenfunktionen führt.

Nähere Informationen dazu finden Sie auf Seite 672.

Scheuermann-Krankheit

Der »Scheuermann« ist eine meist keineswegs auffallende Verbiegung der Wirbelsäule nach hinten *(Kyphose)*. Im Röntgenbild ist er durch Veränderungen der Wirbelkörper (Keilform) und der Wirbeldeckplatten im Brust- oder Lendenwirbelsäulenbereich gekennzeichnet. Ist die Brustwirbelsäule betroffen, entsteht ein Hohl-Rund-Rücken (überstarke Verbiegung der Lebenwirbelsäule nach vorne und Verbiegung der Brustwirbelsäule nach hinten). Ist die Lendenwirbelsäule betroffen, sind die Lendenwirbelsäule und die Brustwirbelsäule abgeflacht (»Flachrücken«). In etwa einem Fünftel der Fälle kommt es zu starken Schmerzen und Funktionsstörungen der Wirbelsäule. In fast allen Fällen jedoch ist die Wirbelsäule leicht ermüdbar.

Nähere Informationen dazu siehe Seite 528.

Anorexia nervosa (»Pubertätsmagersucht«)

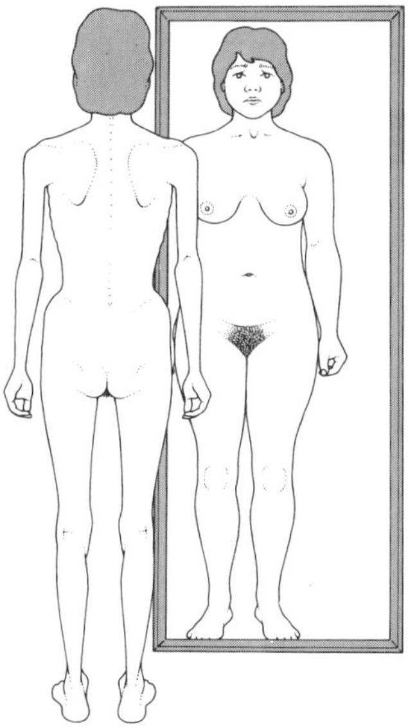

Die junge Frau leidet an Anorexia nervosa (»Pubertätsmagersucht«). Sie ist nur »Haut und Knochen«, glaubt aber »dick« zu sein. Wenn sich ihr Zustand durch Nahrungsverweigerung, absichtliches Erbrechen und Abführmittelmißbrauch weiter verschlechtert, wird er lebensbedrohend.

Diese in schweren Fällen lebensbedrohende Erkrankung fällt zuerst durch eine extreme Abmagerung auf. Betroffen sind meist Mädchen oder junge Frauen. Ursache ist eine psychisch bedingte Appetitlosigkeit und/oder Nahrungsverweigerung.

Bisweilen essen die Mädchen oder Frauen auch normal, erbrechen aber heimlich und nehmen Unmengen von Abführmitteln.

In allen Fällen ist eine psychotherapeutische Behandlung notwendig; in besonders schweren Fällen kann auch eine Einweisung in eine medizinische Klinik erforderlich werden.

Nähere Informationen dazu siehe Seite 303.

Weitere, auch Jugendliche betreffende Erkrankungen siehe die entsprechenden Kapitel, vor allem auch »Phimose« (Seite 673) und »Diabetes mellitus« (Seite 294).

Erkrankungen und Probleme alter Menschen

Jeder sechste Einwohner Europas ist über 65 Jahre alt. Individuell bleiben diese alten Menschen körperlich und geistig länger leistungsfähig als Alte in früheren Zeiten. Um so mehr sind alternde Menschen in einer Leistungsgesellschaft vor das Problem der Selbstverwirklichung gestellt. Oft werden sie von Gefühlen des Ausgestoßenseins, der Einsamkeit und mangelnder Existenzberechtigung gequält.

Während in früheren Zeiten das Ansehen eines Menschen mit zunehmendem Alter stieg, sinkt heute sein sozialer »Stellenwert«. Auch die Geborgenheit in Großfamilien, in denen die Alten einst ihnen gemäße Aufgaben erfüllen konnten, ist weitgehend verlorengegangen. Heute werden sie oft allein gelassen oder in Altenheimen untergebracht, wodurch wichtige soziale Kontakte, zum Beispiel auch der Umgang mit jüngeren Menschen, erschwert werden. So geraten Alte vielfach in schwere Depressionen: Sie werden psychisch krank und müssen – wenn ihnen nicht geholfen wird – manchmal jahrelang mit ihren Leiden leben, statt einen sinnvoll gestalteten Lebensabend zu verbringen.

Sinnvoll gestalteter Lebensabend heißt auch, daß Sie sich als älterer Mensch je nach Ihren Möglichkeiten und Fähigkeiten Hobbys zulegen, wandern, reisen und Geselligkeit suchen. Sicher – so einfach ist das nicht, wenn Sie bis zu Ihrem 60. oder 65. Lebensjahr hauptsächlich in Ihrem Beruf eingespannt waren und kaum Zeit fanden zu »leben«. Einen erfreulichen Lebensabend zu verbringen, das erfordert eine gewisse Vorbereitung. Wenn Sie bis dahin mehr oder weniger nur durch Ihren Beruf »ausgefüllt« waren, herrscht plötzlich im Renten- oder Pensionsalter gähnende, tödliche Leere. Tödlich auch im wahren Sinn des Wortes, denn Leere und Unausgefülltsein schwächen die Anpassungsfähigkeit und die Abwehrkräfte des Organismus – nur so ist der häufige frühe Tod im Rentenalter zu erklären.

Wer hat Aussicht auf ein langes Leben?

Die *durchschnittliche Lebenserwartung* für gesunde Erwachsene beträgt heute etwa 74 Jahre bei Männern und 76 Jahre bei Frauen. In bestimmten Hochgebirgstälern Ecuadors und im Kaukasus erreichen Menschen oft ein biblisches Alter von über 100 Jahren, ja es wird sogar von etwa 140jährigen berichtet. Die Ursachen hierfür sind noch nicht hinreichend erforscht, sicher aber liegen sie nicht nur in gesunder Ernährung oder in langer körperlicher Betätigung, sondern auch in vererbten Eigenschaften des Organismus.

Von grundsätzlicher Bedeutung für ein langes Leben sind die *Erbanlagen*, das heißt der ererbte Organ- und Gewebetyp. Doch nicht jeder, der einen alten Vater, eine alte Mutter oder altgewordene Ahnen hat, wird selber auch alt. Denn die Erbanlagen sind bei jedem Familienmitglied anders kombiniert: Die Anlage für Langlebigkeit kann also beim Bruder vorhanden sein und bei der Schwester fehlen.

Entscheidend für den Alterungsprozeß sind aber auch Krankheiten, schwere Belastungen und die individuell verschieden starke Abnutzung der Zellen im Laufe eines Lebens. So kann selbst ein Mensch mit der Anlage zur Langlebigkeit vorzeitig sterben, wenn wichtige Organe durch dauernden Streß, falsche Ernährung oder durch Krankheiten geschädigt werden.

Doch sind die Alterungsprozesse noch nicht vollständig geklärt. Wahrscheinlich beginnen sie schon bei der Geburt. Unsere Lebensdauer hängt also davon ab, wie langsam oder wie schnell dieser Prozeß verläuft. Man nimmt an, daß die Desoxyribonukleinsäure (DNA), die Trägerin der Erbanlagen und der »Lebensfaden« in der Zelle, nach jeder Zellteilung geschädigt wird. Die DNA verliert bei folgenden Zellteilungen immer mehr die Fähigkeit, sich vollständig zu verdoppeln: das heißt, die DNA der alten, absterbenden Zelle hat der DNA der neugebildeten Zelle nicht alle lebenswichtigen Informationen mitgegeben, ja zum Teil können Informationen sogar verfälscht worden sein. Der »Lebensfaden« DNA wird dadurch verkürzt oder verschlissen.

Altern ist also DNA-Verschleiß: Die unvollständig oder unregelmäßig kopierte DNA kann die Bildung von Eiweißkörpern nicht mehr ganz programmgemäß steuern. Es bilden sich vermehrt Eiweißkörper mit falscher Struktur, die funktionsunfähigen Zellen beginnen sich zu vermehren, worunter die Funktionsfähigkeit verschiedener Organe leidet.

Die DNA einer jeden neuen Zelle wird also immer einen Bruchteil verschlissener, unvollständiger sein als die der abgestorbenen oder alten Zelle. Dieses dauernde ungenaue Kopieren führt schließlich früher oder später einmal zum Untergang ganzer Zellverbände und damit zum Tod.

Für ein ewiges Leben wäre also Voraussetzung, daß jede neue DNA jeweils das exakte Ebenbild der alten Desoxyribonukleinsäure ist.

Diese Idealforderung wird nicht einmal von den Samen- und Eizellen erreicht – selbst ihre DNA erleidet im Laufe der Jahre Schäden. Die Folge ist zum Beispiel, daß Frauen ab etwa 30 vermehrt Kinder mit Mißbildungen zur Welt bringen.

Planen Sie für den Lebensabend

Die durchschnittliche Lebenserwartung steigt weiter leicht an. Doch viele Menschen sind in ihrem Lebensabend ratlos: Der berufliche Streß hat auf einmal aufgehört, die Kinder brauchen einen schon längst nicht mehr, auf einmal ist die große Leere da. Diese psychisch-geistige Leere wirkt sich ungünstig auf die körperliche Verfassung, vor allem auf Herz und Gefäße und das Abwehrsystem aus. Trotz medizinischer Bemühungen sterben deshalb viele Menschen bereits einige Jahre nach Beginn des Rentenalters.

Was tun?

Planen Sie für Ihren Lebensabend! Freuen Sie sich darauf, endlich Zeit für Ihre Hobbys und kulturelle oder soziale Interessen zu haben. Stellen Sie plötzlich fest, daß Sie eigentlich kein Hobby haben, suchen Sie sich ein passendes. Suchen Sie Kontakt und Diskussionen mit gleichaltrigen und jüngeren Menschen. Suchen Sie sich eine sportliche Betätigung, oder halten Sie an ihr fest – Tennisspielen können Sie beispielsweise noch mit 75 Jahren; schwimmen Sie, und treiben Sie Gymnastik. Vernachlässigen Sie den Sex nicht, der Abfall der Potenz ist mehr eine psychische denn eine körperliche Sache. Sex erhält jung und stärkt die Lebensfreude.

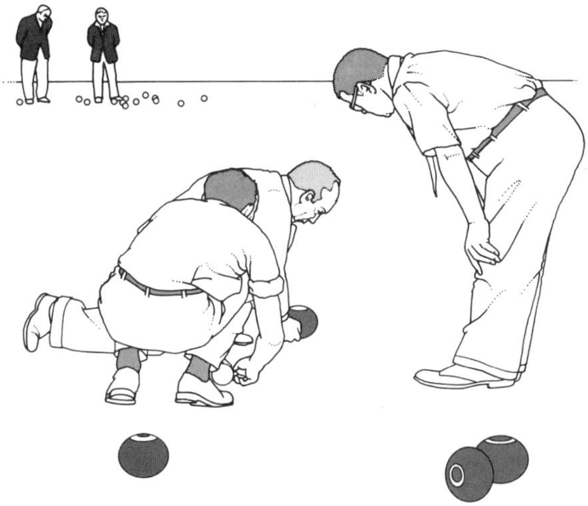

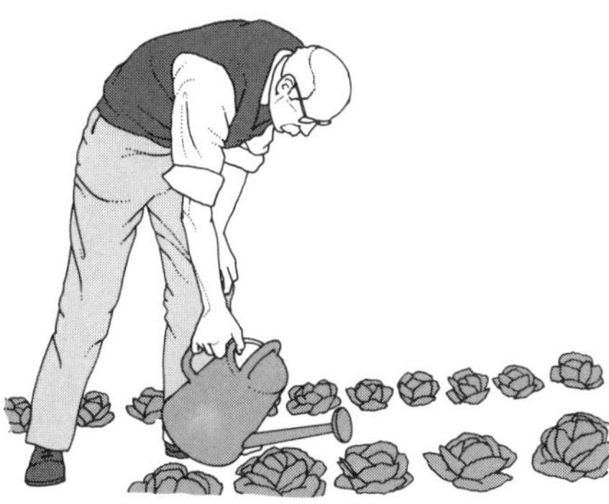

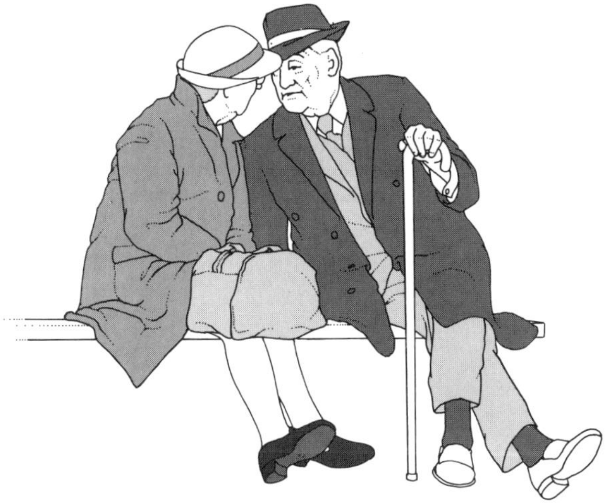

Geselligkeit

Pflegen Sie gesellige Sportarten wie beispielsweise Kegeln, Boccia, Eisstockschießen oder Wandern; auch Kartenspiel oder eine Diskussion am Stammtisch oder in einer Hausfrauenrunde (Stricken, Teppichknüpfen, Malen, gemeinsamer Besuch kultureller Veranstaltungen usw.) erhöhen die Lebensfreude. Halten Sie Kontakt mit Ihren Kindern und Enkeln, mischen Sie sich aber nicht in deren Angelegenheiten – genauso wenig, wie Sie sich von Ihren Kindern die Gestaltung Ihres Lebensabends vorschreiben lassen sollten.

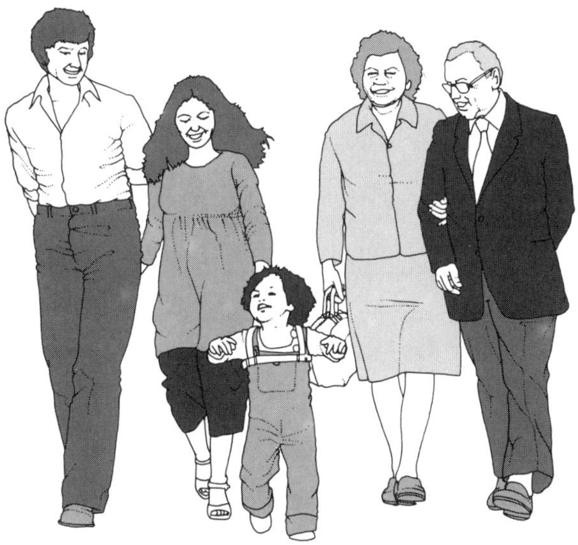

Unterschiedliche Alterungsprozesse

Die einzelnen Organe des Körpers altern unterschiedlich schnell; so sind zum Beispiel bei Frauen die Eierstöcke in den Wechseljahren einem raschen Alterungsprozeß ausgesetzt, während andere Organe noch keine nennenswerten Alterserscheinungen zeigen. Auch das Herz soll schneller altern; sicher aber kann das Herz älter werden, als ihm gemeinhin zugetraut wird: Viele der steinalt gewordenen Ecuadorianer hatten im Laufe ihres Lebens sogar kleinere unbemerkte Herzinfarkte erlitten, an denen Europäer meist gestorben wären.

Auch das Gehirn altert in manchen Fällen früher als der übrige Körper; es kommt zur Vergreisung des Geistes, zur Senilität – als Ausdruck von Unterernährung und Untergang verschiedener Hirnzellen, meist hervorgerufen durch eine Arteriosklerose der Hirnarterien (Zerebralsklerose). Diese im Volksmund »Verkalkung« genannte *Alterserscheinung* zeigt sich durch Gedächtnislücken, Vergeßlichkeit, Mißtrauen, Intoleranz und »kindisches« Verhalten; in schweren Fällen entwickeln diese Alten einen regelrechten *Altersblödsinn.* Oft führt die Zerebralsklerose auch zu Schlaganfällen.

Gedächtnislücken und Vergeßlichkeit im mittleren Alter sind jedoch meist kein Zeichen vorzeitigen Alterns, sondern die Folge übermäßigen psychosozialen Stresses. Allerdings können dadurch mangelnde Anpassungsfähigkeit und Spannkraft des Organismus entstehen, die frühzeitige Alterungsprozesse provozieren können.

Auch wenn jemand schon mit 50 Jahren alt aussieht (Runzeln, welke Haut), läßt das nicht unbedingt auf seine Lebenserwartung schließen; denn trotz »alter Haut« können die lebenswichtigen Organe noch völlig gesund sein. Das gleiche gilt für frühen Zahnausfall (meist ein Zeichen mangelnder Zahnhygiene) und graue Haare.

Ebensowenig lassen ein alt aussehender Körper oder eine altersbedingte Gebrechlichkeit auf einen starken geistigen Abbau schließen. Oft bleibt der Geist noch jung und frisch, wenn der Körper schon längst gealtert ist.

Ganz allgemein lassen die Körperfunktionen mit zunehmendem Alter zwar nach, vor allem die Anpassungsfähigkeit: so *Wundheilung, Ausscheidung von Giften, Reaktionszeit, pH-Regulation im Blut, Abwehrreaktionen, Zuckertoleranz, Wärme-Regulationsmechanismen und Muskelkraft.* Auch *Libido und sexuelle Potenz* lassen im Alter nach, wiewohl dieses Nachlassen vielfach nur psychische Gründe hat: Interessierte und rege ältere Leute können sexuell sehr wohl noch aktiv sein. Und andererseits fördert sexuelle Aktivität im Alter auch die psychische, geistige und körperliche Spannkraft.

Alterskrankheiten

Häufige *Alterserscheinungen* und *Alterskrankheiten* sind neben der Zerebralsklerose und der Arteriosklerose der Herzkranzgefäße, die zu Angina pectoris und auch zu Herzinfarkten führen kann, degenerative Gelenksleiden (Arthrose, Seite 530) als Zeichen von Abnutzungserscheinungen oder Stoffwechselstörungen der Gelenke, Altersschwerhörigkeit und Alterssichtigkeit sowie Pigmentstörungen der Haut (Alterspigmentierung). Man spricht häufig auch von »Alterskrebs«. Ohne Frage ist Krebs bei älteren Menschen häufiger als bei unter 50jährigen. Das mag auch damit zusammenhängen, daß die DNA älterer Menschen bereits Verschleißerscheinungen aufweist und so außerplanmäßige Zellbildungen erleichtert werden; doch meist liegt es einfach daran, daß manche Krebsarten Jahrzehnte brauchen, bis sie Schmerzen bereiten oder entdeckt werden. So dauert es zum Beispiel etwa 30 Jahre, bis sich ein Lungenkrebs aus ersten Vorstadien zu einem Krebsgebilde entwickelt, das kaum mehr unter Kontrolle zu bekommen ist. Noch immer wird Lungenkrebs meist erst in diesem späten Stadium erkannt.

Voraussetzungen für ein langes Leben

Ein allgemeingültiges Rezept für Langlebigkeit gibt es noch nicht. Als günstige Voraussetzungen für ein langes Leben können jedoch bei entsprechenden Erbanlagen gelten:

- Richtig bemessene körperliche Betätigung während des ganzen Lebens, auch im Alter. Für ältere Leute eignen sich besonders: Wandern, Schwimmen, Gymnastik; sie sollten jedoch ihr individuelles Belastungsmaß kennen, denn Trimm-dich-Todesfälle alter Menschen werden immer häufiger.
- Vernünftige Ernährung. Normalgewichtige Menschen leben länger – das ist wissenschaftlich bewiesen. Achten Sie also darauf, daß Sie nicht mit starkem Übergewicht ins Rentenalter gehen. Doch ernähren Sie sich vollwertig:

Auch im Alter brauchen Sie eine eiweiß- und vitaminreiche, aber fettärmere Kost. Eine reine Eiweißdiät scheint allerdings für den Stoffwechsel alter Menschen nicht günstig zu sein. Essen Sie deshalb auch Kohlenhydrate (Vollkornprodukte, aber keinen Zukker!).

- Rauchen einschränken; vor allem starkes Zigarettenrauchen verkürzt die Lebenserwartung.
- Seelische Gesundheit. Vermeiden Sie unnötige seelische Belastungen. Versuchen Sie sich in Toleranz und Großzügigkeit. Genießen Sie den Vorzug des Alters, die »Dinge laufen lassen« zu können!
- Geistige Betätigung. Versuchen Sie auch im Alter, sich geistig zu beschäftigen: Lesen Sie Zeitungen, Zeitschriften, Bücher, beschäftigen Sie sich mit künstlerischen, sozialen oder politischen Problemen, diskutieren Sie darüber auch mit jüngeren Menschen. Hören Sie dabei aber mehr zu, Ihre eigenen Anschauungen kennen Sie ja schon zur Genüge.
- Lassen Sie den Sex nicht einschlafen. Sex erhält Spannkraft und Lebenswillen und steigert die Abwehrkräfte. Sex im Alter ist heutzutage nicht mehr so tabuisiert wie früher!
- Schaffen Sie sich ein Hobby an (Fotografieren, Filmen, Malen, Gartenarbeit, Rosenzüchten, Basteln von Holzspielzeugen, Stricken, Schneidern, Wandern, Reisen usw.). Hobbys erhalten jung und schaffen Ausgeglichenheit.
- Organisieren Sie einen Männerabend oder einen Frauentreff. In jedem Stadtviertel oder in jedem Dorf gibt es eine Wirtschaft, wo sich ältere Menschen treffen können.
- Achten Sie auf Krankheitszeichen. Gehen Sie bei Anzeichen einer Erkrankung (auch bei »simplen« Erkältungskrankheiten) sofort zu Ihrem Arzt.

Die medizinische Wissenschaft wird in den kommenden Jahren die Lebenserwartung der Menschen mit Sicherheit weiter erhöhen können.

Sprechen Sie ruhig mit Ihrem Arzt darüber.

Nehmen Sie jedoch nicht selbst Vitaminpillen in Überdosis (das kann gefährlich werden), und lassen Sie sich keine speziellen Mittel für alte Leute (sogenannte Geriatrika) von Nichtärzten aufdrängen.

Einen Jungbrunnen gibt es nicht

Der Wunsch alternder Menschen nach neuer Jugend ist so uralt wie die Menschheit. Doch einen Jungbrunnen gibt es immer noch nicht. Die Wirkung der meisten Geriatrika (Medikamente gegen Alterserscheinungen) ist eher gering. Doch gibt es ein paar Medikamente mit Substanzen zur Besserung der Hirndurchblutung, die individuell einen günstigen Effekt haben können. *Sprechen Sie mit Ihrem Arzt über diese Medikamente und deren Nebenwirkungen.*

Kann die Ginseng-Wurzel Alterserscheinungen stoppen?

Der Mythos der Ginseng-Wurzel ist inzwischen relativiert, was heißt, Ginseng ist kein Wundermittel. Nachdem standardisierte Ginseng-Extrakte hergestellt wurden, konnten auch exakte, kontrollierte wissenschaftliche Untersuchungen über die Wirkung der legendären Ginseng-Pflanze durchgeführt werden.

Inzwischen sind die Wirkstoffe der Ginseng-Wurzel analytisch-chemisch definiert. Es handelt sich um sogenannte *Ginsenoide* (glykosidähnliche Triterpen-Saponine). Wissenschaftliche Untersuchungen stellten fest, daß die Ginsenoide sehr wohl wirksam sind, wenn auch nicht bei einmaliger Einnahme, sondern bei kontinuierlicher Einnahme in kleinen Mengen über mehrere Wochen hinweg. Die Untersuchungen ergaben folgende Wirkungen von Ginseng:

- natürlich-physiologische Stimulierung,
- allgemeine körperliche und geistige Leistungssteigerung,
- Verbesserung der Anpassungsfähigkeit des Organismus,
- leichte Steigerung der Hirndurchblutung und Verbesserung der Merk- und Lernfähigkeit,
- Verbesserung der Reaktion,
- unspezifische Steigerung der Abwehrkräfte und
- Revitalisierung (»Zurückgewinnung der Vitalität«, das heißt Steigerung der Vitalität).

Diese Wirkungen sind allerdings nicht dramatisch – was bedeutet, Ginseng baut den Organismus allmählich, dafür aber um so dauerhafter auf. Fragt sich natürlich, mit welchen Nebenwirkungen diese Stimulierung erkauft wird. Die bisherigen toxikologischen und pharmakologischen Studien konnten keine Toxizität (Giftwirkung), keine krebserzeugende Wirkung und keine Nebenwirkungen irgendeiner Art bei der üblichen Dosierung feststellen. Was den bisherigen Lehrsatz »keine Wirkung ohne Nebenwirkung« widerlegt. Allerdings ist Ginseng nicht gleich Ginseng. Und wirksam ist auch nicht jedes Ginseng-Präparat; manche Präparate enthalten nur Spuren der teuren Wurzel.

Frischzellenkur

Die Wirksamkeit einer Frischzellenkur ist bis jetzt noch nicht wissenschaftlich exakt bewiesen. Und außerdem werden in letzter Zeit wieder sehr stark die möglichen Nebenwirkungen und eine potentielle Gesundheitsgefährdung durch die Übertragung von Krankheiten diskutiert. Sie sollten deshalb den Einsatz von Frischzellen erst einmal sehr kritisch beurteilen.

Andere »lebensverlängernde« Substanzen

Verschiedene möglicherweise revitalisierende und Alterserscheinungen minimierende Substanzen sind zur Zeit in wissenschaftlicher Erprobung. Doch wäre es verfrüht, sich allzu große Hoffnungen zu machen, vor allem auch deswegen, weil alle diese synthetischen Stoffe neben der Wirkung auch Nebenwirkungen haben.

Senile Demenz

Als senile Demenz bezeichnet man *starke psychisch-geistige Abbauerscheinungen im Alter.* Abnorme Ermüdbarkeit, Antriebsarmut, Schwinden der Interessen, zunehmende Gefühlslabilität, Verstimmungen, Depressionen, Ängste und eventuell Wahnvorstellungen sind die Anfangszeichen der »senilen Demenz«.

Häufige Inhalte der Wahnvorstellungen: Angst, bestohlen zu werden, oder Behauptung, bestohlen worden zu sein. Später kommen starke Störungen der Merkfähigkeit, Desorientiertheit, Verwirrung, eventuell auch schizophrene Züge, epileptische Anfälle und »Verblödung« hinzu.

Hauptursache der senilen Demenz ist die *Arteriosklerose der Hirngefäße* (Zerebralsklerose), vor allem wenn Lähmungserscheinungen und/oder Sprachstörungen auftreten. Das ist dann immer ein Zeichen eines arteriosklerotisch bedingten *Schlaganfalls* oder von *vorübergehenden schlaganfallähnlichen Attacken (TIA).* Siehe dazu Seite 319 bis 321.

Es gibt aber auch eine Reihe seltener Krankheiten, die zum Untergang von Hirnbereichen oder einer diffusen Schrumpfung des Gehirns führen. So die *Alzheimer-Krankheit,* die im folgenden Abschnitt besprochen wird.

Alzheimer-Krankheit

Die *Alzheimer Krankheit* beginnt meist schon zwischen dem 50. und 60. Lebensjahr. Frauen sind häufiger von ihr betroffen als Männer.

Anzeichen

Zunehmende Gedächtnisstörungen, Desorientiertheit, Verwirrtheitszustände, Haluzinationen und gelegentliche Wahnvorstellungen, später Demenz (»Verblödung«). Zugrunde liegt eine Schrumpfung des Gehirns. Als Ursache der Demenz vom Alzheimer-Typ werden genetische Stoffwechselstörungen sowie eine Virusinfektion diskutiert. Die Lebenserwartungen der Kranken ist eingeschränkt. Frauen sind doppelt so häufig betroffen wie Männer.

Wer Information und Hilfe sucht, kann sich an die Deutsche Alzheimer Gesellschaft e. V., Büchsenstraße 34–36, 70174 Stuttgart, Telefon: 07 11/2 26 85 98 wenden.

Unwillkürlicher Harn- und Stuhlabgang

Ein unwillkürlicher Harnabgang *(Harninkontinenz)* kann in allen Altersgruppen auftreten. Zugrunde liegen dann meist Infektionen der ableitenden Harnwege (Seite 501) oder Harnwegs-Fehlbildungen (Seite 501) oder einfach eine »Reizblase« (Seite 501), die vor allem bei Frauen vorkommt.

Bei älteren Menschen kann aber auch eine allmählich einsetzende *Schwäche der Blasen-Schließmuskeln* die Ursache sein; bei älteren Männern liegt meist eine *Erkrankung der Prostata* (Seite 545) vor.

Einer *Stuhlinkontinenz* (unwillkürlicher Abgang meist kleinerer Stuhlmengen) kann eine Schwäche des Afterschließmuskels zugrunde liegen. Möglich ist aber auch ein *Darmkrebs* als Ursache.

Suchen Sie deshalb bei jedweder Inkontinenz Ihren Arzt auf, auch wenn die Ursachen meist harmloser Natur sind.

Behandlung

Die Behandlung richtet sich nach den Ursachen. Liegt eine Schwäche der Schließmuskeln vor, können elektrische Impulse (mittels eines kleinen eingepflanzten Gerätes) die Schließmuskeln stärken. Bei einer Schwäche des Afterschließmuskels kann eine Operation, die den Schließmuskel strafft und stärkt, helfen.

Ist eine Behandlung nicht möglich oder wenig erfolgreich, sollten Sie in individuellen Abständen regelmäßig die Toilette aufsuchen, um einem unwillkürlichen Abgang zuvorzukommen und Blase oder Darm zu »erziehen«. Schränken Sie bei einer Harn-Inkontinenz die Flüssigkeitszufuhr nur abends ein. Trinken Sie tagsüber nicht weniger als früher, um den Körper nicht auszutrocknen. Bei einer Stuhl-Inkontinenz sollten Sie faserreiche Kost bevorzugen.

Alterspigmentierungen und Hautkrankheiten im Alter

Alterspigmentierungen wie linsen- bis markstückgroße braune Flecken sind harmlos. Bevorzugt treten sie im Gesicht und am Handrücken auf, oft neben weißlichen, pigmentarmen Stellen *(Vitiligo)*.

Harmlos ist auch die *Alterspurpura:* Darunter versteht man punktförmige oder kleinfleckige Blutungen in der Oberhaut. Gutartig sind überdies die *seborrhoischen Warzen,* die im Alter relativ häufig sind. Siehe dazu Seite 403.

Anders ist es mit einigen selteneren, vor allem bei älteren Menschen vorkommenden tumorartigen Hautveränderungen, die Vorstufen von Hautkrebs sein können:

- so die *Papillomatose,* worunter man blumenkohlartige, handtellergroße, fleischig-rote Wucherungen an den Beinen, aber auch an anderen Körperstellen versteht. Die Papillomatose kann auch in der Mundhöhle oder an den Lippen vorkommen. Hier erscheint sie als beetartiger, warziger Tumor mit weißlicher Oberfläche.
- Eine weitere Vorstufe von Hautkrebs kann das *Alterskeratom* sein. Anfangs entstehen rundliche, scharf begrenzte, gerötete, etwa linsengroße Herde mit rauher, hornbedeckter Oberfläche (eventuell mit Krustenbildung) im Gesicht oder Nacken, an den Ohren oder auf dem Handrücken. Die Hornauflagerungen können später schmutzig gelb bis schwärzlich und sehr hart werden. In etwa einem Viertel der Fälle entwickelt sich daraus ein Hautkrebs.

Behandlung der Papillomatose und des Alterskeratoms

Chirurgische Entfernung (eventuell mit anschließender plastischer Deckung der Hautwunde) oder Versuch mit Chemotherapeutika.

- *Leukoplakien* (»Weißschwielenkrankheit«) sind weißliche, bald hornartige Verdickungen der Mundschleimhaut, der Schamlippen, der Vagina oder des äußeren Muttermunds (siehe dazu Seite 554).

Hypothermie (»Unterkühlung«)

Bei älteren Menschen ist oft die Thermoregulation gestört. So sollten Sie, wenn Sie über 70 Jahre alt sind, immer darauf achten, in einem normal temperierten Zimmer (etwa 20 bis 22 Grad Celsius) zu leben. Ziehen Sie sich auch grundsätzlich warm an, wenn Sie nach außen gehen.

Folgen einer Hypothermie können Verwirrungszustände und bei längerem Anhalten gar Bewußtseinsverlust sein.

Wichtig für Angehörige oder Bekannte älterer Menschen: Finden Sie ältere Menschen verwirrt und bleich in einem relativ kalten Zimmer vor, rufen Sie unverzüglich einen Arzt an. Hüllen Sie den älteren Menschen in eine Decke, geben Sie ihm ein warmes Getränk, und sorgen Sie für eine angemessene Zimmertemperatur.

Oberschenkelhalsbruch

Bei älteren Menschen lassen Elastizität und Festigkeit der Knochen nach, die Knochen werden »brüchiger«. So können bei ansonsten harmlosen Stürzen bereits Arm- oder Beinknochen brechen. Besonders häufig und gefürchtet ist bei älteren Menschen ein Oberschenkelhals-Bruch. Der Oberschenkelhals ist das Verbindungsstück zwischen Oberschenkelknochen und Oberschenkelkopf; letzterer bildet mit der Beckenpfanne das Hüftgelenk.

Ein Oberschenkelhals-Bruch wird in der Regel mit *Schrauben und Platten* versorgt, um den älteren Menschen lange Liegezeiten im Klinikbett (mit der Gefahr von Embolien und Druckgeschwüren) zu ersparen. In geeigneten Fällen kann den Patienten auch ein *künstliches Hüftgelenk* implantiert werden.

Weitere besonders auch alte Menschen betreffende Erkrankungen finden Sie in den entsprechenden Kapiteln. Hingewiesen sei auf »Diabetes mellitus« (Seite 294) und »Bluthochdruck« (Hypteronie, Seite 422).

Teil IV

Krankenpflege und Erste Hilfe Invasionskrankheiten, AIDS, Naturheilverfahren, Nebenwirkungen von Medikamenten

Krankenpflege

Es gilt heute als allgemein anerkannt, daß Kranke – wenn irgend möglich – bei sich zu Hause gepflegt werden sollten. Die häusliche Umgebung und der ständige Kontakt mit der Familie sind für das psychische Befinden des Kranken von außerordentlicher Bedeutung und tragen daher wesentlich zu einer raschen Genesung bei. Das gilt für leichtere Erkrankungen und Verletzungen ebenso wie für Krankheiten, die eine längere Bettruhe erforderlich machen. In besonderem Maße hilft die häusliche Pflege in vielen Fällen dem chronisch Kranken, sein Leiden besser zu ertragen.

Wenn Sie sich plötzlich mit der Notwendigkeit konfrontiert sehen, die Rolle der Krankenpflegerin oder des Krankenpflegers zu übernehmen, brauchen Sie nicht zu fürchten, dieser Aufgabe nicht gewachsen zu sein – auch wenn Sie noch keine Erfahrung im Umgang mit Kranken besitzen. Die Betreuung eines Kranken erfordert vor allem gesunden Menschenverstand und pflegerisches Verhalten, die praktisch jeder – ob Mann oder Frau – erbringen kann. Schwierige Pflegeverrichtungen und aufwendige Geräte sind in der häuslichen Krankenpflege nur selten vonnöten. Die pflegerischen Grundkenntnisse – zum Beispiel über Fiebermessen, Bettenmachen, Körperpflege oder Vorsorgemaßnahmen gegen das Wundliegen – betreffen ausnahmslos einfache Verrichtungen, die leicht erlernt werden können und in den meisten Fällen völlig ausreichen. Sie werden in diesem Kapitel beschrieben und veranschaulicht.

Zu Ihren wichtigsten Aufgaben wird es gehören, dem Kranken das Gefühl der Geborgenheit zu vermitteln und ihm die Zeit der Krankheit so angenehm zu machen, wie es die Umstände erlauben. Denken Sie immer daran, daß Ihr Patient nicht nur den mit der Krankheit verbundenen Beschwerden, sondern auch psychischen Belastungen ausgesetzt ist. Der Ausschluß vom »normalen« Alltag, vom Berufsleben oder vom Freundeskreis kann – wenn der Kranke längere Zeit das Bett hüten muß – schwerwiegende psychosoziale Probleme mit sich bringen und zum Beispiel zu Depressionen führen. Einer der wesentlichen Vorteile für den Kranken, der zu Hause gepflegt wird, liegt darin, daß die Angehörigen meist wesentlich besser auf sein psychisches Befinden einwirken können als das Personal im Krankenhaus. Es besteht allerdings auch die Gefahr, daß Familienmitglieder durch das Verhalten des Kranken ebenfalls psychisch belastet werden und falsch reagieren.

Alle Familienangehörigen – und nicht nur die Pflegeperson – sollten es sich angelegen sein lassen, den Kranken zu unterhalten und zu beschäftigen, damit er nicht nur immer an seine Krankheit denkt. Für seine psychische Ausgeglichenheit sind Beschäftigung und Unterhaltung in jedem Fall förderlich. Gewiß erfordert es Phantasie und Einfühlungsvermögen, den Kranken nach seinen Bedürfnissen angemessen zu unterhalten und zu beschäftigen. Von seinen persönlichen Vorlieben hängt es ab, ob man mit ihm Musik hört oder einen Fernsehfilm ansieht, ihm ein Buch oder Zeitschriften mitbringt, mit ihm Karten spielt oder ihm einfach etwas erzählt.

Gespräche sollen den Kranken ablenken, anregen und aufmuntern. Probleme sollten aber nicht grundsätzlich ausgeklammert werden; Kranke haben nämlich ein Gespür dafür, ob etwas »nicht stimmt«. Besonders aufmunternd wirken immer Gespräche über die Zeit nach der Erkrankung: »Wenn du wieder gesund bist, dann machen wir dies und das . . .«

Während der Anfangsphase einer Erkrankung und vor allem in deren akuter Phase sollte man unbedingt hier nicht zuviel des Guten tun und den Kranken überfordern. Der durch die Krankheit überbeanspruchte Organismus braucht mehr Ruhe als der eines Gesunden. In sehr vielen Fällen ist jedoch ohnehin das Gegenteil der Fall: Der Kranke – und das gilt vor allem für ältere Menschen und für Kinder – bleibt auch zu Hause viel zu lange und zu oft sich selbst überlassen.

Ist der Kranke dann auf dem Wege der Besserung, signalisiert ein starker Beschäftigungsdrang die wiederkehrende Kraft. Das Interesse an länger dauernder Unterhaltung nimmt zu, der Wunsch nach dem Austausch von Zärtlichkeiten erwacht wieder, und auch die sexuelle Erlebnisfähigkeit stellt sich wieder ein.

In dieser Phase sind nach Rücksprache mit dem Arzt gymnastische Übungen angezeigt, beispielsweise Atemübungen und Bauchmuskelgymnastik wie das »Radfahren« im Liegen. In jedem Fall sollte der Patient – wiederum nach Rücksprache mit dem Arzt – das Bett frühestmöglich das erstemal verlassen, um sich nach und nach wieder auf die normalen Lebensfunktionen des Gesunden umzustellen.

Allgemeines über die häusliche Krankenpflege

Die häusliche Pflege eines Kranken bedeutet in jedem Fall eine Veränderung des gewohnten Tagesablaufs. Besondere Maßnahmen werden erforderlich, die sich nach der Schwere und der zu erwartenden Dauer der Krankheit richten. Stellen Sie sich bewußt auf die neue Situation ein, und planen Sie genau voraus, um die Belastung für alle Beteiligten möglichst gering zu halten.

Das Krankenzimmer

Achten Sie beim Einrichten eines Krankenzimmers darauf, daß die Ausstattung den Bedürfnissen der Krankenpflege entspricht. Je reibungsloser die Pflegemaßnahmen vorgenommen werden können, um so geringer werden die körperlichen und seelischen Belastungen für den Patienten sein. Eine zweckmäßige Einrichtung des Krankenzimmers erspart aber auch dem Pflegenden Mühe und Zeit.

Die Grundausstattung des Krankenzimmers umfaßt:

- Bett,
- Nachttisch,
- Beleuchtung,
- Klingel,
- Stuhl oder Sessel,
- Tisch,
- Schrank,
- Vorhang oder Sonnenschutz.

Das Krankenbett

Dem Bett kommt im Krankheitsfall besondere Bedeutung zu, da der Patient ständig oder während des überwiegenden Teils der Zeit liegen muß. Vielfach wird es ausreichen, das bisherige normale Bett des Patienten als Krankenbett zu verwenden, was allerdings nicht möglich ist, wenn es sich um ein Doppelbett handelt und einer der Ehepartner erkrankt ist und getrennt liegen muß.

Ob nun das normale Bett oder ein besonderes Krankenbett Verwendung findet, es sollte jedenfalls bestimmte Voraussetzungen erfüllen: Es muß genügend lang und breit sein, es muß abwaschbar sein, es sollte ein verstellbares Kopfteil haben und sollte ausreichend hoch sein.

Zu jedem dieser Punkte einige Erläuterungen:

Das Normalmaß für ein Krankenbett ist 100 mal 200 Zentimeter. Ein großes Bett ist bequem und fördert das Wohlbefinden des Patienten.

Abwaschbar muß das Bett im Hinblick auf die Hygiene im Krankenzimmer sein. Betten, die sich nicht leicht und gründlich reinigen lassen – etwa Holzbetten mit Zierat und Schnitzereien, die verstauben –, sind als Krankenbett nicht zu gebrauchen.

Damit der Kranke seine Haltung ändern kann – etwa beim Lesen –, sollte nach Möglichkeit das Kopfteil verstellbar sein.

Bei einer Betthöhe von 60 bis 65 Zentimeter arbeitet es sich für die Pflegeperson am leichtesten; außerdem ist dann die Gefahr von Bandscheibenschäden gering, die durch häufige gebückte Körperhaltung entstehen können. Ist ein Bett zu niedrig, läßt es sich durch Unterlegen von Holzklötzen oder ähnlichem auf die optimale Höhe bringen. Dabei ist aber natürlich auf einen sicheren Stand zu achten. Übrigens kann man die Liegefläche auch durch Auflegen einer zweiten Matratze erhöhen.

Möglicherweise haben Sie kein geeignetes Bett zur Verfügung, oder Sie benötigen ein spezielles Krankenbett auf Rollen und mit der Möglichkeit zum Anbringen besonderer Pflegeeinrichtungen. In diesem Fall fragen Sie zum Beispiel Ihren Arzt oder Ihre Krankenkasse nach Ausleihmöglichkeiten.

Von Bedeutung ist auch die Frage, an welcher Stelle des Zimmers das Bett stehen soll. Ist die Beweglichkeit des Kranken im Bett eingeschränkt, so daß beispielsweise zum Umbetten zwei Pflegepersonen nötig sind, so muß das Bett natürlich von beiden Seiten zugänglich sein und darf nur mit dem Kopfende an der Wand stehen. Andernfalls kann das Bett auch in einer Zimmerecke stehen. Dort wird sich der Kranke im allgemeinen besonders geborgen fühlen. Hinter der Tür steht das Krankenbett nicht gut, weil dann der Kranke den Eintretenden nicht auf den ersten Blick sehen kann. Selbstverständlich sollte das Bett auch an zugfreier Stelle stehen und dem Patienten freien Blick auf das Fenster – oder zumindest eines der Fenster, wenn mehrere vorhanden sind – gewähren.

Das Krankenbett braucht folgendes an Ausstattung:

- Bettwäsche,
- zwei Kopfkissen,
- Nackenkissen,
- Bettdecke,
- Moltontuch,
- Matratze,
- Matratzenschoner.

Kann der Kranke Urin und Stuhl nicht halten, kommt noch hinzu:

- Gummituch,
- Steckleintuch.

Was die *Bettwäsche* angeht, besteht sie aus Bettbezug, Kopfkissenbezügen und Leintüchern. Spannleintücher sind besonders praktisch, können sie doch nicht verrutschen. Um bei Kranken, die das Wasser oder den Stuhl nicht halten können, das Bett vor Nässe und Verschmutzung zu schützen, legt man über das Leintuch ein *Gummituch* und deckt dieses mit einem *Steckleintuch* ab. Das Gummituch braucht die Matratze nicht voll abzudecken, sondern nur ihren mittleren Teil oder die oberen zwei Drittel. Hygienischer als Stecktücher aus Stoff – und zudem auch arbeitssparend – sind Tücher aus Einwegmaterial. Siehe auch »Das Betten des Kranken« (Seite 694) und »Wechseln des Lakens« (Kasten Seite 695).

Kontrolle von Fieber, Puls und Atmung

Zu den Voraussetzungen jeder sachgemäßen Krankenpflege gehören regelmäßige Temperaturmessung, Pulszählung und Beobachtung der Atmung.

Fiebermessen

Messen Sie die Temperatur des Kranken morgens nach dem Wecken und abends vor dem Abendessen, gegebenenfalls auch noch zusätzlich mittags und noch einmal am späten Abend. Für das Zählen des Pulses gilt das gleiche. Eine laufende Beobachtung der Atmung ist bei einigen Erkrankungen (zum Beispiel Krupphusten, Seite 664) ebenfalls unerläßlich.

Es besteht die Möglichkeit, Fieber in der Achselhöhle (axilar) zu messen sowie unter der Zunge (sublingual) oder im Mastdarm (rektal). Am zuverlässigsten ist die Messung im Mastdarm; sie ergibt jedoch einen Wert, der einen halben Grad über der Temperatur in der Achselhöhle liegt (unter der Zunge wird ein Zwischenwert gemessen). Ziehen Sie demnach 0,5 Grad ab, wenn Sie im Darm Fieber messen. Bei der Messung im Darm und unter der Zunge genügen drei Minuten, in der Achselhöhle jedoch muß fünf Minuten lang gemessen werden. Spezielle Fieberthermometer gibt es für Babys und Kleinkinder; vor dem Einführen in den After sollte man die Spitze etwas einfetten.

Reinigen Sie das Fieberthermometer nach Gebrauch sorgfältig mit Wasser und Seife oder mit einem Desinfektionsmittel. Dann schütteln Sie es, bis die Anzeige zurückgegangen ist. Aufbewahrt werden sollte das Thermometer stets in einer Hülle oder in einem Glas mit Desinfektionsmittel.

Nur wenn Sie die Fieberwerte täglich aufschreiben, kann sich der Arzt ein Bild vom Verlauf der Krankheit machen und seine Behandlung danach richten.

Wichtiger Hinweis: Messen Sie beim bis dahin fieberfreien Patienten plötzlich mäßiges oder sogar hohes Fieber, dann rufen Sie sofort den Arzt!

Temperaturwerte

bis 36°C:	Untertemperatur
36° – 37°C:	Normaltemperatur
37° – 38°C:	erhöhte Temperatur
38° – 39°C:	mäßiges oder leichtes Fieber
39° – 40,5°C:	hohes Fieber
über 40,5°C:	sehr hohes Fieber – Gefahr! Sofort Arzt benachrichtigen!

Puls

Der Anstoß der Blutwelle in den Gefäßen – vor allem in den Schlagadern (Arterien) – wird als Puls fühlbar. Die Frequenz des Pulsschlags ist im allgemeinen gleich der Frequenz des Herzschlags und gibt so Auskunft über die Herztätigkeit. (Siehe dazu die Tabellen »Pulszahlen«.)

Am besten läßt sich der Puls an der Speichenschlagader am Handgelenk prüfen. (Die Speiche ist der Unterarmknochen auf der Seite des Daumens.) Man legt dazu die Kuppen von Ring-, Mittel- und Zeigefinger an das Handgelenk unterhalb des Daumens und tastet, bis man den

Pulsschlag deutlich fühlen kann. Mit Hilfe einer Uhr mit Sekundenzeiger zählt man genau eine halbe Minute lang und verdoppelt dann die erhaltene Zahl der Pulsschläge.

Da schon die kleinste Anstrengung des Kranken die Pulsfrequenz erhöht, darf der Puls nur in Ruhelage gemessen werden.

Die einzelnen Pulsarten sind für den Laien nicht leicht zu unterscheiden. Daher können Sie sich darauf beschränken, einen beschleunigten (ab 80 Schläge in Ruhelage) oder verlangsamten Puls (unter etwa 66 Schläge) festzustellen.

Pulszahlen in Ruhelage

Alter	Durchschnittliche Pulszahl/Minute
Neugeborenes	140
½ Jahr	125
2 Jahre	120
4 Jahre	100
10 Jahre	90
Erwachsene	70 – 80

Atmung

Die Atmung (Respiration) versorgt den Körper mit Sauerstoff und befreit ihn von Kohlendioxid. Geatmet wird unwillkürlich, doch läßt sich die Atmung in gewissen Grenzen willkürlich beeinflussen (etwa durch Luftanhalten). Beim Einatmen (Inspiration) wird durch Erweiterung des Brustraums Luft in die Lungen gesaugt, während beim Ausatmen (Exspiration) durch Verengung des Brustraums die verbrauchte Luft ausgestoßen wird. Das Erweitern und Verengen des Brustraums geschieht durch Heben und Senken der Rippen (Brustatmung) und des Zwerchfells (Bauchatmung). Beim Mann ist normalerweise die Rippenatmung zu ungefähr zwei Dritteln an der Atmung beteiligt, bei der Frau noch etwas stärker. Die Zwerchfellatmung macht etwa ein Drittel aus, verstärkt sich aber im Alter.

Bei der Atmung des Gesunden folgen Ein- und Ausatmung in regelmäßigem, ruhigem Rhythmus aufeinander, mit jeweils einer kurzen Atempause dazwischen. Die Atemfrequenz (Anzahl der Atemzüge pro Minute) erhöht sich bei körperlicher Anstrengung oder bei Erregung.

Kontrolle der Atemfrequenz

Zur Kontrolle der Atemfrequenz fassen Sie ein Handgelenk des Patienten, legen es auf seinen Brustkorb und halten es dort fest. Nun zählen Sie mit Hilfe einer Uhr mit Sekundenzeiger die Hebungen und Senkungen des Brustkorbes. Ein- und Ausatmen gelten zusammen als ein Atemzug.

Kontrolle von Atemrhythmus und Atemtiefe

Sie sollten auch den Atemrhythmus beobachten – die Regelmäßigkeit der Atemzüge – sowie die Atemtiefe. Eine Atmung, deren Frequenz unregelmäßig wechselt, die lange Atempausen aufweist oder ungleichmäßige Tiefe, kann Anzeichen einer ernsthaften Erkrankung sein. Flachere Atmung dagegen braucht nicht bedrohlich zu sein – solange sie nicht zu Atemnot führt; sie tritt zum Beispiel normal bei längerem Liegen sowie bei alten Menschen auf.

Wichtig: Rufen Sie bei Atemnot sofort den Arzt! Anzeichen von Atemnot sind: schnelle Atemzüge – oberflächlich oder vertieft –, heftige, unregelmäßige Atmung und erkennbares Nach-Atem-Ringen.

Bringen Sie den Kranken in eine halb liegende Stellung – Kopf zurückgelehnt –, und öffnen Sie beengende Kleidung. Atemnot kann zu Atemstillstand führen! Falls nötig, sind Erste-Hilfe-Maßnahmen zu ergreifen (Atemspende, Seite 708).

Erstickungsgefahr besteht, wenn die Atemwege durch Schleim, Erbrochenes oder Blut verengt werden. Bei stark röchelndem Atem und Erstickungsanfällen sofort den Arzt rufen!

Bewußtlose sind auf der Seite zu lagern (siehe Erste Hilfe, Seite 710).

Normale Atemfrequenz
(Durchschnittswerte in Ruhestellung)

Erwachsener	18 Atemzüge pro Minute
Kind	25 Atemzüge pro Minute
Kleinkind	30 Atemzüge pro Minute
Säugling	40 Atemzüge pro Minute

Verabreichung von Arzneimitteln

Als Pflegendem obliegt Ihnen die wichtige Pflicht, dafür zu sorgen, daß der Kranke die Medikamente, wie sie der Arzt verordnet hat, einnimmt – zu den vorgeschriebenen Zeiten und in der richtigen Dosierung. Geben Sie dem Patienten keine Arzneimittel, die der Arzt nicht verordnet hat, und erhöhen Sie auch nicht eigenmächtig die verordneten Dosen, auch wenn es dem Kranken schlechter zu gehen scheint oder er danach verlangt – bei Schlafmitteln zum Beispiel oder schmerzstillenden Mitteln. Genausowenig dürfen Sie die Dosis verringern oder gar eine Arznei absetzen, auch wenn sich der Patient besser fühlt oder sich gegen die Einnahme sträubt. Sollten bei der Verabreichung von Medikamenten Schwierigkeiten auftreten, so sprechen Sie am besten mit dem Arzt.

Arzneimittel können Nebenwirkungen auslösen, über die der Arzt Sie vorher zu informieren vermag; andere Medikamente – beispielsweise Antibiotika – lösen jedoch bei manchen Patienten unerwartete allergische Reaktionen aus (siehe »Allergien«, Seite 279–290). Unter den häufigsten Anzeichen einer Medikamentenallergie finden sich Juckreiz und Hautausschläge (Urtikaria, Seite 286). Bei auffälligen Erscheinungen, die nicht unmittelbar mit der Krankheit in Zusammenhang stehen, informieren Sie am besten sofort den Arzt; er wird gegebenenfalls das allergieauslösende Medikament absetzen.

Allgemeine Pflegeverrichtungen

Aus- und Anziehen des Kranken

Vor allem bei schlecht beweglichen Kranken kann der Wechsel der Leibwäsche Schwierigkeiten machen. Immer sollte man darauf achten, daß Pyjama oder Nachthemd bequem, also nicht zu eng, sitzen und leicht zu waschen sind. Leibwäsche mit engen Verschlüssen, Armen oder Beinen ist wenig ratsam. Pyjamahosen mit Gummizug sind ungeeignet vor allem bei Erkrankungen des Bauches, bei Bauchverletzungen und Operationswunden. Bei Nachthemden ist solchen, die vorn und möglichst weit aufknöpfbar sind, der Vorzug zu geben.

Zum Ausziehen des Nachthemds schlagen Sie zunächst die Bettdecke zurück und öffnen Hals- und Ärmelverschlüsse. Bitten Sie den Kranken, die Knie anzuwinkeln und das Gesäß anzuheben, wobei Sie ihm nötigenfalls helfen. Dann ziehen Sie das Nachthemd bis dicht unter die Schultern hoch und heben den Kranken mit einer Hand etwas an. Nachdem Sie mit der anderen Hand das Hemd bis in den Nacken gezogen haben, legen Sie den Oberkörper des Kranken wieder zurück. Nun lassen Sie ihn die Hände über der Brust kreuzen und heben seinen Kopf etwas an. Jetzt können Sie das Nachthemd mit einem Griff von hinten nach vorn über den Kopf des Patienten ziehen und danach beide Ärmel abstreifen. Sollte der Kranke an einem Arm behindert sein, ziehen Sie erst den Ärmel des gesunden Arms, dann vorsichtig den anderen Ärmel aus.

In umgekehrter Reihenfolge verfahren Sie beim Anziehen des Nachthemds. Dabei müssen Sie darauf achten, daß der Kranke nicht mit gespreizten Fingern in die Ärmel fährt.

Mit einer Pyjama-Jacke verfährt man wie mit einem Nachthemd. Zum Ausziehen der Pyjama-Hose öffnet man zunächst den Verschluß und bittet dann den Kranken, die Beine anzustellen und das Gesäß anzuheben – wobei man ihn nötigenfalls unterstützt. In dieser Stellung kann man die Hose unschwer abstreifen. Wenn eine Behinderung an einem Bein vorliegt, dann ziehen Sie zuerst das Hosenbein des gesunden, dann das des anderen Beins aus.

Das Betten des Kranken

Die Ausstattung des Bettes wurde bereits besprochen (siehe »Das Krankenbett«, Seite 691). Soll der Kranke sich wohl fühlen, muß das Bett wenigstens zweimal am Tag (morgens und abends) gerichtet werden. Noch häufiger sind unruhige Kranke zu betten.

Es sind jedesmal die Kopfkissen, die Bettdecke und das Leintuch aufzuschütteln, gegebenenfalls auch die Auflagen (Gummituch oder Steckleintuch) zu erneuern. Am zweckmäßigsten ist es, das Betten im Anschluß an das Waschen des Patienten vorzunehmen und mit dem

Wechsel von Bett- und Leibwäsche zu verbinden (siehe »Aus- und Anziehen des Kranken« und »Wechsel des Lakens«, oben und Kasten rechte Seite).

Man legt zunächst frische Leib- und Bettwäsche bereit und stellt einen Stuhl oder Behälter als Ablage für die gebrauchte Wäsche in Reichweite. Dann schlägt man die Bettdecke bis zur Taille zurück und läßt den Kranken sich aufrichten, wobei man ihn, falls erforderlich, unterstützt.

Nun zieht man das Leintuch vom Kopfende her straff, glättet es und steckt es fest. Während des Kissen-Aufschüttelns kann sich der Patient zurücklehnen, er kann aber auch aufrecht sitzen bleiben. Beim Aufschütteln der Kissen ist Staubentwicklung zu vermeiden. Zweckmäßigerweise macht man dies außerhalb des Krankenzimmers (etwa auf dem Balkon), muß aber den Kranken zudecken, ehe man die Tür öffnet. Man legt dem Kranken das Kopfkissen so unter, daß sich die Knopfleiste an der Seite, die Federn oben befinden. Hat sich der Kranke wieder zurückgelegt, deckt man ihn zu und läßt ihn die Beine anwinkeln. Nun wird das Leintuch am Fußende gestrafft, geglättet und festgesteckt. Als letztes wird nun die Bettdecke aufgeschüttelt, worauf man den Kranken wieder zudeckt und dafür sorgt, daß er bequem liegt.

Das Unterlegen der Kopfkissen

Zwei Möglichkeiten sind dafür empfehlenswert:

1. Man legt das erste Kissen mit dem nach unten geschüttelten Federn, Knopfleiste zur Seite, tief in den Rükken. Hierauf legt man das zweite Kissen mit nach oben geschüttelten Federn, Knopfleiste ebenfalls zur Seite, unter Kopf und Rücken.
2. Man legt die beiden Kissen so übereinander, daß ihre Knopfleisten einen rechten Winkel bilden, dessen Schenkel sich oben und seitlich befinden. Nun faßt man mit der einen Hand die beiden aufeinanderliegenden Kissen an der oberen Ecke, wo die Knopfleisten aufeinandertreffen, und mit der anderen Hand eine untere Kissenecke und zieht sie auf sich zu. Auf diese Weise bilden beide Kissen einen stumpfen Winkel. Jetzt zieht man beide Kopfkissen in dieser Lage tief in den Rücken des Kranken, schlägt die beiden seitlichen Ecken nach innen ein und legt dem Patienten ein kleines Kissen unter Kopf und Schultern.

Wechseln des Lakens

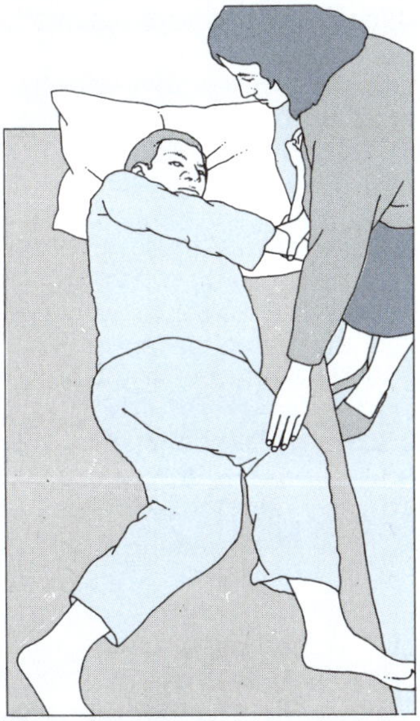

Wenn der Patient nicht aufstehen kann, gibt es eine einfache Methode, ein frisches Laken unterzulegen. Nachdem Sie das alte Leintuch an allen vier Seiten gelöst haben, legen Sie den Patienten zunächst auf die Seite.

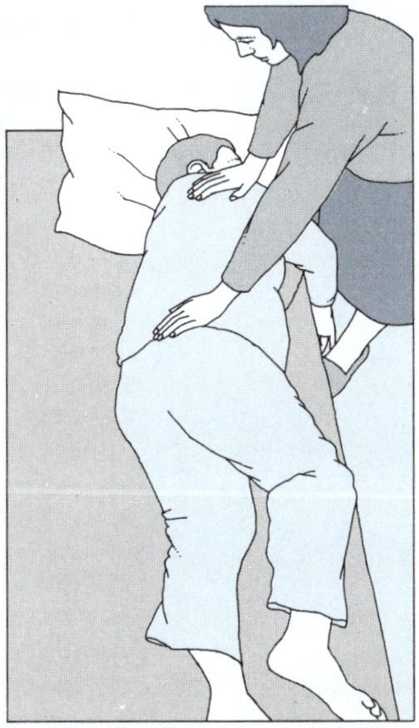

Fassen Sie Schulter und Hüfte des Kranken, und rollen Sie ihn zu sich an den Rand des Bettes. Das untere Bein des Kranken wird nach hinten gelegt, das obere Bein angewinkelt nach vorn gezogen.

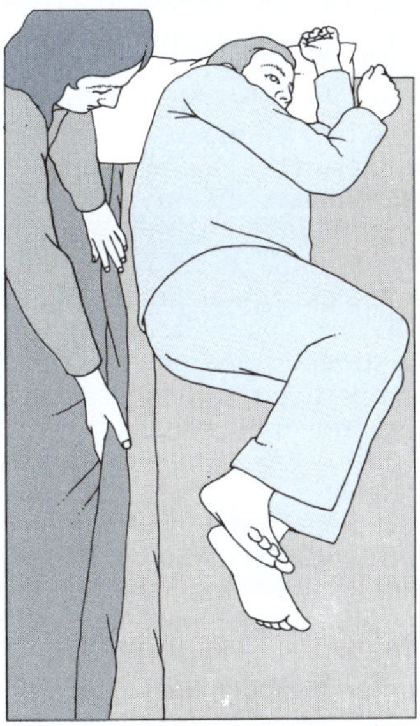

Rollen Sie das Leintuch an der hinteren Seite in ganzer Länge bis zum Rücken des Kranken ein. Dann das frische Leintuch der Länge nach in der Mitte falten und mit der Bruchkante nach innen auf die freie Matratzenseite legen; die oben liegende Hälfte zur Mitte hin einrollen, die andere spannen und unter der Matratze einlegen.

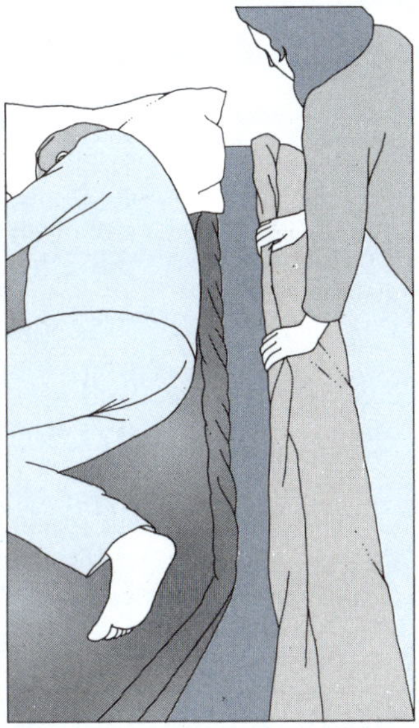

Der Kranke wird nun zunächst wieder auf den Rücken gelegt und dann an Schulter und Hüfte auf die andere Seite des Bettes gerollt. Jetzt können Sie das gebrauchte Leintuch entfernen, das frische Laken ausrollen, spannen und unter der Matratze einschieben. Dann legen Sie den Kranken wieder auf den Rücken.

Steckbecken und Urinflasche

Kann der Kranke die Toilette nicht aufsuchen, so wird die Bereitstellung eines Steckbeckens, bei männlichen Patienten auch einer Urinflasche erforderlich. Auf peinliche Sauberkeit beim Gebrauch dieser Utensilien ist selbstverständlich zu achten. Jeweils unmittelbar nach Benützung müssen sie entleert und mit kaltem Wasser ausgespült werden. Daran schließt sich eine gründliche Reinigung mit warmem Seifenwasser und Bürste, eventuell zusätzlich mit einem Desinfektionsmittel.

Man bekommt Steckbecken und Urinflaschen aus Emaille, Glas oder Kunststoff in den Fachgeschäften des Sanitätshandels.

Urinflasche und Steckbecken sollten dem Patienten grundsätzlich vor der täglichen Körperpflege gereicht werden und natürlich jedesmal dann, wenn er danach verlangt.

Für Patienten, die nicht aufstehen dürfen, um die Toilette aufzusuchen, ist die Anschaffung eines Steckbekkens (Bettpfanne) und – bei Männern – einer Urinflasche erforderlich.

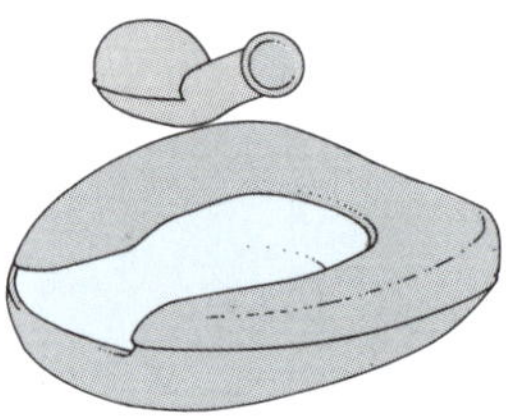

Reichen des Steckbeckens

Vorher sollte sich die Pflegeperson die Hände waschen, die Fenster schließen, Material zur Reinigung und Intimpflege zurechtlegen und einen Stuhl bereitstellen.

Man legt den Deckel des Steckbeckens mit der Innenseite nach oben auf dem Stuhl ab, pudert den Rand des Steckbekkens und legt das Becken mit Toilettenpapier aus. Nun legt man die Bettdecke seitlich zurück und rollt das Nachthemd des Patienten hoch beziehungsweise streift die Pyjamahose herunter. Lassen Sie den Kranken die Beine anwinkeln und das Gesäß hochheben. Man unterstützt ihn dabei mit einer Hand und schiebt ihm mit der anderen das Steckbecken unter das Gesäß. Nun soll der Kranke die Beine leicht gespreizt ausstrecken, man deckt ihn zu und läßt ihn allein – sofern sein Zustand dies erlaubt. Damit er Sie rufen kann, muß der Kranke eine Glocke in leicht erreichbarer Nähe haben.

Eine andere Methode muß angewendet werden, falls der Kranke nicht in der Lage ist, sein Gesäß hochzuheben. Fassen Sie dann mit einer Hand die nahe Hüfte des Patienten, mit der anderen Hand die nahe Schulter, und rollen Sie ihn von sich weg zur Seite. Während Sie ihn mit der Hand an der Schulter festhalten, drücken Sie das Steckbecken schräg an das Gesäß des Kranken. Ihn weiter festhaltend, rollen Sie den Patienten auf das Steckbecken zurück und rücken es zurecht. Lassen Sie ihn wieder die Beine leicht ausstrecken, decken Sie ihn zu, und lassen Sie ihn allein, sofern das sein Zustand erlaubt. Auch hier muß eine Glocke in leicht erreichbarer Nähe des Patienten sein, damit er Sie jederzeit herbeirufen kann.

Bei männlichen Patienten ist zusätzlich zum Steckbecken die Urinflasche zu reichen.

Reichen der Urinflasche

Zumeist genügt es, dem Kranken die Urinflasche zu übergeben, doch wenn nötig, muß sie auch angelegt werden. Dabei ist darauf zu achten, daß ihr Rand nicht auf den Hodensack drückt. Legen Sie auch eine Zellstoffschicht unter den Flaschenhals. Nach dem Reichen des Steckbeckens und der Urinflasche wäscht man sich die Hände.

Entfernen des Steckbeckens

Man schlägt die Bettdecke zurück und drückt das Steckbecken waagerecht gegen die Matratze. Nun faßt man den Patienten mit einer Hand an der Hüfte und rollt ihn von sich weg auf die Seite. Man entfernt das Steckbecken, stellt es auf einen Stuhl und legt den Deckel auf. Reichen Sie dem Kranken Toilettenpapier, damit er sich selbst reinigen kann. Falls sein Zustand dies nicht erlaubt, muß er gereinigt werden, wobei von den Geschlechtsteilen zum After hin gewischt wird. Anschließend legen Sie den Kranken bequem hin, decken ihn zu und lüften das Zimmer. Die Pflegeperson wäscht dem Kranken und sich selbst die Hände.

Wichtig: Stets auf Veränderungen in der Beschaffenheit von Urin und Stuhl des Kranken achten!

Hygienische Maßnahmen

Eine der wichtigsten Voraussetzungen für eine erfolgreiche Krankenpflege ist die Sauberkeit. Unzureichende Hygiene kann schwerwiegende Infektionen verursachen und nicht nur den Kranken, sondern auch Pflegeperson, Familie und Besucher gefährden.

Die Körperpflege von Patient wie Pflegeperson gehört ebenso zur Hygiene wie peinliche Sauberkeit innerhalb des Krankenzimmers. Darüber hinaus sind alle Personen zur Hygiene verpflichtet, die mit dem Kranken in Berührung kommen; dieses Gebot erstreckt sich auch auf die weitere Umwelt des Krankenzimmers, also die gesamte Wohnung.

Dies sind die wichtigsten hygienischen Maßnahmen, die im Krankenzimmer erforderlich sind: Der Fußboden ist täglich feucht zu wischen, Teppichboden zu saugen; alle Einrichtungsgegenstände sind mit einem feuchten Tuch (oder einem antistatischen Tuch) zu säubern; um jede Staubentwicklung zu vermeiden, sollte niemals mit dem Besen oder einem Staublappen gearbeitet werden; Abfall ist regelmäßig aus dem Krankenzimmer zu entfernen; gebrauchte Wäsche soll man nicht im Krankenzimmer liegen lassen; Nachttopf, Urinflasche, Waschschüssel und die übrigen Toilettengegenstände müssen nach Gebrauch sofort gründlich gereinigt werden, am besten unter Verwendung eines Desinfektionsmittels; und außerdem ist der Kranke vor Luftzug zu schützen.

Körperpflege des Kranken siehe Seite 698.

Persönliche Hygiene

An die persönliche Hygiene der Pflegeperson sind folgende Anforderungen zu stellen:

Sie soll sich vor und nach jeder Pflegeverrichtung Hände und Unterarme gründlich waschen; die Hände sind regelmäßig einzucremen, um rauhe und rissige Hände zu vermeiden; die Fingernägel sind zu pflegen und kurz zu schneiden; Schmuck ist während der Pflegearbeit abzulegen; lange Haare sollen zusammengebunden werden; die Pflegeperson soll täglich duschen oder baden und die Haare regelmäßig waschen sowie nach jedem Essen die Zähne putzen.

Auch hinsichtlich der Kleidung muß die Pflegeperson gewisse Anforderungen erfüllen:

Sie darf nur waschbare Kleidung tragen; die Schuhe sollen flache Absätze und eine rutschfeste Sohle sowie glattes Oberleder haben. Es sollten bei der Krankenpflege nur geschlossene Schuhe getragen werden. Man sollte nie ohne kochfesten Kittel oder eine Pflegeschürze arbeiten.

Lagerung des Kranken

Für das Wohlbefinden des Patienten ist seine richtige Lagerung von erheblicher Bedeutung. Je nach Art seiner Erkrankung können ihm verschiedene Arten der Lagerung Erleichterung verschaffen. Umgekehrt kann falsche Lagerung den Zustand des Kranken verschlimmern oder ihm zumindest unnötige Belastungen auferlegen. Am besten spricht man mit dem Arzt darüber und sorgt dafür, daß erforderlich werdende Hilfsmittel bereitgestellt werden.

In jedem Fall muß es das Ziel der Lagerung sein, den Kranken in eine möglichst entspannte und bequeme Haltung zu bringen. Folgende Formen der Kranken-Lagerung sind die wichtigsten:

- flache Lagerung auf dem Rücken,
- Hochlagerung des Oberkörpers,
- Hochlagerung der Beine,
- Lagerung auf der Seite,
- Lagerung auf dem Bauch.

Hilfsmittel zur Lagerung

Zur Druckentlastung und Ruhigstellung des Kranken sind je nach der Art seiner Lagerung unterschiedliche Hilfsmittel nötig.

Rückenstütze

Hat das Bett kein verstellbares Oberteil, dann läßt sich eines einsetzen (es ist im Fachhandel erhältlich). Behelfsweise kann man auch einen umgedrehten Stuhl als Rückenstütze verwenden. Die verstellbare Rückenstütze ist übrigens genauso zum Hochlagern der Füße zu gebrauchen.

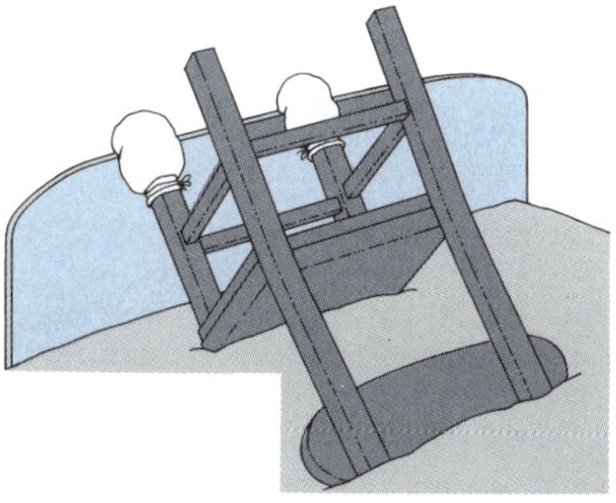

Rückenstütze
Ein umgedrehter Stuhl, über den ein Kissen gelegt wird, bildet eine Rückenstütze.

Körperpflege des Kranken

Unerläßlich für den Kranken ist eine regelmäßige und intensive Körperpflege. Sie stellt insbesondere bei weniger gutem Befinden und verminderter Beweglichkeit des Patienten hohe Anforderungen an die Pflegeperson. Diese sollte sich jeweils gut vorbereiten, damit ein reibungsloser, sicherer und rascher Ablauf gewährleistet ist. Insbesondere sollte sie nach einem festen Plan arbeiten und alle benötigten Hilfsmittel vorher bereitlegen. Verzögerungen und Unterbrechungen - beispielsweise das Suchen nach einem Handtuch, womöglich außerhalb des Zimmers - belasten den Kranken, vor allem, wenn er ganz oder teilweise entkleidet ist.

Es sollte täglich eine Ganzwaschung vorgenommen werden, sofern der Zustand des Patienten dies erlaubt (Arzt fragen). Das Befinden des Kranken ist auch bei den übrigen Körperpflege-Maßnahmen ausschlaggebend: Während bei leichter Erkrankten nur geringe Einschränkungen nötig sein werden, ist dem Schwerkranken sicher nur das Allernotwendigste zuzumuten.

Wenn der Kranke aufstehen kann

In diesem Fall ist nur wenig Hilfe bei der täglichen Körperpflege erforderlich. Sorgen Sie jedoch dafür, daß frische Wäsche und Pflegemittel bereitliegen, und stellen Sie dem Kranken einen Stuhl ans Waschbecken. Unbedingt sollte die Badezimmertür unverschlossen, wenn nicht sogar offen bleiben; am besten halten Sie sich in Rufweite auf, so daß Ihnen mögliche Zwischenfälle (beispielsweise ein Schwächeanfall des Kranken) nicht entgehen.

Wenn der Kranke sich im Bett waschen muß

Der ans Bett gebundene Kranke braucht bei der Körperpflege Ihre Hilfestellung. Zunächst bringt man alles Nötige - Waschschüssel, Waschlappen, Seife, Handtuch usw. - in Reichweite des Kranken. Hierauf stellt man das Kopfende des Bettes hoch oder legt eine Rückenstütze ein und entfernt das Kopfkissen. Um Zugluft zu vermeiden, sind alle Türen und Fenster geschlossen zu halten.

Hat der Patient sich gewaschen (wenn nötig, mit Ihrer Unterstützung), so nehmen Sie alles wieder fort und legen den Kranken wieder bequem hin.

Ganzwaschung

Die Ganzwaschung erfordert umfangreichere Vorbereitungen. Als erstes ist dafür zu sorgen, daß das Zimmer gut warm ist. Damit keine Zugluft entstehen kann, hält man die Fenster geschlossen und macht vor der Waschung auch die Tür zu. An Pflegeartikeln und frischer Wäsche sind bereitzustellen:

- Wasser von einer Temperatur, die den Wünschen des Patienten entspricht;
- Seife;
- zwei Waschlappen - einer für die obere, einer für die untere Körperhälfte (besser sind Waschhandschuhe; im Fachgeschäft für Sanitätsbedarf sind auch Einwegartikel erhältlich);
- vier Handtücher: je eines für die obere und untere Körperhälfte, zwei zum Abdecken des Oberkörpers während der Gesichtswäsche und nach dem Waschen des Oberkörpers;
- ein Badetuch zum Schutz der Bettwäsche;
- ein Eimer zur Aufnahme des gebrauchten Wassers;
- Nachthemd, Schlafanzug;
- eventuell eine Wärmflasche, um während der Waschung das Bett warm zu halten;
- Hautcreme, Hautöl, Puder, Wattetupfer zur Hautpflege (soweit benötigt).

Zunächst nehmen Sie das Kopfkissen aus dem Bett und legen dem Kranken nur das kleine Stützkissen unter den Kopf, das Sie mit einem Handtuch abdekken. Als nächstes ziehen Sie dem Kranken Nachthemd oder Schlafanzug aus und legen ihm ein Badetuch unter den Körper sowie ein diagonal gefaltetes Handtuch über Brust und Schultern. Lassen Sie ihn immer so weit wie möglich zugedeckt. Das Bett wärmen Sie, wenn der Kranke es wünscht, während der Waschung mit einer Wärmflasche.

Ist das Wasser zu seifig geworden, sollte es erneuert werden. Waschlappen oder Waschhandschuhe sollten beim Gebrauch nicht zu naß sein.

Waschen des Gesichts

Man beginnt die Gesichtswäsche bei den Augen, die man vom äußeren zum inneren Winkel mit klarem Wasser wäscht. Das übrige Gesicht reinigt man nach dem Wunsch des Kranken mit klarem Wasser oder mit Seife und trocknet es gut ab. Die Ohren wäscht man von innen nach außen, zuletzt hinter den Ohrmuscheln, und trocknet sie ebenfalls gut ab. Zum Waschen und Abtrocknen des Halses hebt man den Kopf des liegenden Kranken mit einer Hand etwas an. Man nimmt zum Waschen eine milde Seife, zum Abtrocknen ein weiches Handtuch.

Waschen des Oberkörpers

Dazu ziehen Sie die Bettdecke bis zur Taille zurück. Die Arme des Patienten liegen seitlich auf dem Badetuch. Nun wäscht man Brustbereich und Achselhöhlen rasch, aber gründlich und trocknet sofort ab. Hautfalten unter weiblicher Brust sind sorgfältig zu pudern und nötigenfalls Mullstreifen einzulegen. Anschließend bedecken Sie den Oberkörper mit einem Handtuch.

Waschen der Arme

Sie heben den Arm des Kranken mit einer Hand an und halten ihn fest, während Sie ihn mit langen Strichen vom Handgelenk aufwärts waschen und dann abtrocknen. Sofern möglich, wäscht man beide Arme von einer Bettseite aus.

Waschen der Hände

Man stellt dazu die Waschschüssel auf das Bett und hält sie mit einer Hand fest. Der Kranke soll die Hände in die Schüssel legen, Sie reichen ihm die Seife und lassen ihn die Hände selber waschen. Wenn der Kranke dazu nicht in der Lage ist, werden ihm die Hände nacheinander gewaschen. Anschließend abtrocknen und wenn nötig eincremen.

Waschen des Bauches

Man zieht die Bettdecke bis über die Hüfte hinunter. Beim Waschen des Bauches des Kranken soll kein Druck angewendet werden. Auch der Bauchnabel ist gründlich zu reinigen – nötigenfalls mit Hautöl und Wattetupfern – und sorgfältig abzutrocknen. Anschließend das Handtuch von der Brust entfernen.

Waschen des Rückens

Dazu muß sich der Kranke aufsetzen, zumindest auf die Seite legen. Nach dem Waschen und Abtrocknen läßt man den Kranken mehrmals tief durchatmen.

Waschen des Gesäßes

Die zweite Waschschüssel und ein frisches Handtuch werden zur Gesäßwäsche benötigt. Der Kranke legt sich am besten mit leicht angewinkelten Beinen auf die Seite. Nach dem Waschen und Abtrocknen eventuell einpudern und anschließend das Badetuch entfernen, dem Kranken Nachthemd oder Schlafanzug anziehen, ihn auf den Rücken legen und zudecken.

Waschen der Beine

Man schlägt die Bettdecke hoch und legt das Badetuch unter die Beine. Dann faßt man die Beine des Patienten nacheinander an der Ferse, hebt sie leicht an, wäscht sie mit langen Strichen von unten nach oben und trocknet ab. Beim Waschen achtet man auf Krampfadern und Schwellungen, um dem Kranken nicht unnötig weh zu tun.

Mund- und Zahnpflege

Regelmäßig angewendet, erhöht sie das Wohlbefinden des Kranken und ist zur Verhinderung von Mund- und Racheninfektionen auch unbedingt erforderlich (siehe »Vorbeugungsmaßnahmen bei längerer Bettruhe«, Seite 702). Es sollten nach jeder Mahlzeit die Zähne geputzt werden.

Kann sich der Kranke selbst die Zähne putzen, so setzt er sich dazu im Bett auf. Sie legen ihm ein diagonal gefaltetes Handtuch unter das Kinn und reichen ihm Zahnbürste, Zahnpasta und Zahnglas mit Wasser. Zum Ausspülen halten Sie ihm die Nierenschale dicht unter die Lippen.

Ist es nötig, dem Patienten die Zähne zu putzen, so legt man ihm zunächst wieder ein diagonal gefaltetes Handtuch als Schutz unter das Kinn, feuchtet dann die Zahnbürste an, gibt Zahnpasta darauf und bürstet dem Kranken die Zähne. Nachher hebt man seinen Kopf an, dreht ihn zur Seite und führt das Zahnglas zum Mund des Kranken. Während des Ausspülens hält man ihm die Nierenschale dicht unter die Mundwinkel. Zuletzt tupft man den Mund ab.

Schwerkranken in schlechtem Allgemeinzustand kann zur Mundpflege nur mehrmals am Tag die Mundhöhle ausgewischt werden.

Intimpflege

Auch wenn das Befinden des Patienten keine tägliche Ganzwaschung erlaubt, gehört zumindest die Intimpflege zur täglichen Körperpflege. Eine besondere Waschschüssel, Waschlappen und Handtücher sind dazu nötig. Ist der Kranke dazu imstande, kann er die Intimpflege selbst vornehmen; ist er jedoch auf Hilfe angewiesen, dann legen Sie ihm zunächst ein Handtuch unter das Gesäß, stellen die Schüssel zwischen die gespreizten, aufgestellten Beine und waschen die Innenseiten der Oberschenkel. Bei weiblichen Patienten wäscht man die Schamgegend zum After hin und trocknet vorsichtig ab. Hautfalten sind zu pudern und nötigenfalls Mullstreifen einzulegen. Bei männlichen Kranken ist das Geschlechtsteil zum After hin zu waschen, die Vorhaut des Gliedes zurückzuschieben, vorsichtig zu säubern, wieder nach vorn zu schieben und abzutrocknen. Hautfalten leicht pudern, wenn nötig Mullstreifen einlegen.

Haarpflege und Haarwäsche

Vor dem Kämmen und Bürsten legt man dem Kranken ein Handtuch um die Schultern oder – falls er sich nicht aufrichten kann – unter den Kopf. Langes Haar hält man oberhalb des Kammes fest. Auf Frisuren, die viel Zeit und Arbeit erfordern, sollte im Krankenbett verzichtet werden.

Beim Haarewaschen wirkt am besten eine zweite Hilfsperson mit. Man legt zunächst alle nötigen Hilfsmittel bereit, läßt dann den Kranken im Bett etwas nach unten rutschen und legt ihm eine Rückenstütze unter, so daß der Kopf frei liegt. Darauf deckt man das Kopfende des Bettes mit einem Gummituch ab und stellt eine Waschschüssel darauf. Nun werden die Haare angefeuchtet, zweimal gewaschen und gründlich gespült. Nach dem Frottieren wird ausgekämmt, gefönt und frisiert.

Nackenrolle

Sie dient zum Abstützen des Kopfes des Patienten und besteht aus festem Schaumstoffmaterial.

Vorsicht: Wird die Nackenrolle zu häufig oder gar ständig benutzt, kann das die Halswirbelsäule schädigen.

Knierolle

Sie füllt die Kniekehlen des Kranken aus und dient so zur Entspannung der Oberschenkel und der Bauchmuskulatur. Das Material ist fester Schaumstoff, die Rolle muß stets mit einem Schutzbezug versehen sein oder in ein Handtuch eingeschlagen werden. Man sollte sie nur zeitweise verwenden und dann in Verbindung mit anderen Hilfsmitteln wie Fußstütze oder Luftring.

Vorsicht: Bei längerer oder gar ständiger Anwendung kann die Knierolle Durchblutungsstörungen der Unterschenkel verursachen und zu Fehlstellung und Versteifung der Kniegelenke führen.

Fußstütze

Sie verhindert das Abrutschen des Kranken zum Fußende des Bettes hin, entlastet die Kniekehlen und vermeidet Spitzfußstellung. Behelfsmäßig kann man eine kleine, abgepolsterte Holzkiste verwenden, doch sind verstellbare Fußstützen im Fachhandel zu bekommen.

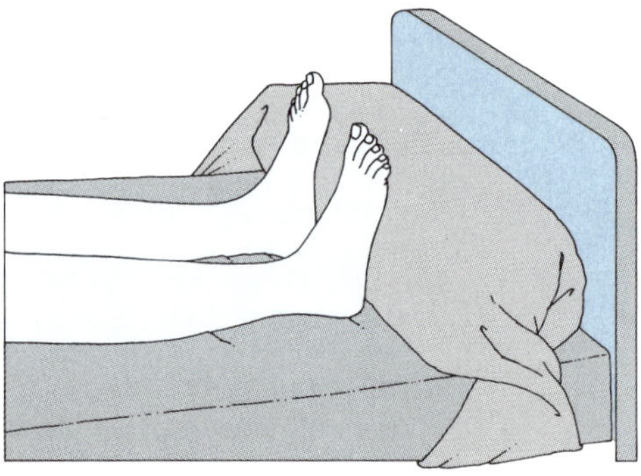

Fußstütze
Ein eingeschlagenes Kissen oder eine zusammengerollte Decke verhindern, daß der Kranke ans Fußende des Bettes rutscht.

Bettgalgen (Krankenaufrichter)

Im Fachhandel bekommt man derartige Gestelle mit einem Haltegriff für den Kranken. Denselben Zweck erfüllt ein Bettzügel, den man am Fußende des Bettes befestigt und so über die Bettdecke legt, daß der Kranke ihn ergreifen und sich damit hochziehen und aufrichten kann. Man kann für den Zügel ein festes, breites Band oder ein kräftiges Seil verwenden, an dessen Ende man einen Griff befestigt.

Drahtbügel (Reifenbahre)

Ein solches Gestell entlastet den Patienten vom Gewicht der Bettdecke. Verwendet man einen Drahtbügel, muß die Bettdecke an beiden Seiten unter der Matratze festgesteckt werden, damit kein Wärmeverlust eintritt.

Schaumstoffkissen und -keile

Je nach den Erfordernissen sind sie von verschiedener Größe und Form. Sie müssen in jedem Fall mit einem Bezug versehen sein.

Spreu-, Hirse- und Styroporkissen

Sie dienen dem Ausfüllen von Hohlräumen beim Hoch- und Hohllagern des Kranken und sind je nach ihrem Verwendungszweck verschieden groß und dem entsprechenden Körperteil angepaßt. Abziehbare und waschbare Bezüge sind anzubringen.

Wasserkissen

Zur Entlastung des Gesäßes kann man ein wassergefülltes Gummikissen verwenden. Damit es seinen Zweck erfüllt, darf es allerdings nur zur Hälfte gefüllt sein.

Luftring

Ebenfalls zur Druckentlastung des Gesäßes kann ein luftgefüllter Gummiring dienen. Dieser darf aber nicht zu prall aufgeblasen werden. Zur Druckprüfung legt man ihn auf einen Tisch und drückt mit den Unterarmen darauf; dabei muß die Tischplatte noch zu fühlen sein. Beim Aufblasen sollte man ein Mulläppchen über das Ventil legen. Zusätzlich zum Luftring ist eine Abstützung der Lenden und der Knie erforderlich.

Medizinisches Schaffell (Antidekubitusfell)

Zur Druckentlastung und zum Schutz vor Reibung und Feuchtigkeit dient ein solches spezialgegerbtes Naturfell oder Webfell aus Kunstfaser.

Lagewechsel

Der Kranke fühlt sich nicht wohl, wenn er zu lange in derselben Lage verharren muß. Lagewechsel beugen darüber hinaus auch Druckgeschwüren (Dekubitus) und dem

Wundliegen vor (siehe »Vorsorgemaßnahmen bei längerer Bettruhe«, Seite 702).

Wechsel von einer Bettseite zur anderen

Mit diesem Positionswechsel wird die Beweglichkeit (Mobilität) des Kranken erhöht, er dient aber auch seiner Bequemlichkeit und ist außerdem zur Vorbereitung einiger Pflegeverrichtungen nötig.

Die Pflegeperson schiebt einen Arm unter den Arm des Kranken, der auf dem Rücken liegt, und umfaßt dessen Schulter. Hierauf wird der andere Arm unter den Rücken des Patienten geschoben und sein Oberkörper zur Bettkante her gezogen.

Jetzt schiebt man die Arme ober- und unterhalb des Gesäßes unter dem Kranken durch und zieht auch den Unterkörper in Richtung Bettkante. Zuletzt werden die Beine des Kranken nachgezogen.

Aufsetzen und Hinlegen

Der Kranke soll zunächst die Knie leicht anwinkeln. Dann stellt sich die Pflegeperson in Schulterhöhe neben das Bett, schiebt einen Arm unter den Nacken des Kranken und umfaßt die ihr zugewandte Schulter, worauf sie mit der anderen Hand die ihr abgewandte Achsel des Kranken umfaßt. Nun wird der Patient langsam aufgerichtet.

In umgekehrter Reihenfolge verfährt man beim Hinlegen des Kranken.

Höher- und Tieferlegen des Kranken

Mit beiden Händen stützt sich der sitzende Kranke auf dem Bett ab und winkelt die Beine an. Nun schieben Sie ihre Arme ober- und unterhalb des Gesäßes unter den Kranken und unterstützen ihn beim Höher- oder Tieferrücken.

Wenn sich der Kranke im Liegen verändern will, so winkelt er die Knie leicht an und stützt sich mit Ellbogen und Unterarmen leicht auf der Matratze ab. Jetzt fassen Sie mit dem einen Arm unter Schulter und Nacken des Kranken und schieben den anderen Arm dicht unterhalb des Gesäßes unter die Oberschenkel und helfen so dem Kranken beim Höher- oder Tieferrücken.

Beim Schwerkranken kann ein Lagewechsel grundsätzlich nur zu zweit vorgenommen werden.

Umlagern eines bewegungsunfähigen Patienten

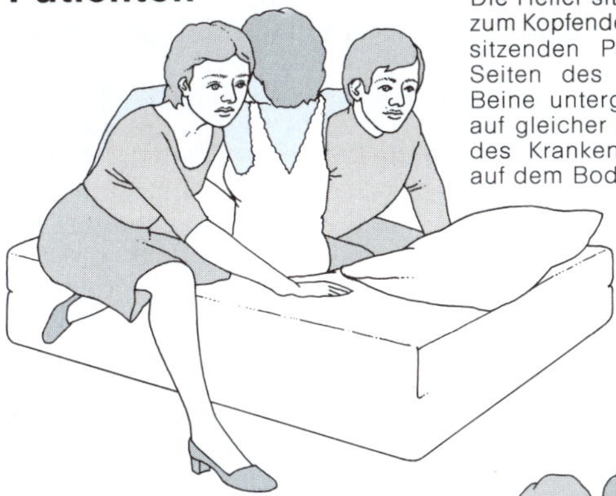

Die Helfer sitzen mit Blickrichtung zum Kopfende neben dem ebenfalls sitzenden Patienten auf beiden Seiten des Bettes, die inneren Beine untergeschlagen, die Knie auf gleicher Höhe mit den Hüften des Kranken, die äußeren Füße auf dem Boden.

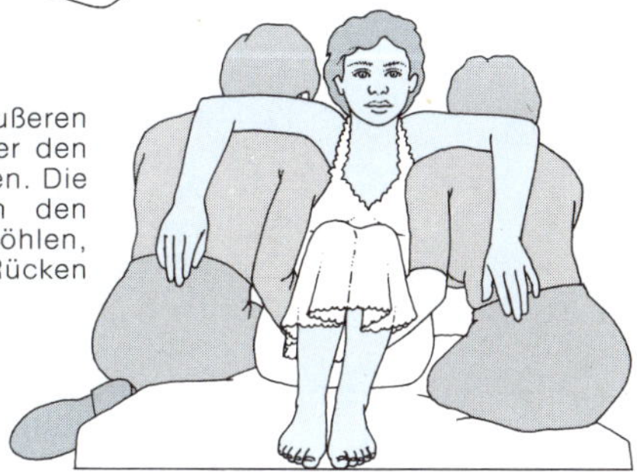

Jeder der Helfer faßt den äußeren Unterarm des anderen unter den Oberschenkeln des Patienten. Die inneren Schultern stützen den Kranken in den Achselhöhlen, seine Arme ruhen auf den Rücken der Helfer.

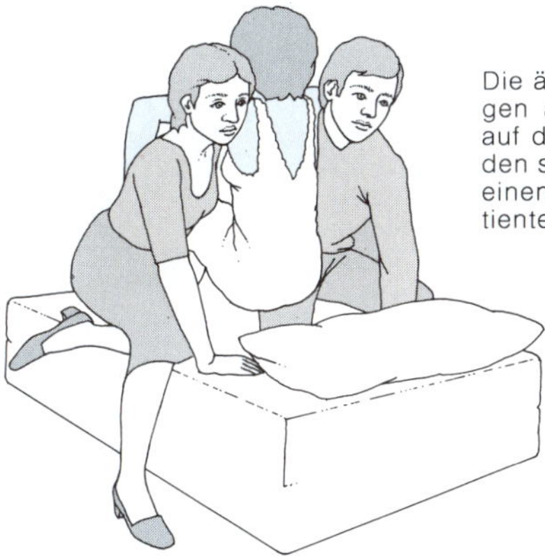

Die äußeren Hände der Helfer liegen auf dem Bett an der Stelle, auf die der Patient gehoben werden soll, um während des Hebens einen Teil des Gewichts des Patienten zu tragen.

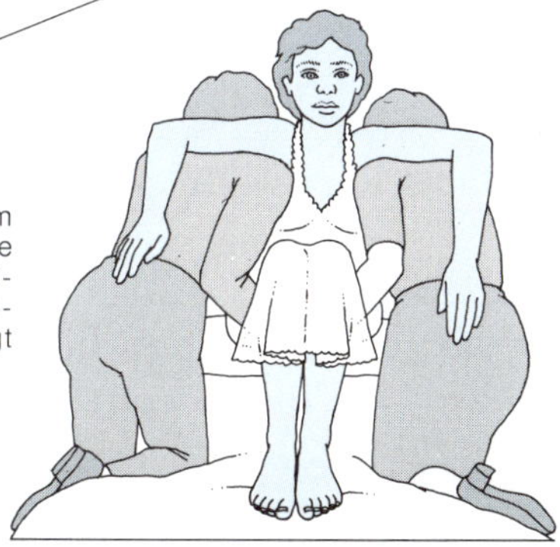

Die Helfer rücken gemeinsam nach vorn, wobei der Druck in die Achselhöhlen des Patienten beibehalten wird, so daß er angehoben und nach rückwärts bewegt werden kann.

Die Mahlzeiten des Kranken

Darf der Kranke aufstehen, so sollte er, wenn irgend möglich, an den Mahlzeiten der Familie teilnehmen, insbesondere dann, wenn er Vollkost zu sich nehmen darf. Die Mahlzeiten am Familientisch vermitteln ihm das Gefühl, nicht ausgeschlossen zu sein, und stärken sein Selbstwertgefühl, regen aber auch seine Mobilität an und ersparen außerdem ihm selbst wie auch der Pflegeperson unnötige Mühe und Aufwand.

Falls der Kranke jedoch das Bett nicht verlassen darf, sind vor der Mahlzeit Vorbereitungen nötig: Das Zimmer muß gelüftet werden, der Nachttisch oder Betttisch ist aufzuräumen und zu säubern. Außerdem sind die vor oder nach dem Essen einzunehmenden Medikamente bereitzustellen.

Als Pflegeperson sollten Sie eine Schürze anlegen und sich gründlich die Hände waschen. Hierauf setzt man den Kranken bequem hin, wozu man das Kopfende des Bettes hochstellt oder eine Rückenstütze gibt, und stellt den Bettisch auf. Nie sollte man zuviel auf einmal servieren, jedoch, sofern nötig, die Speisen zerkleinern (Fleisch schneiden, Fisch entgräten).

Wichtig: Sie sollten dem Patienten bei seinen Mahlzeiten Gesellschaft leisten und ihm erforderlichenfalls helfen.

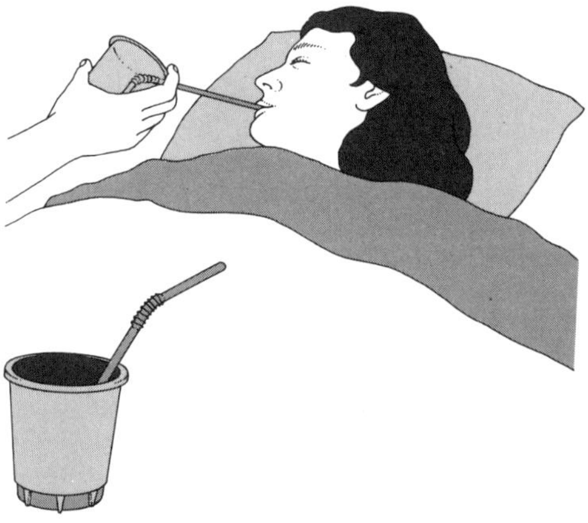

Verabreichen von Getränken
Ein biegsamer Strohhalm erleichtert das Trinken bei Patienten, die nicht aufsitzen können.

Hilfe beim Trinken

In Fällen, in denen der Kranke auch mit Unterstützung nicht imstande ist, aus einer Tasse oder einem Glas zu trinken, sind Trinkröhrchen (Strohhalme) oder Schnabeltassen zu verwenden. Ehe der Kranke trinkt, ist immer die Temperatur des Getränks zu prüfen.

Während Sie dem Kranken mit einer Hand Schnabeltasse oder Trinkröhrchen reichen, unterstützen Sie mit der anderen Hand seinen Kopf. Schnabeltassen füllt man nur zur Hälfte. Führen Sie die Tasse seitlich von der Ihnen abgewandten Seite des Patienten an dessen Mund heran. Auf diese Weise kann man die getrunkene Menge kontrollieren und verhindert gleichzeitig, daß sich der Kranke verschluckt. Wird ein Trinkröhrchen verwendet, muß es tief in das Glas gestellt werden, damit der Kranke keine Luft ansaugt.

Hilfe beim Essen

Wenn der Kranke nicht allein zu essen vermag, muß man ihm helfen. Wichtig ist dabei allerdings, wie gern er bereit ist, sich helfen zu lassen. Freundlichkeit und Geduld sind angezeigt; man sollte sich und dem Kranken Zeit lassen.

Wie bereits beschrieben, bereiten Sie als Pflegeperson das Zimmer, sich selbst und die Speisen vor und betten den Kranken möglichst bequem, legen ihm auch eine Serviette um. Sie prüfen die Temperatur der Speisen und sorgen für eine Warmhaltemöglichkeit. Dann setzen Sie sich neben das Krankenbett und geben dem Kranken die Speisen mit einem Löffel. Dabei führt man das vordere Drittel des Löffels seitlich an den Mund, schiebt ihn dann hinein, dreht ihn etwas nach vorn und läßt die Nahrung langsam in den Mund hineingleiten.

Nach der Mahlzeit räumt man Tablett samt Eßgeschirr weg, reinigt dem Kranken Mund und Hände und lagert ihn bequem. Zuletzt räumt man das Zimmer auf und lüftet es.

Vorsorgemaßnahmen bei längerer Bettruhe

Dauert die Bettruhe länger an, so können Zweiterkrankungen auftreten, die den Patienten nicht selten körperlich und seelisch stärker belasten als das eigentliche Grundleiden. Solchen Zweiterkrankungen muß mit vorbeugenden Maßnahmen begegnet werden. Treten sie trotzdem auf, sollen sie möglichst frühzeitig erkannt und behandelt werden. Man hat daher ständig auf eventuelle Anzeichen zu achten.

Am häufigsten treten folgende Zweiterkrankungen auf:

- Druckgeschwüre (Dekubitus),
- Entzündungen der Zunge und der Mundschleimhaut (Soor),
- Entzündung der Ohrspeicheldrüse (Parotitis),
- Lungenentzündung (Pneumonie),
- Durchblutungsstörungen (Gefahr einer Thrombose),
- Gelenkversteifung.

Wichtig: Bei Verdacht auf eine Zweiterkrankung ist sofort der Arzt zu verständigen.

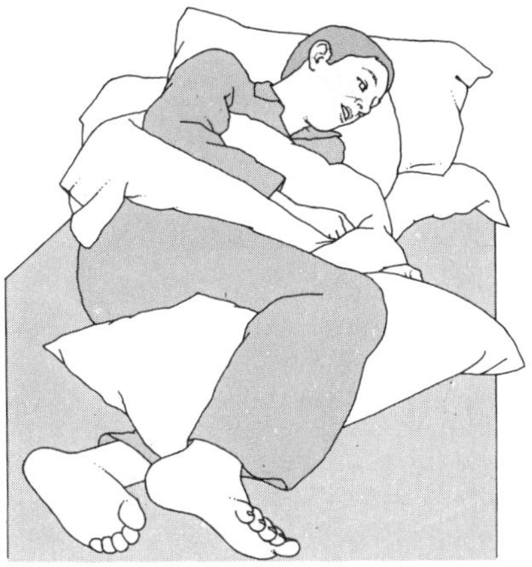

Verringerung des Drucks
Mit mehreren weichen Kissen läßt sich der Druck, der zum Wundliegen führen kann, verringern.

Druckgeschwüre

Eine Begleiterscheinung langen Liegens ist die starke Belastung bestimmter Körperstellen durch das Gewicht des Körpers und den Gegendruck der Matratze. Das bewirkt eine verminderte Durchblutung von Haut und Muskeln und führt zum Absterben von Gewebe. Auf diese Weise entsteht ein Druckgeschwür.

Verminderte Bewegungsfreiheit – etwa durch Schmerzen, Lähmungen oder Verbände – begünstigt die Bildung von Druckgeschwüren noch zusätzlich; ebenso Feuchtigkeit (zum Beispiel durch Schwitzen, Einnässen), starke Abmagerung, Übergewicht sowie bestimmte Erkrankungen wie Zukkerkrankheit, Gefäßerkrankungen und Brüche.

Die am meisten gefährdeten Körperstellen sind: der Hinterkopf, die Wirbelsäule, die Schulterblätter und Ellbogen, das Gesäß und die Fersen.

Durch die aufliegende Bettdecke können auch Zehen – vor allem die großen Zehen – belastet sein. Bei Seitenlagerung sind zusätzlich Ohrläppchen, Schulter, Beckenrand und Knöchel gefährdet.

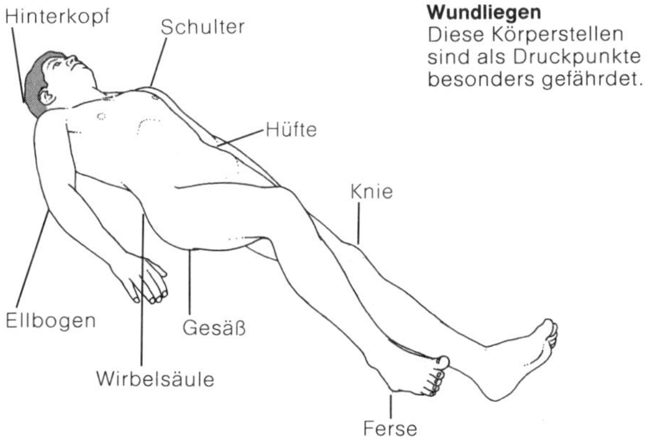

Wundliegen
Diese Körperstellen sind als Druckpunkte besonders gefährdet.

Gefährliche Druckbelastung ist an folgenden Anzeichen zu erkennen:

- Schmerzen,
- Rötungen,
- Bläschenbildung,
- Hautabschürfungen,
- Geschwürbildung.

Vorbeugende Maßnahmen

Eine sachgerechte Lagerung des Patienten wirkt am besten dem Auftreten von Druckgeschwüren entgegen. Lassen Sie daher den Kranken nie sehr lange in derselben Stellung liegen. Etwa alle zwei Stunden sollte ein Lagewechsel vorgenommen werden. Unter »Hilfsmittel zur Lagerung« (Seite 697) finden Sie Möglichkeiten, gefährdete Körperstellen hohl zu lagern. Es ist auch darauf zu achten, daß der Kranke nicht auf Leintuch- oder Wäschefalten, auf Knöpfen oder Nähten liegt. Sogar Brotkrümel können Hautreizungen verursachen und Dauerschäden auslösen.

Eine weitere wichtige Vorbeugemaßnahme ist die Hautpflege. Sie umfaßt sorgfältiges Waschen, Abtrocknen, intensive Körperpflege, das Wechseln durchnäßter Wäsche und die Pflege der Haut mit speziellen Pflegemitteln (Öle, Cremes, Puder, Emulsionen, »Antidekubitus-Spray«), wie der Arzt sie verordnet.

Mit den nachfolgenden Maßnahmen läßt sich allgemein die Durchblutung der Haut fördern:

Abreiben mit kaltem Wasser und anschließendes Frottieren; Einreiben mit durchblutungsfördernden Mitteln, etwa Franzbranntwein; kaltes und warmes Fönen im Wechsel (wobei man den Fön auf die kleinste Wärmestufe stellt und ihn hin- und herbewegt, um Verbrennungen zu vermeiden). Im Einzelfall den Arzt befragen.

Erste Hilfe

Ratlos und hilflos sind wohl viele von uns, wenn sie einem Verunglückten oder plötzlich Erkrankten Erste Hilfe leisten sollen. Doch entziehen Sie sich diesem Dienst am Nächsten nicht – auch für Sie kann einmal schnelle Hilfe lebenswichtig werden. Eigentlich ist es eine Pflicht, und so kann denn unterlassene Hilfeleistung nach dem Strafgesetzbuch mit Geld- oder Freiheitsstrafe geahndet werden.

Keine Sorge – das Strafgesetzbuch mutet Ihnen nicht zuviel zu. Sie müssen nur helfen, soweit es Ihnen »den Umständen nach zuzumuten (und) ohne erhebliche eigene Gefahr und ohne Verletzung anderer wichtiger Pflichten möglich ist«.

Das mindeste, was Sie tun sollten, ist:

- die Unfallstelle absichern, um weiteren Unfällen oder Gefährdungen vorzubeugen.
- den Verletzten oder plötzlich Erkrankten aus Gefahrenzonen bergen,
- den Rettungsdienst unverzüglich anrufen oder anrufen lassen.

Erste Hilfe bedeutet natürlich meist noch mehr als nur Absicherung und Meldung. Es gilt, den Verunglückten vor weiterem Schaden zu bewahren und sein Leben bis zum Eintreffen des Rettungsdienstes zu erhalten. Dazu dienen die lebensrettenden Sofortmaßnahmen, und zwar je nach Fall:

- Seitenlagerung,
- Beatmung,
- Blutstillung,
- Giftentfernung,
- Schockbekämpfung.

Diese Sofortmaßnahmen sind immer Notmaßnahmen. Die medizinische Versorgung beginnt erst mit dem Eintreffen eines Arztes (Notarztes) und setzt sich in der Klinik als endgültige Versorgung und Behandlung fort.

Sie sind das erste Glied der Rettungskette

Viele Verunglückte verdanken schnell und besonnen reagierenden Laien ihr Leben oder zumindest die Bewahrung vor bleibenden Schäden und Behinderungen. So muß beispielsweise eine schwere Blutung sofort gestoppt werden; bis zum Eintreffen des Rettungsdienstes kann ein Verunglückter unter Umständen verbluten. Und denken Sie daran: Ein Atemstillstand kann maximal nur zwei bis drei Minuten ohne schwerwiegende Schäden überstanden werden, sechs bis acht Minuten Atemstillstand bedeuten den Tod.

Warnung: Immer wieder können Verunglückte durch falsches und unbesonnenes Eingreifen von Laien bleibende Schäden erleiden. So provozieren Laien durch falsche »Rettungsgriffe« nicht selten aus einer unfallbedingten inkompletten (unvollständigen) Querschnittslähmung eine komplette.

Erste Hilfe will also gelernt sein. Und dazu gehören auch praktische Übungen. *Machen Sie deshalb einen Erste-Hilfe-Kurs beim Roten Kreuz, beim Malteser-Hilfsdienst oder einer anderen Hilfsorganisation mit.* Das Durchlesen dieses Kapitels kann die praktischen Übungen nicht ersetzen. Allerdings können Sie sich durch wiederholtes Erarbeiten der einzelnen alphabetisch geordneten Stichworte dieses Kapitels ein ausreichendes Wissen für verschiedene Notfälle aneignen. Schreiben Sie sich beispielsweise drei, vier Stichworte auf ein Blatt und darunter – ohne nachzuschlagen – die möglichen Erste-Hilfe-Maßnahmen. Überprüfen Sie dann Ihr Wissen.

Die Rettungskette

Rettung und Betreuung eines Verunglückten oder plötzlich Erkrankten fängt mit der »Ersten Hilfe« an und hört mit der medizinischen Versorgung und Behandlung in einer Klinik auf. Denken Sie daran: Sie können das erste Glied dieser Kette sein. Fehler, die Sie machen, beeinflussen Leben und Gesundheit des Betroffenen entscheidend! Die einzelnen Glieder der Kette sind:

1. Erste Hilfe

- Absichern der Unfallstelle
- Bergung des Verunglückten aus der Gefahrenzone
- lebensrettende Sofortmaßnahmen
- Meldung (Anrufen des Rettungsdienstes – beachten Sie die drei W: Wo? Was? Wie viele?)
- weitere Maßnahmen der Ersten Hilfe (Versorgung von Wunden, Ruhigstellung)

2. Rettungsdienst (Rettungssanitäter, Arzt, Notarzt)

- professionelle Weiterführung der lebensrettenden Sofortmaßnahmen
- Herstellung der Transportfähigkeit
- schneller Abtransport in eine Klinik
- weitere Maßnahmen während des Transports (beispielsweise Spritzen von Medikamenten, Defibrillieren bei Herzkammerflimmern usw.)

3. medizinische Versorgung und Behandlung in einer Klinik

Meldung (Anrufen des Rettungsdienstes, Notruf)

Der Idealfall ist, wenn ein Unfall oder Notfall bereits während des Absicherns oder der lebensrettenden Sofortmaßnahmen gemeldet wird. Beauftragen Sie – wenn möglich – einen Hinzukommenden mit der Meldung.

Ein dichtes privates Telefonnetz (Notruf 110, Österreich 114, Schweiz 114), Telefonzellen, Notrufsäulen an Autobahnen (alle 2 Kilometer), Polizei-Feuerwehr-Rufsäulen halten die Zeitspanne zwischen Unfall und Hilfsmaßnahmen erfreulich klein.

Denken Sie bei der Meldung an die drei W: Wo? Was? Wie viele? Also:

- Ortsangabe in Stichworten – etwa Ort, Straße, Hausnummer, auf Landstraßen oder Autobahnen Straßenkilometer (oder zwischen Ort A und Ort B, zwischen Ausfahrt A und B, 1 Kilometer hinter Ausfahrt A usw.), im Gelände markante Punkte und Zufahrtsmöglichkeiten.
- Was ist passiert? Beschreiben Sie in Stichworten Art und Schwere des Unfalls oder Krankheitszeichen der plötzlichen Erkrankung. Geben Sie bei Verkehrsunfällen eventuell auch knappe Meldung »Fahrbahn in beiden Richtungen blokkiert!«. Beschreiben Sie die Art der Verletzung, geben Sie knapp Vermutungen an (»möglich epilepsieartiger Anfall«, »vielleicht Unterzuckerungszustand«) oder schon bestehende Krankheiten (etwa Angina pectoris, Schilddrüsenüberfunktion usw.).
- Wie viele Verletzte oder Schwerverletzte? Sind Verletzte eingeklemmt?

Geben Sie zuletzt auch Ihren Namen ungefragt an sowie eventuell Ihre Telefonnummer.

Rufen Sie bei plötzlichen schweren Erkrankungen von Angehörigen oder Nachbarn immer auch den Hausarzt an, in anscheinend lebensbedrohenden Fällen (vermuteter Herzinfarkt, Bewußtlosigkeit, schwerste Atemnot usw.) auch den Notarztwagen!

Bei Verkehrsunfällen mit Schwerverletzten kann – vor allem in abgelegeneren Gegenden oder auf Autobahnen – die Rettungswache meist am schnellsten helfen. Immerhin sterben 20 Prozent der Verkehrsopfer vor ihrer Ankunft im Krankenhaus.

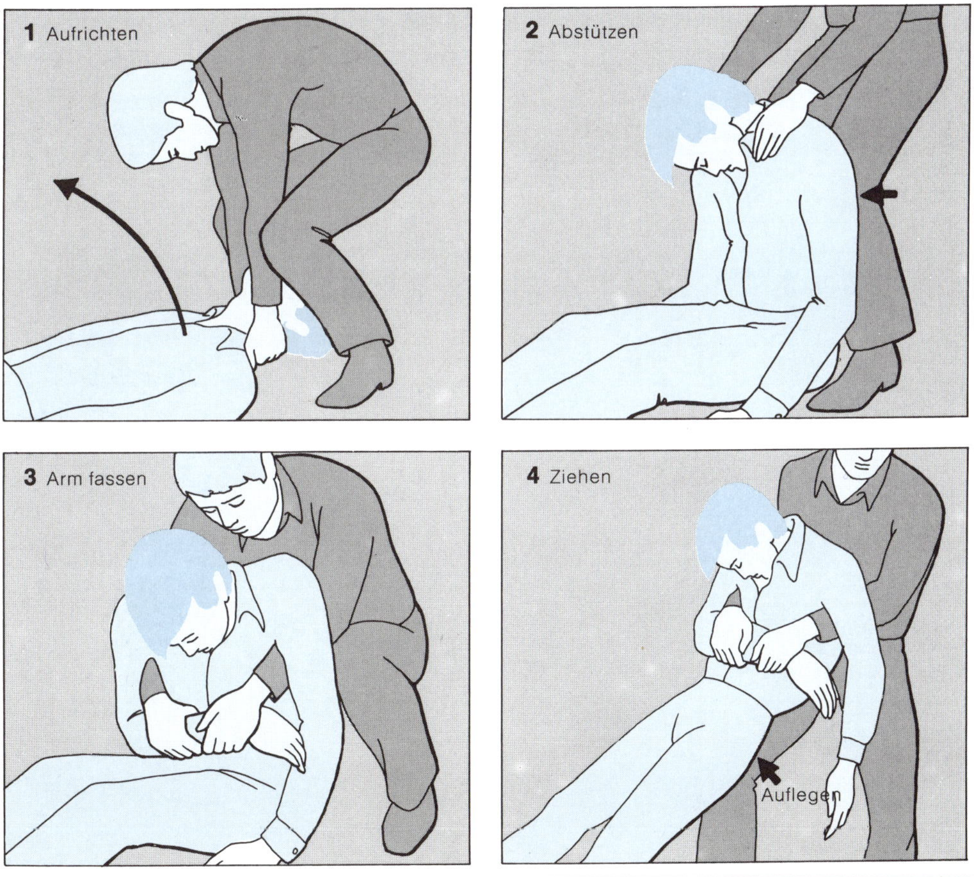

Rettung aus einer Gefahrenzone
1. Unter den Nacken des Verunglückten greifen und ihn aufrichten;
2. Oberkörper mit den Knien abstützen;
3. von hinten den gewinkelten Arm fassen;
4. den Verletzten vorsichtig wegziehen.

Katalog der Ersten Hilfe

Die wichtigsten lebensrettenden Sofortmaßnahmen, die Sie bei einem Erste-Hilfe-Kurs lernen, sind:

- Blutstillung
- Seitenlagerung
- Beatmung (eventuell auch Herzwiederbelebung)
- Giftentfernung
- Schockbekämpfung

Diese Maßnahmen finden Sie im folgenden Katalog unter

- Blutungen (Seite 711)
- Seitenlagerung (Seite 710)
- Atemnot (Seite 707)
- Atemstillstand und Atemspende (Seite 707, 708)
- Vergiftungen (Seite 724)
- Schock (Seite 722)

Normale Lage
Für alle Verletzten, sofern nicht die folgenden Ausnahmen gelten:

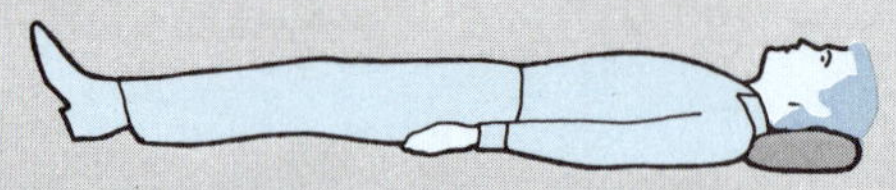

Seitenlage
Bei Bewußtlosen, bei Erbrechen, Blutungen aus Mund und Rachen, bei Schädel-Hirn-Verletzten

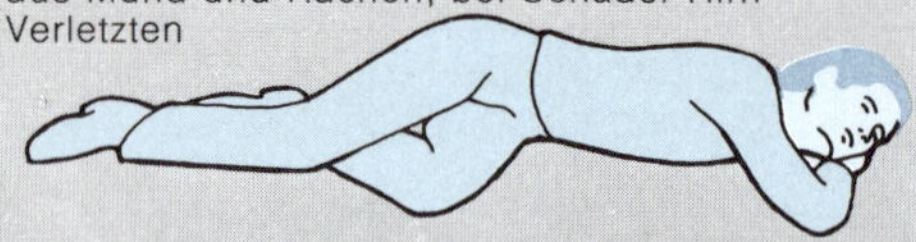

Rückenlage mit Schulterpolster
Zur Erleichterung der Atemspende oder wenn die Seitenlage nicht möglich ist

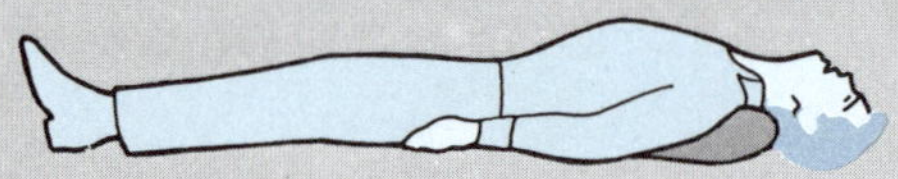

Rückenlage mit Knierolle
Bei Verletzungen und Krankheiten des Bauches, bei Leibschmerzen zur Verminderung der Bauchdeckenspannung und damit zur Schmerzlinderung

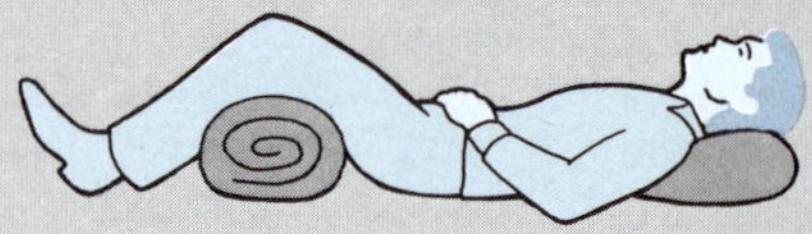

Schocklage
Beim Schock zur besseren Durchblutung der lebenswichtigen Organe, vor allem des Gehirns

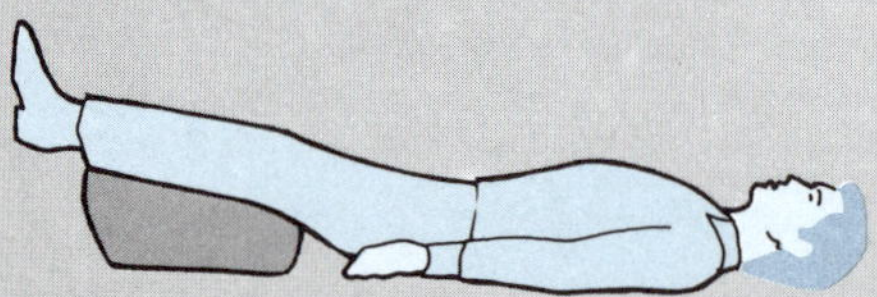

Rückenlage mit erhöhtem Kopfende
Bei Zuständen mit rotem Kopf und Hitzschlag, um die Hirndurchblutung zu verringern, auch nach Schädel-Hirn-Verletzung

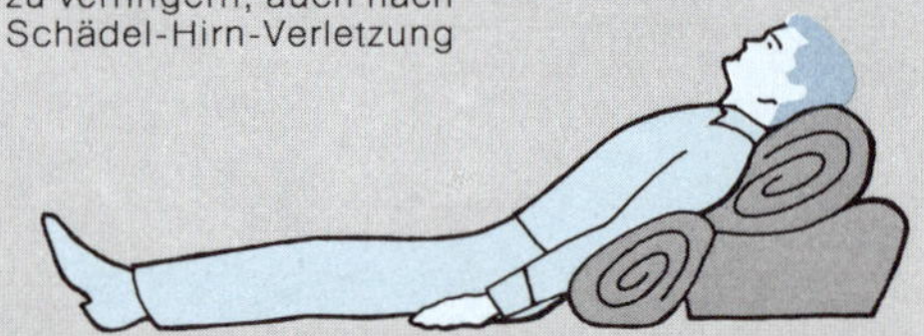

Hocksitz mit aufgestütztem Kopf
Bei starken Blutungen aus Mund und Rachen, bei Kieferverletzung ohne wesentliche Schockzeichen

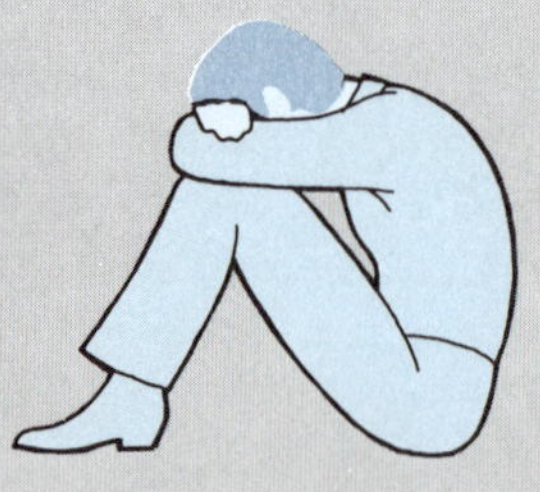

Sitzhaltung
Bei Atemnot (Rippenbrüche, Brustkorbverletzung), damit die Atemhilfsmuskulatur sich betätigen kann

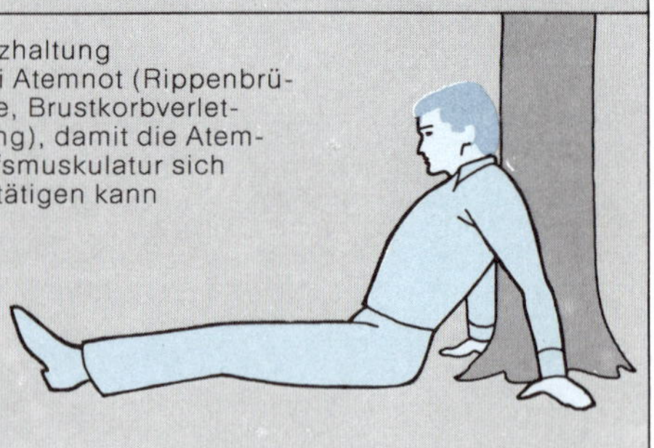

Die Abbildungen zeigen die richtige Lagerung von Verletzten und akut Erkrankten. Sachgerechte Lagerung kann über Leben und Tod entscheiden!

Alkoholvergiftung

Anzeichen sind Alkoholfahne, Verwirrtheit, Lallen, eventuell Erbrechen, Dreh- und Schwankschwindel, Gleichgewichtsstörungen, Bewußtseinstrübung bis Bewußtlosigkeit, in fortgeschrittenen Stadien Starre der Muskulatur (»steif wie ein Besenstiel«).

Erste Hilfe: in leichteren Fällen kalte Kopfdusche, erbrechen lassen, dann Bettruhe; in schweren Fällen erbrechen lassen, sofort Hausarzt und Rettungsdienst rufen! Als Laie können Sie nicht unterscheiden, ob zu der Alkoholvergiftung eine Schlafmittel- oder Beruhigungsmittelvergiftung (beliebte Kombination bei Alkoholikern) hinzugekommen ist oder ob es sich um ein lebensbedrohendes Koma handelt, wobei der Betroffene zuvor etwas Alkohol genossen haben kann und so »riecht«.

Wichtig: Zuckerkranke im Unterzuckerungsstadium (siehe *Diabetes mellitus* Seite 713) können ein ähnliches Bild wie Alkoholvergiftete bieten!

Ist der Alkoholvergiftete bewußtlos, bringen Sie ihn in eine stabile Seitenlage (Seite 710); tritt Atemstillstand ein, müssen Sie Atem spenden (siehe unten).

Atemnot

Anzeichen von Atemnot sind: schnelle, unregelmäßige, keuchende, oberflächliche oder vertiefte Atemzüge, Nach-Luft-Ringen, Angstgefühl. Die Hautfarbe ist meist blaß und bläulich.

Ursachen für Atemnot können unter anderen sein: Lungenentzündung, Lungenödem, Verstopfung der Atemwege durch Fremdkörper, Blut oder Erbrochenes, Kohlenmonoxidvergiftung, Rippenserienbruch, schwere Schädel-Hirn-Verletzungen, Halswirbelsäulenverletzung, Pneumothorax.

Erste Hilfe: schnelles Öffnen beengender Kleidung, den Betroffenen in eine halb sitzende Stellung bringen, den Kopf zurückgelehnt. Hausarzt oder Rettungsdienst rufen!

Steckt ein Fremdkörper in den oberen Luftwegen, siehe Erste Hilfe unter »Ersticken« auf Seite 716.

Atemstillstand und Atemspende

Bei Atemstillstand hören jede Atembewegung und jedes Atemgeräusch auf, die Haut ist blaß-bläulich verfärbt, die Fingernagelbetten werden dunkel. Eine lediglich verminderte Atmung läßt sich so feststellen: eine Hand auf den unteren Rippenrand, die andere auf die Magengrube legen. So sind auch schwache Atembewegungen noch fühlbar. Oder Sie bringen Ihr Auge dicht an Mund und Nase des Betroffenen, so fühlen Sie auch noch einen sonst unmerklichen Atemhauch.

Ursachen eines Atemstillstands können dieselben wie bei Atemnot sein (siehe dort), weitere mögliche Ursachen sind: Ertrinken, Erhängen, Erdrosseln, Einquetschung des Brustkorbs, Verschüttung, Zurückfallen der Zunge bei auf dem Rükken liegenden Bewußtlosen.

Erste Hilfe: Atemspende. Siehe dazu den Kasten auf Seite 708.

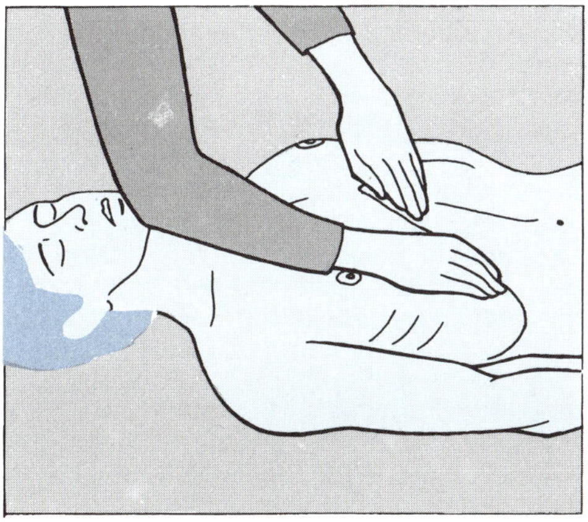

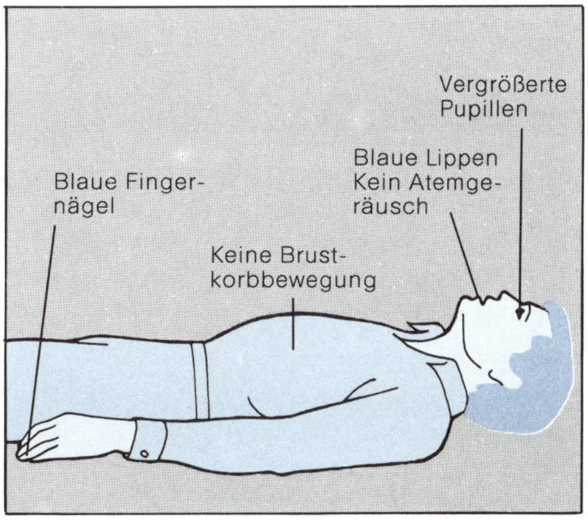

Atemkontrolle Legen Sie eine Hand flach auf den Oberbauch, die andere auf den Rippenbogen. Bei Atemstillstand sind keine Atembewegungen wahrnehmbar. Die nebenstehende Abbildung zeigt die Zeichen des Atemstillstands.

Atemspende
Bei Atemstillstand muß sofort die Atemspende durchgeführt werden.
1. Kieferwinkelgriff und
2. Säubern der Mundhöhle sind erforderlich, wenn die Atemwege verlegt sind.
3. Beugen Sie den Kopf des Verunglückten so weit wie möglich nackenwärts.
4. Stabilisieren Sie diese Lage rasch durch das Unterschieben einer Rolle (gerolltes Kleidungsstück).
5. Verschließen Sie den Mund des Verunglückten, und beatmen Sie ihn durch die Nase: etwa 16 Atemstöße pro Minute bei Erwachsenen, 25 bei Kindern, 40 bei Säuglingen.
6. Nach jedem Atemstoß erfolgt die Erfolgskontrolle: Hebt sich der Brustkorb?

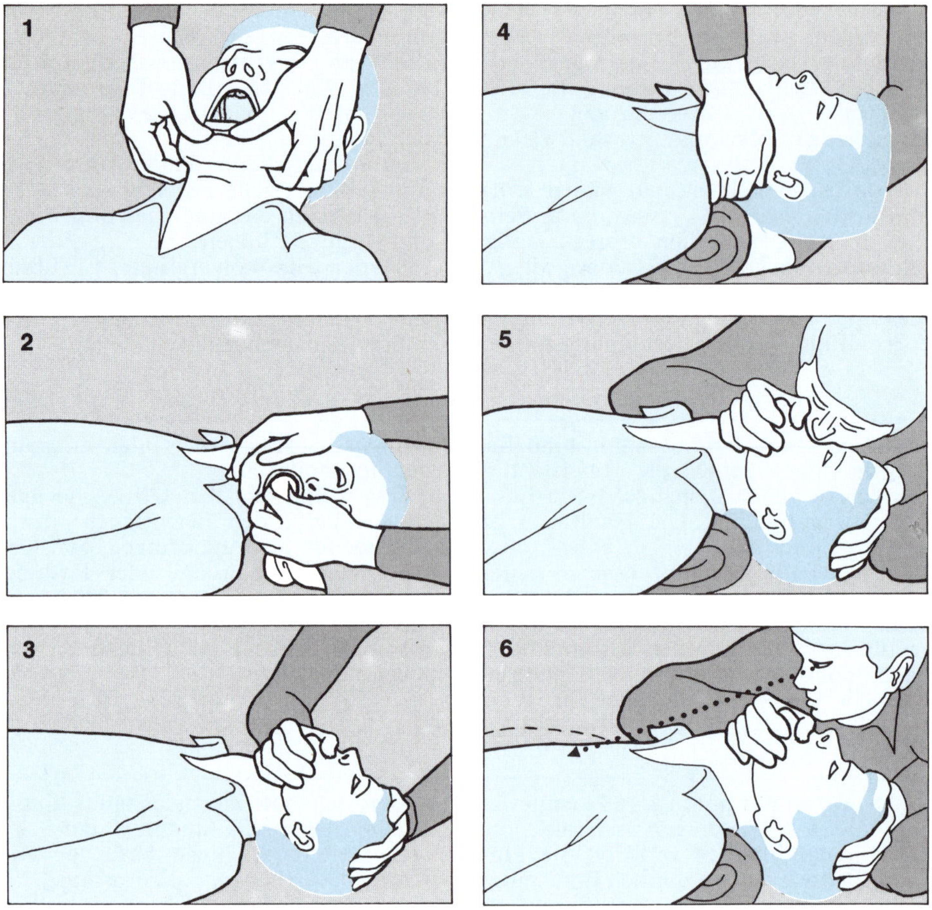

Herzdruckmassage bei Herzstillstand
Legen Sie Ihre Handballen auf das untere Drittel des Brustbeins. Durch stoßweisen Druck wird das darunterliegende Herz mechanisch ausgepreßt. Sie haben genug Kraft für 60 Druckstöße je Minute (beim Erwachsenen), wenn Sie beide Hände im Bereich des Handgelenks fest übereinanderlegen.

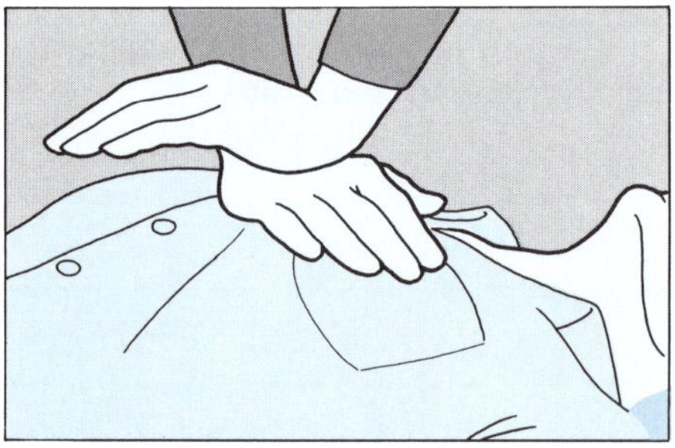

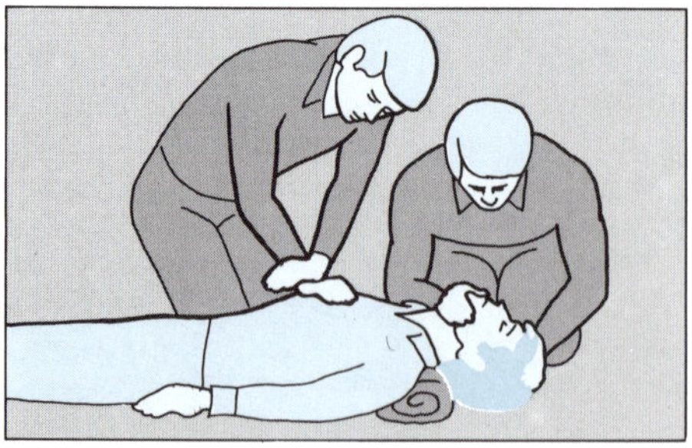

Atemspende und Herz-Wiederbelebung

Jeder Atemstillstand ist lebensbedrohlich. Er muß sofort durch die Atemspende behandelt werden. Fällt die Sauerstoffversorgung aus, kann der Tod schon nach drei Minuten eintreten, weil die Nervenzellen des Gehirns gegen Sauerstoffmangel extrem empfindlich sind.
Herzstillstand führt zwangsläufig auch zum Atemstillstand. In der Praxis der Ersten Hilfe müssen deshalb Herz- und Atemstillstand zugleich behandelt werden. Beginnen Sie mit der Atemspende: drei bis fünf Atemstöße hintereinander; dann Herzdruckmassage: 15mal hintereinander. Bleibt der Erfolg aus (Puls- und Atemkontrolle), wiederholen Sie im selben Rhythmus Atemspende und Herzdruckmassage. Stehen zwei Helfer zur Verfügung, übernimmt der eine die Atemspende, der andere die anschließende Herzdruckmassage.

Augenverletzungen (Fremdkörper, Verätzungen)

1. Oberflächliche Fremdkörper

Bei Fremdkörpern unter dem Unterlid ziehen Sie das Unterlid herunter und lassen den »Patienten« nach oben blicken – dann Fremdkörper mit dem Zipfel eines angefeuchteten Papiertaschentuchs entfernen.

Bei Fremdkörpern unter dem Oberlid lassen Sie den »Patienten« nach unten blicken, dann ziehen Sie das Oberlid an den Wimpern über das Unterlid – meist bleibt der Fremdkörper so an den Wimpern des Unterlids hängen.

Bei Mißerfolg oder weiterem Tränenfluß und Schmerzen Augenarzt aufsuchen!

2. Festsitzende Fremdkörper

Sitzt ein Fremdkörper fest im Augapfel, bringen Sie den Verletzten sofort zum Augenarzt! Fremdkörper nicht herausziehen! Wenn möglich, decken Sie nur das verletzte Auge keimfrei (Mullbinde, Heftpflaster) ab oder verbinden beide Augen mit einem sauberen Tuch.

3. Verletzung durch schnellende Zweige

Wurde der Augapfel durch einen schnellenden Zweig verletzt, sollte ein Augenarzt aufgesucht werden, um der Entstehung eines Hornhautgeschwürs vorzubeugen.

4. Verätzungen

Drehen Sie den Kopf des Verletzten zur Seite – das verletzte Auge schaut nach unten. Spülen Sie mit handwarmem Wasser das Auge etwa 20 Minuten lang (das gesunde Auge abgedeckt). Danach keimfreien Augenverband (Mullbinde, Heftpflaster) anlegen und den Verunglückten zum Arzt bringen.

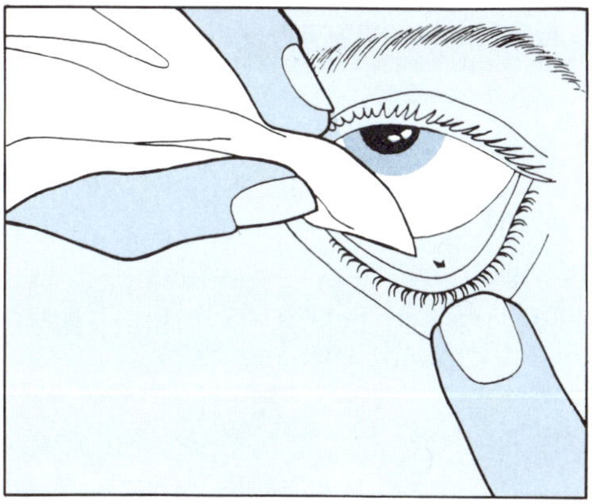

Fremdkörper können aus dem Auge mit einem sauberen Taschentuchzipfel entfernt werden – immer in Richtung Nase!

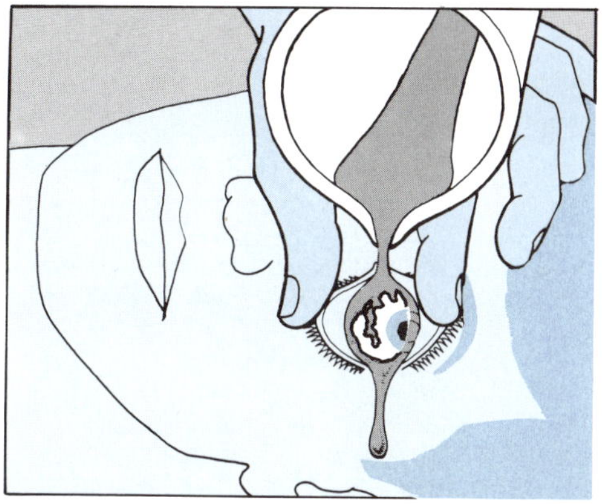

Verätzungen: Kopf so zur Seite drehen, daß das verletzte Auge nach unten kommt. Von der Nasenseite her mit lauwarmem Wasser ausspülen.

Bauchschmerzen, akute

Bei sehr starken Bauchschmerzen mit prall gespannter Bauchdecke (»akuter Bauch«) kann ein schwerwiegender Notfall vorliegen. Bringen Sie den Patienten sofort ins nächste Krankenhaus. Siehe auch Seite 481.

Bewußtlosigkeit

Bewußtlosigkeit ist eine tiefe Bewußtseinsstörung – hervorgerufen durch den Ausfall von Hirnfunktionen. Der Kranke ist nicht ansprechbar und reagiert auch nicht auf äußere Sinnesreize (beispielsweise Licht oder Kneifen). Ursachen können unter anderem Schädel-Hirn-Verletzungen, Vergiftungen, Blutungen (siehe dort), ein Schlaganfall oder ein Schock (siehe dort) sein.

Einc nur Sckundcn odcr Minutcn daucrnde tiefe Bewußtlosigkeit, die kreislaufbedingt ist, bezeichnet man als *Ohnmacht* (Erste Hilfe siehe dort).

Ein *Koma* ist eine tiefste, lebensbedrohende Ohnmacht – bedingt durch eine hormonelle oder Stoffwechselentgleisung, so beispielsweise bei Diabetes mellitus, Schilddrüsenkrankheiten oder Leberversagen. Auch bei einer Harnvergiftung (bedingt durch Nierenversagen) spricht man von einem Koma.

Erste Hilfe bei tiefer Bewußtlosigkeit:

- Kontrollieren Sie zuerst Atmung und Puls. Atmet der Verunglückte oder Kranke und schlägt sein Puls, bringen Sie ihn sofort in eine stabile Seitenlage (siehe Zeichnungen auf dieser Seite). Rufen Sie dann sofort den Rettungsdienst an!
- Können Sie keine Atmung feststellen, beginnen Sie unverzüglich mit der Atemspende (siehe Kasten auf Seite 708).
- Bemerken Sie auch keinen Puls (mit drei Fingern am Handgelenk oder mit vier Fingern an der Halsschlagader feststellen), ist ein Herzstillstand eingetreten. Notarztwagen anfordern! Bis zu dessen Eintreffen Herzwiederbelebung durchführen (Kasten auf Seite 708).
- Grundsätzlich gilt: Kontrollieren Sie die Mundhöhle des Betroffenen, und entfernen Sie – wenn nötig – Erbrochenes, lose Gebißteile und Schleim.
- Bewußtlosen nichts einflößen!

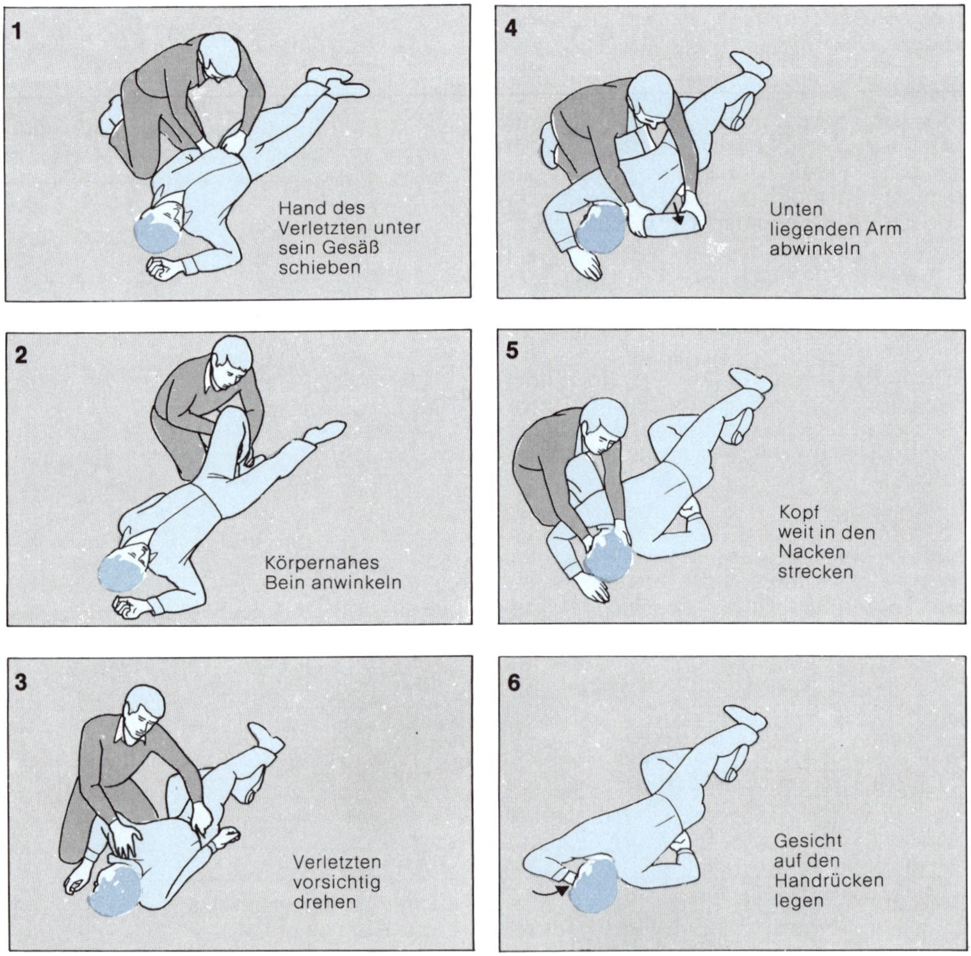

Stabile Seitenlagerung
Die stabile Seitenlage verhindert, daß ein Bewußtloser an Blut oder Erbrochenem ersticken kann. Gehen Sie schrittweise folgendermaßen vor:
1. Führen Sie den Ihnen zugewandten Arm des Bewußtlosen ausgestreckt dicht an seinen Körper. Schieben Sie eine Hand unter sein Gesäß.
2. Stellen Sie das Ihnen zugewandte Bein auf.
3. Fassen Sie mit beiden Händen Hüfte und Schulter; drehen Sie den Verletzten vorsichtig zu sich herüber.
4. Ziehen Sie den unten liegenden Arm zu sich heraus, und winkeln Sie ihn ab.
5. Beugen Sie den Kopf des Verunglückten weit in den Nacken. Diese »Überstreckung« hält die Atemwege frei.
6. Schieben Sie die Hand des Verletzten unter seine Wange, wobei die Handfläche nach unten zeigt, das Gesicht also auf dem Handrücken ruht.

Bißwunden

Bei Hunde- oder Katzenbissen sowie bei Bissen von einem tollwutverdächtigen Waldtier (Fuchs, Dachs und andere) sofort den nächsten Arzt aufsuchen – ohne vorher Zeit für einen Verband zu verlieren. Provisorischen, keimfreien Verband nur dann anlegen, wenn der nächste Arzt weiter entfernt ist. Erreichen Sie bei Bissen von Waldtieren vor der nächsten Ortschaft ein allein stehendes Bauernhaus, dort Arzt anrufen und bis zum Eintreffen des Arztes Wunde mit Seifenlösung ausspülen.

Der Arzt wird eine Spritze gegen Tetanus (Wundstarrkrampf) und bei einem Biß eines tollwutverdächtigen Tieres ein Tollwutserum verabreichen.

Wichtig: Auch Bisse von Menschen können höchst gefährlich sein!

Siehe auch *Insektenstiche* (Seite 718) und *Schlangenbisse* (Seite 721).

Siehe auch Wundstarrkrampf (Tetanus, Seite 273).

Blitzschlag

Wurde jemand vom Blitz getroffen, versuchen Sie sofort eine Herzwiederbelebung (siehe Seite 708). Notarztwagen anrufen!

Vorbeugung: Bei Gewitter im Freien an tiefergelegenen Stellen hinkauern. Autos bieten guten Schutz. Sich auf jeden Fall nicht unter Bäume stellen!

Blutungen

Bei kleineren Blutungen aus Hautverletzungen legen Sie einen Wundschnellverband an. Halten Sie die verletzte Gliedmaße hoch, wenn die Blutung nicht aufhört. Suchen Sie einen Arzt auf, wenn Sie sich die Wunde bei der Gartenarbeit oder auf der Straße zugezogen haben (Wundstarrkrampfgefahr!). Siehe auch *Nasenbluten* (Seite 453).

Siehe auch Wunden (Seite 726).

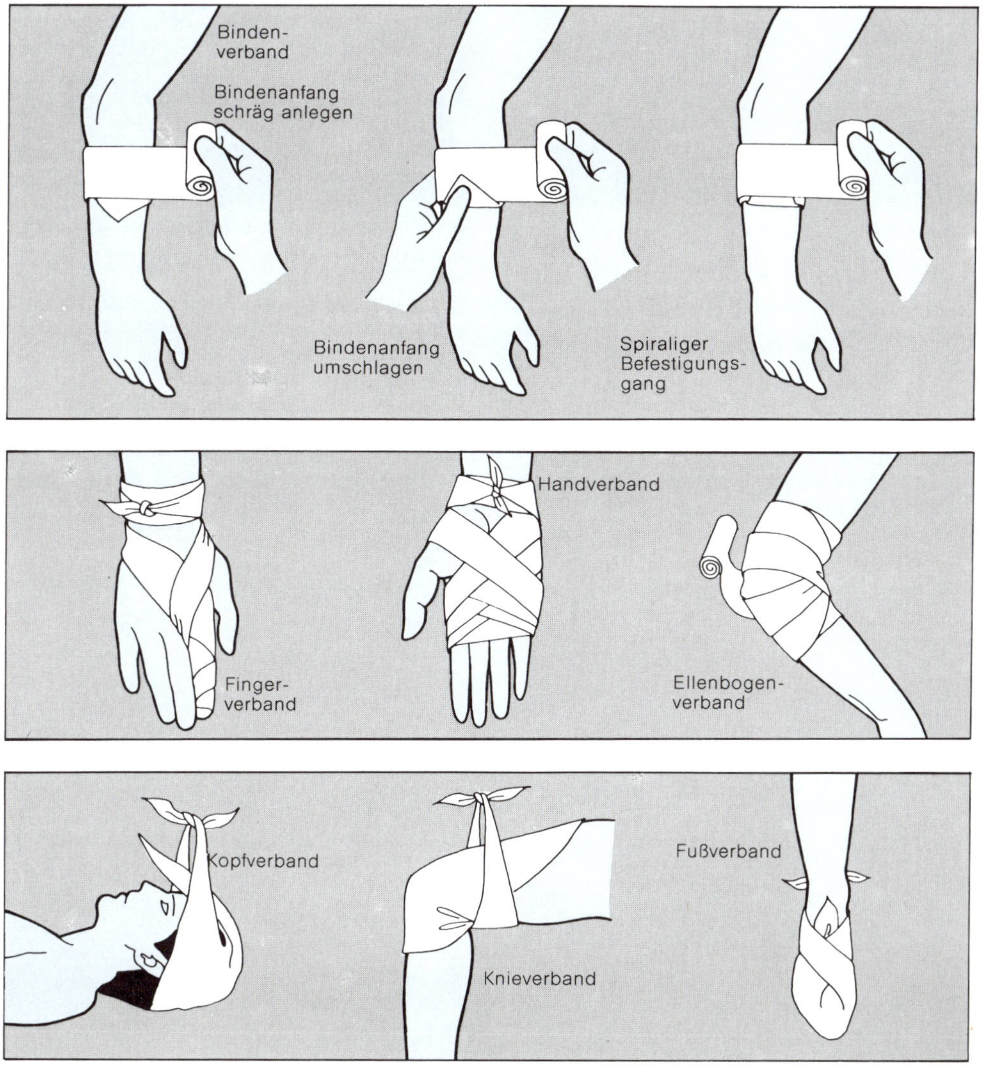

Notverbände
Ein Verband schützt die Wunde, nimmt die Wundabsonderungen auf und stellt die verletzte Gliedmaße ruhig. Damit der Notverband nicht verrutscht, muß er zwar straff sitzen, darf aber keinesfalls die Durchblutung hemmen. Der Trick: Man läßt die Binde nicht kreisförmig, sondern immer etwas schräg zum Körperteil laufen. Jede Wunde ist vor dem Anlegen eines Notverbandes mit keimfreiem Material (zum Beispiel einer Mullkompresse) zu bedecken. Die Verwendung eines Dreiecktuches (untere Bildreihe) ermöglicht einfache, aber wirkungsvolle Verbände, bis die ärztliche Versorgung einsetzt. Die Abbildungen zeigen Beispiele häufiger Notverbände, ausgeführt mit Mullbinde und Dreiecktuch.

Innere Blutungen

Erleidet der Verunglückte einen Schock (Seite 722) oder wird er bewußtlos, besteht grundsätzlich der Verdacht auf eine innere Blutung. Ordern Sie sofort einen Notarztwagen!

Schwere äußere Blutungen

Stellen Sie zuerst die Art der Blutung fest:

- Arterien-(Schlagader-)Blutungen spritzen hellrotes Blut im Rhythmus des Herzschlages.
- Bei Verletzungen von größeren Venen fließt gleichmäßig dunkleres Blut.

Wichtig: Auch eine Blutung aus einer größeren Vene kann innerhalb kurzer Zeit lebensbedrohlich werden!

Erste Hilfe bei größeren Blutungen aus Venen

1. Verletzten Körperteil hochlagern.
2. Anlegen eines Druckverbandes: auf die blutende Wunde Mullverband legen, ein geschlossenes Verbandpäckchen darauflegen und mit Druck festbinden.
3. Bei Verkehrsunfällen Rettungsdienst anrufen, sonst Verletzten in das nächste Krankenhaus fahren.

Erste Hilfe für Blutungen aus größeren Arterien

1. Verletzten Körperteil hochlagern.
2. Arterie in Richtung Herz abdrücken.
3. Druckverband anlegen; wenn Blut weiter durchsickert, einen zweiten Druckverband darüber anlegen.
4. In der Zwischenzeit sollte der Notarztwagen alarmiert sein!

Gelingt es bei schweren Blutungen nicht, mit dem Druckverband die Blutung zu stillen, müssen Sie die Arterie herzwärts bis zum Eintreffen des Notarztwagens abdrücken. Bleibt auch das Abdrücken erfolglos, muß abgebunden werden.

Wichtig: Abdrücken und Abbinden sind Notmaßnahmen und für den Verletzten sehr schmerzhaft und nicht unbedenklich. Also nur abdrücken oder abbinden, wenn Druckverband nicht reicht!

Abdrücken von Arterienblutungen

Große Schlagadern werden mit den Daumen gegen einen knöchernen Widerstand gepreßt und so abgedrückt.

- Bei *Blutungen am Kopf* Schläfenschlagader auf der betreffenden Seite abdrükken (Druck des Daumens gegen das Schläfenbein vor dem oberen Ansatz des Ohres).
- Bei *Blutungen im Gesicht* Druck auf die Unterkieferschlagader, die am ohrnahen Ende des Unterkiefers in einer Kerbe tastbar ist.
- Bei *Blutungen am Hals* Abdrücken der betreffenden Halsschlagader am Vorderrand des Kopfnickermuskels gegen die Wirbelsäule; nicht länger als zwei bis drei Minuten drücken (Pause und erneuter Druck) und nie beide Halsschlagadern drücken, da sonst Blutleere im ganzen Gehirn eintritt.
- Bei *Blutungen an der Schulter* und am schulternahen Oberarm Schlüsselbeinarterie abdrücken, und zwar hinter der Mitte des Schlüsselbeins nach unten gegen die erste Rippe.

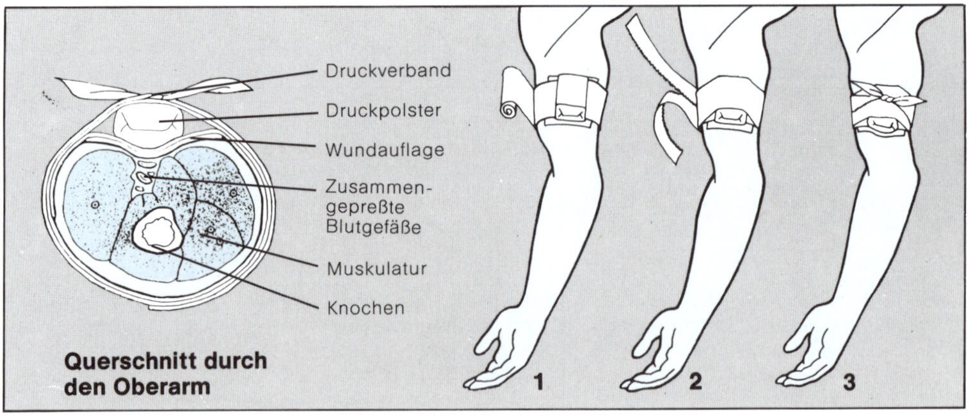

Druckverband
1. Verbandpäckchen als Druckpolster auf den Wundverband legen;
2. fest umwickeln;
3. Binde unter gleichmäßigem Zug verknoten.

- Bei *Blutungen* unterhalb der Mitte des *Oberarms* und am *Unterarm* Oberarmarterie abdrücken: durch Druck auf die Innenseite des Bizepsmuskels gegen den Oberarmknochen.
- Bei *Blutungen am Ober- und am Unterschenkel:* den Oberschenkel von oben erfassen und mit beiden Daumen auf die Oberschenkelarterie in der Leiste gegen das Schambein drücken.
- *Arterienblutungen an Händen oder Füßen* sind so gut wie immer durch einen Druckverband zu stillen!

Abbinden bei Arterienblutungen

- Bei *Arterienblutungen am Arm* binden Sie grundsätzlich in der Mitte des Oberarms ab,
- bei *Blutungen am Bein* grundsätzlich in der Mitte des Oberschenkels, denn an diesen Stellen können keine wichtigen Nerven druckgeschädigt werden.

Wichtig: Zum Abbinden nur Tücher, Schals, Krawatten oder - wenn vorhanden - Abschnürbinden verwenden - auf jeden Fall kein Material, das einschneidet, wie Schnüre usw.

Bei richtig angelegter Abbindung hört die Blutung sofort auf, das abgebundene Glied wird weiß, der Puls ist nicht mehr fühlbar. Ist die Abbindung nicht fest genug, staut sich das Blut, das abgebundene Glied wird blaurot, die Adern treten hervor, und die Blutung wird stärker. Die Abbindung darf höchstens eine Stunde belassen werden, da sonst das abgebundene Glied abstirbt. In der Regel wird aber der alarmierte Notarztwagen bereits nach etwa 15 bis 20 Minuten am Unfallort sein.

Häufig führt eine schwere Blutung auch zu einem *Schock,* so daß eine Schockbekämpfung notwendig wird (siehe Seite 722).

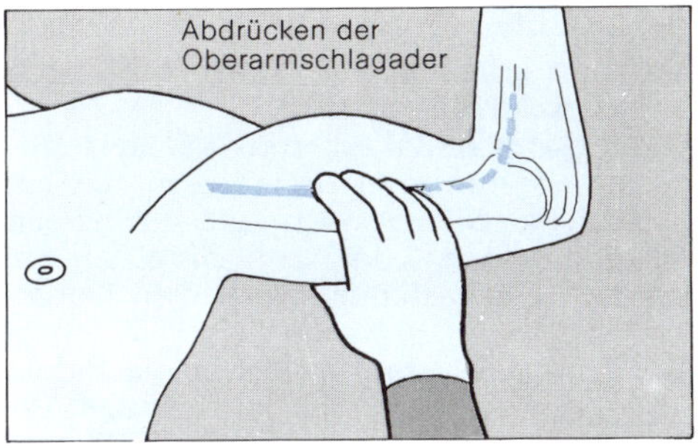

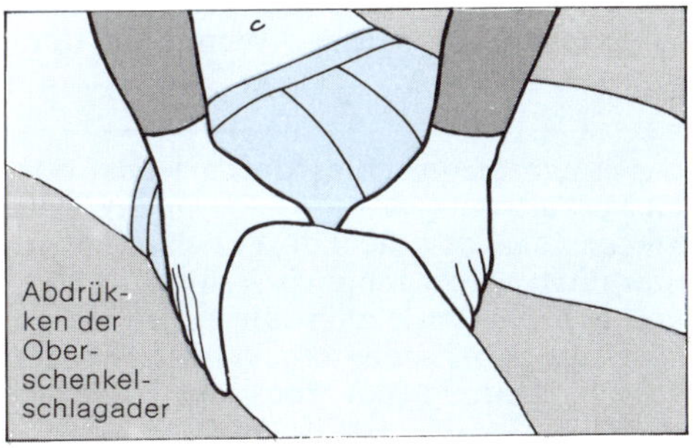

Abdrücken
Bei bedrohlichen schweren Blutungen wird die Ader zwischen der Verletzungsstelle und dem Herzen mit den Fingern abgedrückt. Wegen der Unterbrechung der Blutzufuhr kommt die Blutung zum Stehen. Die Abbildungen zeigen, an welchen Punkten man Schlagadern gegen eine knöcherne Unterlage drücken kann.

Diabetes mellitus, Unterzuckerungszustand

Ein Unterzuckerungszustand beim Zuckerkranken kann durch eine zu hohe Insulindosis, körperliche Anstrengung oder Diätfehler verursacht werden.

Anzeichen: zuerst Hungergefühl, blasse Haut, starkes Schwitzen, Kopfschmerzen, Zittern, Herzklopfen; stärkere Unterzukkerungszustände sind durch Clownerie oder Aggressivität gekennzeichnet.

Gerät ein Diabetiker in einen solchen Verwirrungszustand, muß man ihm sofort Zuckerwasser zu trinken geben. Ist er bewußtlos, sofort nächsten Arzt rufen und sagen, daß es sich um die Bewußtlosigkeit eines Diabetikers handelt.

Oft werden Diabetiker im Verwirrungszustand mit Betrunkenen verwechselt. Diabetiker haben zwar meist ein Stück Zucker gegen beginnende Unterzuckerungszustände bei sich, doch manchmal gerät ein solcher Zustand außerhalb ihrer Kontrolle.

Wichtig: Suchen Sie bei fremden Menschen, bei denen Sie einen Unterzuckerungszustand vermuten, ungeniert nach der Brieftasche. Finden Sie Ihre Vermutung durch einen Diabetikerausweis bestätigt, handeln Sie nach den dort angegebenen Anweisungen zur Ersten Hilfe.

Siehe auch Seite 294.

Epileptischer Anfall

Bewußtseinsverlust, krampfartige Zukkungen der gesamten Körpermuskulatur, Atemnot und Schaum vor dem Mund kennzeichnen den großen epileptischen Anfall. Zu Beginn des Anfalls schreit der Epileptiker oft und stürzt zu Boden. Harnabgang ist möglich. Ein kleiner epileptischer Anfall fällt oft nur durch Schwindel oder Ohnmacht auf.

Siehe auch Seite 336.

Erste Hilfe

- Wenn möglich, Stürzenden auffangen und weich lagern.
- Liegt der Kranke bereits auf dem Boden, sollte man ihn liegen lassen. Schieben Sie dann lediglich ein Kissen unter seinen Kopf, und entfernen Sie harte Gegenstände aus seiner Umgebung.
- Nichts gewaltsam zwischen die Zähne des Epileptikers schieben mit der Absicht, ihn vor einem Biß auf die Zunge zu bewahren – das könnte zu Muskelverletzungen führen. Wenn Sie ohne Gewaltanwendung ein Taschentuch zwischen seine Zähne schieben können, ist das allerdings vorteilhaft.

Nach dem Anfall verfällt der Epileptiker meist in einen tiefen Schlaf. Sorgen Sie dann für eine weiche und warme Lagerung.

Rufen Sie grundsätzlich bei epileptischen Anfällen Arzt und Rettungsdienst, vor allem, wenn Sie den Betroffenen nicht kennen. Auch eine Hirnerkrankung kann einen »epileptiformen« Anfall provozieren!

Elektrischer Schlag

Bei einem Stromschlag durch Haus- oder Gewerbestrom *zuerst Strom ausschalten,* Stecker aus der Steckdose ziehen. Wenn dies nicht sofort möglich sein sollte, trennen Sie den Verletzten mit einem Besenstiel aus Holz oder einem dicken Brett von der Leitung (auf trockener Unterlage stehen!).

Ein Stromschlag aus schadhaften Geräten kann Verbrennungen und Herzschäden verursachen. Oft sind die Verunglückten bewußtlos.

Erste Hilfe

- Strom ausschalten,
- Atem- und Pulskontrolle, gegebenenfalls Atemspende und Herzmassage,
- Rettungsdienst rufen,
- keimfreie Bedeckung der Brandwunden (»Strommarken«) mit Brandwundentuch oder frischem Leintuch.

Vorbeugung

Seien Sie besonders dort vorsichtig mit elektrischem Strom, wo Wasser oder Feuchtigkeit einen guten Leiter abgibt (Bad, Küche, Waschküche, Keller, Garage). Lassen Sie Arbeiten am Stromnetz nur vom Elektriker durchführen.

Hochspannungsstrom

Unter Hochspannung versteht man Spannungen über 1000 Volt. Bereits die Annäherung an solche Hochspannungen kann gefährlich sein (Überschlag eines Lichtbogens). Hochspannung verursacht schwere Verbrennungen und Herzschäden, das Bewußtsein kann bisweilen erhalten bleiben.

Erste Hilfe

- Notruf.
- Nähern Sie sich dem Verunglückten nicht (Überspringen des Lichtbogens).
- Nach Bestätigung der Stromabschaltung vom Elektrizitätswerk den Verunglückten aus der Hochspannungsanlage herausholen.
- Bei Bewußtlosigkeit Seitenlagerung.
- Atmung und Puls prüfen, gegebenenfalls Atemspende und Herzmassage bis zum Eintreffen des Notarztes.
- Bei Schock Schockbekämpfung (Seite 722).
- Keimfreie Bedeckung der Brandwunden.

Erbrechen bei Bewußtlosigkeit

Hat ein Bewußtloser erbrochen, besteht Erstickungsgefahr! Säubern Sie deshalb Mundhöhle und Rachen des Betroffenen, und bringen Sie ihn in eine stabile Seitenlage (Seite 710). Bis zum Eintreffen des Notarztwagens kontrollieren Sie dann Puls und Atmung und führen gegebenenfalls Atemspende und Herzmassage durch.

Erfrierungen

Eine *Unterkühlung* bedeutet ein Absinken der Körpertemperatur unter 35 Grad Celsius.

Der Tod durch Erfrieren tritt ein, wenn die Körpertemperatur durch Frost oder auch nur feuchte Kälteeinwirkung und dadurch bedingten Wärmeverlust auf unter 25 Grad Celsius gesunken ist. Nässe, Bewegungslosigkeit und Erschöpfung beschleunigen das Erfrieren.

Anzeichen einer beginnenden *allgemeinen Erfrierung* sind Blässe, zunehmende Schläfrigkeit und Bewußtlosigkeit, der Betroffene stirbt schließlich an Atemlähmung.

Örtliche Erfrierungen sind eine Folge der kältebedingten Minderdurchblutung des betroffenen Gewebes. Am Anfang steht die Blutleere des betroffenen Gebietes durch Blutgefäßverengung, die Haut ist fahlblaß. Dann folgen die einzelnen Erfrierungsgrade:

1. Grad: schmerzhafte Blutstauung, dadurch Rötung der Haut; Kribbeln bei Wärmeeinwirkung.

2. Grad: Erfrorene Körperteile sind weiß-grau, schmerzhaft und weich; später entstehen »Frostbeulen«: Blasenbildung und Ödem, das durch den Austritt von Blutflüssigkeit ins Gewebe bedingt ist.

3. Grad: Schädigung auch der tiefen Hautschichten und der Unterhautgewebe durch extreme Mangeldurchblutung, die erfrorenen Körperteile sind beim Betasten gefühllos und bretthart; es entsteht der »Frostbrand«, der Gewebsuntergang.

4. Grad: Absterben von ganzen Gliedern.

Am gefährdetsten für örtliche Erfrierungen sind vorstehende oder ganz außen liegende Körperteile wie beispielsweise Nase, Ohren, Finger, Zehen.

Erste Hilfe bei allgemeiner Erfrierung (Unterkühlung)

- Verhindern weiterer Auskühlung;
- unverzüglicher Transport ins nächste Krankenhaus (im Gebirge Bergrettung benachrichtigen lassen; wenn eine Hütte in der Nähe ist, Verunglückten dorthin bringen);
- bis zum Eintreffen der Bergrettung oder während des Transports Puls- und Atemkontrolle, eventuell Atemspende.

Erste Hilfe bei örtlichen Erfrierungen

- Bei Erfrierungen dritten Grades wie bei einer allgemeinen Erfrierung vorgehen!
- In leichteren Fällen: Verunglückten in die nächste Hütte bringen, erfrorene Glieder durch Körperwärme (wenn möglich Achselhöhle) erwärmen; dazu vorher enges Schuhwerk entfernen und enge Kleidung öffnen. Dann den ganzen Körper erwärmen: durch mehr Kleidung, ein warmes Getränk und Bewegung.

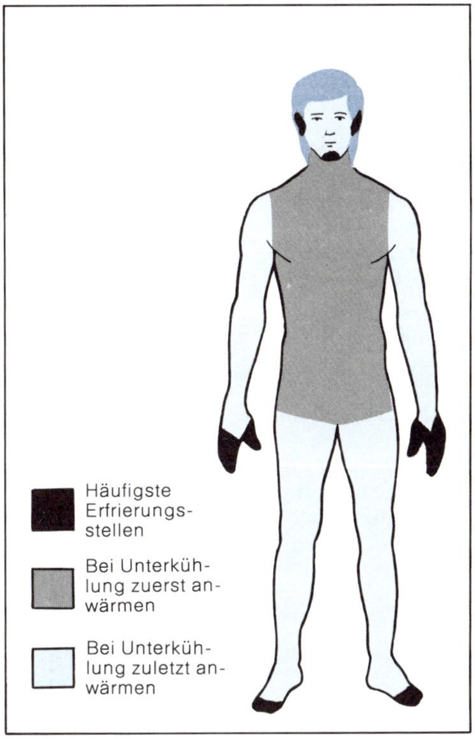

Wichtig: Keine Belastung für erfrorene Füße.
Anschließend Transport des Verunglückten (in angewärmte Decken gehüllt) zum nächsten Arzt oder in die nächste Klinik.

Warnung

Flößen Sie einem Verunglückten mit Erfrierungserscheinungen keinen Kognak oder Glühwein ein! Alkohol fördert durch Gefäßerweiterung die Wärmeabgabe des Körpers.

Gliedmaßen nicht mit Schnee einreiben (würde die Erfrierung verstärken);

keine »Auftauversuche« mit warmem Wasser usw. – das ist allein Sache des Arztes!

Lediglich bei einer allgemeinen Erfrierung können Sie in der Berghütte bis zum Eintreffen des Rettungsdienstes eine »Wärmepackung« verabreichen:

- Großes Leintuch vielfach zusammenfalten und mit heißem Wasser tränken.
- Überschüssiges Wasser mit Handtüchern entfernen.
- Dieses Wärmepaket auf das Hemd (nicht die nackte Haut!) des Verunglückten legen – und zwar in der Oberbauchgegend.

Kälteschäden
Unterkühlungen sind bei Temperaturen über 0 Grad Celsius möglich, Erfrierungen treten meist nur unter 0 Grad Celsius ein.

Ersticken

Erstickungsanfälle können durch verschiedene Ursachen bedingt sein, etwa durch Fremdkörper im Hals oder den oberen Luftwegen, unvollständiges Erdrosseln oder Erhängen, durch Verschüttung oder durch Gase. Bei Kindern können Erstickungsanfälle während eines Krupphustens (siehe Seite 664) vorkommen.

1. Erstickungsanfälle durch Fremdkörper

- *Fremdkörper im Hals:* Patienten mit dem Kopf nach unten halten (Kinder an den Beinen hochheben) und kräftig auf den Rücken zwischen die Schulterblätter schlagen. (Oder man greift mit dem Zeigefinger in den Mund und wischt den Rachenhintergrund aus – was allerdings riskant ist, da so der Fremdkörper noch tiefer gestoßen werden kann.) Schnellstens Arzt und Krankentransport rufen; denn wenn der Fremdkörper nicht schnell entfernt werden kann, ist oft ein Luftröhrenschnitt zur Lebensrettung notwendig.
- *Fremdkörper in den oberen Luftwegen (Luftröhre): Anzeichen* sind Unmöglichkeit, zu atmen und zu sprechen, die Haut wird blaß, dann fahlblau; hinzu kommen Panik und bisweilen Bewußtlosigkeit.

Erste Hilfe: Beim sitzenden oder stehenden Patienten von hinten die Arme um die Taille des Betroffenen schlingen, eine Hand zwischen Nabel und Rippenbogen zur Faust ballen und auf die Bauchdecke pressen, mit der anderen Hand zur Faust greifen und kurz und kräftig die Bauchdecke in Richtung Zwerchfell (also nach oben) eindrücken. Wenn nötig, mehrmals wiederholen. Dieser sogenannte »Heimlich-Handgriff« ist die neueste und wirksamste Maßnahme im Kampf gegen den Erstickungstod: Der Fremdkörper schießt so wie ein Sektkorken aus dem Mund. Trotzdem sofort Arzt und Krankenwagen rufen.

2. Ersticken durch Kohlendioxid

In Silos, Höhlen oder Gärkellern kann sich so viel Kohlendioxid bilden, daß der dadurch bedingte Sauerstoffmangel zum Erstickungstod führen kann.

Erste Hilfe

- Rettung nur mit Atemschutzgeräten!
- Atemspende und gegebenenfalls Herzmassage (Seite 708).

3. Erdrosseln, Erhängen

Gibt der Betroffene noch Lebenszeichen von sich (was nicht allzu selten ist!), gilt als *Erste Hilfe:*

- Schnur, Strumpf usw. lösen.
- Atemspende, gegebenenfalls Herzmassage (Seite 708).
- Notarztwagen und Polizei rufen.

4. Verschüttung

- Kann man den Verschütteten nicht selbst retten, unverzüglich Notarztwagen und Feuerwehr rufen.
- Kommen Sie an ihn heran und können Sie ihn bergen, dann Atemspende und gegebenenfalls Herzmassage (Seite 708) bis zum Eintreffen des alarmierten Notarztwagens. □

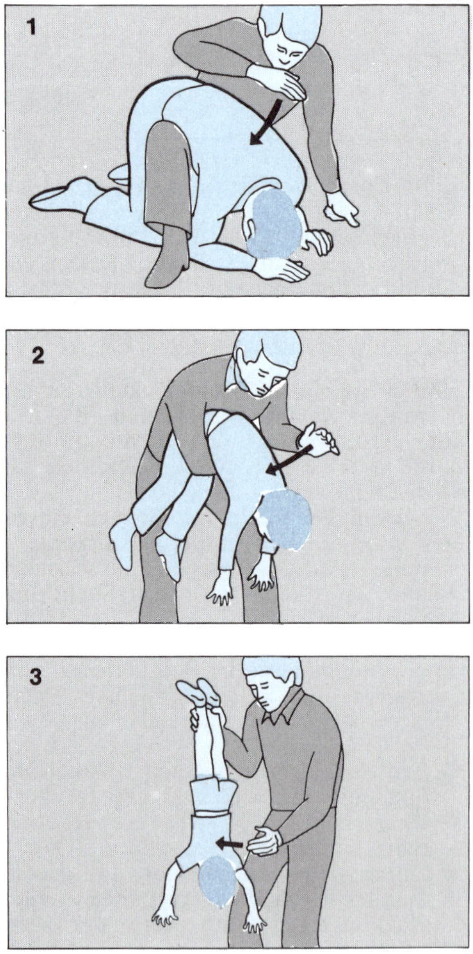

Sofortmaßnahmen bei einem Erstickungsanfall
1. Erwachsener: kräftige Schläge;
2. Kind: klopfen, husten lassen;
3. Kleinkind: schütteln, klopfen.

Ertrinken

Bergen eines Ertrinkenden

Fassen Sie den Ertrinkenden mit beiden Händen von hinten am Kopf, und ziehen Sie ihn rückenschwimmend ans Land; wehren Sie Umklammerungsversuche entschieden ab.

Erste Hilfe am Geretteten

- Den Geretteten nicht »ausschütteln« oder auf den Kopf stellen. Fassen Sie ihn höchstens an den Hüften, und beugen Sie seinen Oberkörper nach unten, so daß eventuell Wasser aus der Lunge laufen kann.
- Ist der Gerettete bewußtlos, bringen Sie ihn in eine stabile Seitenlage (Seite 710).
- Kontrollieren Sie Atmung und Puls, gegebenenfalls führen Sie dann bei Atemstillstand Atemspende oder bei Herzstillstand Herzwiederbelebung (Seite 708) durch.
- Geben Sie nicht auf, bevor der alarmierte Rettungsdienst kommt!

Fremdkörper

Fremdkörper in der Nase

Gelingt es, den Betroffenen zum Niesen zu bringen (Pfeffer einatmen lassen, im anderen Nasenloch kitzeln), niest er den Fremdkörper oft heraus. Manchmal reicht es auch schon, das freie Nasenloch zuzuhalten und auszuschnauben. Anderenfalls nicht mit dem Finger oder Gegenständen nach dem Fremdkörper bohren (Verletzungsgefahr), sondern den Fremdkörper vom Arzt entfernen lassen.

Fremdkörper im Ohr

Nicht selbst mit Fingern oder Instrumenten zu entfernen versuchen, da so das Trommelfell schwer verletzt werden kann. Fremdkörper vom Arzt entfernen lassen.

Fremdkörper, verschluckte

Wenn ein Kind einen länglichen, scharfen oder eckigen Gegenstand verschluckt hat (Stecknadel, Büroklammern, Zahnstocher usw.), können gefährliche Verletzungen im Magen-Darm-Kanal entstehen. Zur ersten Hilfe reichlich Kartoffelbrei und Sauerkraut geben, um die Fremdkörper einzuhüllen. Auf jeden Fall Arzt rufen. Nur runde, glatte Fremdkörper (wie Murmeln) passieren den Magen-Darm-Kanal leicht.

Fremdkörper in Wunden, Splitter

Nur oberflächliche Fremdkörper wie Steinchen oder kleine Splitter (zum Beispiel Holzsplitter), die man mit einer Pinzette fest am herausragenden Ende fassen und leicht herausziehen kann, entfernen. Größere und tiefsitzende Fremdkörper nicht entfernen, da Zerreißungen und erhebliche Blutungen entstehen können – ebenso wie Infektionen durch zurückgebliebene tiefsitzende Splitterteilchen. Bei größeren, tiefsitzenden und sperrigen Splittern Wunde mitsamt Splitter nur keimfrei bedecken und Arzt aufsuchen oder rufen (Wundstarrkrampfgefahr!). Steckengebliebene Messer bei Stichwunden stecken lassen, bis der Arzt kommt; die Entfernung durch den Laien kann zu schweren Blutungen führen.

Fremdkörper im Auge siehe Augenverletzungen (Seite 709).

Fremdkörper im Hals siehe Ersticken (Seite 716).

Fremdkörper in der Luftröhre siehe Ersticken (Seite 716).

Herzinfarkt

Die Hälfte der Herzinfarkttoten hätte bei schneller Hilfe gerettet werden können. Wie Sie einen Herzinfarkt erkennen können, erfahren Sie auf den Seiten 417–422. Schnelle Hilfe bedeutet zuerst einmal: Notarztwagen anfordern. Notarztwagen sind auch für den Fall eines frischen Herzinfarkts ausgerüstet, beispielsweise mit einem Defibrillator. In manchen Großstädten gibt es sogar spezielle Notarztwagen für Herzinfarktfälle.

Was Sie bis zum Eintreffen des Notarztwagens tun können:

- Puls und Atmung kontrollieren.
- Beruhigen Sie den Erkrankten, sprechen Sie mit ihm. Keine Hektik!
- Ist der Erkrankte bewußtlos, und stellen Sie einen Atemstillstand fest, spenden Sie ihm Atem (Seite 708), bis der Notarztwagen eintrifft. Stellen Sie einen Herzstillstand fest, sollten Sie eine Herzmassage (Herz-Wiederbelebung, Seite 708) wagen.

Siehe auch Seite 417.

Hitzschlag

Ein Hitzschlag entsteht durch Wärmestauung bei hoher Außentemperatur, ein Sonnenstich (siehe dort) durch direkte Einwirkung der Sonne.

Anzeichen eines Hitzschlages: heiße trockene Haut, hohes Fieber, Übelkeit, Schwindel, eventuell Bewußtlosigkeit.

Erste Hilfe: Patient an einen schattigen Ort bringen, Kleidung öffnen, mit kaltem Wasser bespritzen, Eisbeutel auf Kopf und Nacken, Einwickeln in feuchte Tücher, kühle (aber nicht eiskalte!) Getränke schluckweise geben. Sofort Arzt rufen.

Siehe auch Sonnenstich (Seite 723).

Bei einem *Hitzekollaps* schwitzt der Patient dagegen reichlich und wird ohnmächtig (häufiger bei Frauen als bei Männern). Die Körpertemperatur ist erniedrigt oder normal!

Erste Hilfe: nicht mit Wasser oder Eis abkühlen, Patient in frischer Luft und im Schatten liegen lassen, Kleider entfernen, trocken massieren, heiße Getränke und etwas Cognac geben. Arzt anrufen.

Insektenstiche

Bei einzelnen harmlosen Insektenstichen (durch Bienen, Wespen) kühle Umschläge mit Essigwasser oder Eiswürfel auf die Stichstellen legen; am wirksamsten ist das Auftragen eines juckreizstillenden Antiallergikums in Geleeform (zum Beipsiel *Systrol* oder *Fenistil*). Zuvor den Stachel vorsichtig und ohne ihn abzubrechen (und ohne die daranhängende Giftdrüse auszudrücken) mit einer Pinzette herausziehen.

Bei Insektenstichen in Mund oder Zunge, Hals- oder Schläfenzonen sowie bei Massenstichen (zum Beispiel Bienenstiche) sofort den Arzt aufsuchen; das gilt auch, wenn Säuglinge oder einjährige Kinder gestochen worden sind!

Bei Insektenstichen in den Hals Eis lutschen lassen oder eisgekühltes Getränk geben – bis der Arzt eintrifft oder erreicht ist.

Kommt es zu *starken Schwellungen*, muß ebenfalls der Arzt aufgesucht werden.

Rote Streifen unter der Haut, die vom Stich herzwärts verlaufen, weisen auf eine Lymphangitis (Seite 443, Kasten) hin. *Sofort Arzt aufsuchen!*

Wenn jemand gegen den Stich einer bestimmten Insektenart allergisch ist, kann es bei erneuten Stichen zu lebensbedrohenden Erscheinungen kommen (siehe dazu Allergie auf Seite 279–290). Schnellstens einen Arzt aufsuchen.

Wird ein allergisch reagierender Mensch bei einer Wanderung in ein Bein oder einen Arm gestochen, kann man das Glied oberhalb der Stichstelle mit einem Tuch abbinden; nach 20 Minuten das Tuch für zehn Minuten entfernen und danach wieder abbinden, bis ein Arzt erreicht ist.

Insektenstiche nie aufkratzen, da dadurch eine Infektion entstehen kann und die Aufnahme des Giftes gefördert wird.

Todesfälle bei Insektenstichen können vorkommen, wenn der Gestochene gegen das Gift eines Insekts allergisch ist und nicht rechtzeitig behandelt wird, aber auch bei nicht rechtzeitiger Behandlung von Massenstichen (beispielsweise über 40 Bienenstiche).

Kieferverrenkung, Kieferbruch

Eine *Kieferverrenkung* ist durch Schmerzen, Schwellung und eventuell Fehlstellung gekennzeichnet.

Erste Hilfe: Sofort Rettungsdienst anrufen. Versuchen Sie nicht, das Kiefergelenk wieder einzurenken! Eventuell können Sie eine Kinnschleuder aus einem Dreieckstuch anlegen.

Ein *geschlossener Kieferbruch* ist für den Laien schwer von einer Kieferverrenkung zu unterscheiden.

Liegt ein *offener Kieferbruch* mit starker Blutung vor und ist der Verunglückte bewußtlos, besteht Verdacht auch auf einen Schädelbasisbruch. Bringen Sie den Verletzten in diesem Fall in eine Seitenlagerung (Seite 710), damit er am Blut nicht erstickt.

Knochenbrüche

Es gibt *geschlossene* (Haut über einem gebrochenen Knochen nicht verletzt) und *offene* (Haut und Gewebe bis auf den Knochen verletzt, Knochen schaut unter Umständen heraus) Knochenbrüche. Offene Brüche sind besonders gefährlich.

Bei allen Knochenbrüchen daran denken, daß andere Organe entsprechend dem Bruch mit verletzt sein können: so Gehirn, Hirnhaut, Auge, Ohr, Rückenmark, Lunge, Herz, Blase, Blutgefäße, Nerven und Sehnen.

Anzeichen: Schmerzen, Schwellung, Verformung, Fehlhaltung, Gebrauchseinschränkung.

Erste Hilfe

- Bei offenen Brüchen Wunde keimfrei bedecken.
- Jeden Knochenbruch ruhigstellen, um Bewegungen des gebrochenen Knochens zu vermeiden. Durch Bewegungen kann Gewebe verletzt werden, ebenso Muskeln, Blutgefäße, Nerven oder Sehnen.
- Verschobene Brüche (Fehlhaltung!) nicht einrichten! Lediglich am Unterschenkel kann eine Abknickung bei einem geschlossenen Bruch behutsam durch Zug und Gegenzug korrigiert werden, damit eine Schiene anzulegen ist.

Armbrüche

Sämtliche Brüche am Arm können mit einem Armtragetuch (siehe Abbildung) ruhiggestellt werden. Bei einem *Bruch des Oberarms* und des *Schlüsselbeines* kann die Ruhigstellung durch zwei um Oberarm und Brustkorb geschlungene Tücher oder Krawatten verbessert werden. Bei einem Bruch des *Handgelenks* können zusätzlich der Unterarm und die Hand geschient werden.

Beinbrüche

Ober- und Unterschenkelbrüche müssen auf jeden Fall geschient werden. Zur Schienung verwendet man Stöcke, Äste, Besenstiele oder Latten. Die Schienen sollten mit Mullbinden, Watte, Kleidungsstücken oder behelfsmäßig auch mit Gras gepolstert werden, um die anliegenden Körperteile nicht zu schädigen. Die Schienen mit Tüchern, in Streifen gerissene Hemden oder Mullbinden befestigen.

Regel: Immer müssen die dem Knochenbruch benachbarten Gelenke ruhiggestellt werden!

Bei *Brüchen des Schenkelhalses* (Ende des Oberschenkels), des *Oberschenkels* und des *Kniegelenks* legt man unten eine L-förmige Schiene von den Zehenspitzen bis zum Gesäß, außen eine Schiene vom Fußrand bis zur Achselhöhle und innen eine Schiene vom Fußrand bis zur Leiste an. Bei Brüchen in der Nähe des Kniegelenks wird das Gelenk meist in leichter Beugestellung gehalten. Nicht herunterdrücken, sondern ein Polster unter die Kniekehle schieben.

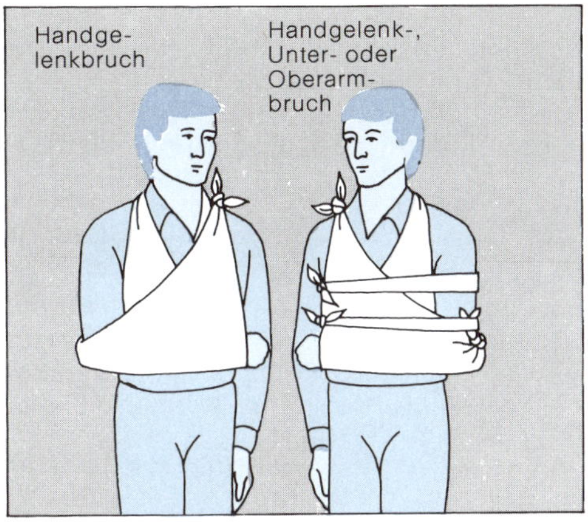

Ruhigstellung gebrochener Gliedmaßen durch Dreiecktücher.

Für den *Unterschenkelbruch* verwendet man eine L-Schiene von den Zehenspitzen bis zum Gesäß und eine Außenschiene vom Fußrand bis zur Hüfte.

Bei *Knöchelbrüchen* und *Fußwurzelbrüchen* erweist sich eine L-Schiene von den Zehenspitzen bis zur Kniekehle als sinnvoll.

Rippenbrüche, Schädelbrüche siehe Seite 720.

Beckenbrüche

Mit zu den gefährlichsten Brüchen gehören Beckenbrüche (Geh- und Stehunfähigkeit, eventuell Blutharnen!).

Erste Hilfe: Verletzten so wenig wie möglich bewegen, um eine Verletzung innerer Organe, zum Beispiel der Blase, zu vermeiden. Den Verletzten in Rückenlage lagern.

Wenn es möglich ist, soll man den Verunglückten überhaupt bei schwereren Knochenbrüchen zum Beispiel der Beine (wie Oberschenkelhalsbruch, offener Un-

Halswirbelbruch, Halswirbelverrenkung siehe Wirbelbrüche, Wirbelsäulenverletzung (Seite 726).

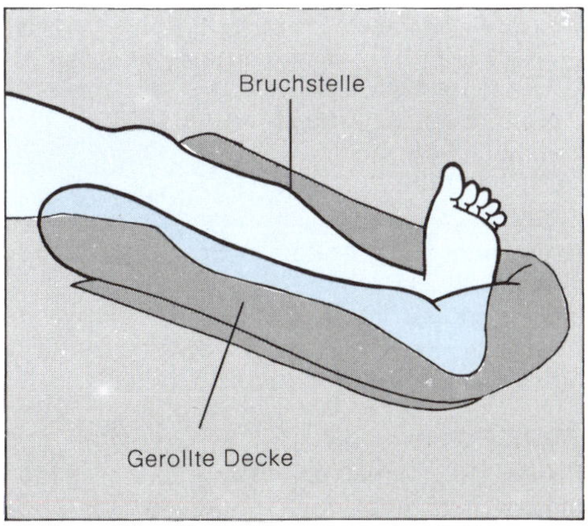

Schienbeinbruch Ruhigstellung durch eine gerollte Decke.

Siehe auch Seite 515.

terschenkelbruch) und bei Beckenbrüchen nicht vom Unfallort wegtransportieren, sondern warten, bis Arzt oder Krankenwagen kommen. Schlimmste Verletzungen können Bewegung oder Transport von Verletzten mit Wirbelbrüchen (siehe dort) provozieren. Siehe auch Schädelbrüche, Rippenbrüche.

Kohlenmonoxidvergiftung

Vergiftungsquellen sind gelegentlich noch Leuchtgas, das noch nicht überall entgiftet ist, häufiger aber Auspuffgase, schlecht gelüftete Kohle- und Ölöfen sowie Schwelbrände, in der Industrie Generatorgas und Wassergas.

Anzeichen: Kopfschmerzen, Schwindel, Ohrensausen, Brechreiz, Atemnot, hellrote Gesichts- und Körperfarbe (bei schwersten Vergiftungen aber auch blaßbläuliches Gesicht), bei längerer Einwirkung Bewußtlosigkeit und schließlich Tod.

Erste Hilfe

- Bei der Rettung wegen Explosionsgefahr offene Flammen und elektrische Funken vermeiden.
- Vergifteten umgehend an frische Luft bringen.
- Notarztwagen anrufen.
- Ist der Vergiftete bewußtlos, bringen Sie ihn in eine stabile Seitenlagerung (Seite 710), damit er nicht Erbrochenes einatmet und erstickt.
- Räumen Sie Mund und Rachen aus, wenn der Vergiftete erbrochen hat.
- Bei Atemstillstand Atemspende (Seite 708)!

Ohnmacht

Ohnmacht ist eine kreislaufbedingte, kurzdauernde tiefe Bewußtlosigkeit.

Anzeichen: fahle Haut, kalter Schweiß, langsamer Puls.

Koma

Unter einem Koma versteht man tiefste Bewußtlosigkeit (Seite 709).

Erste Hilfe

- Legen Sie den Ohnmächtigen auf den Rücken, und lagern Sie seine Beine hoch.
- Lockern Sie enge Kleidung, vor allem enge Krägen.
- Wenn die Atmung flach ist, kann man sie durch leichte Atemspende unterstützen.

Wichtig: Eine Häufung von Ohnmachtsanfällen muß vom Arzt abgeklärt werden!

Rippenbrüche

Rippenbrüche sind durch heftigen Schmerz beim Ausatmen und Husten gekennzeichnet.

Erste Hilfe

- Verletzten halb sitzend lagern,
- keine Ruhigstellung der gebrochenen Rippen mit Tuchumschlingung versuchen, sondern warten, bis der angerufene Rettungsdienst eintrifft!
- Bei Verdacht auf Lungenverletzung (eventuell Bluthusten) am besten Notarztwagen alarmieren!

Wichtig: Rippenprellungen schmerzen genauso oder oft noch mehr als Rippenbrüche!

Schädelbrüche

Bei einem Bruch des knöchernen Schädels muß äußerlich keine Verletzung zu erkennen sein!

Anzeichen: starke Schmerzen und Schwellung, meist Bewußtlosigkeit.

Erste Hilfe

Schon beim leisesten Verdacht auf Schädelbruch so handeln, als läge wirklich einer vor! Denn bereits eine stumpfe Schädelprellung kann lebensgefährlich sein! Ist der Verunglückte nicht bewußtlos, ihn flach auf den Rücken lagern und ihm zureden, daß er seinen Kopf nicht bewegen soll. Rettungsdienst rufen.

Einen Bewußtlosen in stabile Seitenlage (Seite 710) bringen, damit er nicht an Erbrochenem ersticken kann. Notfalls Mund und Rachen von Erbrochenem säubern. Notarztwagen alarmieren!

Siehe auch Seite 326.

Bei einem *Schädelbasisbruch* kommt es in der Regel zu Blutungen aus Nase, Ohren, Mund. Blutergüsse unter beiden Augenlidern (typisches »Brillenhämatom«) treten erst nach einer Stunde in Erscheinung. Seitenlagerung, damit der Verunglückte nicht am Blut erstickt!

Niemals versuchen, einen Kopfverband anzulegen. Eine Wunde lediglich lose mit Verbandmull bedecken.

Schlaganfall

Zum näheren Verständnis sollten Sie die Seiten 319–321 durchlesen, wo Anzeichen und Problematik eines Schlaganfalls besprochen werden.

Auf die Frühwarnzeichen mancher Schlaganfälle achten: Doppeltsehen, verschiedene Lähmungen, Gefühllosigkeit einer Körper- oder Gesichtshälfte, Schluck- und Sprachstörungen, unkoordinierte Bewegungen, Übelkeit oder Verwirrtheitszustände. Sucht der Erkrankte (immer mehr sind auch jüngere Menschen betroffen!) jetzt schon ein Krankenhaus auf, können oft schwerere Schäden vermieden werden.

Anzeichen des eingetretenen Gehirnschlags: oft schlagartiger Beginn während einer Tätigkeit, die Patienten stürzen zu Boden, rasche Bewußtlosigkeit, Ausbildung einer Halbseitenlähmung, hochrotes oder blaurotes Gesicht, Atemnot. Bei manchen Schlaganfällen tritt keine Bewußtlosigkeit, sondern nur Bewußtseinstrübung ein, das Gesicht ist dann blaß, keine Atemstörungen. Die Ausbildung einer Lähmung ist am nicht geschlossenen Oberlid auf der gelähmten Seite und schlaff herunterhängendem Mundwinkel zu erkennen; außerdem daran, daß ein hochgehobener Arm – läßt man ihn los – ohne jede Anspannung schlaff auf die Unterlage zurückfällt.

Erste Hilfe

Siehe auch Seite 319.

Dem liegenden Erkrankten ein dickes Kissen unter Kopf und Schulter schieben, gelockerte oder zurückgehaltene Zahnprothesen herausnehmen; dem nicht bewußtlosen oder aus seiner Bewußtlosigkeit erwachten Patienten nichts zu trinken geben, da eine eventuell gelähmte Schluckmuskulatur sonst Erstickungsanfälle provozieren würde. Die Bewußtlosigkeit kann nur Sekunden, aber auch sehr lange dauern. Bei Erbrechen und Bewußtlosigkeit Erbrochenes aus Mund und Rachen räumen. Schnellstens Arzt und Rettungsdienst rufen.

Schlangenbisse

Giftschlangen in der *Bundesrepublik Deutschland* sind ausschließlich Vipern: die *Kreuzotter* (Vipera berus) und nur im südlichen Schwarzwald die *Aspisviper*. In *Österreich* können die *Kreuzotter*, die *Sandviper* (Vipera ammodytes) und im Osten auch die *Spitzkopfviper* (Vipera ursinii) gefährlich werden.

In der *Schweiz* kommen die *Kreuzotter* und die *Aspisviper* vor. In *Frankreich* die *Kreuzotter*, die *Spitzkopfviper* und die *Sandviper*. In *Italien* vor allem die *Sandviper* und die *Aspisviper*.

Anzeichen eines Schlangenbisses (bei Vipern):

- zwei kleine, nebeneinanderliegende Einstichstellen (Giftzähne),
- brennender Schmerz unmittelbar nach dem Biß,
- massives Anschwellen der Gliedmaße, später Entzündung der Lymphgefäße (rote Streifen unter der Haut) und Blutungen unter der Haut,
- Benommenheit, Herz- und Atemstörungen.
- Der Tod kann bereits nach Stunden eintreten, wenn die Schlange das Gift direkt in ein Blutgefäß gespritzt hat – sonst nach zwei bis sechs Tagen.

Schlangen sind recht scheue Tiere, die bei jeder Erschütterung des Bodens von der Erschütterung wegflüchten, so auch vor den kräftigen Schritten eines Menschen. Nur selten wird sich also eine Schlange von einem Menschen überraschen lassen. Geschieht es doch, fühlt sie sich bedroht, geht in Abwehrstellung und beißt blitzschnell zu.

Jährlich gibt es auf der Welt 30 000 bis 40 000 Todesfälle durch Schlangenbisse (ohne Sowjetunion und China), wovon der weitaus größte Teil auf Asien entfällt (25 000 bis 35 000). Nach einer Statistik der Weltgesundheitsorganisation enden nur etwa 6 bis 7 Prozent aller Schlangenbisse tödlich, wobei die meisten von ihnen (in Asien) nicht rechtzeitig oder überhaupt nicht behandelt wurden.

Erwachsene überstehen in der Regel die Giftwirkung von Schlangenbissen,

Wichtig für Globetrotter:
Außerhalb Europas gibt es Schlangen, gegen deren Gift nur rastlose Bewegung bis zur Einspritzung des Serums hilft!

wenn sie rechtzeitig das entsprechende Schlangenserum gespritzt bekommen.

Vorsicht: Ein falsches Serum oder ein Schlangenserum bei einem nicht Gebissenen wirkt genauso schlimm wie ein echter Schlangenbiß! Kinder erliegen der Giftwirkung eher. In ganz Europa gibt es jährlich etwa nur 50 Todesopfer durch Schlangenbisse.

Erste Hilfe

- Sofort die betroffene Gliedmaße (meist Bein) eine Handbreit über der Bißstelle mit einem Tuch oder Hemd abbinden – aber nur so stark, daß das Glied unterhalb der Bißstelle blaurot wird und nicht weiß! So werden nur die Venen abgeschnürt, so daß das Gift nicht mit dem Rückfluß des venösen Blutes zum Herzen weiter im Organismus verbreitet werden kann.
- Abbindung alle 15 bis 20 Minuten für eine Minute lockern. Durch den Rückstau des venösen Blutes blutet auch die Bißstelle stark, und ein Teil des Giftes kann so ausgeschwemmt werden.
- *Warnung:* Bißstelle nicht zur Vermehrung der Blutung einschneiden, wie oft empfohlen wird (Infektionsgefahr!). Auch ein Aussaugen der Wunde sollte man unterlassen, da das ausgesaugte Gift schnell über kleinste Verletzungen der Mundhöhle in den Körper des Helfers dringen kann.
- Der Verletzte soll sich möglichst nicht bewegen!
- Dem Patienten keinen Bohnenkaffee geben, wie ebenfalls bisweilen empfohlen wird, sondern – wenn vorhanden – ein Beruhigungsmittel; denn der Gebissene sollte ruhig bleiben (Koffein verstärkt nur die Aufregung) und jede Anstrengung vermeiden.
- Den Gebissenen liegend transportieren! Wenn das eigene Auto nicht in der Nähe geparkt ist, empfiehlt sich der Bau einer Trage aus zwei Ästen und Kleidungsstücken, auf der der Patient von zwei Personen schnell zur nächsten Straße transportiert werden kann. Dort Auto anhalten und schnell ins nächste Krankenhaus oder zum nächsten Arzt fahren lassen. Ist der Verunglückte nur von einer Person begleitet, sollte er so gestützt werden, daß ihn das Laufen wenig anstrengt. Besser ist es aber, der Begleiter transportiert ihn auf einer Schleiftrage ab oder schleift ihn mit dem beidarmigen Rautek-Griff unter vielen Pausen weiter. Handelt es sich um ein Kind, sollte man es so tragen, daß das gebissene Glied waagerecht liegt oder waagerecht gehalten werden kann.

Schock

Etwa jeder siebte Unfalltote könnte noch leben, wenn rechtzeitig eine Schockbekämpfung und -behandlung durchgeführt worden wäre. Bei jedem Unfall müssen Sie damit rechnen, daß ein Verunglückter einen Schock entwickelt – vor allem, wenn er durch schwere Verletzungen sehr viel Blut und Zellflüssigkeit verliert. Aber auch andere Ursachen können zu einem Schock führen: so etwa der Flüssigkeitsverlust bei schweren Durchfällen und langdauerndem Erbrechen, innere Blutungen (etwa Magen-Darm-Geschwüre), Herzerkrankungen, Allergien oder die kreislaufschädigende Wirkung von Bakteriengiften.

Anzeichen eines Schocks

- Kalte, fahlblasse Haut, kalter Schweiß auf der Stirn; Frieren;
- auffallende Unruhe (wenn möglich, läuft der Verunglückte aufgeregt hin und her und redet viel), ängstlicher Gesichtsausdruck;
- der Puls ist schnell (über 100 Schläge anstatt der normalen 70 bis 80 beim Erwachsenen), aber sehr schwach; in schweren Fällen ist er nur noch an der Halsschlagader zu tasten;
- das Bewußtsein bleibt anfangs erhalten, bei einem tieferen Schock kann es zu Bewußtlosigkeit kommen.

Entstehung eines Schocks

Die obengenannten Ursachen führen zu einem Mißverhältnis der vorhandenen mit der für den normalen Kreislauf benötigten Blutmenge. So muß der Organismus den Blutumlauf beschleunigen (schneller Puls!), damit die Gewebe ausreichend mit Sauerstoff versorgt werden können. Danach werden die Blutgefäße der Haut und der Muskulatur eng gestellt, so können vor allem Gehirn, Herz, Lungen und Nieren mit Blut versorgt werden, während die Peripherie weniger Blut erhält (blasse, kalte Haut, Frieren). Doch diese »Kreislauf-Zentralisation« kann

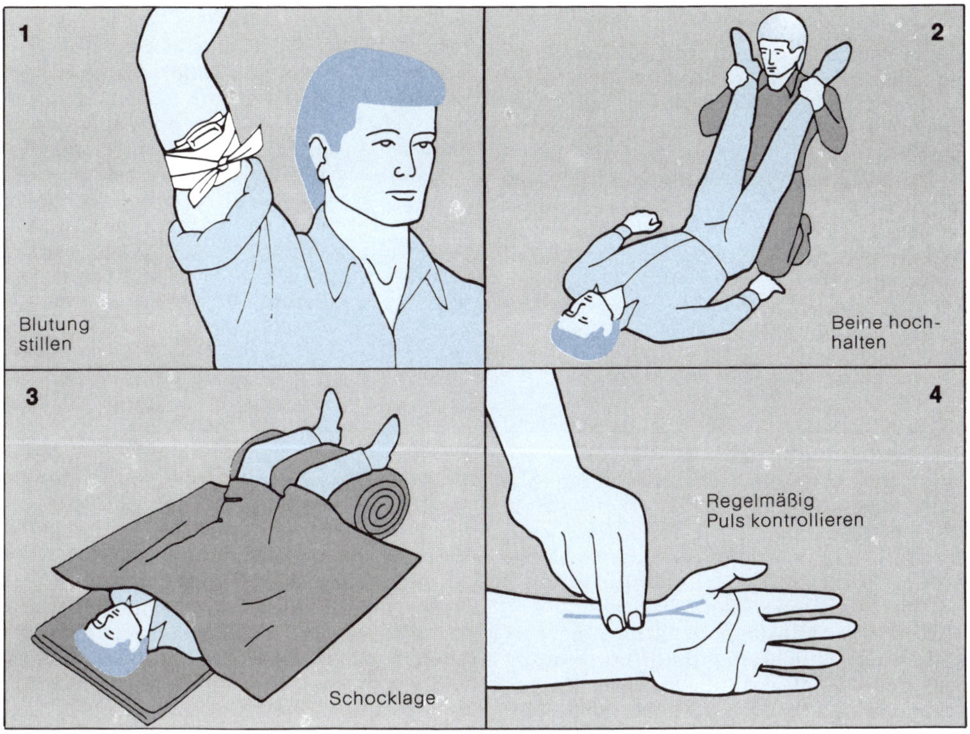

Schockbekämpfung
Ein Schock droht bei allen Verletzungen, insbesondere bei Blutverlust. Die lebenswichtigen Organe sind dann unzureichend mit Blut versorgt. Unbehandelt kann der Tod durch Kreislaufversagen eintreten. Die Abbildungen zeigen die wichtigsten Sofortmaßnahmen der Schockbekämpfung: sorgfältige Blutstillung, richtige Lagerung, ständige Pulskontrolle.

nur über kurze Zeit aufrechterhalten werden! Bewußtlosigkeit beim Schock deutet darauf hin, daß bereits das Gehirn mangeldurchblutet wird.

Erste Hilfe

- Sofort Arzt und Rettungsdienst rufen, bei starken Blutungen und Bewußtlosigkeit Notarztwagen.
- Sprechen Sie beruhigend auf den Verunglückten oder Kranken ein, verhindern Sie, daß er herumläuft oder viel redet.
- Legen Sie ihn auf den Rücken, und halten Sie seine Beine einige Minuten lang hoch.
- Bringen Sie ihn danach in die Schocklagerung: Rückenlage, Beine hochgelagert.
- Legen Sie bei starken Blutungen einen Druckverband (Seite 712) an.
- Absolutes Zigaretten- und Alkoholverbot; kleine Mengen Flüssigkeit können Sie dem Verunglückten zu trinken geben (aber nicht bei Verletzungen im Brust- oder Bauchraum!).

Wichtig: Bei Schädel-Hirn-Verletzungen darf keine Schocklagerung durchgeführt werden, sondern nur eine flache Seitenlagerung (Seite 710), um einen gefährlichen Anstieg des Hirndrucks zu vermeiden.

Sonnenstich

Kopf- und Nackenschmerzen, hochroter, heißer Kopf – das sind die ersten *Anzeichen*, wenn sich jemand zu lange ohne Kopfbedeckung einer intensiven Sonneneinstrahlung ausgesetzt hat! Danach kommen Übelkeit, Erbrechen, Benommenheit und Atemstörungen hinzu.

Erste Hilfe: Den Benommenen sofort im kühlen Schatten lagern – den Kopf erhöht. Kopf mit angefeuchteten Tüchern kühlen. Arzt rufen!

Warnung: Komplikationen einer längeren Sonneneinwirkung auf den unbedeckten Kopf können Hirnhautreizungen und Atemstillstand sein! Dehnen Sie also ein Sonnenbad bei intensiver Sonneneinstrahlung nie länger als eine halbe Stunde aus, wenn Sie den Kopf nicht bedeckt haben. Wenn Sie den Kopf mit Strohhut oder Tuch bedecken, können Sie natürlich länger in der Sonne liegen (je nach Bräunungsgrad der Haut und Schutzfaktor der verwendeten Sonnenmilch).

Säuglinge und Kinder sollen bei Sonneneinstrahlung grundsätzlich ein Sonnenhütchen tragen!

Siehe auch Hitzschlag (Seite 718) und Sonnenbrand (Seite 411)!

Verätzungen

1. Äußere Verätzungen

Starke Säuren oder Laugen führen zu einer flächenhaften Schädigung der Haut, Laugen zu einer Aufquellung und Aufweichung, Säuren zu einem Substanzverlust.

Erste Hilfe: sofort mit reichlich Wasser abspülen; dafür sorgen, daß das Spülwasser keine unverletzten Hautpartien berührt; verätzte Kleidungsstücke schnell entfernen. Ätzwunden keimfrei bedecken und den Verletzten schnell ins nächste Krankenhaus fahren. Augenverätzungen siehe unter Augenverletzungen.

2. Innere Verätzungen

Innere Verätzungen entstehen durch das Trinken von Säuren oder Laugen, erkennbar an heftigsten Schmerzen im Speiseröhren- und Magenbereich sowie Ätzwunden an Lippen und im Mund.

Erste Hilfe: Reichlich Wasser zu trinken geben; Erbrechen verhindern, denn das würde zu einer nochmaligen Verätzung führen. Eiligst Notarztwagen anrufen oder den Verätzten schnellstens ins nächste Krankenhaus fahren.

Verbrennungen

Bei Verbrennungen kommt es häufig zu einem Schock (Seite 722)!

Verbrühungen
Die erste Hilfe entspricht der bei Verbrennungen

Bei Verbrennungen 1. Grades (Hautrötung) und 2. Grades (Brandblasen, Absonderung von Gewebeflüssigkeit) sofort den Verbrennungsbezirk 15 bis 20 Minuten unter fließend kaltes Wasser halten (fördert nach neuesten Erkenntnissen die Heilung und lindert die Schmerzen).

Keine Brandsalben benutzen, sie verschlimmern höchstens die Verbrennung (nur beim 1. Grad sind kühlende Brandgels erlaubt, aber kaltes Wasser wirkt einfacher und besser). Beim 2. Grad die Brandwunde leicht mit einem Brandwundenverbandtuch oder einer Mullbinde verbinden und sofort ein Krankenhaus aufsuchen.

Verbrennungen 3. Grades (Verschorfung bis Verkohlung der Haut) zuerst unter fließendes Wasser halten und dann Wunden keimfrei bedecken und schnellstens Krankenhaus aufsuchen. Das gilt auch für Verbrennungen 4. Grades (Mitverkohlung des Unterhautgewebes, der Muskeln, Knochen usw.).

Bei ausgedehnten Verbrennungen von mehr als etwa einem Fünftel der Körperoberfläche ab dem 2. Grad sofort Notarztwagen, ab dem 3. Grad gegebenenfalls Rettungsflugwacht alarmieren.

Brennen die Kleider eines Verunglückten, die Flammen sofort mit Decken abdrücken und mit Wasser übergießen. Kleidung, die an Brandwunden haftet, nicht entfernen.

Vergiftungen

Vor jeder Ersten Hilfe erst klarstellen, um welches Gift es sich handelt.

Allgemeine Vergiftungserscheinungen sind: Übelkeit, Schwindel, Brechreiz, Durchfälle, Bauchschmerzen, Unruhe, Verwirrtheit, Krampfanfälle, Herzjagen und andere Herzrhythmusstörungen, Benommenheit, Atemnot bis zur Bewußtlosigkeit.

Häufig sind Vergiftungen mit einem *Schock* (siehe dort) verbunden.

Die richtige Erste Hilfe durch Laien und die erste ärztliche Nothilfe entscheiden über Leben und Tod; wird hier etwas versäumt oder falsch gemacht, ist auch der schnellste Transport ins Krankenhaus manchmal umsonst.

Rufen Sie in jedem Fall schnell einen Arzt an, in schweren Fällen einen Notarztwagen! Zusätzlich sollten Sie auch eine *Informationsstelle für Vergiftungsfälle* anrufen (siehe Kasten).

Es gibt drei Methoden der Entgiftung: beschleunigte Entfernung des Giftes aus dem Körper, Neutralisation des Giftes (Unschädlichmachen), Verabreichung von Gegengiften. Das Gift kann durch Inhalieren (beispielsweise Kohlenmonoxid, siehe dort), durch Trinken beziehungsweise Essen oder Schlucken, also durch den Mund (zum Beispiel organische Lösungsmittel wie Trichloräthylen oder Fleckenwasser, ölige Lösungen wie Möbelpoliermittel, Schlafmittel) oder durch die Haut (Pflanzenschutzmittel u. a.) in den Körper gelangen.

1. *Beschleunigte Entfernung des Giftes aus dem Körper:* Erbrechen durch Gabe einer warmen Kochsalzlösung (zwei Eßlöffel Kochsalz in einem Glas Wasser aufgelöst) ist im allgemeinen bei Aufnahme des Giftes durch den Mund angezeigt. So oft Salzwasser geben, bis es klar erbrochen wird!

Giftzentralen

Informationszentralen für Vergiftungen sind unter den folgenden Telefonnummern erreichbar:

Berlin (030) 19240

Berlin (030) 45053555
oder (030) 450565

Bonn (0228) 2873211
oder (0228) 2873333

Braunschweig (0531) 5950

Bremen (0421) 4975268
oder (0421) 4973688

Erfurt (0361) 730730

Freiburg (0761) 2704361 (Notruf);
Zentrale (0761) 4300/01

Homburg (06841) 162257
oder (06841) 162846;
Zentrale (06841) 160

Kiel (0431) 5974268;
Zentrale (0431) 5970

Mainz (06131) 232466
oder (06131) 232467

München (089) 1402211

Nürnberg (0911) 3982451 (Gifttelefon)

Papenburg (04961) 830

Die genauen Anschriften und Faxnummern finden Sie auf der Seite 746.

Ausnahmen: Bewußtseinstrübung (Gefahr, daß das Erbrochene durch Einatmung in die Luftwege zum Erstickungstod führt); bei Aufnahme ätzender Substanzen (siehe unter Verätzungen); bei Aufnahme schäumender Substanzen wie Wasch- und Spülmittel; bei Aufnahme organischer Lösungsmittel (Lackverdünner, Fleckenwasser), Benzin, Mineralöl, öliger Lösungen (Möbelpolitur u. a.).

Das Erbrechen kann auch durch zusätzliche Reizung (Finger bis in den Rachen stecken) verstärkt werden. Das sollte man bei Kindern bis zu zehn Jahren tun; bei ihnen ist das Salzwassererbrechen nicht anzuwenden. Ein schnell gerufener Arzt wird sie dann zusätzlich durch Gabe eines bestimmten Sirups erbrechen lassen.

2. *Neutralisation des Giftes:* Nach dem Erbrechen ist bei Aufnahme durch den Mund medizinische Kohle (Carbo medicinalis Merck) zu geben. Immer in der Hausapotheke bereithalten!

Andere Maßnahmen der Neutralisation eines Giftes oder der Verabreichung eines Gegengiftes sind dem herbeigerufenen Arzt vorbehalten!

Bei *Bewußtlosigkeit* eines Vergifteten stabile Seitenlagerung (siehe Seite 710) durchführen. Mund und Rachen von Erbrochenem und Schleim säubern.

Bei *Atemstillstand* sollten Sie eine Atemspende durchführen.

Warnung: Sind bestimmte Schädlingsbekämpfungsmittel (*Cholinesterase-Hemmer* wie *E 605 forte* oder *Metasystox*) Ursache der Vergiftung, sollten Sie keinen Atem spenden, da sonst auch Sie vergiftet werden können!

Alleinige und schnelle Hilfe bringt bei einer Vergiftung mit diesen häufigen Schädlingsbekämpfungsmitteln die Verabreichung eines Gegengiftes durch einen schnellstens herbeigerufenen Arzt!

Zwei Vergiftungen seien abschließend wegen ihrer Häufigkeit oder Besonderheiten der Ersten Hilfe aufgeführt:

Vergiftungen mit Schlafmitteln

Leichte Vergiftungen zeigen sich durch Benommenheit (Patienten reagieren auf Kneifen zumindest mit Abwehrbewegungen), spontanen Lagewechsel im Bett, rotes Gesicht. Ist der Patient noch wach oder weckbar, sollte man ihn sich erbrechen lassen und schnell den Arzt rufen. Ist er nicht mehr weckbar, reagiert er aber noch auf Kneifen mit Abwehrbewegungen, Arzt und Rettungsdienst rufen.

Ist der Patient tief bewußtlos, hat er eine blasse bis blaurötliche Gesichtsfarbe und reagiert auf Kneifen nicht mehr. Die Atmung ist oberflächlich und unregelmäßig, der Puls kaum mehr tastbar. Den Patienten in Seitenlagerung bringen und Notarztwagen anrufen. Tritt Atemstillstand ein, sofort mit Atemspende beginnen. Steht das Herz still, auch Herzmassage, bis der Notarztwagen eintrifft.

Vergiftungen mit Knollenblätterpilzen

Die ersten Vergiftungserscheinungen (Brechdurchfall) zeigen sich nach frühestens 6 bis maximal 48 Stunden. Wird in diesem Stadium ein neuentwickeltes Mittel eingesetzt, kann der Vergiftete vor den tödlichen Leber- und Nierenschäden bewahrt werden (die sich meist erst am dritten Tag ausbilden). Demnach gilt: Tritt nach einem Pilzessen ein Brechdurchfall auf, so schnell wie möglich in die nächste Klinik; Erbrochenes oder Reste des Essens mitnehmen!

Verrenkungen und Verstauchungen

Kieferverrenkung siehe Seite 718.

Siehe auch Seite 514.

Der Laie kann beide Verletzungsarten oft kaum voneinander unterscheiden. Bei einer Verstauchung handelt es sich um eine Zerrung der Gelenkkapselbänder, manchmal auch mit Zerreißung, oft aber mit Blutergüssen durch Überbeugung (Umknicken) des Gelenks. Eine Verrenkung ist eine Verschiebung von zwei durch ein Gelenk verbundenen Knochenenden, meist mit Zerreißung der Kapselbänder. Beide sind durch Schmerzen, Schwellungen und gestörte Beweglichkeit gekennzeichnet, eine Verrenkung fällt aber oft durch die Fehlhaltung der betroffenen Gliedmaße (zum Beispiel Hand, Fingerglieder, Fuß) auf. Da wiederum aber diese Fehlhaltung auch auf einen Gelenkbruch hindeuten kann, tut der Laie gut daran, jede Verstauchung und Verrenkung wie einen Knochenbruch zu behandeln: das heißt die betroffene Gliedmaße ruhig zu stellen, und zwar mit Hilfe von Tüchern (beziehungsweise Armtragetuch bei einer Verrenkung des Ellbogen- oder Handgelenks) oder Schienen.

Feucht-kühle Umschläge lindern den Schmerz. Unterlassen Sie jedoch als Laienhelfer jeden Einrenkungsversuch!

Bei einer Hüftgelenksverrenkung den Verunglückten nicht bewegen, lediglich durch Decken unterpolstern. Nicht selbst transportieren, sondern warten, bis der Rettungsdienst kommt.

Wirbelbruch, Wirbelsäulenverletzung

Grundsätzlich gilt: Bei jedem Verdacht auf eine Verletzung der Wirbelsäule den Verletzten nicht bewegen. Unfallstelle ausreichend absichern. Warten, bis der alarmierte Notarztwagen oder Rettungshubschrauber eintrifft.

Jede unbedachte Erste Hilfe kann bei einer Wirbelsäulenverletzung aus einer inkompletten (nicht vollständigen) Querschnittslähmung eine komplette Querschnittslähmung provozieren!

Wunden

Erste Hilfe bei stark blutenden Wunden siehe Blutungen (Seite 711).

Schürfwunden: nur die oberflächlichen Hautschichten sind zerstört, es tritt Gewebewasser aus, die Blutung ist gering.

Stichwunden: Besondere Gefahr herrscht bei Stichwunden über inneren Organen (Herz, Lunge, Leber u. a.), da die Tiefe der Verletzung nicht zu erkennen ist. Messer nicht herausziehen! Außerdem besteht besondere Gefahr des Wundstarrkrampfes (Tetanus), da keine Luft in die Tiefe der Wunde tritt.

Schnittwunden: glatte Wundränder, meist bluten diese Wunden sehr stark.

Platzwunden: unregelmäßige, manchmal zerfetzte Wundränder, die oft durch Blutunterlaufungen bläulich gefärbt sind. Buchten und Taschen in der Wunde begünstigen das Ansiedeln von Infektionserregern.

Entstehen von Wundinfektionen

Grundsätzlich kann es in jeder – auch der kleinsten – Wunde zu einer Infektion durch bei der Wundentstehung eingeschleppte Keime kommen. Die Infektion macht sich als Entzündung (Rötung, Schwellung, Hitze, Schmerz) bemerkbar. Dann sofort Arzt aufsuchen, ebenso bei »roten Streifen« (Lymphangitis, Seite 443)! Gefürchtet sind Infektionen von Wunden mit den Erregern des Wundstarrkrampfes (Seite 274) und des Gasbrands.

Vorbeugung: Alle Kinder und zumindest alle gefährdeten Erwachsenen sollten regelmäßig gegen Tetanus geimpft sein.

In die Wunde eingedrungene Fremdkörper sollte man grundsätzlich nur vom Arzt entfernen lassen – es sei denn, sie sitzen oberflächlich, so daß sie leicht mit einer Pinzette herausgezogen werden können.

Ziel der Ersten Hilfe bei Wunden ist es, ein weiteres Eindringen von Fremdkörpern und Keimen in die Wunde zu verhindern (mit einem Verband) und Blutungen zu stillen (siehe unter Blutungen).

Wundversorgung und Anlegen eines Verbandes

Wunde grundsätzlich nicht berühren, um eine weitere Keimverschleppung zu verhindern. Auch nicht mit Wasser auswaschen! Ist die Wunde verdreckt (Staub, Sandkörner, Erde), sollte man sie mit einer Wasserstoffsuperoxid-Lösung zur Wundreinigung (in jeder Apotheke erhältlich) säubern und mit einer eben erst geöffneten – also keimfreien – Mullbinde mit Wundauflage verbinden. Mullbinden mit Wundauflage sind in jedem Verbandspäckchen enthalten. Die Wundauflage nicht berühren! Mullbinde so anlegen, daß sie nicht verrutscht, aber auch nicht einschneidet und so Blutgefäße abdrückt. Dann zur weiteren Versorgung Arzt aufsuchen!

Klaffende Schnitt- oder Platzwunden müssen genäht werden. Arzt oder Poliklinik aufsuchen, besonders auch dann, wenn die Wunde stark blutet!

Invasionskrankheiten

Von Invasionskrankheiten spricht man, wenn Parasiten einen Körper befallen, um entweder auf (Läuse) oder in ihm (etwa Bandwürmer) zu leben. Die meisten der Parasiten, die sich nur oberflächlich auf der Haut ansiedeln, verursachen neben leichten Befindlichkeitsstörungen keine schwereren Symptome. Manche wie die Zecken können aber auch Infektionskrankheiten auslösen, weil sie Träger von Krankheitserregern sind. Die Parasiten, die ins Körperinnere gelangen, verursachen häufig unklare Symptome. Siedeln sich die Parasiten jedoch an einem lebenswichtigen Organ an, oder vermehren sie sich schnell, kann das ernsthafte Probleme nach sich ziehen.

Trichinose

Die Trichinose ist eine ernsthafte Infektionskrankheit mit gelegentlich tödlichem Verlauf, die durch den parasitären Fadenwurm *Trichinella spiralis* verursacht wird. Die Infektion erfolgt über den Genuß von rohem, nicht ausreichend gekochtem oder nicht richtig gegartem Trichinen-haltigen (die Larven der Parasiten) Fleisch. Häufigste Infektionsquelle ist Schweinefleisch. Wenige Tage nach Genuß des infizierten Fleisches entwickeln sich Durchfall, Bauchschmerzen und Fieber. Darüber hinaus beginnen die Muskeln zu schmerzen, die Augen schwellen an und werden blutunterlaufen. Im späteren Stadium ist auch eine Beteiligung von Lungen, Nervensystem oder Herz möglich, die zum Aushusten blutigen Schleims, zu Herzinsuffizienz, Lähmungserscheinungen und schließlich zum Koma führen kann.

Was tun?

Essen Sie nur gründlich gegartes Fleisch. Verzehren Sie nie ungekochten/ungebratenen Speck oder Würste. Suchen Sie sofort nach Auftreten von Symptomen Ihren Arzt auf. Bei frühzeitiger Gabe ist Thiabendazol wirksam. Wird die Trichinose nicht frühzeitig erkannt, kann der Arzt Kortikosteroide oder andere entzündungshemmende Medikamente verschreiben.

Die meisten Patienten genesen innerhalb von sechs bis acht Wochen nach Infektion vollständig. In einigen schweren Fällen jedoch verläuft die Krankheit tödlich.

Auslandsaufenthalte

Wenn Sie eine Reise ins Ausland planen, dann schützen Sie sich ausreichend gegen die dort vorkommenden Krankheiten. Viele Entwicklungsländer verfügen über keine modernenTrink- oder Abwassersysteme und haben deshalb viel mit Bakterienruhr (Seite 478), Typhus (Seite 479) und Polio (Seite 663), also Krankheiten, die durch den Genuß verunreinigten Wassers übertragen werden, zu kämpfen.

Erkundigen Sie sich etwa sechs Wochen vor der Abreise entweder bei Ihrem Reisebüro, der Botschaft bzw. dem Konsulat des Reiselandes, Ihrem lokalen Gesundheitsamt oder Arzt nach den vorgeschriebenen Impfungen. Welche Länder für die Einreise welche Impfungen verlangen und welche Impfungen die WHO empfiehlt, ändert sich sehr schnell. Die Bedingungen, die für Ihr Reiseland gelten, können Sie auch bei jedem Tropeninstitut erfahren. Diese Vorbereitungen sollten Sie spätestens einen Monat vor Reisebeginn treffen, da manche Impfstoffe beim Apotheker nicht vorliegen und erst bestellt, andere bereits einen gewissen Zeitraum vor dem potentiellen Kontakt mit dem Erreger injiziert werden müssen.

In tropischen Ländern gibt es viele Insekten wie Moskitos oder Fliegen, die Krankheiten wie Malaria (Seite 728) oder Gelbfieber (Seite 275) übertragen.

Wenn Sie in Entwicklungsländern schwimmen, baden oder barfuß gehen, besteht die Gefahr einer Ansteckung mit Parasiten wie Saug- oder Hakenwürmern. Die Saugwürmer (Bilharziose) kommen in Frischwasser vor und können durch die Haut in den Körper eindringen. In manchen Fällen verursachen diese Parasiten lediglich eine Hautentzündung. In anderen Fällen dagegen führt der Saugwurmbefall zur sogenannten Schistosomiasis oder Bilharziose. Bei dieser Erkrankung wandern die Parasiten von der Haut zur Harnblase und dem Intestinum, um sich von dort zu anderen Teilen des Körpers weiterzuverbreiten. Der Schweregrad der Erkrankung hängt von der Zahl der in den Körper gelangten Parasiten ab.

Hakenwürmer kommen in Entwicklungsländern und dort vor allem in Gegenden mit schlechten sanitären Bedingungen vor. Die Larven dieser Parasiten leben im Boden, bei Hautkontakt mit befallenem Boden oder Genuß von verseuchter Nahrung oder verseuchtem Wasser besteht die Gefahr einer Invasionskrankheit. Die Hakenwürmer gelangen dann nämlich in den Blutstrom und wandern zum Dünndarm, wo sie sich an die Darmschleimhaut anbinden bzw. »festhaken« und Blut saugen.

Aus all diesen Gründen ist es angeraten, bei Auslandsaufenthalten bestimmte vorbeugende Maßnahmen zu ergreifen. Kochen Sie Wasser oder Milch vor dem Genuß ab, oder benutzen Sie keimtötende Tabletten. Kohlenhydrathaltige Getränke in dicht verschlossenen Dosen und Flaschen gelten im allgemeinen als unbedenklich. Verzichten Sie auf Salate und aufgewärmte Nahrungsmittel, und essen Sie auch kein ungeschältes Obst. Waschen Sie stets Ihre Hände, bevor Sie Nahrungsmittel zubereiten oder essen, und putzen Sie sich die Zähne nicht mit Leitungswasser.

Wenn Sie einen Ausflug in ländliche oder abgelegene Gebiete planen, achten Sie darauf, daß Ihre Kleidung Sie so gut wie möglich vor Insektenstichen schützt.

Malaria

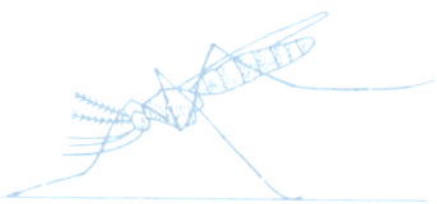

Die weibliche Anophelesmücke ist Träger des Malaria-verursachenden Mikroorganismus. Indem die Mücke jemanden sticht, der Malaria hat, und dessen Blut saugt, übertragen sich auf sie die Krankheitserreger. Diese vermehren sich dann in der Stechmücke und gelangen in die Blutbahn der nächsten Person, die gestochen wird.

Diese Erkrankung wird durch winzige Einzeller der Gattung Plasmodium, die durch die Stechmücke Anopheles übertragen werden, verursacht. Die Plasmodien gelangen nur dann in die Blutbahn, wenn Sie von einer Anophelesmücke, die zuvor bereits einen Menschen mit Malaria gestochen hat, ebenfalls gestochen werden.

Sobald sich die Plasmodien in der Blutbahn befinden, werden sie zur Leber transportiert und vermehren sich. Von hier aus werden sie schubweise freigesetzt, dringen in die roten Blutkörperchen des gestochenen Menschen ein und bringen diese zum Platzen, was sich nach außen hin in Form von Fieberanfällen manifestiert. Dieser gesamte Vorgang wiederholt sich in rhythmischen Abständen.

Ein besonders gefährlicher Malariatyp wird durch das *Plasmodium falciparum* verursacht, eine der vier Plasmodienspezies, die den Menschen infizieren. Bei diesem Malariatyp werden alle Parasiten gleichzeitig von der Leber in die Blutbahn freigesetzt. Damit gibt es auch nur einen Krankheitsausbruch, der dann aber ausgesprochen massiv ausfällt.

Anzeichen

Erst 8 bis 30 Tage nach dem Mückenbiß treten einen ganzen Tag lang Kopfschmerzen, Müdigkeit und Übelkeit auf. Auf diese Phase folgen 12 bis 24 Stunden, in denen sich Schüttelfrost und Fieber abwechseln. Auf eine Schüttelfrostattacke folgt ein fiebriges Stadium mit schneller Atmung, jedoch ohne Schweißausbrüche. Den Abschluß des Anfalls bilden Schweißausbrüche, die von einem Absinken der Temperatur begleitet werden. Ähnliche Anfälle treten immer dann auf, wenn wieder neue Plasmodien in die Blutbahn freigesetzt werden, also gewöhnlich alle zwei, drei Tage.

Bleibt die Malaria unbehandelt, können sich die Anfälle über Jahre fortsetzen. Das Immunsystem jedoch entwickelt im Lauf der Zeit langsam eine körpereigene Abwehr gegen die Krankheit, wodurch die Anfälle dann seltener auftreten. Bei der Malaria vom *Plasmodium-falciparum*-Typ dauern Schüttelfrost- und Fieberanfall normalerweise zwei bis drei Tage und sind oft so schwer, daß sie tödlich enden können. Gesundet der Patient jedoch wieder, treten auch keine Krankheitsrezidive mehr auf.

Bei Kindern manifestiert sich Malaria oft mit länger andauerndem hohem Fieber ohne Schüttelfrost. Das Fieber befällt häufig auch das Gehirn und löst Ohnmachten oder Schüttelkrämpfe aus.

Risiken

Die Anophelesmücke ist in den Tropen und Subtropen weitverbreitet.

Da die Plasmodien die roten Blutkörperchen zerstören, kann sich eine Anämie entwickeln (Seite 439). Darüber hinaus können sich die geschädigten Blutzellen zusammenklumpen, die Blutgefäße verstopfen und zu Gehirn- oder Nierenschäden führen. Das gilt vor allem für die *Malaria tropica* mit Befall von *Plasmodium falciparum*, bei der die Gefahr eines massiven Blutgefäßverschlusses mit möglicher Todesfolge besteht.

Was tun?

Bei Malariasymptomen suchen Sie unverzüglich Ihren Arzt auf, der wahrscheinlich verschiedene Blutuntersuchungen vornehmen wird. Da sich Plasmodien nicht immer leicht nachweisen lassen, müssen die Blutuntersuchungen möglicherweise in regelmäßigen Abständen durchgeführt werden.

Behandlung

Selbsthilfe: Schützen Sie sich bei Reisen in Ländern mit Malariagefährdung, indem Sie den Mücken möglichst wenig nackte Haut bieten und vernünftige Kleidung tragen.

Professionelle Hilfe: Lassen Sie sich etwas zur Malariaprophylaxe verschreiben. Diese Medikamente müssen Sie bereits vor Reisebeginn einnehmen und die Einnahme auch noch nach Rückkehr weiter fortführen. In vielen Teilen der Welt sind die Malariaparasiten zwar resistent gegen einige der meist verschriebenen Medikamente wie Chloroquin, doch ständig werden neue, wirksame Medikamente zur Malariaprophylaxe entwickelt.

Weisen Blutuntersuchungen das Vorliegen von Malaria nach, wird Ihnen Ihr Arzt spezielle Medikamente verschreiben.

Bandwürmer

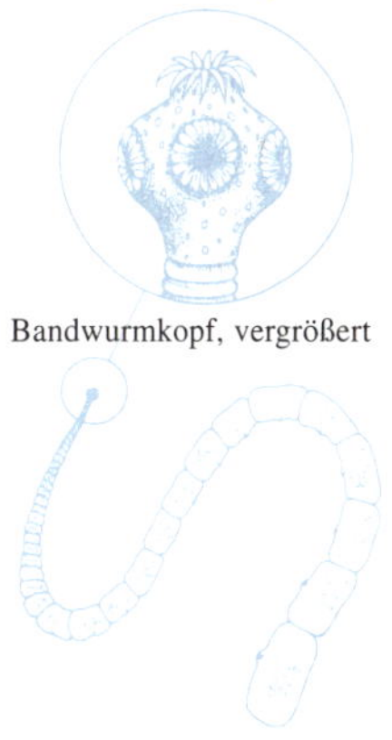

Bandwurmkopf, vergrößert

Diese Parasiten können Schweine, Rinder und Fische befallen. Ein Erkrankungsrisiko geht jedoch auch vom Hunde- und Fuchsbandwurm aus, ist in unseren Breiten allerdings relativ selten. Die Übertragung auf den Menschen erfolgt durch den Verzehr von unzureichend gegartem Schweine- oder Rindfleisch, Fisch oder den Genuß von ungewaschenen Wildpilzen und -früchten, die in Bodennähe (Fuchs- und Hundebandwurm) wachsen. Der Bandwurm kann sich im Darm festhaken und auf eine Länge von über zehn Metern anwachsen. Einzelne Segmente des Wurms brechen auf und werden mit dem Stuhl ausgeschieden. Diese Segmente sehen aus wie bandnudelartige, weiße Stücke. Bleibt der Wurm im Darm, äußert sich dies in Gewichtsverlust, gelegentlich auftretende Bauchschmerzen, Appetitlosigkeit und Reizungen um den Anus. Ein Schweinebandwurm kann Gehirn- und Leberschäden hervorrufen, ein Rinder- oder Fischbandwurm Anämie. Die Lungenzysten des Hundebandwurms kapseln sich meist ab und verursachen dann keine Beschwerden mehr, während es zum Tod führen kann, wenn die Zysten des Fuchsbandwurms die Leber füllen.

Was tun?

Erhitzen Sie alles Fleisch vor dem Verzehr gründlich, und waschen Sie Wildfrüchte und -pilze sorgfältig. Suchen Sie bei Bandwurmverdacht Ihren Arzt auf. Er wird wahrscheinlich eine Stuhlprobe verlangen und gegen die Bandwürmer Medikamente verschreiben. Sie müssen so lange Stuhlproben abgeben, bis der Bandwurmkopf ausgeschieden ist.

Skabies

Krätzmilben (88fach vergrößert)

Krätze wird durch Milben verursacht, die sich kleine Gänge in der Hornschicht der Haut graben und hier Eier legen, aus denen weitere Milben schlüpfen. Folge ist ein starker, allerdings relativ harmloser Juckreiz, vor allem nachts. Die Krätze kommt selten an Kopf oder Gesicht vor, dagegen oft an Händen, Handgelenken, in Achselhöhlen, am Gesäß oder im Genitalbereich. Krätze ist äußerst ansteckend. Die Milben werden bereits durch kurzen Körperkontakt wie beim Händeschütteln übertragen, besonders aber auch durch engeren Körperkontakt wie beim Geschlechtsverkehr. Eine weitere Übertragungsmöglichkeit ist der Kontakt mit befallenen Kleidungsstücken oder Bettwäsche.

Anzeichen

Hauptsymptom ist ein starker Juckreiz. Ständiges Kratzen verursacht offene Wunden sowie Borkenbildung.

Was tun?

Wird bei Ihnen Krätze diagnostiziert, müssen Sie alle infizierten Bereiche gründlich schrubben und unterhalb des Halses den gesamten Körper mit einer Salbe einreiben, die Ihnen der Arzt verschreibt – lesen Sie den Beipackzettel gewissenhaft.

Krätzmilben sterben innerhalb kurzer Zeit ab, wenn sie nicht wieder mit Haut in Kontakt kommen.

Läuse *(Pediculosis)*

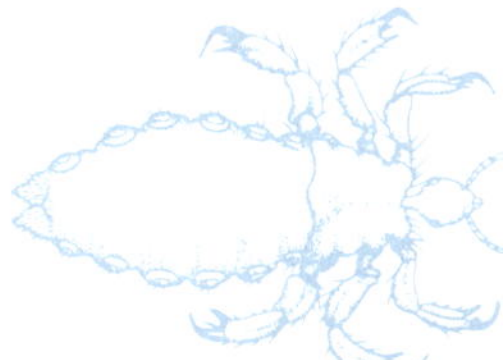

Kopfläuse (45fach vergrößert)

Läuse sind kleine, mit bloßem Auge wahrnehmbare Insekten, die Blut aus der Haut saugen. Kopfläuse leben im Haupthaar – sie werden oft in der Schule verbreitet –, Filzläuse in der Scham- und Achselbehaarung – sie werden beim Geschlechtsverkehr übertragen –, und die Kleiderläuse schließlich leben in der Kleidung.

Die Eier dieser Läuse, die Nissen, sehen aus wie kleine weiße schuppenähnliche Gebilde, die an den Haaren haften. Läusebisse verursachen starken Juckreiz, darüber hinaus besteht auch eine leichte Infektionsgefahr.

Was tun?

Hat Ihr Kind Läuse, dann informieren Sie die Lehrer oder Kindergärtnerin. Kinder mit Läusen dürfen am Unterricht erst dann wieder teilnehmen, wenn Arzt oder Gesundheitsamt bestätigt haben, daß das Kind wieder läusefrei ist. Zur Behandlung – auch des Erwachsenen – wird ein spezielles Shampoo und/oder eine Lotion verschrieben. Haarbürsten, Kopfbedeckungen und andere Kleidungsstücke müssen heiß gewaschen und im Wäschetrockner getrocknet werden. Nicht Waschbares ist wegzuwerfen.

Flöhe

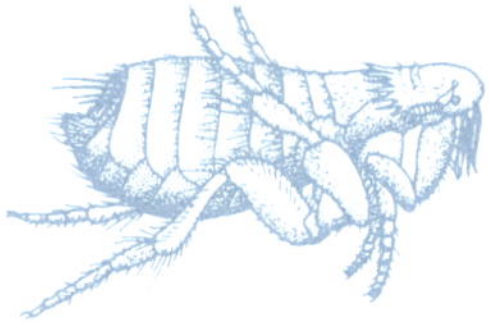

Floh
(9fach vergrößert)

Es gibt verschiedene Floharten, die jeweils eine andere Tierart zum Wirt haben. Tierflöhe bleiben nicht lange auf der menschlichen Haut. Flöhe können große Entfernungen überwinden, und isolierte Flohbisse auf menschlicher Haut stammen meist von einem Tierfloh (gewöhnlich Katzen- oder Hundefloh), der seinen Wirt vorübergehend verlassen hat. Die Floheier schlüpfen etwa sieben Tage, nachdem sie gelegt wurden, um dann weiter im Fell ihres Wirts oder auch beim Menschen zu leben. Flohbisse verursachen etwa zwei Tage lang stark juckende Hautirritationen.

Was tun?

Gegen Flohbisse können Sie sich schützen, indem Sie das Fell Ihres Haustiers mit Flohspray, -puder oder -shampoo behandeln und seinen Lager- und Liegeplatz damit regelmäßig besprühen. Hilfreich können auch Flohhalsbänder sein. Wenn Sie glauben, Ihr Bettzeug, Ihre Möbel oder Auslegeware etc. könnten befallen sein, dann behandeln Sie Ihre Haut mit einem Antiflohmittel und besprühen die möglichen Nistplätze. In hartnäckigen Fällen müssen Sie vielleicht einen Kammerjäger bestellen.

Zecken

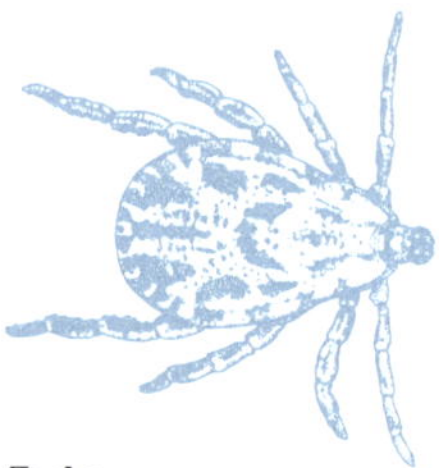

Zecke
(9fach vergrößert)

Zeckenbisse können sehr gefährlich sein, da die Zecken häufig Träger von Viren und Bakterien sind, die beim Biß übertragen werden und so Infektionskrankheiten wie zum Beispiel die FSME (Seite 275) oder die Lyme-Borreliose (Seite 276) verursachen können. Manche Zecken produzieren ein Toxin, das Lähmungen in Bein und Rumpf hervorruft, die jedoch bei Entfernen der Zecke aufhören.

Die Zecke bohrt ihren Kopf in die Haut des Wirts und saugt sich mit dessen Blut voll. Die Haut um den Zeckenbiß herum verhärtet sich, schwillt leicht an und ist von einem roten Kreis umgeben. Normalerweise klingt die Schwellung nach Entfernung der Zecke wieder ab, kann aber auch, vor allem wenn der Kopf nicht mit herausgedreht wird, bestehen bleiben.

Zecken sind in erster Linie in Wäldern oder im hohen Gras zu finden. Tragen Sie beim Aufenthalt in zeckenverseuchten Gebieten langärmlige T-Shirts und lange Hosen. Benutzen Sie ein auch gegen Zecken wirksames insektenabweisendes Mittel, ein sogenanntes Repellent. Untersuchen Sie Ihren Körper nach einem Aufenthalt in Wald oder Feld auf Zecken hin. Sie sitzen oft im Haar, um die Knöchel und im Genitalbereich. Entfernen Sie sie wie unten abgebildet.

Wichtig ist, die ganze Zecke samt Kopf zu entfernen, da sonst aus dem zurückbleibenden Körperteil noch giftige Substanzen, Bakterien oder Viren freigesetzt werden können.

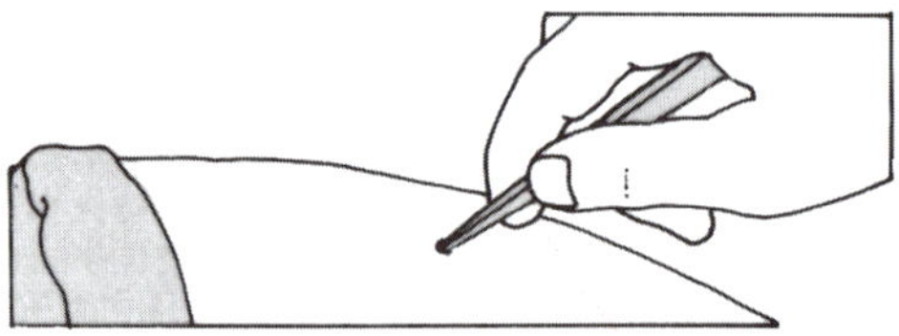

Entfernung einer festgesogenen Zecke
Greifen Sie mit einer normalen Pinzette oder besser noch mit einer speziellen Zeckenzange – in der Apotheke erhältlich – den Kopf der Zecke (nicht den Körper) direkt am Hautansatz und drehen so lange in eine Richtung, bis Sie die gesamte Zecke herausgedreht haben. Desinfizieren Sie die Bißstelle mit Alkohol. Verfärbt sich die Bißstelle Tage oder Wochen später blaurot und breitet sich ringsherum ein roter Ring aus oder tritt Fieber auf, sollten Sie einen Arzt aufsuchen.

Trombiculalarve

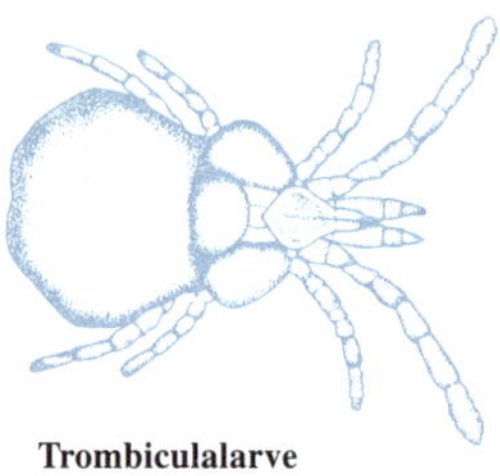

Trombiculalarve
(vergrößert)

Die Trombiculalarve ist eine Milbe, die auch als Ernte- bzw. Herbstgrasmilbe *(Trombicula autumnalis)* oder Ratten- bzw. Mäusemilbe *(Trombicula akamushi)* bezeichnet wird. Landwirte, Jäger und Förster sind besonders häufig ihre Opfer.

Die Larve befällt vor allem Knöchel, Leisten, Taille oder Stellen, an denen die Kleidung eng sitzt; hier leben sie in Haarfollikeln bzw. Talgdrüsen. Die Milben setzen Enzyme frei, die die Haut auflösen, um sich dann mit Hilfe einer Art Saugrüssel mit Blut vollzusaugen. Nach ein bis vier Tagen fallen sie ab.

Die Hautreaktionen reichen von allergischen Reaktionen mit Urtikaria (Seite 286) bis zu juckenden, roten Knötchen. Manchmal treten Bläschen, Schwellungen oder große rote Flecken auf. Medikamentös lassen sich Milbenbisse mit Antihistaminika zur Linderung des Juckreizes behandeln, mit Kortikosteroid-haltigen Cremes gegen die Hautreizungen und allergischen Reaktionen und, bei Entwicklung einer Infektion, mit oral oder direkt auf das befallene Hautareal applizierten Antibiotika.

AIDS

(acquired immune deficiency syndrome)

AIDS – die Abkürzung für ***a****cquired* ***i****mmune* ***d****efi-ciency* ***s****yndrome* (erworbenes Immun-Defekt-Syndrom) – ist keine einheitliche Erkrankung, sondern ein Syndrom, an dem verschiedene Krankheiten beteiligt sein können. AIDS wird verursacht durch einen Virus, den sogenannten ***h****uman* ***i****mmunodefi-ciency* ***v****irus* – kurz HIV genannt. Dieser Virus zerstört bestimmte Blutzellen, die Blutzellen, die eine wichtige Funktion innerhalb des Abwehrsystems im Körper innehaben. Als Folge dieser Infektion bricht irgendwann AIDS aus, das heißt, ein Infektionsstadium, das durch erhebliche Schwächung der körpereigenen Abwehr gekennzeichnet ist. Übertragen wird das HI-Virus durch infiziertes Blut, Samen oder Vaginalflüssigkeit.

Der Virus benötigt für seine Vermehrung Körperzellen des Menschen. Er bevorzugt besonders die sogenannten CD4-Lymphozyten, sogenannte Helferzellen. Bei der Infektion einer solchen Zelle dringt der Virus in die Zelle ein und schleust sein genetisches Material in den Zellkern der Wirtszelle ein, die dann anfängt, weitere Viren zu produzieren. Schließlich stirbt die Wirtszelle und setzt die neuen HI-Viren in den Blutstrom frei, wo sie sich auf die Suche nach anderen Wirtszellen machen.

Da die CD4-Zellen auf diese Weise immer weniger werden, wird auch die körpereigene Abwehr immer schwächer, und die HIV-infizierte Person wird immer anfälliger für an sich harmlose Krankheiten und auch für bestimmte Krebsformen. Das plötzliche Auftreten solcher an sich seltenen Infektionen bei einer großen Zahl ansonsten gesund erscheinender junger, homosexueller Männer führte dann auch 1980 dazu, daß AIDS in der Öffentlichkeit immer bekannter wurde.

Wo genau AIDS zum erstenmal auftrat, kann niemand genau sagen. Anfang der achtziger Jahre wurden zahlreiche AIDS-Fälle in Afrika, den USA und Europa bekannt. Mittlerweile sind bei uns in Deutschland über 10000 Menschen an AIDS erkrankt, die Zahl der HIV-Infizierten wird auf über 60000 (Stand Ende 1993) geschätzt.

Übertragung

Der HI-Virus wird nur dann gefährlich, wenn er die Möglichkeit hat, über eine Hautverletzung oder den intensiven Kontakt mit Schleimhäuten in die Blutbahn und damit zu seinen Wirtszellen zu gelangen. Ist jemand infiziert, dann kommt HIV zwar in den meisten Körperflüssigkeiten vor, übertragen werden kann er aber anscheinend nur mit Blut, Samenflüssigkeit, Scheidensekret und möglicherweise Muttermilch. Das heißt: Diese möglichen Überträgerflüssigkeiten müssen in so engen Kontakt mit einer gesunden Person kommen, daß HIV in die Blutbahn gelangen kann. Aus diesem Grund ist verständlich, warum HIV vor allem beim ungeschützten Geschlechtsverkehr (ohne Kondombenutzung) übertragen wird, wenn einer der beiden Partner HIV-infiziert ist. Dies gilt im besonderen für Homosexuelle, die Analverkehr haben, der leicht zu Schleimhautverletzungen führt. Besonders gefährdet sind auch Drogenabhängige, die gebrauchte Spritzen verwenden, die mit HIV-infiziertem Blut verunreinigt sein können.

HIV-infizierte schwangere Frauen können auch ihr noch ungeborenes Kind während der Schwangerschaft und der Geburt oder später beim Stillen mit der Muttermilch mit HIV anstecken.

In Deutschland gab es vor einiger Zeit auch einen kleinen Skandal, in dessen Folge das Bundesgesundheitsamt aufgelöst wurde. Damals waren Personen mit HIV-infiziert worden, die verseuchte Blutkonserven und daraus hergestellte Mittel injiziert bekommen hatten. Besonders betroffen waren Bluter. Heutzutage ist durch intensive Testung so gut wie ausgeschlossen, daß Blut von Virusträgern weitergegeben wird.

Zu betonen ist, daß normale Alltagskontakte ungefährlich sind. Menschen, die AIDS-Kranke pflegen, stecken sich nicht an! Auch Schmusen, normales Küssen, Händeschütteln etc. sind ungefährlich.

Verlauf der Infektion

Manchmal treten nach einer Infektion mit HIV Schwellungen der Lymphknoten auf. Es kann außerdem zu anderen, unspezifischen Zeichen einer Infektion kommen. Häufig genug macht eine HIV-Infektion aber auch über Monate und Jahre keinerlei Beschwerden. Nach einigen Wochen oder manchmal auch erst nach einigen Monaten beginnt der infizierte Organismus, Antikörper gegen das HIV zu bilden (siehe »AIDS-Test«). Dann kann die Infektion jahrelang symptomfrei verlaufen – die sogenannte Latenzphase. Irgendwann treten dann langandauernde Lymphknotenschwellungen auf, zudem schwere Durchfälle, Gewichtsverlust, wiederkehrendes Fieber, Infektanfälligkeit und Blutbildveränderungen. Dieses Stadium wird *Aids-related complex* genannt. Es geht über in das Vollbild der AIDS-Erkrankung. In diesem Immunschwächestadium treten verschiedene Infektionen und Tumoren, besonders das sonst eher seltene Kaposi-Sarkom, auf. Nur dieses letzte Stadium, das Vollbild der Erkrankung, wird AIDS genannt. Bislang kann niemand genau sagen, ob alle Infizierten irgendwann einmal an AIDS sterben werden, oder ob es auch Fälle gibt, in denen das Vollbild der Erkrankung gar nicht auftritt. Ebensowenig ist es möglich zu sagen, wie lange die symptomlose Latenzphase im Einzelfall dauert.

AIDS-Test

Der Name AIDS-Test ist eigentlich falsch, denn nicht AIDS wird durch den Test erkannt, sondern eine Infektion mit dem HI-Virus. Genutzt wird dazu die Tatsache, daß der Körper im Versuch, die Infektion abzuwehren, Antikörper bildet. Und diese werden mit bestimmten Testverfahren im Blut der Infizierten nachgewiesen. Ist der Test positiv, weist dies auf eine HIV-Infektion hin. Dann muß ein Bestätigungstest durchgeführt werden. Umgekehrt schließt ein negativer Testbefund nicht immer eine HIV-Infektion aus. Möglich ist auch, daß der infizierte Organismus noch keine Antikörper gegen das Virus gebildet hat. Ein positiver Test bedeutet demnach auch nicht, daß die betroffende Person an AIDS erkrankt ist. Zwischen dem positiven Test und dem Vollbild der Erkrankung können Jahre – machmal sogar mehr als zehn – vergehen. Deshalb ist die Bezeichnung »AIDS-Test« auch nicht zutreffend.

Vorbeugung

Gegen viele Viruserkrankungen ist eine Impfung möglich, viele andere können auch mit modernen Medikamenten relativ schnell geheilt werden. Für die HIV-Infektion trifft keines von beiden zu. Zwar wurden mittlerweile einige Medikamente entwickelt, mit denen anscheinend der Ausbruch von AIDS hinausgezögert werden kann, und andere Medikamente wirken recht gut gegen die Infektionen, die durch die Immunschwäche entstehen. Aber heilen kann eine HIV-Infektion oder AIDS bislang niemand. Deshalb ist es wichtig vorzubeugen. Seien Sie also vorsichtig im sexuellen Umgang mit einem Menschen, dessen Leben und Gewohnheiten Sie nicht genau kennen. Schützen Sie sich beim Geschlechtsverkehr durch die Anwendung von Präservativen. Auch für den Oralverkehr gibt es mittlerweile spezielle Latexfolien für die Vagina. Diese bieten zwar keinen hundertprozentigen, aber doch einen relativ guten Schutz vor der Infektion mit HIV. Sexuelle Treue zwischen vertrauten Partnern ist natürlich der beste Schutz gegen die Infektion. Vertrauen Sie vor allem nicht darauf, daß HIV auch heute nur ein Problem von Risikogruppen – Schwule, Prostituierte und Fixer – ist. Mittlerweile hat HIV auch die gutbürgerliche Mittelschicht erreicht. Dazu hat nicht zuletzt der Sextourismus nach Asien und Afrika beigetragen. Deshalb immer daran denken: HIV kann auch von dem netten Herrn bzw. der netten Dame, die Sie im Nobelrestaurant kennenlernen, übertragen werden!

Außer ungeschütztem Geschlechtsverkehr sollte natürlich auch der Kontakt mit fremdem Blut möglichst vermieden werden. Benutzen Sie nie gebrauchte Spritzen und Nadeln. Vorsicht ist auch bei Bluttransfusionen in Krankenhäusern der dritten Welt angebracht.

Safer Sex

Die folgenden Vorsichtsmaßnahmen tragen dazu bei, einer Infektion mit HIV vorzubeugen:

- Vermeiden Sie sexuellen Kontakt mit Ihnen unbekannten Personen oder mit einer Person, die wechselnde Sexualpartner hat. Den besten Schutz bietet natürlich die Monogamie.
- Verwenden Sie beim Sex immer ein Präservativ. Und bitte, Präservative nie mehrmals benutzen!
- Und damit auch der Oralverkehr sicherer wird, sollte der Mann auch hier wieder in jedem Fall ein Präservativ benutzen. Für die Frauen gibt es mittlerweile auch auf dem deutschen Markt erhältliche Latexfolien für die Vagina.

Naturheilverfahren – keine Alternative zur, sondern wichtiger Bestandteil der Medizin

Naturheilverfahren haben in den letzten Jahren immer mehr an Beliebtheit gewonnen. Das bestätigen immer wieder Umfragen in der Bevölkerung. Und auch bei den Ärzten steigt der Anteil derjenigen, die in ihrer Praxis natürliche Heilverfahren anwenden. Doch was heißt eigentlich »Naturheilverfahren«? Und was bedeuten Begriffe wie alternative Medizin, Naturheilkunde, ganzheitliche Medizin, biologische Medizin, unkonventionelle Medizin, Erfahrungsheilkunde und andere, die teils synonym mit Naturheilverfahren verwendet werden und deren Gebrauch immer wieder zur Verwirrung beiträgt?

Eine genaue Definition von »Naturheilverfahren« gibt es nicht. Deshalb wird dieser Begriff heutzutage für verschiedenste Methoden gebraucht und teilweise auch mißbraucht. Ganz allgemein kann man sagen, daß Naturheilverfahren natürliche Reize anwenden, zum Beispiel Kälte, Wärme, Licht, Luft, Wasser, Bewegung, Ruhe, Ernährung und Heilkräuter. Damit sollen die dem menschlichen Organismus innewohnende Ordnung wiederhergestellt und die Selbstheilungskräfte des Menschen gestärkt werden. Es handelt sich bei den Naturheilverfahren also um eine Gruppe von Behandlungsmethoden, bei denen sich der Organismus mit Hilfe von Reizen selbst heilt. Naturheilverfahren können daher auch nur in den Fällen eingesetzt werden, in denen der Mensch noch reagieren kann. Im Gegensatz dazu hat der Mensch bei den meisten konventionellen Therapien eine eher passive Rolle – er *wird* behandelt.

Diese konventionelle Therapie, oft auch Schulmedizin genannt, zielt im Gegensatz zu den Naturheilverfahren auf die unmittelbare Beseitigung der krankhaften Veränderung und ihrer Ursachen. Dies kann geschehen durch

- Ausschaltung (z.B. durch Operation),
- Korrektur und Lenkung, etwa durch den Einsatz von Medikamenten, sowie
- den Ersatz – zum Beispiel durch die Zufuhr körpereigener Wirkstoffe wie Hormone.

Beispiel Bluthochdruck: Die einfachste und heutzutage sehr häufig eingesetzte Methode, einen überhöhten Blutdruck zu senken, ist die Einnahme von sogenannten Antihypertensiva – Tabletten also, die beispielsweise durch Senkung der Flüssigkeitsmenge im Körper oder des Spannungszustands der Muskulatur in den Adern den Blutdruck senken. Damit kann also das Symptom »Bluthochdruck« meist sehr schnell und effektiv behandelt werden. Die naturgemäße Therapie sieht anders aus. Durch Umstellung der Ernährung, ggf. Gewichtsabnahme, Bewegungstherapie und andere Maßnahmen wird versucht, nicht das Krankheitszeichen Bluthochdruck zu behandeln, sondern die zugrundeliegenden Fehlfunktionen im Körper. Im Gegensatz zur konventionellen medikamentösen Therapie wird damit nicht sofort ein Behandlungserfolg erreicht. Naturheilverfahren wirken meist erst durch wiederholte, regelmäßige Anwendung. Und – ganz wichtig – sie erfordern in den meisten Fällen die Mitarbeit des Patienten.

Die Therapieprinzipien der Naturheilverfahren

Leben heißt, sich dauernd mit sich ändernden Verhältnissen in und um uns herum auseinanderzusetzen, um den Organismus durch Anpassungsvorgänge in einem Gleichgewicht zu halten. Naturheilverfahren fördern die Fähigkeit des Organismus, diese Anpassungsvorgänge zu leisten. Sie wirken durch verschiedene Therapieprinzipien:

Schonung: Sie stellt den Organismus ruhig, schirmt ihn ab von belastenden Außenfaktoren und ermöglicht ihm, sich zu erholen und seine Selbstheilungskräfte zu regenerieren. Die Ordnung des Tagesrhythmus, Abstinenz von Alkohol, Nikotin und anderen Drogen, eine Kosteinschränkung bis hin zum Fasten sind Beispiele von Maßnahmen aus dem Bereich der Naturheilverfahren, die mit dem Therapieprinzip Schonung arbeiten.

Regulierung: Eine Fülle von Körperfunktionen laufen in biologischen Rhythmen ab – unser Schlaf-Wach-Rhythmus ist nur einer von vielen. Ein dauerndes Mißachten natürlicher Rhythmen kann sich negativ auf die Gesundheit auswirken – viele Schichtarbeiter wissen ein Lied davon zu singen. Mit dem therapeutischen Prinzip der Ordnung versuchen viele Naturheilverfahren (z.B. Ordnungstherapie, Ernährungstherapie, Bewegungstherapie), harmonisierend auf die rhythmischen Funktionen des Organismus einzuwirken. Ein Beispiel: Viele Schlafstörungen können allein schon durch das Beachten des biologischen Rhythmus gebessert werden und bedürfen höchstens noch eines geringen medikamentösen Anstoßes (wenn, dann durch möglichst nebenwirkungsarme pflanzliche Heilmittel, siehe Seite 738 ff.).

Unter Regulierung wird aber nicht nur die Berücksichtigung der dem Organismus innewohnenden Rhythmen verstanden. Regulierung sorgt auch dafür, ein aus den Fugen geratenes vegetatives Gleichgewicht wiederherzustellen. Dieses Wirkprinzip wird auch häufig mit dem Begriff »Regulationstherapie« umschrieben.

Training: Ständige Bewegungsarmut führt zur Leistungsschwäche – ein Umstand, der von vielen Mitmenschen bislang kaum realisiert wurde. Durch Training läßt sich dieser Folge und auch den damit verbundenen gesundheitlichen Störungen vorbeugen. Training, das ist die wiederholte körperliche Beanspruchung mit dem Ziel, die Leistungsfähigkeit des Gesamtorganismus oder der einzelner Organe oder Organsysteme zu steigern. Das ist besonders wichtig für diejenigen, die beispielsweise morgens aufstehen, mit dem Wagen zur Arbeit fahren, dort den ganzen Tag am Schreibtisch sitzen, abends mit dem Wagen wieder zurückfahren und dann den Feierabend sitzend vor dem Fernseher ausklingen lassen. Doch bedient sich nicht nur die Bewegungstherapie dem Prinzip Training, auch die Klimatherapie, die Therapie mit Wasser (Hydrotherapie), die verschiedenen Formen der Sauerstoffanwendung und die Massage sind Behandlungsverfahren, die im wesentlichen durch Training wirken.

Training wird als Wirkprinzip der Naturheilverfahren jedoch nicht nur auf die Muskulatur bezogen. Durch das Training – das aus viel mehr besteht als sportlicher Betätigung – kann auch das Leistungsvermögen von Organen und Organsystemen gesteigert werden. Diese Wirkweise wird daher auch ganz allgemein als »Adaptationstherapie« bezeichnet.

Auch geistige Funktionen können im Sinn einer Adaptationstherapie trainiert werden, dies ist zum Beispiel bei Hirnleistungsstörungen im Alter von großer Bedeutung.

Merke: Die Naturheilverfahren wirken indirekt auf Krankheitszeichen, indem sie die Selbstheilungskräfte des Körpers stärken. Die konventionelle Therapie wirkt meist direkt auf die Krankheitszeichen im Sinne einer »Kunstheilung«.

Die Definition – ein noch immer ungelöstes Problem

Das Beschreiben und der Vergleich der Therapieprinzipien ermöglicht keine endgültige Definition des Begriffs Naturheilverfahren, es verbessert aber das Verständnis für diese Heilweisen. Naturheilverfahren, damit müssen wir uns wohl abfinden, werden in absehbarer Zeit nicht klar definiert werden können, und dem Mißbrauch dieses Begriffs kann damit wohl auch nicht Einhalt geboten werden. Dennoch ist es sinnvoll, einige oft synonym gebrauchte Begriffe zu erläutern. Mit Ganzheitsmedizin wird meist eine Medizin beschrieben, die den komplexen Beziehungen des Organismus Mensch Rechnung trägt. Aber welche Medizin tut dies nicht? Kein Arzt – auch kein strenger Vertreter der sogenannten Schulmedizin – würde von sich behaupten, daß er nicht den ganzen Menschen behandelt. Insofern stellt »Ganzheitsmedizin« einen schwammigen Begriff dar, der möglichst nicht mehr verwendet werden sollte.

Häufig wird auch »Alternativmedizin« gesagt, wenn eigentlich Naturheilverfahren gemeint sind. Da diese Verfahren aber keine Alternative, sondern eine sinnvolle Ergänzung zu der üblichen Medizin darstellen, sollte auch die Bezeichnung Alternativmedizin möglichst nicht für Naturheilverfahren verwendet werden.

Biologische Medizin – ebenfalls ein Begriff, der mehr Verwirrung stiftet, als er Klarheit schafft. Welche Medizin ist nicht biologisch? Wohl jede, da sie sich mit Lebewesen beschäftigt. Sollte sich das »biologisch« dagegen auf die Therapiemittel beziehen, dann würden zum Beispiel manche homöopathischen Mittel nicht mehr unter diesen Begriff fallen, da sie aus Mineralien hergestellt werden. Umgekehrt wären auch starke Antibiotika »biologische« Mittel, da sie letztlich aus Pilzen stammen. Und auch die oft von vielen Patienten – und zum Teil auch zu Unrecht – gefürchteten Kortisonpräparate sind biologisch, da sie letztlich auch vom gesunden Körper hergestellt werden.

Unkonventionelle medizinische Richtung ist ein Begriff, der meist von Wissenschaftlern gebraucht wird, die sich mit Naturheilverfahren und verwandten Therapieformen beschäftigen. Dieser neutrale Begriff wird sich aber wahrscheinlich auf Dauer – vor allem bei Laien – nicht als Ersatz für »Naturheilverfahren« etablieren.

Mit »besondere Therapierichtungen« werden in Gesetzestexten einige Naturheilverfahren beschrieben. Beispielhaft genannt werden im Arzneimittelgesetz Phytotherapie, Homöopathie und anthroposophische Medizin. Auch dieser Begriff – obwohl er amtlichen Charakter besitzt – wird sich wohl nicht auf Dauer durchsetzen können.

Erfahrungsheilkunde soll eine Medizin bezeichnen, die – wie die meisten Naturheilverfahren – auf jahrhundertelanger Erfahrung beruht. Da aber mittlerweile auch Naturheilverfahren der wissenschaftlichen Prüfung standhalten sollen, ist auch dieser Begriff nicht als optimal zu bezeichnen. Er erlaubt auch keine Abgrenzung der etablierten Naturheilverfahren von pseudomedizinischen Verfahren, die ja auch eine lange Tradition aufweisen können.

Paramedizin wird schließlich meist das genannt, was gern unter dem Deckmantel »Naturheilverfahren« angeboten wird, aber eigentlich nicht nachprüfbar und deshalb unseriös ist. Viele Wissenschaftler zählen Verfahren wie die Irisdiagnostik, Pendeln, Astromedizin und andere dazu.

Fazit: Obwohl »Naturheilverfahren« nicht klar definiert ist, scheint dies noch der beste Begriff zu sein, um eine Reihe von Therapiemethoden zu benennen, die sich ähnlicher Wirkprinzipien bedienen und die Stärkung der Selbstheilungskräfte des Organismus zum Ziel haben.

Die Palette der Verfahren

Es gibt verschiedene Versuche, die Fülle von naturgemäßen Heilverfahren einzuteilen. Eine Gruppe von Naturheilverfahren (Hydrotherapie, Bewegungstherapie, Ernährungstherapie, Phytotherapie, Ordnungstherapie) hat bei uns in Deutschland besondere Anerkennung erfahren, sie werden auch »klassische« Naturheilverfahren genannt. Diese Verfahren sind letztlich auch die fünf Säulen der bei uns relativ bekannten – wenn auch häufig auf die Wasseranwendungen reduzierten – Kneipp-Therapie.

In der folgenden Tabelle wird eine – rein beschreibende und nicht qualitativ wertende – Einteilung der Naturheilverfahren vorgenommen. Sie stammt aus einem von offizieller Seite geförderten Forschungsprojekt der Universität Witten/Herdecke.

Liste der unkonventionellen Therapieverfahren

Medizinische Systeme
- Anthroposophische Medizin
- Homöopathie
- Phytotherapie

Therapieverfahren
zum Beispiel
- Aromatherapie
- Autosuggestion
- Bachblüten
- Chirotherapie
- Eigenblut- und Eigenurinbehandlung
- Feldenkrais
- Handauflegen
- Neuraltherapie
- Physikalische Medizin
- Sauerstoff- und Ozontherapie
- Spagyrik

Diagnoseverfahren
zum Beispiel
- Bioelektrische Funktionsdiagnostik
- Elektroneuraldiagnostik
- Haaranalyse
- Irisdiagnose
- Kinesiologie
- Thermographie

Außereuropäische Verfahren
zum Beispiel
- Chinesische Medizin (inkl. Akupunktur)
- Ayurvedische Medizin
- Tibetische Medizin
- Verfahren aus afrikanischen und indianischen Kulturen

Verbreitung der Naturheilverfahren

Viele der oben genannten Verfahren werden in Deutschland nicht allzu häufig angewandt. Die beliebtesten Verfahren sind sicherlich Phytotherapie (Pflanzenheilkunde), Homöopathie, Akupunktur und physikalische Medizin.

Nach einer Befragung von Infratest verordnen rund ein Drittel der Allgemeinärzte und Internisten häufig Naturheilmittel, 48 Prozent selten, zehn Prozent auf Wunsch des Patienten und nur acht Prozent gar nicht. Und eine Untersuchung des niedersächsischen Sozialministeriums ergab, daß jeder Arzt durchschnittlich vier Naturheilverfahren anwendet.

Die Beliebtheit der Naturheilverfahren läßt sich auch am Arzneimittelmarkt ablesen. Nach Schätzungen gab es 1992 rund 70000 pflanzliche Arzneimittel, 24000 Homöopathika und ca. 3000 Anthroposophika.

Und nicht zuletzt sind es natürlich die potentiellen Patienten, die Naturheilmittel zu schätzen wissen. So geht beispielsweise aus einer Infratest-Untersuchung hervor, daß 42 Prozent der Bundesdeutschen Naturheilmittel grundsätzlich chemischen Arzneimitteln vorziehen. Und nach einer Studie des Instituts für Demoskopie Allensbach haben schon 58 Prozent der Deutschen mehr als einmal Naturheilmittel angewendet.

Viel gefragt – doch kaum gelehrt

So beliebt Naturheilverfahren auch sind, so schlecht ist es um die Vermittlung des Wissens bestellt. Bislang (Stand Mitte 1995) gibt es nur zwei Lehrstühle für Naturheilkunde an deutschen Universitäten (Berlin und Ulm), und nur der Berliner Lehrstuhlinhaber verfügt über Klinikbetten. Obwohl Naturheilverfahren und Homöopathie mittlerweile in den Prüfungskatalog zur ärztlichen Prüfung aufgenommen wurden, bieten die wenigsten Universitäten ausreichend Vorlesungen an. Gemessen an der Beliebtheit dieser Verfahren und der Bedeutung in der ärztlichen Praxis sind sie an den Hochschulen deutlich unterrepräsentiert.

Ärzte, die sich für Naturheilverfahren interessieren, müssen sich daher nach Abschluß ihrer Ausbildung mit Eigeninitiative weiterbilden. Dies ist möglich in Kursen, die von verschiedenen Vereinen angeboten werden und zum Erwerb der – von den Landesärztekammern ausgestellten – Zusatzbezeichnung »Naturheilverfahren« und »Homöopathie« berechtigen. Wenn Sie eines oder beide dieser Zusatzbezeichnungen auf einem Praxisschild lesen, können Sie davon ausgehen, daß sich der Mediziner eine vorgeschriebene Zeit lang intensiv mit Naturheilverfahren bzw. Homöopathie beschäftigt hat. Das heißt aber noch nicht, daß er alle Verfahren beherrscht. Keiner kann für sich in Anspruch nehmen, die komplette Naturheilkunde anwenden zu können. Die meisten Ärzte beherrschen maximal zwei oder drei Naturheilverfahren.

Der größte Verein in Deutschland, der Ärzte für Naturheilverfahren vertritt, ist der Zentralverband der Ärzte für Naturheilverfahren. Seinen knapp 9000 Mitgliedern bietet er regelmäßig Fortbildungskongresse an, die eine ständige und fachlich fundierte Auseinandersetzung mit den verschiedensten Naturheilverfahren ermöglichen. Es gibt außerdem noch eine Reihe weiterer, kleinerer Verbände.

Wenn Sie einen Arzt für Naturheilverfahren in Ihrer Nähe oder Kontakt zu Vertretern einer speziellen Therapierichtung suchen, können Sie sich an den Zentralverband wenden. Er wird Ihnen in den meisten Fällen weiterhelfen können:
Zentralverband der Ärzte
für Naturheilverfahren e.V. (ZÄN)
Alfredstraße 21
72250 Freudenstadt

Natürlich bieten nicht nur Ärzte die Behandlung mit Naturheilverfahren an. Auch zwischen 7000 und 8000 Heilpraktiker bieten medizinische Behandlung – meist Naturheilverfahren – an. Es gibt Heilpraktiker, die ein bestimmtes Verfahren – zum Beispiel Homöopathie – sehr gut beherrschen und sicher mehr darüber wissen als manch ein Arzt und auch über entsprechend viel Erfahrung verfügen. Doch ist bei der Wahl des Therapeuten zu berücksichtigen, daß ein Heilpraktiker auch ohne qualifizierte Ausbildung tätig sein darf. Er kann zwar, muß aber nicht, über ein erhebliches medizinisches Wissen verfügen. Zur Zulassung als Heilpraktiker genügt zur Zeit noch eine Überprüfung beim Amtsarzt, bei der nachgewiesen werden muß, ob Grundkenntnisse über den Bau und die Funktion des menschlichen Körpers vorliegen. Das Bestehen dieser – meist nicht allzu schweren – Prüfung ist jedoch kein Hinweis auf eine fundierte Ausbildung. Wählen Sie daher, wenn Sie lieber zum Heilpraktiker als zum Arzt gehen, diesen sehr gründlich aus.

Vor der Therapie steht die Diagnose!

Ein Punkt spricht letztendlich für die Therapie beim Arzt: die Diagnosestellung. Die naturheilkundliche Behandlung sollte ja keine Alternative zur konventionellen Medizin sein, sondern diese ergänzen und in Teilbereichen auch ersetzen. Um zu prüfen, ob bei bestimmten Krankheitszeichen Naturheilverfahren oder die oft auch sogenannte »Schulmedizin« sinnvoll ist, ist eine genaue Diagnose notwendig. Am Ende dieser Diagnose sollte dann vom Therapeuten die Entscheidung getroffen werden, welches oder welche Therapieverfahren sinnvoll einzusetzen ist bzw. sind.

Das kann also bedeuten, daß beispielsweise ein Arzt zuerst nach den üblichen Kriterien untersucht und eine normale Diagnose stellt und danach noch einmal nach den Regeln der traditionellen chinesischen Medizin vorgeht. Erst danach kann er abwägen, mit welchen Mitteln das bestehende Leiden am besten zu behandeln ist. Und erst dann kann er entscheiden, ob die schulmedizinische Therapie oder Akupunktur oder sogar beide in Kombination die besten Behandlungsaussichten bieten.

Vorsicht also vor Heilpraktikern und auch Ärzten, die ihre Diagnose einzig und allein aufgrund dubioser Untersuchungen und Methoden stellen und danach behandeln.

Die Anwendungsgebiete von Naturheilverfahren

Naturheilverfahren und konventionelle Medizin müssen nicht in einem Spannungsverhältnis zueinander stehen. Beide medizinischen Richtungen haben ihre Existenzberechtigung. Niemand käme beispielsweise auf die Idee, einen Knochenbruch allein homöopathisch zu behandeln. Und auch kein ernstzunehmender Naturheiltherapeut würde einen schweren Bluthochdruck allein mit pflanzlichen Heilmitteln angehen. Gerade die schweren und akuten Erkrankungen sind die Domäne der modernen Medizin. Umgekehrt bieten Naturheilverfahren meist bessere, nebenwirkungsärmere Möglichkeiten bei der Behandlung leichter Erkrankungen und sogenannter Befindensstörungen sowie vieler chronischer Erkrankungen. Schließlich gibt es auch einen Bereich, in dem beide Therapieprinzipien sinnvoll miteinander kombiniert werden können.

Viele Naturheilverfahren eignen sich letztlich auch hervorragend zur Prävention – das heißt zur Vorbeugung von Erkrankungen. So wirken beispielsweise Kneipp-Anwendungen abwehrsteigernd, ordnungstherapeutische Maßnahmen setzen die Streßempfindlichkeit herab, und regelmäßige Bewegungstherapie kann bis ins hohe Alter fit halten. Aus diesem Grund sollten Sie sich nicht erst mit Naturheilverfahren beschäftigen, wenn Sie erkrankt sind. Sie können viele davon auch im Alltag zur Gesunderhaltung erfolgreich anwenden.

Bei leichteren Gesundheitsstörungen schließlich eignen sich viele Naturheilmittel auch zur Selbstmedikation und -behandlung.

Auf den folgenden Seiten lernen Sie die wichtigsten und am häufigsten angewendeten Naturheilverfahren kennen.

Phytotherapie – gegen fast jede Krankheit ist ein Kraut gewachsen

Es mag für viele Leser erstaunlich klingen: Die Wurzeln der modernen Arzneimitteltherapie stammen aus der Pflanzenheilkunde. Ein Fülle von heute auf dem Markt befindlichen synthetisch-chemischen Präparaten hat seinen Ursprung in pflanzlichen Substanzen. Digitalis etwa – eine bei Herzschwäche sehr häufig verschriebene Substanz – wurde aus dem Extrakt des roten Fingerhuts (*Digitalis purpurea*) entwickelt. Und auch heute noch werden immer wieder hochwirksame Arzneimittel hergestellt, die aus Pflanzen stammen. So ist zum Beispiel kürzlich ein stark wirksames Zytostatikum entwickelt worden, dessen Wirkstoff aus der pazifischen Eibe stammt und das nun erfolgreich bei bestimmten Tumorarten zur Hemmung des Krebswachstums eingesetzt wird. Die Liste der Medikamente, die letztlich auf pflanzliche Wirkstoffe zurückzuführen sind, ließe sich beliebig lang fortsetzen. Aber sie würde nicht mehr dem Thema Naturheilverfahren und der Phytotherapie im eigentlichen Sinn entsprechen.

Phytotherapie, Pflanzenheilkunde also, beschäftigt sich nicht mit den aus Pflanzen isolierten und dann synthetisch hergestellten Wirkstoffen, sondern mit den Arzneimitteln, die aus der ganzen Pflanze oder bestimmten Pflanzenteilen gewonnen werden. Diese Arzneien enthalten meist eine Fülle von Wirk- und Begleitstoffen, die den Charakter des jeweiligen pflanzlichen Heilmittels ausmachen.

Pflanzen werden auch als Ausgangsstoff für Arzneien anderer Naturheilverfahren verwendet. So gibt es pflanzliche Homöopathika und auch pflanzliche anthroposophische Arzneimittel – diese sind aber nicht mit den Phytopharmaka zu verwechseln.

Von der Pflanze zum pflanzlichen Arzneimittel

Nur in ganz seltenen Fällen ist es möglich, den pflanzlichen Arzneistoff direkt als Arzneimittel zu verwenden. Üblicherweise werden Pflanzenteile getrocknet; erst die auf diese Weise erhaltenen Drogen (nicht zu verwechseln mit Rauschgiften) werden auf verschiedene Weise arzneilich genutzt. Man kann aus ihnen Extrakte herstellen, die wiederum zur Herstellung von Tabletten oder Salben etc. verwendet werden können. Die Pflanzen können aber auch – eine alte, traditionelle Form der Anwendung – direkt zur Herstellung von Tees genommen werden. Ein solcher Tee – der »Kräutertee« im Volksmund – ist normalerweise zum Trinken bestimmt. In seltenen Fällen wird er aber auch für die äußerliche Anwendung, zum Beispiel für Umschläge, eingesetzt. Einige Drogen wurden auch zur Herstellung von Kräuterkissen verwendet.

Im Handel angeboten werden meist Teedrogen, die grob oder fein geschnitten (Blätter) sind oder die ganz belassen (Samen) und vor der Anwendung gequetscht werden.

Für den Bereich der Gesundheitspflege, Vorbeugung und Selbstbehandlung leichter Krankheiten und Befindensstörungen eignen sich sowohl Tees als auch freiverkäufliche Phytopharmaka in anderen Darreichungsformen.

Egal, welche Darreichungsform, bei der Anwendung ist eines zu beachten: Alle Phytopharmaka – auch die sogenannten Kräutertees – sind letztlich Arzneimittel, die eine therapeutische Wirkung entfalten können. Auch wenn bei ordnungsgemäßem Gebrauch von Phytopharmaka so gut wie keine Nebenwirkungen zu erwarten sind, sollten diese Arzneien aber nicht unkontrolliert, vor allem über einen längeren Zeitraum, eingenommen werden. Ein Beispiel dafür, wie es nicht gemacht werden soll, ist die große Gruppe pflanzlicher Abführmittel, die häufig unkritisch eingesetzt werden. Genausowenig sollten aus Arzneidrogen hergestellte Tees nicht einfach zum Durstlöschen getrunken werden.

Die beliebtesten Arzneipflanzen in Deutschland

Pflanzliche Arzneimittel können nicht nur bei Husten, Schnupfen und Heiserkeit eingesetzt werden. Bei einer Fülle von Krankheiten und Befindensstörungen haben Arzneipflanzen und daraus hergestellte Präparate einen klaren therapeutischen Stellenwert.

Die sogenannte Kommission E, die dem ehemaligen Bundesgesundheitsamt unterstellt war, hat jahrelang die Wirksamkeit von Pflanzendrogen bewertet. Eine Fülle von Pflanzen ist mittlerweile von den Fachleuten in dieser Kommission als wirksam anerkannt worden.

Weißdorn

Es gibt zwei Arten von Weißdorn: den eingriffeligen und den zweigriffeligen, die sich aber in ihrer Heilwirkung nicht unterscheiden. Man verwendet in erster Linie die Blüten, doch enthalten auch die Blätter heilwirksame Inhaltsstoffe, wie Flavonoide, Cyanidine, Cholin, Amine, Säuren, ätherisches Öl, Gerbstoffe u. a.

Weißdornextrakte haben sich bei leichten und mittelschweren Formen der Herzinsuffizienz, Druck- und Beklemmungsgefühl in der Herzgegend, leichten Formen des Altersherzens und bestimmten Arten von Herzrhythmusstörungen bewährt. Sie verbessern die Durchblutung und machen den Sauerstoffverbrauch im Herzen effizienter.

Diese Erkrankungen sollten aber nicht einfach durch Selbstbehandlung mit Weißdorntee behandelt werden, die Therapie gehört in die Hand eines Arztes, der dann entsprechende pflanzliche Medikamente verordnen kann.

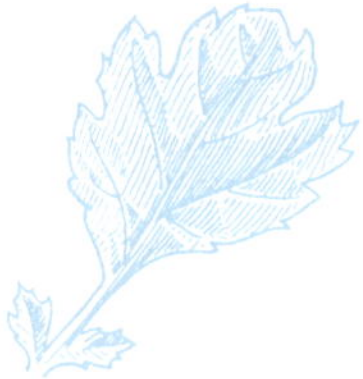

Ähnlich wie Weißdorn wirken auch Pflanzenextrakt-Kombinationen aus Adonisröschen, Meerzwiebel, Maiglöckchen und Oleander.

Kamille

In vielen Familien gilt die Kamille gleichsam als Allheilmittel und unverzichtbarer Bestandteil der Hausapotheke, der nicht ausgehen darf. Sie enthält als heilende Wirkstoffe ätherische Öle mit Azulen, Glykoside, Flavone und Cumarine.

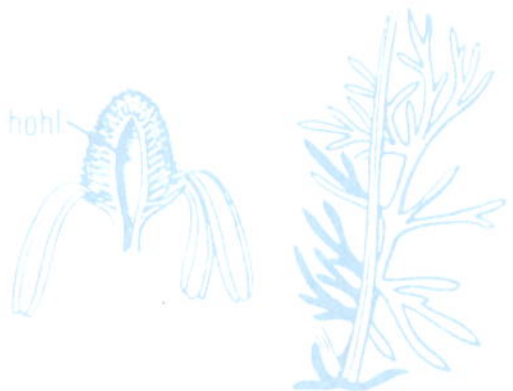

Ihre Wirksamkeit ist aber nicht nur durch Erfahrung, sondern auch durch zahlreiche wissenschaftliche Arbeiten belegt. Angewendet wird Kamille bei Erkältungskrankheiten, Ohrenschmerzen, Zahnschmerzen, Magen- und Darmkrankheiten, Harnwegsinfektionen und zur Wundbehandlung. Man verabreicht sie innerlich in Form von Tee, als Spülung, für Dampfbäder, als Badezusatz und für Umschläge und Auflagen. Man soll Kamillentee aber nicht als Durstlöscher regelmäßig trinken, sondern nur dann, wenn entsprechende Beschwerden vorliegen.

Ginkgo biloba

Die Extrakte aus den Blättern von *Ginkgo biloba,* dem ostasiatischen Tempelbaum, sind ein bewährtes Mittel bei Hirnleistungsstörungen und allgemein bei Durchblutungsstörungen im Gehirn und in den Extre-

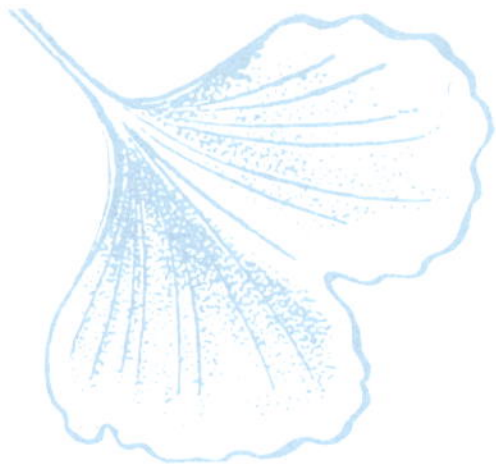

mitäten, wie etwa beim Raucherbein oder bei Gefäßschäden durch *Diabetes mellitus.*

Hopfen

Diese Pflanze verdankt ihre Bekanntheit vor allem der Tatsache, daß sie ein unerläßliches Ingredienz des Biers ist. Doch hat sie auch als Heilpflanze ihr Verdienst. Wie bei Baldrian werden Zubereitungen aus den Hopfenzapfen bei Übererregtheit und nervös bedingten Einschlafstörungen verwendet. Bekannt ist auch das sogenannte Hopfenkissen – ein Kräuterkissen, das als Einschlafhilfe ins Bett gelegt wird. Außerdem hilft Hopfen bei Regelstörungen. Der aus Blättern und Trieben gepreßte Saft wirkt abführend.

Es gibt auch eine Reihe von Fertigpräparaten, die Extrakte aus Hopfen plus Baldrian enthalten. Diese Medikamente sind sicherlich in den meisten Fällen bei Schlafstörungen die richtige Wahl – wenn einfache Maßnahmen zur Schlafhygiene nicht ausreichen. Zur Zeit werden in der Bundesrepublik noch viel zu viele Benzodiazepine als Einschlafhilfe verordnet! Diese synthetischen Präparate können abhängig machen und beeinflussen die Aufmerksamkeit am Tag. Hopfen und Baldrian erfüllen in den meisten Fällen den gleichen Zweck – ohne jedoch diese gravierenden Nebenwirkungen zu zeigen.

Knoblauch

Gegen Vampire hilft er wohl nicht – aber dafür bei erhöhten Blutfettwerten. Zudem ist er ein bewährtes Mittel bei Darmstörungen; er wirkt beruhigend, galletreibend und erweitert die Gefäße. Man setzt ihn zur Behandlung und Vorbeugung von Arteriosklerose und Bluthochdruck ein oder nimmt ihn gegen Schlafstörungen. Bewährt hat er sich auch bei Bronchitis und Grippe. Außerdem wirkt er gegen Bakterien und Pilze.

Seine heilwirksamen Inhaltsstoffe sind ein ätherisches Öl mit Allicin, Vitamine, Hormone und Cholin. Wer gern und häufig in der Küche Knoblauch verwendet, benötigt sicher keine zusätzliche medikamentöse Zufuhr dieser Wirkstoffe. Leider scheint gerade der Stoff, der den typischen Knoblauchduft verursacht, das Allicin, auch der Hauptwirkstoff zu sein.

Wer den frischen Knoblauch nicht mag, für den gibt es eine große Palette von Knoblauchpräparaten. Hier gilt es, die Spreu vom Weizen zu trennen. Wichtig ist nicht Verpackung und Aufmachung, sondern der Gehalt an Wirkstoffen. Vergleichen Sie ggf. die Angaben auf den Packungen.

Knoblauch ist nicht gleich Knoblauch – besonders gehaltvoll an Wirkstoffen ist der chinesische Knoblauch. Doch nicht nur die Pflanze, auch die Art der Zubereitung beeinflußt die Wirksamkeit von Knoblauchpräparaten.

Mariendistel
Diese schön anzusehende Pflanze, deren Heimat der Mittelmeerraum ist, enthält außer ätherischem Öl, Bitterstoffen, Harzen und Eiweiß das wichtige Silybin – ein Wirkstoff, der auch bei der industriellen

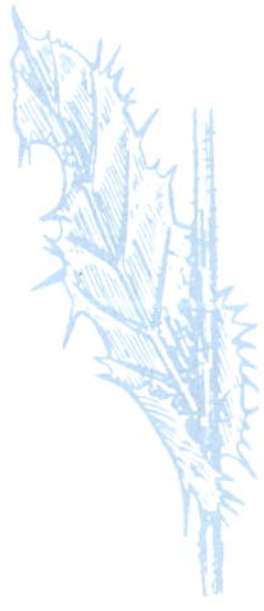

Heilmittelerzeugung genutzt wird und die Leber vor Giftstoffeinwirkung schützen soll. Die Mariendistel gilt deshalb als wertvolles Heilmittel bei Leber- und Galleerkrankungen. Eingesetzt wird sie auch als Gegenmittel bei Vergiftungen mit Knollenblätterpilzen.

Der Tee aus der Mariendisteldroge wird aus einem halben Teelöffel Früchten und einer Tasse Wasser zubereitet, die man acht Minuten kochen läßt und dann abseiht. Drei Tassen sind die tägliche Dosis, wobei die morgendliche Tasse vor dem Frühstück, also nüchtern getrunken werden sollte, die abendliche vor dem Zubettgehen.

Baldrian
Die mehrjährige Pflanze ist fast überall in Europa verbreitet und in Wäldern, auf Wiesen, am Wegrain und an Bachufern und Teichen meist auf feuchten Böden anzutreffen. Charakteristisch ist die duftende Wurzel, die seit undenklichen Zeiten zu Heilzwecken verwendet wurde. Sie wird zur Behandlung von nervöser Reizbarkeit, Herzschwäche, Verspannungen,

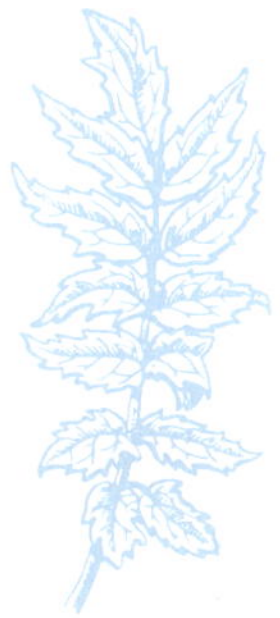

Erschöpfungszuständen sowie Schlaflosigkeit eingesetzt und kommt auch bei Blähungen und Brechreiz zur Anwendung. Man bereitet einen Kaltauszug aus ein bis zwei Teelöffeln der Droge und einer Tasse kalten Wasser. Der Auszug muß mindestens acht Stunden stehen. Vor dem Trinken leicht erwärmen.

Angeboten werden auch Baldrianöl, Baldrianwein und Baldrianextrakte. Sie werden nach Vorschrift verabreicht. Bei Kopfschmerzen, die auf Verspannungen zurückgehen, kann man sich einen Umschlag mit frischem, zerstoßenem Kraut auf die Stirn legen.

Die heilwirksamen Inhaltsstoffe von Baldrian sind ätherische Öle, Valepotriate, Schleimstoffe, Gerbstoffe, Bitterstoffe und organische Säuren.

Roter Sonnenhut
Diese Pflanze blüht so schön, daß sie gut als Schmuckpflanze Verwendung finden könnte. Dabei kann sie viel mehr: Zubereitungen aus den getrockneten Wurzeln werden bespielsweise zur Immunstimulation, etwa zur Vorbeugung und Behandlung von Infekten, eingesetzt. Es gibt eine Fülle von Präparaten, die sich einer großen Beliebtheit erfreuen.

Ein Hinweis am Rande: Billiger und ebenfalls wirksam ist zur Stärkung der Immunabwehr die Wasseranwendung (siehe »Hydrotherapie«, Seite 743).

Der Rote Sonnenhut wurde bereits von den Indianern Nordamerikas als Heilpflanze geschätzt.

Roßkastanie
Kastanien können nicht nur als Kinderspielzeug benutzt werden. Die Extrakte aus den Samen der Roßkastanie werden auch als Medikamente zur unterstützenden Behandlung von Krampfadern und Venenschwäche eingesetzt. Auch andere Zeichen einer

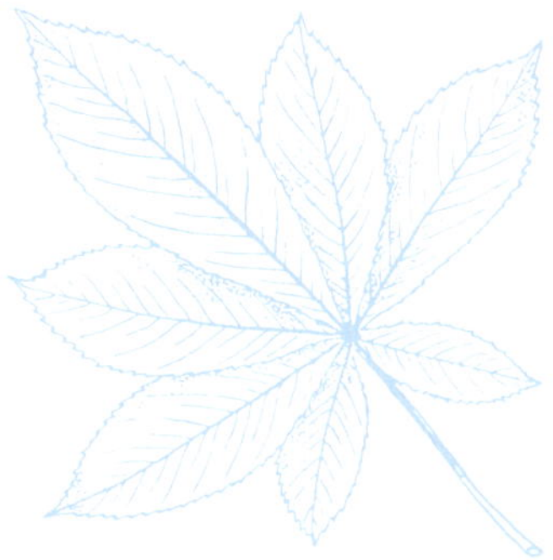

gestörten Venenfunktion wie Wadenkrämpfe, Schwellungen der Beine, Schmerzen und Schweregefühl in den Beinen sowie Geschwüre an den Unterschenkeln, die durch eine schlechte lokale Stoffwechsellage entstehen, sprechen auf die Wirkstoffe (Saponin, Gerbstoffe, Bitterstoffe, Glykoside, Stärke, Vitamine) an. In der Volksheilkunde werden Absude der Droge zur äußerlichen Anwendung bei Verletzungen, Wunden, Erfrierungen und Hämorrhoiden empfohlen.

Sabal
Auch die Früchte einer Palmenart, der sogenannten Sägepalme, werden zur Herstellung pflanzlicher Arzneimittel verwendet. Sie wirken – das hat sich in vielen Studien herausgestellt – bei einer typischen Krankheit älterer Männer: der gutartigen Prostatahyperplasie.

Im Anfangsstadium dieses häufigen und mit lästigen Symptomen verbundenen Leidens senken Präparate mit Sabalextrakten die Häufigkeit des Wasserlassens und verbessern den Harnfluß durch die durch Prostatawachstum eingeengte Harnröhre.

Ratschläge zur Selbstbehandlung mit pflanzlichen Arzneimitteln

Der einfachste Weg, leichte Beschwerden mit Heilpflanzen zu behandeln und Erkrankungen vorzubeugen, ist der gezielte Einsatz von Teedrogen. Vergessen Sie jedoch die üblichen Kräutertees, die zu Staub gemahlen für wenig Geld in den Regalen der Supermärkte stehen. Aus arzneilicher Sicht ist der daraus aufgebrühte Tee nicht viel mehr als gefärbtes Wasser mit etwas Geschmack. Beziehen Sie Ihre Teedrogen aus der Apotheke. Dort können Sie sich die Pflanzen, die Sie wollen, abwiegen und bereits fertig mischen lassen. Vergleichen Sie ruhig einmal den Fertigtütentee einer Billigmarke mit der aufgebrühten Droge aus der Apotheke! Sie werden den Unterschied schnell feststellen.

Viele Heilpflanzen können oder sollten Sie nicht als Tee zu sich nehmen, sondern besser in Tabletten-, Dragee- oder Kapselform. Obwohl die Selbstmedikation bei uns in Deutschland im Steigen begriffen ist und besonders der Markt an freiverkäuflichen Phytopharmaka hohe Zuwachsraten aufweist, sollten Sie nicht einfach unkritisch alle Werbeverlautbarungen für bare Münze nehmen und auf Verdacht – »es kann ja nichts schaden« – Pillen über Pillen schlucken.

Phytopharmaka sind nun einmal Arzneimittel, die nicht ohne treffenden Grund und ohne Dosisbegrenzung eingenommen werden sollten. Suchen Sie sich im Zweifelsfall einen Arzt, der etwas von der Phytotherapie versteht (die meisten Ärzte verfügen leider nur über ein Basiswissen bezüglich des Einsatzes von Heilpflanzen), und lassen Sie sich von ihm beraten.

Beispiel für einen Hustentee

Eibischwurzel	25 g
Fenchel	10 g
Isländisches Moos	10 g
Spitzwegerichkraut	15 g
Süßholzwurzel	10 g
Thymian	30 g

Von dieser Teemischung einen halben gehäuften Teelöffel mit einem Viertel Liter kochendem Wasser übergießen, ziehen lassen und abseihen. Mehrere Tassen pro Tag trinken.

Homöopathie – Ähnliches mit Ähnlichem heilen

Die Homöopathie zählt in Deutschland zu den beliebtesten unkonventionellen medizinischen Behandlungsverfahren. Unter den Begriff »Naturheilverfahren« läßt sie sich nicht so problemlos einordnen. Zwar werden bei der Homöopathie sicherlich – wie bei den Naturheilverfahren – Reizwirkungen auf den Organismus ausgeübt, die zu den gewünschten Heilreaktionen führen sollen. Doch ist die Homöopathie eine eigene Therapieform, und viele Homöopathen ordnen sie nicht unter Naturheilverfahren ein.

Ein Arzt, der die Zusatzbezeichnung »Naturheilverfahren« erwerben will, muß auch Kenntnisse in Homöopathie nachweisen. Es gibt aber – unabhängig von dieser Zusatzbezeichnung – auch noch eine Extra-Zusatzbezeichnung »Homöopathie«.

Potenzieren ist nicht einfach Verdünnen

Die allgemeine Anerkennung ist der Homöopathie bislang sicherlich nicht zuletzt deshalb versagt geblieben, weil die homöopathischen Arzneimittel so gar nicht den üblichen Arzneien entsprechen. Ist ein besonders starkes konventionelles Medikament normalerweise auch dosiert, so enthalten im Gegensatz dazu die stark wirksamen Hochpotenzen in der Homöopathie so gut wie gar keinen Wirkstoff mehr! Kritiker führen deshalb immer wieder gerne die stark potenzierten Substanzen an, weil sich in manchen von ihnen rein rechnerisch überhaupt kein Wirkstoff mehr befindet. Ein solches Denken zeigt jedoch, daß das Prinzip der Homoöpathie nicht begriffen wurde. Die Homöopathika werden nicht einfach verdünnt, sondern potenziert – das heißt: Der Ausgangswirkstoff wird nach festen Regeln verdünnt und dann nach einem bestimmten Schema geschüttelt. Dabei sollen die Informationen des Wirkstoffs, die im Organismus später die gewünschte Reaktion auslösen, auf das Verdünnungsmedium übertragen werden. Letztlich kommt es also überhaupt nicht mehr darauf an, wieviel Wirksubstanz sich in einem Homöopathikum befindet, da die Information übertragen wurde. Im Gegenteil: Als besonders wirkungsvoll haben sich sogar die Mittel erwiesen, die hoch potenziert (nicht einfach verdünnt!) wurden.

Das Ähnlichkeitsprinzip

Hahnemann, der Begründer der Homoöpathie, vertrat aufgrund seiner therapeutischen Erfahrung die Meinung, daß ein Mittel, das bei einem Gesunden bestimmte Symptome auslöst, eben diese Symptome, wenn sie Zeichen einer Erkrankung sind, heilen könne. Also, vereinfacht ausgedrückt: Ein Mittel, das Fieber beim Gesunden bewirkt, kann dem Fieber bei einem Kranken entgegenwirken. Um das richtige Mittel zu finden, ist eine sehr sorgfältige Befragung und Untersuchung notwendig. Je »bunter« das Bild ist, das der Homöopath von den Beschwerden eines Patienten und seiner Persönlichkeit erhält, um so leichter kann er aus der langen Liste von Homöopathika das richtige herausfinden. Diese sogenannte »Einzelmittelhomöopathie« erfordert sehr viel Erfahrung und Zeit und wird von vielen Therapeuten nicht beherrscht.

Es gibt parallel dazu noch eine sogenannte Komplexmittel-Homöopathie. Sie arbeitet nicht mit einzelnen Substanzen, sondern mit Substanzgemischen. Und diese werden nicht entsprechend den individuellen Symptomen und Eigenheiten eines Patienten verschrieben, sondern eher – wie bei der konventionellen Medizin – krankheitsbezogen. In einem solchen Komplexmittel sind eine Reihe von Homöopathika enthalten, so daß die Wahrscheinlichkeit, daß eines davon bei einem bestimmten Symptom wirkt, groß ist. Diese einfache Form der Homöopathie ist weit verbreitet – auch unter den Vertragsärzten.

Anwendungsgebiete für die Homöopathie

Wie die meisten Naturheilverfahren auch, hat die Homöopathie besonders bei chronischen Erkrankungen, bei Befindensstörungen und leichten Krankheiten Erfolg. Es gibt zwar auch homöopathische Notfallmittel – aber deren Gebrauch sollte nur wenigen Ärzten, die sich den Umgang mit homöopathisch versorgten Notfallpatienten auch zutrauen, vorbehalten bleiben.

Ein dankbares Einsatzgebiet sind auch leichtere Gesundheitsstörungen bei Kindern. Denn Homöopathika haben normalerweise – abgesehen von einer möglichen Erstverschlimmerung der Symptome – so gut wie keine Nebenwirkungen. Und sie wirken erstaunlich oft und schnell bei Kindern.

Akupunktur – Teil der traditionellen chinesischen Medizin

Die Akupunktur ist Teil der jahrtausendealten traditionellen chinesischen Medizin und hat – trotz ihres Alters – bis heute nichts an Aktualität und Bedeutung verloren.

Diese Behandlungsform kann definiert werden als eine Reiztherapie an der Körperoberfläche, die auf das Körperinnere, die Organe, wirkt. Daß zwischen Oberfläche und Organen enge – durch Nerven vermittelte – Beziehungen bestehen, das hat mittlerweile auch die naturwissenschaftlich orientierte Medizin erkannt. Doch ist die klassische Akupunktur mehr als die Berücksichtigung und Nutzbarmachung dieser nervösen Verbindungen zwischen Haut und Körperinnerem.

Um zu verstehen, was Akupunktur bedeutet, muß man den Unterschied in der westlichen und der östlichen Art, eine Krankheit zu beurteilen, kennen. Die naturwissenschaftliche Medizin definiert Krankheit vor allem durch meßbare Befunde, das heißt also beispielsweise Blutdruck, Blutwerte, Körpertemperatur etc. In der traditionellen chinesischen Medizin spielt aber auch das Erleben des Kranken eine Rolle, die Art und Weise, wie er seine Krankheit empfindet. Auch das Befinden beeinflußt die Diagnose und damit auch die Therapie.

Die traditionelle chinesische Medizin betrachtet die Lebensvorgänge als ein System verschiedener Kräfte; die Lebensenergie ist »Qi«. Dieses Qi kann in verschiedenen Formen vorkommen: etwa als Erbenergie, die Grundlage jeder körperlichen und geistigen Entwicklung ist. Durch Vereinigung der beiden elterlichen Erbenergien entsteht die Geistesenergie, die in Denken und Bewußtsein erscheint. Die Nahrungsenergie wird bei der Verdauung freigesetzt, ebenso die Abwehrenergie. Die eingeatmete Luft enthält die Atmungsenergie.

Je nachdem, wie es um den energetischen Zustand eines Menschen bestellt ist, werden Leere-Typen (wenig belastbar und widerstandsfähig, sensibel, labil, wetterfühlig) und Fülle-Typen (kräftig, belastbar, wenig empfindlich) unterschieden. Die Fülle entspricht einem Yang-, die Leere einem Yin-Zustand.

Bei der chinesischen Diagnose werden mittels Sehen, Hören, Befragen und Tasten Ying- und Yang-Typen differenziert, die Erkrankungsregion (innen oder außen) ermittelt, der Funktionszustand (Fülle, Leere) von Organen und der Temperaturbezug einer Krankheit bestimmt. Nach dieser umfangreichen und nach naturwissenschaftlichen Kriterien nicht nachvollziehbaren Anamnese wird die Therapie festgelegt. Ein Therapieverfahren der chinesischen Medizin ist die Akupunktur, bei der Nadeln – diese sind im Regelfall bis zu 0,3 mm dick – in bestimmte Punkte am Körper, den sogenannten Akupunkturpunkten, die durch Meridiane verbunden sind, gestochen werden. Dabei entsteht des öfteren ein sogenanntes De-Qi-Gefühl – ein warmes, drückendes Gefühl am Punkt oder im Meridianverlauf.

Therapiemöglichkeiten von A bis Z

Die Weltgesundheitsorganisation (WHO) hat einmal zusammengestellt, welche Krankheiten mittels Akupunktur behandelt werden können. Die Liste reicht von A wie Arthroseschmerz, *Asthma bronchiale* und *Angina pectoris* bis Z wie Zahnschmerzen. Bei uns hat die Akupunktur noch keine endgültige Anerkennung gefunden. Das zeigt sich auch darin, daß die Kostenerstattung durch gesetzliche Krankenkassen nicht ganz problemlos ist und noch keine einheitliche Gebührenziffer zur Verfügung steht, mit der Ärzte Akupunkturleistungen abrechnen können.

Angezweifelt wird jedoch die Wirkung der Akupunktur im allgemeinen nicht. Vor allem im Bereich der Schmerztherapie sind positive Wirkungen auch in einer Fülle von wissenschaftlichen Untersuchungen nachgewiesen worden.

Wichtig ist: Suchen Sie ausgebildete Akupunkteure

Wie die oberflächliche Beschreibung der chinesischen Medizin gezeigt hat, erfordert das Beherrschen der Akupunktur nicht nur Erfahrung, sondern auch eine Menge Hintergrundwissen. Wenn Sie sich also für eine Akupunkturbehandlung entscheiden, sollten Sie auf jeden Fall einen gut ausgebildeten Therapeuten aufsuchen. Eine Basisausbildung garantiert die Absolvierung der Kurse, die von der Deutschen Ärztegesellschaft für Akupunktur (DÄGfA) angeboten werden. Um die Prüfungen zu bestehen, ist eine Fülle an Fachwissen nötig. Machen Sie daher die Akupunkturausbildung des Therapeuten zum Maßstab Ihrer Wahl. Es gibt leider viele, die stechen können – aber deutlich weniger, die Akupunktur beherrschen.

Hydrotherapie – Wasser ist nicht nur zum Trinken da

Die Anwendung von Wasser zu Heilzwecken ist uralt. Bei uns hat sie im letzten Jahrhundert vor allem Sebastian Kneipp wieder bekanntgemacht, nach seinem Tod wurde diese sogenannte Hydrotherapie von Ärzten wissenschaftlich ausgebaut.

Wirkprinzip der Hydrotherapie

Wasser kann auf verschiedene Art und Weise als unspezifische thermische Reizbehandlung wirken. Möglich sind:

- Waschungen
- Güsse
- Teilbäder
- Bäder
- Kalte Wickel
- Heiße Packungen
- Sauna

Bei den meisten Anwendungen wirkt das Wasser als eine Art »Temperaturtransporteur«, das heißt, mit Hilfe des Wasser kann der Körper oder können Teile davon gezielt abgekühlt oder erwärmt werden. Außerdem wird etwa beim Duschen oder bei den sogenannten Blitzgüssen auch der Tastsinn angeregt.

Die Temperaturreize wirken auf den Körper ein und stören das für ihn lebensnotwendige Temperaturgleichgewicht. Er muß also auf den Temperaturreiz reagieren, indem er die Durchblutung der betroffenen Gewebe verändert, die Wärmeproduktion steigert, die Schweißsekretion zur Abkühlung fördert, den Muskeltonus ändert und die Herzfunktion verändert. Dabei findet nicht nur lokal am Ort der wasservermittelten Temperaturveränderung eine Reaktion statt, sondern auch in anderen Bereichen des Körpers. Die Reaktion kann drei bis vier Stunden andauern. Außerdem werden bei wiederholter Anwendung der Hydrotherapie Anpassungsvorgänge im Organismus ausgelöst; der Organismus wird also durch »Training« zu einer besseren Reaktionsfähigkeit angeregt. Letztlich beugt die Hydrotherapie vielen Krankheiten vor, stärkt das Immunsystem, kräftigt das Herz-Kreislauf-System und verbessert die Wärmeregulation.

Anwendungsbereiche

Die Kneippschen Wasseranwendungen können sowohl vorbeugend als auch zur Behandlung von Krankheiten eingesetzt werden. Eine Reihe von ihnen ist zudem leicht erlernbar und kann ohne große Umstände auch zu Hause vorgenommen werden.

Zur Prävention werden allgemein regelmäßige Wechselduschen empfohlen. Im Lauf des Tages können darüber hinaus auch noch kleinere Kaltreize, wie etwa kalte Armbäder, angewendet werden. Ein- oder zweimal pro Woche Sauna ist ebenfalls sinnvoll.

Bei akuten Infektionen sind zu Beginn der Erkrankung heiße oder ansteigende Teilbäder sinnvoll, ggf. mit Badezusätzen wie Thymian. Ist das Fieber dann angestiegen, sind kalte Waschungen, Wadenwickel und ähnliches angebracht. Im weiteren Verlauf können morgendliche Waschungen, Packungen und Dampfbäder angewendet werden.

Bei Krampfadern sind kalte Kniegüsse und Wickel zu empfehlen. Auch Wassertreten macht Sinn. Auf keinen Fall sollten warme, wechselwarme oder heiße Anwendungen gemacht werden – auch ausdauernde warme Wannenbäder sind nicht zu empfehlen.

Bei Arthrose (Gelenkverschleiß) helfen meist Kältepackungen, bei Bronchien- und Lungenerkrankungen Brustwickel, Wechselarmbäder und -güsse.

Am besten ist, Sie besuchen einmal einen Kurs zum Erlernen der entsprechenden Techniken. Sie sind gar nicht so schwer, wenn man sie einmal praktisch eingeübt hat.

Beispiele für Kneippsche Wasseranwendungen

Waschungen werden mit einem groben Tuch unter leichtem Druck ausgeführt. Sie rufen einen milden Reiz hervor und können meist auch noch bei bettlägrigen Kranken eingesetzt werden.

Bei **Güssen** wird der fast drucklose Wasserstrahl aus einem Schlauch aus kurzer Entfernung zur Körperoberfläche langsam von außen zur Körpermitte geführt. Das Wasser fließt so über die Haut ab, daß es diese wie einen Mantel umgibt.

Bei **Bädern** werden Teil- und Vollbäder unterschieden, außerdem kalte (34–35 Grad), warme (36–38 Grad), Wechsel-, ansteigende und absteigende Bäder.

Wickel werden aus drei Tüchern gefertigt. Das erste wird naß und straff auf den zu behandelnden Körperteil gelegt, dann folgt ein luftdurchlässiges Leinen- oder Baumwolltuch und dann erst ein Abschlußtuch aus Wolle oder Flanell. Nach dem Anlegen des Wickels wird meist der ganze Körper mit einem Tuch oder einer Decke eingepackt.

Heiße Packungen werden im Rahmen der Kneipp-Therapie mit Heusäckchen ausgeführt – diese wirken schmerzlindernd, entblähend, durchblutungsfördernd und beruhigend.

Sauna und Wechselduschen schließlich sind zwar keine typischen Kneippschen Verfahren, sie ergänzen jedoch die anderen Anwendungen und lassen sich mit ihnen kombinieren.

Ernährungstherapie – ein wichtiger und oft vernachlässigter Bereich ärztlichen Handelns

Nach Angaben des Bundesgesundheitsministeriums verursachen ernährungsbedingte Krankheiten jährlich direkte Kosten in Höhe von knapp 50 Milliarden Mark. Vieles davon könnte gespart werden, wenn die Bundesdeutschen quantitativ weniger und qualitativ besser essen würden.

Die Liste der Krankheiten, die durch falsche Ernährungsgewohnheiten verursacht oder gefördert werden, ist lang. Sie enthält außer Krankheiten wie Bluthochdruck, Verstopfung, Fettstoffwechselstörungen und anderen, direkt mit der Ernährung zusammenhängenden Leiden auch einige, die auf den ersten Blick nichts mit Essen und Verdauen zu tun haben: zum Beispiel Brust- und Lungenkrebs, Kropf, Anämien, Knochenschwund und Erkrankungen der Hirngefäße. So scheint folgender Spruch durchaus seine Richtigkeit zu haben: »Ein Drittel von dem, was wir essen, brauchen wir zum Leben. Die anderen zwei Drittel brauchen die Ärzte zum Leben.«

Daß die Ernährung auch zu therapeutischen Zwecken eingesetzt werden kann, um Krankheiten zu behandeln oder zu verhüten, das wußten auch schon unsere Vorfahren. So gehörte die Ernährungstherapie zu den wichtigen Säulen früher Medizinsysteme. Und in unserer Überflußgesellschaft ist sie eher noch wichtiger geworden. Sie ermöglicht nämlich, den Organismus und viele seiner Grundfunktionen wirksam zu beeinflussen. Zu den Heilwirkungen einer Ernährungstherapie zählen die Normalisierung gestörter Stoffwechselfunktionen, der Darmtätigkeit und des Körpergewichts sowie die Stabilisierung der biologischen Abwehrfunktionen.

Ernährungsmedizin ist nicht gleich Ernährungsmedizin

Die Ernährungstherapie im naturheilkundlichen Sinn ist von der klinischen Ernährungsmedizin der konventionellen Medizin zu unterscheiden. Da die klinische Diätetik lange Zeit eine unübersehbare Fülle von speziellen Kostformen für bestimmte Krankheiten und Zustände entwickelt hat, war sie weitgehend organ- und krankheitsbezogen ausgerichtet. Mittlerweile korrigiert man dies.

Die Ernährungstherapie im Sinn eines Naturheilverfahrens ist dagegen unspezifisch auf den Gesamtorganismus ausgerichtet. Ihre Basis ist eine »Grunddiät«, also eine gesunde, schmackhafte Ernährung, die im Krankheitsfall nur variiert zu werden braucht. »Diät« bedeutet übrigens nicht fade Ersatzkost. Diät kommt von »diaita« und beinhaltet im ursprünglichen Sinn viel mehr – auf jeden Fall etwas Positives und nicht das, was heutzutage meist unter Diät verstanden wird.

Die Säulen der gesunden Ernährung

Wichtig ist zunächst einmal, daß die Nahrungsmenge den Bedürfnissen des Körpers angepaßt wird. Sie ist also so zu steuern, daß ein normales Körpergewicht eingehalten bzw. erreicht wird. Außerdem sind noch andere Aspekte von Bedeutung:

- möglichst Vollwertlebensmittel verwenden
- weitgehend auf Raffinadezucker und damit gesüßte Nahrungsmittel verzichten
- die Fettaufnahme begrenzen
- auf größeren Fleischverzehr verzichten
- reichlich Flüssigkeit trinken, bevorzugt Mineralwasser
- Speisen so zubereiten, daß die wertvollen Inhaltsstoffe möglichst erhalten bleiben
- einfache und sinnvolle Zusammensetzung der Speisen

Diese Grundregeln, die übrigens weitgehend auch den Empfehlungen der Deutschen Gesellschaft für Ernährung entsprechen, müssen natürlich individuell dem eigenen Bedarf angepaßt werden. Es ist zum Beispiel nicht zu verantworten, daß ein älterer Mensch, der sein Leben lang von Weißbrot gelebt hat, nun plötzlich aus gesundheitlichen Gründen frisch geschrotetes Müsli zum Frühstück zu sich nehmen soll. Solche Radikalkuren führen eher zum Gegenteil des Erwünschten – in diesem Fall zu erheblichen Verdauungsbeschwerden.

Gesunde, vollwertige Ernährung, das soll noch einmal betont werden, ist also keine Ersatzkost, die letztlich Verzicht auf Genuß bedeutet. Sie ist eine den persönlichen Bedürfnissen entsprechende Ernährungsweise, die den Organismus stärkt und nicht unnötig belastet. Wegbereiter einer solchen gesunden, modernen Vollwerternährung waren Bircher-Benner (nach dem das Müsli benannt wurde) und Kollath.

Abschließend sind noch spezielle Formen der Ernährungstherapie zu erwähnen, die sich bewährt haben: totales Fasten, kohlenhydratergänztes Saftfasten, Molketrinkkur, strenge vegetabile Rohkost, Mayr-Diät, Vollgetreidekörnerdiät, Trockentag-Trinktag-Wechseldiät nach Schroth u. ä. Diese speziellen Diätformen können gezielt – zum Beispiel zum Abbau von Fettdepots und zur Unterstützung von Ausscheidungsvorgängen – als intensive ernährungstherapeutische Maßnahme eine bestimmte Zeit lang angewendet werden.

Nebenwirkungen von Medikamenten

Keine Wirkung ohne Nebenwirkung – diese banale Weisheit trifft für die meisten Medikamente zu. Greifen wir das wohl bekannteste Medikament heraus: Aspirin (Wirkstoff Azetylsalizylsäure, als alleiniger Wirkstoff ebenso enthalten in einer Reihe anderer Schmerzmittel) kann zum Beispiel zu Magen-Darm-Blutungen und anderen unerwünschten Erscheinungen führen.

Die Liste der Nebenwirkungen manch anderer Medikamente ist noch viel größer: Sie reicht von Magen-Darm-Störungen über Hautausschläge und Übelkeit bis zu Schwindel, Störungen der Blutbildung, Leberfunktionsstörungen, Nierenschäden oder Krämpfen – um nur einige Nebenwirkungen herauszustellen.

Klarzustellen ist indes, daß diese Nebenwirkungen nicht bei jedem Verbraucher auftreten müssen und daß sie natürlich abhängig von der Dosis und der Dauer der Einnahme sind.

Klarzustellen ist aber weiter, daß manche neuen Medikamente, die bestens wirken, nach einigen Jahren des Markteinsatzes wieder vom Markt genommen werden müssen, weil sie fatale Nebenwirkungen zeigen. Dazu muß man nicht *Contergan* als Beispiel heranziehen oder das „Schlankheitsmittel" *Menocil* – das ist bereits tragische Arzneimittelgeschichte. Neuere Beispiele schlagen in dieselbe Kerbe: Substanzen, die in einigen „Grippetabletten" enthalten waren, mußten vom Markt gezogen werden, weil sie krebsfördernd wirkten. Oder bei einigen „Rheumamitteln" zeigte sich nach Jahren des Einsatzes, daß ihre Nebenwirkungen den Nutzen übersteigen – konkret: Sie riefen bei einigen Verbrauchern schwerste Gesundheitsschäden (teils mit tödlichem Ausgang) hervor. Mit solchen Unglücksfällen muß anscheinend der insgesamt beeindruckende Fortschritt der Pharmakologie bezahlt werden – auch heute noch und selbst bei strengen Arzneimittelgesetzen.

Außer den Nebenwirkungen haben gut wirksame Medikamente aber noch einen anderen „Teufelsfuß": die Gegenanzeigen. So kann beispielsweise Azetylsalizylsäure (*Aspirin* u. a.) bei Magen-Darm-Geschwüren gefährlich wirken. Fatal kann die Einnahme von vielen verschreibungspflichtigen Medikamenten sein, wenn die Gegenanzeigen nicht beachtet werden.

Empfehlungen für den richtigen Umgang mit Arzneimitteln

- Arzneimittel immer gut verschlossen, trokken und kühl aufbewahren.
- Arzneimittel immer für Kinder unerreichbar unter Verschluß halten.
- Vor der Anwendung die Gebrauchsinformation lesen.
- Verpackung und Packungsbeilage mit den Gebrauchsinformationen aufbewahren.
- Die vorgeschriebene Dosierung nicht eigenmächtig ändern und das Medikament nicht ohne Zustimmung des Arztes absetzen.
- Arzneimittel niemals mit Alkohol zusammen einnehmen.
- Aufgedrucktes Verfalldatum beachten.
- Arzneimittel nicht unkontrolliert auf Empfehlung von Freunden oder Nachbarn einnehmen.

Nutzen und *Risiko* wollen bei jedem Gebrauch von Medikamenten abgewogen werden. Bei Medikamenten, die Ihnen der Arzt verschreibt, übernimmt der Arzt diese Abwägung. Fühlen Sie sich durch bestimmte Nebenwirkungen des verordneten Medikaments beunruhigt oder gar gesundheitlich beeinträchtigt, sollten Sie Ihre Sorgen unverzüglich Ihrem Arzt mitteilen. Er wird dann entweder die Dosis reduzieren oder Ihnen ein anderes Medikament verordnen. Ändern Sie nicht eigenmächtig die Dosis, setzen Sie das Medikament auch nicht nach Gutdünken ab, sonst riskieren Sie eine Verzögerung der Heilung oder gar Gesundheitsschäden.

Bei „selbstverordneten" Medikamenten sollten Sie die Information auf dem Beipackzettel gewissenhaft durchlesen. Nehmen Sie bereits über einen längeren Zeitraum „selbstverordnete" Kopfschmerztabletten oder Abführmittel ein, spielen Sie mit Ihrer Gesundheit! Suchen Sie unverzüglich einen Arzt auf!

Lesen Sie auch „Medikamente während der Schwangerschaft" auf Seite 600.

Verzeichnis der Giftinformationszentren der Bundesrepublik Deutschland

(Dem Bundesinstitut für gesundheitlichen Verbraucherschutz und Veterinärmedizin von den Bundesländern nach § 16e Chemikaliengesetz benannt)

BERLIN K Landesberatungsstelle für Vergiftungserscheinungen und Embryonaltoxikologie Pulsstraße 3–7 14059 Berlin Tel.: 030/19240; Fax: 030/32680721	HOMBURG K Universitätskliniken, Klinik für Kinder- und Jugendmedizin Informations- und Beratungszentrum für Vergiftungsfälle 66421 Homburg/Saar Tel.: 06841/162257, -2846, 160 (Zentrale); Fax 06841/164017
BERLIN I Virchow-Klinikum; Medizinische Fakultät der Humboldt-Universität zu Berlin Abt. Innere Medizin mit Schwerpunkt Nephtologie und Intensivmedizin Augustenburger Platz 1 13353 Berlin Tel.: 030/450 - 53555, -565; Fax: 030/53915	KIEL I Zentralstelle zur Beratung bei Vergiftungen, I. Medizinische Universitätsklinik Schiltenheimstr. 12 24105 Kiel Tel.: 0431/5974268, 5970 (Zentrale); Fax: 0431/5971302
BONN K Informationszentrale gegen Vergiftungen, Zentrum für Kinderheilkunde der Rheinischen Friedrich-Wilhelms Universität Bonn Adenauerallee 119 53113 Bonn Tel.: 0228/2873211, -3333; Fax: 0228/2873314	MAINZ I Beratungsstelle bei Vergiftungen, II. Medizinische Klinik der Poliklinik der Universität Langenbeckstr. 1 55131 Mainz Tel.: 06131/232466, -467; Fax: 06131/176605
BRAUNSCHWEIG I Medizinische Klinik II des Städtischen Klinikums Salzdahlumer Str. 90 38126 Braunschweig Tel.: 0531/5950	MÜNCHEN I Giftnotruf München, Toxikologische Abteilung der II. Medizinischen Klinik rechts der Isar der Technischen Universität München Ismaninger Str. 22 81675 München Tel.: 089/41402211; Fax: 089/41402467
BREMEN I/K Giftinformationszentrale des Zentralkrankenhauses St.-Jürgen-Str. Klinikum für Innere Medizin – Intensivstation St.-Jürgen-Str. 28205 Bemen Tel.: 0421/4975268, -3688; Fax: 0421/4793345	NÜRNBERG I II. Medizinische Klinik des städtischen Krankenhauses, Nürnberg Nord, toxikologische Intensivstation Flurstr. 17 90419 Nürnberg Tel.: 0911/3982451 (Gifttelefon); Fax 0911/3982999
ERFURT Gemeinsames Giftinformationszentrum der Länder Mecklenburg-Vorpommern, Sachsen, Sachsen-Anhalt und Thüringen Nordhäuser Str. 74 99089 Erfurt Tel.: 0361/730730; Fax: 0361/7307317	PAPENBURG * K Marienhospital, Pädiatrische Abteilung Hauptkanal rechts 75 26871 Papenburg Tel.: 04961/830
FREIBURG K Universitätskinderklinik Freiburg, Informationszentrale für Vergiftungen Mathildenstr. 1 79106 Freiburg Tel.: 0761/2704361 (Notruf), 4300/01 (Zentrale); Fax: 0761/2704457	K: Kinderklinik I: Medizinische Klinik *: kein 24 h-Dienst

Register

Kursiv gesetzte Zahlen beziehen sich auf Abbildungen

A

B

H

N

O

P

Q

R

V

W